W0260183

ERGEBNISSE
DER INNEREN MEDIZIN
UND KINDERHEILKUNDE

HERAUSGEGEBEN VON

A. CZERNY · FR. MÜLLER · M. v. PFAUNDLER
A. SCHITTENHELM

REDIGIERT VON

M. v. PFAUNDLER
MÜNCHEN

A. SCHITTENHELM
MÜNCHEN

VIERUNDFÜNFZIGSTER BAND

MIT 108 ABBILDUNGEN

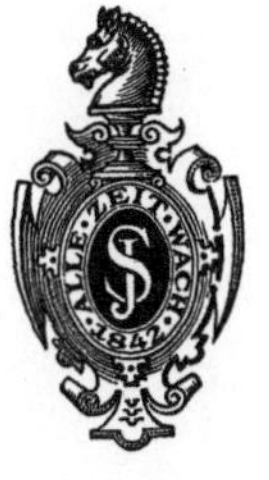

BERLIN
VERLAG VON JULIUS SPRINGER
1938

ISBN-13:978-3-642-88832-8 e-ISBN-13:978-3-642-90687-9
DOI: 10.1007/978-3-642-90687-9

SOFTCOVER REPRINT OF THE HARDCOVER 1ST EDITION 1938

Inhaltsverzeichnis.

Ein Generalregister für die Bände 1—25 befindet sich in Band 25 und für die Bände 26—50 in Band 50.

I. Blut- und Saftströmung in der Niere[1].
(Zur klinischen Bedeutung des Niereninterstitiums.)

Von

FELIX FUCHS und HANS POPPER-Wien.

Mit 30 Textabbildungen.

Inhalt.

Literatur.

BAUM: Das Lymphgefäßsystem des Hundes. Berlin: August Hirschwald 1918.

BENNINGHOFF: Handbuch der mikroskopischen Anatomie des Menschen, Bd. 6. Berlin: Julius Springer 1929.

BINGOLD: Die Niere als blutzerstörendes Organ. (Zur Physiologie des Blutstoffwechsels.) Klin. Wschr. **1933 II**, 1201.

BURGESS, HARVEY and MARSHALL: The site of antidiuretic action of pituitary extract. J. of Pharmacol. **49**, 237 (1933).

CAMBIER: Zit. nach SNAPPER. Ann. Méd. **34**, 360 (1933); **35**, 196 (1934).

CASPER u. RICHTER: Funktionelle Nierendiagnostik. Berlin u. Wien 1901.

[1] Aus der I. medizinischen Klinik der Universität Wien (Vorstand: Professor Dr. HANS EPPINGER).

CHABANIER, LOBO-ONELL, PÉRARD et LELU: Resultats favorables de la decapsulation rénale dans un cas de forme galopante à lésions extracapillaires de la glomerulonéphrite diffuse chronique. J. d'Urol. **41**, 34 (1936). Sitzgsber. Soc. franç. d'Urol., 18. Nov. **1935**.
COHNHEIM u. LICHTHEIM: Über Hydrämie und hydrämisches Ödem. Virchows Arch. **69**, 106 (1877).
CORONINI: Über Frühveränderungen toxisch geschädigter Nieren verschiedener Art. II. Mitteilung. Virchows Arch. **300**, 594 (1937).
DEHOFF: Die arteriellen Zuflüsse des Kapillarsystems der Nierenrinde des Menschen. Virchows Arch. **228**, 134 (1920).
DICKER: Contribution à l'étude de la circulation collatérale du rein chez le chien. La perfusion d'un rein par la veine est-elle possible? C. r. Soc. Biol. **103**, 505 (1930).
— et ANDERSEN: Contribution à l'étude de la circulation collatérale du rein chez le chien. C. r. Soc. Biol. **97**, 1830 (1927).
DISSE: Harnorgane. BARDELEBENS Handbuch der Anatomie des Menschen, Bd. 7, S. 1. Jena: Gustav Fischer 1902.
DRINKER and FIELD: Lymphatic, Lymph and Tissue Fluid. London: Baillière, Tindall & Cox 1933.
EKEHORN: Die Bedeutung der Untersuchungen über die renalen Ausschwemmungsgrade der Farbstoffe. Virchows Arch. **295**, 256 (1933).
EPPINGER: Zur Therapie der akuten Nephritis. Klin. Wschr. **1930 II**, 2043.
— KAUNITZ u. POPPER: Die seröse Entzündung. Wien: Julius Springer 1935.
FAHR: HENKE-LUBARSCH' Handbuch der pathologischen Anatomie, Bd. 6/1 u. 6/2. Berlin: Julius Springer 1934.
FEHER: Salyrgandiurese und zirkulierende Blutmenge. Wien. klin. Wschr. **1929 I**, 964.
FERRO-LUZZI: Die renalen Rückresorptions-Hyperazotämien. Z. exper. Med. **92**, 382 (1934).
— Die Nierenfunktion im Lichte moderner Anschauungen. Studien über die Tubuliresorption. Z. exper. Med. **94**, 708 (1934).
FISCHER: Die Nephritis. Dresden 1912.
FREY: Der Mechanismus der Harneindickung und der Harnverdünnung. Arch. f. exper. Path. **177**, 139 (1935).
— Schaltstelle des Blutstroms in der Niere und Hypophysenhinterlappenhormon. Arch. f. exper Path. **182**, 633 (1936).
— Die Harnbildung im Vergleich zur Lymphbildung. Klin. Wschr. **1937 I**, 289.
FUCHS: Die Hydromechanik der Niere. Z. urol. Chir. **33**, 1 (1931).
— Bau und Bedeutung des Nierenbindegewebes und seiner Spalträume. Wien. klin. Wschr. **1934 I**, 550.
— Die physiologische Rolle des Fornixapparates. Z. urol. Chir. **42**, 80 (1936).
— Über den Decapsulationseffekt. Wien. klin. Wschr. **1936 II**, 1144.
— u. POPPER: Über die Gewebsspalten der Niere. Virchows Arch. **299**, 203 (1937).
— — Die Wasserverschiebung im Nierenmark. Klin. Wschr. **1937 II**, 1708.
GÄNSSLEN: Über den Gefäßaufbau gesunder und kranker Nieren. Erg. inn. Med. **47**, 275 (1934).
GÉRARD: Contribution à l'étude des vaisseaux arteriels du rein. J. Anat. et Physiol. **47**, 169 (1911).
GICKLHORN: Notizen zu Beobachtungen an den Glomeruli in vivo et situ. Wien. klin. Wschr. **1935 I**, 742.
GLASER: Beiträge zur Kenntnis des Lymphgefäßsystems der Fische. Z. Anat. **100**, 433 (1933).
— LASZLO u. SCHUERMEYER: Über die Durchblutungsregulation der Niere. Arch. f. exper. Path. **167**, 292 (1932).
— — — Über den Energieumsatz der Niere. Arch. f. exper. Path. **168**, 139 (1932).
— — — Zur pharmakologischen Beeinflussung der Durchblutung und des Energieumsatzes der Niere. Arch. f. exper. Path. **168**, 175 (1932).
GOLUBEW: Über die Blutgefäße der Niere der Säugetiere und des Menschen. Internat. Mschr. Anat. u. Physiol. **10**, 541 (1898).
GRÖNWALL: Über die Bedeutung des Verhältnisses zwischen Bluteiweißkonzentration und dem sog. kolloidosmotischen Druck. Biochem. Z. **276**, 223 (1935).
GRUBER: Niere und ableitende Harnwege. HENKE-LUBARSCH' Handbuch der pathologischen Anatomie, Bd. 6. 1934.

GRÜNWALD: Beiträge zur Physiologie und Pathologie der Diurese. Arch. f. exper. Path. **60**, 360 (1909).
HARRISON: Zit. nach KAPPIS.
HASLINGER: Die pyelonephritische Schrumpfniere. Z. urol. Chir. **24**, 1 (1928).
HEINEKE u. MEYERSTEIN: Experimentelle Untersuchungen über den Hydrops bei Nierenkrankheiten. Arch. klin. Med. **90**, 101 (1907).
HERRMANN, SCHWAB and BONDURANT: Diuresis in patients with congestive heart failure. J. amer. med. Assoc. **99**, 1647 (1932).
HETENYI: Weitere Untersuchungen über die Phlorrizinhyperglykämie bei diffusen doppelseitigen hämatogenen Nierenerkrankungen. Biochem. Z. **139**, 229 (1923).
HINMAN: Renal counterbalance. Arch. Surg. **12**, 1105 (1926).
HIRT: Über Nierendekapsulation. Dtsch. med. Wschr. **1923 I**, 102.
HITZENBERGER: Behandlung der Resthämaturie nach akuter Nephritis mit Pyramidon. Med. Klin. **1935**, 1331.
HOLLATZ: Das Massenverhältnis von Rinde zu Mark in der Niere des Menschen und einiger Säugetiere und seine Bedeutung für die Nierenformen. Z. Anat. **65**, 482 (1922).
HOLTEN and REHBERG: Studies on the pathological function of the kidneys in renal disease especially Bright disease I. Acta med. scand. (Stockh.) **74**, 479; II. **74**, 538 (1931).
HOU-JENSEN: Die Verästelung der Arteria renalis in der Niere des Menschen. Z. Anat. **91**, 1 (1930).
HYRTL: Über die Injektionen der Wirbelthiernieren und ihre Ergebnisse. Sitzgsber. Akad. Wiss. Wien, Math.-naturwiss. Kl. I **47**, 146 (1863).
ITO: Experimentelle und klinische Untersuchungen über die Beeinflussung des Glomerulusfiltrates sowie der Kreatininausscheidung durch die Niere durch Änderungen des arteriellen Blutdruckes. Tohoku J. exper. Med. **29**, 477 (1936).
JASIENSKI: Les lymphatiques du rein sain. J. d'Urol. **40**, 97 (1935).
KAPPIS: Die chirurgische Behandlung der Nephritis. Zbl. inn. Med. **48**, Nr 7, 5, 169 (1927).
KAUNITZ: Transmineralisation und vegetarische Kost. Erg. inn. Med. **51**, 218 (1936).
KELLER: Der elektrische Faktor der Nierenarbeit. Mährisch-Ostrau: Kittl 1933.
KOCH: Klinische und pathologisch-anatomische Untersuchungen zum Morbus Brighti. Z. klin. Med. **115**, 54 (1931).
— Vergleichende klinische und pathologisch-anatomische Untersuchungen zum Morbus Brighti. Krkh.forsch. I: **4**, 177 (1927); II: **4**, 321 (1927); III: **5**, 167 (1927); IV: **5**, 426 (1927).
KORANYI: Vorlesungen über funktionelle Pathologie und Therapie der Nierenkrankheiten. Berlin: Julius Springer 1929.
KROGH: The supply of oxygen to the tissues and the regulation of the capillary circulation. J. of Physiol. **52**, 457—474 (1919).
— Studies of the physiology of capillaries. II. J. of Physiol. **55**, 412—422 (1921).
KÜMMELL: Verh. Ges. Urol., 6. Kongr. Berlin **1924**, 113, 146.
KUMITA: a) Über die Lymphgefäße der Nieren- und Nebennierenkapsel. Arch. f. Anat. **1909**, 49.
— b) Über die Lymphgefäße des Nierenparenchyms. Arch. f. Anat. **1909**, 99.
LASSEN: Studies on kidney function after the REHBERG Method. Acta med. scand. (Stockh.) **79**, 522 (1933).
LAUDA: Zur Frage der primären Oligurie. Wien. klin. Wschr. **1934 II**, 1290.
LEE-BROWN: The phenomenon of pyelovenous back flow. J. of Urol. **17**, 105 (1927).
— and LAIDLEY: Some observations on the microscopical anatomy of the kidney. J. of Urol. **21**, 259 (1929).
LUDWIG u. ZAWARYKIN: Zur Anatomie der Niere. Sitzgsber. Akad. Wiss. Wien, Math.-naturwiss. Kl. II **48**, 691 (1863).
MALHERBES: Notes sur un Cyste developpé dans la capsule du rein. Ann. Mal. génito-urin. 8, 268 (1890).
MARESCH: Über Gitterfasern der Leber und die Verwendbarkeit der Methode BIELSCHOFSKYS zur Darstellung feinster Bindegewebsfibrillen. Zbl. Path. **16**, 641 (1905).
MARK: Ergebnisse partieller Nierenexstirpation am Tier. Z. exper. Med. **46**, 1 (1925).
— Ergebnisse partieller Nierenarterienunterbindung am Hund. Dtsch. Kongr. inn. Med. Wiesbaden 1927, S. 177.

MERTENS: Ein biologischer Beweis für die Herkunft des Albumen im Nephritisharn aus dem Blut. Dtsch. med. Wschr. **1901 I**, 161.
MEYER, E.: Über Nierenödem. Münch. med. Wschr. **1916 I**, 557.
MINKOWSKI: Über perirenale Hydronephrose. Mitt. Grenzgeb. Med. u. Chir. **16**, 260 (1906).
MOLITOR u. PICK: Die zentrale Regulation des Wasserwechsels. III. Über den zentralen Angriffspunkt der Diuresehemmung durch Hypophysenextrakte. Arch. f. exper. Path. **112**, 113 (1926).
MÖLLENDORFF, v.: Handbuch der mikroskopischen Anatomie, Bd. 7/1. Berlin: Julius Springer 1930.
MÖLLER: Experimentelle Untersuchungen über die Pharmakologie des Salyrgans. I. Untersuchungen über die Salyrgandiurese bei Kaninchen. Arch. f. exper. Path. **148**, 56 (1936).
MORISON: A study of the renal circulation, with special reference to its finer distribution. Amer. J. Anat. **37**, 53 (1926).
NECKER: Die Eiterungen des Nierenparenchyms. 6. Kongr. internat. Ges. Urol. Wien 1936.
NOORDEN, v.: Handbuch der Pathologie des Stoffwechsels, 2. Aufl. Berlin: August Hirschwald 1906.
OEHLECKER: Lipoidnephrose und Dekapsulation. Z. urol. Chir. **23**, 234 (1927).
ORTH: Experimentelle Untersuchungen über die Kapselverhältnisse der Niere und ihre praktische Bedeutung. Arch. klin. Chir. **171**, 45 (1932).
PAL: Die Tonuskrankheiten des Herzens und der Gefäße. Wien: Julius Springer 1934.
PATRASSI: Über die durch Diphtherietoxin experimentell hervorgerufene umschriebene Glomerulonephritis (mit besonderer Berücksichtigung der Deckzellen der MALPIGHIschen Körperchen). Krkh.forsch. **9**, 340 (1932).
POHL: Über subacute Nephritis. Arch. f. exper. Path. **67**, 233 (1912).
POPPER: Glomerulusinsuffizienz und tubuläre Funktionsstörung. Klin. Wschr. **1937 II**, 1454.
— u. MANDEL: Filtrations- und Resorptionsleistung in der Nierenpathologie. Erg. inn. Med. **53**, 685 (1937).
— — u. MAYER: Die diagnostische Bedeutung der Plasmakreatininbestimmung. Z. klin. Med. **133**, 56 (1937).
— — — Zur Kreatininbestimmung im Blut. Biochem. Z. **291**, 354 (1937).
POULSSON: On the mechanism of sugar elimination in phlorricinglycosurie. A contribution to the filtration reabsorption theory on kidney function. J. of Physiol. **69**, 411 (1930).
REHBERG: Studies on kidney function. I. The rate of filtration and reabsorption in the human kidney. Biochemic. J. **20**, 461 (1926).
— II. The excretion of urea and chlorine analysed according to a modified filtration reabsorption theory. Biochemic. J. **20**, 477 (1926).
REIN: Lehrbuch der Physiologie. Berlin: Julius Springer 1936.
RICHARDS and PLANT: The action of minute doses of Adrenalin and Pituitrin on the kidney. Amer. J. Physiol. **59**, 191 (1922).
— — Urine formation in the perfused kidney. The influence of Adrenalin on the volume on the perfused Kidney. Amer. J. Physiol. **71**, 184 (1924).
— and SCHMIDT: A description of the glomerular circulation in the frog's kidney and observations concerning the action of adrenalin and various other substances upon it. Amer. J. Physiol. **71**, 178 (1924).
— and WALKER: Methods of collecting fluid from known regions of the renal tubules of amphibia and of perfusing the lumen of a single tubule. Amer. J. Physiol. **118**, 111 (1937).
ROESSLE: HENKE-LUBARSCH' Handbuch der pathologischen Anatomie, Bd. 5, S. 243. Berlin: Julius Springer 1930.
ROLNICK: Some Observations on the renal Capsule. J. of Urol. **38**, 421 (1937).
SAXL u. HEILIG: Über die Novasuroldiurese. Z. exper. Med. **38**, 94 (1923).
SCHADE: Die Molekularpathologie. Berlin: Julius Springer 1935.
SCHAFFER: Lehrbuch der Histologie, 2. Aufl. Leipzig: Wilhelm Engelmann 1922.
SCHLAYER: Experimentelle Studien über toxische Nephritis. Verh. Kongr. inn. Med. München **1906**, 694.
— Zur Theorie der Harnabsonderung. Pflügers Arch. **120**, 359 (1907).
— u. HEDINGER: Experimentelle Studien über toxische Nephritis. I—III. Arch. klin. Med. **90**, 1 (1907).

SCHÜRMANN u. MACMAHON: Die maligne Nephrosklerose, zugleich ein Beitrag zur Frage der Bedeutung der Blutgewebsschranke. Virchows Arch. **291**, 47 (1933).

SCHWARZ: Biologische Betrachtungen über Bau und Leistung der Niere. Wien. klin. Wschr. **1923 I**, 81, 101.

SCHWEIGGER-SEIDEL: Bemerkungen zu einer Arbeit über die Harn- und Blutwege der Säugetierniere. Würzburg. med. Z. **6**, 151 (1865).

SHEEHAN: Die Bedeutung der Untersuchungen über die renalen Ausschwemmungsgrade. Virchows Arch. **290**, 540 (1933).

SNAPPER: The pathological physiology of the secretion of the urine. Verh. 6. Kongr. Urol. Wien **1936**, 575.

SOBIERANSKI: Über die Nierenfunktion und Wirkungsweise der Diuretica. Arch. f. exper. Path. **35**, 144 (1895).

SPANNER: Der Abkürzungskreislauf der menschlichen Niere; Beitrag zur Kenntnis der Leistungszweiteilung ihres Gefäßsystems. Klin. Wschr. **1937 II**, 1421.

SSYSGANOW: Über das Lymphsystem der Nieren und Nierenhüllen beim Menschen. Z. Anat. **91**, 771 (1930).

STÄMMLER u. DOPHEIDE: Die pyelonephritische Schrumpfniere. Virchows Arch. **277**, 713 (1930).

STAHR: Der Lymphapparat der Nieren. Arch. f. Anat. **1900**, 41.

STEIN: Die Harn- und Blutwege der Säugetierniere. Würzburg. med. Z. **6**, 57 (1865).

TAUBENHAUS: Untersuchungen über die Nierenleistung beim Wasserstoß. Z. klin. Med. **128**, 98 (1935).

TERBRÜGGEN: Über das Vorkommen hyaliner Tropfen in der Niere in Abhängigkeit vom Auftreten körperfremden Eiweiß. Ein Beitrag zur Frage der sog. hyalinen tropfigen Degeneration. Beitr. path. Anat. **86**, 235 (1931).

— Cytologische Untersuchungen zur Frage der Nierenfunktion unter normalen und abgeänderten Verhältnissen. Virchows Arch. **290**, 574 (1933).

VIRCHOW: Einige Bemerkungen über die Zirkulationsverhältnisse in den Nieren. Virchows Arch. **12**, 310 (1875).

VOITH: Untersuchungen über die Ausscheidungswege der stickstoffhaltigen Zersetzungsprodukte aus dem thierischen Organismus. Z. Biol. **2**, 189, 5, 6 (1866).

VOLHARD: Nieren und ableitende Harnwege. Handbuch der inneren Medizin, Bd. 6/1, S. 1. Berlin: Julius Springer 1931.

WALKER, HUDSON, FINDLEY and RICHARDS: The total molecular concentration and the chloride concentration of fluid from different segments of the renal tubule of amphibia. Amer. J. Physiol. **118**, 121 (1937).

WEISSMANN: Sekundäre Lipoidnephrose. Wien. med. Wschr. **1933 II**, 959.

WILK: Chirurgische Behandlung der Nierenentzündung. Münch. med. Wschr. **1916 I**, 76.

YAMAGUCHI: Studien über Flüssigkeitsaustausch. XII. Eine neue Methode zur Prüfung der Nierenepithelfunktion. Tohoku J. exper. Med. 18, 392 (1931).

ZIEMENDORFF: Zit. nach KAPPIS.

ZIMMERMANN: Der feinere Bau der Blutcapillaren. Berlin: Bergmann u. Springer 1923.

ZONDEK: Die chirurgische Behandlung der chronischen Nephritis. Mitt. Grenzgeb. Med. u. Chir., Erg.-Bd. **3**, 235 (1907).

I. Das Interstitium der Niere.

a) Die seröse Entzündung.

In allen Organen ist zwischen die einzelnen Parenchymelemente und die versorgenden Capillaren ein Saftspaltensystem eingelagert, dessen Bedeutung in den letzten Jahren immer mehr erkannt und berücksichtigt wird. Als erster hat SCHADE sich mit diesem Gegenstand beschäftigt; er sprach von einem Dreikammersystem, wobei die eine Kammer das ernährende Gefäß, die zweite das Saftspaltensystem mit seinen Bindegewebselementen (im morphologischen Sinn sind dies in den Parenchymorganen vor allem die Gitterfasern), die dritte

Kammer aber die Parenchymelemente selbst darstellen. Durch dieses Saftspaltensystem müssen alle festen, flüssigen und gasförmigen Körper durchtreten, die von den Capillaren zu den Parenchymelementen gelangen oder die von den Zellen an die Gefäße abgegeben werden. Schon unter physiologischen Bedingungen muß diesem im Aufbau aller Organe und Gewebe erkennbaren Prinzip eine große Bedeutung zukommen; diese Anordnung muß sich aber ohne Zweifel auch unter pathologischen Bedingungen auswirken, wobei man zunächst an eine abnorme Durchlässigkeit der Capillaren gedacht hat, die zu einer Füllung des Saftspaltensystems mit Eiweiß führen würde. Der Anwesenheit von Eiweiß im Saftspaltensystem oder Interstitium muß große Bedeutung zukommen, weil sie nicht ohne Einfluß auf die Stoffwechsel- und Passagevorgänge daselbst sein kann. Eppinger hat bereits vor vielen Jahren von einer Albuminurie ins Gewebe gesprochen. Roessle hat die Morphologie dieser abnormen Eiweißdurchlässigkeit der Capillaren besonders in der Leber näher beschrieben und hat in dieser „serösen Entzündung" der Leber einen wichtigen Vorgang erkannt, der zu vielen Parenchymerkrankungen dieses Organs in prinzipieller Beziehung steht. Zwischen der serösen Entzündung Roessles und Eppingers und der von Virchow in klassischer Weise beschriebenen parenchymatösen Entzündung bestehen viele Beziehungen. Roessle und seine Schüler haben in der Folge gerade den schädigenden Einfluß des Serums, das bei bestehender Eiweißdurchlässigkeit aus den Capillaren in das Interstitium eintritt, betont.

Eppinger, Kaunitz und Popper sind der Bedeutung der serösen Entzündung als Permeabilitätsstörung in klinischer, experimenteller und morphologischer Richtung nachgegangen, wobei viele biologische und morphologische Beiträge zur Pathogenese der serösen Entzündung der parenchymatösen Organe, besonders in der Leber und im Herzen geliefert wurden. Nach diesen Untersuchungen muß dem Eiweißaustritt infolge der gestörten Permeabilität der Capillaren in mehrfacher Hinsicht Bedeutung zukommen.

Im akuten Stadium, also während der Eiweißerfüllung des Saftspaltensystems, wird einerseits das System verbreitert und so die Entfernung zwischen Capillare und Parenchymzelle vergrößert, andererseits wird der Eiweißgehalt der in den Saftspalten befindlichen sonst praktisch eiweißfreien Flüssigkeit die Diffusionsvorgänge hemmen und damit den Transport von Ernährungsstoffen und Gasen und den Abtransport der Stoffwechselschlacken verzögern. Dadurch leidet die Ernährung und die vitale Tätigkeit der Parenchymelemente; dies äußert sich in einer Funktionsstörung der betroffenen Gewebe und Organe. Bei längerem Bestehen der serösen Entzündung treten noch weitere Folgen hinzu. Einerseits können außer dem Eiweiß auch andere toxische Substanzen durch die Capillarwand durchtreten, die, wie z. B. Bakterien oder Toxine, in der Blutbahn selbst verhältnismäßig unschädlich, im Gewebe aber hochgradig pathogen sein können. Nach den Anschauungen Schürmanns sollen sogar gewisse thermolabile Stoffe des normalen Serums auf das Gewebe schädlich einwirken. Im chronischen Stadium sollte zwar das Eiweiß aus den Saftspalten abtransportiert werden, wobei die Lymphgefäße die Hauptrolle spielen; dieser Abtransport kann aber unter Umständen ausbleiben, die Eiweißmengen bleiben dann an Ort und Stelle liegen, werden organisiert und eine Neubildung von Bindegewebe, Sklerose oder Schwielenbildung ist die Folge. Durch dieses Bindegewebe wird nun der durch den Eiweißgehalt des Interstitiums geschaffene anfänglich noch reversible Zustand zu einem irreversiblen und dauernden. Ernährung und Funktion der von einem schwieligen Interstitium umgebenen Parenchymelemente erleiden eine dauernde Schädigung, die Zellen werden atrophisch oder schwinden. Soweit eine Funktion des Interstitiums selbst in Betracht kommt, wird sie aufgehoben sein, sobald das Interstitium durch Schwielen ersetzt ist. Extremerweise dürfte hier jede Saftströmung fehlen.

In der Niere dürften die gleichen Vorgänge unter pathologischen Umständen schon deswegen in ausgedehntem Maße statthaben, weil hier das Interstitium eine besonders in die Augen springende Bedeutung besitzt. Die Austauschvorgänge zwischen den Capillaren und den Epithelien der Nierenkanälchen müssen durch die interstitiellen Saftspalten gehen, und zwar ohne Zweifel in doppelter Richtung, da an vielen Stellen die epithelialen Elemente sowohl sezernierende als auch resorbierende Funktionen ausüben. Wenn man versuchen will, die Pathologie der serösen Entzündung der Niere darzustellen und in Beziehung zur Pathogenese und Morphologie der Nierenerkrankungen zu bringen, muß zunächst gezeigt werden, daß das eingangs geschilderte Bauprinzip im Sinne von SCHADEs Dreikammersystem auch für die Niere Geltung hat; es muß die Morphologie des Interstitiums (der Saftspalten, des Spaltraumsystems, der Gewebsspalten) und im Zusammenhang damit auch die der Lymphgefäße untersucht und beschrieben werden. Aus der Existenz des Saftspaltensystems ergeben sich Beziehungen zum Blutgefäßsystem der Niere, welche die Aufmerksamkeit auf die Beziehungen zwischen Gewebswasserströmung und Blutströmung in diesem Organ hinlenken.

b) Das Spaltraumsystem.

Das Nierenparenchym wird von Bindegewebe umgeben und es wird von solchem allseits durchsetzt. Die Zwischenräume zwischen diesen Bindegewebsbeständen einerseits und den epithelialen Kanälchen und den Gefäßen andererseits sind der makroskopischen Präparation und Betrachtung so zugänglich, wie z. B. die Gewebsspalten zwischen den einzelnen Muskeln des Oberschenkels oder zwischen der gesamten Oberschenkelmuskulatur und der Fascia lata. Man unterscheidet lockere Bindegewebsbündel, welche die Spalträume durchsetzen, und solides lamelläres Bindegewebe, welches abdichtenden, die Spalträume verschließenden Charakter hat. Mit diesem makroskopischen Teil des Spaltraumsystems hängen Gewebsspalten von mikroskopischer Größenordnung zusammen; dieser Zusammenhang offenbart sich unmittelbar, da es gelingt, von den makroskopischen Gewebsspalten aus Injektionsflüssigkeiten in die mikroskopischen Spalten einzubringen, ebenso wie von einem größeren Blutgefäß aus die Capillaren gefüllt werden können.

Wenden wir nun unsere Aufmerksamkeit dem mikroskopischen Teil des Spaltraumsystems zu: wir gelangen — von den makroskopischen Perivasculärräumen ausgehend und den Gefäßaufteilungen folgend — zu den pericapillaren, interstitiellen Gewebsspalten. Wenn diese an allen Stellen vorhanden sind, dann erhebt sich die Frage, ob es in der Niere überhaupt einen direkten Kontakt zwischen Blutcapillaren und Harnkanälchen gibt oder ob nicht vielmehr die beiden Kanalsysteme durchwegs durch Gewebsspalten voneinander getrennt sind? Die überwiegende Mehrzahl der Publikationen über Anatomie und Physiologie der Niere nimmt wohl von dieser Fragestellung überhaupt nicht

Notiz, stellt sich aber a priori auf den Standpunkt, daß die Harnkanälchen von unmittelbar anliegenden Capillarnetzen umsponnen werden.

Nur eine kleine Minderheit der Autoren scheint anderer Ansicht zu sein. Disse, der die Trennung der Blutcapillaren von den Leberzellbalken durch Spalträume (Dissesche Räume) entdeckt hat, scheint ähnliches auch für die Niere anzunehmen und sich der Meinung von Ludwig und Zawarykin anzuschließen, die (1863) zu dem Ergebnis kamen, daß zwischen Harnkanälchen und Blutcapillaren überall wandungslose Spalten eingeschoben seien, die im Bereiche der Capillaren den Gewebsspalten des perivasculären Bindegewebes entsprechen. Rudolf Keller gibt der Anschauung Ausdruck, daß Harnkanälchen und Capillaren durch Gewebsspalten voneinander getrennt sind, die von Gewebsflüssigkeit erfüllt werden. Er stellt eine Übereinstimmung seiner eigenen Auffassung mit der angeführten von Ludwig und Zawarykin fest. Kellers Mitarbeiter Gicklhorn gelang es, die Gewebsspalten der Salamanderniere mit Trypaflavin vital zu färben. Lee-Brown, der das Bindegewebe der Niere studierte, bildet Gewebsspalten ab, die die Capillaren von den Kanälchen trennen. Jasienski spricht klar aus, daß der Stoffaustausch zwischen Capillaren und Kanälchen unter Vermittlung von zwischengeschalteten Gewebsspalten vor sich geht, welche Gewebsflüssigkeit enthalten.

Unsere eigenen, mit einer neuartigen Technik erhobenen Befunde haben das *ubiquitäre* Vorhandensein der Gewebsspalten bestätigt. Durch Druckfüllung des Nierenbeckens mit Tusche bewirkten wir Rupturen der Fornices calicis, aus welchen die Tusche zunächst die makroskopischen Spalträume überflutete und weiterhin in die feinsten Gewebsspalten eindrang. Durch nachfolgende Durchströmung der Niere von der Arterie aus wurden die Blutcapillaren von etwa eingedrungenen Tuschemengen gereinigt und hernach in manchen Fällen mit Berlinerblau-Gelatine injiziert.

Es zeigte sich nun, daß die Capillaren allseitig, und zwar in wechselnder Breite, von dem tuscheführenden Interstitium umgeben sind, wobei die durchschnittliche Dicke eines derartigen Mantels, also die Entfernung vom nächsten Kanälchen, etwa 15 μ beträgt. Niemals liegt die Capillare, auch nicht an einer Stelle ihrer Zirkumferenz, unmittelbar einem Kanälchen an, überall schieben sich Spalträume ein, die jetzt durch die Tuscheablagerung deutlich markiert sind. In Präparaten, in denen eine Faserfärbung durchgeführt wurde (z. B. die Blaufärbung nach Pasini), sieht man bei nicht zu dichter Tuscheablagerung, wie die blaugefärbten Fasern durch das schwarzgekörnte Interstitium ziehen. Über die Verteilung der Capillaren in diesem Interstitium orientieren uns besonders gut Präparate, bei denen die geschilderte Gelatine-Berlinerblauinjektion der Capillaren erfolgt war. Wir sehen, daß das Bild der Gewebsspalten sich von der Verteilung der Disseschen Räume in der Leber unterscheidet, wo ja jeder Leberzellbalken der Länge nach von einer parallel verlaufenden Capillare begleitet wird. In der Niere liegt zwischen den entsprechenden epithelialen Parenchymelementen, von diesen durch die Membrana propria der Harnkanälchen getrennt, ein Interstitium, in dem die Capillaren in verschiedenen Richtungen, die oft gewunden verlaufenden Kanälchen kreuzen. Während also in der Leber zwischen zwei Leberzellbalken überall außer den Disseschen Räumen eine Capillare liegt, findet sich in der Niere ein unregelmäßig von Capillaren durchzogenes Interstitium, das an den Kreuzungsstellen der Capillaren mit den Harnkanälchen verbreitert ist. Diese Beziehungen sind in der Rinde im Bereiche der Tubuli contorti besonders klar ausgebildet, gelten fast in gleicher Weise für die HENLEschen Schleifen in den Markstrahlen, während im Mark selbst entsprechend dem gestreckten Verlauf der Harnkanälchen die Capillaren mitunter auch parallel zu ihnen ziehen. Hier sind somit an einzelnen Stellen, ähnlich wie in der Leber, zwischen den Kanälchen Capillaren eingeschaltet und manchmal sogar mehrere Capillaren nebeneinander. Das Interstitium ist im allgemeinen hier verbreitert, wozu noch kommt, daß gegen die Papillenspitze zu das Bindegewebe selbst an Breite zunimmt. Die Tuschemäntel, deren Darstellung hier zwar nur selten gelingt, erscheinen so besonders breit.

Unsere Untersuchungen, welche in einer neuartigen Technik die exakte Differenzierung von Gewebsspalten und Capillaren ermöglicht haben, bestätigten die Anschauung der auf S. 8 angeführten Untersucher. *Sie zeigten, daß sich in der Niere die Harnkanälchen und die Blutcapillaren nicht berühren, sondern daß zwischen den beiden Hohlsystemen durchwegs Gewebsspalten eingeschoben sind, welche ein Lumen haben und injizierbar sind.*

Neben diesem Weg der Darstellung des Saftspaltensystems der Niere mit Hilfe von Injektionsmethoden erscheint ein zweiter gangbar, nämlich die Darstellung des Gitterfasernetzes mit Hilfe der Versilberungsmethoden. Die argentophilen Fasern liegen in den Saftspalten, im mittleren Raum nach SCHADE, und sind von der Kittsubstanz, welche im Sinne der Morphologie die Stelle der Saftströmung ist, umgeben. Da die Kittsubstanz selbst histologisch schwer darstellbar ist, können die Gitterfasern die Saftspalten markieren, wie MARESCH bereits für die Leber angenommen hat. Die histologische Analyse ergibt nun, daß Gitterfasern überall zwischen Capillaren und Kanälchen eingestreut sind und bestätigt so die Ergebnisse des Injektionsverfahrens.

Auf pathologische Veränderungen sei an dieser Stelle nicht eingegangen und nur ganz kurz bemerkt, daß bei Ödem der Niere (bei seröser Entzündung) dieses Gewebsspaltensystem stark verbreitert ist, daß die einzelnen Fasern weit auseinanderliegen. Zusammenfassend wäre somit festzustellen, daß die Gitterfaserfärbung als zweite Methode herangezogen werden kann, um ein Bild vom Spaltraumsystem der Niere zu erhalten. Die Reichhaltigkeit des Zwischengewebes, die uns erst bei Silberimprägnation so recht zu Bewußtsein kommt, zeigt uns neben dem erst beschriebenen Injektionsverfahren, *daß tatsächlich zwischen Kanälchen und Capillaren und selbstverständlich auch zwischen den einzelnen Kanälchen sich überall ein Saftspaltensystem einschiebt, so daß diese nirgends unmittelbar aneinanderliegen.*

c) Die Lymphgefäße.

Die älteren Untersuchungen über die Lymphgefäße der Niere (z. B. die Arbeiten von STAHR, KUMITA, SSYSGANOW) sind aus dem Grund nur mit gewissen Einschränkungen zu verwerten, weil diese Untersucher anscheinend keine klare Vorstellung vom Spaltraumsystem der Niere hatten und weil sie an vielen Stellen die endothellosen Gewebsspalten mit den endothelial begrenzten Lymphcapillaren und Lymphgefäßen verwechseln. Aus den Abbildungen dieser Autoren wird es klar, daß sie häufig Gewebsspalten für Lymphgefäße gehalten haben müssen. Trotzdem ist ein Teil ihrer Befunde ohne Zweifel zu Recht bestehend und wird durch die neueren Untersuchungen JASIENSKIs bestätigt. Dieser Autor trifft eine scharfe Unterscheidung zwischen Gewebsspalten und Lymphcapillaren. Er beschreibt die Lymphcapillaren als sehr engmaschige Netze von kleinkalibrigen Capillaren, die sich in bestimmter Weise innerhalb der Gewebsspalten befinden; sie liegen am Rande der Gewebsspalten, nahe der Außenwand der Harnkanälchen. Endothelwände konnten nicht immer festgestellt werden, JASIENSKI meint aber, daß die gleichmäßigen Konturen und das charakteristische Maschenwerk die Annahme von Capillarwänden mit Sicherheit gestatten. Gegen diese Auffassung lassen sich, insbesondere im Hinblick auf die Abbildungen JASIENSKIs, kaum Einwendungen erheben.

Solche Lymphcapillarnetze finden sich nach der Angabe der genannten Untersucher sowohl in der Rindensubstanz als auch in der Marksubstanz der Niere, wobei die ersteren ein mehr rundliches, die letzteren ein mehr langgestrecktes Maschenwerk bilden. Sowohl das Capillarnetz der Rindensubstanz als auch das der Marksubstanz läßt aus sich größere Lymphstämme hervorgehen, welche an der Rindenmarkgrenze in Gefäße münden, die ihrerseits die Vasa arcuata begleiten und umspinnen. Mit den Interlobärgefäßen verlassen die größeren Lymphgefäße den Hilus der Niere und begeben sich zu den Lymphoglandulae aorticae lumbales und teilweise auch direkt in den Ductus thoracicus.

Von besonderem Interesse ist das Verhalten der Lymphgefäße in der Capsula fibrosa, welchem JASIENSKI seine besondere Aufmerksamkeit geschenkt hat. Dieser Untersucher fand hier ausgedehnte, flache Gewebsspalten, welche, soweit sie zwischen Capsula fibrosa und Nierenrinde liegen, den Subkapsulärraum bilden. Von diesen Gewebsspalten unterscheidet er streng Lymphsinus und Lymphcapillarnetze. Die ersteren haben im Durchschnitt einen Durchmesser von 8 μ, die letzteren einen solchen von 1,4—6 μ. Die Lymphgefäße der Capsula fibrosa der menschlichen Niere stehen nach JASIENSKI in direkter Verbindung mit den Lymphgefäßen der Nierenrinde. Er fand keine Lymphgefäße, welche von der Capsula fibrosa außerhalb der Niere weitergezogen wären. Hingegen beschreibt BAUM an der Hundeniere, daß aus den Lymphgefäßnetzen der Capsula fibrosa an allen Stellen der Kapsel Lymphstämme hervortreten, welche zunächst zwischen der fibrösen Nierenkapsel und der Fettkapsel, bzw. dem Peritoneum bis zum medialen, kranialen oder caudalen Rande der Niere ziehen und sich von hier zu den Lymphdrüsen längs der Aorta begeben. Nach BAUM sind beim Hund diese aus der fibrösen Kapsel heraustretenden Lymphgefäße viel ausgedehnter und stärker entwickelt als jene Lymphgefäße, die aus der Kapsel in das Parenchym eintreten. Es scheinen also hier — in der Ableitung der Lymphe der Capsula fibrosa — Unterschiede zwischen der Menschenniere und der Hundeniere zu bestehen.

Von großer Bedeutung scheint aber die Tatsache zu sein, daß in der Capsula fibrosa reichliche Lymphgefäßnetze in engem Kontakt mit ausgedehnten Gewebsspalten stehen, welch letztere den Subkapsulärraum bilden. Alle Gewebsspalten der Niere kommunizieren ja miteinander und mit dem Subkapsulärraum. Dieser erscheint als das Sammelbecken des Spaltraumsystems. Diese Anordnung der Gewebsspalten und der Lymphgefäße legt den Gedanken nahe, daß überschüssige Gewebswassermengen, welche innerhalb des Nierenparenchyms nicht von den Lymphgefäßen aufgenommen werden konnten, in den Subkapsulärraum sickern, woselbst sie an den Lymphapparat der Capsula fibrosa herangebracht werden. Nachdem dieser die Flüssigkeitsmengen aufgenommen hat, verlassen sie das Organ entweder durch die von der Capsula fibrosa direkt zu den Lymphdrüsen ziehenden Gefäße, was vorwiegend beim Hund der Fall zu sein scheint, oder aber, wie es der Anordnung beim Menschen entspricht, strömt die von den Lymphgefäßen der Capsula fibrosa aufgenommene Flüssigkeit durch die beschriebenen Anastomosen mit den Lymphgefäßen des Parenchyms durch das Nierenparenchym hindurch und verläßt mit den Hiluslymphgefäßen das Organ.

d) Vergleichend Physiologisches über die Beziehungen zwischen Niere und Gewebswasser.

An der vollentwickelten Niere der Säugetiere besteht keine offene Verbindung zwischen den Harnkanälchen und solchen Hohlräumen, welche — wie die Gewebsspalten oder die Lymphgefäße oder die Leibeshöhle — Gewebswasser enthalten. Junge Säugerembryonen durchlaufen aber ein Entwicklungsstadium, in welchem die Vorniere, die später wieder verschwindet, durch die Nephrostomen offen mit der Leibeshöhle (Cölomhöhle) kommuniziert. Die Amphibienniere bleibt während des Larvenstadiums oder auch dauernd auf dieser Entwicklungsstufe stehen. Diese Art von Nieren bildet den Übergang zwischen den Nephridien der Würmer, Mollusken, Arthropoden einerseits und den Nieren der Sauropsiden und Säuger andererseits. Die Nephridien stehen in keiner Beziehung zu einer Blutzirkulation, die bei den genannten niedrigen Stämmen gar nicht oder höchst unvollkommen vorhanden ist. Die höher entwickelten Nephridien sind Kanäle, welche mit Hilfe von Saugvorrichtungen (Solenocytenapparat) Leibeshöhlenflüssigkeit aus der Cölomhöhle absaugen und aus dem Körper entfernen. Diese unmittelbar augenfällige Beziehung zur Leibeshöhlen- oder Gewebsflüssigkeit ist nun an der Wirbeltierniere in verschiedenen Typen vorhanden, wobei wir von der Tatsache absehen wollen, daß die einfachsten Wirbeltiere (Amphioxus) noch die kaum modifizierten Nephridien mit Solenocytenapparat besitzen.

a) Der einfachste Typus dieser Beziehungen ist der mancher Amphibiennieren (Frösche), bei welchen die „äußeren Glomeruli" Flüssigkeit in die Leibeshöhle abgeben, die dann mittels Cilien durch die Nephrostomialkanälchen in die Harnkanälchen getrieben wird, wo sie mit dem Produkt der „inneren Glomeruli" zusammentrifft. b) Bei anderen Amphibien (insbesondere z. B. bei dem australischen Nottaden Bennetti) haben sich die Nephrostomialkanälchen von den Harnkanälchen abgelöst und münden in die Venae revehentes der Niere. Sie führen die Leibeshöhlenflüssigkeit, die in der Froschniere zu Harn wird, unmittelbar in die Blutzirkulation zurück. c) Bei einem Fisch (dem Cyclostomen Bdellostoma Stouti) kommuniziert der Ausführungsgang der Niere unmittelbar mit einer Vene; hier ist also eine präformierte Bahn für das Eindringen von Harn in das Venensystem geschaffen, welche Erscheinung an der Säugerniere nur unter pathologischen Bedingungen auf nicht präformierten Wegen als pyelovenöser Reflux auftritt. d) Bei manchen Haifischen verbinden die Nephrostomen die Harnkanälchen nicht mit der Cölomhöhle, sondern enden mit einem bewimperten Bläschen in dem Pseudolymphgewebe um die Niere. Bei manchen Cyclostomen enden gleichfalls die Vornierenkanälchen blind in einem Gewebe, das einem Lymphknoten ähnelt. In der Phylogenese der Lymphgefäße einerseits, der Niere andererseits, drücken sich die geschilderten Beziehungen gleichfalls aus. Glaser kam hier zu folgendem Ergebnis: „Es erscheint sehr auffällig, daß gerade diejenigen Arten (von Fischen), denen keine visceralen Lymphgefäße zukommen, also die untersuchten Selachier, noch solche Nephrostome besitzen. Da die Nephrostome gleichfalls in engerer Beziehung zu der Leibeshöhle stehen, weil es ihre ursprüngliche Aufgabe ist, aus ihr Flüssigkeiten aufzunehmen, liegt der Schluß auf eine Beziehung zwischen dem Schwund der Vorniere und der ersten Anlage des Lymphgefäßsystems nahe.“

Wir sehen also bei den niedrigen Wirbeltieren die Niere im Dienste des Transportes der Leibeshöhlenflüssigkeit oder des Gewebswassers. Beim Typus a) gelangt Cölominhalt auf dem Wege der Harnorgane in die Außenwelt, wird also topographisch zu Harn. Beim Typus b) und c) gelangt Cölominhalt (den wir mit Gewebswasser gleichsetzen dürfen) durch Harnkanälchen in die Blutbahn zurück, beim Typus d) in lymphoides Gewebe. Wenn wir die Strombahn betrachten, dann handelt es sich hier um Harn, wenn wir hingegen Ursprung und Ziel der Strömung betrachten, dann handelt es sich um Gewebswasser oder um Lymphe. Eine strenge Unterscheidung zwischen Harn und Gewebswasser ist also nicht gegeben, zumindest kann sie kaum im materiell-chemischen Sinn getroffen werden. Eher ist eine topographische Charakterisierung möglich: Ein und dieselbe Flüssigkeit muß in der Cölomhöhle als Gewebswasser, in den Harnkanälchen als Harn, in den Gängen, welche in Venen oder Lymphorgane führen, wieder als Gewebswasser oder als Lymphe angesprochen werden.

Die direkten Kommunikationen zwischen Gewebswasser führenden Hohlräumen und Harnkanälchen sind an der Säugerniere verlorengegangen. Hier stammt aller Inhalt der Harnkanälchen direkt aus dem Blut, welches allerdings auch die Quelle des Gewebswassers im allgemeinen ist. Diese morphologisch totale Anschaltung der Niere an die Blutzirkulation ist aber funktionell keine totale Ablösung von der Gewebswasserzirkulation. Die uralten Beziehungen zwischen Niere und Gewebswasser sind beim Säugetier grob morphologisch in den Hintergrund getreten, funktionell bilden sie einen integrierenden Bestandteil der Vorgänge in der Niere. Dies zu zeigen ist die Aufgabe der nächsten Abschnitte; die Architektur des Blutgefäßsystems der Säugerniere und seine Funktionsweise weist noch heute darauf hin, daß die Blutzirkulation der Niere — ein phylogenetisch junger Überbau über die uralte Gewebswasserzirkulation — ohne Hilfe der letzteren die notwendigen Leistungen nicht vollbringen könnte.

II. Quellen und Abflüsse des Gewebswassers.

Die im folgenden dargestellten Untersuchungen gehen von der Tatsache aus, daß die Niere außer den Hohlsystemen der Blutgefäße, der Lymphgefäße und der Harnkanälchen ein Spaltraumsystem enthält; dieses ist die Gesamtheit der Gewebsspalten, welche sich an allen Stellen zwischen die Blutcapillaren und die Harnkanälchen einschieben. Zu diesen kommen weiters die größeren, makroskopisch darstellbaren Spalträume: die Perivasculärräume, der Sinus renalis und der Subkapsulärraum. Wir verweisen auf unsere jüngst veröffentlichte Arbeit über die Morphologie des Spaltraumsystems der Niere.

a) Bildung des Gewebswassers im allgemeinen.

Die physiologischen Prozesse erwägend, die sich im Spaltraumsystem der Niere abspielen, gingen wir vom allgemeinen Blutcapillar-Gewebsspalt-Lymphcapillarschema aus (Abb. 1), wobei wir im wesentlichen auf die klassische Theorie STARLINGs vom extracapillären Kreislauf und vom Schicksal des capillären Filtrates zurückgreifen. Wir folgen dabei den Angaben von EPPINGER, KAUNITZ und POPPER. Danach muß zwischen einem arteriellen und einem venösen Schenkel jeder Capillare unterschieden werden, wobei diese Grenze histologisch nicht feststellbar ist und auch dem Funktionszustand und Blutdruck entsprechend schwanken dürfte. Im arteriellen Schenkel der Capillare wird durch das Überwiegen des hydrostatischen Druckes über den onkotischen Druck des Plasmas Wasser abgepreßt und ein Wasserstrom tritt durch die Capillarwand in das Interstitium. Dieses abgepreßte Plasmawasser mit den gelösten Kristalloiden umspült vom Gewebsspalt aus die Gewebszellen. Dieses capilläre Filtrat ist im Gegensatz zu manchen Angaben wie von DRINKER und FIELD als eiweißarm oder praktisch eiweißfrei anzusehen, wobei aber ohne Zweifel im Eiweißgehalt gewisse Schwankungen hinsichtlich der einzelnen Organe bestehen. So ist es sehr wahrscheinlich, daß das capilläre Filtrat in der Leber, deren Capillaren immer wesentlich durchlässiger sind, stets eiweißreicher ist als in anderen Organen mit ideal semipermeablen Capillaren. Im venösen Schenkel der Capillare, der etwas weiter ist, überwiegt entsprechend dem Abfall des arteriellen Blutdrucks der onkotische Druck bereits wieder über den Blutdruck und es kommt zu einer Rückresorption des capillären Filtrates, wobei auch dieses Rückresorbat als eiweißfrei anzusehen ist. Etwa durchgetretenes Eiweiß selbst wird gemeinsam mit anderen großmolekularen Körpern auf andere Weise aus dem Gewebsspalt entfernt, indem es gemeinsam mit kleinen Flüssigkeitsmengen durch die Lymphgefäße abgeführt wird; DRINKER und FIELD nehmen hierbei eine phagocytierende Eigenschaft des Lymphgefäßendothels an.

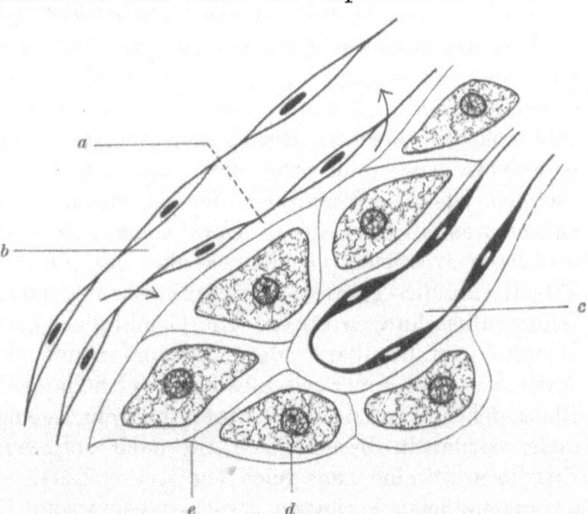

Abb. 1. Schematische Darstellung der Beziehungen zwischen Blut, Gewebsräumen, Parenchymzellen und Lymphcapillaren. *a* Theoretische Grenze zwischen arteriellem und venösem Schenkel der Capillaren. *b* Blutcapillare. *c* Lymphcapillare. *d* Parenchymzelle. *e* Bindegewebsfaser. (Nach EPPINGER und Mitarbeiter: Die seröse Entzündung.)

Es sei an dieser Stelle vermerkt, daß unter dem Begriff des onkotischen Druckes vermutlich eine Vielheit von Kräften zu verstehen ist, die sämtlich in einer Richtung wirken, nämlich im Sinne einer Bindung von Wasser an das Blut und die so dem abpressenden Blutdruck entgegenwirken. Neben dem eigentlichen onkotischen Druck, oder besser gesagt neben dem osmotischen Druck der Plasmakolloide wirkt in dieser Richtung das Membranpotential, das durch den DONNAN-Effekt verursacht wird, und schließlich der sog. Quellungsdruck, der durch die Hydratation entsteht. GRÖNWALL hat die Gesamtheit dieser drei Kräfte als Kolloiddruck des Blutes bezeichnet. Neben diesen bekannten physikalisch-chemischen Kräften, die auf das Blut bei seinem Übergang vom arteriellen in den venösen Capillarschenkel einwirken, spielen vielleicht auch Ladungsänderungen im Sinne KELLERs eine Rolle; da aber wahrscheinlich alle diese Kräfte parallel wirken, soll im folgenden nur vom onkotischen Druck als dem Repräsentanten dieser Wirkungen die Rede sein.

Im wesentlichen wird bei dem sog. extravasculären Kreislauf die gleiche Flüssigkeitsmenge, die im arteriellen Schenkel abfiltriert wurde, im venösen Capillarschenkel rückresorbiert, wobei nur die unter normalen Verhältnissen verhältnismäßig spärliche Lymphflüssigkeit als Differenz abzuziehen wäre. Unter pathologischen Bedingungen mit starkem Eiweißaustritt kann die Lymphmenge begreiflicherweise stark zunehmen. Dieses unter normalen Bedingungen gültige Schema wäre nun mit einigen Abänderungen auf die Niere zu übertragen.

b) Bildung des Gewebswassers in der Niere.

Hier ist zunächst festzustellen, daß die Gewebswassermengen, welche als strömende Flüssigkeit in den Gewebsspalten der Niere in Betracht kommen, unvergleichlich größer sein müssen als in anderen Organen und Geweben. Dies geht aus der enormen Ausdehnung hervor, welche die Produktionsstätten des Gewebswassers — die arteriellen Capillarschenkel — in der Niere haben. Tatsächlich ist die Gesamtheit der Glomeruluscapillarschlingen die Quelle des Gewebswassers der Niere. Die Glomeruli stellen demnach einen stark vergrößerten arteriellen Capillarschenkel dar, da in diesem Bereich ein capilläres Filtrat, an dieser Stelle Glomerulusharn genannt, die Blutbahn verläßt. Die Glomerulusschlingen stellen auf Grund der jetzt herrschenden Ansichten der Morphologen Capillaren dar. Die ursprüngliche Annahme, daß sie an ihrer Außenseite von einer geschlossenen epithelialen Membran, dem sog. parietalen Blatt der Bowmanschen Kapsel, bedeckt seien, wird heute abgelehnt; vielmehr werden in diesen Zellen, die nach Schaffer ein Syncytium bilden, nach Zimmermann eine Lage reich verästelter Zellen mit weiten Intercellularräumen darstellen, jetzt Pericyten gesehen, also solche Zellen, die sich an der Außenfläche aller Capillaren finden.

Nicht nur die Menge des Gewebswassers ist in der Niere auffällig, sondern auch die Besonderheit seines Strömungsweges: es gelangt ja aus der Blutcapillare nicht unmittelbar in den Gewebsspalt, sondern zunächst in den Kapselraum des Malpighischen Körperchens und in den Anfangsteil des Harnkanälchens. Diese Hohlräume sind onto- und phylogenetisch als unmittelbare Abkömmlinge der Cölomhöhle nichts anderes als umgewandelte Gewebsspalten. In der voll entwickelten Säugerniere haben sie aber ihre Gewebsspaltenbedeutung verloren und sind zu einem neuartigen und spezifischen Bauelement geworden. Erst durch die Rückresorptionsleistung der Kanälchenepithelien gelangt ein Teil des flüssigen Kanälcheninhaltes in die Gewebsspalten und wird damit an die venösen Capillarschenkel herangebracht. Das ursprüngliche und allgemeine Schema (Abb. 1) hat also an der Niere folgende Veränderung erfahren (Abb. 2): Die arteriellen Capillarschenkel (Glomeruluscapillaren) sind von den venösen Capillarschenkeln (Capillaren, welche die Harnkanälchen umspinnen) räumlich weit entfernt; zwischen beide ist das Vas efferens eingeschaltet, welches den Druckabfall bewirkt, durch den der funktionelle Unterschied zwischen arteriellem und venösem Capillarschenkel bedingt wird und das auch in Gegensatz zu sonst eine anatomisch faßbare Grenze darstellt. Das aus den arteriellen Capillaren stammende Gewebswasser gelangt auf dem Umweg über die Harnkanälchen in die Gewebsspalten, in welchen es auf die venösen Capillaren trifft. Ein Teil des Gewebswassers verläßt als Harn das Organ.

Wenn wir die Glomeruli als den stark verlängerten arteriellen Schenkel einer gewöhnlichen Capillare ansprechen, dann erhebt sich die Frage, an welcher Stelle der venöse Schenkel liegt? Im Sinne des obigen Schemas erscheint es nicht zweckentsprechend, die Trennung zwischen arteriellem und venösem Capillarschenkel nach der Sauerstoff- bzw. Kohlensäurespannung des Blutes zu treffen, vielmehr muß der semipermeable Bereich, den die Capillare darstellt, in einen arteriellen *filtrierenden* und in einen venösen *resorbierenden* Abschnitt unterteilt werden, wobei wohl gewöhnlich der filtrierende Abschnitt sauerstoffreiches Blut und der resorbierende Abschnitt sauerstoffarmes Blut führen wird. Da die Grenzziehung durch die Höhe des arteriellen Blutdruckes bedingt wird, ist es begreiflich, daß im allgemeinen diese Grenze, die Veränderungen unterliegt, anatomisch nicht erfaßt wird.

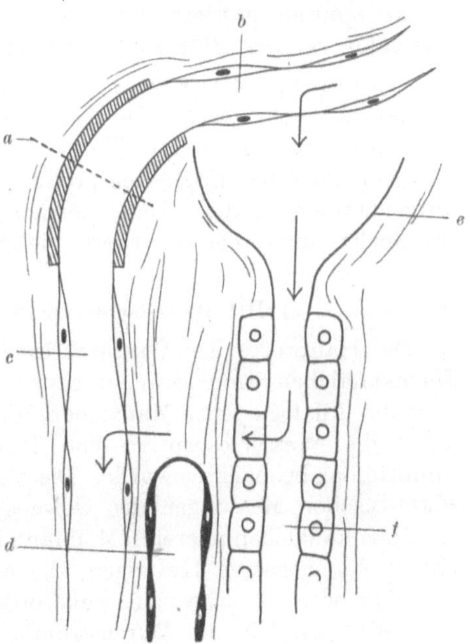

Abb. 2. Anwendung des Schemas Abb. 1 auf die Niere. *a* Anatomisch faßbare Grenze zwischen arteriellem und venösem Schenkel der Capillare (Vas efferens). *b* Arterieller Schenkel (Glomerulus). *c* Venöser Schenkel (Markcapillare). *d* Lymphcapillare. *e* BOWMANsche Kapsel. *f* Harnkanälchen.

Nach dem Durchtritt durch den Glomerulus ist das Blut wasserärmer und eiweißreicher, sein onkotischer Druck ist höher. Da die Sauerstoffzehrung im Glomerulus gering ist, muß seine Sauerstoffspannung noch unverändert sein und mit der in der Nierenarterie übereinstimmen. Überhaupt ist in der gesamten Niere die Sauerstoffzehrung außerordentlich gering, da der Sauerstoffgehalt des Nierenblutes nur von 20 auf 18 Vol.-% abgesunken ist (nach REIN). Es sei vorweggenommen, daß die Marksubstanz der Niere hauptsächlich vom Blut der Vasa efferentia und weiterhin der Arteriolae rectae spuriae versorgt wird und daß nur ein geringer Teil des Blutes direkt aus den Interlobärästen der Nierenarterie auf dem Wege der Arteriolae rectae verae in die Marksubstanz gelangt. Das Blut, welches die Glomeruli passiert hat und in die Arteriolae rectae spuriae gelangt, ist seiner Sauerstoffspannung nach arterielles Blut, aber es besitzt einen hohen onkotischen Druck und hat dementsprechend beträchtliche rückresorbierende Fähigkeiten. Der onkotische Druck geht nun nicht der Konzentration der gelösten Eiweißkörper parallel, sondern steigt von der Plasmakonzentration beginnend (etwa 7,5%) besonders stark an, so daß die wasserrückziehende Kraft des eiweißreichen postglomerulären Blutes besonders hoch ist. Durch den hohen onkotischen Druck ist dieses Blut charakterisiert und wäre im Sinne unserer obigen Ausführungen als „venös" zu bezeichnen.

Dieses Blut vollbringt nun tatsächlich ganz gewaltige Rückresorptionsleistungen. Wenn wir uns auf die Ergebnisse des REHBERGschen Verfahrens stützen, das aus dem Vergleich des Kreatiningehaltes von Harn und Blut einen Schluß auf das Maß der Glomerulusfiltration und der Tubulusrückresorption erlaubt, dann ergibt es sich, daß unter normalen Verhältnissen etwa

99% des Glomerulusfiltrates wieder rückresorbiert werden. Es muß also ein dem Glomerulus bezüglich der Filtration an Ausdehnung und Kraft ungefähr entsprechender, semipermeabler, jetzt im umgekehrten Sinn beanspruchter Gefäßbereich zu suchen sein, der sozusagen als „negativer Glomerulus“ arbeitet. Es ist naheliegend, das Capillargebiet der Marksubstanz als den Ort dieser Rückresorptionsleistung anzusprechen. Im wesentlichen würde dann das Blut, das nach Durchtritt durch die Glomeruli die Vasa efferentia und die Arteriolae rectae spuriae passiert hat, trotz seines Sauerstoffreichtums als rückresorbierendes venöses Blut zu bezeichnen sein.

Die im Zuge dieser Rückresorption strömenden Gewebswassermengen sind bekanntlich sehr groß. Nach den Ergebnissen des REHBERGschen Verfahrens müssen bei einer mittleren Diurese in 24 Stunden 100—200 Liter Gewebswasser von den arteriellen Capillaren produziert und von den venösen Capillaren wieder aufgenommen werden. Diese beträchtlichen Flüssigkeitsmengen passieren also das Spaltraumsystem der Niere, sie stellen die Saftströmung in der Niere dar.

c) Die HENLEschen Schleifen als Gewebswasserquelle.

Die Hauptorte der Wasserrückresorption sind die distalen Abschnitte der Harnkanälchen, und zwar in erster Linie die HENLEschen Schleifen. Diese sind die Analoga jener Kanälchenabschnitte, in welchen in der Niere niederer Tiere die Wasserresorption von RUDOLF KELLER und seinen Mitarbeitern unmittelbar beobachtet wurde. Diese direkten Beobachtungen stimmen mit den KELLERschen Messungen der Gewebspotentiale an den einzelnen Abschnitten der Harnkanälchen überein. Man fand im Bereich, der den HENLEschen Schleifen entspricht, negative Ladungen, die als Indiz für die Wasserresorption angesprochen werden. Die neue außerordentlich wertvolle Methode von RICHARDS und WALKER, die die Durchströmung einzelner Kanälchenabschnitte ermöglicht, erwies tatsächlich, daß in den entsprechenden Tubulusabschnitten der Hauptort der Wasserrückresorption liegt. SNAPPER weist darauf hin, daß in dem Maß, in dem die Rückresorptionsleistung der Ureter- und Blasenschleimhaut schwindet, in der Phylogenese die HENLEschen Schleifen auftreten: sie fehlen in der Amphibien- und Reptilienniere, treten in der Vogelniere in geringem Ausmaß auf und bilden erst in der Säugerniere einen obligaten Abschnitt eines jeden Nephrons. Sie werden als der Apparat angesprochen, mit dessen Hilfe die Säugerniere ihre maximale Konzentrationsleistung durch Wasserrückresorption vollbringt. BURGESS, HARVEY und MARSHALL fanden durch die Anwendung des REHBERGschen Verfahrens bei Fischen, Amphibien, Reptilien, Vögeln und Säugern, daß unter Pituitrinwirkung die Rückresorption nur bei den Vögeln und Säugern gesteigert ist, also bei jenen Tieren, welche HENLEsche Schleifen besitzen, und ziehen daraus gleichfalls den zwingenden Schluß, daß der Hauptort der Rückresorption die HENLEsche Schleife ist. Von den Schleifen aus erfolgt also in erster Linie die Füllung der Gewebsspalten mit Wasser, welches zur Aufnahme in die venösen Capillaren bestimmt ist.

Der größte Teil der Wasserströmung aus den Harnkanälchen über die Gewebsspalten in die Capillaren findet somit in der Marksubstanz statt; diese enthält ja die Kanälchenabschnitte, die am stärksten Wasser rückresorbieren, eben die HENLEschen Schleifen. Es drängt sich der Gedanke auf, daß die so seltsame Schleifenbildung der Harnkanälchen ihre eigentliche Bedeutung dadurch gewinnt, daß mit ihrer Hilfe die Wasserbewegung in den Gewebsspalten größtenteils aus der Nierenrinde heraus und in die Marksubstanz verlegt wird. Hierdurch würde der Stoffaustausch zwischen den Rindencapillaren und den Tubuli contorti I. und II. von der Wasserbewegung und ihren bedeutenden Schwankungen unabhängig gemacht sein. Wenn wir von diesem Gesichtspunkt aus die Verzahnung von Mark und Rinde durch die Processus medullares FERREINI und durch die Columnae renales BERTINI ins Auge fassen, sowie die Bedeutung des subkapsulären Gewebsspaltes, der von dem einen von uns als „Sammelbecken des Spaltraumsystems" charakterisiert wurde, ergibt sich folgende Vorstellung: der Hauptteil der Wasserbewegung spielt sich im Nierenmark ab. Eine Überfüllung der Markspalträume müßte einen unmittelbaren Abflußweg durch die Gewebsspalten der Processus medullares FERREINI rindenwärts finden und das überschüssige Gewebswasser des Markes würde in die oberflächlichen Spalträume der Rinde abströmen können, die ihrerseits wieder gegen den Subkapsulärraum hin offen und drainiert sind. In diesem wurzelt aber das mächtige oberflächliche Lymphgefäßnetz der Niere; solchermaßen läßt sich das Lymphsystem in unser Gewebsschema der Niere (Abb. 2) zwanglos einfügen.

d) Die Gewebswasserströmung in der Niere.

Auf welche tatsächlichen Beobachtungen kann sich diese Annahme von einem Gewebswasserstrom, der unter Umständen aus der Tiefe des Organs an die Oberfläche dringt, stützen? Der eine von uns hat gezeigt, daß Flüssigkeiten, welche auf irgendeinem Weg (z. B. vom Nierenbecken aus durch Fornixruptur) in das Spaltraumsystem eindringen, in diesem leicht weite Strecken zurücklegen können. So kann bei der Pyelographie ein Flüssigkeitsquantum an der lebenden menschlichen Niere binnen weniger Sekunden den Weg von der Konkavität des Nierenparenchyms durch das Organ hindurch an die Konvexität finden und im Subkapsulärraum erscheinen, ohne daß hierdurch die mindeste Schädigung oder Funktionsstörung bewirkt würde. Solche Beobachtungen sprechen dafür, daß die Gewebsspalten *präformierte Strombahnen* darstellen und führten zur folgenden naheliegenden Schlußfolgerung: „Nicht nur Flüssigkeiten, die aus dem Nierenbecken stammen, breiten sich in den Spalträumen des Nierenbindegewebes aus, sondern auch vom Gefäßsystem her können die Gewebsspalten erfüllt werden." Das Ausströmen von Gewebswasser aus der Nierenoberfläche wird unmittelbar augenfällig nach der Dekapsulation erkrankter Nieren.

Angaben aus der Literatur und eigene Beobachtungen hierüber sind in der Arbeit „Über den Dekapsulationseffekt" (F. FUCHS) niedergelegt. Auf diese Publikation verweisen wir auch bezüglich der Ansammlungen von Gewebswasser unter der Nierenkapsel, die von MINKOWSKI, MALHERBE und anderen beobachtet wurden. Im Tierexperiment sahen DICKER und ANDERSON bei der Durchströmung überlebender Hundenieren ein „Schwitzen" der dekapsulierten Organe, ein kontinuierliches Aussickern von Gewebswasser. ROLNICK untersuchte die Resorption von Farbstoffen, die subkapsulär injiziert worden waren. Er stellte auf diese Weise einen dauernden Flüssigkeitswechsel an der Nierenoberfläche fest. Endlich hat ORTH gezeigt, daß Tusche, die in die Tiefe des Nierenparenchyms injiziert wird, sich oberflächenwärts ausbreitet und in jenen Lymphgefäßen erscheint, welche von der Nierenkonvexität ausgehen.

Die Tatsache der Gewebswasserströmung in der Niere ist somit unbestreitbar. Sie ist keineswegs neu; wir erblickten unsere Aufgabe darin, sie mit den

Vorstellungen über die Nierenfunktion in Beziehung zu setzen. Insbesondere lag es nahe, die Beziehungen des Gewebswassers zur Blutströmung in der Niere zu untersuchen.

III. Die Konstanz der Gewebsspaltenfüllung.

Wir haben zunächst unsere Aufmerksamkeit darauf gerichtet, in welcher Weise das Gewebsspaltensystem auf die verschiedenen Belastungsarten der Niere reagiert und wie es sich bei den verschiedenen physiologischen Zuständen des Organs verändert. Wenn wir die Filtrations-Rückresorptionstheorie als zu Recht bestehend anerkennen (und ihre Gültigkeit ist zumindest für 95% der in der Niere sich abspielenden Vorgänge bewiesen), so muß ein dauernder Strom von Flüssigkeit aus den Kanälchen gegen die Capillaren bestehen. Dieser Vorgang spielt sich, wie gesagt, im wesentlichen in der Marksubstanz ab. Die Ausmaße dieses Wasserstromes müssen ganz ungeheuere sein. Wenn wir uns auf die Ergebnisse des Rehbergschen Verfahrens stützen, dessen Richtigkeit der eine von uns mit verbesserter Methode an einem großen Material durchaus bestätigen konnte, dann muß die Menge des Glomerulusfiltrates beim erwachsenen gesunden Menschen zwischen 100 und 200 ccm in der Minute schwanken. Damit stimmen auch alle Erfahrungen überein, die mit der Bestimmung der Klärung von Farbstoffen und physiologischen Substanzen durch Vergleich von Nierenarterien- und Nierenvenenblut gemacht wurden (Sheehan, Ekehorn u. a.). Bei einem Nierengewicht von etwa 120 g dürfte auf die Pyramiden entsprechend den volumetrischen Bestimmungen von Hollatz ungefähr 40 g entfallen. Da in einer Niere im Mittel 75 ccm pro Minute filtriert werden, so muß angenommen werden, daß in der Minute durch einen Gewebskörper von etwa 40 g Gewicht 75 ccm Flüssigkeit durchtreten. Ein solcher Flüssigkeitsstrom muß also die Spalträume der Marksubstanz durchziehen. In diesem Zusammenhang ergibt sich die Frage, ob dieser Flüssigkeitsstrom immer gleich stark ist, ob immer die gleiche Wassermenge durch die Gewebsspalten hindurch an die Blutcapillaren herangebracht wird. Bei Störungen des Strömungsvorganges müßte es entweder zu einer Wasserüberfüllung der Niere — zu Ödem — kommen, oder zu einer Austrocknung der Gewebsspalten. Die histologische Untersuchung zeigt, daß unter physiologischen Bedingungen der Füllungszustand des Spaltraumsystems immer gleich ist.

Belastet man ein Kaninchen mit einer größeren Flüssigkeitsmenge, so ist weder in der Rinde noch in der Marksubstanz, was die Gewebsspalten betrifft, eine Änderung des histologischen Bildes zu erkennen. So wurden z. B., um extreme Verhältnisse zu schaffen, einem 2700 g schweren Kaninchen in Urethannarkose nach einem Aderlaß von 40 ccm Blut aus der Arteria femoralis im Verlauf einer Stunde 1000 ccm physiologische NaCl-Lösung in die Vena jugularis externa infundiert. Nach weiteren 20 Minuten wurde das Tier getötet. Es fand sich eine große flüssigkeitsreiche Leber, Ascites, das perirenale Bindegewebe war ödematös. In Übereinstimmung mit dem klassischen Versuch von Cohnheim und Lichtheim wurden Ödeme im subcutanen Bindegewebe vermißt. Die histologische Untersuchung brachte insoweit eine gewisse Enttäuschung, als bemerkenswerte Veränderungen in den Gewebsspalten der Niere sowohl in der Rinde als auch im Mark vermißt wurden. Die Fixation erfolgte wie bei fast allen folgenden histologischen Untersuchungen in Carnoyscher Lösung. Da bei dieser sehr schonenden, eine Schrumpfung sicher vermeidenden Fixation im Gegensatz zu der sonst gebräuchlichen Formalinfixation die Serum- bzw. Plasmaeiweißkörper ausgefällt werden, erscheint das von solchen normalerweise in geringem Ausmaß erfüllte Spaltraumsystem wesentlich klarer dargestellt. Dieses Verfahren wurde mit Vorteil von Eppinger und seinen Mitarbeitern bei dem Studium der histologischen Veränderungen bei der serösen Entzündung angewendet. Auch die folgende Einbettung in Paraffin wurde äußerst schonend im Verlauf von etwa 10 Tagen durchgeführt. Diese Technik läßt das Spaltraumsystem ohne artefizielle Veränderungen erkennen, und es zeigte sich, daß nach dem Versuch von COHNHEIM und LICHTHEIM keine faßbaren Veränderungen im Spaltraumsystem vorlagen. Um nun auch geringere Veränderungen durch den Vergleich mit einer normalen Niere nicht zu vernachlässigen, wurde bei zwei etwa 2500 g schweren Kaninchen in Urethannarkose zunächst eine Niere exstirpiert, hierauf in die freigelegte Vena femoralis 100 ccm physiologische NaCl-Lösung und nach 20 Minuten 100 ccm 30%ige Dextroselösung infundiert, nach weiteren 5 Minuten wurde die andere Niere exstirpiert und das Tier getötet.

Trotz dieser außerordentlichen Belastung war bei dem einen Tier überhaupt kein Unterschied im Spaltraumsystem der beiden Nieren erkennbar, während bei dem zweiten Tier nach der Wassergabe das Spaltraumsystem der Rinde vollkommen unverändert erschien, in der Marksubstanz hingegen die Interstitien zwischen den Kanälchen andeutungsweise verbreitert waren. Alle Capillaren waren außerordentlich stark erweitert, die BOWMANschen Räume der Glomeruli zeigten ebenfalls deutliche Erweiterung. Diese Versuche lehren also, daß selbst bei so extremen Verhältnissen wie beim COHNHEIM-LICHTHEIMschen Versuch die Gewebsspalten sich nicht wesentlich ändern, soweit sich dies aus der morphologischen Betrachtung erschließen läßt. Das Spaltraumsystem, in dem sich ein so außerordentlicher Flüssigkeitswechsel abspielt, zeigt also zumindest bei der normalen Niere unter physiologischen Verhältnissen einen konstanten Füllungszustand. Wie sich die Verhältnisse unter pathologischen Bedingungen gestalten, wäre noch experimentell zu untersuchen. Wasserbelastungen bei experimentellen Vergiftungen wurden wohl wiederholt zum Studium der Ödementstehung durchgeführt (von SCHLAYER und seinen Mitarbeitern und von HEINEKE und MEYERSTEIN) besonders bei der Chrom-Uran- und Alaunvergiftung, doch liegen keine geeigneten histologischen Angaben vor, insbesonders wurde das Verhalten des Spaltraumsystems nicht berücksichtigt.

Es erhebt sich nun die Frage, welche Faktoren den Wasserabfluß aus den Gewebsspalten des Nierenmarkes regulieren und durch welche Umstände dieser Abtransport so ideal mit dem Wassereinstrom aus den Kanälchen in die Spalträume in Übereinstimmung gebracht wird, daß die Konstanz der Gewebsspaltenfüllung erhalten bleibt. Da muß zunächst eine Tatsache bedacht werden, die mit Hilfe des REHBERGschen Verfahrens ermittelt wurde und die der eine von uns gemeinsam mit MANDEL an einem großen Material feststellen konnte. Schon von TAUBENHAUS wurde es bis zu einem gewissen Grad wahrscheinlich gemacht, daß bei der Wasserdiurese die vermehrte Harnbildung nicht so sehr auf einer vermehrten Glomerulusfiltration als auf einer verminderten Rückresorption in den Tubuli beruht. Der eine von uns (POPPER) hat nun gemeinsam mit seinen Mitarbeitern gefunden, daß bei kleinen Wasserdiuresen eine gesteigerte Glomerulusfiltration stattfindet, daß aber bei ganz starken Diuresen, wie z. B. während des VOLHARDschen Wasserversuches, das Glomerulusfiltrat nicht gesteigert, sondern in vielen Fällen, besonders unter pathologischen Umständen, verringert wird; dementsprechend ist auch die Wasserrückresorption in den Tubuli vermindert. Wie weit dieses Absinken auf eine Störung einer überbelasteten Niere oder auf eine Verminderung der Filtration infolge des gesteigerten Innendruckes in den Kanälchen zu beziehen ist, kann an dieser Stelle nicht entschieden werden. Jedenfalls wird durch diese Analyse der Nierenarbeit bis zu einem gewissen Grad begreiflich, wieso bei gesteigerter Diurese das Gewebsspaltensystem nicht überladen werden muß, sondern im Gegenteil eher zu erwarten wäre, daß es einen verminderten Füllungszustand zeigt, da die Rückresorption noch beträchtlich mehr abgenommen hat als die Filtration. Immerhin zeigt auch dieser Versuch die außerordentliche Kompliziertheit des Vorganges der endgültigen Harnbildung und die Schwierigkeit der Ausbalancierung zwischen Filtration im Glomerulus, Übertreten von Flüssigkeit aus den Kanälchen in die Spalträume und Rückresorption aus den Spalträumen in die Blutcapillaren.

IV. Die Blutzirkulation im Nierenmark (Morphologie).

a) Capillaren.

Die bisher vorgebrachten Befunde und Überlegungen weisen auf die starke Beanspruchung und auf das Erfordernis einer bedeutenden Mannigfaltigkeit der Regulationsmöglichkeiten des Blutstromes im Nierenmark hin. Es erscheint angezeigt, von den geschilderten Gesichtspunkten aus das morphologisch bereits viel bearbeitete Gebiet der Blutversorgung des Nierenmarkes noch einmal zu betrachten. Es wurde bereits hervorgehoben, daß hier eine Besonderheit im Capillarbau vorliegt, indem die sonst morphologisch nicht erkennbare, wahrscheinlich auch schwankende Grenze zwischen dem arteriellen und dem venösen Capillarschenkel deutlich markiert wird. Dies geschieht dadurch, daß zwischen dem semipermeablen arteriellen und dem semipermeablen venösen Anteil ein impermeabler arterieller Gefäßbezirk eingeschaltet ist. Dieser trennt als Vas efferens und Arteriola recta spuria die arteriellen Capillarschenkel (die Glomeruli) von den venösen (den Markcapillaren, s. Abb. 2). Dieser letztere rückresorbierende Anteil, der zwar sauerstoffreiches Blut führt, aber im früher angeführten Sinn als venös angesprochen werden kann, sei vorausgreifend als „negativer Glomerulus“ bezeichnet. Dieser Capillarapparat der Marksubstanz hat ohne Zweifel mehrere Aufgaben zu erfüllen; abgesehen von der Rückresorption obliegt ihm die Sauerstoffversorgung und die Ernährung der Marksubstanz, und es muß hier also auch einen Strom geben, welcher der Stromrichtung des zur Rückresorption bestimmten Gewebswassers entgegengesetzt gerichtet ist. Im Bereiche der Rinde werden ja bekanntlich diese Aufgaben durch die räumliche Trennung der filtrierenden Glomeruli von den ernährenden Tubuluscapillaren bewältigt.

Um die Lösung dieser Aufgabe in der Marksubstanz zu erkennen und um den Sitz unserer „negativen“ Glomeruli festzustellen, erschien es wie bereits gesagt als wünschenswert, von diesem Gesichtspunkt aus noch einmal das bereits viel bearbeitete Gebiet der Gefäßversorgung der Niere ins Auge zu fassen und einige Punkte auf Grund eigener Untersuchungen zu ergänzen.

Die Betrachtung eines gefärbten Schnittes durch eine Säugerniere läßt einige charakteristische Merkmale erkennen, die mehr oder weniger deutlich in den meisten Lehrbuchdarstellungen zu finden sind. Während wir sonst die Capillaren in bestimmten Abständen voneinander zwischen den Parenchymelementen verstreut finden, kann man im Nierenmark — insbesonders in der Außenzone der Marksubstanz — Gefäßanhäufungen erkennen, die besonders deutlich bei der Stauungsniere ins Auge springen (Abb. 3). Man sieht hier, wie Capillaren, Arteriolen und Venolen unmittelbar nebeneinander liegen und Aggregate von

8—10 Gefäßen bilden. Diese Gefäßansammlungen sind dem Histologen durchaus bekannt und z. B. in den instruktiven Darstellungen der topographischen Verhältnisse im Nierenmark von MÖLLENDORFF ausführlich beschrieben. Auch die überaus lehrreichen Injektionspräparate von GÄNSSLEN zeigen diese Gefäßbüschel.

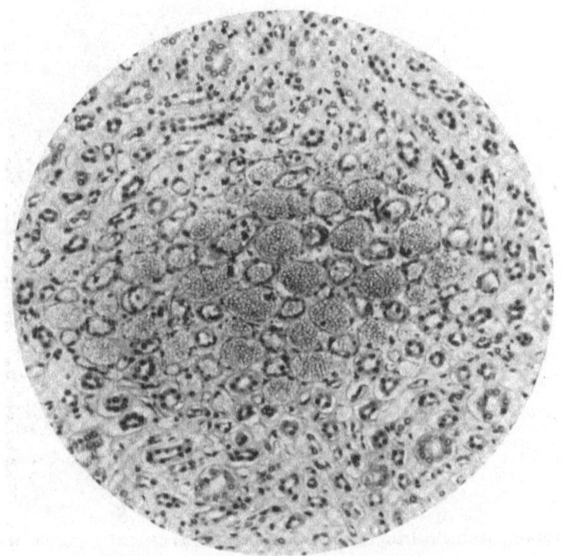

Abb. 3. Gefäßbüschel in einer Stauungsniere.

Die genannten Gefäßaggregate bestehen aus Gefäßen mit Muskelkernen in den Mediaschichten, also aus sicheren Arterien, auch wenn, wie an den Vasa afferentia, elastische Fasern fehlen. Ferner findet man größere und kleinere Gefäße mit ganz dünner Wand, die also entweder Venen oder Capillaren darstellen. Wir haben hier ein Bild vor uns, das wir sonst im Säugetierorganismus kaum zu sehen gewohnt sind. Im Drüsenparenchym haben wir gewöhnlich eine Capillarversorgung, die in ihrem Aufbau der von KROGH an den Muskelcapillaren beschriebenen Anordnung entspricht. In der Abb. 4a ist diese Art der Capillarisierung skizziert, die wir als den „ernährenden Capillarisierungstypus" bezeichnen wollen, weil hier die Capillaren in erster Linie die Sauerstoffversorgung, die Versorgung mit gelösten Substanzen und den Schlackenabtransport zu besorgen haben. Um diese Aufgaben zu erfüllen, ist die zweckentsprechendste Anordnung die, daß die Capillaren wie im KROGHschen Muskelschema um die zylindrischen Parenchymelemente in ziemlich gleichmäßigen Abständen angeordnet sind. Dabei hängt nach den Ergebnissen von KROGH der Füllungszustand dieser Capillaren vom Funktionszustand des Organs, von seinem Bedürfnis nach Sauerstoff und Nahrungsstoffen ab. Von diesem ernährenden Capillartypus ist der im Nierenmark angetroffene zu unterscheiden.

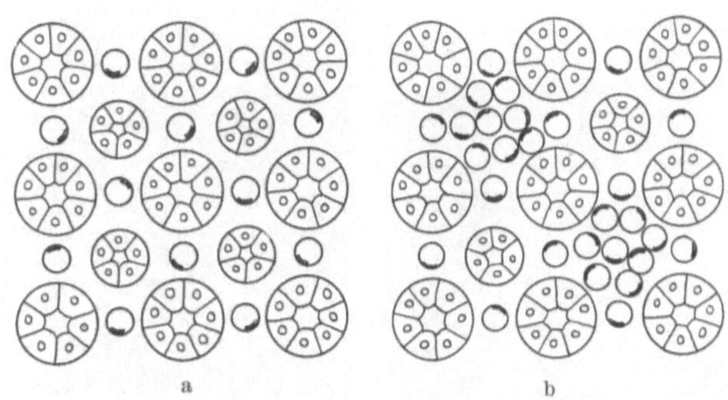

Abb. 4a und b. Schema der Capillarisierung. a Ernährender Typus (gleichmäßige Verteilung der Capillaren zwischen den Drüsenkanälchen). b Resorbierender Typus (Capillaransammlungen).

Hier stehen wohl auch die Parenchymelemente in Säulen, zwischen welchen sich einzelne Capillaren entsprechend dem geschilderten ernährenden Typus finden. Daneben zeigen sich aber am Querschnitt kreisförmige Bezirke, die nur aus Capillaren und Gefäßen bestehen und in welchen ohne Rücksicht auf die Ernährung Gefäße unmittelbar aneinanderliegen, ja einzelne Gefäße an ihrer ganzen Zirkumferenz, nur durch Gewebsspalten getrennt, von anderen

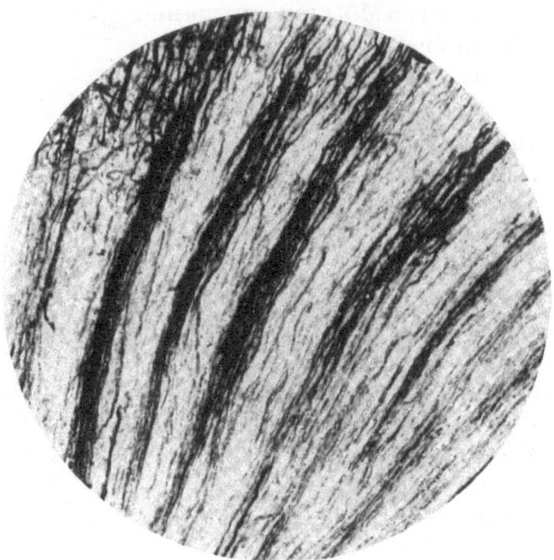

Abb. 5. Aufgehelltes Injektionspräparat. Längsschnitt durch die Nierenpyramide mit Übersichtsbild der Gefäßbüschel.

Gefäßen umgeben werden und also an keiner Stelle mit Parenchymelementen in Kontakt stehen (Abb. 4b). Diese eigentümliche Anordnung der Gefäß-

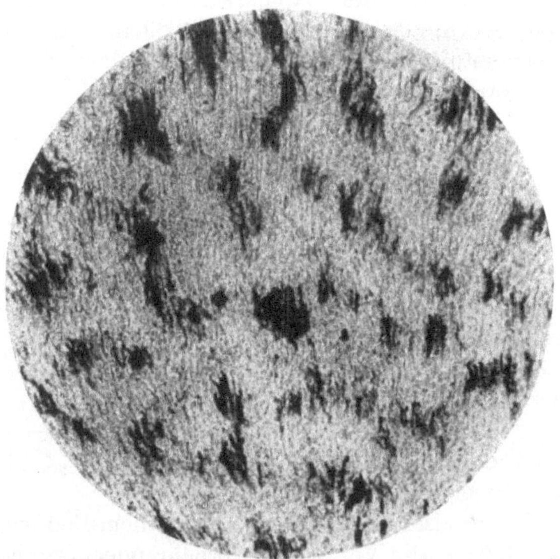

Abb. 6. Aufgehelltes Injektionspräparat, Querschnitt durch die Außenzone des Nierenmarkes mit quergetroffenen Gefäßbüscheln.

aggregate des Nierenmarkes legt den Gedanken an funktionelle Besonderheiten nahe, und aus diesem Grund haben wir ihrer Morphologie besondere Aufmerksamkeit geschenkt.

Bei unseren Untersuchungen wurden drei Methoden angewendet: zunächst die Betrachtung in gefärbten Schnitten, wobei meist die Durchsicht von Schnittserien notwendig war. Als das geeignetste Material erwiesen sich Stauungsnieren, bei welchen wie bei einer natürlichen Injektion die Gefäße maximal gefüllt waren. In anderen Fällen wurde postmortal an Leichennieren oder Tiermaterial eine Injektion von der Arterie oder von der Vene aus vorgenommen. Als Injektionsmasse wurde Berlinerblau-Gelatine nach TANDLER angewendet, später erschien uns eine Mischung von 5%iger Gelatine mit chinesischer Tusche klarere Bilder zu geben.

Zweitens wurden von derartigen mit Tusche-Gelatine injizierten Nieren mit dem Gefriermikrotom, ungefähr den Angaben von GÄNSSLEN folgend, nach Formalinfixation dicke

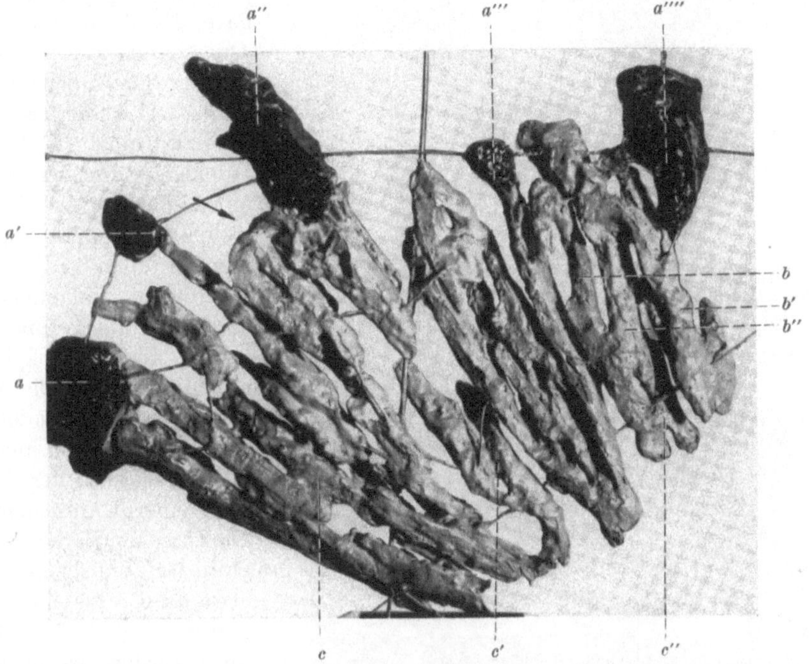

Abb. 7. Wachsplattenrekonstruktion der Gefäßaggregate der Außenzone einer Kaninchenniere nach Arterieninjektion mit Tuschegelatine. 70fache Vergrößerung. *a, a', a'', a''', a''''* sind die großen Gefäße der Rindenmarkgrenze. Jeder Balken (*b, b', b''*) stellt ein Gefäßaggregat dar. Diese konvergieren papillenwärts und bilden durch die Queranastomosen (*c, c', c''*) ein räumliches Maschenwerk.

Schnitte angefertigt und diese ungefärbt mit Glycerin oder Formamid aufgehellt und eingeschlossen.

Als dritte Methode wendeten wir die Wachsplattenrekonstruktion nach BORN an. Wir rekonstruierten Arterien, Venen und Capillaren von Nieren, bei welchen das Gefäßsystem mit Tuschegelatine injiziert worden war.

Schon HENLE hat das Nierenmark in eine Außen- und in eine Innenzone eingeteilt, und zwar nach dem Verhalten der Gefäßbüschel. Diese beginnen an der Rinden-Markgrenze, konvergieren gegen die Papillenspitze, reichen jedoch nicht bis zu dieser, sondern lösen sich bei makroskopischer Betrachtung etwa in der Mitte der Marksubstanz auf. Mikroskopisch sind sie in veränderter Form bis gegen die Papillenspitze hin zu erkennen. In der Außenzone besteht jedes Gefäßbüschel aus durchschnittlich 10 einzelnen Gefäßen, die etwa zu je einem Drittel Arteriolen, Venolen und Capillaren sind. Die Unterscheidung zwischen Venolen und Capillaren ist histologisch nicht überall durchführbar, die Arterien sind an den Mediakernen erkennbar. Im Gegensatz zum Verhalten in der Außenzone besteht in der Innenzone jedes einzelne Gefäßbüschel nur aus 3 bis 5 Capillaren, wobei nur vereinzelterweise Arteriolen vorhanden sind. Ebenso wie in der Struktur des einzelnen Gefäßbüschels ist ein prinzipieller Unterschied in der Architektonik der gesamten Gefäßverteilung in der Außenzone und in der Innenzone augenfällig. Die Abb. 5 zeigt einen aufgehellten dicken Schnitt einer injizierten Niere, auf dem die Pyramide im Längsschnitt getroffen ist und gibt das eigentümliche Bild der Gefäßaggregate. Die Abb. 6 stellt einen Querschnitt durch die Aggregate der Außenzone dar. Selbstverständlich ist es fast niemals möglich, bei der Injektion sämtliche Gefäße eines derartigen Büschels gleichmäßig und vollkommen zu füllen und zur Darstellung zu bringen. Die Betrachtung am Schnitt wird durch das Wachsplattenmodell ergänzt. Die Abb. 7 zeigt eine Übersicht der Plattenrekonstruktion der Gefäßaggregate in der Außenzone einer Kaninchenniere. Die Zwischenräume zwischen zwei Gefäßbüscheln haben etwa die Breite eines einzelnen Büschels (0,3—0,4 mm) und werden papillenwärts etwas schmäler, da ja die Gefäßbüschel in dieser Richtung konvergieren. Jedes Gefäßbüschel hat die Länge der Außenzone und anastomosiert mit den benachbarten Büscheln durch kurze dickere oder dünnere Queranastomosen, die ihrerseits ebenso zusammengesetzt sind wie die einzelnen Gefäßbüschel selbst. Die Abb. 8 zeigt eine Detailansicht des Modells der Abb. 7, und man sieht hier wie die Gefäßaggregate zusammen mit den Queranastomosen ein Maschenwerk bilden, dessen einzelne Maschen etwa langgestreckten Ellipsen gleichen.

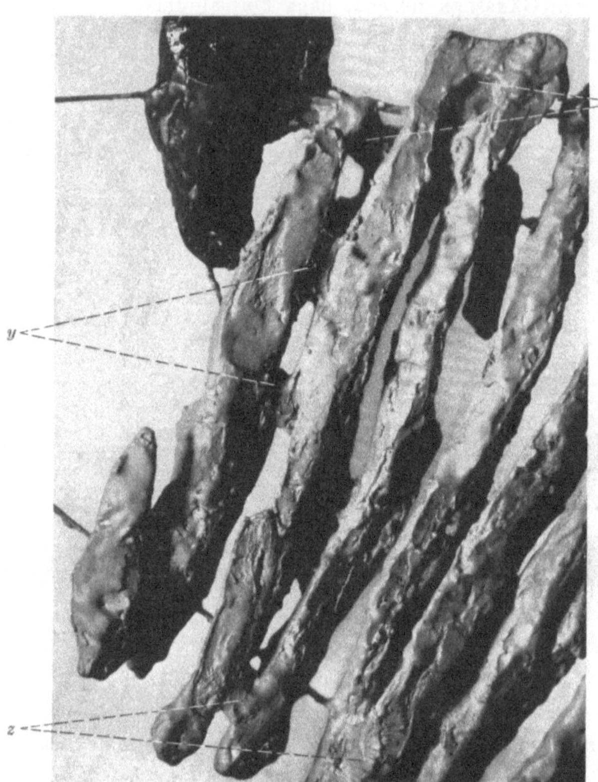

Abb. 8. Spezialaufnahme der Gegend *b*, *b'*, *b''* des in Abb. 7 wiedergegebenen Modells der Gefäßaggregate. Man sieht die Queranastomosen der einzelnen Aggregate, die sich entweder an der Rindenmarkgrenze (*x*) oder in der Mitte der Außenzone (*y*) oder an der Grenze von Außenzone und Innenzone (*z*) befinden.

In der Innenzone macht die geschilderte Anordnung, die einem System von annähernd parallelen, nur leicht konvergierenden Strebepfeilern entspricht, einer anderen Architektur Platz. Die Gefäßbüschel der Innenzone bilden ein räumlich angeordnetes Netzwerk von recht gleichmäßigen Proportionen. In der Außenzone liegen die Harnkanälchen mit ihren ernährenden Capillaren zwischen den Pfeilern, in der Innenzone liegen sie in den Maschen des Netzwerkes. Das Netzwerk gleicht etwa dem bekannten Modell des Kochsalzkrystalls

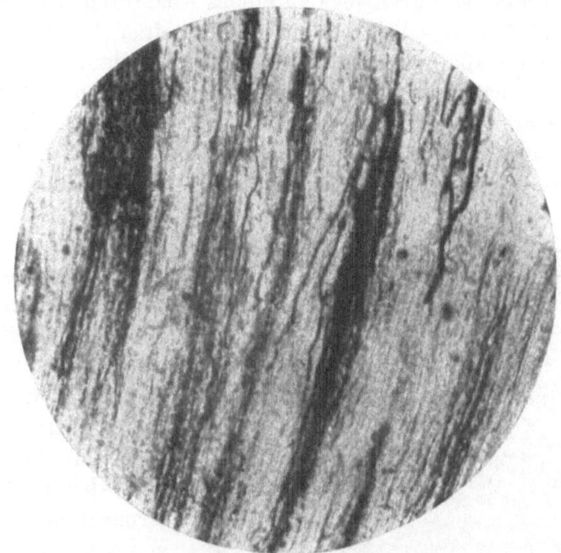

Abb. 9. Aufgehelltes Injektonspräparat. Capillaraustausch zwischen den Gefäßbüscheln.

und zerlegt die Marksubstanz in gleichmäßige Würfel mit einer Seitenlänge, deren Größenordnung etwa 0,2 mm beträgt.

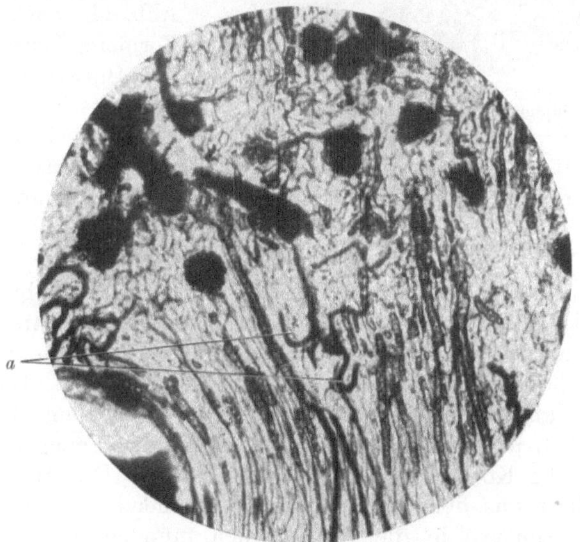

Abb. 10. Aufgehelltes Injektionspräparat. *a* Rückläufiges Gefäß.

Wenden wir zunächst unsere Aufmerksamkeit der Struktur eines einzelnen Gefäßaggregates der Außenzone zu; die einzelnen Arteriolen, Venolen und Capillaren anastomosieren miteinander nicht oder nur selten, innerhalb des einzelnen Büschels gibt es also keine Gefäßnetze, sondern im wesentlichen parallele Gefäßverläufe. Auch dort, wo benachbarte Gefäßbüschel miteinander anastomosieren, kommt es durchwegs zu einem Austausch der Gefäße zwischen dem Büschel A und dem Büschel B, aber nicht zu einer Anastomose der Gefäße von A und B. Der Gefäßaustausch ist auf der Abb. 9 deutlich erkennbar. Man sieht hier am Injektionspräparat recht deutlich, wie ein Gefäß ein pfeilerförmiges Gefäßaggregat verläßt, um in ein benachbartes überzutreten. Es liegt im Wesen dieses Gefäßaustausches zwischen zwei Büscheln, daß viele Gefäße Schleifen beschreiben. Diese Schleifen sind manchesmal so beschaffen, daß ein Gefäß aus dem Büschel A in das Büschel B übertritt und in letzterem weiter papillenwärts verläuft. Manchesmal läuft aber das Gefäß in dem Büschel, welches es betritt, rindenwärts zurück (Abb. 10). Gelegentlich findet man eine derartige Schleifenbildung auch innerhalb des gleichen Büschels, ferner findet man Abweichungen vom geradlinigen Gefäßverlauf auch in der Form, daß eine deutliche Schlängelung eines Gefäßes in Gestalt einer Sinuskurve auftritt. Die Abb. 11 zeigt verschiedene Formen solcher Gefäßverläufe im Injektionspräparat. In Übereinstimmung mit GÄNSSLEN sprechen wir sie als charakteristisch für die Außenzone der Marksubstanz an. Diese Verlaufsformen betreffen nicht nur die Capillaren, sondern auch Arteriolen und Venolen.

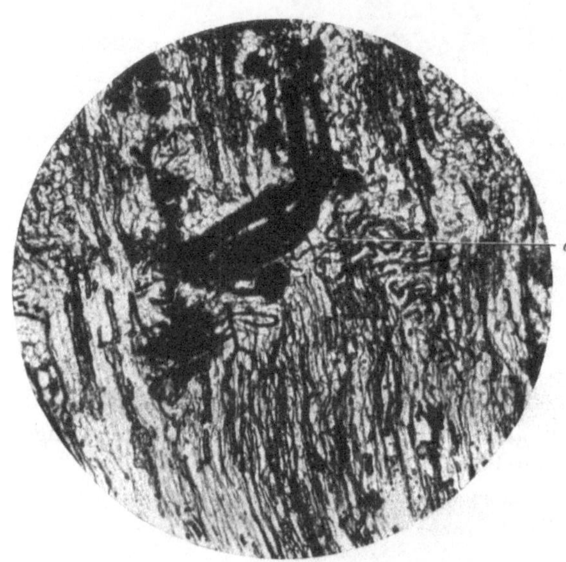

Abb. 11. Aufgehelltes Injektionspräparat. Schlängelungen und Sinuskurvenbildungen der Capillaren bei *a*.

b) Venen.

Nach dieser zusammenfassenden Beschreibung der Gefäßbüschel mit besonderer Berücksichtigung der Capillaren wollen wir nun ihre Einschaltung zwischen Arterien und Venen besprechen und zwar zunächst die venösen Gefäße betrachten, welche sich aus den Gefäßaggregaten loslösen. Die Entstehung dieser Venen ist klar zu übersehen. In ihrer überwiegenden Mehrzahl bilden sie sich unmittelbar an der Rinden-Markgrenze aus den Venolen der Aggregate und münden in die Konkavität der Venae arcuatae. Die Angabe von HOU-JENSEN, daß diese aus dem Nierenmark auftauchenden Venen nicht in die Venae arcuatae, sondern in die Rindenvenen münden, mag ausnahmsweise zutreffend sein, konnte aber im allgemeinen von uns nicht bestätigt werden. Niemals sieht man, daß eine Markvene geradlinig und direkt in die Vena arcuata mündet, immer erkennt man, sowohl an Schnittserien, besonders klar aber an den aufgehellten ungefärbten Schnitten, daß die Venen nicht geradlinig, sondern nur nach einzelnen Schlingenbildungen an der Rinden-Markgrenze in die Venae arcuatae münden. Die Schlingenbildung kommt an den Injektionspräparaten mit großer Anschaulichkeit zur Geltung. Sie kann an einzelnen

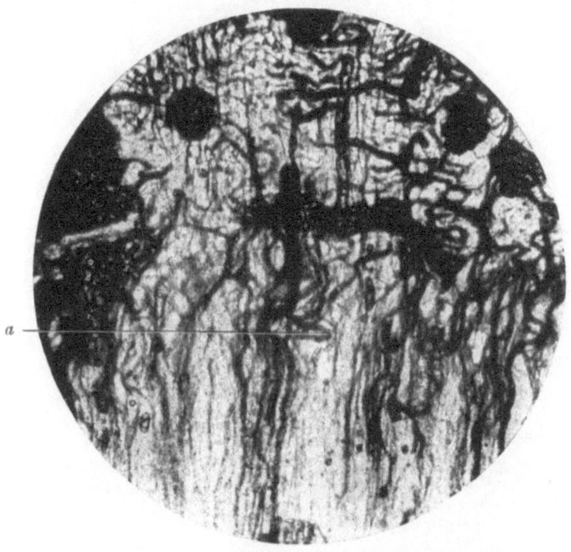

Abb. 12. Aufgehelltes Injektionspräparat. Einfache Kurve einer Markvene nahe der Mündung in die Vena arcuata (*a*).

Stellen, wie in der Abb. 12, nur eine Kurve aufweisen, an anderen Stellen jedoch mehrere Schlingen hintereinander, wie in der Abb. 13. Besonders bizarr

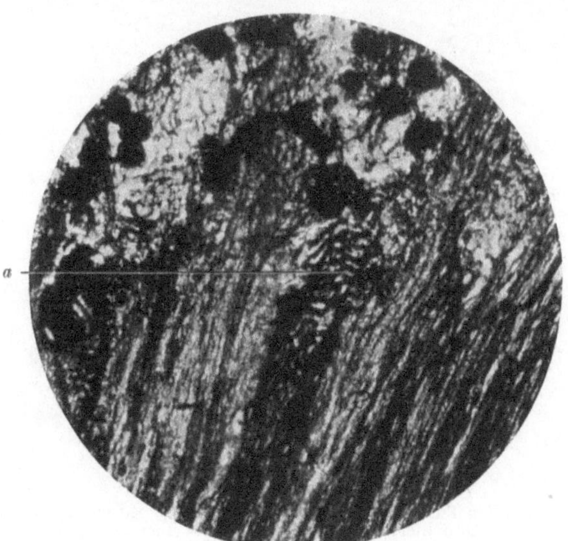

Abb. 13. Aufgehelltes Injektionspräparat. Zahlreiche dicht nebeneinander liegende Windungen einer Markvene bei *a*.

ist das Bild, wenn die Einmündungen zweier Venen mit ihren Schleifen nebeneinander liegen (Abb. 14).

Diese Schleifenbildungen zeigen sich im mikroskopischen Bild sehr eindrucksvoll, doch schien es uns zur Sicherstellung, daß es sich wirklich um Venen handelt,

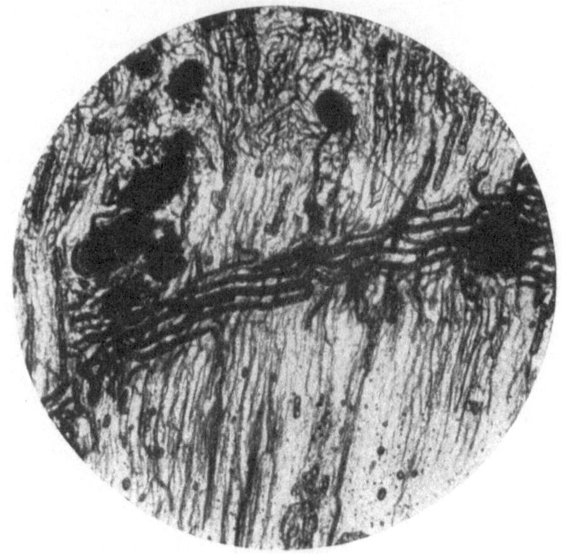

Abb. 14. Aufgehelltes Injektionspräparat. U-förmige Kurven zweier Markvenen nahe ihrer Mündung.

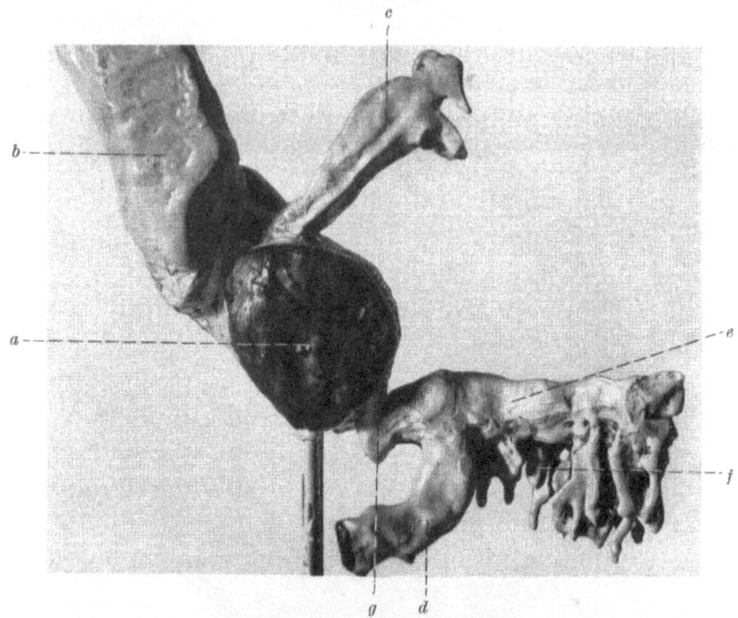

Abb. 15. Die in Abb. 7 durch den Pfeil gekennzeichnete Partie wurde bei 200facher Vergrößerung isoliert dargestellt, wobei nur die Venen modelliert wurden. *a* Querschnitt einer Vena arcuata. In die Konvexität derselben münden die Venae interlobulares *b* und *c*. Aus der Marksubstanz sammeln sich die Venen *d* und *e*. Letztere nimmt aus einem Gefäßaggregat die Venolen *f* auf. Die Markvenen münden bei *g* unter Bildung einer Schleife in die Konkavität der Vena arcuata *a*.

notwendig, auch die Rekonstruktionsmethode anzuwenden. Abb. 15 zeigt die Rekonstruktion (bei 200facher Vergrößerung) jener Partie des Plattenmodelles der Abb. 7, die durch einen Pfeil markiert ist. Man sieht an der Rinden-Markgrenze die Venenstämme *d* und *e*. Die Vene *e*, welche parallel zur Rinden-Markgrenze verläuft, trägt wie einen Bart eine Reihe von Venulae rectae (*f*), welche aus einem Gefäßbüschel auftauchen. Im Bereiche der Vene *d* wurden die Wurzelgefäße nicht mitmodelliert, um den schleifenförmigen Verlauf dieses Venenstammes deutlich zu machen. Die Venenstämme *d* und *e* münden gemeinsam in die Konkavität der Vena arcuata *a* und zwar in der Weise, daß sie mit Hilfe des S-förmigen Siphons *g* in diese übergehen. Aus der Abb. 15 ist es ersichtlich, daß die beiden Venae interlobulares *b* und *c*, welche aus der Rinde her kommen, unmittelbar und rechtwinkelig in die Konvexität der Vena arcuata münden.

c) Arterien.

Weitaus komplizierter ist die Verteilung der Arterien auf die Gefäßaggregate. Hier stoßen wir auf die alte Streitfrage, ob die ursprüngliche Anschauung Bowmans zu Recht bestehe, daß das gesamte Blut der Marksubstanz zunächst die Glomeruli passieren muß. Es erscheint notwendig, zumindest auszugsweise auf die Angaben der Literatur einzugehen.

Möllendorff betont, daß die Technik zur Untersuchung eines direkten Überganges von Arterien in die Marksubstanz schwierig ist und daß dadurch auch die Uneinigkeit der Untersucher erklärt wird. Im wesentlichen stützen sich diese Untersuchungen auf das Injektionsverfahren und auf Korrosionspräparate. Daß ein großer Teil des Blutes der Marksubstanz aus den Vasa efferentia stammt, ist durch viele Untersuchungen sichergestellt, wobei man die Angaben von Virchow als grundlegend ansprechen muß. Nach Virchow stammt das Blut, welches in die Marksubstanz strömt, aus drei Quellen. 1. Aus den Arteriae arcuatae und interlobares; 2. aus den Vasa efferentia der marknahen Glomeruli und 3. aus capillaren Ausläufern der corticalen Capillarmaschen. Besonders bei einer Amyloidniere ist es ihm gelungen, die Arteriolae rectae verae zu füllen, ohne daß die Glomeruli injiziert waren. Nach Virchow bestehen also für das Nierenblut zwei Strömungsmöglichkeiten, und zwar soll größtenteils wegen des geringeren Widerstandes Blut direkt aus der Nierenarterie einströmen, welchem sich sekundär Blut aus den Vasa efferentia beimischt, wobei aber der direkten Blutzufuhr große Bedeutung beigemessen wird. Dieser Anschauung, der manche Autoren (wie Chzonszczewsky und Steudener) folgten, traten frühzeitig Ludwig und Zawarykin, Hyrtl und Stein entgegen, die die ausschließliche Abstammung der Markarteriolen aus den Vasa efferentia annahmen und die Existenz von Arteriolae rectae verae negierten. Der Streit über diese Frage blieb lange unentschieden, wobei aber einzelne Autoren (z. B. Ludwig) die Richtigkeit der Virchowschen Anschauung von der Existenz der Arteriolae rectae verae annahmen, während andere (Toldt, Schweigger-Seidel) aber weiter ihre Existenz bestritten oder sie als bedeutungslose Einrichtungen ansahen. Auf die vollkommene Wiedergabe der Literatur sei verzichtet und nur auf die zusammenfassende Darstellung von Möllendorff verwiesen, der die Existenz der Arteriolae rectae verae zwar für möglich hält, sie aber als sehr selten ansieht. Erwähnt sei, daß Gerard an einem Wachsplattenmodell der Rattenniere Arteriolae rectae verae nachwies, während Hinman und seine Schüler ihre Existenz bestreiten. Unter den letzteren bildet Morison Korrosionspräparate ab, die ohne jeden Zweifel Arteriolae rectae verae darstellen, deren Verlauf die weiter unten geschilderten Schlingenbildungen aufweist. Der Ansicht Morisons, daß diese Schlingen Reste atrophischer Glomeruli seien, glauben wir auf Grund unserer eigenen Erfahrungen widersprechen zu dürfen. Vielmehr scheint es uns, daß auch Morison, ohne es wahr haben zu wollen, typische Arteriolae rectae verae beobachtet und in ausgezeichneter Weise abgebildet hat.

Die größte Bedeutung dürfte den in der allerletzten Zeit veröffentlichten Untersuchungen von Hou-Jensen und Gänsslen zukommen. Der letztere beschreibt, daß von den Arteriae interlobares „Begleitgefäße“ abgehen, deren Kaliber wesentlich enger ist, die ein Stück parallel zu ihrem Ursprungsgefäß laufen und am Ende ihrer langen Bahn rechtwinklig umbiegen und manchmal sogar unter Bildung eines spitzen Winkels in die Pyramiden einschwenken. Gänsslen beschreibt ausführlich und an Hand ausgezeichneter Abbildungen diese gewundene Verlaufsform und den indirekten Ursprung der Arteriolae rectae verae. Er stimmt mit Virchow darin überein, daß ein Teil derselben sogar rückläufig unter hakenförmigem Abgang aus den Arteriae interlobares hervorgeht. Hou-Jensen beschreibt, daß die Arteriolae rectae verae teilweise aus den sog. Ludwigschen Ästen der Vasa afferentia entspringen, teilweise aus den oben beschriebenen Begleitarterien. Er schreibt: „Bei 300 Arteriolae rectae spuriae der Vasa efferentia 5mal direkte Zweige aus den Vasa afferentia und 4mal direkte Zweige aus den Arteriae arciformes.“ Dementsprechend berechnet er, daß 3% aller Arterien des Nierenmarkes Arteriolae rectae verae seien. Diese Berechnung erscheint aber insofern einer Korrektur bedürftig, als sich nach Hou-Jensens eigenen Angaben jede Begleitarterie in 2—4 Arteriolae rectae verae aufteilt; wenn man dies berücksichtigt, müßte man auf etwa 6% Arteriolae rectae verae kommen. Dies steht in recht guter Übereinstimmung mit der Angabe Gänsslens, der 6—12% Arteriolae rectae verae bei Anwendung aller Kritik als sicher feststehend ansieht. Auch Coronini, die von ganz anderen Befunden ausgehend, zu ähnlichen Überlegungen wie wir gelangte, spricht sich für das Vorhandensein der Arteriolae rectae verae in einem ähnlichen Ausmaß aus.

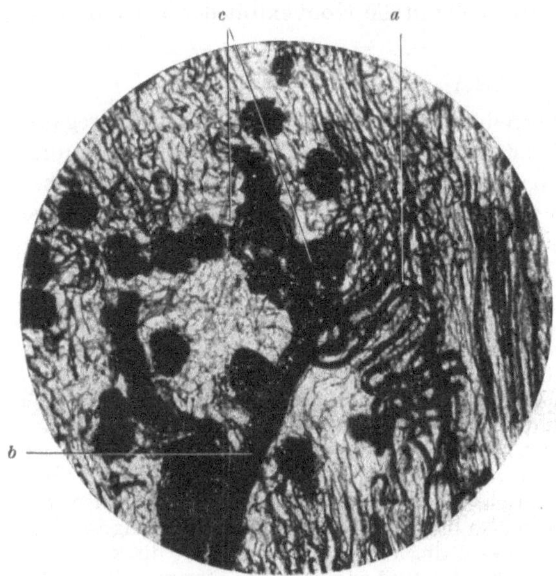

Abb. 16. Aufgehelltes Injektionspräparat. Schlingenförmiger Abgang einer Arteriola recta vera (a); von der Interlobärarterie (b); glomerulustragendes Vas afferens (c).

Wir sehen also aus der Literatur, daß Arteriolae rectae verae tatsächlich vorkommen, wenn auch im Vergleich zu den Arteriolae rectae spuriae nur in geringem Maße. Dies steht mit unseren eigenen Ergebnissen in Übereinstimmung. Aus den Injektionspräparaten ist sehr deutlich zu erkennen, daß tatsächlich Arterien unmittelbar aus den Interlobärarterien abgehen und sich als Arteriolae rectae verae in die Marksubstanz begeben. Doch ist ihr Verlauf kein gestreckter, welcher Umstand ihre Erkennung erschwert und vielleicht die Ursache dafür ist, daß diese verhältnismäßig seltenen Gefäße so oft übersehen werden konnten. Sie bilden nämlich regelmäßig U-förmige oder S-förmige Schleifen, bevor sie in das rindenwärts gelegene Ende eines Gefäßbüschels eintreten. Dies ist deutlich an der Abb. 16 zu erkennen, wo die Interlobärarterie durch den Abgang von Vasa afferentia charakterisiert ist und eine mit Schlingenbildung in das Mark verlaufende Arterie injiziert erscheint, die keine Glomeruli trägt. An diesen Injektionspräparaten, die in Formamid aufgehellt wurden, sind außerordentlich eindrucksvolle Bilder zu beobachten. Es entsteht durch den beschriebenen eigentümlichen Abgang der in die Gefäßbüschel eintretenden Arterien an der Rinden-Markgrenze ein Schlingensystem, dessen Analyse am einzelnen Schnitt mitunter auf große Schwierigkeiten stößt und das um so mehr, als es sich mit den Schleifenbildungen der Venen teilweise überdeckt. In der Abb. 17 sieht man den Abgang von Gefäßen von einer Arteria interlobaris, die mehrere Haarnadelkurven hintereinander beschreiben, ehe sie in ein Gefäßbüschel eintreten. Die einzelnen Schenkel der Haarnadelkurven liegen parallel zueinander und zur Verlaufsrichtung der Arteria interlobaris an der Rinden-Markgrenze und damit auch parallel zur Nierenoberfläche. Neben diesen bizarren Bildern, die im Injektionspräparat im Vordergrund stehen, findet man auch Gefäßverläufe mit geringer Krümmung, welche sanfte Kurven beschreiben. Es handelt sich um Arteriolae rectae spuriae, die aus den Vasa efferentia hervorgehen. Diese Schlingen und Schleifen scheinen nur der Umgehung der großen Gefäße an der Rinden-Markgrenze zu dienen. Während es also an den Arteriolae rectae spuriae nur zu solchen sanften Krümmungen kommt, findet man einen einigermaßen geradlinigen Verlauf an den Arteriolae rectae verae nur außerordentlich selten und dann nur an ganz dünnen Gefäßen (Abb. 17).

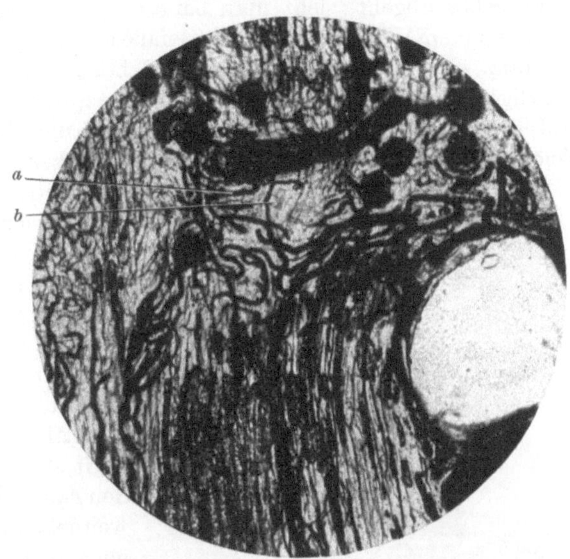

Abb. 17. Aufgehelltes Injektionspräparat. Mehrfache Schlingenbildung am Abgang einer Markarterie (*a*); dünne, gestreckt verlaufende Arteriola recta vera (*b*).

Da es am Injektionspräparat nicht immer leicht zu beurteilen ist, ob ein bestimmtes Gefäß arteriellen oder venösen Ursprunges ist, wurde eine Wachsplattenrekonstruktion angefertigt, um den Abgang der Arteriolae rectae verae mit Sicherheit festzustellen. Die Abb. 18 zeigt eine Interlobärarterie *a* an der Rinden-Markgrenze, die sich daselbst in die Äste *b* und *c* aufteilt. Bei *d* sieht

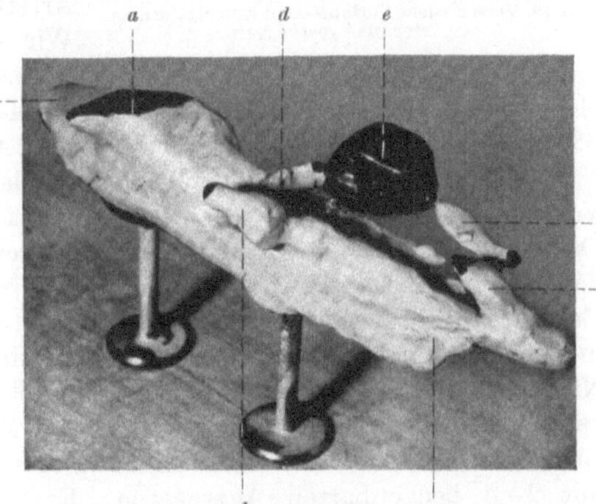

Abb. 18. Wachsplattenrekonstruktion einer Interlobärarterie an der Rinden-Markgrenze einer Kaninchenniere. Arterieninjektion mit Tuschegelatine. Vergrößerung 200fach. Die Interlobärarterie *a* teilt sich in 2 Äste *b* und *c*; *d* Abgang eines Vas afferens; *e* Glomerulus; *f* Vas efferens; *g* und *h* Abgänge von Arteriolae rectae verae, die rückläufig in spitzem Winkel erfolgen.

man den Abgang eines Vas afferens, welches in den Glomerulus *e* eintritt, *f* ist das Vas efferens. Während dieses Vas afferens in der Stromrichtung spitzwinklig vom Hauptgefäß abgeht, sieht man bei *g* und *h* entgegengesetzt der Stromrichtung, also in spitzem Winkel rückläufig, Gefäße abgehen. Diese begeben sich in die Marksubstanz, und insbesonders bei dem Gefäß *g* sieht man auf dem Modell die spitzwinklige Schleifenbildung. Das Gefäß *h* entspricht dem von Virchow und Gänsslen beschriebenen hakenförmigen Abgang der Arteriolae rectae verae, durch welchen der Blutstrom im Anfangsteil derselben die entgegengesetzte Richtung hat wie der Blutstrom im Ursprungsgefäß.

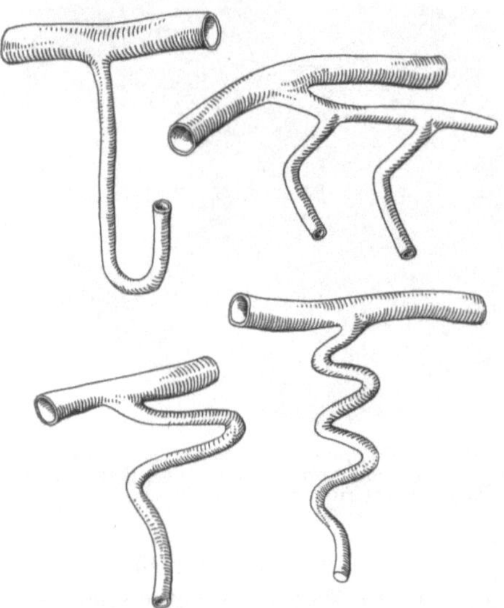

Abb. 19. Verschiedene Verlaufs- und Abgangsformen von Arteriolae rectae verae.

Die schematische Abb. 19 zeigt die häufigsten Typen der Schleifenbildung. Niemals sahen wir eine Arteriola recta vera spitzwinklig in der Richtung des Blutstromes von einer Interlobärarterie abgehen oder direkt auf dem kürzesten Wege der Marksubstanz zustreben. Was die Zahl der Arteriolae rectae verae betrifft, stimmen unsere Beobachtungen mit den Zahlen Hou-Jensens und Gänsslens weitgehend überein. Eine mathematisch genaue Feststellung des Prozentsatzes ist wohl nicht möglich, da man bei der Durchmusterung der Präparate doch immer wieder auf Gefäße stößt, von welchen man nicht mit voller Sicherheit aussagen kann, ob es sich um eine Arteriola recta vera oder spuria handelt. Wir haben aber die Überzeugung gewonnen, daß an der Kaninchen- und Meerschweinchenniere die Zahl der Arteriolae rectae verae nicht weniger als 5% und nicht mehr als 10% der Zahl der Arteriolae rectae spuriae ausmacht.

Wir haben unser besonderes Augenmerk darauf gerichtet, welches im weiteren Verlauf die Beziehungen zwischen den Arteriolae rectae verae und spuriae sind. Da ist zunächst festzustellen, daß die ersteren unter der weitaus größeren Zahl der letzteren in sehr gleichmäßiger Weise verteilt sind. In jedes der geschilderten Gefäßaggregate der Außenzone tritt mindestens eine Arteriola recta spuria ein, in manche Gefäßaggregate treten aber zweifellos auch 2—3 solche Gefäße ein. Nicht jedes Gefäßbüschel erhält eine Arteriola recta vera. Wie aus dem Zahlenverhältnis hervorgeht, kann höchstens ein Zehntel der Gefäßaggregate direkt eine Arteriola recta vera aufnehmen. Jedes Büschel steht in Capillaraustausch mit 2—4 benachbarten Aggregaten. Es wäre also recht gut möglich, daß Capillaren, die aus den Arteriolae rectae verae stammen, tatsächlich auf dem Wege der Aggregatanastomosen in der Außenzone (s. Abb. 8) in jedes Gefäßbüschel gelangen. Dies können wir aber nicht mit voller Sicherheit behaupten. Es wäre immerhin möglich, daß eine Anzahl von Gefäßbüscheln der Außenzone ausschließlich von Arteriolae rectae spuriae versorgt wird. Die Zahl solcher Gefäßbüschel kann aber nicht größer sein als ein Fünftel bis ein Viertel aller Gefäßbüschel überhaupt. Es erhebt sich nun die Frage, ob die einzelnen

Capillaren bzw. die Arteriolen selbst miteinander anastomosieren. Anastomosen von Arteriolen kommen im Bereiche der beschriebenen Schlingenbildungen möglicherweise vereinzeltermaßen vor. Anastomosen im Bereiche der Capillaren sind unzweifelhaft vorhanden; ob diese Anastomosen erst unmittelbar vor der Einmündung in die Venolen oder bereits früher auftreten, ist nicht sicher zu entscheiden. Die früher bereits von einzelnen Autoren beobachteten arteriovenösen Anastomosen im Bereiche des Nierenmarkes wurden jüngst von SPANNER genauer untersucht und mit Hilfe besonderer Injektionsverfahren mit Sicherheit nachgewiesen. Wir selbst fanden sie nicht, allerdings ohne Anwendung der genannten Untersuchungsmethoden. Die SPANNERschen Befunde müssen aber ohne Zweifel in funktioneller Hinsicht berücksichtigt werden und wir weisen diesbezüglich auf Kapitel VI der vorliegenden Arbeit hin.

d) Die innere Topographie der Marksubstanz und ihre funktionelle Bedeutung.

Nach der anatomischen Beschreibung der Blutgefäße des Markes erhebt sich die Frage nach der Bedeutung dieser eigentümlichen und sonst kaum vorkommenden Anordnungen. Die Bedeutung dürfte in mehrfacher Richtung zu suchen sein. In erster Linie scheint bei der Anordnung der Markgefäße das Prinzip vorzuwalten, daß eine Mischung des Blutes der Arteriolae rectae verae mit den weitaus größeren Blutmengen der Arteriolae rectae spuriae in möglichst gleichmäßiger Weise stattfindet. EMIL SCHWARZ hat wohl als erster auf den Umstand hingewiesen, daß das Vorhandensein von Mischblut in der Marksubstanz von funktioneller Bedeutung sein dürfte. Sowohl in den Aggregaten der Außenzone als auch in jenen der Innenzone liegen also Capillaren, welche arterielles Blut aus den Arteriolae rectae verae führen, neben Capillaren, welche (im früher besprochenen Sinn) venöses Blut aus den Arteriolae rectae spuriae enthalten. Es mag sein, daß auch Capillaren vorhanden sind, in welchen Mischblut fließt. Im Bereiche der innersten Anteile der Papillen fehlen die Gefäßbüschel vollkommen, diese reichen also annähernd so tief in die Marksubstanz hinein, wie die längsten HENLEschen Schleifen. Die Capillaren zeigen in der Papille nur mehr die Anordnung, die wir zwischen den Gefäßbüscheln auch in der Innen- und Außenzone angetroffen haben und die als „ernährender Typus" bezeichnet wurde.

Wie wir schon an anderer Stelle betont haben, ist an keiner Stelle in der Niere ein unmittelbarer Kontakt zwischen den Kanälchen und den Capillaren anzutreffen, alle Austauschvorgänge, die der Ernährung und dem Schlackenabtransport dienen, müssen also über das Spaltraumsystem vor sich gehen. Insbesonders ist dieses Prinzip im Bereiche der Markgefäße in Geltung, da hier die gebündelten Capillaren vollkommen fernab von den HENLEschen Schleifen liegen. Wenn also zwischen den Capillaren und den HENLEschen Schleifen ein Stoffaustausch erfolgen soll, ist er nur so denkbar, daß Flüssigkeitsströme von den letzteren zu den Capillarbündeln hinziehen.

Der Sinn der Einrichtung dürfte es nun sein, die rückresorbierende Kraft nicht auf einzelne Tubuli und in Abhängigkeit von der jeweils nächstliegenden Capillare auszuüben, sondern eine gleichmäßige und geordnete Wirkung auf das ganze Spaltraumsystem zu entfalten. Dieses wirkt seinerseits als Überträger auf die Gesamtheit der räumlich abgetrennten HENLEschen Schleifen und gewährleistet damit einen einheitlichen Rückresorptionszug und Saftstrom im gesamten Nierenmark. Schwankungen der Blutmischung, also Schwankungen der prozentuellen Zusammensetzung aus dem Blut der Arteriolae rectae verae und aus dem Blut der Arteriolae rectae spuriae, die, wie noch zu besprechen sein wird, mit den Schwankungen der Diurese zusammenhängen, werden ihre Wirkung einheitlich auf das gesamte Tubularsystem übertragen. Die Unterteilung und Zusammenfassung der Blutgefäße ist so getroffen, daß ein Gefäßbüschel seine resorbierende Kraft immer auf die gesamte Umgebung ausübt und daß alle Henleschen Schleifen im Wirkungsfeld eines Gefäßbüschels liegen. Durch diese Art der Anordnung, bei welcher die Blutmischung erst nahe den Venolen erfolgt und in den Capillaren im allgemeinen ungemischtes Blut fließt, wird die andere Funktion der Gefäßbüschel gewährleistet, nämlich die Ernährung des Tubularsystems. Hier muß ja dauernd arterielles Blut zur Verfügung stehen, welches noch nicht mit dem Blut der Arteriolae rectae spuriae gemischt ist. Durch diese Nebeneinanderschaltung von zwei Blutzirkulationen wird es auch ermöglicht, daß sich hier zwei Saftströme kreuzen können: der eine, der durch die Resorption gegeben ist, und der andere, der die Ernährung der Kanälchenepithelien besorgt.

Diese eigentümliche Architektur, die durch das Schema der Abb. 4b wiedergegeben wird, verdient im Gegensatz zum ernährenden Typus der Capillarverteilung wohl den Namen des „resorbierenden Typus“. Diese resorbierenden Apparate stellen auch ihrer Capillarlänge nach das postulierte Analogon zum Glomerulus dar, wobei nur an dieser Stelle im Gegensatz zum Glomerulus zwischen dem Cölomepithel und der Capillarwand das Spaltraumsystem der Niere eingeschaltet ist. Ein weiterer Unterschied liegt darin, daß auch die Leistungen der hochentwickelten Tubulusepithelien den Flüssigkeitsstrom beeinflussen, der durch das Spaltraumsystem an die Capillaren herantritt. Immerhin glauben wir in Analogie zum „Rete mirabile arteriosum filtrans“ des Glomerulus, die Gefäßbüschel der Marksubstanz als „Rete mirabile venosum resorbens“ bezeichnen zu sollen.

Neben dieser doppelten Funktion von Rückresorption und von Ernährung dürften die Gefäßbüschel noch eine andere Bedeutung haben. Der Gedanke ist nicht von der Hand zu weisen, daß eine besonders starke Füllung des einen Gefäßsystems (z. B. der Arteriolae rectae spuriae) durch mechanische Kompression das andere Gefäßsystem verlegt und daß so eine schwellkörperartige Wirkung im Spiel ist, die mit der Regulierung der Diurese in Zusammenhang steht. Dieser Eindruck wird erweckt, wenn man die pralle Füllung der Gefäßaggregate bei Stauungsnieren ins Auge faßt, die wir in Abb. 3 wiedergegeben haben.

e) Bremsvorrichtungen.

Da es somit möglich war, zu begründeten Vorstellungen über die funktionelle Bedeutung der Markgefäße im ganzen zu gelangen, öffnet sich nunmehr auch der Weg zum Verständnis einiger merkwürdiger Einzelheiten in der Anordnung der Arterien und Venen des Nierenmarkes: wir meinen die Schlingen- und Schleifenbildungen und eigentümlichen Verlaufsarten, die wir zu Beginn dieses Kapitels beschrieben haben und wollen zunächst diese Eigentümlichkeiten im Bereiche der Venen ins Auge fassen. Wir stützen uns hierbei auf die Funktionsanalyse des Nierenvenensystems, die der eine von uns ausgearbeitet hat (F. Fuchs: „Hydromechanik der Niere“, ausführlich wiedergegeben von G. B. Gruber in HENKE-LUBARSCH' Handbuch der pathologischen Anatomie, Bd. 6). Kurz zusammengefaßt handelt es sich um folgendes: die mächtigen unmittelbar in die Vena cava inferior mündenden Nierenvenen sind klappenlos. Die Strömung in den Nierenvenen ist somit von den Strömungsverhältnissen in der Cava weitgehend abhängig: Strömungsverzögerung oder gar Strömungsumkehr in der Cava muß sich in den Nierenvenen im gleichen Sinne auswirken. Nun bedarf aber zweifellos kaum ein anderes Organ zur Aufrechterhaltung seiner Funktion in solchem Maße einer kontinuierlichen und von organfremden Faktoren unabhängigen Capillarströmung, wie eben die Niere. Auf welche Weise werden also die Druck-, Richtungs- und Geschwindigkeitsschwankungen des Blutstromes, die von der Cava auf den Nierenvenenstamm übertragen werden, von den Wurzelgebieten — den Nierencapillaren — ferngehalten?

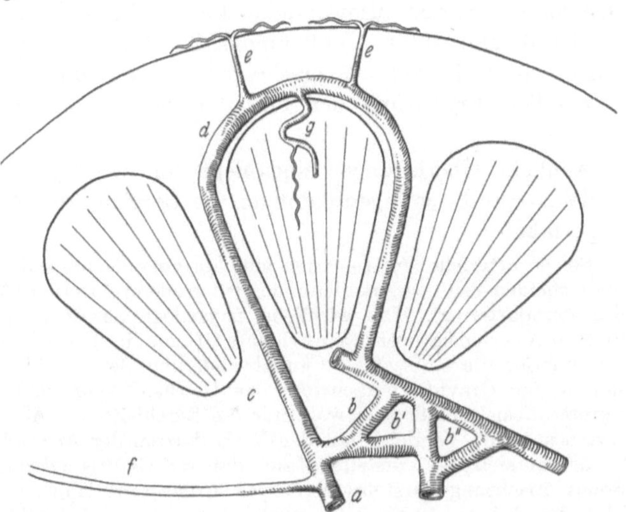

Abb. 20. Schema der Nierenvenen. *a* Stamm der Nierenvene. *b, b', b''* Venenplexus des Sinus renalis. *c* Vena interlobaris. *d* Vena arcuata. *e* Vena interlobularis. *f* Venenarkade des Nierenlages. *g* Markvenen.

Ein rückläufiger Blutstrom, bei plötzlicher Erhöhung des intrathorakalen Druckes, gelangt in den Stamm der Nierenvene *a* (Abb. 20). Die Blutsäule kann teilweise in den mächtigen Venenplexus *b, b', b''* ausweichen; dieser liegt im Sinus renalis, seine Stämme sind im lockeren Fett- und Bindegewebe des Sinus erweiterungsfähig und können die rückläufigen Blutmengen aufnehmen. Ein Teil des rückläufigen Blutstromes gelangt aber doch durch die Venae interlobares (*c*) in das Parenchym und in die Venae arcuatae (*d*). Die Venen im Parenchym liegen in den engen Parenchymkanälen und sind nicht erweiterungsfähig. Hier tritt nun aber die Bedeutung der Venae arcuatae zutage: sie leiten das Blut, welches sie mit einem Schenkel ihres Bogens von einer Vena interlobaris erhalten haben, mit dem anderen Schenkel in das Sinusvenennetz *b, b', b''*, welches als Reservoir dienen kann. Soweit diese Auffangvorrichtung für den rückläufigen Blutstrom nicht ausreicht, steht ihm der Weg durch die Venae interlobulares (*e*) offen. Aber auch jetzt muß er noch nicht in die Capillargebiete eindringen und hat einen Ausweg in die Venae stellatae *Verheini*, die an der Organoberfläche liegen und daher wieder erweiterbar sind. Hierzu kommen aber noch die Teile des rückläufigen Blutstromes, die durch die Verbindung der Nierenvene mit dem Venenbogen des Nierenlagers und durch diesen Venenbogen selbst in das Gebiet der Vena azygos und spermatica abgeleitet werden (*f*).

Der rückläufige Blutstrom wird somit an allen Stellen von den Capillargebieten der Rinde abgelenkt, diese sind den Strömungsänderungen im Stamm der Nierenvene weitgehend entzogen. Bei dieser Analyse wurden die Markcapillaren nicht berücksichtigt. Nunmehr, da ihre funktionelle Bedeutung im Blickpunkt des Interesses steht, erscheint es naheliegend zu fragen, wodurch die Markcapillaren den Strömungsschwankungen in den Venae arcuatae entzogen sind? Hier präsentieren sich die in Frage stehenden Schlingen- und Schleifenbildungen und Schlängelungen: ohne Zweifel wird der in die Nierenvene einschießende rückläufige Blutstrom durch die Zentrifugalwirkung in erster Linie einen Ausweg an der Konvexität der Venae arcuatae suchen und in den Venae interlobulares auch finden. Um ihn aber in diesen Ausweg restlos hineinzuzwingen, dient die Strömungserschwerung in den gewundenen Markvenen (Abb. 20 *g*), die in die Konkavität der Venae arcuatae münden. Tatsächlich kommt diese Strömungserschwerung durch Wirbelbildung um so mehr zur Geltung, je rascher der Blutstrom ist; sie wird sich für den langsamen regulären Venenblutstrom wenig oder gar nicht, für den raschen retrograden Venenblutstrom aber maximal auswirken und die laminare in eine sich selbst bremsende turbulente Strömung umwandeln. Da wir die funktionelle Bedeutung der Markcapillaren und ihrer Unabhängigkeit von organfremden Strömungsschwankungen nunmehr kennen, erscheinen die geschilderten Bremsvorrichtungen als notwendige Ergänzung der bisher bekannten Architektur des Nierenvenensystems.

Ähnliche Überlegungen sind nicht von der Hand zu weisen, wenn man die Schleifen- und Schlingenbildungen im Bereiche der Arteriolae rectae verae ins Auge faßt.

Solche arterielle Verlaufsarten sind im Organismus selten. Sie sind ohne Zweifel zu unterscheiden von den Arkadenbildungen größerer Arterien (Arcus palmaris und plantaris, Mesenterialarterien). Die wirkliche physiologische Schlängelung oder Schleifenbildung größerer Arterien hat wohl stets evidente Gründe: im Bereich der Arteria thyreoidea superior und inferior die embryonale Caudalwanderung der Schilddrüse, im Bereich der Arteria uterina das Graviditätswachstum des Uterus. Wenn man von solchen Entwicklungsfaktoren absieht, läßt sich wohl nur die S-Schleife der Arteria carotis interna im Sinus cavernosus zum Vergleich mit den Verlaufsarten der Arteriolae rectae verae heranziehen. Es drängt sich die Vorstellung auf, daß die Carotisschleife eine Druckreduktions- oder Bremsvorrichtung darstellt, ohne welche das Carotisblut aus dem Circulus *Willisi* das Blut der Arteriae vertebrales verdrängen würde. Tatsächlich erscheint die S-Schleife der Carotis interna als die einzige Kompensation für den indirekteren und windungsreicheren Weg, welchen das Vertebralisblut zu durchlaufen hat und als die einzige ersichtliche Vorrichtung, welche einen Druckausgleich zwischen Carotis- und Vertebralisgebiet bewirken könnte.

Ähnliches dürfte im Bereiche der Arteriolen des Nierenmarkes Geltung haben: das Blut der Arteriolae rectae spuriae hat ohne Zweifel auf seinem Weg (Vas afferens — Glomeruluscapillaren — Vas efferens) einen bedeutenden Druckabfall erfahren, während dem Blutstrom dort, wo er aus den Arteriae interlobares in die Arteriolae rectae verae eintritt, infolge des kurzen und direkten Weges von der Aorta noch ein wesentlicher Teil des Aortendruckes mitgeteilt werden muß. Nun vereinigen sich die Capillaren, die aus den Arteriolae rectae verae hervorgehen, mit solchen, die aus den Arteriolae rectae spuriae stammen, zu den Venolen des Nierenmarkes. Wenn zwischen den beiden Arteriengebieten die ursprüngliche ohne Zweifel bedeutende Druckdifferenz bestünde, dann würde — insbesonders bei Erschwerung der Blutströmung in den Venolen — das unter hohem Druck stehende Blut der Arteriolae rectae verae in die Capillaren zurückströmen, welche unter niedrigem Druck von den Arteriolae rectae spuriae gespeist werden. Dadurch würde auch der hydrostatische Druck in diesen steigen, ein Umstand, der der Rückresorption durch den onkotischen Druck der Plasmaeiweißkörper entgegenwirken würde (Abb. 21). Diese Störung der Zirkulation kann nur vermieden werden, wenn im Bereiche der Arteriolae rectae verae ein Druckabfall bewirkt wird, welcher dem Abfall in den Arteriolae rectae spuriae einigermaßen entspricht. An den Arteriolae rectae verae sind also, wenn die Blutzirkulation überhaupt funktionieren soll, Druckreduktionsvorrichtungen oder Bremsen geradezu zu postulieren. Als solche glauben wir die Schleifen- und Schlingenbildungen der Arteriolae rectae verae ansprechen zu dürfen. Diese Annahme fügt sich im übrigen in die allgemeine Vorstellung ein, daß der Hauptort des Druckabfalles in die Arteriolen zu verlegen ist. Andererseits bildet sie die natürliche Ergänzung zu der These BOWMANs, daß die *spitzwinklige* und *rasche* Aufteilung der *Rindenäste* der Arteria renalis im Interesse der Aufrechterhaltung eines möglichst *hohen* Blutdruckes im Bereich der Glomeruluscapillaren liege. Soweit dieser Druck nicht im Glomerulus selbst verringert wird, erfolgt dann der Druckabfall im Vas efferens und in den Arteriolae rectae spuriae, deren häufige leichte Krümmung auch hierzu beitragen mag, in dem Maße, daß im Bereich der Markcapillaren keine Überhöhung des onkotischen Druckes durch den Blutdruck mehr vorhanden ist[1]. Unsere Vorstellungen stimmen weitgehend mit folgender Bemerkung GÄNSSLENs über die Verlaufsweise der Arteriolae rectae verae überein: „Es ist anzunehmen, daß die fast rechtwinklige Umbiegung eine einfache Schutzeinrichtung für die feineren Arteriolen darstellt, die die Blutdruckwirkung ... dämpfen soll.“

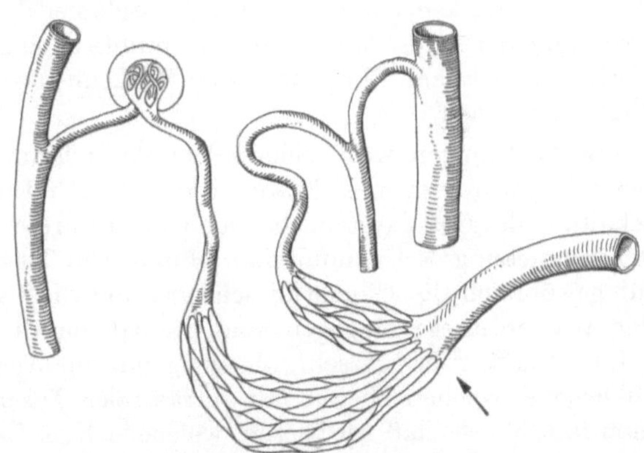

Abb. 21. Schema der Druckregulierung im Bereiche der Arterien. Rechts Vas efferens und Arteriola recta spuria. Links Arteriola recta vera (gekrümmter Verlauf zur Kompensation des Druckabfalles im Glomerulus). Die Capillarnetze von beiden vereinigen sich zur Venole. Der Pfeil markiert die Vereinigungsstelle der beiden Capillarnetze, in welchen ein gleicher Blutdruck herrschen muß.

Wir gingen von der Anschauung aus, daß die Gefäßbüschel des Nierenmarkes eine Misch- und Abstimmungseinrichtung für verschiedene Blutsorten darstellen, deren ungestörte Funktion für die Regulierung des Saftstromes und damit der Organarbeit selbst von größter Bedeutung ist. Die auffälligen Besonderheiten der Arteriolen und Venolen des Markes lassen sich in zwangloser Weise als Einrichtungen erklären, welche diese Leistung der Markzirkulation erst ermöglichen; sie machen den Capillarstrom unabhängig von den Schwankungen des Venendruckes und von der differenten Auswirkung des Aortendruckes in direkteren oder indirekteren Zuflußbahnen. Indem auf solche Weise organfremde Faktoren weitgehend ausgeschaltet werden, wird erst das konstante Milieu für die feinsten im Interesse der Organleistung liegenden Regulationen geschaffen.

---

[1] HOU-JENSEN weist auf den geschlängelten Verlauf der aus den Arteriae interlobares stammenden Arteriae nutrientes pelvis hin, welche den Fornix calicis versorgen. Im Sinne unserer Annahme wäre auch dieser Schlängelung die Bedeutung einer Druckreduktionseinrichtung zuzumessen. Wenn man nämlich die Resorptionsleistung der Fornixschleimhaut und ihrer sub- und intraepithelialen Capillaren ins Auge faßt, müßte ein allzu hoher Blutdruck in diesen Capillaren ohne Zweifel als unzweckmäßig erscheinen.

V. Die Blutzirkulation im Nierenmark.

(Experimenteller Teil.)

Es erhebt sich nun die Frage, in welcher Weise der im vorigen Abschnitt beschriebene Apparat zur Mischung und Verteilung verschiedener Blutsorten funktioniert. Der Gedanke liegt nahe, daß die Blutzusammensetzung im Nierenmark mit Hilfe dieses Apparates in gesetzmäßiger Weise Veränderungen unterworfen wird. Es wäre daran zu denken, daß diese Schwankungen mit den Veränderungen der Diurese in Beziehung stehen oder mit den Schwankungen der Gewebswasserproduktion, die ja von der Diurese abhängig ist (s. Kap. I). Wenn z. B. die Arteriolae rectae verae kontrahiert und ausgeschaltet sind, wäre die ganze Marksubstanz nur von postglomerulärem Blut erfüllt. Eine volle Eröffnung der Arteriolae rectae verae müßte nach den geschilderten anatomischen Verhältnissen dem Blutgehalt der Marksubstanz etwa 10% paraglomeruläres Blut beimischen.

Beobachtungen, welche eine solche Veränderung der Blutzirkulation der Niere betreffen, wurden von E. FREY mitgeteilt: „Und man sieht in der Tat eine Umschaltung des Gefäßsystems bei der Wasserdiurese, im Gegensatz zu dem Vorgang der Eindickung: schwemmt man chinesische Tusche in die Carotis ein, so sind für gewöhnlich die Glomeruli schwarz und die Capillaren schlecht gefüllt. Bei der Wasserdiurese hingegen sind die Glomeruli grau und die Capillaren gut gefüllt.“ FREY bringt sehr überzeugende makroskopische und mikroskopische Bilder von solchen Nieren mit intravitaler Tuscheinjektion. Auf diesen sieht man tatsächlich, daß bei Nieren, welche sich im Zustande starker Wasserdiurese befunden hatten, die Marksubstanz tuschereich und dunkel und die Rinde tuschearm und hell ist. Hatte sich die Niere aber während der Tuscheinjektion in einer Periode der Konzentration befunden, dann bietet sie das entgegengesetzte Bild: die Rinde ist dunkel und tuschereich, die Marksubstanz hell und tuschearm. FREY läßt die Frage offen, welcher Art die Umschaltungen des Kreislaufes sind, die zu diesem Ergebnis führen. Er erblickt ihre Bedeutung darin, daß bei starker Diurese die Markcapillaren unter stärkerem Druck durchströmt werden, was die Wasserabgabe aus dem Blut fördern würde. Dieser Deutung können wir uns schon aus dem Grunde nicht anschließen, weil wir bei der Untersuchung des Systems der Arteriolae rectae verae nachweisen konnten, daß ein wichtiges Bauprinzip eben darin besteht, daß in ihrem Capillarnetze der Druck nicht wesentlich höher sein kann als in jenen Netzen, welche von den Arteriolae rectae spuriae versorgt werden. Ohne uns auf die Deutung der Befunde FREYs zunächst einlassen zu wollen, haben wir seine tatsächlichen Beobachtungen aber für so wichtig gehalten, daß wir sie an einem großen Tiermaterial einer Nachprüfung unterzogen haben, wobei wir zu den im nachstehenden geschilderten Ergebnissen kamen.

Als Versuchstiere verwendeten wir wie FREY Kaninchen, daneben aber in größerer Zahl auch Meerschweinchen, bei welchen wir im wesentlichen die gleichen Verhältnisse fanden. Es wurden mehrere Versuchsreihen ausgeführt. Zunächst wurde 2 Kaninchen und 5 Meerschweinchen $1^1/_2$ Stunden vor Versuchsbeginn durch die Schlundsonde Wasser zugeführt, und zwar erhielten die 2 etwa 1000 g schweren Kaninchen je 120 ccm und die durchschnittlich 600 g schweren Meerschweinchen je 60 ccm Wasser. Weiters wurde 2 Kaninchen und 6 Meerschweinchen knapp vor Versuchsbeginn 4 ccm einer 12,5%igen Natrium-Sulfatlösung pro Kilogramm Körpergewicht intravenös injiziert. Endlich wurden 4 Meerschweinchen

24 Stunden vor dem Versuch ohne Flüssigkeits- oder Nahrungszufuhr belassen. 3 weitere Tiere wurden ohne vorhergehende Flüssigkeitskontrolle unmittelbar aus dem Stall entnommen.

Bei den Kaninchen wurde in Evipannarkose, bei den Meerschweinchen ohne Betäubung die Carotis freigelegt und es wurde in diese eine Kanüle eingebunden. Wenn, wie bei den Versuchen mit Natriumsulfat eine intravenöse Injektion notwendig war, erfolgte diese in die Jugularvene. Am Ende eines jeweiligen Versuches wurde sodann 5 ccm der käuflichen chinesischen Tusche pro Kilogramm Körpergewicht in die Carotis injiziert. Das Tier, das zumeist die Injektion ohne Auftreten von Krämpfen überstand, wurde nach 1—2 Minuten, sobald eine gleichmäßige Verteilung der Tusche anzunehmen war, getötet.

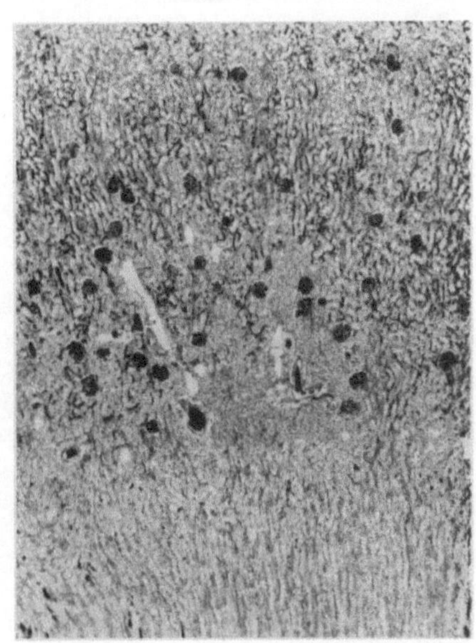

Abb. 22. Paraffinschnitt einer Niere eines intravital mit Tusche injizierten Meerschweinchens während der Konzentration. Die Rinde enthält in Capillaren und Glomeruli reichlich Tusche, in den Gefäßbüscheln nahezu keine Tuschefüllung.

Bei diesen Versuchen wurde weniger das makroskopische Bild als vielmehr die histologische Untersuchung der Nieren in den Mittelpunkt gestellt, wobei sowohl ungefärbte, aufgehellte Gefrierschnitte als auch eingebettete, gefärbte Paraffinschnitte untersucht wurden. Es ergab sich, daß jene Tiere, welche vor dem Versuch Wasser erhalten hatten, in den Capillarschlingen der Glomeruli in mäßiger Menge Tuschekörnchen aufwiesen. Die Capillaraggregate der Marksubstanz zeigten bei diesen Tieren durchwegs einen reichlichen Tuschegehalt. Nicht alle Capillaren eines Gefäßbüschels enthielten Tusche, aber es war bei der Durchmusterung eines Schnittes kaum ein Büschel zu sehen, welches nicht wenigstens einige tuschehaltige Capillaren besessen hätte. Bei jenen Tieren hingegen, welche vor dem Versuch gedurstet hatten oder welche Sulfat erhalten hatten, waren die Glomeruli etwas reichlicher mit Tusche gefüllt. Aber nicht darin lag der wesentliche Unterschied gegenüber den Diuresetieren, sondern vielmehr lag dieser Unterschied im Verhalten der Capillarbüschel der Marksubstanz: diese enthielten bei den Durst- und Sulfattieren nur ganz vereinzeltermaßen Tuschekörnchen. Da eine quantitative Bestimmung der Tuscheverteilung nicht möglich war, gingen wir zwecks möglichster Ausschaltung eines subjektiven Faktors bei der Beurteilung so vor, daß wir zunächst trachteten, uns, ohne zu wissen, von welchem Tier das Präparat stammte, ein Urteil zu bilden, ob die Markcapillaren im Verhältnis zu den Glomeruli stark oder schwach mit Tusche gefüllt waren. Ausnahmslos waren wir so in der Lage, durch die unbeeinflußte Feststellung der Tuscheverteilung anzugeben, ob das Präparat von einem Dursttier oder von einem Diuresetier herrührte. Die Abb. 22 zeigt einen gefärbten Paraffinschnitt von einem Tier während der Konzentration. Die Glomerulusschlingen und die Tubuluscapillaren in der Rinde enthalten reichlich Tuschekörner, während in den Gefäßbüscheln der Außenzone solche fast völlig fehlen. Ganz anders liegen die Dinge in Abb. 23, die von einem Diuresetier stammt. Hier sind zwar in der Rinde die Tuscheablagerungen etwas geringer, hingegen sind in jedem Gefäßbüschel eine oder mehrere Capillaren von Tusche erfüllt. Wir konnten mithin die Angaben von Frey bestätigen, wir hatten aber den Eindruck, daß die auffälligsten Unterschiede in den Capillaren des Markes auftreten, während die Füllungsunterschiede der Glomeruluscapillaren nicht so hochgradig sind.

Von Interesse erscheint an dieser Stelle auch die Tatsache, daß wir auch bei geschädigten Nieren keinen wesentlichen Unterschied in der Durchblutung der Gefäßaggregate beobachten konnten, was bis zu einem gewissen Grade mit den Befunden von Gänsslen in Einklang steht. Es wurde bei je 2 mit Cantharidin vergifteten Kaninchen die Tuscheinjektion nach Frey durchgeführt und eine gute Füllung der Gefäßbüschel gefunden. Schließlich wurde bei 2 anderen Kaninchen, um eine Kontrolle durch die Niere des gleichen Tieres zu haben, die Nierenarterie der einen Seite durch 20 Minuten gedrosselt und nach weiteren 30 Minuten wurde die Tuscheinjektion vorgenommen. Bei einem Tier war überhaupt kein Unterschied zwischen der gesunden und der geschädigten Niere bemerkbar, bei dem zweiten fand sich ein etwas stärkerer Tuschegehalt der Gefäßbüschel auf der geschädigten Seite. Dies spricht dafür, daß bei verschiedenen Arten der Nierenschädigung die Durchblutung der Arteriolae rectae verae nicht verringert ist. Auf die Bedeutung dieses Umstandes wird noch zurückzukommen sein.

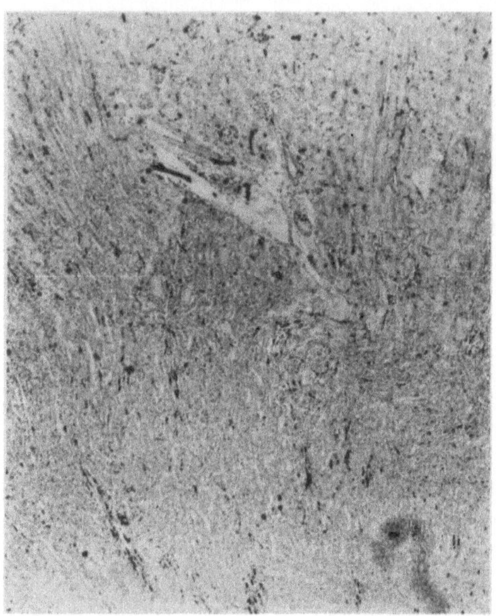

Abb. 23. Paraffinschnitt einer Niere eines intravital mit Tusche injizierten Meerschweinchens auf der Höhe der Diurese. Reichliche Tuschefüllung der Gefäße der Markbüschel.

Wie sind nun die Versuchsergebnisse zu deuten? Ohne Zweifel muß angenommen werden, daß die Hauptmenge jener Tusche, welche durch ein Vas afferens in den Glomerulus gelangt, in dessen Capillaren stecken bleibt und nicht mehr in die postglomerulären Capillarnetze ausgeschwemmt wird. Wenn also Markcapillaren in reichlicherem Maße Tusche enthalten, müssen sie diese auf dem Wege der Arteriolae rectae verae erhalten haben. Es drängt sich also nicht so sehr die Schlußfolgerung auf, die von Frey gezogen wird: daß eine wirkliche Umschaltung der Nierenzirkulation von der Rinde auf das Mark stattfindet. Als erwiesen kann nach unseren Befunden vielmehr gelten, daß auf der Höhe der Wasserdiurese das System der Arteriolae rectae verae geöffnet wird, daß es hingegen in der Konzentrationsperiode geschlossen ist. Gleichzeitig scheint während der Diurese die Glomerulusdurchblutung etwas geringer zu sein als in der Konzentrationsperiode, doch tritt diese Veränderung gegenüber der erstgenannten einigermaßen in den Hintergrund. Die letztgenannte Tatsache steht in guter Übereinstimmung mit den Befunden, die der eine von uns gemeinsam mit MANDEL erhoben hat, nach welchen häufig auf der Höhe der Diurese die Menge des Glomerulusfiltrates vermindert ist.

Zusammenfassend können wir feststellen, daß unsere Versuche die Angaben von FREY bestätigen. Wir müssen aus ihnen den Schluß ziehen, daß die Schwankungen der Diurese tatsächlich mit Veränderungen der Blutmischung in der Marksubstanz einhergehen, und zwar derart, daß während der Konzentrationsperiode ausschließlich postglomeruläres Blut in die Marksubstanz gelangt, während des Einsetzens der Diurese aber dem Blute der Marksubstanz durch Eröffnung der Arteriolae rectae verae eine gewisse Menge paraglomerulären Blutes beigemengt wird.

VI. Physiologische und pathologische Erwägungen.

Wir wollen nun die in den vorhergehenden Abschnitten geschilderten Überlegungen und Befunde zusammenfassen und ihre physiologische und pathologische Bedeutung besprechen und müssen dabei von der Tatsache ausgehen, daß der Füllungszustand des Spaltraumsystems in der Niere eine weitgehende Konstanz aufweist; diese ist vollkommen unter physiologischen Umständen und auch unter pathologischen Verhältnissen noch weitgehend erhalten. Es wurde darauf hingewiesen, daß diese Konstanz eine wichtige Bedingung für den Ablauf der Nierenfunktion darstellt. Wir erblickten in der Anlage der HENLEschen Schleife eine Einrichtung, die Hauptmasse des Wasserwechsels der Niere in einen besonderen Teil des Organs, in die Marksubstanz zu verlegen, in welcher sich auch die Einrichtungen vorfinden, die die Schwankungen des Wasserwechsels kompensieren.

Von besonderer Bedeutung erschien es, daß die mehrfach angeführten Kreatininmethoden ergeben haben, daß die Diureseschwankungen im wesentlichen durch Veränderungen der Rückresorption in den Harnkanälchen erfolgen, derart, daß ein Diureseanstieg mit verminderter Rückresorption, ein Diureseabfall mit vermehrter Rückresorption in den HENLEschen Schleifen einhergeht. Was geht also in der Niere vor, wenn sie eine geringe Harnmenge produziert und sich in der Konzentrationsphase befindet? Im Sinne des oben angeführten Schemas (Abb. 2) wird das gesamte im Bereiche der Glomeruli filtrierte Wasser, das capilläre Filtrat im arteriellen Schenkel der spezifischen Nierencapillare, an einer anderen Stelle im Bereiche des venösen Capillarschenkels in der Marksubstanz zurückgezogen, bis auf jene geringen Mengen, die als Harn und als Lymphe das Organ verlassen; in ähnlicher Weise wird in anderen Geweben im venösen Capillarschenkel nahezu die ganze Filtratmenge zurückgezogen und nur ein geringer Teil durch die Lymphgefäße abgeführt. Die Rückresorptionsleistung im Bereiche der Markcapillaren (der Gefäßbüschel) muß also im ganzen und großen ebenso groß sein, wie die Filtrationsleistung der Glomeruli. Tatsächlich finden sich entsprechend den in Form der Glomeruli stark verlängerten arteriellen Schenkeln außerordentlich große rückresorbierende Capillargebiete, die wir als „negative“ oder „venöse“ Glomeruli, als Rete mirabile venosum resorbens bezeichnet haben. Als solche betrachten wir das ausgedehnte Capillargebiet der Marksubstanz, welches einerseits aus den Gefäßbüscheln, andererseits aus den einzeln liegenden Capillaren besteht. Das Schema (Abb. 24) soll zusammenfassend die Gefäßversorgung der Marksubstanz charakterisieren.

Die annähernde Gleichheit von Filtrations- und Rückresorptionsleistung wird schon dadurch bedingt, daß das Glomerulusblut in die Marksubstanz fließt. Da sich hier durch die Zwischenschaltung des impermeablen Rohres des Vas efferens und der Arteriola recta spuria der arterielle Druck kaum mehr auswirkt, wird der nach dem Wasserverlust hohe onkotische Druck praktisch zur Wiederherstellung der Isosmie das gesamte Wasser wieder zurückziehen. Bei dieser Betrachtung wurde von der Leistung der Epithelzellen vorläufig abgesehen; auf diese wird noch zurückzukommen sein.

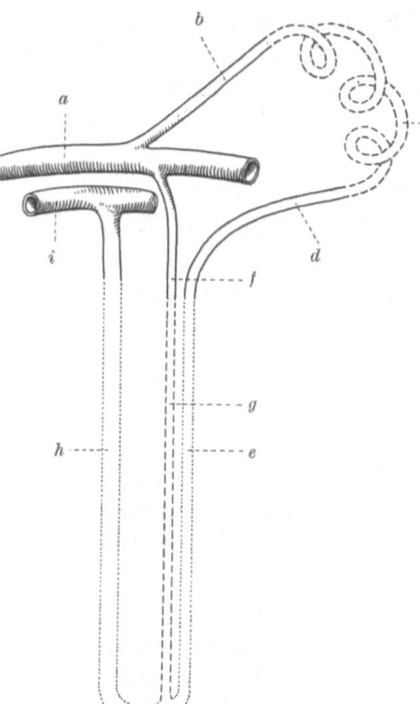

Abb. 24. Schema der Gefäßversorgung der Marksubstanz. *a* Arteria arciformis. *b* Vas afferens. *c* Glomerulus (arterieller Capillarschenkel). *d* Vas efferens und Arteriola recta spuria (postglomerularis-venöses sauerstoffreiches Blut). *f* Arteriola recta vera (paraglomerularis). *g* Markcapillare aus Arteriola recta vera (arterielles Blut). *h* Rückläufige Markcapillare (venöses, sauerstoffarmes Blut). *i* Vena arciformis.

Die Rückresorption des Wassers muß unter Berücksichtigung der Zirkulationsverhältnisse so vor sich gehen, daß das Wasser zunächst auf Grund von Leistungen der Epithelzellen aus den Harnkanälchen in die Gewebsspalten gebracht wird. Aus diesen gelangt es dann in die Capillaren. Für diesen Weg lassen sich aus der morphologischen Betrachtung eine Reihe von Anhaltspunkten gewinnen. Wir müssen uns vorstellen, daß ein Teil des Wassers bereits in der Innenzone der Marksubstanz in die Capillaren aufgenommen wird, also eigentlich in unmittelbarer Nähe der Stelle, an der es aus dem Kanälchenlumen in die Gewebsspalten gelangt ist. Diese transversal gerichtete Strömung wird aber vermutlich nicht unter allen Umständen ausreichen, um die gesamte Wassermenge zur Resorption durch die Capillaren zu bringen. Der Gedanke ist nicht von der Hand zu weisen, daß ein Teil des Wassers eine andere Strömungsrichtung einschlägt und sich in den Gewebsspalten rindenwärts fortbewegt. Hierbei muß es unvermeidlich entlang den gerade verlaufenden Gefäßbüscheln ziehen, da dieser Weg als präformierte Strombahn erscheint; wir verweisen auf die Injektionsbilder von den Gewebsspalten der Gefäßbüschel, die wir in unserer früheren Arbeit wiedergegeben haben.

Wenn das Gewebswasser an den Gefäßbüscheln rindenwärts vorbeistreicht, muß es wohl zum größten Teil resorbiert werden; soweit die Resorptionskraft der Gefäßbüschel bis zur Rinden-Markgrenze nicht ausreichen sollte, werden die verbleibenden geringen Wassermengen die Gewebsspalten der Rinde vermutlich hauptsächlich im Bereiche der radiären Processus medullares *Ferreini* kapselwärts durchfließen und schließlich im Subkapsulärraum ein Überlaufsgefäß finden, von dem aus sie von den Lymphgefäßen der Nierenoberfläche aufgenommen werden. Für diesen durch die morphologische Betrachtung vorgezeichneten Weg lassen sich die in Kapitel II d wiedergegebenen experimentellen und klinischen Beobachtungen anführen.

Zusammenfassend ist also die Bedeutung der Gefäßbüschel in folgenden Richtungen zu erblicken: 1. Dienen sie der Verteilung des arteriellen Blutes der Arteriolae rectae verae unter der Masse des venösen Blutes der Arteriolae rectae spuriae entsprechend den Schwankungen der Diurese. Trotz dieser Verteilung ermöglichen sie die getrennte Zufuhr von ungemischtem arteriellem Blut in die Marksubstanz, zwecks Ernährung derselben. 2. Die Gewebsspalten um die Gefäßaggregate und in denselben dienen als Saftstrombahnen, in denen Gewebswasser rindenwärts fließen kann, wobei es unter optimale Resorptions-

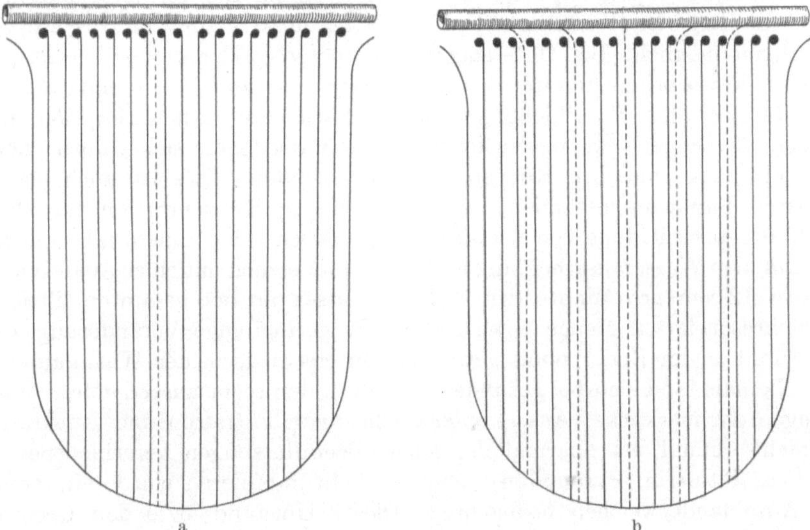

Abb. 25a und b. Schema der arteriellen Versorgung des Nierenmarkes. a Während der Konzentration. b Während der Diurese. Ausgezogen gezeichnet die Arteriolae rectae spuriae, punktiert die Arteriolae rectae verae.

bedingungen gestellt ist. 3. Kann eine Schwellkörperwirkung mit Beeinflussung der Blutstromregulierung in Betracht gezogen werden.

Was geschieht nun, wenn die Niere zur Diurese übergeht? Während bisher nur eine geringe Anzahl von Arteriolae rectae verae geöffnet war, die Blutverwässerung in der Marksubstanz also gefehlt hat oder ganz gering war, wird jetzt nach Öffnung der Arteriolae rectae verae das in die Marksubstanz einströmende wasserarme postglomeruläre Blut sich mit paraglomerulärem, wasserreichem Blut vermischen (s. die schematischen Abb. 25a und b). Es ist zu betonen, daß die tatsächliche Vermischung der Blutsorten in einem Gefäß wahrscheinlich hinter der Möglichkeit zurücktritt, daß in zwei nebeneinander liegenden Gefäßen wasserreiches und wasserarmes Blut kreist, wodurch die Gesamtwirkung als Resultante der Wirkungen beider Capillaren erscheint. Durch die tatsächliche Mischung des Blutes oder durch den Ausgleich der Wirkungen beider Blutsorten kommt es praktisch zu einer Verwässerung des postglomerulären Blutes und damit zu einer Verringerung seiner onkotischen Saugkraft, wobei diese Verringerung sich als verminderte Rückresorption (Backfiltration nach STARLING) und als Diurese kenntlich machen muß. Nach unserer Annahme ist es also die Abstufung des onkotischen Druckes in den Capillarbüscheln der Marksubstanz, welche die Rückresorption und damit die Diurese regelt. SPANNER und Frey nehmen nun an, daß auch die Regulation des hydrostatischen Druckes hierbei eine Rolle spielt. Der erstgenannte Autor geht von der Vorstellung aus, daß die Eröffnung der von ihm nachgewiesenen arteriovenösen Anastomosen den Venendruck und damit auch den Capillardruck erhöht. Dies müßte zu einer Vermehrung der Filtration oder Verminderung der Rückresorption führen und sich also gleichsinnig mit der Verringerung des onkotischen Druckes auswirken. Tatsächlich ist es bei der engen Verbundenheit beider gegeneinander wirkenden Kräfte zumindest sehr wahrscheinlich, daß die Resorptionsleistung der Gefäßbüschel durch Regulationen beider in ihrem Endwert bestimmt wird.

Für die Art der Wirksamkeit der Markcapillaren sind im Prinzip zwei Erklärungen möglich. Bei Untersuchungen über die Glomerulusfiltration und Tubulusrückresorption konnte der eine von uns gemeinsam mit Mandel zeigen, daß bei allen Verschiebungen der Filtration und Rückresorption (nach Rehberg berechnet) im wesentlichen beide Funktionen sich immer gleichsinnig verändern und ihre Kurven parallel verlaufen. Dies ist auch bei den extremsten Funktionszuständen, z. B. bei völliger Konzentration im Durstversuch mit Ausscheidung von etwa 0,1 ccm pro Minute und andererseits während der maximalen Wasserausscheidung im Volhard-Versuch mit einer Ausscheidung von etwa 12 ccm pro Minute der Fall. Gemessen an der gesamten filtrierten oder rückresorbierten Menge bewirken bereits geringfügige Veränderungen der einen Funktion im Endergebnis gewaltige Unterschiede in der Wasserausscheidung. Niemals fand sich bei gesunden Nieren in den recht ausgedehnten Untersuchungen ein merkliches Auseinanderweichen von Filtration und Rückresorption, nicht einmal bei pharmakologischen Beeinflussungen verschiedener Art (Diuretica, Pituitrin, Pyramidon). Nur bei Schrumpfnieren wurde ein wesentliches Auseinanderweichen beobachtet. Dieser Umstand legte den Gedanken nahe, daß Filtration und Rückresorption zwangsläufig miteinander gekoppelt sind. Die Autoren haben angenommen, daß diese Koppelung dadurch erfolgt, daß jeder filtrierten Wassermenge durch irgendeinen Mechanismus eine etwa gleiche Flüssigkeitsmenge als Rückresorbat entsprechen muß. Dieser Mechanismus besteht ohne Zweifel in der Tatsache, daß die überwiegende Menge des Blutes zuerst die Glomeruli und dann die Markcapillaren durchfließt. Die kleinen Durchbrechungen dieser zwangsläufigen Schaltung erfolgen nun nach unseren Darlegungen durch den Einstrom von verwässertem, arteriellem, paraglomerulärem Blut durch die Arteriolae rectae verae. Es erhebt sich nun die Frage, ob die Regulierung der Diurese innerhalb der Niere ausschließlich durch die geschilderten Veränderungen des Blutstromes bewirkt wird. Es ist notwendig der Frage nachzugehen, welche Rolle dieser Faktor und welche die Leistungen des Tubulusepithels spielen. In diesem Zusammenhang sei darauf hingewiesen, daß nach der Ansicht der obengenannten Autoren die Rolle des Epithels nicht so sehr in der Absaugung des Wassers aus den Kanälchen zu erblicken ist, als vielmehr in der Regulierung der Rückresorption der festen Substanzen. Dabei würde dem Epithel die Aufgabe zukommen, einzelne Substanzen mit dem Wasserstrom durchtreten zu lassen oder sogar in ihm anzureichern, andere hingegen im Kanälchenlumen zurückzuhalten. In diesem Sinne könnten die Befunde von Yamaguchi und anderen japanischen Autoren ins Feld geführt werden, die zeigen konnten, daß bei geschädigten Nieren Substanzen rückresorbiert werden, die bei normalen Nieren keiner Rückresorption unterliegen wie manche Farbstoffe oder Kreatinin. Andererseits übt nach den Anschauungen RUDOLF KELLERs das Epithel auf das Wasser in den Kanälchen eine aktive (elektrostatische) Anziehung aus. Die negativen Ladungen im Bereiche der HENLEschen Schleifen würden demnach das Wasser aus den Kanälchen (und auch die anderen elektro-positiven Stoffe der Natriumgruppe wie Kochsalz und Aminosäuren) absaugen. Es bestehen also folgende Möglichkeiten: Erstens könnte die primäre Kraft, welche die Rückresorption bewirkt, die onkotische Wirkung des Blutes in den Capillaren sein. In dem Maße, in welchem die Capillaren das Wasser aus den Gewebsspalten absaugen, würden die Epithelien Wasser aus den Kanälchen aufnehmen und an die Gewebsspalten weitergeben. Diese führende Rolle der onkotischen Kraft bei der Diureseregulierung würde auch ohne Zweifel die geschilderte ideale Konstanz der Gewebsspaltenfüllung erklären. Andererseits könnte aber auch angenommen werden, daß sich der onkotische Faktor zur Resorptionskraft der Kanälchenepithelien in einer Weise verhält, die man als Parallelschaltung bezeichnen könnte. Die Diurese würde nach dieser Annahme so zustande kommen, daß durch die Leistung der Kanälchenepithelien selbst weniger Wasser aus dem Kanälchenlumen in die Zellen aufgenommen und dementsprechend auch weniger in die Gewebsspalten abgegeben wird. Die parallelen Veränderungen der Blutzusammensetzung hätten dann die Bedeutung, daß der Wassergehalt der Gewebsspalten trotz der Schwankungen der epithelialen Leistung konstant erhalten wird. Eine solche Konstanz ist aber ohne Zweifel für die Konstanterhaltung des Gewebsdruckes eine unbedingte Voraussetzung. Wir führen beide Hypothesen an, ohne uns an dieser Stelle mit Sicherheit für die eine oder für die andere zu entscheiden.

Nach diesen Vorstellungen findet also das Ausmaß der Diurese sein genaues Widerspiel im Mischungsverhältnis zwischen dem Blut der Arteriolae rectae verae und dem der Arteriolae rectae spuriae, d. h. zwischen paraglomerulärem, arteriellem und postglomerulärem, venösem Blut. Dieses Mischungsverhältnis muß notwendigerweise in Einklang mit dem Verhältnis zwischen Glomerulusfiltration und Tubulusrückresorption stehen, da ja die Hemmung der Rückresorption, die als Diurese aufscheint, mit dem Einstrom von wasserreichem Blut gekoppelt ist. Mit Hilfe der REHBERGschen Kreatininmethode ist es möglich, Rückresorption und Filtration direkt zu bestimmen. Man erhält in der Relation zwischen dem Kreatininspiegel des Harns und dem des Plasmas ein Maß der Konzentrationskraft und damit der Rückresorption. Dieses Verhältnis, das um so höher ist, je größer die Konzentrationskraft und damit die Rückresorption der Niere ist, kann also mit gewissen noch zu besprechenden Einschränkungen auch als Maß für das Mischungsverhältnis zwischen paraglomerulärem und postglomerulärem Blut gelten. Wenn wir uns nun auf die Zahlen beziehen, die der eine von uns mit MANDEL durch Vergleich des physiologischen Blutkreatinins mit dem Harnkreatinin an einem größeren Material mit der REHBERGschen Methode erhalten hat, so kann z. B. bei dem gleichen gesunden Menschen dieses Verhältnis zwischen 361 während des Durstens und 8,8 auf der Höhe einer Diurese (mit 13,9 ccm Blasenharn pro Minute) schwanken. Das bedeutet, daß das eine Mal nahezu kein arterielles Blut und das andere Mal ein Neuntel der venösen Blutmengen an arteriellem Blut in das Nierenmark einfließt und daß nahezu ein Neuntel des Glomerulusharns der Rückresorption entgeht. Damit ist aber auch nach den Zahlen der erwähnten

Untersuchungsreihe die oberste Grenze erreicht; mehr als etwa ein Achtel des Glomerulusharns wurde beim gesunden Menschen nie als Blasenharn gefunden.

Wenn man von der Annahme ausgeht, daß die Arteriola recta vera und spuria die gleiche Weite besitzt, so würde das bedeuten, daß maximal auf 8 Arteriolae rectae spuriae 1 Arteriola recta vera kommt, wenn alle Gefäße geöffnet sind. Dies stimmt nun tatsächlich mit den Erfahrungen überein, die andere Autoren und wir selbst durch die morphologische Untersuchung sammeln konnten. Damit wäre auch die oberste Leistungsgrenze der Diurese bei der gesunden Niere definiert.

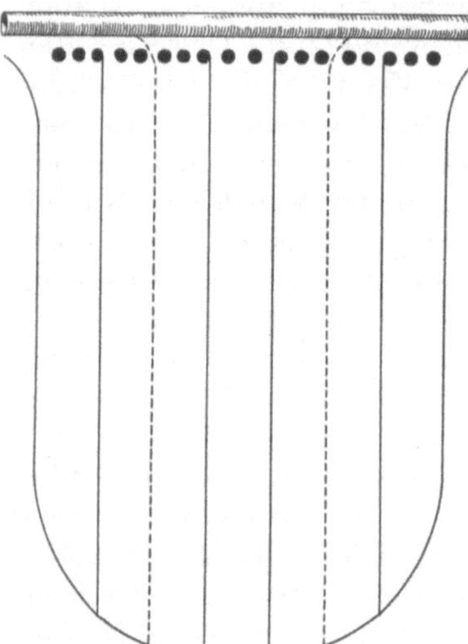

Abb. 26. Schema der arteriellen Versorgung des Nierenmarks bei der Schrumpfniere. Ausgezogen gezeichnet die Arteriolae rectae spuriae, punktiert die Arteriolae rectae verae.

Die dargestellten Verhältnisse sind jedoch durch die anatomische Betrachtung allein nicht völlig geklärt. Es ist mit der Möglichkeit zu rechnen, daß ein Teil des arteriellen Blutes der Arteriolae rectae verae nicht zur Verwässerung des Marksubstanzblutes, sondern zur Ernährung der Harnkanälchen herangezogen wird. Wahrscheinlich wird darum immer etwas mehr arterielles Blut in der Marksubstanz zirkulieren und es werden immer etwas mehr Arteriolae rectae verae eröffnet sein, als nach den Verhältniszahlen von Filtration und Resorption zu erwarten wäre. Die von Golubew, Dehoff und Kosugi beschriebenen direkten Gefäßverbindungen zwischen Vasa afferentia und efferentia, die es ermöglichen würden, daß in den Arteriolae rectae spuriae präglomeruläres, arterielles Blut kreist, sind ebenso wie von den anderen Untersuchern auch von uns nicht beobachtet worden. Ihre Bedeutung wurde darum auch hier nicht berücksichtigt. Die wesentliche Bedeutung des Unterschiedes zwischen den Arteriolae rectae spuriae und verae liegt somit darin, daß die einen postglomeruläres und die anderen paraglomeruläres Blut führen; im Hinblick darauf erscheint es ratsam, diesem Umstand in der Namengebung Rechnung zu tragen und von *Arteriolae postglomerulares* statt rectae spuriae und *paraglomerulares* statt rectae verae zu sprechen. Dies erscheint um so mehr angebracht, als insbesonders die Veragefäße durchaus nicht gestreckt verlaufen.

Daß aber den Beziehungen trotz der geschilderten, anzubringenden Korrektur und einiger anderer möglicherweise noch vorhandenen Abweichungen eine gewisse Bedeutung zukommt, zeigen die Verhältnisse bei den Schrumpfnieren. Hier ist anzunehmen, daß infolge der Glomerulusschwielen ein größerer Teil der Arteriolae postglomerulares verlegt ist und nicht durchströmt wird. Die Arteriolae paraglomerulares dürften von dem Prozeß nicht befallen sein. In diesem Sinn sprechen unsere Beobachtungen, daß Nierenschädigungen auf die Durchblutung dieser Gefäße ohne Einfluß bleiben (s. S. 40). Die so entstehenden Verhältnisse sind im Schema der Abb. 26 wiedergegeben. Mit diesem verhältnismäßigen Überwiegen der Arteriolae rectae verae über die spuriae steht auch die Tatsache in Einklang, daß Virchow gerade bei einer Amyloidniere die Arteriolae rectae verae besonders gut durch Injektion darstellen konnte. Es wird zwar infolge der Glomerulusschwielen wenig Flüssigkeit filtriert, die Rückresorption wird aber infolge des verhältnismäßigen Überwiegens der ungeschädigten Capillaren über die geschädigten stark vermindert sein und so wird die bekannte Polyurie der Schrumpfnieren zustande kommen, die von Pohl zuerst als Reizpolyurie infolge Epithelreizung erklärt wurde. Sie muß solange bestehen, als die Glomerulusfiltration überhaupt im Gang ist. Diese als Selbstschutz des Organismus zu wertende Polyurie hätte also in den geschilderten Verhältnissen ihr morphologisches Substrat und weniger in epithelialen Reizzuständen. Diese Annahme wird auch durch die Befunde bei den obenerwähnten Kreatininuntersuchungen bestätigt, die im übrigen durchaus mit den älteren Angaben von Rehberg und Holten übereinstimmen. Bei den Schrumpfnieren ist die Glomerulusfiltration zwar außerordentlich gering, die Rückresorption nach diesen Methoden gemessen aber noch wesentlich geringer, so daß hier der Konzentrationsindex bis auf zwei oder noch weniger absinken kann; d. h., daß nur die Hälfte des Glomerulusharns oder noch weniger rückresorbiert wird. So fügen sich die Untersuchungsergebnisse bei den Schrumpfnieren in die geschilderten Befunde ein und ergänzen sie.

Schließlich wollen wir ganz kurz die pharmakologische und hormonale Beeinflussung der Diurese zur Sprache bringen. Es erscheint als möglich, daß auch hier, soweit es sich um Veränderungen der Wasserausscheidung handelt, der Angriffspunkt in dem beschriebenen Schaltungsmechanismus, also in der Drosselung des Zustroms aus den Arteriolae paraglomerulares liegt. Ausgedehnte eigene Untersuchungen zu dieser Frage fehlen uns zunächst noch. Bei den erwähnten Kreatininuntersuchungen konnte ein ähnliches Verhalten dargestellt werden, sowohl was Wasserdiurese und Durstversuch auf der einen Seite als auch was Salzdiurese, Pituisanhemmung der Diurese auf der anderen Seite betrifft. Hier ist auch auf die Untersuchungen von Frey zurückzukommen. Dieser Autor konnte zumindest für die Hypophysenhinterlappenwirkstoffe auf Grund von histologischen Untersuchungen an tuscheinjizierten Tieren Befunde erheben, welche es wahrscheinlich machen, daß diese Stoffe eine Kontraktion der Arteriolae rectae verae bewirken. Eigene histologische Untersuchungen zu diesem Punkt sind im Gang.

Durch alle diese Feststellungen erscheint aber noch ein Vorgang nicht geklärt, nämlich der ungünstige Ausfall eines Wasserversuches bei einer Nierenerkrankung mäßigen Grades, bei der wir auf Grund der Bestimmung des Glomerulusfiltrates eine weitergehende Ausschaltung von Glomeruli ablehnen dürfen. In vielen Fällen wird ja die Diuresehemmung im Volhardschen Wasserversuch (z. B. die Ausscheidung von 400 ccm Wasser innerhalb von 4 Stunden nach einer Belastung mit 1500 ccm Wasser) nicht nur einen renalen, sondern auch einen extrarenalen Grund haben. Es gibt aber Fälle, bei denen die Ursache der Diuresehemmung in der Niere selbst zu suchen ist. Auf Grund der schon zitierten Untersuchungen über das Verhalten des Glomerulusfiltrates und der Rückresorption konnte angenommen werden, daß die Diuresehemmung dabei nicht durch eine verringerte Filtration, sondern durch eine pathologisch vermehrte Rückresorption zu erklären ist. Wie ist nun dieser Befund zu erklären? Wir müssen entsprechend unseren Ergebnissen annehmen, daß die eine Erklärungsmöglichkeit fortfällt: die nämlich, daß bei solchen Nieren die für die Diurese notwendige stärkere Durchblutung der Arteriolae paraglomerulares ausbleibt.

In diese Frage kann aber vielleicht der Umstand Klarheit bringen, daß man nicht so selten bei solchen Fällen während der ersten Phase des Wasserversuches Schmerzen in der Nierengegend beobachtet. Diese Schmerzen müssen zweifellos auf eine Nierenschwellung und verstärkte Kapselspannung zurückgeführt werden und es liegt die Annahme nahe, daß hier auf der Höhe der Wasserverarbeitung statt der Diurese ein Ödem entsteht.

Gehen wir von den Überlegungen Eppingers und seiner Mitarbeiter über die seröse Entzündung aus, dann erscheint folgende Annahme naheliegend: während der Konzentrationsphase fließt hauptsächlich das eiweißreiche, postglomeruläre Blut der Arteriolae rectae spuriae in die Marksubstanz. Besteht nun eine pathologisch erhöhte Capillardurchlässigkeit im Sinne einer serösen Entzündung, dann wird Plasma, oder genauer gesagt eine eiweißreiche Flüssigkeit, aus den Capillaren der Arteriolae rectae spuriae in die Gewebsspalten übertreten. Bei seröser Entzündung tritt gewöhnlich nicht wirkliches Plasma, also Flüssigkeit mit demselben Eiweißgehalt wie das Blutplasma, ins Gewebe, sondern nur eine weitaus eiweißärmere, wenn auch immer noch eiweißhaltige Flüssigkeit (z. B. 1% gegenüber 7% des Plasmas, wie sich unter anderem auf Grund von Stauungsversuchen am Arm oder aus dem Eiweißgehalt des Harnes berechnen ließ). Es wird sich also auch der Abgabe dieser eiweißhaltigen Flüssigkeit ein gewisser Widerstand in Gestalt des onkotischen Druckes des Blutes entgegenstellen. Eppinger und seine Mitarbeiter zeigten, daß durch artefizielle Steigerung des onkotischen Druckes durch körperfremde Substanzen wie Vinarol (ein hochpolymerer Körper mit einem Molekulargewicht von etwa 50000) der Plasmaaustritt, das ist die seröse Entzündung, vollkommen gehemmt werden kann. Das eiweißreiche onkotisch hoch wirksame Blut der Arteriolae rectae spuriae wird also ohne Zweifel nur schwerer eine eiweißreiche Flüssigkeit abgeben, als das Blut der Arteriolae rectae verae mit normalem Wasser — und dementsprechend geringerem Eiweißgehalt.

Werden nun während der Wasserdiurese die Arteriolae rectae verae ausgiebig durchblutet, dann strömt in die nicht mehr ideal semipermeablen Capillaren eiweißärmeres Blut ein und eine weitaus stärkere seröse Entzündung, eine akute Steigerung des Ödems, ist die Folge. Das Schema der Abb. 27 zeigt, wie während der Konzentration eine geringe Eiweißexsudation aus den Spuriacapillaren statthat (grob punktiert), während auf der Höhe der Diurese eine mächtige Eiweißexsudation aus den jetzt eröffneten Veracapillaren erfolgt (fein punktiert).

Besonders wertvoll sind in diesem Zusammenhang die eben veröffentlichten Angaben von Coronini, deren Befunde und Abbildungen Veränderungen in der Marksubstanz dartun, die von der Umgebung der Gefäßbüschel ihren Ausgangspunkt nehmen und auf Zirkulationsstörungen in diesen bezogen werden. Diese Veränderungen können durchaus mit jenen verglichen werden, die Eppinger und seine Mitarbeiter als seröse Entzündung bezeichnen.

Das Ödem der Marksubstanz bringt seinerseits die Kapselspannung und die Schmerzen mit sich. Weiters werden durch das Ödem in erster Linie die Sammelröhren mechanisch in Mitleidenschaft gezogen werden. Die Kompression der Sammelröhren mit Steigerung des Druckes in den Harnkanälchen muß die Filtration hemmen und die Rückresorption steigern. Weiters können im Sinne

EPPINGERS zwei Stadien der serösen Entzündung der Niere unterschieden werden: ein erstes mit reichlichem Eiweißaustritt in die Gewebsspalten der Niere, wodurch die Rückresorption aus den Kanälchen durch Vermehrung des onkotischen Druckes in den Gewebsspalten gesteigert wird und ein zweites Stadium mit Umwandlung des Ödems in Schwiele, was mit einer Hemmung der Rückresorption einhergeht. Das erste Stadium dürfte in dem oben angeführten Fall anzutreffen sein (Nephritis subacuta), das zweite Stadium würde den Verhältnissen bei der vollendeten Schrumpfniere mit Polyurie entsprechen.

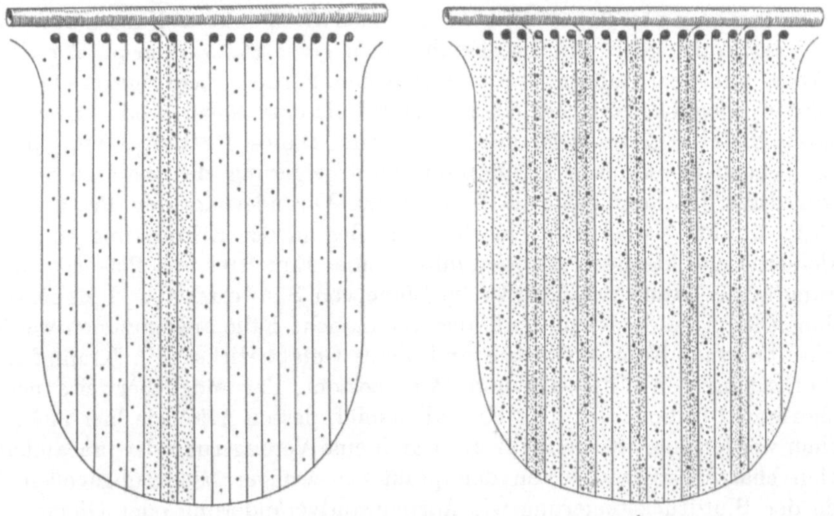

Abb. 27a und b. Schematische Darstellung des Nierenmarks bei seröser Entzündung (s. Abb. 25). a Während der Konzentration. b Während der Diurese. Grobe Punkte: Ausgetretenes Eiweiß aus den Arteriolae postglomerulares. Feine Punkte: Ausgetretenes Eiweiß aus den Arteriolae paraglomerulares.

Wir glauben, dadurch die Ursachen des pathologischen Ausfalles des VOLHARDschen Wasserversuches mit gleichzeitigem Auftreten von Nierenschmerzen bei noch intakter Glomerulusfunktion und ohne extrarenale Faktoren auf Grund unserer Untersuchungen dem Verständnis nähergebracht zu haben. So schließt sich der Kreis unserer anatomischen und physiologischen Befunde und unserer Vorstellungen von der Diureseregulierung durch Gefäßschaltungen, indem wir die Erfahrungen, die sich aus der Klinik ergeben, einbeziehen.

Zu der alten Frage, ob die Diurese mit einer vermehrten Gesamtdurchblutung der Niere einhergeht oder nicht, glauben wir so Stellung nehmen zu dürfen, daß mit dem Wesen der Diurese nicht so sehr eine quantitative Veränderung des Blutstromes als vielmehr eine Veränderung seiner Qualität verbunden ist. Dies würde mit der Anschauung von BARCROFT, STARLING, VERNEY sowie JANSSEN und REIN übereinstimmen, daß keine Beziehung zwischen Nierentätigkeit und der das ganze Organ durchströmenden Blutmenge besteht.

VII. Klinische Ausblicke und Schlußfolgerungen.

Die Zusammenhänge zwischen Blut- und Saftströmung und die Bedeutung der Gewebswasserströmung für die Nierenfunktion ermöglichen es, manche Vorstellungen in der Klinik der Nierenkrankheiten einer Revision zu unterziehen; andererseits liefern sie neue Stützen für bekannte Auffassungen. In der Systematik der Nierenkrankheiten, in der klinischen Symptomatologie und Diagnostik und ebenso auch in der Therapie werden neue Gesichtspunkte erkennbar werden[1].

a) Zur Systematik der Nierenkrankheiten.

Die doppelseitigen Nierenerkrankungen wurden nach den verschiedensten Gesichtspunkten eingeteilt, wobei man in den letzten Jahren sich bemüht hat, die Einteilung nach dem Befallensein der einzelnen histologisch differenten Nierenabschnitte zu treffen. Folgend den Gesichtspunkten Fahrs und Volhards sowie auf eigene klinische Erfahrungen gestützt, wurden an der Klinik Eppingers im wesentlichen drei verschiedene Formen herausgearbeitet. So erscheint es möglich, zunächst einen Zustand als eine isolierte oder universelle *Erkrankung der Präcapillaren* zu bezeichnen. Dieses Krankheitsbild, dessen hervorstechendstes klinisches Symptom die Steigerung des arteriellen Blutdruckes darstellt, kann als die Folge einer Veränderung der Präcapillaren aufgefaßt werden, wobei man einerseits als Beginn der Erkrankung ein Ödem der kleineren und kleinsten Arterien infolge eines Eintrittes von Plasma von der Lichtung in die Wand des Gefäßes im Sinne von Schürmann und MacMahon annehmen kann; andererseits muß aber für manche Fälle angenommen werden, daß ein abnormer Kontraktionszustand dieses Gefäßbezirkes, ein Krampf nach der Auffassung von Volhard und Pal, besteht, der möglicherweise nervös oder hormonal bedingt ist. Das Krankheitsbild, dessen Ätiologie hier nicht besprochen werden soll, ist somit für uns durch eine Verengerung der präcapillaren Arterien charakterisiert — von den praktisch weniger bedeutungsvollen Ursachen der Blutdrucksteigerung wie Aortenwandveränderung oder Glomerulusschlingenkompression kann hier abgesehen werden — und bietet im chronischen Stadium das bekannte Bild der Hypertonie, wobei an den verschiedensten Stellen teils durch die Ernährungsstörung, teils aus anderen hier nicht zu erörternden Gründen klinisch erfaßbare Symptome auftreten; man kann einen zentralen (cerebralen), einen kardialen und einen renalen Typus unterscheiden. Eine ähnliche Veränderung der Präcapillaren ist für die entsprechenden Arteriolen der Niere, also für die Vasa afferentia, bei der akuten Nephritis anzunehmen, wobei dieser Zustand nach Volhard im wesentlichen durch einen Krampf, nach Eppinger durch ein Ödem der Vasa afferentia gekennzeichnet ist. Volhard war der Meinung, daß dieser Krampf durch die folgende Ischämie der Glomerulusschlingen eine Ernährungsstörung in diesem Bereiche hervorruft und daß dies das eigentliche einleitende Geschehen der akuten Glomerulonephritis darstellt. Wenden wir uns nun der Frage zu, welchen Einfluß die geschilderte akute oder chronische Verengerung der präcapillaren Arteriolen — gewöhnlich mit Hochdruck einhergehend — auf die Blut- und Saftströmung der Niere ausüben kann. Ohne Zweifel kann hierbei einerseits eine Strömungs-

[1] In diesem Kapitel sind Befunde aus der in Band 53 der Ergebnisse der inneren Medizin erschienenen Darstellung von Popper und Mandel: Filtrations- und Resorptionsleistung in der Nierenpathologie, vielfach verwertet und die dort vorgebrachten Gedankengänge durch die neu erhobenen Tatsachen ergänzt und ausgebaut worden. Um die vorliegende Darstellung abzurunden und einheitlich zu gestalten, ließ es sich nicht vermeiden, auf die in der angeführten Arbeit besprochenen Gedankengänge noch einmal kurz zurückzukommen.

verminderung im Glomerulus Platz greifen, die aber andererseits wieder hinsichtlich der Menge des Filtrates durch den gesteigerten Filtrationsdruck ausgeglichen werden kann. Ein Maß für die Filtratmengen werden auch hier die Untersuchungen mit der Kreatininmethode auf Grund des REHBERGschen Verfahrens bieten können, die der eine von uns gemeinsam mit MANDEL ausgeführt hat und auf deren Ergebnisse in der Folge, was die absolute Filtratmenge betrifft, zurückgegriffen werden soll.

Bei den Hypertonien ist bei fehlender renaler Beteiligung das Glomerulusfiltrat ungefähr normal oder nur ganz wenig herabgesetzt. Dies wurde auch von LASSEN sowie von ITO und HIRATSUKA gezeigt. In weiterer Folge konnte sogar nachgewiesen werden, daß bei Änderungen des Blutdruckes, die im Verlaufe der Krankheit auftreten, die Menge des Glomerulusfiltrates ziemlich konstant bleibt. Durch die Untersuchungen der genannten japanischen Autoren wurde ferner gezeigt, daß durch blutdrucksenkende Medikamente die Menge des Glomerulusfiltrates verringert wird. Aus all dem kann der Schluß gezogen werden, daß bei der Hypertonie ohne Nierenbeteiligung ein Gleichgewichtszustand zwischen der Glomerulusdurchblutung bzw. der sie beeinflussenden Verengerung des Vas afferens einerseits und der Höhe des Filtrationsdruckes andererseits entsteht; Strömungshemmungen an dieser Stelle gehen mit Steigerung des Blutdruckes einher, so daß die Filtrationsleistung nicht beeinflußt wird. Bei diesen Zuständen muß also wohl die Blut- und Saftströmung in der Niere normal ablaufen. In diesem Sinne werden also diejenigen Erkrankungen, bei denen die Filtratmenge unversehrt bleibt, zu keiner Störung der Nierenfunktion führen; demnach kann man diese Erkrankung vielleicht trotz Bestehens einer durch Krampf oder Ödem bedingten Verengerung des Vas afferens als essentielle Hypertonie bezeichnen, bei welcher die Niere selbst unversehrt arbeitet.

Ähnlich liegen die Dinge bei der akuten Nephritis, soweit wir hier nur die Erkrankung der Präcapillaren ins Auge fassen. Solange die geschilderte Beziehung zwischen Durchströmungserschwerung und Blutdrucksteigerung besteht, wird die Präcapillaritis bei der akuten Nierenentzündung an und für sich nicht zu einer Verringerung der Filtratmenge führen; des öfteren wurde bei Fällen mit Drucksteigerung eine normale Glomerulusfiltration gefunden. Da aber die Drucksteigerung hier selten so hoch ist wie bei der chronischen Hypertonie, wäre es immerhin möglich, daß die Durchblutungsregulierung Schaden leidet und es wäre dann verständlich, daß schon aus diesem Grunde die Menge des Glomerulusfiltrates abnimmt; dies um so mehr, als ja die anatomischen Befunde von VOLHARD und von KOCH die Ischämie der Glomerulusschlingen infolge des Vas afferens-Krampfes beweisen. Es kann also ohne Zweifel allein die Präcapillaritis bereits die verminderte Saftströmung bei der akuten Nephritis begreiflich machen. Der Name Arteriolitis erscheint deswegen nicht geeignet, weil nur die echten präcapillaren Arteriolen beteiligt sind, aber nicht die Vasa efferentia, welche wohl impermeable Arteriolen, aber keine präcapillaren Gefäße sind.

Neben der Präcapillaritis ist an zweiter Stelle die *Erkrankung des glomerulären Apparates* zu besprechen. Der Glomerulus ist im Sinne unserer Anschauungen als stark verlängerter arterieller Schenkel einer Capillare zu betrachten, der frei durch den BOWMANschen Raum zieht und nur von einzelnen Pericyten umgeben ist. Durch die anatomischen Untersuchungen von Möllendorff, Zimmermann, Marchand sowie Benninghoff scheint es bewiesen, daß das sog. parietale Blatt der Bowmanschen Kapsel nicht aus Epithelzellen besteht, sondern aus Deckzellen, die nach Möllendorff und nach Bargmann den pericapillaren Adventitiazellen, den Pericyten, entsprechen. Auch Patrassi hat auf Grund der Fibrocytenwucherungen, die von diesen Deckzellen ausgehen, sich gegen die epitheliale Natur der Umkleidung der Glomeruluscapillaren ausgesprochen. In zweifacher Hinsicht kann die Erkrankung einer Capillare zur Geltung kommen, einmal im Sinne einer erhöhten Durchlässigkeit: zumeist bei akuten Prozessen. Ein andermal durch eine Verringerung der Permeabilität: meist bei chronischen Prozessen, die gewöhnlich mit Capillarverödung und Fibrose einhergehen. Beide Vorgänge finden sich im Bereiche des Glomerulus. Erhöhte Eiweißdurchlässigkeit mit glomerulär bedingter Albuminurie oder Hämaturie ist das klinische Charakteristikum der Permeabilitätssteigerung der Glomeruluscapillaren, der Aufhebung der Semipermeabilität. Entgegen der Vorstellung von M. H. Fischer und in Übereinstimmung mit Volhard muß angenommen werden, daß der größte Teil des Harneiweißes aus dem Glomerulus stammt; hierfür sprechen auch die Präcipitationsversuche von Mertens. Der Eiweißdurchtritt durch die Glomeruluscapillaren ist ebenso wie der Durchtritt von Blut ohne größere Bedeutung für die Saftströmung und damit auch für die Nierenfunktion; eine gesteigerte Filtration kann ja nicht eine Störung der Nierenleistung bewirken und somit kommt diesen Prozessen keine Bedeutung für die Beurteilung der Nierenfunktion zu. Einen geringen Einfluß kann höchstens das Eiweiß im Tubuluslumen auf den Rückresorptionsprozeß ausüben, der ja zum großen Teil auf der onkotischen Kraft des Blutes in den Tubuluscapillaren beruht. Eiweiß im Tubuluslumen wird durch seinen kolloid-osmotischen Druck die anziehende Kraft der Tubuluscapillaren zum Teil kompensieren. Da jedoch das im Harn enthaltene Eiweiß im Glomerulusharn meist noch etwa 100fach verdünnt ist, wird sein kolloid-osmotischer Druck selbst bei zunehmender Eindickung im Tubulus gegenüber dem des Blutes als verschwindend gering anzusehen sein. Wenn wir also Albuminurie und Hämaturie zwar als diagnostisch bedeutsames Symptom, aber für die Funktion als bedeutungslos ansehen, dann muß man Glomerulonephritiden, die nur zu Durchlässigkeitssteigerung führen, als harmlos ansprechen. Damit stimmt überein, daß die Menge des Filtrates bei diesen nicht vermindert sein muß. Besonders deutlich wird dies bei der Restalbuminurie und Resthämaturie, die als Folgezustände akuter Erkrankungen beobachtet werden und die als prognostisch harmlos anzusprechen sind. Es handelt sich hier um reine glomeruläre Permeabilitätsstörungen ohne Funktionsausfall und ähnlich dürften sich manche Fälle von akuter Nephritis im Gefolge von Endokarditis oder Tuberkulose verhalten. Der Eiweißverlust an und für sich ist klinisch wohl ohne besondere Bedeutung.

Die akute Glomerulonephritis kann aber auch zu Durchströmungsstörung und Permeabilitätsverminderung im Bereiche der Glomeruli führen, und zwar durch anatomische Veränderungen der Schlingen (Endothelzellschwellungen, Fibrinausschwitzung, Schlingenverklebung, Gegendruck gegen die Filtration durch Exsudat im Bowmanschen Raum). All dies bewirkt eine Verminderung des Glomerulusfiltrates und einen Anstieg des Plasmakreatinins und kann schließlich mit einer wesentlichen Beeinträchtigung der gesamten Blut- und

Saftströmung enden. Dies kann auch der Fall sein, ohne daß eine Blutdrucksteigerung einen klinischen Anhaltspunkt für eine Vas-afferens-Verengerung bietet.

Bei der geringeren Durchblutung der Glomeruli wird auch weniger Blut in die Vasa efferentia und in die Arteriolae postglomerulares gelangen. Dies muß sich in der Ernährung und in der Funktion der Marksubstanz äußern. Als Extrem dieses Zustandes sind die Glomerulusschwielen anzusprechen, bei denen nichts filtriert wird und auch kein Blut in die Vasa efferentia gelangt. Die Folgen dieses Zustandes haben wir bereits bei der Besprechung der kompensatorischen Polyurie erörtert.

Die Veränderungen an den Präcapillaren und an den Glomeruli können mit einer gewissen Berechtigung als entzündlich bezeichnet werden, weil sich die Erkrankung am Gefäßbindegewebsapparat abspielt. Ihnen kann man *den tubulären Apparat* als drittes System gegenüberstellen, der aus einem epithelialen Teil (den Harnkanälchen) und aus einem mesenchymalen Teil (dem Interstitium) besteht. Demnach werden wir die Störungen der Kanälchenepithelien von jenen der Gewebsspalten, die zwischen ihnen und den Capillaren liegen, unterscheiden müssen. Die Störung des Interstitiums bietet im akuten und im chronischen Stadium ein differentes Bild, wobei sich aber in jedem Falle der Prozeß in den Rahmen des Begriffes der serösen Entzündung einfügt. Im akuten Stadium findet sich die beschriebene Eiweißdurchtränkung infolge erhöhter Eiweißdurchlässigkeit der Capillarwand. Wie ausgeführt wurde, muß angenommen werden, daß dieser Vorgang intensiver ist, wenn nicht nur die Capillaren der Arteriolae postglomerulares durchblutet werden, sondern wenn auch die Capillargebiete der Arteriolae paraglomerulares, welche eiweißärmeres Blut führen, geöffnet sind. Dies ist auf der Höhe der Diurese der Fall und wir konnten es wahrscheinlich machen, daß das Ansteigen der Diurese die seröse Entzündung der Marksubstanz steigert. Diese Eiweißdurchtränkung des Interstitiums muß die Rückresorption des Wassers verstärken, weil neben der Zugkraft der Capillaren sich auch noch der onkotische Druck der Eiweißkörper im Interstitium auf das Tubuluslumen auswirken dürfte. Somit muß die akute, seröse Durchtränkung der Marksubstanz umgekehrt zur Diuresehemmung führen. Es besteht die Möglichkeit dieser Diuresehemmung bei allen generalisierten serösen Entzündungen sowie auch bei der isolierten Schädigung der Nierencapillaren, wie sie bei Nephritiden (insbesondere bei akuten) anzunehmen ist. Die Capillarschädigung kann auch die Folge einer Ernährungsstörung durch Anoxämie sein. Tritt nämlich infolge der Verlegung der Glomerulusschlingen eine mangelnde Durchblutung der Arteriolae postglomerulares ein, so kann wie an jeder anderen Stelle bei Ernährungsstörung eine Permeabilitätssteigerung der Capillaren, eine seröse Entzündung entstehen, in weiterer Folge wie bei jeder Erstickung nach EPPINGER eine sekundäre Schädigung der epithelialen Elemente. Diese durch Ernährungsstörung hervorgerufene Nekrobiose wird auch von VOLHARD angenommen.

Aus allen diesen Formen der akuten serösen Entzündung, die sich klinisch in erster Linie in Veränderungen der Rückresorption äußern, kann sich, so wie in anderen Geweben, eine fibröse Umwandlung insbesonders dann entwickeln, wenn durch Verlegung der abführenden Lymphgefäße der Eiweißtransport behindert ist. Die Schwiele im Interstitium der Marksubstanz gleicht durchaus jener, die nach ascendierenden, pyelonephritischen Prozessen an der Rinden-Markgrenze entsteht. Wenn sich zwischen den Harnkanälchen und den Capillaren eine Schwarte ausgebildet hat, muß der Stoffaustausch leiden und die Rückresorption gehemmt sein. Tatsächlich haben Popper und Mandel die prozentuelle Verminderung der Rückresorption im Vergleich zur Glomerulusfiltration bei solchen chronischen Nephritiden gefunden, die mit Schwielenbildung in der Marksubstanz einhergehen. In diesen Fällen wird nach den genannten Autoren die Glomerulusfiltration stark verringert, die Rückresorption wird aber verhältnismäßig noch viel stärker reduziert. Die Abb. 28 zeigt z. B. diese Verhältnisse im Falle einer Schrumpfniere. Die Rückresorption beträgt normalerweise etwa 99,5% der Glomerulusfiltration. Im Wasserversuch sinkt sie extremerweise auf 92,5% ab. Bei den Schrumpfnieren wurden Filtrationswerte von etwa 4 ccm gefunden, wobei die Rückresorption etwa 2,5 ccm betrug, also ungefähr 62,5% der Filtrationsmenge ausmachte. Bei einer Schrumpfniere konnte knapp vor dem Tode eine Filtrationsleistung von 0,76 ccm festgestellt werden, der eine Rückresorption von 0,49 ccm (d. i. 64,5%) gegenüberstand. In Tierversuchen sahen wir sogar noch geringere Rückresorptionsleistungen, wenn z. B. durch Vinylamin der tubuläre Apparat besonders schwer geschädigt war.

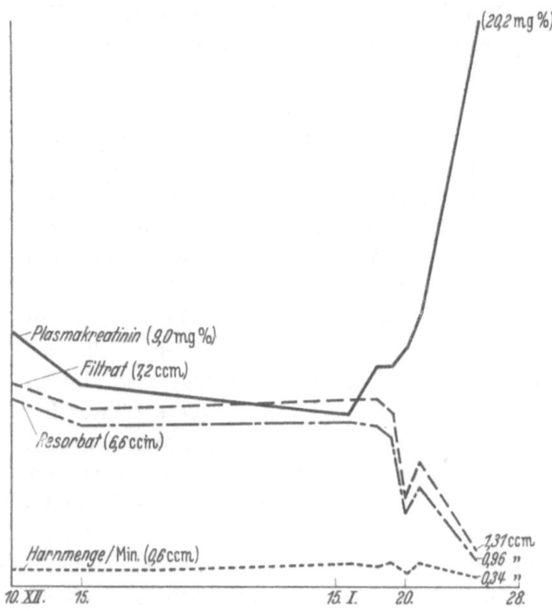

Abb. 28. Glomerulusfiltrat, Rückresorbat, Plasmakreatinin und Harnmenge bei einer chronischen Nephritis im Verlaufe eines Monats (stirbt am 28. 1.).
(Abb. 28–30 nach Popper und Mandel.)

Diesen Veränderungen des Interstitiums wären die Folgen der isolierten Epithelschädigung gegenüberzustellen. Im Sinne unserer Anschauungen hat das Epithel der Henleschen Schleifen vor allem die Aufgabe, den Gehalt des Rückresorbates an festen Stoffen zu dosieren, während die Tubuli contorti bestimmte Stoffe, wie Harnstoff oder Zucker in großen Mengen aktiv rückresorbieren. Daneben kommt den Epithelzellen eine sekretorische Funktion und die Fähigkeit zu bestimmten Synthesen (z. B. Hippursäuresynthese) zu, eine klinisch einfache Erfassung der Ausfallserscheinungen in dieser Richtung ist zur Zeit noch nicht eindeutig möglich. Die Bedeutung des Epithels der Henleschen Schleifen ist eine doppelte. Substanzen, die im Glomerulusharn gelöst sind, werden durch die Epithelien in der Lichtung der Henleschen Schleife zurückgehalten, so daß die Zellen für diese Substanzen die Rolle eines Siebes spielen. Andere Substanzen werden durch die Epithelien im Rückresorbat nach Art einer Drüse angereichert. Im Sinne Eppingers erfüllt also das Epithel eine antiosmotische Aufgabe, indem es durch seine vitale Tätigkeit den Gehalt des rückresorbierten Wasserstroms an gelösten Stoffen reguliert. Manche Stoffe, wie Alkohol oder Aceton finden sich im Glomerulusharn, im Rückresorbat und im Blasenharn stets in der gleichen Konzentration, sie passieren also ohne quantitativ beeinflußt zu werden die Tubuluswand, was möglicherweise mit ihrer Lipoidlöslichkeit zusammenhängt. Andere Stoffe, wie Kreatinin und Xylose, werden überhaupt nicht rückresorbiert und schließlich gibt es echte Schwellenstoffe im Sinne CUSHNYs, die bei physiologischer Blutkonzentration vollständig rückresorbiert werden (wie z. B. Dextrose). Bei den meisten Stoffen — die Chloride erscheinen hier als das wichtigste Beispiel — wird jedoch immer nur ein Teil rückresorbiert; dieser Anteil wechselt und wird durch die Leistung der Epithelien reguliert, die einmal als Drüse und einmal als Sieb wirken. Sie erscheinen durch die Stoffwechselbedürfnisse des Organismus gesteuert. Wenn Kochsalzmangel herrscht, wie bei vielen Tieren oder bei Menschen mit erzwungener kochsalzarmer Ernährung (aus diätetischen Gründen, bei Pneumonie, bei Steppenbewohnern), findet sich im Harn wenig oder gar kein Kochsalz. Bei kochsalzreicher Ernährung oder bei der Entleerung pathologischer Kochsalzdepots enthält der Blasenharn mehr Kochsalz als das Plasma. Die Berechnung des Chloridgehaltes im Filtrat und Rückresorbat lehrt, daß bei dem außerordentlich großen Wasserstrom, der durch die Niere zieht, schon verhältnismäßig geringe Verschiebungen in der Chloridkonzentration zwischen Filtrat und Resorbat genügen, um den Harn mit Chlor zu überladen bzw. chlorfrei zu halten. Durch die Größe dieses Wasserstromes wird also nur eine verhältnismäßig geringe Konzentrationsleistung der Nierenepithelien erforderlich.

Unter pathologischen Bedingungen, z. B. bei Schrumpfnieren, ist die Leistung der Tubulusepithelien vermindert und dementsprechend verhalten sich alle Substanzen untereinander ziemlich gleich, und zwar nähert sich ihr Verhalten jenem des Alkohols und Acetons. Dies äußert sich darin, daß die Konzentration des Glomerulusfiltrates (die gleich der des Plasmas ist) sich an jene des Rückresorbates und des Blasenharns annähert. Bei der Bestimmung des spezifischen Gewichtes, die ja nur einen Annäherungswert gibt, kann sogar eine völlige Konstanz aufscheinen: es besteht Isosthenurie. Bei geringeren Graden der Schädigung tritt nur Hyposthenurie in Erscheinung. Ein solches Verhalten im Konzentrationsversuch wurde ja bereits von VOLHARD als Zeichen einer Funktionsstörung der Tubulusepithelien gewertet. Hier fehlt nicht nur die Konzentrationsfähigkeit der Epithelien, sondern es kommt auch zu einer abnormen Rückresorption von Stoffen, die normalerweise gar nicht (Kreatinin) oder nur in geringerem Ausmaß (Harnstoff) rückresorbiert werden. FERRO-LUZZI hat in solchen Fällen geradezu von einer Rückresorptionsurämie gesprochen.

Die geschilderten drei Krankheitsbilder — Präcapillaritis, Glomerulitis, Tubuluserkrankung — treten meist nicht isoliert auf, so daß bei jedem klinischen Krankheitsfall meist zwei oder drei miteinander kombiniert sind, wobei wahrscheinlich die Mischungsverhältnisse den besonderen Charakter des einzelnen Krankheitsfalles bestimmen. Die enge Koppelung von Blut- und Saftströmung ist ohne Zweifel eine wichtige Ursache dieser Koppelung der einzelnen Elementarprozesse, die es mit sich bringt, daß praktisch nicht die Funktionsstörung eines einzelnen Bau- oder Funktionselementes der Niere, sondern eine Störung der Gesamtfunktion des Organs in Erscheinung tritt. Wenn von EKEHORN gefordert wird, man müsse der bis jetzt bearbeiteten allgemeinen Nierenpathologie als Lehre der Erkrankung des Gesamtorgans eine spezielle gegenüberstellen, die seiner Meinung nach erst ausgearbeitet werden muß, und die Erkrankung der einzelnen Teile darstellt, so wird der Zusammenhang der Gefäßversorgung im Sinne des Gefäßacinus von MÖLLENDORFF es begreiflich machen, daß oft die Erkrankung auch nur eines Apparates einen Funktionsausfall der ganzen Niere mit sich bringen muß.

b) Zur Symptomatologie und Diagnostik der Nierenkrankheiten.

Wenn im Zusammenhang mit den geschilderten Anschauungen die Bedeutung der einzelnen Symptome der Nierenerkrankungen für die feinere Diagnostik besprochen werden soll, dann darf die *Blutdrucksteigerung* mit größter Wahrscheinlichkeit als Folge der Präcapillarveränderungen angesprochen werden. Für die *Albuminurie* gelten die zwei bereits erörterten Möglichkeiten: sie kann also Folge der Durchlässigkeitssteigerung der Glomeruli gelten und entspricht so dem Eiweißübertritt in die Gewebsspalten: der serösen Entzündung. Wenn EPPINGER schon vor Jahren von einer „Albuminurie ins Gewebe" gesprochen hat und darunter den Eiweißaustritt in die Gewebsspalten verstand, dann gewinnt dieser Vergleich jetzt noch an Anschaulichkeit, wenn wir die glomeruläre Albuminurie nur als einen Spezialfall des Eiweißaustrittes aus den Capillaren ansprechen. Der Übertritt von Erythrocyten in den Glomerulusharn kann wohl als eine Steigerung jener Durchlässigkeitsstörung gelten, die zur Albuminurie führt. Wahrscheinlich liegt aber hier nicht eine reine Permeabilitätsstörung vor, da mitunter bei der sog. Resthämaturie vorzugsweise Erythrocyten und nur wenig Eiweiß im Harn gefunden wird. Auf der anderen Seite gibt es rein epithelial bedingte Albuminurien. Eine Trennung zwischen der glomerulären und der epithelialen Albuminurie wurde durch Bestimmung der Eiweißfraktionen und durch Präcipitation versucht, ist aber mit voller Schärfe nicht möglich. Möglicherweise wird auch aus den Gewebsspalten Eiweiß in die Harnkanälchen übertreten, wenngleich es sich hier ohne Zweifel um einen nicht ganz einfachen Vorgang handelt, da die übertretenden Eiweißmoleküle sowohl die Basalmembran als auch die Epithelzellen passieren müssen. Wenn mitunter auch das Epithel abfällt, bleibt doch die Basalmembran intakt, die passiert werden müßte. Wegen dieser Schwierigkeit haben FAHR und TERBRÜGGEN an eine Albuminurie von Zelleiweißkörpern gedacht.

Zur Frage der Diurese und der Bedeutung des *Wasserversuches* nach VOLHARD sei dem bisher Gesagten noch einiges hinzugefügt. Eine genaue Analyse des Wasserversuches mit Hilfe der Kreatininmethode, die der eine von uns gemeinsam mit MANDEL durchgeführt hat, ließ erkennen, daß die Wasserausscheidung, ähnlich wie die Chlorausscheidung weitgehend von extrarenalen Faktoren abhängig ist. Der Vergleich des Harn-Plasmaverhältnisses des Kreatinins unter verschiedenen Bedingungen zeigt beim normalen Menschen Schwankungen zwischen 1:10 und 1:600. Die Niere kann also ihre Konzentrationsleistung in ungeheurem Maße variieren und den Anforderungen der Wasserausscheidung und der Wassereinsparung weitgehend genügen. Ebenso wie beim Chlor liegt ja auch beim Wasser die Hauptaufgabe der Niere darin, die Schlackenstoffe zunächst mit viel Flüssigkeit aus dem Blute auszuschwemmen und dann das Wasser, welches als Vehikel gedient hat, wieder in das Blut zurückzuführen.

Bei Diuresen mäßigen Grades wird in erster Linie die Filtrationsleistung der Glomeruli gesteigert. Bei Diuresen hohen Grades, wie z. B. beim VOLHARDschen Wasserversuch, wird die Ausscheidung durch Verringerung der Rückresorption bewerkstelligt. Auf der Höhe des Wasserversuches ist die Filtration sogar verringert, wahrscheinlich aus dem Grunde, weil die starke Füllung der Harnkanälchen einen Gegendruck gegen den Filtrationsdruck ausübt (s. Abb. 29). Die Niere besitzt also zwei Einrichtungen, um überschüssige Wassergaben zu bewältigen, ohne daß in der Blutzusammensetzung eine Änderung eintreten würde.

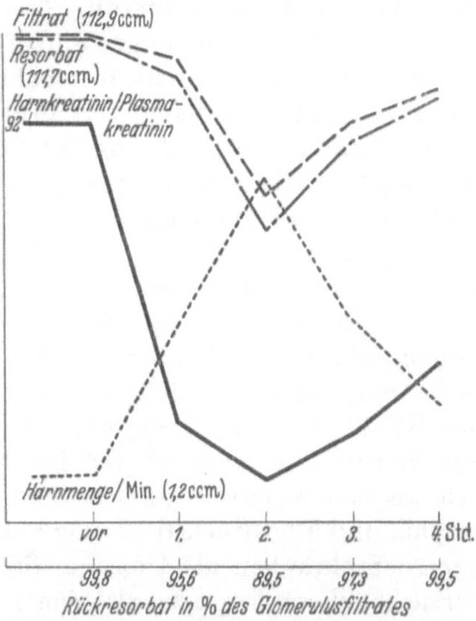

Abb. 29. Glomerulusfiltrat, Rückresorbat, Harnmenge in der Minute und Kreatinin-Harnplasmaverhältnis bei einem VOLHARDschen Versuch eines Normalfalles. (Einnahme 1500 ccm Wasser, Ausscheidung in 4 Stunden 1199 ccm.)

Ein schlechter Ausfall des Wasserversuches kann auf verschiedene Ursachen zurückzuführen sein. In Übereinstimmung mit REHBERG, HOLTEN, CAMBIER, TAUBENHAUS sind wir der Meinung, daß hier eine Verringerung der Filtratmenge kaum in Frage kommt. In den meisten Fällen dürften extrarenale Ursachen im Vordergrund stehen, wie dies ja VOLHARD für die Fälle mit Ödembereitschaft betont hat. Am Wasserversuch ist dies daran zu erkennen, daß die Glomerulusfiltration stark zunimmt, die Rückresorption jedoch nicht entsprechend kleiner wird und so ein Verhalten resultiert wie bei Diuresen geringeren Grades, d. h. wenn das Wasserausscheidungsbedürfnis des Organismus verhältnismäßig gering ist. Schon das spricht für eine Hemmung aus extrarenalen Gründen. Auf Grund unserer Überlegungen kann nur in 2 Fällen die Niere selbst als Ursache für den schlechten Ausfall des Wasserversuches angesprochen werden. Es kann dies bei Ödem des Nierenmarkes der Fall sein, das besonders bei akuter Entstehung die Rückresorption verhältnismäßig steigern und auch die Filtration herabsetzen kann. Die Filtrationsverminderung dürfte in diesen Fällen durch den hohen Innendruck der Harnkanälchen bedingt sein. Diese Verhältnisse mögen im wesentlichen bei den subakuten Nephritiden vorliegen, wo im Sinne des Schemas Abb. 27 gerade während der Diurese eine akute Steigerung der serösen Entzündung eintritt (s. Abb. 30). Bei den Schrumpfnieren ist der Harn-Plasmaindex niedrig und weitaus weniger variabel, und zwar wahrscheinlich deshalb,

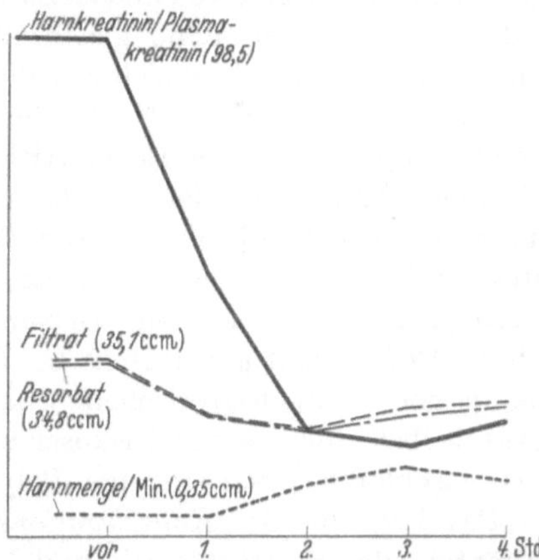

Abb. 30. Glomerulusfiltrat, Rückresorbat, Harnmenge in der Minute und Kreatinin-Harnplasmaverhältnis bei einem VOLHARDschen Wasserversuch einer subakuten Nephritis. (Einnahme 900 ccm Wasser, Ausscheidung in 4 Stunden 247 ccm.)

weil das quantitative Verhältnis zwischen den Arteriolae para- und postglomerulares infolge des ausgedehnten Ausfalles der letzteren relativ konstant ist. So wäre die Verschlechterung des Wasserversuches hier als eine Folge der Spröde der Wasserströmungen aufzufassen, die keine Variationen erlaubt; infolgedessen ist es der Niere nicht möglich, den extrarenalen Faktoren ebenso zu folgen wie unter normalen Verhältnissen. Es ist zu bedenken, daß der Wasserversuch durch die Eröffnung der Arteriolae paraglomerulares die seröse Entzündung der Marksubstanz steigern kann. Ohne Zweifel ist darin für viele Fälle eine Kontraindikation gegen den Wasserversuch zu erblicken. Tatsächlich haben wir mitunter deutliche Verschlechterungen des Krankheitsbildes nach der Vornahme eines Wasserversuches beobachtet.

Die besprochenen Gefäßschaltungen bringen die Vorgänge bei der sog. *Zwangspolyurie* der Nephritiker dem Verständnis näher. POHL hat auf die Tatsache hingewiesen, daß in einem gewissen Stadium der Niereninsuffizienz in der Klinik und im Tierexperiment eine Polyurie auftritt. Er führte diese auf eine Reizung der geschädigten Epithelien zurück. KORANYI sprach diese Polyurie als eine kompensatorische Erscheinung an und führte sie auf Herzhypertrophie und Blutdrucksteigerung zurück. NOORDEN betrachtete eine Polydipsie der Nierenkranken als Ursache, SCHLAYER hat auf Grund von Tierversuchen versucht, diese Polyurie als eine Folge der Überreizung der Nierengefäße zu erklären. Demgegenüber hat VOLHARD auf Grund klinischer Erwägungen diese Harnflut als Zwangspolyurie bezeichnet, die auch bei Wasserentziehung bestehen bleibt. Er nahm einen zwangsläufigen Mechanismus an, der bei einer Schädigung des tubulären Apparates durch Vermehrung der Harnmenge die Quantität der ausgeschiedenen festen Körper konstant zu halten vermag. Als Argument hierfür führte er Versuche von VOIT und OERTEL an, nach denen bei einem Hund eine reichliche Zufuhr von Harnstoff oder anderen stickstoffhaltigen Substanzen ohne gleichzeitige genügende Wasserzufuhr zur Urämie führt. Weiters stützt er sich auf die Angabe von MARK, daß nach Entfernung der einen Niere und der Hälfte der anderen Niere eine Niereninsuffizienz mit kompensatorischer Polyurie eintritt. Wir selbst glaubten, die Polyurie durch die Eigentümlichkeit der Gefäßschaltungen erklären zu können. Es sei auf unser Schema S. 46 hingewiesen, nach welchem infolge der Unwegsamkeit eines großen Teiles der Arteriolae rectae spuriae die Arteriolae rectae verae verhältnismäßig stärker zur Geltung gelangen. Neben dieser Zwangspolyurie infolge Gefäßschaltung dürften bei Schädigung der Epithelien die anderen Momente von kompensatorischem Charakter zweifellos eine Rolle spielen. VOLHARD selbst stellt es zur Diskussion, ob nicht bei Nierenkrankheiten auch aus rein vasculären Ursachen eine Polyurie auftreten könnte.

Das Ergebnis des *Konzentrationsversuches* nach VOLHARD-STRAUSS und das Symptom der Hyposthenurie und Isosthenurie ist durch eine Störung der epithelialen Funktion im Bereiche der rückresorbierenden Kanälchen zu erklären, die ja im Interesse der Schlackenentfernung die Menge der gelösten Stoffe im Rückresorbat regulieren. Fällt die Funktion dieses Epithels aus, dann wird der vom Blut der venösen Capillaren zurückgezogene Wasserstrom dieselbe Zusammensetzung besitzen wie das Blutfiltrat bzw. das Plasma. Die Folge muß ein reichlicher Rückstrom von Schlacken in die venösen Capillaren sein und der nicht rückresorbierte Teil des Glomerulusfiltrates wird im Gegensatz zur Norm die gleiche Zusammensetzung haben wie das Glomerulusfiltrat selbst; der Blasenharn wird in seiner Zusammensetzung dem Ultrafiltrat des Blutes gleichen. Eine solche vollkommene Gleichheit wird in der menschlichen Niere unter pathologischen Umständen niemals erreicht, es wird nur eine mehr oder weniger hochgradige Annäherung des Harnes an das Glomerulusfiltrat beobachtet. Nach dem Verhältnis von Blut- und Harnkreatinin zu schließen, wird auch extremerweise die Harnkonzentration etwa dreimal so hoch zu veranschlagen sein wie die Blutkonzentration. Die hochgradige Annäherung äußert sich aber durch eine Gleichheit der Gefrierpunktserniedrigung zwischen Harn und Plasma (Koranyi) und durch Gleichheit der spezifischen Gewichte (Volhard), welche sich an 1011 annähern. Damit ist auch eine mehr oder weniger starke Konstanz der Harnzusammensetzung erzwungen, die sich als Isosthenurie oder Hyposthenurie kundgibt. Begreiflicherweise ist dieser Vorgang auch mit einer Verminderung der Glomerulusfiltration und damit der Saftströmung der Niere überhaupt verbunden.

Die *Schlackenretention* im Organismus beruht ohne Zweifel auf zwei Umständen, auf einer Verringerung der Filtration und auf einer Schädigung der antiosmotischen Kräfte der Tubulusepithelien (Rückresorptionsurämie nach Ferro-Luzzi). Die Bestimmung des Blutkreatinins und des Bluthamstoffes wird hier zeigen, daß eine Schlackenretention besteht, doch verhalten sich die beiden Substanzen verschieden. Da der Harnstoff zumeist den größten Teil des Rest-N ausmacht, wird auch der Rest-N sich ähnlich verhalten wie der Harnstoff. Kommt es zu einer Störung der Filtrationsleistung im Sinne einer geringeren Harnstoff- oder Kreatininausscheidung als dem Zustrom zum Blute entsprechen würde, dann wird der Kreatininspiegel in die Höhe gehen müssen. Beim Harnstoff wird aber physiologischerweise ein gewisser Prozentsatz — nach Rehberg und Holten durchschnittlich 50% — rückresorbiert. Wird die Filtration vermindert, dann kann dadurch, daß die Rückresorption ebenfalls heruntergeht, die Ausscheidung unverändert bleiben, was beim Kreatinin nicht möglich ist. Bei leichten Graden von Niereninsuffizienz wird demnach zuerst der Kreatininspiegel von der Norm (nach Popper, Mandel und Mayer 0,6 bis 1 mg-%) auf Werte bis etwa 2 mg-% ansteigen, ohne daß der Rest-N oder der Harnstoffspiegel sich ändert. Steigt auch dieser, dann ist die Rückresorptionsregulierung gestört oder nicht mehr mächtig genug, um den Filtrationsdefekt auszugleichen.

Die Bestimmung der Glomerulusfiltration nach Rehberg leistet besonders in der modifizierten Form ohne Belastung mit Kreatinin nach Popper und Mandel wertvolle Dienste. Die Methode erlaubt durch Multiplikation des Harn-Plasmaverhältnisses mit der Blasenharnmenge in der Zeiteinheit die Berechnung der Filtrationsleistung, und nach Subtraktion der Harnmenge von diesem Wert die Berechnung der Rückresorption. Die Filtrationsgröße ist abhängig vom Blutdruck, der filtrierenden Oberfläche und der Beschaffenheit der filtrierenden Membran. Jedenfalls kann mit ihr die Leistung des arteriellen Capillarschenkels (der Glomeruli) bestimmt werden und wir sind bei vielen unserer Überlegungen von dieser Größe ausgegangen. Da, wie wir gezeigt haben, Filtration und Rückresorption schon durch die Gefäßschaltung zwangsläufig miteinander gekoppelt sind, erscheint nicht die absolute Größe von Bedeutung, sondern das Prozentverhältnis des Rückresorbates zum Glomerulusfiltrat. Sinkt dieses unter 95% in Ruhelage, dann ist, wie erwähnt, mit Sicherheit eine Störung der Rückresorption und damit des tubulären Apparates anzunehmen. Da damit zu rechnen ist, daß bei Schrumpfnieren Kreatinin auch rückresorbiert wird, so wird das Glomerulusfiltrat in diesen Fällen möglicherweise als zu klein erscheinen.

Eine weitere diagnostische Methode stellt die *Phlorrhizinprobe* dar. Wenn durch Phlorrhizin die rückresorbierende Tätigkeit der Tubuli contorti I gelähmt wird (nach Keller durch Entladung der positiven Granula durch das stark elektro-negative Phlorrhizin), dann wird die Rückresorption der anderen weniger stark negativen Substanzen, wie z. B. die des Zuckers aufgehoben. Zucker wird dann im Tubulus contortus erster Ordnung nicht rückresorbiert, in den Henleschen Schleifen, deren Epithel negative Ladungen trägt, wird er abgestoßen und erscheint schließlich im Blasenharn. Wenn die Phlorrhizinvergiftung eine ausreichende war, muß der Zucker das gleiche Harn-Plasmaverhältnis aufweisen wie das Kreatinin. Beim Menschen ist dies zwar durch physiologische Gaben nicht zu erzielen, im Tierversuch konnte aber Poulsson diese Gleichheit nachweisen. Zunächst könnte man annehmen, daß die Phlorrhizinprobe ein Maß der Glomerulusfunktion darstellt und von Casper und Richter sowie später von Hetenyi war diese Probe tatsächlich als Nierenfunktionsprüfung angewendet worden. Doch gerade hier läßt sich bei der Exaktheit der Zuckerbestimmung und bei der leichten Feststellbarkeit der elektrischen Ladungen der geringe Wert solcher Methoden zeigen. Wenn auch bei der normalen Niere der Zucker auf der Höhe der Phlorrhizinwirkung von den negativ geladenen Epithelien der Henleschen Schleifen nicht zurückgezogen wird, so wird doch sicher bei Schädigung der Epithelien und Herabsetzung der elektrischen Potentiale dem Zuckerrückstrom ein geringerer oder gar kein Widerstand entgegengesetzt. Bei der Schrumpfniere wird zwar infolge Verminderung der filtrierenden Oberfläche weniger Zucker filtriert, er wird aber jetzt an anderen Stellen als an der normalen Niere rückresorbiert und aus beiden Gründen ist die Zuckerausscheidung unter Phlorrhizinwirkung vermindert. Ohne Zweifel spielen auch noch andere Kräfte als die elektrischen Potentiale im Sinne Kellers eine Rolle, aber von ihnen ausgehend, lassen sich die Verhältnisse besonders klar erörtern. Die fehlende Zuckerausscheidung nach der Anwendung von Phlorrhizin ist also ohne Zweifel die Folge komplexer Vorgänge, was den praktischen Wert der Probe stark herabsetzt. Ähnliches gilt für die vielen Ausscheidungsprüfungen von Farbstoffen und anderen Substanzen, mit welchen die Nierenarbeit belastet wird. Auch hier sind zweifellos komplexe Vorgänge im Spiele, die durchaus nach dem Wanderungsvermögen der Stoffe schwanken. Eine fehlende oder verminderte Farbstoffausscheidung, z. B. von Indigocarmin oder dem von den Amerikanern so gelobten Phenolrot, mag zwar zur Beurteilung einer gestörten Nierenfunktion, besonders bei den groben Funktionsstörungen bei chirurgischen Nierenerkrankungen diagnostischen Wert besitzen; wegen des Ineinanderspiels verschiedener Vorgänge ist es aber auf diesem Wege nicht möglich, ein genaues Urteil über den Sitz der Schädigung zu erlangen.

Wenn wir abschließend die Methoden zusammenfassen, die für die drei geschilderten Teilprozesse: *Präcapillaritis, Glomerulitis und Erkrankung des tubulären Apparates* von Bedeutung erscheinen, so kommt zunächst die Blutdruckmessung zur Beurteilung mindestens einer generalisierten Präcapillaritis in Betracht. Die Bestimmung von Hämaturie und Albuminurie läßt eine Störung der Semipermeabilität der Glomeruli annehmen. Die Bestimmung der Glomerulusfiltration nach Rehberg läßt eine Herabsetzung der Permeabilität der Glomeruli erkennen, wobei in der Klinik die Feststellung des Blutkreatininspiegels oft gleiche Dienste leistet. Der Konzentrationsversuch nach VOLHARD und STRAUSS kann ebenso wie die Feststellung einer verminderten prozentuellen Rückresorption als Maß der Tubulusschädigung angesprochen werden, während die Bestimmung der Retention von Harnstoff oder des Rest-N ihre Bedeutung selbstverständlich nicht einbüßt. Die übrigen Funktionsprüfungen dürften in der Praxis entbehrlich sein. An dieser Stelle wurden nur jene symptomatologischen Fragen besprochen, die mit unseren Fragestellungen in Beziehung stehen. Diese Einseitigkeit liegt im Wesen unserer Darstellung und Gleiches gilt natürlich auch für die nun zu besprechenden therapeutischen Gesichtspunkte.

c) Zur internen Therapie der Nierenkrankheiten.

Die folgenden Bemerkungen sollen nur jene Gesichtspunkte hervorheben, die sich hinsichtlich der Therapie aus den neuen Anschauungen über die Blut- und Saftströmung in der Niere ergeben. Eine der wichtigsten Maßnahmen bei der akuten Nephritis stellt die Verminderung der Wasser- und Nahrungszufuhr dar, das nach VOLHARD so vorteilhafte *Prinzip von Hunger und Durst.* Ohne Zweifel kommt beim Dursten nicht eine verminderte Gesamtdurchblutung der Niere in Betracht, sondern eine weitgehende Ausschaltung der Arteriolae paraglomerulares, deren Capillargebiete eine Prädisposition zur serösen Entzündung besitzen. Das wasserarme Blut, das während des Durstens die Arteriolae postglomerulares durchströmt, wird viel weniger zur Exsudation Veranlassung bieten als das wasserreiche Blut des übrigen Körpers und somit auch als das arterielle Blut der Arteriolae paraglomerulares. So wird auch aus diesem Grunde das Durstenlassen zu empfehlen sein und die gleichen Erwägungen sprechen gegen einen Wasserversuch bei der akuten Nephritis, dessen diagnostische Bedeutung wir ja für nicht sehr hoch erachten. Um sozusagen aus prophylaktischen Gründen die Ausbildung eines Ödems im Markinterstitium zu erschweren, erscheint es zweckmäßig, die Wasserzufuhr bei Personen zu drosseln, deren Leiden auf Grund der klinischen Erfahrung eine akute Nephritis auslösen kann (z. B. bei Anginen, Tonsillarabscessen usw.). Vielleicht ist auch die Art der Durchblutung für den Ort von Bedeutung, an welchem die in die Niere gelangenden Toxine wirksam werden. Diese Substanzen, deren Natur ja zunächst noch ungeklärt ist, müssen auf der Höhe der Diurese in die Capillaren der Arteriolae paraglomerulares einschießen, was vermutlich auch für die Entwicklung des Krankheitsbildes von einer gewissen Bedeutung sein dürfte. Das Hungern wird eine geringere Ausfuhr fester Stoffe im Harn zur Folge haben. Da die Regulierung dieser Ausfuhr insbesonders im Hinblick auf Stickstoff und Salze eine Funktion des Tubulusepithels ist, wird eine Verminderung dieser Substanzen eine Schonung der Epithelien mit sich bringen. Das erträgliche Ausmaß an N-Substanzen und Kochsalz wird sich mit Hilfe der Kreatininmethoden leicht bestimmen lassen. Wenn die Glomerulusfiltration bekannt ist, kann berechnet werden, wieviel Harnstoff als Maß der N-Ausscheidung filtriert wird. Durch Vergleich des Plasmaverhältnisses von Harnstoff und Kreatinin wissen wir, wieviel rückresorbiert wird und wieviel somit bei gegebener Filtrations- und Rückresorptionsgröße ausgeschieden werden kann. Auf Grund dieser Berechnung, die erstmalig REHBERG und HOLTEN angestellt haben, wird es leicht möglich sein, die N-Zufuhr zu regulieren, wobei die Autoren angeben, daß bis zu einer Filtrationsgröße von 50 ccm 70 g Eiweiß zugeführt werden dürfen. Durch

Verminderung der Eiweißzufuhr kann manchmal so die N-Retention selbst bei unveränderter Filtration und Rückresorptionsleistung auf unschädlicher Höhe gehalten werden.

Ähnliche Gesichtspunkte gelten für die Chloridausscheidung. Wird bei der Insuffizienz zuviel Kochsalz gereicht, dann kann das Tubulusepithel das Chlor im Rückresorbat nicht genügend in seiner Konzentration herabdrücken, es wird zuviel rückresorbiert und der Chlorspiegel des Blutes kann unter Umständen, wenn die Gewebsregulierung nicht ausreicht, zu hyperchlorämischen Werten steigen. Wird zu wenig Chlor gereicht, dann kann der Chlorgehalt des Rückresorbates nicht so wie beim Normalen genügend konzentriert werden, der Chlorgehalt des Blutes sinkt und es entwickelt sich der hypochlorämische Typus der Nephritis. Aus diesen Gründen liegen die Verhältnisse nicht so klar wie bei den N-Substanzen. Bei der Niereninsuffizienz ist der Chlorgehalt des Harns weitaus niederer als der des Blutes; dies könnte dadurch erklärt werden, daß die geschädigte Niere nicht imstande ist, den osmotischen Wert des Rückresorbates zu senken, also seine Gefrierpunktserniedrigung zu verringern; so entsteht ein osmotisch dem Ultrafiltrat des Blutes gleiches Rückresorbat, in dem aber die Chloride für die N-Substanzen, die als Schlackenstoffe entfernt werden sollen, eingesprungen sind. Vielleicht bestehen so zwei Grade der Tubuluszelleninsuffizienz: Ein erster, bei dem der osmotische Wert des Rückresorbates nicht mehr gesenkt werden kann, aber z. B. noch Chloride statt N-Substanzen zurückgezogen werden, und ein zweiter, höhergradiger, bei dem die Zusammensetzung überhaupt nicht mehr beeinflußt wird. Jedenfalls werden beim Hungern geringere Anforderungen an das Tubulusepithel gestellt und man könnte sagen, daß *durch Dursten das Mesenchym, durch Hungern das Epithel geschont wird.*

Auch für die chronischen Veränderungen seien diätetische Maßnahmen in Betracht gezogen. Da wir die Eiweißdurchtränkung, die seröse Entzündung, an die Spitze unserer Darstellung gestellt haben, sei zunächst die allgemeine Wirkung der *Rohkost* in dieser Hinsicht in Betracht gezogen. Sie stellt nach den Anschauungen EPPINGERs und seiner Mitarbeiter eine Transmineralisation in dem Sinne dar, daß durch K-reiche und N-arme Kost das Natrium, welches die Ödembildung unterstützt, durch seinen Antagonisten Kalium ersetzt wird. Insbesonders hat KAUNITZ auf diese Tatsachen verwiesen. Es wird also durch die kaliumreiche Ernährung der serösen Entzündung entgegengewirkt, ebenso wie auch durch einen Aderlaß oder durch die intravenöse Zufuhr konzentrierter Zuckerlösungen.

Diesen vorzugsweise gegen die Erkrankungen des tubulären Apparates gerichteten Maßnahmen wären kurz jene Behandlungsmethoden hinzuzufügen, welche sich gegen die Glomerulitis und die Präcapillaritis richten und mit unseren Vorstellungen im Zusammenhang stehen. Bei der Glomerulitis müssen zwei anzustrebende therapeutische Effekte unterschieden werden: Die Hemmung der gesteigerten Durchlässigkeit einerseits und die Verbesserung der Filtrationsleistung andererseits. Wie HITZENBERGER gezeigt hat, ist es möglich, durch *Pyramidon* die Blutabscheidung bei Resthämaturien zu hemmen. Diese mitunter recht günstige Therapie hat jedoch Schattenseiten, die ihre Anwendbarkeit einschränken. Bei der Glomerulitis besteht oft neben gesteigerter Permeabilität an einzelnen Stellen (kenntlich an Albuminurie und Hämaturie) eine Verminderung der filtrierenden Oberfläche durch Verklebungen und Schwielen an anderen Stellen. Wenn nun die Filtration bereits vermindert ist, kann eine weitere Hemmung durch Pyramidon Schaden stiften, weil dann die gesamte Nierenleistung verringert wird. Man wird daher eine adstringierende Therapie nur dann anwenden dürfen, wenn eine reine Permeabilitätssteigerung besteht, wie z. B. bei der Rest-Hämaturie nach Abklingen einer akuten Nephritis. Als bestes Kriterium, ob im Einzelfall eine Nierendichtung mit Pyramidon durchgeführt werden darf, hat es sich bewährt, mittels Kraetininmethoden die Filtrationsleistung zu bestimmen. Wenn diese normal ist, dann ist die Pyramidontherapie gestattet.

Alle Maßnahmen, welche die *Glomerulusdurchblutung verbessern*, steigern die Filtration. Hierin dürfte die Hauptwirkung der Digitalistherapie durch Verbesserung der Herzkraft liegen, die ja bei vielen Nierenerkrankungen segensreich ist. Auch die Wirkung mancher Diuretika der Coffeinreihe dürfte auf einer besseren Durchblutung beruhen. Ebenso ist der gute diuretische Effekt der intravenösen Zufuhr konzentrierter Zuckerlösungen zu erklären. Schließlich sei auf die von EPPINGER angegebene Nierendiathermie hingewiesen, die ebenfalls auf die Verbesserung der Glomerulusdurchblutung hinzielt. Auch die Bettruhe dürfte in ähnlicher Weise wirken; wie HOLTEN und REHBERG angeben und bestätigt werden konnte, ist während der Bettruhe die Filtrationsleistung der Niere erhöht.

Für die Behandlung *der Präcapillaritis* wird alles das von Bedeutung sein, was die Exsudation in die Arteriolen hemmt oder den Reizzustand der Präcapillaren beseitigt (Rohkost, möglicherweise Digitalis oder Strophanthin usw.). Leider stehen uns gerade gegen diesen Zustand außer der alterprobten Ruhigstellung nur wenige Maßnahmen zur Verfügung.

Weiters seien einige Bemerkungen über die Wirkung der *Diuretika* vorgebracht. Mit Hilfe der Kreatininmethoden läßt sich zeigen, daß die meisten Diuretika weniger durch Steigerung der Filtration, sondern vielmehr durch Verringerung der Rückresorption wirksam sind (nur bei Coffein spielt die Filtrationssteigerung eine Rolle). So dürfte die Wirkung der meisten Diuretika eng mit einer Steuerung der Gefäßschaltungen zusammenhängen, wobei anzunehmen ist, daß sie gar nicht primär renal angreifen, sondern daß die Niere auf extrarenale Vorgänge als Erfolgsorgan antwortet. Diese Vorgänge sind die Entstehung einer Hydrämie und die Vermehrung der Blutmenge, die von SAXL und HEILIG, MÖLLER, FEHER u. a. nach der Anwendung der Quecksilberpräparate (Novasurol, Salyrgan, Novurit) gesehen wurde. Weiters kommt die zentrale Steuerung der Diurese nach PICK und MOLITOR in Betracht. Die extrarenalen Faktoren können, wie wir bereits gesehen haben, die Niere veranlassen, die Leistung ihrer beiden Apparate (der Filtration und der Rückresorption) auf dem Wege der geschilderten Gefäßschaltungen zu verändern, wobei die Steuerung aller Wahrscheinlichkeit nach auf mehrfache Weise (nervös, humoral, hormonal) erfolgt. Ein extrarenaler Faktor ist auch die Verbesserung der Filtration durch die Erhöhung der Herzkraft, worin die Wirkung der Digitalis und der Purinpräparate zu erblicken ist.

In der Niere selbst können die Diuretika ebenfalls auf zwei Wegen wirksam sein. Sie können die Filtration steigern durch Vermehrung der filtrierenden Oberfläche; RICHARDS und SCHMIDT konnten im Tierversuch bei Fröschen unmittelbar die Eröffnung geschlossener Glomeruli nach der Gabe von Purinkörpern obachten. Die Quecksilberpräparate wirken dagegen besonders auf den rü resorbierenden Apparat nicht nur durch eine direkte oder indirekte Beeinflussu der Gefäßschaltungen, sondern auch durch eine direkte Leistungsveränderu der Tubulusepithelien, was dadurch wahrscheinlich wird, daß auf der Höhe d Diurese große Chlormengen ausgeschieden werden. Dies kann soweit gehen, da gelegentlich nach Salyrgananwendung eine Hypochlorämie eintritt, die nac Kochsalzzufuhr rasch wieder verschwindet. Damit stimmt überein, daß nac großen Salyrgangaben eine Nekrose der Tubulusepithelien eintreten kann (eigen Beobachtungen, Herrmann, Schwab und Bondurant). Ähnliches gilt abe auch für die Wirkung der Purinpräparate. Sobieranski hat histologische Veränderungen der Tubulusepithelien nach Coffeingaben gesehen und Grünwald erreichte bei chlorarm ernährten Kaninchen, die sonst einen ganz chlorfreien Harn entleerten, eine so mächtige Chlorausscheidung, daß die Tiere an Chloridverarmung zugrunde gingen. Da man immer schon die Vorstellung hatte, daß all diese Erscheinungen auf einer Funktionsstörung des Tubulusepithels beruhen, hat man den Ausdruck Tubulusdiarrhöe geprägt. Mit diesen Bemerkungen läßt sich auch begründen und festlegen, welche Diuretika bei Nierenkrankheiten erlaubt sind: alles, was die Filtrationsleistung steigert und nicht zur Retention Anlaß gibt; in erster Linie also Digitalis und intravenöse Zuckerzufuhr. Die Quecksilberpräparate und in einem gewissen Grad auch die Purinkörper sind bei Schädigungen des tubulären Apparates kontraindiciert, während sie bei intaktem tubulärem Apparat, wie bei Hypertonien ohne Niereninsuffizienz und Nephrosen durchaus indiciert erscheinen. Der Versuch durch Hemmung der Rückresorption bei urämischen Nephritiden die Wasser- und Schlackenausscheidung durch Salyrgan zu steigern und damit die Schlackenretention im Organismus günstig zu beeinflussen, wird deswegen zu keinem günstigen Erfolg führen, weil hier die Rückresorption des Wassers im prozentuellen Vergleich zur Filtration ohnedies schon beträchtlich vermindert ist und weil durch die Epithelschädigung nach Quecksilbergaben die verminderte Siebwirkung der Epithelien, die ja zur Schlackenrückresorption führt, noch mehr beeinträchtigt wird.

Der Einfluß von Hormonen auf die Diurese dürfte ebenfalls, abgesehen von der indirekten extrarenalen Beeinflussung, in der Steuerung der Gefäßschaltungen in der Niere beruhen. Für die wirksamen Substanzen des Hypophysenhinterlappens erscheint dies auf Grund der Versuche Freys und der Berechnungen der Glomerulusfiltration durchaus wahrscheinlich, wobei es sich zur Zeit nicht entscheiden läßt, ob und in welchem Ausmaß sich dieser Einfluß unmittelbar oder (nach Pick) auf zentral-nervösem Weg geltend macht.

Endlich ist die Wirkungsweise jener Substanzen ins Auge zu fassen, welche bei den ascendierenden Infektionen des Nierenparenchyms, bei der Pyelonephritis, als *Harndesinfizienzien* angewendet werden. Die Pyelonephritis spielt sich ja im wesentlichen im Spaltraumsystem der Niere ab. Die Infektion gelangt aus dem Nierenbecken, die Fornices durchwandernd, in die perivasculären und von hier in die interstitiellen Gewebsspalten. Bezüglich dieser Verhältnisse sei auf das Referat Neckers aus der jüngsten Zeit hingewiesen. Wenn nun eine Infektion sich auf die Oberfläche der Nierenbeckenschleimhaut beschränkt, dann stellt ihre Beeinflussung kein besonderes Problem dar. Sie kann ohne Zweifel wirksam bekämpft werden, wenn eine desinfizierende Substanz, die oral oder parenteral verabreicht wird, durch die Niere in genügender Konzentration ausgeschieden wird und mit der Schleimhaut des Nierenbeckens in Berührung kommt. Ist es aber zu erwarten, daß ein Harndesinfiziens auch dann wirksam ist, wenn die Infektion, wie bei der Pyelonephritis im Spaltraumsystem des Nierenparenchyms selbst sitzt? Die klinische Erfahrung lehrt, daß die Harndesinfizienzien auch hier wirksam sind. Tatsächlich müssen wir ja annehmen, daß die verschiedenen desinfizierenden Substanzen im Glomerulusfiltrat erscheinen und in den Tubuli teilweise rückresorbiert werden, d. h. also auf dem Wege zwischen Tubuluslumen und venösen Capillaren die Gewebsspalten passieren. Hier ist aber der Sitz der Infektion und der Ort, an welchen die desinfizierende Substanz herangebracht werden soll. Es ist also wahrscheinlich, daß ceteris paribus ein Harndesinfiziens um so wirkungsvoller die pyelonephritische Infektion bekämpfen wird, in je höherem Maße es der Rückresorption aus den Tubuli unterliegt. Ohne Zweifel erscheint es fruchtbar, in dieser Hinsicht das Verhalten der verschiedenen Harndesinfizienzien und seine Beeinflussung durch Veränderung der Diurese, der Wasserstoffionenkonzentration usw. zu untersuchen. Dies wäre durch Bestimmung des Verhältnisses der Harn-Plasmakonzentration des Desinfiziens bei bekannter Größe der Glomerulusfiltration durchführbar. Nach diesen Überlegungen wäre es vorstellbar, daß ein Medikament auch dann bei der Bekämpfung der pyelonephritischen Infektion wirksam ist, wenn es gar nicht im Harn erscheint, sondern vollständig rückresorbiert wird. Für die Wirksamkeit eines Nierendesinfiziens ist also die erreichte Harnkonzentration gewiß nicht ausschlaggebend.

d) Über Wirkungsweise, Indikationen und Technik der Dekapsulation.

Wenn man sich die Bedeutung der Saftströmung in der Niere, der geregelten Bildung und Abfuhr des Gewebswassers, vor Augen hält, dann gewinnen alle Probleme, die mit der operativen Nierendekapsulation in Zusammenhang stehen, an Klarheit. Die Dekapsulation befreit das geschwollene Parenchym der akut-nephritischen Niere aus der Umklammerung der unnachgiebigen Capsula fibrosa. Eppinger hat darauf hingewiesen, daß die Cyanose einer hellroten Färbung weicht, daß also ein Teil der Dekapsulationswirkung ohne Zweifel mit einer Verbesserung der beeinträchtigten Blutzirkulation zusammenhängt. Aber oft hat die Dekapsulation einen sicheren Einfluß auf die Funktionsstörung und den Krankheitsprozeß der Niere in subakuten oder chronischen Fällen, bei welchen man bei der Operation nicht das mindeste Zeichen für eine Steigerung des intrakapsulären Druckes finden konnte. Hier kommt die zweite Komponente des Dekapsulationseffektes zur Geltung: Die Eröffnung des Spaltraumsystems, seine Drainage gegen den Retroperitonealraum hin. Der eine von uns hat seit 1927 zu wiederholten Malen auf die Bedeutung dieser Drainage hingewiesen; wenn die Lumbotomiewunde nicht vollkommen vernäht, sondern das Nierenlager nach der Dekapsulation drainiert worden war, dann findet man häufig einen reichlichen Austritt von seröser Flüssigkeit, die in den ersten Tagen den Verbandstoff durchtränkt. Diese seröse Exsudation wurde von zahlreichen Autoren beschrieben (Zondek, Ziemendorff, Hirt, Oehlecker, Wilk, Chabanier-Lobo-Onell-Perard, E. Meyer).

Wenn nach der Dekapsulation ein oligurischer Zustand einer Diurese weicht, dann ist dieser kurativen Wirkung des Eingriffs stets eine ein- bis zweitägige seröse Exsudation vorangegangen. Daß es sich nicht etwa um den Austritt von Harn aus verletzten oberflächlichen Kanälchen handelt, sondern um Gewebswasser, geht daraus hervor, daß man ganz starke Exsudation oft während einer Periode kompletter Anurie beobachtet. Ferner tritt die Exsudation in stärkstem Maße auch dann auf, wenn bei der Dekapsulation jede Verletzung des Parenchyms peinlich vermieden worden war. Das Ausmaß des kurativen Erfolges steht in deutlicher Proportion zum Ausmaß der serösen Exsudation: fehlt diese ganz, dann kann nicht mit einem günstigen Einfluß der Operation gerechnet werden. KÜMMELL fand gesteigerte Dekapsulationswirkung, wenn er das Fett- und Bindegewebe des Hilus exstirpierte; dies wird verständlich, da hierbei der Sinus renalis eröffnet wird, in welchen die perivasculären Gewebsspalten münden, wodurch auch eine Drainage des Spaltraumsystems nach dieser Seite — nach der Konkavität des Organs — bewirkt wird. Auch die von VOLHARD mitgeteilten Beobachtungen, bei welchen die Durchtrennung der Lendenmuskulatur allein den gleichen Effekt wie die Dekapsulation ausübte, sprechen nicht gegen die Bedeutung der Drainage der Gewebsspalten: die Lumbotomie verändert ohne Zweifel radikal die Blutzirkulation im caudalen Einzugsgebiet der Vena azygos und hemiazygos durch Eröffnung von Gefäßen des Plexus venosus lumbalis, der mit den Nierenvenen zusammenhängt. Man kann nicht daran zweifeln, daß die Blutung während der Lumbotomie auf die Niere selbst wie ein lokaler Aderlaß wirkt, der die Rückresorption von Gewebsflüssigkeit in die Blutbahn fördert. Die Tatsache, daß die Dekapsulation einer Niere manchesmal auch das kontralaterale Organ günstig beeinflußt, findet gleichfalls in der Spaltraumdrainage eine fundierte Erklärung:

Die Lymphgefäße beider Nieren münden in die Lymphdrüsen längs der Aorta, die miteinander in Verbindung stehen. Bisweilen stehen die Lymphgefäße beider Nieren miteinander auch in direktem Zusammenhang, ohne Zwischenschaltung von Lymphdrüsen, indem sie unmittelbar in die Lendenzysterne des Ductus thoracicus münden. Es erhebt sich die Frage, ob Strömungskorrelationen zwischen den Lymphgefäßen der rechten und der linken Niere bestehen. Bei Betrachtung des Lymphgefäßsystems der Nieren drängt sich der Gedanke auf, daß solche Korrelationen bestehen müßten. Wenn nach Dekapsulation das Gewebswasser in den Retroperitonealraum abströmt, muß der Lymphabfluß durch die Lymphgefäße dieser Niere auf ein Minimum sinken. Der Gedanke ist nicht von der Hand zu weisen, daß dadurch eine Abflußerleichterung für die Lymphe der anderen Niere geschaffen wird. Bei starkem Gewebswasser- und Lymphdruck müßte es sogar zu einer Strömungsumkehr in den Lymphgefäßen der dekapsulierten Niere kommen können. Die Lymphe der kontralateralen Niere würde unter der Wirkung ihres eigenen Druckes und unter der Saugwirkung der dekapsulierten Seite die Medianebene überschreiten und sich durch die eröffneten Lymphgefäße der dekapsulierten Niere in den Retroperitonealraum ergießen. Es ist also durchaus denkbar, daß die Dekapsulation der einen Niere den Gewebswasserabfluß des kontralateralen Organs fördert; klinische Beobachtungen lassen sich in diesem Sinne deuten (s. S. 67).

Die Dekapsulation wirkt also ohne Zweifel so wie die Iridektomie oder die ELLIOTsche Skleratrepanation im Bereiche des Auges oder wie die Lumbalpunktion im Bereiche des Zentralnervensystems: sie erleichtert den Abtransport des Gewebswassers. Dies war auch die Auffassung HARRISONs, der als einer der ersten erfolgreich Dekapsulationen ausgeführt hat. Zur Belegung dieser Auffassung des Dekapsulationseffektes und zur Erhärtung der Erwägungen, die auf S. 48 angestellt wurden, sei der folgende von dem einen von uns operierte und beobachtete Fall wiedergegeben:

Patient Sch. A., 40 Jahre alt. 1929 akute Nephritis, seither in zunehmendem Maße dumpfe Schmerzen in beiden Flanken, insbesondere nach reichlicher Flüssigkeitsaufnahme. In letzter Zeit Präkordialschmerz, der sonst normale Blutdruck soll damals auf 200 mm Hg gestiegen sein. Rest-N 35 mg-%. Der Harn enthält 0,3—1,0% Eiweiß, vereinzelte Erythrocyten und granulierte Zylinder. Keine Infektionsherde an den Tonsillen, Zähnen usw. 24-Stunden-Harnmenge: 200—500 ccm, nur an 2 Tagen einer mehrwöchigen Beobachtungszeit 800—900 ccm. VOLHARD-Versuche s. unten. Chromocystoskopie und Nierenröntgenaufnahme o. B.

Dekapsulation der rechten Niere am 25. Februar 1936. Das Organ zeigt völlig normale Beschaffenheit bezüglich Größe, Farbe, Konsistenz. Keine Kapseladhärenz. Das Parenchym wird bei der Dekapsulation nicht verletzt. Capsula fibrosa zart, keine irgendwie merkliche Steigerung des intrakapsulären Druckes. Ein Drain wird in das Nierenlager eingelegt, glatte Heilung. Reichlicher Austritt farbloser und geruchloser Flüssigkeit aus dem Drain, die den Verband durchtränkt. Diese Exsudation ist nur an den ersten beiden Tagen nach der Operation bemerkbar. Die Harnmenge beträgt am ersten Tag 550 ccm, am zweiten Tag 350 ccm. Am dritten Tag 1450 ccm Harn, in den folgenden Wochen (solange die Beobachtung dauerte) Harnmengen von 1250—1700 ccm in 24 Stunden. Eiweißgehalt unverändert. Auch nach reichlicher Flüssigkeitsaufnahme keinerlei Schmerzen, weder in der rechten noch in der linken (nichtoperierten) Niere. VOLHARD-Versuche:

2 Wochen vor der Operation 10. 2. 36			2 Wochen nach der Operation 10. 3. 36		
Zeit	1½ Liter Tee		Zeit	1½ Liter Tee	
	Menge ccm	spez. Gewicht		Menge ccm	spez. Gewicht
½9 Uhr	50	1020	½9 Uhr	100	1005
9 „	—	—	9 „	290	1000
½10 „	—	—	½10 „	450	1000
10 „	70	1010	10 „	180	1000
11 „	50	1007	11 „	150	1004
12 „	60	1010	12 „	100	1007
Summe I:	230 ccm		Summe I:	1270 ccm	
2 Uhr	115	1008	2 Uhr	115	1012
4 „	140	1014	4 „	115	1016
6 „	85	1018	6 „	110	1018
8 „	100	1020	8 „	25	1018
Nacht	100	1023	Nacht	350	1019
Summe II:	540 ccm		Summe II:	715 ccm	
Summe I + II:	770 ccm		Summe I + II:	1985 ccm	

Ohne Zweifel lag hier einer jener Fälle vor, deren Pathologie auf S. 49 zur Sprache gekommen ist. In der Pathogenese der Diuresestörung können extrarenale Momente keine wesentliche Rolle gespielt haben, da ein lokaler Eingriff an der Niere die Diuresehemmung beseitigte. Der Nierenschmerz auf der Höhe der Wasserverarbeitung wies auf das Auftreten eines akuten Nierenödems hin. Der kurative Dekapsulationseffekt in bezug auf die Diurese trat erst ein, als die Exsudation aus dem Organ 2 Tage angehalten hatte. Endlich hatte die Dekapsulation einer Niere die Schmerzen, die früher nach Flüssigkeitszufuhr stets in beiden Nieren aufgetreten waren, vollkommen beseitigt. Die Gewebsdrainage muß sich auf beide Nieren erstreckt haben (renorenale Lymphverbindungen?). Wieweit auf der Höhe des akuten Ödems auch die Blutzirkulation der Niere beeinträchtigt war, kann nicht mit voller Sicherheit ermessen werden, doch ist es möglich, daß auch dieser Umstand eine Rolle spielte; an der freigelegten Niere, die sich ja im Augenblick der Operation nicht auf der Höhe der Wasserverarbeitung befand, konnte natürlich auch keine intrakapsuläre Drucksteigerung aufscheinen. Wir müssen uns also wohl vorstellen, daß in solchen Fällen die Entstehung des akuten Ödems auf der Höhe der Wasserverarbeitung verhindert wird, indem die Gewebsspalten nach der Dekapsulation ihren überschüssigen Inhalt in den Retroperitonealraum entleeren. Damit fällt aber die Ursache der pathologischen Rückresorptionssteigerung (s. S. 48 und 49) und der Diuresehemmung fort. Es scheint, daß durch die unvermeidliche Regeneration der Capsula fibrosa der kurative Effekt im Laufe der Zeit nicht verloren gehen muß, sondern daß sich vielmehr während dieser Zeit die Capillarschädigung so weit zurückbilden kann, daß die Niere imstande ist, auch nach dem Zunichtewerden der Spaltraumdrainage durch die Regeneration der Kapsel normal zu funktionieren.

Es muß im Auge behalten werden, daß die Dekapsulationswirkung sich nur auf die Wasserverarbeitung der Niere erstreckt und daß gleichzeitig mit einer günstigen Beeinflussung derselben die Stickstoffausscheidung vollkommen unbeeinflußt vom Dekapsulationseffekt bleiben kann. Der folgende von dem einen von uns beobachtete Fall zeigt dies mit besonderer Klarheit:

Pat. A. S., 49 Jahre alt. Vor 7 Jahren Lues, intensiv behandelt. Vor 4 Tagen Absinken der Diurese auf 20—35 ccm in 24 Stunden. Trotz interner Medikation kein Ansteigen der Harnmenge. Keine Ödeme. Harn hochgestellt, Albumen nach ESBACH 20 ‰ Sediment: Reichlich rote und weiße Blutkörperchen, granulierte und hyaline Zylinder. Rest-N 129 mg-%. Blutdruck 120 mm Hg. Angesichts des Versagens der internen Medikation wird zur Operation geschritten: Freilegung beider Nieren in Äthernarkose. Operationsbefund (rechts = links): Das Organ ist vergrößert, von weicher Konsistenz. Die sehr dünne Capsula fibrosa wird incidiert und zur Gänze abgezogen. Die Kapsel an das Parenchym nicht adhärent. Das Parenchym ist leicht bläulich verfärbt, ändert seine Farbe nach der Dekapsulation nicht, ist brüchig und weich, es scheint innerhalb der Kapsel nur unter mäßigem Druck zu stehen. Drainage des Nierenlagers. Schichtnaht. Aus dem weiteren

Datum	Seröse Exsudation	Harnmenge ccm	Spez. Gewicht	Esbach ‰	Rest-N mg-%	Blutdruck mm
25. 10. 9 Uhr a. m. bis 26. 10. 9 Uhr a. m.	—	30	—	20	129	120
26. 10. 9 Uhr a. m. bis 27. 10. 9 Uhr a. m.	reichliche Durchtränkung des Verbandstoffes	60	—	—	—	—
27. 10. 9 Uhr a. m. bis 28. 10. 9 Uhr a. m.	desgl.	170	—	9	179	120
28. 10. 9 Uhr a. m. bis 29. 10. 9 Uhr a. m.	desgl.	470	1015	—	—	—
29. 10. 9 Uhr a. m. bis 30. 10. 9 Uhr a. m.	allmähliche Abnahme der serösen Exsudation	490	1015	—	222	—
30. 10. 9 Uhr a. m. bis 31. 10. 9 Uhr a. m.	desgl.	800	1013	3,7	222,6	—
31. 10. 9 Uhr a. m. bis 1. 11. 9 Uhr a. m.	desgl.	700	1012	—	—	120
1. 11. 9 Uhr a. m. bis 2. 11. 9 Uhr a. m.	desgl.	1240	1013	1,9	238	—

Verlauf ist nun bemerkenswert, daß beim ersten Verbandwechsel, 24 Stunden nach der Operation, der Verbandstoff völlig von einer serösen, nicht nach Harn riechenden Flüssigkeit durchtränkt war, welche zum Teil durch die Drainrohre, weit mehr aber neben denselben aus den Operationswunden hervorsickerte. Die Menge der Flüssigkeit war auf einige 100 ccm zu schätzen. Die vorstehende Tabelle gibt eine Übersicht über das Verhalten dieser Exsudation zur Diurese usw.

Unter Ansteigen des Rest-N und terminalem Absinken der Diurese Exitus letalis im urämischen Koma am 25. Tag nach der Operation; Obduktionsbefund (Prof. Dr. CARL STERNBERG): Nephritis subacuta, große weiße Niere.

Ohne Zweifel war hier das Nierenödem als Ursache der erhöhten Wasserrückresorption und Oligurie beseitigt worden; die Schädigung der Tubulusepithelien, die nicht mehr fähig waren, dem Eindringen des Harnstoffes aus den Kanälchen Widerstand zu leisten, war irreparabel und führte zur fortschreitenden Schlackenretention.

Es mag sein, daß neben dem Abtransport der zu großen Gewebswassermengen auch die Abfuhr des Eiweißgehaltes der Gewebsspalten eine gewisse, von Fall zu Fall wohl verschiedene Rolle spielt. Wenn nach Besserung einer vielleicht nur transitorischen Capillarschädigung nicht mehr das Ödem sich durch Wasserüberfüllung der Gewebsspalten störend zur Geltung bringt, sondern nur noch pericapilläre Eiweißmäntel die Nierenfunktion beeinträchtigen, müßte deren Beseitigung zur Behebung der Funktionsstörung beitragen. Wenn die Lymphgefäße hierzu nicht ausreichen, wäre ein günstiger Einfluß der Spaltraumdrainage durch Dekapsulation zu erwarten. Dies mag die Grundlage der guten Dekapsulationswirkung sein, die OEHLECKER, WEISMANN u. a. bei Fällen von „nephrotischem" Charakter gesehen haben.

Auch bei einer anderen chronischen Nierenerkrankung besteht ein augenfälliger Zusammenhang zwischen Störung des Gewebswasserwechsels, Oligurie und kurativer Dekapsulationswirkung: bei der pyelonephritischen Schrumpfniere. Hier kann hochgradige Oligurie mit Nierenschmerz auftreten, die Dekapsulation bewirkt zunächst starke seröse Exsudation und hierauf Einsetzen einer mächtigen Diurese. In anatomischer Hinsicht wird die pyelonephritische Schrumpfniere durch mächtige Schwielenbildung längs der großen Gefäße der Rinden-Markgrenze charakterisiert (STÄMMLER und DOPHEÏDE), ferner durch Adhärenz und Verdickung der Capsula fibrosa (schwielige Perinephritis). Die Fälle, bei welchen ROVSING durch Dekortikation der Niere, durch Befreiung des Organs vom umgebenden Schwielengewebe, günstige therapeutische Erfolge als erster erzielte, dürften derartige Endstadien pyelonephritischer Prozesse gewesen sein. HASLINGER gibt ausführliche Krankengeschichten von Fällen wieder, welche der eine von uns zur gleichen Zeit zu beobachten Gelegenheit hatte: Bei pyelonephritischen Schrumpfnieren wurde nach Dekapsulation seröse Exsudation und nachfolgende Diurese beobachtet. Einer der HASLINGERschen Fälle wurde von dem einen von uns (FUCHS) ein zweites Mal dekapsuliert; es handelte sich um eine Solitärniere, die wegen hochgradigster Oligurie und Schmerzen schon früher dekapsuliert worden war. Nach 4 Monaten war der anfängliche Operationserfolg geschwunden und wegen des bedrohlichen und quälenden Zustandes wurde die von mächtigen Schwielen umgebene Niere wieder freigelegt und die Oberfläche des Organs in einem Bezirk von etwa 3 cm Durchmesser von der fest adhärenten, mächtig verdickten Kapsel befreit: wieder erfolgte mächtige Exsudation, Schmerzfreiheit und Diurese.

Manches spricht dafür, daß bei diesen Fällen die Störung des Gewebswasserwechsels eine andere ist als bei den Fällen der ersten Gruppe; bei jener handelte es sich um eine abnorm starke Gewebswasser*bildung* durch Erkrankung der Markcapillaren. Periodisch, auf der Höhe der Wasserverarbeitung, trat akutes Ödem auf und bewirkte durch Rückresorptionssteigerung Oligurie. Bei der Oligurie der pyelonephritischen Schrumpfniere ist der Nierenschmerz kontinuierlich, er wird durch Flüssigkeitszufuhr nicht exazerbierend gesteigert, ist auch während der Konzentrationsperiode vorhanden. Tatsächlich liegt der Gedanke nahe, daß es sich hier nicht um periodisch gesteigerte Gewebswasserbildung, sondern um gestörte Gewebswasser*abfuhr* handelt. Da bei der chronischen Pyelonephritis keine Capillarschädigung besteht, fließt der Quell des Gewebswassers wie bei der normalen Niere stets gleich stark: in der Konzentrationsperiode kommt der Gewebswasserstrom aus den Henleschen Schleifen; seine Verringerung in der Diurese wird durch das capilläre Filtrat der Arteriolae paraglomerulares ausgeglichen. Hingegen sind die Abflußwege gestört; teils durch die Schwielen an der Rinden-Markgrenze und im Parenchym überhaupt, vor allem aber durch die Obliteration des Subkapsulärraumes. Wenn dieser (das Sammelbecken des Spaltraumsystems) fehlt, werden die überschüssigen Gewebswassermengen nicht an die oberflächlichen Lymphgefäße der Capsula fibrosa herangebracht, es muß zu einer Gewebswasserstauung, zu einem Ödem kommen, und zwar in gleichem Ausmaß während der Konzentrationsperiode und während der Diurese.

Es ist wahrscheinlich, daß das solchermaßen entstandene kontinuierliche Ödem der pyelonephritischen Schrumpfniere in die Pathogenese der Oligurie anders eingeschaltet ist als das Ödem durch Schädigung der Markcapillaren. Einen Hinweis darauf gibt die bemerkenswerte Beobachtung Haslingers, daß die gleiche Diuresesteigerung wie nach Dekapsulation in seinen Fällen vorübergehend durch paravertebrale Novocainblockade erzielt werden konnte. Es muß also wohl eine bedeutende vasculäre Komponente im Spiel gewesen sein, das Ödem muß nicht oder nicht ausschließlich Sammelröhrenkompression und Rückresorptionssteigerung bewirkt haben, sondern daneben oder vorwiegend eine Zirkulationsstörung und Filtrationsverminderung; diese könnte in einer mechanischen Beeinträchtigung der Rindengefäße oder in reflektorischer Arterienkontraktion durch den gesteigerten intrakapsulären Druck begründet gewesen sein. Folgender Vergleich erscheint dem Verständnis förderlich: wenn man in einen Strom ein Stauwehr setzt, dann tritt das Wasser unmittelbar am Wehr am stärksten über die Ufer, hier ist der Hauptort der Stauung. In den Quellbezirken wird sich diese wenig oder gar nicht bemerkbar machen. Wenn man aber in den Oberlauf eines Rinnsals große Mengen quellender Substanz versenkt, dann wird hier ein mechanisches Hindernis gesetzt, die Stauung betrifft den Oberlauf, der Unterlauf des Stromes ist frei von ihr, ja er erhält weniger Wasser als unter normalen Bedingungen. Der letztgenannte Fall entspricht dem Ödem bei Schädigung der Markcapillaren: sein Schauplatz ist die Marksubstanz, seine Wirkung die Sammelröhrenkompression, die Rindengefäße und die Glomerulusdurchblutung werden nicht beeinträchtigt. Der erstere Fall ist der der pyelonephritischen Schrumpfniere; das Staugebiet liegt hier dicht vor dem Abflußhindernis (der Kapselschwiele), es betrifft die Nierenrinde, seine mechanische Auswirkung ist die Kompression der Rindengefäße, in der Marksubstanz an den Sammelröhren wirkt sich die Stauung nicht mehr wesentlich aus. Paravertebrale Blockade und Zirkulationsverbesserung müssen dann trotz des Weiterbestehens des Nierenödems die Glomerulusdurchblutung verbessern und die Diurese durch Vermehrung der Glomerulusfiltration steigern, was ja den tatsächlichen Beobachtungen entspricht.

In welcher Weise können diese Tatsachen und Erwägungen als Richtlinien für die Indikationsstellung zur Dekapsulation verwertet werden? Wann wird man von der Dekapsulation die Behebung einer Oligurie erwarten dürfen? Ohne Zweifel wird man um so eher in die Dekapsulationswirkung Hoffnung setzen dürfen, je mehr die extrarenalen Faktoren zurück- und die renalen hervortreten. Es darf sich in einem fraglichen Fall natürlich nicht um eine „primäre Oligurie" (LAUDA) handeln, ebensowenig wie um eine Oligurie durch Kreislaufinsuffizienz. Bei den eigentlichen Nierenerkrankungen wird zu berücksichtigen sein, wie hochgradig die allgemeine Capillarschädigung und Ödemneigung ist. Sie muß im jeweiligen Krankheitsfall gegen das lokale Ödem der Niere abgewogen werden, welches sich klinisch ausschließlich durch den kontinuierlichen oder intermittierenden Nierenschmerz äußert. Je mehr im einzelnen Fall die Allgemeinödeme oder die Bereitschaft zu solchen im Hintergrund stehen und je sicherer Nierenödem angenommen werden kann, um so eher wird man sich zum operativen Eingriff entschließen. Andernfalls wird dem Kranken zweifellos damit ein Dienst erwiesen sein, daß man ihn nicht einer immerhin eingreifenden Operation zwecklos aussetzt. Als das Musterbeispiel eines falsch indizierten Eingriffs sei der folgende von dem einen von uns operierte Fall angeführt, bei welchem die nutzlose Operation auf Grund der obigen Prinzipien zu unterlassen gewesen wäre:

Patientin M. H., 21 Jahre alt. Vor einem Jahr akute Nephritis. Seit einem halben Jahr dauernd Ödeme an den Lidern und an den Beinen, bei Trockenkost nur wenig verringert, anfallsweise starke Kopfschmerzen, auf Osmoninjektion gebessert. Tonsillektomie. Albuminurie 3—20‰, vereinzelte Erythrocyten und granulierte Zylinder im Sediment. Blutdruck normal, Rest-N normal. Harnmenge in 24 Stunden 200—400 ccm. Bei stärkerer Flüssigkeitszufuhr beträchtliches Zunehmen der Ödeme. Niemals Schmerzen in der Nierengegend, Nieren nicht druck- und klopfempfindlich, nicht tastbar, Röntgen: o. B. Medikamentöse Therapie und Diathermie ergebnislos. Dekapsulation der rechten Niere. Subcutanes Gewebe ödematös, die Niere ist etwas vergrößert, normal konsistent, zeigt eine leicht gelblich-graue Verfärbung. Dekapsulation ohne Parenchymverletzung, kein Zeichen einer intrakapsulären Drucksteigerung. Keine seröse Exsudation aus dem Nierenlagerdrain; trotzdem ist der Verbandstoff in den ersten Tagen infolge der Drainage des stark ödematösen subcutanen Gewebes durch den Operationsschnitt mäßig stark serös durchtränkt. Keine Zunahme der Diurese, kein Schwinden der Ödeme während der vierwöchigen Beobachtungszeit nach der Operation.

Die oben aufgestellten Grundsätze lassen die Dekapsulation bei der *akuten Nephritis* als angezeigt erscheinen, wenn eine hochgradige Oligurie besteht, die medikamentös, durch Aderlaß, Diathermie usw. nicht zu beeinflussen ist. Fast ausnahmslos besteht hier Nierenschmerz und das sind die Fälle, bei welchen nicht nur die Drainagewirkung der Dekapsulation, sondern auch die unmittelbare Zirkulationsverbesserung der geschwollenen Niere zu Hilfe kommt. Bei den *subakuten* und *chronischen* Fällen, die überhaupt für die Dekapsulation in Frage kommen, wird zwischen jenen zu unterscheiden sein, die auf einen Wasserstoß mit Oligurie und Schmerz reagieren, und zwischen jenen, bei welchen die Schmerzen kontinuierlich sind. Die ersteren Fälle sind die mit akutem Ödem und Rückresorptionssteigerung; die letzteren sind pyelonephritische Endstadien, bei welchen Filtrationsverminderung angenommen werden muß. Abgesehen von der Anamnese und dem Nachweis einer noch vorhandenen Harninfektion kommen für die Differentialdiagnose folgende Punkte in Frage: Albuminurie, Zylindrurie und Blutdrucksteigerung kann auch bei der pyelonephritischen Schrumpfniere vorhanden sein, ist also differentialdiagnostisch nicht ausschlaggebend. Die Pyelographie kann, aber muß nicht Deformationen des Nierenbeckens nachweisen, wenn es sich um ausgedehnte perirenale Schwielenbildung handelt. Von größerer differentialdiagnostischer Bedeutung erscheint uns der therapeutische Versuch mit paravertebraler Novocainblockade; wenn diese die Oligurie vorübergehend durchbricht, wird man nach den vorliegenden Erfahrungen (s. S. 70) an pyelonephritische Schrumpfniere denken müssen. Endlich ist es sehr wahrscheinlich, daß die Berechnung der Glomerulusfiltration und Rückresorption nach Rehberg in einer ihrer Modifikationen hier unmittelbare klinische Bedeutung erlangen wird: der Nachweis einer Rückresorptionssteigerung bei wenig beeinträchtigter Filtration wird auf das Vorhandensein von Marködem hinweisen, der Nachweis einer bedeutenden Filtrationsverringerung hingegen auf eine perirenale Schwiele. Die Berechnung nach dem Prinzip von Rehberg wird ebenso wie die paravertebrale Blockade das Ausmaß der vasculären Beteiligung abschätzen lassen. Die Differentialdiagnose mag praktisch von geringerer Bedeutung sein, da ja bei Anzeichen von Nierenödem und hochgradiger Oligurie die Dekapsulation auf jeden Fall indiziert ist. Immerhin wird es auch vom praktischen Gesichtspunkt aus nur vorteilhaft erscheinen, wenn der Operateur weiß, ob er auf eine äußerlich normale oder auf eine in Schwielengewebe eingebettete Niere stoßen wird.

Als letzte Gruppe kommt die Dekapsulation für Fälle von „nephrotischem" Charakter in Betracht, auch wenn nichts auf ein Nierenödem unmittelbar hinweist. Bei starker Albuminurie und Oligurie und nicht allzusehr im Vordergrund stehenden allgemeinen Ödemen, werden die auf S. 69 wiedergegebenen Erwägungen und Erfahrungen die Indikation zum Eingriff nahelegen.

Endlich dürfte es angebracht sein, aus dem Gesagten einige Konsequenzen für die Technik der Dekapsulation zu ziehen: die unzweifelhafte, dem Verständnis erschlossene Rückwirkung der Dekapsulation einer Niere auf das kontralaterale Organ sollte Anlaß sein, den Eingriff zunächst prinzipiell nur einseitig auszuführen und die Operation der zweiten Seite, wenn sie sich doch als zweckmäßig erweisen sollte, in einem zweiten Akt zu machen. Die nichtoperierte Niere kann noch am Tag der Operation und nötigenfalls in den nächsten Tagen mit Diathermie behandelt werden. Man kann sich des Eindruckes nicht erwehren, daß dieses kombinierte Vorgehen — Dekapsulation der einen und Diathermie der anderen Niere — gelegentlich wirkungsvoller ist als jede einzelne Maßnahme für sich. Weiters ist dem Vorteil des richtig indizierten Eingriffs gegenüber ja doch immer die mögliche Schädigung durch nicht voraussehbare Komplikationen im Auge zu behalten und die doppelseitige Operation ist ohne Zweifel eine recht gefährliche Belastung für einen ohnedies schwerkranken Patienten. Diese Rücksicht sollte aber nicht zu dem Brauch führen, den sich einzelne Operateure zu eigen gemacht haben: nämlich die Dekapsulation von einem extrem kurzen Lumbotomieschnitt aus vorzunehmen. Abgesehen von dem technischen Gesichtspunkt, daß nur die breite Eröffnung des Nierenlagers die behutsame und völlige Entfernung der Kapsel ohne Blutung und ohne Parenchymverletzung gestattet, ist zu bedenken, daß der VOLHARDsche Effekt, den wir als lokale Aderlaßwirkung auffassen, durch die breite Durchtrennung der Bauchwand und der Fettkapsel stärker in Erscheinung treten muß. Die möglichste Vermeidung einer Parenchymverletzung wird die postoperative Obliteration der oberflächlichen Gewebsspalten verringern und den Dauereffekt der Spaltraumdrainage verbessern. Die von manchen Operateuren geübte Stichelung des Nierenparenchyms erscheint von diesem Standpunkt aus verwerflich; gewiß ist sie überflüssig, da ja alle Gewebsspalten mit dem Subkapsulärraum kommunizieren, künstliche Saftbahnen also nicht geschaffen werden müssen. Endlich erweist es sich als vorteilhaft, für einige Tage das Nierenlager mit Hilfe eines dünnen Gummidrains zu drainieren. Dies macht die Beobachtung der serösen Exsudation möglich, deren Ausmaß, wie oben gesagt, prognostische Rückschlüsse auf das spätere Einsetzen einer Diurese gestattet.

VIII. Schlußbetrachtung.

Unsere Untersuchungen und Erwägungen gingen von der Absicht aus, die Niere als ein Organ zu betrachten, welches im wesentlichen dem STARLINGschen Capillarschema entspricht. Hierbei ist der Glomerulus einem stark verlängerten arteriellen Capillarschenkel gleichzusetzen, dessen Funktion es ist, ein eiweißfreies „capilläres Filtrat“ zu liefern. Der dazu gehörige venöse Capillarschenkel wird durch die Capillaren der Marksubstanz repräsentiert, deren Aufgabe es ist, dieses capilläre Filtrat wieder zurückzusaugen. Während bei anderen Capillaren (z. B. der Muskulatur, der Haut usw.) die Grenze zwischen dem arteriellen und dem venösen Schenkel schwankt, ist im Bereiche der Niere die arteriovenöse Grenze durch das Vas efferens und für die Gefäße, die zur Marksubstanz ziehen, auch durch die Arteriolae rectae spuriae anatomisch fixiert. Der arterielle und der venöse Capillarschenkel werden durch das Vas efferens, dessen Wand impermeabel ist, voneinander getrennt. Die Längenausmaße dieser arteriellen und venösen Schenkel sind der Größenordnung nach gleich. In den Wasserwechsel dieser Capillaranordnung ist das Epithel der Harnkanälchen derart eingeschaltet, daß es im wesentlichen den Gehalt des Rückresorbates an festen Substanzen reguliert und hier entgegen den Gesetzen der Diffusion und Osmose eine antiosmotische Arbeit leistet. Diese besteht zum Teil in einer Zurückhaltung bestimmter Stoffe in den Harnkanälchen, also in einer Art von Siebwirkung; zum Teil besteht sie in einer Konzentration mancher Stoffe im Rückresorbat, also in einer Drüsenwirkung. Alle diese Funktionen haben wir in der vorliegenden Untersuchung im wesentlichen nur für die HENLEschen Schleifen, d. h. also für den Markanteil der Tubuli untersucht.

Das Gewebswasser der Niere stammt aus dem rückresorbierten Wasser der Harnkanälchen. Da die Hauptorte der Rückresorption die HENLEschen Schleifen sind, sind diese als die Hauptquellen des Gewebswassers anzusprechen. Die Bedeutung der HENLEschen Schleifen scheint darin zu liegen, daß durch sie der größte Teil der Wasserbewegung in den Gewebsspalten der Niere aus der Rindensubstanz heraus und in die Marksubstanz verlegt wird. Klinische und experimentelle Beobachtungen zeigen, daß tatsächlich ein Gewebswasserstrom aus der Tiefe des Organs an die Oberfläche dringt. Bei verschiedenen diuretischen

Zuständen der Niere erweisen sich die Gewebsspalten der Marksubstanz histologisch als konstant. Die Capillaren des Nierenmarkes sind mit den Arteriolen und Venolen zu eigentümlichen Gefäßbüscheln zusammengefaßt, so daß in ungewohnter Weise zahlreiche capillare Gefäße unmittelbar nebeneinander liegen. Die morphologischen Besonderheiten der Gefäßbüschel wurden mit Hilfe von Serienschnitten, Injektionspräparaten und mit Hilfe der Plattenrekonstruktion im Hinblick auf ihre Funktion untersucht. Die Bedeutung dieser Gefäßbüschel liegt in der gleichmäßigen Aufteilung des paraglomerulären, eiweißarmen, arteriellen Blutes auf die Gesamtmasse des postglomerulären, eiweißreichen, venösen Blutes der Arteriolae rectae spuriae in der Marksubstanz. Das paraglomeruläre Blut gelangt in die Marksubstanz in den morphologisch sichergestellten Arteriolae rectae verae. Diese Gefäßbüschel können im Gegensatz zum filtrierenden Wundernetz des Glomerulus als Rete mirabile venosum resorbens angesprochen werden.

Eine Reihe von Druckregulierungs- und Bremsvorrichtungen, die anatomisch untersucht wurden, bewirken, daß das paraglomeruläre und das postglomeruläre Blut unter gleichem Druck in die Marksubstanz einströmt und daß Schwankungen des Venendruckes von den Capillargebieten der Marksubstanz ferngehalten werden.

Mit Hilfe der Versuchsanordnung von Frey wird festgestellt, daß während der Verdünnungsperiode (im Gegensatz zur Konzentrationsperiode) paraglomeruläres, eiweißarmes, arterielles Blut aus den Arteriolae rectae verae in die Marksubstanz einströmt. Die Henleschen Schleifen liegen in den Wirkungsfeldern der Gefäßbüschel. Somit ist anzunehmen, daß Gewebswasserströme in querer Richtung von den Henleschen Schleifen zu den Gefäßbüscheln ziehen und zum Teil auch senkrecht auf diese Richtung an den Büscheln rindenwärts vorbeistreichen. Diese Einrichtungen stehen sowohl im Dienst der Ernährung als auch im Dienst der Regulierung der Gewebsspaltfüllung. Bei schwacher Diurese ist der Gewebswasserstrom mächtiger, es wird nahezu ebensoviel Wasser rückresorbiert wie in den Glomeruli filtriert wurde. Bei starker Diurese dringt wasserreiches Blut in die Marksubstanz ein. Gleichzeitig damit sinkt die Rückresorption in den Harnkanälchen. Die Diurese ist daher morphologisch durch geöffnete Arteriolae paraglomerulares, funktionell durch verwässertes Blut in den Markcapillaren charakterisiert. Das Nierenödem entsteht hauptsächlich bei Capillarschädigung im Bereiche der Arteriolae paraglomerulares. Diese Schädigung kann bei Flüssigkeitszufuhr zum Auftreten eines akuten Nierenödems im Sinne einer serösen Entzündung nach Eppinger führen. Es wird hierdurch der ungünstige Ausfall des Volhardschen Wasserversuches in jenen Fällen erklärt, bei welchen hierfür zwar eine renale Ursache anzunehmen ist, jedoch (wie bei der subakuten Nephritis) die Glomerulusschwielenbildung zur Erklärung nicht ausreicht.

Es wurde versucht, die im vorstehenden gekennzeichnete Bedeutung des Spaltraumsystems und der Gewebswasserströmung mit den bekannten Tatsachen aus der Klinik der Nierenkrankheiten in Beziehung zu setzen. Es war hierdurch möglich, zur Klärung fraglicher Punkte in der Klinik der akuten, subakuten und chronischen Nephritis beizutragen. Auch im Hinblick auf die therapeutischen Maßnahmen bei den Nierenkrankheiten ist die Rolle der Gewebswasserströmung und ihrer Schwankungen nicht außer Auge zu lassen. Insbesonders gilt dies für die chirurgische Therapie: für die Dekapsulation. Die Wirkungsweise dieses Eingriffs wird als Drainage des Spaltraumsystems aufgefaßt und es wird versucht, von den Kenntnissen über die Gewebswasserströmung ausgehend, die Indikationsstellung der Dekapsulation schärfer zu umreißen, als es bisher möglich war.

Von der Gesamtheit unserer anatomischen, physiologischen und klinischen Feststellungen und Auffassungen ausgehend, sei abschließend nochmals die allgemeine biologische Bedeutung der Funktionsweise der Säugerniere ins Auge gefaßt: Die Niere hat die Aufgabe, feste Substanzen (Schlacken) aus dem Organismus zu entfernen. Da die osmotische Konzentrationsarbeit, die ja ungeheuren Schwankungen unterliegt, anscheinend nicht entsprechend unmittelbar gesteigert, bzw. reguliert werden kann, ist zur Entfernung dieser Stoffe eine ungeheure Wassermenge erforderlich, die wie überall im Organismus eine entsprechende Menge von Ionen enthalten muß. Das Wasser und auch die Ionen (wie z. B. die des Chlors und des Natriums) sind für den Organismus lebenswichtig und so sehen wir das Bestreben der Organismen, diesen Wasser- und Kochsalzverlust möglichst einzuschränken. Neben der Schlackenentfernung obliegt der Niere die Wasser- und Salzeinsparung als zweiter Aufgabenkreis. Die Vereinigung dieser beiden Leistungen wird in der Weise bewirkt, daß das Prinzip einer filtrierenden und rückresorbierenden Capillare mit dem einer siebenden und konzentrierenden Drüse gepaart wird.

II. Herzfunktionsprüfungen am gesunden und kranken Menschen[1].

Von

GERHARD LEPEL-Wilhelmshaven[2].

Inhalt.

Literatur.

ACKERMANN: Über thoracale Ableitung des Elektrocardiogramms. Dtsch. Arch. klin. Med. **144**, 61 (1924).

ADLERSBERG, PORGES u. KAUDERS: Über die Bedeutung gasanalytischer Untersuchungen für die Diagnose congenitaler Herzfehler. Z. exper. Med. **38**, 346 (1923).

AKESSON: Über Veränderung des Ekg bei orthostatischer Zirkulationsstörung. Uppsala Läk.för. Förh., N. F. **41**, 383 (1936).

ALLISAT: Vergl. Messungen des Blutdrucks nach RIVA ROCCI und mit dem Oscillometer nach PACHON. Z. klin. Med. **122**, 346 (1932).

ALZONA: Das Verhältnis zwischen Venendruck und Jugularvenenpuls. Z. exper. Med. **92**, 753 (1934).

ASSMANN: Über Veränderungen des Hilusschattens im Röntgenbild bei Herzkrankheiten. Dtsch. Arch. klin. Med. **132**, 335 (1926).

BANSI u. GROSSCURT: Die Bestimmung des zirkulierenden Minutenvolumens mit Acetylen (nach GROLLMANN) in der Ruhe und bei Arbeitsversuchen. Z. exper. Med. **77**, 631 (1931).

---

[1] Aus der II. Medizinischen Klinik der Universität München. Leiter: Prof. A. SCHITTENHELM. — [2] Jetzt leitender Arzt der Abt. für innere Kranke am Marinelazarett Wilhelmshaven.

BAUKE: Elektrocardiographische Fehldiagnosen und differenzialdiagnostische Schwierigkeiten. Dtsch. med. Wschr. **1936 I**, 382.

BAUMANN: Über die Verwertbarkeit der verschiedenen Methoden zur Minutenvolumbestimmung. Z. Kreislaufforsch. **22** (1930).

— u. GROLLMANN: Über die theoretischen und praktischen Grundlagen des Minutenvolumens. Z. klin. Med. **115**, 41 (1930).

BECHER: Chemische Blutbefunde bei Herzinsuffizienz. Z. Kreislaufforsch. **22** (1930).

BENDIXEN: Zur Funktionsprüfung des Herzens durch Dyspnoeversuche. Z. klin. Med. **115**, 271 (1931).

BOCK: Das Minutenvolumen des Herzens im Liegen und Stehen. Z. exper. Med. **92**, 782 (1934).

BODEN: Elektrocardiographie für die ärztliche Praxis. Dresden: Theodor Steinkopff 1934.

— u. NEUKIRCH: Elektrocardiographische Studien am isolierten Säugetierherzen bei direkter und indirekter Ableitung. Pflügers Arch. **171**, 146 (1918).

BORGARD: Zur Erkennung der Coronarsklerose. Klin. Wschr. **1933 II**.

BORNSTEIN: Eine Methode zur vergleichenden Messung des Herzschlagvolumens beim Menschen. Pflügers Arch. **132**, 307 (1910).

BREDNOW u. SCHAARE: Kymographische Untersuchungen des normalen Herzen. Z. klin. Med. **125**, 480 (1933).

BROCKLEHURST, HAGGARD and HENDERSON: Amer. J. Physiol. **82**, 504 (1927).

BROEMSER u. RANKE: Die physikalische Bestimmung des Schlagvolumens des Herzens. Z. Kreislaufforsch. **25**, 11 (1933).

BRUGSCH-SCHITTENHELM: Lehrbuch klinischer Untersuchungsmethoden für Studierende und Ärzte. Wien u. Berlin: Urban & Schwarzenberg 1911.

BUDELMANN: Zur Diagnose der latenten Myocardinsuffizienz. Verh. dtsch. Ges. Kreislaufforsch. **1936**.

BURGER: Die Hypertrophie der Herzkammern und das Elektrocardiogramm. Z. klin. Med. **102**, 603 (1925).

BÜRGER: (1) Über die Bedeutung des intrapulmonalen Druckes für den Kreislauf und den Mechanismus des Kollapses bei akuten Anstrengungen. Klin. Wschr. **1926 I**.

— (2) Die Herzstromkurve unter der Einwirkung intrapulmonaler Drucksteigerung. Z. exper. Med. **52** (1926).

DE CHATEL: Erfahrungen mit der Akromion-Thorax-Ableitung der Aktionsströme des Herzens. Z. exper. Med. **94**, 217 (1934).

CHRISTEN: (1) Neue Wege der Pulsdiagnostik. Z. klin. Med. **71**, 390 (1910).

— (2) Die neuen Methoden der dynamischen Pulsdiagnostik. Z. klin. Med. **73**, 55 (1911).

CLAUSSEN: Über die Diurese der Herzkranken. Erg. inn. Med. **43**, 764 (1932).

CIGNOLINI: Die Röntgenkymographie mit unterbrochenem Schlitz. Fortschr. Röntgenstr. **49**, 224 (1934).

COBET: Über die Wasserstoffionenzahl des Blutes bei Herzkranken. Dtsch. Arch. klin. Med. **144**, 129 (1924).

CZERMAK u. BERNSTEIN: Zit. nach v. RECKLINGHAUSEN.

DÜNNER: Volumschwankungen des Armes im Verlauf von künstlicher Blutsperre bei gesundem und krankem Kreislauf. Z. exper. Med. **49**, 630 (1926).

DYES: Dynamische Pulsuntersuchungen nach CHRISTEN. Z. exper. Med. **43**, 31 (1924).

EDENS: Die Krankheiten des Herzens und der Gefäße. Berlin: Julius Springer 1929.

EINTHOVEN: (1) Über die Form des menschlichen Elektrocardiogramms. Pflügers Arch. **60**, 101 (1895).

— (2) Die Registrierung der menschlichen Herztöne mittels des Saitengalvanometers. Pflügers Arch. **117**, 461 (1908).

ENGELHARD: Der Wert der Spirometrie für die Klinik der Herzkrankheiten mit Lungenstauung und ihr Ausbau zu einer Funktionsprüfung. Dtsch. Arch. klin. Med. **156**, 1 (1927).

ERDMANN: Über Herzfunktionsprüfung. Diss. München 1937.

EWIG u. HINSBERG: (1) Über die Bestimmung des Minutenvolumens. Klin. Wschr. **1930 I**.

— — (2) Kreislaufstudien. Z. klin. Med. **115** (1931).

FETZER: Die Anwendung der Röntgenkymographie in der Kreislaufdiagnostik. Erg. inn. Med. **45**, 485 (1933).

FÖLLMER, P.: Über das Verhalten des Minutenvolumens des Herzens nach kalten Seebädern. Z. klin. Med. **124** (1933).

FRANK u. HESS: Über das Cardiogramm und den 1. Herzton. Verh. 25. Kongr. inn. Med. **1908**.
FREUNDLICH: Die klinische Bedeutung der Q-Zacke im Elektrocardiogramm. Dtsch. Arch. klin. Med. **173**, 129 (1933).
FÜRST u. SOETBEER: Experimentelle Untersuchungen über die Beziehungen zwischen Füllung und Druck in der Aorta. Arch. klin. Med. **90**, 190 (1907).
GAERTNER: Messung des Drucks im rechten Vorhof. Münch. med. Wschr. **1903 II**.
GANTER: Zur Analyse des Elektrocardiogramms. Dtsch. Arch. klin. Med. **112**, 559 (1913).
GEIGEL: Lehrbuch der Herzkrankheiten. München: J. F. Bergmann 1920.
GERHARDT: Beitrag zur Lehre vom Venenpuls. Dtsch. Arch. klin. Med. **127**, 175 (1918).
GÖNCZY: (1) Atmung als Indicator der Funktionsfähigkeit des Herzens. Z. exper. Med. **43**, 545 (1924).
— (2) Die am Tage auftretende Schwankung des Körpergewichts in der funktionellen Diagnostik des Herzens. Z. exper. Med. **44**, 448 (1925).
GOETT u. ROSENTHAL: Über ein Verfahren zur Darstellung der Herzbewegung mittels Röntgenstrahlen. Münch. med. Wschr. **1912**.
GOLDSCHEIDER u. ALBRECHT: Zit. nach GEIGEL.
GOLLWITZER-MEIER: Sind die Atemschwankungen im Venensystem atmungsmechanischen oder vasomotorischen Ursprungs. Pflügers Arch. **222**, 420 (1929).
GOTTHARDT: Kymodensographische Untersuchungen des Herzens. Fortschr. Röntgenstr. **39**, 1 (1929).
GROEDEL: (1) Kombinierte röntgenkinematographische und elektrocardiographische Herzuntersuchungen. Dtsch. Arch. klin. Med. **109**, 52 (1912).
— (2) Die technische Vervollkommnung der Röntgenkinematographie. Fortschr. Röntgenstr. **39**, 15 (1929).
— (3) Die Technik der Venenpulsschreibung auf elektrischem Wege. Z. Kreislaufforsch. **23** (1931).
— (4) Das Extremitäten-, Thorax- und Partial-Ekg des Menschen. Dresden u. Leipzig: Theodor Steinkopff 1934.
GROLLMANN u. BAUMANN: Schlagvolumen und Zeitvolumen des gesunden und kranken Menschen. Erg. Kreislaufforsch. **5** (1935).
GROSS: (1) Ein Elektrocardiograph zum quantitativen Arbeiten für den Praktiker. Z. Kreislaufforsch. **28**, 269 (1936).
— (2) Über die Notwendigkeit und die praktische Durchführung quantitativen Arbeitens in der Elektrocardiographie. Verh. dtsch. Kongr. inn. Med. **1936**, 310.
HALDANE u. PRIESTLY: Zit. nach GROLLMANN u. BAUMANN.
HALLERMANN: Über die diagnostische Bedeutung der kleinen Kammerausschläge im Elektrocardiogramm. Dtsch. Arch. klin. Med. **170** (1931).
HEILMEYER: Klinische Farbmessungen. III. Z. exper. Med. **59**, 283 (1928).
HENDERSON u. HAGGARD: Zit. nach MOBITZ u. GROSSE. Z. exper. Path. u. Pharmakol. **118**, 192 (1926).
HERBST: Die funktionellen Schwankungen des Venendrucks. Z. exper. Med. **92**, 78 (1934).
HOCHREIN: Über Pneumotachographie. Pflügers Arch. **219**, 753 (1928).
— u. SCHOEN: Verh. dtsch. Ges. inn. Med. **1930**, 12.
HOFFMANN: (1) Die Kritik des Elektrocardiogramms. Verh. dtsch. Ges. inn. Med. **1909**, 72.
— (2) Die klinische Bedeutung des typischen Kammerelektrocardiogramms. Dtsch. med. Wschr. **1912 II**.
JANOWSKY: Das Oesophagocardiogramm, seine Erklärung und Bedeutung. Z. klin. Med. **70**, 211 (1910).
DE JONG: Zeitverhältnisse zwischen Elektro- und Mechanocardiogramm. Pflügers Arch. **213**, 216 (1926).
JORES: Über Nycturie. Dtsch. Arch. klin. Med. **175**, 484 (1933).
JÜRGENSEN: Mikrokapillarbeobachtungen. Dtsch. Arch. klin. Med. **132**, 204 (1920).
KAHLSTORF u. UDE: Die Änderungen von Herzvolumen und Schlagvolumen nach körperlicher Arbeit. Z. klin. Med. **125** (1933).
KAUFFMANN: Zur Diagnose des latenten Ödems. Dtsch. Arch. klin. Med. **137**, 69 (1921).
KAUFMANN u. KREAL: Über Laufen und Stiegenlaufen als Prüfung der Leistungsfähigkeit des Herzens. Med. Klin. **1916 I**, 631.

KAUP u. GROSSE: Sauerstoffmangel und vermindertes Schlagvolumen als Ursache der Kreislaufschwäche nach Arbeitsleistung. Z. Kreislaufforsch. **20** (1928).

KATZENSTEIN: Über Funktionsprüfung des Herzens nach einer 10jährigen Erfahrung. Dtsch. med. Wschr. **1915 I**, 457.

KISCH: Die Beeinflussung des Elektrocardiogramms Herzkranker durch den Carotissinusdruckversuch bei tiefer Inspirationsstellung. Klin. Wschr. **1933 II**, 1136.

KLEEMANN: Der Vagusdruckversuch und seine Bedeutung für die Herzfunktion. Dtsch. Arch. klin. Med. **130**, 221 (1919).

KLEWITZ: (1) Der Puls im Schlaf. Dtsch. Arch. klin. Med. **112**, 38 (1913).

— (2) Die kardiopneumatische Kurve. Dtsch. Arch. klin. Med. **124**, 460 (1918).

— (3) Die kardiopneumatische Kurve des Menschen. Dtsch. Arch. klin. Med. **127** (1918).

— (4) Über eine Methode zur Bestimmung des Schlagvolumens bei intaktem Kreislauf. Dtsch. Arch. klin. Med. **128**, 51 (1919).

— (5) Der Mechanismus der Herzaktion im Schlafe. Dtsch. Arch. klin. Med. **130** (1919).

KNOLL, GIRONÉS u. GOERKE: Zeitliche Beziehungen zwischen Herzarbeit und Ekg. Dtsch. med. Wschr. **1936 I**, 140.

KOCH-MOMM: Die Ungültigkeit des EINTHOVENschen Dreieckschemas für das Elektrocardiogramm. Z. Kreislaufforsch. **25**, 513 (1933).

KOSSMANN, STEARER and TEXON: The initial ventricular deflection in the elektrocardiograms of normal subjects. Amer. Heart J. **11**, 346 (1936).

KRAUS: SCHJERNINGS Ärztliche Erfahrungen im Weltkrieg 1914—1918, Bd. 3.

— u. PÄTZOLD: Klin. Wschr. **1934 II**, 1310.

KREHL: Erkrankungen des Herzmuskels und die nervösen Herzkrankheiten. NOTHNAGELS Pathologie und Therapie. Wien: Alfred Hölder 1913.

KRIES, v.: Über ein neues Verfahren zur Beobachtung der Wellenbewegung des Blutes. Arch. f. (Anat. u.) Physiol. **1887**, 254.

KUDISCH: Über die funktionell-dynamische Methodik der Kardioröntgenologie. Fortschr. Röntgenstr. **46**, 59 (1932).

KYLIN: Messung des Blutdrucks in den Capillaren. Klin. Labor. techn. (BRUGSCH-SCHITTENHELM), S. 1525.

LANGE: Funktionsprüfung der Arterien mit einer kapillarmikroskopischen Methode. Dtsch. Arch. klin. Med. **148**, 58 (1925).

LAUBER: Die Differentialsphygmographie und ihre kinische Anwendungsmöglichkeit. Z. exper. Med. **58**, 634 (1928).

LEITMANN, GILAREWSKY u. WILKOWISKY: Vergleichsmessungen bei der Bestimmung des venösen Blutdrucks nach der unblutigen volumetrischen Methode im Vergleich zu den nach MORITZ und v. TABORA-WALDMANN auf blutigem Wege gewonnenen. Z. Kreislaufforsch. **25**, 241 (1933).

LEWIS: Zit. nach PAGANY.

LILJESTRAND u. ZANDER: Vergleichende Bestimmungen des Minutenvolumens des Herzens beim Menschen mittels der Stickoxydulmethode und durch Blutdruckmessung. Z. exper. Med. **59**, 105 (1928).

MARZAN, GILBEAU u. ZAEPER: Z. klin. Med. **129**, 434 (1936).

MATTHES u. CURSCHMANN: Differentialdiagnose innerer Krankheiten. Berlin: Julius Springer 1934.

MENDELSSOHN: Das Herz ein sekundäres Organ. Z. Kreislaufforsch. **20** (1928).

MERKE u. MÜLLER: Experimentelles zur Hydromechanik und Hämodynamik. V. Z. exper. Med. **46**, 332 (1926).

MÉSZAROS: Über die Zuverlässigkeit der Riva Rocci-Blutdruckmessung auf Grund von Volummessungen. Z. exper. Med. **79**, 511 (1931).

MINKOWSKI: (1) Registrierung der Herzbewegung am linken Vorhof. Dtsch. med. Wschr. **1906 II**.

— (2) Zur Deutung von Herzarrhythmien mittels des oesophagealen Kardiogramms. Z. klin. Med. **62**, 371 (1907).

MORAWITZ: Lehrbuch der inneren Medizin. Berlin: Julius Springer 1934.

MORITZ u. TABORA: Über eine Methode, beim Menschen den Druck der oberflächlichen Venen exakt zu bestimmen. Dtsch. Arch. klin. Med. **98**, 475 (1910).

MÜLLER, F.: Zit. nach BRUGSCH-SCHITTENHELM.

MÜLLER, O.: Die Funktionsprüfung der Arterien. Dtsch. med. Wschr. **1906 II.**
MÜLLER, v.: Konstitution und Militärdienst. Dtsch. med. Wschr. **1917 I,** 62.
NATANSON u. SULZBACHER: Über den diuretischen Effekt der Hochlagerung der Beine bei Gesunden und Herzkranken. Z. exper. Med. **83,** 525 (1932).
NICKAU: Ergebnisse der Kapillarbeobachtung an der Körperoberfläche. Erg. inn. Med. **22,** 479 (1922).
PAGÁNY: (1) Der Venendruck und seine klinische Bedeutung. Erg. inn. Med. **41,** 257 (1931).
— (2) Die klinische Messung des Venendrucks und ihre Fehlerquellen. Z. exper. Med. **75,** 126 (1934).
PALSCO: Der Wert der Dauer des Atemanhaltenkönnens in der funktionellen Herzdiagnostik. Z. Kreislaufforsch. **20** (1928).
PLESCH: (1) Studien über blutdruckregistrierende Apparate einschließlich des Tonoscillographen und über die Bedeutung der Blutdruckkurve. Z. exper. Med. **69,** 255 (1929).
— (2) Funktionelle Gefäßdiagnostik. Z. klin. Med. **123,** 168 (1933).
QUINCKE: Über Tag- und Nachtharn. Arch. f. exper. Path. **32,** 211 (1893).
RAUTENBERG: Die Physiologie der Herzbewegung. Z. klin. Med. **65,** 106 (1908).
RECKLINGHAUSEN, v.: Neue Wege zur Blutdruckmessung. I—V. Z. klin. Med. **113,** 1 (1930).
REHFISCH: Funktionsprüfung des Herzens. Berl. klin. Wschr. **1915 II,** 1230.
REINHARDT: Sphygmovolumetrische Untersuchungen an Herzkranken. Dtsch. Arch. klin. Med. **129,** 167 (1919).
ROBINSON u. DRAPER: Über die Anspannzeit des Herzens. Dtsch. Arch. klin. Med. **100,** 347 (1910).
ROMBERG, v.: (1) Über Arteriosclerose. Kongr. inn. Med. 1904, S. 60.
— (2) Krankheiten des Herzens und der Blutgefäße. Stuttgart: Ferdinand Enke 1921.
SAHLI: (1) Klinische Untersuchungsmethoden für Studierende und Ärzte. Leipzig u. Wien: Franz Deuticke 1928.
— (2) Über Volumbolometrie. Dtsch. Arch. klin. Med. **140,** 91 (1923).
SCHELLONG: (1) Untersuchung über die Ableitung der Aktionsströme des Herzens vom Thorax. Z. exper. Med. **27,** 115 (1922).
— (2) Über exakte und nicht exakte Registrierung des menschlichen Elektrocardiogramms. Klin. Wschr. **1926 I.**
— (3) Weiteres über das Symptom der Blutdrucksenkung nach Körperarbeit. Klin. Wschr. **1932 I,** 53.
— (4) Das Minutenvolumen des Herzens im Liegen und Stehen. Z. exper. Med. **93,** 545 (1934).
— (5) Das Vektordiagramm. Z. Kreislaufforsch. **1937,** H. 14 u. 16.
SCHENK: Die Erkennung von Herzmuskelschädigungen, insbesondere von Infarkten durch Ekg in rechter Seitenlage. Verh. dtsch. Ges. inn. Med. **1936,** 318.
SCHILLING: Kreislauffunktionsprobe durch Bestimmung des Amplitudenfrequenzproduktes. Klin. Wschr. **1931 II,** 2213.
SCHLOMKA: Das Belastungsekg. Arb.physiol. 8, 80 (1936).
— u. REINDELL: (1) Arb.physiol. 8, 172 (1936).
— — (2) Über das Verhalten der Herzstromkurve beim Übergang vom Liegen zum Stehen. Z. klin. Med. **130,** 313 (1936).
SCHÖNE: Über das Belastungsekg bei Gesunden und Herzkranken. Verh. dtsch. Ges. inn. Med. **1936,** 331.
SCHOTT: Dtsch. Arch. klin. Med. **108,** 537 (1912).
SCHRUMPF: Klinische Herzdiagnostik, S. 54. Berlin: Julius Springer 1919.
SCHWARZ, DIBOLD u. RAPPAPORT: Über Stoffwechselstörungen bei Kreislaufkranken. Z. exper. Med. **79,** 413 (1931).
— u. SCHIMMER: Zur Bestimmung des Herzminutenvolumens beim Menschen. Z. exper. Med. **64** (1929).
SCHWINGEL: Die Bewertung der Anfangsschwankung des Ekg bei der Herzfunktionsprüfung. Z. exper. Med. **98,** 539 (1936).
SIGLER: Further observations on the carotid Sinusreflex. Amer. int. Med. **9,** 1380 (1936).
SPECK, V. D.: Klinische Untersuchungen über die Funktion von Hautkapillaren. Dtsch. Arch. klin. Med. **141,** 366 (1923).
SPOHR u. LAMPERT: Kritisches zur Herzfunktionsprüfung. Münch. med. Wschr. **1930 I,** 430.

STAEHELIN u. MÜLLER: Experimentelles zur Hydromechanik und Hämodynamik. IV. Z. exper. Med. **46**, 263 (1926).

STANGE: Zit. nach GEIGEL.

STAUDACHER: Über oscillatorische Druckmessung am linken Vorhof des Menschen. Z. exper. Med. **84**, 529 (1932).

STRAUB: (1) Vorhofpuls und Venenpuls beim Menschen. Dtsch. Arch. klin. Med. **130**, 1 (1919).

— (2) Über einen vereinfachten Weg der Ableitung von Elektrocardiogrammen. Klin. Wschr. **1922 II**.

— (3) Die Grundlagen der dynamischen Pulsuntersuchung. Klin. Wschr. **1927 I**.

— (4) Direkte unblutige Registrierung des absoluten Sphygmogramms beim Menschen. Z. Kreislaufforsch. **24**, 153 (1932).

— u. K. MEIER: Blutgasanalysen. Dtsch. Arch. klin. Med. **129**, 54 (1919).

— u. WOLF: Die Dynamik der Blutdruckmanschette. Z. Kreislaufforsch. **25**, 35 (1933).

STUMPF: (1) Die objektive laufende Messung der Schattentiefe von Röntgenbildern und ihre Bedeutung für die Diagnostik (Densographie). Fortschr. Röntgenstr. **36**, 695 (1927).

— (2) Die Kinematographie des Herzens und ihre Bedeutung für die Diagnostik. Münch. med. Wschr. **1929 II**.

— (3) Die kymographische Analyse der Bewegung des Herzens. Fortschr. Röntgenstr. **49**, 211 (1934).

— (4) Die Erscheinungsformen der Herzmuskelerkrankungen im Flächenkymogramm. Klinik der Erkrankung des Herzmuskels. X. Fortbildungslehrgang in Bad Nauheim 1934.

STURM: (1) Klinische Blutdruckstudien. Z. exper. Med. **84** (1932).

— (2) Herzgröße und Herzfunktion. Dtsch. Arch. klin. Med. **170**, 107, 153 (1934).

SWANN and JANVRIN: A study of the ventricular systole-subclavian intervall with a discussion of the presphygmic period. Arch. int. Med. **12** (1913).

TIEMANN: Enuresis nocturna. Mitt. nordwestdtsch. Kongr. inn. Med. Hamburg **1932**.

TILLMANN: Die Brauchbarkeit und der Anwendungsbereich der GROLLMANNschen Acetylenmethode zur Herzminutenvolumbestimmung. Z. exper. Med. **90**, 625 (1933).

TRENDELENBURG, W.: Untersuchungen über die Aktionsströme des menschlichen Herzens. Z. exper. Med. **92** (1934); **94** (1936); **95**, 447 (1934).

TREUPEL: Die Beurteilung des Herzens und seiner Störungen zu Kriegszwecken. Dtsch. med. Wschr. **1917 I**.

TORNQUIST: Physiologische und klinische Studien über den Armvenendruck. Z. exper. Med. **81**, 227 (1932).

TUR u. LANG: Plethysmographische Untersuchungen an Gefäß- und Herzkranken. Dtsch. Arch. klin. Med. **146**, 102 (1925).

VOLLERS: Technik der Venenschreibung. Z. Kreislaufforsch. **20** (1928).

VOLLMER: Beitrag zur Gasanalyse. Z. exper. Med. **87**, 93 (1931).

VORPAHL: Experimentelle Untersuchungen über die Kreislaufgeschwindigkeit bei Herzinsuffizienz. Dtsch. Arch. klin. Med. **129**, 333 (1919).

WAINSTEIN: Zur Frage der selbständigen Venenkontraktionen. Z. exper. Med. **85**, 690 (1932).

WEBER: (1) Über die Deutung des Elektrocardiogramms. Klin. Wschr. **1924 I**.

— (2) Zur diagnostischen Verwertung der graphischen Herzschallregistrierung. Z. Kreislaufforsch. **20** (1928).

— (3) Untersuchungen über Schwankungen des Volums und des Gewichts der Körperteile. KRAUS-BRUGSCH' Spezielle Pathologie und Therapie, Bd. 4, S. 317.

WEISS: (1) Vergleichende oscillatorische, auskultatorische und palpatorische Blutdruckmessungen. Z. Kreislaufforsch. **20** (1928).

— (2) Über die Durchmischungsverhältnisse in der Lunge bei der Bestimmung des zirkulatorischen Minutenvolumens. Z. exper. Med. **61**, 357 (1928).

— u. G. JOACHIM: Registrierung von Herztönen und Herzgeräuschen beim Menschen. Dtsch. Arch. klin. Med. **98**, 513 (1910).

WEITZ: (1) Über die Cardiographie am gesunden Herzen mit dem FRANCKschen Apparat. Dtsch. Arch. klin. Med. **124**, 134 (1918).

— (2) Über die Kardiographie am pathologischen Herzen mit dem FRANCKschen Apparat. Dtsch. Arch. klin. Med. **124**, 156 (1918).

— (3) Studien über Herzphysiologie und -pathologie auf Grund kardiographischer Untersuchungen. Erg. inn. Med. **22**, 402 (1922).

WEITZ u. SCHALL: Über Oesophagocardiographie. Dtsch. Arch. klin. Med. **129**, 309 (1919).

WENCKEBACH: Beiträge zur Kenntnis der menschlichen Herztätigkeit. Arch. f. (Anat. u.) Physiol. **1906**.

WILKE: Untersuchungen am Herzen mittels Röntgenkymographie. Fortschr. Röntgenstr. **46**, 558 (1932).

WILSON, JOHNSTON, MACLEOD and BARKER: Elektrocardiograms that represent the potential variations of a single elektrode. Amer. Heart J. **9**, 447 (1934).

WOLF u. BONSDORF: Blutige Messung des absoluten Sphygmogramms beim Menschen. Z. exper. Med. **79**, 569 (1931).

ZDANSKY u. ELLINGER: Röntgenkymographische Untersuchungen am Herzen. Fortschr. Röntgenstr. **47**, 648 (1933); **49**, 240 (1934).

Einleitung.

Die Beurteilung der Herzfunktion ist von sehr großer Bedeutung für Arzt und Kranken. Dem Gesunden soll seine regelrechte Herzkraft bestätigt werden, der Gefährdete muß aber unter allen Umständen ein Übermaß an Körperleistung vermeiden. Eine wichtige Aufgabe ist es somit für den Arzt, sich nach der allgemeinen klinischen Untersuchung über die *Herzfunktion* seines Patienten ein Bild zu verschaffen, wenn irgendwelche Klagen auf das Herzgefäßsystem hindeuten. Handelt es sich doch sehr oft darum, nicht allein mit irgendwelchen Arzneien symptomatisch oder kausal in das krankhafte Geschehen einzugreifen, sondern darüber hinausgehend auch vorbeugend zu beraten, bis zu welchem Grade der Patient ungestraft die Reservekraft seines Herzens beanspruchen darf. Der Arzt wird dann oft die Entscheidung zu treffen haben, ob der Kranke auch fernerhin imstande ist, diesen oder jenen Sport zu betreiben; manchmal wird er auch sich genötigt sehen, auf Berufwechsel zu drängen.

Eine doppelte Aufgabe als *Gutachter* erwächst dem beamteten Arzt; er muß einerseits die Belange der Allgemeinheit (Wehrmacht, Versorgungsbehörde, Krankenkasse usw.) vertreten, andererseits ist er aber als Arzt auch wiederum der berufene Anwalt des Kranken. Einstellung untauglicher Arbeitskräfte bedeutet nicht nur einen Nachteil für den Betrieb, der den Arbeitswilligen zu beschäftigen beabsichtigt, sondern auch unter Umständen für den betreffenden Kranken selbst, dem ein mehr oder minder großer gesundheitlicher Schaden durch Überanstrengung erwachsen kann und der letzten Endes doch nur der Allgemeinheit zur Last fällt. Für viele beamtete Ärzte (Militärärzte, Vertrauensärzte usw.) wäre es daher von Wichtigkeit, Methoden in die Hand zu bekommen, die es ermöglichen, Ungeeignete vor dem Eintritt in bestimmte Berufsarten zu bewahren, in der Sprechstunde, bei Reihenuntersuchungen oder auf dem Arbeitsplatz körperlich Versagende herauszugreifen und der Behandlung zuzuführen, andererseits aber Willensschwache und Drückeberger, bei denen sich keine Störungen nachweisen lassen, dem Arbeitsgang wieder einzugliedern.

Bevor der Arzt zur Anstellung von Herzfunktionsprüfungen schreitet, wird er sich zuvor mittels Auskultation und Perkussion, gegebenenfalls Röntgendurchleuchtung, mittels Blutdruckmessung und Pulsuntersuchung unter Berücksichtigung des allgemeinen *klinischen Befundes* und der *Vorgeschichte* (Gelenkrheumatismus, schwere Infektionen u. ä.) ein Urteil über den Herzbefund gemacht haben. Schwere Dekompensationen werden dabei ohne weiteres erkannt werden, auch gröbere Organschäden (Klappenfehler, Concretio cordis usw.) werden diagnostisch kaum Schwierigkeiten machen. Kompliziert wird die Fragestellung erst, wenn es gilt, feinere Veränderungen festzustellen und zu entscheiden, ob z. B. das gehörte Geräusch ein akzidentelles bei einem sonst Gesunden ist, oder ein organisches bei einem kompensierten Klappenfehler oder ob beispielshalber noch Erscheinungen der vor Jahresfrist durchgemachten Scharlachmyokarditis nachweisbar sind. Es heißt also, kompensierte Herzschäden und funktionell unterwertige Herzen zu erfassen und dafür zu sorgen, daß hier nicht durch Überanstrengung eine Dekompensation eintritt.

Störungen rein funktioneller Natur ohne sonstige Anhaltspunkte im Organbefund werden im allgemeinen allerdings nur bei einzelnen Krankheitsbildern erwartet werden dürfen, so bei regelwidriger Kleinheit des Herzens, funktioneller Untüchtigkeit (Tropfenherz), der Cardiopathia adolescentium (Neigung zu Herzdilatation mit Herzschwäche), bei psychogenen Herzstörungen und schließlich bei nervösen Herzstörungen, die zum Teil endogen-toxisch (z. B. Morbus Basedow), zum Teil exogen (Alkohol, Blei, Nicotin) bedingt sein können.

Die Beurteilung der Herzfunktionsprüfungen wird dadurch erheblich erschwert, daß die meisten Untersuchungsmethoden nicht die Herzleistung isoliert feststellen, sondern *im Rahmen einer Funktionsprüfung das gesamte Herzgefäßsystem beurteilt* wird. Dabei bleibt dann die Frage offen, inwieweit das Gefäßsystem ausgleichend für irgendwelche Schwächezustände des Herzens eintritt oder andererseits Gefäßveränderungen uns das Urteil über die Herzkraft trüben können. Da aber alle am Gesamtkreislauf angreifenden Methoden darauf hinauslaufen, die Reaktion und Anpassungsfähigkeit des Körpers auf vermehrte Beanspruchung zu studieren, und da letzten Endes die gute oder mangelnde Anpassungsfähigkeit ausschlaggebend für die Beurteilung der Leistungsfähigkeit sein muß, so wird doch gemeinhin entschieden werden können, ob der Untersuchte bestimmten körperlichen Strapazen gewachsen ist oder nicht. Die unmittelbar am Herzen angreifenden Methoden sagen uns wohl, wie das Herz auf diese oder jene Anforderung reagiert, die Leistungsfähigkeit des Organismus hängt aber unbedingt von der gleichzeitigen Reaktionsfähigkeit des Gefäßsystems ab. Irrwege intellektueller Spitzfindigkeit haben über das Ziel hinausgeschossen und wollten aus dem Herzen ein sekundäres Organ machen, das gleichsam nur als Hilfsmotor in den selbsttätig fließenden Säftestrom eingeschaltet sei (MENDELSSOHN). Auch bei Ablehnung dieser künstlichen Gedankengänge kann aber trotzdem aus den Erwägungen insofern Nutzen gezogen werden, als eine Funktionsuntüchtigkeit des Kreislaufes (Vasoneurose) oft allein schon genügt, die Gesamtleistung des Organismus herabzusetzen. Andererseits versagten anscheinend organisch gesunde Herzen mit akzidentellen Geräuschen (oft durch mangelnden Herzmuskeltonus bedingt) unter stärkerer Belastung des Körpers bei lang dauernden Leistungen, z. B. Gepäckmärschen und Langstreckenschneeschuhlauf (KYLIN). Die *Herzfunktionsprüfungen* suchen somit die *Reservekraft des Herzmuskels* gleichzeitig festzustellen. Dabei ist zuzugeben, daß ein sich gut anpassendes Gefäßsystem oft lange eine leichte Insuffizienz des Herzens verdecken kann, während andererseits ein völlig leistungsfähiges Herz kaum ein funktionsuntüchtiges Gefäßsystem (Extrem: Gefäßparalyse mit Verbluten in die Peripherie) zu kompensieren vermag.

Auf der Suche nach geeigneten Methoden wird zuerst zu einigen einfachen Verfahren Stellung genommen; die schwierigeren Untersuchungsmethoden sollen unseres Erachtens für diejenigen Fälle reserviert bleiben, die bei einfacher Technik strittig bleiben. Stets handelt es sich um ein *Beobachten des Körpers im Arbeitsvorgang*, nur dann ist Beurteilung möglich.

1. Einfache Methoden.

Verfahren nach Rehfisch. Das einfachste Verfahren ist das nach Rehfisch. II. Aorten- und II. Pulmonalton werden miteinander verglichen. Dadurch, daß die Pulmonalklappe ohrnäher liegt als die Aortenklappe, soll normalerweise A II = P II sein. Betonter P II spricht für eine Stauung im kleinen Kreislauf (Herzfehler, Emphysem, Tuberkulose). Das Zeichen ist aber unsicher, da die anatomischen Verhältnisse schon physiologischerweise variieren.

Puls, Blutdruck, Atemfrequenz. Als einfache kombinierte Methode wird allgemein die Beobachtung von Puls, Blutdruck und Atemfrequenz vor und nach einer Körperbelastung (Kaufmann und Kreal) durchgeführt. Ist innerhalb von 5 Min. der Ausgangswert noch nicht wieder erreicht, so liegen pathologische Verhältnisse vor. Gerade zur Feststellung voller Leistungsfähigkeit dürften die üblichen 10 Kniebeugen bei einem jungen Menschen nicht ausreichend sein. Erst bei stärkerer Belastung (mehrfaches Treppensteigen mit Gepäck, u. U. Schwerarbeit) kann verminderte Leistungsfähigkeit erkannt werden. Morawitz beanstandet, wenn der Puls um mehr als 10—20 Schläge, die Atmung um mehr als 2—5 Züge und der Blutdruck um mehr als 10 mm Hg erhöht ist. Dabei bleibt aber, da unsere Untersuchungen an der Peripherie angreifen, die Frage offen, ob es sich um ein unzweckmäßig arbeitendes Herzgefäßsystem bei Vasoneurose (Blutdruck- und Pulskurve zeigen lebhafte Ausschläge) oder um eine wirkliche Herzinsuffizienz handelt. Die Anstrengungstachykardie stellt sich dabei nämlich als ein komplexer Vorgang heraus; es wirken Impulsströme höherer Zentren zum Vaguskern, reflektorische Folgen der Herzdehnung durch den vermehrten venösen Einstrom (Acceleransreizung) und schließlich die Steigerung der Körpertemperatur mit. Ungünstig ist auf alle Fälle ein zu geringes Ansteigen oder gar Absinken des Blutdrucks unter den Ausgangswert nach der Belastung anzusehen. Bei Asthenikern kann allerdings auch hierfür mangelnde Gefäßregulation verantwortlich gemacht werden [Schellong (3)], gemeinhin ist aber doch als Zeichen des Herzversagens eine rasche Minderung des Minuten- und Schlagvolumens festzustellen (Bock, Kaup, und Grosse). Hierbei ist allerdings auszuschließen, daß der Ruheblutdruck durch psychische Erregung wohl möglich künstlich erhöht war. Auch der nach Edens diagnostisch wichtigen Tachypnoe (vikariierende Hyperventilation bei beginnender Herzinsuffizienz) nach Körperanstrengung kann kein entscheidender Wert beigemessen werden, da bei Psychopathen und Arbeitsunwilligen das Aggravationsbestreben oft in einem künstlichen Lufthunger Ausdruck findet. Matthes läßt im gleichen Sinne nach Anstrengung zählen und stellt fest, bis wie weit die Zählung durchgeführt werden kann. Marzahn, Gilbeau und Zaeper haben darauf hingewiesen, daß der Untrainierte auf Belastung mit hoher Frequenz, der Trainierte mit großem Schlagvolumen reagiert; ebenso kann eine oberflächliche Tachypnoe ein gleiches Minutenvolumen an Luft sichern wie eine tiefe Bradypnoe. Der Typus der Atemzüge muß also gleichzeitig beachtet werden. Spohr und Lambert haben bei Untersuchungen nach

Stiegenlaufen unter den normalen Ergebnissen 74% Gesunde gefunden, unter den abnormen Ergebnissen 81% Kranke. Nach GEIGEL liegt der Arbeitspuls der organisch Kranken in der Mitte zwischen dem der Gesunden und der Nervösen. Für die letztere Gruppe ist auch der langsame Rückgang aller Ausschläge zum Ausgangswert charakteristisch. Um also urteilen zu können, muß der Gesamteindruck nach Anstrengungen (Blässe, Schweißausbruch) ausschlaggebend sein und gebührend gewertet werden. Auch Untersuchungen, die Verf. gemeinsam mit ERDMANN durchführte und die darauf hinstrebten, durch medikamentöse Gaben (Atropin, Amylnitrit, Sauerstoffinhalationen) eine Trennung zwischen Vasoneurotikern und Leichtinsuffizienten durchzuführen, zeitigten nicht das erwünschte Ergebnis. Eine gewisse Dosierung der Arbeit ist zweckdienlich; hier sind Variationen geboten, um einerseits z. B. einen sportungewohnten Stubenhocker nicht zu sehr zu belasten, andererseits aber einen durchtrainierten, muskelkräftigen Organismus hinreichend zu erschöpfen. Erfahrene Herzkliniker haben von jeher gefordert, daß die Beurteilung der Herzfunktion tunlichst am Arbeitsplatz des Mannes erfolgen soll. Wird eine dem Beruf des Untersuchten und seiner sonstigen Lebensweise (Training) entsprechende körperliche Belastung durchgeführt, dann kann uns die Methode unter Berücksichtigung obiger Einschränkungen einen gewissen Einblick gewähren. Zu berücksichtigen bleibt allerdings, daß diese Form der Herzfunktionsprüfung durch das Muskelspiel den Kreislauf unterstützt, daher gibt der VALSAVAsche Versuch, wie ihn BÜRGER (1, 2) in die Herzdiagnostik eingeführt hat, oft noch besseren Einblick.

BÜRGERscher Preßversuch. Die Versuchsbedingungen und der Ausfall der Reaktion beim VALSAVAschen Versuch entsprechen den Verhältnissen bei einer Schwerarbeit (Stemmen u. ä.). Schwere organische Schädigungen sollen daher von vornherein von dieser Art der Belastung ausgeschlossen werden. Belastet wird im Versuch vor allem die rechte Herzhälfte; das Verfahren hat sich besonders bewährt zur Erkennung funktionell untüchtiger Herzen und mangelhafter Steuerung des vegetativen Nervensystems. BÜRGER läßt in tiefer Inspirationsstellung 20 Sek. stark pressen bei geschlossener Glottis (40—60 mm Hg). Es kommt dabei zu stärkerer intrapulmonaler Drucksteigerung mit Abdrosselung der Blutzufuhr zum rechten Herzen, zu den Lungen und schließlich zum linken Herzen. Durch Acceleransreizung tritt anfangs eine Frequenzsteigerung des Herzens ein, später nach Beendigung des Versuches überwiegt der Vagus durch die Folgen der Dyspnoe, Blutdrucksteigerung und Blutüberfüllung des linken Herzens. Im Elektrokardiogramm (Ekg) findet man daher anfangs eine Verkürzung der Reizleitung, später eine starke Verlängerung derselben bis zum Auftreten von einzelnen atrioventrikulären Extrasystolen; zahlreiche Extrasystolen mahnen zur Vorsicht, Vorhofpfropfung droht bei Zusammenfallen von T und P und macht ebenso wie Vorhofflattern und -flimmern für Dauerleistungen untauglich. Das klinische Bild gestaltet sich dann folgendermaßen: Bei Funktionsschwäche des rechten Herzens passiert kein Blut mehr die Lungen, das linke Herz arbeitet leer, der periphere Puls schwindet. Es kommt durch Hirnanämie zum Kollaps mit klonischen Zuckungen, maximaler Pupillenerweiterung und starkem Schweißausbruch. Solch starke Reaktion kann auch bei organisch gesundem, aber funktionell untüchtigem Herzen beobachtet werden; bevorzugt treten die Erscheinungen einerseits bei Asthenikern mit steilen Zwerchfellbögen und kleinen Herzen auf (Tachykardie mit röntgenologisch nachweisbarer maximaler Herzverkleinerung), andererseits bei Vagotonikern, die während des Pressens einen Venendruck von 500 mm H_2O und im Lumbalsack einen solchen von 1000 mm erreichten und bei kleinen Herzen zu ausgesprochener Bradykardie infolge stark erregbaren Vagus neigen. Physiologischerweise steigt der Blutdruck dabei vorübergehend, fällt dann um 30 mm Hg und steigt bei wiedereinsetzender Atmung auf 170—200 mm Hg (positiver Capillarpuls!). Bei den pathologischen, sog. synkopotropen Fällen sinkt der Blutdruck infolge des geschilderten Leerlaufs bis nahezu zum Nullwert ab und steigt auch später nur langsam wieder an. Normalerweise soll auch die Blutdruckamplitude unverändert bleiben, während beim Kranken nach der Belastung die Amplitude durch Abfall des systolischen und Ansteigen des diastolischen Drucks verkleinert wird; hierdurch nehmen aber das arterielle Druckgefälle und die Zirkulationsgröße des Blutes ab. Auch die Röntgenuntersuchung gibt uns im VALSAVAschen Versuch wertvolle Anhaltspunkte: Dilatation des Herzens ist pathognomonisch, beim Herzgesunden tritt hingegen nach Anstrengung eine starke Verkleinerung des gesamten Herzens ein!

Der Vorteil der Methode ist ihre Objektivität. Der Untersuchte ist dadurch, daß BÜRGER ihn den Preßdruck am Manometer selbst kontrollieren läßt, geistig voll eingespannt, psychogene Faktoren fallen ganz fort. BUDELMANN weist darauf hin, daß beim Valsalva normal die Tachykardie innerhalb von 4 bis 10 Sek. abklingt, in der gleichen Zeit fällt auch der Venendruck wieder zur Norm ab; hierbei verhalten sich Herzneurosen, kompensierte Vitien, Hypertensionen und Coronarinsuffiziente genau so wie Gesunde, sofern nur die Herzkraft regelrecht ist. Ist der Herzmuskel geschädigt, so erfolgt der Abfall erst nach 20—40 Sek. Eine gewisse Übung für die Untersuchung verlangt nur das rasche Verfolgen von Pulszahl und Blutdruck; bei Arbeitsteilung ist aber auch diese Schwierigkeit leicht zu überwinden. Abschließend wird festgestellt, daß ein ungünstiger Ausfall des VALSAVAschen Preßversuches auf eine schwere Störung der Herzfunktion hindeutet. Der Preßversuch gewinnt dadurch eine erhebliche praktische Bedeutung. Durch ihn können Herzgeschädigte und Astheniker mit kleinem Herzen vor einer Überbelastung bewahrt werden. Sofern nicht gerade Schwerkranke dieser Belastung ausgesetzt werden, kommen trotz eines etwaigen kurzen Kollapses niemals ernstliche Störungen zur Beobachtung. Sogar nachträglich gelingt es oft, Licht auf vorangegangene Sport- und Arbeitsunfälle zu werfen, bei denen der scheinbar Gesunde im Preßakt plötzlich kollabierte.

SCHELLONGsche Probe. Durch ein ähnliches einfaches Verfahren weiß SCHELLONG (3) schlechte Kompensationszustände des Herzgefäßsystems aufzudecken. Er mißt den Blutdruck und verfolgt ihn über 10—20 Minuten bei stehender Haltung des Untersuchten. Beim Vasoneurotiker sinkt oft der Blutdruck um 20 und mehr mm Hg ab. Gegebenenfalls kommt es zum Kollaps. Die Gefäßlabilen „verbluten“ sich durch mangelhafte zentrale Regulation in die unteren Gliedmaßen, ein Vorgang, der bei gleichzeitigem Vorliegen von Krampfadern besonders begünstigt wird. Mit dieser Probe gelingt es oft, Gefäßlabile von Herzkranken zu trennen. SCHRUMPF bedient sich bei seinen Herzfunktionsprüfungen mehrerer der geschilderten Verfahren. Er mißt anfangs Puls und Blutdruck im Liegen, dann nach zweiminutigem Stehen, nach 5 bis 20 Kniebeugen und verfolgt schließlich die eintretende Beruhigung. Er zieht an Hand der Ergebnisse dann die gleichen Folgerungen wie wir beim Einzelversuch.

In diesem Zusammenhang ist die Beobachtung von AKESSON bemerkenswert, der bei 45 Vasoneurotikern nach längerem Stehen (SCHELLONGscher Versuch +) 21mal negatives T_2, 11mal negatives T_3 und absinkendes S-T-Stück fand; hierfür wird eine Anozämie des Herzens verantwortlich gemacht; die Erscheinungen schwanden — der Veränderung der statischen Verhältnisse entsprechend — im Bad, sobald das Wasser Herzhöhe erreicht.

Vagusdruckversuch. Aus dem Bestreben heraus, den Einfluß äußerer Reize in ihrer Wirkung auf das Herz zu beobachten, wird mancherorts der Vagusdruckversuch angewandt. Der Reflex wirkt besonders bei Arteriosklerose und Hypertension hemmend, bei Männern stärker als bei Frauen, besonders in höherem Alter. SIGLER macht neben lokalen Herzveränderungen innersekretorische Störungen und den jeweiligen Carotidenblutdruck für den Ausfall der Reaktion verantwortlich. WENCKEBACH und KLEEMANN konnten bei wechselseitig ausgeführter Vagusreizung durch Druck auf den Carotissinus wichtige Veränderungen der Schlagfolge beobachten und kamen zu dem Schluß, daß ausgesprochene Beeinträchtigung der Herzaktion mit Neigung zu atrioventrikulären Extrasystolen auf einen schlechten Zustand des Herzens schließen lasse. KISCH verfolgte das Ekg bei derartigen Herzgeschädigten und stellte oft weitgehende Veränderungen im Laufe des Druckversuches fest, insbesondere, wenn er in tiefer Inspirationsstellung durchgeführt wurde (Veränderung der T-Zacke, Überleitungsstörungen, Dissoziation der Vorhöfe und Herzkammern). Leider können jedoch all diese abnormen Reaktionen gelegentlich auch beim Gesunden vorkommen, so daß der Wert der Methodik dadurch stark herabsinkt.

Vergleichende Tag- und Nachtmessungen. Auch durch Vergleich der Puls- und Blutdruckwerte bei Tag- und Nachtmessung hat man versucht, Einblick in die Herzfunktion zu erlangen. Ganz allgemein pflegt nach den Untersuchungen von KLEWITZ (1, 5) beim schlafenden Organismus (Abhorchen durch Mikrophon im Nebenraum) eine Pulsverlangsamung und Blutdrucksenkung um 20% (bei Nachtschlaf, geringere Senkung bei Schlaf am Tage) einzutreten. Gelegentliche Extrasystolen Gesunder sowie Arrhythmien Kranker schwinden auch im Schlafe nicht. Nun verhalten sich aber kompensierte Vitien genau so wie Gesunde, lediglich bei Schwerdekompensierten findet sich ein anderes Verhalten dergestalt, daß sogar ausgleichend ein Puls- und Blutdruckanstieg im Schlaf zu verzeichnen ist, der wohl auch Beziehungen zu der vermehrten nächtlichen Harnflut haben dürfte. Das Verfahren hat im Rahmen unserer Fragestellung keine Bedeutung, da die erwähnten Zeichen nur bei schweren Krankheitsfällen in Erscheinung treten.

Kompression der Beinschlagadern. KATZENSTEIN sucht durch Unterbrechung des arteriellen Kreislaufes Rückschlüsse auf die Qualität des Motors zu ziehen. Er unterdrückt beide Femoralarterien für 2,5 Min. am POUPARTschen Band mit dem Finger und verfolgt dann Pulszahl und Blutdruck. Physiologischerweise ist ein leichter Anstieg des Pulses und ein Absinken des Blutdrucks zu verzeichnen; ein anderes Verhalten gilt als pathologisch. Starkes Ansteigen des Blutdrucks spricht für Arteriosklerose oder Herzhypertrophie. Bei kritischer Beurteilung wird von GEIGEL bemerkt, daß der Blutdruckanstieg rein reflektorisch bedingt sein müsse, sonst hätte die Kompression oberhalb der Nierenarterien zu erfolgen; außerdem wird meist gleichzeitig die Femoralvene unterdrückt. Des weiteren werden ängstliche Personen zu starker Tachykardie neigen. Das Verfahren kann nicht als zuverlässig angesehen werden.

Zu den einfachen Untersuchungsmethoden rechnen schließlich noch jene, die mit einfachen Mitteln die Funktionsausfälle einzelner Organsysteme erkennen lassen und dadurch einen Rückschluß auf die gestörte Herzfunktion erlauben. Diejenigen Organe, die bei schwerer Dekompensation deutliche Ausfallserscheinungen bieten, wurden daher besonders kritisch untersucht, und zwar die Lungen, die Leber und die Nieren.

Spirometrie. Bei der Besprechung der Lungenschäden scheiden von vornherein alle Veränderungen aus, die als Folge schwerer Stauungen erkannt werden (Lungenödem, Stauungslunge, Transsudate). Aber auch bei kompensierten Vitien bzw. Herzschäden, die an der Grenze der Dekompensation stehen, bilden sich allmählich Lungenveränderungen aus, die Elastizität des Lungengewebes wird durch die chronische Stauung beeinträchtigt, das Alveolarepithel verdickt sich, die atmende Lungenfläche wird eingeengt, die Permeabilität des Gewebes verschlechtert sich (Pneumonose). Klinisch wirken sich diese Veränderungen aus in herabgesetzten Werten bei spirometrischen Untersuchungen. ENGELHARD und BENDIXEN stellten nun fest, daß die Vitalkapazität wohl bei Kranken mit ausgeprägter Dekompensation herabgesetzt sei, ein brauchbarer Maßstab für den Grad der Dekompensation bzw. ein differentialdiagnostisches Hilfsmittel zur Erkennung Herzkranker sei aber nicht in die Hand gegeben. Vergleichende Untersuchungen im Verlauf einer Herzbehandlung können eher wertvolle Aufschlüsse geben. Anders liegen die Verhältnisse bei Arbeitsbelastung und künstlicher Kohlensäuredyspnoe; hier zeigt sich rasch ein Absinken der Vitalkapazität beim Herzkranken (wenigstens mehrere hundert Kubikzentimeter). Diese Untersuchungen können leicht mit einem Trockenspirometer durchgeführt werden. Auf dem gleichen Prinzip beruhen die Methoden, die sich lediglich mit der Zeitdauer befassen, während welcher der Atem angehalten zu werden vermag. STANGE gibt an, daß Herzkranke ohne vorherige Anstrengung höchstens 20 Sek. den Atem anhalten können, während bei Gesunden diese Zeit wenigstens 30 Sek. betrage. GÖNCZY (1) und PALSKO wiesen nach, daß diese Zeit nach leichter körperlicher Arbeit (Spaziergang) bei Herzkranken auf 12 Sek. und darunter sinke; normalerweise beobachtete er den Wert von 18—33 Sek. Nach Zurücklegen eines Weges von 50 m in 30 Sek. kann der Gesunde den Atem 23 bis 40 Sek. anhalten, bei Insuffizienten sinkt diese Zeit auf 22 Sek. und darunter hinab. So wertvoll diese Untersuchungen auch sein mögen, um den jeweiligen Dekompensationsgrad eines Herzkranken im Laufe einer Behandlung objektiv festzulegen, so strittig ist ihre Bedeutung im Rahmen der vorliegenden Fragestellung, denn erst eine mehr oder minder ausgesprochene Dekompensation wird deutliche Ausfälle zeigen. Andererseits ist aber das Untersuchungsergebnis auch wiederum sehr vom guten Willen des Patienten abhängig, wir sahen schon vorher, daß der Psychopath und Arbeitsunwillige gern einen Lufthunger nach Belastung vorgibt.

Stufenphotometrie. Des weiteren wurden Ausfälle der Leberfunktion bei Herzkranken beobachtet; hier kann vor dem Auftreten klinisch nachweisbarer Mengen von Urobilin, Urobilinogen, Uroerythrin und Porphyrin im Urin bereits die Bilirubinmenge im Blutserum erhöht sein (direkt und indirekt nach HIJMANS VAN DEN BERGH). Als besondere Herzfunktionsprüfung ist die Stufenphotometrie nach HEILMEIER bemerkenswert. Der Urin Herzkranker mit Leberstauung ist infolge der Leberparenchymschädigung stets farbstoffreicher als bei Gesunden, und zwar sind nur die physiologischen Harnfarbstoffe vermehrt. HEILMEIER bezeichnet als reduzierten Farbstoffwert einen bestimmten Farbton (mit Grün-, Rot- und Blaufilter bestimmt), bezogen auf das spezifische Gewicht von 1020 bei 15° C. Ausschlaggebend ist das Verhältnis der Farbstoffkonzentration zur Konzentration der ungefärbten Urinbestandteile. Nachdem alle Fehlerquellen (Leber- und Gallenblasenkrankheiten, abnormer Blutzerfall, Medikation harnfärbender Stoffe) ausgeschlossen worden sind, wird der Morgenurin als Ruhewert mit dem Arbeitswert (z. B. 5mal 35,5 m Treppen hinauf- und hinabsteigen) verglichen. Bei Herzgesunden findet sich dann keine Änderung des reduzierten Farbstoffwertes, während bei Herzschwachen diese geringe Arbeitsleistung zu vermehrter Leberschädigung Anlaß gibt und dadurch erhöhte Farbstoffausscheidung bedingt. Der Farbwert kann ganz erheblich ansteigen, eine quantitative Auswertung des Verfahrens ist möglich. Allerdings sind die Befunde nur bei Vitien oder Herzschäden ausgesprochen, die auch das rechte Herz beeinträchtigen (also z. B. nicht bei Aorteninsuffizienz). Lediglich bei schweren Nierenschäden kann keine Auswertung erfolgen, da hier dann auch die Harnfarbstoffausscheidung darniederliegt. Diese Leberfunktionsprüfung ist frei von nervösen Einflüssen, Neurotiker verhalten sich wie Herzgesunde. STURM (2) hat bei Nachuntersuchung die Ergebnisse bestätigt und darauf hingewiesen, daß lediglich die Leistungsfähigkeit des Herzens für das Ergebnis ausschlaggebend sei; ob es nun zur Herzdilatation oder -hypertrophie gekommen sei oder ob diese fehle, beides sei für das Ergebnis der Leistungsprüfung belanglos.

KAUFFMANNscher Versuch. Schließlich verdienen noch die Funktionsstörungen der Nieren ein gewisses Interesse. Die schweren Nierenerscheinungen bei Herzkranken sind bekannt. Aber auch bei leichteren Fällen fand QUINCKE eine Nykturie (Nachturinmenge mehr als $^2/_3$ der Tagesurinmenge); ein gewisses Maß von Dekompensation ist allerdings Voraussetzung für das Auftreten dieses Zeichens. Zur Feststellung geringer Ödembereitschaft erfreute sich zeitweilig der KAUFFMANNsche Versuch einer gewissen Beliebtheit. KAUFFMANN ließ in stündlichem Abstand je 150 ccm Flüssigkeit trinken und beobachtete nun die Ausscheidung bei einfacher Bettruhe sowie später bei erhöhtem Fußende des Bettes. KAUFFMANN weist selbst darauf hin, daß bei starker Dekompensation dieses einfache Zeichen versage. MATTHES und CURSCHMANN sprechen der Methode aber gerade bei inzipienten Fällen jede differentialdiagnostische Bedeutung ab, da bei der Ödemausschwemmung zentrale Ursachen eine hauptsächliche Rolle spielen und die Befunde beim gleichen Patienten stark wechseln können, eine Tatsache, auf die schon QUINCKE hinwies. Auch erscheint der Reiz von nur 150 ccm Flüssigkeit für eine stärkere Diurese nicht ausreichend (NATANSON und SULZBACHER). Ferner wissen wir durch JORES und TIEMANN, daß als Symptom hypophysärer (Zwischenhirn?) Störungen bei jugendlichen, vegetativ übererregbaren Menschen eine Umkehr des physiologisch festverankerten Ausscheidungsmechanismus erfolgen und verspätete nächtliche Miktion beobachtet werden kann. CLAUSSEN weist darauf hin, daß letzten Endes die Leber das humorale Zentrum des Wasserhaushalts sei; bei der Diurese Herzkranker handelt es sich somit um eine Allgemeinreaktion, die durch Leberhormone bewirkt wird. Diese Leberreaktion kann aber durch die verschiedensten Reize ausgelöst werden (größerer Wasserstoß, Trinksuggestion, Injektion von Elektrokollargol oder Salyrgan, schließlich medikamentös durch Atropin oder mechanisch durch Gefäßwandreizung). Die Aufgabe der Leber ist es, durch die Choleinsäuren die Wasserbindungsfähigkeit der Gewebe zu sichern, des weiteren aber den Wasser- und Ionengehalt des Körpers sowie das Säurebasengleichgewicht zu erhalten. Es zeigt sich somit, daß sehr viele extrakardiale Faktoren bei der Diurese eine erhebliche Rolle spielen; die Probleme sind noch sehr im Fluß, der KAUFFMANNsche Versuch wird aber nach heutiger Auffassung physiologischen Gesichtspunkten allzu wenig gerecht. — Eine andersartige Nierenfunktionsprüfung hat GÖNCZY (2) veröffentlicht: er läßt Dekompensierte bzw. Leute, die zur Wasserzurückhaltung neigen, einen Tag Bettruhe einhalten. Am nächsten Tag führen sie zweimal einen $1^1/_2$stündigen Spaziergang aus. Durch Wasserretention kann dann (vor dem Frühstück und Abendessen wird gewogen) eine Gewichtszunahme von 1 kg und mehr festgestellt werden. Diese Probe setzt aber einen stärkeren Dekompensationsgrad voraus.

Colorimetrische Messung der Cyanose. PORGES und KAUDERS messen die Cyanose in Form einer Farbenskala (Oxyhämoglobinometer) und schließen dann auf das Sauerstoffdefizit. Der Fehler des Verfahrens beruht darin, daß die Hautpigmentation unberücksichtigt bleibt und man nicht entscheiden kann, ob venöses oder arterielles Blut untersucht wird. Diese einfache Methode besagt daher nicht mehr als der übliche klinische Aspekt Herzkranker.

2. Komplizierte Methoden.

Nur wenige Methoden befassen sich unmittelbar mit den am Herzen selbst während der Herzrevolution sich abspielenden Geschehnissen; das sind die Kardiographie, die kardiopneumatische Methode, das Ekg und einige röntgenologische Verfahren, insbesonders das Herzkymogramm.

Kardiographie. Bei der Kardiographie nimmt man entweder mittels eines Hebelarmes, der über der Herzspitze befestigt wird (Kardiograph nach JAQUET, Sphygmograph nach DUDGEON bzw. JAQUET) oder mittels eines Trichters, der durch ein Schlauchsystem die Luftbewegungen überträgt (MAREYsche Kapsel, Mikrophonsthetoskop oder Phonoskop — jetzt sehr vervollkommnet als FRANKsche Herztonkapsel), die durch den Spitzenstoß erzeugten Kurven auf. Alle aus älterer Zeit stammenden Kurven sind unsicher; die Art der angewandten Methode war ausschlaggebend für den Verlauf der gewonnenen Kurve, insbesondere wirkten sich die Eigenschwingungen der Schreibhebel ungünstig aus. Die weitere Entwicklung der Apparate ermöglichte dann aber eine genauere Registrierung der Schwingungen, insbesondere gelingt es heute auf optischem Wege mit der FRANKschen Herztonkapsel typische Kurven mit deutlicherem Hervortreten der Herztöne zu erzielen [sorgfältige Untersuchungen jüngeren Datums von WEITZ (1, 2)].

Folgende Fehlerquellen [SAHLI (1), KREHL, WEITZ (1—3), WEISS und JOACHIM] sind in der Art der Methode begründet: 1. es schwingt nicht allein das Herz beim Spitzenstoß, sondern die gesamte Brustwand sowie das dazwischengelagerte Lungengewebe schwingen mit; je nach den Elastizitätsverhältnissen des Brustkorbs, der Weite der Zwischenrippenräume und dem Luftgehalt der Lungen (z. B. Emphysem) ändert sich die Kurve; 2. erhält man sogar bei Untersuchungen an der gleichen Person stets wieder neue Variationen; insbesondere treten auch bei verschiedenen Personen niemals völlig entsprechende Teile der Herzoberfläche in den Intercostalraum ein, die einzelnen Teile des Herzens liefern aber verschiedene Kardiogramme. Andererseits wirkt sich der entscheidende Unterschied, ob der rechte oder linke Ventrikel die Spitze bildet, in der Kurve nur sehr unsicher aus; 3. sind tiefere Einblicke in die Herzfunktion kaum möglich, so ergibt z. B. ein unmittelbar der Herzwand anliegendes Herz ein typisches Kardiogramm; dabei bleibt es gleichgültig, ob das Herz durch eine Pericarditis adhaesiva oder eine entsprechende Pleuritis herangezogen oder durch eine rechtsseitige Pleuritis verdrängt wird. Das gleiche Kardiogramm kann des weiteren durch ein vergrößertes Herz entstehen, aber auch durch ein normales Herz bei Trichterbrust. Über die Druckverhältnisse innerhalb des Herzens erfährt man durch das Kardiogramm nichts, lediglich der Ablauf einer wurmförmigen Kontraktion wird als Kurve dargestellt; hierbei beeinflussen die intraventrikulären Druckverhältnisse, das Schlagvolumen und die Intensität der Zuckung den Kurvenverlauf, ohne daß sich die einzelnen Faktoren voneinander trennen ließen. Auch Hebel- und Drehbewegungen des arbeitenden Herzens treten nicht in Erscheinung. Mehrere Jahrzehnte lang haben die Forscher vergebens versucht, eine Einigung in der Beurteilung und Auswertung der Kurven zu erzielen, insbesondere bereitete es erhebliche Schwierigkeiten, den Beginn der Austreibungszeit und den Moment der Kammerdiastole festzulegen. Wenn auch diese Schwierigkeiten heute durch Heranziehung des Ekgs sowie gleichzeitige Aufnahme des Carotis- und Radialispulses (bei Berücksichtigung der Zeitspanne, welche die Pulswelle von der Aortenklappe bis zum peripheren Puls braucht) beseitigt sind, so ist doch der Gewinnst der physiologischen Vorarbeiten für die klinische Medizin gering geblieben. Was nun die Diagnostik von Klappenfehlern betrifft, so werden oft feinere Geräusche überhaupt nicht registriert, oder sie werden durch die übrigen Zacken der Kurve verdeckt. Bei der Mitralinsuffizienz kann man oft feinere Schwingungen zu Beginn der Austreibungszeit feststellen; akzidentelle Geräusche verhalten sich aber, wenn sie überhaupt aufgezeichnet werden, ebenso. Die Mitralstenose zeigt entsprechende Schwingungen im aufsteigenden Ast der Anspannungswelle, sowie eine spitze Zacke mit anschließender, etwas breiterer Erhebung (dem betonten ersten Ton entsprechend). Auch die Aorteninsuffizienz zeigt ziemlich deutliche Geräuschschwingungen im ersten Teil der Entspannungszeit, die Klappenschwingung des zweiten Tones fehlt natürlich, ebenso die physiologische Welle der Entspannungszeit (da der minimale Druck sehr gering). Die Kurve der Aortenstenose ist uncharakteristisch und schwer zu deuten. Extrasystolen bedingen höhere Ausschläge der Vorhofs- und Einfüllungswelle, auch Überleitungsstörungen treten deutlich hervor. Als besonders charakteristisch galten stets die Kardiogramme perikardialer Verwachsungen, der klinisch feststellbaren systolischen Einziehung entsprechend. In schweren Fällen verläuft die gesamte systolische Kurve unterhalb der Abszisse. In anderen Fällen findet sich nur eine knotige Verdickung der Kurve an Stelle der Aortenöffnungszacke, auch fehlen die Schwingungen des zweiten Tones.

Doch können — wie EDENS nachwies — auch all diese Zeichen fehlen. Akzidentelle Geräusche über der Pulmonalis treten im Kardiogramm nicht in Erscheinung. Auch der Verlauf der Herzrevolution ist bei den einzelnen Vitien ziemlich bemerkenswert: so ist die Anspannungszeit verlängert bei Aortenstenose, Mitralinsuffizienz und -stenose, auch bei Hypertension, während sie bei akzidentellen Geräuschen normal bleibt. Schließlich beobachtet man eine gleichartige Verlängerung manchmal bei Herzschwäche, aber auch bei Herzneurose. Verkürzt ist die Anspannungszeit hingegen bei Anstrengungen und Aorteninsuffizienz. Die Austreibungszeit ist bei Klappenfehlern unverändert, wohl aber bei Arrhythmien verlängert. Bei Tachykardien ist die Anfüllungszeit vermindert.

Die Kardiographie erscheint in ihrer neueren Entwicklung als ein gutes klinisches Hilfsmittel, um einen Einblick in die mechanische Arbeit des Herzens zu gewinnen. Früher wurde die Methode überschätzt; trotz technischer Vervollkommnung hängen ihr aber obige Mängel an, so daß stets noch weitere Untersuchungsmethoden herangezogen werden müssen (nach FRANK und HESS Synchronaufnahmen an einer Arterie oder Vene). Die Methode ist somit heute zu einem diagnostischen Hilfsmittel geringerer Bedeutung herabgesunken. Wichtige Erfahrungen konnten bei der Anfertigung der Herztongeräte verwandt werden. Die modernen Elektrokardiographen haben ein derartiges Zusatzgerät, das die Herztöne entweder als Sonderkurve oder in Verbindung mit dem Ekg aufzeichnet. Auch Venen- oder Arterienpulskurven werden wertvoll durch Herztonaufnahmen ergänzt.

Kardiopneumatische Methode. Intrathorakal greift nun die zweite, die kardiopneumatische Methode an. Die besten Resultate [JANOWSKY, MINKOWSKY (1, 2), RAUTENBERG, KLEWITZ (2—4), WEITZ und SCHALL] werden durch Einführung einer gefensterten Magensonde erzielt, an der sich eine empfindliche Pelotte oder ein aufgeblasener Ballon befindet. Die Registrierung der Luftschwingungen erfolgt wieder mittels MAREYscher Kapsel oder optisch. Da bei stillstehender Atmung die Herzbewegungen zu Schwankungen des Luftvolumens innerhalb des Brustkorbs führen, so hoffte man — wenn es gelang, Schluck-, Würg- und Atembewegungen völlig auszuschalten — einen Einblick in die Herzaktion zu gewinnen. 2 cm oberhalb der Kardia werden die Erschütterungen des Spitzenstoßes beobachtet, 15—20 cm oberhalb derselben nimmt man die Aortenpulsation wahr. Um möglichst die Pulsationen des nächstgelegenen linken Vorhofs aufzeichnen zu können, mißt man 5—10 cm oberhalb des Mageneingangs (36 cm vom Zahnrand entfernt); hier liegt der linke Vorhof in Höhe des 7. bis 9. Brustwirbels dem Schlundrohr in einem Bereich von 6 cm an. Weniger eingreifend für den Kranken ist die einfachere Methodik, die mittels Pelotte die Mundhöhle verschließt und nun bei offener Glottis die intrathorakalen Luftschwankungen beobachtet (Hämatothorakographion nach CERADINI, Kardiopneumographion nach LANDOIS). Dabei wirkt sich allerdings der Nasenrachenraum ungünstig als toter Raum aus, auch treten im Retropharynx durch die pulsierenden Gefäße Volumschwankungen auf, welche die Genauigkeit der Messung erheblich beeinträchtigen. Die zuerst geschilderte Versuchsanordnung ist recht eingreifend, insbesondere müssen alle psychischen Momente sorgfältig ausgeschaltet werden. Neben der gewissen Ungenauigkeit der zweiten Methode besteht aber hier die Schwierigkeit, die Glottis für eine bestimmte Zeit offenzuhalten. Die Kurven zeigen den steigenden Blutgehalt des Brustkorbs in der Anspannungszeit an (exspiratorische Bewegung), bei beginnender Entleerung der Arterien am Ende der Anspannungszeit kommt es durch schwindenden Blutgehalt zu einer inspiratorischen Bewegung, die sich während der ganzen Austreibungszeit verstärkt. In der Erschlaffungs- und Anfüllungszeit wird wieder wie anfangs eine exspiratorische Bewegung beobachtet. Es leuchtet somit ein, daß für das Entstehen der Kurve mehr der Blutzustrom bzw. -abfluß im Brustkorb ausschlaggebend ist als die Herzkontraktion oder -erschlaffung. RAUTENBERG führt auch aus, daß es unmöglich sei, einzelne Herzteile zu beobachten; trotz zentimeterweisen Abtastens der Speiseröhre, würde man doch stets die Aktion sämtlicher Herzteile registrieren. Bei Mitralfehlern sind deutliche Geräuschschwingungen feststellbar; auch bei akzidentellen Geräuschen wurden gelegentlich Schwingungen beobachtet. WEITZ und SCHALL schlossen dabei auf mangelhaften Mitralklappenschluß bei fehlerhafter Funktion der Papillarmuskeln. Lediglich akzidentelle Geräusche über der Pulmonalis ergeben keinen Ausschlag in der Kurve. Die zeitlichen Veränderungen im Ablauf der Herzrevolution bei den einzelnen Herzfehlern sind in gleicher Weise erkennbar wie im Kardiogramm. ROBINSON und DRAPER beobachteten eine Verlängerung der Anspannungszeit bei Herzschwäche, aber auch bei nervösen Herzen.

Die Vorteile der Methode sind sehr umstritten, für praktische diagnostische Zwecke erscheint sie ungeeignet. In neuerer Zeit hat sich STAUDACHER bemüht, die Oesophagokardiographie zu einer oszillatorischen Methode auszubauen. Normalerweise und bei essentieller Hypertonie betrug der Vorhofmitteldruck 20—40 mm H_2O. Nach Arbeit steigt er bei Hypertonikern auf 40—65 mm H_2O an. Bei muskelinsuffizienten und stark dekompensierten Herzen konnte STAUDACHER den 2—3fachen Wert ablesen, aber gerade bei diesen Kranken dürfte wohl die Applikationsart denkbar ungeeignet sein.

So interessant in physiologischer Hinsicht das Verfahren ist, so wird es sich doch schlecht am Krankenbett anwenden lassen. Aber auch für ambulante Untersuchungen kommt es m. E. nicht in Frage, da es recht eingreifend ist, Würg- und Schluckbewegungen störend einwirken und die gewonnene Blutstromkurve doch mehrdeutig bleibt.

Elektrokardiographie. Das nunmehr zu besprechende elektrokardiographische Verfahren hat sich einen führenden Platz in der Herzdiagnostik erobert. Es beruht bekanntlich auf der Tatsache, daß als vitale Äußerung eines arbeitenden Organs Potentialdifferenzen entstehen, und zwar wird die jeweils tätige Substanz elektronegativ, während die ruhende sich positiv auflädt. Da bei der Herzkontraktion gleichsam eine Muskelwelle von der Basis zur Herzspitze verläuft, so entstehen regelrechte elektrische Ströme. Diese sehr schwachen Ströme werden durch einen Platinfaden geleitet, der sich frei beweglich in einem stark magnetischen Feld befindet und nunmehr nach der AMPÈREschen Schwimmregel eine Ablenkung erfährt; diese wird meist optisch aufgezeichnet. Den heutigen Ansprüchen genügt ein Oszillograph mit Verstärkereinrichtung (z. B. Spannungselektrokardiograph nach Siemens-Reiniger-Veifa) bzw. ein Elektronenstrahlspannungselektrokardiograph (Heller & Co.), der an Stelle von Stromstärken die Spannungsschwankungen verzeichnet. Dadurch, daß man die elektrischen Ströme verschieden ableitet (I. beide Arme, II. rechter Arm—linkes Bein, III. linker Arm—linkes Bein), erhält man ein sog. Ableitungsdreieck. Auf die Seiten dieses Dreiecks, in dessen Mitte sich das Herz befindet, wird die elektrische Achse des Herzens — eine gedachte Linie, die von der Basis zur Spitze verläuft und die resultierende Gesamtgröße sowie den Richtungsverlauf der bei dem Aktivierungsvorgang ständig entstehenden und schwindenden Potentialdifferenzen darstellt — nach geometrischen Gesetzen projiziert. Je nach der Lage der elektrischen Achse inmitten des Dreiecks wird man somit in der einen oder anderen Ableitung größere bzw. kleinere Ausschläge des Galvanometers bzw. Voltmeters beobachten. Bei normaler Herzlage gibt Ableitung II meist die größten Ausschläge, bei quergestelltem Herzen Ableitung I, bei steilgestelltem Tropfenherzen Ableitung III. Wenn auch diese von Einthoven (1, 2) besonders befürwortete Form der Ableitung heute allgemein üblich ist, so hat es doch — insbesondere in den letzten Jahren — nicht an Angriffen gegen die Methode gefehlt. Abgesehen von Zweifeln an der geometrischen Gesetzmäßigkeit (Koch-Momm) — sofern das Herz nicht im Zentrum des Dreiecks liegt — ist sicher der Einwand berechtigt, daß bei Extremitätenableitung neben den Aktionsströmen des Herzens auch unbeabsichtigt Erregungsströme der mehr oder minder angespannten Gliedmaßenmuskulatur registriert werden. So entstand das sinngemäße Bestreben, die Elektroden tunlichst in Herznähe zu befestigen. Die Zacken des Ekgs wurden dabei gleichzeitig kräftiger und besser deutbar. Über die günstigste Stelle der Brustkorbableitung (auch Einthoven dachte bereits daran) besteht noch keine Einigung. Schellong (1, 2) z. B. hält neben der Gliedmaßenableitung eine Ableitung vom Ansatz der rechten 2. Rippe und vom 7. rechten Rippenknorpel meist für ausreichend. In neueren Arbeiten treten de Chatel und Trendelenburg für Aufgabe der Gliedmaßenableitung ein, an Stelle des jeweiligen Armes ist das Akromion zur Ableitung vorgesehen, an Stelle des Beines der untere seitliche Thoraxrand. Ergänzend werden als IV. Ort der Ableitung die beiden unteren seitlichen Thoraxränder und als V. der untere rechte Thoraxrand zusammen mit der linken Achselhöhle vorgesehen — entsprechend der Herzquerachse. Eine bestimmte Untersuchungstechnik zielt darauf hin, erst einmal das Herz mittels kreisförmig angeordneter Elektroden, die auf verschiedenen Brustkorbflächen befestigt werden, genau zu lokalisieren und dann nach Bestimmung der Herzachse (Stelle stärkster T-Schwankung evtl. orthodiagraphisch) mit der Beobachtung des Ekgs zu beginnen. Die Abtastung der einzelnen Herzteile auf der Brustwand mit Elektroden zur Gewinnung von Ventrikel- und Partial-Ekg [Groedel (4), Wilson] wird in ihrer Bedeutung mancherorts überschätzt; das Potential derartig herznaher Abgriffe wird praktisch fast nur von dem der Elektrode unmittelbar benachbarten Teile der Vorderwand des betreffenden Ventrikels bestimmt. Die komplizierten Formen der Ableitung dürften im wesentlichen der Klinik vorbehalten bleiben. Wenn auch das gewonnene Ekg oft schöner ist als bei Extremitätenableitung, so sind die technischen Schwierigkeiten so erheblich vermehrt, daß der Gewinnst wieder zunichte wird. Lediglich zur Erkennung von Herzinfarkten wird von den meisten Forschern die dorsoventrale Ableitung empfohlen. Schenk lagert hierzu auf die rechte Seite und beobachtet Zwischenstückveränderungen, das fehlende Q 4 gilt als pathognomonisch.

Die Untersuchungen über die zweckmäßigste Form der Elektroden (Tauch-, Binden- oder Nadelelektroden) sind noch nicht völlig abgeschlossen. Die Nadelelektrode wird subcutan befestigt und erlaubt nach STRAUB (2) und ACKERMANN allein eine lokalisierte Ableitung. Jedoch werden durch Polarisationskapazität der Haut und Gewebe Veränderungen im Ekg bedingt (z. B. tiefe S-Zacke), die bei anderer Ableitungsform fehlen. Die übliche Ableitungsform mit Bindenelektrode genügt bei gut angefeuchteter Haut für praktische Zwecke. SCHELLONG (1) empfiehlt für Brustkorbableitungen Elektroden mit Metallplättchen von 2—5 qcm Fläche, die, um die Überleitung zu verbessern, mittels eines Mehl-Salz-Wassergemenges auf der entfetteten Haut befestigt werden. Tauchelektroden (Arme und Füße werden in Glaswannen mit 20%iger Kochsalzlösung getaucht, in der sich Tonzellen mit gesättigter Zinksulfatlösung befinden, die ihrerseits wiederum die amalgamisierten Zinkplatten enthalten) geben empfindliche Ausschläge, sind aber sonst außerordentlich empfindlich und für Massenuntersuchungen sicher nicht geeignet.

Bei regelrechtem Ablauf des Aktivierungsvorganges entsteht eine Kurve, die durch die bestimmte Höhe und Anordnung der einzelnen Ausschläge sowie die regelrechten Abstände dieser Zacken sehr wohl charakterisiert ist. Die typische Verlaufsform der Kurve zeigt eine deutliche Vorhofzacke P, nach einer bestimmten Überleitungszeit den Kammerkomplex Q-R-S und schließlich die Nachschwankung T, evtl. mit folgender flacher U-Schwankung. Jeder Vorhof und jede Herzkammer bilden ein eigenes Ekg, die abgeleitete Kurve entsteht durch Superposition beider Kurven dergestalt, daß positive bzw. negative Ausschläge der entsprechenden Herzteile sich arithmetisch addieren. Nach Untersuchungen von DE JONG entspricht der Augenblick der Aktivierung praktisch auch dem Zeitpunkt der einsetzenden Kontraktion, der zeitliche Unterschied beträgt höchstens einige tausendstel Sekunden. Gewisse Variationen des Ekgs sind durchaus physiologisch. Anatomisches und funktionelles Intaktsein des Reizleitungssystems, ferner fehlerfreie nervöse und arterielle Versorgung der Muskelgruppen sind Voraussetzung für den folgerichtigen Ablauf des Aktivierungsvorganges; sind diese Bedingungen nicht erfüllt, so kommt es wohl immer bei Reizleitungsstörungen, aber auch sonst meist bei schweren Schäden der contractilen Substanz zu bestimmten Veränderungen im Kurvenverlauf, die Schlüsse über die Art der Störung erlauben. Einen besonderen Wert hat das Ekg durch die Analyse der Reizleitungs- und Rhythmusstörungen des Herzens erhalten, abweichende Größe, Form und Dauer des Vorhof- bzw. Kammerkomplexes erlauben Einblick in pathologische Geschehnisse und Zustände. Die P-Zacke ist meist beiderseits positiv, eine Spaltung von P spricht für eine Dissoziation der Vorhöfe (Reizleitung, Überdehnung, Myokardschaden, aber evtl. auch bei Vasoneurosen) bei leichter Insuffizienz des linken Ventrikels. Die Q-Zacke ist nach HOFFMANN (1) und WEBER (1) auf eine rückläufige Bewegung des sich subendothelial im Septum unterhalb der Aortenklappe, ausbreitenden Aktionsstromes zurückzuführen und wird vom linken Herzen gebildet. Nach FREUNDLICH sprechen stärkere Veränderungen der Q-Zacke in Ableitung I oder II für erheblichen Myokardschaden, nach KOSSMANN, SHEARER und TEXON sehr tiefes Q 3. Der aufsteigende Ast der R-Zacke entspricht der Aktivierung des rechten Ventrikels, die aus anatomischen Gründen etwas zeitiger erfolgt als diejenige des linken Ventrikels, die im wesentlichen den absteigenden Schenkel der R-S-Zacke bedingt. Aus dem Überwiegen der R- oder S-Zacke in den einzelnen Ableitungen kann auf ein Überwiegen der linken oder rechten Kammer geschlossen werden (Laevo- oder Dextrogramm). Dabei kann dieses Überwiegen sowohl durch eine Hypertrophie des betreffenden Ventrikels als auch durch eine Dysfunktion des anderen bedingt sein. Allerdings muß bei der Beurteilung die Herzlage berücksichtigt werden (evtl. röntgenologisch): so läßt sich bei Gliedmaßenableitung mancher Linkstyp durch tiefe Einatmung in einen Rechtstyp verwandeln bzw. durch einen Preßakt (Valsalva) verstärken; ähnlich wirken pathologische Lageveränderungen (Ascites, Pleuraverwachsungen und abnorme Konfiguration der einzelnen Herzkammern). Eine ausgesprochene S-Zacke wurde von älteren Forschern im Sinne einer Vasoneurose (Feminismus, Infantilismus, Sympaticotonie) gedeutet, ist aber nach neueren Untersuchungen (s. oben) oft durch Ableitungsfehler bedingt. Aufsplitterungen und Knotungen der Q-R-S-Zacke sprechen für Myokardschaden der Ventrikel, während kleine Ausschläge nur pathognomonisch sind, sofern sie in allen drei Ableitungen auftreten. Insbesondere ist dem Verlauf der dem Kammerkomplex zugehörigen Nachschwankung T Wert beizumessen. Die Entstehung dieser T-Zacke war sehr umstritten: früher hielt man sie für den Höhepunkt der Muskelkontraktion, während Hoffmann (1), Boden, Weitz (3), Neukirch und Ganter zum Teil tierexperimentell nachwiesen, daß die T-Zacke mit dem Kontraktionsvorgang nichts zu tun hat, da ja auch bei gleichzeitiger Erregung sämtlicher Muskelteile keine Potentialdifferenzen entstehen können. Das schließt nicht aus, daß nach Knoll, Gironés und Goerke zeitlich die T-Zacke mit dem Beginn der Kammerkontraktion zusammenfällt. Sie entspricht dem von der Spitze zur Basis wieder zurücklaufenden und allmählich abklingenden Aktivierungsvorgang; tritt krankhafterweise die Erschlaffung des Herzens zuerst an der Herzspitze ein, so kommt es durch abnormes Abklingen des Aktivierungsvorganges zu einer negativen T-Zacke. Das Fehlen oder Negativwerden dieser Zacke (Absinken unter die isoelektrische Linie) in mindestens zwei Ableitungen berechtigt zur Annahme einer schweren Myokardschädigung, insbesondere auch, wenn der sonstige Kammerkomplex Q-R-S Veränderungen aufweist. Manche Forscher, z. B. Hallermann, halten bereits einen derartigen Befund in einer einzigen Ableitung für ausreichend zur Annahme eines Myokardschadens oder einer Dysfunktion des Muskels, doch ist eine Veränderung der T-Zacke in Ableitung III sicher bedeutungslos, sofern ein sonstiger Herzbefund fehlt, bei gleichzeitigem Rechtstyp des Herzens ist die Prognose ungünstiger zu stellen. Zu beachten ist, daß auch durch Medikation (Digitalis, Adrenalin, Chinidin oder Insulin) die T-Zacke negativ werden kann.

Ein neuer Weg der Analyse des Ekgs ist uns durch Schellong (5) und seine Mitarbeiter gewiesen worden, und zwar in Form der Vektordiagraphie. Das Verfahren beruht darauf, die Potentialdifferenzen zweier Ableitungen (rechter Arm—linker Arm und linker Arm—linkes Bein) durch direkte Registrierung mit der Kathodenstrahlröhre zu einer Figur zusammenzusetzen, die der vektoriellen Summe der in diesen beiden Ableitungen vorhandenen Potentialdifferenzen entspricht. Es zeigt sich nämlich, daß die elektrische Achse des Herzens zur Zeit der einzelnen Zackenbildungen gleichzeitig eine Drehung im Sinne des Uhrzeigers ausführt. Durch Photographie bei stehendem Film erhält man daher eine winzige P-, eine kleine T- und eine große Q-R-S-Schleife. Neben dem Vektordiagramm kann gleichzeitig das übliche Ekg abgenommen werden, es entsteht dann das Komponenten-Ekg. Wird nun bei Benutzung zweier BRAUNscher Röhren das Vektordiagramm in zwei verschiedenen Körperebenen (frontal und sagittal oder nur wenig gegeneinander verschoben) aufgenommen, so entsteht ein räumliches oder stereoskopisches Bild. Gerade die stereoskopische Betrachtungsweise hält SCHELLONG für sehr instruktiv. Das Vektordiagramm bringt keine zeitlichen, sondern räumliche Abläufe zur Darstellung und ergänzt das Ekg in anschaulicher Weise. Insbesondere ist es imstande, Lageveränderungen des Herzens von Hypertrophien zu scheiden, kleinere intraventrikulare Leitungsstörungen (Sitz des Coronarinfarktes) aufzudecken und schließlich festzustellen, ob die Knotung oder Aufsplitterung von Q-R-S im vorliegenden Fall harmloser Natur (Änderung der Herzlage) ist oder einer Leistungsstörung entspricht. Die Vektordiagraphie ist somit eine wertvolle Ergänzung der Elektrokardiographie.

Die anfängliche Hoffnung, im Ekg ein genaues Spiegelbild der energetischen Vorgänge bei der Herzkontraktion zu erhalten, hat sich nicht erfüllt, hat man doch sogar in der Agone noch regelrechten Kurvenablauf beobachtet. Zwar ist erwiesen, daß wohl die Formveränderung, insbesondere der T-Zacke, einen Schluß auf die Dysfunktion des Muskels erlaubt, umgekehrt ist aber ein normales Ekg noch kein Beweis für völlig intakte Herzfunktion. Differentialdiagnostik allein auf das Ekg aufzubauen, ist wohl unmöglich, wohl aber ist eine gewisse prognostische Bedeutung vorhanden, da bei vorliegenden Funktionsschäden ein regelrechtes Ekg eine günstigere Beurteilung erlaubt. Diagnostische Klärung kann das Ekg in folgenden Fällen bringen: 1. bei Rhythmusstörung und Frequenzänderungen des Herzens; 2. bei fraglichen Klappenfehlern (Nachweis von Rechts- oder Linksüberwiegen, Vergrößerung der Vorhofzacke); 3. bei Lageveränderungen des Herzens (narbige Verziehungen, Situs inversus); 4. bei Myokard- (Intoxikation, Anämie, Insuffizienz) und Coronarschäden (Schenkelblock), auch wenn sonstige objektive Zeichen fehlen.

Zwei Methoden haben nun bei diesen diagnostischen Schwierigkeiten weitergeholfen, das ist erstmalig das Belastungs-Ekg und zweitens das quantitative Ekg. Schon das Belastungs-Ekg vermag uns mehr zu sagen als das gewöhnliche Ekg. Besonders wichtig ist der Vergleich des Ruhe-Ekg mit dem Arbeits-Ekg bzw. demjenigen nach Abschluß der Arbeit. Humorale Einflüsse (Milchsäureüberschuß usw.) sind für diese Änderungen im Ekg verantwortlich zu machen. Hier haben insbesondere die Arbeiten von SCHLOMKA (1, 2) bahnbrechend gewirkt. Bei mittlerer Belastung spricht für gute funktionelle Anpassung (Typ A) eine primäre Verkleinerung der R- und T-Zacke, während entsprechende primäre Vergrößerung und Extrasystolen für ein wenig trainiertes und rasch ermüdbares Herz (Typ B) sprechen. Bei starker Belastung (z. B. auch Bergsteigen, Valsava) verhält sich auch das gesunde Herz wie ein B-Typ, diese Verschiebung wird als eine Funktion der zunehmenden Belastung angesehen. Gleichzeitig tritt beim Gesunden nach starker Belastung eine Verkürzung der Kammeranfangsschwankung um etwa $^{2}/_{1000}$ Sek. ein, während beim Kranken die Q-R-S-Zacke sich verbreitert. SCHWINGEL konnte durch spezielle Methodik (rasch ablaufender Film — 100—150 mm/Sek.) diese physiologische Verkürzung der Kammeranfangsschwankung sichtbar machen; das Verfahren ist aber nicht in allen

Fällen zuverlässig. Durch Systolenverkürzung bis zu 30% vermeidet das gesunde tachykarde Herz die Gefahr der Vorhofpfropfung. — Ruheextrasystolen schwinden oft bei der Arbeit. Auch nach hoher Belastung darf beim Herzgesunden die T-Zacke nicht deformiert, abgeflacht oder negativ werden. Das Ende der T-Zacke ist dabei ohne Bedeutung, ein Verschmelzen mit der P-Zacke deutet jedoch auf drohende Vorhofpfropfung hin. Andererseits bilden sich bei Überanstrengung manchmal die Zeichen des Dextrogramms heraus, entsprechend dem Versagen des linken Herzens. Für Kranke mit Angina pectoris ist mit Rücksicht auf die Durchblutungsstörung insbesondere die Senkung des S-T-Stückes unter die isoelektrische Linie nach Arbeit charakteristisch, bei der Angina pectoris vasomotorica hingegen richtet sich das T-Stück auf. Wichtig ist nach SCHÖNE der Quotient R : T; er soll sich bei mittlerer Anstrengung beim Herzgesunden verkleinern, in der Erholungsphase ansteigen. Für weniger guten Funktionszustand des Herzens spricht eine kleine T-Zacke, die sich nach kleiner Belastung bereits steil aufrichtet, bei sehr starker Belastung entsteht ein hohes und spitzes sog. „Erstickungs-T". In der Erholungsphase ist dann eine auffallend seichte Nachschwankung zu beobachten. Demzufolge ist bei funktionsuntüchtigen Herzen der Quotient R : T in Ruhe verhältnismäßig groß, sinkt nach Belastung stark an Wert, um in der Erholungsphase wieder hoch zu werden. Ein Gesunder zeigt ein entsprechendes Verhalten erst nach sehr starken Anstrengungen (300—350 Kniebeugen).

Nur kurz gestreift werden können im Rahmen vorliegender Arbeit die Ergebnisse der elektrokardiographischen Untersuchungen bei Erniedrigung des atmosphärischen Drucks. Durch die Entwicklung der Luftwaffe ist dieser Fragenkomplex allerdings mehr in den Brennpunkt allgemeinen Interesses gerückt worden. Kranke mit Myokardschaden vertragen oft geringe Höhen schlecht, ebenso ist die Kompensationsfähigkeit der Vagotoniker zu prüfen. BORGARD konnte in der Unterdruckkammer 3 Stadien tierexperimentell feststellen: 1. Frequenzsteigerung mit verkürzter Überleitungszeit und abgeflachtem T durch Abnahme des Vagotonus. 2. Frequenzabnahme mit verlängerter Überleitungszeit durch anoxämische Reizung des Vaguszentrums mit verkleinerter P-Zacke. 3. Überleitungsstörungen, totaler Block mit schwindendem P, coronarkonfiguriertem Zwischenstück und hohem Erstickungs-T. Bei Rückkehr zu höherem Druck kann trotzdem pathologischerweise noch für eine gewisse Zeit die Reihenfolge der Phasen 1—3 weiter durchlaufen werden. Personen, die in der Unterdruckkammer zu diesen abnormen Reaktionen neigen, sind als Hochleistungsflieger ungeeignet. Ganz allgemein sagt uns aber diese Modifikation auch nicht mehr als das übliche Belastungs-Ekg. Beim Herzkranken treten alle Erscheinungen, die normalerweise zu erwarten sind, nur verstärkt und frühzeitiger auf.

SCHLOMKA (2) und REINDELL haben kürzlich über das Verhalten der Herzstromkurve beim Übergang vom Liegen zum Stehen berichtet. Die veränderte Einwirkung der Schwerkraft bedingt eine Umstellung der Blutverteilung, dadurch eine Veränderung der Blutzufuhr zum Herzen und einen Erregungszustand der Preßreceptoren. Bei schlechter Kompensation verkleinert sich T auffällig, spaltet sich auf, wird negativ oder coronarkonfiguriert; durch maximale Verkürzung der Diastole kann es zur Vorhofpfropfung kommen. Die deutlichsten Veränderungen sollen nach 8—15 Sek. auftreten und dann im Laufe von Minuten meist völlig abklingen. SCHLOMKA bezeichnet dieses „Aufsteh-Ekg“ als sehr geeignet zur Fliegertauglichkeitsprüfung.

Einen zweiten Weg zur Beurteilung der Leistungsfähigkeit des Herzens auf Grund eines Ekgs schlägt GROSS (1, 2) ein. Er wertet bei entsprechender Eichung das Stromstärken-Ekg quantitativ aus. Voraussetzung sind einige technische Umänderungen, so sichert der Kompensator ein gleichmäßiges elektrisches Feld im Gegensatz zum üblichen Kondensator, der durch Selbstaufladung die Kurven entstellt. Der Herzstrom wird mittels unpolarisierbarer Wannenelektroden abgenommen. Die Zahl der Störungsmöglichkeiten ist groß, ein rasches Arbeiten ist sehr erschwert; so konnten bei Nachuntersuchungen nicht mehr als 3 Ekg in 2 Stunden angefertigt werden. Das Strom-Ekg wird sauberer gezeichnet (S-Zacke tritt besser hervor u. ä.), als Nachteil gilt der Leistungsverlust durch Stromentzug und Saitenträgheit (BAUKE). Die Eichung erfolgt dadurch, daß 1 Millivolt 1 cm Saitenausschlag gleichgesetzt wird. Normalerweise entspricht dann die R-Zacke einer Länge von 6—24 mm, die T-Zacke einer solchen von 1,5—9 mm. Die physiologische Breite ist also erheblich, Störungen andererseits bei entsprechender Eichung unschwer zu erklären. Für praktische Zwecke ist das Verfahren einstweilen noch zu umständlich; das Belastungs-Ekg dürfte einfacher und erfolgversprechender sein.

Röntgenuntersuchungen (Kymographie). Die nunmehr zu besprechende Methode der Herzfunktionsprüfung wurde erst in den letzten Jahren erheblich weiterentwickelt, hat aber jetzt allgemeine Anerkennung gefunden. Seit langem hatte man sich daran gewöhnt, die klinische Untersuchung durch die Brustkorbdurchleuchtung und Herzfernaufnahme zu ergänzen; an Hand deutlicher Formveränderungen der Herzfigur, insbesondere auch in dem schrägen und im frontalen Durchmesser, konnte man auf krankhafte Veränderungen des Organs schließen. ASSMANN wies darauf hin, daß der normale Hilusschatten von 13 mm Breite pathologisch durch Stauung (Erweiterung der Pulmonalarterie) 15—23 mm messen könne. Neu war nun die sorgfältige Analyse der Bewegungsvorgänge, und zwar nicht mehr nur nach Beobachtung flüchtiger Bewegungen auf dem lichtschwachen Leuchtschirm, sondern vielmehr deren Darstellung auf dem Röntgenfilm. Der Röntgenkymographie geht die Röntgenkinematographie voraus, die sich bemühte, in der Zeiteinheit möglichst zahlreiche Bilderserien zu liefern (24 Aufnahmen in 4—6 Sek.); bei gleichzeitiger Abnahme des Ekgs gelang die Analyse unschwer. Trotz technischer Vervollkommnung dieses Verfahrens durch GROEDEL (2) bleibt es unökonomisch. Auch bereitet es gewisse Schwierigkeiten, die Volumschwankungen und Gestaltsveränderungen an den aufeinanderfolgenden Bildern der Serie genauestens zu beobachten. Die Röntgenkymographie stellt hingegen all diese Veränderungen auf einem Röntgenfilm dar. GÖTT und ROSENTHAL bedienten sich einer Bleiplatte mit einem 3 mm breiten Schlitz. Wurde diese Platte nun in senkrechter, waagerechter oder schräger Richtung in 1 m Abstand von der Röntgenröhre vor bzw. hinter der Herzsilhouette innerhalb bestimmter Zeit vorbeibewegt, so gab der Röntgenfilm die während dieser Zeit ausgeführten Herzbewegungen wieder. SCHERF und ZDANSKY entwickelten die Methode weiter unter Benutzung gleichfalls nur eines, allerdings schmäleren Schlitzes; sie halbierten aber diesen Schlitz und brachten die beiden Teile in verschiedener Höhe auf der Bleiplatte an. So wurde es möglich, verschiedene Herzteile im gleichen Zeitabschnitt zu beobachten.

Cignolini verteilt schließlich eine bestimmte Anzahl von Schlitzen über den Bleischirm und spannte eine Anzahl schmaler Filme über diese Schlitze. All diese Methoden erlauben bei raschem Vorbeiziehen einen besonders guten Einblick in jede einzelne Herzveränderung. Das von Stumpf (1—3) angegebene Raster, das bei einem Schlitzabstand von 24 mm viele Schlitze von 1 mm (evtl. $^1/_2$ mm breit bei 12 mm Schlitzabstand) Breite aufweist, gibt bei langsamem Vorüberziehen (1 mm Rasterweg = 0,1 Sek.) auf dem Film allerdings nicht ganz die Feinheiten wieder wie der rasch bewegte Schlitz. Der Vorteil beruht aber in der Möglichkeit gleichzeitiger Beobachtung verschiedener Herzteile (peristaltische Bewegung) sowie in einer guten Wiedergabe der gesamten Herzfigur. Während der Ablaufzeit (2,4 Sek.) werden etwa 2 Herzrevolutionen registriert. Je nachdem man nun einen Film sich über das feststehende Raster bewegen läßt oder andererseits das Raster beweglich gestaltet bei ruhendem Film, erhält man zweierlei Bilder. Im ersten Fall (Stufenkymogramm) ist eine gute Beurteilung der Einzelbewegungen möglich, im zweiten Fall (Flächenkymogramm) bekommt man eine Übersichtsaufnahme, die sich von einer Herzfernaufnahme nur dadurch unterscheidet, daß der gesamte Herzrand wellenförmig bewegt erscheint. Die Ausführung beider Methoden ist nach Stumpf (3) erwünscht, für praktische Zwecke genügt allerdings meist die Untersuchung mit laufendem Raster. Die Beurteilung des Herzrandes, der je nach der Stärke der Kontraktion entweder spitze oder stumpfe, gegebenenfalls bei starkem Unterschied zwischen Systole und Diastole auch abgeschrägte (hakenförmige) Zacken von wechselnder Höhe aufweist, erlaubt einen Einblick in die Funktion des jeweils beobachteten Herzabschnittes. Da jedoch nicht nur die Randteile zur Beurteilung wichtig sind, sondern auch die wechselnde Dichte aller dem Herzrand benachbarten Bezirke, so wurde von Stumpf (1) die *Densographie* entwickelt. Der Densograph konzentriert mittels Linsen das Strahlenbündel einer Lichtquelle; dieses Strahlenbündel passiert nun den Film und trifft auf eine lichtelektrische Selenzelle. Je nach der Abblendung, die das Lichtbündel durch den mehr oder minder geschwärzten Film erfahren hat, wird auch der erzeugte elektrische Strom schwanken. Fährt man also mit dem Gerät den Herzrand auf dem Film ab, so gelingt es unschwer, Punkte gleicher Dichte miteinander zu verbinden und ein sog. Isogramm herzustellen. Die Densogrammkurven sollen nicht das Kymogramm widerspiegeln, wohl aber dasselbe in zeitlicher Hinsicht ergänzen. Dilatationen der Ventrikel können so zeitig erkannt werden. Auch eine Verbindung der Kymographie mit einem Ekg ist zweckmäßig (Brednow und Schaare). Für praktische Zwecke ist die Densographie zu kompliziert.

Die kymographische Kurve und Exkursionsbreite der Ventrikelbögen entspricht den Kammervolumschwankungen, wobei meist deutlich die stärkere Bewegung des linken Ventrikels in Erscheinung tritt (evtl. Beobachtung in verschiedenen Durchmessern). Die Vorhofsbewegungen sind durch Doppelzacken charakterisiert; diese entstehen durch fortgeleitete Ventrikelschwingungen, Eigenbewegungen und wohl auch Schwingungen des Atrioventrikularseptums. Stumpf (3) wies nach, daß am rechten Herzrand sowohl Vorhof als auch Ventrikel randbildend sind. Nur im Falle der Hypertrophie des rechten Herzens ist nach Stumpf und Wilke der rechte Vorhof allein bis zum Zwerchfell randbildend, während bei Linkshypertrophie der rechte Ventrikel teilweise randbildend bleibt. Die Analyse der einzelnen Zacken erlaubt es insbesondere, Stauungen in einzelnen Herzabschnitten nachzuweisen; diese Zacken sind plumper und trapezförmig und bilden bei unvollkommener Systole (Myodegeneratio) ein mediales, bei unvollkommener Diastole (Morbus Basedow) ein entsprechendes laterales Plateau. Bei starker Dekompensation können auch pulsatorische Schwankungen in den Lungengefäßen mit Schleuderbewegungen der Vena cava sup. (positiver Venenpuls!) und nur schwacher Aortenpulsation beobachtet werden. Stenosenbildungen sind gleichfalls an den rückwärtigen Stauungen gut erkennbar, so z. B. eine atrioventrikuläre Stenose am verspäteten Abfall des kammerdiastolischen Kymogramms. Das kymographische Bild erlaubt ohne weiteres die Entscheidung schwieriger Differentialdiagnosen (Bronchialcarcinom, Hilusdrüsenvergrößerung, Aneurysma) und weist mühelos eine Herzbeutelobliteration oder einen Herzinfarkt (Ausfall der Herzbewegung an dem betreffenden Abschnitt) nach. Auch Rhythmusstörungen, Extrasystolen, Blockerscheinungen mit Vorhofflimmern treten gut hervor, wenngleich sie durch das Ekg meist besser analysiert werden.

Die Kymographie erlaubt eine sorgfältige Analyse der Strömungsverhältnisse des Herzens, die Volumschwankungen werden erfaßt und in Zahlenwerten ausgedrückt. Stumpf (3) hat auch gehofft, in funktioneller Hinsicht Fingerzeige geben zu können, und zwar nannte er Typ I ein Kymogramm, bei dem die Amplituden kranio-caudalwärts an Stärke zunehmen, entsprechend der stärkeren systolischen Retraktion der Herzspitze gegen die Mitte des Herzens. Beim funktionell anscheinend unterwertigen Typ II zeigt die Gegend der Herzspitze nur geringe seitliche Bewegung (Klappenfehler, Myokardschaden, geringe Leistungsfähigkeit). Diese Untersuchungen haben jedoch sich nicht bestätigen lassen, vielmehr sehen wir gerade beim Sportler unter Belastung sich einen B-Typ in A umwandeln.

Kudisch teilt nach der Form der Zackenbildung ein in einen kräftigen, erregten, schlaffen und kleinen Typ, jedoch ist der praktische Wert dieser Einteilung umstritten.

Die komplizierten Vorgänge am Herzen während der Atmung können auch kymographisch schwer erklärt werden, empfohlen wird daher eine Aufnahme in Zwerchfellmittelstellung. Auch bei der Kymographie erwies sich das Studium nach Belastung als diagnostisch wertvoll.

So ließen Kahlstorf und Ude sportgewohnte, aber sonst untrainierte Studenten am Fahrradergometer arbeiten und beobachteten eine anfängliche Herzverkleinerung (röntgenologisch) nach körperlicher Arbeit bei erhöhtem, später verkleinertem Schlagvolum. Eimer bestätigte diese Untersuchungen bei Soldaten, die an einem Gepäckmarsch teilnahmen. Bei Personen, die zur Dekompensation neigen, bleibt diese physiologische Verkleinerung aus. Dilatation nach stärkerer Anstrengung deutet auf Insuffizienz hin. Entsprechend beobachtete Gotthardt Gesunde während der Arbeit kymographisch und stellte eine verstärkte Systole und Diastole fest, somit eine verbreiterte Schlagamplitude und Akzentuierung der Schlagform. Fetzer verfolgte die Veränderungen beim Müllerschen Versuch (Atemstillstand bei tiefer Inspiration nach vorheriger starker Exspiration) und diagnostizierte dabei eine Rechtsvergrößerung des Herzens und Rückstauung in die obere Hohlvene; er fand das Verfahren besonders geeignet zum Erkennen von Abflußhindernissen des rechten Herzens. Beim Valsalvaschen Versuch tritt nur bei Herzgesunden eine starke Verkleinerung des gesamten Herzens ein.

Die röntgenkymographischen Untersuchungen befinden sich noch im Fluß, schon jetzt muß aber der Wert ihrer Ergebnisse zur Klärung herzphysiologischer Vorgänge und zur funktionellen Beurteilung als erheblich angesehen werden.

Des weiteren sind nunmehr diejenigen Untersuchungsmethoden zu besprechen, die sich nicht mehr mit der Funktion des Herzens allein befassen, sondern durch Funktionsprüfung des gesamten Kreislaufes bzw. durch Beobachtung der Funktion einzelner Organe unter bestimmten Versuchsbedingungen Rückschlüsse auf die Leistungsfähigkeit des Herzens ermöglichen sollen.

Unter den am Kreislauf angreifenden Methoden nehmen diejenigen, welche die Veränderungen an den Arterien registrieren, eine Hauptrolle ein. Diese Verfahren sind größtenteils bekannt und werden daher in technischer Beziehung möglichst kurz besprochen.

Sphygmographie. Mit der sphygmographischen Methode erhält man eine graphische Wiedergabe der durch die Pulswelle an einem peripheren Gefäß bewirkten Änderungen (Mischung von Volum- und Druckpuls). Nachdem man gelernt hat — auch hier nach Vorgang von O. Frank — die Trägheit des registrierenden Hebelsystems zum Teil optisch auszuschalten, sind die neueren Modelle (Sphygmochronograph, Polygraph nach Jaquet, Modell nach Frank-Petter) wohl imstande, einwandfrei diese Vorgänge aufzuzeichnen. Konstant bleibt allerdings der sog. Rückwirkungsfehler (physikalische und nervöse Rückwirkung durch den Druck des Instrumentes). Von diesem Fehler bleibt nur die Methode nach Czermak und Bernstein frei: ein auf die Haut geklebtes Spiegelchen zeigt die Hautbewegungen an, die photographisch registriert werden. Da aber die pulsatorischen Schwankungen das Gefäß sowohl in der Breite als auch Länge verändern, ist die gewonnene Kurve unrichtig. — Hauptsächlich interessiert nun die Frage, ob mit der Sphymographie nur rein lokale Vorgänge aufgezeichnet werden oder ob Rückschlüsse auf die Herzfunktion möglich sind. Durch örtliche Einflüsse (Wärme, Kälte, Stauung) können die Kurven bis zu einem gewissen Grad geändert werden, vor allem hat sich aber durch sorgfältige Analyse der Pulskurven gezeigt, daß neben der mühelos erkennbaren systolischen Erhebung und diastolischen Senkung die übrigen Sekundärelevationen durch Reflexion der Pulswelle an der Peripherie (wahrscheinlich nicht an den Gabelungen der Arterien, sondern am Übergang von den Arteriolen zu den Capillaren) und Schwankungen des Vasomotorentonus (Traubesche und Mayersche Wellen) bedingt sind. Es hat sich wohl erwiesen, daß bei der Sphygmographie nicht nur rein örtliche Vorgänge (z. B. an der Art. radialis) aufgezeichnet werden, trotzdem ist höchstens ein Rückschluß auf den Kreislauf im allgemeinen erlaubt, nicht hingegen auf die Herzfunktion. Zur Vermeidung von Interferenzerscheinungen empfiehlt Edens möglichst zentrale Messung (Art. subclavia). Spezifische Sphygmogramme für einzelne Krankheitszustände gibt es nicht, auch wenn man ganz schön eine respiratorische Arrhythmie ablesen und Extrasystolen an einer Bigeminie des Pulses erkennen kann. So kommt ein Pulsus celer et altus bei Aorteninsuffizienz, im Fieber und bei Morbus Basedow vor, ein Pulsus tardus bei Aortenstenose und ähnlich bei schwerer Arteriosklerose.

Die Mitralstenose ist durch viele sekundäre Elevationen gekennzeichnet, aber auch bei Nephritis sind diese zu finden. Kompensierte Klappenfehler treten kaum in Erscheinung, da durch Gefäßregulation die Auswirkungen sich an der Peripherie kaum mehr nachweisen lassen. Aber auch die Hoffnung, durch ein individuelles Sphygmogramm den Erfolg therapeutischen Handelns bei einem Patienten verfolgen zu können, ist gering, da beim jeweils erneuten Anlegen des Sphygmographen durch Aufsetzen an etwas veränderter Stelle ein neues Sphygmogramm zu entstehen pflegt. Diese offensichtlichen Mängel haben dazu geführt, sich nicht mehr mit der alleinigen Wiedergabe einer einzelnen Pulskurve zu begnügen, sondern gleichzeitig den Venen-, Carotis- und Radialispuls sowie evtl. Herzstoß mit einem Sphygmokardiographen oder Polygraphen zu registrieren. Ein wesentlicher Verdienst der Methode ist die Klärung der verschiedenen Arrhythmieformen, hier hat auch das Ekg nicht mehr viel Neues bringen können.

Pulswellengeschwindigkeit. Zu den sphygmographischen Methoden gehören schließlich noch die Untersuchungen von SWANN und JANVRIN. Sie fanden bei Herzinsuffizienz eine Verlängerung der Zeit (besonders beim Stehen) zwischen der Systole und dem Auftreten der pulsatorischen Welle an der Arteria subclavia. Bei Bluthochdruck und Arteriosklerose waren hingegen die Zeiten verkürzt.

Sphygmomanometrie. Eine weitere Methode, an die ursprünglich große Hoffnungen geknüpft waren, ist die Sphygmomano- bzw. -tonometrie. Außer rein physiologischem Interesse an der Höhe des Blutdrucks hoffte man aus der Blutdruckamplitude oder dem sog. Blutdruckquotienten, d. h. dem Quotienten aus der Blutdruckamplitude und dem systolischen Maximaldruck (bzw. diastolischen Wert + $1/_2$ Amplitudenwert) Rückschlüsse auf die Leistungsfähigkeit des Herzens ziehen zu können. Abgesehen von klinischer Erfahrung sprachen schon rein physikalische Überlegungen dagegen, daß es möglich sei, allein an Hand peripherer Druckmessungen die Leistungsfähigkeit des Motors zu beurteilen. So ist der systolische Druck nicht allein vom Schlagvolumen abhängig, sondern auch von der wechselnden Wandspannung der Arterie und der Blutviscosität, die Blutdruckamplitude andererseits zeigt nur den Druckablauf im arteriellen System an. Die Methodik der Messung ist — insbesondere auch in den letzten Jahren — hart umstritten gewesen. Die blutige manometrische Messung [WOLF (1) und BONSDORF] ist abgesehen von der gewissen Schwierigkeit der Durchführung auch dadurch ungenau, daß sich an der Stelle der eingeführten Kanüle Reflexionswellen bilden, die einen künstlich erzeugten Stauüberdruck [MERKE, MÜLLER, STURM (1)] bedingen. Die blutige Methode vermeidet allerdings den Fehler, der durch Deformierung der Weichteile und die Wandstarre des Gefäßes (im Durchschnitt 19 mm Hg) entsteht, ebenso den Nachteil des Pulssperrdruckes (zum vollständigen Unterdrücken der Arterie ist ein weiterer, erheblicher Deformierungsdruck erforderlich). Die unblutigen Methoden sind sehr umstritten; dieser Streit beginnt damit, ob zur Abnahme der pulsatorischen Schwankungen die Manschette [RIVA ROCCI, PLESCH (1), STAEHELIN, MÜLLER, v. RECKLINGHAUSEN] oder die Pelotte [SAHLI (1)] geeigneter sei. Der Nachteil der Manschette beruhe auf dem Deformierungsfehler des unter der Manschette hervorquellenden Gummischlauches (Randzonen) bei zunehmendem Druck. Die Pelotte soll andererseits durch die Starrheit des mit einem Gurt befestigten

Systems die der Arterie benachbarten Weichteile so weitgehend komprimieren, daß diese ihrerseits wieder auf die Arterie drücken. Hierdurch kommt es nach Ansicht der Autoren zu einem sehr frühzeitigen Kollaps des Gefäßes; auch könne die Arterie bei dem einseitig wirkenden Druck mühelos in die Weichteile des Unterarmes entweichen. Die sich ergebenden Meßdifferenzen werden auf derartige Mängel zurückgeführt. Auch die Breite der Manschette ist von Bedeutung, da eine zu breite nach Sahli bei der konischen Form des Armes den Fehler erhöhen soll. Die meisten unblutigen Verfahren messen gestauten systolischen Druck; er ist um die Höhe des Stauungsüberdruckes (Reflexion und Superposition der Pulswelle und Anprall des strömenden Blutes an der absperrenden Manschette oder Pelotte) größer als der wahre, d. h. ungestaute systolische Druck. Vergleichende Untersuchungen (Straub, Wolf, Meszaros, Alisat) haben im übrigen ergeben, daß die Werte bei den Manschettenmethoden [nach Riva Rocci Messung des tastbaren systolischen Druckes an der Radialis, nach Korotkoff auskultatorische Feststellung des systolischen und diastolischen Druckes, nach Ehret palpatorische Feststellung des systolischen und diastolischen Druckes, tonoszillographische bzw. grypotonographische Messungen nach Pachon, Plesch (1) und v. Recklinghausen] untereinander sehr naheliegen. Die auskultatorischen Phänomene sind noch sehr umstritten, das erste Auftreten des Pulses ist andererseits wegen der Grobheit unserer Tastempfindung nicht sicher wahrnehmbar. So hat sich heute die tonoszillographische Methode als empfindlichste herausgestellt. Sie verfolgt die pulsatorischen Schwankungen des den Blutdruck registrierenden Manometers bei wechselnder Kompression der Arterie. Es entsteht bei graphischer Darstellung eine sog. Treppenkurve. Die unteren und oberen kleinen Schwankungen dieser Kurve entsprechen dem Minimal- bzw. Maximaldruck, die großen mittleren Schwankungen werden durch die frei flottierende Arterie bei entspannter Gefäßwand erzeugt. Die Form der kleinen unteren Ausschläge entspricht dem Pulsbild des Sphygmogramms. Die Beobachtung dieser Pulsbilder ist sehr wichtig (Formoscillographie) zur genauen Festlegung der einzelnen Druckwerte. So liegt der diastolische Druck zwischen dem Druck des untersten Pulsbildes mit spitzer Kerbe und dem des obersten kleinen Pulsbildes mit stumpfer Kerbe. Der gestaute systolische wird unter den oberen kleinen Pulsbildern zwischen dem untersten Pulsbild mit niedrigem und dem obersten mit hohem systolischen Abfall festgelegt. Der ungestaute systolische Druck kann hingegen zwischen dem obersten Pulsbild mit ansteigender erster Gipfellinie und dem untersten Pulsbild mit abfallender Gipfellinie abgelesen werden. Ohne auf weitere Einzelheiten einzugehen, wird nochmals festgestellt, daß oscillatorisch der Innendruck der Arterie, bei den übrigen unblutigen Methoden der Blutsperrdruck (Pulsverschlußüberdruck) gemessen wird. Für praktische Zwecke reichen jedoch die üblichen Methoden aus [Weiss (1), Straub und Wolf], zumal der Stauungsüberdruck und Pulssperrdruck sich unter Umständen aufheben können. Vasomotorische Reflexe und ein Erregungsüberdruck sollen durch wiederholtes Messen ausgeschaltet werden. v. Recklinghausen hat als ein einfaches Gerät den von ihm durchdachten Grypotonographen empfohlen, der sowohl sphymo- als auch tonoszillographisch arbeitet und nach Sturm (1), Kotilers und Rothschild gute Werte ergibt.

Die fortlaufende Blutdruckmessung hat sich im Rahmen von Herzfunktionsprüfungen als wertvoll erwiesen, worüber bereits vordem berichtet wurde. Jedoch sagt uns der Blutdruck eigentlich nur etwas über die Anpassungsfähigkeit der Vasomotoren aus.

Da die gewöhnliche Blutdruckmessung diagnostisch zur Beurteilung der Herzkraft nicht ausreichte, sollten modifizierte Formeln weiterhelfen. Aber auch der Versuch, durch Bestimmung des Amplitudenfrequenzproduktes eine Kreislaufprüfung zu gewinnen (SCHILLING), ergibt keinen sicheren Wert, obwohl sich bei Gesunden eine vorübergehende, bei Insuffizienten hingegen eine lang dauernde Steigerung der Produktzahl nach Anstrengungen findet. Als Methode zur Herzdiagnostik ist das Verfahren ganz abzulehnen, das Amplitudenfrequenzprodukt ist nur ein Indicator der Blutzirkulationsfrequenz. Bei Vitien erhält man keine charakteristischen Werte, bei Lungenkrankheiten und Vasoneurosen finden sich oft verminderte Werte, lediglich vergleichsweise bei derselben Versuchsperson bekommt man verwertbare Befunde. LILJESTRAND und ZANDER bildeten ein Amplitudenfrequenzprodukt, das auf den jeweiligen Mitteldruck bezogen war (reduzierte Druckamplitude $= \frac{\text{Blutdruck} \times 100}{\text{mittleren Druck}}$ und fanden diesen Wert gleich dem Schlagvolumen, die meisten Autoren zweifeln jedoch die gewonnenen Ergebnisse an. FÜRST und SOETBEER finden das Schlagvolumen $= \frac{\text{Blutdruckamplitude}}{\text{diast. Druck} + \text{Amplitude}/3}$ und verfolgen diese Größe nach Belastung. Derartige Untersuchungen sind wohl beim gleichen Patienten im Laufe einer Behandlung möglich, ein weitergehender Schluß ist aber nicht angängig. Ganz allgemein dürften diese Verfahren wenig weiterbringen, da sie die Systolendauer unberührt lassen, nur in der Modifikation von BROEMSER (s. später) ist ein genaues Ergebnis zu erwarten.

GOLDSCHEIDER und ALBRECHT prüfen den Blutdruck nach Atemanhalten in tiefer Inspiration. Bei gesunden Herzen steigt der Blutdruck dann um 5 mm, bei hypertrophischen mit erhöhtem Druck um 8—20 mm, bei dekompensierten fällt der Blutdruck um 4—8 mm. Bei Grenzfällen der Kompensation tritt anfangs eine Erhöhung, später eine deutliche Senkung des Blutdrucks ein. Das Verfahren ist als Hilfsmittel wertvoll, der diagnostische Wert ist jedoch, wie bei allen Blutdruckmessungen, begrenzt.

Energo- und Sphygmobolometrie. Da die Blutdruckmessung allein keinen Energiewert findet, zur Beurteilung der Leistungsfähigkeit des Herzens ein solcher aber unbedingt zu fordern ist, erdachten CHRISTEN (1) und SAHLI (1) die Energo- bzw. Sphygmobolometrie (dynamische bzw. energetische Pulsuntersuchung). Sie gingen von dem physikalischen Gesetz aus, das Energie Arbeit in der Zeiteinheit bedeute und daß hier gegen einen gewissen Druck geleistete systolische Füllungsarbeit gleich dem Produkt aus einem bestimmten Blutdruck und dem entsprechenden Pulsvolumen sein müsse. Zu diesem Zwecke wird eine rinnenförmige Hohlpelotte von 2 cm Breite und 5 cm Länge ums Handgelenk gelegt und nun bei steigendem Luftdruck tonoszillographisch der Augenblick stärkster pulsatorischer Ausschläge abgewartet (Druckplethysmographie). Da dieser „optimale“ Druck die Gefäßwand zur Entspannung bringt, nimmt SAHLI (1) an, daß sich nunmehr alle wirksamen Kräfte auch auf das manometrische System übertragen. Der optimale Druck wurde etwas oberhalb der Mitte zwischen Maximal- und Minimaldruck gefunden. Den optimalen Arbeitswert fand SAHLI dann als Produkt des optimalen Pulsvolumens. Die meisten

Autoren lehnen das Verfahren ab, der optimale Wert sei vollkommen willkürlich gewählt, auch würde wohl die Hauptarbeit des Herzens sich in der Vorwärtsbewegung des Blutes und dadurch auch Längsdehnung der Arterien auswirken und sphygmobolometrisch nicht in Erscheinung treten. Diesem zweiten gerügten Mangel ist SAHLI (1) durch Berücksichtigung der Länge geschlängelter Arterien gerecht geworden, auch konnte arteriometrisch (durch Mikroschraube wird der Puls allmählich unterdrückt und dann die Abwärtsbewegung der Schraube abgelesen) die wechselnde Weite des Gefäßes berechnet werden. Aus den gewonnenen, auf 1 qcm Arterienweite bezogenen Volumwerten kann auf Veränderungen der Aortenfüllung geschlossen werden.

Bei Insuffizienzerscheinungen fanden SAHLI (1) und REINHARDT geringe sphygmobolometrische Werte. Aber auch SAHLI (1) und CHRISTEN (1) betrachten die Sphygmobolometrie nur als diagnostisches Hilfsmittel, da sich bei Herzinsuffizienz oft normale, ja sogar durch fehlerhafte Hyperzirkulation übernormale Werte finden. Nach STRAUB (3) beurteilt die Bolometrie nur die peripheren Druckverhältnisse, eine feste Beziehung zwischen Schlag- und Bolometervolumen gebe es nicht, lediglich plethysmographische Werte würden erzielt. DYES weist darauf hin, daß mit der Bolometrie Stauungskurven erzielt würden, die dem entsprächen, was der palpierende Finger fühlt. Vasomotorische Einflüsse spielen eine erhebliche Rolle; gelingt es diese auszuschalten, so kann das Schlagvolumen bis zu einem gewissen Grade beurteilt werden. Beispielsweise findet sich bei der Mitralstenose ein verminderter, bei Aorteninsuffizienz ein erhöhter Wert, sonstige Klappenfehler machen kaum Schwierigkeiten.

Durch einen Sphygmographen, der mittels Federspannung auf die Arterie drückt, erhält man bei Multiplikation der aufgezeichneten Werte mit dem gemessenen Druck ein dynamisches Sphygmogramm, also einen Energiewert. Der Wert dieser sog. absoluten Sphygmogramme ist jedoch nicht höher einzuschätzen als derjenige der Sphygmobolometrie im allgemeinen.

Differentialsphygmographie. Eine besondere Stellung hat sich unter den Methoden, die das Schlagvolumen des Herzens bestimmen sollen, die Differentialsphygmographie nach BROEMSER und RANKE erworben. Auf dem Wege physikalischer Überlegung fanden diese Forscher das Schlagvolumen

$$= \frac{0{,}6 \times Q \times S \times T \times (Ps - Pd)}{c \times \varrho \times D}$$

Q = Aortenquerschnitt	c = Pulswellengeschwindigkeit
S = Systolendauer	ϱ = Blutdichte = 1,055
T = Pulsdauer	D = Diastolendauer
Ps — Pd = Blutdruckamplitude	

Allerdings ist es schwierig, die einzelnen erforderlichen Werte festzustellen, auch läßt sich eine Änderung des Schlagvolumens bei der Arbeit schlecht verfolgen (BANSI und GROSSCURT). Regelmäßiger Puls und intakte Klappen sind Voraussetzung für einwandfreie Ergebnisse (GROLLMANN, BAUMANN, LAUBER). BROEMSER und RANKE haben selbst darauf hingewiesen, daß die Werte etwas entstellt würden, da das Gefäßsystem einen Schlauch und keinen einfachen Windkessel darstelle. Weiterhin ergäben sich folgende Fehlerquellen durch Meßschwierigkeiten: 1. des Aortenquerschnitts (röntgenologisch möglich), 2. der

Druckamplitude, 3. der Pulswellengeschwindigkeit, die peripheriewärts zunimmt und durch Sphygmogramme an der Art. subclavia und femoralis gemessen wird, 4. der Aorten- bzw. Arterienlänge. Die übrigen Werte sind sphygmographisch leicht zu gewinnen. Der konstante Faktor z = 0,6 ergibt sich durch die wechselnde Strömungsgeschwindigkeit des Blutes. Die Gesamtfehlerquelle wird mit 20% eingeschätzt. Das Verfahren ist sonst einwandfrei und hat daher auch einem Vergleich mit gasanalytischen Methoden standgehalten; wegen seiner Umständlichkeit ist es für praktische Zwecke leider nicht zu gebrauchen.

Venenpuls- und Venendruckmessung. Nächst wichtig erscheint zur Beurteilung des Kreislaufes das Verhalten der großen Venen. Die Druckmessungen sind hier allerdings weniger genau durchführbar: bei der großen Dehnungsfähigkeit venöser Gefäßwände wird eine Drucksteigerung bei Stauungen hauptsächlich nur mit einer Volumzunahme des Venengebietes beantwortet; insbesondere pflegt in den großen Venenstämmen nur geringe Druckerhöhung einzutreten. Die oft umstrittene Frage, ob es eine aktive Venenbewegung gebe, ist jetzt meist dahingehend entschieden, daß die Tätigkeit der Venen teils autonomen, teils nervösen Ursprungs (bulbäres Vasomotorenzentrum) ist [PAGÁNY (1), WEINSTEIN, HERBST, GOLLWITZER-MEIER]. Der adäquate Reiz für die Venen ist die Dehnung, darüber hinausgehend nimmt PAGÁNY (1) ein venöses Druckgefälle von den Capillaren in die großen Venen an, und zwar wirke sich am Anfang der Venolen noch der arterielle Druck als vis a tergo aus. DÜNNER beobachtete plethysmographisch den Verlauf einer künstlichen Blutsperre; er fand, daß beim Gesunden bereits ein kräftiger venöser Abfluß erfolgt, wenn der Stauungsdruck noch 30 mm Hg beträgt, bei Herzkranken mußte jedoch die Stauung erst vollständig beseitigt werden. (Für praktische Zwecke erweist sich das Verfahren als zu schwierig.) Der Venendruck ist kein konstanter Wert, er wechselt in den verschiedenen Gebieten je nach funktioneller Inanspruchnahme der Organe und wird entsprechend der Füllung der peripheren Venen zweckmäßig reguliert. GAERTNER entwickelte eine einfache unblutige Methode, indem er beobachtete, wann beim Heben eines Armes die feinsten Venen zu kollabieren beginnen; der Höhenunterschied gegenüber dem rechten Vorhof war ihm ein Maß für die Höhe des venösen Drucks. PAGÁNY (1) und HOCHREIN lehnen dies einfache Verfahren ab, da oft Starrheit der Venen bzw. Hypertrophie oder Kontraktionszustände der Gefäßwände den Kollaps verhinderten, auch genügt schon das Anheben eines Gliedes, um die Widerstandsverhältnisse des Kreislaufes im allgemeinen zu ändern. LEWIS [zit. nach PAGÁNY (1)] mißt den Abstand vom Sternum bis zu dem Punkt, soweit die Vena jugularis deutlich gefüllt zu sehen ist und multipliziert dann den gefundenen Wert mit dem spezifischen Gewicht. Die Methode ist für praktische Zwecke empfehlenswert und ausreichend. Des weiteren gibt es Verfahren, durch äußere Kompression den Venendruck zu messen [Druckstift, von SAHLI (1) Pelotte empfohlen], aber auch hier wirkt sich die evtl. Starrheit der Venenwand aus; Kältereiz und Dekompensation können zu Gefäßkontraktion (bzw. Hypertrophie) der Gefäßwände führen. Schließlich ist auch die plethysmographische Messung des Venendrucks möglich; bei zunehmender Stauung am Arm nimmt plötzlich das Armvolumen zu, dieser Druckwert entspricht dann dem Venendruck. Wissenschaftlich exakte Messungen werden blutig vorgenommen. MORITZ und TABORA binden ein Steigrohr, das mit einer $^1/_2$%igen Chinosollösung gefüllt ist, in die Vene und lesen den Druck ab (Phlebotonometer), während französischerseits (CLAUDE, PORAK, ROUILLARD) zum Messen des Drucks ein Anaeroidmanometer benutzt wird; auch hier ist eine Einstellung der Vene auf die Höhe des Vorhofs erforderlich. LEITMANN, GILAREWSKY und WILKOWSKY sowie HERBST stellten vergleichende Untersuchungen über die blutige und unblutige Methode an und beanstandeten erhebliche Fehler des blutigen Verfahrens infolge von Gefäßreflexen.

Zur Beurteilung des Druckverlaufes in den Venen bedient man sich eines Glastrichters oder einer Polygraphenkapsel, die über der Jugularvene oder über der Leber befestigt werden. Gehalten wird der Trichter nach STRAUB (1) mit *Stentsmasse*, nach FRANK durch ein Hebelsystem, nach VOLLERS durch eine elastische Binde oder nach VOLLERS und NESTEROW durch einen gewissen Unterdruck (wobei durch besondere Konstruktion eine Druckänderung in den zu untersuchenden Venen vermieden wird). Auch mittels eines Hollundermarkkügelchens, das an einem Strohhalm befestigt ist, kann die Aufzeichnung erfolgen; desgleichen nach der bei der Sphygmographie beschriebenen Methode nach CZERMAK und BERNSTEIN. GROEDEL (3) registriert den Venenpuls elektrisch unter gleichzeitiger Anfertigung eines Ekgs. Zweckdienlich ist nach WENCKEBACH, ROMBERG (1) und anderen auch die gleichzeitige Beobachtung des Jugularvenen- und Radialispulses (bzw. Kardiogramm). Auch die Venenpulskurve zeigt Sekundärelevationen durch Wellenreflexion; Atembewegungen und Carotispuls wirken sich störend aus (an der Leber die Bauchaorta). Die intrathorakalen Veränderungen bei der Atmung und Herzbewegung beschleunigen zum Teil und hemmen teilweise den Blutstrom in der Vene und bedingen dadurch Zackenbildungen in der Venenpulskurve [SAHLI (1), GERHARDT]. Die Höhe dieser Zacken ist gleichgültig, nur ihr zeitliches Auftreten ist von Bedeutung. Charakteristische Venenpulskurven finden sich bei Tricuspidalinsuffizienz, Schädigung des rechten Vorhofes und Reizleitungsstörungen. Der Stauungsvenenpuls zeigt nur während der Kammerdiastole einen geringen Abfall von seinem hohen Stand. Extrasystolen treten bei gleichzeitiger Vorhofsystole in Form abnorm hoher Wellen auf (Vorhofpfropfung). Bei Klappenfehlern ohne Venendruckerhöhung fand ALZONA kennzeichnend den brüsken Abfall und das vorzeitige Ende des Venenkollapses als Anhaltspunkt für eine Hypotonie des Herzmuskels; erst bei zunehmender Dekompensation und dadurch bedingtem erhöhtem Venendruck schwinde allmählich der systolische Abfall der Venenpulskurve.

Ausgenommen die Fehler des rechten Herzens findet sich bei kompensierten Herzkranken stets ein regelrechter Venendruck (50—90 mm H_2O, über 100 mm ist pathologisch, gemessen wurde bis 320 mm). Bei akuter Herzschwäche ist er erhöht, bei chronischer nur dann, wenn es zur Lungenstauung kommt. Eine komplette Dekompensation ist daher nach TORNQUIST meist Voraussetzung. Bei Rechtsinsuffizienz des Herzens, schweren Schäden und ante exitum ist der Venendruck stets hoch. Nach körperlichen Anstrengungen Dekompensierter steigt er rasch an, während er sich bei Gesunden nur bei Höchstleistungen gesteigert zeigt. Bei Herzschwäche mit intrathorakalen Veränderungen (Lungenstauung, -ödem, Pleuraerguß oder entzündlichen Veränderungen im Thorax sowie bei Meteorismus) ist der beobachtete Venendruck kaum zu verwerten. In seltenen Fällen (Minusdekompensation) kann der Venendruck bei Herzschwäche erniedrigt sein. Lungenasthma und -emphysem steigern den Venendruck. Fortlaufende Messungen im Verlauf der Herzbehandlung sind empfehlenswert. Zur Herzfunktionsprüfung ist die Venendruckmessung nicht geeignet. Die von SCHOTT angegebene Venendrucksenkung der Herzinsuffizienten beim Anheben eines Beines wird allgemein als unsicher abgelehnt, ausschlaggebend für den Jugularvenenpuls ist lediglich die vermehrte Blutmenge der Insuffizienten (Volumkurve!), daher kann, wie FISCHER zeigt, auch reichlicher Wassergenuß bei Gesunden zu einem positiven Venenpuls führen. Die Variationsbreite normaler Venenpulse ist groß.

Capillardruckmessungen und -mikroskopie. Da das Capillargebiet in seiner Gesamtheit wohl eine ausschlaggebende Rolle für Kompensation oder Dekompensation hat, fehlt es nicht an Untersuchungen, die sich mit dem Capillardruck und der Capillardurchblutung befassen. Das unblutige Verfahren der Druckmessung wurde durch v. KRIES eingeführt; er komprimiert mit einem Objektträger und verfolgt, bei welchem Druck das Gewebe blaß wird; normalerweise tritt dies bei 37 mm Hg ein. Zu beanstanden ist an diesem Verfahren, daß der Kompressionsdruck hauptsächlich zur Kompression des Gewebes verwandt wird und nur zu einem Bruchteil zur Kompression der Capillaren in diesem Gebiet. KYLIN hat das Verfahren weiterentwickelt, er komprimiert das Capillarsystem durch Luftüberdruck, liest den Druck mittels Wassermanometer ab und beobachtet den Kollaps der Capillaren mikroskopisch; als normaler Wert wird 7—25 mm Hg angegeben. Im Gegensatz hierzu stellt die blutige Druckmessung fest, bei welchem Druck die Blutung aus einem verletzten Finger gerade unterdrückt werden kann. Nachteilig wirkt sich aus, daß durch ein Messer gleichzeitig Venolen und Arteriolen eröffnet werden. Heutzutage werden feinste Kanülen in Capillaren eingeführt und der hydrostatische Druck mit 40 bis 75 mm H_2O = 3—5 mm Hg gemessen. Besonderen diagnostischen Wert haben diese Druckmessungen nicht, da auch bei Bluthochdruck der Capillardruck regelrecht bleibt, lediglich bei Nephritis ist er erhöht (bis 750 mm H_2O). Einen weitergehenden Wert besitzen die capillarmikroskopischen Untersuchungen. Nach Einbettung des Nagelfalzes in Cedernöl kann man bei auffallendem Licht sehr gut den Verlauf der Capillaren beobachten.

Eine Verbreiterung des venösen Schenkels der Capillaren findet sich bei Dekompensation. NICKAU beobachtete verlangsamte Strömung bei Stauung, beschleunigte bei Vasoneurosen und Hypertonie. LANGE fand nach vorübergehender Unterbindung der Blutzufuhr bei Arteriosklerotikern und Vasomotorenkollaps eine lang dauernde capillare Nachblutung, die sich im Gegensatz zur Norm auf Temperaturreize und psychische Reize nicht veränderte. Hypertoniker zeigten verlängerte Einströmung mit abnormer Reaktion auf Temperaturreize. Bei Vasoneurotikern fanden sich stets schwankende Werte. WEISS (1) wies nach, daß die Differenz zwischen Maximaldruck und demjenigen Manschettendruck, bei dem der Capillarstrom nach Unterdrückung wieder einsetzt, ein quantitativer Maßstab für die Schwere der Dekompensation sei; normalerweise betrage diese Differenz höchstens 20 mm, bei Insuffizienz sei der Wert stets höher, andere Autoren zeigten aber nur etwa 50% Richtigkeit dieser Annahme. Typische Capillarbilder bei einzelnen Krankheiten gibt es nicht. Es gibt keine Möglichkeit, auf den Gesamtkreislauf zu schließen, capillarmikroskopisch werden nur lokale Vorgänge beobachtet. Trotzdem vermag die Capillarfunktionsprüfung wirksam die Herzdiagnostik zu unterstützen, zumal wohl die Frage der Kompensation oder Dekompensation sehr von der Leistungsfähigkeit der Capillaren abhängt (JÜRGENSEN, V. D. SPEK, NICKAU). GEIGEL empfiehlt für praktische Zwecke das sog. HALLIONsche Zeichen: auf normaler Haut erzeuge Fingerdruck einen weißen Fleck, der nach 3 Sek. schwinde, während er bei Herzschwäche bis zu 10 Sek. bleibe.

Plethysmographie. Als Abschluß der Gefäßdiagnostik muß die Plethysmographie noch kurz gestreift werden. Sie ist heute zu einem diagnostischen Hilfsmittel herabgesunken, da sie im einzelnen keinen Einblick ermöglicht, welche anatomischen Systeme jeweils die Volumvergrößerung bedingen. Der Tachograph nach v. KRIES ist ein mit Luft gefüllter Plethysmograph, der bei wechselnder Füllung eine Flamme zu mehr oder minder starken Zuckungen veranlaßt. Später wurden zur genauen volumetrischen Messung geeignetere Apparate konstruiert. O. MÜLLER benützte die Plethysmographie nach Vorgang von ROMBERG (1) zur funktionellen Gefäßdiagnostik; die Ergebnisse waren nicht von der Herzfunktion, sondern lediglich von der vorhandenen (evtl. bei Hypertrophie im Übermaß) oder fehlenden Kontraktilität der Arterienwände abhängig. TUR und LANG vereinfachten die Methodik und bestätigten die Ergebnisse; bei Herzinsuffizienz fanden sie vielfach eine paradoxe Gefäßreaktion, vielleicht als Folge einer Funktionsstörung der vasomotorischen Zentren bei ungenügender Blutversorgung. Gleiche Erscheinungen werden aber auch bei Vasoneurosen beobachtet. Die meisten Autoren lehnen aber die Methode als vieldeutig ab. WEBER (1) rät an, zur Beurteilung des gesamten Kreislaufes plethysmographische Schwankungen verschiedener Organe aufzuzeichnen und zugleich Blutdruck und Atmung zu verfolgen.

Pneumotachographie. Die Pneumotachographie findet gewisse Beziehungen zwischen Atemvolumen und Herzfunktion. Wir sahen schon früher, daß die Zahl der Atemzüge allein uns kein Urteil erlaubt, da die Atmung dabei tief und oberflächlich sein kann. HOCHREIN (2) mißt mit seinem Gerät die Strömungsgeschwindigkeit der Atmungsluft und findet im Pneumotachogramm eine Differentialkurve, in der die Volumkurve als Integral verdeckt ist. Bei Atemstillstand und offener Glottis ist die kardiopneumatische Bewegung ablesbar. Das Gerät gilt als empfindlicher Indicator für die Atemtechnik, setzt absolute psychische Ruhe und gutes Wollen voraus und kann unter diesem Gesichtswinkel zu einem diagnostischen und prognostischen Hilfsmittel bei den verschiedensten Herz- und Lungenkrankheiten werden. Alleinige Beurteilung der Herzfunktion nur nach dem Pneumotachogramm ist unmöglich.

Gasanalytische und blutchemische Methoden. Als letztes großes Gebiet sind nunmehr die Ergebnisse der gasanalytischen und chemischen Untersuchungen des Blutes zu besprechen, sowie all jene Methoden, die darauf hinstreben, durch Injektion bzw. Inhalation gewisser Stoffe eine genauere Kenntnis über die Geschwindigkeit des Kreislaufes oder das Schlag- bzw. Minutenvolumen zu erlangen.

In erster Linie sind jene Methoden zu erwähnen, die sich mit der Sauerstoffsättigung bzw. Kohlensäureanhäufung im Blut beschäftigen. Die Technik dieser Untersuchungen ist schwierig und kann im Rahmen dieser Arbeit nur angedeutet werden. Der Sauerstoffgehalt des Blutes wird durch Auspumpen mit einer Quecksilberpumpe oder durch Austreiben mit Ferricyankali bestimmt; das gefundene Volumen wird dann auf 0^0 und 760 mm Druck reduziert. Bei dekompensierten Herzkranken und starker Tachykardie ist die prozentuale Sauerstoffsättigung des arteriellen Blutes herabgesetzt. Durch die verringerte Strömungsgeschwindigkeit ist der Sauerstoffverlust in den Capillaren besonders groß, der Körper sucht durch eine kompensatorische Polyglobulie einen Ausgleich zu schaffen. Für den arteriellen Sauerstoffgehalt des Blutes ist die Hämoglobinmenge des Blutes und die Funktionstüchtigkeit der Lungen ausschlaggebend, erst bei längerem Bestehen und erheblichem Ausmaße eines Herzschadens ist mit einem Sauerstoffdefizit zu rechnen. Ein Vergleich zwischen dem arteriellen und venösen Sauerstoffgehalt des Blutes ist wertlos, da die physiologischen Schwankungen groß sind. Wichtig ist nur der Ausnutzungskoeffizient, d. h. die pro Liter Blut und Minute abgegebene Sauerstoffmenge. Im Arbeitsgang (Ergometer) ist ein erhöhter Sauerstoffverbrauch festzustellen, der entweder mit dem Gerät nach KNIPPING oder mit dem REINschen Gaswechselschreiber beobachtet werden kann. Die physiologische Variationsbreite ist erheblich, trotzdem ist beim Gesunden im Arbeitsgang ein steigender Ausnutzungskoeffizient (später also geringerer O_2-Verbrauch) festzustellen. Bei Herzkranken ist dieser Abfall der primären Ventilationssteigerung verzögert, ebenso in der Erholungsphase der Rückgang der Sauerstoffmehraufnahme verlangsamt (KRAUS und PÄTZOLD). Zwar können auf diese Art Herzkranke und Gesunde voneinander geschieden werden, jedoch nur unter der Voraussetzung, daß keine Lungenschäden (Emphysem, Bronchitis) vorliegen. Kompensierte Vitien verhalten sich wie Gesunde. — Außerdem erwies sich der Sauerstoffverbrauch erhöht bei Anämien, Tumoren, M. Basedow und Nephritis, aber auch bei hysterischer Vasoneurose und zeitweilig bei Gesunden. Auf das Minutenvolumen des Herzens kann nach folgender Formel geschlossen werden: Minutenvolum : Sauerstoffverbrauch des Körpers = 100 : Differenz an Sauerstoffgehalt des arteriellen bzw. venösen Blutes in Volumprozent. Schlagvolumen und Umlaufzeit des Blutes sind dann unschwer zu errechnen, die Strömungsgeschwindigkeit unter Berücksichtigung des Zeitanteils der Systole und des Aortenquerschnitts. Der Arbeitsverbrauch läßt sich allerdings an Hand der Formeln schwer feststellen, da vielfach anaerobiotische Umsetzungen stattfinden.

In zweiter Linie interessierte man sich für die Kohlensäurespannung und den Wasserstoffionengehalt im Blute Herzkranker. Durch Bindung an Ammoniak wird die Kohlensäure völlig gebunden und später beim Hinzufügen 7%iger Phosphorsäurelösung wieder abgegeben. An Kohlensäuregehalt bzw. -spannung venösen Blutes ist kein Unterschied zwischen Herzkranken und Herzgesunden erkennbar, im Gegenteil ist durch „zentrogene“ Hyperventilation das Blut Herzkranker oft sogar auffallend kohlensäurearm, wodurch eine überraschende Alkalose des arteriellen Blutes auftreten kann. COBET, EWIG (2) und HINSBERG bestimmten die Kohlensäurespannung und den Wasserstoffionengehalt im Blut Herzkranker. Während sie bei kompensierten Klappenfehlern normale Werte fanden, sank die Kohlensäurespannung bei Dekompensierten (ohne Lungenschaden) ab, während P_H annähernd normal blieb. Erst bei gleichzeitiger Insuffizienz der Lungen trat eine zunehmende Erhöhung der Wasserstoffionen ein, die CO_2-Spannung stieg nunmehr erheblich an. Ergänzend stellten SCHWARZ, DIBOLD und RAPPAPORT fest, daß es bei Insuffizienten zu Störungen des Säurebasengleichgewichtes und zu Verminderung der Pufferstoffe (durch Milchsäureüberschuß) komme. In manchen Fällen sei die Ausscheidung unvollständiger Oxydationsprodukte behindert, in anderen könnte eine starke Vermehrung von Milchsäure und Ameisensäure im Blut festgestellt werden (EDENS). So fanden ADLERSBERG, PORGERS und KAUDERS bei schweren kongenitalen Vitien eine Hypoxämie des arteriellen Blutes, herabgesetzte Kohlensäurespannung und sogar angedeutete Azidosis. Die Breite normaler Werte ist allerdings erheblich; STRAUB und MEIER wiesen nach, daß bei Gesunden wechselnde basische Valenzen zur Bindung der Kohlensäure zur Verfügung stehen (Puffersubstanzen, physikalische Absorption). Eine neutrale Reaktion läßt sich bei 140—210 mm Kohlensäurespannung feststellen, eine Azidosis tritt nur in extremen Fällen auf. Auch sonstige Stoffwechselschlacken sammeln sich bei Dekompensation an. BECHER wies nach, daß die Menge der freien und gebundenen Aminosäuren zunehme, ohne daß jedoch quantitative Auswertung möglich sei; ähnlich fände sich gelegentlich eine Vermehrung von Kreatinin, Harnsäure, Harnstoff und Reststickstoff.

Nun wurden weitere blut- bzw. gasanalytische Beziehungen gesucht, vor allem wurden blutchemische Untersuchungen mit gasanalytischen der Atemluft verbunden. Ein Vergleich zwischen dem p_H-Gehalt des gewöhnlichen Venenblutes und der Kohlensäurespannung der Ausatmungsluft ist nicht möglich, da die Befunde allzusehr schwanken. Jedoch sind bei genügend intensiver Belüftung in den Lungen Rückschlüsse von der Sauerstoff- bzw. Kohlensäurespannung in den Alveolen auf den entsprechenden Gehalt des arteriellen Blutes möglich. Proben aus der Alveolarluft können nach kurzfristigen Atmungsversuchen in einem Atemsack leicht gasanalytisch untersucht werden (FICK, PLESCH, VOLLMER). Nach FICK ist die Errechnung des Minutenvolumens möglich bei Kenntnis des O_2- oder CO_2-Gehaltes des Blutes vor und nach der Lungenpassage und bei gleichzeitiger Kenntnis des Sauerstoffverbrauches bzw. der Kohlensäureausscheidung. Venöses Mischblut ist aus dem rechten Herzen zu entnehmen, arterielles aus einer beliebigen Arterie. Die Eingriffe bedingen nach HOCHREIN und SCHOEN leicht eine Störung der Reizleitung und eine Änderung des Atemtypus. Insofern ist die oben angedeutete gasanalytische Methode nach HALDANE und PRIESTLY ein entschiedener Gewinn. Die wiederholten Atemproben müssen aber innerhalb einer Blutumlaufszeit, d. h. also innerhalb einer halben Minute, gewonnen werden. Liegen Lungenschäden (also auch Pneumonose) vor, so wird das Verfahren unsicher. Beide Mängel bedingen viele Fehlerquellen und abweichende Ergebnisse.

Das Bestreben der Autoren ging daher bei guter, aber allzu schwieriger Technik darauf hinaus, sich möglichst von der alleinigen Feststellung des Kohlensäure- und Sauerstoffgehalts im Blut und in der Alveolarluft zu befreien. Man ließ daher körpereigene bzw. -fremde Gase inhalieren und konnte dann an Hand der Gasabsorption aus der Alveolarluft und der Gaskonzentration in entnommenen arteriellen Blutproben auf das Blutvolumen schließen, das innerhalb einer bestimmten Zeit die Lunge passiert hatte.

BORNSTEIN ließ stickstoffarme Luft inhalieren und berechnete aus der Zunahme der Atemluft an Stickstoff das Minutenvolumen; es stellte sich jedoch heraus, daß sich im toten Raum des Nasenrachenraumes zuviel Stickstoff befindet, der erst beseitigt werden muß und die Methodik erschwert. BROCKLE-

HURST, HAGGARD und HENDERSON [modifiziert nach EWIG (1) und HINSBERG] ließen Kohlensäure im Überschuß atmen, gegen die Zweckmäßigkeit dieses Verfahrens sprechen die erwähnten Versuche von STRAUB und MEIER.

FRANZ MÜLLER hat die Stickoxydulmethode erdacht (modifiziert nach KROGH-LINDHARD); er ließ Stickoxydul einatmen und stellte die resorbierte Menge fest. Das Minutenvolumen war dann = absorbierte $N_2O \times 100 \times 60 \times 760$: Inhalationszeit × mittlerer N_2O-Spannung in der Lunge × Absorptionskoeffizient für N_2O. Trotz guter Leistungen (FOLLMER, LILJESTRAND und ZANDER) hat sich die Methode wegen der äußerst schwierigen Gasanalysen nicht durchsetzen können; ähnlich lagen die Verhältnisse bei der Benutzung von Äthylen (MARSHALL-GROLLMANN). Die Bedenken von SCHWARZ und SCHIMMER, daß die Inhalation körperfremder Gase falsche Werte ergeben müsse, werden nicht allgemein geteilt. Auch die Befürchtung von EWIG und HINSBERG (1), daß bei Dyspnoe und Dekompensation körperfremde Gase schlechter absorbiert werden, wurden von BAUMANN und GROLLMANN widerlegt; sie haben durch eingehende Untersuchungen festgestellt, daß auch bei Lungenstauung, Lungenentzündung und anderen Alveolarschäden keine wesentliche Änderung des Löslichkeitskoeffizienten eintrete.

Bei den bisher erwähnten Gasen muß die Untersuchung innerhalb einer Blutumlaufszeit abgeschlossen sein. HENDERSON und HAGGARD wollten mit ihrer Jodäthylmethode dadurch eine bequemere Untersuchungstechnik gewinnen, daß sie eine rasche Umwandlung des Jodäthyls in Jodnatrium im Körper annahmen. Bei Richtigkeit der Annahme konnten die Versuche über die Dauer einer Blutumlaufszeit hinaus ausgedehnt werden, ohne daß man befürchten mußte, durch unverändertes kreisendes Jodäthyl schiefe Werte zu erhalten. Diese Hoffnungen erwiesen sich jedoch als irrig, lediglich der größte Teil des Jodäthyls wird zerstört; man erhielt dadurch unkontrollierbar hohe Werte. Auch wird durch den Atemsack und die Respirationsmenge viel Jodäthyl resorbiert, wodurch die Exaktheit des Verfahrens beeinträchtigt wird. Das von GROLLMANN für gasanalytische Zwecke angegebene Acetylengas scheint nunmehr all diese Schwierigkeiten beseitigt zu haben (Versuchsdauer von 10—23 Sek., leichte Durchführbarkeit der Analysen, rasche Diffusion durch das Alveolargewebe). Die Methode versagt nur bei Septumdefekt, arteriovenösen Fisteln, schwerer Pneumonie oder Tuberkulose; außerdem ist sie bei Bewußtlosigkeit und beim Ansteigen des Minutenvolumens über 10 l nicht anwendbar. Als gasanalytische Methode ist das Acetylenverfahren heute wohl am meisten anerkannt (TILLMANN).

Die gasanalytisch gewonnenen Werte haben sich als äußerst exakt erwiesen, das errechnete Schlagvolumen ergibt einen wertvollen Anhaltspunkt über die Leistungsfähigkeit des Herzens, bleibende Beziehungen zwischen Schlagvolumen und Körpergewicht wurden festgestellt, äußere Einflüsse (Schlaf, Temperatur, Erregung, Arbeit, Krankheit, Hypnose) können in ihren Auswirkungen auf das Schlagvolumen verfolgt werden. Bei Dekompensierten fallen die Werte, ohne daß sich charakteristische Veränderungen für die einzelne Krankheit feststellen lassen (VORPAHL). Voraussetzung ist bei allen gasanalytischen Methoden wiederum die gute Mitarbeit des Untersuchten. BAUMANN empfiehlt daher die jeweilige Anwendung zweier Methoden, insbesondere da auch die theoretisch zu fordernde Herzpunktion (um mit Sicherheit venöses Mischblut zu erhalten) praktisch sich doch schlecht verwirklichen läßt. So ist die Gasanalyse heute zu einem wertvollen Rüstzeug in der Hand des Geübten geworden, die Methodik setzt aber eine teuere Apparatur voraus und ein exaktes und zum Teil langwieriges Arbeiten; der Wert für die Praxis ist daher beschränkt.

Injektionsmethoden zur Bestimmung der Blutumlaufgeschwindigkeit. Alle Methoden, die durch Injektion von Stoffen (methämoglobinhaltiges Blut, Ferrocyankali, Fluorescin, Glucose, Kongorot, Wismutöl, Calciumsalze, Decholin, Methylenblau, radioaktive Substanzen) die Dauer des Kreislaufes zu bestimmen versuchen, zeigen den Kardinalfehler, daß das Blut die verschiedenen Organe verschieden rasch passiert. Wird bei erneuter Blutentnahme nun das erste Auftauchen des injizierten Stoffes beobachtet, so kann man wohl die jeweils überhaupt mögliche kürzeste Umlaufszeit ablesen, nicht aber den gewünschten Mittelwert. Abgesehen von diesem prinzipiellen Fehler sind doch wertvolle Schlüsse möglich. Während nach Anstrengung die Stromgeschwindigkeit stark ansteigt, nimmt bei größer werdender Dekompensation andererseits die Dauer des Umlaufs zu. Der höchste gemessene Wert betrug 63 Sek., bei Werten über 50 Sek. trat im Verlauf von Wochen der Tod ein. Bei kompensierten Vitien war der Wert normal oder mäßig erhöht; bei fraglichen Vitien spricht Stromverlangsamung für Herzschaden, regelrechte Geschwindigkeit besagt nichts. Bei essentiellem und nephrogenem Hochdruck sowie Polycythämie ist durch Erhöhung der peripheren Widerstände die Stromgeschwindigkeit verlangsamt. Diese letzten Feststellungen beweisen, daß Rückschlüsse auf die Herzfunktion an Hand der gewonnenen Werte nur begrenzt möglich sind.

Zusammenfassung.

Die praktische Ausbeute dieses ziemlich eingehenden Studiums der Herzfunktionsprüfungen, das sich mit der Literatur der letzten 30—50 Jahre befaßte, ist als spärlich zu bezeichnen. Es gibt wohl keine Methode, die anfangs nicht große Hoffnungen erweckte, deren Anwendungsgebiet aber später nicht unter der scharfen Kritik wieder beschränkt werden mußte. Eine Herzfunktionsprüfung, die allen vorkommenden Fällen gerecht wird und Klarheit in jedem Falle schafft, gibt es nicht. Oft wird man jedoch bei gleichzeitiger Anwendung verschiedener Methoden seinen Verdacht auf eine Unterwertigkeit des Herzkreislaufsystems bestätigt finden bzw. sich von der vollen Leistungsfähigkeit überzeugen. Dabei ist festzustellen, daß wir vor allem an der *gemeinsamen* Beurteilung von Herz und Gefäßsystem interessiert sind.

Bei der Auswertung der einzelnen Untersuchungsverfahren erhebt sich die Frage, welche Funktionsprüfungen zweckmäßig an Krankenhäusern durchgeführt werden können und welche schließlich dem Praktiker zur Verfügung stehen. Auch für Krankenhäuser scheiden m. E. etliche Verfahren aus, einerseits weil sie heute nicht mehr allgemein anerkannt sind (z. B. Kardiographie, kardiopneumatische Methode), andererseits weil sie zu kompliziert und zu kostspielig sind (gasanalytische Untersuchungen). Wertvolle Ergänzung kann bei fraglichen Befunden das Ekg, insbesondere das Belastungs-Ekg bringen. Röntgenkymogramme liefern in der Hand des Geübten Gutes. Ein Densograph erscheint allerdings für den praktischen Zweck wohl entbehrlich. Die am Gefäßsystem angreifenden Methoden (Venen- und Arterienschreibung) ergeben unsichere und oft schlecht deutbare Befunde, schwerere Ausfälle werden daher erst entdeckt, wenn auch andere Dekompensationserscheinungen vorhanden sind. Unter den Organfunktionsprüfungen hat sich die Stufenphotometrie Anerkennung verschafft und erscheint für praktische Zwecke brauchbar.

Für den Praktiker haben die neueren Untersuchungen nur eine geringe Vermehrung des diagnostischen Rüstzeugs gebracht, hier wäre vor allem ein weiterer Ausbau der üblichen Herzfunktionsprüfung (Pulszahl, Blutdruck und Atemfrequenz) unter erschwerten Arbeitsbedingungen (evtl. kleinere Gepäckmärsche) anzuraten. Beruf, bisherige Lebensgewohnheiten und Konstitution des zu untersuchenden Mannes werden bei der Auswahl der dosierten Arbeit berücksichtigt werden müssen, damit nicht allein die mangelnde Übung das Ergebnis trübt. Die oft noch allein angewandten 10 Kniebeugen dürften allerdings zur Aufdeckung der Leistungsunfähigkeit eines Mannes, dem später Schwerarbeit zugemutet wird, nicht ausreichen. Spirometrischen Untersuchungen nach Anstrengung, der BÜRGERsche und SCHELLONGsche sowie sonstige Dyspnoeversuche könnten auch dem Praktiker erwünschten Aufschluß geben. Erfahrene Kliniker, wie EDENS, ROMBERG (2), KRAUS, TREUPEL und F. v. MÜLLER, haben schon von jeher verlangt, daß die Beurteilung der Herzfunktion tunlichst am Arbeitsplatz des Mannes und nicht im Krankenhaus erfolgen sollte. Ihre Auffassung ist auch durch die verfeinerte Technik nicht überholt worden.

III. Über Spontanhypoglykämien[1].

Von

F. Meythaler und Margarete Ehrmann-Rostock.

Mit 7 Abbildungen.

Inhalt.

Literatur.

Alvarez: Spontane chronische Hypoglykämie. Ann. int. Med. 5, 31—35 (1936).

Amibilia: Ovarialhormone und Kohlehydratstoffwechsel. Arch. Gynäk. **159**, 453—460 (1935).

Anderson: Nebennierentumor mit gefährlicher Hypoglykämie. Amer. J. med. Sci. **180**, 71—79 (1930).

Anselmino u. Hoffmann: Über einen hypophysären Regulationsmechanismus im Kohlehydratstoffwechsel und seine Störung beim Diabetes mellitus. Klin. Wschr. **1934 II**, 1048—1052.

Banting, Beest, Collip u. a.: Der Einfluß des Pankreasextraktes (Insulin) auf normale Kaninchen. Amer. J. Physiol. **62**, Nr 1, 162—176 (1922).

Baudoin: Über die Hyper- und Hypoglykämieprobe bei zwei Myödematösen. C. r. Soc. Biol. Paris **119**, 688—690 (1935).

Beckermann: Über spontane Hypoglykämie nach Magenoperationen. Dtsch. med. Wschr. **1933 I**, 683, 684.

[1] Aus der Medizinischen Universitäts-Poliklinik. Dir. i. V.: Dozent Dr. med. habil. F. Meythaler.

BENETT: Der Wert der Insulinbehandlung bei unterernährten, psychiatrischen Kranken. Amer. J. Psychiatry **92**, 1425—1431 (1936).

BERGER: Über das Vorkommen von sympathicotropen Drüsen im Ovarium und im menschlichen Hoden und ihre Beziehungen zu der interstitiellen Drüse des Hodens. C. r. Acad. Sci. Paris **175**, No 20, 907—909 (1922).

BICKEL: Klinische Beobachtungen über Hypoglykämie nach körperlichen Anstrengungen. Schweiz. med. Wschr. **1934 I**, 576—578.

— Hypoglykämischer Anfall, der einem schweren jugendlichen Diabetes vorausging. Bull. Soc. méd. Hôp. Paris, III. s. **51**, 7—12 (1935).

BIELSCHOWSKY: Zur Klinik und Pathologie der Spontanhypoglykämie. Klin. Wschr. **1932 II**, 1492.

BIGGART: Die Hypophyse des menschlichen Kastraten. Bull. Hopkins Hosp. **54**, 157 bis 164 (1934).

BODANSKY: Die Erzeugung von Hypoglykämie bei experimentellen Leberschädigungen. Amer. J. Physiol. **66**, Nr 2, 375 (1923).

BODECHTEL: Der hypoglykämische Shock und seine Wirkung auf das Zentralnervensystem, zugleich ein Beitrag zu seiner Pathogenese. Dtsch. Arch. klin. Med. **175**, 188 bis 201 (1933).

BOKSER: Ein Fall von Dysinsulinismus als Folge einer chronischen Pankreatitis. Polska Gaz. lek. **1933**, 451—465.

BONASERA: Die Glykämie bei den Epileptikern. Pisani **56**, 193—208 (1936).

BRIGGS: Extrapankreatische Hypoglykämie. Amer. J. digest. Dis. a. Nutrit. **3**, 436—438 (1937).

BRINK: Hyper- und Hypoglykämie bei Pankreatitis. Z. klin. Med. **127**, 488—498 (1934).

BÜCHLER: Hypophyse und Zwischenhirn. Z. Neur. **80**, 331—361 (1922).

BÜCHNER: Inselzelladenom des Pankreas mit Hypoglykämie bei Diabetes. Klin. Wschr. **1932 II**, 1494.

CAMMIDGE: Hypoglykämie. Lancet **1924**, Nr 25, 1277—1279.

— Chronische Hypoglykämien. Brit. med. J. **1930**, Nr. 3617, 818—822.

CARR: Neurologische Syndrome bei der Hypoglykämie. J. amer. med. Assoc. **97**, 1850 bis 1852 (1931).

COLLAZO: Follikulin und Kohlehydratstoffwechsel. Ann. Méd. **38**, 383—388 (1935).

COLLIN: Die histo-physiologische Wirkung der Hypoglykämie auf Prä- und Neurohypophyse und das Tuber cinereum. C. r. Soc. Biol. Paris **108**, 61—64 (1931).

— Die Wirkung der Insulinhypoglykämie auf die Histologie der endokrinen Drüsen und das Problem des Antagonismus zwischen Hypophyse und Pankreas. Rev. franc. Endocrin. **10**, 271—305 (1932).

— Die morphologischen Befunde zum Begriff der hypophysären „Neurocrinie". Ann. de Physiol. **10**, 953—962 (1934).

CONTARDO: Der Einfluß von Adrenalin und Insulin auf die Blutzuckerkurve bei kastrierten Tieren. Boll. Soc. Biol. sper. **7**, 98—101 (1932).

CRAGG: Carcinom der LANGERHANSschen Inseln bei gleichzeitiger Hypoglykämie und Hyperinsulinismus. Arch. int. Med. **60**, 88—99 (1937).

CRAWFORD: Hypoglykämie in einem Fall von primärem Leberkrebs. Amer. J. med. Sci. **181**, 496—502 (1931).

CURSCHMANN: Endokrine Krankheiten. Dresden u. Leipzig: Theodor Steinkopff 1927.

— Lehrbuch der Differentialdiagnose, 8. Aufl. Berlin: Julius Springer 1934.

DANNENBERG: Spontane Hypoglykämie, bedingt durch Hyperinsulinismus beim Kind. Pediatr. (russ.) **7**, 44—54 (1935).

DARROW: Angeborener Schwachsinn mit Krämpfen und Hypoglykämie. Amer. J. Dis. Childr. **51**, 575—582 (1936).

DORÉ: Hyperinsulinismus mit normaler Alkalireserve, entdeckt durch ein paradoxes Durstgefühl bei einem Patienten mit Hypotension, Hyperchlorhydrie und vagotonischer Einstellung. Bull. Soc. méd. Hôp. Paris, III. s. **50**, 532—534 (1934).

EHRICH: Über angeborene Hypoglykämie. Klin. Wschr. **1934 I**, 584—585.

ELLISON: Änderungen im Hypophysenvorderlappen der männlichen Albinoratte nach Kastration und experimentellem Kryptorchismus. Endokrinol. **19**, 160—168 (1935).

ERCKELENTZ: Zur Kenntnis der konstitutionellen Spontanhypoglykämie. Münch. med. Wschr. **1934 I**, 550—554.

FALTA: Die Zuckerkrankheit. Berlin u. Wien: Urban & Schwarzenberg 1936.

Fanconi: Über acetonämische Krämpfe im Kindesalter, Bedeutung der Hypoglykämie. Jb. Kinderheilk. **142**, 1—25 (1933).
Fanta: Hypoglykämie bei Superacidität und Nebenpankreas. Endokrinol. **19**, H. 1/2, 34—38 (1937).
Fischbach: Beobachtungen über Spontanhypoglykämie und Hypogenitalismus beim Kind. Klin. Wschr. **1938 I**, 241—243.
Fischler: Zur hypoglykämischen Reaktion und zur Zuckerverwertung im Tierorganismus. Münch. med. Wschr. **1925 I**, 112, 471—523.
Fonseca: Der Antagonismus, Pankreas-Ovarium. C. r. Soc. Biol. Paris **100**, 425—426 (1929).
Frank: Letale (Spontan-) Hypoglykämie bei Pankreasadenom. Dtsch. Arch. klin. Med. **171**, 175—184 (1931).
— Letale Spontanhypoglykämie. Münch. med. Wschr. **1935 II**, 1829, 1830.
Fraser, Russell, W. S. Maclay and S. A. Mann: Hyperinsulinismus infolge eines Pankreasadenoms. Quart. J. Med., N. s. **7**, 115—135 (1938).
Freemann: Der Nüchternblutzucker bei der Schizophrenie. Amer. J. med. Sci. **186**, 621 bis 630 (1933).
Fukui, Tomoyasu: Beiträge zur Kenntnis der hypoglykämischen Wirkung der Gallensäuren. Arb. med. Fak. Okayama **5**, 299—304 (1938).
Genzel: Über den Blutzuckergehalt bei Psychosen. Mschr. Psych. u. Neur. **55**, 327—336 (1924).
Giauni: Hypophysäre Hypoglykämie. Clin. med. ital., N. s. **66**, 599—631 (1935).
Goldzieher: Chronische Hypoglykämie. Endokrinol. **20**, 86—92 (1936).
Gordon u. Mitarbeiter: Über das Verhalten des Blutzuckerspiegels nach einem Marathonlauf, mit besonderer Berücksichtigung der Verhinderung einer Hypoglykämie. J. amer. med. Assoc. **85**, Nr. 7, 508, 509 (1925).
Gray: Kopfschmerzen, durch Hypoglykämie hervorgerufen. Endokrinol. **19**, 549—560 (1936).
Griffith: Hypoglykämie und die Krämpfe des frühen Lebensalters. J. amer. med. Assoc. **93**, 1526—1529 (1929).
Grönberg: Ein Fall von spontaner Hypoglykämie. Hygiea (Stockh.) **94**, 1005—1011 (1932).
Hantschmann: Beitrag zu den Stoffwechselstörungen bei Hypophysenvorderlappenausfall. Dtsch. Arch. klin. Med. **176**, 397—403 (1934).
Harnapp: Hyperinsulinismus. Dtsch. med. Wschr. **1936 I**, 840.
Harris: Hyperinsulinismus und Dysinsulinismus. J. amer. med. Assoc. **83**, Nr 10, 729 bis 733 (1924).
— Hyperinsulinismus und Dysinsulinismus (Insulinhypoglykämie). Internat. Clin. I. s. **42**, 929 (1932).
— Bericht über drei Fälle von Epilepsie und einen Fall von Narkolepsie mit Hyperinsulinismus. J. amer. med. Assoc. **100**, 321—328 (1933).
— Klinische Typen von Hyperinsulinismus. Amer. J. digest. Dis. a. Nutrit. **1**, 562—569 (1934).
— Magen- und Darmsymptome des Hyperinsulinismus. Amer. J. digest. Dis. a. Nutrit. **2**, 557—567 (1935).
— Diagnose und Behandlung des Hyperinsulinismus. Ann. int. Med. **10**, 514—533 (1936).
Hecht: Blutzuckerstudien bei Lungentuberkulose. Klin. Wschr. **1925 II**, Nr 33 1595—1597.
Hermann: Insulintumor und Hypoglykämie. Münch. med. Wschr. **1935 II**, 1361—1365.
Hillinger: Über periodisches Erbrechen mit Acetonämie. Jb. Kinderheilk. **80**, 1 (1914).
Hohlweg: Die hormonal-nervöse Regulierung der Funktion des Hypophysenvorderlappens. Klin. Wschr. **1932 I**, 321—323.
Howland and Campbell: Dysinsulinismus, Krämpfe und Koma, hervorgerufen durch einen Tumor der Langerhansschen Inseln. J. amer. med. Assoc. **93**, 674—679 (1929).
Jakobi: Über das Verhalten des Nüchternblutzuckers und der alimentären Blutzuckerkurven in der Neurologie und Psychiatrie. Psychiatr.-neur. Wschr. **1932 I**, 1—6.
Jakobs, Henry R.: Hypoglycemie action of alloxan. (Dep. of Med. Univ. of Chikago, Chikago.) Proc. Soc. exper. Biol. a. Med. **37**, 407—409 (1937).
Janssen: Hypoglykämie in der täglichen Praxis bei scheinbar gesunden Personen. Nederl. Tijdschr. Geneesk. **1936**, 2761—2763.
Jayle: Hypophyse und Ovar. Rev. franç. Gynéc. **27**, 637—673 (1932).
John: Weitere Beobachtungen über die Behandlung des Hyperinsulinismus mit Insulin. Endokrinol. **19**, 689—694 (1935).
Jokl: Die Sportkrankheit. Klin. Wschr. **1930 I**, 984.

JONAS: Hypoglykämie. Med. Clin. N. Amer. 8, Nr 3, 149—156 (1924).
JONES: Hypoglykämie und Stenose. Brit. med. J. **1936**, Nr 3906, 945, 946.
KAUFMANN: Ovarialhormon, Insulin und Kohlehydratstoffwechsel. Dtsch. med. Wschr. **1929 I**, 650—652.
KLUG: Die Hypophyse und der Zuckerhaushalt des Körpers. Dtsch. Z. Chir. **212**, 5—12 (1928).
KNÖPFELMACHER: Periodisches Erbrechen der Kinder mit Acetonämie. Wien. med. Wschr. **1921 II**, 1151.
KORANYI: Die nach Magenoperation auftretende spontane Hypoglykämie. Dtsch. Arch. klin. Med. **178**, 353—358 (1936).
KRAMER: Chronische Hypoglykämie im Kindesalter. J. of Pediatr. **5**, 299—321 (1934).
KRAUSE: Hyperinsulinismus mit hypoglykämischen Symptomenkomplex. Klin. Wschr. **1930 II**, 2346—2349.
KUHN: Spontanhypoglykämie als Ursache einer organischen Anfallserkrankung. Mschr. Psychiatr. **93**, 83—92 (1936).
KYLIN: Weitere Fälle mit Symptomenbild der SIMMONDSschen Krankheit. Sv. Läkartidn. **1933**, 905—907, 934—948.
LA BARRE: Die physio-Pathologie hypoglykämischer Zustände. C. r. Congr. franç. Méd. **3**, 5—66 (1934).
— Die Rolle der Duodenalhormone zur Regulierung des Kohlehydratstoffwechsels. Wien. klin. Wschr. **1935 I**, 740—742.
— u. LORTHIOIR: Die Insulinsekretion im Verlaufe der Bestrahlung der Pankreasgegend. C. r. Soc. Biol. Paris **112** (1933).
LABBÉ: Alimentäre Hypoglykämie. Presse méd. **1932 I**, 885—887.
LAMI: Funktioneller Hyperinsulinismus. Clin. med. ital., N. s. **61**, 264—278 (1930).
LANDAU: Die hypoglykämischen Zustände. Rev. belge. Sci. méd. **5**, 549—567 (1933).
LA ROCHE: Die chronische Spontanhypoglykämie. Rev. méd.-chir. Mal. Foie etc. **3**, 481 bis 527 (1928).
LICHTWITZ: BERGMANN-STAEHELINS Handbuch der inneren Medizin, Bd. 4, Teil 1.
LIU, LOUCKS, CHOU and CHEN: Adenom der Inselzellen mit Hypoglykämie und Hyperinsulinismus. J. clin. Invest. **15**, 249 (1936).
LJVRAGA: Klinische und experimentelle Hypoglykämie. Diagnostica e Tecnica Labor. **4**, 729—742 (1933).
LONG: Spontaner Hyperinsulinismus, hervorgerufen durch ein Pankreasadenom bei einem Patienten mit Carcinom des Sigma. Amer. J. digest. Dis. a. Nutrit. **3**, 488—489 (1936).
LOSS: Hyperinsulinämie mit Hypoglykämie infolge eines Pankreastumors. Arch. Surg. **28**, 233 (1934).
LUCKE: Untersuchung über den Wirkungsmechanismus des kontrainsulären Hormons des Hypophysenvorderlappens. Z. exper. Med. **91**, 106—113 (1933).
LUCKE u. HAHNDEL: Untersuchung über den Wirkungsmechanismus des kontrainsulären Hormons des Hypophysenvorderlappens. Z. exper. Med. **91**, 483—491 (1933).
MAARSSO: Untersuchungen über Blutzuckerregulation bei chron. Alkoholismus und Epilepsie. Bibl. Laeg. (dän.) **126**, 214—230 (1934).
MACCLENAHAM: Inselzelladenom mit Hypoglykämie. Amer. J. med. Sci. **177**, 93 (1929).
MACLEAN: Über den Blutzucker bei Krämpfen von Säuglingen und Kindern. Arch. Dis. Childh. **11**, 247—256 (1936).
MARCHAL: Nervöse Störungen, hervorgerufen durch Einnahme von Filix mas, bei einem Fall von spontaner Hypoglykämie. Bull. Soc. Hop. Paris, III. s. **52**, 338—344 (1936).
MARCHAND: Progressive Kachexie durch infundibulo-tuberale Läsion. Ann. méd.-psychol. **92**, **II** 281—285 (1934).
MARKOFF: Beitrag zur Klinik der Spontanhypoglykämie. Schweiz. med. Wschr. **1935 II**, 717—719.
MARX: Über die Ätiologie unklarer Dämmerzustände. (Zur Symptomatologie der Spontan-Hypoglykämie.) Nervenarzt **6**, 193—177 (1933).
— Die Spontanhypoglykämie. Dtsch. med. Wschr. **1936 I**, 843—845.
— u. LAUBENTHAL: Über einen Fall von Dämmerzustand bei Spontanhypoglykämie nach Hirntrauma. Nervenarzt **4**, 592—598 (1931).
MASSA: Hypoglykämische Zustände und Hyperinsulinismus. Giorn. Clin. med. **10**, 679 bis 721 (1928).
MCGOVERN: Epileptiforme Anfälle und Hyperinsulinismus. Endokrinol. **16**, 293—295 (1932).

MEIGNANT: Nervöse und psychische Erscheinungen bei Hypoglykämie. Encéphale **27**, 310—329 (1932).
MESSINI: Die spontanhypoglykämischen Syndrome. Monit. Endokrinol. **1**, 94—97 (1933).
MEYTHALER: Die neuro-hormonale Regulation der Leber im Kohlehydratstoffwechsel. Klin. Wschr. **1934 I**, 753—758.
— u. DROSTE: Blutzuckeruntersuchungen bei leichtathletischen Sportarten. Klin. Wschr. **1934 I**, 439—443.
— u. KLEINEIDAM: Der Blutzuckerabfall beim Menschen nach intravenöser Insulindarreichung. Naunyn-Schmiedebergs Arch. **178**, H. 3 (1935).
— u. H. MANN: Die Wirkungsintensität des Insulins bei Basedow und Myxödem. Klin. Wschr. **1937 II**, 983—985.
— u. M. TH. MANN: Die Wirkungsintensität des Insulins bei thyreoidektomierten Kaninchen. Klin. Wschr. **1937 II**, 1009, 1010.
— u. SEEFISCH: Untersuchungen über den Mechanismus der alimentären Hypoglykämie. Naunyn-Schmiedebergs Arch. **178**, H. 4/5 (1935).
— u. WOSSIDLO: Untersuchungen über den Adrenalingehalt des Blutes bei Blutzuckerschwankungen. Naunyn-Schmiedebergs Arch. **178**, H. 3 (1935).
— — Über den Adrenalingehalt des peripheren menschlichen Blutes bei sportlichen Leistungen. Klin. Wschr. **1937 I**, 658—662.
MINCHIN: Der Hypoglykämiefaktor in der Ätiologie der idiopathischen Epilepsie. J. ment. Sci. **79**, 695—676 (1933).
MOORE: Spontane Hypoglykämie bei Hepatitis. Brit. med. J. **1934**, Nr 3814, 225—227.
MUNACATA: Über einen Fall von spontaner Hypoglykämie. Arch. klin. Chir. **185**, 624 bis 632 (1936).
NEDVED: Ein Fall von spontaner Hypoglykämie. Revue neur. **66**, 328 (1936).
NELSON: Der Einfluß von Follikelhormoninjektionen auf den experimentellen Pankreasdiabetes des Affen. Proc. Soc. exper. Biol. a. Med. **32**, 1605—1607 (1935).
NIELSEN: Studien über die Bedeutung des Blutzuckers bei epileptischen Krämpfen unbekannter Ursache. Arch. of Neur. **31**, 1055—1062 (1934).
OBATA: Der Blutzuckergehalt bei Eklampsie. Arch. of Gynaec. **119**, H. 1, 80—96 (1923).
PARHON: Der Glykogengehalt der Leber und Muskeln bei kastrierten Tieren. C. r. Soc. Biol. Paris **87**, No 27, 741—743 (1922).
PETTERSON: Ein Fall von spontanem hypoglykämischem Koma. Acta med. scand. (Stockh.) **69**, 232—240 (1928).
PIGHINI: Hormonale Beziehungen zwischen Hypophyse, Thyreoidea und dem Jodgehalt des Gehirnes. Biochimica e Ter. sper. **22**, 607—624 (1935).
PLANELLES: Die hypoglykämische Wirkung des Appetits, ein bedingter Reflex. Arch. de Neurbiol. **15**, 383—386 (1935).
PONS BALMES: Über die Blutzuckerveränderungen bei Schizophrenie. Rev. méd. Barcelona **19**, 327—339 (1933).
POROT: Hypophysäre Hypoglykämie bei einem Fall von Infantilismus mit Anorexie und Kachexie. C. r. Congr. franç. Méd. **1935**, 134, 135.
PRIBRAM: Zur Frage des Alterns; destruktive Hypophyseothyreoiditis. Virchows Arch. **264**, H. 2, 498—521 (1927).
— Cronische Glykopenie; klinisches Bild, Analyse der Ursachen, Therapie und Vorschläge. J. amer. med. Assoc. **90**, Nr 25, 2001, 2002 (1928).
RABINOVITSCH: Hypoglykämie bei Tumor der LANGERHANSschen Inseln und bei Nebenniereninsuffizienz. Amer. J. med. Sci. **184**, 494—503 (1932).
RATHERY: Hypoglykämie in zwei Fällen von subarachnoidaler Blutung. Bull. Soc. méd. Hôp. Paris, III. s. **47**, 1978—1982 (1931).
— Spontaner Hyperinsulinismus nach Diabetes. Bull. Acad. Méd. Paris, III. s. **111**, 38 bis 42 (1934).
REINWEIN: Beobachtungen über den hypoglykämischen Symptomenkomplex. Dtsch. med. Wschr. **1931 I**, 571—574.
REITER: Über 2 Fälle von Inselzelladenom des Pankreas. Klin. Wschr. **1937 I**, 844—849.
ROSS: Stoffwechselbeobachtungen bei periodischem Erbrechen. Amer. J. Dis. Childr. **28**, Nr 4, 447—457 (1924).
ROUSSY: Zur Frage der indirekten Neurocrinie Hypophyse-Tuber. C. r. Soc. Biol. Paris **112**, 1203 (1933).

RYNEARSON: Neurologische Zeichen von Hyperinsulinismus und anderer hypoglykämischer Zustände. J. amer. med. Assoc. **103**, 1196—1199 (1934).

SAKEL: Zur Methodik der Hypoglykämiebehandlung von Psychosen. Wien. klin. Wschr. **1936 II**, 1278—1282.

SCHLICHTING: Experimentelle Untersuchung über den Einfluß des Insulins auf den Verlauf der alimentär-hypoglykämischen und hyperalkoholischen Kurve. Z. exper. Med. **97**, 65 (1935).

SCHOU: Epilepsie und alimentäre Hypoglykämie. Acta psychiatr. (Københ.) **12**, 533—543 (1937).

SCHRÖDER: Ein Fall von alimentärer Hypoglykämie. Acta med. scand. (Stockh.), Suppl. **26**, 157 (1928).

SCHUR u. TAUBENHAUS: Zur Pathogenese und Klinik der Spontanhypoglykämie und deren operative Behandlung. Z. klin. Med. **128**, 292—307 (1935).

SENDRAIL: Die Wirkung ovarieller Kastration auf die Insulintoleranz und die Insulinämie bei Ermüdung. C. r. Soc. Biol. Paris **116**, 735—737 (1934).

SERKL: Affektiver Dämmerzustand durch Hypoglykämie. Čas. lék. česk. **1936**, 1067—1069.

SIEGMUND u. FLOHR: Über den Einfluß von Insulin auf den Alkoholumsatz beim Menschen. Klin. Wschr. **1937 II**, 1718—1721.

SIGWALD: L'hypoglycémie. Paris: Gaston Doin 1932.

SOGLIANI: Die Bedeutung des Zuckerspiegels im Blute vor, während und nach einem epileptischen Anfall. Note Psychiatr. **65**, 431—436 (1936).

STENSTRÖM: „Spontane" hypoglykämische Reaktion bei stillender Frau. Dtsch. Arch. klin. Med. **153**, H. 3/4, 181—189 (1926).

— Die spontane Hypoglykämie und ihre Pathogenese. Acta path. scand. (Københ.), Suppl. **16**, 484—499 (1933).

— Beitrag zur Kenntnis der Symptomatologie und Pathogenese der spontanen Hypoglykämie. Acta med. scand. (Stockh.), Suppl. **59**, 263, 264 (1934).

— Hypoglykämische Spontan-Reaktion beim Menschen. Nord. med. Tidskr. **1936**, 1905 bis 1913.

SUSIC: Über renalen Diabetes. Schweiz. med. Wschr. **1937 I**, 312—315.

SZYFMANN: Spontane Hypoglykämie bei einem Zuckerkranken. Arch. des Mal. Appar. digest. **25**, 571—575 (1935).

TEDSTROM: Hypoglykämie und Hyperinsulinismus. Ann. int. Med. **7**, 1013—1025 (1934).

TERBRÜGGEN: Anatomische Befunde bei spontaner Hypoglykämie infolge multipler Pankreasadenome. Beitr. path. Anat. **88**, 37—59 (1931).

— u. HEINLEIN: Hypoglykämie nach experimenteller Röntgenbestrahlung des Pankreas. Klin. Wschr. **1932 II**, 1139—1142.

TYSON: Untersuchungen über Blutzuckerkurven bei Epileptikern. Amer. J. med. Sci. **190**, 164—169 (1935).

UNVERRICHT: Spontanhypoglykämie als transitorisches Symptom. Dtsch. med. Wschr. **1935 I**, 207—209.

WADI: Über Hypoglykämie bei Morbus Addisonii. Klin. Wschr. **1928 II**, 2107—2109.

WEGIERKO: Einfluß des hypoglykämischen Zustandes auf die Entwicklung des Bronchialasthmas. Presse méd. **1935 II**, 1379, 1380.

WEIL: Funktioneller Hyperinsulinismus. Epileptiforme Krämpfe, welche spontane Hypoglykämie begleiten. Internat. Clin., IV. s. **42**, 35—50 (1932).

WELTY: Hypoglykämie bei Morbus Addison. Amer. J. med. Sci. **192**, 760—764 (1936).

WHIPPLE: Über Inselzelladenom mit Hyperinsulinismus. Ann. Surg. **101**, 1299—1335 (1935).

WILDER: Carcinom der LANGERHANSschen Inseln. Hyperinsulinismus und Hypoglykämie. J. amer. med. Assoc. **89**, Nr 5, 348—355 (1927).

— Ein neues hypophysäres Krankheitsbild, die hypophysäre Spontanhypoglykämie. Dtsch. Z. Nervenheilk. **112**, 192—250 (1930).

— Hypoglykämische Anfälle bei perniciöser Anämie. Wien. med. Wschr. **1932 I**, 399—401.

— Spontane Hypoglykämie-Tetanie. Z. Neur. **150**, 566—578 (1934).

— Klinik und Therapie der Zuckermangelkrankheit. Wien, Leipzig u. Bern: Weidmann & Co. 1936.

WINANS: Hypoglykämische Krämpfe mit Hypoplasie des Pankreas. Amer. J. med. Sci. **185**, 500—505 (1933).

WIDMARK: Über die Blutzuckerkonzentration bei Kühen und den Einfluß der Lactationsintensität auf dieselbe. Biochem. Z. **156**, H. 5/6, 454—459 (1925).

WÖHRLE: Untersuchungen über die Hypoglykämie nach Magenoperationen. Dtsch. Arch. klin. Med. **179**, 411—420 (1936).
WOLF: Neurologische Zeichen bei zwei Kranken mit spontaner Hypoglykämie. Bull. neur. Inst. N.Y. **3**, 232—251 (1933).
WOMAK: Adenom der LANGERHANSschen Inseln mit Hypoglykämie. J. amer. med. Assoc. **97**, 813—836 (1931).
YASKIN: Hypoglykämie mit epileptiformen Anfällen. Arch. of Neur. **35**, 923—925 (1936).
ZIEGLER: Die Blutzuckerkurve als Prüfungsmethode vegetativ-nervöser Einstellung. Schweiz. med. Wschr. **1932 I**, 398, 399.
ZISKIND: Hyperinsulinismus. Arch. int. Med. **52**, 76—85 (1935).
— and BAYLEY: Hyperinsulinismus. J. Labor. a. clin. Med. **23**, 231—240 (1937).
ZONDEK: Die Krankheiten der endokrinen Drüsen. Berlin: Julius Springer 1926.
— Hormone des Ovariums und des Hypophysenvorderlappens, Bd. 11. Wien: Julius Springer 1935.
ZÜLZER, DORN u. MARXER: Spezielle Anregung der Darmperistaltik durch intravenöse Injektion des Peristaltik-Hormons. Klin. Wschr. **1908 II**.

Erst die klinische Beobachtung der mit Insulin behandelten Zuckerkranken hat den Arzt die verschiedenförmigen *hypoglykämischen Zustände* erkennen gelehrt. Auf Grund dieser Kenntnisnahme und der nunmehr auf die Hypoglykämien gerichteten Aufmerksamkeit gelang es im Laufe des letzten Jahrzehnts, auch solche hypoglykämischen Syndrome zu erkennen, die ohne die blutzuckersenkende Wirkung des Insulins zustande kamen.

Diese nicht insulinbedingten Hypoglykämien können verschiedenen Ursprunges sein, während ihre Symptomgestaltung ganz den durch Insulin bedingten Formen entspricht und alle Grade von Koma, Shock und Krampf bis zum leichten hypoglykämischen Unwohlsein durchlaufen kann.

Man kann demgemäß heute eine ganze Reihe ätiologisch verschiedenartiger Gruppen von Hypoglykämien unterscheiden:

I. Die symptomatischen Hypoglykämien.

1. Hypoglykämien aus exogenen Ursachen.

Wir nennen als erste Gruppe die *Hypoglykämien aus exogenen* Ursachen; hierher gehören sämtliche Senkungen des Blutzuckerspiegels unter die Norm, hervorgerufen durch von außen an den Organismus herangebrachte Faktoren, z. B. die „glykoprive Intoxikation“ durch Phlorrhizin (FISCHLER 1925), die Insulinhypoglykämie (BANTING-BEST-COLLIP 1922), nachdem schon 1908 ZÜLZER, DORN, MARXER die hypoglykämische Wirkung von Pankreasextrakten zur Diabetesbehandlung verwandt hatten. Insulinhypoglykämien werden heute außer zur Diabetesbehandlung zur Shockbehandlung der Schizophrenie (SAKEL 1936), zur Behandlung unterernährter und psychiatrischer Kranker zwecks artefizieller Mast (BENNETT 1936) (ferner sogar zur Behandlung von Asthmaleidenden), (WEGIERKO 1935) verwandt.

Hypoglykämien können eintreten nach Vergiftungen mit Chlor, Hydrazin, Phosphor (BODANSKY 1923), mit Morphium, Strychnin, Pilzen. MARCHAL (1936) beobachtete schwerste hypoglykämische Zustände mit epileptiformen Anfällen nach Einnahme eines ätherischen Bandwurmmittels, allerdings lag hier schon vorher eine Leberfunktionsschwäche vor. Hypoglykämien werden weiter hervorgerufen durch Parathormon, Vitamin C, Synthalin, Trypsin, Acetylcholin, Atropin, Ergotamin, Bongkreksäure, NaCl, Guanidin, Trypaflavin, durch Duodenalextrakte (La Barre 1935), Sekretin, Duodenin, durch Injektionen von hypoglykämischen Blut, Ichthyol, Schwefel, Galeginsulfat.

2. Hypoglykämien aus endogenen Ursachen.

In der zweiten Gruppe, den *Hypoglykämien aus endogenen Ursachen*, fassen wir alle diejenigen Blutzuckerverarmungen zusammen, deren Ursache im Organismus selbst liegt. Um bei der im Hauptteil erfolgenden Besprechung der echten Spontanhypoglykämie, die ein Krankheitsbild sui generis darstellt, klar zu sehen, erscheint zuvor ein Überblick über die symptomatischen Hypoglykämien erforderlich.

Wie der Name sagt, handelt es sich dabei um Blutzuckersenkungen rein symptomatischer Natur, deren Ursache zwar im Organismus selbst liegt, wie bei der echten Spontanhypoglykämie, und deren Symptomatologie ebenfalls mit der der echten Spontanhypoglykämie übereinstimmt, deren Pathogenese aber (nur deshalb die Unterscheidung) eine grundlegend andere ist. Haben wir es bei den echten Spontanhypoglykämien mit Senkungen des Blutzuckers zu tun, die primär auf einer Störung der Blutzuckerregulation, im allgemeinen also der eines endokrinen Organs beruhen, so handelt es sich bei den symptomatischen Hypoglykämien um Blutzuckersenkungen als Begleitsymptome irgend einer anderen Erkrankung oder Umstellung des Organismus.

a) Hypoglykämien als Begleitsymptome anderer Krankheiten.

Diese finden wir außerordentlich häufig bei Erkrankungen der Leber, die eine hervorragende Stelle in der neurohormonalen Regulation des Kohlehydratstoffwechsels einnimmt (Meythaler 1934). Einige Autoren zählten daher die hepatogenen Hypoglykämien zu den echten Spontanhypoglykämien, was wir ablehnen, weil im allgemeinen echte Spontanhypoglykämien durch Leberschäden erst dann auftreten, wenn große Teile des Leberparenchyms zerstört sind und dann die Leberaffektion so im Vordergrund steht, daß das Krankheitsbild der echten Spontanhypoglykämie verwischt wird, so z. B. bei Lebercirrhose, bei akuter gelber Leberatrophie. R. Wilder (1936) macht auf Hypoglykämien nach Leberparenchymschädigungen durch Gifte aufmerksam. In einem von Moore (1934) mitgeteilten Fall schwerer, zum Exitus führender Hypoglykämie ergab die Sektion eine subakute, parenchymatöse Hepatitis. Der von Marx (1933) mitgeteilte interessante Fall eines Autofahrers, der hypoglykämische Dämmerzustände am Steuer seines Wagens erlitt, in denen er bei korrektem Fahren ziellose Wege einschlug, wurde vom Autor ebenfalls auf eine 4 Jahre zurückliegende Hepatitis zurückgeführt. Landau (1933) denkt als Erklärung für manche Fälle von Hypoglykämien an Leberfunktionsstörungen im Sinne einer herabgesetzten Glykogenspeicherungsfähigkeit auf Grund chronischer Intoxikation vom Digestionskanal aus. Kramer (1934) beschreibt Hypoglykämien durch herabgesetzte Glykogenmobilisierungsfähigkeit der Leber. Einem von Crawford (1931) mitgeteilten Fall letaler Hypoglykämie lag ein primäres Lebercarcinom zugrunde. Um hepatogene Hypoglykämien handelt es sich auch bei der von Gierkeschen Glykogenspeicherkrankheit.

Außerordentlich häufig wurden Zusammenhänge zwischen Hypoglykämien und Magen- bzw. Magen-Darmerkrankungen festgestellt, so z. B. Magenbluten, bei Magenschmerzen, bei Ulcera duodeni, bei Cholelithiasis und -cystitis (HARRIS 1934, SCHUR-TAUBENHAUS 1935, SZYFMAN 1935). CHRISTLIEB (1935) und SUCIC (1937) teilen je einen Fall von Hypoglykämie bei Superacidität mit. In einem von FANTA (1937) beschriebenen Fall war die für die Superacidität typische tiefe, alimentäre, posthyperglykämische Hypoglykämie kombiniert mit einer echten Spontanhypoglykämie auf der Grundlage eines durch Probelaparotomie nachgewiesenen Nebenpankreas.

Auf vermehrter Zuckerausscheidung beruhen die nach schweren Diarrhoen, beim periodischen Erbrechen der Kinder und bei Hyperemesis gravidarum beschriebenen hypoglykämischen Zustände. Niedrige Nüchternblutzuckerwerte sind von HILLINGER sowie von KNÖPFELMACHER beim rekurrierenden Erbrechen mit Acetonämie beschrieben worden. JONES (1936) sah Hypoglykämien bei einem fälschlich als Diabetes mellitus mit niedriger Kohlehydratdiät behandelten Fall von renalem Diabetes. Als weitere Krankheiten, die mit Hypoglykämie einhergehen können, seien erwähnt: Dystrophia musculorum progressiva (MESSINI 1933), Lungentuberkulose (HECHT 1926), die acetonämischen und eklamptischen Krämpfe Jugendlicher (GRIFFITH 1929, FANCONI 1933, MACLEAN 1936), Kopfschmerzen und Neurasthenie (CAMMIDGE 1920), Migräne (GRAY 1936), das Puerperium Eklamptischer (OBATA 1923), Hyperventilationstetanie (WILDER 1934), Encephalitis, subarachnoidale Blutungen (RATHERY 1931), Perniciosa (WILDER 1932).

Von besonderem Interesse ist das Verhalten des Blutzuckers bei Nerven- und Geisteskrankheiten, z. B. bei Epilepsie, wo in der überwiegenden Mehrzahl der Fälle dauernd niedrige Blutzuckerwerte gefunden wurden (HARRIS 1933, NIELSEN 1934, TYSON 1935, YASKIN 1936, NEDVED 1936, SOGLIANI 1936), so daß einige Autoren heute schon der Hypoglykämie als solcher mindestens die Bedeutung eines prädisponierenden Momentes für die Entstehung der idiopathischen Epilepsie zuschreiben. MINCHIN (1933) z. B. macht das Fehlen von Glykose im Blut für Reizerscheinungen des Gehirns, die zur Epilepsie führen, verantwortlich; auch HARRIS (1936) hält die Auslösung echter epileptischer Anfälle durch Hypoglykämien für wahrscheinlich, ebenso BONASERA (1936) mit gewissen Einschränkungen. Nach TEDSTROM (1934) scheint es eine ganze Anzahl Epileptiker zu geben, deren Anfälle durch Hypoglykämien ausgelöst werden.

Für die Ansicht PONS BALMES (1933), der engste Zusammenhänge zwischen Blutzuckerregulationsstörungen und Geisteskrankheit vermutet, sprechen unter anderem Untersuchungen von FREEMAN (1933), der bei Schizophrenen eine erhöhte Variabilität des Blutzuckerspiegels mit Neigung zu Hypoglykämien feststellte.

In diesem Zusammenhang sei die SAKELsche Insulin-Shocktherapie der Schizophrenie erwähnt, bei der der hypoglykämische Shock mit seinen tiefgreifenden, zentralvegetativen Angriffspunkten benutzt wird, um Psychosen therapeutisch zu beeinflussen: charakteristischer Weise sollen sich die ersten Aufhellungen in der hypoglykämischen Phase zeigen bzw. im Moment des Eintrittes der Gegenregulation, was die Vermutung nahe legt, daß diese zentrale Veränderungen auszulösen imstande ist.

Stark erniedrigte Blutzuckerwerte fand GENZEL (1924) bei katatonen Stuporzuständen, auch bei Melancholikern, bei Psychoneurotikern und Hebephrenen wurden abnorm niedrige Blutzuckerwerte beobachtet. CURSCHMANN macht dabei auf die ebenso häufige als wirksame, volksmedizinische Maßnahme aufmerksam, gegen hysterische und hysteriforme Anfälle Zuckerwasser zu geben; sie läßt wahrscheinlich auch auf einen hypoglykämischen Faktor bei diesen Zuständen schließen.

b) Hypoglykämien als Begleitsymptome physiologischer Umstellungen des Organismus.

Hierher gehören die Hypoglykämien bei Lactation, schon während des einzelnen Stillaktes der Frau ließen sich Blutzuckersenkungen nachweisen. STENSTRÖM (1926) beschrieb schwere, zum vorzeitigen Abstillen führende, hypoglykämische Erscheinungen bei einer stillenden Frau. WIDMARK beobachtete ähnliche Erscheinungen bei milchgebenden Kühen, das Kalbungsfieber der Kühe wird als hypoglykämisches Koma aufgefaßt. Auch die Neigung zu leichten Hypoglykämien bei Graviden (CARR 1931, MEIGNANT 1932, STENSTRÖM 1936) und die zum Teil auf Hypoglykämien zurückzuführenden Beschwerden des Klimakteriums seien hier erwähnt.

Symptomatische Hypoglykämien werden ferner hervorgerufen durch langdauerndes Hungern, z. B. ging das im Kriege beobachtete sog. „Hungerödem" mit tiefsten Blutzuckerwerten einher; nach langdauernder Inanition tritt eine Erschöpfung der Kohlehydratreserven des Organismus ein, der nur eine beschränkte Zeit lang imstande ist, sein physiologisches Blutzuckerniveau ohne Zufuhr von Kohlehydratreserven aufrecht zu erhalten.

Andererseits können symptomatische Hypoglykämien hervorgerufen werden durch dauernd übertriebene reichliche Nahrungszufuhr. Diese alimentär bedingten Hypoglykämien beruhen auf einer zu starken Ausschüttung von Insulin nach Nahrungsaufnahme infolge der Gewöhnung an große Nahrungsmengen. Die physiologische, posthyperglykämische Hypoglykämie (MEYTHALER 1935) nach Nahrungsaufnahme ist um so tiefer, je größer die eingenommene Mahlzeit war. LAMI (1930) teilt einen Fall von alimentär bedingter Hypoglykämie mit, dessen markantestes Symptom dauernder Heißhunger war. HARRIS (1932) bezeichnete chronisch übertriebene Nahrungsaufnahme als eine der Ursachen für Hypoglykämien; und auch LABBÉ spricht von erworbenem Hyperinsulinismus durch Polyphagie (1932).

Plötzliche Alkoholabstinenz von Potatoren kann zu Hypoglykämien führen, wie einem von MAARSSO (1935) mitgeteilten Fall zu entnehmen ist: bei einem chronischen Alkoholisten kam es zu hypoglykämischen Krampfanfällen mit profuser Schweißsekretion, als er Abstinent wurde. Wahrscheinlich war es bei ihm infolge der Gewöhnung an dauernd übertriebene reichliche Zufuhr des blutzuckersteigernden Alkohols zu einer vermehrten Insulinausschüttung gekommen, die bei plötzlicher Abstinenz bestehen blieb und dann zu dem tiefen Absinken des Blutzuckers führte. SIEGMUND und FLOHR warnen mit Recht, Insulin als Ernüchterungsmittel oder als Blutalkoholsenkungsmittel zu benutzen, da die Gefahr des hypoglykämischen Shocks besteht (s. SCHLICHTING).

Als Folge langdauernder, erschöpfender Muskelarbeit sowie nach sportlichen Leistungen treten sowohl beim Trainierten als auch beim Untrainierten, bei letzterem nach einer kurzdauernden „Arbeitshyperglykämie" Hypoglykämien auf (MEYTHALER 1937). So stellten GORDON und LEVINE bei einem Marathonläufer am Ziel einen Blutzuckerwert von 45 mg-% fest. Auch nach Fechten, 400-Meterlauf, Radfahren usw. wurden hypoglykämische Blutzuckerwerte beobachtet. Daß auf dem Sportplatz, vor allem im Anschluß an kurzdauernde, maximale Anstrengungen Hypoglykämien auftreten können, die eventuell sogar zu Krämpfen und Bewußtlosigkeit führen, ist eine in den letzten Jahren immer bekannter werdende Tatsache. Nach Meythaler (1937) beruht der mit hypoglykämischen Blutzuckerwerten einhergehende sog. „tote" Punkt auf Adrenalinmangel. Bickel (1934) teilt den Fall eines Bergsteigers mit, bei dem sich nach einer nüchtern unternommenen Bergtour schwere hypoglykämische Zustände mit präkordialen Angstgefühlen, Schwäche und Schwitzen einstellten. Das Auftreten dieser „Sporthypoglykämien", die die Grundlage der von Jokl (1930) geschilderten „Sportkrankheit" bilden, hängt außer vom Grade der körperlichen Leistung ab von Nahrungszufuhr, Konstitution, Klima und sonstigen Umwelteinflüssen, es wird durch hohe Außentemperatur begünstigt. Wie die Hypoglykämie zustande kommt, darüber entscheidet der Trainingszustand des Sportlers: beim Hochtrainierten beruht der „Sportshock" (Meythaler), das ist der Zusammenbruch nach Höchstleistung, auf einem Versagen der „Sicherungs- (Meythaler) und Notfallsfunktion" (Cannon) des Sympathico-Adrenalin-Systems, dessen Leistungsfähigkeit allein letzten Endes über die Leistungsgröße beim Hochtrainingszustand entscheidet.

Endlich sei hier außerdem die von Planelles (1936) neben der lange bekannten Hungerhypoglykämie noch beschriebene sog. „Appetithypoglykämie" erwähnt, die bei vielen Menschen durch den bloßen Anblick gedeckter Tische usw. auf dem Wege eines bedingten „Reflexes" durch nachweisbaren humoralinsulären Faktor ausgelöst werde.

c) Hypoglykämien als Begleitsymptome künstlich hervorgerufener Umstellungen des Organismus.

Sie können zustande kommen durch Überwärmung in Form von heißen Bädern, abnorm hohe Außentemperaturen, durch Einwirkung des elektrischen Stromes, Unterbindung oder Exstirpation der Speicheldrüsen, durch schwere Verbrennungen, Röntgenbestrahlung, Röntgenbestrahlung des Pankreas (Terbrüggen und Heinlein), nach Lumbalpunktion, partieller Leberausschaltung. Übereinstimmend mit den Resultaten von Terbrüggen und Heinlein hat Meythaler bei Pankreasbestrahlungen im Tierexperiment ebenfalls Hypoglykämien gefunden (s. Abb. 1). Die Autoren erhielten nach einigen Tagen den tiefsten Punkt der Hypoglykämie, nach dem es dann allmählich wieder zu einer Rückkehr des Blutzuckers in normale Höhe kam. Terbrüggen und Heinlein fanden bei der histologischen Untersuchung ihrer Versuchstiere Vergrößerung der Langerhansschen Inseln und Glykogenarmut der Organe.

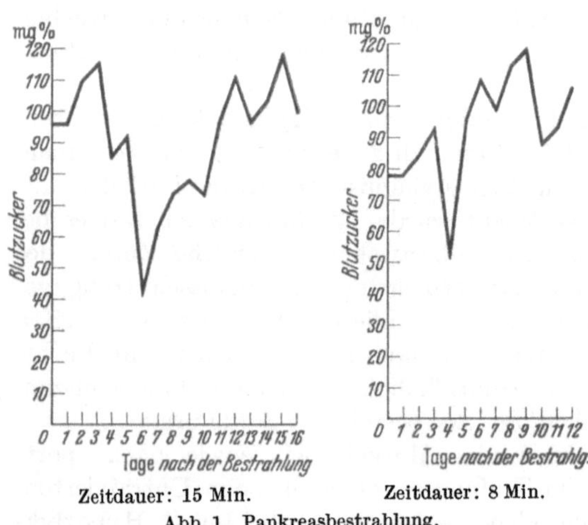

Zeitdauer: 15 Min. Zeitdauer: 8 Min.

Abb. 1. Pankreasbestrahlung.

Über die Insulinausscheidung während der Bestrahlung der Pankreasgegend liegen Untersuchungen von LA BARRE und LORTHIOIR vor; angewandt wurde die Methode der Anastomose zwischen Ven. panc. eines bestrahlten Tieres und der Vena jug. eines zweiten Tieres. Die Transfusion des Pankreasvenenblutes des bestrahlten Tieres ruft beim nebennierenlosen Empfängertier deutliche Blutzuckersenkung hervor. Nach Nebennierenexstirpation beim Spendertier wurde die Blutzuckersenkung beim Empfänger nicht beobachtet. Außerordentlich häufig wurden Hypoglykämien nach Magenoperationen beobachtet (BECKERMANN 1933), die nach KORANYI (1936) durch Läsion örtlicher vegetativer Nerven bedingt sind. Weitere Literatur siehe bei M. WÖHRLE.

II. Die echten Spontanhypoglykämien.

Unter diesem Begriff können wir nun infolge des vorangegangenen Ausschlusses sämtlicher anderer Hypoglykämien diejenigen Zustände von Blutzuckerverarmung zusammenfassen, die primär auf der Störung eines oder mehrerer der den Blutzuckerregulationsmechanismus bestimmenden Faktoren beruhen. „Spontaner Hyperinsulinismus", „Hyperinsulinismus", Idiopathische Hypoglykämie", Spontane„ Glykopenie", „Glykopriver Symptomenkomplex" sind andere Bezeichnungen dieser Kohlehydratstoffwechselstörung, für die J. WILDER (1936) den deutschen Namen „Zuckermangelkrankheit" prägte. Nach ALVAREZ (1936) sind „die Ursachen der Spontanhypoglykämie, diese als Krankheit sui generis aufgefaßt, in einer pluriglandulären Dysfunktion zu suchen, die den neuro-endokrinen und chemisch-osmotischen Regulationsmechanismus für die Glucose im Blut stören".

In ihren Auswirkungen stellt die Spontanhypoglykämie eine dem Diabetes mellitus diametral entgegengesetzte Stoffwechselkrankheit dar, die genotypisch jedenfalls in engen Beziehungen zu diesem steht (HARRIS 1932, FALTA 1936), die ebenso häufig ist wie dieser, und bei der wir uns vor allem bezüglich ihrer Pathogenese mit denselben Problemen auseinander zu setzen haben wie bezüglich der des Diabetes.

Hier sind vielleicht einige Fälle von Interesse, bei denen es im Anschluß an spontanhypoglykämische Zustände zu einem Diabetes mellitus kam (Erschöpfung der LANGERHANSschen Inseln?) bzw. umgekehrt ein Diabetes in seinem weiteren Verlauf von einer Spontanhypoglykämie abgelöst wurde: SZYFMAN (1935) beschreibt den Fall einer 40jährigen Patientin mit labilem vegetativem Nervensystem, bei der es im Verlauf einer Gallenblasenerkrankung zum Diabetes mellitus und im Anschluß daran zu schweren Spontanhypoglykämien kam. UNVERRICHT (1935) beobachtete 3 ähnliche Fälle von „transitorischem, prädiabetischem Spontanhyperinsulinismus"; BICKEL (1935) einen Fall von „initialen Dysinsulinismus" mit schweren Spontanhypoglykämien, 6 Monate vor dem Auftreten eines Diabetes. Umgekehrt sahen WEIL (1932), RATHÉRY (1934), BRINK (1934) Spontanhypoglykämien mit epileptiformen Krämpfen im Anschluß an einen Diabetes.

Bevor wir auf *die* Spontanhypoglykämien eingehen, die ätiologisch nachweisbar auf der Störung eines der den Blutzucker regulierenden Faktoren beruhen, seien die Fälle von sog. *„funktioneller Spontanhypoglykämie"* erwähnt, bei denen sich keine organischen Veränderungen nachweisen ließen. LANDAU

(1933) denkt als Erklärung für diese Fälle an eine „Fehlsteuerung" des Pankreas, ausgelöst durch einen abnormen duodeno-pankreatischen Reflex auf die ins Duodenum eintretenden Ingesta. Hierhin gehören ferner die als „konstitutionelle Hypoglykämien" bezeichneten Fälle, bei denen die ungeklärte Ätiologie in der Konstitution der Erkrankten gesucht wurde. Mag auch in einem Teil dieser Fälle die oft schwer faßbare Kausa unentdeckt geblieben sein, so soll doch eingeräumt werden, daß eine bestimmte Konstitution auch für die Erkrankung an Spontanhypoglykämie wenigstens die Rolle eines prädisponierenden Faktors haben kann.

Hierher gehört jene „gesunde" Studentin, die nach 3tägiger Fett-Gemüse-Diät schwerste Hypoglykämien bekam (Schröder 1928), ferner der Fall eines nervös belasteten Marineoffiziers mit „vagotonischer Einstellung" (Doré 1934) ein Fall von Erckelentz (1934) und Kuhn (1936), die als konstitutionelle Hypoglykämien bezeichnet sind. Janssen (1936) beschreibt vorübergehende konstitutionell bedingte hypoglykämische Symptome bei „gesunden" Personen in der täglichen Praxis, z. B. bei Schulkindern, die dadurch Schwierigkeiten beim Unterricht haben. Auch Wilder (1936) spricht von konstitutioneller Neigung zu Hypoglykämien und Ziegler (1932) fand diese besonders häufig bei nervösen, vor allem bei vegetativ stigmatisierten Personen, bei diesen soll nach Stenström (1936) vor allem die alimentäre, posthyperglykämische Hypoglykämie besonders tief sein.

1. Die Spontanhypoglykämien durch primären Hyperinsulinismus.

Diese beruhen auf einer Überproduktion der Langerhansschen Inseln des Pankreas an Insulin und werden von einigen Autoren als einzig echte Spontanhypoglykämie bezeichnet (Fanta 1937). Die Zahl der in der Literatur beschriebenen Fälle von absolutem Hyperinsulinismus auf Grund autoptisch nachgewiesener Hypertrophie des Inselorgans (und nur diese sollen hier berücksichtigt werden) ist, seit Cammidge, Jonas und Harris (1924) zuerst das Vorkommen „spontan erniedrigter Blutzuckerwerte" bei gesunden und bei kranken Menschen beschrieben, die Harris damals bereits auf einen Hyperinsulinismus zurückführte, außerordentlich gewachsen.

Interessant ist das Vorkommen selbst angeborener Spontanhypoglykämie durch Inselhypertrophie, wie sie bei Neugeborenen diabetischer Mütter beschrieben wurde (Ehrich 1934). Selten sind echte Spontanhypoglykämien infolge von Pankreasnekrosen. Brink (1934) und Dannenberg (1935) teilen je einen solchen Fall mit.

In einer beträchtlichen Anzahl der Fälle von Spontanhypoglykämie fanden sich als organische Grundlage

a) Pankreascarcinome.

Den ersten klassisch gewordenen Fall von absolutem Hyperinsulinismus infolge eines primären Langerhans-Carcinoms, das insulinproduzierende Metastasen in Leber und Lymphknoten gemacht hatte, beschrieb R. M. Wilder (1927), dabei bestanden schwerste Spontanhypoglykämien, die terminal nur durch stündliche Zuckerzufuhr zu halten waren. 1936 beschrieb er einen ähnlichen Fall bei einer Frau mit Inselzellcarcinom. 1929 veröffentlichte Massa einen Fall echter Spontanhypoglykämie, dem ebenfalls ein primäres Pankreascarcinom zugrunde lag, und auch in einem 1935 von HERMANN beschriebenen Fall handelt es sich um ein solches. MUNAKATA gelang es 1936, die anfänglich als epileptische Ausnahmezustände angesehenen schweren Verwirrtheitsphasen eines 40jährigen Patienten durch Entfernung eines Carcinomendothelioms der Inselzellen vollständig zu heilen. Den letzten Fall echter Spontanhypoglykämie durch Inselzellcarcinom mit insulinproduzierenden Metastasen in der Leber veröffentlichte CRAGG (1937) (s. Literatur LOSS).

Die weitaus häufigste Grundlage für primären Spontanhyperinsulinismus aber bilden

b) Pankreasadenome.

MACLENAHAN beschrieb 1929 den Fall eines 40jährigen Negers mit spontanhypoglykämischen Anfällen, denen ein autoptisch erwiesenes Inselzelladenom zugrunde lag. 1930 teilte FRANK eine letal verlaufene Spontanhypoglykämie mit, deren Autopsie multiple Pankreasadenome ergab. Im selben Jahr sah KRAUSE einen Fall, bei dem intra vitam auf Grund von Belastungskurven die Diagnose Inselzelladenom gestellt wurde, an dessen Folgen der Patient starb. HOWLAND und CAMPBELL konnten bei einer Frau die gleiche Diagnose als Ursache schwerer hypoglykämischer Erscheinungen stellen und die Kranke durch operative Entfernung des Tumors heilen. Auch WOMAK (1931) gelang die Entfernung eines echten Adenoms der LANGERHANS-Inseln, welches Spontanhypoglykämien verursacht hatte. In 1931 von TERBRÜGGEN mitgeteilten anatomischen Befunden bei Spontanhypoglykämie infolge multipler Inseladenome gingen diese von primären Pankreasgangresten aus. Auch in einem der beiden 1933 von WOLF mitgeteilten Fälle, die mit Halluzinationen und Krämpfen einhergingen, ergab die Sektion das klinisch vermutete Inselzelladenom. 1934 beschrieb ROSS den Fall eines Mexikaners, der nachts auf dem Nachhauseweg bewußtlos zusammenstürzte und komatös in die Klinik eingeliefert wurde. Heftige epileptiforme Anfälle ließen zunächst an ein traumatisches Hirnödem denken, jedoch führten die extrem niedrigen Blutzuckerwerte, der Pseudo-Babinski im Koma, sowie der auffallende therapeutische Effekt von Dextrose-Injektionen zur Diagnose Hyperinsulinämie durch Pankreasadenom, dessen operative Entfernung Heilung brachte.

Weitere, auf autoptisch erwiesenen Inselzelladenomen beruhende Fälle echter Spontanhypoglykämie beschrieben im Jahre 1935 MARKOFF, JOHN, FRANK, WHIPPLE; letzterer konnte in 6 Fällen durch operative Entfernung der Adenome Beschwerdefreiheit erzielen.

1936 wurde von HARNAPP der erste Fall in Europa veröffentlicht, bei dem die chirurgische Entfernung eines rechtzeitig erkannten Inseladenoms (durch SAUERBRUCH) gelang, was zur Beseitigung der schweren Spontanhypoglykämie eines 7jährigen Mädchens führte. Die jüngste Mitteilung über Inselzelladenome erfolgte im Jahre 1937, und zwar berichtete erst vor kurzem REITER über 2 Fälle von Spontanhyperinsulinismus durch Inseladenom, dessen Annahme im ersten Fall durch die Sektion bestätigt und welches im zweiten Fall trotz differentialdiagnostischer Schwierigkeiten rechtzeitig erkannt und operativ entfernt wurde. Das Vorkommen eines Inselzelladenoms des Pankreas mit Hypoglykämie bei Diabetes beschreibt BÜCHNER. Bei diesem Fall handelt es sich pathologisch-anatomisch um ein Inselzelladenom im Pankreas von Hypophysengröße, wobei gleichzeitig ein ausgesprochener Hochdruckdiabetes bestand, so daß das Inselzelladenom als herdweises überstürztes Regenerationsbestreben des Organismus aufzufassen ist. Weitere Literatur s. bei Bielschowski.

Über einen Spontanhyperinsulinismus, hervorgerufen durch Pankreasadenom bei gleichzeitig bestehendem Carcinom des Sigma, berichtet Long. Literatur s. S. H. Liu, Loucks, Chou, K. C. Chen.

2. Die Spontanhypoglykämien durch sog. Dysinsulinismus.

Wechselnde Funktionszustände des Inselorgans, die bald zu einer Hyperinsulinämie, bald zu einer Hypoinsulinämie führen können, gehen nach Harris (1924) meist mit Dysfunktion anderer endokriner Drüsen einher, so daß die Abgrenzung dieser Fälle gegen die durch pluriglanduläre Störungen bedingten kaum möglich ist. Im Jahre 1928 beobachtete La Roche chronische Spontanhypoglykämien durch Dysinsulinismus mit polyglandulären Störungen. 1933 veröffentlicht Bokser einen Fall von prolongierter Pankreatitis mit Perturbation des inkretorischen Gleichgewichtes, zurückgeführt auf einen Dysinsulinismus, der bald zu Hyper-, bald zu Hypoinsulinämie und damit zu funktioneller Affektion antagonistischer Blutdrüsen geführt hatte. Ljvraga (1933) wies darauf hin, daß Hypoglykämie sogar bei Hypinsulinismus vorkommen kann. Hierhin möchten wir einen Fall von Winans (1933) zählen, bei dem schwerste hypoglykämische Krämpfe einen Hyperinsulinismus vermuten ließen, dessen Probelaparotomie aber an Stelle der erwarteten Hyper- eine Pankreashypoplasie ergab.

3. Die Spontanhypoglykämien durch sekundären Hyperinsulinismus.

In diesen Fällen beruht die Hyperinsulinämie nicht auf einer primären Insulinüberproduktion seitens des Pankreas, sondern auf der Unterfunktion eines oder mehrerer der „kontra-insulär“ wirkenden Gegenregulationsorgane (Nebenniere, Schilddrüse, Hypophyse, Ovar), deren normale Produktion an kontrainsulären Stoffen erst die Voraussetzung für denjenigen Blutinsulinspiegel ist, der die physiologische Konstanz des Blutzuckerspiegels (nüchtern 70—115 mg-%) allein aufrecht erhalten kann.

Bekanntlich ist die Gegenregulation gegen jeglichen Blutzuckerabfall an das sympathico-chromaffine System gebunden, welches durch Adrenalinabgabe schon auf kleinste Veränderungen des Blutzuckerspiegels hin das physiologische Geschehen bereits bei Blutzuckerwerten sichert, die noch keineswegs die Gefahr einer Hypoglykämie in sich tragen. Beim Stoffwechselgesunden kommt es — unabhängig von der absoluten Blutzuckerhöhe, ja selbst bei durch Glucose künstlich erhöhten Glykämiewerten zu gegenregulatorischen Maßnahmen, sofern sich der Blutzucker in absteigender Linie bewegt. Einer sog. „Notfallsfunktion“ (Cannon) bei wirklicher Gefahr, geht eine „Sicherungsfunktion des Adrenalins“ (Meythaler) in stoßweiser Aktion voraus. Dieses stoßweise Inkrafttreten von Adrenalin kommt z. B. darin zum Ausdruck, daß der Blutzuckerabfall nach intravenöser Insulindarreichung zur Prüfung der „Wirkungsintensität des Insulins“ (Meythaler 1935) nicht in einer gleichmäßigen Linie erfolgt, sondern von Hyperglykämiezacken als Symptomen gegenregulatorischer Maßnahmen unterbrochen ist. In typischen Fällen von Spontanhypoglykämie durch relativen Hyperinsulinismus ist diese Gegenregulation aufgehoben oder mindestens abgeschwächt, wie z. B. der erste von uns beobachtete Fall zeigt, bei dem die außerordentlich vertiefte und verlängerte Wirkungsintensität (Blutzuckerabfall bis 9 mg-%!) ein durch Adrenalinstöße praktisch ungehindertes Absinken des Blutzuckers zeigt.

a) Unterfunktion eines gegenregulatorischen Organs.

Die Spontanhypoglykämien durch sekundären Hyperinsulinismus infolge Unterfunktion einer einzigen kontrainsulären „Sympathicus"drüse sind besonders häufig bei dem auf Hypadrenalismus durch *Nebennieren*unterfunktion beruhenden Morbus Addison. WADI (1928) beschrieb schwere Spontanhypoglykämien bei ADDISONscher Krankheit. In einem klinisch als Encephalitis gedeuteten Fall von ANDERSON (1930) mit hypoglykämischen Symptomen ergab die Autopsie einen Nebennierentumor. Daß Nebenniereninsuffizienz einen Hyperinsulinismus vortäuschen kann, sah auch RABINOWITSCH (1932) bei einem im hypoglykämischen Koma ad exitum gekommenen Mann, dessen Autopsie eine vollständige Substitution des Nebennierenmarkes durch lymphoides Gewebe ergab. LABBÉ (1933) deutete einen Fall schwerster Spontanhypoglykämie mit Blutzuckerwerten bis 17 mg-% als durch Nebennierenschwäche bedingt. 1936 veröffentlichte WELTY das Sektionsergebnis zweier Neger mit Morbus Addison, deren Exitus im spontanhypoglykämischen Koma erfolgt war: es ergab Nebennierentuberkulose und Status thymico-lymphathicus. Letzterer sei erwähnt als ein Beitrag zur „insulären" Wirksamkeit des Thymus, dessen Überfunktion (Hyperthymismus) MESSINI (1933) als eine der Grundlagen für endokrin bedingte Spontanhypoglykämie bezeichnete.

Auch eine von BRIGGS (1937) beobachtete extrapankreatische Spontanhypoglykämie mit letalem Ausgang erwies sich autoptisch als durch Nebennierenatrophie bedingt. Es sei bei dieser Gelegenheit übrigens auf die große Gefahr der durch Insulin bewirkten Hypoglykämien hingewiesen, die des öfteren bei irrtümlich mit Insulin (zur Mast) behandelten Addisonkranken vorgekommen ist (CURSCHMANN).

Weitere Fälle von Spontanhypoglykämie durch sekundären Hyperinsulinismus wurden bei Unterfunktion der ebenfalls zu den kontrainsulär wirkenden „Sympathicus"drüsen zählenden *Thyreoidea* beobachtet, und zwar sowohl bei Dysthyreoidie (MEIGNANT 1932), Hypothyreoidismus, als auch bei Myxödem.

WILDER führte 1932 die Spontanhypoglykämie einer 66jährigen auf deren 8 Jahre vorher ausgeführte Schilddrüsenexstirpation zurück. Einen Hypothyreoidismus vermutete GOLDZIEHER (1936) in 20 von 112 Fällen chronischer Spontanhypoglykämie. Nachdem BAUDOIN (1935) bei 2 Myxödematösen Neigung zu Spontanhypoglykämien festgestellt hatte, veröffentlichte MARX (1936) den Fall einer schwachsinnigen Zwergin mit hypothyreoiden Zügen, die im schwersten hypoglykämischen Koma eingeliefert wurde und bei der für die Entstehung des relativen Hyperinsulinismus nicht nur die mangelhafte Gegenregulation seitens der Schilddrüse, sondern außerdem eine zentrale (Schwachsinn) und eine hypophysäre Komponente (Zwergwuchs) mitverantwortlich war. Auch in dem gleichzeitig von ihm beschriebenen Fall einer Myxödematösen mit Blutzuckerwerten bis zu 17 mg-%, handelte es sich, wie die Sektion zeigte, um eine Mitbeteiligung der Hypophyse. H. CURSCHMANN machte bereits vor langem auf die Möglichkeit, die eigenartigen schweren Kollapse mancher Hypothyreosen durch Hypoglykämien zu erklären, aufmerksam, wobei er erwähnt, daß Hypothyreosen stets die Neigung zu Hypoglykämien eigen ist.

Die Regulation des Kohlehydratstoffwechsels bei thyreoidektomierten Tieren, bei Basedow und Myxödem wurde von MEYTHALER und Mitarbeitern erklärt. Normalerweise setzt regulatorisch bei Blutzuckerabfall eine Mehrausschüttung von Adrenalin ein, die gegenregulatorisch durch Leberglykogenmobilisation für einen raschen Blutzuckeranstieg sorgt. Beim schilddrüsenlosen Tier besteht, ähnlich wie beim Myxödem, mangelhafte Gegenregulation des sympathico-adrenalen Systems, bedingt durch Schilddrüsenhormonausfall, d. h. also, daß Unterfunktion der Schilddrüse mit mangelhafter Reaktion und mangelhafter Entladungsfähigkeit des chromaffinen Systems einhergeht. Da wir nun aus Tierexperimenten wissen, daß thyreoidektomierte Tiere normalen Glykogengehalt der Leber aufweisen und ferner, daß das Leberglykogen bei schildrüsenlosen Tieren langsamer dem Abbau verfällt, liegt die Ursache in der verstärkten Insulinempfindlichkeit sowohl schilddrüsenloser Tiere als auch beim Myxödem in einer Gegenregulationsschwäche des sympathico-adrenalen Systems. Mobilisierungsmaterial ist reichlich im Organismus deponiert, kann aber infolge Adrenalinmangels nicht zur Verwertung gelangen. So erklärt es sich auch, daß Insulinzufuhr bei schilddrüsenlosen Tieren zu verstärkter Wirkungsintensität führt.

Bemerkenswert ist der mehrfach beobachtete Zusammenhang des Auftretens von Spontanhypoglykämien mit veränderter *Ovarialfunktion*.

WILDER beobachtete 1930 bei einem seiner beiden Fälle von hypophysärer Spontanhypoglykämie postmenstruelle Häufung der Anfälle. HARRIS (1932) betont die Möglichkeit der Entstehung eines Hyperinsulinismus durch ovarielle Unterfunktion. GRÖNBERG (1933) sah eine Spontanhypoglykämie im Anschluß an die Menopause, STENSTRÖM (1933) eine solche im Anschluß an einen Partus einsetzen. — Schreibt man dem Ovar in bezug auf den Kohlehydratstoffwechsel eine kontrainsuläre „Sympathicus"wirkung zu (BERNER 1922, FONSECA 1929, KAUFMANN 1929, JAYLE 1932, SENDRAIL 1934), die zu einer Blutzuckersteigerung auf dem Wege über die Schilddrüse oder über die Hypophyse führt, und berücksichtigt man, daß die Ovarialhormone, besonders das Follikulin, eine adrenalinartige Wirkung auf den Blutzucker haben (CONTARDO 1932, AMILIBIA 1935), so kann man sich diese Zusammenhänge leicht erklären.

b) Die Spontanhypoglykämien durch sekundären Hyperinsulinismus infolge Unterfunktion mehrerer gegenregulatorischer Organe (pluriglanduläre Störungen).

Den meisten Fällen echter Spontanhypoglykämie liegen, auch wenn sie auf dem veränderten Funktionszustand nur einer Inkretdrüse zu beruhen scheinen, in Wirklichkeit pluriglanduläre Veränderungen zugrunde (HARRIS, LANDAU, STENSTRÖM, FALTA, WILDER). Nach STENSTRÖM sind diese sogar häufiger der pathogenetische Grund für Spontanhypoglykämien als Pankreasveränderungen. Darüber bestehen entgegengesetzte Meinungen, wie überhaupt bezüglich der Pathogenese der Spontanhypoglykämie heute noch ebenso viele ungeklärte Probleme zu lösen sind wie bezüglich der des Diabetes. Das große Diabetesproblem, nämlich die Diskrepanz zwischen den experimentellen Erfahrungen über den Pankreasdiabetes auf der einen, und den anatomischen Befunden am Pankreas auf der anderen Seite, besteht in derselben Form auch für die Spontanhypoglykämie" (MARX 1936).

Spontanhypoglykämien durch pluriglanduläre Störungen können dadurch entstehen, daß mehrere Blutdrüsen gleichzeitig erkrankt sind und primär zur Blutzuckersenkung führten oder daß zunächst eine einzige Inkretdrüse durch veränderten Funktionszustand die Hypoglykämie hervorrief, die dann ihrerseits sekundär Veränderungen an anderen endokrinen Organen bewirkte (COLLIN 1932).

STENSTRÖM nahm 1926 als Ätiologie des hypoglykämischen Komas einer 34jährigen Frau schwere Störungen der inneren Sekretion an. In 3 Fällen von chronischer Glykopenie fand PRIBRAM (1928) Zeichen, die auf eine multiglanduläre Hypofunktion hinwiesen. Im selben Jahr ergab die Obduktion eines Falles von PETTERSON, der an spontanhypoglykämischen Komata mit Hypotemperatur, Herabsetzung des Grundumsatzes und Blutdrucksenkung gelitten hatte, „pluriglanduläre Atrophie" bei normalem Pankreas. Einen ähnlichen autoptischen Befund, nämlich multiple Blutdrüsensklerose mit vorwiegender hypophysärer Beteiligung, ergab die Sektion einer im spontanhypoglykämischen Coma ad exitum gekommenen Patientin STENSTRÖMs (1933), bei der sich die Spontanhypoglykämie im Anschluß an einen Partus entwickelt hatte. 1936 teilte STENSTRÖM einen weiteren, hierher gehörigen Fall mit, und auch bei einer Patientin NEDVEDs (1936) handelte es sich letzten Endes um eine Spontanhypoglykämie durch pluriglanduläre Affektion. Nachfolgend geben wir die Krankengeschichte und den Befund eines von uns jüngst beobachteten Falles einer pluriglandulär bedingten Spontanhypoglykämie wieder.

Die 47jährige Frau eines Landarbeiters wird am 30. 7. 37 im schlafähnlichen Zustand in die Klinik eingewiesen. Die von der Patientin nur lückenhaft, hauptsächlich vom Ehemann zu erhebende Anamnese ergibt:

In der Familie sind keine mit derartigen Anfällen einhergehende Erkrankungen, keine Zuckerkrankheit, keine Erkrankungen der Leber bekannt. Die Mutter der Patientin starb durch Schlaganfall, der Vater an einer Comotio. Patientin ist als Kind nicht ernsthaft krank gewesen. Menarche mit 14 Jahren. Menses o. B. Hat 8 normale Geburten, darunter einmal Zwillinge, keine Fehlgeburten gehabt. Von den 9 Kindern leben 5, die angeblich gesund sind. 4 Kinder starben im Säuglingsalter an Brechdurchfall. Pat. hat früher eifrig im Haushalt und auf dem Lande mitgearbeitet und ihrem Bildungsgrad entsprechendes Allgemeininteresse gezeigt. 1 Jahr nach der Geburt der Zwillinge letzter Partus mit *33 Jahren*, der mit starkem Blutverlust einherging. *Im Anschluß an diesen Partus Menopause.*

In den letzten 5—6 Jahren hat sich die Pat. nicht mehr recht wohl gefühlt. Sie habe viel unter Kopfschmerzen gelitten, häufig Schweißausbrüche gehabt. Das Arbeiten sei ihr immer schwerer gefallen, weil sie dauernd müde und hinfällig gewesen sei. Außerdem habe sich starker Haarausfall am Kopf sowie am übrigen Körper eingestellt; die Zähne seien ausgefallen, die Libido erloschen, ihr allgemeines Interesse an der Umwelt habe mehr und mehr abgenommen. Diese Erscheinungen traten ganz allmählich auf und verstärkten sich im Laufe der Zeit.

Vor 3 Jahren hatte Pat. einen ähnlichen Schlafanfall wie den jetzigen. Damals hatte sie 3 Tage wegen angeblicher „Grippe" zu Bett gelegen. Wie der Ehemann angibt, wurde er des nachts plötzlich durch ein schweres Fallen geweckt und fand seine Frau bewegungslos und mit offenen Augen, aber nicht ansprechbar, am Boden liegen. Dieser schlafhafte Zustand dauerte bis zum nächsten Morgen, wo ihn der herbeigerufene Arzt durch eine Spritze (?) kupierte. Daraufhin Einweisung ins Krankenhaus Stavenhagen, wo Pat. wegen Kopfgrippe behandelt und nach 14 Tagen gebessert entlassen wurde.

Seitdem mußte Pat. wegen großer Hinfälligkeit meist bis mittags zu Bett bleiben, hat von da ab im Haushalt überhaupt nicht mehr mitarbeiten können. Am 30. 7. 1937 kam es zu dem Schlafzustand, der Pat. in unsere Klinik führte.

Pat. war morgens nicht wach geworden, sondern hatte, als ihr Mann sie zum Frühstück wecken wollte, vollkommen unbeweglich mit offenen Augen dagelegen und weder auf lautes Rufen, noch auf Schütteln und andere Versuche sie zum Sprechen zu bringen, reagiert. Da sich ihr Zustand, trotz der Bemühungen des mehrfach herbeigerufenen Arztes nicht besserte, ihre Bewußtlosigkeit eher tiefer wurde, erfolgt am 31. 7. 37 die Aufnahme in unsere Klinik. Das Ergebnis der Blutzuckerbestimmung ergab eine Hypoglykämie von 50 mg-% und deutliche Zeichen einer endokrinen Störung legten den Gedanken an ein spontan-hypoglykämisch bedingtes Koma nahe, weshalb der Pat. Zuckerwasser eingeflößt wurde, worauf sie langsam wieder zu sich kam.

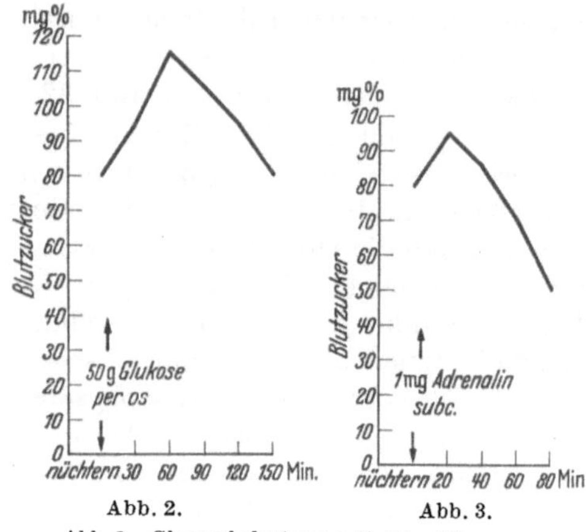

Abb. 2. Abb. 3.

Abb. 2. Glucosebelastung mit 50 g Glucose ad 100 ccm H_2O.

Abb. 3. Pat. J. H., 47 Jahre. Pluriglanduläre Insuffizienz. Blutzuckerkurve nach Belastung mit 1 mg Adrenalin.

Status.

Mittelgroße Patientin in mäßigem E.Z. und A.Z., Haut und Schleimhäute schlecht durchblutet, blaßgelbliche Gesichtsfarbe, stark gelichtetes Kopfhaar, völliges Fehlen der Augenbrauen sowie der Achsel- und Genitalbehaarung. Finger- und Zehennägel platt, dünn, spröde. Zähne sehr lückenhaft, Zunge feucht, Rachenring o. B. Lungen perkussorisch und auskultatorisch o. B. Herzaktion regelmäßig, Töne leise, rein. RR 95/85, Puls 110. Temperatur 38,5°. Blutkörperchensenkung 29 mm/1 Std. Blutbild: leichte Anisocytose. Im Urin kein Zucker, kein Urobilin, keine Oligurie. Körpergewicht 52 kg. Im Abdomen keine pathologischen Resistenzen, keine Druckschmerzhaftigkeit, keine Organvergrößerungen. Neurologisch: Hirnnerven frei, Pupillen beiderseits gleich weit, reagieren auf L. und C., physiologische Sehnen- und Periostreflexe normal auslösbar, keine pathologischen Reflexe, keine Sensibilitätsstörungen. Allgemeine motorische Schwäche und gesteigerte Ermüdbarkeit. Keine umschriebenen Lähmungen. Psychisch ist Pat. apathisch, stumpf.

2. 8. 37: Röntgenaufnahme des Schädels: Sella normal groß, das Dorsum sellae zeigt eine etwas unregelmäßige Dichte. Für einen knochendestruierenden Prozeß kein sicherer Anhalt.

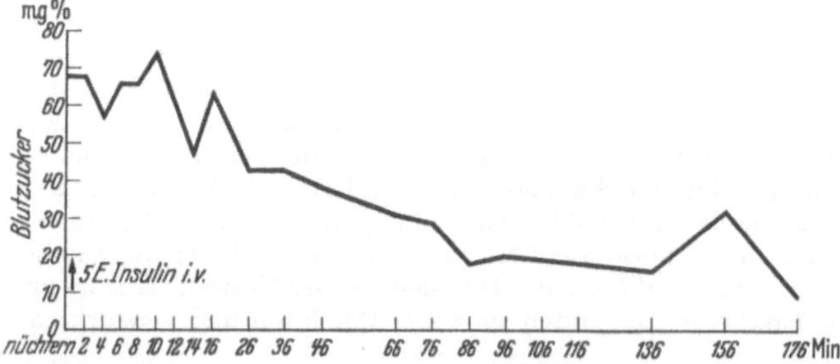

Abb. 4. Pat. J. H., 47 Jahre (54,5 kg). Pluriglanduläre Insuffizienz. Blutzuckerkurve nach Belastung mit 5 E Insulin intravenös.

3. 8. 37: Blutzucker nüchtern 70 mg-%, RR 160/115, Pat. erhält die normale, gemischte Kost, außer den Mahlzeiten mehrmals täglich reichliche Traubenzuckergaben. Bemerkenswert ist ihre Vorliebe für Süßspeisen.

4. 8. 37: Blutzucker nüchtern 80 mg-%. Die Röntgenaufnahme des Thorax ergab keinen pathologischen Befund. RR 155/105, Körpergewicht 54 kg. Leidliches Wohlbefinden.

5. 8. 37: Blutzucker nüchtern 65 mg-%. Gynäkologische Untersuchung: ganz kleiner, etwa fingerhutgroßer Uterus, Ovarien winzig klein. Vagina stark atrophisch.

6. 8. 37: Körpergewicht 53 kg. *Stoffwechseluntersuchung: Grundumsatz —25%, spezifisch-dynamische Wirkung +15%.* Von Seiten der Augen konnte kein pathologischer Befund erhoben werden. Gesichtsfeld, Augenhintergrund normal.

9. 8. 37: Blutzucker nüchtern 80 mg-%. RR 145/100. Körpergewicht 55 kg (Abb. 2).

11. 8. 37: Blutzucker nüchtern 80 mg-%. Adrenalinbelastungsprobe mit 1 mg Adrenalin subcutan (Abb. 3).

Geradezu paradox ist das Verhalten des Blutdruckes nach Adrenalin: Von 140/90 *sinkt* er auf 105/85 1 Std., auf 95/80 $2^1/_2$ Std. post inj., um erst dann wieder anzusteigen;

während die Pulskurve, wenn auch nur angedeutet (von 70 auf 90!), den normalen Anstieg nach Adrenalin zeigt.

13. 8. 37: Blutzucker nüchtern 68 mg-%. Insulinbelastungsprobe mit 5 E Insulin intravenös (Abb. 4). 30 Min. post inj. wird der Pat. heiß. Kalter Schweißausbruch am ganzen Körper, Rötung des Gesichtes. Nach 1 Std. 20 Min. RR 110/80, starker Speichel- und Tränenfluß, noch ansprechbar. Nach 1 Std., 35 Min. RR 120/90, lebhaftes Grimmassieren, Hin- und Herdrehen des Kopfes, Jaktation, Greifen nach der Bettdecke, schmatzende Mundbewegungen, flache Atmung, dann und wann von einem tiefen Aufatmen, einmal einem Aufschrei unterbrochen. Reagiert nur auf lautem Anruf, Antworten sind unverständlich, lallende, verwaschene Sprache. Nach 2 Std., 6 Min. RR 120/80. Pat. blickt mit weit aufgerissenen Augen im Saal umher, verzieht das Gesicht und weicht dem Einstich zur Blutentnahme mit unwilligem Schmerzenslaut aus. Versucht sich zum Schlafen zu legen, öffnet aber sofort die Augen wieder und wirft sich erneut hin und her. Nach 2 Std., 56 Min. Singultus, Jaktation, Würgen, keine Änderung des schweren hypoglykämischen Zustandes, deshalb nach 3 Std. 20 Min. Injektion von 5 ccm 50%iger Traubenzuckerlösung intravenös, ferner 25 g Glucose in Wasser, per os; 30 Min. später liegt der Blutzucker noch unter 25 mg-%. Nach dem Essen, von dem sie nur die Süßspeise nimmt, bekommt Pat. wegen ihrer permanenten Hypoglykämie noch 2mal größere Traubenzuckergaben per os, so daß der Blutzucker um 18 Uhr 80 mg-% beträgt, dabei ganz leidliches Wohlbefinden.

14. 8. 37: Untersuchung im Wasserbad: Kein Anhalt für einen Tumor der Pankreasgegend. Pat. fühlt sich relativ wohl.

17. 8. 37: Diastase im Urin: 64.

19. 8. 37: Röntgen-Magen-Darmpassage: Kein Anhalt für einen extragastralen Tumor.

Bei der Frage nach der Ätiologie der von uns als spontanhypoglykämisch erkannten Schlafzustände der Patientin lag es angesichts der vielen, für eine pluriglanduläre Insuffizienz typischen Symptome besonders nahe, als Ursache der mit Blutdrucksenkung, Puls- und Temperatursteigerung einhergehenden, spontanhypoglykämischen Komata schwerer Störungen der inneren Sekretion anzunehmen. Ähnlich wie im zweiten von uns mitgeteilten Fall handelt es sich auch bei dieser Patientin um eine Frau im klimakterischen Alter, deren Menopause im Anschluß an einen besonders schweren Partus um viele Jahre verfrüht eingesetzt hatte und die ihren ersten Anfall etwa beim Einsetzen der physiologischen Klimax bekam.

Wiederum liegt der Gedanke nahe, daß nach Verringerung der oben erwähnten „Sympathicus"stoffwechselwirkung des Ovars eine kompensatorische Überfunktion anderer kontrainsulärer Drüsen (HVL, Nebenniere, Schilddrüse) eingesetzt hat, die nun infolge der endokrinen Umstellungen im *physiologischen* Klimakterium nicht mehr ausreicht, um den normalen Blutzuckerspiegel aufrecht zu erhalten.

Jedenfalls ist es infolge der primären, ovariellen Unterfunktion (vgl. den gynäkologischen Befund!) zu einer sekundären Affektion anderer Blutdrüsen gekommen, und zwar wahrscheinlich auf dem Weg über die Hypophyse.

Tatsächlich sind eine Reihe von Symptomen, die wir bei dieser Patientin in Übereinstimmung mit dem 2. Fall finden, z. B. die dauernde Schlafsucht, trophische Störungen an Haut, Haaren und Nägeln, die Änderung der psychischen Gesamthaltung im Sinne eines Abstumpfens der Affekte, als *Funktionsausfall des HVL* deutbar, Gesichtsfeldeinschränkungen und röntgenologisch nachweisbare Veränderungen im Bereich der Sella fehlten.

Die schweren Anomalien des Haarwuchses, Haarausfall am Kopf, das völlige Fehlen der Augenbrauen sowie die Behaarung in Achselhöhlen- und Pubesregion, die Schweißlosigkeit und Verstopfung, vor allem auch der starke genitale

„Aufbrauch“ (8 Partus) lenkten den Verdacht auf eine *Unterfunktion der Schilddrüse*, der durch die Feststellung einer Grundumsatzsenkung von 25% bestätigt wurde.

Für einen primären Hyperinsulinismus durch Überfunktion des Pankreas, etwa ein Pankreasadenom, ergab weder die genaue klinische Untersuchung (Wasserbad), die röntgenologisch durchgeführte Magen-Darmpassage, noch die Bestimmung der Diastase im Urin irgendeinen Anhalt. Auch die Glucosebelastung mit 50 g Glucose per os, die einen relativ normalen, jedenfalls keinen besonders abgeschwächten Verlauf der Glykämiekurve, wie er z. B. für Pankreasadenome typisch ist, zeigte, konnte nicht im Sinne eines pankreatogenen Hyperinsulinismus gewertet werden, für einen solchen lagen auch die Blutzuckernüchternwerte unseres Erachtens relativ zu hoch.

Auf die eventuelle Möglichkeit einer *Nebennierenunterfunktion* wiesen zwar keine klinischen Symptome eindeutig hin, wohl aber mit einer gewissen Wahrscheinlichkeit der paradoxe Ausfall der Adrenalinbelastungsprobe bezüglich des Blutzuckers und des Blutdruckes. Nach 1 mg Adrenalin subcutan zeigt der Blutzucker in den ersten 20 Min. eine nur äußerst geringgradige initiale Steigerung um 15 mg-%, um dann bis 55 mg-%, also tief unter den Ausgangswert, abzusinken. Zu erklären ist dieses tiefe Absinken des Blutzuckers, ebenso wie der obenbeschriebene Abfall des Blutdruckes nach Adrenalin, durch Unterfunktion des Nebennierensystems, das bei Zufuhr von exogenem auch kein endogenes Adrenalin mehr bildet. Im gleichen Sinne wie die Adrenalinbelastung, nämlich *für* ein Versagen der Gegenregulation des chromaffinen Systems der Nebennieren gegen Blutzuckersenkungen durch Zuviel-Insulin, sprach auch die überaus interessant verlaufende Prüfung der „Wirkungsintensität des Insulins“ (Meythaler 1935), die eine abnorme Steigerung der Insulinwirkung zeigte: Nach Belastung mit 5 E Insulin intravenös erfolgt in den ersten 16 Min. ein schwaches Absinken des Blutzuckers bei erhaltener Adrenalingegenregulation, dann ein konstantes Weitersinken bis zu 16 mg-%, ohne Gegenregulationsstöße des erschöpften chromaffinen Systems; erst nach 2 Stunden. 16 Min. erfolgt noch einmal eine allerdings nur zu vorübergehender Blutzuckersteigerung um 15 mg-% führende Adrenalinausschüttung, danach sinkt der Blutzucker weiter ab bis zu dem unglaublich niedrigen Wert von *9* mg-%!, worauf der Versuch wegen der oben beschriebenen schwersten hypoglykämischen Erscheinungen abgebrochen wird. Diese enorm verstärkte Wirkungsintensität könnte natürlich — ebenso gut wie die von uns angenommene — auch durch eine dauernd große Insulinproduktion, der gegenüber die an sich erhaltene Gegenregulation des Adrenalinsystems verpuffen *müßte*, bedingt sein. Auf Grund des Ausfalles von Adrenalin- und Glucosebelastung sowie der anderen Untersuchungsergebnisse, die für eine multiglanduläre Hypofunktion der kontrainsulären „Sympathicus“drüsen sprechen, nehmen wir in unserem Fall neben den übrigen glandulären Störungen auch eine Nebennierenunterfunktion an.

In diesem Fall beruhen also die spontanhypoglykämischen Komata ebenfalls auf einem relativen Hyperinsulinismus, der bei dieser Patientin hervorgerufen ist durch eine klassische *pluriglanduläre Insuffizienz* mit allen dafür typischen Syndromen. Diese wurden ausgelöst primär durch eine ovarielle Unterfunktion infolge starken genitalen Aufbrauchs, welche zu einer konsekutiven, beim Eintritt der physiologischen Klimax besonders deutlich in Erscheinung tretenden Affektion anderer Blutdrüsen führte, wobei sich aus den oben im einzelnen angeführten Untersuchungen außer der ovariellen, eine sichere Unterfunktion von Nebennieren und Schilddrüse, wahrscheinlich auch des HVL ergab.

c) Die Spontanhypoglykämien durch hypophysäre bzw. hypophysärmesencephale Störungen.

Da die Tätigkeit der Hypophyse — des Hypophysenvorderlappens — als kontrainsulär wirkende, an der Aufrechterhaltung der Blutzuckerkonstanz in hervorragendem Maße beteiligte „Sympathicus"drüse hinlänglich nachgewiesen ist (BÜCHLER 1922, LUCKE 1933, LUCKE-HAHNDEL 1933, ANSELMINO-HOFFMANN 1934), so ist ohne weiteres verständlich, daß Unterfunktion des Hypophysenvorderlappens zu Blutzuckersenkungen führen muß, ebenso wie es verständlich ist, daß Schädigungen der benachbarten, zentral-vegetativen Kohlehydratstoffwechselzentren Hypoglykämien auszulösen imstande sind. Die enge Verbindung von Hypophyse und Zwischenhirn macht eine strenge Trennung der hypophysären von den zentralbedingten Spontanhypoglykämien unmöglich.

1930 stellte J. WILDER an Hand von 2 Fällen, in denen die hypophysäre Grundlage der Erkrankung vorwiegend auf Grund des Röntgenbefundes anzunehmen war, erstmalig das Krankheitsbild der „hypophysären Spontanhypoglykämie" auf. Dabei gelang es ihm, eine Reihe von Fällen aus der Literatur zusammenzustellen, bei denen ebenfalls eine in vivo oft nicht diagnostizierte hypophysäre Spontanhypoglykämie vorgelegen hat. Er fand diese Fälle besonders häufig unter den sog. „fetten hypophysären Kachexien" (LICHTWITZ), jenen Fällen von SIMMONDSscher Krankheit also, in denen die hochgradige Abmagerung, das hervorstechendste Symptom dieser auf Unterfunktion des HVL, in seltenen Fällen auch einmal auf infundituboraler Läsion (MARCHAND 1934) beruhenden Kachexie durch eine Mastkur mit dem eigenen Insulin, „endogene Insulinmast" (FALTA) zum Verschwinden gebracht wird. CURSCHMANN weist jedoch darauf hin, daß solche pastösen, nicht untergewichtigen SIMMONDS-Fälle von REYE als mitigierte Form beschrieben worden sind, bei denen besonders die hypothyreogenen Symptome hervortreten und zur Wasserretention und Sparsamkeit des Stoffwechsels führen. 1933 betont KYLIN, 1935 HANTSCHMANN die Häufigkeit spontanhypoglykämischer Anfälle bei SIMMONDSscher Kachexie. Allerdings ist die Neigung vieler Fälle von Morbus Simmonds zu Hypoglykämien sehr gering, wie die gute Toleranz der Kranken gegenüber zur Mast verwandten Insulin beweist (CURSCHMANN).

Den „Winterschlaffall" jener Patientin von PRIBRAM (1927), vom Verfasser als primär thyreogen gedeutet, bei der sich im Anschluß an den 6. Partus eine von BAUER und WILDER klinisch als klassisch bezeichnete und auch autoptisch als solche erwiesene hypophysäre Kachexie mit periodisch wiederkehrenden Schlafanfällen entwickelte, faßt WILDER als hypophysäre Spontanhypoglykämie auf, wobei er die bis zu 7 Tagen dauernden, mit Untertemperatur, Pulsverlangsamung und Fehlen der Reflexe einhergehenden Schlafanfälle, in deren einem der Exitus erfolgt, als hypoglykämische Komata ansieht.

Als zentral bedingt sind 2 Fälle von Spontanhypoglykämie bei subarachnoidaler Blutung aufzufassen, die RATHÉRY (1931) beschreibt. Im selben Jahr veröffentlichten MARX-LAUBENTHAL den forensisch besonders interessanten

Fall eines Kriegsbeschädigten mit Stirnschuß, der in einem seiner spontan-hypoglykämischen Dämmerzustände eine Brandstiftung begangen hatte, für die er Amnesie angab. Diese Möglichkeit wurde zugegeben und als Ursache seiner Spontanhypoglykämie von den Verfassern eine Läsion der vegetativen Zentren im Zwischenhirn infolge Spätkomplikation durch den Hirnschuß angenommen. Strafbare Handlungen mit völliger Amnesie, die im affektiven, als Strafausschließungsgrund zu bewertenden, hypoglykämischen Dämmerzustand begangen wurden, beschreibt auch SERKL (1936).

An eine Störung der zentral-vegetativen Steuerung als Grundlage für die hypoglykämischen Komata einer 44jährigen Patientin denkt McGOVERN (1932) vorwiegend auf Grund eines Unfalles, den die Patientin 3 Jahre vor dem Auftreten ihrer Anfälle gehabt hat. Einen weiteren Fall zentral bedingter Spontanhypoglykämien mit Komata, atypischem, neurologischem Syndrom, Aphasie, Hemiplegie beschrieb ZISKIND (1933). 1935 werden 3 weitere Fälle von hypophysärer Spontanhypoglykämie mitgeteilt, den einen beschreibt POROT bei einer 15jährigen Patientin mit hypophysärem Infantilismus, die beiden anderen GIAUNI bei 2 Knaben mit Dysstrophia adiposo genitalis bzw. Wachstumsstillstand seit dem 6. Lebensjahr.

1936 weist MARX an Hand seiner 3 bereits erwähnten Fälle nochmals ausdrücklich auf die Bedeutung der zentralen Faktoren für die Entstehung von Spontanhypoglykämien hin; DARROW bezieht im gleichen Jahr die Ursache für eine mit Krämpfen einhergehenden Spontanhypoglykämie zweier Schwachsinniger auf deren Encephalogramm nachweisbare Schädigung des Gehirns. H. CURSCHMANN endlich erwähnt den Fall eines Postencephalitikers mit ausgesprochenen hypoglykämischen Anfällen.

Wir geben hier anschließend einen von uns über längere Zeit beobachteten Fall einer Spontanhypoglykämie wieder, der durch eine Störung der hormonalen Korrelation zwischen Hypophyse und Zwischenhirn (hypophysär-mesencephale Spontanhypoglykämie) ausgelöst wird.

Eine 44jährige verheiratete Bauersfrau wird am 18. 3. 37 im hypoglykämischen Koma in die hiesige Klinik eingeliefert. Die vom Ehemann erhobene und nachträglich durch die Patientin selbst ergänzte Anamnese ergab:

In der Familie sind keine ähnlichen Erkrankungen bekannt. Die Mutter der Pat. starb an puerperaler Lungenembolie, der Vater an Altersschwäche. Eine Schwester, der Ehemann und eine Tochter sind gesund. Pat. sei schon als Kind immer müde und schlapp gewesen, habe deshalb nie regelmäßig am Schulunterricht teilnehmen können. Erste Periode mit 13 Jahren, immer regelmäßig, ohne Beschwerden. Mit 22 Jahren eine normale Geburt. Mit 23 Jahren Totalexstirpation auf Grund einer doppelseitigen Pyosalpinx nach Abort. Die Radikaloperation bestand in der Exstirpation des Uterus und beider Adnexen. Seit der Operation besteht Menopause. Beschwerden hat sie im Anschluß an die Operation nicht gehabt. Wenige Jahre später (die Angabe der genauen anamnestischen Zeitpunkte fällt der Pat. auch im anfallsfreien Zustand außerordentlich schwer) wurde ihr eine Drüse unter dem rechten Arm exstirpiert. Vor etwa 10 Jahren hatte sie die Gelbsucht, hat damals etwa 8 Tage zu Bett gelegen, aber vorher und nachher nie Beschwerden seitens der Leber gehabt. Auch in der Familie sind Erkrankungen in dieser Richtung ebensowenig wie Zuckerkrankheit oder ähnliches bekannt.

Die jetzigen Beschwerden gehen etwa 2 Jahre zurück. Sie äußerten sich in der ersten Zeit in einem gewissen Schwächegefühl, so daß Pat. sich ihrer Arbeit nicht mehr richtig widmen konnte, zeitweise auch ihre Gedanken nicht recht beisammen hatte. Im Februar 1935 kam es dann plötzlich einmal zu einer schweren Ohnmacht, sie hatte eine starke Müdigkeit gemerkt, war ins Schlafzimmer gegangen und wurde dort auf dem Bett bewußtlos aufgefunden. Seit dieser Zeit macht sich des öfteren bei ihrer Tätigkeit im Haushalt eine

Geistesabwesenheit bemerkbar, die mit großer Regelmäßigkeit kurz vor dem Mittagessen einzutreten pflegt. Nach Angabe des Mannes werden ihre Bewegungen dann immer langsamer, bis sie schließlich auf einem Stuhl oder Sofa in einen schlafhaften Zustand verfällt, meist bleiben ihre Augen dabei weit geöffent, sie reagiert aber weder auf Anruf noch ist sie durch Schütteln aus ihrer Bewußtlosigkeit erweckbar. Diese Zustände dauerten eine, bisweilen auch 4—5 Stunden, schließlich erwachte Pat. spontan aus ihnen, meist war sie amnestisch für das Vorgegangene, manchmal konnte sie angeben, daß sie einen Anfall gehabt hatte. Wegen dieser Erkrankung, die die Pat. sehr deprimierte, begab sie sich im Mai 1935 in nervenärztliche Behandlung.

Aus dem Krankenblatt der Psychiatrischen Klinik Gehlsheim vom Mai 1935:

Die klinische Untersuchung ergab körperlich und neurologisch keinen pathologischen Befund. Hirnnerven frei, Sehnen- und Periostreflex normal auslösbar, keine Kleinhirn- und Pyramidenbahnzeichen. Wa.R. im Blut negativ. Während des Aufenthaltes in der Klinik traten keine Anfälle auf. Psychisch machte Pat. einen geordneten Eindruck. Unter der Diagnose „Vegetative Neurose" wurde sie nach 14 Tagen gebessert nach Hause entlassen.

Eine Besserung trat jedoch nicht ein, die Anfälle wurden im Gegenteil immer häufiger, so daß Pat. im September 1936 ein zweitesmal in stationäre Behandlung in die psychiatrische Klinik ging. Die Beschreibung der Anfälle durch die Pat. erweckte dort wiederum zunächst den Verdacht auf einen Tumor cerebri, aber auch die jetzige Untersuchung ergab dafür keinen Anhalt. Liquorbefund und Blutbild normal, Wa.R. im Blut und Liquor negativ. Wiederum keine Anfälle während des Klinikaufenthaltes. Psychisch zeigte Pat. eine gewisse Euphorie und Kritikschwäche. Ihre Bewußtseinstrübungen wurden als „vegetative Anfälle" bezeichnet. Pat. wurde nach 5 Tagen entlassen.

Nach dem Aufenthalt in der Klinik war sie ambulant in Behandlung bei einem Nervenarzt, der keine bestimmte Diagnose stellen und ihr nicht helfen konnte. Die Anfälle traten schließlich fast täglich auf und in den letzten 4 Wochen vor der Einweisung hielten sie oft bis zu 10 Stunden an.

Nach dem Anfall vervollständigte Pat. die Anamnese noch dahin, daß sie angab, etwa 1 Stunde vor dem Anfall ein Prickeln in den Händen zu fühlen, auch falle es ihr dann schwer, sich zu bewegen und zu sprechen. Um den Mund herum habe sie ein taubes, steifes, zuweilen auch kaltes Gefühl, ebenso unter den Füßen, „als ob sie eine Pelzschicht unter den Füßen hätte". Einmal habe sie bei Besorgungen in der Stadt das Herannahen eines Anfalles gespürt. Sie habe in die Straßenbahn steigen müssen, habe es aber nicht vermocht, da sie „wie gelähmt" gewesen sei. Zeitweise haben ihr Hoffmanntropfen in Zucker geholfen, einen Anfall zu verhindern, bisweilen auch Alkohol in Form eines Kognaks. Einmal fand ihr Mann sie nachts neben dem Bett bewußtlos am Boden liegen, aus dem erfolgten Secessus urinae schloß er, daß sie im Schlaf ihren Anfall bekommen habe. An direkten Kopfschmerzen habe sie nicht gelitten, wohl gelegentlich Flimmern vor den Augen gehabt und dann nicht so gut sehen können wie sonst.

Als die Kranke am 18. 3. 37 im Koma in unsere Klinik eingeliefert wurde, ergab sich folgender Befund.

Status.

Mittelgroße Pat. in mittlerem E.Z. und A.Z. befindet sich im Koma: Gesichtsfarbe blaß, Augen und Mund weit geöffnet. Tiefe schnarchende Atmung. Pat. ist weder durch Schütteln, noch durch sonstige Reize aus der Bewußtlosigkeit erweckbar. Hypoplastische Mammae. Herzaktion regelmäßig, RR 140/80, Puls 86, Abdomen weich, adipös, keine pathologischen Resistenzen, keine Organvergrößerungen. Extremitäten schlaff, hypotonisch, gute passive Beweglichkeit, spastische Beugekontraktur beider kleiner Finger. Pupillen beiderseits gleich weit, reagieren auf L. und C. Reflexe nicht auslösbar, Babinski negativ. Blutbild normal. Blutzucker 80 mg-%. Im Urin kein Zucker, kein Urobilin, Diazoreaktion negativ, Spuren von Eiweiß und Urobilinogen.

19. 3. 37: Pat. erwacht gegen 11 Uhr spontan, kann angeben, daß sie einen Anfall gehabt hat. Aussprache unbeholfen, Antworten aber sinngemäß. Nach dem Essen bessert sich das Befinden aber weiterhin. Die Röntgenaufnahme des Thorax ergab keinen pathologischen Befund. Wa.R. negativ, Blutkörperchensenkung 20 mm/1 Std. Blutzucker nüchtern 75 mg-%, um 12 Uhr 60 mg-%, um 18 Uhr 55 mg-%. Die permanente Hypoglykämie wurde beseitigt durch 10 ccm 50%iger Traubenzuckerlösung, wonach die Pat. sich äußerst wohl fühlte.

20. 3. 37: Die stündlichen Blutzuckerbestimmungen ergaben bis zum Mittag stark abfallende Werte, ein Anfall trat jedoch nicht auf, lediglich klagte die Pat. über eine schwere Zunge und Prickeln in den Händen, nach dem Essen gingen diese Erscheinungen, die ihr als Vorboten des Anfalls bekannt waren, zurück.

24. 3. 37: Bisher kein Anfall aufgetreten. Körpergewicht 68 kg. Blutzucker nüchtern 65 mg-%, nach Belastung mit 100 g Brot nach 1 Std. 105 mg-%, nach 3 Std. 50 mg-%. Kein Zucker im Urin. Diastase im Urin 64.

25. 3. 37: Da die Pat. sich wohl fühlte und ihre Anfälle auf Grund der dauernd niedrigen Blutzuckerwerte und der Labilität der Tagesblutzuckerkurven in ihrer hypoglykämischen Natur erkannt waren, wurde Pat. entlassen mit der Anweisung, morgens zwischen 10 und 11 Uhr eine ordentliche Menge Zuckerwasser zu sich zu nehmen, ferner dauernd eine Anzahl Würfelzuckerstücke bei sich zu tragen, um beim Herannahen eines Anfalls diesen sofort kupieren zu können.

Nachuntersuchung am 16. 4. 37: Pat. hatte vor kurzem beim Kartoffelsortieren wieder einen beginnenden Anfall, der aber vom Dienstmädchen rechtzeitig erkannt und durch Zuckerwasser zum Verschwinden gebracht wurde.

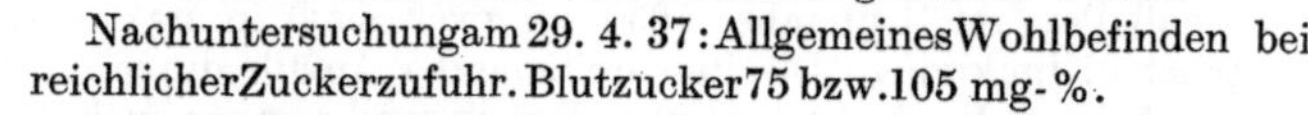

Nachuntersuchung am 29. 4. 37: Allgemeines Wohlbefinden bei reichlicher Zuckerzufuhr. Blutzucker 75 bzw. 105 mg-%.

3. 5. 37: Röntgen-Magen-Darmpassage; um die Frage eines eventuell bestehenden Pankreasadenoms zu eruieren. Röntgenologisch o. B. Kein Anhalt für Pankreasadenom.

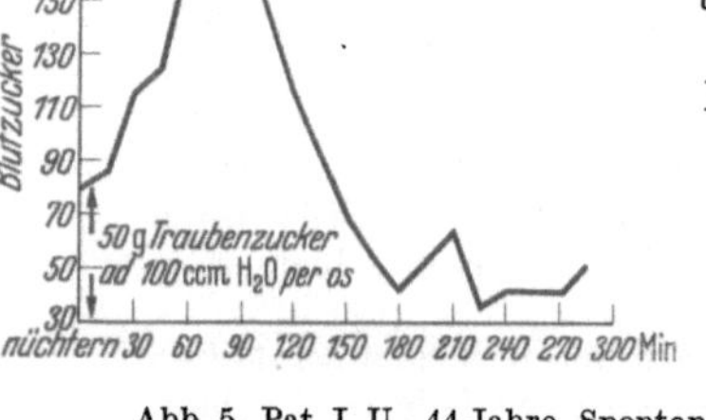

Abb. 5. Pat. I. U., 44 Jahre. Spontanhypoglykämie. Traubenzuckerbelastung 50 g Traubenzucker ad 100 ccm H_2O per os.

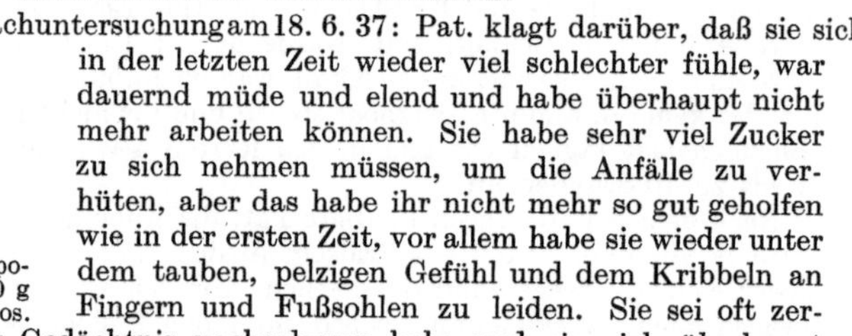

Nachuntersuchung am 18. 6. 37: Pat. klagt darüber, daß sie sich in der letzten Zeit wieder viel schlechter fühle, war dauernd müde und elend und habe überhaupt nicht mehr arbeiten können. Sie habe sehr viel Zucker zu sich nehmen müssen, um die Anfälle zu verhüten, aber das habe ihr nicht mehr so gut geholfen wie in der ersten Zeit, vor allem habe sie wieder unter dem tauben, pelzigen Gefühl und dem Kribbeln an Fingern und Fußsohlen zu leiden. Sie sei oft zerstreut, habe festgestellt, daß ihr Gedächtnis nachgelassen habe und sie sich überhaupt nicht mehr konzentrieren könne.

Pat. sieht auffallend schlecht aus, fahlgelbliche Blässe, dunkle Ringe um die Augen, hat Schwierigkeiten beim Sprechen, spricht abgehackt mit langen Pausen, wie um nach dem richtigen Wort zu suchen, und fährt dann plötzlich in verändertem Tonfall, lauter oder leiser fort. Sie zeigt ein eigentümliches, unruhiges Benehmen, macht unmotivierte Bewegungen. Obwohl ihr das Sprechen immer schwerer wird (sie hat das Gefühl als ob ihr die Stimmbänder weh täten), spricht und lacht sie viel, ist von einer zu ihrem krank erscheinenden Äußeren im starken Gegensatz stehenden Euphorie. Die Blutzuckerbestimmung ergibt den unglaublich niedrigen Wert von 25 mg-%! Pat. befindet sich also offenbar kurz vor einem ihrer hypoglykämischen Anfälle.

Auf Grund ihrer Beschwerden und zwecks genauer Klärung der Ätiologie erfolgt am 21. 6. 37 eine erneute klinische Beobachtung.

Hautfarbe blaß, schmutzig-bräunlich, pigmentiert, Haut trocken, für ihr Alter relativ welk. Stark ergrautes, gelichtetes, stumpfes Haar. Ganz geringer Exophthalmus? Zähne cariös, ziemlich defekt. Schilddrüse nicht vergrößert. Puls leidlich gespannt, 70. RR 95/60. Körpergewicht 79 kg (!). Fettpolster ungleichmäßig verteilt, auffallend stark um Hüften und Abdomen, bei schlanken Extremitäten. Finger- und Zehennägel brüchig, die Sensibilitätsprüfung ergibt eine gewisse Hyper- bzw. Parästhesie im Bereich der Fingerspitzen und Füße. Im Urin kein Zucker. Neurologisch: Hirnnerven frei, physiologische Sehnen- und Periostreflexe normal auslösbar, keine Kleinhirn- und Pyramidenbahnzeichen.

22. 6. 37: Blutzucker nüchtern 80 mg-%. Glucosebelastungsprobe mit 50 g Glucose in 100 ccm Wasser (Abb. 5). Pat. erhält die kohlehydratarme, fett- und eiweißreiche Diät nach HARRIS, die ihr, da sie gewohnt ist viel zu essen, nicht genügt.

24. 6. 37: Röntgenaufnahme des Schädels: Die seitliche Schädelaufnahme und die Stereoaufnahme der Schädelbasis lassen Kalkansammlungen nicht mit Sicherheit ausschließen, insbesondere fällt eine gewisse Schattendichte im Bereich der Sella auf.

Hervorgehoben sei ferner: Eine gewisse Neigung zu Untertemperatur (36°), Unterblutdruck (RR 95/60); die starke Gewichtszunahme, sowie ihre ganze extreme Schlafsucht, sie „möchte am liebsten Tag und Nacht schlafen". Psychisch ist die Pat. euphorisch unruhig, zerfahren, zeigt gesteigerten Rededrang und neigt bei längerer Unterhaltung zu Ideenflucht.

25. 6. 37: Blutzucker nüchtern 82 mg-%. Adrenalinbelastungsprobe mit 0,5 mg Adrenalin subcutan (Abb. 6).

26. 6. 37: Blutzucker nüchtern 92 mg-%. Insulinbelastungsprobe mit 10 E Insulin subcutan (Abb. 7).

Pat. wird mit der Anweisung entlassen, ihre Mahlzeiten in 2stündigen Abständen einzunehmen, und zwar eine kohlehydratarme, fett- und gemüsereiche Diät, medikamentös Präphyson.

Nachuntersuchung am 9. 7. 37: Pat. hat Schwierigkeiten beim Sprechen, sie hat sich an die Diät gehalten, aber außerdem um 11 Uhr 2 Eßlöffel Zucker in Wasser nehmen müssen. Am Tage vorher z. B. habe sie den Zucker nicht genommen und daraufhin prompt einen

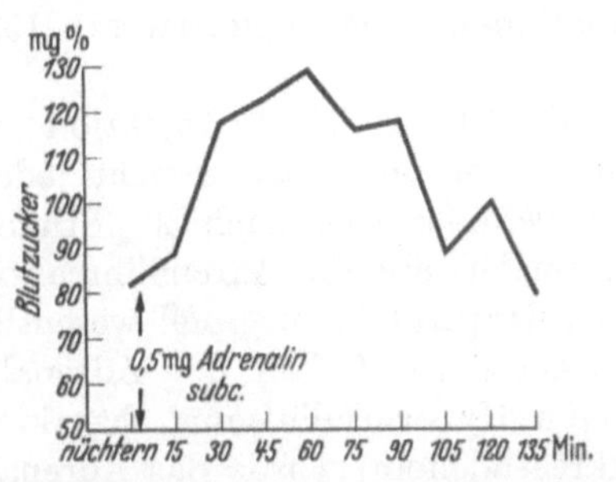

Abb. 6. Pat. I. U., 44 Jahre. Spontanhypoglykämie. Adrenalinbelastung. 0,5 mg Adrenalin subcutan.

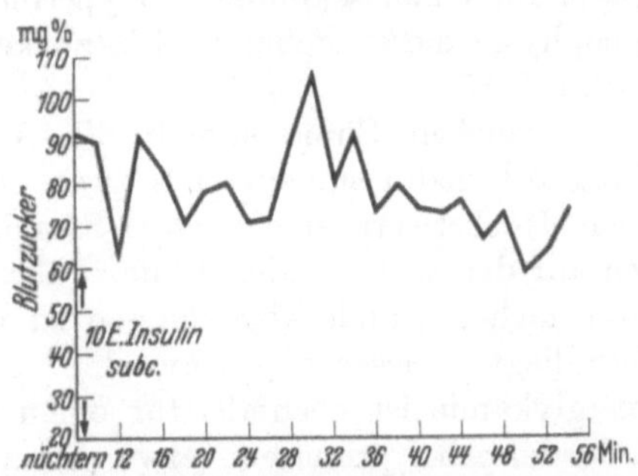

Abb. 7. Pat. I. U., 44 Jahre. Spontanhypoglykämie. Insulinbelastung 10 E Insulin subcutan.

Anfall bekommen; sie hatte sich um 11 Uhr in die Sonne gelegt und war erst beim Mittagessen wieder zu sich gekommen, wußte nicht, daß ihr Mann sie ins Haus getragen hatte. Blutzucker 50 mg-%. Es wird der Pat. empfohlen, sich streng an die auf 2stündige Mahlzeiten verteilte, kohlehydrat*arme*, fett- und eiweißreiche Diät (Harris) zu halten, das Präphyson wird beibehalten.

Nachuntersuchung am 2. 7. 37: Pat. fühlt sich bedeutend wohler als vor 8 Tagen. Blutzucker 110 mg-%. Grundumsatz +6%. Körpergewicht 76 kg. Entlassen mit den bisherigen Verordnungen.

Nachdem die geschilderten Anfälle, deren jahrelange ärztliche Behandlung weder zu einer Klärung der Genese, noch zu einer Besserung des Leidens geführt hatte, von uns durch Blutzuckerbestimmungen in ihrer hypoglykämischen Natur erkannt waren, handelte es sich zunächst darum, festzustellen, ob tatsächlich eine echte Spontanhypoglykämie und nicht etwa eine symptomatische vorlag. Diese Feststellung ergab sich nach Ausschluß der eingangs ausführlich erwähnten Möglichkeiten, bei denen es zu begleitenden Hypoglykämien kommen kann, vor allem aber in Anbetracht der vielen für echte Spontanhypoglykämie so überaus charakteristischen Symptome, gewissermaßen von selbst.

Schwieriger war die Beantwortung der Frage nach der Ätiologie, zu deren Klärung erst eine längere Beobachtung und die oben im einzelnen angeführten Untersuchungen führen konnten.

Obwohl wir die Schwierigkeit des Ausschlusses einer organischen Pankreasveränderung ohne Probelaparotomie zugeben, glauben wir in unserem Falle, einen primären Hyperinsulinismus auch ohne die Laparotomie ausschließen zu können, zumal sich selbst bei genauer klinischer und röntgenologischer

Untersuchung keinerlei Anhalt für eine Pankreasaffektion ergab, und außerdem die Belastungskurve eindeutig gegen primäre Pankreasüberfunktion sprach:

Die Belastung mit 50 g Glucose per os ergab im Gegensatz zu Fällen von Pankreasadenom eine außerordentlich hohe Steigerung des Blutzuckers mit vertiefter hypoglykämischer Nachschwankung.

Diese verstärkte Hyperglykämie nach Glucosebelastung (nach Klug 1929 bei Hypophysenerkrankungen häufig) spricht gegen primären Hyperinsulinismus, denn bei diesem würde es infolge des dauernd vermehrt im Blut kreisenden Insulins gar nicht erst zu einer derartigen Blutzuckersteigerung kommen können, wie z. B. einem von Reiter (1937) mitgeteilten Fall von Pankreasadenom zu entnehmen ist. Die tiefe hypoglykämische Nachschwankung — nach 5 Stunden liegt der Blutzucker noch weit unter dem Ausgangswert — ist typisch für einen sekundären Hyperinsulinismus, hervorgerufen durch zentrale (hypophysär-mesencephale) Blutzuckerregulationsstörung (Lichtwitz 1930, Giauni 1935).

Im gleichen Sinne sprach die Adrenalinbelastung: Nach Injektion von 0,5 mg Adrenalin steigert sich zwar der Blutzucker um 50%, erreicht jedoch seinen Höchstwert erst nach 1 Stunde und befindet sich nach $2^1/_4$ Stunden noch auf der absteigenden Linie, während normalerweise die Adrenalinreaktion schon nach 1 Stunde abgeklungen ist und der Hyperglykämiegipfel wesentlich höher liegt. Dieser abgeschwächte und verlangsamte Ablauf der Adrenalinhyperglykämie ist ebenfalls für einen relativen Hyperinsulinismus charakteristisch, denn bei primärem (etwa durch Pankreasadenom) würde das Adrenalin wahrscheinlich überhaupt nicht zu einer Blutzuckersteigerung führen.

Gegen primäre Pankreasüberproduktion an Insulin sprach auch der verhältnismäßig negative Ausfall der Belastung mit 10 E Insulin, der nur zum Teil auf die subcutane Applikation zurückgeführt werden darf: Sie ergab keine wesentliche Verstärkung der „Wirkungsintensität des Insulins" (Meythaler 1937), sondern ein nur unbeträchtliches Absinken des Blutzuckers mit minütlichen Schwankungen um 30 mg-% (Labilität der Blutzuckerregulation!), wobei die Gegenregulation seitens des primär-adrenalinären Systems (der Nebennieren) erhalten schien.

Offenbar mußte es sich also um einen relativen Hyperinsulinismus handeln, und zwar deuteten — außer der erwähnten, für hypophysäre Regulationsstörung charakteristischen, verstärkten Hyperglykämie nach Glucosebelastung mit anschließender vertiefter hypoglykämischer Nachschwankung und der ebenfalls bei Hypophysenerkrankung häufigen subnormalen Adrenalinhyperglykämie (Dietrich, Kusunoki, zit. nach Wilder 1930) — nach Ausschluß eines Hypothyreoidismus (Grundumsatz +6%) und einer Nebennierenunterfunktion, für die sich kein wesentlicher Anhalt fand, zahlreiche Symptome auf die Hypophyse bzw. das Zwischenhirn, deren bereits erwähnte enge funktionelle Korrelation eine Trennung hypophysär und diencephal ausgelöster Symptome unmöglich macht. Die für hypophysäre Adipositas charakteristische Fettverteilung, die im Vordergrund der Beschwerden stehende extreme Schlafsucht, eine gewisse Neigung zu Untertemperaturen und Unterblutdruck, die ausgeprägten, mit Kältegefühl in den Extremitäten einhergehenden Akroparästhesien, trophische Störungen an Haut und Nägeln, Veränderungen der Pigmentation, der starke Haarausfall am Kopf, das Ausfallen der Zähne, sind

Erscheinungen, die als Funktionsausfall des HVL deutbar sind (Pighini 1935). Die starke Gewichtszunahme, die sich auch in den von Wilder beschriebenen Fällen von hypophysärer Spontanhypoglykämie findet, ist auf eine „Mastkur mit dem eigenen Insulin" zurückzuführen.

Daß röntgenologisch eine „gewisse Schattendichte im Bereich der Sella" auffiel (Sklerosierung der Hypophyse?), bestärkte uns in der Diagnose hypophysär bedingte Spontanhypoglykämie ebenso wie der nicht geringe kausaltherapeutische Effekt von Präphyson.

Für die Entstehung der Unterfunktion des HVL ist in Anbetracht des engen Zusammenhanges zwischen Hypophyse und Ovar (Zondek 1926, Hohlweg 1932, Jayle 1932) — die vorausgegangene Totalexstirpation, die auch im 2. Fall Wilders vorkommt, sicherlich nicht ohne Bedeutung: Nach Ausfall der Sympathicuswirkung des Ovars auf den Kohlehydratstoffwechsel (s. oben) infolge der mit 23 Jahren erfolgten Totalexstirpation ist es zu einer kompensatorischen Überfunktion anderer „Sympathicus"drüsen, in erster Linie der Hypophyse, gekommen. Daß eine solche nach Keimdrüsenentfernung eintritt, beweisen zahllose, nicht nur tierexperimentelle Befunde (Parhon 1922, Zondek Nelson, Ellison 1935). Es ist denkbar, daß es beim Einsetzen der *physiologischen* Klimax mit ihren endokrinen Umstellungen, die in einigen (oben erwähnten!) Fällen als solche schon zur Auslösung echter Spontanhypoglykämien genügten, auf Grund der langjährigen Überbeanspruchung zu einem „Erlahmen" der Hypophyse mit Funktionsausfall des HVL und dadurch zum relativen Hyperinsulinismus mit Absinken des Blutzuckers kam.

Auch die psychischen Symptome der Patientin im anfallsfreien Zustand, die als „Senkung des allgemeinen psychischen Energieniveaus" im Sinne des Stertzschen Hypophysenzwischenhirnsyndroms bezeichnet werden können: eine gewisse Einengung des Gefühllebens, ihre heitere Verstimmung bei flacher Euphorie, die auffallende Kritik- und Gedächtnisschwäche, die Neigung zu Ideenflucht, der gesteigerte Rededrang bei gleichzeitigem Mangel an Konzentrationsvermögen, lassen sich vielleicht — mit der gebotenen Reserve — als hypophysär-mesencephal bedingt auffassen. Dabei muß die Frage offen bleiben, ob die Hypophysenzwischenhirnläsion die Folge des primären Funktionsausfalles des HVL und der damit verbundenen Störung der hormonalen Korrelation zwischen Hypophyse und Zwischenhirn ist, oder ob auch und wie weit sekundäre, durch die Hypoglykämie erst gesetzte, zentrale Veränderungen (Bodechtel 1933), die Sakel (1936) bei der Insulinshockbehandlung der Schizophrenie therapeutisch auszunutzen versucht, an der Entstehung der Hypophysenzwischenhirnläsion beteiligt sind.

Zusammenfassend läßt sich also sagen, es handelt sich bei der Patientin um eine klassische Spontanhypoglykämie auf der Basis eines relativen Hyperinsulinismus, zustandegekommen durch eine *Störung der hormonalen Korrelation zwischen Hypophyse und Zwischenhirn* (hypophysär-mesencephale Spontanhypoglykämie). Ausgelöst wurde diese Korrelationsstörung primär durch Unterfunktion des HVL, die vielleicht in oben angeführter Weise in ursächlichem Zusammenhang mit der frühen operativen Klimax steht. Patientin gehört wahrscheinlich in die Reihe jener mitigierten Simmonds-Fälle mit hypothyreotischen Symptomen (Reye) bzw. „fetten, hypophysären Kachexien" (Lichtwitz), bei denen Spontanhypoglykämien besonders häufig sind (Wilder 1930).

IV. Über die Pathogenese der Appendicitis mit besonderer Berücksichtigung der allergischen Komponente.

Von

L. Aschoff-Freiburg i. Br.

Inhalt.

Literatur.

(Von 1931 bis mit Februar 1938[1]*.)*

(Zusammengestellt von Dr. K. Heinemann.)

Albertini, A. v. u. A. Grumbach: Die experimentelle Streptokokkeninfektion des Kaninchens in ihren Beziehungen zur Herdinfektion. Erg. Path. **33**, 314 (1937).

Allen, Ph. D.: Acute appendicitis in children. J. amer. med. Assoc. **109**, Nr 2 (1937).

Alt, L.: Mukocele des Wurmfortsatzes unter dem Bilde der akuten Appendicitis. Bruns' Beitr. **156**, 114 (1932).

Altenkamp, Th.: Akute Appendicitis bei Bandwurm. Münch. med. Wschr. **1935 I**.

Antipas, A. u. Th. Sklawunos: Zur Kenntnis der Carcinoide des Wurmfortsatzes und des Dünndarms. Verh. griech. chir. Ges. **1937**.

Aoki, D.: Immunisatorische Untersuchung einer Art von Enterokokken, isoliert aus verschiedenen Eiterherden. Z. Immun.forsch. **90**, 37 (1937).

Arapov, D.: Chirurgische Behandlung akuter Wurmfortsatzentzündung. Sovet. Chir. **6**, 173 (1935). Ref. Z. org. Chir. **78**, 602 (1936).

[1] Literatur bis mit 1930 s. L. Aschoff: Der appendicitische Anfall. Pathologie und Klinik, Bd. 1. 1930.

Aschoff, L.: Der appendicitische Anfall. Seine Ätiologie und Pathogenese. Path. u. Klin. **1** (1930).
— Über die Entstehung der Wurmfortsatzentzündung. Forschgn. u. Fortschr. **7**, Nr 18 (1931).
— Appendicitis und Angina. Beitr. path. Anat. **87**, 481 (1931).
— Der appendicitische Anfall. Münch. med. Wschr. **1931 II**.
— Über den Enterococcus (Streptococcus Libman). Emanuel Libman Anniversary, Vol. 1932.
— Der Kotstein im Wurmfortsatz. Münch. med. Wschr. **1933 I**.
— Der appendicitische Anfall und seine Beziehungen zum Kotstein. Klin. Wschr. **1933 II**.
— Über die Appendicitis im Kindesalter. Arch. Kinderheilk. **108**, 142 (1936).
— In Besprechung von O. Naegeli: Differentialdiagnose in der Inneren Medizin. Zbl. Path. **66**, 23 (1936/37).
Baggio, G.: Sul concetto nosologico di appendicite. Arch. ital. Mal. Appar. Diger. **5**, 128 (1936).
— La fisio-patologia dell' appendicite. Fisiol. e. Med. **7** (1936).
— La genesi dispeptica dell' appendicite. Boll. e Mem. Soc. piemont. Chir. **6**, F. 11 (1936).
— Sulla natura patologica dell' appendicite. Giorn. ital. Med. e Chir. **2**, No. 6 (1936).
— Die Appendix, aus der eine eitrige Peritonitis entsteht, ist eine perforierte Appendix. Zbl. Chir. **63**, Nr 52 (1936).
— L'appendicite perforativa ed il suo significato. Boll. e Mem. Soc. Tosco-Umbra Chir. **3**, No 2 (1937).
— La terapia dell' appendicite considerata dopo la conoscenza dell' appendicite perforativa Gazz. internaz. med. chir. **1937**.
Balogh, E.: Beitrag zur Lehre von der Erblichkeit der Erkrankung an Appendicitis. Dtsch. Z. Chir. **245**, 325 (1935).
Banfi, M.: La sieroterapia nella peritonite da appendicite. Atti e Mem. Soc. lombarda Chir. **4**, 525 (1936).
— La peritonite da appendicite e il suo trattamento sieroterapico. Boll. Poliambul. Ronzoni **10**, 3 (1936). Ref. Z. org. Chir. **79**, 693 (1936).
Barsoum, H.: The bilharzial appendix. J. trop. Med. **37**, 387 (1934). Ref. Z. org. Chir. **71**, 205 (1935).
Bell, M. A.: Oxyuris vermicularis and appendicitis. Arch. of Pediatr. **53**, 649 (1936).
Beluffi, E. L.: Beitrag zur pathologischen Anatomie der Appendicitis. Arch. ital. Anat. Istol. pat. **7**, 226 (1936).
Berger, W. u. F. Lang: Zur Histopathologie der idiosynkrasischen Entzündung in der menschlichen Haut. Beitr. path. Anat. **87**, 71 (1931).
Bernardo-Comel, M. C.: Il tessuto linfoide d'appendice umana nelle verie età della vita. Arch. ital. Ist. biochim. **1937**, F. 2.
Birt: Über die Pathogenese des Rezidivierens des appendicitischen Anfalls. Arch. klin. Chir. **176**, 686 (1933).
Böhne, C.: Untersuchungen zur Pathogenese der Wurmfortsatzentzündung. Arch. klin. Chir. **171**, 692 (1932).
— Zur Technik der anatomischen Untersuchung des Wurmfortsatzes. Zbl. Chir. **1932**, Nr 49.
Böhning, F.: Zur Ätiologie der Appendicitis. Beitr. path. Anat. 87, 611 (1931).
Borchardt, M.: Perityphlitis (Appendicitis). Neue dtsch. Klin. Bd. 8, S. 671. 1931.
— Zur Differentialdiagnose der akuten Appendicitis. Med. Klin. **1932 II**.
Botta-Micca, A.: Contributo allo studio dei diverticoli appendicolari. Policlinico, sez. prat. **1932**, 453.
Bower, J. L.: The mortality of acute appendicitis. J. amer. med. Assoc. **99**, Nr 21 (1932).
Bowler, J. O.: Acute appendicitis. J. amer. med. Assoc. **96**, Nr 18 (1931).
— Acute appendicitis in Philadelphia. J. amer. med. Assoc. **102**, Nr 11 (1934).
Brown, H. H. and W. Rankin: Mortality in acute appendicitis. Brit. med. J. **1931**, Nr 3663.
Büngeler, W.: Der anatomische Nachweis der intestinalen Autointoxikation. Med. Welt **1935**, Nr 15.
Buttiaux, B. et L. Tiprez: Etude de la flore microbienne dans les appendicites aigues et chroniques. C. r. Soc. Biol. Paris **114**, No 29 (1933).

Carnelli, R.: Studio anatomo-patologico e clinico su tre rare lesione dell' appendice vermiforme. Arch. ital. Chir. **30**, 158 (1931).
Carter, F.: Appendicitis in children. Arch. of Pediatr. **48**, 359 (1931).
Chrissowergis, B.: Die praktische Differentialdiagnose in der Streptokokkengruppe. Zbl. Bakt., Orig. **133**, 425 (1934/35).
Clayton-Mitchell, M.: Fishbones in the appendix. Brit. med. J. **1931**, Nr 3659.
Collins, D. C.: Historic phases of appendicitis. Ann. Surg. **94**, 179 (1931).
— Diverticula of the vermiform appendix. Ann. Surg. **104**, 1001 (1936).
Contedini, A.: Le appendiciti famigliari. Acad. Med. **49**, F. 10, 337 (1934).
Czepa, A.: Weitere Beiträge zur Röntgendiagnostik der Appendicitis. Fortschr. Röntgenstr. **40**, 214 (1929).
Davidson, I. and J. M. Mora: Appendicitis in measles. Arch. Path. **14**, 757 (1932).
Davis, J. E. u. Mitarb.: Appendicitis. A statistical survey of 10000 consecutive cases at Providence Hospital. J. amer. med. Assoc. **108**, Nr 18 (1937).
Demmer, F.: Megasigma und chronische Appendicitis bei Kindern. Wien. klin. Wschr. **1936 II**.
Deucks, G.: Die Beziehungen der weiblichen Geschlechtsorgane zum Wurmfortsatz unter besonderer Berücksichtigung der prophylaktischen Appendektomie. Mschr. Geburtsh. **87**, 76 (1931).
Döhner, B.: Die chronische Appendicitis im Röntgenbild. Fortschr. Röntgenstr. **35**, 228 (1927).
Donnelly, J. and J. B. Oldham: Mumps and appendicitis. Brit. med. J. **1933**, Nr 3759, 98.
Ehrismann, O. u. Mitarb.: Über die differentialdiagnostische Abgrenzbarkeit der Enterokokken. Z. Hyg. **117**, 307 (1935); **118**, 204 (1936).
Eichhoff, E. u. W. Pfannenstiel: Experimentelle Untersuchungen zur Ätiologie der Appendicitis. Bruns' Beitr. **151**, 171 (1931).
Elsbach, L.: Eosinophiele Appendicitis. Nederl. Tijdschr. Geneesk. **77**, Nr 11, 1204 (1933).
Enderlen, E.: Über die Indikation zur Frühoperation. Schweiz. med. Wschr. **1934 II**.
Ernst: Erkältung und Wurmfortsatzentzündung. Dtsch. Z. Chir. **247**, 712 (1936).
Ewald, F. K.: Endometriose des Wurmfortsatzes. Z. Geburtsh. **108**, 376 (1934).
Ewald, K.: Autoptische Befunde bei der chronischen Appendicitis. Wien. klin. Wschr. **1935 I**.
Felsen, J.: The pathological appendix. Amer. J. Roentgenol. **31**, 340 (1934).
Finkeldey, W.: Riesenzellbefunde bei akuter Wurmfortsatzentzündung. Ein Beitrag zur Histopathologie der Veränderungen des Wurmfortsatzes im Maserninkubationsstadium. Virchows Arch. **284**, H. 2 (1932).
Fischer, E. u. H. Kaiserling: Die experimentelle lymphogene allergisch-hyperergische Appendicitis. Arch. klin. Chir. **186**, 44 (1936). — Virchows Arch. **297**, 146 (1936).
Fischer, W.: Über die Diagnose der Masern im Prodromalstadium. Eigenartige Befunde am lymphatischen Apparat der Appendix. Beitr. path. Anat. **91**, 474 (1933).
— Medizinisches aus China. Med. Klin. **1935 II**.
Florey, H. W.: Observations on the functions of mucus and the early stages of bacterial invasion of the intestinal mucosa. J. Path. Bacter. **37**, 283 (1933).
Fox, H.: Report of the Laboratory and Museum of Comparative Pathology und Penrose Research Laboratory, Philadelphia, 1932—1936.
Gatta, R.: Sulle cellule argentaffine nell' connetivo dell' appendice nell' uomo. Arch. ital. Mal. Appar. Diger. **5** (1936).
Gebbing, M.: Interne und neurologische Zwillingsstudien. Dtsch. Arch. klin. Med. **178**, 472 (1936).
Geisthövel, W.: Das Meckelsche Divertikel. Med. Klin. **1938 I**.
Gins, H.: Bakteriologische Beziehungen zwischen Appendix und Mundhöhle. Dtsch. med. Wschr. **1934 II**.
Giordano, F. P. y M. Nicastro: Apendicitis y tenia. Semana méd. **1936**, No 52.
Goerttler, K.: Bau und Mechanik der menschlichen Darmwand. Verh. anat. Ges. **1931**.
Goeters, W.: Die Beteiligung des Wurmfortsatzes bei Allgemeininfektionen. Virchows Arch. **291** (1934).
Goetze, O.: Die Operationen bei der Appendicitis und Peritonitis. Bier-Braun-Kümmells Chirurgische Operationslehre, 6. Aufl., Bd. 3, S. 284. Leipzig: Johann Ambrosius Barth 1933.

GOHAR, M. A.: Untersuchungen über die Streptokokken der unteren Darmabschnitte. Zbl. Bakt., Orig. **134**, 8 (1935).

GORDON, H.: Appendical Oxyuriasis. Ann. int. Med. **4**, 1521 (1931).

— Periappendicitis without appendicitis. A study based on 26051 appendices. Arch. of Path. **19**, 185 (1935).

GOTTESMANN, J. L.: Analysis of 500 cases of acute appendicitis. Med. J. a. Rec. **137**, Nr 9, 366 (1933).

GREAVES, A. V.: Perforative amoebic ulceration of the appendix. Trans. roy. Soc. trop. Med., Lond. **26**, 397 (1932/33).

GRUMBACH, A.: Darmbakteriologie. Schweiz. med. Wschr. **1932 II**.

GRUMBRECHT, P.: Die eitrige Thrombophlebitis im Pfortadergebiet nach Appendicitis und ihre operative Behandlung. Inaug.-Diss. Freiburg/Br. 1932.

GUNDEL, M.: Über die „Erregerfrage" bei der Appendicitis und der postappendiculären Peritonitis. Arch. klin. Chir. **172**, 597 (1933).

— Über die Häufigkeit der Appendicitis. Chirurg **5**, H. 18 (1933).

— Die pathogene Bedeutung der Enterokokken. Dtsch. med. Wschr. **1934 II**.

— u. F. MAYER: Über die Statistik und Häufigkeit der Appendicitis. Erg. Chir. **26**, 490 (1933).

— W. PAGEL u. F. SÜSSBRICH: Untersuchungen zur Ätiologie der Appendicitis und postappendiculären Peritonitis. Beitr. path. Anat. **91**, 399 (1933).

— u. F. K. SÜSSBRICH: Ein Beitrag zur Frage der Pathogenese der Appendicitis. Münch. med. Wschr. **1931 II**.

— u. F. SÜSSBRICH: Mikrobiologische und klinische Untersuchungen über die Serumbehandlung der Peritonitis. Dtsch. Z. Chir. **240**, 283 (1933).

— — Die Serumbehandlung der Peritonitis und ihre wissenschaftlichen Grundlagen. Zbl. Chir. **61**, 306 (1934).

HABERLAND, F. C.: Appendicitis und Naturheilkunde. Münch. med. Wschr. **1938 I**, 281.

HAGENTORN, A.: Einige Bemerkungen zur Ätiologie der Appendicitis. Münch. med. Wschr. **1933 I**.

HAMADA, E.: Über Diplostreptokokken bei akuter Appendicitis. Tohoku J. exper. Med. **21**, 505 (1933).

HANGARTER, PYCHLAN u. SCHNELL: Vermehrtes Vorkommen von Appendicitiserkrankungen auf dem Lande. Dtsch. med. Wschr. **1936 II**.

HAUSER, G.: Über einen mit Appendicitis komplizierten Fall von Proteus-Sepsis. Dtsch. Z. gerichtl. Med. **21**, 300 (1933).

HEINE, J.: Über die Appendicitis bei den Chinesen. Tung-Chi med. Mschr. **1931**, Nr 10.

— Appendicitis und Karcinom der Appendix. Zbl. Chir. **1935**, Nr 44.

HEINEMANN, K.: Zur Frage der allergisch-hyperergischen Appendicitis. Beitr. path. Anat. **100**, 62 (1937).

HEINSHEIMER, S.: Appendicitis fibromatosa und Invagination der Appendix in das Zökum. Zbl. Chir. **1933**, Nr 14.

HENNEBERG, G.: Milchbakteriologische Feststellungen zur Enterokokkenfrage. Zbl. Bakter., Orig. **138**, 75 (1937).

HERZ, O.: Zur Frage der Appendicitis im Kindesalter unter besonderer Berücksichtigung der Hämatologie. Mschr. Kinderheilk. **49**, 309 (1931).

HERZBERG, M.: Giant cells in the lymphoid tissue of the appendix in the prodromal stage of measles. J. amer. med. Assoc. **98**, 139 (1932).

HIEBAUM, H.: Über gastrointestinale Befunde im Rahmen grippöser Erkrankungen. Wien. klin. Wschr. **1935 II**.

HILGERMANN, R.: Die bakteriologische Diagnostik der Appendicitis in ihrer Bedeutung für Therapie und Prophylaxe. Med. Welt **1931**, Nr 50/51.

— Experimentelle Untersuchungen zur Ätiologie der Appendicitis. Bemerkungen zu der Arbeit von E. EICHHOFF und W. PFANNESTIEL in Bd. 151, H. 2, S. 171 ds. Zeitschrift. Bruns' Beitr. **152**, 323 (1931).

HOCH, B.: Untersuchungen bei Appendicitis. Wien. klin. Wschr. **1935 II**.

HOCHE, O.: Über das Auftreten von akuter Wurmfortsatzentzündung nach einem Trauma oder im Verlauf anderer bestehender Erkrankungen. Münch. med. Wschr. **1933 II**.

HOLITSCH, R.: Funktionelle Ursachen der Nichtfüllung der Appendix. Wien. med. Wschr. **1936 II**.

Hollósi, K.: Über die tuberkulöse Appendicitis. Zbl. Chir. **1937**, Nr 46.

Horsley, J. Sh. and H. J. Warthen: The pathogenesis and symptoms of chronic obliterative appendicitis. Ann. Surg. **96**, 515 (1932).

Horst, H. v. d. et E. Aboukhalil: Une curieuse disposition appendiculaire dans un cas d'appendicite chronique. Ann. Anat. path. **10**, 101 (1933)

Horster, H. u. E. Müller: Über die Beeinflussungsmöglichkeiten lokaler allergischer, toxischer und bakterieller Gewebsschäden von der Blutbahn aus. Verh. dtsch. path. Ges. **30**, 134 (1937).

Hosemann, H.: Die prophylaktische Appendicostomie bei der Behandlung der schwersten eitrigen Perforationsperitonitis. Arch. klin. Chir. **190**, H. 1.

Hosoi, K.: Neuromatosis of the vermiform appendix. Arch. Path. **16**, 500 (1933).

— Neurogenic appendicitis. Amer. J. Surg., N. s. **22**, Nr 3, 428 (1933).

Hultgren, G. V.: Statistische Studie über die Frequenzvariationen der akuten Wurmfortsatzentzündung. Acta chir. scand. (Stockh.) **70**, F. 3, 238 (1933).

Isler, W.: Die Appendicitisfälle der Jahre 1928—1932 an der Krankenanstalt Frauenfeld. Schweiz. med. Wschr. **1933 II.**

Issye, Go.: Zur Entstehung der Appendicitis. Experimentelle Studien am Kaninchen. J. Chosen med. Assoc. **22**, 19 (1932).

Jaffé, R.: Über ein Paraffinom der Appendix. Dtsch. med. Wschr. **1934 I.**

Jennings, J. E.: The relation of the Welch bazillus to appendicitis and its complications. Ann. Surg. **93**, 828 (1931).

Jensenius, H.: 10 Jahre Mortalität der Wurmfortsatzentzündung. Ugeskr. Laeg. (dän.) **1936**. Ref. Z. org. Chir. **82**, 294 (1937).

John, R. W.: Acute perforating appendicitis in an infant of twenty days. Lancet **1936 II**, Nr 19.

John, V. St.: Fibroplastic appendicitis. Amer. J. Surg., N. **25**, 243 (1934).

Jósa, L.: Über einen seltenen Fall von Appendicitis phlegmonosa im obliterierten Wurmfortsatz. Zbl. Chir. **1935**, Nr 5, 258.

Jura, V.: Über eine einen Tumor vortäuschende chronische fibroplastische Appendicitis. Zbl. Chir. **1935**, Nr 18.

Kaijser, R.: Zur Kenntnis der allergischen Affektionen des Verdauungskanals vom Standpunkt des Chirurgen aus. Arch. klin. Chir. **188**, H. 1, 152 (1937).

Kaiserling, H. u. W. Ochse: Vergleichende Untersuchung über die allergisch-hyperergische Reaktion des Magen-Darmtraktus. Virchows Arch. **298**, 177 (1936).

Kalk, H.: Eine Beobachtung über die Bewegungsvorgänge an der Appendix. Dtsch. med. Wschr. **1937 I.**

Kallós, W.: Über Vorkommen von Eosinophilzellen im Sekret der Nase, der Nebenhöhlen und der Tonsillen. Acta oto-Laryng. (Stockh.) **22**, F. 1/2.

Kemal, M.: Die Appendicitisfrage in der Türkei. Dtsch. med. Wschr. **1934 I.**

Kemkes, B.: Über Enterokokkenmeningitiden. Med. Klin. **1937 I.**

Klages, Fr.: Akute Entzündung eines isolierten Blinddarmdivertikels unter dem Bilde der Wurmfortsatzentzündung. Zbl. Chir. **1937**, Nr 19.

Knepper, R.: Appendicitis und fötale Peritonitis. Virchows Arch. **291** 741 (1933).

Knobloch: Morbus Bang und akute Appendicitis. Klin. Wschr. **1932 I.**

Knothe, W.: Röntgenologische Beobachtungen an der Appendix. Röntgenprax. **2**, H. 23 (1930).

— Zur Pathogenese und Klinik der Appendixerkrankungen. Münch. med. Wschr. **1931 II.**

Koch, W.: Bericht über das Ergebnis der Obduktion des Gorilla Bobby. Veröff. Konstit.- u. Wehrpath. **9**, H. 3 (1937).

Kodama, R.: Über die Achsendrehung des Wurmfortsatzes. Münch. med. Wschr. **1934 II.** 1886.

Kolbe, H.: Die Gaumenmandeln bei Sepsis. Z. Hals- usw. Heilk. **35** (1933).

Korbo, M.: Über die sog. primäre chronische Appendicitis als Teilerscheinung einer Störung des vegetativen Nervensystems. Norsk Mag. Laegevidensk. **1933**, Nr 8.

Krecke, A.: Über die Blinddarmentzündung. Münch. med. Wschr. **1932 I.**

— Über die Ursachen und das Wesen der Appendicitis. Münch. med. Wschr. **1933 I.**

Krisper, A.: Verkalkung und Verknöcherung am Wurmfortsatz. Virchows Arch. **285**, 481 (1932).

KRUCHEN, C.: Chronische Appendicitis unter den Erscheinungen eines Magengeschwürs. Münch. med. Wschr. **1931 I.**

KUNZ, H.: Die Perforationsperitonitis mit besonderer Berücksichtigung der Appendicitis und des Ulkus. Wien. klin. Wschr. **1938 I.**

— u. Mitarb.: Weitere Erfahrungen mit der Serumbehandlung bei Peritonitis. Med. Klin. **1937 I.**

KURIHARA, M. u. M. KAMANO: Histologische Untersuchungen des entzündlichen Wurmfortsatzes und entzündlichen großen Netzes beim Menschen. Verh. jap. path. Ges. **26**, 631 (1936).

LAEWEN, A., M. BIEBL u. H. J. LAUBER: Die Eigenbeweglichkeit des Wurmfortsatzes bei der akuten und chronischen Appendicitis. Dtsch. Z. Chir. **234**, 490 (1931).

LANG, F. J. u. Mitarb.: Über Enterokokkeninfektionen im Zentralnervensystem. Wien. klin. Wschr. **1937 I.**

LAPEYRE, J. L.: Un ascaris adulte dans un appendice. Presse méd. **1936 II**, No 91.

LEUPOLD, R.: Gallensteine als Ursache einer Appendixgangrän. Med. Klin. **1938 I.**

LITTNA, H.: Über Appendicitis im frühen Kindesalter. Med. Klin. **1936 I**, 802.

LODENKÄMPER, H.: Studien über die Streptokokkengruppe, insbesondere über die Enterokokken. Zbl. Bakt., Orig. **139**, 287 (1937).

— u. H. GEIST: Studien über Enterokokken. Zbl. Bakt., Orig. **137**, 270 (1936).

LOEFFLER, L.: Ergebnisse der Relationspathologie. Erg. Path. **24** (1931).

LÖHR, W. u. L. RASSFELD: Die Bakteriologie der Wurmfortsatzentzündung und der appendikulären Peritonitis. Leipzig: Georg Thieme 1931.

MAES, U. u. Mitarb.: Traumatic appendicitis. Amer. J. Surg., N. S. **30**, 478 (1934).

MAKINO, M.: Zum Verhalten der silberaffinen Zellen bei akuter Wurmfortsatzentzündung. Mitt. Path. (Sendai) **9**, Nr 2, 283 (1937).

MARCUS, M.: Tatsachen und Theorie der traumatischen Appendicitis. Ein Beitrag zur Lehre von der neurovaskulären Entstehung. Dtsch. Z. Chir. **230**, 372 (1931).

— Zur Frage der traumatischen Appendicitis. Mschr. Unfallheilk. **39**, 82 (1933).

MARTOS: Pfortadersklerose und kavernöse Umwandlung infolge Appendicitis. Arch. klin. Chir. **185**, 323 (1936).

MASHIKO: Klinische und experimentelle Untersuchungen zur appendikulären Gastropathie. Arch. klin. Chir. **185**, 284 (1936).

MASSON, P.: Neural proliferations in the vermiform appendix. Cytology of the nervous system, Sect. XXV.

MAYER, JOH. BAPT.: Appendicitis paratyphosa. Mitt. Grenzgeb. Med. u. Chir. **43**, 550 (1934).

MELTZER, H.: Die anorganische Struktur der normalen und entzündeten Appendix. Arch. klin. Chir. **173**, 273 (1932).

— Die mikroskopische Darstellung und Differenzierung des anorganischen Gewebsgerüstes in der Chirurgie. II. Mitt. Untersuchungen über die normale und entzündete Appendix. Arch. klin. Chir. **184**, 210 (1935).

MIANI, A.: Sulle lesioni dell' appendice nelle contusioni dell' abdome. Policlinico, sez. chir. **38**, 708 (1931).

MIKULOWSKI, V.: Die chronische Appendicitis und Lues congenita beim Kinde. Jb. Kinderheilk. **134**, 345 (1932).

— Appendicite chronique et syphilis congénitale chez l'enfant. Arch. Méd. Enf. **38**, No 3, 143 (1935).

MIYAGAWA, K.: Experimentelle Untersuchung über die Entstehung des sog. Trio abdominis. Dtsch. Z. Chir. **246**, 343 (1936).

MONTANARI-REGGIANI, M.: Ricerche batteriologiche nelle appendicite. Boll. Soc. med. chir. Modena **35**, 65 (1935). Ref. Z. org. Chir. **80**, 46 (1936).

MÜLLEDER, A.: Appendicitis und primärer Bauchdeckenschluß. Wien. med. Wschr. **1937 I.**

MÜLLER, H.: Über einen Fall von gangränöser Appendicitis bei Paratyphus Breslau. Münch. med. Wschr. **1933 II.**

NAGY, G. v.: Die Veränderungen des Wurmfortsatzes bei Pseudomyxoma peritonëi. Arch. Gynäk. **153**, H. 2, 350 (1933).

NATIN, J. y D. MOSTON: Appendicitis y fiebre tifoidea. Semana méd. **39**, 595 (1932).

NEUER, H.: Zur Mesenterialtuberkulose und ihren Komplikationen: Appendicitis acuta und Choledochuskompression. Beitr. Klin. Tbk. **80**, 523 (1932).

Nicod, L. J.: Appendicite à leptothrix pleuriticus. Ann. d'Anat. path. **11**, 59 (1934).

Niño y Defazio: La cuestion de las appendicitis verminosas. Semana méd. **1933**, No 14, 1166.

Nobel, W.: Über die Serumtherapie der Appendicitis und Appendicoperitonitis. Chirurg **8**, 767 (1936).

Nonidès, J. F. and M. C. Kahn: Experimental tuberculosis infection in the tadpole and the mechanism of its spread. Amer. Rev. Tbc. **36**, Nr 2 (1937).

Nylander, P. E. A.: Über entzündliche Zellreaktion im Netz. Arb. path. Inst. Helsingfors (Jena), N. F. **7**, H. 3/4 (1933).

Oberascher, H.: Ein Fall von Appendicitis bei einem Säugling. Zbl. Chir. **1933**, Nr 8.

Oesch, O.: Zwei Beobachtungen zur akzidentell-traumatischen Genese der Appendicitis. Schweiz. med. Wschr. **1934 II**.

— Appendicopathia traumatica. Schweiz. med. Wschr. **1934 II**.

Orel, H.: Kleine Beiträge zur Vererbungswissenschaft. VIII. Mitt. Z. Konstit.lehre **15**, H. 6 (1931).

Oschinsky, B.: Die Krankheiten des Blinddarms und des Wurmfortsatzes. Berlin: Stilke 1932.

Osselladore, G.: Ricerche sulla infestazione verminosa dell' appendice cecale e suoi rapporti con l'appendicite. Arch. ital. Mal. Appar. diger. **1**, 114 (1932).

Pagel, W. u. E. Weichherz: Intestinal tuberculosis limited to the appendix. Brit. med. J. **1936**, Nr 3964.

Pales, L.: Appendice et Appendicite chez le noir en Afrique équatoriale française. Ann. Anat. path. **11**, 563 (1934).

Parker, G. E. and D. B. Rosenthal: Carcinoma of the large bowel as the direct cause of acute appendicitis and simultaneous acute intestinal obstruction. Lancet **1933 II**, Nr 20.

Patry, R. u. W. Heer: Über die Appendicitis im vorgerückten Alter. Schweiz. med. Wschr. **1931 II**.

Pellegrini, A.: La sieroterapia nelle peritoniti da appendicite come complemento della cura chirurgica. Boll. Soc. piemont. Chir. **6**, 192 (1936).

Picco, A.: Bakteriologische Untersuchungen über die Appendicitis. Arch. Sci. med. **62**, 241 (1936).

Pincus, J.: Pathological aspects of appendicitis. Med. Rec. **1936**, 348.

Poncet, J. et E. Rutishauser: Pseudoappendicite par stase veineuse localisée au mésenteriolum. Lyon chir. **31**, No 3 (1934).

Pool, E. H.: Appendicitis. Bull. Acad. Med. N. Y. **7**, 171 (1931).

Pribram, B. O.: Nabelkolik, lymphangitische Form der Appendicitis und Lymphangitis mesenterialis. Münch. med. Wschr. **1936 I**.

Pytel, A.: 3 Fälle von Volvulus des Proc. vermiformis. Arch. klin. Chir. **166**, 356 (1931).

Rabboni, F.: Sul reperto di abondante cellule nervose nell' appendice infiammata. Riv. San. sicil. **19**, 956 (1931).

— Alterazioni dell' appendice nell' ulcera gastroduodenale. Pathologica (Genova) **26**, No 511 (1934).

— Reperti istopatologici del vermio in rapporto alla patogenesi dell' appendicite. Clinica chir., N. S. **10**, 1012 (1934).

Ragnotti, E.: Ricerche sperimentale sulla funzione motoria dell' appendice in condizioni normali e patologiche. Arch. ital. Chir. **28**, 209 (1931).

Rappert, E.: Akute Appendicitis und Wetter. Zbl. Chir. **1935**, Nr 48.

Ravenna, E.: Appendicitis e mesosigmoiditis. Arch. ital. Anat. e Istol. pat. **2**, 509 (1931).

Redwitz, E. v.: Erkrankungen des Darmes. Wullstein-Küttners Lehrbuch der Chirurgie, 9. Aufl. Jena: Gustav Fischer, 1931.

Reichl, E.: Zur Anwendung des Peritonitisserums. Dtsch. Z. Chir. **249**, 371 (1937).

Reid, M. R. u. Mitarb.: Statistical study of 2921 cases of appendicitis. J. amer. med. Assoc. **106**, Nr 9 (1936).

Reiser, K. A.: Der Nervenapparat im Processus vermiformis nebst einigen Bemerkungen über seine Veränderungen bei chronischer Appendicitis. Z. Zellforsch. **15**, 761 (1932).

Rietschel, H. G.: Über den physiologischen Blutabbau in Tonsille und Processus vermiformis beim Neugeborenen. Z. Zellforsch. **19**, 636 (1933).

Rosenow, E. C.: Experimental and clinical studies on focal infection and elective localisation. Ohio dent. Assoc. **1924**.

ROSENOW, E. C.: Focal infection and elective localisation. Internat. Clin. 2 (1930).
ROSENTHAL, D. B.: Perforation of the tuberculous intestina in pulmonary tuberculosis. Lancet, **1935 II**, Nr. 16, 882.
RÜDINGER: K.: Das Mesenteriolum appendicis als Ursache von Koliken. Wien. med. Wschr. **1936 I**.
SAEGESSER, A.: Die Spontanamputation der Appendixspitze. Schweiz. med. Wschr. **1936 II**.
SAHEKI, J. u. Mitarb. : Über die Statistik von 2218 Fällen von Wurmfortsatzentzündung. Z. jap. chir. Ges. **36**, 27 (1935).
SARGENT, R. M.: Bilharzian invasion of the appendix. Brit. med. J. **1937**, Nr 3977.
SARNAKER, D.: Ein Fremdkörper als Ursache der Entzündung des Wurmfortsatzes. Z. org. Chir. 81, 379 (1937).
SAWITZKIJ, S. G.: Das sympathische Nervensystem des Wurmfortsatzes bei chronischer Appendicitis. Arch. klin. Chir. **168**, 610 (1931).
SCHACK, L.: Der neuromuskuläre Apparat des Wurmfortsatzes bei der sog. chronischen Appendicitis. Beitr. path. Anat. **90**, 392 (1932).
— Über die gelben Zellen im menschlichen Wurmfortsatz. Beitr. path. Anat. **90**, 441 (1932).
— Statistisches über die akuten und chronischen Entzündungen des Wurmfortsatzes. Arch. Gynäk. **154**, 265 (1933).
SCHAEFER, V.: Die Entstehung einer akuten Wurmfortsatzentzündung nach Erkältung als Unfallfolge. Mschr. Unfallheilk. **38**, 109 (1931).
SCHLÄPFER, E.: Kongenitale, echte Diverticulosis der Appendix vermiformis (mit Appendicitis acuta). Zbl. Path. **67**, 194 (1937).
SCHMIDT, A.: Diskussionsbemerkungen auf der XXVI. Tagg. mitteldtsch. Chir. Protokoll: Zbl. Chir. **1936**, Nr 50.
SCHMIDT, G. B.: Über die Torsion des Wurmfortsatzes mit nachfolgender Mumifikation. Münch. med. Wschr. **1932 II**.
SCHMIDTLEIN, E.: Über die aktive Beweglichkeit und den Entleerungsmechanismus des Wurmfortsatzes. Fortschr. Röntgenstr. **44**, 141 (1931).
SCHMORELL, H.: Zur Frage der traumatischen Appendicitis. Mschr. Unfallheilk. **38**, 391 (1931).
SCHOLL, R.: Über einen Fall von Arteriitis der Appendix. Zbl. Chir. **1936**, Nr 36.
SCHUBERTH, O.: A contribution to the pathology of acute appendicitis. Acta chir. scand. (Stockh.) **68**, F. 1 (1931).
SCHULTZE, W. H.: Der Wurmfortsatz im Prodromalstadium der Masern. Münch. med. Wschr. **1933 I**.
SCHULZE, W.: Praktische Erfahrungen mit der Serumbehandlung bei Peritonitis. Zbl. Chir. **63**, 2968 (1936).
SEHRT, E.: Neuere Arbeiten aus dem Gebiete der Bauchchirurgie. II. Wurmfortsatz, Dickdarm, Mastdarm. Med. Klin. **1931 I**.
SELYE, H.: Acute phlegmonous appendicitis produced by intravenous administration of histamine. Lancet **1936 II**, Nr 20.
SETTE, N. et I. BARCAROLI: Contributo allo studio batteriologico e anatomico delle appendiciti. Policlinico, sez. chir. **39**, 167 (1932).
SHIGENO, K.: Über die weitere immunisatorische Einteilung von Enterokokken. Z. Immun.-forsch. Orig. **90**, 323 (1937).
SIEGERT, F.: Über die Anlagebedingtheit und das familiäre Vorkommen der Appendicitis und ihrer Recidive insbesondere in Lymphatikerfamilien. Briefliche Mitteilung vom 22. Aug. 1931.
SIEGMUND, H.: Das Verhalten des neuromuskulären Apparates bei der chronischen Appendicitis sowie bei generalisierter Neurofibromatose. Zbl. Path. **54**, 7 (1932).
SIMARD, L. C.: On the frequency of nervous lesions of the vermiform appendix: „Neuro-Appendicopathy". J. Canad. med. Assoc. **33**, 518 (1935).
SLOVACEK: Beitrag zur Verletzung des Wurmfortsatzes und seiner traumatischen Entzündung. Dtsch. Z. Chir. **241**, 296 (1933).
SPAMER, R.: Neue Befunde über die Blutwege der Darmwand und ihre funktionelle Bedeutung. GEGENBAURS Jb. **69**, H. 3/4 (1932).
SPERK, B.: Über den Wurmfortsatz und die Wurmfortsatzentzündung. Wien. klin. Wschr. **1933 I**.
— Der Wurmfortsatz und die Wurmfortsatzentzündung. Wien. klin. Wschr. **1933 I**.

SPERK, B.: Der Wurmfortsatz. Dtsch. med. Wschr. **1934 II**.
SPITZER, W.: Ein Fall von Appendicitis acuta, kombiniert mit Purpura haemorrhagica des Peritoneums. Zbl. Chir. **1931**, Nr 14.
SSIPOWSKY, P. W.: Zur Erforschung der pathologisch-anatomischen Veränderungen im Wurmfortsatz bei Ulcus ventriculi. Virchows Arch. **297**, 16 (1936).
STALDER, H.: Symptomatologie und Diagnostik der chronischen Appendicitis. Schweiz. med. Wschr. **1935 II**.
STEDEN, E.: Über Neurinomatose der Appendix. Zbl. Chir. **1932**, Nr 25.
STEINBERG, B.: Method for examining the appendix. Arch. Path. **12**, 598 (1931).
— Degenerative lesions of the appendix (appendicosis) hitherto undifferentiated from appendicitis. Amer. J. clin. Path. **1**, 339 (1931).
— The etiology of inflammatory and degenerative diseases of the appendix. Ann. Surg. **96**, 451 (1932).
STEINDL, H.: BARTELS „Tonsille des Mastdarms" und ihre Stellung in der Pathologie des lymphatischen Apparates des Mastdarms. Zbl. Chir. **1935**, Nr 44.
STRAATEN, TH.: Appendicitis und unspezifische entzündliche Tumoren der Ileocoecalgegend. Dtsch. Z. Chir. **244**, 457 (1935).
SUERMONDT, W. F.: Die Behandlung der appendicitischen Infiltrate und Abscesse. Dtsch. Z. Chir. **247**, 96 (1936).
SUNDER PLASSMANN, P.: Zur Ätiologie des Appendicitisrezidivs. Bruns' Beitr. **163**, H. 3, 466 (1936).
SUZUKI, S.: Histobakterioskopische Untersuchung akuter gangränöser Wurmfortsatzentzündung. Mitt. allg. Path. (Sendai) **9**, Nr 1, 49 (1936).
THENEBE, C. L. u. Mitarb.: Acute appendicitis as a complication of measles. Arch. of Pediatr. **50**, H. 1 (1933).
THIEME, E. T.: Primary tuberculous appendicitis and appendicitis complicating pulmonary tuberculous. Amer. J. med. Sci. **193**, 700 (1937).
THIESBÜRGER, B.: Die Reizzustände der Gaumenmandelbuchten. Z. Hals- usw. Heilk. **28**, H. 5 (1931).
TIMPANO, M.: Su di un caso di appendicite calcolosa. Osp. Bergamo **2**, F. 1 (1933).
TIMMERMANS, F. D.: Konstitutionelle und habituelle Grundlagen des appendicitischen Krankheitsgeschehens. Erg. inn. Med. **51**, 1 (1936).
TSUMAKI, Y.: Morphologische Untersuchungen des embryonalen Wurmfortsatzes des Menscnen. Trans. jap. path. Soc. **25**, 559 (1935).
ÜBERMUTH, H.: Über Grippeperitonitis (auch Grippeappendicitis). Münch. med. Wschr. **1937 I**.
ÜHLINGER: Polsternagel in einer Appendix, die wegen Appendicitis entfernt wurde. Schweiz. med. Wschr. **1936 II**.
URBACH, E.: Klinik und Therapie der allergischen Erkrankungen des Magendarmkanals sowie der Gallenwege. Med. Klin. **1934 II**.
URECH, E.: Appendicites et sérothérapie. Schweiz. med. Wschr. **1936 II**.
VACCARO u. Mitarb.: Bakteriologie und pathologische Anatomie von 57 Fällen von akuter Appendicitis. Arch. Soc. Cir. Hosp. San Borja **6**, 252.
VOLKMAR, H.: Zur Kasuistik und Ätiologie der Appendicitis im Säuglingsalter. Arch. Kinderheilk. **101**, 142 (1934).
WAKITA, S.: Pathogenesis of appendicitis. Trans. jap. path. Soc. **22**, 775 (1932).
WALTHER, K.: Zur Infektiosität der Appendicitis. Untersuchung über epidemieartiges Auftreten im Reichsheer. Arch. klin. Chir. **166**, 72 (1931).
WAND, L.: Entzündung und Einklemmung der Appendix im Bruchsack. Med. Welt **1931**, Nr. 23.
WANGENSTEEN, O. H. u. Mitarb.: Studies in the etiology of acute appendicitis. Ann. Surg. **106**, 910 (1937).
WELLS, A. Q.: Experimental lesions of the rabbit's appendix. Brit. J. Surg. **24**, 766 (1937).
WELTNER u. WEISS: Granulationsgeschwulst des Wurmfortsatzes mit Dünndarmverengerung (= Appendicitis fibroplastica). Gyógyászat (ung.) **1934**, 17.
WESTPHAL, K.: Über Motilitätsvorgänge am Wurmfortsatz und ihre Bedeutung für die Pathologie. Zbl. inn. Med. **1932**, Nr. 4.
— Appendicitis und Kotstein als Folge gestörter Appendixfunktion. Dtsch. med. Wschr. **1934 I**.

WIART, P.: L'appendicite traumatique. Ann. Méd. lég. etc. **11**, 381 (1931).
WIEKIE, D. P. E.: Observations on mortality in acute appendicular disease. Brit. med. J. **1931**, Nr 3658.
WIESBADER, H.: Appendicitis und vegetatives Nervensystem in der Gynäkologie. Klin. Wschr. **1933 I**.
WILLIAMS, B. W. and R. H. BOGGON: The mechanics of appendicitis. Lancet **1934**, 1, Nr 1.
WOHLWILL, F. u. H. C. BOCK: Über Entzündungen der Placenta und fetale Sepsis. Arch. Gynäk. **135**, H. 2 (1928).
— Weitere Untersuchungen über Plazentaentzündung und fetale Sepsis. Verh. dtsch. path. Ges. **25**, (1930).
— Tierversuche zur Frage der fetalen Entzündung. Virchows Arch. **291**, 864 (1933).
YAMAMURO, T. u. Mitarb.: Bakteriologische Untersuchungen der Appendicitis. Bruns' Beitr. **166**, 309 (1937).
ZAPEL, E.: Über die Frage der Mesenteriolitis appendicularis und der postappendicitischen Veränderungen des Venenlymphsystems. Arch. klin. Chir. **169**, 180 (1932).
ZEISSLER, J.: Diskussionsbemerkungen auf der XXVI. Tagg mitteldtsch. Chir., Protokoll. Zbl. Chir. **1936**, Nr 50.
ZWALENBURG, C. VAN: Hydraulic vicious circle as it develops in acute appendicitis. Amer. J. Surg., N. S. **16**, 427 (1932).

In dem Band 9 dieser Ergebnisse vom Jahre 1912 habe ich meine damaligen Erfahrungen über die Appendicitis zusammengestellt.

Ich verteidigte die neue auf Grund genauer pathologisch-anatomischer Untersuchungen aufgebaute Lehre:

1. Der erste appendicitische Anfall setzt so gut wie stets in einem völlig gesunden Wurmfortsatz ein.

2. Die Appendicitis ist so gut wie stets eine akute Erkrankung (Anfall), die in nicht seltenen Fällen infolge mangelhafter Ausheilung zu einem chronischen Leiden führt (Appendicopathia chronica).

3. Jeder appendicitische Anfall entwickelt sich auf dem Boden einer lokalen enterogenen Infektion in einem besonders disponierten Wurmfortsatz.

4. Die Appendicitis ist eine Erkrankung, die individuell, und zwar bald mit internen, bald mit chirurgischen Mitteln behandelt werden muß.

Seit jenem Referat sind 25 Jahre verstrichen. Inzwischen ist im 51. Band der Ergebnisse eine Darstellung der konstitutionellen Grundlage des appendicitischen Krankheitsgeschehens gegeben worden, auf die ich unten noch eingehen werde. Es lohnt sich daher die Frage, ob die Thesen, die von mir damals aufgestellt sind, noch volle Gültigkeit haben.

Ich entsinne mich sehr wohl der Zeit, wo der pathologische Anatom auf Grund der am menschlichen Material gewonnenen Bilder die ganze Lehre von der menschlichen Wurmfortsatzentzündung sozusagen auf den Kopf stellte. Langsam haben sich auch die Kliniker zu dieser Anschauung bekannt. Insbesondere verhalfen die Ausführungen EUGEN FRAENKELS der Auffassung zum Siege, daß die Durchblutungen der Schleimhaut des akut entzündeten Wurmfortsatzes nur die Folgen der Entzündung oder gar traumatisch bei der operativen Herausnahme des entzündeten oder auch nicht entzündeten Wurmfortsatzes entstanden seien. Damit schien die Gefäßtheorie für die Entstehung des akuten Anfalles erledigt. Daß sich der Wurmfortsatz gerade in seinem abgebogenen distalen Teil entzündet, sprach zugunsten der mechanischen Retentionstheorie. Die physiologischen Abbiegungen des Wurmfortsatzes wurden für diese Retention verantwortlich gemacht. Jedenfalls konnte es kein gröberes Konkrement (Kotstein) sein, da sich nachweisen ließ, daß der erste akute Anfall in einem kotsteinfreien Wurmfortsatz ausbricht und die Steinbildung erst die Folge der nicht genug zur Ausheilung gelangenden akuten Appendicitis ist. Die von verschiedenen Seiten vorgebrachte auf Metschnikoff zurückgehende Theorie, daß ein Einbohren kleiner Eingeweidewürmer, besonders der Oxyuren, die Schleimhaut für eine Infektion durch Darmbakterien reif machte, mußte nach den sorgfältigen Nachuntersuchungen Brauchs u. a. fallen gelassen werden. So blieb nur die Tatsache übrig, daß sich in den distalen Teilen des Wurmfortsatzes eine akute Entzündung bakterieller Natur in der Schleimhaut von dem Hohlraum aus entwickelte, wobei die plötzliche Aggressivität der Darmbakterien in ihrer Erklärung offen blieb.

Nachdem einmal festgestellt war, daß der akute Anfall in einem bakteriell bedingten Reizzustand der Schleimhaut bestand (Aschoff 1909, 1930), der von der Oberfläche nach der Tiefe zu fortschritt, handelte es sich um die Lösung des verbleibenden Rätsels, warum die sonst harmlosen Darmbakterien auf einmal solchen Reizzustand an der Schleimhaut hervorrufen. Daß die von der Rickerschen Schule hervorgehobenen Kreislaufstörungen und Durchblutungen der Schleimhaut (Loeffler) bei dem plötzlichen Wildwerden der Darmbakterien keine Rolle spielen, geht schon daraus hervor, daß im Anfang des primären Anfalles von diesen schweren Kreislaufstörungen und Blutungen gar nichts zu sehen ist. Freilich muß man ganz frische Stadien, die sich höchstens 6 Stunden nach Beginn der klinischen Symptome befinden, zu untersuchen Gelegenheit haben. In solchen, immerhin seltenen Fällen sieht man nur den öfter beschriebenen Primärinfekt, welcher in einer Auswanderung von neutrophilen Granulocyten besteht, die in einer oder mehreren Buchten der Schleimhaut einen Pfropf bilden. Gewöhnlich ist das Epithel der Oberfläche an dieser Stelle zerstört. In der eigentlichen Mucosa ist nur eine Andeutung der Auswanderung von Granulocyten um diese Zeit zu sehen. Erst allmählich werden auch die Submucosa und Muscularis und schließlich die Subserosa von der zunehmenden, phlegmonenartigen Infiltration durch die Granulocyten ergriffen. Zu Beginn ist bei vorsichtiger operativer Herausnahme des entzündeten Wurmfortsatzes noch nichts von Durchblutung der Schleimhaut zu sehen. Ebensowenig findet man in der eigentlichen Schleimhaut Bakterien. Diese sieht man nur in den Granulocytenpfröpfen der Buchten. Also kann die Durchblutung der Schleimhaut nicht erst die Aggressivität der Darmbakterien bedingt haben.

Es mußte also eine besondere Ursache für dieses plötzliche Aggressivwerden der Darmbakterien gesucht werden. Da boten sich verschiedene Möglichkeiten. Vielleicht war eine akute Angina vorausgegangen, welche durch hämolytische Streptokokken oder durch Pneumokokken ausgelöst worden war, und die von der erkrankten Tonsille aus verschluckten Erreger hatten sich nun in dem Schlupfwinkel des Wurmfortsatzes festgesetzt und dort einen akuten Anfall ausgelöst (Hilgermann). Daß in bestimmten Fällen eine akute Angina dem Wurmfortsatzanfall vorausgeht, soll nicht geleugnet werden. Eine genetische Beziehung ist aber damit nicht bewiesen. Es müssen schon die bakteriellen Erreger der Angina mit den bakteriellen Erregern der später auftretenden akuten Wurmfortsatzentzündung übereinstimmen. Das ist aber nicht der Fall, ganz abgesehen davon, daß die häufigste Form des akuten Anfalles ohne vorausgegangene Angina zustande kommt. Und gerade solche Fälle bedürfen der Erklärung. Da hat man dann weiter an einen akuten Darmkatarrh, besonders des Coecums gedacht. Ich habe schon oft darauf hingewiesen, daß das völlige Freibleiben des proximalen Abschnittes der Wurmfortsatz*schleimhaut* in akuten Fällen gegen eine kontinuierliche Fortleitung des Entzündungserregers von einer Colitis aus spricht. Auch die schlagartig einsetzende Fieberfreiheit nach Entfernung des erkrankten Wurmfortsatzes spricht gegen die Annahme eines entzündlichen Prozesses im übrigen Darm. Nur wenn das Fieber noch anhält und nicht auf andere Weise (bestehende Reizung des Bauchfelles, übersehene Angina, Mittelohrentzündung, Bronchopneumonien usw.) erklärt werden kann, wird man an eine Colitis denken. Dann muß man aber Stuhl, Blut usw. noch untersuchen. Jedenfalls sind nach meinen Erfahrungen Fälle von primärer Colitis — abgesehen von Tuberkulose, Typhus usw. — so selten, daß sie bei Entstehung des akuten Anfalles keine Rolle spielen. So bleibt nun noch die Verstopfung übrig. Auf sie hat man von verschiedenen Seiten den größten Wert gelegt. Aber es gibt, zumal beim weiblichen Geschlecht, so viele Verstopfungen, die keinen Anfall hervorrufen, daß auch sie nicht für die Mehrzahl der akuten Anfälle in Betracht gezogen werden kann.

Da kommt nun die *Allergie* als Aushilfsmittel. Allmählich scheint sich das Rad der ätiologischen Betrachtung wieder zu seinem Ursprung zurückzudrehen. Oder wenn man lieber das Bild der Spirale gebraucht, so gelangt man zu der gleichen Anschauung, die man, wenn auch in anderer Weise, vor 40 Jahren ausgesprochen hat. Damals war es gang und gäbe, den akuten Anfall auf eine langsam und schleichend verlaufende Entzündung des Wurmfortsatzes zurückzuführen. Man glaubte in den Stadien einer chronischen Entzündung die Vorbedingung einer akuten Entzündung sehen zu müssen. Heute setzt man den *Organismus* an Stelle des *einzelnen Organs* und nimmt eine Art Sensibilisierung des Körpers an, auf deren Boden erst die akute Appendicitis entstehen soll. Besonders haben sich FISCHER und KAISERLING in Münster für diese Art der Entstehung auf Grund ihrer Tierversuche eingesetzt. Es ist sehr wohl möglich, daß durch einen Infektionsherd in Tonsillen oder Zähnen oder durch die Darmbakterien selbst bei ihrem immer wiederholten Kontakt mit der Schleimhaut des Darmes und des Wurmfortsatzes diese so weit sensibilisiert wird, daß eines Tages die Agressivität der Darmbakterien da ist. Allerdings ließ sich sofort der Einwand erheben, warum nicht an irgendeiner beliebigen anderen Stelle des sensibilisierten Darmes die akute Entzündung einsetzte, warum sie gerade im distalen Teil des Wurmfortsatzes stattfand. Aber dieser Einwand mag vorläufig ruhen. Jedenfalls muß die beim allergisch gemachten Tier experimentell ausgelöste Appendicitis der menschlichen gleichen, wenn auch die letztere durch Allergisierung entstanden sein soll.

Nun ist es sehr schwer, überhaupt eine Tierart zu finden, deren Wurmfortsatz dem menschlichen gleicht. Nur bei den Menschenaffen ist eine der menschlichen ähnliche Appendix beobachtet. Ob und wie häufig sie an einer Appendicitis erkranken, steht nicht fest. Der Aufenthalt in den Zoologischen Gärten, so natürlich er auch gestaltet sein mag, ist doch kein ganz natürlicher. Die wichtigsten Angaben über die in der Gefangenschaft lebenden Menschenaffen verdanken wir FOX. Eine genaue Schilderung der anatomischen Verhältnisse einer chronischen Appendicitis beim Gorilla gibt kürzlich WALTER KOCH.

Jedenfalls ist bei den gewöhnlichen Versuchstieren, also dem Hund, dem Kaninchen, dem Meerschweinchen — auf die kleineren Nager gehe ich hier nicht ein — kein vergleichbarer Wurmfortsatz vorhanden. Insbesondere ist beim Kaninchen ein viel längeres und entsprechend weiteres Dickdarmanhängsel als beim Menschen vorhanden, das in Bau und Funktion dem menschlichen Wurmfortsatz durchaus nicht entspricht. Es ist auch deswegen sehr ungeeignet für derartige Experimente, weil es spontan so gut wie nie an einer akuten Entzündung erkrankt. Eine der menschlichen Appendicitis ähnliche Spontanerkrankung gibt es eben beim Kaninchen nicht.

Trotzdem hat man wiederholt versucht, gerade dieses Tier zu solchen Versuchen heranzuziehen. Bekannt ist die Anschauung von Heile (Aschoff, 1930), der auf eine fermentative Verdauung der Schleimhaut hinaus wollte. Er nahm an, daß durch schnelles Passieren des Magen- oder Bauchspeicheldrüsensaftes in den Wurmfortsatz die eigentliche Appendicitis beim Menschen erzeugt würde. Er vermutete das, weil in manchen Fällen menschlicher Wurmfortsatzentzündung eine Magen-Darmstörung vorausgegangen war. Er versuchte beim Kaninchen die Wirkung solcher Fermente nachzuahmen, indem er in den mehr oder weniger abgebundenen Darmanhang des Kaninchens wirksame Fermente in die Lichtung einbrachte. Daß er dabei wohl Nekrosen der Schleimhaut mit sekundärer Einwanderung der Darmbakterien, aber niemals das Bild der menschlichen Appendicitis erzeugte, hat Frieda Böhning durch ihre Nachuntersuchung der Heileschen Experimente am Kaninchen gezeigt. Warum C. Böhne eine verständnisvollere und umfassendere Nachuntersuchung fordert (S. 729), ist mir nicht ganz klar geworden, um so weniger, als Böhne gar keine ausgeführt hat. Jedenfalls war auf diese Weise die plötzliche Agressivität der Darmbakterien bei der menschlichen Appendicitis, welche die anscheinend unveränderte Schleimhaut traf, nicht zu erklären. Daran haben auch die nachträglichen Versuche, durch Einwirkung der Verdauungssäfte auf die Appendixschleimhaut das Zustandekommen der Appendicitis verständlich zu machen, nichts geändert.

So war es auch von vorneherein ausgeschlossen, daß man bei den allergisch gemachten Kaninchen eine der menschlichen Appendicitis ähnliche Krankheit erzeugte. Daß man überhaupt bei einem durch subcutane Eiweißinjektionen sensibilisierten Kaninchen durch nachträgliche Injektionen derselben Lösung in die Darmwand die allergische Entzündung auslösen konnte, war wahrscheinlich. Fischer und Kaiserling haben das für den Darmanhang des Kaninchens, d. h. für die Appendix desselben gezeigt. Es gelingt also, an den sensibilisierten Kaninchen durch Kontakt der reinjizierten Eiweißlösung mit der Submucosa des Darmes eine heftige, lokale Entzündung derselben auszulösen. Aber es waren, wie schon Heinemann bei ihren Nachprüfungen hervorhob, große Unterschiede zwischen einer solchen beim Kaninchen experimentell hervorgerufenen Appendicitis und der menschlichen Appendicitis acuta vorhanden. Nach allen meinen Erfahrungen beginnt der menschliche Anfall an der Oberfläche, besonders in den Schleimhautbuchten. Dort ist in den Frühfällen bereits ein Granulocytenpfropf vorhanden, während die Muscularis oder gar die Subserosa noch ganz frei von infiltrierenden Wanderzellen des Blutes sind. Es mußte also das die Granulocyten in die Lichtung des menschlichen Wurmfortsatzes lockende Gift in dem Lumen desselben gebildet werden. Sonst war die Genese der menschlichen Appendicitis nicht zu verstehen.

Nun ist aber die beim allergischen Kaninchen experimentell durch Reinjektion hervorgerufene Appendicitis ganz anders zustande gekommen. Fischer und Kaiserling geben an, daß alle Versuche, durch Reinjektion der auslösenden Antigene in die *Lichtung* des normalen, nicht entnervten Kaninchendarmanhanges eine Entzündung desselben hervorzurufen, fehlgeschlagen sind. Nur wenn die

Reinjektion in die *Wand* des Darmanhanges selbst erfolgte, kommt es auch zu einem Reizzustand der Gewebe mit Auswanderung von Granulocyten in dasselbe. So gut wie stets war von Anfang an die Subserosa mitergriffen. Die Pfropfbildung der Granulocyten in den sog. Buchten war nur ein Endstadium, d. h. wenn bereits die Schleimhaut schwer geschädigt oder gar im Absterben war. Alle Nachuntersuchungen durch HEINEMANN mit dem in Freiburg hergestellten und mit dem in Münster benutzten Serum haben diese Tatsache bestätigt. *Es liegt also genetisch keine Ähnlichkeit der bei der Kaninchenallergie experimentell hervorgerufenen Entzündung des Dickdarmanhanges mit der menschlichen Appendicitis vor.* Diese Behauptung muß unterstrichen werden, da KAISERLING auch in einer späteren Arbeit auf Grund beigegebener Bilder eine solche Übereinstimmung oder Ähnlichkeit behauptet. Man darf aber aus dem Kinostreifen der Entstehung eines akuten Anfalles beim Menschen nicht eine photographische Abbildung herausschneiden und dann mit dieser das am Kaninchendarm erzeugte Bild vergleichen, sondern man muß das ganze Kinobild der menschlichen Appendicitis bei dem allergisch gemachten Kaninchen bei den entzündlichen Veränderungen seines Dickdarmanhanges, wenigstens in den Hauptphasen reproduzieren können, um von einer Ähnlichkeit beider Vorgänge zu reden. Ich habe niemals beim Primäraffekt der Buchten in ganz frischen Stadien der menschlichen Appendicitis eine keilförmige Nekrose der Schleimhaut, wie die Autoren sie abbilden, wie sie auch KAISERLING in einer späteren Arbeit wieder erwähnt, gesehen. Auch die von den Autoren als primäre allergische Reaktion beschriebene Lymphstauung in der Wand des Wurmfortsatzes ist beim Menschen verschieden zu deuten und braucht nicht Zeichen einer akuten Appendicitis zu sein. In Abb. 11 der Arbeit von FISCHER und KAISERLING, die von einem Fall akuter menschlicher Appendicitis stammen soll, ist zwar die Ausfüllung der Lymphgefäße mit Lymphocyten, wie sie so häufig bei jugendlichen Menschen zu finden ist, zu sehen, aber nichts von einer Leukocyteninfiltration der Umgebung.

H. HORSTER und E. MÜLLER haben die Versuche, bei dem durch Serumeiweiß allergisch gemachten Tier an der Schleimhaut des Dickdarmanhanges, nach vorheriger Filtratbehandlung der Bakterienkultur durch Reinjektion eine Entzündung hervorzurufen, mit Erfolg wiederholt. E. MÜLLER hat darüber auf der Tagung der Deutschen Pathologischen Gesellschaft in Frankfurt a. M. 1937 berichtet. Er hat damit die Richtigkeit der Lehre zeigen wollen, daß bei dem allergisch gemachten Tiere nicht nur die Haut und dieses oder jenes innere Organ durch Reinjektion in einen besonderen Zustand versetzt werden kann, sondern auch die Schleimhaut des Darmkanals. Er vergleicht die erzielten Ergebnisse mit dem SHWARTZMAN-Phänomen. Aber MÜLLER hütet sich, diese Verhältnisse von der Allergie des Tieres auf die Verhältnisse bei der menschlichen Appendicitis zu übertragen. Er hat mir gegenüber ausdrücklich betont, daß mit seinen Tierversuchen die Genese der menschlichen Appendicitis nicht zu klären sei.

BAGGIO ist in mehreren Arbeiten auf die schon von HEILE geäußerte Meinung zurückgekommen, daß keine bakteriell bedingte Appendicitis vorliege, sondern eine dyspeptische. Ist der Wurmfortsatz erst einmal ergriffen, so muß nach ihm der Chirurge den Fall behandeln. Aber aus prophylaktischen Gründen soll der innere Kliniker das Auftreten von Dyspepsien, die zu einer Appendicitis führen können, verhindern. Bei der Entstehung der Appendicitis spielt nach ihm das

SANARELLI-Phänomen eine große Rolle. Dieses ruft ja nicht nur antibakterielle, sondern auch antifermentative örtliche Erscheinungen hervor. Aber BAGGIO scheint die Arbeit von BÖHNING nicht gelesen zu haben. Auch ist ihm die Histologie eines akut entzündeten Wurmfortsatzes nicht so bekannt, wie wir es bei der Aufstellung einer neuen Theorie erwarten müßten. Jedenfalls bringt BAGGIO gar keine statistischen Beweise. Um den allergischen Zustand des Wurmfortsatzes zu unterlegen, führt er die eosinophilen Leukocyten an. Ich werde noch ausführen, daß sie bei jedem Menschen vorhanden sind. Es erhebt sich also wieder die Frage, warum nur ein Teil der Menschen an der Appendicitis erkrankt. Das allergische Phänomen kann nicht daran schuld sein.

Es bleibt also dabei, daß man bei dem allergisch gemachten Tier keinen der menschlichen Appendicitis ähnlichen Zustand erzeugen kann. Dagegen sprechen nicht nur die genetisch so ganz verschiedenen Bilder, sondern vor allem auch die Lokalisation der allergischen Entzündungen im Darmanhang des sensibilisierten Kaninchens. Man kann sich natürlich vorstellen, daß bei Reinjektion in die Wand des Darmanhanges oder seiner äußeren Umgebung bei dem allergischen Tier eine Entzündung auftritt. Deswegen wurden ja auch die primäre Injektion oder die Reinjektionen an der Spitze des Darmanhanges ausgeführt. Ob die Antikörper erst durch das Eindringen von Mikroorganismen bzw. ihrer Toxine aus einem lokalen Herd ausgelöst werden, ist dabei gleichgültig. Die Tatsache, daß eine fokale Infektion, z. B. eine Angina einer umschriebenen Schleimhautentzündung des Wurmfortsatzes gelegentlich vorausgeht, legt solche Gedanken nahe. Aber der Unterschied gegen die menschliche Appendicitis ist doch der, daß beim Menschen der Wurmfortsatz sich spontan, ohne wiederholte primäre Injektion oder Reinjektionen in die Wand, entzündet. Dagegen wird beim allergisch gemachten Tier nur dort eine Entzündung der Darmschleimhaut hervorgerufen, wo die primäre Injektion oder die Reinjektion Platz greift. Bei dem Kaninchen ist es gleichgültig, ob man an der Spitze des Darmanhanges oder sonst wo am Darm des allergisch gemachten Tieres diese Injektionen ausführt. Für die menschliche Appendicitis bleibt also die Frage bestehen, wie kommt es zur Spontanentzündung im *distalen* Teil des Wurmfortsatzes? Liegt hier überhaupt eine Allergie vor? Man könnte auch beim Menschen an eine Allergie besonderer Art z. B. von einem fokalen Herd her denken. Für die Annahme einer solchen Allergie würde die eigentümliche Tatsache sprechen, daß bei der menschlichen Appendicitis die von BERGER und Mitarbeitern sowie von KALLÓS von neuem betonte Eosinophilie in der Schleimhaut gefunden wird. Das vermehrte Auftreten der eosinophil gekörnten Granulocyten im Blut, in den Geweben, in dem Schleim gilt, wie das Beispiel des nervösen Asthmas als Prototyp der allergischen Krankheiten zeigt, als sicheres Erkennungsmittel auch eines künstlich hervorgerufenen allergischen Zustandes. Beweist aber wirklich die vermehrte Eosinophilie der Schleimhaut bei der menschlichen Appendicitis den allergischen Charakter derselben? Hier sei nur darauf hingewiesen, daß bei *jedem* Menschen schon unter gewöhnlichen Verhältnissen eine starke Eosinophilie der Wurmfortsatzschleimhaut gefunden wird. Natürlich kann diese der Ausdruck einer bei *jedem* Menschen vorkommenden Allergie sein. Dann beschränkt sich das Rätsel der menschlichen Appendicitis darauf, warum gerade in diesem konkreten Fall und nicht in allen Fällen der Wurmfortsatz akut erkrankt, und warum gerade der distale Teil des menschlichen Wurmfortsatzes ergriffen ist, obwohl doch die *ganze* Schleimhaut desselben mit eosinophil gekörnten Zellen durchsetzt ist. — Wir kommen also mit der Annahme eines allergischen Zustandes nicht aus. Auch kann die Eosinophilie der gewöhnlichen und auch der entzündeten Wurmfortsatzschleimhaut ganz anders als durch die Annahme eines allergischen Zustandes erklärt werden. Überall, wo die Darmschleimhaut mit dem Darminhalt in Berührung kommt, entwickelt sich eine normale Eosinophilie. Ob es die immer wieder stattfindende Beimischung von Darmwürmern im Kot ist, oder ob es der Kot allein vermag, steht noch dahin. Für die Kotbakterien würde der Umstand sprechen, daß ein ganz anderes Anhängsel des Darmkanals, nämlich die Gallenblase, bei ihrer akuten phlegmonösen Entzündung auch eine starke Eosinophilie zeigt. Will man auch diese als Beweis für die allergische Entstehung der menschlichen Cholecystitis heranziehen, so bleibt die große Frage, warum einmal der allergische Zustand beim Menschen zu einer Appendicitis, dann wieder zu einer Cholecystitis führt. Nimmt man aber noch die starke Eosinophilie der Magenwand beim Magengeschwür dazu, so wird die Frage nach der jeweiligen Lokalisation der allergischen Entzündung noch verwickelter, ganz abgesehen davon, daß die Wurmfortsatzschleimhaut schon im natürlichen Zustand größere Mengen eosinophil gekörnter Granulocyten, die Magenschleimhaut aber sehr viel weniger und die Gallenblasenschleimhaut so gut wie gar keine enthält.

Wir werden uns also fragen, ob überhaupt ein Beweis dafür vorliegt, daß ein allergischer Allgemeinzustand beim Menschen besteht, auf dessen Boden erst der appendicitische Anfall zustandekommt. Ich habe schon darauf hingewiesen, daß die örtliche Eosinophilie bei den genannten Krankheiten nicht so zu deuten ist. Auch die wechselnde Lokalisation im Magen-Darmkanal, einmal eine Geschwürsbildung am Magen oder an der Dünndarmschleimhaut, dann die Cholecystitis, endlich die Appendicitis, macht einer solchen Erklärung Schwierigkeiten. Noch schlimmer steht es mit dem Beweis eines allergischen Zustandes des menschlichen Körpers überhaupt. Dieser müßte sich doch an der Haut oder an den inneren Organen durch irgend eine Provokation nachweisen lassen. Beim Menschen ist — von den Ausnahmefällen wirklich sensibilisierter oder konstitutionell-allergischer Menschen, von denen Rolf Kaijser einige interessante Beispiele gibt, abgesehen — so etwas nicht bekannt. Auch sollten dann gerade die Asthmatiker usw. an einer Appendicitis leiden. Solche Bevorzugung der Asthmatiker oder sonstiger konstitutionell-allergischer Menschen für den appendicitischen Anfall ist aber unbekannt. Wie soll die Allergie überhaupt zustande kommen? Künstlich wird sie ja beim Tier durch parenterale Seruminjektion oder dergleichen geschaffen. Beim gesunden Menschen könnte nur der normale Zerfall der Gewebe oder der Gewebszellen durch Resorption des Zerfallsmaterials seitens anderer Zellen einen solchen Zustand herbeiführen. Für den gesunden — nicht durch Serumeinspritzungen veränderten — Menschen ist das unbekannt. Oder die Mikroorganismen des Darmes könnten an der allgemeinen Sensibilisierung schuld sein. Aber es ist uns von einer solchen durchgängigen Sensibilisierung der Menschheit nichts bekannt. Warum werden denn nicht alle Menschen von der Appendicitis befallen? Auch wenn man eine Sensibilisierung gegen die aus fokalen Herden stammenden Mikroorganismen annimmt, wird zwar das Befallenwerden des einzelnen Menschen, der gerade eine fokale Infektion aufweist, verständlich, nicht aber die Verschiedenheit in der Lokalisation erklärt. Man muß dann annehmen, daß die Erreger der fokalen Infektion geradezu eine

Auswahl zwischen der Magenschleimhaut, der Gallenblasenschleimhaut und der Wurmfortsatzschleimhaut treffen, wie das ja von Rosenow behauptet wird. Aber diese Behauptung ist ganz unbewiesen (s. v. Albertini und Grumbach).

Das wichtigste bleibt aber die Therapie. Könnte man durch eine Desensibilisierung oder Desallergisierung den angeblichen allergischen Zustand aufheben, so wäre alles Operieren am Wurmfortsatz unnötig geworden, denn es würde keine akute Appendicitis mehr geben. Leider wissen wir nichts von den Bedingungen des Zustandekommens der angeblichen Allergie, können also auch keine Desallergisierung anwenden. Vorläufig müssen wir noch in allen akuten Fällen, soweit sie nach 24 Stunden fortschreiten oder bedrohlich werden, den akut erkrankten Wurmfortsatz entfernen. Wohl kein erfahrener Arzt wird hierbei zu einer Desallergisierung schreiten, ganz abgesehen davon, daß er nicht weiß, womit er die Desallergisierung machen soll. *Prophylaktisch* müßte er aber jeden gesunden Menschen desallergisieren, denn der akute Anfall befällt leider die Mehrzahl der Menschen und gerade die kräftig gebauten. Bei jeder Allergie spielt die Spezifität insofern eine Rolle, als das Antigen einen spezifischen Antikörper hervorruft und erst bei der Reaktion der beiden innerhalb der Zellen ein unspezifisches Gift gebildet wird. Leider wissen wir über die Antigene, die Antikörper und das unspezifische Gift nichts bei der Appendicitis.

So gibt uns auch die Vorstellung der Allergie keine Aufklärung für die plötzliche Agressivität der Darmbakterien gegenüber der Wurmfortsatzschleimhaut. Diese aber gilt es zu erklären. Sie kann entweder in einer besonderen Darmflora des erkrankten Wurmfortsatzes oder in irgendeiner Schwächung des Schleimhautwiderstandes gegeben sein.

Wiederholt ist darauf hingewiesen worden, daß sich der meist abgebogene distale Teil des menschlichen Wurmfortsatzes wie ein mehr oder weniger abgeschlossener Raum verhält. Es ist nun auffallend, daß ein anderer mehr oder weniger abgeschlossener Raum des Darmkanals, nämlich die Gallenblase, in genau der gleichen Weise an einem Reizzustand erkranken kann wie der Wurmfortsatz bei der Appendicitis. Genau wie es im Wurmfortsatz Buchten der Schleimhaut gibt, so gibt es hier in der Gallenblase Luschkasche Gänge. Genau wie bei der Appendicitis ist der Beginn der Reizung an der Schleimhautoberfläche der Gallenblase zu suchen. Wie dort breitet sich auch hier die Phlegmone sehr schnell nach der Tiefe zu aus. Wie bei der Appendicitis kommt es auch bei der Cholecystitis — falls die entzündeten Organe nicht rechtzeitig entfernt werden — zu einer Mitbeteiligung der Serosa und beim Fortschreiten der Reizung zu einer solchen des Bauchfells. Was ist den beiden Organen während der akuten Entzündung gemeinsam? Ich glaube der bakterielle Inhalt des mehr oder weniger abgeschlossenen Organs. Bei der Gallenblase, die gewöhnlich keimfrei ist, spielt die Art der hinaufwandernden Darmbakterien nicht die Rolle, wie die Zusammensetzung des Bakteriengemisches in dem Wurmfortsatz, der schon an und für sich in seinem Inhalt eine Unmenge von Darmbakterien enthält. Hier ist ein anderes Organ zum Vergleich heranzuziehen, die Tonsillen. Ihre Buchten sind immer oder fast immer infiziert. Es kommt ziemlich häufig, besonders bei Jugendlichen mit ihren großen Mandeln, zu einem akuten Reizzustand, d. h. zur Angina lacunaris. Worauf ist die Agressivität der Bakterien in den Tonsillarbuchten zurückzuführen? Nur in Ausnahmefällen wird man an eine besondere Infektion von außen her denken. So können Infektionen mit Pneumokokken I und II, mit dem unbekannten Rheumagift oder dem Scharlachvirus zu einer Tonsillitis führen. Aber die gewöhnliche Angina lacunaris wird durch die in den Tonsillarbuchten immer vorhanden gewesenen Streptokokken ausgelöst. Es fragt sich also, wie in den Tonsillarbuchten und genau so in dem distalen Abschnitt des Wurmfortsatzes die an sich harmlosen Mikroorganismen plötzlich agressiv werden. Diese Agressivität äußert sich in einer Phagocytose der Mikroorganismen durch die an der Oberfläche der Buchten auswandernden Granulocyten. Es fragt sich nur, ob in den mehr oder weniger abgeschlossenen Buchten der Tonsillen oder in dem abgebogenen distalen Teil des Wurmfortsatzes eine besondere Mischung der Bakterien besteht.

In einer ausführlichen Arbeit habe ich (1930) den Nachweis geführt, daß tatsächlich solche *Appendixflora* im distalen Teil des menschlichen Wurmfortsatzes existiert. Im Gegensatz zu der *Dickdarmflora*, wie man sie immer im Coecum findet, ist die Appendixflora im wesentlichen dadurch ausgezeichnet, daß die groben und großen Bacillenformen, besonders die Anaerobier mehr und mehr zurücktreten und das Feld kurzen Bakterien, feinen grampositiven gebogenen Stäbchen und grampositiven Kokken überlassen.

Die Angaben von ZEISSLER, LÖHR, WEINBERG, LÖHR und RASSFELD usw., daß beim Zustandekommen des akuten Anfalls auch die Anaerobier, besonders der WELCH-FRAENKELsche Bacillus, eine große Rolle spielen, kann ich nicht bestätigen. Sie kommen vor allem für die Gangrän des Wurmfortsatzes und die fortschreitende Peritonitis in Betracht, sind aber an sich nicht die *anfänglichen Erreger* der Wurmfortsatzentzündung.

Auch GINS glaubt an standortbedingte Formen der etwaigen Erreger. Er ist der Auffassung, daß die bei Paradentose an den Zähnen gefundenen, sporenlosen Anaerobier gelegentlich auch im Wurmfortsatz vorkommen. Er hat sie bei seinen Untersuchungen in einer freilich kleinen Zahl von Wurmfortsätzen wiedergefunden. Da die Untersuchung aber sehr zeitraubend ist, konnte er sie bisher nicht an einem größeren Material durchführen. Für die Frage, ob ihnen pathogenetische Bedeutung für die Appendicitis zukommt, muß allerdings erst ein größeres Material normaler Wurmfortsätze, insbesondere auch von zahnlosen Säuglingen untersucht werden. Diese Untersuchungen stehen nach GINS noch aus.

Unter den von mir vornehmlich gefundenen feinen grampositiven Stäbchen und Kokken spielen die anhämolytischen Streptokokken, besonders der Enterococcus, wie die bakteriologische Untersuchung unter Berücksichtigung der Phagocytosebilder gezeigt hat, die Hauptrolle. Natürlich kommen auch andere Streptokokkenarten und das Bacterium coli sowie ein dem Bacillus racemosus nahestehender, feiner längerer Bacillus als Erreger in Betracht. Oft lag in den entzündeten Appendices eine Mischinfektion vor, nur in seltenen Fällen eine Reininfektion. Solche war am häufigsten bei der kindlichen Appendicitis in Gestalt einer Pneumokokkeninfektion vorhanden, welche zu der gefürchteten Pneumokokkenperitonitis führen kann. Gegen diese Komplikation gibt es, wenn sie schon eingetreten ist, nur ein Pneumokokkenmischserum, natürlich neben der operativen Entfernung des unheilspendenden Wurmfortsatzes. In den Fällen von Mischinfektion handelt es sich fast immer oder im wesentlichen um die Enterokokken (anhämolytische Kokken), denen an zweiter Stelle das Bacterium coli und der Bacillus racemosus beigemengt sind. Diese drei Bakterienformen sieht man in solchen Fällen phagocytiert. Diese Mikroorganismen sind es auch, welche bei ihrem Fortschreiten die Peritonitis auslösen, wobei natürlich die Zusammensetzung der Flora innerhalb der Bauchhöhle eine sehr wechselnde werden kann.

Ich habe nun in gleicher Weise, wie ich es für die Appendix durchgeführt habe, durch Thiessbürger die bakterielle Flora der Tonsillen untersuchen lassen. Er konnte hier eine Oberflächenflora (der Kotflora entsprechend) und eine Buchtenflora (der Appendixflora entsprechend) unterscheiden. Während er in der Oberfläche alle möglichen groben Mikroorganismen, so auch den fusiformen Bacillus vorfand, konnte er in der Tiefe der Buchten nur kokkenartige, meist den Streptokokken ähnliche Formen finden. In den Fällen, wo noch eine Züchtung möglich war, wurde der Streptococcus haemolyticus gefunden. Auf ihn wurde die akute Angina und das akute Rezidiv (die rezidivierende chronische Tonsillitis) zurückgeführt, weil in solchen Fällen oft eine Phagocytose der Kokken nachgewiesen werden konnte, die in den ruhenden Buchten trotz Anwesenheit der Kokken nicht vorkommt.

Es schien also so, als ob eine besondere Flora, die Appendixflora und die Tonsillarbuchtenflora, nötig wäre, um die akute Appendicitis (und Tonsillitis) auszulösen. Sicher ist das auch der Fall. Aber irgend etwas, uns vorläufig Unbekanntes, muß noch hinzukommen, um den Reizzustand hervorzubringen. Man findet die Appendixflora — und in gleicher Weise die Tonsillarbuchtenflora — auch in solchen Wurmfortsätzen und solchen Tonsillen, die keinen akuten Reizzustand aufweisen. Umgekehrt durfte man sagen, daß nur bei Gegenwart einer Appendixflora ein akuter Anfall des Wurmfortsatzes zustande kam. Das gleiche kann man für die akute Tonsillitis feststellen; sie fand sich nur bei ausgesprochener Buchtenflora. Irgend etwas hat also die Appendixflora mit dem akuten Anfall — d. h. den Frühstadien desselben — zu tun, wenn ihr Vorhandensein auch für die Entstehung des akuten Anfalls nicht genügt.

Die Appendixflora entsteht erst langsam aus der Kotflora, wie wir sie im Coecum finden. Sie ist nicht, wie ich gezeigt habe, ein Überbleibsel der Verhältnisse beim Säugling. Es wird also auf den *Grad* der Mischung der verschiedenen Bakterien in der Appendixflora ankommen. Diese scheint aber abhängig zu sein von der stärker oder schwächer ausgeprägten Abgeschlossenheit des distalen Teiles. Das ließe sich auch auf die Buchten der Tonsillen übertragen. Es wird in allererster Linie der Zufall sein, der bei der Herausfiltrierung der Appendixflora für ihre Agressivität eine Rolle spielt. Aber die mit der Nahrung wechselnde Zusammensetzung des Kotes wird auch eine Rolle spielen. Natürlich wird auch eine Schädigung der Kreislaufverhältnisse in der Schleimhaut, wie sie etwa als Folge eines Unterleibstraumas eintritt, wichtig sein können. Das alles sind unterstützende Bedingungen. Die Hauptbedingung bleibt das Bestehen einer Appendixflora. Diese kann sich aber nur bilden, in einem mehr oder weniger abgeschlossenen distalen Abschnitt des Wurmfortsatzes. So bleibt die alte *mechanische Theorie*, welche in dem abgebogenen Teil des Wurmfortsatzes die Bedingung für die Infektion der Schleimhaut durch die Darmbakterien sah, die überzeugendste.

Nach H. Selye soll die Histaminausschüttung beim Menschen eine unterstützende Rolle spielen. Doch hat er nur Experimente an Ratten gemacht, die Lösungen in einer beim Menschen nicht üblichen Konzentration in die Jugularis injiziert und außerdem auch nur Bilder erzeugt, in denen im Gegensatz zur akuten menschlichen Appendicitis hämorrhagische Schleimhautnekrosen vorherrschen. Die Versuche von C. H. Wells betreffen auch nur Kaninchen, bei denen eine spontane Appendicitis so gut wie nie beobachtet wird. Er mußte deswegen auch die Schleimhaut des Darmanhanges der Kaninchen in irgendeiner Weise schädigen, um dann den Darmbakterien den Zutritt zur Tiefe zu ermöglichen. Das alles fällt für den Menschen fort.

Solange wir nichts Endgültiges über das Zustandekommen der Agressivität der Appendixflora für die Schleimhaut des Wurmfortsatzes wissen, müssen wir die Wahrscheinlichkeit für die stärkere Ausbildung des hier in Betracht kommenden Bakteriengemisches (Appendixflora) heranziehen.

Wenn wir der Appendixflora, die sich im distalen Teil des Wurmfortsatzes findet, die Hauptschuld am Zustandekommen des appendicitischen Anfalles zuschieben wollen, so geht daraus schon hervor, daß der Wurmfortsatz keine rhythmischen Entleerungen seines Inhaltes vornimmt. Wenn überhaupt kommt nur eine stoßweise Entleerung des sich als Ganzes zusammenziehenden Organs in Frage. Damit trete ich in einen Gegensatz zu Ricker, der behauptete, daß der Wurmfortsatz die „gleiche lebhafte Peristaltik wie der übrige Darm" habe. Auf die Deutung der RösslEschen Versuche am überlebenden Wurmfortsatz, welcher die Rickerschen Befunde bis zu einem gewissen Grade bestätigen konnte, bin ich mit Pocorny zusammen eingegangen. Wenn Rössle seinen Aufsatz mit den Worten schließt „und sie bewegt sich doch", so muß man natürlich wissen, *wie* sich der Wurmfortsatz bewegt. Wenn Rössle nur die kolikartigen Austreibungsversuche der Inhaltsmassen seitens des Wurmfortsatzes und nicht eine lebhafte peristaltische Bewegung desselben wie am übrigen Darm meint, stehen wir ganz auf demselben Standpunkt. Ich selbst habe nur die Trägheit der Kontraktion, die herabgesetzte oder mangelhafte Fähigkeit der Entleerung hervorgehoben. Diese ist durch die Versuche Rössles bestätigt worden. Zu der Frage der Bewegung des Wurmfortsatzes nimmt auch Goerttler in einem Briefe Stellung. Nach seinen sorgfältigen Untersuchungen der Muskulatur am menschlichen Wurmfortsatz kommt seiner Meinung nach eine Peristaltik wie am übrigen Darm nicht in Frage, sondern nur ein stoßförmiges Hinausgeschleudertwerden des Inhaltes. Entsprechend äußerte sich Döhner auf Grund seiner eingehenden röntgenologischen Studien.

Über die Beweglichkeit des Wurmfortsatzes hat sich auch Läwen mit seinen Mitarbeitern geäußert. Er hat Versuche an anscheinend „normalen" Wurmfortsätzen, die wegen chronischer Appendicitis entfernt wurden, gemacht. Er kommt zu einer Bestätigung früherer Angaben über die herabgesetzte Beweglichkeit des Wurmfortsatzes. „Ebenso wie Aschoff halten wir eine lebhafte regelmäßige Peristaltik des normalen Wurmfortsatzes nicht für wahrscheinlich" (S. 509). Auf derselben Seite fassen sie ihre Beobachtung dahin zusammen: „Wir halten also die motorische Leistungsfähigkeit des normalen menschlichen Wurmfortsatzes für gering und, wie wir aus unseren Versuchen entnehmen, für leicht im negativen Sinne beeinflußbar". Sie sagen gegen Schluß des Abschnittes: „Das gleiche zeigen die experimentellen und klinischen Beobachtungen über das lange Verweilen von schwereren Fremdkörpern im peripheren Teil des Wurmfortsatzlumens". Damit unterstreichen sie nur die Funktionshemmung, die vor allem der distale Teil des Wurmfortsatzes aufweist. Wie aber diese schon von früheren Autoren betonte Funktionshemmung auf die Darmbakterien wirkt, haben sie nicht weiter untersucht.

Auch Ragnotti kommt auf Grund seiner Beobachtungen an Wurmfortsätzen, deren Bewegungen er graphisch registriert hat, zu folgenden Schlußsätzen: „Daß die motorische Funktion des menschlichen Wurmfortsatzes als rudimentäre betrachtet werden kann; daß die motorische Tätigkeit der Längsmuskulatur allein, obwohl sie manchmal sehr ausgeprägt ist, auch unter normalen Bedingungen keine Ausstoßungswirkung auf den Inhalt besitzt. Auf Grund dieser Ergebnisse, welche uns beweisen, daß der Austausch des Inhaltes zwischen Wurmfortsatz und Blinddarm auch unter normalen Bedingungen sehr träge und mangelhaft ist, behauptet der Verfasser, daß die dadurch hervorgerufene „funktionelle Stauung" des Inhaltes im Wurmfortsatze einen zur Entzündung des Organs prädisponierenden Faktor darstellen kann. An ihre schädliche Wirkung schließt sich noch eine andere an, nämlich das Vorhandensein der Schleimhautfalten nach Aschoff. Die physiologischen oder pathologischen, anatomischen Ursachen der Stauung würden, wenn sie vorhanden wären, die „funktionelle Stauung" verschlimmern." Die Stagnation als morphologischer und funktioneller Begriff wird also als prädisponierender Faktor hervorgehoben. Damit wird die seit Jahrzehnten von mir verfochtene These, daß wir mit v. Hansemann nicht nach einer Krankheitsursache suchen sollen, sondern nach den verschiedenen Krankheitsbedingungen, unterstützt (S. 85 der Monographie vom Jahre 1908). Worin aber die Wirkung der Stagnation auf die Aggressivität der Appendixflora beruht, läßt der Verfasser ebenfalls unbeantwortet.

Neuerdings hat sich H. KALK noch einmal zu dem Problem geäußert. KALK sah an einem Wurmfortsatz in vivo bei intakten Bauchdecken nach subcutaner Injektion von 0,01 Pilocarpin innerhalb von 12—14 Minuten eine Kontraktion auftreten, die freilich mit der Peristaltik des Darmes nichts zu tun hatte. Daß das Pilocarpin auf den muskelreichen Wurmfortsatz, über dessen Inhalt in diesem Falle nichts ausgesagt werden kann, einwirkt, ist selbstverständlich. KALKS Schlußfolgerungen kann ich in keiner Weise unterschreiben.

Damit ist auch, jedenfalls für die wechselnden Zeitabschnitte zwischen den Entleerungen, die sich bei Eingabe von Kontrastbrei bis zu vielen Tagen hin erstrecken können, eine gewisse Konstanz der Längsfurchen gegeben. Ich habe auf diese in der Arbeit von RUF hinweisen lassen.

Ich lege auf diese Furchenbildung in der Schleimhaut deswegen so viel Wert, weil sonst die Lokalisation des Primärinfektes in der Tiefe der Buchten und sein Weiterkriechen in den Furchen unter anfänglicher Verschonung der dazwischen liegenden Schleimhautkuppen schwer verständlich wäre. Nur bei einer gewissen Konstanz der Furchen und Falten und einer größeren Ruhe in der aktiven Beweglichkeit des Wurmfortsatzes, wenigstens im gereizten Zustande, ist diese eigenartige Lokalisation denkbar. Bei einer eben so lebhaften Peristaltik des Wurmfortsatzes wie sie der übrige Darm aufweist, ist das nicht zu verstehen.

Wir müssen also aus den makroskopischen, mikroskopischen, bakteriologischen und bakterioskopischen Befunden im Wurmfortsatz den Schluß ziehen, daß im abgebogenen, distalen Teil desselben die Trägheit der Muskelbewegung so groß ist, daß sich eine Appendixflora entwickeln kann und die Schleimhautfurchen nahezu konstant gehalten werden. Warum freilich nun diese Appendixflora plötzlich solche Agressivität gegen die Schleimhaut entwickelt, und warum gerade die Furchen von dem ersten Anprall ergriffen sind, entzieht sich noch unserer Beurteilung, wie wir auch nicht wissen, warum in der Tiefe der Lacunen der Tonsillen plötzlich die Agressivität der Buchtenflora entsteht. Diese sich in plötzlichen klinischen Erscheinungen bemerkbar machende Agressivität der Buchtenflora (akute Angina) oder Appendixflora (appendicitischer Anfall) ist vielleicht nicht so akut, wie es aussieht. Jedenfalls wechseln schwächere Anfälle mit stärkeren ab. Ich habe daher von einer rudimentären Appendicitis (Appendicitis fugax) gesprochen. Untersucht man solche Wurmfortsätze mit schwach entwickelten klinischen Symptomen, so kann man bei Durchsehen der gewöhnlichen Schnitte anfangs überhaupt nichts von einer Reizung erkennen, bis die Oxydasefärbung doch eine Vermehrung der Leukocyten, einer Bucht entsprechend, aufdeckt, die auf eine, wenn auch noch so schwache, Reizung der Appendix hindeutet. Es sind aber rudimentäre Appendicitiden viel häufiger, als man gewöhnlich denkt; nur die schnell vorübergehenden Schmerzen in der Wurmfortsatzgegend ohne richtiges Fieber deuten darauf hin.

Nachdem in der Appendixflora vorwiegend Kokken (Enterokokken, Mundstreptokokken, ganz selten Pneumokokken), auch gramnegative Stäbchen (Bacterium coli), dann einige leicht gebogene Stäbchen vom Typus des Bacillus racemosus nach WEINBERG, noch seltener ein den Influenzabacillen ähnliches gramnegatives kurzes Stäbchen gefunden war, mußte noch festgestellt werden, was sich bei der Agressivität dieser Erreger während des akuten Anfalls abspielte. Als Erreger wurden diejenigen Mikroorganismen angesehen, die von den Granulocyten der Lichtung phagocytiert worden waren. Als Beweis dafür wurde angeführt, daß nur in akut entzündeten Wurmfortsätzen solche Phagocytose beobachtet werden konnte, niemals in ruhenden Appendices. Ferner konnte gezeigt werden, daß die Granulocyten aus dem Bakteriengemisch nur bestimmte Mikroorganismen aussuchen, also sehr wählerisch waren, was nur mit einer besonderen positiven Chemotaxis für die Granulocyten erklärt werden konnte.

In der Ruhezeit zwischen den Anfällen ist niemals eine Phagocytose seitens der gelegentlich in das Lumen einwandernden neutrophilen Granulocyten festgestellt worden. Wohl aber kann diese Phagocytose sehr leicht während des Anfalls nachgewiesen werden, wenn natürlich auch nicht in allen Fällen, da eine Untersuchung des kranken Wurmfortsatzes in seiner ganzen Ausdehnung auf große Schwierigkeiten stößt.

Dieselbe Methode des Nachweises der Phagocytose wird auch bei der akuten Angina und ihren Folgezuständen angewendet. Man hat allerlei gegen die Phagocytose eingewendet, vor allem den Vorwurf erhoben, daß mit der Phagocytose bestimmter Mikroorganismen nichts über diese als Erreger des Anfalls (bei den Tonsillen als Erreger der Angina) gesagt wäre. Ich habe mich schon wiederholt mit diesem Einwand auseinandergesetzt. Wenn die Granulocyten aus einem Gemisch der verschiedensten Bakterienarten nur eine bestimmte Art phagocytieren und die andere verschmähen, die letztere aber gerade in anderen Fällen phagocytiert gefunden wird, so kann man nach der ganzen Theorie der Phagocytose nicht anders urteilen, als daß die phagocytierte Art der Organismen als Erreger in Betracht kommt. Nebenbei sei erwähnt, daß auch Wohlwill, der seine Erfahrungen von Placentainfektionen her gewonnen hat, diese Deutung der Phagocytose als die richtige hingestellt hat. Allerdings kann ich mich auch hier nur auf briefliche Äußerung berufen.

Daß natürlich gelegentlich 2 oder 3 verschiedene Formen von Mikroorganismen phagocytiert gefunden werden, zeigt nur an, daß für diesen Anfall mehrere Arten von Mikroorganismen als Erreger in Frage kommen, falls nicht eine Mitphagocytose apathogener Mikroorganismen vorlegt. Der am häufigsten bei dem akuten Anfall phagocytiert gefundene Mikroorganismus, der also als Haupterreger anzusprechen ist, war der Enterococcus Typus B, wie die kulturelle Züchtung in solchen Frühstadien ergab. Als Miterreger kam in einigen Fällen das Bacterium coli oder, noch seltener, einer der anderen Mikroorganismen in Betracht. Bei der hauptsächlich im Kindesalter gefundenen Pneumokokkeninfektion war dieser Mikroorganismus im Wurmfortsatz in Reinkultur phagocytiert.

Gegen diese Auffassung der anhämolytischen Streptokokken, besonders des Enterococcus B nach Gundel, als Haupterreger der Appendicitis haben allerdings Löhr und Rassfeld Stellung genommen. Ihre Untersuchung der im Kot und im Inhalt des Wurmfortsatzes vorkommenden Mikroorganismen sind von größtem Werte. Sie haben insbesondere den Anaerobiern ihre Aufmerksamkeit geschenkt, daneben aber auch die Aerobier berücksichtigt. Sie heben allerdings mit Recht hervor, daß bei ihrer Methodik gewisse aerobische Stämme zugrunde gegangen sein können, also nicht immer gefunden werden. Auch haben sie das Schnittverfahren, mit dem Nachweis der Mikroorganismen im Schnitt, wenigstens nach ihrer Beschreibung nicht angewendet. Auch auf die Phagocytose der einzelnen Mikroorganismen haben sie nur in Ausnahmefällen geachtet, wenigstens finden sich bei ihnen sehr selten Beschreibungen einer solchen Phagocytose. Obwohl sie nun in einer großen Zahl von Fällen Streptokokken in den entzündeten Wurmfortsätzen gefunden haben, glauben sie sich doch zu dem Schluß berechtigt, die Milchsäurestreptokokken, darunter den Enterococcus B, als hauptsächlichste Erreger der Appendicitis abzulehnen. Nun ist schon von M. Gundel, W. Pagel und G. Süssbrich eine Kritik der Befunde von Löhr und Rassfeld erfolgt, so daß ich nicht weiter auf diese Befunde einzugehen genötigt bin. Gundel und seine Mitarbeiter haben bei ihren sorgfältigen Untersuchungen meine Angaben weitgehend bestätigt. Ich würde auch nicht auf die Erregerfrage eingegangen sein, wenn nicht Kunz in einem Aufsatz über die Peritonitis bemerkt hätte, daß gerade die Enterokokken in ihrer ätiologischen Bedeutung für die Appendicitis neuerdings in Frage gestellt wären. Dabei beruft sich Kunz (schriftlich) auf die Angaben von Schmidt und Zeissler auf der 26. Tagung der Vereinigung mitteldeutscher Chirurgen. Dort sagt SCHMIDT bezüglich der Herstellung eines peritonitischen Serums, daß die Enterokokkenstämme, soweit sie bisher zur Untersuchung kamen, keine genügende Tierpathogenität aufwiesen. Diese Bemerkungen genügen nach ZEISSLER, um folgenden Ausspruch zu fällen: „Sie entziehen der von GUNDEL und ASCHOFF vertretenen Anschauung jegliche wissenschaftliche Unterlagen.“ ZEISSLER beruft sich ferner auf die Untersuchungen von GUNDELS Schülern, die, wie auch GUNDEL gesagt hat, zahlreiche Übergänge zwischen Enterococcus A und B sowie den Mund- und Milchstreptokokken finden und sie lieber als pleomorphe Streptokokken bezeichnen wollen. Alle diese Fragen, welche die Bakteriologen bewegen, haben aber mit der Erregerfrage der Appendicitis nichts zu tun. Daß der Enterococcus B seine Pathogenität sehr bald verliert, ist bekannt. Daß er aber im menschlichen Organismus allerlei Krankheiten hervorrufen kann, habe ich nicht nur in einer EMANUEL LIBMAN im Jahre 1932 gewidmeten Festschrift hervorgehoben, wobei ich selbst betont habe, daß es sehr viel fließende Übergänge zwischen den Milch- und Mundstreptokokken einerseits und dem Typus A und B des Enterococcus andererseits gibt, sondern auch neuerdings sind von KEMKES, REICHL, sowie von LANG und Mitarbeitern Infektionen der Meningen bzw. des Zentralnervensystems und der Bauchorgane durch Enterokokken nachgewiesen.

Die Angaben von LÖHR und RASSFELD über das Vorkommen des Streptococcus haemolyticus und des Streptococcus viridans nur in entzündeten Wurmfortsätzen konnten von BÖHNE nicht bestätigt werden. Sonst schließt sich BÖHNE dem ablehnenden Standpunkt von LÖHR und RASSFELD an, obwohl er in den Schnittpräparaten gerade grampositive Diplokokken phagocytiert fand und in der Kultur aus solchen frisch entzündeten Wurmfortsätzen in 64% Darmstreptokokken und nur in 6% Streptococcus haemolyticus züchtete.

Ich gehe nun zu den peritonitischen Erscheinungen über. Jeder etwas heftigere appendicitische Anfall ist von einem örtlich beschränkten serösen Erguß begleitet. Im Anfang ist dieser seröse Erguß nur toxisch bedingt, also frei von Bakterien. Dauert aber der Anfall längere Zeit, durchschnittlich 24 Stunden, so mischen sich dem serösen Exsudat mehr und mehr Granulocyten bei. Das Exsudat wird eitrig. Dann finden sich auch Mikroorganismen, welche den Anfall hervorgerufen und zu einer miliaren Perforation geführt haben. Diese Mikroorganismen gehören der Appendixflora an. Sie bestehen also im wesentlichen aus anhämolytischen Streptokokken und darunter Enterococcus B. Kommt es aber zur Appendicitis gangränosa oder zu makroskopischen Durchbrüchen, so mischen sich die Anaerobier dem Bakteriengemisch zu. So kommt es mehr und mehr zur diffusen eitrigen Peritonitis, wenn nicht der Absceß zur Abkapselung schreitet. An dieser wechselnden Zusammensetzung der postappendicitischen Peritonitisflora sind natürlich die einzelnen Bakterienarten, besonders die Coliarten, die später überwuchern können, in der verschiedensten Weise beteiligt. Da man niemals wissen kann, welche als Erreger der peritonitischen Reizung in Aktion getreten sind, empfiehlt sich für alle Fälle fortschreitender Peritonitis die Anwendung eines Mischserums, welches sowohl gegen die Enterokokken als auch gegen das Bacterium coli und gegen die hauptsächlich in Betracht kommenden Anaerobier, besonders den WELCH-FRAENKELschen Bacillus eingestellt sind. GUNDEL und seine Mitarbeiter haben unter SCHMIDTS Leitung solche Sera von den Marburger Serumwerken herstellen lassen. In den chirurgischen Kliniken in Heidelberg und Graz sind recht gute Erfolge damit erzielt worden. Insbesondere berichtet REICHL, daß er 2 Fälle an Enterokokkenperitonitis infolge fehlender Berücksichtigung des Enterokokkenserums verloren habe. Ähnliche Erfahrungen hat ARAPOV gemacht, der in der überwiegenden Mehrzahl seiner vielen, bakteriologisch untersuchten Fälle Enterokokken, dagegen nur in weniger als 50% Anaerobier unter den Erregern nachweisen konnte. Allerdings sind auch andere Stimmen laut geworden, welche keine Erfolge des Serums gesehen haben. SCHMIDT hat vor allem darauf hingewiesen, daß eine wirksame Quote gegen den Enterococcus B nicht erzielt werden konnte, weil die ihm gelieferten Stämme nicht wirksam genug waren. Ich habe schon oben auf den schnellen Verlust der Pathogenität des menschlichen Enterococcus hingewiesen. Nun darf man freilich nicht, wie SCHMIDT es tut, aus der mangelnden Pathogenität für die großen Versuchstiere der Serumwerke den Schluß auf völlige Apathogenität der menschlichen Enterokokkenstämme ziehen. Ich mache darauf aufmerksam, daß gerade bei der Ratte und beim Kaninchen mit Hilfe der Enterokokken Immunsera erzeugt worden sind, und zwar noch in den letzten Jahren. Die Pathogenität für Tier und Mensch und für die einzelnen Tierarten ist also ganz verschieden, ganz abgesehen davon, daß die pleomorphen Streptokokken sehr viele Gruppen umfassen (EHRISMANN und Mitarbeiter[1]).

Bei der reinen Pneumokokkenperitonitis, wie sie zum Teil metastatisch gerade bei Kindern auch ohne appendizitischen Anfall vorkommt, empfiehlt sich ein gegen die *verschiedenen* Pneumokokkenstämme gerichtetes Mischserum. Auch diesem Antipneumokokkenserum wird Gutes nachgesagt. Die Diagnose einer reinen Pneumokokkenperitonitis ist durch die Punktion und den Ausstrich zu stellen. Daß man bei Peritonitis aus anderen Ursachen als bei perforierender Appendicitis, z. B. bei mechanischem oder reflektorischem Ileus, eine andere Art der Behandlung einschlägt, ist zu verstehen (H. HOSEMANN). Doch kann ich mich auf diese rein chirurgischen Dinge, insbesondere auf die Behandlung der Peritonitis durch andere Mittel als durch die Mischsera, nicht einlassen.

In einer neueren Arbeit von O. H. WANGENSTEEN und Mitarbeitern suchen diese, entgegen der eben ausführlicher behandelten Infektionstheorie, bei welcher natürlich die Retention im distalen Abschnitt eine besondere Rolle spielt, die mechanischen Verhältnisse weniger in den physiologisch wechselnden Abbiegungen des distalen Teiles als in der Existenz und Art der GERLACHschen Schleimhautfalte am Übergang des Coecum zum Wurmfortsatz zu finden. Daß die Existenz dieser Falte nicht für die Appendicitis als solche in Betracht kommt, geht schon daraus genügend hervor, daß der akute Anfall so gut wie stets in dem abgebogenen distalen Teil des Wurmfortsatzes beginnt. Also kann die Klappe nur eine indirekte Einwirkung auf die Entwicklung der Appendixflora haben. Das kann ich natürlich nicht leugnen. Aber ehe nicht die Untersuchungen dieser Fälle auf den bakteriologischen Inhalt der Appendices in ihren verschiedenen Abschnitten ausgedehnt sind, ist eine solche Behauptung gegenstandslos. Daß im Wurmfortsatz eine Art Sekretion stattfindet, habe ich stets zugegeben und noch 1930 wiederholt: „Die daselbst stattfindende Sekretretention infolge verstärkter physiologischer Abbiegung derselben begünstigt das Entstehen des Anfalls durch Virulenzerhöhung der Appendixflora“ (S. 110 der Monographie).

[1] Vgl. auch KOLLE-HETSCH: Experimentelle Bakteriologie, 8. Aufl., S. 248. 1938.

Einen ähnlichen Standpunkt vertreten neuerdings Nonides und Kahn, die in ihren Tierversuchen zeigen konnten, daß die tuberkulöse Infektion nur angeht, wenn die von den Tuberkelbacillen besiedelten Schleimzellen einen ausreichenden Schleimpfropf produzieren.

In einem längeren Referat für diese Ergebnisse hat sich Timmermans über die *konstitutionelle* und *habituelle* Grundlage der Appendicitis geäußert. Die erstere diagnostiziert er an der lymphatischen Hyperplasie der Tonsillen und der zugehörigen Lymphknoten, die letztere bei nachweisbaren Erscheinungen in der Blinddarmgegend an dem Fehlen der lymphatischen Hyperplasie und dem Vorherrschen habitueller Obstipation. Ich weiß nicht, ob eine solche strenge Scheidung zwischen den lymphatischen Formen und den nicht in diese Kategorie fallenden Appendices durchgeführt werden kann. Wenn ja — wozu die zahlenmäßigen Unterlagen bei Timmermans fehlen —, ob die Erklärung, wie er sie gibt, die richtige ist. Auf die Geneigtheit des Wurmfortsatzes mit stark entwickeltem lymphatischen System zu Anfällen habe ich wiederholt hingewiesen, auch auf die besondere Tiefe der Schleimhautbuchten dabei aufmerksam gemacht. Die Obstipation kann bei den habituell bedingten Appendicitiden natürlich nur indirekt wirken, indem sie die Anreicherung der Appendixflora im distalen Teil des Wurmfortsatzes irgendwie begünstigt. Daß der erste Anfall gerade im distalen Abschnitt beginnt, wird auch von Timmermans zugegeben. Er hält allerdings die Abbiegung für sekundär, bedingt durch den entzündlichen Turgor. Er vergleicht den nicht entzündeten Wurmfortsatz, wie man ihn gelegentlich bei Bauchoperationen zu sehen bekommt, mit einem schlaff herabhängenden Regenwurm. Aber dieser Vergleich hinkt. Der Regenwurm hat kein Mesenteriolum. Dieses ist es aber gerade, welches die physiologische Abknickung bedingt. Daß diese durch den entzündlichen Turgor noch stärker werden kann, ist selbstverständlich, daß sie aber durch ihn erst entsteht, nicht selbstverständlich. Auch glaubt Timmermans aus meiner Annahme einer rudimentären Appendicitis schließen zu dürfen, daß ich mich dem Goldzieherschen Standpunkt einer Appendicitis acuta superficialis annähere. Ich kann nur annehmen, daß Timmermans die Ausführung von Luhmann nur flüchtig gelesen hat, sonst würde er sich überzeugt haben, daß wir von einem Leukocytengehalt *in der Wand* der Appendix, nicht von einer reinen Appendicitis superficialis sprechen. Warum Timmermans dem follikelreichen jugendlichen Organ einen niederen Wert zuerkennt, den Wurmfortsatz bei habitueller Appendicitis aber als das Gegenteil betrachtet, ist so lange nur eine Behauptung, als auch Timmermans über die Funktion der Appendix nur Vermutungen äußern kann. Jedenfalls enthält die Arbeit Gedankengänge, welche wohl durch klinische Folgerungen, aber nicht durch anatomische und bakteriologische Untersuchungen gestützt werden. Beides aber gehört zusammen.

Die Ansicht von Timmermans wird durch ein Schreiben des Pädiaters F. Siegert aus 1930 unterstützt, der mir mitgeteilt hat, daß er nur bei ausgesprochenen Lymphatikern appendicitische Rezidive hat auftreten sehen. Da es sich aber vornehmlich um kindliche Organismen handelt, und diese sowieso im Wurmfortsatz eine starke Entwicklung des lymphatischen Apparates aufweisen, kann man auf diesen Hinweis keine Theorie aufbauen.

Der Arbeit von Timmermans müssen wir diejenige von Gebling gegenüberstellen, die bei ihren Untersuchungen an eineiigen und zweieiigen Zwillingen keine besondere Anfälligkeit eineiiger Zwillinge gegenüber den zweieiigen in bezug auf die Appendicitis festgestellt hat. Sie kann in dieser Beziehung nur die Angaben von v. VERSCHUER bestätigen. Auch das spricht gegen eine, jedenfalls angeborene, konstitutionelle Empfänglichkeit der Appendix.

Sehr lebhaft ist die Erörterung über die *Carcinoide* des Wurmfortsatzes gewesen. Ich sehe von den chirurgischen Komplikationen, zu denen sie führen können, völlig ab. Ich will hier nur ihre Genese besprechen. Nachdem die Affinität der gelben Zellen zu Silbersalzen festgestellt war, lag es nahe, auch die Carcinoide, die ja von den gelben Zellen abgeleitet werden, als argentophile Geschwülste zu bezeichnen. MASSON hat sich besonders um die Aufklärung ihrer Genese verdient gemacht, indem er auf die Wucherungen des Nervensystems und der gelben Zellen bei Entzündung des Wurmfortsatzes hinwies. RÖSSLE hat diese Angaben bestätigt. Dann hat SCHACK eine ganze Anzahl akut und chronisch entzündeter Wurmfortsätze auf die etwaige Auswanderung der argentophilen Zellen untersucht, und in Bestätigung der Angaben von MASSON solche zunehmende Auswanderung der Zellen aus dem epithelialen Verband der LIEBERKÜHNschen Krypten und eine Neubildung von Nervenfasern nachweisen können. Aus ihnen gehen dann bei genügender chronischer Reizung die Neurome des Wurmfortsatzes hervor. Daß neben ihnen noch wirkliche, den Geschwülsten zuzurechnende Neurome vorkommen (OBERNDORFER), soll damit nicht bestritten werden. Die Herkunft der gelben Zellen im Bindegewebe des Wurmfortsatzes aus den Zellen der LIEBERKÜHNschen Krypten ist inzwischen auch von MAKINO bestätigt worden.

Auf die Bedeutung der groben Fremdkörper, Würmer und dergleichen für die Appendicitisgenese gehe ich nicht weiter ein. Der Streit um die Ätiologie der Oxyurisdurchbohrungen der Schleimhaut ist wohl begraben. Daß natürlich obturierende Würmer wie z. B. ein Ascaris, eine schwere Appendicitis hervorrufen können, ist verschiedentlich in der Literatur erwähnt. Ebenso geht es gelegentlich mit Fremdkörpern, z. B. Gallensteinen, Bleistückchen usw. Aber eine größere Rolle spielen diese Fremdkörper und Würmer beim Zustandekommen des appendicitischen Anfalles sicher nicht.

Statistisch ist hervorzuheben, daß die Gesamtsterblichkeit bei einer größeren Zahl von Operierten etwa zwischen 3 und 9% schwankt. Das hängt von dem zugewiesenen Appendicitismaterial und von der Indikationsstellung des Chirurgen ab. In der Mehrzahl der Fälle wird bei beginnender Absceßbildung zugewartet. Heute kann man natürlich das Peritoneum vor der Infektion seitens eines gespaltenen Abscesses anders schützen als vor 25 Jahren. Trotzdem überlassen die meisten Chirurgen den periappendicitischen Absceß der Naturheilung, wenn er nicht durch seine Lage oder sonstwie zur operativen Eröffnung auffordert. Sonst wird nur im Falle der akuten Appendicitis oder im Falle der fortschreitenden Peritonitis operiert. Über die Serumbehandlung bei der Peritonitis ist das Nötige oben schon gesagt. Daß bei einer so weit verbreiteten Erkrankung wie der Appendicitis, die sich unter den auffallendsten Symptomen verbergen kann, noch immer Todesfälle vorkommen, ist verständlich. Kinder unter 5 Jahren erkranken sehr selten, wenn auch bei ihnen Anfälle beobachtet worden sind. Die Veränderung des lymphatischen Apparates des Wurmfortsatzes bei Masern ist durch FINKELDEY bekannt geworden, und zwar hat der Autor daneben eine akute Appendicitis festgestellt. Diese gehört aber nicht zu der Masernaffektion.

Graeff hat ja den Primäraffekt der Masern in der Rachentonsille gefunden. Erwachsene über 60 Jahre sind gleichfalls selten von einem appendicitischen Anfall ergriffen. Am häufigsten findet sich die Appendicitis zwischen dem 10. und 40. Jahre, d. h. bei 82,5% aller Appendicitiden nach Davis und seinen Mitarbeitern. Zu ähnlichen Ergebnissen gelangt die Statistik von Reid und Mitarbeitern, sowie die japanische Statistik von Saheki.

Daß natürlich auch das Trauma, wenn es den Wurmfortsatz trifft, eine Appendicitis auslösen kann, ist zuzugeben. Aber man muß alle Umstände erwägen, um bei der großen Häufigkeit der Appendicitis das zufällige Zusammentreffen mit dem Trauma auszuschließen. Wenn schon nach $1^1/_2$—3 Stunden eine perforierende Nekrose der Appendix nachzuweisen ist, gibt das zu denken. Eine traumatische Eröffnung des Wurmfortsatzes wird nach unseren sonstigen Erfahrungen keine phlegmonöse und nekrotisierende Entzündung der ganzen Wand in so kurzer Zeit hervorrufen.

Birt führt das Rezidiv des Anfalls auf die von früheren Schüben her bestehenden Verwachsungen in der Umgebung zurück. Ob diese allein ausschlaggebend sind, oder ob nicht die Verdickung der Wand, die vermehrte Stagnation des Inhaltes, das Konkrement eine vermittelnde Ursache spielen, muß dahingestellt bleiben. K. Westphal hat seine Theorie von der Dyskinese auch auf die Appendix übertragen. Er schiebt dem Antrumgebiet eine größere Neigung zur Kontraktion, Tonuseinstellung und zum Dauerspasmus zu. Er glaubt, aus dem Röntgenbilde eine Unterstützung für seine Ansicht herauslesen zu können. Er faßt seine Untersuchungen in folgenden Worten zusammen: „Die Steigerung der Funktion im Wurmfortsatz in Gestalt einer hyperergischen Schleimhautfunktion mit gesteigerter Resorption, stärkerer Schleimabsonderung, stärkerer Leukodiapedese und auf dieser sich wieder weiter aufbauend einer hyperergischen Gefäßreaktion mit gesteigerter Neigung zu Stasen der Capillaren und kleinsten Venen, bildet zusammen mit den früher geschilderten dyskinetischen Erscheinungen im Sinne einer hypertonischen Appendixstauung mit Antrumkontraktionen naturgemäß besonders gesteigerte Gefahren für eine Appendicitisentstehung, mehr wie eine einfache hypertonische Appendixstauung mit nur herabgesetzter Motilität. In der Gesamtheit solcher funktionellen Störung des Wurmfortsatzes in seiner Muskel- und Schleimhauttätigkeit wird demnach bei solcher Anschauung die im Einzelfall wohl stark in ihrer Bedeutung wechselnde Reihe von Entstehungsbedingungen gesehen, die die Symbiose mit den bis zum Krankheitsbeginn harmlosen bakteriologischen Bewohnern der Appendixhöhle stört und diese zu gefährlichen Krankheitserregern macht.“ Ich stimme mit Westphal darin überein, daß die Hilfsbedingungen für das Zustandekommen der Aggressivität der Darmbakterien wechselnde sind. Ob aber mit der Annahme von Westphal über die besondere Neigung des Antrum zur Kontraktion besonders viel gewonnen ist, muß ich dahin gestellt sein lassen. Jedenfalls sagt Westphal selbst, daß seine Theorie bezüglich der Therapie keinen wesentlichen Fortschritt bringt.

Die alte Anschauung von der hämatogenen Entstehung der Wurmfortsatzentzündung, wie sie von Kretz vertreten wurde, ist von W. Goeters neu belebt worden. Freilich hat auch er niemals bei einem appendicitischen Anfall eine hämatogene Entstehung gesehen. Er hat nur einmal unter seinen operativ entfernten Wurmfortsätzen bei einem Fall von Grippe, bei dem die Appendix entfernt wurde, aber kein appendicitischer Anfall vorlag, eine Schädigung des follikulären Apparates beobachtet. Sonst stützen sich seine Versuche nur auf Fälle ausgesprochener Sepsis beim Menschen oder auf Versuche bei Kaninchen. Durch einfache oder mehrfache Blutinfektion mit Staphylokokken und Streptokokken, durch Einspritzen von Keimen in die Lymphbahnen des Wurmfortsatzes, durch enterogene Bakterienwirkung auf die Schleimhaut desselben konnte in einer Anzahl von Fällen beim Tier eine fortschreitende Infektion erreicht werden. Da aber diese Versuche am Tier keine Ähnlichkeit mit der spontanen Appendicitis beim Menschen haben, wenn auch gelegentlich ein Wandabsceß in die Lichtung des tierischen Wurmfortsatzes durchbrechen kann und einen Primärinfekt vortäuscht, so glaube ich, diese Tierversuche mit Recht übergehen zu können. Anders ist es mit den Sepsisfällen der Menschen, bei denen der Wurmfortsatz nach dem Tode untersucht werden konnte. Eine wirkliche Appendicitis wurde dabei nicht beobachtet, wohl aber konnte GOETERS die Absiedelung von septischen Mikroorganismen in den Follikeln nachweisen, was auch ganz natürlich ist. Das geht ja auch aus der Arbeit von H. KOLBE über die Gaumenmandeln bei Sepsis hervor, wenn er auch keineswegs septische Veränderungen in den Tonsillen in der Häufigkeit fand, wie sie von KRAUSPE behauptet worden sind. Aber jedenfalls kommen Schädigungen des lymphatischen Apparates auch im Darmkanal bei septischen Zuständen vor.

Etwas ganz Besonderes stellt die Arbeit von SETTE und BARCAROLI dar. Die Autoren, welche sich in vielen Punkten den bisherigen Ansichten über die entzündlichen Veränderungen im Wurmfortsatz anschließen, halten die hämatogene Theorie der Entstehung des appendicitischen Anfalls für die wahrscheinlichste. Sie denken dabei weniger an Embolien in den lymphatischen Apparat des Wurmfortsatzes, wie sie oben bei Sepsis erwähnt wurden, als an eine Ausscheidung der durch die Tonsillen oder sonstwie in die Blutbahn eingedrungenen Organismen mittels des Darmkanals. Sie stützen sich dabei auf Beobachtungen SANARELLIS, die allerdings dem Referenten nicht zugänglich waren. Ob dabei die Eliminierung der Mikroorganismen oder Virusarten auf dem Blutweg oder auf dem Umweg über die Nervenbahnen zustande kommt, lassen die Verfasser offen. Ich darf kurz bemerken, daß ihre Beschreibung erkrankter Wurmfortsätze keine Anhaltspunkte für ihre Theorie bietet. Auch ihre am Inhalt entzündeter Wurmfortsätze vorgenommenen bakteriologischen Untersuchungen sind in keiner Weise eine Stütze für ihre Behauptung, daß den Bakterien des Wurmfortsatzinhaltes gar keine Bedeutung beim Entstehen des Anfalls zukommt. Jedenfalls vermisse ich in ihren Literaturangaben die wichtigen Namen WEINBERG, LÖHR und RASSFELD, GUNDEL u. a. m. Auch glaube ich, daß die Autoren nicht alle von ihnen zitierten Arbeiten wirklich genau gelesen haben, da sie z. B. auf die Bedeutung der Phagocytose überhaupt nicht zu sprechen kommen.

Auf die Erfahrungen bezüglich der Häufigkeit der Appendicitis im Frühling und im Herbst, überhaupt bei klimatischen Einflüssen, kann ich hier nur kurz eingehen, da keine größeren statistischen Arbeiten vorliegen. Es ist sehr wohl möglich, daß klimatische Einflüsse eine Appendicitis auslösen. Aber den Ausführungen der Autoren steht die Angabe erfahrener Praktiker gegenüber, die nur im Frühling aber nicht im Herbst eine besondere Häufigkeit im Auftreten des appendicitischen Anfalls sehen. Man muß allerdings auch hier Stadt und Land trennen. Vielleicht ist auch in den verschiedenen Gegenden die Häufigkeit des appendicitischen Anfalls nach den Jahreszeiten verschieden. Außerdem muß man den allmählichen Schwund der Widerstandskraft gegen Infektionen aller Art beim Fehlen der genügenden Vitamine in den Wintermonaten beachten. Auch die Neigung der Patienten oder der für die Patienten sorgenden Umgebung, dieselben der klinischen Beobachtung zuzuführen, ist von der Beschäftigung abhängig und im Frühling und Herbst sehr verschieden. Nur muß man, wenn die Erfahrungen der Praktiker für die Großstadt zutreffen, den Einfluß der Darmkatarrhe, wie sie in den Sommer- und den Herbstmonaten auftreten, verhältnismäßig gering einschätzen. Auch die verschiedene Nahrung scheint keine so große Rolle zu spielen, wie man aus den Ausführungen W. Fischers über die Appendicitis bei den Chinesen entnehmen kann. Ihr steht allerdings die mir persönlich geäußerte Auffassung Ruppaners (Samaden) entgegen, der mir mitteilte, daß die eigentliche italienische Bevölkerung, welche nach dem Engadin kommt und mehr an vegetabile Kost gewöhnt ist als die romanische Bevölkerung des Engadins, viel weniger an Appendicitis erkrankt. Aber hier spielen noch allerlei andere Faktoren mit, die kein sicheres Urteil zulassen.

Böhne, auf dessen Arbeit ich schon bei der bakteriellen Ätiologie der Appendicitis kurz eingegangen bin, hat in einer längeren Untersuchungsserie die segmentale Theorie der Appendicitis, wie sie von Ricker ausgesprochen war, wieder hervorgehoben. Auch hat er eine oberflächliche katarrhalische Reizung der Wurmfortsatz-Schleimhaut, wie sie von Goldzieher ausgesprochen war, von neuem betont. Ich habe mich ausführlich gegen diese beiden Anschauungen gewandt, weil sie durch die Untersuchungen und histologischen Bilder eines akuten Anfalls in einem jungfräulichen Wurmfortsatz nicht gestützt werden. Die segmentären Nekrosen, welche Böhne beschreibt, sprechen bereits für vorgeschrittene Stadien. Die katarrhalische Entzündung der Schleimhaut wird durch Böhne selbst ad absurdum geführt, da auch er eine granulocytäre Infiltration in der Submucosa, ja selbst in der Muscularis beschreibt. Wir haben also das vor uns, was man als Appendicitis phlegmonosa bezeichnet hat. Der oberflächliche Katarrh Goldziehers bezieht sich eben nur auf die Oberfläche. Ich habe solche, etwa vom Coecum fortgeleitete Reizung der Schleimhautoberfläche bei einem typischen appendicitischen Anfall nicht gesehen. Böhne wendet sich auch gegen die Einteilung nach Stadien in allen Fällen. Mein Vorschlag bezieht sich aber nur auf die akuten Anfälle, für die auch Böhne eine Einteilung in Phasen zugibt, nicht aber auf die chronischen rezidivierenden Appendicitiden, insbesondere nicht auf diejenigen Appendices, welche einen Kotstein beherbergen.

Noch ein Wort zu diesen *Kotsteinen.* Ihre Bildung ist noch immer nicht vollständig geklärt. Wir glauben, daran festhalten zu müssen, daß sie im wesentlichen die Folge akuter Anfälle in einem bis dahin steinfreien Wurmfortsatz sind. Aber ihre Genese ist komplizierter als wir ursprünglich gedacht haben. Jedenfalls findet eine allmähliche Ablagerung neuer Schleim- und Kotmassen um das alte Zentrum herum statt. Damit allein ist schon der Beweis gegeben, daß der Kotstein nicht als solcher, d. h. als Stein, eine Drucknekrose der Schleimhaut hervorruft. Man sieht nämlich in den Schleimschichten der äußeren Hülle des Steines allerlei Kotbestandteile auftreten, die nur vom Darm aus in den Wurmfortsatz hineingebracht sein können und zum Wachstum des Steines beigetragen haben. Eine besonders merkwürdige Erscheinung bei der Steinbildung ist der allmähliche

Untergang der etwa mit eingeschleppten Kotflora in den Steinmassen und das schließliche Überwiegen der Appendixflora. Ob auf der Anreicherung derselben der schließliche Anfall des kotsteinhaltigen Wurmfortsatzes beruht, oder worauf diese Aggressivität der Appendixflora im Kotstein zurückzuführen ist, ist hierbei ebensowenig zu sagen, wie bei dem akuten Anfall im jungfräulichen Wurmfortsatz. Jedenfalls spielt sich das Rezidiv vorwiegend hinter, zum Teil auch vor dem Kotstein ab, also in den Schleimmassen, welche durch den Kotstein zur relativen Ruhe verurteilt sind. Also auch hier kommt das mechanische Moment zum Ausdruck. Wir müssen daher in ihm in Vereinigung mit der Appendixflora die Hauptursache des Anfalls sowohl im jungfräulichen als im chronisch veränderten Wurmfortsatz erblicken.

Mit dieser Darstellung der jetzigen Auffassungen in der Appendicitisfrage habe ich vor allem die Genese berücksichtigt und insbesondere die allergischen Theorien. Die operativen Behandlungsmethoden habe ich ebenso wie die Einzelheiten bei der Entstehung der Appendicitis unberücksichtigt gelassen. Ich glaube, das um so mehr verantworten zu können, als in den Ergebnissen der Chirurgie ein zusammenhängender Aufsatz von Gundel erschienen ist, welcher die Morbiditäts- und Mortalitätsstatistik an Appendicitis sowie die bevölkerungspolitische Wichtigkeit derselben, dann die auffallenden Differenzen innerhalb des deutschen Reiches und die Unterschiede zwischen Stadt und Land, die ja schließlich auch von der operativen Tätigkeit des Chirurgen abhängen, eingehend berücksichtigt. Ich fühle mich also hier der Verpflichtung enthoben, auf diese Fragen genauer einzugehen.

Ich fasse mein Referat dahin zusammen:

Was die Entstehung des akuten Anfalls anbetrifft, so sind wir bezüglich der Erreger einen Schritt weiter gekommen. Wir können diese heute unter den anhämolytischen Kokken, besonders dem Enterococcus B, suchen. Diese sind als die Erreger der Frühstadien der Entzündung in erster Linie anzusehen. Die Anaerobier spielen bei der weiteren Entwicklung der Appendicitis, besonders bei der Entstehung der Gangrän, mit.

Dagegen sind wir über das Zustandekommen der Aggressivität der Darmbakterien noch immer im Unklaren. Wir wissen nur, daß im distalen, abgebogenen Teil des Wurmfortsatzes die Entzündung beginnt. Welche Bedingungen hier aber zusammenwirken, ist uns noch unbekannt.

Jedenfalls erklärt der allergische Zustand des Gesamtkörpers, falls er überhaupt vorhanden ist, nicht die eigentümliche Lokalisation der Reizung im distalen Abschnitt des Wurmfortsatzes.

Bei peritonitischer Reizung kommt, wenn überhaupt, ein Mischserum gegen die Aerobier und Anaerobier in Betracht.

V. Die einheimische Sprue[1].
(Auf Grund von 22 eigenen Fällen.)

Von

H. W. Hotz und **K. Rohr**-Zürich.

Mit 41 Abbildungen.

Inhalt.

Literatur.

Alder, A.: Über Beziehungen zwischen Erkrankungen der Verdauungsorgane und der Blutbildung. Zbl. inn. Med. **58**, 2 (1937).

Ashford, B. K.: The Anemias of Sprue: Their Nature and Treatment. Arch. int. Med. **45**, 647 (1930).

— J. Publ. Health a. trop. Med. **6**, 310 (1931).

— The Differential Diagnosis of Sprue and Pernicious Anaemia. Amer. J. trop. Med. **12**, 199 (1932).

Baumgartner, A. and S. D. Smith: Arch. int. Med. **40**, 203 (1927).

[1] Aus der Medizinischen Universitätsklinik Zürich. Direktor: Prof. Dr. W. Löffler.

BEIJNEN, G. J. en W. KOOLEMANS: Diarrhoen tropischen Ursprungs. Neederl. Tijdschr. Geneesk. 1932, 4190. Ref. Kongreßzbl. inn. Med. **68**, 802 (1933).

BENNET, J., D. HUNTER and J. VAUGHAN: Idiopathic Steatorrhoea (Gee's Disease). Quart. J. Med. **1**, 603 (1932).

BRENTANO, C.: Über die Beziehungen der Kreatinurie zum Muskelglykogen beim Menschen. Z. klin. Med. **120**, 249 (1932).

CASTLE, RHOADS, LAWSON and PAYNE: Etiology and Treatment of Sprue. Arch. int. Med. **56**, 627 (1935).

CRUDDEN, Mc., F. H.: J. of exper. Med. **17**, 20, 24, 199 (1913).

— and H. L. FALES: Studies of Nitrogen, Sulphur, Phosphorus, Calcium and Magnesium in Intestinal Infantilism. J. of exper. Med. **15**, 450 (1912).

DIEHL, F.: Addisonismus bei chronischer Gastroenteritis. Dtsch. Arch. klin. Med. **175**, 177 (1933).

— u. J. KÜHNAU: Ist Vitamin B 2 der therapeutisch wirksame Faktor bei Morbus Biermer? Dtsch. Arch. klin. Med. **176**, 149 (1934).

DÜNNER, L., H. HIRSCHFELD u. M. GERALDY: Zur Pathogenese und Klinik der nichttropischen Sprue (Fettresorptionskrankheit). Klin. Wschr. **1934 I**, 138.

EVENSON, O.: Intestinaler Infantilismus. GEE-HERTERsche Krankheit. Norsk. Mag. Laegevidensk. **97**, 830. Ref. Kongreßzbl. inn. Med. 88, 479 (1937).

FAIRLEY, H. N.: Sprue. Its Applied Pathology, Biochemestry and Treatment. Trans. roy. Soc. trop. Med. Lond. **24**, 131 (1930).

— F. P. MACKIE and H. S. BILLIMORIA: Anemia in Sprue. An Analysis of 67 Cases. Indian J. med. Res. **1929**, 831.

FANCONI, G.: Beitrag zum Chemismus und zur Hämatologie des HERTERschen Infantilismus. Mschr. Kinderheilk. **37**, 454 (1927).

— Die chronischen Verdauungsstörungen des älteren Kindes (HERTERscher Infantilismus) und ihre Behandlung mit Früchten und Gemüsen. Schweiz. med. Wschr. **1928 I**, 789.

— Der intestinale Infantilismus. Berlin: S. Karger 1928.

— Der intestinale Infantilismus (Zoeliakie). Klin. Wschr. **1930 I**, 553.

FEISSLY, R. A propos de quelques cas de Sprue. Arch. des Mal. Appar. digest. **21**, No 7 (1931).

FERNBACH, J. u. A. DEKKER: Insulinhypoglykämie bei Morbus Addisoni. Klin. Wschr. **1931 II**, 1765.

FROBOESE, C. u. E. THOMA: Sprueähnliche oder pellagroide Erkrankung. Z. klin. Med. **124**, 478 (1933).

GJÖRUP, E.: Hosp.tid. (dän.) **74**, 1205 (1931).

GLOOR, H. U.: Klinische Erfahrungen über die Behandlung der perniziösen Anämie. Fol. haemat. (Lpz.) **39**, 373 (1930).

HANES, F. M. and A. McBRYDE: Identity of Sprue, Nontropical Sprue and Celiac Disease. Arch. int. Med. **58**, 1 (1936).

HANSEN, K.: Einheimische — „europäische" — Sprue, ihre Symptomatologie und Pathogenese. Dtsch. med. Wschr. **1937 I**, 849.

— u. H. v. STAA: Die einheimische Sprue. Leipzig: Georg Thieme 1936.

HEGGLIN, R. u. M. HOLZMANN: Die klinische Bedeutung der verlängerten QT-Distanz (Systolendauer) im Elektrokardiogramm. Z. klin. Med. **132**, 1 (1937).

HEGLER: Zur Frage der einheimischen Sprue. Dtsch. med. Wschr. **1928 II**, 1505.

— Neue deutsche Klinik, Bd. 10, S. 264. 1932.

HILL, E. and W. R. BLOOR: Fat Excretion. J. of biol. Chem. **53**, 171 (1922).

HIRSCHFELD u. WEINERT: Zit. nach DÜNNER, HIRSCHFELD u. GERALDY.

HIRSCHFELD, H. u. L. DÜNNER: Zur Diagnose und Pathogenese der Milzatrophie. Z. klin. Med. **1933**, H. 5, 536.

HOLMES and STARR: A Nutritional Disturbance in Adults Resembling Celiac Disease and Sprue. J. amer. med. Assoc. **92**, 975 (1929).

HOLST, J. E.: Ein in Dänemark aufgetretener Fall von Sprue. Acta med. scand. (Stockh.) **66**, 74 (1927).

— Ein Fall von pankreatogener Steatorrhoe. Z. klin. Med. **115**, 286 (1930).

HOTZ, A.: Über Anaemia perniciosa und Perniciosa-ähnliche Anämien im Kindesalter. Jb. Kinderheilk. III. F. (**55**) **105**, 161 (1924).

Huber, W.: Zur Kenntnis von Sprue, Zoeliakie und Pellagra. Praxis **1937**, H. 2.
Johannsen, P.: Sprueerfahrungen. Arch. Schiffs- u. Tropenhyg. **40**, 549 (1936).
Kessler, E.: Über familiäre einheimische Sprue. Schweiz. med. Wschr. **1937 I**, 269.
Krjukoff, A. Anämie bei Sprue. Fol. haematol. (Lpz.) **35**, 329 (1927/28).
Lawaetz u. Vogt Møller: Zit. nach Thaysen.
Lehndorff, H. u. H. Mautner: Die Zoeliakie. Erg. inn. Med. **31**, 455 (1927).
Lindner and Harris: Quart. J. Med. **23**, 195 (1929/30).
Lockwood, J. E. and F. A. Hartmann: Endocrinology **17**, 501 (1933).
Ludwig, H.: Zur Pathogenese und Therapie der nichttropischen Sprue. Schweiz. med. Wschr. **1936 I**, 473.
Mach, R.: A propos de la maladie de Gee-Herter. Arch. des Mal. Appar. digest. **26**, 544 (1936).
Mackie, F. P. and N. H. Fairley: The Morbid Anatomy of Sprue. Indian. J. Med. Res. **16**, Nr 3 (1929).
Mackie, T. T., D. K. Miller and C. P. Rhoads: Sprue. Roentgenologic Changes in the Small Intestine. Amer. J. trop. Med. **15**, 571 (1935).
Mahlo u. Mulli: Über einen Zusammenhang zwischen gestörter Vitamin C-Resorption und pathologischer Pigmentierung bei Gastroenteritis und Achylia gastrica. Münch. med. Wschr. **1936 II**, 1276.
Manson-Bahr, Ph.: A Report on Research on Sprue in Ceylon. Cambridge Univ. Press **1914**.
— Lancet **1924**, 1148.
— Proc. roy. Soc. Med. **22**, 81, 903 (1928).
— J. trop. Med. **32**, 118 (1929).
— and H. Willoughby: Studies on Sprue with Special Reference to Treatment. Quart. J. Med. **23**, 411 (1930).
Meyer, A.: Über Zoeliakie. Z. klin. Med. **119**, 667 (1932).
Miller, D. K. and W. H. Barker: Clinical Course and Treatment of Sprue. Arch. int. Med. **60**, 385 (1937).
— a. C. P. Rhoads: The Experimental Production of Loss of Hematopoietic Element of the Gastric Secretion and of the Liver in Swine with Achlorhydria and Anemia. J. clin. Invest. **14**, 153 (1935).
Miller, R.: Proc. roy. Soc. Med. **27**, 113 (1933).
Morawitz, P.: Pathologische Hautpigmentierung und „Pigmentvitamine". Klin. Wschr. **1934 I**, 324.
Pichard: Bull. Soc. méd. Hôp. Paris **1933**, 389.
Porter, W. B. and J. E. Rucker: Amer. J. med. Sci. **179**, 310 (1930).
Rhoads, C. P. and W. B. Castle: The Pathology of the Bone Marrow in Sprue Anemia. Amer. J. Path. **9**, 813 (1933).
— and D. K. Miller: Intensive Liver Extract Therapie of Sprue. J. amer. med. Assoc. **103**, 387 (1934).
Rietschel: Zur Pathogenese und Therapie der Sprue. Dtsch. med. Wschr. **1938 I**, 73.
Rohr, K.: Zur Klinik und Therapie der einheimischen Sprue. Helvet. med. Acta **1936**, 677.
— Knochenmarksmorphologie des menschlichen Sternalpunktates. Klin. Fortbildung. Neue deutsche Klinik, Erg.-Bd. 4, S. 448. 1936.
Rosenthal: Darmbefunde bei der einheimischen Sprue. Zbl. Path. **66**, Erg.-H., 335 (1937).
Rossier, P. H.: Anémie de Biermer et Tétanie. Schweiz. med. Wschr. **1931**, 829.
Scherer, E.: Ein Fall von einheimischer Sprue. Klin. Wschr. **1929 II**, 1625.
Schilling, V.: Über die Diagnose einer Milzatrophie durch den Befund von Kernkugeln als Teilerscheinung pluriglandulärer Insuffizienz. Klin. Wschr. **1924 II**, 1960.
Schmidt, J. u. J. Strassburger: Die Faeces des Menschen. Berlin: August Hirschwald 1901.
Schönemann, H.: Pluriglanduläre Symptome bei Tetanie. Klin. Wschr. **1926 II**, 1137.
Schottmüller: Die Behandlung der Sprue mit Leber und Eisen. Dtsch. med. Wschr. **1932 II**.
Schroeder, H.: Über die Hemmung der Dopareaktion durch das Vitamin C. Klin. Wschr. **1934 I**, 553.
— u. M. Einhauser: Über einen Zusammenhang zwischen gestörter Vitamin C-Resorption und pathologischer Pigmentierung bei Gastroenteritis und Achylia gastrica. Münch. med. Wschr. **1936 I**, 932.

Schüpbach, A.: Dem. med. Bez.ver. Bern, 25. Juni 1936. Schweiz. med. Wschr. **1936 II**,1220.
Snapper: Nederl. Tijdschr. Geneesk. **78**, 313 (1934).
Snell, A. M.: Clinical Observations on Non Tropical Sprue. Arch. int. Med. **57**, 837 (1936).
— and J. D. Camp: Chronic Idiopathic Steatorrhea. Roentgenologic Observations. Arch. int. Med. **53**, 615 (1934).
— — and H. C. Watkins: Nontropical Sprue (Chronic Idiopathic Steatorrhea). Proc. of the Staff. Meet. of the Mayo Clinic **10**, 177 (1935).
Sperry, W. M. and W. R. Bloor: Fat Excretion. The quantitative Relations of the Fecal Lipoids. J. of biol. Chem. **60**, 261 (1924).
Staehelin, R.: Dem. med. Ges. Basel, 14. Nov. 1929. Schweiz. med. Wschr. **1930 I**, 742.
Starr, P. and L. Gardner: Amer. J. trop. Med. **10**, 283 (1930).
Stepp, W., J. Kühnau u. H. Schroeder: Die Vitamine. Stuttgart: Ferdinand Enke 1936.
— u. H. Schroeder: Über die Einwirkung von Darmbakterien auf Vitamin C. Klin. Wschr. **1935 I**, 147.
Taylor: Coeliac Disease. Arch. of Pediatr. **39**, 376 (1922).
— Amer. J. Dis. Childr. **25**, 46 (1923).
Thaddea, S.: Die Nebennierenrinde. Leipzig: Georg Thieme 1936.
Thaysen Hess, Th. E.: Die Blutzuckerkurven bei den chronischen idiopathischen Steatorrhoeen. Verh. dtsch. Kongr. inn. Med. Wiesbaden **1928**.
— Non Tropical Sprue. London and Kopenhagen 1932.
— Ten Cases of Idiopathic Steatorrhoea. Quart. J. Med. **4**, 359 (1935).
Thorfinn: A Contribution to the Knowledge of Native Sprue in Sweden. Acta med. scand. (Stockh.) **80**, 389 (1933).
Uehlinger, E.: In „Der Intestinale Infantilismus" von Fanconi.
Verzar, F.: Aktivität der Darmschleimhaut bei der Resorption. Schweiz. med. Wschr. **1935 I**, 569.
— Die Pathologie der Darmresorption. Schweiz. med. Wschr. **1935 II**, 1093.
— Resorptionsstörung durch Erkrankung der Nebennierenrinde. Schweiz. med. Wschr. **1937 II**, 823.
— u. L. Laszt: Der Zusammenhang zwischen Vitamin B 2 und dem Hormon der Nebennierenrinde. Pflügers Arch. **237**, 483 (1936).
Wolf, K. u. F. Reimann: Analyse eines Falles von perniziöser Anämie mit erhaltener Salzsäuresekretion und mit Vorhandensein des Castleschen Fermentes („intrinsic factor"). Z. klin. Med. **1936**, 789.
Woltmann, H. W. and F. J. Heck: Funicular Degeneration of the Spinal Cord without Pernicious Anemia. Arch. int. Med. **60**, 272 (1937).

I. Einleitung.

Nachdem Hess Thaysen im Jahre 1932 das Krankheitsbild der nichttropischen Sprue monographisch beschrieben und damit erst eigentlich bekannt gemacht hatte, mehren sich im Schrifttum die Mitteilungen über das Vorkommen dieser Krankheit auch in unseren Breitegraden. Immerhin ist die einheimische Sprue auch heute noch als eine seltene Affektion anzusprechen, wenn man bedenkt, daß nur wenige Autoren über mehr als vereinzelte Beobachtungen berichten können. Zweifellos kommt die nichttropische Sprue auch bei uns häufiger vor als es bisher den Anschein hatte, denn in Unkenntnis ihres Krankheitsbildes wird sie heute noch gelegentlich als „chronische Enteritis", „pluriglanduläre Insuffizienz", „Perniciosa mit Durchfällen", „Morbus Addison" u. a. m. aufgefaßt.

Wir haben in der Sprue eine meist sehr chronische, afebril verlaufende, zu Rezidiven neigende Krankheit vor uns, die sich klinisch vor allem durch die Symptomentrias „Fettstühle, Abmagerung, Anämie" auszeichnet, jedoch in ihrem Verlaufe eine ganze Reihe weiterer Störungen mit sich zieht. Die

Ätiologie dieser Affektion ist nicht bekannt, und auch ihre Pathogenese ist noch problematisch.

Die Unterscheidung in tropische und nichttropische Sprue besteht, wie das besonders Thaysen nachgewiesen hat, nicht zu Recht, da es sich um prinzipiell identische Krankheiten handelt. Zum Formenkreis der Sprue gehört auch der im Kleinkindesalter vorkommende Hertersche Infantilismus (Zoeliakie), welchen Thaysen gemeinsam mit der tropischen und einheimischen Sprue unter den Begriff der *idiopathischen Steatorrhoe* zusammenfaßt.

In der Schweiz wurden bisher mehrere Fälle einheimischer Sprue beobachtet und publiziert. 1929 stellte Staehelin in der Medizinischen Gesellschaft Basel einen 27jährigen Mann mit perniziös-anämischem Blutbild und Fettstühlen als fragliche Sprue vor. Da der Fall auch die typische flache Blutzuckerkurve nach peroraler Glucosebelastung aufwies, im Magensaft freie Salzsäure enthielt und auf die übliche Lebertherapie nicht reagierte, zweifeln wir nicht daran, daß es sich um eine sichere Sprue handelte. Auch die 3 von Rossier publizierten Fälle von Biermerscher Anämie mit Tetanie dürften, wie Geraldy richtig bemerkt, in das Gebiet der Sprue gehören. Feissly erwähnt 9 Fälle einheimischer Sprue, ohne aber näher auf sie einzugehen. Weitere einschlägige Beobachtungen liegen von Meyer, Mach (je 1 Fall), Ludwig (2 Fälle), Schüpbach (1 Fall), Huber (3 Fälle), Kessler (2 Fälle) und in jüngster Zeit von Alder (4 Fälle) vor.

Von den neueren zusammenfassenden Arbeiten über die einheimische Sprue ist besonders die Monographie von Hansen und v. Staa zu nennen, die sich auf ein Beobachtungsgut von 5 Fällen bezieht und vor allem eine vorzügliche Charakterisierung des äußeren Gepräges der Spruekranken enthält.

Der vorstehenden Arbeit liegt das im Verlaufe der letzten 10 Jahre an der Medizinischen Universitätsklinik Zürich beobachtete, von Rohr 1936 bereits teilweise publizierte Material von 22 Fällen *idiopathischer Steatorrhoe* zugrunde. Mit Ausnahme eines einzigen, in den Tropen erkrankten Patienten (Fall Nr. 3), handelt es sich dabei um Fälle *einheimischer* Sprue. Von den insgesamt 22 Fällen wurden 18 klinisch beobachtet, die übrigen 4 (Fälle 18—21) teils ambulant, teils konsultativ untersucht. Wir schließen letztere ebenfalls in unsere Arbeit ein, insofern sie interessante Einzelbefunde bieten. Die Krankengeschichten von 17 der 18 klinisch durchuntersuchten Fälle werden anschließend ausführlich wiedergegeben.

Die Auswahl unserer Fälle erfährt dadurch eine gewisse Beschränkung, als nur *Vollbilder* der Sprue berücksichtigt werden. Wir behalten es uns vor, in einer späteren Arbeit auf eine Reihe von Fällen einzugehen, die sich nicht scharf vom Krankheitsbild der kryptogenetischen Perniciosa trennen lassen und die wir als eine besondere Gruppe, die sog. *Übergangsformen*, herausheben möchten. Es handelt sich bei diesen Fällen um magere Perniciosapatienten, die meist mit mikroskopisch und chemisch nachweisbarer Steatorrhoe, gelegentlich auch mit leichten Durchfällen und Zeichen innersekretorischen Störungen einhergehen. Unberücksichtigt lassen wir ferner die Gruppe der sog. *symptomatischen Sprue*, d. h. jene Fälle, bei welchen das Krankheitsbild der Sprue mehr oder weniger stark ausgeprägt im Anschluß an operative Eingriffe am Magendarmtrakt aufgetreten ist. Wir verfügen derzeit über 2 einschlägige Beobachtungen.

II. Kasuistischer Teil.

Fall 1. K. O., 24jähriger Coiffeur[1]. *Anamnese.* Vater an Wassersucht, Mutter an Darmkrebs gestorben. — Wegen allgemeiner Körperschwäche nicht militärdiensttauglich. 1909 „Lungenspitzenkatarrh". Erkrankte im Mai 1925 an heftigen Durchfällen, welche auf eine Indigestion zurückgeführt wurden. Seither trotz ärztlicher Behandlung ständig mehr oder weniger starke Durchfälle. Gewichtsabnahme. Spezialarzt stellte Pankreasleiden fest. Wegen Verdacht auf Darmtuberkulose kam Pat. später nach Agra. Dort wurde Nebennierentuberkulose vermutet. Auffallend starke Bräunung der Haut durch Sonnenbestrahlung. Im Sommer 1926 in Davos. Unter fettarmer Diät Besserung der Stühle und des Allgemeinbefindens. Zungenbrennen seit Anfang 1927, besonders stark vor Einsetzen der Durchfälle. Mitte Januar 1927 kurzdauernder Schub von Hautblutungen am linken Unterschenkel. In letzter Zeit Beschwerden beim Gehen, Steigen fast unmöglich. Blutarmut trat allmählich auf, wurde in Davos etwas gebessert, Hb. stieg von 45 auf 55%. Einweisung in die Medizinische Klinik am 5. Juli 1927 mit der Diagnose „Pluriglanduläre Insuffizienz".

Befund. Grazil gebaut, extrem abgemagert, Kopf wie skeletiert. Augen liegen tief in den Höhlen. Sternocleidomastoidei springen am Hals als dünne Wülste stark hervor. Rippen zeichnen sich sehr deutlich ab. Haut dünn, von schlechtem Turgor. Im Bereiche von Gesicht und Händen besteht ein warmer Bronzeton, der gegenüber der bedeckten Haut scharf begrenzt ist. Letztere ist mäßig braun pigmentiert. Achselfalten und Innenfläche der Hände nicht pigmentiert. Gruppe scharf umschriebener, dunkelbrauner Pigmentationen von etwa Linsengröße an der Innenseite des rechten Oberschenkels. Kein Ikterus. Skleren rein, etwas bläulich. Schleimhäute blaß. An Zungenrändern und an Zungenspitze lebhaf gerötete Partien mit geschwollenen Papillen. Diese Stellen brennen. Thyreoidea trotz det starken Abmagerung nicht palpabel. Herz und Lungen ohne Besonderheit. Abdomer besonders im unteren Teil aufgetrieben. Bauchdecken dünn. Leber und Milz nicht fühlbarn Keine abnormen Reflexe. Penis auffallend klein. Puls von normaler Frequenz, gut gefüllt. aber leicht unterdrückbar. Blutdruck 75/40. *Urin:* Urobilin +, Sediment o. B. *Stuhl:* hellgelb, glänzend, von Gasblasen durchsetzt. Mikroskopisch massenhaft Fetttropfen, wenig Fettseifen, keine quer gestreiften Muskelfasern.

Die *Blutuntersuchung* ergibt den Befund einer perniziösen Anämie mit ausgesprochener, Megalocytose und starker Anisocytose der roten Blutzellen. Hb. 61%, Erythro. 2,7 Mill., F. J. 1,1. Leukopenie von 2600 mit folgender Differenzierung: Segmentkernige $66^1/_2$%, Stabkernige 1, Eos. $10^1/_2$, Mono. 3, Lympho. 19 und Plasma. $^1/_2$%. Kerne der Neutrophilen oft übersegmentiert, wenig jungkernige Monocyten. Vereinzelte Erythrocyten zeigen grobe basophile Punktierung. Thrombocyten vermindert.

Chemische Blutuntersuchung[2]*:* Blutzucker 71 mg-%, Bilirubin (nach Methode Herzfeld bestimmt) 12,5 (normal), Rest-N. 22 mg-%. Senkungseinstundenwert 29 mm. Globulinwert 31.

Fraktionierte Magenausheberung. Nüchternsekret alkalisch. Nach Alkoholtrunk tritt freie HCl bis maximal 7 auf (Histaminreaktion nicht geprüft). Mettsches Röhrchen 2 mm.

Basalstoffwechsel: — 3,2%.

Auf Grund des typischen Blutbefundes und gestützt auf das Bestehen einer Hunterschen Glossitis wurde das Krankheitsbild als perniziöse Anämie aufgefaßt, wobei man die Fettstühle als Folge einer Pankreasschädigung zu erklären suchte.

Krankheitsverlauf. Pat. war während des Spitalaufenthaltes dauernd afebril. Unter fettarmer Diät und Verabreichung von Frischleber besserte sich wohl das Allgemeinbefinden, die Durchfälle ließen sich aber trotz mannigfacher therapeutischer Bemühungen nicht beheben. Im Stuhl fanden sich mikroskopisch stets reichlich Fettsäurenadeln. Auf eine subcutane Injektion von 10 E Insulin reagierte der Pat. nach 5 Min. mit einem schweren Kollaps mit außerordentlich heftigen, explosionsartigen Durchfällen. Die Hypotonie war immer sehr ausgesprochen, indem der Blutdruck nie über 90/55 anstieg. Durch Frischleber allein konnte keine Besserung des Blutbildes erzielt werden, erst nach Kombination mit Arseninjektionen trat ein Anstieg der Erythrocyten auf 3,1 Mill. und des Hb. auf 70% ein. Die Megalocytose blieb bestehen. Die Entlassung erfolgte am 15. 11. 27. Die Durchfälle dauerten an. Am 11. 1. 28 erlag der Pat. auswärts einer Pneumonie.

[1] Von H. U. Gloor 1930 publiziert. — [2] Angabe der Untersuchungsmethoden auf S. 251.

Autopsie[1]. Schwere exsudative Lungentuberkulose mit Kavernen im rechten Oberlappen und ausgedehnte Bronchopneumonie im linken Unterlappen. Miliare Tuberkel in der Milz. Magenschleimhaut zeigt sehr starke Faltenbildung, ist leicht mit Schleim belegt, blaß. Im oberen Jejunum und in einem weiteren 20 cm langen Jejunumstück sowie im Ileum starke Faltenbildung; Schleimhaut überall intakt. Im Dickdarm keinerlei Geschwüre. Darmwand ziemlich dick und auffallend blaß. Peyersche Plaques und Solitärfollikel klein. Magenschleimhaut zeigt histologisch normalen Aufbau. In den Fundusdrüsen zahlreiche Haupt- und Becher-Zellen. Lymphatischer Apparat mäßig entwickelt. Leber zeigt deutliche Acinuszeichnung. Leberzellen im Zentrum zum Teil großtropfig verfettet. Leber enthält sozusagen kein Eisenpigment. Milz 10:7:3 cm. Follikel ziemlich groß, ohne Keimzentren. In der Pulpa ziemlich reichlich Hämosiderin. Miliare Tuberkel. Nieren weisen im Interstitium reichliche Ablagerung von Hämosiderin auf. Pankreas 13 cm lang und etwa 3:2 cm dick, wiegt 75 g, zeigt histologisch normalen Aufbau. Schilddrüse von normaler Größe, Läppchen mittelgroß, Follikel enthalten in mittlerer Menge eosinophiles Kolloid. Das Epithel ist niedrig. Zwischengewebe nirgends vermehrt und nicht infiltriert. Nebennieren zeigen auf Schnitt schmale Rinde und schmales Mark. Markzellen nicht verfettet. Zona fasciculata wechselnd fetthaltig. Hoden: Tubuli contorti mittelgroß, Spermiogenese fehlt fast vollständig, Zwischenzellen in spärlichen kleinen Häufchen vorhanden. Die Untersuchung des Knochenmarkes ergibt rotes Mark von ziemlich großem Zellreichtum mit zahlreichen jungen und nur spärlichen reiferen myeloischen Elementen. Starke Erythropoese mit zahlreichen Erythroblasten, vorwiegend vom Typus der jungen Normoblasten, vereinzelt Megaloblasten; außerdem ziemlich reichlich Megakaryocyten.

Epikrise. Es ist dies der erste Fall von einheimischer Sprue, der auf unserer Klinik beobachtet wurde. Wie aus der Publikation von H. U. Gloor hervorgeht, wurde er seinerzeit verkannt und als Perniciosa mit Pankreasbeteiligung aufgefaßt. Erst nach Kenntnis der Arbeiten von Thaysen konnte retrospektiv die richtige Diagnose gestellt werden. Die wichtigsten Daten der Krankengeschichte zusammenfassend, heben wir hervor, daß der schon von Kindheit an schwächliche Patient in typischer Weise an unstillbaren, chronischen, aber periodisch mehr oder weniger stark auftretenden, fetthaltigen Durchfällen erkrankte, stark abmagerte, von Kräften kam und vorerst als pankreasleidend behandelt wurde. Nach Hinzutreten starker Hautpigmentation und Adynamie wurde an das Vorliegen einer Nebennierentuberkulose gedacht. Schließlich gelangte der Patient unter der Diagnose „Pluriglanduläre Insuffizienz“ auf unsere Klinik, wo eine hämatologisch einwandfreie perniziöse Anämie mit Hunterscher Glossitis diagnostiziert wurde. Andererseits aber fielen Besonderheiten, wie das Fehlen einer Erhöhung des Bilirubinspiegels im Blut, das Vorhandensein freier HCl im Magensaft, sowie ganz besonders das Bestehen der Steatorrhoe auf. Die Fettstühle wurden auf eine Pankreasinsuffizienz zurückgeführt. Ungewöhnlich für Perniciosa waren auch die extreme Abmagerung und das schlechte Ansprechen der Anämie auf Leberdiät. Nachdem Patient in ungebessertem Zustande entlassen worden war, erlag er nach kurzem einer Pneumonie. Die Autopsie zeigte einerseits in negativer Hinsicht das Fehlen anatomischer Veränderungen, insbesondere des Pankreas und der Nebennieren, sowie auch der übrigen innersekretorischen Drüsen. Der Verdauungstractus wies ebenfalls keine pathologischen Befunde auf, welche die Fettstühle irgendwie hätten erklären können. Andererseits fand man ein rotes Knochenmark, das histologisch einer Perniciosa in Remission entsprach. Der Tod war durch

[1] Sämtliche Autopsien wurden im Pathologisch-anatomischen Institut der Universität Zürich (Direktor: Prof. Dr. v. Meyenburg) durchgeführt. Für die freundliche Überlassung der Sektionsprotokolle sprechen wir Herrn Prof. Dr. v. Meyenburg den besten Dank aus.

eine Bronchopneumonie bei gleichzeitig bestehender exsudativ-kavernöser Lungentuberkulose des rechten Oberlappens bedingt.

Fall 2. W. A., 51jährige Hausfrau. *Vorgeschichte.* Als Kind Masern und Mumps, sonst immer gesund. Menarche mit 15 Jahren, Periode regelmäßig. 4 normale Geburten. 1910 Unterschenkelgeschwüre, häufig geschwollene Beine. Schon damals starke Blässe. Seit Mitte Dezember 1927 Durchfälle mit Tenesmen, Stühle dunkel. Gewichtsabnahme seit Frühling 1927 von etwa 10 kg. Kein Zungenbrennen, nie Hautblutungen. Hautfarbe nie gelb, aber schon lange „ziemlich braun".

Status beim Spitaleintritt (10. 2. 28). Mittelgroße, grazil gebaute Pat. von hochgradig kachektischem Zustand (Körpergewicht 49 kg). Fettpolster überall geschwunden. Haut aschgrau, ausgetrocknet, in Falten abhebbar. Kein Ikterus, Skleren rein, weiß. Schleimhäute sehr blaß. Zungenschleimhaut zeigt nirgends Zeichen von Entzündung oder Atrophie. Hals sehr schlank, Sternocleidomastoidei springen stark vor. Thorax flach, Rippen vorspringend. Wirbelsäule nicht deformiert. Herz röntgenologisch etwas nach rechts verbreitert, Töne unrein, systolisches Geräusch über allen Klappen. Hili bds. etwas gestaut, Lungen sonst o. B. Blutdruck 110/50. Abdomen leicht meteoristisch aufgetrieben, Leber schließt mit dem rechten Rippenbogen ab. Milz ist eben palpabel, von ziemlich derber Konsistenz. Muskulatur der Extremitäten stark atrophisch, Fußrückenödeme bds. Reflexe normal. Sensibilität nicht gestört. *Urin:* Indican und Urobilinkörper +. Sediment o. B. *Stühle:* dünn, gelblich, enthalten kein okkultes Blut, mikroskopisch findet man nach SCHMIDTscher Probekost reichlich Neutralfett und Fettsäurenadeln, keine Fettseifen, keine unverdauten Muskelfasern, keine Stärkekörner. *Blutbefund:* Hb. 32%, Erythro. 1,5 Mill., F. J. 1,1. Das rote Blutbild zeigt ausgesprochene Anisocytose mit Mikro- und Makrocyten, welch letztere zum Teil auf Megalocyten verdächtig sind. Leuko. 711, davon 32 Segmentkernige, 2 Stabkernige, 16 Eos., 6 Mono., 40 Lympho. und $^1/_2$% Plasmazellen. Thrombocyten 50000. *Chemische Blutwerte:* Rest-N 22 mg-%, Bilirubin 12,5 (nach Methode HERZFELD, normal). Senkungsreaktion 40 mm in der 1. Stunde. Globulinwert 81. *Fraktionierte Magenausheberung:* Nüchternsekret neutral, nach Alkoholtrunk freie HCl bis maximal 22. METTsches Röhrchen 4 mm. *Duodenalsondierung:* reichlich Gallenfluß, nach Magnesiumsulfat deutliche B-Galle.

Verlauf. Die Anämie läßt sich durch Behandlung mit Ferrum reductum und Injektionen von Acidum arsenicosum in keiner Weise beeinflussen. Das Blutbild zeigt keine Zeichen von Regeneration, das Hb. sinkt vielmehr bis auf 24%, die Zahl der Erythrocyten hält sich um $1^1/_2$ Mill. Das rote Blutbild kann nie mit Sicherheit als perniziös angesprochen werden. Die Leukopenie tritt noch stärker in Erscheinung mit einem Mindestwert von 330 Leukocyten. Auch nach Verabreichung von Leberdiät tritt keine Besserung der Anämie ein. Die Stühle bleiben dünn, stark fetthaltig. Am 8. 3. erfolgt nach Hinzutreten eines grippösen Infektes der Exitus letalis. Klinisch wird die Diagnose auf schwere hyperchrome Anämie bei Pankreasinsuffizienz gestellt.

Aus dem *Sektions*protokoll heben wir folgende Befunde hervor: Zungenfollikel kräftig entwickelt, Oesophagusschleimhaut glatt. Schleimhaut von Magen und Darm zum Teil mit dicker Schleimschicht überzogen, im übrigen blaß, zart, außerordentlich blutarm. Leber 2070 g, rechter Lappen flach granuliert, Schnittfläche braungelb, höckerig. Zentralvenen sehr weit, etwas eingefallen, braunrot, ausgedehnt konfluierend, so daß das Lebergewebe nur in Form von 5 mm großen Inseln dazwischen erhalten ist. Die Leberinseln zeigen grauweiße und intensiv gelb gefärbte Schnittfläche. Histologisch Leberzeichnung deutlich, Leberzellbalken sehr schmal. Einzelne Leberzellen mittelgroßtropfig verfettet. Kein Eisen. Milz 900 g, zahlreiche strangförmige Verwachsungen mit dem Peritoneum parietale, Schnittfläche dunkelrot, glatt, feucht, stark transparent. Trabekel sehr breit, bilden weitmaschiges Netz, Follikel eher klein, weit auseinander stehend, scharf begrenzt. Zwischen Follikeln verlaufen die sehr breiten, schwarzroten Pulpastränge. Histologisch: Follikel ziemlich groß, scharf umschrieben. Pulpa sehr blutreich und gleichzeitig außerordentlich zellarm. Sinus und Pulpastränge mit roten Blutkörperchen überschwemmt, vereinzelt findet man Häufchen von Plasmazellen. Hämosiderindepots fehlen vollständig. Das Gitterfasergerüst ist etwas vermehrt, d. h. verdichtet. Pankreas sehr groß, Läppchen groß, Stroma schmal. Histologisch zeigen Drüsenläppchen regelmäßigen Aufbau aus kubischen Zellen mit reichlich Zymogenkörnchen. Zahlreiche LANGERHANSsche Inseln. Stroma schmal, nicht infiltriert, Drüsenzellen nicht verfettet. Nebennieren klein, Rinde grau, kein Fett, Mark schmal. Schilddrüse 7:3:3 cm. Ovarien klein, stark gefurchte Oberfläche. Epithel der Vagina ausgedehnt flächenhaft desquamiert, so daß die granulierte, hochrot injizierte Tunica propria frei zutage liegt. Knochenmark: Im ganzen Femur graurotes Mark. In den Metaphysen finden sich unregelmäßig zackig begrenzte, bis 2 cm große, schwarzrote, flächenhafte Blutungen. In den Wirbelkörpern rotes Knochenmark. Histologisch ist das Knochenmark hyperplastisch, besonders die Erythropoese. Reichlich postmortale Karyorrhexis. Zahlreiche Megakaryocyten und Erythroblasten.

Epikrise. Auch dieser zweite, im Jahre 1928 auf der Klinik beobachtete Fall von einheimischer Sprue, der eine 51jährige Hausfrau betrifft, wurde damals nicht diagnostiziert. Man faßte die Fettstühle als Folge einer Pankreasinsuffizienz auf, obschon man richtig beobachtet hatte, daß nur die Fett-, nicht aber auch die Eiweiß- und Kohlehydratresorption gestört war. Die hochgradige hyperchrome Anämie, die gewisse Ähnlichkeit mit dem Blutbild der Perniciosa darbot, bei der aber Megalocyten nicht sicher nachweisbar waren, blieb in der Entstehungsweise ungeklärt. Obschon keine erschöpfende klinische Durchuntersuchung vorliegt (es fehlen insbesondere die Blutzuckerkurve nach peroraler Blastung und die Stickstoffbestimmung im Stuhl), besteht kein Zweifel, daß es sich bei dem vorliegenden Krankheitsbild um eine Sprue handelt. Wir finden die typischen Fettstühle bei intaktem Gallenfluß und anatomisch unverändertem Pankreas und Darm, im wesentlichen normale Eiweiß- und Kohlehydratverdauung, hochgradige Abmagerung und schwere hyperchrome Anämie, die allerdings sichere Zeichen für Perniciosa vermissen läßt. Etwas abweichend verhält sich der Fall in bezug auf die Veränderungen des weißen Blutbildes, in dem die Leukopenie ein solch extremes Ausmaß erreicht, wie wir es sonst bei der Sprue nicht kennen. Auch der Milztumor ist durchaus ungewöhnlich. Die Milz ist nämlich bei der Sprue in der weitaus größten Zahl der Fälle nicht vergrößert, vielfach sogar atrophisch.

Fall 3. B. F., 43jähriger Monteur. Seit 1908 mit kleineren Unterbrechungen immer in Mexiko oder Java tätig. Beginn des *jetzigen Leidens* 1927 in Borneo mit zunehmendem Schwächegefühl. Seit 1928 häufig massige, schaumige, übelriechende Durchfälle. 1929 auffallende Blässe, gelbliches Hautkolorit, Zungenbrennen. Starke Abmagerung. Rückkehr in die Schweiz. Nach ärztlicher Behandlung Besserung des Allgemeinbefindens, aber keine vollständige Behebung der Durchfälle. Auch nach Behandlung mit Leberextrakt Lilly keine wesentliche Besserung. Vor Spitaleintritt starke ödematöse Schwellung der unteren Extremitäten, täglich 2—3 massige Stühle von dünnflüssiger bis breiiger Beschaffenheit, übelriechend, oft schaumig. Einweisung am 5. 8. 1930.

Befund. Großer, kräftig gebauter, aber stark abgemagerter Mann. Körpergewicht 69,7 kg. Fühlt sich sehr müde. Haut trocken, blaß, leicht gelblich. Skleren subikterisch. Bds. starke Unterschenkelödeme. Zungenschleimhaut leicht atrophisch. Lungen- und Herzbefund ohne Besonderheit. Blutdruck 100/65. Abdomen aufgetrieben, weich. Leber überragt den Rippenbogen um 2 Querfinger, Milz nicht fühlbar. *Nervensystem:* Achillessehnenreflexe bds. abgeschwächt, besonders links, keine pathologischen Reflexe. Leichte Hypästhesie auf Pinselberührung auf medialer Fußseite bds. *Urin:* keine Urobilinkörper. *Stuhl:* breiig bis dünnflüssig, wenig schaumig, stark stinkend. Bei mikroskopischer Untersuchung findet man reichlich Fettsäurenadeln und Neutralfett. *Blutbefund:* Hb. 39%, Erythro. 1,35 Mill., F. J. 1,44. Rotes Blutbild typisch perniziös. 3400 Leukocyten, Lymphocytose. Auch im weißen Blutbild für Perniciosa typische Veränderungen. Blutplättchen etwas vermindert. *Senkungsreaktion* 5 mm in der 1. Stunde, Bilirubin im Serum 18,7 (nach Methode Herzfeld bestimmt), leicht erhöht. *Fraktionierte Magenausheberung:* Histaminrefraktäre Achylie. Flache *Blutzuckerkurve* nach einmaliger Belastung mit 80 g Glucose.

Verlauf. Auf Digitalisbehandlung Ausschwemmung der Ödeme, Rückgang des Körpergewichtes dadurch auf 59,3 kg. Injektionen von Leberextrakt Gänßlen bleiben ohne wesentlichen Einfluß auf Blutbild und Stühle. Erst Arsenkur bewirkt etwas stärkere Blutregeneration. Unter fettloser, fleisch- und obstreicher Diät werden Stühle besser.

Bei der Entlassung am 22. 10. Allgemeinbefinden wesentlich gebessert, Anämie jedoch noch immer ausgesprochen. Hb. 58%, Erythro. 1,6 Mill., F. J. 1,64. Pat. wird am 13.12. 1930 in sehr schlechtem, hochgradig anämischem Zustande abermals hospitalisiert. Stühle in letzter Zeit wieder massiger, fettreicher, stark gärend und stinkend. Klagt jetzt über Zungenbrennen. Es besteht wiederum ein leichter Subikterus, in psychischer Hinsicht fällt leichte Gedächtnisstörung auf. Blutbefund: Hb. 23%, Erythro. 900000, F. J. 1,28, massenhaft Megalocyten, Leuko. 5700, Neutro. 60, Eos. $1^1/_2$, Mono. $1^1/_2$, Lympho. 37%. Kerne der Neutrophilen häufig übersegmentiert, Thrombocyten vermindert. Wiederum massige Fettstühle mit reichlich Urobilinausscheidung. Pat. erhält erneut Leberextraktinjektionen (Gänßlen) ohne Erfolg[1]. Es werden zwei Bluttransfusionen vorgenommen. 2 Wochen nach Eintritt wird Lilly-Leberextrakt gegeben, der zur Remission führt. Nach der Reticulocytenkrise setzen Hb.- und Erythrocytenanstieg ein, nach 4 Wochen beträgt das Hb. 66%. Die letzten Blutuntersuchungen zeigen ein wesentlich verändertes Bild, indem die Erythrocyten wohl noch groß, aber alle gleich sind. Die Übersegmentation der Neutrophilen besteht fort, ebenso die relative Lymphocytose. Stuhl enthält noch immer reichlich Fett. Gewichtszunahme von 9 kg in 7 Wochen. Pat. wird am 27. 1. 1931 entlassen. Zeigt bei einer Kontrolluntersuchung am 23. 3. 1931 blühendes Aussehen. Hb. 87%, Erythro. 4,3 Mill., F. J. 1,0. Leuko. 7000 mit 46% Lympho. Es finden sich noch Makro- und Mikrocyten, aber keine Megalocyten. Kerne der Neutrophilen sind gelegentlich übersegmentiert. 1934 beschwerdefrei, voll arbeitsfähig.

Epikrise. Die vorstehend wiedergegebene Krankengeschichte betrifft unseren einzigen Fall *tropischer Sprue.* Es handelt sich um einen 43jährigen Monteur, der 3 Jahre vor Spitaleintritt in Borneo erkrankt war. Das Leiden äußerte sich zuerst durch ein allmählich zunehmendes Schwächegefühl. Erst später traten Fettstühle, Abmagerung, Blässe und Zungenbrennen auf. Neben einem für Sprue typischen klinischen Befund mit Fettstühlen, starker Abmagerung, hochgradiger hyperchromer Anämie vom Charakter der Perniciosa, histaminrefraktärer Achylie und flacher Blutzuckerkurve, fiel der leichte, aber deutlich ausgeprägte Ikterus mit Erhöhung des Serum-Bilirubinspiegels auf. Die Leber war etwas vergrößert, die Milz nicht fühlbar. Zeichen einer funikulären Myelose konnten nicht mit Sicherheit erhoben werden. Die anfänglich bestehende Herzinsuffizienz wurde durch Digitalistherapie rasch behoben, die Durchfälle besserten sich auf diätetische Maßnahmen, die Anämie konnte vorerst durch Injektionen von Leberextrakt nicht in wesentlichem Maße beeinflußt werden. Nachdem der Patient das Spital verlassen hatte, führte ihn ein schwerer Rückfall nach kurzem zur abermaligen Hospitalisierung. Diesmal trat nach Behandlung mit Leberextrakt Lilly prompt die Remission der Anämie ein. Gleichzeitig besserten sich auch Allgemeinbefinden und Durchfälle weitgehend. Bei späteren Kontrolluntersuchungen (letzte 1934) erwies sich der Patient als geheilt und war ohne Therapie voll arbeitsfähig.

Fall 4. K. E., 57jährige Hausfrau. *Vorgeschichte.* Sei als junges Mädchen bleichsüchtig und zart gewesen. Wurde mit 49 Jahren wegen starker menstrueller Blutungen und dadurch bedingter Anämie — es sei ein Hb.-Gehalt von 24% festgestellt worden — röntgenkastriert. Beginn des jetzigen Leidens im Frühjahr 1933 mit wochenlang anhaltenden Diarrhöen, die sich trotz Diät jeweilen nach kurzdauernder Besserung wiederholten. Starke Gewichtsabnahme, zunehmende Müdigkeit und einige Monate vor Spitaleintritt (17. 10. 1933) Auftreten von Knöchelödemen und Herzklopfen. Nie Zungenbrennen, keine Parästhesien. In letzter Zeit keine Durchfälle mehr.

Befund. Mittelgroße Hausfrau von hochgradig reduziertem Ernährungszustand und schwerkrankem Aussehen. Körpergewicht 42,7 kg. Gesicht subikterisch, leicht gedunsen. Haut besonders an Händen und Abdomen dünn, braungelblich, trocken. Leichter Skleralikterus. Schleimhäute blaß. Zungenschleimhaut ebenfalls sehr blaß und stark atrophisch.

[1] Extrakttherapie damals im Versuchsstadium.

Keine Papillen sichtbar. Lungen ohne Besonderheit. Herzdämpfung von normaler Größe und Konfiguration, Töne rein, systolisches Geräusch über allen Klappen. Puls 120, mäßig gut gefüllt, Radialis nicht rigide. Blutdruck 135/60. Abdomen unter Niveau des Thorax, überall weich, stark pulsierende Aorta abdominalis. Leber 6 cm parasternal, Milz weder palpabel noch perkut. vergrößert. Extremitäten frei beweglich, Knöchelödeme bds., keine Spastizität, Bauchdeckenreflexe in allen Stufen schwach +, Patellar- und Achillessehnenreflexe bds. +, Babinski, Gordon und Oppenheim bds. deutlich +. Keine Ataxie. *Urin:* Urobilinkörper +, Sediment enthält keine pathologischen Bestandteile. Stuhlgang eher obstipiert. *Blutstatus:* Hb. 23%, Erythro. 820000, F. J. 1,44, Leuko. 2300 mit 2% Myelo., 76% Neutro., 4% Mono. und 18% Lympho. Ausgesprochene Aniso-, Poikilocytose, Polychromasie, basophile Punktierung und Megalocytose. Vereinzelte Megaloblasten und HOWELL-JOLLY-Körper. Thrombocyten vermindert, vereinzelte Riesenplättchen. Reticulocyten 17‰. *Knochenmark* (Sternalpunktion) hyperplastisch, weitgehend megaloblastisch umgewandelt (s. auch S. 236). *Chemische Blutwerte:* Bilirubin 1,8, Rest-N 22 mg-%, Chloride 578, Calcium 8,7, Kalium 19,8, Gesamtcholesterin 113, freies 55,0 mg-%, Esterquote 51,3%, Xanthoproteine 23. *Senkungsreaktion:* 10 mm in der 1. Stunde. Globulinwert 40. *Fraktionierte Magenausheberung:* Histaminrefraktäre Achylie. STAUB-*Versuch:* Kurve flach, langgezogen (75—108—122 mg-%). *Grundumsatz:* — 0,96%. *Röntgenuntersuchung von Magen und Darm*[1]*:* Magen orthotonisch, Schleimhautfalten mäßig verdickt. Magen- und Dünndarmmotilität normal. Colon hypotonisch, grob haustriert, Passage nicht verzögert. *Röntgenuntersuchung des Skelets:* Ausgesprochene Osteoporose beider Humeri. Compactae sind höchstens 2 mm dick. Spongiosazeichnung in der proximalen Humerushälfte grobwabig, im Humeruskopf und in distaler Metaphyse und Epiphyse annähernd normal. Scapulae gleichfalls porotisch, nicht aber costae. Osteoporose beider Femora in ihrem ganzen Verlauf. Compacta hochgradig verdünnt, stellenweise spongiosiert. Spongiosabälkchen dünn. Spongiosazeichnung in Metaphysen weitmaschig, in Epiphysen engmaschig. *Ekg.:* Sinustachykardie, Myokardschädigung.

Krankheitsverlauf. Unter Behandlung mit Bluttransfusionen, Leberextraktinjektionen und diätetischen Maßnahmen sukzessive Besserung des Befindens. Anstieg der Erythrocyten und des Hb. auf normale Werte im Verlaufe von etwa 1 Monat. Die Megalocyten verschwinden aus dem Blutbild. Während der Besserung des Blutbefundes treten jedoch besonders heftige Durchfälle in Form von typischen Fettstühlen auf. Das Körpergewicht fällt von 42,7 auf 34,9 kg. Allmählich sinken im Laufe des 2. und 3. Monats Erythrocyten und Hb. auf Werte von 3,4 Mill. bzw. 70%, trotz dauernder Campolontherapie. Nach Verabreichung von Arsylen und Ferrostabil erfolgt dann erneut eine Besserung der Anämie. Gleichzeitig steigt das Körpergewicht auf 56,7 kg, die Stühle werden normal. Die Anämie bleibt auch während der letzten $3^1/_2$ Monate des Spitalaufenthaltes ohne Lebertherapie kompensiert. Auch nach Übergang auf Normalkost treten keine Fettstühle mehr auf. Keine Beeinflussung der Osteoporose durch Calcium- und Vigantoltherapie. Entlassung in praktisch geheiltem Zustande am 30. 6. 1934. Körpergewicht am 20. 3. 1936 65,0 kg.

Im April 1937 wird in der kantonalen Frauenklinik Zürich ein Carcinoma cervicis uteri festgestellt und mit Röntgenbestrahlung behandelt. Anschließend Kontrolluntersuchung auf der Medizinischen Klinik (vom 10.—24. 7. 1937): Seit der Entlassung am 30. 6. 1934 keinerlei Erscheinungen von seiten der Sprue. Pat. ist jetzt durch die Röntgenbestrahlung etwas mitgenommen, Körpergewicht 55,0 kg. Stuhl geregelt, mikroskopisch kein Fett nachweisbar. Chemisch 9,16 g Fett auf 100 g trockenen Stuhl. *Blutbefund:* Hb. 78%, Erythro. 3,6 Mill, F. J. 1,07, mäßig stark ausgesprochene Anisocytose mit Tendenz zu Makroplanie, keine Megalocyten, Reticulocyten 13‰. Leuko. 2900 mit nur 15% Lympho. *Chemische Blutwerte:* Bilirubin 0,43, Kalium 18,7, Calcium 9,8, anorganischer Phosphor 4,1 mg-%, Gesamtcholesterin 125, freies 45 mg-%, Esterquote 64%. *Senkungsreaktion* 17 mm in der 1. Stunde. *Fraktionierte Magenausheberung:* Histaminrefraktäre Achylie. STAUBsche *Belastung:* Nüchternblutzucker 106, Anstieg nach 1 Stunde auf 120, dann — nach der zweiten Belastung — vorübergehender Abfall auf 92 und Wiederanstieg auf 127 mg-% nach 3 Stunden. Die *Röntgenuntersuchung des Skeletsystems* ergibt die Zeichen einer mäßig stark ausgeprägten Osteoporose.

---

[1] Die in dieser Arbeit angeführten Röntgenbefunde und wiedergegebenen Röntgenbilder stammen aus dem Röntgeninstitut der Universität Zürich (Direktor: Prof. Dr. H. R. SCHINZ).

Epikrise. Die 57jährige Hausfrau, die vor 8 Jahren wegen Menorrhagien röntgenkastriert worden war, erkrankt $^1/_2$ Jahr vor Spitaleintritt an wochenlang dauernden Durchfällen, die zu starker Gewichtsabnahme und zu hochgradigem Kräftezerfall führen. Zu Beginn des Krankenhausaufenthaltes sistieren die Durchfälle, so daß der Fall auf Grund der hochgradigen hyperchrom-megalocytären Anämie vorerst als Perniciosa aufgefaßt wird, um so mehr, als auch die Symptome einer funikulären Myelose vorhanden sind. Als jedoch im weiteren Verlaufe plötzlich typische Fettstühle auftreten und röntgenologisch eine ausgesprochene Osteoporose nachgewiesen wird (Serumcalcium 8,7 mg-%), besteht

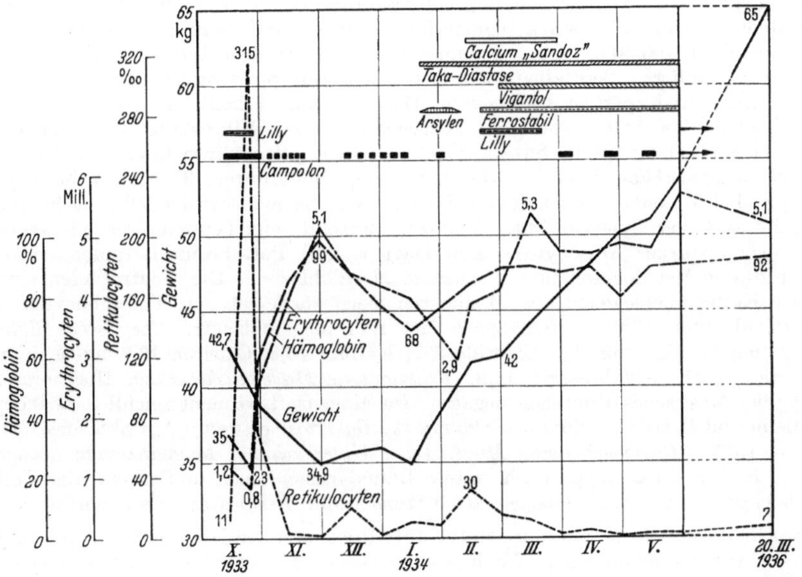

Abb. 1. Pat. K. E. (Fall 4). Kurvenmäßige Darstellung des Krankheitsverlaufes (Blut- und Gewichtskurven).

an der Diagnose Sprue kein Zweifel mehr. Trotz des recht torpiden, über 9 Monate sich hinziehenden Verlaufes der Erkrankung, tritt schließlich völlige Heilung ein. Bei einer Kontrolluntersuchung 3 Jahre später — die Patientin ist inzwischen an einem Uteruscarcinom erkrankt — können keine manifesten Spruesymptome mehr nachgewiesen werden. Der Magensaft ist allerdings unverändert anazid, auch die Osteoporose hat sich nicht wesentlich gebessert.

Der vorliegende Fall bietet insbesondere in therapeutischer Beziehung Interesse. Wie die obenstehende schematische Darstellung (Abb. 1) zeigt, gelingt es mit Hilfe der parenteralen Lebertherapie wohl verhältnismäßig rasch die perniziöse Anämie zur Remission zu bringen. Gleichzeitig aber, ganz unabhängig von der Besserung der Blutveränderung, nehmen die Durchfälle an Intensität noch zu und führen zu einer weiteren Verschlechterung des Allgemeinbefindens und zu Gewichtsverlust. Erst durch eine unterstützende, sorgfältige diätetische Therapie kann im Verlaufe von Wochen auch die Darmstörung behoben und schließlich ein ganz enormer Gewichtsanstieg erzielt werden. Wichtigkeit und Leistungsfähigkeit einer richtigen, unter Umständen über Wochen und sogar Monate sich erstreckenden diätetischen Behandlung gehen aus diesem Beispiel deutlich hervor.

Fall 5. St. H., 29jähriger Mann. *Vorgeschichte.* Seit dem 3. Lebensjahr sei linke Körperhälfte teilweise gelähmt. Leidet seit dem 13. Jahr an epileptischen Anfällen. Ist seit 1925 Insasse der Anstalt für Epileptische in Zürich, wo er therapeutisch salzarme Kost und täglich einen Würfel Sedobrol erhält. Anfang 1933 erkrankt er an profusen Durchfällen, die zu starker Abmagerung führen. Gewichtsrückgang von 58 auf 39,5 kg. Einweisung am 20. 11. 1933. Zungenbrennen seit einigen Wochen.

Befund. Es sei vorweggenommen, daß die neurologische Untersuchung, auf die hier nicht näher eingegangen werden soll, den Befund einer Hemiplegia spastica infantilis ergibt. — Ernährungszustand beim Eintritt äußerst herabgesetzt, Körperwicht von 38,5 kg bei einer Größe von 160,5 cm. Haut nicht ikterisch, vollständig ausgetrocknet, ausgedehnte Bromacne. Fettpolster fehlt völlig. Zunge zeigt an den Seitenrändern geringe entzündliche Erscheinungen. Thorax schmal, Intercostalräume eingesunken, Rippen zeichnen sich deutlich ab. Mamillae stark pigmentiert. Lungen und Herz o. B. Puls mäßig gut gefüllt. Blutdruck 100/50 mm Hg. Abdomen stark aufgetrieben, tympanitisch. Leber und Milz nicht vergrößert. Scrotalhaut stark dunkelbraun pigmentiert. Im *Urin* positive Urobilinreaktion und spärlich Leukocyten, Diastase nicht erhöht. Pat. hat täglich etwa 5 dünne, schaumige *Stühle* von grau glänzender Farbe. Mikroskopisch reichlich Fettsäurenadeln und sudanophile Substanz nachweisbar. Benzidinreaktion negativ. *Blutbefund: Senkungsreaktion* 26 mm in der 1. Stunde, Globulinwert 31. Hb. 48%, Erythro. 2,3 Mill., F. J. 1,0, Leuko. 10800, davon Myelocyten 1, Segmentkernige $69^1/_2$, Stabkernige 2, Eos. $^1/_2$, Mono. 4 und Lympho. 23%. Das rote Blutbild zeigt typische Perniciosaveränderungen; neben starker Anisocytose, Poikilocytose und Polychromasie finden sich reichlich Ellipto- und Megalocyten und vereinzelte Megaloblasten. Die Neutrophilen sind oft groß, ihre Kerne übersegmentiert. Monocyten meist stark gelappt, Thrombocyten reichlich. Reticulocyten 17‰. *Sternalmark* fast rein megaloblastär. *Chemische Blutwerte:* Rest-N 28 mg-%, Bilirubin 1,1, Chloride 587, Kalium 13,8, Calcium 10,8 mg-%, Xanthoproteinreaktion 21. Alkalireserve 44,9. *Fraktionierte Magenausheberung:* Histaminrefraktäre Achylie, Mettsches Röhrchen negativ. Im Magensaftsediment reichlich Leukocyten, viel Schleim und Detritus. Blutzucker 95 mg-%. *Galaktosebelastung:* Agalaktosurie. *Grundumsatz:* —1,5%. *Röntgenologische Magen-Darm-Untersuchung:* Magenpassage hochgradig verzögert, Bulbus duodeni spastisch, untere Dünndarmschlingen und proximaler Teil des Colons hochgradig gebläht. *Röntgenuntersuchung beider Femora* auf Osteoporose negativ.

Verlauf. Trotz sofortiger Campolontherapie Rückgang des Hb. auf 39%, worauf Bluttransfusion vorgenommen wird. Nach etwa 1 Woche Einsetzen der Reticulocytenkrise. In der Folge sukzessive Besserung der Anämie. Unter fettfreier, eiweißreicher Diät und Verabreichung von Pankreontabletten werden die Stühle bald konsistenter, enthalten aber weiterhin reichlich Fett. Mit der Besserung von Anämie und Stühlen treten auch eine beträchtliche Gewichtszunahme und Hebung des Allgemeinbefindens ein. Befund bei der Entlassung am 1. 2. 1934: Körpergewicht 52,2 kg. Hb. 77%, Erythro. 3,29 Mill., F. J. 1,2. Rotes Blutbild zeigt keine Megalocyten mehr, aber noch Makro- und Elliptocyten. Leuko. 8400 mit folgender Verteilung: Myelocyten 1, Segmentkernige 61, Stabkernige 3, Eos. 7, Mono. 12, Lympho. 16%. Magensaft enthält jetzt freie HCl nach Histamin. Kontrolluntersuchung im März 1936: In der Zwischenzeit keine Lebertherapie. Allgemeinbefinden sehr gut. Körpergewicht 53,3 kg. Stuhl normal geformt, enthält bei mikroskopischer Kontrolle kein Fett. Blutbefund: Hb. 100%, Erythro. 5,9 Mill., F. J. 0,84. Rotes Blutbild normo-makrocytär. Leuko. 9400 mit normaler Verteilung. Es besteht noch immer Tendenz zu Übersegmentierung der Neutrophilenkerne. Senkungsreaktion 15 mm in der 1. Stunde. Fraktionierte Magenausheberung: Normacidität. Staubscher Versuch: Normale Kurve.

Epikrise. Der 29jährige Epileptiker, der außerdem an einer Hemiplegia spastica infantilis leidet, erkrankte etwa 1 Jahr vor Spitaleintritt an häufig auftretenden, profusen Durchfällen, die zu extremer Abmagerung führten. Die klinische Untersuchung ergab den klassischen Befund einer schweren einheimischen Sprue mit hyperchrom-megalocytärer Anämie ohne Ikterus. In den Faeces ließ sich ein reichlicher Fettgehalt nachweisen, der Magensaft war vollkommen anazid. Die für Sprue ungewöhnliche Leukocytose war mit aller

Wahrscheinlichkeit auf die komplizierende, schwere Bromacne zurückzuführen. Die Behandlung mit Campolon und fettfreier Diät führte zu einem vollen Erfolg, indem der Patient nach 10wöchigem Spitalaufenthalt praktisch geheilt entlassen werden konnte. Bei einer Nachuntersuchung 2 Jahre später waren — obschon der Patient seit der Entlassung keine Leberpräparate mehr erhalten hatte — keine Spruesymptome mehr nachweisbar, insbesondere zeigte auch der Magensaft normale Verhältnisse.

Gleich dem eben beschriebenen Fall liegt auch hier, trotz schwersten Zustandes bei der Einweisung in die Klinik, eine vollständige Heilung vor, die sich nicht nur im klinischen Bilde, sondern auch im Wiederauftreten normaler Salzsäureverhältnisse im Magensaft dokumentiert. Es sei auf das Zusammentreffen von Sprue und einem cerebralen Leiden (Epilepsie) hingewiesen.

Fall 6. M. M., 72jährige Hausfrau. *Eigenanamnese.* Nie ernstlich krank. Menses immer regelmäßig. Nie gravid. Menopause mit 50 Jahren. Damals heftige Genitalblutungen. Im Mai 1933 im Anschluß an eine „Grippe“ Appetitlosigkeit, Abmagerung, Schmerzen unter der Zunge, welche rot und geschwollen gewesen sei. Seither seien die Speisen geschmacklos. Im Winter 1933/34 Befinden etwas besser, seit Anfang März 1935 Durchfälle: Stühle massig, weißlich. Ernährt sich fast ausschließlich von Milch und Kaffee, da harte Speisen brennende Schmerzen im Munde verursachen. Seit längerer Zeit „Ameisenlaufen“ in den Händen und Füßen. Krämpfe in den Beinen. Eingeschlafensein der Fingerspitzen. Einweisung in die Klinik am 21. 5. 1934.

Befund. Kleine, hochgradig abgemagerte, kachektische Pat. Körpergewicht 31,4 kg, afebril. Haut trocken, schlecht turgesziert, blaß, keine Ödeme. Skleren ganz wenig ikterisch. Schleimhäute sehr blaß. Zunge glatt, gerötet. Lungen und Herz ohne Besonderheit. Puls 80, von mäßiger Füllung. Blutdruck 100/60. Abdomen eingesunken, weich. Leber nicht vergrößert. Milz nicht palpabel, auch perkut. nicht vergrößert. Motilität der Extremitäten frei. Muskulatur atrophisch. An den Fingern ausgesprochene HEBERDENsche Knoten. Keine Steifigkeit. Reflexe: Bauchdeckenreflexe in der oberen Stufe +, in der unteren fehlend. Patellarsehnen- und Achillessehnenreflexe bds. + und gleich. Babinski bds. auf Summation +. Gordon, Oppenheim, Rossolimo bds. negativ. Sensibilität: Spitz und stumpf und besonders warm und kalt werden an den Füßen nicht genau unterschieden. *Urin:* Urobilin +, Sediment o. B. *Stuhl* von dunkelbrauner Farbe. Zur Zeit keine Durchfälle. Mikroskopisch massenhaft Fettsäurenadeln. *Blutbefund:* Hb. 52%, Erythro. 1,9 Mill., F. J. 1,37, Leuko. 2500, davon $^1/_2$ Myelo., $54^1/_2$ Segmentkernige, $^1/_2$ Stabkernige, $^1/_2$ Eos., 3 Mono., $41^1/_2$ Lympho. Kerne der Neutrophilen zum Teil übersegmentiert. Thrombocyten vermindert. Das rote Blutbild zeigt neben Anisocytose ausgesprochene Megalocytose. *Sternalpunktion:* Knochenmark weitgehend megaloblastisch umgewandelt. Differenzierungsbefund s. Tabelle 6. *Chemische Blutwerte:* Bilirubin 1,4, Rest-N 28, Chloride 600, Kalium 21,0, Calcium 8,9, Gesamtcholesterin 112, freies Cholesterin 35 mg-%, Esterquote 63%. *Senkungsreaktion* 10 mm in der 1. Stunde. *Fraktionierte Magenausheberung:* Histaminrefraktäre Achylie, METTsches Röhrchen negativ. *Galaktoseprobe:* Nach Belastung mit 40 g Galaktose werden insgesamt 6,9 g wieder ausgeschieden. Blutzuckerkurve zeigt im STAUBschen Versuch bei einem Nüchternblutzucker von 90 einen maximalen Anstieg auf 147 mg-%. *Röntgenuntersuchung des Skelets* (Rippen, Vorderarme, Ober- und Unterschenkel): Sämtliche untersuchten Knochen weisen eine deutliche Knochenatrophie auf, die vor allem in einer Verdünnung der Compacta besteht. Rippenknorpel hochgradig verkalkt.

Krankheitsverlauf. Behandlung mit kohlehydratreicher, fettarmer Kost, Azidolpepsin und Hepatrat i. v. jeden 2. Tag 20 ccm, zusammen mit Calcium Sandoz. Nach 1 Woche kommt die Erythropoese in Gang (Reticulocytenkrise bis maximal 82‰). Kontinuierlicher Anstieg der Erythrocytenzahl und des Hb., Besserung des Allgemeinbefindens, Anstieg des Körpergewichtes, Verschwinden der Fettstühle auch bei Normalkost. Entlassung am 3. 8. 1934. Körpergewicht 39,5 kg. Hb. 87%, Erythro. 4,6 Mill, F. J. 0,99, Leuko. 6400, davon $53^1/_2$ Segmentkernige, 1 Stabkerniger, $8^1/_2$ Eos., 1 Baso., 9 Mono. und 27% Lympho. Anisocytose des roten Blutbildes mit Tendenz zur Makroplanie, vereinzelte Elliptocyten.

Epikrise. Auch bei dieser 72jährigen Patientin lag eine sehr schwere Form der einheimischen Sprue mit Zeichen einer funikulären Myelose vor. Nach der verhältnismäßig kurzen Krankheitsdauer von 1 Jahr, während welcher Störungen des Allgemeinbefindens, Gewichtsabnahme, Zungenschmerzen und Geschmacksstörungen im Vordergrund standen und erst in letzter Zeit auch Durchfälle auftraten, erfolgte die Hospitalisierung der Patientin in einem Zustande hochgradiger Abmagerung. Die klinische Untersuchung zeigte folgende wesentliche Ergebnisse: Fettstühle, perniziös anämisches Blutbild, histaminrefraktäre Achylie, Hypotension, Osteoporose und Zeichen einer funikulären Myelose. Es lag somit ein für Sprue charakteristischer Befund vor. Atypisch verlief die Blutzuckerkurve im Staubschen Versuch, indem ein beträchtlicher Anstieg von max. 57 mg-% erfolgte. Ungewöhnlich war auch der Subikterus (Bilirubinspiegel im Serum 1,4 mg-%). Von besonderem Interesse ist die Tatsache, daß zwischen Beginn der Erkrankung und Auftreten der Durchfälle ein Intervall von nahezu 1 Jahr liegt. Trotz des hohen Alters und des weit fortgeschrittenen Krankheitszustandes, erfolgte auf diätetische Behandlung und intravenöse Lebertherapie eine erstaunlich rasche Besserung des Allgemeinbefindens unter Behebung der Fettstühle und allmählicher Kompensation der Anämie.

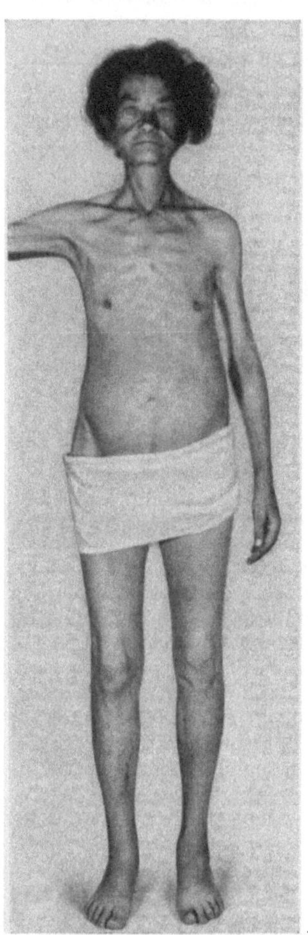

Abb. 2. Pat. B. E., 58jährig (Fall 7). 1 Woche nach der Aufnahme. Körpergewicht 36,2 kg.

Fall 7. B. E., 58jährige Frau, stammt aus gesunder Familie. *Persönliche Anamnese.* Sei von jeher schwächlich gewesen, habe immer einen empfindlichen Magen gehabt, vertrage keine Eier, keine fetten Speisen und kein rohes Obst. Vor 20 Jahren sei fehlende Salzsäure im Magensaft festgestellt worden. Seit Mai 1934 voluminöse, breiige, hellgelbe, schaumende Stühle von stinkendem Geruch. Gewichtsabnahme bei gutem Appetit. Seit September gelegentlich Zungenbrennen. Zunehmende Blässe. Auftreten von Beinödemen. Einweisung in die Klinik am 7. 11. 1934.

Befund. Skeletartig abgemagerte (Gewicht 36,2 kg), blasse, vollständig kraftlose Pat. (s. Abb. 2). Haut ausgetrocknet, ohne Turgor, von fahlgrauer Farbe. Gesicht, Hände und vor allem Streckseite der Finger bräunlich pigmentiert. Schleimhäute zeigen keine abnormen Pigmentierungen. Unterhautfettgewebe nahezu vollständig verschwunden, Unterschenkelödeme. Kein Ikterus. Skleren rein. Mundschleimhaut trocken, Ränder der Zunge völlig glatt, Schwellung der Papillen an der Zungenspitze. Herz etwas nach links verbreitert. Töne rein, systolisches Geräusch über der Spitze. Lungen akustisch o. B. Röntgenaufnahme zeigt je einen alten Indurationsherd in der rechten Spitze und rechts infraclaviculär. Puls klein, regelmäßig, Blutdruck 90/60. Ekg.: Sinusrhythmus, Myokardschädigung, Low-Voltage. Abdomen meteoristisch aufgetrieben, Leber in der Mamillarlinie 5 cm, am Rippenrand eben palpabel, Milz nicht fühlbar, perkutorisch nicht vergrößert. Reflexe: Chvostek negativ, Patellarsehnenreflexe bds. schwach positiv, Achillessehnenreflexe rechts positiv, links negativ, keine path. Reflexe. Keine Störung der Sensibilität. *Urin:* Urobilinogen Spuren, Sediment o. B. *Stuhl:* Braungelb, breiig, enthält wenig Neutralfett, massenhaft Fettseifen. *Blutbild:* Hb. 21%, Erythro. 968000, F. J. 1,1.

Reichlich Megalocyten, vereinzelte Megaloblasten. Leuko. 1900, davon 90% Neutro., $1^1/_2$ Mono. und $8^1/_2$ Lympho. Reichlich übersegmentierte Neutrophile. Blutplättchen vermindert (11200), Reticulocyten $1^1/_2$‰. RUMPEL-LEEDEsches Phänomen +. *Sternalpunktion:* Knochenmark hyperplastisch, megaloblastär (s. S. 236). *Senkungsreaktion* 33 mm in der 1. Stunde, Globulinwert 67. *Chemische Blutwerte:* Bilirubin 0,58 mg-%, Kalium 9,9, Calcium 7,5, Chloride 581, Rest-N 32, Gesamtcholesterin 103, Ester 33,7 mg-%, Esterquote 67%, Alkalireserve 72, Takatareaktion im Serum positiv. *Fraktionierte Magenausheberung:* Vollständige Achylie (Histaminreiz nicht durchgeführt), massenhaft Epithelien, Leukocyten und Schleim im Magensaftsediment. Diastase im Urin nicht erhöht. Flache Blutzuckerkurve im STAUBschen *Versuch* (75—108—88).

Verlauf. Unter Behandlung mit Bluttransfusionen, Leberextrakt, parenteral und per os und fettloser Diät sistieren die Durchfälle allmählich, und im Verlaufe von 2 Monaten steigen Hämoglobin und Erythrocytenzahl kontinuierlich auf nahezu normale Werte (Hb. 72%, Erythro. 4,1 Mill.). Die Megalocyten verschwinden nicht vollständig. Im weiteren Verlaufe tritt eine Reaktivierung des alten tuberkulösen Herdes in der rechten Lungenspitze mit positivem Bacillenbefund im Sputum auf. Die Pat. wird auf Wunsch nach Hause entlassen und kommt dort nach etwa 1 Woche an einer akut auftretenden Peritonitis ad Exitum.

Die *Autopsie* ergibt als Todesursache eine diffuse tuberkulöse Peritonitis infolge Perforation einer ulcerösen Coecumtuberkulose. Desquamativ-käsig-pneumonische Tuberkulose des rechten Lungenoberlappens. Atrophie der Magenschleimhaut; negativer Befund am Darmtractus, abgesehen von der Coecumtuberkulose. Leber 900 g, deutlicher Läppchenbau, Venen und Capillaren stark gestaut. Perizentral sind Zellen dicht beladen mit braunem, feinkörnigem Pigment, geringgradige fleckige, mittelgroßtropfige Verfettung. Milz 90 g, Follikel zahlreich, groß, unscharf begrenzt. Pulpa mäßig blutreich, Sinus mittelweit. In Pulpamaschen reichlich Plasmazellen und spärlich Leukocyten. Reticulumzellen der Pulpa dicht beladen mit braunem Pigment, das positive Eisenreaktion gibt. Pankreas 60 g, kräftig ausgebildet, histologisch o. B. Nebennieren mittelgroß, auf Schnitt deutliche anatomische Dreischichtung. Thyreoidea klein, symmetrisch, auf Schnitt gelblich transparent. Knochenmark: Wirbelmark braunrot, transparent, feucht. Femurmark in der oberen Hälfte glasig transparent, graurot.

Epikrise. Die 58jährige Patientin, die seit 6 Monaten an typischen Spruestühlen leidet, kommt in skeletartig abgemagertem Zustande mit hochgradiger Adynamie auf die Klinik. Die Haut des Gesichtes, der Hände, besonders aber der Streckseite der Finger ist bräunlich pigmentiert. Das Abdomen ist meteoristisch aufgetrieben, es bestehen typische Fettstühle. Die Blutuntersuchung ergibt eine hyperchrome, megalocytäre Anämie mit einem Hämoglobingehalt von 21% und einer Erythrocytenzahl von nur 968000. Das Knochenmark ist megaloblastisch umgewandelt. Ferner findet sich die für Sprue charakteristische flache Blutzuckerkurve. Die Anämie spricht auf Behandlung mit Bluttransfusionen und Leberextraktinjektionen gut an und läßt sich nahezu vollständig beheben. Die Durchfälle sistieren unter fettfreier Kost. Das Allgemeinbefinden bessert sich. In der Folge wird jedoch ein altes tuberkulöses Lungenleiden reaktiviert, als weitere Komplikation entsteht außerdem eine ulceröse Coecumtuberkulose, die perforiert und damit zum Exitus letalis führt.

Wir haben auch in diesem Falle, trotz der außerordentlichen Schwere des Krankheitsbildes bei Beginn der Behandlung, einen ausgezeichneten therapeutischen Erfolg zu verzeichnen. Leider erliegt die Patientin später der komplizierenden Lungen- und Darmtuberkulose.

Gegenüber einer etwaigen Interpretation des Falles als symptomatische Sprue bei Darmtuberkulose muß betont werden, daß eine isolierte Coecumtuberkulose niemals zu einem solchen Krankheitsbilde führt. Ein Zusammenhang zwischen den beiden Leiden ist vielmehr insofern anzunehmen, als wir glauben, daß die Sprue ein günstiges Terrain für die Entwicklung der Darmtuberkulose bildete.

Fall 8. M. K., 46jährige Hausfrau. *Anamnese.* Mit 6 Jahren doppelseitige Lungen- und Brustfellentzündung, mit 35 Jahren abermals Lungen- und Brustfellentzündung, kompliziert mit Nierenbeckenentzündung. Vor 5 Jahren rheumatische Beschwerden im linken Arm. Vor 3 Jahren Gebärmutteroperation. 1 normale Geburt, 1 Fehlgeburt. Menopause vor 1 Jahr. Beginn des jetzigen Leidens im Sommer 1934 mit Bauchschmerzen, Erbrechen und Durchfällen; 6—7 dünne Stühle täglich. Gewichtsabnahme von 10 kg. Seit etwa 6 Wochen Zungenbrennen, häufig Ameisenlaufen im linken Bein. In diesem Sommer fiel der Pat. auf, daß sie durch die Sonne stärker gebräunt wurde als früher. Eintritt in die Klinik am 16. 7. 1935.

Befund. Mittelgroße Pat. von stark reduziertem Ernährungszustand, Körpergewicht 49,5 kg. Klagt über Zungenbrennen und Kribbeln im linken Bein. Temperatur subfebril. Gesicht und Hände auffallend dunkelbraun pigmentiert. An Vorderarmen, Rücken, Sacralgegend und Oberschenkeln Psoriasisefflorescenzen. Skleren angedeutet subikterisch. Zungenschleimhaut am rechten Rand und an der Spitze der Zunge atrophisch. Im Bereiche der letzteren kleine Aphthen. Herz und Lungen zeigen normale Verhältnisse. Puls regelmäßig und gut gefüllt. Blutdruck 105/70, Leber und Milz nicht vergrößert. Abdomen nicht besonders aufgetrieben, Unterbauch leicht druckempfindlich. Normale Motilität der Extremitäten. Reflexe: Bauchdeckenreflexe bds. nur in den oberen Stufen auslösbar, Patellar- und Achillessehnenreflexe bds. schwach +, keine pathologischen Reflexe. Keine Sensibilitätsstörung. *Urinbefund:* Urobilinkörper negativ, vereinzelte Leukocyten, Diastase nicht erhöht. *Stuhl:* Hellgelb, dünnflüssig, enthält reichlich Neutralfett und Fettsäurenadeln. *Blutbefund:* Senkungsreaktion 17 mm in der 1. Stunde, Globulinwert 27, Hb. 64%, Erythro. 2,3 Mill., F. J. 1,36, Reticulo. 47$^0/_{00}$, Leuko. 2700 mit folgender Verteilung: Myelo. $^1/_2$, Neutro. 50, Eos. 2, Baso. 1, Mono. $5^1/_2$, Lympho. 41%. Das rote Blutbild ist megalocytär. Kerne der Neutrophilen sind übersegmentiert. Thrombocyten 41000. *Sternalpunktion:* Knochenmark hyperplastisch, megalo-normoblastär. *Chemische Blutwerte:* Rest-N 22 mg-%, Bilirubin 1,6, Chloride 603, Calcium 9,2, Gesamtcholesterin 103, freies 54 mg-%, Esterquote 47%. Xanthoproteine 22. Blutzucker 89 mg-%. Takata im Serum negativ. *Fraktionierte Magenausheberung:* Nüchternsekret alkalisch, nach Coffein Gesamtacidität 18, freie HCl 10, nach Histamin Gesamtacidität 78, freie HCl 64. Mettsches Röhrchen 10 mm. Im Magensaftsediment keine Leukocyten. Die Blutzuckerkurve zeigt im Staubschen Versuch einen Anstieg von 96 auf maximal 131 mg-%. Keine röntgenologisch nachweisbare Osteoporose.

Verlauf. Therapie besteht in Verabreichung von fettarmer Kost und 2×10 g Hepamult täglich und vereinzelten intraglutäalen Campoloninjektionen von je 10 ccm. Am 4. Tag nach Spitaleintritt setzt die Reticulocytenkrise ein, an welche sich ein kontinuierlicher Anstieg des Hb. bis 98% und der Erythrocyten bis 4,7 Mill. im Verlaufe von fast 2 Monaten anschließt. Der Blutdruck schwankt zwischen 80/60 und 110/75. Die Stühle werden schon nach kurzer Zeit weniger häufig, massig, hellgrau, schaumend. Sie enthalten immer reichlich Fett. Das beim Eintritt leicht erhöhte Serumbilirubin fällt rasch auf normale Werte. Die abnorme Pigmentation verschwindet allmählich vollständig. Gleichzeitig mit der Applikation von je 1 ccm. Cortigen täglich, wird die Qualität der Stühle besser unter Verminderung des Fettgehaltes. Die Besserung hält auch nach Aussetzen des Cortigens an. Beim Austritt aus der Klinik am 10. 9. 1935 befindet sich die Pat. in arbeitsfähigem Zustande. Körpergewicht 54,9 kg. Blutstatus: Hb. 98%, Erythro. 4,7 Mill., F. J. 1,03, Leuko. 5500 mit $47^1/_2$ Neutro., $14^1/_2$ Eos., 2 Baso., $5^1/_2$ Mono. und $30^1/_2$% Lympho. Rotes Blutbild anisozytotisch mit Makro- und Mikroplanie, keine Megalocyten. Bei einer Kontrolluntersuchung am 25. 10. 1935 ist das Allgemeinbefinden sehr gut, die Stühle sind von normaler Konsistenz und Farbe, enthalten kein Fett, Hb. 94%. Erythro. 5,0 Mill., F. J. 0,94, Leuko. 2900 mit 48% Neutro. und 38% Lympho. Es finden sich keine Megalocyten, jedoch Makro- und Mikroplanie, Poikilocyten, vereinzelte Elliptocyten und Tendenz zur Übersegmentierung der Kerne der Neutrophilen.

Epikrise. Die vorliegende Beobachtung betrifft eine 46jährige Hausfrau, die ein Jahr vor Klinikeintritt an Magen-Darmerscheinungen mit Durchfällen erkrankte, seither 10 kg an Körpergewicht abnahm und in letzter Zeit auch an Zungenbrennen und an Parästhesien am linken Bein litt. Die klinische Untersuchung ergibt den Befund einer mittelschweren Sprue mit den typischen Symptomen. Die sensiblen Reizerscheinungen im linken Bein sind als Symptome einer beginnenden Strangsklerose zu deuten. Auf das Vorkommen eines Subikterus als nicht häufige Erscheinung bei der Sprue, haben wir auch früher schon hingewiesen. Im vorliegenden Fall besteht eine Erhöhung des Bilirubinspiegels auf 1,6 mg-%. Der Magensaft enthält bereits nach Coffein freie Salzsäure, eine Tatsache, die zwar nicht häufig, aber doch nicht ungewöhnlich ist. Dank der frühzeitigen Erkennung und Behandlung des Leidens kann die Patientin bereits nach 2 Monaten das Spital in praktisch geheiltem Zustande verlassen. Bemerkenswert ist bei diesem Falle auch der vollständige Rückgang der abnormen Pigmentierung im Verlaufe der Behandlung.

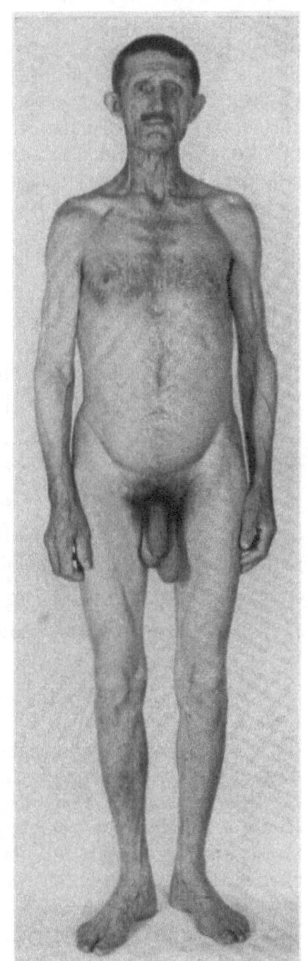

Abb. 3. Pat. G. P., 49jährig (Fall 9). Gewicht 59,2 kg.

Fall 9. G. P., 49jähriger, bisher stets gesunder Maurer, leidet seit Januar 1934 an einem kratzenden Gefühl im Hals (wird in die Gegend des Jugulums lokalisiert), das 3 bis 4 Stunden nach den Mahlzeiten auftritt. Zu diesen Erscheinungen gesellen sich im Januar 1935 Magenbrennen, später auch Völlegefühl und Erbrechen unverdauter Speisen. Letzteres dauert etwa 2 Monate. Seit Ende Februar Durchfälle, bis täglich 3 dünne Stühle von hellgelber Farbe. Nie Zungenbrennen. Ameisenlaufen in den Händen. Gewichtsabnahme von angeblich 26 kg im Verlaufe des letzten Jahres. Klinikeintritt am 11. 3. 1935.

Status praesens. Asthenisch gebauter, mittelgroßer 59,2 kg schwerer Maurer von stark reduziertem Ernährungszustand (s. Abb. 3). Haut trocken, Unterhautfettgewebe stark vermindert. Muskulatur schlaff, leichte Knöchelödeme. Skleren eine Spur gelblich, sonst keine ikterische Verfärbung. Schleimhäute blaß, Zunge glatt, besonders an den Rändern atrophisch. Lungen: Bronchopneumonischer Befund rechts hinten basal. Herz von normaler Größe und Konfiguration, systolisches Geräusch über der Spitze. Blutdruck 110/50. Abdomen: Magengegend vorgewölbt, übriges Abdomen eingesunken. Leber parasternal 10 cm, Milz nicht palpabel. Keine Störung der Reflexe. Im *Urin* Spuren Eiweiß und positive Urobilinreaktion, Sediment o. B. *Stuhl* lehmfarben, massig, schaumig, enthält mikroskopisch massenhaft Fettsäurenadeln, mäßig viel Neutralfett, keine Muskelfasern. Benzidinprobe negativ.

Blutbefund. Hb. 24%, Erythro. 896000, F. I. 1,33. Leuko. 2300, Neutro. $64^1/_2$ (davon 2 Stabkernige), Eos. 4, Baso. $1^1/_2$, Mono. 2 und Lympho. 26%. Thrombocyten vermindert, Reticulocyten 1‰. Das rote Blutbild zeigt neben Aniso-, Poikilocytose und Polychromasie reichlich Megalocyten und vereinzelte Megaloblasten. Kerne der Neutrophilen zum Teil übersegmentiert, Monocyten selten jungkernig, nicht abnorm gelappt.

Sternalpunktion. Knochenmark stark megaloblastär-hyperplastisch (s. S. 236).

Chemische Blutbefunde. Rest-N 28 mg-%, Xanthoproteine 26, Bilirubin 0,88, Gesamtcholesterin 99, freies Cholesterin 27 mg-%, Esterquote 71%, Calcium 8,0 mg-%.

Senkungsreaktion 71 mm in der 1. Stunde.

Fraktionierte Magenausheberung. Im Nüchternsekret Gesamtacidität 33, freie HCl 8, nach Coffeintrunk maximale Gesamtacidität 22, freie HCl 16, METTsches Röhrchen negativ. Im Magensaftsediment wenig Leukocyten.

Die *Röntgenuntersuchung des Magens* ergibt normale Verhältnisse.

Blutzuckerkurve nach Staubscher *Belastung* verläuft flach: bei einem Ausgangswert von 97 mg-% erfolgt ein maximaler Anstieg auf 116 mg-%.

Leberfunktionsprüfung mit der Galaktoseprobe normal.

Behandlung und Krankheitsverlauf. Pat. erhält eine fettarme Diät und 3 × 10 g Hepamult. Die Erythropoese spricht aber erst nach Bluttransfusion und Campolontherapie (täglich 2 ccm igl.) an. Reticulocytenkrise mit maximal 118‰ Reticulocyten 1 Woche nach der Aufnahme. In der Folge bessert sich die Anämie. Gleich nach Spitaleintritt macht Pat. eine rechtsseitige Bronchopneumonie durch mit Temperatur bis 40°. Auf der Klinik treten nie Durchfälle auf, die Stühle sind vielmehr massig, voluminös und enthalten reichlich Fett in Form von Fettsäuren und Neutralfett. Nach 2 Wochen werden sie geformt, besser gefärbt und nach weiteren 2 Wochen ist ihre Konsistenz normal, und mikroskopisch sind Fettsäuren nicht mehr nachweisbar. Mit Rücksicht auf den erniedrigten Calciumspiegel erhält Pat. Calcium Sandoz-Injektionen und zweimal 5 ccm A T 10. Beim Austritt beträgt das Serumcalcium 11,6 mg-%. Entlassung anfangs Mai 1935 in beschwerdefreiem Zustande. Stühle jetzt auch bei Normalkost fettfrei. Körpergewicht 64,9 kg. Kontrolluntersuchung Ende Mai: Wohlbefinden, Stuhl geregelt, Hb. 92%, Erythro. 4,1 Mill., F. I. 1,09, Leuko. 5000. Anisocytose, Makroplanie, keine Megalocyten. Kontrolluntersuchung im August 1937: Arbeitet als Maurer, fühlt sich wohl, ißt alles, Stuhl geregelt, Körpergewicht in Kleidern: 70,0 kg.

Epikrise. Der 49jährige Maurer kommt nach verhältnismäßig kurzer Krankheitsdauer, während welcher er besonders an Durchfällen litt, auf die Klinik und bietet hier das Krankheitsbild einer schweren einheimischen Sprue mit hochgradiger Anämie vom Charakter der Perniciosa. Gleich wie im letzten Fall besteht auch hier keine Anacidität des Magensaftes. Trotz einer komplizierenden, hoch fieberhaften Bronchopneumonie, die gleich nach der Aufnahme auf die Klinik in Erscheinung tritt, nimmt die Krankheit unter der üblichen diätetischen Behandlung und Campolontherapie einen sehr günstigen Verlauf. Bei einer Kontrolluntersuchung 2 Jahre später ist der Patient voll arbeitsfähig. Sein Stuhl ist, obschon er alle Speisen ißt, geregelt.

Fall 10. R. A., 60jähriger Heizer. *Familienanamnese* belanglos. *Persönliche Anamnese:* Mit 14 Jahren angeblich Bauchfellentzündung und Influenza. 1923 Encephalitis lethargica. Sei damals überall eingeschlafen, sogar bei der Arbeit. Nachlassen der Schlafsucht nach 3 Monaten. Nach $^1/_2$ Jahr habe sich Pat. wieder wohl gefühlt. Vorübergehend schlechtes Sehvermögen und Doppelsehen. Seit 1924 wird Gesichtsausdruck zunehmend steifer, Reden und Handeln geht langsamer, Gedächtnis wird schlechter. Seit 1927 Gang schwankend, häufig Schwindelanfälle. Im November 1929 wird auf unserer Klinik ein postencephalitischer Parkinsonismus festgestellt. Stuhl damals normal. Hb. 84%, normales rotes Blutbild. Eosinophilie von 25% bei normaler Leukocytenzahl infolge Trichocephalen. Trotz Harminkur keine Besserung des Parkinsonismus. In der Folge weitere Verschlechterung. Gang unsicher, muß sich überall halten. Doppelsehen, Speichelfluß. Seit $^1/_4$ Jahr wässerige Durchfälle mit Bauchschmerzen verbunden. Seit 1 Monat Zungenbrennen und kleine schmerzhafte Aphthen an den Zungenrändern. In letzter Zeit Zeichen von Herzinsuffizienz in Form von Anstrengungsdyspnoe und nächtlicher Atemnot. Einweisung am 4. 10. 1935.

Befund. Stark herabgesetzter Ernährungszustand. Macht schwerkranken Eindruck. Subcutanes Fettpolster weitgehend reduziert, Hautkolorit diffus auffallend dunkel, graubräunlich, Zungenschleimhaut atrophisch, mehrere kleine aphthöse Geschwüre an den Zungenrändern. Trichterbrust. Lungen o. B. Herz von normaler Größe und Konfiguration, Töne rein, systolisches Geräusch über der Basis. Radialis leicht geschlängelt, nicht sklerotisch. Blutdruck 110/80. Abdomen aufgetrieben, schwappend, nirgends druckempfindlich. Neurologischer Status: Salbengesicht, intensiver Talggeruch, steife Facies, keine mimischen Bewegungen. Strabismus divergens, Nystagmus. Chvostek positiv. Mäßige Steifigkeit der Extremitäten. Reflexe vorhanden, keine pathologischen Reflexe. Gang vornübergebeugt. Arme schwingen nicht mit. Retropulsion positiv. *Urin:* Eiweiß, Zucker, Urobilinkörper negativ. Sediment: keine zellulären Bestandteile. Diastase 64. *Stuhl:*

Dünnflüssig, hellgelb, enthält bei mikroskopischer Untersuchung wenig Neutralfett, massenhaft Fettsäurenadeln. LUGOLsche Probe und Benzidinreaktion negativ. *Blutbefund:* Senkungsreaktion 38 mm in der 1. Stunde. Globulinwert 38, Wa. R. negativ. Hb. 67%, Erythro. 3,12 Mill., F. I. 1,09, rote Blutzellen gut gefärbt, Aniso-, Poikilo-Megalocytose, vereinzelte Erythrocyten mit HOWELL-JOLLY-Körperchen. Leuko. 3400, wovon 63% Segmentkernige, 4% Stabkernige, 2% Eos., $1^1/_2$% Baso., $29^1/_2$% Lympho. Riesenneutrophile, Kerne der Neutrophilen zum Teil übersegmentiert. Reticulocyten $8^0/_{00}$, Thrombocyten ziemlich reichlich. *Chemische Blutwerte:* Rest-N 23 mg-%, Bilirubin 0,58, Calcium 9,3, Takata-Ara-Reaktion negativ, Alkalireserve 43,9. *Fraktionierte Magenausheberung:* Sekret nüchtern und nach Coffeintrunk alkalisch, nach Histamin Gesamtacidität 34, freie HCl 22, METTsches Röhrchen negativ. Im Magensaftsediment keine Leukocyten. STAUBscher *Versuch:* Maximaler Anstieg des Blutzuckers von 88 auf 146, d. h. um 58 mg-%. *Thoraxröntgen:* Herz nicht vergrößert, mäßig aortal konfiguriert, Aorta elongiert und mäßig dilatiert. Lungenfelder hell, linker Sinus verlötet. *Ekg.:* Sinusrhythmus.

Verlauf. Pat. erhält folgende Behandlung: Fettarme Diät, Campolon igl., vorerst wöchentlich 10 ccm, später jeden 2. Tag 4 ccm, Azidolpepsin, Taka-Diastase. Es treten 3 Reticulocytenkrisen auf, wovon die erste bis 88, die zweite bis 76 und die dritte bis $50^0/_{00}$ reicht. Die Zahl der Roten zeigt während eines ganzen Monats eine rückläufige Tendenz, während das Hb. sich ungefähr auf dem ursprünglichen Niveau hält. Am 12. 11., etwas mehr als einem Monat nach Spitaleintritt, beträgt letzteres 76%, die Erythrocyten werden mit 2,1 Mill. gezählt. Das rote Blutbild hat noch immer megalocytären Charakter. Es erfolgt dann ein ziemlich rascher Anstieg des Hb. und der Erythrocyten (unter Steigerung der Campolondosen), so daß der Blutstatus bei der Entlassung am 23. 12. 1935 folgendermaßen lautet: Erythro. 4,8 Mill., Hb. 95%, F. I. 0,99. Rotes Blutbild noch leicht anisocytotisch, nicht mehr megalocytär. Weiße Blutzellen 9500 mit normaler Verteilung, noch leichte Übersegmentation der Neutrophilen. Thrombocyten reichlich. Während sich das Allgemeinbefinden des Pat. rasch bessert und das Körpergewicht ansteigt, dauern die Durchfälle (typische Fettstühle) an. Erst gegen Ende des Spitalaufenthaltes werden die Stühle geformt, bleiben aber fetthaltig. Der Blutdruck hält sich fast konstant um 100/60, sinkt vorübergehend sogar auf 85/60 und beträgt beim Austritt 120/90. Die erhöhte Senkungsreaktion geht auf 9 mm zurück. Eine Kontrolle der Magensaftacidität ergibt am 6. 11. wiederum keine freie HCl nach Coffein (Verhalten nach Histamin nicht geprüft). Die Pigmentation ist bei der Entlassung bedeutend weniger ausgesprochen. Gewicht: 58,4 kg.

Epikrise. Der 60jährige Mann, der an einem hochgradigen postencephalitischen Parkinsonismus leidet, erkrankt etwa $^1/_4$ Jahr vor Spitaleintritt an Durchfällen mit Bauchschmerzen, Zungenbrennen und starker Verschlechterung des Allgemeinbefindens. Auf der Klinik wird, abgesehen von der neurologischen Störung, folgender Befund erhoben: Steatorrhoe, starke Abmagerung und Hinfälligkeit, diffuse grau-bräunliche Pigmentation der Haut, aphthöse Glossitis, aufgetriebenes, schwappendes Abdomen, hyperchrome Anämie vom Perniciosatyp, Subacidität des Magensaftes, träg verlaufende, ziemlich flache Blutzuckerkurve im STAUBschen Versuch. Unter Behandlung mit großen Campolondosen und fettarmer Diät, wird die Anämie langsam kompensiert, die Steatorrhoe weitgehend gebessert, aber nicht vollständig behoben. Die Pigmentation geht deutlich zurück. Wir weisen auch hier auf das Zusammentreffen der Sprue mit einem cerebralen Leiden hin.

Fall 11. B. F., 41jähriger Maurer, dessen Tochter mit einer sekundären Coeliacie und schwerer Anämie und Rachitis im Kinderspital Zürich behandelt wurde[1]. Pat. erkrankte Anfangs Dezember 1935 mit allgemeinem Schwächegefühl, das ganz allmählich zunahm. Seit Anfang Januar 1936 Schmerzen in den Armmuskeln. Allgemeine Kraftlosigkeit vor Spitaleintritt (22. 1. 1936), so ausgesprochen, daß Pat. kaum mehr Treppen steigen kann. Stuhl wechselnd, bald gut geformt, bald breiig, nie eigentliche Durchfälle.

[1] Von FANCONI beschrieben als Fall 11 in „Der intestinale Infantilismus und ähnliche Formen“, Heft 24 (1928) der Abhandlungen aus der Kinderheilkunde und ihren Grenzgebieten.

Habe vor kurzem während einiger Tage Zungenbrennen gehabt. Ernährung sehr einseitig, ißt hauptsächlich Wurst und Teigwaren, Reis, Polenta, Brot, sehr selten Gemüse, nie Früchte.

Befund. Stark abgemagert (vgl. Abb. 4). Gewicht 47,9 kg bei Größe von 161 cm. Muskulatur atrophisch, atonisch. Haut blaßgrau, mit bräunlichem Unterton, sonst keine abnormen Pigmentierungen. Augen eingesunken, Skleren rein weiß, Schleimhäute blaß. Zunge hochrot, Zungenschleimhaut glatt. Herz und Lungen o. B. Puls regelmäßig, mäßig gut gefüllt, Blutdruck 110/80. Abdomen meteoristisch aufgetrieben, Bauchdecken weich, keine Druckempfindlichkeit, keine abnorme Resistenz palpierbar. Leber und Milz nicht vergrößert. Extremitäten auffallend kraftlos. Keine Sensibilitätsstörungen. Reflexe intakt. *Urin:* Urobilin positiv, im Sediment keine zellulären Bestandteile. *Stuhl:* Hellgelb, dünn, breiig, zeigt Blasenbildung. Mikroskopisch massenhaft Fettsäurenadeln und Neutralfett. *Blutbefund:* Hb. 85%, Erythro. 3,5 Mill., F. I. 1,21. Das rote Blutbild zeigt neben Anisocytose und Polychromasie ausgesprochene Megalocytose. Leuko. 6400, wovon 84% Segmentkernige, 4% Stabkernige, $2^1/_2$% Eos., 3% Mono. und $6^1/_2$% Lympho. Zahlreiche übersegmentierte Kerne der Neutrophilen. Thrombocyten leicht vermindert, Riesenplättchen. Reticulocyten $22^1/_2{}^0/_{00}$. *Sternalpunktion:* Knochenmark hyperplastisch, besonders Erythropoese, reichlich Normo- und Megaloblasten. *Senkungsreaktion* 10 mm in der 1. Stunde, Globulinwert 45. *Chemische Blutwerte:* Rest-N 28 mg-%, Bilirubin 0,43, Gesamtcholesterin 114, freies Cholesterin 40,5 mg-%, Esterquote 56%, Chloride 579, Kalium 11,9, Calcium 8,7 mg-%. Xanthoproteine 20. Takata-Ara-Reaktion negativ. Alkalireserve 52,6. Blutzucker 98 mg-%. STAUB*sche Belastung:* Ausgesprochen flache Blutzuckerkurve mit maximalem Anstieg bis 96 mg-% bei einem Ausgangswert von 84 mg-%. *Fraktionierte Magenausheberung:* Histaminrefraktäre Achylie, METT-Röhrchen negativ. *Magen-Darm-Röntgen:* Magen infolge Colonmeteorismus nach oben verlagert, Magen und Dünndarmmotilität normal, Dünndarm und Colon ausgesprochen meteoristisch, Colonmotilität beschleunigt. *Grundumsatz:* +26,5%. VOLLHARD*scher Versuch:* Von 1500 ccm Flüssigkeit werden im Verlaufe von 4 Stunden nur 1040 ccm ausgeschieden, wobei das spezifische Gewicht bis auf 1003 sinkt. Maximaler Anstieg des spezifischen Gewichtes im Konzentrationsversuch bis 1020.

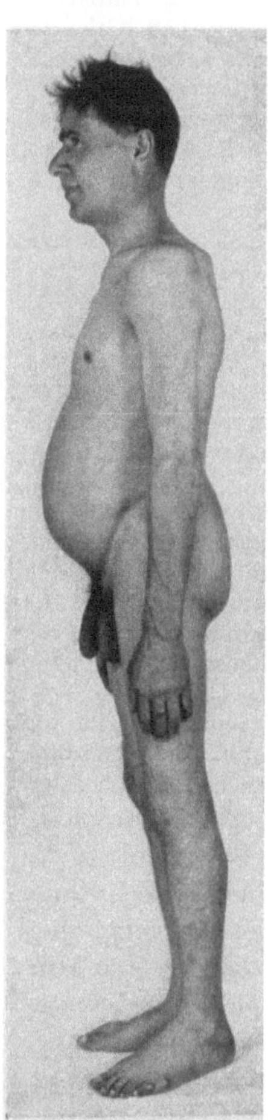

Abb. 4. B. F., 41jährig (Fall 11). Gewicht 47,9 kg. Man beachte das stark aufgetriebene Abdomen.

Behandlung und Verlauf. Unter Campolonbehandlung (zweimal 10 ccm wöchentlich) erfolgt Reticulocytenkrise bis maximal $72^0/_{00}$, die Anämie zeigt aber keine wesentliche Besserung. Injektionen von Nebennierenrindenpräparaten (Cortigen und Cortidyn zweimal 1 ccm täglich) und Lactoflavin bringen die Fettstühle nicht zum Verschwinden, auch wird die Blutzuckerkurve nach peroraler Belastung in keiner Weise beeinflußt. Erst unter strenger fettfreier Diät bessern sich die Stühle, sie werden geformt und enthalten weniger Fett. Der lästige Meteorismus verschwindet fast vollständig. Auffallende Besserung des Allgemeinbefindens, Gewichtszunahme auf 67,5 kg. Die Haut verliert das bräunlichgraue Kolorit. Die Stühle bleiben auch nach Fettzusatz zur Nahrung geformt, enthalten aber mikroskopisch noch immer Fettsäurekrystalle. Blutstatus bei der Entlassung am 8. 4.: Hb. 88%, Erythro. 3,8 Mill., F. I. 1,14, leichte Anisocytose, vereinzelte Megalocyten. 6300 Leukocyten mit normaler Verteilung. Basalstoffwechsel unverändert +26,5%.

Epikrise. Das am stärksten hervortretende Symptom in der Anamnese dieses 41jährigen Maurers ist die ausgesprochene Muskeladynamie, die im Verlaufe von 2 Monaten so hochgradig wird, daß der Patient kaum mehr Treppen steigen kann. Dabei sind die Störungen von Seiten des Verdauungstractus so gering, daß sie von ihm erst auf eingehendes Befragen angegeben werden. Bei der Untersuchung findet man im krassen Gegensatz zur hochgradigen allgemeinen Abmagerung und zur Atrophie der Muskulatur ein mächtig aufgetriebenes, schwappendes Abdomen. Die Haut zeigt ein eigentümliches, braungräuliches Kolorit. Anamnese und klinischer Aspekt, zusammen mit dem Nachweis von massenhaft Fettsäuren und Neutralfett im Stuhl, lassen ohne weiteres die Diagnose Sprue stellen. Bei der Schwere des Krankheitsbildes ist der Befund einer nur geringgradigen, aber einwandfrei den Charakter einer Perniciosa tragenden Anämie einigermaßen überraschend (85% Hb. bei 3,5 Mill. Erythro.). Weitere Untersuchungen zeigen die für Sprue charakteristischen Ergebnisse: Histaminrefraktäre Achylie, ausgesprochen flach verlaufende Blutzuckerkurve nach peroraler Belastung, Hypocalcämie, Erhöhung des Grundumsatzes. Die Behandlung mit Campolon und Ferrostabil führt zu einer weitgehenden Besserung der Anämie. Die Darmstörung mit dem lästigen Meteorismus wird durch eine vorübergehende, vollständige Entfernung des Nahrungsfettes günstig beeinflußt. Die Qualität der Stühle wird besser und bleibt es auch nach Wiedereinsetzen der normalen Kost. Auch hier finden wir einen deutlichen Rückgang der Pigmentation unter der Behandlung.

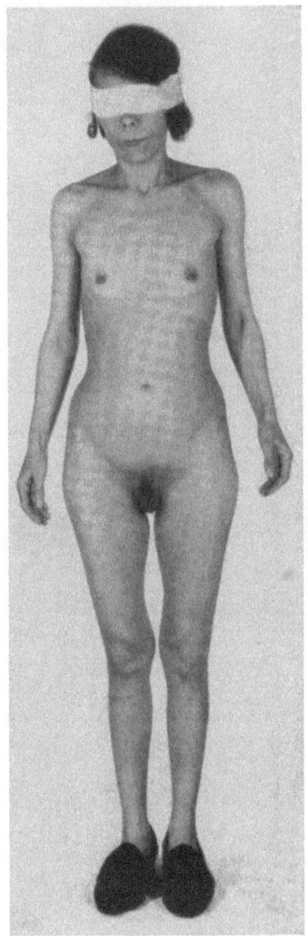
a

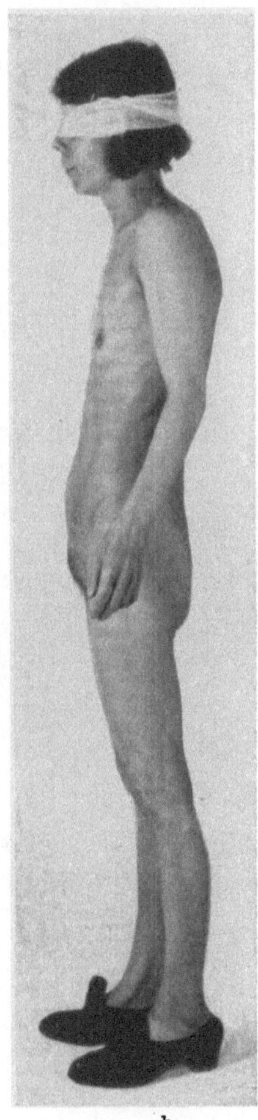
b

Abb. 5 a und b. Pat. H. L., 41jährig (Fall 12) vor der Behandlung. Gewicht 40 kg.

Einer besonderen Erwähnung bedarf die Tatsache, daß die Tochter des Patienten mit einer sekundären Form der Coeliacie bei schwerer Rhachitis auf der Kinderklinik der Universität Zürich hospitalisiert war.

Fall 12. H. L., 41jähriges Fräulein. Anamnese: Als Kind schwächlich, angeblich blutarm. Keine Rachitis. Menarche mit etwa 18 Jahren. Seit einigen Jahren seien die Menses schwach. 1928 Lungenentzündung, 1935 chronische Bronchitis. Früher nie Magenbeschwerden, Stuhlgang regelmäßig. Im Sommer 1935 erstmals gehäufte Durchfälle, Stuhl dunkel gefärbt. Außerdem Magenschmerzen. Nach vorübergehender Besserung im Herbst erneut Durchfälle, bis 6 spritzende, übelriechende Stühle täglich. Im Januar 1936 wird vom Arzt eine Anämie festgestellt und Eisen verordnet. Trotz genauer Befolgung der

Diätvorschriften (vorwiegend Gemüse, Salat, Crapefruit), dauern die Durchfälle an. Die Stühle ändern sich im Oktober, werden breiig, weißlich, wie mit Kalk belegt, oft schaumig. Es fällt der Pat. die Diskrepanz zwischen Nahrungsaufnahme und großer Stuhlmenge auf. Seit Oktober schmerzhafte Aphthen an Zunge und Zahnfleisch. Hat oft Heißhunger, besonders morgens und abends, ist aber rasch satt. Leidet unter Magendruck und starken Blähungen. Bei Anstrengung Herzklopfen. Seit Dezember 1935 Schwellung des linken Beines, seit 10 Tagen auch des rechten. Gelegentlich Kribbeln und Kältegefühl in den Beinen. Erhält seit dem 11. 3. 1936 dreimal einen Eßlöffel Hepatopson und am 12. 3. erstmals eine intramuskuläre Injektion von Pernaemon forte. Einweisung in die Klinik am 14. 3. 1936.

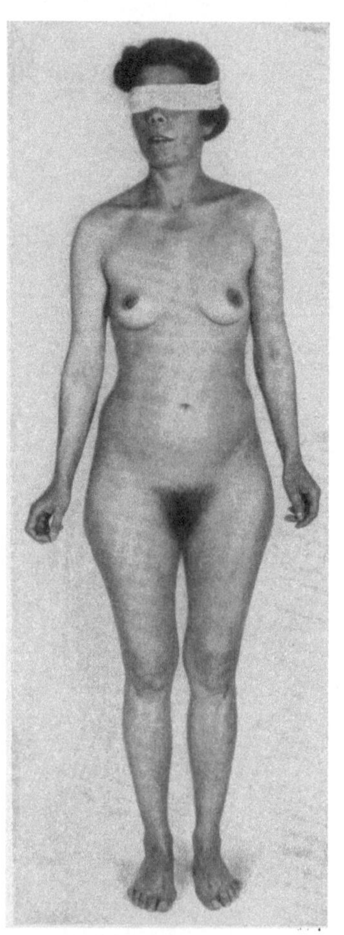

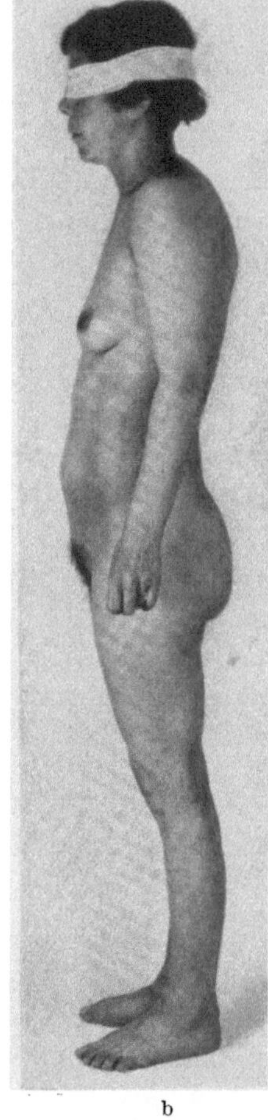

a b

Abb. 6 a und b. Derselbe Fall nach der Behandlung. Gewicht 47,7 kg.

Befund. Stark reduzierter Ernährungszustand (vgl. Abbildung 5). Größe 157 cm, Körpergewicht 40 kg. Pat. sieht frühzeitig gealtert aus, ist sehr empfindlich und verträgt sich schlecht mit den Mitpatientinnen. Hautkolorit gelblichbraun, fahl. Im Gesicht, besonders im Bereiche der Stirne und Wangen, umschriebene Pigmentationen, ähnlich Chloasmata uterina (s. Abb. 7). Haut trocken, welk, läßt sich in Falten abheben. An beiden Unterschenkeln beträchtliche Ödeme. Fettpolster fehlt fast völlig. Muskulatur atrophisch. Temperatur subfebril. Puls beschleunigt, regelmäßig, leicht unterdrückbar. Blutdruck 105/65. Kopf frei beweglich. Skleren und Konjunktiven leicht subikterisch. Schleimhäute blaß. Zunge feucht, an Rändern und Spitze deutlich gerötet, vereinzelte kleine Aphthen. Auf der rechten Halsseite vor dem Sternocleidomastoideus eine wallnußgroße Drüse von teigiger Konsistenz. Thorax flach, asthenisch. Lungen ohne Besonderheit. Herz klein, Töne rein. Abdomen deutlich meteoristisch, Bauchdecken schlaff, leicht hängend, geringe Abwehrspannung im rechten Oberbauch. Leber und Milz nicht vergrößert. Kraft der Extremitäten herabgesetzt, Motilität und Sensibilität nicht gestört. Reflexe: Bauchdeckenreflexe positiv, Patellar- und Achillessehnenreflexe bds. positiv und gleich. Keine pathologischen Reflexe. Chvostek und Peronäusphänomen negativ. Im *Urin* Spuren Indican, Urobilinkörper positiv. Im Sediment frische und ausgelaugte Erythrocyten, wenig Leukocyten. *Stuhl* massig, blasenbildend, glänzend, enthält mikroskopisch massenhaft Fettsäurenadeln, wenig Neutralfett. *Blutbefund:* Hb. 47%, Erythro. 1,8 Mill., F.I. 1,31, Leuko. 3200, davon $^1/_2$% Myeloblasten, $^1/_2$% Myelocyten, $63^1/_2$% Neutro., $1^1/_2$% Eos., 4% Mono., $29^1/_2$% Lympho., $^1/_2$% Plasmazellen. Reticulocyten $14^0/_{00}$, Thrombocyten 65000, teils groß, wenig granuliert. Das qualitative weiße Blutbild zeigt Riesenneutrophile mit Übersegmentierung der Kerne. Das Plasma der Neutrophilen ist meist orthochrom nur gelegentlich basophil; Granula meist fein, selten mittelgrob. Im roten Blutbild besteht neben Anisocytose, Polychromasie und Poikilocytose ausgesprochene Megalocytose; keine HOWELL-JOLLY-Körperchen. Die *Senkungsreaktion* beträgt in der 1. Stunde 28 mm. Globulinwert 20. *Chemische Blutwerte:* Bilirubin nach H. v. d. B. 2,7 mg-%, nur indirekt positiv. Gesamtcholesterin 162 mg-%, freies Cholesterin 55 mg-%, Esterquote 66%. Calcium 8,6 mg-%, Rest-N 28 mg-%. *Fraktionierte Magenausheberung:* Nüchtern und nach Coffeintrunk keine Säureproduktion, erst nach Injektion von 1 ccm Histamin steigt die Gesamtacidität auf 52, die freie HCl auf 34. Eiweißverdauung des Magensaftes negativ. *Magen-Darmröntgen:* Magen orthotonisch, Peristaltik normal, Pylorus insuffizient; Colon kräftig haustriert, Motilität beschleunigt; Dünndarm ohne Besonderheit. Nüchternblutzucker 96 mg-%. Im STAUB-*Versuch* erfolgt ein maximaler Anstieg auf 118 mg-% im Anschluß an die erste Belastung. *Grundumsatz:* +22,3%.

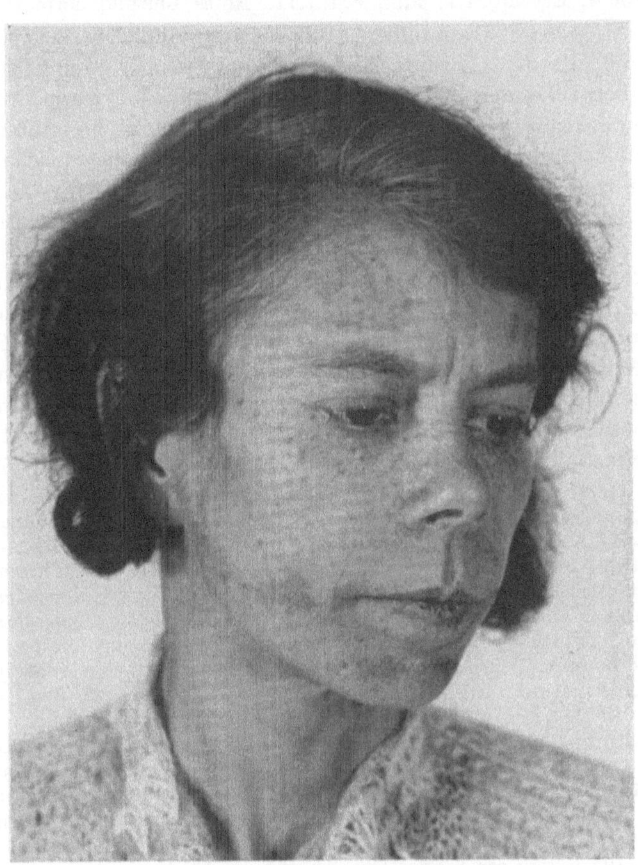

Abb. 7. Pat. H. L. (Fall 12). Chloasmaähnliche Pigmentierungen im Gesicht.

Behandlung und Verlauf. Die Pat. erhält eine fettarme, kohlehydratreiche Kost (Gemüse, Obst) und dreimal 1 Teelöffel Hepamult. Am 17.3. setzt die Reticulocytenkrise ein (bis 120‰), das Hb. steigt auf 61% an, die Zahl der Roten bleibt vorerst unverändert auf 1,8 Mill. Infolge einer hochfebrilen, rechtsseitigen Bronchopneumonie fällt das Hb. vorübergehend wieder auf 44% ab, die Roten gehen auf 1,6 Mill. zurück. Die Pat. erhält jetzt außer dem Hepamult im Abstande einer Woche 2 Campolondepots von je 10 ccm. Nach Überwindung der Pneumonie bessert sich die Anämie sukzessiv, die Megalocyten verschwinden allmählich aus dem Blutbild, der Bilirubinspiegel wird normal. Am 30. 4. beträgt das Hb. 86%, Erythro. 4,3 Mill., F. I. 0,98, Leuko. 6800. Die Fettstühle verschwinden schon Ende März. Nach Übergang auf eine leicht gemischte Kost treten wieder Fettbeimengungen in den Stühlen auf, so daß der Fettgehalt der Nahrung wieder beschränkt werden muß. Auch die Kontrolle der Magensaftaciditätsverhältnisse am 29. 5. zeigt eine Besserung: Auf Coffein Gesamtacidität 44, freie HCl 30, Eiweißverdauung jetzt positiv im METTschen Röhrchen (12 mm). Die Wiederholung des STAUB-Versuches ergibt ebenfalls ein besseres Resultat, indem jetzt bei einem Ausgangswert von 87 mg-% ein Anstieg auf 134 mg-% erfolgt. Ferner findet sich ein Rückgang des Grundumsatzes auf 15%. Bei der Entlassung am 10. 6. fühlt sich die Pat. gesund, Körpergewicht 46,6 kg. Stuhl bei 60 g Nahrungsfett mikroskopisch fettfrei, gut geformt. Hb. 98%, Erythro. 4,7 Mill., F. I. 1,04, Leuko. 6600, Neutro. 30%, Stabkernige 18½%, Eos. 4½%, Baso. 2%, Mono. 14½%, Lympho. 30½%, im roten Blutbild noch vereinzelte Megalocyten. Auffallend sind auch jetzt noch die fleckigen Pigmentationen an beiden Schläfen, die eher mehr hervortreten als früher. *Kontrolle* am 30. 6. nach einem Ferienaufenthalt: Wohlbefinden, leichte Knöchelödeme seit Wiederaufnahme der Arbeit. Bei fettarmer, gemischter Kost etwa zwei breiige bis geformte Stühle täglich. Hb. 101%, Erythro. 5,2 Mill., F. I. 0,96. Leuko. 6100. Rotes Blutbild normo-makrocytär. Gewicht in Kleidern 50,3 kg. *Kontrolluntersuchung* am 12. 8. 1937: Hatte im Juni 1937 vorübergehend schaumig-wässerige Durchfälle. Fühlt sich sonst gesund. Allgemeinzustand sehr gut (s. Abb. 6). Körpergewicht 47,7 kg. Hb. 106%, Erythro. 4,77 Mill., F. I. 1,11. Rotes Blutbild normal. Reticulocyten 3°/₀₀.

Epikrise. Wir haben auch hier das typische Krankheitsbild der Sprue vor uns mit der charakteristischen Abmagerung und Adynamie, den spritzenden, übelriechenden Fettstühlen und der megalocytären Anämie. Es besteht eine Anacidität des Magensaftes, die jedoch nicht histaminrefraktär ist. Die Blutzuckerkurve im Staubschen Versuch zeigt den typischen flachen Verlauf. Auffallend hingegen ist die Bilirubinämie von 2,7 mg-% (Subikterus) mit negativer direkter H. v. d. B.-Reaktion. Zeichen einer funikulären Myelose bestehen nicht, wohl aber werden anamnestisch Angaben über leichte Parästhesien gemacht. Mit peroraler Lebertherapie (3mal 1 Löffel Hepamult) kann die Erythropoese in Gang gebracht werden. Das Auftreten einer interkurrenten Pneumonie machte dann aber die Verabreichung von 2 Campolondepots von je 10 ccm notwendig. Der therapeutische Erfolg ist im weiteren Verlauf überaus befriedigend, indem die Patientin nach 3 Monaten Krankenhausaufenthalt in beschwerdefreiem Zustande entlassen werden kann und sich auch bei späterer Kontrolluntersuchung gesund fühlt.

Fall 13. E. H., 35jährige Schirmmacherin. *Familienanamnese:* Vater wegen Geisteskrankheit versorgt. Ein Bruder ist beschränkt, hat eine Hühnerbrust. *Persönliche Anamnese:* Keine Rachitis, keine Verdauungsstörungen im Kindes- und Pubertätsalter. Mit etwa 6 Jahren Lungenentzündung. Im Februar 1936 nach krampfartigen Bauchschmerzen Durchfälle, vorerst 2—3mal täglich, später häufiger. Konsistenz der Stühle dünnflüssig. Abmagerung. Es fällt Pat. auf, daß nach den Defäkationen das vorher aufgetriebene Abdomen jeweilen kleiner wird. Konsultiert im August erstmals den Arzt, der angeblich chronischen Darmkatarrh feststellt und Opiumtropfen verordnet. Daraufhin eher Verschlechterung. Stühle werden massiger, Stuhlmenge 4—5mal größer als früher. Im Oktober fällt Pat. auf, daß Stühle hellgelb, später sogar gräulich werden, schaumen und aussehen, als ob sie Fett enthielten. Vor Defäkation gewöhnlich Bauchschmerzen. Zeitweise brennende Schmerzen hinter dem Brustbein. Seit 2 Monaten ist Pat. wegen zunehmender Müdigkeit bettlägerig. Behandelnder Arzt vermutet Sprue und macht Leberextraktinjektionen. Stühle werden weniger häufig, bleiben aber massig, gelbgrau. Keine Besserung des Befindens. In letzter Zeit Herzklopfen bei mäßiger Anstrengung. Einweisung in die Klinik am 5. 12. 1936. Im Beginn der Erkrankung oft starkes Hungergefühl. Aß 3—4mal mehr als früher. Trotzdem sukzessive Gewichtsabnahme von 45 kg (Januar 1936) auf 37,7 kg (bei Spitaleintritt). Menarche mit 17 Jahren, Periode regelmäßig alle 4 Wochen, hat seit 2 Monaten ausgesetzt. Auffallend starke Pigmentierung der Haut im vergangenen Sommer, obschon sich Pat. fast nie der Sonne aussetzte.

Aufnahmestatus (5. 12. 1936). Sieht blaß, nicht gerade schwerkrank aus (s. Abb. 8). Ernährungszustand deutlich reduziert, Körpergewicht 37,7 kg bei einer Größe von 157 cm. Klagt über Müdigkeit und Schwächegefühl. Ist grazil gebaut, von asthenischem Habitus. Haut trocken von herabgesetztem Turgor. Bräunlich pigmentierte Hautstellen an Rücken und Gesäß, kein Ikterus. Muskulatur speziell an den Extremitäten stark atrophisch. Schleimhäute ordentlich durchblutet. Skleren nicht ikterisch. Zungenschleimhaut nicht auffallend gerötet, nicht atrophisch, Speichelfluß normal. Hals abgemagert, kleine Struma nodosa. Rippen springen am schmalen Thorax stark vor. Herz und Lungen akustisch ohne Besonderheit. Abdomen wenig über Niveau des Thorax, meteoristisch. Bauchdecken sehr weich und dünn. Leber und Milz nicht vergrößert. Extremitäten stark abgemagert. Muskeltonus herabgesetzt. Bauchdeckenreflexe fehlen, Sehnenreflexe lebhaft, keine pathologischen Reflexe. Sensibilität nicht gestört. Puls 70, ordentlich gefüllt, Blutdruck 100/70. *Urinbefund:* Urobilin +, im Sediment keine zellulären Bestandteile. *Stuhl:* Wechselnd 2—4 halbfeste Stühle täglich. Nach SCHMIDTscher Probekost dünnbreiig, von heller, grau-bräunlicher Farbe, durchsetzt von feinsten Bläschen. Mikroskopisch massenhaft Fettsäurenadeln, kein Neutralfett, keine Stärkekörner, keine Muskelfasern. Benzidinprobe bei fleischfreier Diät negativ. *Blutbefund:* Hb. 83%, Erythro. 4,25 Mill., F. I. 0,98, Leuko. 5200 mit 63% Neutro., 5% Eos., $^1/_2$% Baso., 5% Mono. und 25$^1/_2$% Lympho. Reticulocyten 18$^0/_{00}$. Das rote Blutbild zeigt außer einer mäßig stark ausgeprägten Anisocytose mit Tendenz zu Makroplanie nichts Besonderes (wurde bereits mit Leber behandelt!). Im weißen Blutbild fällt die Übersegmentation der Kerne der Neutrophilen auf. Thrombocyten reichlich. *Sternalpunktion:* Große Makroblasten, die oft nicht sicher von Megaloblasten zu unterscheiden sind. Auch myeloische Reihe zeigt im allgemeinen große Zellen. *Chemische Blutwerte:* Rest-N 23,2, Harnsäure 1,4, Bilirubin 0,43, Chloride 598, Calcium 10,1 (tiefster Wert 9,8), Kalium 21,6, anorganischer Phosphor 3,52, Gesamtphosphor 9,2, Gesamtcholesterin 114, freies Cholesterin 41 mg-%, Esterquote 64%, Blutzucker 72 mg-%. *Senkungseinstundenwert* 8 mm. Globulinwert 34. *Fraktionierte Magenausheberung:* Alkalische Nüchternwerte, nach Coffein freie HCl maximal 18, Gesamtacidität 31, METTsches Röhrchen negativ. *Magen-Darm-Röntgen:* Magen mäßig ptotisch, orthotonisch. Magen- und Dünndarmmotilität normal. Mäßige Ptose des Coecums und des Colon transversum. Colon orthotonisch und normal haustriert, Motilität normal. Kein Kalkschatten im Bereiche der Nebennieren auf der Abdomen-Leeraufnahme. *Blutzucker:* Nüchtern 72 mg-%. Im STAUBschen Versuch resultiert vorerst typisch flacher Verlauf (71—99—87—85 mg-%), später (16. 1. 1937) erfolgt deutlicher Anstieg (84—112—84—85 mg-%). Die *intravenöse* Applikation von 20 g Glucose führt nach 10 Min. zu einem Anstieg von 82 auf 204 mg-%, Abfall im Verlaufe einer Stunde auf 77 mg-%, Rückkehr auf den Ausgangswert nach einer weiteren halben Stunde (s. Abb. 19). Auf Belastung mit $^1/_2$ mg *Adrenalin* subcutan Anstieg des Blutzuckerspiegels nach 1 Stunde von 79 auf 89 und schließlich auf 92 mg-%. Nach subcutaner Injektion von 10 E *Iloglandol* fällt der Blutzuckerspiegel von 93 auf 73 mg-% nach 40 Min., steigt dann wieder langsam an (s. Abb. 20). *Fettbelastung* mit 400 ccm Rahm führt, obschon in einem Zustand weitgehender Besserung vorgenommen, zu einer flachen protrahierten Blutfettkurve (s. Abb. 17). Die *Vitamin-C-Belastung* deckt ein beträchtliches Defizit auf, das mit peroraler Redoxontherapie behoben werden kann (s. S. 256). *Grundumsatz:* —2,4% (9. 12. 1936), +6% (10. 3. 1937). Im spez. dynamischen Eiweißversuch mit 50 g Aleuronat steigt der Basalstoffwechsel von +6%, auf +27%. VOLLHARD*scher Wasserversuch:* Nach Zufuhr von 1200 ccm Flüssigkeit werden 1500 ccm innerhalb 4 Stunden ausgeschieden,

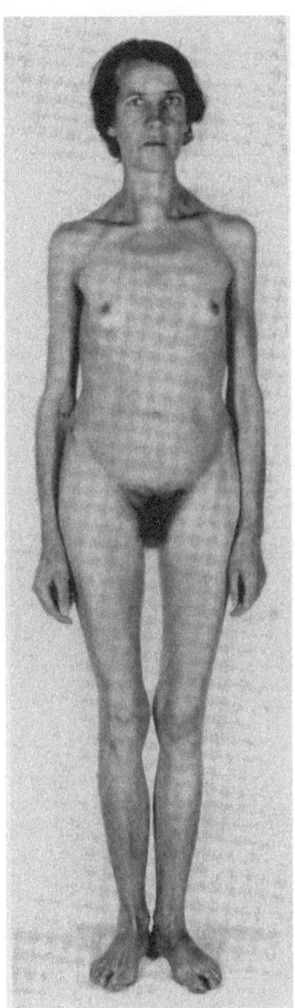

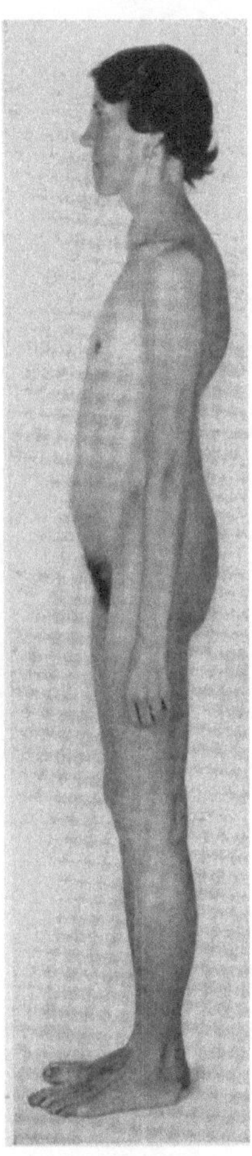

a b

Abb. 8 a und b. Pat. E. H., 35jährig (Fall 13), vor der Behandlung. Gewicht 37,7 kg.

wobei das spezifische Gewicht bis 1002 sinkt. Konzentration bis 1028. *Ekg.*: Sinusrhythmus, Frequenz 70, P-Zacke in Abl. II und III doppelhöckerig, QT-Distanz 0,37. Keine Zeichen für Myokardschädigung. *Röntgenuntersuchung auf Osteoporose* negativ (Brust- und Lendenwirbelsäule, Rippen, Schädel, Becken).

Krankheitsverlauf. Die Campolontherapie, die bereits vom Privatarzte durchgeführt worden war, hatte wohl die Anämie weitgehend gebessert, die Durchfälle und das schlechte Allgemeinbefinden aber keineswegs beeinflußt. Auf der Klinik wurde nochmals Campolon verabreicht (insgesamt 8 ccm), das Schwergewicht der Therapie wurde aber auf die diätetische Behandlung gelegt. Eine vollständige Entfernung der Fette aus der Nahrung brachte wohl das Verschwinden der Steatorrhoe, die Durchfälle bestanden aber fort und der Gewichtsanstieg blieb aus. Auch unter Verabreichung von Pankreon bzw. Encypan trat, wie übrigens zu erwarten war, keine Besserung ein. Es wurde nun eine fettlose, fein purierte Obst-Gemüse-Diät unter Beifügung von Eiweißmilch gegeben. Bei dieser Kost trat schlagartig die Besserung ein. Die Durchfälle sistierten, die Konsistenz der Stühle wurde fest und das Körpergewicht stieg in der Folge rapid an (s. Abb. 41). Die oben erwähnte Diätform mußte noch während mehreren Wochen beibehalten werden, da die Pat. auf jeden „Diätfehler" sofort mit Durchfällen reagierte. So trat die Steatorrhoe anläßlich der Fettbelastung mit Rahm sogleich während einiger Tage wieder in Erscheinung. Gegen Ende des Klinikaufenthaltes konnte aber allmählich auf eine leichte gemischte Kost übergegangen werden, ohne daß erneut Störungen auftraten. Am 12. 3., nach gut 3monatlichem Klinikaufenthalt wurde die Pat. in arbeitsfähigem Zustande (Körpergewicht 49,5 kg) entlassen (s. Abb. 9). Kontrolluntersuchung am 6. 9. 1937: Pat. ist voll arbeitsfähig, ißt alles, Stühle geregelt, Körpergewicht in Kleidern 50,0 kg. Blutstatus: Hb. 87%, Erythro. 4,8 Mill., F. I. 0,91, Leuko. 7800, wovon $53^1/_2$% Segmentkernige, $13^1/_2$% Stabkernige, $7^1/_2$% Mono. und $25^1/_2$% Lympho. Das rote Blutbild zeigt eine gewisse Tendenz zu Makroplanie, ist im übrigen normal. Reticulocyten $17^1/_2{}^0/_{00}$. Senkungsreaktion 19 mm in der 1. Stunde.

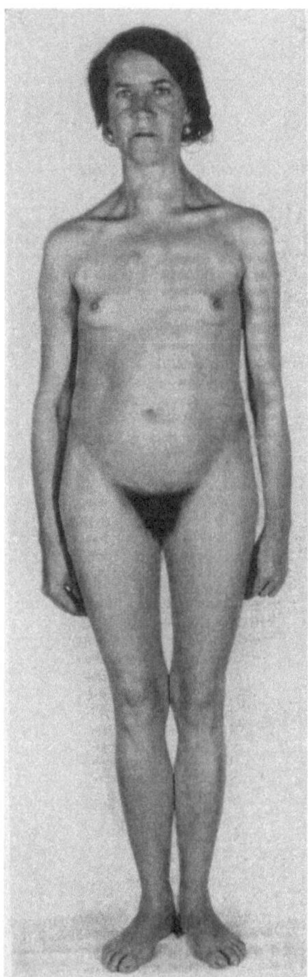

a

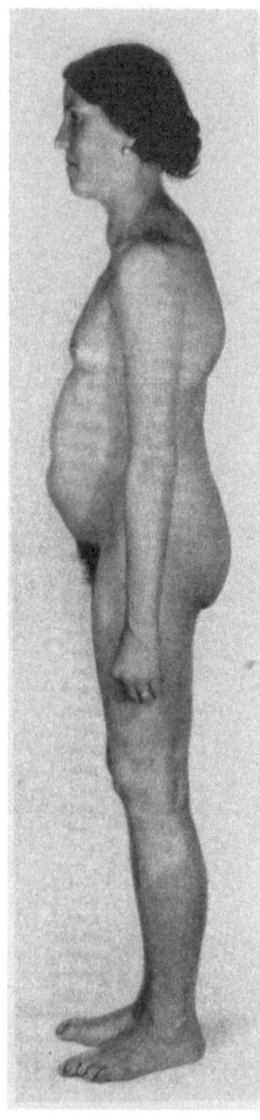

b

Abb. 9 a und b. Pat. E. H. (Fall 13), nach der Behandlung. Gewicht 49,5 kg.

Epikrise. Fall 13 bietet insbesondere vom therapeutischen Standpunkt aus Interesse. Nach etwa $^3/_4$jähriger Krankheitsdauer wird das Leiden erkannt und mit Campolon ausgiebig behandelt. Es bessert sich wohl die Anämie, die Durchfälle dauern aber an, das Befinden verschlechtert sich weiter, auch die

Gewichtsabnahme wird immer hochgradiger. So bietet die Patientin beim Eintritt in die Klinik, obschon kaum eine Anämie besteht (Hb. 83%, 4,25 Mill. Rote), ein ziemlich schweres Krankheitsbild. Sie ist stark abgemagert (Körpergewicht 37,7 kg bei 157 cm Größe) und vollständig entkräftet. Auf der Klinik wird nun versucht, mit diätetischen Maßnahmen zum Ziele zu kommen. Bei vollständiger Entfernung der Fette aus der Nahrung verschwindet wohl der große Fettgehalt der Faeces, die Durchfälle dauern aber trotzdem an und erst nach Verabreichung einer fettlosen, fein purierten Gemüse-Obst-Diät tritt schlagartig eine Wendung ein. Die Durchfälle verschwinden, das Körpergewicht steigt an (14 kg im Verlaufe der nächsten 2 Monate), auch das Allgemeinbefinden hebt sich entsprechend. Die Patientin verläßt das Spital geheilt und ist seither, wie die fortlaufenden Kontrollen zeigen, bei Normalkost und ohne jede Therapie beschwerdefrei und voll arbeitsfähig.

Der vorliegende Fall lehrt in eindrücklicher Weise, welch überragende Bedeutung dem diätetischen Faktor in der Behandlung der Sprue unter Umständen zukommt.

Fall 14. R. S., 54jähriger Handlanger, Italiener. Aus der *Familienanamnese* sei erwähnt, daß eine Schwester an Lungentuberkulose starb, eine weitere immer kränklich ist und an Magersucht leidet und endlich eine dritte Epileptikerin ist. In der *persönlichen Anamnese* finden wir weder Rachitis noch irgendwelche Darmstörungen im Kindes- oder Adoleszentenalter. Mit etwa 20 Jahren angeblich dreimal Bluthusten, wurde nicht ärztlich untersucht. Lag im Herbst 1923 wegen Magenbeschwerden und Krämpfen in den Beinen erstmals auf der Medizinischen Klinik Zürich, wo akute Gastroenteritis, Achylie (keine freie HCl nach EWALDschem Probefrühstück) und Polyneuritis festgestellt wurden. Bei der Aufnahme bestanden bei leicht erhöhter Temperatur Durchfälle, die 14 Tage andauerten. Die Blutuntersuchung ergab damals eine leichte Anämie: Hb. 77%, Rote 3,3 Mill., F. I. 1,16, Leuko. 10900 mit normaler Verteilung. Färbung der Erythrocyten gut, Normocytose. — Gesund bis 1930, dann Lungenentzündung und in der Folge während längerer Zeit Husten. Im Dezember 1933 erneut auf unserer Klinik hospitalisiert wegen krampfartiger Wadenschmerzen, Appetitlosigkeit, Erbrechen und Durchfällen, die seit 2 Monaten dauerten. Damaliger Befund: Herabgesetzter Ernährungszustand, alter tuberkulöser Spitzenprozeß links, histaminrefraktäre Achylie. Blut: Senkungsreaktion 6 mm in der 1. Stunde. Hb. 78%, Leuko. 7800 mit normaler Verteilung, Normocytose der roten Blutzellen. Blutdruckwerte: 140/90, 120/85. Neurologisch: Polyneuritis. Diagnose: Alkoholische Gastritis und Polyneuritis. Nach kurzer Zeit Besserung der Beschwerden, Verschwinden der Durchfälle (Stuhl wurde nicht auf Fett untersucht). Seither nur mehr selten gearbeitet wegen periodisch auftretender, starker Müdigkeit und Durchfällen. Stühle seien oft wässerig gewesen. Seit etwa $^1/_2$ Jahr Verschlimmerung; starke Abmagerung, ausgesprochene Muskelschmerzen in den Beinen, Stechen und Kribbeln in den Händen und Füßen. Nie Zungen- oder Oesophagusbrennen. Sehr empfindlich auf Sonnenbestrahlung, wurde sofort intensiv braun (wie ein Neger). Trinkt reichlich Wein und Schnaps, ist starker Raucher. Ernährt sich vorwiegend von Minestra, Makkaroni, Polenta. Ißt selten Fleisch, nie Früchte. Einweisung in die Klinik am 12. 12. 1936.

Befund. Stark abgemagerter (s. Abb. 10), kachektisch aussehender, mittelgroßer Italiener. Körpergewicht 40,6 kg. Gesichtsausdruck greisenhaft, Wangen eingesunken, Lippen schmal, scharf gezeichnet. Hals schlank. Die Sternocleidomastoidei treten als scharfe Wülste stark hervor. Rippen zeichnen sich deutlich ab. Muskulatur der Extremitäten atrophisch, Glutaei fehlen fast ganz. Haut trocken, schlecht turgesziert, schuppt im Gesicht. Die Hautfarbe ist schmutzig-bräunlich, Behaarung und Nägel zeigen keine Besonderheiten. Kein Ikterus, Skleren weiß. Zunge nicht auffallend gerötet, Zungenränder glatt. Lungen- und Herzbefund o. B. Radialis leicht rigide. Blutdruck 80/60. Abdomen ballonförmig aufgetrieben, schwappend, Bauchdecken dünn. Leber und Milz nicht vergrößert. Extremitäten durch Atrophie der Muskulatur sehr dünn. Grobe Kraft mäßig vermindert. Dynamometer: rechts $7^1/_2$, links $15^1/_2$ kg. Wadendruck etwas schmerzhaft. Patellarsehnenreflexe bds. vorhanden und gleich, Achillessehnenreflexe fehlen.

Sensibilität nicht gestört. *Urin:* Urobilinkörper positiv, keine zellulären Bestandteile im Sediment. *Stuhl:* 3—5 dünne, breiige Entleerungen täglich von gelbweißer Farbe. Reaktion sauer, Benzidinprobe negativ. Mikroskopisch massenhaft Fettsäurenadeln, spärlich Neutralfett und Fettseifen, keine Stärke, spärlich Pflanzenreste und Muskelfasern. Gärungsprobe negativ. *Blutbefund:* Senkungsreaktion 21 mm in der 1. Stunde, Globulinwert 35. *Chemische Werte:* Rest-N 27,2 mg-%, Xanthoproteinreaktion 29, Bilirubin 0,43 mg-%, Gesamtcholesterin 104, freies 41 mg-%, Esterquote 61%, NaCl 569 mg-%, Kalium 18,9, Calcium 9,1, Gesamtphosphor 8,4, anorganischer Phosphor 2,4 mg-%, Takata-Ara-Reaktion negativ, Weltmannsches Koagulationsband 0,4%. *Morphologischer Befund:* Erythro. 1,9 Mill., Hb. 60%, F.I. 1,54. Rotes Blutbild charakterisiert durch reichliches Vorkommen von typischen Megalocyten, im übrigen besteht ausgesprochene Anisocytose mit überwiegend makrocytären Elementen, Poikilo- und Elliptocytose. Basophile Punktierung und Polychromasie spärlich, vereinzelte Erythrocyten mit Howell-Jolly-Körperchen. Reticulocyten $14^1/_2$‰. Leukocyten 5800 mit folgender Verteilung: Myelo. $2^1/_2$, Segmentkernige 68, Stabkernige 4, Eosinophile $4^1/_2$, Mono. 4 und Lympho. 15%. Wenig ausgesprochene Übersegmentation, keine Riesenneutrophilen. Monocyten teilweise jungkernig, mit starker Lappung. Thrombocyten 45000, mehrere Riesenplättchen. *Sternalmark:* Megalo-erythroblastisch (s. S. 236). *Fraktionierte Magenausheberung:* Histaminrefraktäre Achylie, HCl-Defizit 35. Im Magensaftsediment massenhaft Epithelien, reichlich Leukocyten. *Duodenalsondierung:* A- und B-Galle erhältlich. Bilirubin vor Magnesiumsulfat 8,0 nach 21,0 mg-%. Urobilin in beiden Portionen vorhanden. *Rektoskopie* gelingt bis zu einer Tiefe von 15 cm. Schleimhaut überall intakt, glatt, keine Ulcera, keine Beläge. *Magen-Darm-Röntgen:* Magenbefund o. B. Normaler Situs und Tonus des Dünndarms. Motilität nicht beschleunigt. Normaler Situs und normale Haustrierung des meteoritischen Dickdarms. Colonmotilität beschleunigt. 14 Stunden nach Einnahme der Mahlzeit hat sich das Colon bereits zum Teil entleert. *Stoffwechseluntersuchungen:* Fettgehalt der Stühle zur Zeit heftiger Durchfälle 40% des Trockengewichtes. *Fettbilanz:* Bei 3tägiger, vollständig *fettfreier Ernährung* wird eine Fettausscheidung durch die Faeces von 4,5 g pro die oder 11,1% der Trockensubstanz gefunden (s. Tabelle 2). *Blutfettkurve* nach Belastung mit 400 g Rahm flach und langgezogen. Der maximale Anstieg geht von 445 auf 560 mg-% (s. S. 217). Stickstoffgehalt der Stühle 8,5% des Trockengewichtes. *Blutzuckerkurve* nach Doppelbelastung mit je 20 g Glucose: Anstieg von einem Nüchternblutzucker von 72 auf maximal 116 mg-% nach $1^1/_2$ Stunden, dann langsamer Abfall auf 74 mg-% nach

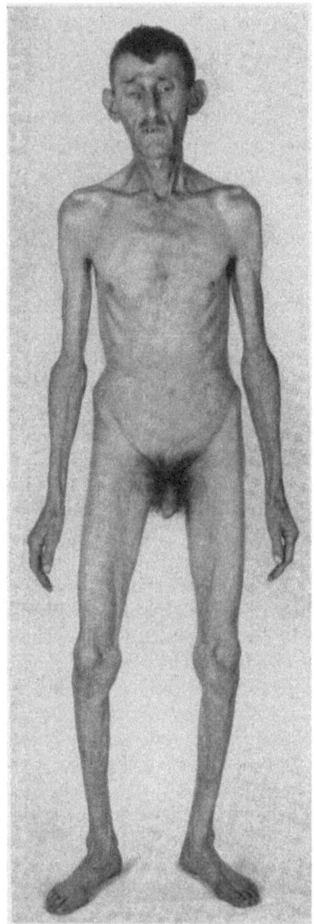
a

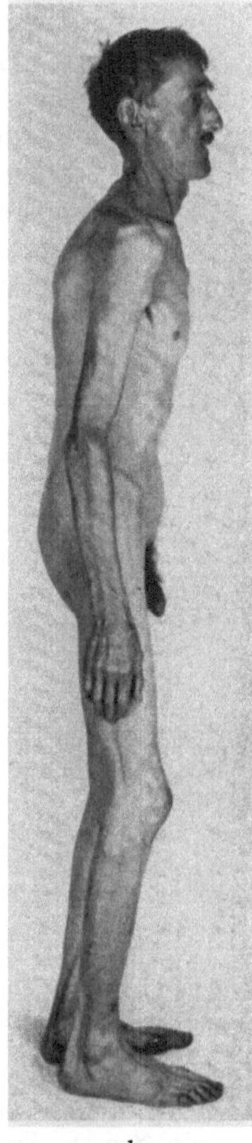
b

Abb. 10 a und b. Pat. R. S., 54jährig (Fall 14). Körpergewicht 40,6 kg.

3 Stunden. Nach 10 E *Iloglandol* sinkt der Blutzuckerspiegel von 87 auf 41 mg-% nach 60 Min. Auf $^1/_2$ mg *Adrenalin* subcutan steigt er von 79 auf 119 mg-% nach 40 Min. Die *intravenöse Zuckerbelastung* mit 20 g Glucose ergibt keine pathologische Kurve (s. S. 220). *Grundumsatz:* +3,5% (16. 12. 1936), —1,3% (3. 1. 1937), +11,2% (12. 3. 1937). Im spezifisch-dynamischen Eiweißversuch steigt der Grundumsatz 1 Stunde nach 50 g Aleuronat von +11,2% auf +24%. *Vitamin-C-Defizit*: Die überschießende Askorbinsäureausscheidung im Urin tritt erst nach Einverleibung von insgesamt 70 ccm Redoxon intravenös ein (s. S. 256). *Galaktosebelastung:* Nach 20 g Galaktose werden im ersten Versuch 0,68, im zweiten 2,62 g durch den Urin ausgeschieden. *Röntgenaufnahmen des rechten Femur* und der *Wirbelsäule* ergeben keine Osteoporose. VOLHARD*scher Wasserversuch:* Von 1500 ccm Flüssigkeit werden nur 645 ccm im Verlaufe von 4 Stunden ausgeschieden. Spezifisches Gewicht sinkt dabei bis 1002. Konzentration bis zum spezifischen Gewicht von 1030.

Krankheitsverlauf. Während der ersten 6 Spitaltage bei Normalkost reichlich dünnflüssige, typische Spruestühle, die sich nach Beschränkung der Fettzufuhr auf 60 g pro die etwas bessern. In diesem Stadium wird ein Versuch mit Nebennierenrindenextrakt-Behandlung (dreimal 2 ccm Cortin täglich) während 5 Tagen gemacht, der aber keine nennenswerte Besserung der Steatorrhoe mit sich bringt. Bei fettfreier Diät hat Pat. vorerst noch 2—3 halbfeste Stühle. Parenterale Leberextrakttherapie (anfänglich zu wenig intensiv durchgeführt) bewirkt eine Reticulocytenkrise von 67‰ mit weiteren Reticulocytenanstiegen bis 64 und 47‰. Hb. und Erythrocyten zeigen langsamen kontinuierlichen Anstieg unter allmählicher Normalisierung des morphologischen Blutbildes. Reticulocyten bleiben dauernd hoch, zwischen 12 und 30‰. Der Phosphorspiegel im Serum steigt von 2,4 auf 4,5 mg-%. Die Cholesterine nehmen von 104 auf 202 mg-% zu. Sukzessive tritt auch eine Besserung der Stühle ein, das Allgemeinbefinden bessert sich wesentlich und das Körpergewicht zeigt eine beträchtliche Zunahme. Trotz allmählicher Steigerung der Fettzufuhr treten keine Durchfälle mehr auf. Bei der Entlassung am 15. 3. 1937 (nach 3monatlichem Spitalaufenthalt) ist Pat. beschwerdefrei, das Körpergewicht beträgt 50,7 kg gegenüber 40,6 kg beim Eintritt. Stuhlgang geregelt, 1—2 Entleerungen täglich, Konsistenz der Stühle fest, bei mikroskopischer Untersuchung mäßig viele Fettsäurenadeln. Anämie vollständig behoben: Hb. 87%, Erythro. 4,4 Mill., F. I. 0,99, das rote Blutbild zeigt noch leichte Anisocytose mit Tendenz zur Makroplanie. Megalocyten fehlen. Reticulocyten 20‰.

Epikrise. Im vorliegenden Falle, der einen 54jährigen Handlanger (Italiener) betrifft, handelt es sich wiederum um eine recht schwere einheimische Sprue. Es kann kein Zweifel bestehen, daß die vor 13 und dann wieder vor 6 Jahren in Erscheinung getretenen Verdauungsstörungen bereits als Symptome des aktuellen Leidens zu bewerten sind. Es zeigt die Anamnese dieses Falles also recht schön den chronisch rezidivierenden Charakter des Leidens, wie er ja häufig beobachtet werden kann. Möglicherweise spielt hier beim Zustandekommen der Erkrankung eine exogene Avitaminose eine Rolle, da sich der Patient während Jahren sehr einseitig und vitaminarm ernährte. Außerdem bestand ein beträchtlicher Alkoholabusus, der zu einer Polyneuritis führte.

Die Untersuchung ergibt den klassischen Befund (s. Abb. 10): Hochgradige Abmagerung mit fast völligem Fehlen der Glutäi, greisenhafter Gesichtsausdruck, schmutzig-braune Pigmentierung der Haut, Adynamie, Hypotension, typische Fettstühle, Anämie vom Perniciosacharakter ohne Bilirubinämie, histaminrefraktäre Achylie und flache Blutzuckerkurve nach peroraler Belastung. Osteoporose und Erhöhung des Grundumsatzes fehlen, hingegen besteht eine Verminderung des Serumphosphors und des Cholesterins. Die angegebenen Parästhesien sind nicht Ausdruck einer funikulären Myelose, sondern Folge einer alkoholischen Polyneuritis. Die vollständige Wiederherstellung des Patienten benötigt eine Behandlungsdauer von etwa 3 Monaten.

Fall 15. M. M., 65jährige Hausfrau. *Vorgeschichte:* Keine Kinderkrankheiten. Menarche mit etwa 20, Menopause mit etwa 50 Jahren. Menses immer regelmäßig, 5 normale Geburten. Seit September 1936 Appetitlosigkeit, Gewichtsabnahme. Im November und Dezember starkes Brennen der Zungenränder und des Gaumens, Wundgefühl hinter dem Brustbein. Seit Dezember Durchfälle, besonders nachts, 3—4 Entleerungen. Stuhl gelb, dünnflüssig, nicht eigentlich schaumig. Geschwollene Beine abends. Leidet seit etwa 20 Jahren an Uterusprolaps. Einweisung am 20. 2. 1937.

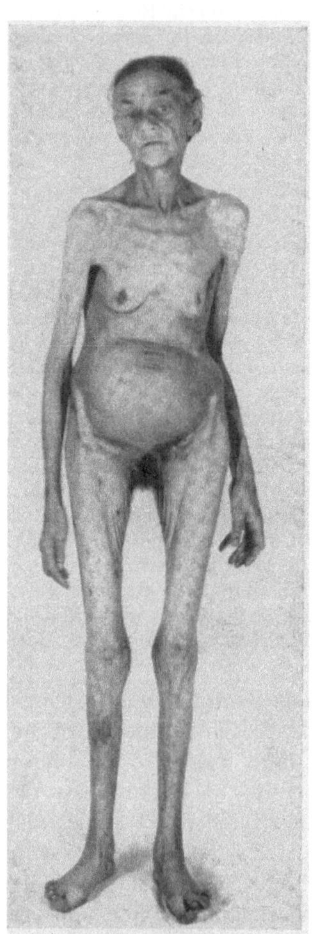

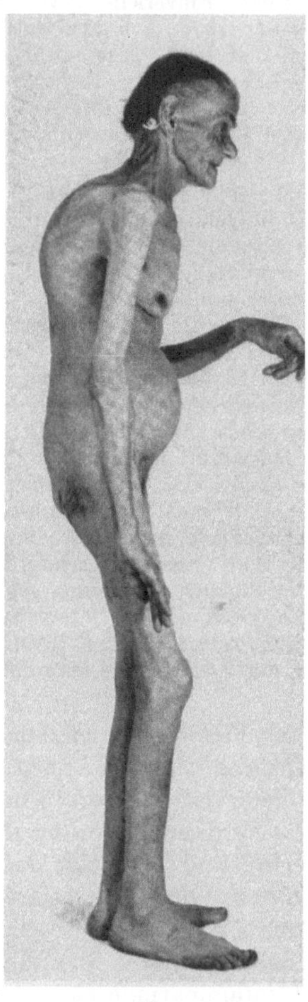

a b
Abb. 11 a und b. Pat. M. M., 65jährig (Fall 15), bei Klinikeintritt. Gewicht 35,7 kg.

Befund. Kleine, hochgradig abgemagerte Frau, etwas vornübergebeugt (vgl. Abb. 11). Körpergewicht 35,7 kg. Macht schwerkranken Eindruck, klagt über Durchfälle und zeitweise auftretendes Zungenbrennen. Ist ängstlich und etwas eigenbrödlerisch. Erinnert sich nicht genau an ihre Krankengeschichte. Haut, besonders im Gesicht, aber auch am ganzen Stamm ausgetrocknet, pergamentartig, von bräunlichem Kolorit. Vereinzelte kleine Pigmentflekken. Handfalten pigmentiert. Wangenschleimhäute zeigen mehrere Pigmentflecken. Unterhautfettgewebe hochgradig reduziert. Knochenbau grazil. Kein Skleralikterus. Lippen trocken, blaß. Zungenränder hochgradig atrophisch, glatt. Am rechten Zungenrand und an Zungenunterfläche einige Venektasien. Keine Struma. Thorax starr, Rippen treten deutlich hervor. Herz- und Lungenbefund ohne Besonderheit. Puls schlecht gefüllt, regelmäßig. Blutdruck 65/30. Rechtsskoliose der Brustwirbelsäule. Abdomen über Thoraxniveau, weich. Bauchdecken dünn; Leber und Milz nicht vergrößert. Extremitäten kraftlos, hochgradig abgemagert, Muskulatur schlaff. Nervensystem: Bauchdeckenreflexe nicht auslösbar, Patellar- und Achillessehnenreflexe bds. positiv, keine pathologischen Reflexe. Keine Sensibilitätsstörungen. Genitale: Reponierter Uterusprolaps, beim Stehen leichter Descensus vaginae. *Urin:* Chemisch Spuren Urobilin, im Sediment massenhaft Leukocyten. *Stuhl:* Lehmfarben, breiig, wenig schaumend, Benzidinprobe negativ. Mikroskopisch: Massenhaft Fettsäurenadeln, wenig Neutralfett, vereinzelte Muskelfasern. *Blut:* Senkungseinstundenwert 57 mm. Globuline 41, Hb. 45%, Erythro. 1,7 Mill., F. I. 1,32. Rotes Blutbild zeigt starke Anisocytose bei guter Färbung. Wenige polychromatische und basophil punktierte Zellen, mäßig viele Megalocyten, Reticulocyten 19‰. Leuko. 2300, Lympho. $19^1/_2$, Mono. $1^1/_2$%. Riesenneutrophile und übersegmentierte Neutrophilenkerne. Monocyten jungkernig.

85000 Thrombocyten. *Knochenmark:* (Sternalpunktion) myelocytär-hyperplastisch, mäßig viele Megaloblasten. *Chemische Blutwerte:* Rest-N 18,0, Harnsäure 1,5, Bilirubin 0,52, Chloride 576, Kalium 16,8, Calcium 6,2, anorganischer Phosphor 1,9 mg-%, Gesamtcholesterin 142, freies 68 mg-%, Esterquote 52%, Alkalireserve 53,8, Takata-Ara-Reaktion negativ, WELTMANNsches Koagulationsband 0,5. *Ekg.:* Sinusrhythmus, Frequenz 75, größte Ausschläge der Ventrikelkomplexe um weniges kleiner als $^1/_2$ Millivolt, Q-T-Distanz (Systolendauer) mit 0,4″ leicht verlängert (höchstzulässig 0,39″). *Fraktionierte Magenausheberung:* Wenig Sekret, nüchtern alkalisch, $1^1/_2$ Stunden nach Coffein freie HCl nachweisbar. Verhalten nach Histamin nicht geprüft. METTsches Röhrchen negativ. *Magen-Darm-Röntgen:* (Konnte erst am 18. 5. 1937 durchgeführt werden): Magen orthotonisch. Schleimhautfalten verdickt, Peristaltik o. B., keine Entleerungsverzögerung, Dünndarmpassage o. B. Tiefstand der Flexura lienalis des Colons. Beschleunigte Passage im Bereiche des proximalen und distalen Colons. Schleimhautfalten im Bereiche desselben verdickt, Hypermotilität des Dickdarms. *Skeletsystem:* Röntgenaufnahme der Brustwirbelsäule: Dextrokonvexe Skoliose. Spondylotische Randwülste an der Konkavseite der Krümmung. Mäßige Osteoporose der Wirbel und der Rippen. Aufnahme des rechten Oberschenkels: Geringe Osteoporose der Regio trochanterica und des Sitzbeines. Schädelaufnahme: Mäßige Osteoporose der Schädelbasis, Sella normal geformt. *Kohlehydratstoffwechsel:* Nüchternblutzucker 66 mg-%. STAUB*sche Belastung:* Typische flache, langgezogene Kurve mit maximalem Anstieg in einem zweiten Gipfel bis 92 mg-%. *Intravenöse Glucosebelastung* mit 20 g: Verhältnismäßig langsamer Abfall der Kurve zum Ausgangswert (s. S. 220). *Insulinbelastung* mit 10 E Iloglandol subcutan: Blutzuckerspiegel sinkt von 85 mg-% auf 51 mg-% (s. S. 221), dabei keine hypoglykämischen Symptome. *Adrenalinbelastung* mit $^1/_2$ mg Adrenalin subcutan: Langsamer Anstieg des Blutzuckers von 75 mg-% auf 107 mg-% im Verlaufe von 3 Stunden. Der Blutdruck steigt von 120/80 auf 135/80, der Puls bleibt fast unverändert. *Fettstoffwechsel: Fettbilanzversuch.* Von 247 g Fett, die während 4 Tagen insgesamt eingenommen wurden, werden 71 g ausgeschieden. Die Bilanz ist positiv und beträgt 176 g. *Blutfettkurve:* Nach Fettbelastung mit 200 g Rahm erfolgt ein geringer Anstieg von 530 auf 565 mg-% (s. Abb. 17). *Vitamin-C-Defizit* wird nach 6 Tagen Askorbinsäuretherapie mit je 10 ccm Redoxon intravenös behoben (s. S. 256). *Basalstoffwechsel:* + 74,9% (21. 4. 1937); + 53,5% (8. 5. 1937); + 61,5% (14. 5. 1937).

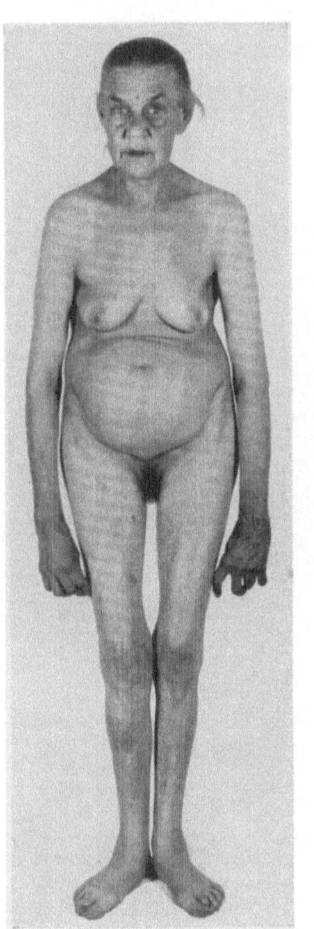
a

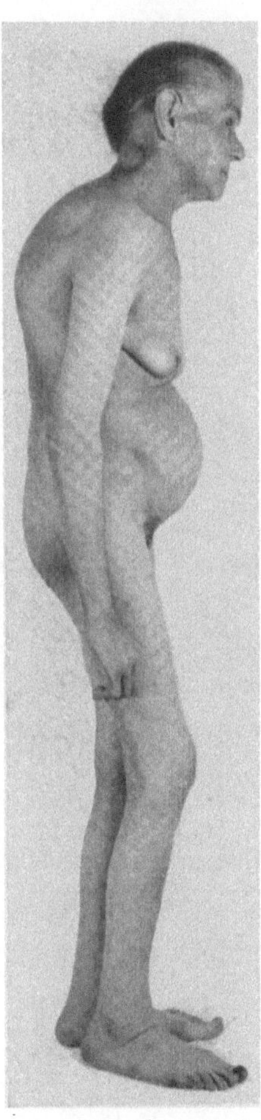
b

Abb. 12 a und b. Pat. M. M., 65jährig (Fall 15), nach der Behandlung. Gewicht 46,5 kg.

Krankheitsverlauf: Wegen des bedrohlichen Zustandes bei der Einweisung wird eine Bluttransfusion von 200 ccm vorgenommen. Im übrigen erhält die Pat. eine fettarme, eiweiß- und kohlehydratreiche Diät, Campolon in hohen Dosen (jeden 2. bis 3. Tag 4 ccm igl.) und Vitamin C parenteral. Das Allgemeinbefinden bessert sich ziemlich rasch. Die Erythropoese, eingeleitet durch eine Reticulocytenkrise bis 112‰, kommt in Gang. Hämoglobin und Erythrocyten steigen allmählich an. Megalocyten werden im Blut noch ziemlich lange gefunden, verschwinden aber schließlich vollständig. Die Stühle werden weniger häufig, geformt. Das Körpergewicht steigt an. Vorübergehend treten vom 19. 3. bis 24. 3. wieder Durchfälle mit massenhaft Fettsäurenadeln auf, ohne daß ein Diätfehler vorausgegangen wäre. Die sehr schöne Besserung des Allgemeinzustandes illustriert am besten die photographische Wiedergabe der Pat. vor und nach der Behandlung (s. Abb. 11 und 12). Vor der Entlassung, die am 22. 5. erfolgt, beträgt das Körpergewicht 46,5 gegenüber 35,7 kg beim Eintritt. Die Stühle sind geformt, enthalten mikroskopisch noch wenig Fettsäuren. Der Blutbefund lautet auf 87% Hb., 4,5 Mill. Erythro. und 0,93 F. I. Die Leukocyten betragen 5200 (74% Neutro., 4 Eos., 7 Mono., 14½ Lympho., ½ Plasmazellen). Die Erythrocyten sind noch leicht anisocytär und häufig makroplan. Megalocyten sind keine mehr vorhanden.

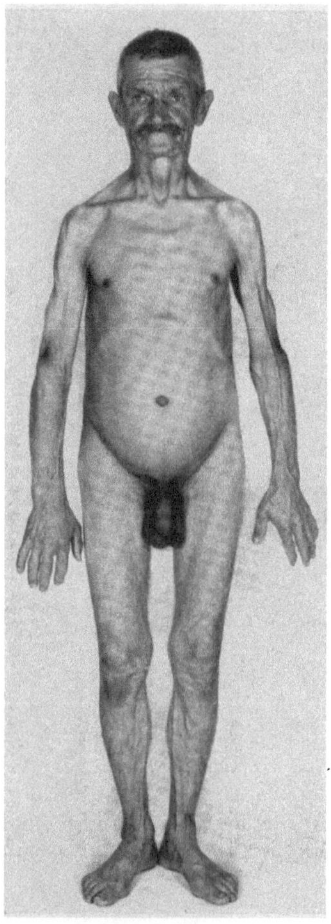

a

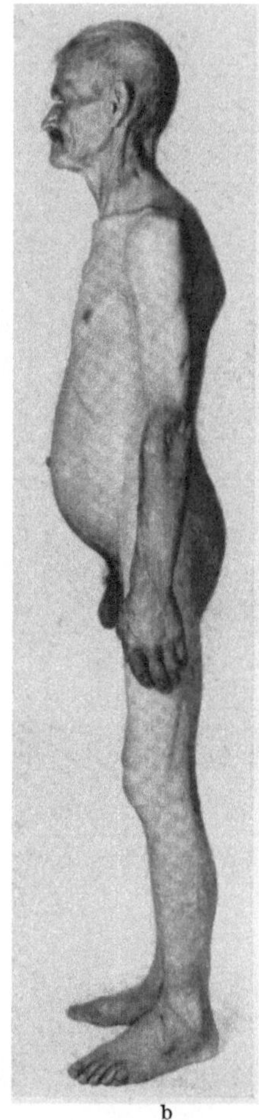

b

Abb. 13a und b. Pat. H. H. (Fall 16). 46jährig, Gewicht 48,4 kg. Man beachte die starke Pigmentation der unbedeckten Körperstellen.

Epikrise. Fall 15 betrifft eine 65jährige Patientin, die bei Spitaleintritt das Vollbild einer einheimischen Sprue darbietet. Den äußerst charakteristischen Aspekt zeigt Abb. 11. Neben typischen Spruestühlen besteht eine hochgradige Anämie vom Perniciosatyp, die sich durch fehlende Bilirubinämie auszeichnet. Hypocalcämie und Osteoporose, stark gesteigerter Basalstoffwechsel, flacher Verlauf der Blutzucker- und Blutfettkurve nach peroraler Glucose- bzw. Fettbelastung ergänzen das Krankheitsbild. Auch die abnormen Pigmentationen sind in typischer Weise auf der Haut vorhanden, greifen aber — was bisher nur selten beobachtet wurde — auch auf die Munsdchleimhaut über. Die Blutsenkungsreaktion ist beträchtlich erhöht, wohl als Folge einer schweren eitrigen Cystitis. In typischer Weise fehlt trotz dieser entzündlichen

Komplikation eine Leukocytose. Obschon das Leiden im Augenblick der Klinikaufnahme ein fast finales Stadium erreicht hat, führt die übliche Behandlung mit fettarmer, eiweiß- und kohlehydratreicher Diät und großen, parenteral verabreichten Campolondosen im Verlaufe von 3 Monaten praktisch zur Heilung.

Fall 16. H. H., 46jähriger Elektriker. Familienanamnese o. B. Nie ernstlich krank. Jetziges Leiden geht auf 1930 zurück. Seither nicht mehr arbeitsfähig. Im April allmählich zunehmende Müdigkeit, Blässe und Gewichtsabnahme. Kann sich nicht an Durchfälle erinnern. Arzt stellt im Mai Blutarmut fest und macht Einspritzungen. Vorübergehende Erholung. Bis 1934 mit Unterbrüchen in ärztlicher Kontrolle. Befinden wechselnd, meist im Winter schlechter. Seit 1934 Zustand eher besser, aber immer müde und blaß. Geht nicht mehr zum Arzt. Stühle jetzt gelegentlich etwas dünner als normal, aber nicht häufiger als 1—2mal pro Tag. Im Winter 1935/36 starke Verschlechterung. Hin und wieder Durchfälle. Erholt sich vorübergehend. Im Winter 1936/37 neuerdings ausgesprochene Müdigkeit, Bauch aufgetrieben, täglich ein halbfester Stuhl von gelblicher Farbe. Im Sommer 1937 während etwa 4 Wochen beim Aufstehen morgens häufig Wadenkrämpfe. Einweisung am 6. 9. 1937. Appetit im allgemeinen ordentlich, nie Erbrechen, nie Zungen-, After- oder Oesophagusbrennen, keine Ödeme, keine Parästhesien. Alkohol und Nikotin sehr mäßig. Ernährung: Ziemlich viel Fleisch, wenig Gemüse und Obst.

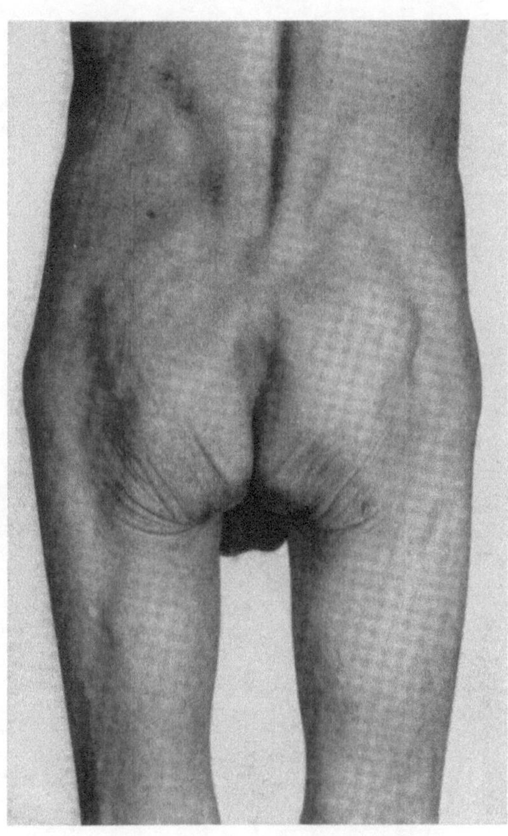
Abb. 14. Pat. H. H. (Fall 16). Typische Atrophie der Gesäßmuskulatur.

Status praesens. 160 cm großer, früh gealtert, fast greisenhaft aussehender Mann (s. Abb. 13). Körpergewicht 48,4 kg. Ist wortkarg, verschlossen, macht den Eindruck eines Sonderlings. Ernährungszustand stark reduziert, Fettpolster fehlt fast völlig. Muskulatur atrophisch. Haut im Gesicht und an den Vorderarmen stark gebräunt, nicht ikterisch, schlecht turgesziert, läßt sich in Falten abheben. Augen liegen tief in den Höhlen, kein Skleralikterus, Konjunktiven blaßrot. Haut der Stirne auffallend stark gerunzelt, Zungenschleimhaut atrophisch, blaß, ebenfalls Schleimhaut des Gaumens und des Rachens, keine Pigmentation. Zähne fehlen oben vollständig, sind unten zum Teil erhalten, cariös. Schilddrüse nicht vergrößert. Thorax: Symmetrisch, Rippen treten stark hervor. Lungen und Herz ohne Besonderheit. Puls ordentlich gefüllt. Arteria radialis leicht geschlängelt, nicht sklerotisch. Blutdruck 90/60 mm Hg. Abdomen: Stark aufgetrieben, über Thoraxniveau, Bauchdecken dünn, ohne Panniculus adiposus. Verstärkte Venenzeichnung in den lateralen Partien. Leber nicht palpabel, Dämpfung mißt 9 cm parasternal. Milz ebenfalls nicht palpabel. Extremitäten: Grobe Kraft mäßig stark reduziert. Muskulatur, insbesondere Nates, atrophisch (s. Abb. 14). Reflexe: Bauchdeckenreflexe in allen Stufen positiv und gleich, Patellarsehnenreflexe links schwach positiv, rechts fehlend, Achillessehnenreflexe bds. fehlend. Babinski, Oppenheim, Gordon, Rossolimo bds. nicht auslösbar. Sensibilität nicht gestört. Urin: Urobilinkörper +, Eiweiß, Zucker, Indican negativ. Diastase nicht erhöht. Im Sediment harnsaures Natron, keine zellulären Bestandteile.

Weitere Untersuchungsbefunde: Stuhl: Massig, silbergrau, glänzend, enthält mikroskopisch massenhaft Fettsäurenadeln, wenig Neutralfett und Fettseifenkrystalle. Die chemische Analyse ergibt folgenden Fettgehalt in Prozent der Trockensubstanz: Gesamtfett + freie Fettsäuren + Seifen 41,4, Neutralfett 4,7, freie Fettsäuren 27,2, Seifen 9,4. Stickstoff 5,5% der Trockensubstanz. Benzidinreaktion negativ. *Blutbefund:* Senkungseinstundenwert 42 mm, Globulinwert 46. Hb. 46%, Erythro. 1,74 Mill., F. I. 1,31. Ausgesprochene Megalocytose des roten Blutbildes, unter Zurücktreten der Aniso- und Poikilocytose (s. Abbildung 24 b), 1 Normoblast, 3 Megaloblasten (s. Abbildung 25) auf 200 Leuko., keine Howell-Jolly-Körperchen, selten Kernreste in den Erythrocyten, Reticulocyten 28‰. Leukocyten 2600 mit folgendem Differentialbild: Segmentkernige 33, Stabkernige 6, Eos. 2, Mono. 14, Lympho. 42%. Thrombocyten reichlich. Übersegmentation der Neutrophilen wenig ausgesprochen, zahlreiche jungkernige Monocyten, zum Teil mit starker Kernlappung. *Sternalpunktion:* Knochenmark sehr zellreich, megaloblastisch, unreif myelocytär. Stark ausgesprochene Karyorrhexis, Megakaryocyten nicht vermehrt. *Chemische Blutwerte:* Rest-N 19,6 mg-%, Bilirubin 1,8, Gesamtcholesterin 119, freies Cholesterin 40 mg-%, Esterquote 58%, Xanthoproteine 31, Chloride 617, Kalium 19,9, Calcium 7,4, anorganischer Phosphor 3,9 mg-%, Alkalireserve 50,7 ccm, Takata-Ara-Reaktion negativ, Weltmannsches Koagulationsband 0,35% $CaCl_2$. *Fraktionierte Magenausheberung:* Histaminrefraktäre Achylie, Mettsches Röhrchen negativ. Im Magensaftsediment vereinzelt Leukocyten, reichlich Plattenepithelien, kein Schleim. *Fraktionierte Duodenalsondierung:* Bilirubingehalt vor Ölreiz: maximal 52 mg-%, nach Ölreiz: maximal 124 mg-%. Diastase vorhanden. Bakterienbefund: B. coli commune, Streptococcus pyogenes non haemalyticus. *Galaktosebelastung:* Agalaktosurie. *Thoraxaufnahme:* Spitzennarben bds. kleiner verkalkter Knoten in der linken Spitze, Lungenfelder hell, linker Sinus verlötet. Cor und Aorta o. B. *Magen-Darm-Röntgen:* Magen orthotonisch, Schleimhautfalten nicht verdickt, Peristaltik normal, Pylorus und Bulbus duodeni o. B. Magen- und Dünndarmmotilität normal. Colon zeigt normalen Situs, normalen Tonus und normale Haustrierung. Colonmotilität mäßig beschleunigt. 14 Stunden nach Einnahme der Kontrastmahlzeit reicht die Füllung bis zum Colon descendens. Colonmeteorismus. *Röntgenaufnahme beider Hände:* Leichte diffuse Osteoporose. *Ekg.:* Sinusrhythmus, Frequenz 83, keine

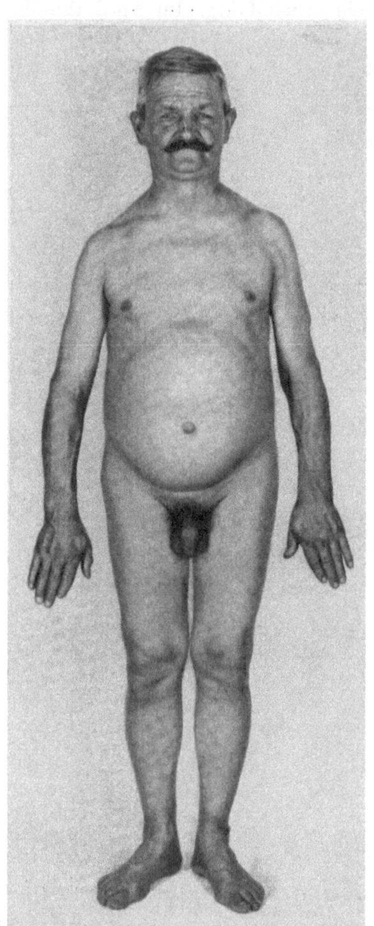
a

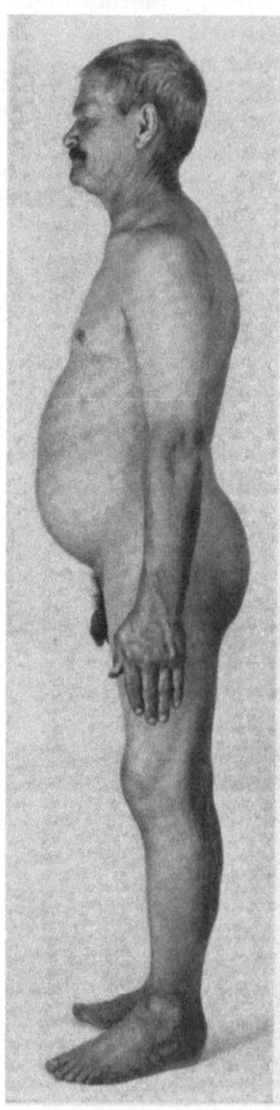
b

Abb. 15 a und b. Pat. H. H. (Fall 16) nach Abschluß der Behandlung. Körpergewicht 71 kg, Anämie vollständig kompensiert.

Zeichen für Myokardschädigung, Zwischenstücke auffallend lang, horizontal. Der Beginn der T-Zacken ist scharf gekennzeichnet. Q T-Abstand 0,38″ (höchstzulässig 0,37″), also leicht verlängert. *Basalstoffwechsel:* +39,8%; +42,7%. STAUB-*Versuch:* Flacher Kurvenverlauf (90—85—91—106—91). *Insulinbelastung* mit 10 E Iloglandol (s. Abb. 20). Bei einem Ausgangswert von 80 mg-% Blutzucker erfolgt nach der subcutanen Injektion ein starker Abfall, der nach 50 Min. den Minimalwert von 52 mg-% erreicht. In der Folge nur geringer Anstieg bis 58 mg-% nach 2 Stunden, keine hypoglykämischen Symptome. *Adrenalinbelastung* (s. Abb. 21). Nach $^1/_2$ mg Adrenalin subcutan vorübergehender Abfall des Blutzuckers von 87 auf 78 mg-%, dann allmählicher Anstieg bis 96 mg-% nach 2 Stunden. Blutdruck und Pulskurve zeigen keine nennenswerten Veränderungen.

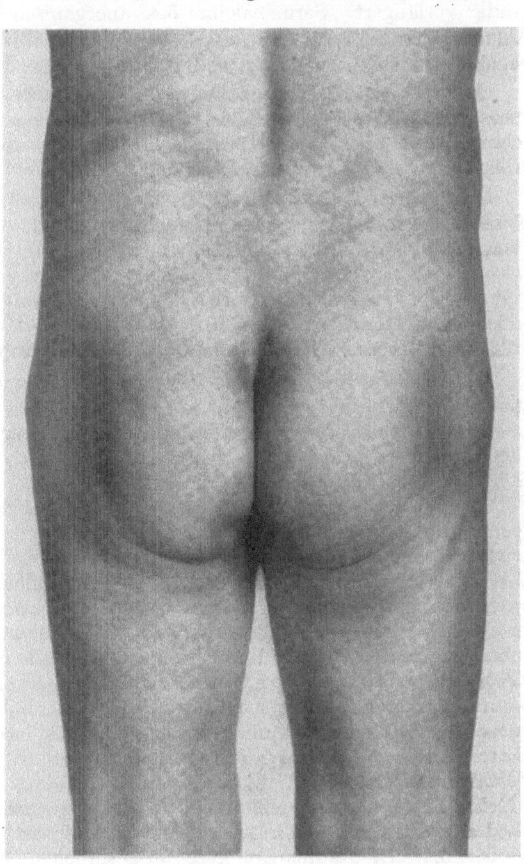

Abb. 16. Pat. H. H. (Fall 16). Nates nach Abschluß der Behandlung.

Epikrise. Der beschriebene Fall betrifft einen 46jährigen Mann, der zur Zeit noch auf der Klinik liegt[1]. Die Anamnese seines jetzigen Leidens, die auf das Jahr 1930 zurückgeht, zeigt den charakteristischen, rezidivierenden, langsam progredienten Verlauf der Sprue. Zur Zeit des Klinikeintrittes bestehen keine Durchfälle, die Stühle sind aber massig, silbergrau glänzend und enthalten mikroskopisch massenhaft Fettsäurenadeln und Fettseifen. Der Grad der Krankheit ist mittelschwer zu nennen, die allgemeine Atrophie ist allerdings sehr ausgesprochen. Charakteristisch ist der Aspekt des Kranken: Greisenhaftes Aussehen des stark abgemagerten Mannes, auffallende Pigmentation der unbedeckten Körperpartien, völliges Fehlen des Fettpolsters, hochgradige Atrophie der Muskulatur, insbesondere der Nates, aufgetriebenes Abdomen. Die Anämie ist mit 46% Hämoglobin und 1,7 Mill. Erythrocyten ziemlich schwer, zeigt ausgesprochen megalocytären Charakter mit starkem Zurücktreten der Aniso- und Poikilocytose. Es finden sich sogar mehrere Megaloblasten im strömenden Blut. Der Bilirubinspiegel ist vorerst leicht erhöht (1,8 mg-%), sinkt aber rasch auf normale Werte. Auch das weiße Blutbild zeigt die typischen Veränderungen der perniziösen Anämie. Das Sternalmark ist hyperplastisch, megaloblastär. An weiteren Symptomen seien hervorgehoben: Flache Blutzuckerkurve im STAUBschen Versuch, Hypotension,

[1] Während der Drucklegung der Arbeit wurde Pat. am 7. 2. 38 nach erfolgreicher Behandlung in praktisch geheiltem Zustande entlassen. Die Abb. 15 und 16 zeigen den Pat. kurz vor der Entlassung.

Hypocalcämie von 7,4 mg-%, leichte Osteoporose, Erhöhung des Basalstoffwechsels (+ 39,8%).

Fall 17[1]. Es handelt sich um eine 47jährige Frau mit 7jähriger typischer Anamnese, die in hochgradig kachektischem, fast moribundem Zustand, mit heftigem Nasenbluten und ausgedehnten Hautpetechien eingewiesen wird.

Hb. 36%. Erythro. 1,7 Mill. F. I. 1,06. Rotes Blutbild megalocytär. Sternalmark megaloblastisch umgewandelt. Leukocyten 4600. Thrombocyten 8500. Blutungszeit hochgradig verlängert. Serumcalcium 6,4, anorganische Phosphate 0,75, Bilirubin 1,1 mg-%, Alkalireserve 35,7, Takata-Ara-Reaktion +. Die Stühle sind dünnflüssig, stark fetthaltig, aashaft stinkend, schleimig, so daß eine ulceröse Enterokolitis angenommen werden muß.

Mit mehreren Bluttransfusionen und energischer Redoxontherapie gelingt es, die hämorrhagische Diathese zu beheben. Eine nach wenigen Tagen auftretende, auffallende psychische Veränderung läßt eine Pachymeningitis haemorrhagica interna vermuten. Die Patientin erliegt der cerebralen Komplikation.

Sektion (Obduzent Priv. Doz. Dr. Uehlinger). *Pathologisch-anatomische Diagnose:* Kachexie. Rotes Knochenmark im Femurschaft (s. Abb. 28). Atrophie der Magen- und Darmschleimhaut, Enteritis ulcerosa (s. Abb. 39). Osteoporose. Pachymeningitis haemorrhagica interna. Hirnödem. Braune Atrophie und Verfettung des Myokards. Lungenödem. Hypostase. Hydrothorax rechts 200 ccm, links 100 ccm, Hydroperikard 80 ccm, Ascites 300 ccm. Fettcirrhose der Leber, Hämosiderose der Kupfferschen Sternzellen. Geringe Milzhämosiderose. Uterus myomatosus. Struma nodosa, partim colloides, partim calculosa.

Histologische Untersuchung. Herz: Muskelfasern lang, deutlich längs- und quergestreift, zum Teil feintropfig verfettet. *Leber:* Zeichnung deutlich, Leberzellbalken sehr breit, alle Leberzellen großtropfig verfettet. Glissonsche Scheiden deutlich verbreitert, in die Läppchen hinein aufgesplittert, geringgradig lymphocytär infiltriert. In den Kupfferschen Sternzellen reichlich feine und mittelgroße Hämosiderinkörner. *Milz:* Gewicht 100 g, Follikel zahlreich, scharf umschrieben, Pulpa mäßig blutreich, mit vereinzelten Plasmazellen und polynucleären neutrophilen Leukocyten. Reticulumzellen vielleicht geringgradig vermehrt, Gitterfasergerüst aber nicht verdichtet. Einzelne Fibrillen mit Eisen imprägniert, ebenso ganz vereinzelte Reticulumzellen. Hämosiderose im ganzen aber außerordentlich geringfügig. *Pankreas:* Drüsenläppchen groß, zahlreiche Langerhanssche Inseln. Zwischengewebe überall schmal, keine entzündlichen Infiltrate. Nur einzelne Läppchen scheinen etwas teils durch Bindegewebe, teils durch Fettgewebe aufgelockert zu sein. *Nebennieren:* Rinde außerordentlich kräftig entwickelt, mit gutem Fettgehalt. Mark intakt. *Ovarien* klein, vollständiger Schwund der Primordialfollikel. *Hypophyse:* Im Vorderlappen vorwiegend Hauptzellen und eosinophile Zellen, basophile eher spärlich. Zwischengewebe eher schmal. *Schilddrüse:* Im lappigen Gewebe mittelgroße und kleine, teils kolloidhaltige Follikel mit kubischem Epithel. In den Knoten vorwiegend kleinfollikuläres Gewebe. *Skelet:* In allen untersuchten Knochen Spongiosabälkchen verschmälert, glatt konturiert und an Zahl vermindert. Am stärksten ist die Reduktion der Zahl der Knochenbälkchen in der distalen Radius-Epiphyse ausgesprochen (s. Abb. 23). Konturen der Knochenbälkchen durchwegs glatt, nirgends Osteoblasten, keine osteoiden Säume. Markräume mit Fettmark gefüllt.

III. Ergebnisse.

Obschon die einheimische Sprue durch die monographischen Bearbeitungen insbesondere von Thaysen und Hansen und v. Staa eine eingehende Würdigung erfahren hat, lassen sich auf Grund unserer Beobachtungen doch in vielfacher Hinsicht neue Gesichtspunkte gewinnen, auf die näher einzugehen vor allem Ziel der folgenden Ausführungen ist.

---

[1] Dieser in aller Kürze wiedergegebene Fall wurde während der Drucklegung der Arbeit auf der Klinik beobachtet. Er kann deshalb in den folgenden Ausführungen nur noch in bezug auf einige neue, interessante Gesichtspunkte, wie hämorrhagische Diathese, Sektionsbefund usw., Berücksichtigung finden.

1. Vorgeschichte.

Meist setzen die ersten Zeichen der Erkrankung schleichend ein. Erst im Verlaufe von Monaten verschlechtert sich, häufig nach wiederholten Remissionen, der Zustand der Patienten so weit, daß ärztliche Hilfe gesucht wird. Von unseren Kranken wurde der Arzt durchschnittlich $^1/_2$ Jahr nach Beginn des Leidens erstmals konsultiert; bis zur Hospitalisierung verfloß im Mittel etwa 1 Jahr. Einen ausnehmend raschen und eigenartigen Verlauf nahm die Erkrankung bei Fall 11, der schon 2 Monate nach Auftreten der ersten Symptome wegen extremen Kräftezerfalls und heftiger Muskelschmerzen bei Fehlen offensichtlicher Darmsymptome in die Klinik eingeliefert wurde. In der Mehrzahl der Fälle betreffen die ersten Beschwerden, unter welchen die Patienten leiden, den Verdauungstractus. Ganz allmählich, ohne ersichtliche Ursache oder seltener plötzlich, im Anschluß an einen vermeintlichen Diätfehler, treten Durchfälle in Form von Fettstühlen auf, die in der Folge dem Krankheitsverlauf den Stempel aufdrücken. In anderen, nach unseren Erfahrungen nicht so seltenen Fällen aber, spielt die Darmstörung dauernd oder zumindest zeitweise in der Anamnese nicht die dominierende Rolle. Im Beginn der Erkrankung vollends fällt in unseren Beobachtungen das Fehlen von Durchfällen direkt häufig auf (in 8 Fällen). Da sind es dann meistens Beschwerden mehr allgemeiner Art, wie Schwäche, rasche Ermüdbarkeit, Appetitlosigkeit, Erbrechen, Magenbeschwerden, die das Krankheitsgeschehen einleiten. In vereinzelten Beobachtungen sahen wir diese Erscheinungen bis 1 Jahr dauern, bevor dem Patienten Defäkationsstörungen auffielen. Selbstverständlich ist damit der Beweis des Fehlens von Darmstörungen nicht geliefert, da die Fettstühle gelegentlich makroskopisch nicht in Erscheinung treten, während mikroskopisch der Fettnachweis ohne weiteres gelingt.

Als Folge der Darmstörung stellt sich meist ein lästiges Aufgetriebensein des Abdomens ein. Einer unserer Patientinnen fiel das Einsinken des geblähten Bauches nach den Stuhlentleerungen auf. Daß nicht nur der Darm, sondern häufig der ganze Verdauungstractus in Mitleidenschaft gezogen wird, erhellt daraus, daß vielfach schon ganz im Beginn des Leidens über Magenschmerzen, Völlegefühl, Appetitlosigkeit, Erbrechen, Zungen-, Oesophagus- und selten auch Afterbrennen geklagt wird. Zungenbrennen wurde von 9 unserer Patienten anamnestisch angegeben. Hochgradige Abmagerung ist unter anderem Folge der schweren Verdauungsstörung. Gewichtsverluste von 10 und mehr kg im Verlaufe weniger Monate sind keine Seltenheit. Oft sind die Patienten bei der Klinikaufnahme zum Skelet abgemagert. Im Gegensatz zur meist vorhandenen Inappetenz verspürten 2 Patientinnen, wenigstens zeitweise, einen wahren Heißhunger. Es ist dies ein Symptom, auf das auch Dünner, Hirschfeld und Geraldy hingewiesen haben. Einer Patientin fiel auf, daß sie, obschon sie 3—4mal so viel als früher aß, rapid an Gewicht verlor.

Zeichen von Herzinsuffizienz, wie Herzklopfen bei Anstrengung, Auftreten von Beinödemen, wurden von 6 Patienten in Zeiten besonders schwerer Rückfälle angegeben.

Im Gegensatz zu Thaysen, der in der Vorgeschichte von annähernd 50% seiner aus der Weltliteratur zusammengestellten Fälle nichttropischer Sprue akute oder chronische Darmerkrankungen im Kindes- oder Adoleszentenalter fand, konnten wir nur bei einer Patientin (Fall 7) in Erfahrung bringen, daß sie „von jeher einen empfindlichen Magen" hatte. Sonst zeigte kein einziger Patient vor Auftreten des aktuellen Leidens Zeichen einer Magen-Darmerkrankung. Wiederholt hörten wir aber, daß die Patienten von Kind auf schwächlich waren. Im übrigen fällt in den Anamnesen die verhältnismäßig häufige Angabe über cerebrale Erkrankungen auf. So war Fall 5 mit 3 Jahren an cerebraler Kinderlähmung erkrankt und litt außerdem an Epilepsie. Fall 10 zeigte das Bild eines ausgesprochenen Parkinsonismus, der im Anschluß an eine Encephalitis lethargica aufgetreten war. Ein weiterer Fall, den wir ambulant zu untersuchen Gelegenheit hatten, litt ebenfalls an Epilepsie.

2. Äußeres Gepräge.

Der Aspekt der Spruekranken ist beim Eintritt in die Klinik, wo das Leiden meist schon weit fortgeschritten ist, häufig so charakteristisch, daß die Diagnose ohne weiteres gestellt werden kann (vgl. z. B. Abb. 11). Die früh gealtert, ja vielfach greisenhaft aussehenden, völlig entkräfteten und durch die Durchfälle geplagten Patienten sind zum Skelet abgemagert, die Muskulatur ist atrophisch. Besonders auffallend und charakteristisch ist der starke Muskelschwund der Glutaei (s. Abb. 14), ein Symptom, auf das schon Thaysen und dann vor allem auch Hansen und v. Staa hingewiesen haben. In einem merkwürdigen Gegensatz zu dieser hochgradigen Inanition stehen das große, meteoristisch aufgetriebene, schwappende Abdomen und die häufig durch Ödeme umfangreich gewordenen unteren Extremitäten. Die Haut ist völlig ausgetrocknet, runzelig, läßt sich in Falten abheben und zeigt meist ein eigenartiges grau-bräunliches bis rauchgraues Kolorit, das gelegentlich auch einen Stich ins Gelbliche erkennen läßt. Seine Ähnlichkeit mit der Melanose des Morbus Addison läßt nicht selten auf den ersten Blick an diese Affektion denken. Neben der diffusen Tönung der Haut findet man bisweilen auch circumscripte Pigmentierungen in Form von Pigmentflecken am Körper oder chloasmaähnlicher Braunfärbungen im Gesicht, wie wir es in unseren Fällen 1 und 12 beschrieben haben (Abb. 7). Oft besteht eine deutliche Abhängigkeit von der Lichteinwirkung, indem die unbedeckten Hautpartien wesentlich stärker pigmentiert sind (in 7 Fällen unseres Beobachtungsgutes). Über Schleimhautpigmentierungen im Mund finden sich in der Literatur nur vereinzelte Angaben, meist wird sogar im Gegenteil betont, daß die Sprue immer ohne Schleimhautpigmentierungen einhergehe. Wir fanden einwandfreie Pigmentflecken auf der Mundschleimhaut im Falle 15. Zur Abgrenzung gegen die perniziöse Anämie ist das auch in der Literatur häufig betonte Fehlen eines Ikterus von Wichtigkeit. Erscheinungen hämorrhagischer Diathese auf der Haut sind selten. Wir sahen solche einmal als stippchenförmige Petechien an den unteren Extremitäten (Fall 1) und ein zweites Mal in Form ausgedehnter Hautblutungen, Epistaxis und Pachymeningitis haemorrhagica interna (Fall 17). In der Literatur wird das Vorkommen hämorrhagischer Diathese beschrieben von v. d. Scheer, Holst, Holmes und Starr und Thaysen. Schwere Schleimhautblutungen erwähnen Hansen und v. Staa bei 2 Fällen in den Endstadien. Die Anhangsgebilde der Haut, Haare und Nägel, sind nach Hansen häufig charakteristisch verändert. Der Haarwuchs ist schütter, strähnig, widerborstig (auch von Dünner, Hirschfeld und Geraldy beobachtet). Die Nägel fallen durch ihre Brüchigkeit und Splitterung auf.

Gelegentlich drückt die Beteiligung des Knochensystems der äußeren Erscheinung der Kranken den Stempel auf, indem nämlich durch hochgradige Osteoporose bzw. Osteomalacie schwere Deformationen des Skelets, besonders der Wirbelsäule entstehen (vgl. z. B. Fall 1 von HANSEN und v. STAA mit Abbildung).

3. Störungen des Verdauungstractus.

Fettstühle. Neben dem skizzierten auffallenden klinischen Aspekt der Spruekranken sind es in erster Linie die überaus charakteristischen — wenn auch nicht pathognomonischen — *Fettstühle*, welche die Aufmerksamkeit auf sich ziehen. Sie treten meist als massige, gelegentlich übelriechende, blasenbildende Entleerungen von grauweißlicher oder hellgelber Farbe auf. In Perioden akuter Verschlechterung des Leidens sind sie aber vielfach dünnflüssig, spritzend. Bei mikroskopischer Untersuchung findet man stets reichliche Mengen von Fett, hauptsächlich in Form von Fettsäurenadeln, weniger von Fettseifen und Neutralfett.

Die Steatorrhoe, dieses so hervorstechende, die Krankheit meist beherrschende Symptom, kann in gewissen Perioden des Verlaufes vollständig fehlen, welche Tatsache die Diagnose stark erschwert. So sahen wir ambulant eine 48jährige Patientin, bei der wir vorerst nur eine perniziöse Anämie feststellten, die allerdings eine ganze Reihe auf Sprue verdächtige Zeichen aufwies, wie auffallende Magerkeit, starke Pigmentation und massenhaft JOLLY-Körperchen in den Erythrocyten. Wir zögerten aber mit der Diagnose Sprue, da die Steatorrhoe sowohl anamnestisch, als auch bei der Untersuchung vollständig fehlte. Überraschenderweise stellten sich aber eines Tages Fettstühle ein und ließen nunmehr an der Diagnose keinen Zweifel mehr bestehen. Dieser Fall ist für die Auffassung der Pathogenese der Sprue von Bedeutung, denn er bildet mit ein gewichtiges Argument gegen jene pathogenetische Interpretation, die das Krankheitsbild der Sprue in seiner Gesamtheit als Folge der Fettresorptionsstörung darstellt.

Stomatitis-Glossitis. Der Verdauungstract kann bei der Sprue in seiner ganzen Ausdehnung mehr oder weniger stark in Mitleidenschaft gezogen sein, wobei es sich jedoch, abgesehen von den Veränderungen in der Mundhöhle und Speiseröhre, mehr um funktionelle Störungen als anatomisch faßbare pathologische Veränderungen handelt. Gleich den in der Literatur niedergelegten Erfahrungen, fanden wir eine *Glossitis* bzw. deren Endzustand, eine Atrophie der Zungenschleimhaut, in etwa der Hälfte der Fälle. Nur zweimal handelte es sich dabei um eine *aphthöse Glossitis*. Eine aphthöse *Stomatitis* konnten wir nie beobachten. Gelegentlich machten die Patienten die Angabe, daß die Zungenbeschwerden im Zusammenhang mit dem periodischen Einsetzen der Durchfälle auftraten. So empfand z. B. unser Patient K. O. (Fall 1) das Zungenbrennen jeweils am intensivsten kurz vor Beginn akuter Verschlimmerung der Durchfälle. Entsprechende entzündliche Veränderungen der Schleimhaut der Speiseröhre sind bei der einheimischen Sprue sehr selten, kommen aber vor. Zwei unserer Patienten (Fall 9 und Fall 13) klagten über Oesophagusbrennen.

Die sekretorische Funktion des Magens ist in charakteristischer Weise gestört. In etwas mehr als der Hälfte unserer Fälle (in 9 von 16 Fällen) bestand, wie aus der nachstehenden Tabelle 1 hervorgeht, bei der fraktionierten Magenausheberung vor der Behandlung eine *histaminrefraktäre Achylie*. Nur in einem Falle fanden wir Normacidität. In den Fällen 1, 2, 13 und 15 trat die Salzsäuresekretion nach Coffein und in Fall 12 erst nach Histamin auf. Mit der klinischen Remission beobachteten wir bei 4 von uns daraufhin untersuchten Fällen ein *Wiederauftreten bzw. eine Besserung der Salzsäureproduktion*. Ein strenges Parallelgehen zwischen Schwere der Erkrankung und Grad der Magensekretionsstörung besteht allerdings weder nach unseren Erfahrungen, noch nach denjenigen von THAYSEN. Er beobachtete Fälle, die bis zum Exitus letalis normacid waren. Fall 3 von HANSEN und v. STAA zeigte kurz ante Exitum einen Nüchterninhalt mit 50 freier HCl, nachdem früher nur auf Histamin freie HCl produziert worden war.

Die von uns mit dem METTschen Röhrchen durchgeführten Untersuchungen auf den Pepsingehalt des Magensaftes zeigten einen weitgehenden Zusammenhang zwischen Anwesenheit von Pepsin und Sekretion von freier HCl. In allen jenen Fällen, wo die fraktionierte Untersuchung eine komplette Achylie ergab, fehlte Pepsin. Umgekehrt war mit drei Ausnahmen Pepsin vorhanden, sofern freie HCl nachgewiesen werden konnte.

Tabelle 1. Magenaciditätsverhältnisse.

Fall	Nüchtern	Freie HCl nach Coffein	Freie HCl nach Histamin	METTsches Röhrchen mm	Zustand zur Zeit der Kontrollen
1	Ø	7	—	2	
2	Ø	22	—	4	
3	Ø	Ø	Ø	neg.	
4	Ø	Ø	Ø	neg.	
	Ø	Ø	Ø	neg.	
5	Ø	Ø	Ø	neg.	
	Ø	Ø	72	6	Besser
	40	72	—	14	3 Jahre später geheilt
6	Ø	Ø	Ø	neg.	
7	Ø	Ø	—	neg.	
8	Ø	10	64	10	
9	8	16	—	neg.	
	Sp.	48	—	10	Beschwerdefrei
10	Ø	Ø	—	—	
11	Ø	Ø	Ø	neg.	
12	Ø	Ø	34	neg.	
	Ø	30	—	12	Beschwerdefrei
13	Ø	16	—	neg.	
	Ø	24	35	neg.	Beschwerdefrei
14	Ø	Ø	Ø	neg.	
	Ø	Ø	Ø	neg.	Wesentlich gebessert
15	Ø	pos.	—	neg.	
16	Ø	Ø	Ø	neg.	

Wichtig ist, daß die Sprue im Gegensatz zur BIERMERschen Anämie, wenn auch häufig, so doch nicht immer mit einer vollständigen Achylie einhergeht und daß nach erfolgreicher Behandlung bei vorbestandener Achylie Salzsäuresekretion wieder auftreten kann.

Wegen der nahen hämatologischen Beziehungen zwischen Sprue und cryptogenetischer perniziöser Anämie (wir werden später noch eingehender auf diese Frage zu sprechen kommen), ist die Frage nach dem *Verhalten des* CASTLE*schen Prinzips* im Magensaft des Spruekranken von besonderem Interesse. Die diesbezüglichen Kenntnisse stützen sich im wesentlichen auf die von CASTLE, RHOADS, LAWSON und PAYNE gemachten Untersuchungen, die, obzwar an Fällen tropischer Sprue durchgeführt, auch auf die einheimische übertragbar sind. Die genannten Autoren konnten in 19 daraufhin untersuchten Fällen 15mal das Vorhandensein des „intrinsic factor" im Magensaft nachweisen. Gleichzeitige Untersuchungen der Säureverhältnisse zeigten, daß kein strenges Parallelgehen zwischen Vorhandensein von freier HCl und CASTLEschem Prinzip besteht. So fand sich z. B. letzteres in 6 Fällen mit histaminrefraktärer Achylie und umgekehrt fiel der Nachweis desselben in 4 Fällen mit Norm- oder Hypacidität negativ aus. WOLF und REIMANN publizierten kürzlich einen Fall von Perniciosa mit Fettstühlen — er gehört u. E. zweifellos in das Gebiet der Sprue —, bei dem die Salzsäuresekretion des Magens erhalten war. Während nun das CASTLEsche Prinzip im Vollstadium der Erkrankung fehlte, war es nach erfolgreicher Leberbehandlung in reichlicher Menge vorhanden.

Als wichtige Erkenntnis halten wir aus diesen Untersuchungen fest, daß bei der Sprue in einem großen Prozentsatz der Fälle der Magensaft das CASTLEsche Ferment enthält. Auf die Frage, warum es in diesen Fällen trotzdem zur Ausbildung einer Anämie vom Perniciosatyp kommt, werden wir später eingehen.

Ergebnisse der Röntgenuntersuchung des Magendarmtractes. Von vornherein sind gemäß den fast durchwegs negativen Befunden an Magen und Darm bei Sektionen von Spruefällen (s. S. 261) grobe morphologische Veränderungen im Röntgenbild nicht zu erwarten. Das Interesse der radiologischen Untersuchung beschränkt sich demnach im wesentlichen auf die Feststellung funktioneller Störungen.

Die im Schrifttum mitgeteilten Röntgenbefunde sind uneinheitlich. Wir erwähnen kurz, daß normale Passagezeiten der Kontrastmahlzeit durch Magen und Darm von LAMBRIGHT, HEGLER, THAYSEN, HANSEN und v. STAA, verlangsamte Dünndarmmotilität von THORFINN, SNELL, beschleunigte von DÜNNER, HIRSCHFELD und GERALDY gefunden wurden. Eine verhältnismäßig häufige Beobachtung bei allen drei Formen der idiopathischen Steatorrhoe ist das Bestehen eines Megacolons (THAYLOR, MILLER, LINDNER und HARRYS, HOLMES und STARR, BENETT, HUNTER und VAUGHAN, SNELL und THAYSEN). Von anderen Autoren wiederum wurde eine Dilatation des Dickdarmes nie gefunden (HANSEN und v. STAA u. a.). Die Erklärung dieser stark wechselnden Befunde ergibt sich wohl daraus, daß die Untersuchungen in verschiedenen Krankheitsstadien vorgenommen wurden.

Unter Berücksichtigung des klinischen Befundes ergab die Röntgenuntersuchung bei unseren Patienten (in 7 Fällen wurde eine Magen-Darmpassage, in 1 Fall nur eine Magenuntersuchung durchgeführt), immerhin ziemlich übereinstimmende Resultate. Bei jenen Fällen, die zur Zeit von Durchfällen untersucht wurden, war die Colonmotilität bei normaler Dünndarmmotilität regelmäßig beschleunigt, der Dickdarm war zudem meist ausgesprochen meteoristisch. In 4 Fällen, bei welchen die Darmpassage im durchfallsfreien Zustand vorgenommen wurde, fand man beim einen eine normale, bei den übrigen eine beschleunigte Colonmotilität. Der Magenbefund war in der Regel normal, nur zweimal wurden Störungen gesehen, nämlich in einem Fall eine hochgradige Verzögerung der Magenpassage infolge Spasmus des Bulbus duodeni (Fall 5), im andern eine Pylorusinsuffizienz (Fall 12).

4. Stoffwechselstörungen.

Die für die Sprue charakteristischen Stoffwechselstörungen betreffen vor allem den Fett-, Zucker-, Mineral- und Basalstoffwechsel, wobei zweifellos der Störung des Fetthaushaltes mit den typischen Fettstühlen die wichtigste Rolle zukommt.

Fettstoffwechsel. Die *Fettausscheidung durch die Faeces* zeigt nach Thaysen je nach dem Stadium der Krankheit starke Schwankungen. In Zeiten heftiger Durchfälle kann der Fettgehalt bis 71,2% der Trockensubstanz (normal 8 bis 12%) die 24-Stundenausscheidung bis 81,2 g (normal 10—12 g) betragen. Bezüglich der chemischen Zusammensetzung des Stuhlfettes fand Thaysen bei starken individuellen Schwankungen der prozentualen Verhältnisse stets ein beträchliches Überwiegen des Fettsäureanteiles über den Gehalt an Neutralfett und Fettseifen. In einer eigenen Analyse (Fall 16) fanden wir folgenden Stuhlfettgehalt: Gesamtfett + freie Fettsäuren + Seifen 41,4% der Trockensubstanz. Die Seifen betrugen 9,4%, die freien Fettsäuren 27,2% [1], das Neutralfett 4,7% der Trockensubstanz.

In Fettbilanzversuchen berechnete Thaysen den Fettverlust durch den Stuhl auf 11,5—55,6% des Nahrungsfettes. Zu einem analogen Resultat kamen wir in einem 4tägigen Bilanzversuch bei Fall 15, indem bei einer Gesamtzufuhr von 247 g Fett, 70 g durch den Stuhl ausgeschieden und folglich 177 g bzw. 71,2% verwertet wurden. Der Fettverlust betrug somit 28,8% [2].

Die Fettausscheidung durch den Stuhl steht in unmittelbarer Abhängigkeit von der Fettzufuhr. Nach eigenen Beobachtungen an Patienten, die aus therapeutischen Gründen fettarm ernährt wurden, führten oft schon geringe Fettzulagen nach kürzester Zeit zu Verstärkung der Steatorrhoe. Umgekehrt fanden wir bei Fall 14 nach vollständigem Fettentzug aus der Nahrung während 3 Tagen in den entsprechenden Stuhlportionen einen Fettgehalt von durchschnittlich 11,1% der Trockensubstanz (s. Tabelle 2), d. h. einen Wert, der noch im Bereiche der Norm liegt. Bekanntlich entstammen die in jedem normalen Stuhl enthaltenen geringen Fettmengen Darmbakterien, desquamierten Epithelien und emigrierten Zellen (Schmidt und Strassburger, Hill und Bloor).

Tabelle 2.

Fall 14: Fettausscheidung bei fettloser Diät. Sie beträgt durchschnittlich 4,5 g pro die oder 11,16% der Trockensubstanz.

Datum	9. 1. 37		10. 1. 37		11. 1. 37	
Gesamte Stuhlmenge	265 g	185 g	100 g	365 g	300 g	365 g
Trockensubstanz	8,3%	7,8%	12,7%	7,1%	5,9%	6,2%
Gesamtfett	4,1 g	1,3 g	0,26 g	2,7 g	2,6 g	2,6 g
Fett in Prozent der Trockensubstanz	18,6%	9,2%	2,0%	10,5%	14,6%	11,7%

Die *pathogenetische Deutung* der vermehrten Fettausscheidung durch den Stuhl bietet beträchtliche Schwierigkeiten. Nachdem sowohl eine Insuffizienz der Verdauungsdrüsen als auch eine beschleunigte Dünndarmmotilität als

[1] Berechnet aus dem mittleren Äquivalentgewicht der Säuren in der „Seifenfraktion".

[2] Die chemischen Analysen wurden von Herrn Priv.-Doz. Dr. Leuthardt, Leiter des klinisch-chemischen Laboratoriums des Kantonspitals Zürich, durchgeführt. Wir sprechen ihm auch an dieser Stelle unseren besten Dank aus.

Ursache der Steatorrhoe mit Bestimmtheit ausgeschlossen werden konnten (vgl. THAYSEN, HANSEN und v. STAA), kommen heute nur noch zwei Erklärungsmöglichkeiten ernsthaft in Frage: Die abnorme Fettausscheidung kann erstens durch ein mangelhaftes Fettresorptionsvermögen der Darmschleimhaut verursacht sein, oder es kann zweitens bei normaler Fettresorption eine krankhafte Wiederausscheidung durch den Darm vorliegen. Die letztere Ansicht wird wohl von einer Reihe von Autoren (MONCRIEFF und PAYNE, SPERRY und BLOOR, SNAPPER) vertreten, entbehrt aber einer überzeugenden Beweisführung. Nach unserem Dafürhalten besteht kein Zweifel, daß die Steatorrhoe der Sprue im wesentlichen auf einer mangelhaften Resorption des Nahrungsfettes durch die Darmschleimhaut beruht. Für diese Auffassung und gegen das Vorliegen einer vermehrten Fettausscheidung durch den Darm, sprechen

1. die Abhängigkeit der Fettausscheidung von der Fettzufuhr, insbesondere der sofortige Rückgang des Stuhlfettgehaltes auf normale Werte nach vollständigem Fettentzug,

2. die flache Blutfettkurve nach peroraler Fettbelastung, die von LAWAETZ und VOGT-MØLLER bei einheimischer Sprue beschrieben wurde. Während Kontrolluntersuchungen an stoffwechselgesunden Individuen bei Nüchternwerten von durchschnittlich 540 mg-% (300—730 mg-%) nach peroraler Belastung mit 100 g Olivenöl einen Anstieg des Blutfettgehaltes um durchschnittlich 50% (34 bis 90%) zeigten, ergaben die Bestimmungen an 5 dekompensierten Spruefällen bei etwas niedrigeren Nüchternwerten einen maximalen Anstieg nach der Belastung von nur 39% im Durchschnitt (15—52%). Auch wir fanden in 3 Versuchen eine charakteristische flache Blutfettkurve nach Fettbelastung. Wir führten die letztere nicht mit Olivenöl, sondern mit Rahm, als einem physiologischen Fett, durch. Abb. 17 zeigt die drei pathologischen Kurven[1] neben einer zum Vergleich angeführten Normalkurve. Übereinstimmend ist der maximale Anstieg des Blutfettgehaltes nicht nur geringer, sondern wird auch erst in einem späteren Zeitpunkt erreicht als im Kontrollfall. Es ist dies ein Ergebnis, das im Zusammenhang mit den Resultaten der Bilanzversuche und der Stuhlfettbestimmungen nach fettloser Diät mit Sicherheit dafür spricht, daß die Steatorrhoe der Sprue nicht durch eine pathologische Fettexkretion, sondern durch eine mangelhafte Fettresorption bedingt ist.

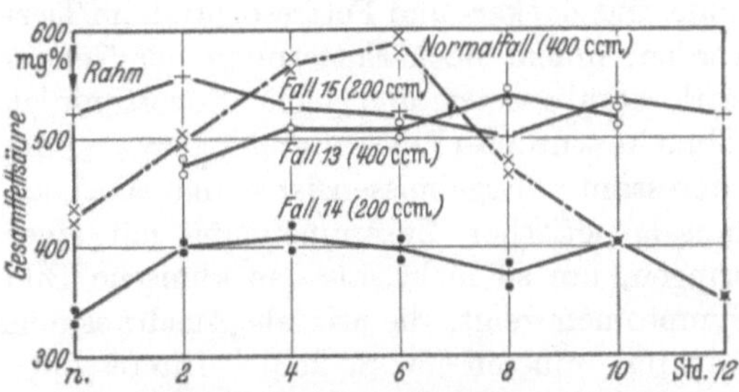

Abb. 17. Blutfettkurven nach Belastung mit 200 ccm (bzw. 400 ccm) Rahm.

Der Mechanismus dieser Fettresorptionsstörung, welch letztere auf Grund zahlreicher autoptischer Befunde bei einer pathologisch-anatomisch intakten Darmschleimhaut zustande kommt (s. S. 261), war bis vor kurzem vollständig unklar. Wenn wir auch nicht wie HANSEN und v. STAA die Ansicht vertreten, daß die Grundstörung der Sprue in einer isolierten Hemmung der Fettresorption bestehe, sondern in der letzteren nur das wichtigste und im klinischen Bilde am stärksten hervortretende Teilsymptom einer zahlreiche andere Resorptions-

[1] Bestimmung der Fettsäuren nach BLOOR, des Lipoidphosphors nach KARSSEN und v. WERING.

funktionen betreffenden Darmstörung sehen, so ist die Klärung ihrer Entstehung im Hinblick auf die Pathogenese der Sprue trotzdem von großer Bedeutung.

Neuere Untersuchungen durch Verzar und seine Mitarbeiter über die Physiologie der Darmresorption scheinen uns wichtige Hinweise auf den möglichen Mechanismus der Fettresorptionsstörung der Sprue zu geben. Auf Grund tierexperimenteller Ergebnisse kommen die genannten Autoren zum Schluß, daß sowohl gewisse Zucker (Glucose und Galactose) als auch die Fette erst nach vorheriger Bindung an Phosphorsäure (Phosphorylierung) zur Resorption gelangen. Der normale Ablauf dieser Phosphorylierungsprozesse steht unter der inkretorischen Regulation der Nebennierenrinde, so zwar, daß jene durch das Nebennierenrindenhormon gefördert werden, bei seinem Mangel aber nicht mehr regelrecht vor sich gehen. Es konnten diese Beziehungen zwischen Nebennierenrinde und Zucker- und Fettresorption im Tierexperiment in der Tat nachgewiesen werden, indem nach Entfernung der Nebennieren die Resorption dieser Stoffe stark herabgesetzt und nach Eucortoninjektionen wieder zur Norm zurückgebracht wurden (Verzar und Laszt, Wilbrandt und Lengyel). Nach diesen interessanten Ergebnissen ist es naheliegend, auch die Steatorrhoe der Sprue in kausalgenetischen Zusammenhang mit einer Nebennierenrindeninsuffizienz zu bringen, um so mehr, als das klinische Bild dieser Krankheit eine Reihe von Symptomen zeigt, die wir als Ausdruck eines funktionellen Addisonismus betrachten müssen (s. S. 253). Interessant sind in diesem Zusammenhange Experimente von Laszt und Verzar, in welchen es gelang, durch chronische Monojodessigsäurevergiftung (welche die Phosphorylierungsprozesse hemmt) bei jungen Ratten ein der Sprue ähnliches Krankheitsbild mit Fettdiarrhoen, Anämie und Osteoporose zu erzeugen, das sich nach Injektionen von Eucorton heilen ließ.

Ein sehr interessanter Zusammenhang besteht ferner zwischen der Nebennierenrindenfunktion und dem Vitamin B_2-Komplex, dessen Mangel nach McCarrison und Verzar zu einer Hypertrophie der Nebennierenrinde führt. Andererseits hat ungenügende Phosphorylierung auch eine mangelhafte Resorption des Vitamin B_2, des Lactoflavins, zur Folge, da es mit Ausnahme der Hefe meist in nichtphosphorylierter Form in der Natur vorkommt. Es besteht demnach eine Wechselwirkung im Sinne eines Circulus vitiosus dadurch, daß einerseits die Resorption des Vitamin B_2 an eine intakte Nebennierenrindenfunktion gebunden ist und andererseits ein Mangel dieses Vitamins eine Nebennierenrindenstörung nach sich zieht.

Es ist also denkbar, daß auch Vitamin B_2-Mangel über eine Nebennierenrindenstörung eine ungenügende Fettresorption bedingen kann.

Bisher ist es nicht gelungen, die beschriebenen Zusammenhänge zwischen Darmresorptionsstörung, Nebennierenrindenfunktion und Vitamin B_2 ex iuvantibus bei der idiopathischen Steatorrhoe des Menschen zu beweisen. Wir konnten z. B. weder durch große intravenöse Lactoflavin- (Fall 11), noch durch große Cortidyn- bzw. Cortigendosen (Fall 11 und 14) eine merkliche Beeinflussung der Fettausscheidung beobachten. Es kann dieses Resultat aber nicht als Beweis gegen die Verzarsche Auffassung angeführt werden, da wir weder genügend feine Kriterien zur Beurteilung der Fettresorption, wie z. B. Blutfettkurven nach Belastung und Bilanzversuche herangezogen, noch die Nebennierenextrakte in den Verzarschen Tierversuchen entsprechenden Dosen verabreicht haben. In einer jüngsten Mitteilung spricht VERZAR allerdings von günstigen therapeutischen Resultaten mit Hefekonzentraten, die Flavinphosphorsäure enthalten.

Kohlehydratstoffwechsel. Die Störung des Kohlehydratstoffwechsels zeigt sich in erster Linie in einer typischen, von THAYSEN erstmals beschriebenen „*flachen Blutzuckerkurve*“ nach peroraler Belastung mit Glucose. Während normalerweise der Blutzucker nach Verabreichung von beispielsweise 60 g Glucose um mindestens 75 mg ansteigt, findet bei der Sprue in etwa 50% der Fälle eine weit geringere Erhöhung statt. THAYSEN bezeichnet die Kurve dann als flach, wenn der maximale Anstieg nach der Belastung mit 60 g Glucose den Nüchternwert nicht mehr als um 40 mg übertrifft. Der genannte Autor fand die Kurve gelegentlich auch noch in einer anderen Weise verändert, indem nämlich wohl ein nahezu normaler Anstieg erfolgte, wegen des tiefen Ausgangswertes aber die normale absolute Höhe nicht erreicht wurde. Die Kurve war also gleichermaßen auf ein niedriges Niveau eingestellt.

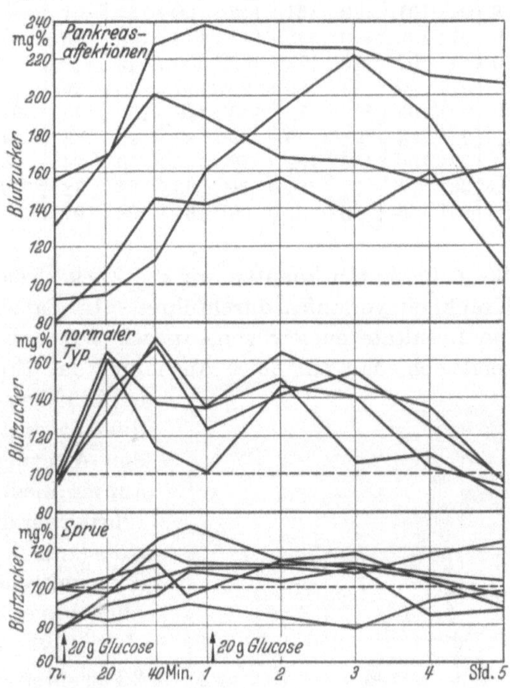

Abb. 18. Blutzuckerkurven bei STAUB-TRAUGOTTscher Glucosedoppelbelastung.

Um einen möglichst genauen Einblick in die Natur der Kohlehydratstoffwechselstörung zu gewinnen, begnügten wir uns *nicht nur* mit der Blutzuckerbestimmung nach *peroraler Glucosebelastung*, sondern führten auch *intravenöse Zuckerbelastungen*, sowie *Adrenalin-* und *Insulinbelastungen* durch.

Die *perorale Zuckerbelastung* wurde in der Regel nach der von STAUB-TRAUGOTT angegebenen Methode der doppelten Verabreichung von je 20 g Glucose im Abstand von einer Stunde vorgenommen (vgl. Abb. 18). Die auf diese Weise gewonnenen Resultate sind in Tabelle 3 zusammengestellt. Aus ihr geht hervor, daß die Blutzuckerkurve mit einer einzigen Ausnahme (Fall 6) einen pathologisch flachen Verlauf, oder ein niedriges Niveau zeigt. Die Nüchternwerte liegen fast durchwegs auffallend tief, zwischen 66 und 97 mg-%, 5mal unter 80 mg-% und nie über 100 mg-%. Der maximale Anstieg beträgt mit zwei Ausnahmen weniger als 50 mg-%, 6mal weniger als 30 mg-%. In Übereinstimmung mit THAYSEN finden wir auch bei unserem Material noch zwei weitere Eigentümlichkeiten der Sprue-Blutzuckerkurve, nämlich den *protrahierten Verlauf* und das Auftreten eines *zweiten Anstieges*. Der Ausgangswert wird erst spät, nach 3 Stunden, oft sogar dann noch nicht erreicht. Einen nochmaligen Anstieg nach der zweiten Belastung finden wir in 6 Fällen, wobei dieser zweite Anstieg erst spät, etwa 1—$1^1/_2$ Stunden nach der zweiten Zuckergabe erfolgt.

Tabelle 3. Glucosebelastung nach Staub. (Blutzuckerwerte in mg-%.)

Fall	a) bei Klinikeintritt								b) vor der Entlassung							
	↓ 20 g			↓ 20 g					↓ 20 g			↓ 20 g				
	0	20 Min.	40 Min.	1 Std.	1½ Std.	2 Std.	2½ Std.	3 Std.	0	20 Min.	40 Min.	1 Std.	1½ Std.	2 Std.	2½ Std.	3 Std.
4	75	94	95	108	109	106	116	**122**	93	102	118	**124**	116	112	110	103
6	90	102	133	**147**	143	124	103	93								
7	75	90	104	106	101	**108**	85	88								
8	96	101	120	**131**	113	108	106	101								
9	97	102	110	92	114	**116**	100	96								
10	88	102	112	113	112	139	**146**	118								
11	84	80	85	89	80	77	90	**96**	75	85	93	**98**	90	88	87	90
12	96	95	**118**	112	110	110	103	95	87	99	123	**134**	117	101	74	75
13	71	84	94	**99**	86	87	95	85	84	96	**125**	112	94	84	85	85
14	72	106	108	102	**116**	106	80	74	94	119	**140**	77	123	82	79	97
15	66	71	76	84	76	83	**92**	82	78	**107**	102	91	89	86	83	83
16	90	85	89	91	99	**106**	99	91								

Bei 6 Patienten konnten wir die Zuckerbelastung in verschiedenen Phasen des Krankheitsverlaufes durchführen. In Tabelle 3 sind in einer zweiten Rubrik die Resultate eingetragen, die wir während einer guten Periode erhielten. Es zeigt sich, daß mit einer Ausnahme das Ergebnis besser war. Es erfolgt jetzt ein kräftiger Anstieg nach der ersten Belastung, die Kurve ist nicht mehr zweigipflig und erreicht den Ausgangswert früher, ist aber meist noch auf ein niedriges Niveau eingestellt. Bei Fall 11 führten wir den Staubschen Versuch 5mal durch, wobei die letzten zwei Bestimmungen in eine Zeit weitgehender Besserung fielen. Die Kurve blieb unverändert flach und langgezogen.

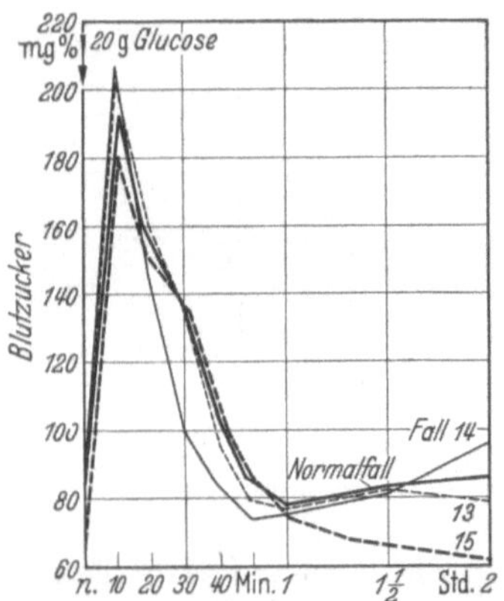

Abb. 19. Blutzuckerkurven nach intravenöser Blutzuckerbelastung.

Intravenöse Glucosebelastungen wurden bei 3 Patienten vorgenommen. Es wurden zu diesem Zwecke 20 g Glucose gelöst in 50 ccm Aqua dest. langsam intravenös gespritzt. Die erzielten Blutzuckerkurven (s. Abb. 19) zeigen bei allen Fällen einen ziemlich einheitlichen Verlauf und differieren kaum von der Kurve eines stoffwechselgesunden Kontrollpatienten. Nach einem sehr raschen Anstieg im Verlaufe von 10 Minuten erfolgt ein etwas langsamerer Abfall, der nach 50—60 Minuten einen Tiefpunkt erreicht hat, der gewöhnlich um weniges unter dem Ausgangswert liegt. Im Verlaufe einer weiteren Stunde stellt sich der Blutzucker wieder auf das ursprüngliche Niveau ein. Eine kleine Abweichung von diesem Verlauf zeigt die Kurve der Pat. 15, indem hier die geringe hypoglykämische Phase fehlt. Unsere Ergebnisse, die keine wesentlichen Abweichungen von der Norm erkennen lassen, stehen im Widerspruch zu den Befunden Thaysens, der unter 6 Fällen 3mal eine abnorm niedrige und rasch abfallende Kurve fand.

Bei 4 Patienten wurde das Verhalten des Blutzuckerspiegels nach subcutaner Injektion von 10 E *Iloglandol* bzw. ½ mg *Adrenalin* untersucht (vgl. Abb. 20

und 21). Alle 4 Fälle, besonders aber die Fälle 14, 15 und 16, die ein schweres Krankheitsbild darboten, zeigen eine starke Insulinempfindlichkeit. Wie aus Abb. 20 hervorgeht, erreicht der Blutzucker im Verlaufe von 40—50 Min. den niedrigsten Wert. Nur die Kurve des Falles 14 läßt nach 60 Min. bei einem Blutzuckerspiegel von 42 mg-% (!) noch sinkende Tendenz erkennen. Mit Ausnahme eines leichten Schweißausbruches im letzteren Falle traten keine hypoglykämischen Symptome auf. Interessant sind nun vergleichsweise Ergebnisse der Adrenalinbelastung (Abb. 21). Fall 14, der die hochgradige Insulinempfindlichkeit zeigte, reagiert auf Adrenalin mit einem starken Blutzuckeranstieg, dem eine flache, langgezogene hypoglykämische Phase folgt. Die beiden andern Fälle antworten nur mit einem geringen, langsam zunehmenden Anstieg, der nach 2 bzw. 3 Std. anscheinend noch nicht beendet ist.

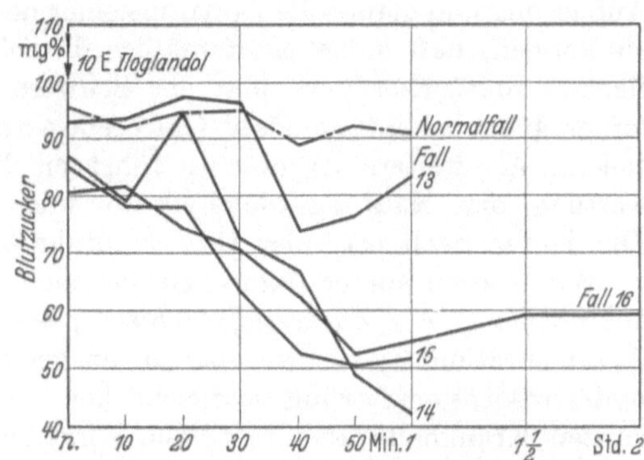

Abb. 20. Blutzuckerkurven nach Insulinbelastung.

Zusammenfassend finden wir demnach die Blutzuckerkurve im STAUBschen Versuch in der großen Mehrzahl unserer Fälle gegenüber der Norm verändert. Sie verläuft flach, langgezogen, auf „niedrigem Niveau", kehrt erst spät zum Ausgangswert zurück und zeichnet sich häufig durch einen zweiten Gipfel aus, der erst 1—$1^1/_2$ Std. nach der zweiten Belastung auftritt (vgl. Abb. 18). Im Verlaufe der Remission nähert sich der Kurvenverlauf bei fast allen Fällen der Norm. Im Bewußtsein der geringen Zahl der Versuche weisen wir mit Vorbehalt darauf hin, daß das Verhalten des Blutzuckerspiegels nach intravenöser Belastung kaum wesentlich von der Norm abweicht, daß ferner auf Insulin eine leichte bis starke Überempfindlichkeit besteht und daß endlich nach Adrenalin zum Teil ein normales, häufiger aber ein fast refraktäres Verhalten resultiert.

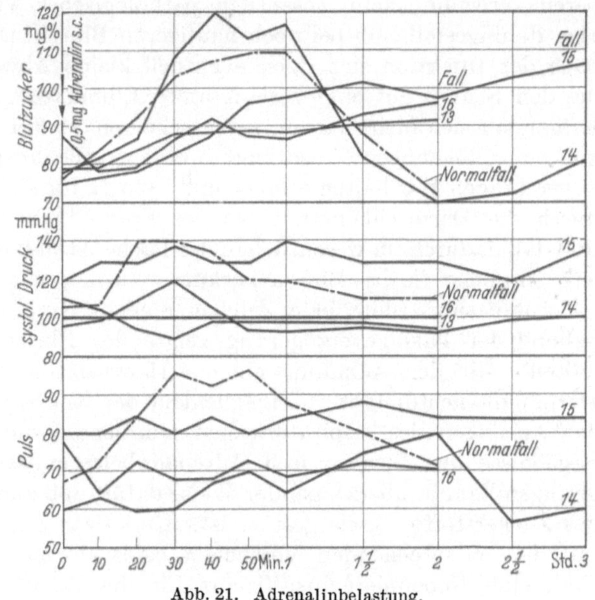

Abb. 21. Adrenalinbelastung.

Es ist noch strittig, auf welche Mechanismen die genannten Störungen des Kohlehydratstoffwechsels zurückzuführen sind. Für die Erklärung der flachen Blutzuckerkurve kommen prinzipiell zwei Möglichkeiten in Frage. Es kann erstens die per os verabreichte Glucose mangelhaft von der Darmschleimhaut resorbiert werden, oder es kann zweitens bei normaler Resorption eine Regulationsstörung des Zuckerstoffwechsels vorliegen. Thaysen vertritt die letztere Auffassung und glaubt die Annahme einer normalen Resorption damit begründen zu können, daß keine gesetzmäßige Beziehung zwischen dem Auftreten der flachen Blutzuckerkurve und der Schwere der Steatorrhoe bestehe, und daß ferner auch bei intravenöser Glucosebelastung die Kurven abnorm flach ausfielen. Als weitere Argumente führt er die nachgewiesenermaßen gute Verwertung der Nahrungskohlehydrate und den Anstieg des respiratorischen Quotienten nach peroraler Glucosezufuhr an.

Wir werden später darauf zu sprechen kommen, daß auch wir eine *Regulationsstörung des Zuckerstoffwechsels* postulieren. Unseres Erachtens ist die Argumentation Thaysens aber nicht geeignet, die Möglichkeit einer Kohlehydratresorptionsstörung auszuschließen. Bei unseren zahlreichen, während der ganzen Krankheitsdauer mehrfach vorgenommenen Staub-Versuchen konnten wir fast stets mit der Besserung der Steatorrhoe auch eine Normalisierung der Blutzuckerkurve beobachten, während das Verhalten auf Insulin- und Adrenalinbelastung noch pathologisch war. Das Ergebnis der intravenösen Glucosebelastung dürfte wohl kaum für oder wider die Annahme einer Resorptionshemmung angeführt werden können. Es gibt lediglich Aufschluß darüber, ob der zugeführte Zucker in normaler Weise aus dem Blut entfernt und in den Depotorganen gestappelt wird. Wir konnten an Hand unserer Versuche, wie bereits erwähnt, kein wesentlich pathologisches Verhalten finden. Es bleibt aber dahingestellt, ob bei noch häufigeren Blutentnahmen in kurzen Abständen nach der Injektion sich doch eventuell kleine Abweichungen ergeben dürften, die den Schluß auf eine verlangsamte Elimination des Blutzuckers erlaubten. Es handelt sich nicht darum, zu entscheiden, ob bei der Sprue die Kohlehydrate gut oder ungenügend resorbiert werden. Die ausreichende Resorption steht außer Frage. Wir halten es aber mit Verzar für sicher, daß die *Zuckeraufnahme* durch die Darmschleimhaut bei der Sprue in *verlangsamtem Tempo* verläuft und daß dadurch im wesentlichen der flache Ausfall der Blutzuckerkurve bedingt ist. Ähnliche flache Blutzuckerkurven sahen wir z. B. auch bei Fällen mit Pylorusspasmus ohne jede Zeichen einer Darmresorptionsstörung. Nach Behebung der Passageverzögerung zeigte der Blutzucker wieder normales Verhalten. Mit der Annahme einer verlangsamten Zuckeraufnahme durch den Darm, läßt sich die gute Verträglichkeit der Kohlehydrate in der Nahrung sowie das Ansteigen des respiratorischen Quotienten durchaus vereinbaren. Unsere Ergebnisse der Insulin- und Adrenalinbelastungsversuche sprechen trotz der geringen Zahl in überzeugender Weise dafür, daß auch die hormonale Regulation des Zuckerstoffwechsels gestört ist. Und zwar zeigen sie so starke Ähnlichkeit mit den entsprechenden Versuchen beim Morbus Addisonii, daß wir geneigt sind, eine Nebenniereninsuffizienz für die Regulationsstörung verantwortlich zu machen. Der mangelhafte Anstieg des Blutzuckerspiegels nach Adrenalin ist im allgemeinen durch die ungenügende Füllung des Leberglykogendepots bedingt (Brentano, Thaddea u. a.), welch letztere ihrerseits auf Nebennierenrindeninsuffizienz zurückgeführt wird. Das abnorm tiefe Sinken des Blutzuckers nach kleinen Insulindosen, eine typische Erscheinung auch bei der Addisonschen Krankheit, möchten wir mit Fernbach und Dekker als

Störung des Regulationsmechanismus der sekundären Adrenalinausschüttung erklären. In diesem Sinne sprechen auch die fehlenden hypoglykämischen Symptome, die nach den oben genannten Autoren auf Adrenalinwirkung beruhen. Nach den früher geschilderten Beobachtungen VERZARs über die Beeinflussung der Zuckerresorption durch die Nebennierenrinde scheint es uns möglich, daß auch bei der verlangsamten Zuckerresorption eine Nebenniereninsuffizienz mit im Spiele steht.

Eiweißstoffwechsel. Die idiopathische Steatorrhoe führt allem Anschein nach zu keiner wesentlichen Störung des Eiweißstoffwechsels. Die Stickstoffausscheidung durch die Faeces ist gegenüber der Norm nicht oder nur unwesentlich erhöht, übersteigt also nicht 3—4 g in 24 Std. oder 2,7—5,14% der Stuhltrockensubstanz (THAYSEN). In einer eigenen Analyse fanden wir 5,5% Stickstoff, berechnet auf die Trockensubstanz (Fall 16). Leicht erhöhte Werte sind nach MCCRUDDEN und FALES nicht auf ungenügende Resorption, sondern auf vermehrte Ausscheidung von Verdauungssäften und verstärkte Leukocytenemigration zurückzuführen. Die Stickstoffbilanzversuche fallen nach THAYSEN positiv aus, sofern eine genügend große Menge Stickstoff zugeführt wird. Der Stickstoffbestimmung im Stuhl kommt insofern eine differentialdiagnostische Bedeutung zu, als sie die Spruestühle ohne weiteres von pankreatogenen Fettstühlen unterscheiden läßt, indem letztere einen erhöhten Stickstoffgehalt aufweisen.

Mineralstoffwechsel. Unter den *Störungen des Mineralstoffwechsels* nimmt diejenige des *Calciumhaushaltes* die wichtigste Stellung ein. Sie tritt in Form einer Kalkverarmung des Organismus in Erscheinung, die von einer leichten *Senkung des Blutcalciumspiegels* bis zur hochgradigen *Osteoporose* führen kann. Als Folge der Hypocalcämie können sich außerdem *tetanische Erscheinungen* einstellen, die zwar meist leichter Natur sind, sich gelegentlich aber auch bis zu schweren Konvulsionen steigern können (SCHÖNEMANN).

Die *Hypocalcämie* ist eine sehr häufige, bei allen drei Formen der idiopathischen Steatorrhoe auftretende Erscheinung. Der Calciumspiegel des Serums ist in der Regel nur leicht gesenkt oder liegt an der unteren Grenze der Norm. Hochgradige Erniedrigungen, wie sie z. B. von BAUMGARTNER und SMITH mit 6,2 und 3,1 mg-% bei tropischer Sprue beschrieben wurden, sind selten. Etwas häufiger sind normale oder leicht erhöhte Werte. Bei unseren 13 darauf hin untersuchten Fällen betrug der Calciumgehalt des Serums, wie aus Tabelle 6 ersichtlich ist, 12 mal dauernd oder zeitweise weniger und nur 1 mal mehr als 10 mg-%. Die niedrigste von uns beobachtete Zahl war 6,2 mg-%. Beträchtliche Schwankungen des Calciumspiegels je nach der Schwere der Durchfälle wurden von SNELL festgestellt. Im Zustand profuser Durchfälle fand er überdies nicht nur einen raschen Abfall des Calciumspiegels, sondern auch ein fast refraktäres Verhalten desselben gegenüber therapeutischen Maßnahmen. In der Remission steigt er wieder an, bleibt aber lange verhältnismäßig niedrig und erreicht erst nach langdauernder Besserung völlig normale Verhältnisse. Bei Spruefällen mit Osteoporose sieht man gelegentlich eine Erhöhung der Serumkalkwerte, wie z. B. bei Fall 1 von HANSEN und v. STAA (13 mg-%). Dieses Verhalten ist offenbar auf das Freiwerden von größeren Kalkmengen in den Phasen verstärkter Dekalzinierung des Skelets zurückzuführen.

Bei einer Krankheit, die, wie die Sprue, in so zahlreichen Fällen zu einer Kalkverarmung des Organismus führt, treten begreiflicherweise auch *tetanische*

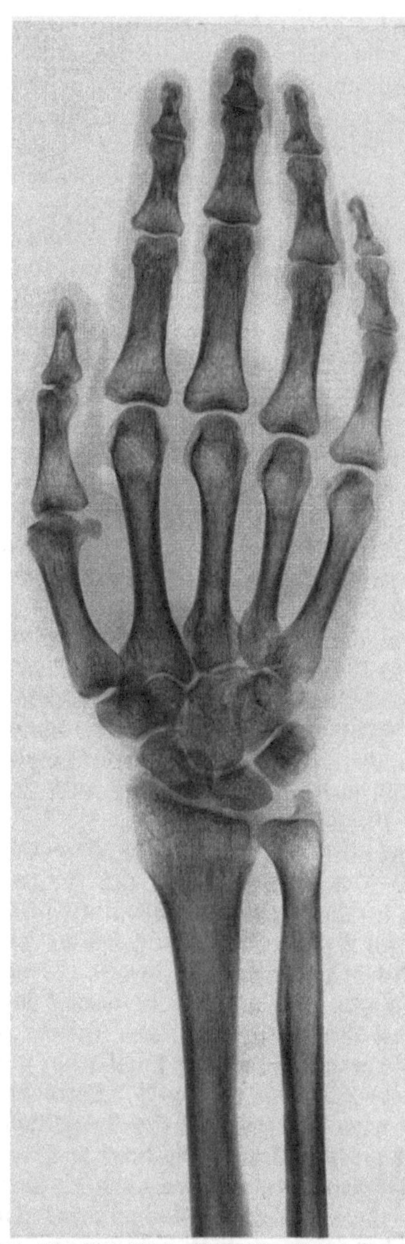

Abb. 22. Pat. F. B. (Fall 17). Mittelschwere Osteoporose. Die Aufnahme von Hand und Vorderarm zeigt neben Kalkarmut der Knochen Auflockerung der Spongiosastruktur und Aufsplitterung der Compacta.

Erscheinungen auf. Meist bleibt aber die Tetanie latent, und nur selten tritt sie im klinischen Bild stärker hervor. Das Auftreten tetanischer Anfälle geht nicht immer mit dem Grad der Calciumerniedrigung parallel. DÜNNER, HIRSCHFELD und GERALDY sahen manchmal bei niedriger Blutcalciumkonzentration Ausbleiben der Krämpfe, während diese beim selben Fall mit höheren Kalkmengen in Erscheinung traten. Wahrscheinlich spielt hier nicht so sehr der Gesamtcalciumgehalt des Serums als vielmehr die Menge des ionisierten Kalks die ausschlaggebende Rolle. Die tetanischen Anfälle lassen sich durch intravenöse Injektion von Calcium sofort, jedoch nur vorübergehend beseitigen.

Neben der Hypocalcämie — und offenbar in genetischem Zusammenhang mit ihr — findet man häufig auch eine *Hypophosphatämie*, und zwar als Erniedrigung des anorganischen Phosphors im Serum. Sie wird bei einheimischer Sprue beschrieben von SCHERER, MEYER, THAYSEN, SNELL u. a., bei tropischer Sprue von FAIRLEY, LINDNER und HARRIS. Bei Zoeliakie ist sie eine obligate Erscheinung und hochgradiger als die Hypocalcämie (FANCONI). Während der Phosphorspiegel des Serums bei Gesunden zwischen 3,5 und 4,5 mg-% liegt, beträgt er bei der idiopathischen Steatorrhoe in der Regel weniger als 3 mg-% und zeigt in der Remission ein ähnliches Verhalten wie der Calciumspiegel.

Unsere Serumphosphatbestimmungen beziehen sich nur auf 5 Fälle. Die Werte waren im Beginn meist leicht erniedrigt und stiegen mit der Besserung zur Norm an (s. Tabelle 7).

Von den 3 Formen der idiopathischen Steatorrhoe führt die Zoeliakie am häufigsten zu *Osteoporose*, FANCONI fand sie bei allen seinen Fällen. Am seltensten scheint sie bei der tropischen Sprue aufzutreten; doch fehlen hier verläßliche Angaben. Es ist schwierig, sich ein genaues Bild über die Häufigkeit des Auftretens osteoporotischer Skeletveränderungen bei der einheimischen Sprue zu machen, da meist nicht eingehend genug darnach gefahndet wurde. Immerhin findet man bei der Durchsicht des Schrifttums recht häufig Angaben über entsprechende Beobachtungen. Unter den 27 von THAYSEN aus der Weltliteratur zusammengestellten Fällen wurde 5mal Osteoporose festgestellt. THAYSEN fand unter seinen 17 eigenen Fällen 7mal, HANSEN unter 4 Fällen 3mal porotische Veränderungen des Knochensystems. Von unseren Fällen wurden 10 röntgenologisch auf Skeletaffektionen untersucht. Dabei wurde jedoch nur 4mal Osteoporose festgestellt. Bei Patientin K. E. (Fall 4) bestanden hochgradige osteoporotische Veränderungen des Oberarm- und Oberschenkelknochens, sowie der Schulterblätter, nicht aber der Schlüsselbeine und Rippen

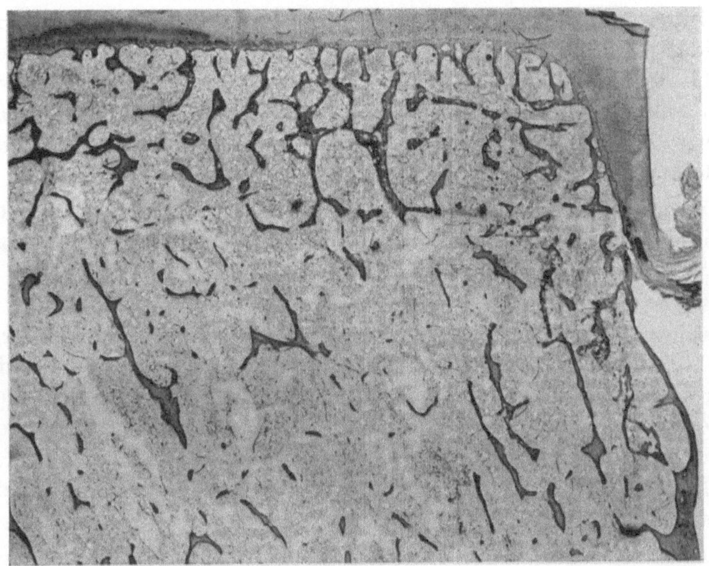

Abb. 23. Pat. F. B. (Fall 17). Distale Radiusepiphyse: einfache Osteoporose. Vergr. 1:6.

(s. S. 184). Weniger ausgesprochen war die Dekalzinierung des Knochensystems bei Patientin M. M. (Fall 6). Bei beiden Fällen bestanden die Veränderungen hauptsächlich in einer Verdünnung der Kompakta. Fall 16 zeigte auf den Röntgenaufnahmen der Hände eine leichte diffuse Osteoporose. Die Abbildungen 22 und 23 [1] zeigen die Osteoporose des Falles 17 im Radiogramm und histologischen Bild. Osteomalazische Knochenveränderungen, wie sie Fall 1 von HANSEN und v. STAA zeigen, konnten wir nie beobachten. Es handelt sich hier um eine für Sprue ganz ungewöhnliche, von der Osteoporose prinzipiell verschiedene Skeletaffektion. Osteoporose findet sich anscheinend weit häufiger bei weiblichen als bei männlichen Spruepatienten. Auch 3 unserer 4 Fälle mit Osteoporose waren Frauen.

Warum es in einem Fall von Sprue zu Dekalzinierung der Knochen kommt, im andern aber nicht, ist nicht ohne weiteres ersichtlich. Sicher spielt die Schwere und Dauer der Steatorrhoe nicht die ausschlaggebende Rolle, wie das vielfach

[1] Die Abb. 23 wurde uns von Herrn Priv.-Doz. Dr. UEHLINGER, Oberarzt am Pathologischen Institut der Universität Zürich, zur Publikation zur Verfügung gestellt, wofür wir ihm bestens danken.

angenommen wird. Wahrscheinlich wirken sich auch hier endokrine Störungen und D-Hypovitaminose aus.

Der *Kalkstoffwechselstörung* scheint im wesentlichen eine *mangelhafte Ausnutzung des mit der Nahrung zugeführten Calciums* zugrunde zu liegen. Es zeigt sich nämlich, daß die Kalkausscheidung im Stuhl, die ja normalerweise minimal ist, in Spruefällen mit Diarrhoen oft stark gesteigert ist (McCrudden und Fales). Es dürfte sich dabei aber weniger um ein mangelhaftes Resorptionsvermögen der Darmschleimhaut, als vielmehr um eine Überführung des Calciums in eine unresorbierbare Form durch Bindung an freie Fettsäuren handeln. Wird nämlich Calcium im Überschuß zugeführt, so kann eine vorher negative Bilanz positiv werden (Starr und Gardner, Gjörup, Lindner und Harris). Restlos geklärt sind die Verhältnisse jedoch nicht, denn es gibt Fälle, bei denen trotz erheblicher Steatorrhoe die Calciumresorption intakt gefunden wird. In den Fällen mit Osteoporose spielen, wie oben erwähnt, wahrscheinlich auch eine Störung des Vitamin-D-Stoffwechsels und endokrine Faktoren eine maßgebende Rolle.

Die Störung des Kalk- und Phosphatstoffwechsels mit all ihren Folgezuständen ist, wie das Thaysen besonders hervorhebt, keine spezifische Erscheinung der Sprue. Analoge Veränderungen findet man auch bei Steatorrhoen anderer Genese.

In weit geringerem Maße ist der Stoffwechsel der übrigen mineralischen Bestandteile des Serums in Mitleidenschaft gezogen. Angaben über das Verhalten des *Serum-NaCl* bei einheimischer Sprue liegen in der Literatur nicht vor. Fanconi fand die Serumchloride bei Zoeliakie stark schwankend, oft erhöht. Die von uns gefundenen Werte zeigen keine wesentlichen Abweichungen von der Norm (s. Tabelle 7). Auch der *Kaliumgehalt* zeigte in unseren Fällen keine gesetzmäßigen Veränderungen.

Die für die Zoeliakie so charakteristische *Azidose* scheint bei der Sprue weit weniger ausgesprochen zu sein. Allerdings wurde darauf bisher zu wenig geachtet. Meyer und Scherer fanden in ihrem Falle keine Veränderung der Alkalireserve. Unter den 7 Fällen unseres Materials, bei denen die Alkalireserve bestimmt wurde (allerdings nicht immer im Vollstadium der Erkrankung), fiel sie bei 3 Fällen erniedrigt, bei 3 weiteren normal und bei einem letzten Falle hochnormal aus (s. Tabelle 7).

Basalstoffwechsel. Nach eingehenden Untersuchungen Thaysens ist der Grundumsatz bei Sprue in etwa der Hälfte der Fälle erhöht, in den übrigen Fällen normal oder leicht erniedrigt. Werte von + 20 bis + 40% werden nicht selten angetroffen. Die Steigerung des Basalstoffwechsels geht in der Regel mit dem Verlaufe der Erkrankung parallel, sie ist mit anderen Worten in schlechten Perioden am ausgesprochensten und geht in langdauernden Remissionen zur Norm zurück. Die Grundumsatzsteigerung ist nicht nur für die einheimische Sprue weitgehend charakteristisch, sondern wird auch bei der tropischen Sprue (Krjukoff und Kassirsky) und Zoeliakie (Schaap, McCrudden und Fales) beschrieben.

Unter 9 Fällen unseres Materials wurde der Grundumsatz 4mal bedeutend erhöht gefunden (+ 22,3, + 26,5, + 74,9 und + 39,8%). In den übrigen Fällen war er normal. In 2 Beobachtungen trat mit der Besserung des Allgemeinzustandes ein Rückgang auf leicht erhöhte Werte ein, in einem 3. Falle blieb die Basalstoffwechselsteigerung unverändert (s. Tabelle 4).

Tabelle 4. Verhalten des Basalstoffwechsels.

Fall	Basalstoffwechsel %			Zustand zur Zeit der 2. oder 3. Untersuchung
1	— 3,2			
4	— 0,96	+ 0,09		
5	— 1,5			
11	+ 26,5	+ 27,6		Weitgehend gebessert
12	+ 22,3	+ 15,5		Weitgehend gebessert
13	— 2,4	+ 6,0		
14	+ 3,5	— 1,3	+ 11,2	Weitgehend gebessert
15	+ 74,9	+ 53,5	+ 61,5	Weitgehend gebessert
16	+ 39,8			

Die *Grundumsatzsteigerung* bei Sprue ist eine sehr auffallende Erscheinung. Man würde bei dieser Krankheit, die mit einer so hochgradigen Inanition einhergeht, von vorneherein viel eher das Gegenteil erwarten, um so mehr, als auch alle Zeichen eines Hyperthyreoidismus fehlen. Wir möchten allerdings darauf hinweisen, daß wir in einer Beobachtung (Fall 15) zur Zeit der besonders starken Erhöhung des Basalstoffwechsels eine ausgesprochene Neigung zu Hyperhidrose feststellen konnten. Vielleicht besteht auch ein Zusammenhang zwischen dem nicht so seltenen Auftreten von Heißhunger bei Spruepatienten und der Erhöhung des Basalstoffwechsels. Es ist jedenfalls sehr fraglich, ob die Grundumsatzsteigerung bei Sprue thyreogener Herkunft ist. Wir werden später auf dieses Problem noch näher zu sprechen kommen.

5. Veränderungen des Blutes und der blutbildenden Organe.

Anämie. Neben Steatorrhoe und Magersucht ist die *Anämie* das wichtigste Symptom der Sprue. Im Zeitpunkt, da die Kranken in ärztliche Behandlung zu treten pflegen, ist sie fast immer mehr oder weniger stark entwickelt. Die anamnestischen Angaben der Patienten, sowie die Beobachtungen an Frühfällen insbesondere tropischer Sprue (Castle und Mitarbeiter), lassen darauf schließen, daß die Anämie erst nach Einsetzen der Darmstörung auftritt. Während in der Regel die Fettstühle dem klinischen Bilde den Stempel aufdrücken, kann in selteneren Fällen die Anämie bereits im Beginn der Erkrankung im Vordergrunde stehen. So beschreibt z. B. Thaysen 2 Fälle, bei welchen die Anämie derart ausgesprochen war und die Steatorrhoe so sehr in den Hintergrund trat, daß sie als achylische Anämien behandelt wurden. Sofern die Anämie in solchen Fällen hyperchromen Charakter trägt, wird nicht selten lediglich Perniciosa diagnostiziert.

Der Grad der Anämie kann in weiten Grenzen schwanken. Nur selten sieht man die extrem niedrigen Hämoglobin- und Erythrocytenzahlen, wie wir sie bei der cryptogenetischen Perniciosa kennen. Als tiefste Werte werden in der Literatur 13% Hämoglobin und 0,64 Mill. Rote von Porter und Rucker angegeben. Unter unserem Beobachtungsgut fanden wir die Erythrocyten nur 3mal unter 1,0 (Fälle Nr. 4, 7 und 9), nie unter 0,8 Mill.[1]

Die *Sprueanämie* besitzt die auffallende Eigentümlichkeit, sowohl als *hyper-wie auch hypochrome Form* in Erscheinung treten zu können, wobei dieses

[1] Zur Zeit liegt auf unserer Klinik ein Fall (Nr. 22), der bei der Einweisung einen Hb.-Gehalt des Blutes von nur 13% bei 0,5 Mill. Erythro. aufwies.

Tabelle 5. Blutbefunde vo

	Rotes Blutbild														
Fall	Datum	Hb.	E.	F. J.	Megaloblasten	Megalocyten	Normoblasten	Makro.	Mikro.	Elipto.	Poikilo.	Polychr.	Basoph.	Howell	Reticul. ‰
1	6. 7. 27	61	2,78	1,1	Ø	+++	Ø	++	+	++	+	(+)	+	Ø	—
	15. 11. 27	74	3,08	1,21	Ø	+	Ø	+	+	+	(+)	Ø	Ø	Ø	—
2	10. 2. 28	31	1,5	0,9	Ø	Ø	Ø	++	+	++	++	(+)	Ø	Ø	—
	20. 2. 28	38	1,7	1,1	Ø	Ø	Ø	++	+	++	++	(+)	Ø	Ø	—
3	7. 8. 30	39	1,3	1,44	Ø	+++	Ø	++	++	++	+++	(+)	Ø	(+)	—
	23. 3. 31	87	4,3	1,0	Ø	Ø	Ø	(+)	(+)	Ø	Ø	Ø	Ø	(+)	—
4	19. 10. 33	23	0,82	1,44	2/200	+++	6/200	++	++	+++	+++	(+)	(+)	+	11
	30. 6. 34	91	5,8	0,78	Ø	Ø	Ø	+	(+)	Ø	Ø	Ø	Ø	+	7
5	20. 11. 33	48	2,3	1,0	1/200	+++	1/200	++	++	+++	+++	+	+	(+)	17
	29. 1. 34	77	3,2	1,2	Ø	Ø	Ø	++	+	+	+	+	(+)	(+)	29
	26. 3. 26	100	5,9	0,84	Ø	Ø	Ø	+	(+)	Ø	(+)	Ø	Ø	Ø	17
6	22. 5. 34	52	1,99	1,37	Ø	++	Ø	++	++	+++	++	Ø	(Ø)	(+)	14
	30. 7. 34	87	4,64	0,94	Ø	Ø	O	+	+	+	(+)	Ø	(Ø)	(+)	9
7	7. 11. 34	21	0,96	1,1	(+)	+++	Ø	++	++	+++	++	(+)	Ø	Ø	1¹/
	10. 1. 35	70	4,0	1,14	Ø	(+)	Ø	+	+	(+)	(+)	Ø	Ø	Ø	10
8	17. 7. 35	64	2,3	1,36	Ø	++	Ø	++	++	++	+	+	+	(+)	47
	10. 9. 35	98	4,76	1,03	Ø	Ø	Ø	+	+	+	+	Ø	Ø	Ø	23
9	12. 3. 35	24	0,89	1,33	1/200	++	1/200	++	++	++	+	(+)	Ø	Ø	1
	6. 5. 35	91	3,88	1,19	Ø	Ø	Ø	+	+	Ø	Ø	Ø	Ø	Ø	7¹/
	20. 9. 36		3,80		Ø	+	Ø	++	+	+	(+)	(+)	(+)	Ø	
10	11. 10. 35	67	3,12	1,09	Ø	+++	Ø	+++	++	+++	+	(+)	(+)	(+)	8
	23. 12. 35	95	4,83	0,99	Ø	Ø	Ø	++	+	+	(+)	Ø	Ø	(+)	27
11	23. 1. 36	85	3,54	1,21	Ø	++	Ø	+++	++	+++	++	+	+	Ø	22¹/
	7. 4. 36	88	3,87	1,14	Ø	(+)	Ø	++	+	++	(+)	Ø	Ø	Ø	6
12	11. 3. 36	47	1,80	1,31	Ø	+++	Ø	+++	++	+++	+	+	Ø	Ø	14
	8. 6. 36	98	4,74	1,04	Ø	+	Ø	++	+	++	Ø	Ø	Ø	Ø	4
13	7. 12. 36	83	4,25	0,98	Ø	?	Ø	++	++	++	+	Ø	Ø	Ø	20
	27. 1. 37	93	4,32	1,08	Ø	Ø	Ø	(+)	+	Ø	Ø	Ø	Ø	Ø	25
14	13. 12. 36	60	1,97	1,54	Ø	+++	Ø	+++	+	++	+	(+)	(+)	(+)	14¹/
	8. 3. 37	87	4,40	0,99	Ø	Ø	Ø	++	+	(+)	(+)	Ø	Ø	Ø	20
15	22. 2. 37	45	1,70	1,32	Ø	+	Ø	++	++	++	++	(+)	+	Ø	19
16	7. 9. 37	46	1,74	1,31	4/200	+++	1/200	++	+	+++	++	(+)	+	Ø	29
18	19. 12. 34	89	4,0	1,11	Ø	Ø	Ø	++	++	+	+	(+)	(+)	+++	—
	8. 11. 35	80	3,15	1,27	Ø	+++	6/200	++	+	+++	+	(+)	(+)	68‰	19
•	8. 1. 37	70	3,65	0,96	Ø	+	Ø	++	+	++	+	(+)	(+)	+++	21

Verhalten nicht nur bei verschiedenen, sondern auch beim selben Patienten — ohne Lebertherapie! — beobachtet wurde (Thaysen). Die hyperchrome Phase fällt dann gewöhnlich mit dem Rezidiv, die hypochrome mit der Spontan-

und nach Behandlung.

Weißes Blutbild												Thrombocyten
Leuko.	Myelo.	Segmentk.	Stab.	Eos.	Mono.	Lympho.	Plasma.	Riesenneutro.	Übers. d. Neutro.	Übersegm. d. Mono.	Tox. Ver. d. Weiß.	Zahl
2600	Ø	66½	1	10½	3	19	½	Ø	++	zum Teil jungkernig		vermindert
3500	Ø	67	2	1	2	27	Ø	Ø	Ø	alt		reichlich
711	Ø	32	2	16	6	40	Ø	Ø	(+)	Ø	Ø	50000
1500	Ø	35½	4	14½	9½	24	Ø	Ø	(+)	Ø	Ø	zahlreich
3400	Ø	57½	Ø	6	1	35½	Ø	Ø	++	+	Ø	etwas
7300	Ø	38½	Ø	4½	10	46	Ø	Ø	(+)	(+)	Ø	zahlreich
2300	2	76	Ø	Ø	4	18	Ø	++	+++	jung	Ø	stark vermindert
5800	Ø	67⅓	Ø	⅔	8	24	Ø	Ø	(+)	alt	Ø	reichlich
10800	1	69½	2	½	4	23	Ø	++	++	zum Teil jung, stark gelappt	Ø	reichlich
8400	1	61	3	7	12	16	Ø	Ø	+	zum Teil jung	Ø	reichlich
9400	Ø	79½	Ø	1	2	17	Ø	Ø	Ø	alt	Ø	reichlich
2500	½	54½	½	½	3	41	Ø	Ø	(+)	zum Teil jung und stark gelappt	Ø	vermindert
6400	Ø	53½	1	8½	9	27	Ø	Ø	Ø		Ø	reichlich
1900	Ø	88	2	Ø	1½	8½	Ø	+	+++	zum Teil jung	Ø	11000
8200	Ø	75½	20	Ø	3½	1	Ø	Ø	++	alt	+	vermindert
2700	½	49	½	2	5½	41	Ø	Ø	++	zum Teil jung	Ø	41000
5500	Ø	43½	4	14½	5½	30/½	Ø	Ø	Ø	alt	Ø	reichlich
2300	Ø	64½	2	4	2	26	Ø	Ø	+	selten jungkernig	Ø	vermindert
3700	Ø	59	3	2½	10	23	Ø	Ø	Ø	alt	Ø	reichlich
4600	Ø	48	16	4½	9/½	21½	Ø	Ø	(+)	zum Teil jung		vermindert
3400	Ø	63	4	2	1½	29½	Ø	+	++	alt	Ø	ziemlich reichlich
9500	Ø	66	3	½	3	25½	Ø	Ø	(+)	alt	Ø	reichlich
6400	Ø	84	4	2	3	6½	Ø	(+)	++	zum Teil jung	Ø	ziemlich reichlich
6300	Ø	61	3	1	7	27	Ø	Ø	(+)	alt	Ø	reichlich
3200	½	63½	?	1½	4	29½	½	+	++	alt	Ø	65000
6600	Ø	30	18½	4½	14½	30½				alt	Ø	reichlich
5200	Ø	61	2	5	5	25½	Ø	gr.	+	alt	Ø	reichlich
7100	Ø	66½	1	1	9	28½	Ø	Ø	Ø	alt	Ø	reichlich
5800	2½	68	4	4½	4	15	Ø	Ø	(+)	zum Teil jung, abnorm gelappt		45000
10100	Ø	51½	2½	10½	12½	21½	Ø	Ø	Ø	zum Teil jung/alt		
2300	Ø	74½	1	1½	3½	19½	Ø	+	++	jung		85000
2600	Ø	33	6	2	14	45	Ø	Ø	(+)	viele jung	Ø	reichlich
3400	Ø	32	—	5⅔	16	44⅔	Ø	Ø	+	zum Teil jung		reichlich
4200	Ø	27	—	16½	14	40½	½	Ø	+	zum Teil jung		reichlich
4100	½	19	28	2	17½	31½	Ø	Ø	+	alt		reichlich

remission zusammen. Nach THAYSEN ist die Anämie sowohl bei einheimischer, als auch tropischer Sprue in etwa 70% der Fälle dauernd oder zeitweise hyperchrom, im übrigen normo- oder hypochrom. Bezüglich dieser Feststellung muß jedoch betont werden, daß bei der Vornahme von nur vereinzelten Blutkontrollen und bei zu kurzer Beobachtungsdauer, die hyperchrome Phase der Untersuchung leicht entgehen kann. Es ist deshalb sehr wahrscheinlich, daß die Sprueanämie in einem noch größeren Prozentsatz zumindest zeitweise hyperchrom verläuft. Daß es aber zweifellos Fälle mit dauernd hypochromer Anämie gibt, illustriert ein Fall THAYSENs, der bei einer Beobachtungsdauer über 6 Jahre bis zum Exitus letalis nie einen Färbeindex von über 1,0 aufwies.

Es ist eine bekannte Tatsache, daß die *hyperchrome* Sprueanämie eine große Ähnlichkeit mit dem Blutbild der cryptogenetischen Perniciosa aufweisen kann. Eingehende morphologische Vergleichsuntersuchungen der beiden Anämieformen, welche auch die Knochenmarksverhältnisse berücksichtigen müssen, wurden bisher in bezug auf die einheimische Sprue nicht durchgeführt. Sie sind aber unerläßlich zur Abklärung der in pathogenetischer Hinsicht so wichtigen Frage, ob wir in der hyperchromen Sprueanämie ein der Perniciosa prinzipiell identisches oder nur ähnliches Blutbild vor uns haben.

Das *rote Blutbild der hyperchromen Anämieform* wird in der Regel als mehr oder weniger stark aniso-poikilocytotisch charakterisiert mit gelegentlichem Vorkommen polychromatischer und basophilpunktierter Elemente. Das Auftreten von Megalocyten wird auffallend selten, dasjenige von Megaloblasten nie beschrieben. Die im weißen Blutbild beobachteten Veränderungen sind nicht einheitlich, lassen aber doch eine gewisse Regel erkennen. In der Mehrzahl der Fälle wurde eine Tendenz zu Leukopenie mit relativer Lymphocytose gefunden. Die Prozentzahlen der Monocyten und Eosinophilen werden als meist erniedrigt beschrieben. Das Auftreten von vereinzelten Myelocyten wird gelegentlich erwähnt. Die *hypochrome* Form zeigt ein Blutbild, das im wesentlichen nicht von demjenigen einer chronischen sekundären Anämie abweicht. Der Färbeindex ist meist nur mäßig stark erniedrigt (um 0,8), Zahl und prozentuale Zusammensetzung der weißen Blutzellen scheinen in normalen Grenzen zu schwanken. Nur bei jenen Fällen, die später in die hyperchrome Anämieform übergehen, wurde öfters relative Lymphocytose gefunden (s. ausführliche Beschreibung der Blutbefunde bei THAYSEN und HANSEN und v. STAA).

Eigene Blutbefunde. Um eine möglichst übersichtliche Darstellung der bei unseren Patienten erhobenen Blutbefunde zu gewährleisten, haben wir letztere in vorstehender Tabelle 5 zusammengestellt, in welcher der jeweils bei Spitalein- und -austritt erhobene Blutstatus eingetragen ist. Wir gewinnen so eine Orientierung über die Blutveränderungen zur Zeit sowohl der stärksten Entwicklung der Krankheit als auch der Besserung bzw. Heilung. Von der Wiedergabe sämtlicher während der Behandlung gemachten Blutbefunde sehen wir ab, da uns dies zu weit führen würde. Wir werden uns damit begnügen, die Entwicklung der Anämie unter Lebertherapie an einzelnen charakteristischen Beispielen zu illustrieren.

Das *rote Blutbild* zeigt mit einer Ausnahme megalocytären Charakter bei einem Färbeindex um 1 oder darüber. Die Erythrocyten erscheinen dementsprechend gut mit Hämoglobin gefüllt. Es besteht fast durchwegs ausgesprochene Anisocytose mit makro- und mikroplanen Elementen und meist mäßig starke Poikilocytose. In sämtlichen Fällen megalocytärer Anämie sind auch reichlich elliptisch geformte Erythrocyten zu finden. Die Megalocyten sind verschieden zahlreich. Während sie in den einen Fällen das Blutbild beherrschen (Fälle 1, 3, 4, 5, 7, 10, 12, 14 und 16), treten sie in den anderen stark zurück (Fälle 6, 8, 9, 11 und 15), gelegentlich ist die Megalocytose so ausgesprochen, wie wir es bei der cryptogenetischen Perniciosa kaum sehen (Abb. 24b). In der Regel tritt sie in Parallele mit der Schwere der Anämie stärker in Erscheinung. Es gibt aber Ausnahmen; so konnten wir z. B. bei Fall 15 mit einer Anämie von 45% Hämoglobin und 1,7 Mill. Roten nur wenige Megalocyten beobachten, während bei Fall 18 bei 80% Hämoglobin und 3,17 Mill. Roten eine ausgesprochene Megalocytose bestand. Das Auftreten von Megaloblasten im strömenden Blut ist selten. Wir finden sie nur in 3 Fällen in vereinzelten Exemplaren (s. Abb. 25). Ebenfalls selten treten Normoblasten in geringer Zahl auf (in 4 Fällen). Polychromatische und basophil punktierte Erythrocyten sind vor der Leberbehandlung durchwegs spärlich, selten aber ganz fehlend. Wenig beachtet wurde bisher das Vorkommen von Howell-Jolly-*Körperchen*. Wir finden sie in etwa der Hälfte unserer Fälle, wenn auch meist nur in geringer Zahl. Nur bei Fall 18 sahen wir sie konstant in enormer Menge (s. Abb. 26). Das massenhafte Auftreten dieser Jolly-Körperchen ist, wie wir später sehen werden, als *Symptom von Milzatrophie* aufzufassen. Im Blutbild eines ambulant beobachteten Falles fanden sich ganz merkwürdige *pathologische Entkernungsfiguren* in den Erythrocyten (s. Abb. 27), wie wir sie als Ausdruck einer toxischen Einwirkung bisher vor allem bei Arsenbehandlung der Perniciosa an den Megaloblasten im Knochenmark kennen. Die prozentualen *Reticulocytenwerte* finden wir vor Einleitung der Lebertherapie meist etwas gegenüber der Norm erhöht. Sie zeigen jedoch nach beiden Seiten starke Ausschläge. So beträgt der niedrigste Wert 1‰, der höchste 47‰.

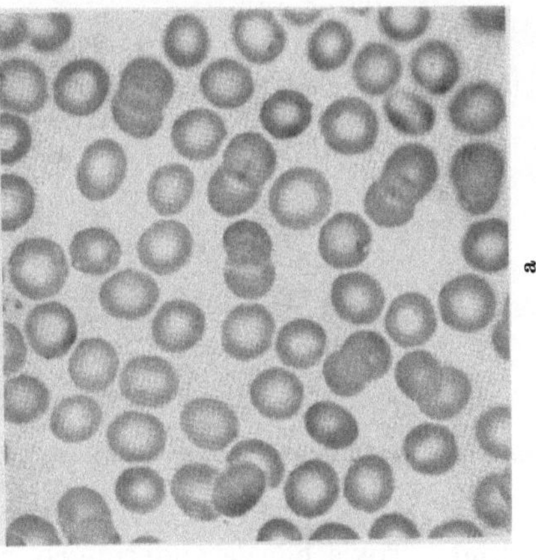

a

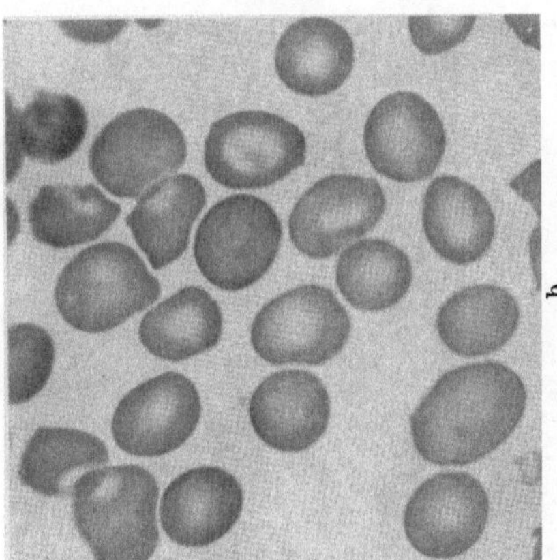

b

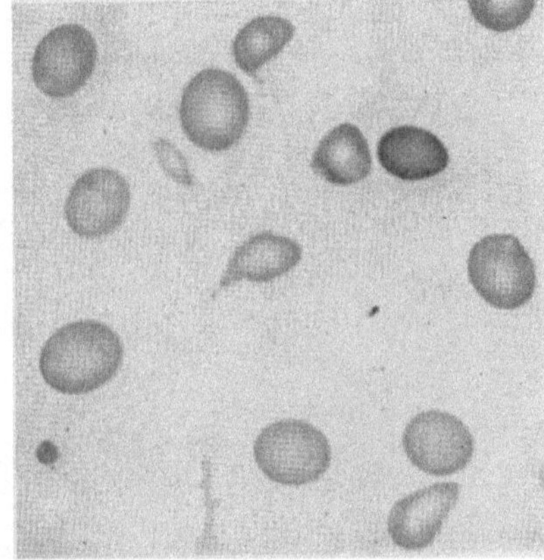

c

Abb. 24. a Normocytose. b Charakteristische gleichmäßige Megalocytose bei Sprue (Pat. H. H., Fall 16). c Blutbild bei kryptogenetischer Perniciosa. Megalo-Poikilocytose (Vergr. 1000fach).

Das *weiße Blutbild* zeichnet sich mit Regelmäßigkeit durch *Leukopenie* aus. Im Fall 2 erreicht sie das hochgradige Ausmaß von 711 Leukocyten. Die häufigsten Werte liegen zwischen 2000 und 4000 Leukocyten pro qmm. Nur ein einziger unserer Fälle (Nr. 5) zeigt eine Leukocytose von 10800 Leukocyten. Es handelt sich hier aber um einen Patienten, der an schwerer Bromacne litt, so daß die Leukocytose ihre Erklärung durch diese Komplikation ohne weiteres findet. Leukocytosen dürften stets durch entzündliche Komplikationen bedingt sein. In 2 Fällen (Nr. 9 und 15) sahen wir aber trotz solcher Komplikationen keine Leukocytose, zweifellos infolge mangelhafter Reaktionsfähigkeit des Knochenmarkes. Gelegentlich findet eine Ausschwemmung vereinzelter *myelocytärer Zellen* (in 5 Fällen) statt, was auch von THAYSEN festgestellt wurde. Das Auftreten von *Myeloblasten*, wie wir es in einem Falle nachweisen konnten, wurde bisher in der Literatur nicht erwähnt. *Übersegmentation* der Kerne der Neutrophilen, eine charakteristische Erscheinung im Blutbild der Perniciosa, finden wir in allen Fällen mehr oder weniger stark ausgeprägt. Die ebenfalls für Perniciosa typischen Riesenneutrophilen sind seltener. Die Prozentsätze der stabkernigen Neutrophilen sind bei unseren unkomplizierten Fällen

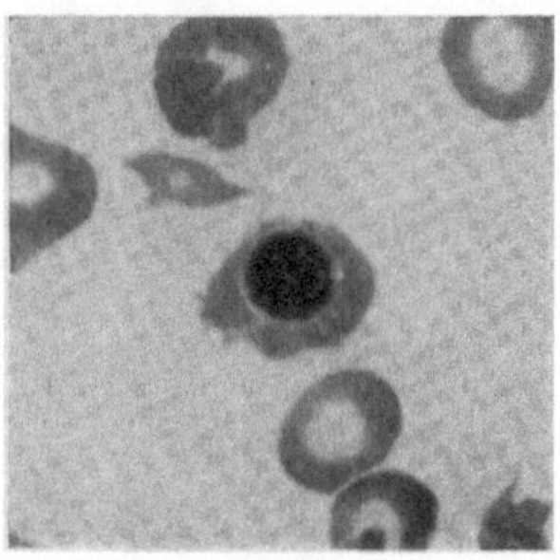
a

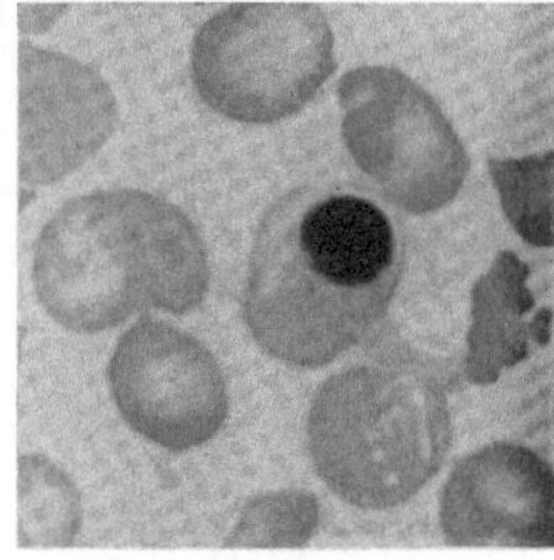
b

Abb. 25. Pat. H. H., Fall 16. Megaloblasten im strömenden Blut (Vergr. 1000fach).

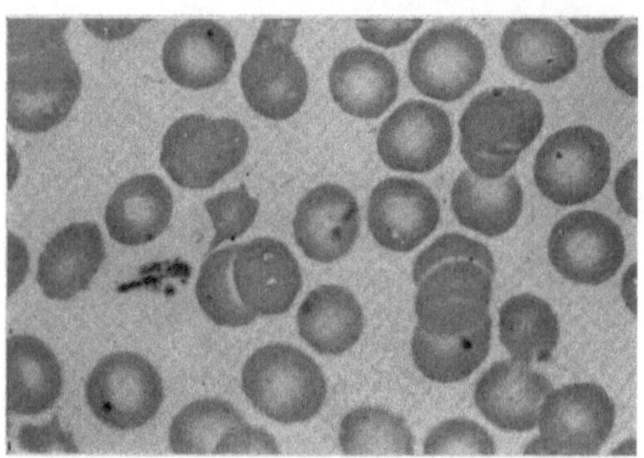

Abb. 26. Fall 18 (ambulant beobachtet). Massenhaftes Auftreten von HOWELL-JOLLY-Körperchen (Vergr. 1000fach).

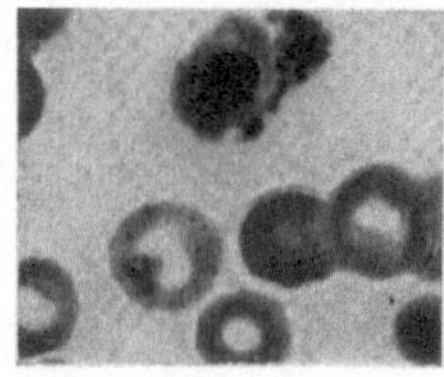
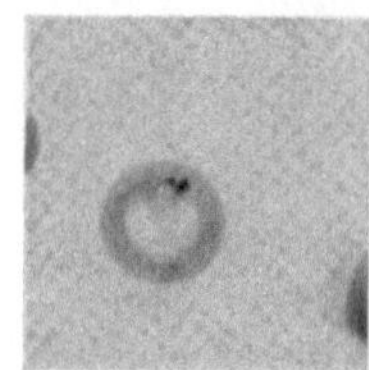
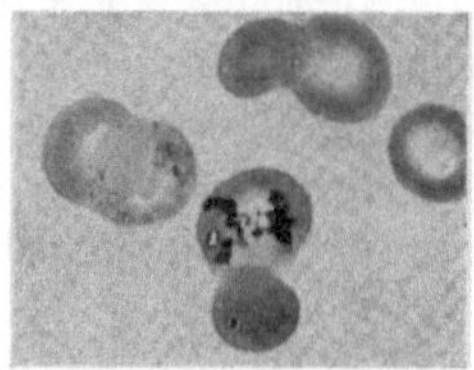

Abb. 27. Fall 19 (ambulant beobachtet). Pathologische Entkernungsfiguren in den Erythrocyten des strömenden Blutes (Vergr. 1000fach).

erniedrigt. Toxische Veränderungen an den weißen Blutzellen beobachteten wir nie. Die Lymphocytenprozentzahlen zeigen erhebliche Schwankungen. Neben *Lymphocytosen* bis zu 40% finden wir auch ausgesprochene *Lymphopenien*. Die Monocytenwerte sind vor der Behandlung meist etwas vermindert, die

Monocytenkerne jung, stark gelappt. Die Eosinophilen zeigen kein konstantes Verhalten, weichen aber nie stark von der Norm ab. Die Thrombocyten sind nach unserer Erfahrung in der Regel etwas, nie aber hochgradig vermindert. Sie können selbst bei schwerster Anämie kaum erniedrigt sein. Riesenplättchen werden gelegentlich beobachtet.

Die **Knochenmarkmorphologie** wurde bisher nur an tropischen Spruefällen eingehender untersucht. Die diesbezüglichen Kenntnisse betreffend die einheimische Sprue sind sehr spärlich und — da sie fast ausschließlich auf postmortal erhobenen Befunden beruhen — in vieler Hinsicht ungenügend. HANSEN und v. STAA geben in ihrer Monographie eine genaue Knochenmarksbeschreibung bei dem zur Sektion gekommenen Fall B. J., der mit einer mittelschweren, hyperchromen, aber nicht megalocytären Anämie einherging und mit Campolon behandelt wurde. Das allein untersuchte Femurmark enthielt neben Fett einige, vorwiegend normoblastische, Lymphoidmarkinseln, die außerdem Megakaryocyten, Myelocyten und sehr reichlich kleine lymphocytenähnliche Elemente aufwiesen.

Von KRJUKOFF wurde bei tropischen Spruefällen erstmals intravital entnommenes Knochenmark (Rippenmark) untersucht und fast durchwegs megaloblastisch umgewandelt gefunden. Auf Grund von Untersuchungen an 8 Sektionsfällen kamen MACKIE und FAIRLEY zu einem abweichenden Ergebnis, indem sie das Knochenmark in 6 Fällen aplastisch bzw. hypoplastisch und nur in 2 Fällen hyperplastisch mit zahlreichen Megalo- und Erythroblasten fanden. Die von RHOADS und CASTLE an 22 Patienten durchgeführten bioptischen Sternalmarkuntersuchungen ergaben bei 19 nicht mit Leber vorbehandelten Fällen durchwegs einen der cryptogenetischen Perniciosa prinzipiell gleichen Befund mit Megaloblastenproliferation, Abnahme des Fettanteiles, der Megakaryocyten und der Zellen der Granulocytenreihe. Ganz analog den Verhältnissen bei der BIERMERschen Anämie trat unter Leberbehandlung nach einer vorübergehenden normoblastischen Phase eine weitgehende Normalisierung der Knochenmarksstruktur ein. Die abweichenden Befunde anderer Autoren, insbesondere die Feststellungen eines hypoplastischen Knochenmarkes, erklären RHOADS und CASTLE mit dem Umstand, daß von jenen in der Regel nur das Mark der langen Röhrenknochen untersucht wurde. Da nun aber die hyperplastisch-megalocytäre Umwandlung bei der Sprue im Gegensatz zur cryptogenetischen Perniciosa fast ausschließlich das normalerweise aktive Mark befällt (RHOADS und CASTLE), ist es begreiflich, daß Untersuchungen, die nur das Femur- und Tibiamark betreffen, in den meisten Fällen zu falschen Ergebnissen führen müssen.

Nur die Untersuchung an *intravital* entnommenem Knochenmarksgewebe erlaubt ein genaues Erkennen der feineren morphologischen Veränderungen, die aber gerade für die Beurteilung der Beziehungen zwischen Sprueanämie und Perniciosa von eminenter Bedeutung sind. In der Sternalpunktion steht uns die geeignete Methode zur Verfügung, Knochenmarksgewebe am Lebenden ohne größere Belästigung des Kranken zu entnehmen. Sie bietet uns außerdem durch die Möglichkeit wiederholter Punktionen den großen Vorteil, die Markveränderungen vorerst in unbehandeltem Zustande und anschließend unter dem Einfluß der Lebertherapie zu studieren.

Unsere Knochenmarksuntersuchungen beziehen sich in erster Linie auf 13 Fälle einheimischer Sprue, bei welchen das Sternalmark ein- oder mehrmals mit Hilfe der modifizierten Arinkinschen Punktionsmethode intravital entnommen und in supravitalem Zustande untersucht wurden. Bei 3 weiteren Fällen verfügen wir nur über postmortal erhobene Befunde. Von diesen 3 Sektionsfällen zeigte der eine (Fall 1)[1] in den langen Röhrenknochen ein zellreiches, rotes Mark von normomegaloblastischen Typus, das auch ziemlich reichlich Megakaryocyten enthielt. Auch der zweite Fall (Fall 2) wies ein graurot umgewandeltes Femurmark auf, das jedoch normoblastisch war und keine Megaloblasten enthielt. Megakaryocyten waren auch hier ziemlich zahlreich vertreten. Das Fehlen der Megaloblasten im Knochenmark entsprach dem negativen Megalocytenbefund im Blut. Die Abbildung 28a zeigt eindrucksvoll die weitgehende Umwandlung des Fettmarkes in aktives rotes Mark im Femur unseres Falles 17.

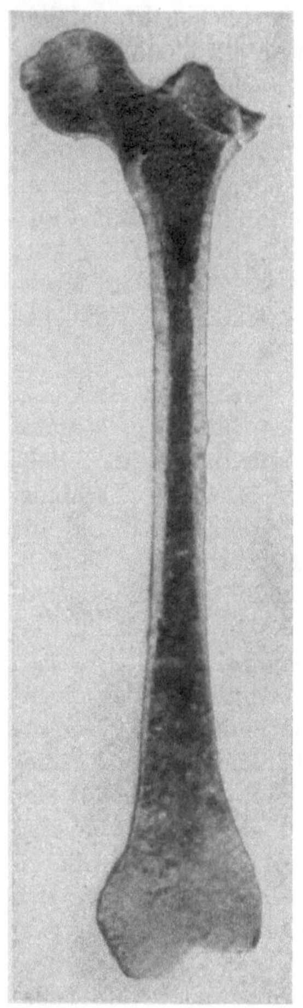
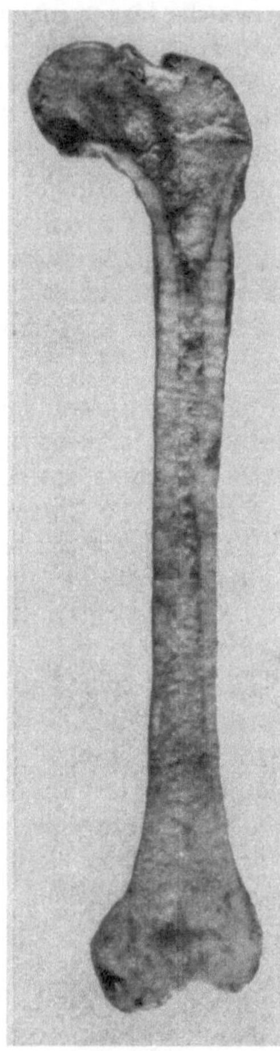

a b
Abb. 28 a und b. Fall 17. a Femur, rotes Mark. b Fettmark zum Vergleich.

Ergebnisse der Sternalmarkuntersuchungen[2]. Wir möchten gleich vorwegnehmen, daß wir als wesentlichstes Ergebnis unserer Untersuchungen in Übereinstimmung mit den Befunden von Rhoads und Castle in allen Fällen eine *prinzipielle Identität der Knochenmarksveränderungen bei Sprue und cryptogenetischer Perniciosa* feststellen konnten. Gewisse Verschiedenheiten, die sich ergeben haben, sind vorwiegend gradueller Natur.

Die Differenzierungsbefunde der Sternalmarksausstriche haben wir in Tabelle 6 zusammengestellt. Wenn wir vorerst die Verhältnisse *vor Einleitung der Lebertherapie* genauer betrachten, so zeigt es sich, daß durchwegs die für die Perniciosa typische *Megaloblastose* besteht (Abb. 29). Sie dominiert allerdings auch in schwer anämischen Fällen selten derart, wie es bei der Biermerschen Anämie die Regel ist. Fast stets findet man ziemlich reichlich Zellen der normalen Erythropoese. Auch das Verhältnis der Megaloblasten zu den

[1] Von H. U. Gloor 1930 publiziert. — [2] Zum Teil von Rohr schon publiziert.

Zellen der Granulocytenreihe ist nicht immer wie bei der cryptogenetischen Perniciosa zu Gunsten der ersteren verschoben. Die Megaloblasten finden sich in verschiedenen Reifegraden, indem stark basophile, junge Exemplare, meist in überwiegender Zahl aber polychromatische und oxyphile, ältere vertreten sind. Bei einer Patientin konnten wir den auffälligen Befund *abnormer Karyorhexis* von Megalo- und Erythroblasten mit ganz bizarren, pathologischen Entkernungsfiguren und reichlichem Auftreten von basophiler Punktierung erheben, wie es die Abb. 30 zeigt. Es ist dies ein Befund, wie man ihn in ähnlicher Weise bei arsenbehandelten Perniciosafällen zu sehen bekommt (Abb. 31) (Rohr). Im Einklang mit den Verhältnissen im strömenden Blut sind *die Reticulocyten* gegenüber der Norm eher etwas vermehrt. Eine Zunahme des lymphatischen und jugendlichen *Reticulums* finden wir in vereinzelten Fällen.

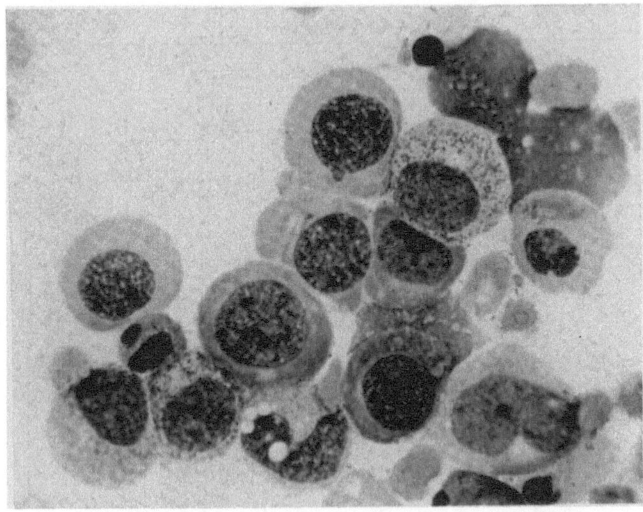

Abb. 29. Fall 4. Typisches Megaloblastenmark (Vergr. 1000fach).

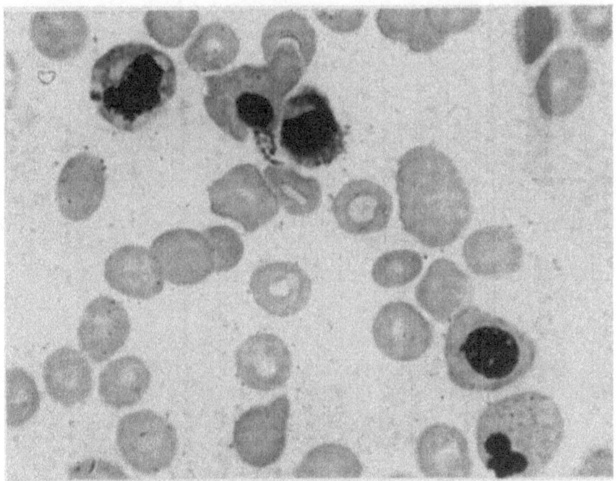

Abb. 30. Fall 19 (ambulant beobachtet). Abnorme Karyorhexis der Megaloblasten (Vergr. 1000fach).

Neben der Erythropoese ist auch die *Leukopoese* durch das Auftreten großer myeloischer Formen und vakuolisierter Metamyelocyten im Sinne der perniziösen Anämie in charakteristischer Weise alteriert. Die *Megakaryocyten* sind meist spärlich, nicht ganz selten aber gegenüber der Norm stark vermehrt (s. Abb. 32).

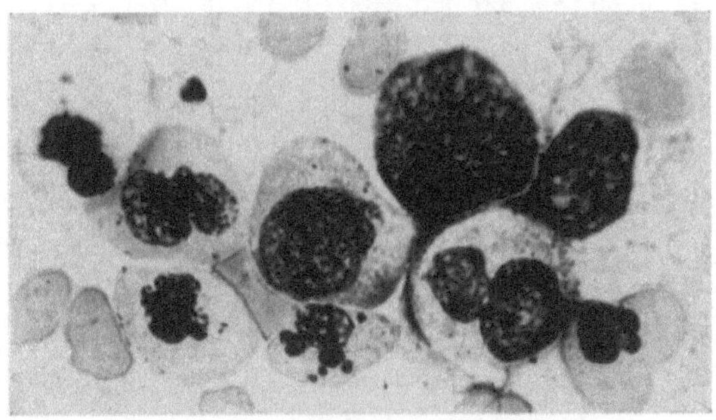

Abb. 31. Cryptogenetische Perniciosa. Arsen-Karyorhexis der Megaloblasten (Vergr. 1000fach).

Tabelle 6. Sternalpunktionsbefunde von 13 zum

Fall Nr.	Datum	Blut				Knochen-						
						Erythropoese						
		Hb. %	Eryth.	Leukoc.	Reticuloc. Blt. ‰	Reticuloc. KM ‰	Verh. W:R	Megalobl. Größe	Megalobl. Zahl	Übergangsformen Zahl	Normobl. Größe	Normobl. Zahl
4	19. 10. 35	23	0,8	2300	19	11	5 : 4	groß bis *klein*	59,8	19		26
	27. 10. 33	48	2,5	8800	153	220	10 : 1	0	0	0	klein	13,6
	7. 2. 34	80	2,9	5200	21	30	5 : 1		0	0	mittel	19,4
6	23. 5. 34	52	2,0	2500	4	7	5 : 3	groß bis klein	60	9	klein	4
	28. 6. 34	88	3,8	6100	21	26	5 : 1	mittel	3	1,6	normal	19,4
7	7. 11. 34	21	1,0	1900	1,5	6,5	7 : 1	mittel bis klein	10,6	1,8	klein	1,8
	10. 11. 34	20	0,8	4100	4	1	2 : 1	klein	8,8	18,8	klein	20
	14. 11. 34	34	1,4	2500	28	36	3 : 1	klein	3,2	3,4	klein bis sehr klein	22,6
	17. 11. 34	37	2,2	3800	62	110	3 : 1	klein	4,4	5,2	klein bis sehr klein	20,4
	26. 11. 34	55	3,0	10800	25	28	10 : 1	klein	0,4	2	klein	8,2
	12. 12. 34	62	2,6	5000	25	24	10 : 1	klein	0,5	3	klein	6,5
	24. 12. 34		3,2	4800	—	5	20 : 1	klein	0,2	0	klein	5
	10. 1. 35	74	4,0	8200	10	14	25 : 1		0	0		3,6
5	21. 11. 33						4 : 3		60	0		15,6
	1. 12. 33	50	2,1	10700	117	93	2 : 1	klein	1	3,4	klein	42,2
	9. 12. 33	50	2,6	9600	38	54	2 : 1		0	19,6	sehr klein	33,6
	18. 12. 33	60	2,5	10200	40	59	4 : 1	mittel	3,2	11,8	normal	13,4
	9. 1. 34	72	3,1	7300	4	23	2 : 1	mittel bis groß	15,6	20,6	normal	20,6
	1. 2. 34				29	28	5 : 1	mittel bis groß	9	8,4	normal	4
	11. 4. 34	96	4,7	13800	36		10 : 1		0	0	klein	9,4
8	18. 7. 35	64	2,3	2700	47	30	4 : 5	klein	31,8	25,8	klein	24
	29. 7. 35	76	2,8	5600	52	52	5 : 2	klein	8,4	8,8	klein	25,8
	27. 8. 35	89	4,6	5800	22	19	2 : 1	klein	9,2	12,8	sehr klein	34,6
	10. 9. 35	95	3,9	5500	20	25	10 : 1	klein	1,2	1,8	klein bis sehr klein	8,6
9	13. 3. 35	24	0,9	2300	1		2 : 1	groß	39	6,6	klein	13,7
	21. 3. 35	26	1,4	3400	58	51	2 : 1	klein	1,6	1	klein	53,2
	15. 4. 35	77	2,9	4400	11	13	3 : 1		0	0	klein	30,4
	1. 5. 35	85	3,0	2400	15	27	4 : 1		0	0	klein	24,8
11	27. 1. 36	85	3,2	11100	2	2	3 : 1	klein	4,8	19	klein	11,2
	29. 2. 36	87	3,6	5200			2 : 1		0	8,8	normal	42,4
17	6. 11. 36			etwa 3000		17	10 : 9	mittel	36,4	30	klein	26,2
13	8. 12. 36	83	4,1	5200	20	—	7 : 1	klein	0,4	0,6	klein	15
14	14. 12. 36	62	2,3	7000	14	—	7 : 1	mittel bis klein	4,4	3,2	klein	6
	21. 12. 36	65	3,2	7500	34	—	3 : 1		0	1,4	klein	35
	21. 1. 37	82	3,2	8600	30	—	6 : 1	mittel	0,2	0	klein	17
15	23. 2. 37	45	1,7	2300	3	—	4 : 1	mittel	7,4	4,4	klein	12
19	3. 5. 37	42	1,4	4000 bis 5000	—	—	3 : 2	groß bis klein	44,8	0	normal	17,8
16		46	1,74	2600	29‰	56	5 : 6	groß bis mittel	116	0	normal	10

* Ausstrich schlecht.

Teil wiederholt punktierten Spruefällen.

mark								
Leukopoese								Reticulum
My.bl.	My.ct.	Neutro.	Eo.	Ba.	Mo.	Ly.	Mega-karyoc.	
1,4	34,2	46	1,6	0,6	0,2	16	selten	spärlich
1,2	21	75	0,8	0	0,4	1,6	selten	selten
1	25,4	58,8	2,4	0,2	2,6	9,6	selten	selten
1,6	35,6	49,2	5	0,8	0,2	7,6	spärlich	+++ in Verbänden
1,2	27	58	5,8	0,4	2	5,6	selten	+
0	20	65,2	1,8	0	0,8	12,2	selten	+
0,4	34	57,4	3,8	0,4	0,2	4	selten	+
1,2	29,4	60	1,8	0,2	0,6	6,8	spärlich	(+)
2,4	27,6	60,2	0,8	1	0,4	7,6	selten	(+)
0	16,2	71,4	0,8	0,4	2,4	8,8	0	0*
0,7	30,9	64,4	0	0	0	4	selten	0
1,2	26,4	64,6	0,2	0,2	0	7,4	spärlich	0
0,4	15	76,6	0,4	0,2	1,4	6	spärlich	0
1,8	22,8	69	1,4	0	0,2	4,8	+	+
3,2	14,8	75,4	2,6	0,2	1,2	2,6	+	+
1,2	22,4	66	2	0	1,2	7,2	+	(+)
1,2	15,4	72,2	1,4	0	1	8,8	+	(+)
0	17	64,4	3,4	0,4	1,2	13,6	spärlich	++
1,6	20,4	66	4,8	0,2	1,2	5,8	+	++
0,2	20,2	53,4	4	0,4	3,2	18,6	(+)	0
2,4	33,6	51,6	5,4	0,4	0,4	6,2	+	+
							+	+
2	31,8	52,4	7,4	0,2	0,6	5,6	+	+
1,4	20,2	45,8	12,4	0,4	0,2	16	+	(+)
1,7	28,3	53,9	5,7	0,7	0	9,7	(+)	+++
1	36,4	55,4	3,6	0	0	3,6	(+)	+
1,4	20	57,6	9,8	0,6	1,2	9,4	(+)	(+)
0,4	25	56,8	2,6	0,2	1,6	13,4	+	0
3,2	36,2	50,6	1,6	0,8	0	7,6	+	++
1	25,2	55,8	5,2	0,2	2	10,6	++	(+)
2	34,6	40,8	4,4	0,2	0,2	17,8	+	++
1,2	23,2	53,6	5,2	0,4	1,8	14	+	(+)
0,8	18,6	64	3,2	0,4	1,0	12	(+)	0
0,8	27	49,2	4,6	0,4	3,4	14,6	+	0
0	27,2	51,4	5,6	0,4	1,4	14	(+)	0
3,6	38,2	54,2	2	0	0,2	1,8	+ (+)	+++
2,6	38,4	48,2	2,4	0	0	8,4	normal	+
2,3	36,3	54,7	2,7	0,3	0	3,7	wenig	++

Wenn wir kurz die Merkmale, welche die Knochenmarksveränderungen der Sprue von jenen der cryptogenetischen Perniciosa unterscheiden, zusammenfassen, so heben wir hervor, daß die Megaloblastose bei der Sprue das mikroskopische Bild quantitativ nicht in dem Maße beherrscht, wie dies bei der Biermerschen Anämie der Fall ist. Auch zeigen die Megaloblasten der letzteren

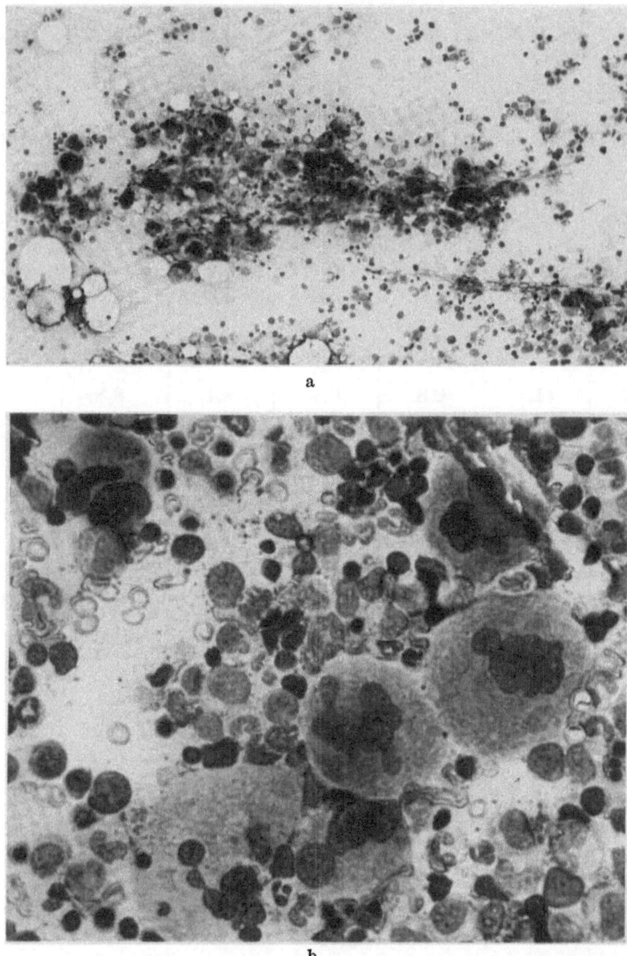

Abb. 32. Fall 21 (ambulant beobachtet). Megakaryocyten im Sternalmark. a Vergr. 120fach, b Vergr. 440fach.

in der Regel eine stärkere Unreife. Die Normoblastose liegt bei der Sprue kaum je vollständig darnieder. Es resultiert daraus das charakteristische Nebeneinander von Megalo- und Erythroblasten (Abb. 33), das im Verein mit dem reichlicheren Auftreten der Reticulocyten darauf hinweist, daß die normale Erythropoese bei der Sprue leistungsfähiger geblieben ist als bei der Perniciosa. Auch aus der Knochenmarksstruktur geht demnach die Mischform zwischen megalocytärem und sekundär anämischem Typus deutlich hervor. Darin liegt der hämatologische Unterschied zwischen der Sprue und dem Morbus Biermer. Die bei einem Falle im Blut, in zwei weiteren Fällen im Knochenmark (ambulant beobachtete Fälle) festgestellten abnormen Entkernungsfiguren sprechen unseres Erachtens dafür, daß bei der Sprue gelegentlich noch toxische Einflüsse auf das Knochenmark im Spiele sind.

Morphologische Blut- und Knochenmarkveränderungen unter Lebertherapie. Die perniziöse Sprueanämie spricht gleich wie die cryptogenetische Perniciosa in spezifischer Weise auf Leberbehandlung an. Wie zu erwarten ist, sind auch die durch diese resultierenden Blut- und Knochenmarksveränderungen bei beiden Affektionen prinzipiell identisch. Wir finden auch bei der Sprue als erste sichtbare Veränderung im Blutbild die vorübergehende, starke Vermehrung der vitalgranulierten Erythrocyten, welche die Remission einleitet. Der Verlauf dieser sog. *Reticulocytenkrise* zeigt nun allerdings gewisse graduelle Verschiedenheiten gegnüber der Perniciosa. Während die Reticulocytenwerte der unbehandelten Sprue in der Regel, wie auf S. 231 erwähnt, etwas höher liegen, verläuft die Kurve der Reticulocytenkrise nach Einleitung der Therapie bei ebenso großen Leberextraktdosen und bei gleichen Ausgangswerten von Hämoglobin und Erythrocyten meist flacher (auch CASTLE und Mitarbeiter) und protrahierter und zeigt vielfach einen weiteren, jetzt allerdings meist niedrigeren Gipfel. Häufig bleiben die Reticulocytenwerte noch während der ganzen Behandlungsdauer leicht erhöht. Auch der nun folgende Anstieg von Hämoglobin und Erythrocyten pflegt weniger stürmisch vor sich zu gehen. Häufig erfolgt die Remission sogar auffallend langsam und wird durch Stillstand und Rückfälle unterbrochen, so daß über längere Zeit sehr große Leberextraktdosen verabreicht werden müssen. Restlose Elimination und vollständige Normalisierung des roten Blutbildes werden oft erst nach Wochen, sogar Monaten erzielt. Dieses geringere Ansprechen der Sprueanämie als der Perniciosa auf Lebertherapie hängt sehr wahrscheinlich mit der Tatsache zusammen (auf die wir auch früher schon hingewiesen haben), daß nämlich das hyperplastische Mark bei der Sprue weniger ausgedehnt ist als bei der BIERMERschen Anämie (CASTLE und Mitarbeiter).

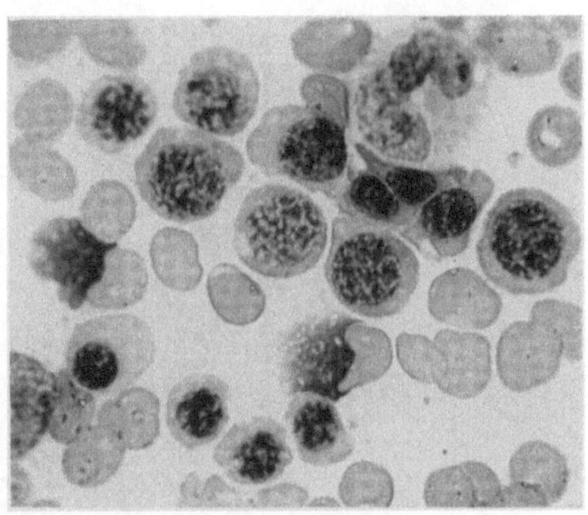

Abb. 33. Fall 8. Megalo-Normoblastose (Vergr. 1000fach).

Im Knochenmark finden wir bereits vor Eintritt der Blutreticulocytenkrise einen raschen Rückgang der Megaloblasten unter hochgradiger Vermehrung der Erythroblasten (auch von RHOADS und CASTLE bei tropischer Sprue beschrieben). Während nun aber bei der cryptogenetischen Perniciosa, genügende Leberdosierung vorausgesetzt, die Megaloblasten fast schlagartig aus dem Mark verschwinden, bleiben bei der Sprue vereinzelte Exemplare noch längere Zeit erhalten, so daß wir während einer längeren Phase Zellen der megaloblastischen und normoblastischen Reihe nebeneinander beobachten können. Erst nach erfolgter Umstellung des Knochenmarkes erfolgt die Zunahme der Knochenmarksreticulocyten und 1—2 Tage später ihre Aufschwemmung ins strömende Blut. In Übereinstimmung mit den Verhältnissen im Blut verläuft auch im Knochenmark die Reticulocytenkrise weniger intensiv und protrahierter als bei der

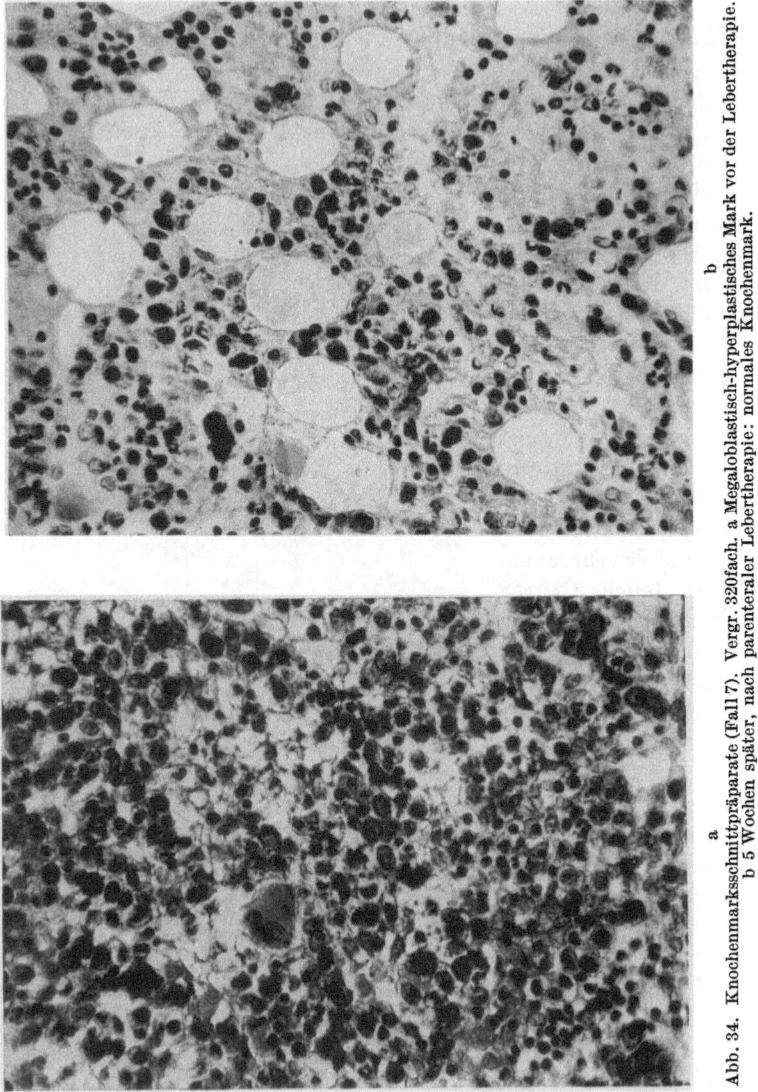

Abb. 34. Knochenmarksschnittpräparate (Fall 7). Vergr. 320fach. a Megaloblastisch-hyperplastisches Mark vor der Lebertherapie. b 5 Wochen später, nach parenteraler Lebertherapie: normales Knochenmark.

Perniciosa. Dieses abweichende Verhalten hängt offenbar einerseits mit der geringeren Knochenmarkshyperplasie und andererseits mit der weniger überstürzten Erythroblastenregeneration und -ausreifung bei der Sprue zusammen. Die Normalisierung der Leukopoese bietet gegenüber der Perniciosa keine wesentlichen Unterschiede. In den Abb. 35 und 36 sei an zwei Beispielen der Ablauf der Blut- und Knochenmarksveränderungen unter Lebertherapie graphisch illustriert.

Zusammenhang mit der Darmstörung, denn alle bisher genau beobachteten Fälle von Milzatrophie gingen mit schweren Magen-Darmstörungen einher (SCHILLING, DÜNNER und HIRSCHFELD).

Wir haben schon bei verschiedenen Gelegenheiten darauf hingewiesen — und möchten es hier nochmals im Zusammenhang tun —, daß auch die Blutveränderungen aller 3 Formen der idiopathischen Steatorrhoe prinzipiell identisch sind. Zahlreiche eingehende Blutuntersuchungen bei an tropischer Sprue erkrankten Patienten (FAIRLEY, MACKIE und BILLIMORIA, CASTLE, RHOADS, LAWSON und PAYNE u. a.) haben im wesentlichen der einheimischen Sprue entsprechende Blutveränderungen ergeben (s. auch THAYSEN). Man findet auch hier neben hypochromen in der Mehrzahl der Fälle hyperchrome Anämieformen vom Perniciosatyp, die sich während des Krankheitsverlaufes in charakteristischer Weise ablösen können. Desgleichen zeichnet sich auch die perniziöse Anämie der tropischen Sprue durch das häufige Fehlen eines hämolytischen Ikterus aus. Ein etwas abweichendes Verhalten zeigt hingegen die Zoeliakie, indem bei ihr die hypochrome Anämie zu überwiegen scheint. Immerhin sind aber auch hier typische megalocytäre Anämien bekannt (HOTZ, LEHNDORFF und MAUTNER, FANCONI, THAYSEN u. a.).

Die Pathogenese der Sprueanämie. Wir haben früher gesehen, daß die Sprue mit einer Mischanämie einhergeht, in welcher bald die sekundäre, bald die perniziöse Komponente überwiegt, oder fast rein in Erscheinung tritt. Für die Beurteilung der Pathogenese der Sprueanämie ist es wichtig, diese beiden Komponenten auseinander zu halten.

Die *hypochrome, sekundäre Form*, die häufig im Beginn des Leidens die Anämie charakterisiert, ist unseres Erachtens im wesentlichen durch *Eisenmangel* infolge Darmresorptionsstörungen bedingt. Er macht sich meist auch dann noch geltend, wenn die Anämie perniziös wird und führt zum kennzeichnenden sekundären Einschlag der voll entwickelten, megalocytären Sprueanämie. Infolgedessen ist es auch begreiflich, daß die Leberbehandlung vielfach nur zu einer teilweisen Besserung der Anämie führt, und daß es dann zur vollständigen Remission noch zusätzlicher Eisentherapie bedarf (s. später).

Schwieriger fällt es, die *megalocytäre Form* in ihrer Entstehung zu deuten. Wir haben früher darauf hingewiesen, daß die Ähnlichkeit zwischen den Blutbildern einer ausgesprochen megalocytären Sprueanämie und einer cryptogenetischen Perniciosa so vollkommen sein kann, daß eine Unterscheidung unmöglich ist. Wir haben ferner durch unsere Sternalmarkuntersuchungen belegt, daß auch die Knochenmarkveränderungen der beiden Anämien im wesentlichen übereinstimmen. Unterschiede, die sich ergeben haben, sind nur gradueller, nicht aber prinzipieller Natur. Diese weitgehende Identität der Blut- und Knochenmarkbefunde, die zahlreichen gemeinsamen Züge im klinischen Bild und ganz besonders die spezifische Reaktion auf Lebertherapie sprechen durchaus für einen prinzipiell identischen Entstehungsmechanismus der hyperchrom-megalocytären Anämie bei Sprue und cryptogenetischer Perniciosa.

Durch die Entdeckung CASTLEs wissen wir heute, daß die Perniciosa eine Mangelerkrankung ist, bedingt durch das Fehlen des zur normalen Ausreifung der roten Blutkörperchen notwendigen „Antiperniciosastoffes" (APS). Während der gesunde menschliche Organismus die in der Nahrung vorkommende inaktive Vorstufe dieses Stoffes (extrinsic factor) dank des im Magensaft enthaltenen

Castleschen Prinzips (intrinsic factor) in die hämopoetisch wirksame Substanz überführt, geht dem Perniciosakranken diese Fähigkeit ab, da er nicht in der Lage ist, den „intrinsic factor“ zu bilden. Der eigentliche Grund zur Entstehung der Perniciosa besteht also im *primären* Fehlen des Castleschen Fermentes im Magensaft.

Man ist geneigt, auch in der Pathogenese der perniziösen Sprueanämie eine mangelhafte Bildung des Castleschen Prinzips als den wesentlichen Faktor anzunehmen. Dies trifft bei einer gewissen Anzahl von Fällen auch tatsächlich zu. Wir haben aber bereits früher darauf hingewiesen, daß Castle und seine Mitarbeiter unter 19 Fällen 15mal der Nachweis des „intrinsic factor“ gelang. Er beruhte zum Teil darauf, daß bei den betreffenden Patienten nach Verabreichung eines reichlich „extrinsic factor“ enthaltenden Materials (Muskelfleisch oder Hefe) das Auftreten einer Reticulocytenkrise oder das Zurückgehen von Zungenveränderungen in Frühfällen festgestellt wurde. Der direkte Nachweis konnte in einem Fall durch Verabreichung des Magensaftes an einen Perniciosakranken geliefert werden.

Wenn es demnach gelingt, in einer gewissen Anzahl von Fällen die Anämie entweder durch das Fehlen des „extrinsic factor“ in der Nahrung oder durch eine mangelhafte Bildung des Castleschen Fermentes im Magen in plausibler Weise zu erklären, so zeigen andere Beobachtungen, daß die Verhältnisse in der Regel komplizierter liegen. Es hat sich nämlich herausgestellt, daß einerseits Fälle mit positivem Castle-Befund im Magensaft auf reichliche Zufuhr von „extrinsic factor“ nur schwach oder gar nicht ansprachen (Castle und Mitarbeiter) und daß andererseits die *Sprueanämie* sich ganz allgemein *auf perorale Lebertherapie fast refraktär* verhält, während sie auf *parenterale Behandlung* meist *gut reagiert*. Diese Feststellungen zeigen deutlich, daß der peroral zugeführte oder im Magen gebildete APS in den entsprechenden Fällen vom Organismus nicht in genügender Weise verwertet werden kann, und zwar nach unserem Dafürhalten infolge der Darmresorptionsstörung. Es scheint uns diese Auffassung viel wahrscheinlicher und mit dem Wesen der Krankheit besser vereinbar, als die Annahme, der APS werde im Magen bzw. im Dünndarm zerstört, oder aber könne auch beim Vorhandensein von „extrinsic und intrinsic factor“ infolge ungünstiger Reaktionsbedingungen im Magensaft nicht gebildet werden (s. auch Wolf und Reimann). Wesentlich ist jedenfalls die Tatsache, daß peroral einverleibtes aktives Leberprinzip bei den meisten Sprueféllen nicht zur Resorption und damit auch nicht zur Wirksamkeit gelangt. Bestätigend ist in dieser Beziehung auch die Beobachtung von Castle und seinen Mitarbeitern, daß sich bei einem ad Exitum gekommenen Fall von Sprue kein aktiver APS in der Leber nachweisen ließ.

Der Mangel an „intrinsic factor“ ist bei der cryptogenetischen Perniciosa primär, zum Teil wahrscheinlich konstitutionell bedingt, irreversibel. Er ist die eigentliche Ursache des Leidens. Im Gegensatz dazu *kann* er bei der Sprue fehlen, *muß* es aber nicht. Das Versiegen der Produktion von Castle-Ferment ist bei der Sprue wahrscheinlich eine *sekundäre* Erscheinung, zum Teil vielleicht bedingt durch die *mangelhafte Resorption des APS*. In diesem Sinne spricht die Beobachtung von Wolf und Reimann über das Wiederauftreten des Fermentes nach intensiver Leberbehandlung. Im Tierversuch ist das Fehlen von „extrinsic factor“ in der Nahrung nach Miller und Rhoads sogar geeignet, die Sekretion des CASTLEschen Fermentes im Magen zu vermindern. Es scheint demnach ein Circulus vitiosus vorzuliegen, indem der Mangel an APS die Bildung von „intrinsic factor“ erschwert, was seinerseits wiederum eine ungenügende Produktion von APS bedingt.

Die Annahme, daß die *Sprueanämie durch die Darmresorptionsstörung bedingt* ist, kann heute als weitgehend gesichert gelten. Es hängt wohl im wesentlichen von der Art und dem Ausmaß dieser Resorptionsstörung ab, ob die resultierende Anämie mehr sekundären, durch Eisenmangel bedingten, oder mehr megalocytären, durch Mangel an APS hervorgerufenen Charakter hat. Daneben dürften jedoch noch andere, bisher ungeklärte Faktoren maßgebend mitbeteiligt sein. Wir denken an *endokrine* und *toxische* Einflüsse. Es scheint nun, daß die Sprue schon frühzeitig zu einer Eisenresorptionsstörung disponiert und daß erst mit der Zunahme der Durchfälle auch die Verwertung des APS leidet.

Prinzipielle Gesichtspunkte über die megalocytäre Sprueanämie in ihrer Stellung zur cryptogenetischen Perniciosa. Es ist nötig, an dieser Stelle einige grundsätzliche Fragen über die gegenseitigen Beziehungen zwischen Sprueanämie und perniziöser Anämie zu besprechen. Im Schrifttum besteht eine große Unsicherheit in der Klassifizierung der Sprueanämien, sofern sie ausgesprochen hyperchromen, megalocytären Charakter aufweisen. Während von gewisser Seite solche Sprueanämien mit der Perniciosa identifiziert werden, sprechen andere nur von perniciosiformer Anämie oder, wie HANSEN, von einem Perniciosafragment. Aus unseren Untersuchungen ergibt sich, daß die Mehrzahl der Spruepatienten hämotologisch alle Kriterien einer perniziösen Anämie aufweist (wobei allerdings, wie früher dargelegt wurde, gewisse Besonderheiten, wie sekundärer Einschlag, gelegentliches Auftreten von JOLLY-Körperchen und Kernresten usw., bestehen können) und somit eigentlich kein Grund vorliegt, diese Anämien nicht unter die Perniciosa einzureihen. Die begreiflichen Widerstände gegen ein solches Vorgehen liegen unseres Erachtens in dem Umstand begründet, daß wir unter der Diagnose Perniciosa ein fest umrissenes Krankheitsbild, den Morbus BIERMER, verstehen, wovon die Sprue in vielen Zügen sehr wesentlich abweicht. Ganz ähnliche Schwierigkeiten bestehen auch bei der Klassifizierung gewisser Graviditätsanämien, ferner bei megalocytären Anämien bei Cirrhosen und bei der kindlichen Ziegenmilchanämie. Das Haupthindernis, um in diese Wirrnis Klarheit zu bringen, erblicken wir darin, daß für die Diagnose der perniziösen Anämie außer einem streng definierten hämatologischen Syndrom auch noch ganz bestimmte klinische Kriterien gefordert werden; mit andern Worten, die Diagnose der perniziösen Anämie erschöpft sich nicht nur mit dem hämatologischen Symptomenkomplex. Diese Auffassung möchten wir auch aus der HANSENschen Bezeichnung Perniciosafragment herauslesen. Es erscheint deshalb notwendig, die Begriffsfassung der perniziösen Anämie einer Revision zu unterziehen. Was fordern wir hämatologisch von einer perniziösen Anämie und was klinisch, und wie weit überdecken sich diese beiden Begriffe?

Morphologisch ist die perniziöse Anämie im Blute durch die pathognomonische, elliptische *Megalocytose* charakterisiert, wodurch sie sich aus der Reihe der übrigen hyperchromen Anämien heraushebt und auch gegenüber der runden Makroplanie gewisser Lebererkrankungen scharf abtrennbar ist. Ferner ist die

Knochenmarksmegaloblastose zu fordern, die ihrerseits gegenüber Makroblastose und Pronormoblastose abzutrennen ist. Veränderungen der Myelo- und Thrombopoese sowie des Reticulums (Riesenformen, große vakuolisierte Stabkernige, unreife übersegmentierte Megakaryocyten und vermehrtes, großzelliges Reticulum) vervollkommnen das typische Knochenmarksbild, sind aber nicht pathognomonisch. Die megalocytäre Anämie spricht auf die *Lebertherapie* mit Sicherheit an und reagiert darauf mit einer sog. *Reticulocytenkrise*, die als Ausdruck der Umstellung des pathologisch-megaloblastischen auf ein normal-normoblastisches zu verstehen ist, womit die Normalisierung der Knochenmarkstätigkeit eingeleitet wird. Seltene therapeutische Versager mit wirksamen Präparaten sind durch Komplikationen bedingt. Pathogenetisch steht demnach bei der Perniciosa eine eigenartige schwerste Form einer *Erythropoesereifungsstörung* im Vordergrund, die mittels des Antiperniciosaprinzips wirksam und vollständig beseitigt werden kann. Die perniziöse Anämie gehört unseres Erachtens zu den *Anämien mit regeneratorischer Dysfunktion*. Es ist besonders zu betonen, daß zwischen dieser Reifungsstörung mit Megalocytose und anderen makro- und mikrocytären Fehlentwicklungen keine kontinuierlichen Übergänge bestehen und nicht nur etwa verschiedene Stärkegrade ein und derselben Reifungsstörung kennzeichnen, sondern ätiologisch ganz verschiedene Störungen zugrunde liegen (bei mikrocytären Anämien vorwiegend Eisenmangel, bei makrocytären noch unbekannte Stoffe, bei den megalocytären das Antiperniciosaprinzip).

Die oben angeführten hämatologischen Veränderungen der Megalocytose und -blastose und die Beseitigung dieser Störung mittels der Leberbehandlung sind unserer Ansicht nach eine Conditio sine qua non für die Diagnose der Perniciosa und als obligate Symptome stets zu fordern, während alle sonstigen häufig vorhandenen Symptome fakultativen Charakter haben und nie in einem unmittelbaren Zusammenhang mit dem Grundleiden stehen. Aus diesen Gründen definieren wir das *Wesen der perniziösen Anämie als eine Knochenmarkserkrankung mit regeneratorischer Dysfunktion, deren Ursache in einem Mangel eines bestimmten Zellreifungsstoffes, dem sog. Antiperniciosafaktor liegt.*

Wie wir schon früher hervorgehoben haben, kann nach den heutigen Kenntnissen dieser Mangelzustand unter verschiedenen Umständen manifest werden, nämlich:

1. Wenn das Castle-Ferment (intrinsic factor) im Magen fehlt. Ein Versagen dieser Fermentsekretion liegt bei der cryptogenetischen Perniciosa, dem sog. Morbus Biermer vor.

2. Wenn der extrinsic factor fehlt, so daß das Antiperniciosaprinzip nicht gebildet werden kann. Diese Ätiologie spielt bei der nichttropischen Sprue keine wesentliche Rolle, gelegentlich scheint sie mit im Spiele zu sein, wofür jahreszeitliche Schwankungen und einseitige Ernährung zu sprechen scheinen.

3. Wenn das Antiperniciosaprinzip entweder im Darmtractus zerstört oder durch die Darmwand nicht resorbiert wird. Wie wir früher erläutert haben, ist bei der Sprue die Nichtresorption des Antiperniciosafaktors durch die Darmschleimhaut von wesentlicher Bedeutung. Es ist sehr wahrscheinlich, daß, ähnlich wie die Fett- und Kohlehydratresorption, auch dieser Stoff in seiner Resorption gestört ist. Ein genauerer Einblick in diese Verhältnisse fehlt uns

heute noch, wenn auch die neuesten Untersuchungen von VERZAR hoffnungsvolle Wege zu weisen scheinen.

4. Wenn der Antiperniciosafaktor im Organismus, wahrscheinlich vorwiegend in der Leber, nicht gespeichert werden kann, oder dem Organismus nicht in einer leicht zugänglichen Vorstufe (Hämogen REIMANN) zur Verfügung steht. Eine solche Störung könnte bei gewissen Leberaffektionen, besonders Cirrhosen, die mit einem perniziösem Blutbild einhergehen, vorliegen. Gewisse klinische Anhaltspunkte, wie Remission perniziöser Anämien durch Besserung der Leberfunktion, weisen in dieser Richtung.

5. Wenn der Antiperniciosafaktor im Organismus zerstört wird. Diese Ursache spielt wahrscheinlich bei der Botriocephalusperniciosa eine Rolle, wobei die Zerstörung voraussichtlich im Darme vor sich geht und eventuell bei der Graviditätsperniciosa, wo Schwangerschaftstoxine diese Rolle übernehmen.

Bei der ersten und zweiten Gruppe, wo die Bausteine zur Bildung des Antiperniciosafaktors fehlen, liegen eigentliche Mangelerkrankungen vor. Beim Fehlen des CASTLEschen Fermentes, wie dies wohl stets bei der *cryptogenetischen Perniciosa* der Fall ist, haben wir es mit einer *Dauerstörung auf endogener, konstitutioneller Basis* zu tun, wobei die Störung hauptsächlich im vorgerückten Alter auftritt und sich mit zunehmendem Senium verstärkt. Im Gegensatz zu dieser endogenen Form handelt es sich bei den Gruppen 3 bis 5 um einen Ausfall des Antiperniciosafaktors infolge Wirkungsverhinderung. Diese Störungen können passagère sein und nach Behebung der Grundstörung verschwinden, so daß die Basis für die Perniciosaentstehung wegfällt. Man kann diese Formen als *symptomatische* Perniciosa der *endogenen* oder *essentiellen* Form gegenüberstellen.

Wenn wir nach diesem Exkurs uns nochmals fragen, in welchem Zusammenhange mit dem hämatologischen Perniciosasyndrom die übrigen zur klinischen Perniciosatrias (NAEGELI) gehörenden Symptome der histaminrefraktären Achylie und der funikulären Myelose stehen, so wird klar, daß diese Forderung nur für die geläufigste, sog. cryptogenetische Perniciosa, Geltung haben kann. Die *histaminrefraktäre Achylie* kann bei der cryptogenetischen Perniciosa gleichsam als ein Indicator für die fehlende CASTLE-Fermentsekretion betrachtet werden, wobei man berücksichtigen muß, daß bei dieser Achylieform allerdings die erwähnte Fermentproduktion nicht zu fehlen braucht, aber in gewissem Sinne eine Stufenleiter von der gewöhnlichen über die histaminrefraktäre Achylie zur Achylie mit fehlender CASTLE-Fermentproduktion besteht. Perniziöse Anämien mit freier Salzsäuresekretion haben in der Regel auch CASTLE-Ferment und weisen darauf hin, daß primär nicht ein konstitutionelles Versiegen des intrinsic factors vorliegt. Daneben gibt es jedoch Fälle, wo infolge Mangels des Antiperniciosafaktors wahrscheinlich auch die CASTLE-Fermentproduktion versiegen kann, ohne daß eine primäre Magenfunktionsstörung vorzuliegen braucht. Dabei setzt nach Behebung des Antiperniciosafaktordefizites auch die normale intrinsic factor-Produktion wieder ein. Für diesen Mechanismus sprechen unter anderem der von WOLF und REIMANN beschriebene Fall. In eigener Beobachtung haben wir zur Zeit der Perniciosa ein Versiegen der Salzsäureproduktion feststellen können, die mit der Remission der Anämie wieder normalen Verhältnissen Platz machte (s. S. 214).

Die *funikuläre Myelose* kommt am häufigsten bei der cryptogenetischen Form vor, jedoch nicht obligat, und wird bei symptomatischen, perniziösen Anämien, so bei der Sprue (s. S. 257), bei der Gravidität eher selten beobachtet. Häufig geht sie mit einer histaminrefraktären Achylie einher. Nach unseren gegenwärtigen Wissen ist es wahrscheinlich, daß die neurologischen Störungen keine direkte Folge des Mangels an Antiperniciosafaktor sind, sondern auf einer anderen Basis entstehen und entweder als koordinierte Erkrankung oder Folgeerscheinung der Magen-Darmfunktionsstörung aufzufassen sind. In diesem Sinne spricht auch die unsichere, oft recht problematische, therapeutisch erreichbare Besserung der Strangerkrankungen mittels Leber- und Magenpräparaten.

Nach unserer Darlegung, daß zum Kernproblem der perniziösen Anämie weder histaminrefraktäre Achylie, noch funikuläre Myelose in einer direkten Beziehung stehen, bleibt noch die Frage zu erörtern, welche Stellung die *Hämolyse* zur Perniciosa einnimmt. Man hat gelegentlich die perniziöse Anämie unter die Gruppe der hämolytischen Anämien gezählt und das primum movens dieser Erkrankung sogar in der gesteigerten Hämolyse erblicken wollen. Mit Recht hat Naegeli von jeher einer solchen Auffassung entgegengehalten, daß die typischen Blutveränderungen, besonders im Beginn der Krankheit, trotz fehlender Hämolyse bestehen können. Zum Vollbild der Perniciosa, ganz besonders in schweren Fällen, gehört jedoch als Kriterium des gesteigerten Blutzerfalles, der vermehrte Bilirubingehalt im Blutserum. In dieser Beziehung verhalten sich nun die megalocytären Sprueanämien häufig wesentlich anders. Wie früher dargelegt wurde, fehlte gerade bei unseren schwersten Fällen entweder überhaupt jeder Ikterus, oder aber war kaum angedeutet. Ganz übereinstimmende Befunde finden sich im Schrifttum. Die fehlende Hämolyse gibt sich dabei im normalen oder sogar unternormalen Serumbilirubinspiegel zu erkennen, es fehlt die typische strohgelbe Hautfarbe und auch die vermehrte Urobilinausscheidung im Urin und Stuhl. Dabei sind alle oben geforderten hämatologischen Kriterien der Perniciosa und der prompte Therapieerfolg vorhanden. *Wie läßt sich diese Diskrepanz zwischen cryptogenetischer und Sprueperniciosa erklären?* Es ist bekannt, daß die Hämolyse zur Hauptsache eine Funktion des reticuloendothelialen Systems ist und normalerweise zu einem Großteil von der Milz übernommen wird. Bei stärkerer Hämolyse führt die gesteigerte Milzfunktion zu einem Milztumor, wie er besonders bei der Perniciosa und beim hämolytischen Ikterus bekannt ist. Die Hypersplenie wirkt sich außer durch die vermehrte Hämolyse noch durch eine funktionelle, offenbar hormonale Hemmung auf die Knochenmarkstätigkeit aus. Bei der cryptogenetischen Perniciosa wird die Milz durch den Untergang der widerstandsunfähigen kurzlebigen Megalocyten zur Hyperfunktion angeregt, und es entwickelt sich aus der übermäßigen Milztätigkeit einerseits und der der Perniciosa zugrunde liegenden Erythropoesereifungsstörung andererseits ein Circulus vitiosus, der die Anämie besonders stark in Erscheinung treten läßt. Der gesteigerte periphere Megalocytenuntergang ist wohl ein wesentlicher Grund, daß aus dem Knochenmark außer den Megalocyten noch reichlich ungleich große und mißgestaltete Elemente (Aniso-Mikro-Poikilocytose) und trotz absolut stark verminderter Reticulocytenzahl zum Teil qualitativ unreife Reticulocyten ausgeschwemmt werden. Gegenüber diesem uns gewohnten Bilde fehlt bei der

Sprue in typischen Fällen die Hämolyse vollständig, ja die Blutmauserung scheint gelegentlich unternormal zu sein. Die dabei mitunter besonders stark ausgesprochene gleichmäßige Megalocytose mit sehr hohem Färbeindex ist unseres Erachtens eine Folge des fehlenden beschleunigten Untergangs der Erythrocyten, d. h. die Erythropoesehemmung kommt in der Entwicklung der Megalocytose ungestört zur Geltung, währenddem sonst der als Knochenmarksreiz sich auswirkende, starke periphere Untergang der Roten zur Ausschwemmung unfertiger, krüppelhafter Erythrocyten führt.

Schon aus rein theoretischen Gründen drängt sich der Gedanke auf, daß als Ursache der fehlenden, pathologisch vermehrten Hämolyse eine Störung der Milzfunktion im Spiele sein muß, eventuell auch eine Störung des übrigen rediculoendothelialen Apparates im Sinne der Unterfunktion. Erfahrungsgemäß stimmt damit aufs beste die Tatsache überein, daß klinisch ein Milztumor bei typischer Sprue meistens fehlt und pathologisch-anatomisch häufig eine Milzatrophie festgestellt werden kann. Im Blutbild findet man nicht so selten, ähnlich wie nach Milzexstirpation, JOLLY-Körperchen.

Aus dem Umstand, daß selbst schwere perniziöse Anämien ohne gesteigerte Hämolyse vorkommen können, geht die sekundäre Bedeutung dieses Symptoms ohne weiteres hervor. Das ceteris paribus raschere Ansprechen der hämolytischen perniziösen Anämie auf Lebertherapie hängt wohl damit zusammen, daß bei dieser Form die Knochenmarkshyperplasie hochgradiger ist als bei der nichthämolytischen Sprueperniciosa, wo erfahrungsgemäß sich die Erythropoese weniger stark auf das Fettmark ausdehnt (s. S. 233). Die sekundäre Hämolyse als Folge der starken Erythrocytenzerstörung bedeutet für das Knochenmark zweifellos eine starke Anregung zur Regeneration, die sich in einer starken Vermehrung der unreifen Erythroblasten bzw. Megaloblasten äußert, ohne letzten Endes infolge der bestehenden Reifungsstörung jedoch die bezweckte Kompensation erreichen zu können.

Zusammenfassung. 1. Für die Diagnose der perniziösen Anämie ist als pathognomonisch nur das hämatologische Syndrom der Blutmegalocytose, der Knochenmarksmegaloblastose und der prompte Erfolg auf Lebertherapie mit Reticulocytenkrise zu fordern.

2. Weder die histaminrefraktäre Achylie, noch Zeichen funikulärer Myelose, noch vermehrte Hämolyse sind als obligate Perniciosasymptome zu bezeichnen. Es liegt kein Grund vor, die megalocytäre Form der Sprueanämie nicht unter die Gruppe der perniziösen Anämie zu rechnen.

3. Die Perniciosa ist als eine Knochenmarksaffektion im Sinne einer Mangelerkrankung anzusehen, das Wesen der Erkrankung liegt in einer besonderen hochgradigen Erythroblastenreifungsstörung, die zur Knochenmarkshyperplasie führt.

4. Es ist nötig, die perniziöse Anämie in verschiedene klinische Formen zu unterteilen, je nachdem auf welchem Wege der Mangel des Knochenmarkes an Antiperniciosafaktor zustande kommt:

a) *Cryptogenetische Perniciosa,* für welche der Name des *Morbus* BIERMER zu reservieren ist („Magenperniciosa", Fehlen des CASTLE-Fermentes).

b) *Sprueperniciosa* („Resorptionsperniciosa", Antiperniciosafaktor wird nicht resorbiert).

c) *Perniciosa bei Leberleiden,* insbesondere bei Cirrhosen („Leberperniciosa“, Antiperniciosafaktor kann nicht in genügender Menge gespeichert werden, „Speicherungsperniciosa“).

d) *Perniciosa bei toxischen Zuständen* (bei Gravidität, Botriocephalus, Ziegenmilch ?, „Aufbrauchperniciosa“).

Chemische Blutwerte und Senkungsreaktion. Tabelle 7 gibt eine Zusammenstellung der bei unseren Patienten erhobenen chemischen Blutwerte, auf die größtenteils schon bei anderer Gelegenheit eingegangen wurde. Wir müssen aber noch auf eine Störung hinweisen, nämlich auf die *Verminderung des Cholesterins* im Blutserum. Hypocholesterinanämie wurde bisher in vereinzelten Fällen gefunden von Newham, Morris und Manson-Bahr, Fairley, Mackie und Billimoria bei tropischer Sprue, von Snell und Ludwig bei einheimischer Sprue.

Bei 11 unserer Patienten wurde sowohl Gesamt-, als auch verestertes Cholesterin im Serum ein- oder mehrmals bestimmt (Methode Mühlbock und Kaufmann). Bei 4 Fällen lagen die vor der Therapie gefundenen Werte für das Gesamtcholesterin (Normalwert 100—200 mg-%) an der unteren Grenze der Norm. Die Esterquote war 5mal erniedrigt, wenn wir den Normalwert zwischen 60 und 70% annehmen. Bei 10 Fällen stieg der Wert für Gesamtcholesterin im Verlaufe der Behandlung an, die vordem erniedrigt gefundene Esterquote wurde normal.

Es kann somit gesagt werden, daß der Cholesterinspiegel im Serum bei der unbehandelten Sprue — wie übrigens auch bei der cyrptogenetischen Perniciosa — eine Tendenz zur Erniedrigung zeigt und daß ferner die Esterquote bei wenigen Fällen unter die Norm vermindert gefunden wird. Mit der erfolgreichen Behandlung steigt das Gesamtcholesterin an, die Esterquote wird, sofern sie vorher reduziert war normal. Gesetzmäßige Beziehungen zwischen Ausmaß der Cholesterinspiegelsenkung und Schwere des Krankheitsbildes bzw. Grad der Anämie bestehen nicht.

Die *Serum-Takata-Reaktion* fanden wir in allen daraufhin untersuchten Fällen mit einer Ausnahme (Fall 7) negativ. Das Weltmann*sche Koagulationsband* wurde bei 3 Patienten im Vollstadium der Erkrankung ausgeführt und fiel einmal normal (0,5), einmal leicht verkürzt (0,4) und einmal stark verkürzt (0,35) aus, wie dies aus Tabelle 7 ersichtlich ist.

In Anlehnung an die Verhältnisse bei der cryptogenetischen Perniciosa ist man geneigt, auch in den anämischen Stadien der Sprue eine beträchtliche Erhöhung der *Senkungsreaktion* (SR.) zu erwarten. Bekanntlich hängt die Senkungsgeschwindigkeit der roten Blutkörperchen von mannigfachen Faktoren ab. Beschleunigend wirken in erster Linie Zunahme der Globulinfraktion und des Fibrinogens im Serum und Verminderung der Erythrocytenzahl. Die Beschleunigung der SR. bei der Perniciosa ist wohl im wesentlichen durch die Anämie bedingt. Dafür spricht, abgesehen vom Fehlen einer Globulinvermehrung, die Tatsache, daß Höhe der SR. und Grad der Anämie weitgehend proportional verlaufen. Erythrocytenzahlen zwischen 1,5 und 1,0 Mill. entsprechen nach unseren Erfahrungen in der Regel Senkungswerte zwischen 40 und 60 mm in der 1. Stunde. Parallel mit dem Anstieg der roten Blutzellen in der Remission geht auch die SR. sukzessiv zur Norm zurück.

Tabelle 7. Chemische Blutwerte[1].

Fall	Bilirub. mg-%	Rest N mg-%	Xanthoprot.	Cholesterin Ges. mg-%	Cholesterin fr. mg-%	Cholesterin Ester. Q. %	NaCl mg-%	Calc. mg-%	Kalium mg-%	Phosphor ges.	Phosphor anorgan.	Alkalireserve	Takata	Weltmann
1	(12,5)[2]	22	—	—	—	—	—	—	—	—	—	—	—	—
2	(12,5)[2]	22	—	—	—	—	—	—	—	—	—	—	—	—
3	(18,7)[2]	25	—	—	—	—	—	—	—	—	—	—	—	—
4	1,8	22	22	113	55	51	578	8,7	19,8	—	—	51,6	—	—
	0,58	22	25	148	45,5	69	600	12,9	28,4	—	—	—	—	—
nach	—	—	—	—	—	—	—	8,6	—	—	—	—	—	—
Heilung	0,43	20,0	24	125	45	64	576	9,8	18,7	10,0	4,1	59,5	neg.	0,7
5	1,1	28	21	—	—	—	587	10,8	13,8	—	—	44,9	—	—
	0,31	20	20	—	—	—	—	11,1	24,5	—	—	41,4	—	—
6	1,4	28	32	112	35	68	600	8,9	21,0	—	—	—	—	—
	0,64	25	20	—	—	—	—	10,2	24,3	—	—	—	—	—
7	0,58	33	—	103	33,7	67	581	7,5	9,9	—	—	72	pos.	—
	0,46	28	—	126	44,5	65	—	9,1	19,0	—	—	—	—	—
8	1,6	22	22	103	54	47	603	9,2	—	—	—	—	neg.	—
	0,61	—	—	117	42	75	—	10,7	—	—	—	—	neg.	—
9	0,88	28	26	99	27	73	—	8,0	—	—	—	—	neg.	—
	—	—	—	—	—	—	—	7,6	—	—	—	—	—	—
	0,49	—	—	199	58	71	—	11,0	—	—	—	—	—	—
10	0,58	23	—	—	—	—	—	9,3	—	—	—	—	neg.	—
	—	—	—	—	—	—	—	7,8	—	—	—	—	neg.	—
	0,23	—	—	—	—	—	—	10,8	—	—	—	43,9	neg.	—
11	0,43	28	—	114	40,5	56	579	8,7	11,0	—	—	—	—	—
	0,33	—	—	143	51,0	65	—	8,9	22,0	—	2,3	52,6	—	—
12	2,7	28	—	162	55	66	—	8,6	—	—	—	—	—	—
	0,49	25	17	177	58	67	—	9,4	—	—	—	—	—	—
13	0,43	23,2	—	114	41	64	598	9,8	—	—	—	—	neg.	—
	—	—	—	—	—	—	585	10,4	21,6	9,2	3,52	—	—	—
	—	—	—	—	—	—	563	11,1	18,6	16,6	4,3	—	—	0,4
14	0,43	27,2	29	104	41	61	569	9,1	18,9	—	—	—	neg.	0,4
	—	—	—	—	—	—	583	9,0	17,7	8,9	2,4	—	—	0,4
	—	—	—	—	—	—	566	10,0	—	12,6	4,26	—	—	—
15	0,52	18,0	—	142	68	52	576	6,2	20,8	—	—	—	neg.	0,5
	—	—	—	—	—	—	—	6,7	16,8	—	1,8	53,8	—	—
	—	—	—	—	—	—	—	10,1	—	10,0	2,6	—	—	—
	—	—	—	—	—	—	—	9,4	—	13,6	3,9	—	—	—
16	1,8	19,6	31	119	40	58	617	7,4	19,9	—	3,9	50,7	neg.	0,35

[1] *Untersuchungsmethoden und Normalwerte:*

Bilirubin nach H. v. d. B.	Normalwert	0,4—1,0 mg-%
Rest-N	Normalwert	20—35 mg-%
Xanthoproteinreaktion nach Becher	Normalwert	20—30
Cholesterin nach Mühlbock und Kaufmann	Gesamt	100—200 mg-%
	Esterquote	60—70 %
Chloride als NaCl		570—620 mg-%
Calcium nach Kramer und Tisdall		9,5—10,5 mg-%
Kalium nach Kramer		16—22 mg-%
Phosphate, anorganische, nach Fiske und Subarow		2,5—3,5 mg-%
Alkalireserve nach van Slyke		53—77 ccm.

[2] Nach Methode Herzfeld, Normalwert 12—18.

Bei der Sprue nun fällt die SR. *überraschend niedrig* aus. Wie Tabelle 8, in welcher der Ausfall unserer Senkungseinstundenwerte (Methode Westergreen mit weiten Röhrchen nach Alder) zu Globulinwert (refrakto-viscosimetrische Bestimmung) und Grad der Anämie in Beziehung gebracht ist, zeigt, sind die Werte bei fast allen Fällen ohne entzündliche Komplikationen selbst bei sehr niedrigen Erythrocytenzahlen normal oder nur mäßig erhöht. Besonders auffallend sind die Ergebnisse in den Fällen 3 und 4, wo bei 1,2 bzw. 0,8 Mill. Roten die SR. nur 5 bzw. 10 mm betrug. Wie bei der Biermerschen Anämie sind auch bei der Sprue die Globulinwerte im Bereiche der Norm.

In der Literatur wird unseres Wissens nirgends auf dieses auffallende Verhalten der SR. bei der Sprue hingewiesen. Interessanterweise fand aber Fanconi, „daß in der Mehrzahl der Fälle von Herterschem Infantilismus die Senkungsgeschwindigkeit während einer schlechten Periode ganz erheblich verzögert ist". Er sieht die Ursache der verlangsamten SR. weniger in Eiweißveränderungen, als in der schweren Störung des Ionengleichgewichtes und bringt sie außerdem mit der beim Herterschen Infantilismus gefundenen Azidose und Hypophosphatämie in Zusammenhang. Unseres Erachtens kommt man nicht umhin, zur Erklärung dieses merkwürdigen Verhaltens der SR. bei der Sprue einen *senkungshemmenden* Faktor anzunehmen, den wir zur Zeit aber nicht fassen können.

Tabelle 8. Senkungseinstunden- und Globulinwerte im Vergleiche mit der Anämie.

Fall	SR. mm	Glob.	Hb. %	R.	Entzündliche Komplikationen
1	29	31	61	2,7	Ø
2	40	81	32	1,5	Ø
3	5	—	41	1,2	
	7	—	36	1,5	
	30	—	—	—	Ø
	18	—	21	0,8	
	10	—	63	3,3	
4	10	40	23	0,8	
	3	40	63	2,5	Ø
	2	45	99	5,1	
	5	—	93	4,9	
5	26	31	48	2,3	
	16	—	50	2,1	Ausgedehnte Bromacne
	40	—	77	3,7	
6	10	—	52	1,9	
	7	30	80	3,7	Ø
	3	—	88	3,7	
7	33	67	21	0,9	
	5	57	69	3,1	Lungentuberkulose
	14	—	70	4,0	
8	17	27	64	2,3	Ø
	11	—	84	3,0	
9	71	—	24	0,8	Bronchopneumonie
	22	—	48	2,1	
	16	40	59	3,0	
	16	—	91	3,8	
10	38	38	67	3,1	
	25	—	62	2,6	Ø
	7	—	91	3,1	
11	10	45	85	3,5	Ø
	12	—	85	3,9	
12	28	20	47	1,8	
	50	—	56	2,1	Bronchopneumonie
	11	—	86	4,3	
13	8	34	83	4,2	
	8	—	—	—	
	17	—	93	4,3	Pharyngo-Tracheitis acuta
14	21	—	60	1,9	
	11	35	62	2,2	Ø
	20	—	77	2,7	
15	57	—	45	1,7	Eitrige Cystitis
	18	41	91	4,2	
16	42	46	46	1,7	Ø
17	6	30	77	3,8	Ø

6. Innersekretorische Störungen.

Eine ganze Reihe der bisher beschriebenen Symptome und Stoffwechselstörungen, die für die Sprue mehr oder weniger charakteristisch sind, wie Adynamie, Hypotension, abnorme Pigmentation, Hypoglykämie, Grundumsatzsteigerung, Tetanie, Osteoporose u. a., weisen auf *innersekretorische Störungen* hin. Die Tatsache, daß bei zur Autopsie gekommenen Fällen mit wenigen Ausnahmen pathologisch-anatomische Veränderungen an den endokrinen Organen bisher nicht gefunden wurden, schließt unseres Erachtens die Möglichkeit funktioneller Störungen keineswegs aus.

Die große Zahl der oben erwähnten, als innersekretorisch bedingt erkannten Erscheinungen, weist an sich auf das Bestehen einer *pluriglandulären Störung* hin. Bei einzelnen Symptomengruppen läßt sich aber doch der Zusammenhang mit bestimmten endokrinen Organen erkennen. Am eindeutigsten sind die Beziehungen zu den *Nebennieren.* Adynamie, Hypotension, abnorme Haut- und Schleimhautpigmentierungen, Störungen des Kohlehydratstoffwechsels bilden einen Symptomenkomplex, wie wir ihn beim Darniederliegen der innersekretorischen Funktion der Nebennierenrinde auftreten sehen. Da sich die Nebennieren bei Sektionsfällen stets morphologisch unverändert erwiesen haben, muß es sich um eine funktionelle Störung dieses Organes handeln. Wir wissen heute, daß unter den endokrinen Organen die Nebennierenrinde eine ganz besonders innige Beziehung zu den Vitaminen zeigt. Es ist deshalb durchaus möglich, ja wahrscheinlich, daß bei einer Krankheit, die wie die Sprue in so hervorragender Weise zum Auftreten von Avitaminosen disponiert, die Nebennierenrindenfunktion infolge Vitaminmangels beeinträchtigt ist. Neben den Vitaminen A und B_2 ist es insbesondere das Vitamin C, das in der Pathologie der Nebennieren eine wichtige Rolle spielt, was aus den folgenden Tatsachen erhellt, daß nämlich die Nebenniere neben der Zirbeldrüse das an Vitamin C reichste Organ ist (SZENT, GYÖRGYI), daß Skorbut zu Nebennierenveränderungen führt und daß Rindenhormonzufuhr auf skorbutische Tiere günstig wirkt (LOCKWOOD und HARTMANN). Wir halten es nach diesen Befunden für sehr wahrscheinlich, daß die Nebennierenfunktionsstörung bei Sprue der Ausdruck einer Hypovitaminose, und zwar insbesondere einer C-Hypovitaminose ist. Es kann aber nicht ausgeschlossen werden, daß auch andere Mechanismen, vielleicht toxische Einwirkungen vom Darmtractus her (DIEHL) oder endokrine Regulationsstörungen von Seiten der Hypophyse maßgebend beteiligt sind. Auf die Bedeutung der Nebennieren in bezug auf die abnorme Pigmentation und auf den Fett- und Kohlehydratstoffwechsel sind wir bereits anderorts näher eingegangen.

Die Erklärung der Grundumsatzsteigerung bereitet einige Schwierigkeiten. Ihre Beziehung zur *Schilddrüse* ist unwahrscheinlich, und zwar deshalb, weil der Habitus der Kranken gegen eine Hyperthyreose spricht und auch sonst keine Zeichen einer solchen festzustellen sind. HANSEN und v. STAA erwägen die Möglichkeit, daß der erhöhte Basalstoffwechsel keine innersekretorische Störung, sondern der Ausdruck einer einseitigen Kohlehydrat-Eiweiß-Verbrennung sei. Nach unserem Dafürhalten handelt es sich bei der Grundumsatzsteigerung der Sprue am wahrscheinlichsten um eine hypophysär-diencephale Regulationsstörung im Sinne des zentralen Basedow. Beweisen läßt sich diese Auffassung einstweilen nicht.

Die Frage, ob die *Epithelkörperchen* bei der Störung des Calcium-Phosphorhaushaltes und seinen Folgeerscheinungen eine aktive Rolle spielten, ist strittig. Es kann als feststehend gelten, daß die Hypocalcämie und allenfalls auch die Tetanie durch Darmresorptionsstörungen allein bedingt sein kann. Dafür sprechen Befunde an Patienten mit Dünndarmstenosen. Schwieriger fällt schon die Erklärung der Osteoporose, die nicht selten mit Erhöhung des Blutcalciums einhergeht, als reine Kalkresorptionsstörung. Denn es bleibt ungeklärt, weshalb in so zahlreichen Spruefällen trotz langdauernder Steatorrhoe und Hypocalcämie keine Dekalzinierung des Skelets eintritt. Unseres Erachtens müssen endokrine Einflüsse für das Auftreten von Osteoporose zum mindesten mitverantwortlich gemacht werden. Wir denken dabei an Zustände eines sekundären Hyperparathyreoidismus im Sinne Erdheims. Die durch Resorptionsstörung entstandene Hypocalcämie würde demnach als Inkretionsreiz auf die Epithelkörperchen wirken und so zu einer Hyperplasie und Hyperfunktion derselben führen. Diese Auffassung findet eine Bestätigung durch den Fall Scherers, der mit schwerer Osteoporose und Tetanie einherging und bei welchem autoptisch in der Tat eine beträchtliche Hyperplasie sämtlicher Epithelkörperchen nachgewiesen wurde.

Störungen, die auf eine Dysfunktion der *Keimdrüsen* hinweisen, werden nicht selten beobachtet. Das Auftreten von Amenorrhoe im Verlaufe der Erkrankung ist direkt häufig. So stellten Manson-Bahr und Willoughby bei 32 Frauen unter 45 Jahren, die an tropischer Sprue erkrankt waren, 22mal Ausfall der Menses fest. Snell fand bei einheimischer Sprue bei 4 von 5 Frauen Amenorrhoe. In eigener Beobachtung (Fall 13) setzte die Periode mit dem Auftreten der Erkrankung aus und trat nach der Heilung in normaler Weise wieder auf. Thaysen beschreibt bei 3 seiner Patienten ein Nachlassen der Libido.

Störungen, die mit Wahrscheinlichkeit *hypophysärer* Genese sind, finden sich vor allem bei der Zoeliakie, wo sie sich als Wachstumsstörungen, Verzögerung der Pubertätsentwicklung (Fanconi) und Hypoplasie der Genitalien (Schüpbach, Rud) äußern. Benett, Hunter und Vaughan sahen bei jungen männlichen Spruepatienten 2mal Hypogenitalismus und 4mal geringe Ausbildung der sekundären Geschlechtsmerkmale bei allgemeiner Wachstumshemmung.

Es finden sich bei der Sprue so zahlreiche Hinweise auf innersekretorische Störungen, daß es den Verhältnissen Gewalt antun hieße, wollte man alle entsprechenden Erscheinungen durch allgemeine Atrophie infolge Hungerzustand und durch Avitaminose erklären unter Leugnung des Bestehens endokriner Beteiligung, wie dies Hansen und v. Staa in ihrer Monographie mit Nachdruck tun. Zweifellos sind wir nach den heutigen Kenntnissen über die innigen Beziehungen zwischen Hormonen und Vitaminen berechtigt, die endokrinen Störungen der Sprue im wesentlichen als Folge von Mangelzuständen aufzufassen. Während man sich die Affektion der Nebennierenrinde wenigstens teilweise infolge B_2- und C-Avitaminose in plausibler Weise erklären kann, fällt die pathogenetische Deutung der übrigen innersekretorischen Störungen schwerer. Es ist möglich, daß auch sie avitaminotisch bedingt sind, zum Teil aber sind sie sicher nur Ausdruck einer endokrinen Korrelationsstörung.

Wir haben bereits bei der Besprechung der innersekretorischen Störungen, sowie bei anderer Gelegenheit auf die Bedeutung von *Vitaminmangelzuständen* hingewiesen. Es sind insbesondere die Vitamine A, B_2, C und D, von denen wir wissen, daß sie, bzw. ihr Mangel, beim Zustandekommen gewisser Spruesymptome eine Rolle spielen. Man findet allerdings nur sehr selten Krankheitsbilder, die den eigentlichen Avitaminosen entsprechen. Wir halten es deshalb für richtig, nicht so sehr von avitaminotischen, als vielmehr von *hypovitaminotischen* Zuständen bei der Sprue zu sprechen, für deren Bestehen wir in der Tat klinische Anhaltspunkte besitzen.

Die *Vitaminmangelzustände der Sprue* sind wohl in den wenigsten Fällen durch ungenügende Ernährung bedingt. Auf Grund neuerer Untersuchungen wissen wir, daß ganz besonders bei der Verwertung des peroral zugeführten Vitamin C, wahrscheinlich aber auch der anderen Vitamine, die *chemischen Verhältnisse des Magensaftes* sowie die *Resorptionsbedingungen im Darmtrakt* von wesentlicher Bedeutung sind. Dank der Möglichkeit, das Vitamin-C-Defizit in praktisch brauchbarer Weise zu bestimmen, sind wir über die Störungen des Vitamin-C-Stoffwechsels am besten orientiert. SCHROEDER und EINHAUSER fanden, daß bei fast allen Gastroenteritiden eine Störung der Vitamin-C-Resorption im Verdauungskanal besteht, ganz besonders bei Kranken mit Anacidität. Die Ascorbinsäure wird nach der Auffassung dieser Autoren im alkalischen Magensaft rasch oxydiert. Wahrscheinlich spielt bei diesem Prozeß die Coliflora eine wichtige Rolle (MAHLO und MULLI, STEPP und SCHROEDER).

Bestimmungen des Vitamin-C-Defizits wurden bisher bei Sprue in größerem Umfange nicht durchgeführt. Wir verfügen über entsprechende Versuche bei 3 unserer Patienten. Nach den erzielten Ergebnissen, die in Tabelle 9 dargestellt sind, dürfte in allen 3 Fällen ein Defizit an Vitamin C bestanden haben. Interessant sind die Versuche mit peroraler Redoxonapplikation in den Fällen 13 und 15, weil sie die Bedeutung der Darmresorption beim Zustandekommen des C-Mangels illustrieren. Während bei dem ersteren Falle, bei dem es sich um eine leichte Erkrankungsform handelte, nach mehrtägiger Verabreichung von 3mal 2 Tabletten Redoxon eine deutlich überschießende Ascorbinsäureausscheidung erfolgte, wurde bei der anderen Patientin, die an heftigen Durchfällen litt, das per os in Form von täglich 10 Tabletten Redoxon zugeführte Vitamin C anscheinend nicht resorbiert. Mit der vorausgehenden intravenösen Redoxoneinverleibung war eine Ausfüllung des Defizites prompt erzielt worden.

Von den Spruesymptomen, die in einem kausalen Zusammenhang mit Vitamin-C-Mangel stehen, sind in erster Linie Erscheinungen *hämorrhagischer Diathese* und die allerdings sehr seltenen skorbutähnlichen Zustände zu nennen, wie sie von HANSEN und v. STAA in einem Falle beobachtet wurden. Dann scheinen nach neueren Untersuchungen auch die *abnormen Pigmentierungen*, die man bisher ausschließlich als Ausdruck einer Nebenniereninsuffizienz auffaßte, in einem gewissen Zusammenhange mit C-Mangel zu stehen. Als erster wies MORAWITZ auf die mutmaßlichen Beziehungen zwischen Vitamin C oder ähnlichen Stoffen (den von ihm sog. „Pigmentvitaminen") und autogener Pigmentation hin. Später haben SCHROEDER und EINHAUSER über oft eklatante Erfolge der Ascorbinsäurebehandlung krankhafter Pigmentierungen berichtet. Diese auffallenden Beobachtungen am Krankenbett erfuhren in der Folge eine theoretische Erklärung durch die Untersuchungen SZENT-GYÖRGYIS, dem es gelang, in vitro eine die Melaninbildung hemmende Fähigkeit der Ascorbinsäure nachzuweisen. Davon unabhängig stellte SCHROEDER experimentell eine

Tabelle 9. Bestimmung des Vitamin-C-Defizites.

Fall 13.

	Dezember 1936							Januar 1937					Februar
	14.	15.	16.	17.	18.	...30.	31.	...5.	6.	7.	8.	...25.	...11.
mg-%	0,2[1]	0,2	0,2	—	0,2	6,3	2,7	9,3	5,1	1,9	6,0	11,2	10,0

Fall 14.

	Januar 1937	Februar									
	27.	3.	4.	5.	6.	7.	8.	9.	10.	11.	12.	13.
mg-%	2,0	—	3,9	1,6	9,7	—	5,4	—	3,2	3,1	10,0	20,0

Fall 15.

	März 1937											
	10.	11.	12.	...16.	17.	18.	19.	20.	21.	22.	23.	24.
mg-%	0,3	0,3	0,2	0,3	0,2	0,3	—	0,1	—		20,0	

	März			April									
	25.	...30.	31.	2.	3.	4.	5.	6.	7.	8.	9.	...12.	13.
mg-%	0,1	0,6	0,3	20,0	—	—	1,8	12,0	2,4	4,2	0,7	1,4	8,0

- - - - - - täglich dreimal 2 Tabletten Redoxon = 300 mg Ascorbinsäure,
— — — — täglich fünfmal 2 Tabletten Redoxon = 500 mg Ascorbinsäure,
▬▬▬ täglich 10 ccm Redoxon intravenös = 500 mg Ascorbinsäure.

Hemmung der Blochschen Dopareaktion durch Vitamin C fest. Auf Grund dieser Ergebnisse erscheint es möglich, daß dem Vitamin-C-Mangel in der Entstehung der Spruepigmentierungen eine gewisse Rolle zukommt. Die meist fehlende Pigmentierung bei Scorbut, dem Paradigma der C-Avitaminose, spricht unseres Erachtens aber doch sehr gewichtig dafür, daß die Verhältnisse komplizierter liegen und wahrscheinlich doch Nebennierenstörungen mitbeteiligt sind.

Da wir nicht in der Lage sind, gleich wie beim Vitamin C auch den Mangel an den übrigen Vitaminen mit Hilfe von Belastungsmethoden zu erfassen, gestaltet sich deren Nachweis schwieriger. Es sind vor allem gewisse klinische Erscheinungen der Sprue, die in Analogie zu den bekannten Krankheitsbildern voll entwickelter Avitaminosen für das Vorliegen bestimmter Mangelzustände sprechen. So ist es überaus wahrscheinlich, daß beim Zustandekommen der Kalk-Phosphorstoffwechselstörung und ganz besonders der Osteoporose eine D-Hypovitaminose eine wichtige Rolle spielt, um so mehr, als durch parenterale Verabreichung eines Vitamin-D-Präparates Besserung erzielt werden kann. Der D-Mangel entsteht offenbar dadurch, daß das fettlösliche Vitamin bzw. seine Vorstufe infolge Fettresorptionsstörung nicht resorbiert werden kann.

Klinische Erscheinungen, wie Xerophthalmie und Hemeralopie, die auf einen Mangel des ebenfalls fettlöslichen Vitamin A hinweisen, wurden von Fanconi und Thaysen mitgeteilt. Bei unserem zur Zeit auf der Klinik weilenden Fall 22 läßt sich eine Hemeralopie deutlich nachweisen. Sicher wurde auf dieses

[1] Ascorbinsäureausscheidung im Urin in mg-%. Bestimmung mit Titrationsmethode nach Tillmanns.

Symptom bisher zu wenig geachtet. Gelegentliche Beobachtungen über beriberiähnliche Zustände bei Sprue (PICHARD) und Zoeliakie (RUD) lassen auf das Vorkommen von B_1-Hypovitaminosen schließen. Auf die mutmaßliche Bedeutung des sog. Vitamin-B_2-Komplexes, in dessen Gesellschaft der Anämiefaktor (extrinsic factor CASTLEs) in der Natur auftritt, werden wir an anderer Stelle näher eingehen. Die fragliche Beziehung zwischen Lactoflavin und Fettresorption haben wir früher erörtert. Vor allem in Amerika werden nicht selten pellagraähnliche Symptome bei Sprue beschrieben (HIEMCKE, BENETT, HUNTER und VAUGHAN), die ebenfalls die Beziehungen dieser Krankheit zum Vitamin-B_2-Komplex nahelegen.

7. Neurologische Störungen.

Das zentrale Nervensystem wird bei der Sprue in ähnlicher Weise wie bei der cryptogenetischen Perniciosa in Mitleidenschaft gezogen. Es treten in erster Linie degenerative Veränderungen im Rückenmark auf, die zum Bilde der *funikulären Myelose* führen. Sie gelangt jedoch nicht so häufig und selten in so hochgradigem Ausmaß wie bei der BIERMERschen Anämie zur Ausbildung. Häufig klagen die Patienten über Parästhesien, die sich besonders als Sensationen von „Kribbeln", „Ameisenlaufen" und Taubheitsgefühl in den Extremitäten äußern. Seltener werden Pyramidensymptome festgestellt. THAYSEN fand solche bei 2 von 8 Fällen. Über je einen Fall mit schwerer, kombinierter Strangsklerose berichten HOLST, HANSEN und v. STAA, wobei der Fall der beiden letzteren Autoren autoptisch verifiziert wurde. Anatomische Befunde über degenerative Prozesse der Rückenmarksstränge bei tropischer Sprue liegen von CASTLE und seinen Mitarbeitern vor. In einer jüngst erschienenen Arbeit von WOLTMAN und HECK wurden bei 11 von 29 Fällen tropischer Sprue Zeichen organischer Nervenveränderungen beschrieben.

Die an unseren Patienten gemachten Erhebungen über das Vorkommen von funikulärer Myelose bestätigen im wesentlichen die Angaben der Literatur. Auch wir fanden häufig Klagen über Parästhesien, die im Verlaufe der Behandlung stets wieder verschwanden (5 Fälle). Bei einer Patientin machte sich besonders eine Störung der Geschmacksempfindung geltend (Fall 5). Bei 8 Patienten wurden Reflexanomalien bzw. Pyramidensymptome festgestellt (Nr. 3, 4, 5, 6, 7, 8, 13 und 15). Wir weisen darauf hin, daß bei den Fällen 3, 4 und 5, die eine ausgesprochene funikuläre Myelose aufwiesen, selbst nach Histaminreiz keine freie Salzsäure im Magensaft zu erhalten war. Die Fälle 8, 13 und 15 zeigten als einzige faßbar neurologischen Veränderungen nur ein teilweises bzw. vollständiges Fehlen der Bauchdeckenreflexe. Sie traten bei Fall 13 nach der Besserung des Leidens wieder auf. Das Verschwinden von Pyramidensymptomen nach erfolgter Besserung wird von THAYSEN beschrieben.

Nicht selten begegnen wir bei den Spruepatienten gewissen *psychischen Abnormitäten*, die im wesentlichen als Ausdruck reaktiver Neurosen aufzufassen sein dürften (HANSEN und v. STAA). Diese Kranken sind verschroben, mißtrauisch, depressiv, worauf schon DÜNNER, HIRSCHFELD und GERALDY hingewiesen haben. Das Auftreten echter Psychosen kommt vor, ist aber ein sehr seltenes Ereignis. Epileptiforme Anfälle bei tropischer Sprue wurden von ASHFORD beschrieben. Die psychischen Veränderungen, die wir bei unseren Patienten beobachten konnten, bestanden in leichten Gedächtnislücken (Fall 3), mißtrauischem Benehmen (Fall 9), schroffem Verhalten gegenüber den Mitpatienten (Fall 12), hochgradiger Empfindsamkeit und Affektlabilität (Fall 13 und 14). Wir möchten es bei diesen Störungen dahingestellt sein lassen, ob sie als Folge der Sprue anzusehen sind, um so mehr, als über das psychische Verhalten vor der Erkrankung keine verläßlichen Angaben zu erhalten waren. Es scheint uns fast wahrscheinlicher, daß auch die psychischen Veränderungen als Ausdruck einer gewissen abnormen Konstitution zu verstehen sind.

8. Kreislaufstörungen.

Der auffallendste Befund, der uns bei der Untersuchung der Kreislauforgane mit großer Regelmäßigkeit entgegentritt, ist der *niedrige Blutdruck*. Er betrifft in gleicher Weise den systolischen und diastolischen Druck. Wie Tabelle 10 zeigt, fanden wir bei 10 von 16 Patienten mehr oder weniger häufig systolische Werte unter 100 mm Hg. Den niedrigsten Druck zeigte Fall 15 mit 65/30, den höchsten Fall 4 mit 135/60 mm Hg. Die Durchschnittswerte liegen zwischen 90/60 und 100/70. Dem Verhalten des Blutdruckes bei nichttropischer Sprue wurde in der Literatur bisher auffallend geringe Beachtung geschenkt. In den untersuchten Fällen — THAYSEN zählt deren 19 von insgesamt 40 — zeigt der Blutdruck mit zwei Ausnahmen eine zum Teil ausgesprochene Tendenz zur Hypotension. Bei 7 Patienten betrug der systolische Druck weniger als 100. Auch die Fälle von HANSEN und v. STAA lassen eine Neigung zur Erniedrigung des Druckes erkennen. Die systolischen Werte ihrer Fälle bewegen sich zwischen 90 und 120, die diastolischen zwischen 45 und 80. Nur bei einem Falle (Nr. 4) wurde der verhältnismäßig hohe Druck von 130/90 gemessen.

HANSEN und v. STAA glauben, den niedrigen Blutdruck auf die allgemeine Atrophie und Unterernährung der Patienten zurückführen zu können. Unsere wiederholten Blutdruckmessungen, die sich jeweils über den ganzen Krankheitsverlauf ausdehnten, sprechen durchaus gegen diese Auffassung. Aus unserer

Tabelle 10. Blutdruckwerte.

Fall	Blutdruckwerte					Allgemeinzustand z. Z. des Klinikeintritts	Verlauf
1	75/40	80/65	85/?	90/?		Hochgradige Kachexie	Unverändert, später †
2	110/50	120/65				Hochgradige Kachexie	†
3	100/65	120/60	100/65	90/65	85/60	Stark reduziert	Weitgehende Besserung
4	135/60	120/70	85/60	90/50	120/70	Schwere Kachexie	Heilung
5	100/50	95/45	110/65	120/90	110/80	Kachexie	Heilung
6	100/60	95/50	100/65	125/70	125/75	Hochgradige Kachexie	Besserung
7	90/60	80/55	90/55	120/85	100/80	Hochgradige Kachexie	Besserung, später an Tuberkulose †
8	105/70	90/60	85/60	80/60	110/75	Mäßig stark reduziert	Praktisch geheilt
9	110/50	100/50	120/60	110/65		Stark reduziert	„ „
10	110/80	90/60	85/50	90/60	120/90	Stark reduziert	Wesentlich gebessert
11	110/80	110/70	105/70	115/70		Stark reduziert	„ „
12	105/65	110/70	100/70	120/75		Mittelschwer	„ „
13	100/70	100/90	100/70			Mittelschwer	„ „
14	80/60	85/65	95/70	100/70		Stark reduziert	„ „
15	65/30	80/50	100/70			Hochgradige Kachexie	„ „
16	90/60	80/60	80/50	100/50	100/60	Mittelschwer	„ „

Tabelle 10 geht hervor, daß einerseits die Erniedrigung des Blutdruckes auffallend wenig parallel läuft mit der Schwere des Zustandes, und daß andererseits auch nach weitgehender Erholung der Patienten eine gewisse Hypotension fortbesteht. Leider konnten wir nur bei vereinzelten Fällen die Blutdruckuntersuchung vor und nach der Erkrankung durchführen. Bei Fall 5 ergab die Messung längere Zeit nach erfolgter Heilung höhere Werte als während der Krankheit, die allerdings mehr den diastolischen als den systolischen Druck betrafen. Umgekehrt hatten wir bei Fall 14 die Gelegenheit, den Blutdruck vor, bzw. ganz im Beginn der Erkrankung zu messen und dabei folgende Werte festzustellen: 140/90, 120/85, 120/85. Zur Zeit der vollentwickelten Sprue fiel

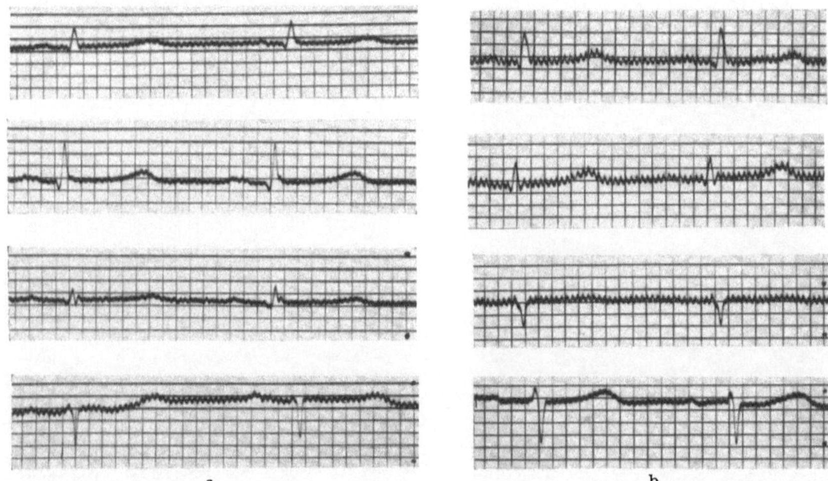

Abb. 37. Ekg. der Patientin M. M. (Fall 15). a Bei Klinikeintritt: Low-Voltage. QT-Distanz 0,4″ bei einer Frequenz von 75 (höchstzulässig 0,39″), also leicht verlängert. Serumcalcium 6,2 mg-%. b Vor Klinikaustritt R_1 etwas größer als $^1/_2$ Millivolt. QT-Distanz 0,36″ bei einer Frequenz von 83 (höchstzulässig 0,37″), somit normal. Serumcalcium 9,4 mg-%.

der Druck auf 80/60 ab. Von Manson-Bahr und Thaysen wurde bei tropischen und einheimischen Spruefällen ein ganz beträchtliches Abfallen des Blutdruckes im Beginn der Erkrankung registriert. In einem gewissen Gegensatz zu unseren Feststellungen sah Thaysen in einem Falle ein sehr deutliches Parallelgehen des Blutdruckes mit dem Verlauf der Erkrankung, indem die Tension vor Beginn 155/95 betrug, während einer Periode heftiger Fettstühle auf 90/60 abfiel und im Stadium der Remission sogar auf 180/120 anstieg. Auf Grund unserer Beobachtungen kommen wir zum Schluß, daß die Blutdruckerniedrigung weit über das Maß hinausgeht, das man allenfalls noch durch die allgemeine Hinfälligkeit und Schwäche schwerer Fälle erklären könnte. Im Zusammenhang mit weiteren Zeichen eines Addisonismus, wie Pigmentation, Adynamie, Hypoglykämie, besteht für uns kein Zweifel, daß *die bei Sprue auftretende Hypotension der Ausdruck einer Nebenniereninsuffizienz* ist. In diesem Sinne spricht auch die fast fehlende Reaktion von Blutdruck und Puls auf subcutane Adrenalininjektion, wie wir sie bei einigen unserer Patienten beobachten konnten (s. Abb. 21).

Zeichen von *Kreislaufinsuffizienz*, wie Anstrengungsdyspnoe, Tachykardie und Ödeme, treten in schweren Fällen häufig auf. Wir fanden bei 5 Patienten, die alle in schwerkrankem Zustande eingeliefert wurden, Unterschenkelödeme. Wenngleich die Ödeme bei den meisten schwerkranken Spruepatienten vorwiegend kardialer Genese sind, so muß doch ausdrücklich darauf hingewiesen werden, daß auch Störungen des Wasserhaushaltes unter Umständen für ihre Entstehung verantwortlich zu machen sind. Man findet nämlich nicht selten auch bei Kranken ohne Zirkulationsinsuffizienz Ödeme.

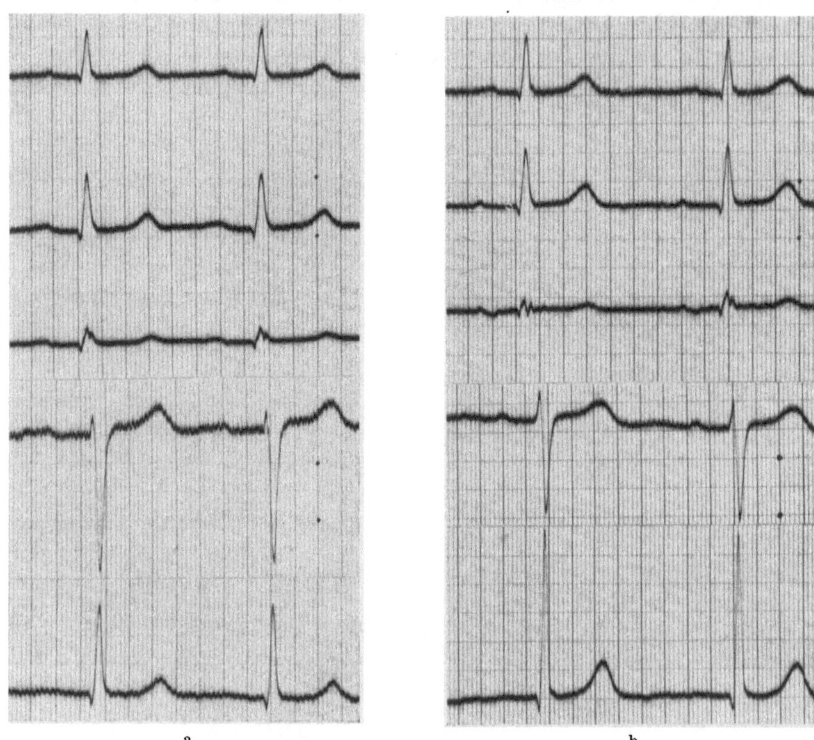

Abb. 38. Ekg. des Pat. H. H. (Fall 16). a Bei Klinikeintritt: QT-Distanz 0,38″ bei einer Frequenz von 83 (höchstzulässig 0,37″), somit leicht verlängert. Serumcalcium 6,2 mg-%. b Nach intravenöser Injektion von 10 ccm. 20% Calcium Sandoz: QT-Distanz 0,36″ bei einer Frequenz von 70 (höchstzulässig 0,40″) also normal.

Die physikalische und röntgenologische Herzuntersuchung ergibt in der Regel einen normalen Befund. Anämische Herzgeräusche sind selbstverständlich ziemlich häufig zu hören. Im Elektrokardiogramm sind nur insofern charakteristische Veränderungen zu erwarten, als bei Fällen, die mit Hypocalcämie einhergehen (Serumcalcium unter 9,0 mg-%), eine Verlängerung der Systolendauer auftritt (Hegglin und Holzmann). Wir fanden diese Erscheinung nur zweimal, nämlich in den Fällen 15 und 16 (s. Abb. 37 und 38). Bei den übrigen Patienten mit Erniedrigung des Serumkalkspiegels war die Beurteilung infolge Digitalisierung verunmöglicht, da diese bekanntlich die Q-T-Distanz verkürzt. Weitere, unspezifische elektrokardiographische Veränderungen fanden wir öfters. Besonders hinweisen möchten wir aber noch auf die in Fall 7 und Fall 15 beobachtete Low-Voltage, die sich im letzteren Falle mit der Besserung des Zustandes verlor.

9. Pathologisch-anatomische Befunde.

Wir haben bereits bei verschiedenen Gelegenheiten auf das *Fehlen charakteristischer anatomischer Befunde* bei Sprue hingewiesen. Mit Rücksicht auf die überragende Bedeutung der Darmresorptionsstörung wurde der *Intestinaltractus* in Sektionsfällen stets besonders eingehend untersucht. Auf Grund eigener Erfahrungen und kritischer Würdigung der in der Literatur niedergelegten Obduktionsbefunde kommt THAYSEN zum Schluß, daß primäre, für die Sprue charakteristische Darmveränderungen nicht bestehen. Die von zahlreichen Autoren beschriebenen pathologischen Befunde sind nach seiner Ansicht als sekundär entstandene Prozesse aufzufassen. In diesem Sinne möchten wir auch die bei unserem Fall 17 gefundenen Dünndarmulcera, wie sie Abb. 39 zeigt, interpretieren. Auch beim HERTERschen Infantilismus konnte UEHLINGER an Hand von 6 Sektionsfällen keine anatomische Ursache für die Verdauungsinsuffizienz finden. Die beobachteten Veränderungen faßte er als sekundär, infolge der schweren Stoffwechselstörung entstanden auf. Als bemerkenswerten, unseres Wissens bisher in der Literatur nie erörterten Befund, erwähnen wir die Tatsache, daß UEHLINGER eine bald sehr schwache, bald sehr starke Durchtränkung der Gewebsspalten in den Kuppen der Darmzotten mit Fetttropfen fand. Auch waren viele Stromazellen mit kleinen Fetttropfen reich beladen. In einem Falle füllte das Fett die Lymphsinus um die Krypten und die periglandulären Gewebsspalten aus. Ganz entsprechend fand UEHLINGER auch die mesenterialen Lymphknoten mit Fetttropfen beladen. Er folgert aus diesen Befunden, ,,daß auch in den schwersten Fällen von HERTERschem Infantilismus eine intensive Fettresorption stattfindet“.

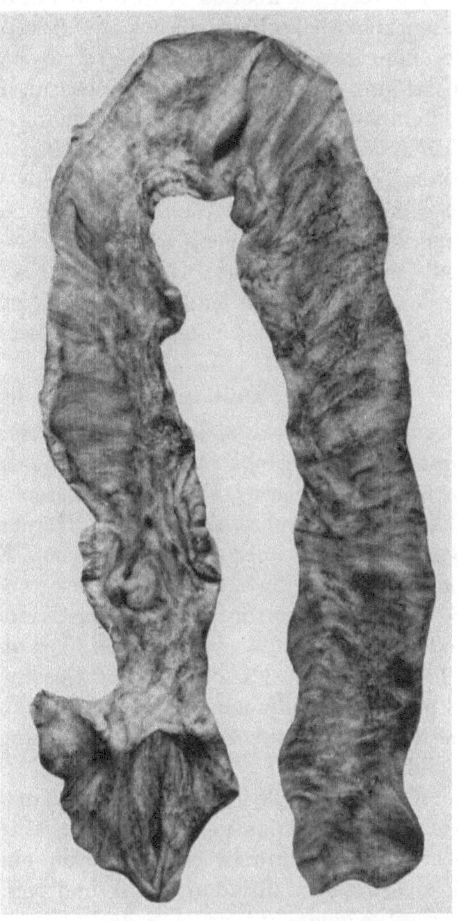

Abb. 39. Fall 17. Atrophie der Dünndarmschleimhaut mit kleinen Schleimhautulcera.

Die *inneren Organe*, insbesondere *Leber* und *Pankreas*, sind meist dem kachektischen Zustande der ad Exitum gekommenen Fälle entsprechend stark atrophisch, zeigen aber nie für die Grundkrankheit irgendwie typische Veränderungen. Fettige Degeneration der Leber und Hämosiderose findet man bei Fällen, die mit schwerer Anämie einhergingen. Das Fehlen pathologisch-anatomischer Befunde auch an den *Drüsen innerer Sekretion* haben wir früher bereits betont und gleichzeitig hervorgehoben, daß wir darin kein Argument gegen das Bestehen endokriner

Störungen im Krankheitsbild der Sprue erblicken. Als interessanten Befund erwähnen wir die Beobachtung einer Hypertrophie der Epithelkörperchen (wahrscheinlich als sekundären Hyperparathyreoidismus zu deuten) im Falle Scherers. Anatomische Befunde funikulärer Myelose beschreiben Castle und seine Mitarbeiter und Hansen und v. Staa.

Wir verfügen über die Autopsiebefunde von 4 Fällen (Nr. 1, 2, 7 und 17), die im wesentlichen die Ergebnisse der Literatur durch den Mangel an anatomischen Veränderungen im Bereiche des Darmtractus und der innersekretorischen Drüsen bestätigen. Die Coecumtuberkulose im Falle 7 dürfte mit der Grundkrankheit in keinem ursächlichen Zusammenhang gestanden haben. Auf die Dünndarmulcera unseres Falles 17 wurde oben bereits hingewiesen. Leberverfettung fanden wir in allen 4 Fällen. Die Milz war bei 3 Fällen von normaler Größe, im 3. Falle (Nr. 2) beträchtlich vergrößert. Dieser Milztumor, der histologisch eine starke Vermehrung der Gitterfasern zeigte, war genetisch unklar und stellt einen bei Sprue bisher nicht beschriebenen Befund dar. Das Pankreas fanden wir in allen Fällen unverändert. Eine ausgesprochene Hämosiderose, die Leber, Milz und Nieren betraf, fanden wir in Fall 1.

10. Familiäres Auftreten der Sprue und Konstitution.

Familiäres Vorkommen der einheimischen Sprue ist anscheinend sehr selten; denn Thaysen stellt in seiner Monographie, welche die gesamte Weltliteratur berücksichtigt, fest, daß ein Auftreten von mehreren Spruefällen in derselben Familie nie beschrieben wurde. In neuerer Zeit mehren sich aber doch die Beobachtungen über familiäre Sprue. Kessler und Rohr berichten über das gleichzeitige Erkranken von Mutter und Sohn. Die Tochter unseres Patienten B. F. (Fall 11) wurde seinerzeit im Kinderspital Zürich wegen Zoeliakie behandelt. Auch Meyer erwähnt das Vorkommen von Sprue und Zoeliakie in derselben Familie. Fanconi sah 2 Geschwisterpaare — bei dem einen handelte es sich um Zwillinge —, die an Zoeliakie erkrankt waren, und kürzlich publizierte auch Evenson eine Beobachtung von Herterschem Infantilismus bei Zwillingen.

Konstitutionelle Faktoren spielen in der Entstehung der Sprue sicher eine wichtige Rolle, das geht schon aus ihrem gelegentlichen familiären Auftreten hervor. Es fällt aber schwer, beim einzelnen Spruepatienten konstitutionelle Stigmata herauszufinden, wenn man von der Angabe absieht — die von 4 unserer Patienten gemacht wurde —, daß sie von jeher bzw. im Kindesalter sehr schwächlich waren. Beim Herterschen Infantilismus hingegen fielen Fanconi gewisse Merkmale auf, welche die erkrankten Kinder auszeichneten, nämlich blonde Haare (die er als fast obligat bei Zoeliakie bezeichnet), auffallend blaue Skleren (auch von Lehndorff und Mautner erwähnt) und blauer durchsichtiger Saum an Milch- und Dauerincisivi.

Ohne weittragende Schlußfolgerungen zu ziehen, möchten wir an dieser Stelle doch darauf hinweisen, daß wir bei unseren Spruefällen eine *auffallende Häufung von cerebralen Leiden* fanden. So waren 2 unserer Fälle Epileptiker. Ein 3. Fall zeigte einen parkinsonistischen Zustand, der als Folge einer Encephalitis lethargica aufgetreten war (Nr. 10). Selbstverständlich ist das Material zu klein, als daß man bei diesem Zusammentreffen eine zufällige Koinzidenz ausschließen könnte.

11. Pathogenese und Ätiologie.

Bei der Besprechung der einzelnen Spruesymptome sind wir jeweils auch auf die Frage ihres Entstehungsmechanismus eingegangen. Es hat sich dabei gezeigt, daß sie in pathogenetischer Hinsicht in 3 große Symptomenkomplexe eingeteilt werden können (s. auch ROHR), nämlich in solche, die 1. auf eine *Funktionsstörung des Magen-Darmtractus*, 2. auf *avitaminotische* und 3. auf *endokrine Störungen* zurückzuführen sind. Die Verhältnisse werden dadurch kompliziert, daß einerseits die einzelnen Symtpome häufig durch ein Zusammenwirken der ihnen zugrunde liegenden drei Hauptstörungen verursacht sein können und anderseits die letzteren sich vielfach gegenseitig bedingen. Eine schematische Darstellung (siehe Abb. 40), wie sie ROHR schon früher publiziert hat, ist vielleicht am besten geeignet, das Ineinandergreifen der verschiedenen pathogenetisch maßgebenden Faktoren zu veranschaulichen.

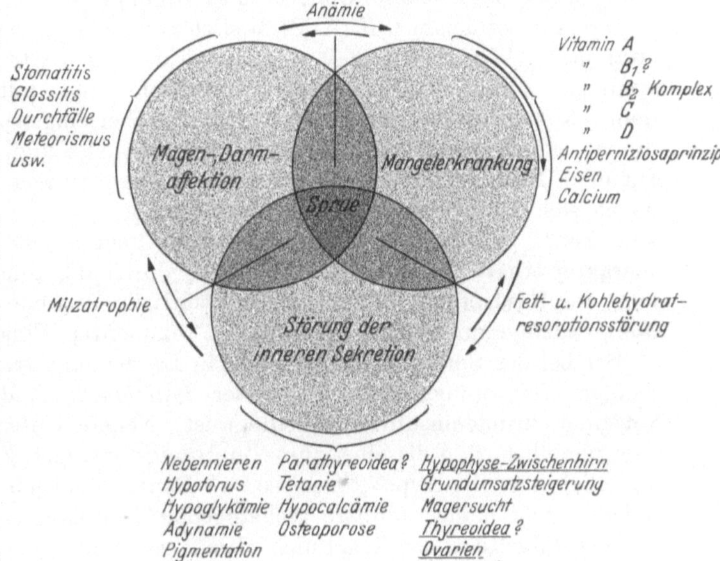

Abb. 40. Zusammenwirken verschiedener pathogenetischer Faktoren.

Eine zentrale Stellung nimmt zweifellos die *Darmresorptionsstörung* mit ihrem Hauptsymptom, der Steatorrhoe, ein. Durch sie läßt sich die Mehrzahl aller übrigen Symptome erklären, sei es nun als direkte Auswirkung der Resorptionsstörung, sei es als deren Folge über Mangelzustände und innersekretorische Störungen. Als eine wichtige Folge nicht so sehr der Darmstörung an sich, als vielmehr der Fettstühle, stellt sich die ungenügende Kalkverwertung und damit die Hypocalcämie und Hypophosphatämie ein. Als weitere Folgeerscheinungen entstehen Tetanie und Osteoporose. Es scheint uns aber fraglich, ob die letztere allein durch *Kalkresorptionsstörungen* erklärbar ist, oder ob nicht vielmehr auch Vitamin-D-Mangel und eventuell Erscheinungen eines sekundären Hyperparathyreoidismus maßgebend mitbeteiligt sind.

Unter die *Mangelzustände* fassen wir die Avitaminosen und das Fehlen der für die Blutbildung wichtigen Faktoren zusammen. Vitamin-C-Mangel dürfte in fast allen Spruefällen vorliegen. Offenbar leidet die Verwertung dieses Vitamins in erster Linie unter dem veränderten Magenchemismus und unter den erschwerten Resorptionsbedingungen. Klinisch augenfällige Vitamin-C-Mangelsymptome in Form hämorrhagischer Diathese (skorbutoide Sprue) sind allerdings selten. Inwieweit die abnorme Pigmentation auf eine C-Hypovitaminose allein zurückzuführen ist, steht noch nicht fest. Wahrscheinlicher ist sie der Ausdruck einer Nebennierenrindeninsuffizienz, die ihrerseits mit Vitamin-C-Mangel in genetischem Zusammenhang stehen dürfte. Nach den Untersuchungen von VERZAR und seinen Mitarbeitern muß auch die Möglichkeit eines Vitamin-B_2-Mangels bei der Entstehung der Fettstühle mit in Betracht gezogen werden. Es ist außerordentlich wahrscheinlich, daß auch die Resorption des fettlöslichen Vitamin D leidet und damit eine D-Hypovitaminose bei der Entstehung der Osteoporose mitbeteiligt ist. Das gelegentliche Vorkommen von Xerophthalmie und Hemeralopie spricht für den Ausfall des Vitamins A. Eine mangelhafte Verwertung auch der übrigen Vitamine ist sehr wahrscheinlich. Indessen fehlt dafür bisher eine sichere klinische Bestätigung.

Der Antiperniciosastoff (APS) besitzt zweifellos gewisse Beziehungen zu den Vitaminen. Wir wissen, daß seine Vorstufe, der „extrinsic factor", in enger Bindung an das Vitamin B_2 in der Natur vorkommt, mit demselben aber nicht identisch ist (DIEHL und KÜHNAU). In der früher eingehend geschilderten Weise kommt es bei der Sprue zu einem Mangel an APS und damit zur perniziösen Anämie. Der ebenfalls durch die Magen-Darmstörung bedingte *Eisenmangel* macht sich in der Regel schon vor der ungenügenden Verwertung des APS bemerkbar, wodurch die Sprueanämie im Beginn meist einen hypochromen Charakter erhält. Erst in dem Maße, als durch die zunehmende Darmstörung auch die Resorption des APS leidet, wird die Anämie perniziös, behält aber häufig auch dann noch einen gewissen sekundären Einschlag.

Der bei der Sprue am deutlichsten in Erscheinung tretende *innersekretorisch* bedingte Symptomenkomplex ist der *funktionelle Addisonismus*, der durch Nebennierenrindeninsuffizienz bedingt ist. Neuere Untersuchungen machen es wahrscheinlich, daß dieselbe, zum Teil wenigstens, eine Folge der C- und wahrscheinlich auch B_2-Hypovitaminose ist. Daneben spielen aber sicher auch noch andere, nicht näher faßbare, schädigende Einflüsse eine Rolle. Die *Parathyreoidea* dürfte in der Regel nicht direkt betroffen sein. Die Kalkstoffwechselstörungen lassen sich jedenfalls durch die mangelhafte Resorption des mit der Nahrung zugeführten Calciums genügend erklären. Erst sekundär kann es infolge der Hypocalcämie zu einem sekundären Hyperparathyreoidismus im Sinne ERDHEIMs kommen, der an sich allerdings das Auftreten der Osteoporose begünstigt. Bei der weitgehenden gegenseitigen Abhängigkeit der Funktion der endokrinen Drüsen ist es nicht verwunderlich, daß sich in vielen Fällen auch Zeichen von Störungen der *Hypophyse* und der *Keimdrüsen* einstellen, wie wir dies früher bereits erörtert haben.

Wenn wir auch durchaus die Ansicht vertreten, daß die Darmresorptionsstörung in den meisten Fällen die eigentliche Wurzel der Spruekrankheit darstellt, so möchten wir trotzdem an der oben wiedergegebenen Einteilung in *drei pathogenetisch maßgebende Grundstörungen* festhalten, da sie geeignet ist, das Verständnis für die Vielgestaltigkeit der Krankheitsbilder wesentlich zu erleichtern. Die gleichmäßige Entwicklung der verschiedenen Störungen führt zum typischen Vollbild der Sprue. Eine weitgehende Selbständigkeit jeder einzelnen Grundstörung bringt es aber mit sich, daß in vielen Fällen die Steatorrhoe, in anderen die Folgen der Mangelzustände — wie Anämie, skorbutähnliche Bilder, Osteoporose — und in wieder anderen endlich innersekretorische Störungen im Vordergrunde des klinischen Bildes stehen.

Nachdem es heute als feststehend gelten kann, daß die vielgestaltigen Symptome der Sprue letzten Endes der Ausdruck einer *Darmresorptionsinsuffizienz* sind, bedeutet die Frage nach der Ursache dieser Störung zugleich die Frage nach der *Ätiologie der Sprue* überhaupt. Leider sind wir auch heute noch nicht in der Lage, sie mit Sicherheit zu beantworten. Weder mangelhafte Funktion der Verdauungsdrüsen, noch anatomische Veränderungen des Darmapparates können für die Entstehung der Resorptionsstörung verantwortlich gemacht werden. Auch die Auffassung der Sprue als primäre Darminfektionskrankheit entbehrt einer einwandfreien Beweisführung und ist deshalb verlassen. In jüngster Zeit lenkt RIETSCHEL von einem neuen Gesichtspunkt aus die Aufmerksamkeit wieder mehr auf das *bakteriologische* Moment. Auch er lehnt zwar die Auffassung der Sprue als primäre Darminfektion ab, sieht aber in einer bakteriellen, endogenen Invasion, bzw. Infektion des Dünndarmes durch physiologische Darmbakterien oder sonstige Saprophyten die Vorbedingung zur Entwicklung der Sprue. Selbstverständlich führt nicht jede derartige bakterielle Dünndarmbesiedelung zur Sprue. Sie tut es vielmehr nur dann, wenn sie sich über eine sehr lange Zeitdauer erstreckt. In der „Tenazität der endogenen Bakterienbesiedelung des Dünndarmes" sieht der genannte Autor das Ausschlaggebende Moment. Die RIETSCHELsche Theorie hat zweifellos sehr viel für sich, ob sie aber in allen Fällen zu Recht besteht, scheint uns fraglich. Von den neueren Theorien verdient auch diejenige von CASTLE und seinen Mitarbeitern eine nähere Erörterung und Kritik. Nach der Auffassung dieser Autoren ist die Sprue gleich der Perniciosa eine Mangelkrankheit, bedingt durch das Fehlen des APS. Während nun aber bei der BIERMERschen Anämie das Fehlen des APS auf eine mangelhafte Bildung des „intrinsic factor" durch die Magenschleimhaut zurückzuführen ist, wird es bei der Sprue meist durch eine ungenügende Zufuhr des „extrinsic factor" durch die Nahrung verursacht. Der Mangel an APS hat nun seinerseits nicht nur die Entstehung der bekannten Blutveränderungen zur Folge, sondern führt auch zu einem Versiegen des CASTLEschen Fermentes und zum Auftreten der Darmstörung. Zur Begründung dieser Auffassung führen die genannten Autoren die überaus günstige Beeinflussung nicht nur der Anämie, sondern auch der Darmstörung durch die Lebertherapie an. Eine weitere Stütze für ihre Theorie sehen sie auch in Tierexperimenten, die bei einer an „extrinsic factor" freien Ernährung der menschlichen Sprue frappant ähnliche Krankheitsbilder zeigten und auf Lebertherapie behoben werden konnten.

Wenn auch die Auffassung CASTLEs im ersten Augenblick bestechend erscheinen mag, so lassen sich doch eine Reihe von Argumenten anführen, die gegen ihre Allgemeingültigkeit sprechen. In erster Linie finden wir die prompte Wirkung der Lebertherapie auf die Steatorrhoe in unseren Fällen nicht bestätigt. Wir sahen immer wieder trotz großen Campolondosen eine auffallend geringe, wenn auch nicht ganz fehlende, Beeinflussung der Darmstörung. Die Nahrung der Mehrzahl unserer Patienten war ferner so beschaffen, daß kein Grund zur Annahme einer mangelhaften Zufuhr an „extrinsic factor" vorlag. Ganz unverständlich wäre vollends die Tatsache, daß bei der gleichen Ätiologie so verschiedene Krankheitsbilder wie die Sprue und die Perniciosa entstehen. Mögen vielleicht auch in gewissen Fällen, insbesondere tropischer Sprue, primäre Mangelzustände eine wichtige Rolle spielen, so können solche nach unserer Auffassung im allgemeinen für die Entstehung der einheimischen Sprue niemals allein geltend gemacht werden. Es scheint uns auch durchaus möglich, daß nicht so sehr ein Mangel an APS, als vielmehr das Fehlen eines im aktiven Leberextrakt ebenfalls enthaltenen, bisher unbekannten Stoffes, mit der Entstehung der Darmstörung in ursächlichem Zusammenhang steht.

Ohne eine neue Hypothese über die Entstehung der Sprue aufstellen zu wollen, möchten wir unseren Zweifel an einer ätiologischen Einheit dieses Krankheitsbildes äußern und die Frage aufwerfen, ob nicht die Sprue vielmehr der Ausdruck einer Kombination verschiedener ätiologischer Momente darstelle, wobei wir an ein Zusammenwirken von konstitutionellen Faktoren, Magen-Darmstörungen (z. B. auch im Sinne Rietschels), Mangelzuständen und endokrinen, eventuell auch neurovegetativen Regulationsstörungen denken (vgl. das Schema S. 263).

Wenn wir auch heute noch nicht in der Lage sind, in der Frage der Ätiologie der Sprue über mehr oder weniger wahrscheinliche Theorien und Hypothesen hinaus zu gelangen, so ist doch ihre Pathogenese weitgehend geklärt und damit einer erfolgreichen Therapie der Weg geöffnet.

12. Therapie und Prognose.

Entsprechend unserer pathogenetischen Auffassung der Sprue hat sich das therapeutische Vorgehen in erster Linie gegen die 3 Grundstörungen, die intestinale Störung, die Anämie und die Mangelzustände zu richten.

Im *Leberextrakt* steht uns das wirksamste Mittel zur Behandlung der *Anämie*, und zwar insbesondere ihrer perniziösen Form, zur Verfügung. Es ist vor allem das Verdienst Castles und seiner Mitarbeiter, die Bedeutung der Lebertherapie in ihrer vollen Tragweite erkannt zu haben. Unseres Erachtens gehen die genannten Autoren jedoch zu weit, wenn sie den Leberextrakt als das souveräne Mittel in der Behandlung der Sprue überhaupt glauben empfehlen und auf die diätetischen Maßnahmen vollständig verzichten zu können.

Die Vorgänge, die sich bei der Leberbehandlung der perniziösen Sprueanämie im Blut und Knochenmark abspielen, haben wir auf S. 239 bereits eingehend erörtert und auch betont, daß sich die Remission in prinzipiell gleicher Weise wie bei der cryptogenetischen Perniciosa, jedoch in langsamerem Tempo vollzieht. Wir haben gleichfalls bereits darauf hingewiesen, daß die perorale Lebertherapie bei der Sprue infolge der ungünstigen Resorptionsverhältnisse im Darm nur mangelhaft oder gar nicht wirkt. Sie wird deshalb mit Vorteil von vorneherein durch die parenterale, am besten intraglutäale, Injektion ersetzt, und zwar in großen Dosen, z. B. 2—4 ccm Campolon täglich über längere Zeit. In allen Fällen, ganz besonders aber in jenen, die mit einer hypochromen Anämie einhergehen — und dies ist stets in der Remission der Fall —, ist es notwendig, die Lebertherapie mit Verabreichung von *Eisen* (Ferrostabil per os oder Ceferron intravenös) zu ergänzen. Hat die Anämie ein sehr hochgradiges Ausmaß angenommen, so helfen oft nur *Bluttransfusionen* über die kritischen Tage bis zum Eintritt der Remission hinweg.

Dank der Lebertherapie gelingt es heute wohl in den meisten Fällen der Anämie Herr zu werden. Sie ist jenes Teilsymptom der Sprue, das am leichtesten zu beheben ist. Bedeutend schwieriger gestaltet sich die Beeinflussung der Steatorrhoe, welche die Anämie gewöhnlich um Wochen überdauert und nur in den seltensten Fällen gänzlich verschwindet. Es ist diese Tatsache unseres Erachtens doch ein gewichtiges Argument gegen die Auffassung Castles, daß die Sprue ausschließlich durch den Mangel an aktivem Leberprinzip bedingt sei. Allerdings konnten auch wir an 2 unserer Fälle (Nr. 11 und 13), bei welchen die Anämie stark zurücktrat, eine günstige Beeinflussung des Krankheitsverlaufes an sich durch die Lebertherapie feststellen. Es scheint uns aber fraglich, ob es sich dabei um einen spezifischen Effekt des APS bzw. seiner Vorstufe im Sinne CASTLEs handelt, oder ob wir es hier nicht vielmehr mit einer Wirkung von Begleitstoffen zu tun haben. In diesem Sinne spricht wohl auch die bessere therapeutische Wirksamkeit wenig gereinigter Leberextrakte.

Neben der Lebertherapie kommt auch der *diätetischen Behandlung* eine sehr wichtige Rolle zu. Sie hat vor allem die Aufgabe, die Darmstörung, insbesondere die Steatorrhoe, günstig zu beeinflussen. Ferner soll sie eine reichliche Vitaminzufuhr gewährleisten. Bei allen Fällen mit profusen Fettstühlen schränken wir die Fettzufuhr vorübergehend maximal ein und erreichen damit fast stets eine Besserung der Durchfälle und des Meteorismus. Nach einer individuell verschieden langen Schonperiode wird leicht resorbierbares Fett, z. B. in Form von Butter, in allmählich steigenden Mengen wieder zugeführt. Häufig zwingt das Wiederauftreten von Fettstühlen zum vorübergehenden Zurückgehen auf fettlose Kost. Für eine Beschränkung der Eiweißzufuhr liegt nicht nur kein Grund vor, da die Eiweiße gut resorbiert werden, die Kost soll vielmehr eiweißreich sein, um so den ausgehungerten Organismus die nötigen Bausteine zuzuführen. Wohl gelangen auch die Kohlehydrate weitgehend zur Resorption, führen aber häufig bei zu reichlicher Verabreichung zu Gährungsstühlen. Es ist deshalb vorteilhaft, in den entsprechenden Fällen auch die Kohlehydrate etwas einzuschränken. Wir haben von diesen Gesichtspunkten ausgehend an unserer Klinik eine *fett- und kohlehydratarme, eiweiß-, obst- und gemüsereiche „Sprudiät“* eingeführt, die wir jeweils den individuellen Verhältnissen entsprechend modifizieren. Als Beispiel für einen mittelschweren Fall, bei dem die Steatorrhoe schon weitgehend behoben ist, sei folgender Speisezettel angeführt:

Erstes Frühstück: Grahambrot, Rahmkäse, Eiweißmilch.
Zweites Frühstück: Apfel oder Banane.
Mittagessen: Reis-, Gersten- oder Hafersuppe, Magerfleisch haschiert, Gemüse (Kartoffeln, Erbsen, Spargeln, Karotten, Schwarzwurzeln usw.) in Püreeform, Randen, Sellerie, Karotten als Rohkost. Obst.
Nachmittagskaffee: wie Frühstück.
Nachtessen: Schleimsuppe, Gemüsepüree, Fisch oder Eierspeise, Obst.

Neben der qualitativen Zusammenstellung des Speisezettels legen wir auf die *purierte* Form der Speisen einen besonderen Wert.

Medikamentöse Therapie. Oft haben wir von Präparaten, wie Pankreon, Gesanit, Taka-Diastase und Kohle, eine günstige, die diätetische Behandlung unterstützende Wirkung auf die Darmstörung, insbesondere den Meteorismus gesehen. Liegen Kalkmangelzustände vor, so wird man Kalkpräparate peroral oder — besonders bei tetanischen Anfällen — intravenös verabreichen. Perorale Calciumtherapie ist auch dann indiziert, wenn starke Fettstühle bestehen, denn es hat sich gezeigt, daß eine negative Kalkbilanz durch reichliche Zufuhr von Calcium positiv werden kann (s. S. 226). Bei Osteoporose ist außerdem die Anwendung von Vitamin-D-Präparaten geboten. Die bei schweren Spruefällen stets zu beobachtenden Zustände eines funktionellen Addisonismus sind einer Behandlung mit Nebennierenrindenpräparaten, eventuell kombiniert mit Vitamin C zugänglich.

Die *hypovitaminotischen Zustände* müssen wenigstens im Beginn mit parenteraler Vitaminzufuhr behandelt werden, da bei peroraler Verabreichung eine genügende Resorption nicht gewährleistet ist. Bei leichten Fällen und bei fortschreitender Besserung ist jedoch auch perorale Applikation angezeigt, und zwar mit Vorteil in Form einer vitaminreichen Obst- und Gemüsediät, wie wir sie oben beschrieben haben.

Angeregt durch die interessanten Mitteilungen VERZARs über die Beziehungen zwischen Nebennierenrinde und Fettresorption, haben wir analog seinen Tierversuchen Cortidyn bzw. Cortigen in großen Dosen (bis 5 ccm täglich) und auch Lactoflavin gespritzt, ohne aber eine Beeinflussung der Steatorrhoe zu sehen. Wir möchten aber in diesen negativen Resultaten aus Gründen, die wir schon auf S. 218 erörtert haben, keine Argumente gegen die VERZARsche Theorie erblicken.

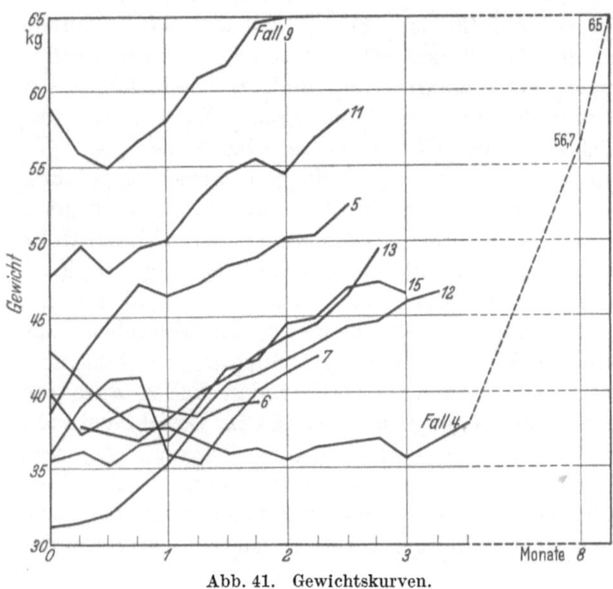

Abb. 41. Gewichtskurven.

Die einheimische Sprue ist ein dankbares, wenn auch viel Geduld und Ausdauer forderndes Gebiet ärztlicher Therapie. Nach unseren Erfahrungen gelingt es mit einer nach den dargelegten Prinzipien durchgeführten Behandlung, wenn auch nicht immer vollständige Heilung, so doch in fast sämtlichen Fällen Beschwerdefreiheit und Arbeitsfähigkeit wieder herzustellen. Wichtig für eine erfolgreiche Therapie ist selbstverständlich das möglichst frühzeitige Erkennen des Leidens. Man ist aber oft erstaunt über die außerordentlich guten Behandlungserfolge selbst in desolat erscheinenden Fällen. In eindrücklicher Weise illustriert die obenstehende Abb. 41, in welcher eine Anzahl von Gewichtskurven unserer Fälle zusammengestellt ist, die Leistungsfähigkeit unserer Spruetherapie. Von unseren 17 klinischen Fällen wurden 3 *geheilt* (Nr. 4, 5, 13). Als *praktisch geheilt,* d. h. beschwerdefrei und voll arbeitsfähig sind 5 (Nr. 3, 6, 8, 9 und 16), als *wesentlich gebessert* ebenfalls 5 Fälle (Nr. 10, 11, 12, 14 und 16) zu betrachten. Demgegenüber stehen 4 Todesfälle (Nr. 1, 2, 7 und 17), die zum Teil in eine Zeit fallen, da unsere Therapie noch nicht so ausgebaut war wie heute. Der Exitus letalis erfolgte stets auf Grund von Komplikationen (Pneumonie bei Lungentuberkulose, grippöser Infekt, Peritonitis nach perforierter Coecumtuberkulose, Pachymeningitis haemorrhagica interna). Es stehen unsere therapeutischen Ergebnisse in einem auffallenden Gegensatz zu den Angaben der Literatur. Während die einheimische Sprue bisher als prognostisch sehr ernstes, ja vielfach infaustes Leiden galt, glauben wir auf Grund unserer Erfahrungen an 22 Fällen sagen zu dürfen, daß sie eine therapeutisch aussichtsreiche Krankheit ist.

VI. Die Akropathien des Kindesalters mit besonderer Berücksichtigung der infantilen Akrodynie.

Von

E. Mayerhofer-Zagreb.

Inhalt.

Literatur.

A. Zusammenfassende Mitteilungen, Monographien und Lehrbücher.

Babes (3 Autoren: V., A. u. Aurel B.): Travaux sur la Pellagre, Bucarest-Cultura, 1923. Ann. de l'Inst. Path. Bucarest 8 (1922/23). (Monographie; 312 Lexikonseiten.)

Brieger, L. u. E. Marx: Kapitel Nahrungsmittelgifte. Ebstein-Schwalbes Handbuch der praktischen Medizin, Bd. 5, S. 967. 1901.

Dragišić, Br.: Siehe bei Mayerhofer.

Eppinger u. Hess: Zur Pathologie des vegetativen Nervensystems. Z. klin. Med. **67**, 68 (1909).

— — Die Vagotonie. Berlin 1910.

Glanzmann, E.: Studien zur Selter-Swift-Feerschen Krankheit. Volume jubilaire en l'honneur de Monsieur Dapples, p. 173—243. Vevey 1937.

Halbertsma: Acrodynie (Ziekte van Selter-Swift-Feer) Aanwinsten op diagnostisch en therapeutisch Gebied. Kinderziekten, Bd. 2, p. 183—199 (holl.). Leiden: Stenfert Kroese.

Helmreich, E.: Physiologie des Kindesalters, 2. Teil, S. 298—301 (vegetatives Nervensystem). 1933.

Höber, R.: Lehrbuch der Physiologie des Menschen, 3. Aufl., S. 412—417 (vegetatives Nervensystem). 1922.

KOBERT, R.: Über die Bestandteile und Wirkungen des Mutterkorns. Leipzig: F. C. W. Vogel 1884.

KREIBICH, K.: Lehrbuch der Hautkrankheiten, S. 82, „Acrodynie". Wien: Moritz Perles 1904.

LOTMAR: Die Stammganglien und die extrapyramidalmotorischen Syndrome. (Monogr.) Berlin: Julius Springer 1926.

MAYERHOFER u. DRAGIŠIĆ: Weiterer Bericht über kindliche Maisbrandvergiftungen (Ustilaginismus). Z. Kinderheilk. **50**, 543—552 (1938).

— — Neue Beiträge zur infantilen Akrodynie (Bericht über 41 Fälle). Arch. Kinderheilk. **113**, 227—244 (1938).

— — Neue Fälle kindlicher Pellagra und deren Stellung im Systeme der akropathen Erkrankungen. Jb. Kinderheilk. **1938**.

MERK: Handbuch der Haut- und Geschlechtskrankheiten, Bd. 4/2 (vollständige Literatur S. 545—587). Berlin: Julius Springer 1933.

PÉHU et BOUCOMONT: Epidémiologie et Pathogenie de l'Acrodynie infantile. 9. Congres des Pédiatres de langue Française 1936, Bordeaux. Imprim. M. Durand. Monographie, 92 Seiten. Daselbst ausführliche Literatur; besonders französische Autoren.

— DECHAUME et BOUCOMONT: Sue l'acrodynie infantile. Ier memoire. Extrait de la Rev. franç. Pédiatr. **12**, 239—276 (1936) (pathologische Anatomie!): Wichtige Befunde in der Form von diskreten, sehr verbreiteten Veränderungen im ganzen Sympathicus, und zwar nicht destruktiven, sondern reversiblen Charakters. In Sympathicusganglien entzündliche lymphocytäre Knötchen und Neuronophagiefiguren. Ähnliche Veränderungen im Infundibulum und am Tuber cinereum. Lymphozyteninfiltrate perivaskulär an den hinteren Wurzeln.

ROCAZ, CH.: L'acrodynie infantile. Monographie. Paris: Gaston Doin 1932. (Ausführliches Schrifttum.)

SELTER, P.: Von Akrodynie bis Encephalitis vegetativa, die Geschichte einer Krankheit. Erg. inn. Med. **46**, 315—349 (1934) (wichtige Übersicht, umfassendes Schrifttum).

SERVEL DE COSMI, M.: L'acrodynie infantile: étude clinique. Thèse de Paris **1930** (sehr ausführliches Schrifttum).

STEIN, R. O.: Abhandlung Granulosis rubra nasi. Die Hautkrankheiten des Kindesalters. PFAUNDLER-SCHLOSSMANNS Handbuch der Kinderheilkunde, Bd. 10, S. 298—300. 1935.

WIRZ, F. G. M.: Pellagra. PFAUNDLER-SCHLOSSMANNS Handbuch der Kinderheilkunde, Bd. 10, S. 773—780. 1935 (zusammenfassende pädiatrische Mitteilung).

B. Einzelmitteilungen.

ADACHI: Referat von H. BISCHOFF unter Physiologie des Klein- und Schulkindes (jap.). Mschr. Kinderheilk. **72**, 115 (1938).

ARDISSOM: Siehe bei PÉHU.

ARZT, L.: Über versprengte Pellagra im neuen Österreich. Wien. klin. Wschr. **1926 II**, 1057, 1058 (daselbst auch Literatur über Pellagroid und andere vereinzelte Fälle).

— Chronische Arsenvergiftung bei Weinbauern (Krankenvorstellung). Wien. klin. Wschr. **1937 II**, 1565, 1566.

BISCHOFF, H.: Siehe bei ADACHI.

BOHE: Ein Fall von FEERscher Krankheit. Mschr. Kinderheilk. **35**, 114 (1927).

BOISSERIE-LACROIX: Siehe bei ROCAZ.

BONNET, L. M.: Forme grave de l'acrodermatite suppurative continue d'Hallopeau; un cas generalisé et mortel. Lyon méd., 15. Juli **1934**.

BOŠNJAKOVIĆ, SR.: Die Ätiologie der Krankheit von MLJET („Mal de Meleda"). Liječn. Vjesn. (serb.-kroat.) **1931**, br. 2; **55**, 349—356 (1933). Ferner Acta dermato-vener. (Stockh.) **19**, 88—122 (1938). (Geschichte, Zusammenfassung aller Publikationen.)

BOUCOMONT, J.: Siehe bei PÉHU u. LEENHARDT.

— et R. LAFON: Recherches capillaroscopiques dans l'acrodynie. Arch. Soc. Sci. méd. et biol. Montpellier **1935**, H. 3, 112—115.

BRATUSCH-MARRAIN: Ein Fall von FEERscher Krankheit. Münch. med. Wschr. **1926 I**, 27.

BRDLÍK, J.: Maladie de SELTER-SWIFT-FEER. Čas. lék. česk. **77**, 497—503 (1938).

BRENAS: Siehe bei CAUSSADE.

BROCK, J.: Behandlung der FEERschen Neurose. Med. Welt **1936**, 319.

BUSCHKE u. LANGER: Sporadisches Auftreten von Pellagra in Berlin. Auszug in Dtsch. med. Wschr. **1923 II**.

CALVIN C. VIRGIL and CLIFTON C. TAYLOR: Acrodynia. Its possible cause. (Akrodynie. Ihre mögliche Ursache.) J. of Pediatr. **6**, 385—389 (1935). Ref. Zbl. ges. Kinderheilk. **30**, H. 15 (1935).

CANDIA DE SILVIO: Les aliments et le système-regulateur endocrino-sympathique. Nutrition **5**, No 3, 287—327 (1935).

CAUSSADE et BRENAS: Un nouveau cas d'acrodynie infantile. Soc. méd. Nancy, 1928.

DASER, P.: Zur Kasuistik der FEERschen Krankheit. Wien. klin. Wschr. **1926 II**, 1106, 1107.

DEBRÉ et NÉVOT: Toxicité experimentale des spores de charbon du blé (Ustilago nuda f. tritici) chez la souris. C. r. Soc. Biol. Paris **77**, 977—979 (1938).

DEBRÉ et PETOT: Syndrome de Morvan et troubles nerveux divers chez un enfant de 4 ans. Soc. de Pédiatr., 21. Okt. 1924.

— — Acrodynie infantile. Ses liens avec l'acrodynie epidemique de l'adulte, l'ergotisme l'arsenicisme et la pellagre. Presse méd., 15. Juni **1927**, No 48, 753.

DEBRÉ, HEBERT et GARDINIER: Acrodynie avec adénomégalies multiples. Bull. Soc. Pédiatr. Paris, 18. Dez. **1928**, No 10, 509—515.

DEBRÉ, R.: Les formes cliniques de l'Acrodynie infantile (mit SERVEL DE COSMI). Monde méd. **40**, No 764, 33—51 (1930).

DECHAUME, J.: Siehe bei PÉHU.

DOJMI: Beobachtungen über Pellagra. Med. Pregl. (serb.-kroat.) **1934**, No 5.

DÖRLE u. ZIEGLER: Schädigung bei Rebschädlingsbekämpfung. Z. klin. Med. **1930**, 237.

DRAGIŠIĆ, B.: Annuläre Hautblutungen bei einem Falle von infantiler Akrodynie (FEER). Z. Kinderheilk. **55**, 721—725 (1933).

— Granulosis rubra nasi als Teilsymptom der infantilen Akrodynie. Dermat. Wschr. **1937 I**, 461—466.

— u. R. VARIĆAK: Experimentelle Untersuchungen über die toxische Wirkung von Maisbrandsporen (Ustilago maidis). Arch. f. exper. Path. **107**, 140—157 (1936). Siehe noch unter MAYERHOFER.

ECKERT: Die pharmakologische Prüfung des vegetativen Nervensystems im Kindesalter. Z. Kinderheilk. **7**, 41—66 (1913).

ERICHSON, KURT: Ein Beitrag zur Kasuistik der FEERschen Neurose. Z. Kinderheilk. **42**, 500 (1926).

FEER, E.: Ein unbekanntes Krankheitsbild. Ges. schweiz. Pädiater Bern, 25. Juni 1922. Ref. Schweiz. med. Wschr. **1923 II**, 1272—1274.

— Neurose des vegetativen Systems beim Kleinkinde. Erg. inn. Med. **24**, 100 (1923).

— Diskussion. Tagg Ver.igg südwestdtsch. Kinderärzte Karlsruhe. Ref. Jb. Kinderheilk. **110**, 227 (1925).

— Eine eigenartige Neurose des vegetativen Systems beim Kleinkinde (Acrodynie, Erythroödem, Pink disease). 2. Mitt. Jb. Kinderheilk. **108**, 267 (1925).

— Die vegetative Neurose des Kleinkindes (Akrodynie). 3. Mitt. Fortschr. Med. **46**, Nr 22 (1. Juni 1928). (Überblick über die von FEER vertretene Auffassung.)

— PFAUNDLER-SCHLOSSMANNs Handbuch der Kinderheilkunde, 4. Aufl., Bd. 2. 1931.

— Die vegetative Neurose des Kleinkindes. Kinderärztl. Prax. **3**, 389—397 (1932).

— Die spezifische vegetative Neuropathie des Kleinkindes (kindliche Akrodynie). Schweiz. med. Wschr. **1935 II**, 977.

FOWLER, J. S.: Erythroedema. Trans. med.-chir. Soc. Edinburgh **1924/25**. Edinburgh med. J. **1925**.

FRANÇOIS, R. CH.: Quelques observations de pyrétothérapie par ondes courtes chez l'enfant. Arch. Hosp. **1937**, No 5, 337.

FREY, M. v. u. H. REIN: Physiologie der Haut. Handbuch der Haut- und Geschlechtskrankheiten, Bd. 1, Teil 2, S. 35 (Drüsen). 1929.

FRIDERICHSEN, C.: Fälle von Akrodynie. Ugeskr. Laeg. (dän.) **1937**, 325—328. Ref. Zbl. ges. Kinderheilk. **33**, 519 (1937).

FROUIN, M. A.: Les formes cliniques de l'acrodynie infantile. Thèse de Bordeaux **1928**.

GAUTIER, P.: L'Acrodynie à debut masqué. Schweiz. med. Wschr. **1937 II**, 830, 831.

GLAUBER: Ein Beitrag zur FEERschen Neurose des vegetativen Nervensystems. Mschr. Kinderheilk. **43** (1929). Ferner noch Z. Kinderheilk. **49** (1930).

GONZALEZ: Siehe bei MARTIN-GONZALEZ.

GRUNENBERG, K.: Über einen Fall von Pellagra. Med. Klin. **1923 II**.

HAUSHALTER, P.: Sur un syndrôme particulier constitué chez l'enfant par des altérations psychologiques et par des troubles neurovégétatifs. Revue neur., April **1925**, No 4 (damaliges Schrifttum).

IHM, L.: Beitrag zur Kenntnis der FEERschen Neurose des vegetativen Systems beim Kleinkinde. Klin. Wschr. **1925 II**, 2351.

JÄGER, OTTO: Ein Fall von vegetativer Neurose FEER beim Kleinkinde. Z. Kinderheilk. **39**, 239 (1925).

JENNY: Die SWIFT-FEERsche Krankheit. Schweiz. med. Wschr. **1928 II**, **645**.

JORES, A. u. CL. GOYERT: Experimentelle und klinische Untersuchung eines neuen Mittels bei vegetativer Übererregbarkeit. Fortschr. Ther. **12**, 159—165 (1936).

KAPLAN: Siehe bei NOBÉCOURT.

KARCZAG, L.: Zur Biologie und Klinik der Pellagra. Wien. klin. Wschr. **1926 II**, 1449—1451.

KELLER, W.: Ein Beitrag zur Kasuistik der kürzlich von FEER beschriebenen vegetativen Neurose im Kindesalter. Klin. Wschr. **1925 II**, 1256. Ref. Jb. Kinderheilk. **110**, 227 (1925). (Über einen typischen Fall von FEERscher Krankheit.)

— Die FEERsche Krankheit. Ther. Gegenw. **73**, 385—390 (1932).

KOHN, O.: Drei Fälle von vegetativer Neurose. Med. Klin. **1936** (Festschrift für LANGER), 285—288.

KRÜGER, E.: Besondere Wirkung vegetativer Gifte im Kindesalter. Arch. Kinderheilk. **98**, 55—62 (1932).

KÜHL, G.: Zur Pathogenese der FEERschen Neurose des vegetativen Systems im Kindesalter. Z. Kinderheilk. **45**, 315—326 (1927).

KUIPER, T.: L'acrodynie infantile, syndrôme végétatif du di-et mésencéphale; Presse méd., 3. Sept. **1927**. Ferner noch bei WIGGELENDAM.

LAEMER, M.: Le système endocrinovégétatif de l'enfant (type thymo-vagal et type adrenosympathique). Arch. Méd. Enf., 10. Okt. **1932**.

LAFON, R.: Siehe bei BOUCOMONT.

LANDREAU: Essais cliniques sur le rapprochement etiologique de maladies différentes (rhumatisme articulaire aigu, chorée, encéphalite épidémique, poliomyélite, acrodynie). Thèse de Paris **1932**.

LANGE, CORNELIA DE: Zur mikroskopischen Anatomie des Zentralnervensystems bei Pink Disease. Jb. Kinderheilk. **136**, 193—207 (1932).

LANGECKER, H.: Zur Pharmakologie des Maisbrandes. Med. Klin. **1934 I**, **643**.

LARTIGAUT: Siehe bei ROCAZ.

LEENHARDT-BOUCOMONT: Etudes sur l'acrodynie infantile. Rev. franç. Pédiatr. **11**, No 3, 265—282 (1935).

LEINER, C.: Über einige seltenere Dermatosen im Kindesalter. Jkurse ärztl. Fortbildg, Juni **1924** (Acrodynia, S. 24).

LELONG, M. et J. M. ODINET: Acrodynie avec réaction méningée latente. Soc. de Pédiatr. Paris, 21. Jan. 1930.

LEMAIRE, HENRY: Les troubles de appareil neurovégétatif chez le nourisson. Nourisson **15**, 345 (1927).

LEMEILLET: L'acrodynie de l'adulte. Thèse de Bordeaux **1929**.

LORENZ, E.: Störungen der zentralen Wärmeregulation bei der SELTER-SWIFT-FEERschen Krankheit. Z. Kinderheilk. **49**, 589—599 (1930).

— Zum Wesen und zur Behandlung der FEERschen Krankheit. Arch. Kinderheilk. **111**, 65—78 (1937).

MARTIN-GONZALEZ, JOSÉ JESUS: Quelques observations sur l'acrodynie infantile. Arch. Méd. Enf. **30**, 192 (1927).

MARX, E.: Siehe unter L. BRIEGER.

MAUPETIT: Siehe bei ROCAZ.

MAYERHOFER, E.: Über Fälle von kindlicher „Akrodynie", Akropathie und ihre ätiologische Beziehung zu Ustilago majdis, sowie ihre Stellung zur FEERschen Neurose. Z. Kinderheilk. **49**, 579—588 (1930).

— Die Bellergalbehandlung der infantilen Akrodynie. Arch. Kinderheilk. **111**, 95—106 (1937).

MESTRALLET: Siehe bei PÉHU.

MÜHLENS, P.: Über eine Massen-Arsenvergiftung nach Weingenuß an Bord. Dtsch. med. Wschr., 27. Mai **1932 I**, 855.
MÜLLER, HANS: Ein Beitrag zur Neurose des vegetativen Systems beim Kleinkinde (FEER). Arch. Kinderheilk. **81**, 81 (1927) (daselbst moderne Literatur).
NOBÉCOURT, P. et KAPLAN: Un cas d'acrodynie infantile. Soc. de Pédiatr. Paris, 18. März 1930.
— et E. PICHON: Deux cas de syndrome sudaminal avec accès de douleurs paroxystiques (Acrodynie). Soc. Pédiatr. Paris, 15. Febr. 1927.
NOBEL, EDM.: Neurose des vegetativen Systems beim Kleinkind (FEER). Z. Kinderheilk. **45** 597 (1928).
NOEGGERATH, C.: Beobachtungen und Versuche bei der diesjährigen Grippe. Klin. Wschr. **1929 II**, 1845.
ODINET: Siehe bei LELONG.
PECK, M. S.: Epidermophytide in der Form postskarlatinöser Schuppungen an den Händen. Klin. Wschr. **1929 II**, 1357.
PÉHU: La curieuse histoire de l'acrodynie. J. „Synthese", Febr. **1934**.
— et ARDISSON: Sur l'acrodynie de l'enfance. Paris méd., 6. Nov. **1926**.
— — Une maladie qui ressuscite. L'acrodynie. Paris méd., 9. April **1927**, 341—347. Daselbst für die Geschichte der Erkrankung wichtige Literaturübersicht über das 19. Jahrhundert.
— et BOUCOMONT: Sur l'acrodynie infantile. 2me memoire. Extrait de la Rev. Pédiatr. **12**, 277—310 (1936).
— — Histoire et geographie de l'acrodynie infantile. J. Méd. Lyon, 20. Febr. **1936**.
— — Sur la repartition géographique actuelle de l'acrodynie en France et hors de France. Acad. de Méd., 5. Mai **1936**.
— — Relations et parentes pathologiques de l'acrodynie infantile. Rev. franç. Pédiatr. **1936** (ausführliches Schrifttum!).
— — Epidémiologie et pathogénie de l'acrodynie infantile. Rev. méd. franç. **18**, 178—181 (1937).
— et JARRICOT: Sur les relations entre l'acrodynie et l'encephalite. Extrait des Actes du 14. Congres italien de Pédiatrie. Florence, Sept. 1931.
— et MESTRALLET: Essai nosologique sur l'acrodynie infantile. J. Méd. Lyon, 5. Nov. **1928**, 625—641.
— — Hypothèses sur la nature de l'acrodynie. Rev. Méd., Jan. **1931**, No 1.
PETREN, K.: L'acrodynie: une intoxication arsenicale. Revue neur. **1921**, 312—314.
PICHON: Siehe bei NOBÉCOURT.
PLUM, P.: Akrodynie (Pink Disease). Ugeskr. Laeg. (dän.) **1937**, 319—324. Ref. Zbl. ges. Kinderheilk. **33**, 519 (1937).
POPHAL, R.: Das vegetative Nervensystem und seine klinische Bedeutung. Erg. inn. Med. **19** (1921).
PRADZYŃSKA et SKWARCZYŃSKA: Acrodynie. Arch. Méd. Enf. **1928**.
RAUCH: Siehe bei TROPP.
REHSTEINER, R.: Vegetative Störungen. Referat für das Jahr 1936; vollständiges Schrifttum. Mschr. Kinderheilk. **70**, 259—266 (1937).
RIETSCHEL, H.: Zur Pathogenese der FEERschen Krankheit. Dtsch. med. Wschr. **1932 I**.
— Kritische Bemerkungen zu der Arbeit von A. u. H. STROÉ: Über die Kinderschweißfrieselkrankheit oder das „infantile miliariforme epidemische Exanthem". Arch. Kinderheilk. **95**, 89—92 (1931).
ROCAZ, BOISSERIE et LACROIX: Acrodynie et névraxite. Paris méd., 26. Jan. **1935**.
— — — u. MAUPETIT: (Literatur bis 1932.) Siehe bei ROCAZ (Monographie).
— et LARTIGAUT: Acrodynie infantile familiale. Soc. méd. inf. Bordeaux et Sud-Ouest, Sitzg 13. Juni 1934, S. 49—51.
ROCAZ, CH.: L'épidémie d'acrodynie infantile dans le sud-ouest de la France Academie de médecine, 1936.
RODDA, F. C.: Acrodynia a clinical study of seventeen cases. Amer. J. Dis. Childr. (Chicago), Aug. **1925**.
ROTHLIN, E.: Dtsch. med. Wschr. **1934 II**, 1498. Ferner: Über den heutigen Stand des Mutterkornproblems (Vortrag). Mitt. Ver. Ärzte Steiermark **73**, H. 7, 85—88 (1936). (Bellergal zum therapeutischen Versuche, „ex juvantibus" die Beteiligung des Sympathicus bzw. des Vagus bei erkrankten Erwachsenen festzustellen.)

SCHAECHTER, M.: Gli avvelenamenti nella pratica pediatrica. Pensiero med. (Milano) **24**, No 3 (1935).
SCHMID-GANZ, M.: Psychologische und pädagogische Probleme bei der FEERschen Krankheit. Volume jubilaire en l'honneur de Monsieur Dapples, Vevey, 1937. p. 244—250.
SEEL, H.: Crataegus oxyacantha-Weißdorn. Hippokrates **9**, 6—12 (1938).
SELTER, P.: Über Trophodermatoneurose. Verh. Ges. Kinderheilk. Kassel **1903**, 45—50 (allererste Mitteilung im deutschen Schrifttum).
— Die Kinderlähmung des vegetativen Nervensystems (Akrodynie, Trophodermatoneurose, vegetative Neurose). Arch. Kinderheilk. **80**, 244 (1927).
SOMMER, K.: Die pathologisch-anatomischen Befunde bei FEERscher Krankheit. Diss. Jena 1937.
STEINBACH, G.: Beitrag zur Kenntnis der Neurose des vegetativen Nervensystems (FEER). Jb. Kinderheilk. **136**, 208—214 (1932).
STROÉ, A. et H.: Maladie eruptive de nature indéterminée observée a Bucarest chez les enfants. Arch. Méd. Enf. **1926**, 255—266.
SWIFT, H.: Erythroedema. Austral. Med. Congr., Child, Sect., Febr. 1914, p. 347. Ferner Lancet, 27. April **1918**, 611 (bloß 50 Zeilen unter „Erythroedeme" ohne Autor!). Zit. nach SELTER u. PÉHU-BOUCOMONT.
— Erythroedema or the „Pink disease". Med. J. Austral. **1921**.
TAUBE: Die Geschichte der Kriebelkrankheit usw. Göttingen 1782. Zit. nach KOBERT, S. 30 u. 38.
TRAMBUSTI, B.: Le indagini sul sistema neurovegetativo nell'infancia. Congr. ital. di Pediatr. Siena, Sept. 1934.
TEBBE: Ein Beitrag zur Frage der vegetativen Neurose nach FEER. Arch. Kinderheilk. **79**, 227 (1925).
TROPP, C. u. G. RAUCH: Über eine Massen-Arsenvergiftung nach Weingenuß an Bord. Dermat. Wschr. **1932 II**, 1023—1031.
TSCHILOW, K.: Kombination von Hungerödem mit Pellagra. Wien. klin. Wschr. **1937 II**, 1422, 1423.
VARIĆAK: Siehe bei DRAGIŠIĆ.
VIERECK: Aus der Pathologie des vegetativen Nervensystems beim Kinde. Z. Kinderheilk. **7** (1913).
VIPOND, A. E.: Acrodynia and its probable causation. Arch. of Pediatr. **1922**.
— Further observations upon acrodynia. Brit. J. Childr. Dis. **1926**.
WATEFF, S.: Diathesis exsudativa, Akne juvenilis, Akrodermatitis. Bulgar. Z. Kinderheilk. **4**, 2 (1934) (bulgar. mit deutschem Referat).
WEITPRECHT, E.: Demonstration eines 10monatigen männlichen Säuglings mit den typischen Zeichen der FEERschen Krankheit. Jb. Kinderheilk. **110**, 227 (1925). (Latente Spasmophilie!)
— Über eine vegetative Neurose im frühen Kindesalter. Dtsch. med. Wschr. **1925 II**, 2027—2029.
WESTRIENEN, A. VAN: A few cases of Erythroedema. Nederl. Tijdschr. Geneesk. **1925**.
WIGGELENDAM, J. M. en KUIPER: Acrodynie, Dermatopolyneuritis, Erythroedema, vegetative Neurose (ZIECKTE) VAN SWIFT-FEER (holl.). Nederl. Tijdschr. Geneesk. **1927**, H. 2, Nr 3.
WOOD, A. J.: Erythroedema or SWIFT disease. Med. J. Austral. (Suppl. 16), Dez. **1916**.
— Acrodynia, its place in medicine and its relation to pellagra. Amer. J. trop. Med. **1921**.
WORINGER, PIERRE: L'acrodynie infantile. Arch. Méd. Enf. **30**, 191 (1927).
ZAHORSKY, J.: Drei Fälle von Erythroedem (Akrodynie) bei Kindern (engl.). Ref. Zbl. ges. Kinderheilk. **14**, 274 (1923).
ZECHLIN, TH.: Beziehungen der SELTER-SWIFT-FEERschen Krankheit zu dem epidemischen Schweißfriesel (Sudor anglicus). Jb. Kinderheilk. **124**, 194 (1929).

Einleitung, Umgrenzung des Stoffes.

Im folgenden will ich die für das Kindesalter wichtigeren *Akropathien* besprechen. Unter der Bezeichnung „*Akropathie*" kann man im *weitesten Sinne* des Wortes alle Vorgänge verstehen, welche die offensichtliche Neigung zeigen, an den äußersten Enden der Gliedmaßen oder anderer Körperteile (Finger, Zehen, Nasenspitze, Rand der Ohrmuschel, unteres Ende der Wirbelsäule usw.) besondere Erscheinungen zu entwickeln. Man müßte demnach hierher auch die Trommelschlägerfinger, oder die an der Peripherie beginnenden Ödeme und die Cyanose bei Herzkranken, ferner auch die tonischen Hand- und Fußkrämpfe bei Tetanie, weiterhin alle Spitzenpigmentationen und noch viele andere ähnlich lokalisierte Erscheinungen rechnen. Nach dem Wortlaute wäre dies sicherlich richtig; aber eine derart uferlose Ausdehnung des Begriffes hätte für unsere ärztliche Zwecke gar keinen Vorteil. Ich will daher hier den Begriff der Akropathie nur im *engeren Sinne* des Wortes auffassen. Nur auf diese Weise gewinnen wir einen festen Damm gegen die oben angedeutete uferlose Ausdehnung des Akropathiebegriffes. In dieser Einschränkung will ich demnach im folgenden unter dem *enger* gefaßten Sammelbegriffe der Akropathien nur jene Krankheitsprozesse verstehen, welche mit der infantilen Akrodynie entweder *identisch* und *verwandt* sind, oder welche in der Praxis mit der infantilen Akrodynie in mehr oder weniger ungezwungene *Differentialdiagnose* gebracht werden müssen. Bei dieser Darstellung ist mithin die infantile Akrodynie zwar in den Mittelpunkt aller meiner Erörterungen gerückt, aber sie bildet durchaus nicht den alleinigen Gegenstand meiner Ausführungen. Es werden hier noch andere an den „Acren" sich zeigende kindliche Erkrankungen abgehandelt, für welche allerdings die klinisch so wichtige infantile Akrodynie stets den Blickpunkt und den Vergleichsgegenstand bilden soll.

I. Klinische Einteilung der im Kindesalter vorkommenden Akropathien.

Allgemeines. Die erhöhte Aufmerksamkeit, welche jetzt die Kinderärzte der echten Akrodynie widmen (Selter, Swift, Feer, Debré, Péhu, Boucomont, Dechaume, Rocaz, Crookshand u. a.), die Aufdeckung zahlreicher Sonderformen (Debré, Lemeillet u. a.), ferner auch die Feststellung der Tatsache einer Art von physiologischer Pathologie der infantilen Akrodynie (Glanzmann, Kühl, Rietschl) und schließlich auch die Aufdeckung zahlreicher leichter, atypischer oder unvollständiger Akrodynieformen (Rocaz, Mayerhofer, Dragišić) legen uns die Aufgabe nahe, die Akrodynie gegen andere, klinisch ähnliche Erkrankung differentialdiagnostisch abzugrenzen. Hiezu kommt noch, daß manche nicht eigentlich „akrodyne" Akropathien, wie z. B. die kindliche Pellagra, keinesfalls so selten sind, noch auch ausschließlich auf Maisländer beschränkt sind, wie man es bisher glaubte. Ferner sei noch erwähnt, daß manche alimentäre akrodynoide Akropathien auch im Kindesalter sich zeigen (Arsen- und Bleivergiftungen) und daß schließlich eine neuentdeckte akrodynoide Akropathie, die der kindlichen Maisbrandvergiftung (Ustilaginismus von Mayerhofer) ein der echten infantilen Akrodynie zum Verwechseln ähnliches klinisches Bild gewährt.

Schema. Im nachfolgenden versuche ich ein pathogenetisches und differentialdiagnostisches Schema aufzustellen, welches der erste Versuch ist, die vielfach noch unklaren oder auch seltenen klinischen Krankheitsbilder gegeneinander abzugrenzen.

Akropathien des Kindesalters.

I. Infantile Akrodynie (kindliche Formen nach CHARDON, SELTER, SWIFT, FEER, DEBRÉ, PÉHU, BOUCOMONT, ROCAZ, WORINGER u. a.).

a) Klassische „komplette“ Formen mit vollständiger Ausbildung des FEERschen Kernsyndroms (Tachykardie, Hypertension, Hyperglykämie bei Zuckerbelastung).

b) Atypische Formen mit besonderer Ausbildung einzelner Symptome.

c) Abortive Formen („formes frustes“).

II. Akrodynieforme (akrodynoide) Syndrome, welche zwar äußerlich, d. h. vor allem infolge ihrer akrodynoiden Hauterscheinungen der wahren infantilen Akrodynie (Gruppe I) außerordentlich ähnlich sein können. Doch sind sie durch ihre verschiedentliche Ätiologie von der echten infantilen Akrodynie scharf zu trennen. In diese akrodyniforme (akrodynoide) Gruppe zählen wir:

a) Die Akropathie der *Pellagra.*

b) Die Akropathie der auch bei Kindern möglichen alimentären *chronischen Arsenvergiftung.*

c) Die Akropathieformen des *Sekalismus.*

d) Den *Ustilaginismus* (alimentäre Maisbrandvergiftung der Kleinkinder).

III. Differentialdiagnostische Sammelgruppe akropather Syndrome. Es sind dies die verschiedensten Akropathien im Verlaufe bestimmter, meist *hereditärer familiärer*, oder doch wenigstens *konstitutioneller* Erkrankungen. Diese Gruppe enthält alle jene, ebenfalls an den Acren sich zeigende Erkrankungen, die durch ihr Aussehen zu der echten infantilen Akrodynie (Gruppe I) und zu den akrodyniformen Erkrankungen (Gruppe II) in *Differentialdiagnose* zu bringen sind. Es ist dies naturgemäß die klinisch am wenigsten einheitliche Gruppe. In diese differentialdiagnostische Sammelgruppe zählen wir u. a.:

a) Die RAYNAUDsche Erkrankung.

b) Die *Chorea fibrillaris* — MORVAN (der erste Pariser Fall von schwerer infantiler Akrodynie war nach DEBRÉ-PETOT äußerst ähnlich dieser MORVANschen Erkrankung).

c) *Die Akrodermatitis mutilans* (PARKES-WEBER): bullöse suppurative, sehr seltene Hauterkrankung von äußerster Chronizität; in Differentialdiagnose zu bringen mit der Akrodynie „à forme mutilante“ (DEBRÉ-PETOT).

d) *Die chronische Akrocyanose* (CROCQ, CASSIRER; Farbenton der Finger violett-cyanotisch!).

e) *Die Erythromelalgie* (WEIER-MITCHELL).

f) Manche an den Acren sich abspielende *Purpuraformen* bzw. auch akropathe *Skorbutblutungen* (ähnlich manchen atypischen infantilen Akrodynien mit Finger- und Zehenblutungen).

g) *Das Keratoma hereditare palmoplantare* nach UNNA-THOST-DUHRING; klinisch nicht progredient; *dominant* vererbbar im Gegensatze zu der bei Kindern ähnlich aussehenden, folgenden „Meleda-Krankheit“.

h) *Mal de Meleda* = Keratosis extremitatum hereditaria progrediens (KOGOJ); familiärendemische Krankheit auf der jugoslawischen Adriainsel Mljet (= Meleda). Beobachtet auch bei Säuglingen und Kindern; ist in *jahrelanger* Entwicklung *progredient* (KOGOJ); *recessiv* vererbbar (BOŠNJAKOVIĆ). Kommt für Dalmatien und andere Mittelmeerländer (Frankreich) in Betracht.

i) Die HALLOPEAUsche Erkrankung („L'akrodermatite continue suppurative“) in besonderer Differentialdiagnose gegen die schweren Sekundärinfektionen bei der infantilen Akrodynie und auch beim Ustilaginismus, ferner auch noch gegen die „pustulöse Psoriasis“.

j) Die seltene „*pustulöse Psoriasis*“, besonders in jener Form, bei welcher bloß die Palmae und Plantae ergriffen sind und die Herde am übrigen Körper fehlen (Differentialdiagnose gegen die HALLOPEAUsche Erkrankung).

k) *Resistente pustulöse Ausschläge an Handtellern und Fußsohlen* (ANDREWS, BIRKMAN, KELLY, MACHACEK).

l) *Unklare Fälle des Kindesalters wie beginnende Akrosklerodermien, Dermatomyositiden* nach Infektionskrankheiten mit innersekretorischen Störungen (MAYERHOFER, 1934) und *Akrodermatitis atrophicans.*

Entsprechend der Reihenfolge im Schema werden im nachfolgenden die einzelnen wichtigsten Krankheitsgruppen gesondert abgehandelt.

II. Die echte infantile Akrodynie.

Die ausführliche Klinik der klassischen infantilen Akrodynie (A.) kann und muß ich in meinem Referate übergehen, denn gerade der Neuentdecker dieser Erkrankung (SELTER 1902/03) hat vor nicht allzu langer Zeit (1934) in diesen Ergebnissen die medizingeschichtliche Entwicklung der A. bis zur Encephalitis vegetativa in klarer Weise niedergelegt. Ferner hat auch FEER, dem wir für die Verbreitung der klinischen Kenntnis dieser Erkrankung wertvollste Pionierdienste verdanken, in eben denselben Ergebnissen aufklärende Kasuistiken gebracht.

SWIFT bringt (1914, 1918, 1921) in ganz selbständigen Arbeiten seine australischen Beobachtungen und Kasuistiken. Ganz besonders aber sind noch die französischen Ärzte, welche ihre an meist sehr schweren Krankheitsfällen gewonnenen, äußerst interessanten klinischen Beobachtungen teils in kasuistischen Mitteilungen, teils in Monographien niedergelegt haben, zu erwähnen. Ich nenne hier einstweilen bloß die Forscher COMBY, DEBRÉ, mit seiner Schule, ferner HAUSHALTER, PÉHU mit seinen Mitarbeitern, ROCAZ, WORINGER u. v. a. — Das französische Schrifttum hat aber unter anderem auch noch die besondere reizvolle Eigenheit, daß es in der Frage der infantilen A. auf eine über 100 Jahre alte Geschichte zurückblicken kann, auf eine Geschichte, die allerdings schon vergessen war und erst in neuerer Zeit wieder in Erinnerung gerufen werden mußte.

Bei neuen oder auch nur neuentdeckten Krankheiten werden zu allererst nur die allerschwersten, „klassischen" Fälle beschrieben und von den ersten Nachuntersuchern in dieser Form bestätigt. Erst wenn diese klinische Ersterkenntnis genügend in das Bewußtsein der Ärzte eingedrungen ist, werden atypische Fälle beschrieben, und es vermehren sich die „Formes frustes". Auf diese Weise wird aus der seinerzeit seltenen, ja geradezu „exotischen" Krankheit ein häufigerer Befund. Zum Schlusse bildet sich dann noch die Erkenntnis aus, daß der betreffende pathologische Prozeß eigentlich schon in der Biologie des betreffenden Lebensalters verankert ist, wobei der Praktiker bei Gefahr einer Unterlassung förmlich bei jedem Kinde an die Möglichkeit solcher Abortivformen denken soll. Auch die Lehre von der kindlichen A. ist diesen eben geschilderten Weg der Entwicklung gegangen. Im Gegensatze zu der jetzt besseren Kenntnis der „kompletten" klassischen A.-Fälle ist die Klinik der unvollständigen, atypischen oder sonst irgendwie larvierten Fälle noch sehr unbekannt. Ja, die Existenzberechtigung eines großen Teiles meines folgenden Berichtes gründet sich gerade auf der Schilderung der atypischen Fälle, wodurch — meiner Meinung nach — die Kenntnis der infantilen A. vervollständigt werden soll.

1. Definition des klassischen Falles.

Auch hier schon befindet sich der Referent in Verlegenheit. Die einzelnen Ärzte verstehen nämlich unter dem Bilde eines „klassischen Falles" verschiedene, nicht unbeträchtlich voneinander abweichende Krankheitsbilder. Die Schweizer Schule (z. B. GLANZMANN) rückt die sog. „FEERsche Trias" (Tachykardie, Blutdrucksteigerung, Hyperglykämie) als „Kernsyndrom" in die Mitte des gesamten Krankheitsbildes. Meiner Meinung nach illustriert aber ein solches Krankheitsbild bloß eine allgemeine Störung im vegetativen Nervensystem, wie wir solche Krankheitsbilder auch bei Erwachsenen haben. Zu diesem FEERschen Kernsyndrom müßten noch die eigentlichen akrodynen Symptome hinzutreten; bloß in diesem besonderen Falle kann man von einer echten infantilen A. sprechen, denn das FEERsche Kernsyndrom wäre ohne die anderen Symptome doch nur eine „Akrodynia sine Akrodynia“. Ich selbst fasse demnach erst solche Krankheitsbilder, wie sie die englisch-amerikanischen Autoren und wie sie die französischen Ärzte als „komplette“ Fälle beschreiben, als klassische A. auf. Dabei will ich aber allen anderen Autoren, die in dieser Hinsicht nicht meiner Meinung sind, lokale Eigenheiten ihres Krankengutes zugestehen, denn die A. besitzt sicherlich auch *Verschiedenheiten* und *Eigenheiten*, die nach der *geographischen* Lage ihres Vorkommens wechseln.

2. Phaseneinteilung des einzelnen normalen „kompletten“ Akrodyniefalles.

Die atypischen A.-Fälle müssen doch immer wieder mit den klassischen Fällen verglichen werden. Da jedoch der einzelne, normale, klassische A.-Fall eine nicht unbeträchtliche Anzahl von Monaten dauern kann, da ferner im Laufe dieser Krankheitsdauer der einzelne Fall auch eine Reihe aufeinanderfolgender verschiedener Krankheitsbilder zeigen kann, so will ich den durchschnittlichen Verlauf eines solchen klassischen Falles in *Phasen* einteilen. Ich tue dies hauptsächlich der atypischen Fälle wegen, damit wir bei deren Betrachtung ein Standartmaß zu Vergleichszwecken zur Verfügung haben. Die atypischen Fälle gleichen nämlich dem typischen Durchschnittsfall oft nur in einer einzigen Erscheinung, in einer einzigen Symptomengruppe oder auch in einer einzigen Phase. Bei diesem, meinem Versuche der Phaseneinteilung des voll ausgereiften A.-Falles zeigt sich — doch wohl nur zufällig — eine nicht zu leugnende äußere Ähnlichkeit in der ganzen Anlage, im Ablaufe und auch eine nicht zu leugnende klinische Analogie mit manchen einzelnen Krankheitsabschnitten der normalen kindlichen Poliomyelitis. Diese bei vielen kindlichen A. (aber durchaus nicht bei allen!) unterscheidbaren analogen Einzelphasen wären nun die folgenden: *1. Inkubation* (selbst meist fieberlos, aber häufig auch an eine andere fieberhafte Erkrankung sich anschließend; *2. Prodromalstadium* (Eßunlust, Charakterveränderung, Tachykardie, arterielle Hypertension); *3. allmähliche Entwicklung der Erkrankung* infolge der Ausbildung richtiger akrodyner Symptome (analog dem Stadium incrementi der Poliomyelitis); ferner folgt *4. das vollentwickelte*, geraume Zeit auf seiner vollen Höhe verbleibende Krankheitsbild („période d'état“, pseudopoliomyelitische Paresen), nachher setzt ein *5. ein allmähliches Abklingen* der auffälligsten Krankheitszeichen, und zwar analog dem poliomyelitischen Stadium decrementi; diesem Krankheitsabschnitte schließt sich dann ganz zwanglos *6. die Genesungszeit* an, in der auch bei vielen unbehandelten Fällen die Neigung zu spontaner Ausheilung ganz unverkennbar zutage tritt.

Für den Ablauf der kindlichen A. charakteristisch, jedoch ganz *ohne* weitere Analogie zum Poliomyelitisablaufe sind Rückschläge und sogar auch wahre Rezidiven; hierdurch kann die Genesungszeit der A. zuweilen merklich verlängert werden. Ebenso ist es allein für die A. charakteristisch, daß die Herzsymptome (Tachykardie + Hypertension) am längsten unter allen übrigen Symptomen bestehen bleiben. — Diese schematische Phaseneinteilung paßt aber nur für die normalen, „kompletten“ A.-Fälle und soll uns einstweilen nur zu Vergleichszwecken dienen.

3. Einteilung und Übersicht der atypischen Akrodynien.

In diese Gruppe fallen nicht allein die der Form nach verschiedensten, sondern auch die der Zahl nach zahlreichsten akrodynen Krankheitsfälle. Die

Formverschiedenheiten erstrecken sich auf die Inkubation, auf das Prodromalstadium oder auf sonst eine der früher angeführten Phasen, ferner auf die Schwere und Dauer des Falles, auf die Abstimmung der einzelnen Symptome oder ganzer Syndrome gegeneinander, auf das auffällige Überwiegen ganzer Phasen oder einzelner Symptome über andere, ferner überhaupt auf den Symptomenreichtum bzw. Symptomenarmut usw.

a) Untergruppe mit besonders hervortretenden Einzelsymptomen bzw. Einzelsyndromen. Je nach den Leitsymptomen kann man folgende besondere Einzelformen unterscheiden.

1. Psychische Formen (nach DEBRÉ, JANET und DAGRAS, ROCAZ, GLANZMANN, MAYERHOFER, DRAGIŠIĆ u. a.). Schwere Aufregungszustände, Verstimmungen bis zu Melancholien, Negativismus, Erziehungsschwierigkeiten, ferner „Neurosen", seltener wirkliche Psychosen, häufiger einfache Charakterverschlechterung. Die anderen A.-Symptome können oft auch nur in Spuren vorhanden sein (GLANZMANN).

2. Schwere Anorrhexieformen bis zur Nahrungsverweigerung; leichtere Formen nur mit Kaufaulheit und Schluckverweigerung unbeliebter Speisen (GLANZMANN).

3. Bauchkoliken mit höchst schmerzhaften Krisen, so daß sich die Kinder anfallsweise auf dem Boden wälzen (Fälle von MAYERHOFER, DRAGIŠIĆ, LEVESQUE u. a.). Ein Teil der „Nabelkoliken" ist nach MAYERHOFER im Kindesalter akrodyner bzw. vegetativ-nervöser Ursache und reagiert auffallend gut auf Bellergal.

4. Schweißformen, wobei die Harnabsonderung tagelang ausbleiben kann; Schweißkrisen; starke feuchte Macerationen an Hand- und Sohlenflächen.

5. Granulosis rubra nasi als besonders hervortretendes Leitsymptom bei mittelschweren und stärker schwitzenden Fällen (DRAGIŠIĆ).

6. Hypokinetische Formen mit Herabsetzung der Muskelkraft und der Kniesehnenreflexe („paralytische Formen"); auch die „myelitische Form" nach FROUIN gehört hierher, ferner auch die Verbindung der A. mit *pseudopoliomyelitischen* Erscheinungen oder mit anscheinend *encephalitischen* Symptomen nach GLANZMANN, JUNG, KLEIN, ROCAZ, ROHMER, WIELAND u. a.). Solche Fälle besitzen eine merkwürdige Zwischenstellung zwischen Poliomyelitis acuta anterior und A., wobei die FEERsche Trias rudimentär oder überhaupt abwesend sein kann. Die Analogie zur Poliomyelitis kann so stark entwickelt sein, daß sich auch eine LANDRYsche Paralyse mit Atemlähmung ausbildet (tödlicher Fall GLANZMANNS ohne histologische Befunde weder im Gehirne noch im Rückenmark). — Andere Fälle dieser Gruppe können einer progressiven Muskelatrophie ähneln; doch schließliche restitutio ad integrum (GLANZMANN, ROHMER, WIELAND).

7. Hyperkinetische Formen mit Muskelzittern (DRAGIŠIĆ) Myoklonien (DEVIS, DANJAT, NOBÉCOURT, PICHON), ferner allgemeine Konvulsionen (BLACKFAN und McKHANN), zeitweise eintretende Krämpfe (A. TEN, BOKKEL, HUININK), epilepsieähnliche Zustände bei Anfällen mit höchstem Blutdruck (200/175) wie bei den Fällen KÜHLS und GLANZMANNS, ferner eigentümliche choreaähnliche Zustände, die nur auf Bellergal zurückgehen (MAYERHOFER, DRAGIŠIĆ).

8. Hypersensible Formen mit stärkstem Juckreiz bis Juckschmerz an den Acren und an den Schleimhäuten (charakteristische Fälle mit eigentümlichen Schmerzstellungen bei DEBRÉ und ROCAZ).

9. Hautformen. Vorwiegen der Hauterscheinungen besonders im *Beginne* der Erkrankung. Morbilloide, skarlatinoide Ausschläge, Schweißfriesel, Ausschläge wie Pityriasis rosea (GLANZMANN); Blutungen (DRAGIŠIĆ, MAYERHOFER), ferner besonders starke Macerationsschuppungen an den Acren, gefährliche Sekundärinfektionen im späteren Verlaufe mit dicken Krustenbildungen. Beteiligung der Anhangsgebilde durch diffusen Haarausfall, Alopeciebildung, nervöses Haarzupfen („Trichotillomanie"), doch auch Hypertrichosis (DUFOURT, GLANZMANN, MAYERHOFER, ROCAZ) und trophische Veränderungen an den Nägeln. Pigmentationen (PRADZYŃSKA-SKARCZYŃSKA, DUFOURT), die manchesmal sogar entfernt an *Pellagra* (ROCAZ) erinnern können.

10. Ulcerationsformen (an Zunge, an den Füßen nach STOOS-GLANZMANN).

11. Schwerere Gangränformen und verstümmelnde Formen („forme gangreneuse et mutilante" nach DEBRÉ und C. PETOT, PARKES WEBER, STOOS-GLANZMANN).

12. Drüsenformen („forme ganglionnaire“ nach DEBRÉ, J. HÉBERT und GARDINIER).
13. Augenformen (DEBRÉ).
14. Skeletformen (durch Röntgenaufnahmen festgestellte Entkalkungen nach PARKES WEBER; solche Oberkieferherde nach BEUTTER; Schattenlinien wie bei Skorbut an den langen Röhrenknochen nach COBB; Vergrößerung der Hypophysengrube mit Atrophie des Processus clinoides und des Clivus sowie teilweise Zerstörung der Schädelkapsel nach GLANZMANN bei einem schweren Rezidivfall).
15. Zahnschädigungen bis zum völligen Zahnschwund (BELOT, BEUTTER, mit Maxillarnekrose, COSMI, DEBRÉ-PETOT mit völligem Zahnschwund, FOWLER, MALAPLATE, NOBÉCOURT, KAPLAN, PELIZZA-DUBOUÉ, ROCAZ, RODDA, STERLING, WYCOFF, ZAHORSKY u. a. Sequestrierung des Alveolarfortsatzes nach VAN BOGAERT).
16. Nebennierenformen (Melanosen im Rahmen der A. nach KUYPER; starke Hypertrichosen bis Schnurrbartbildung nach GLANZMANN).
17. Schilddrüsenfälle (Struma diffusa nach GLANZMANN; Struma nodosa + Myxödem + Überempfindlichkeit auf Schilddrüsenzufuhr nach GLANZMANN).
18. Hypophysenfälle (GLANZMANN).
19. Kardiovasculäre Formen (FEER; Hypertensionsattacken mit cerebralen Krämpfen nach KÜHL und GLANZMANN).
20. Rezidivformen und chronische Formen DEBRÉ-CLÉRET nach 7 — *sieben* — Jahren; STOSS-GLANZMANN nach 5 — *fünf* — Jahren. Jahrelange Dauer nach GLANZMANN (2 — *zwei* — Jahre). — Und endlich nach dem *Lebensalter:*
21. Säuglingsform (DEBRÉ).
22. Kleinkinderform.
23. Schulkinderform.
24. Adolescentenform (LEMEILLET) und seltene Erkrankungen bei *Erwachsenen* (BOPAERT, KUIPER, PÉHU, MESTRALLET, WATEFF, WIGGELENDAM).

b) Untergruppe der abortiven Formen („formes frustes“). Während in der früheren Gruppe (a) Fälle gebracht worden sind, welche in ihrer Symptomatologie ein einzelnes, besonders hervorragendes Symptom besitzen, wollen wir hier die Fälle mit mehr farbloser Symptomatologie beschreiben. GLANZMANN macht darauf mit Recht aufmerksam (1937), daß bei solchen Fällen die klassischen Symptome nur schwach ausgebildet sind, ja sogar fehlen können. In Anlehnung an andere Krankheiten („scarlatina sine scarlatina“) kann man einen kleinen Teil dieser Fälle klinisch geradezu als „akrodynia sine akrodynia“ bezeichnen. So können z. B. nur die Innenflächen der Finger, ja sogar nur einzelner Finger eine schwache Rosafärbung zeigen. LEENHARD, BOUCOMONT und LAFON haben (1935) gezeigt, daß solche in der eigentlichen A. ganz schwach entwickelten Fälle bei der Capillarmikroskopie dennoch ganz ähnliche Veränderungen aufweisen können wie die Vollakrodynien mit den „raw beef hands and feet“. Lehrreich ist in dieser Hinsicht ein neuester Fall GLANZMANNs, welcher bei einem $3^1/_2$ Monate alten Säuglinge trotz fehlenden „Erythrödems“ die Diagnose A. stellte, indem das übrige Syndrom (Fieber, Ausschlag, Schlaflosigkeit, Darmstörungen, beständig starkes Schwitzen bis zur Bläschenbildung am Stamme, Tachykardie mit Hypertension, cyanotisch-rote Nase, muskuläre Schwäche, Erlöschen der Patellarsehnenreflexe) in vielen Einzelsymptomen vertreten war. Auch die Schweizer Schule, welche zur Diagnosenstellung besonders die FEERsche Trias („Kernsyndrom“ = Tachykardie, Blutdrucksteigerung, Hyperglykämie) fordert, glaubt an die Möglichkeit abortiver Fälle und betont ihre Wichtigkeit für die „*Epidemiologie*“ (GLANZMANN). Ich selbst habe persönlich die Überzeugung erhalten, daß die Fälle dieser Gruppe vielfach noch unerkannt bleiben. Dabei können aber gerade die abortiven Fälle — schon auch wegen ihrer *hohen Anzahl* für die gewöhnliche ärztliche Praxis die größte Bedeutung bekommen. Nach meiner Erfahrung an eigenen zahlreichen Fällen und auch nach den Berichten anderer Ärzte zeigen sich die abortiven Erkrankungen ebenfalls mit Vorliebe bei Kleinkindern. Schon der *Beginn* dieser Fälle ist recht unbestimmt; in dieser Phase werden sie von den praktischen Ärzten, welche eben noch nicht gewohnt sind, an die A. zu denken, sehr leicht verkannt. Aber auch in ihrem *Verlaufe* bleiben die abortiven Fälle vielfach undiagnostiziert. Solche Kinder kommen nämlich in dieser späteren Phase häufig wegen anscheinend gar nicht spezifisch akrodyner Symptome zum Arzte. Die Mutter betont in der Anamnese meist nur ein einzelnes banales Symptom, z. B. Schlimmheit oder Eßunlust, oder auch Schlaflosigkeit u. a. Erst bei genauerer Analyse des gesamten Krankheitsbildes stellt sich dann noch die versteckte Gegenwart des einen oder anderen akrodynen Leitsymptomes heraus, oder es können die vielen banalen „petits signes" schließlich doch zu einem richtigen akrodynen Krankheitsmosaik zusammengefügt werden. Die wichtigsten dieser so häufig falsch gedeuteten Symptome sind nach meiner Erfahrung die folgenden: Hartnäckige Eßunlust, allgemeine Körperschweiße, Miktionsschwierigkeiten bis zur Anurie, trüber, hochgestellter Harn oder auch zeitweilige Phosphaturie, sekundäre Cystitiden, verschiedene Schlafstörungen (verspätetes, erschwertes Einschlafen, verkürzte Schlafdauer, geringe Schlaftiefe), ferner unleidliches Benehmen (Negativismus, schwere Dysphorien, melancholische Verstimmung, Erziehungsschwierigkeiten), sehr schmerzhafte, geradezu paroxysmale Kolikanfälle; hierbei kann es unter auffälligem Erbleichen (Gefäßkrisen) zu besinnungslosem Werfen und Wälzen auf dem Fußboden kommen oder auch zu merkwürdigen Anfällen, die dann von der Umgebung so lebhaft geschildert werden, daß der Arzt an Petit mal oder geradezu an Epilepsie denkt. Manchesmal werden die anfallsweise auftretenden Nabelkoliken wieder als Blinddarmreizung oder auch als „Wurmkoliken" gedeutet, letzteres besonders in Fällen, wenn — was so häufig vorkommt — im Stuhle Wurmeier gefunden werden und wenn das akrodyne Symptom von Nasenjucken und Zahnfleischbrennen (Nasenbohren, Zupfen an den Lippen und Reiben des Zahnfleisches) unrichtig gedeutet wird. Meiner Meinung nach treten diese Symptome gerade bei der Kleinkinder-A. so stark auf, weil an diesen Acren ein vielleicht sonst kaum bemerkter „Wurmreiz" gerade bei einer gleichzeitig vorhandenen A. von den Kindern verstärkt unangenehm empfunden werden kann. Weitere positive, aber meist verkannte Zeichen sind merkwürdige, z. B. auf die Spitzen sämtlicher Zehen beschränkte kleine Blutungen, kleine, verstreute oder auch andere *kreisförmige* Hautblutungen mit schützenscheibenförmig angeordneten Zeichnungen (Dragišić, 1933), ferner auch Blutungen aus Mund, Nase sowie episklerale und orbitale Blutungen (Deuber, 1928). Von weiteren „kleinen" oft verkannten A.-Symptomen will ich nur noch Klagen über Herzklopfen, Tachykardie, auffallende Akrocyanose (abortive kardiovasculäre Fälle), ferner Gehfaulheit, Muskelschwäche, rasch vorübergehende „pseudopoliomyelitische Paresen" mit oder ohne Abschwächung der Patellarreflexe und Bauchdeckenreflexe erwähnen, ferner unerklärbare Abmagerung mit und bezeichnenderweise auch ohne Einschränkung der Eßlust, äußerst schwere Impetigoausbreitungen, ausgedehnte hartnäckige Sekundärinfektionen an Intertrigines, zeitweise auftauchende Granulosis rubra nasi (Dragišić), „Schweißausschläge" verschiedener Formen, nervöses Haarzupfen bis zur „Trichotillomanie", spontaner Haarausfall bis zur

Bildung von Alopecie und großen Glatzen, Verunstaltung der Nägel durch Querlinien, nervöses Nägelbeißen, Zahnlockerung und -ausfall usw. Doch ist kaum ein einziges dieser angeführten kleinen Symptome allein vorhanden, sondern es besteht meist eine wechselnde Mischung. Von welcher hohen praktischen Wichtigkeit jedoch die richtige klinische Auffassung auch solcher atypischer und abortiver Fälle ist, geht daraus hervor, daß die Eltern solcher Kinder oft von einem zum anderen Arzte wandern, ohne daß eine richtige Diagnose gestellt wird. Nach meiner Erfahrung ist die Zahl solcher atypischer und abortiver Fälle eine viel größere als man es bisher glaubte. Ich selbst habe mit DRAGIŠIĆ von 1929 bis Ende 1937 auf meiner Zagreber Klinik 45 Fälle von A. gesammelt, von denen die allermeisten *leichte* Erkrankungen gewesen sind. In dieser Meinung über die verhältnismäßig große Häufigkeit der leichteren oder der atypischen Fälle von kindlicher A. befinde ich mich in vollkommener Übereinstimmung mit manchen deutschen und französischen Ärzten. So läßt z. B. auch schon aus der älteren FEERschen Kasuistik ein Fall, bei dem vorwiegend kardiovasculäre Erscheinungen vorherrschten, die Möglichkeit des Vorkommens atypischer Fälle erkennen. Auch DEBRÉ (1930) führt die „formes frustes" ganz ausdrücklich an, wobei er die Meinung ausspricht, daß wir in Zukunft bei besserer Kenntnis der Klinik und besonders der Ätiologie der A. den Rahmen dieser Erkrankung wesentlich werden erweitern müssen. Ferner hat LEVESQUE unter 15 Fällen verschiedene atypische Erscheinungen beobachtet (1936), wie z. B. heftige Anfälle von Bauchkoliken, ferner erhöhten Blutdruck und typische Muskelschwäche *ohne* Hauterscheinungen oder wieder bei einem anderen Falle plötzliche Aufregungszustände, Ataxie der oberen Extremitäten und laryngospastische Erscheinungen bei pathognomonisch hohem Blutdruck. Nach LEVESQUE ist bei kleinen Kindern *ohne Nephritis* die *arterielle Hypertonie* ein so wichtiges Zeichen, daß man immer an infantile A. denken soll, besonders wenn noch andere, sonst unerklärliche Symptome sich zeigen sollten. Von Heilung des akrodynen Zustandes kann erst gesprochen werden, wenn die Hypertonie verschwunden ist. Die Tachykardie bzw. die Elektrokardiographie gibt wegen der störenden Unruhe bei Kleinkindern viel weniger verläßliche, zur Diagnose verwendbare Befunde. — Auch RIETSCHL ist in Hinsicht der größeren Häufigkeit abortiver Fälle ganz derselben Überzeugung. Nach ihm zählen zur infantilen A. auch noch jene abortiven oder sonstwie abgekürzt verlaufenden Fälle, welche auf *endokrinen* Störungen des Kleinkindesalters beruhen. Nach RIETSCHEL sind solche endokrin-akrodyne Symptome die folgenden: heftige Schweiße, Tachykardie, Cyanose der Hände und eine geringe Vermehrung des arteriellen Blutdruckes. Andererseits kam aber auch ROCAZ in Frankreich (1932) zu der praktischen Forderung, daß der Arzt bei auffallenden Charakterveränderungen und anderen unbestimmten, ja banalen Symptomen der Kleinkinder doch immer auch an A. denken soll, widrigenfalls er eines Unterlassungsfehlers schuldig werden könnte, denn „die infantile A. ist eine häufigere Erkrankung, als wir annehmen". Dies gilt insbesondere auch für die Granulosis rubra nasi, bei welcher amerikanische Autoren die Gegenwart von feuchten, kühlen Händen und Füßen ausdrücklich erwähnen. Doch dachten diese Forscher noch nicht an die Möglichkeit einer Zugehörigkeit dieser Fälle zur A. Erst DRAGIŠIĆ hat (1937) diese pathogenetische Verbindung klinisch erkannt.

Gleichzeitige Vereinigung der Akrodynie mit anderen Erkrankungen. Es ist selbstverständlich theoretisch möglich, daß während einer A. sich irgendeine andere Erkrankung zeigt. Solange aber die A. als eine seltene Erkrankung, die anscheinend nur in bestimmten Landstrichen sich ereignet, galt, hatte der Gedanke an eine etwaige Vereinigung der infantilen A. doch nur einen theoretischen bzw. in vereinzelten Fällen nur einen kasuistischen Wert. Erst MAYERHOFER und DRAGIŠIĆ, welche in der kurzen Zeit von 1929 bis Ende 1937 die verhältnismäßig hohe Zahl von 45 A. in Jugoslawien sammeln konnten, machten auf die *praktische* Bedeutung dieser Vereinigung, die bisher noch nicht planmäßig beachtet worden ist, aufmerksam. Die ersten Beobachtungen von MAYERHOFER und DRAGIŠIĆ erstreckten sich auf 13 solcher Mischfälle, die in folgender Übersicht kurz aufgezeichnet sind.

Koinzidenz infantiler Akrodynie mit anderen infektiösen und nichtinfektiösen Erkrankungen.

Bezeichnung der interkurrenten Erkrankung	Zahl der Fälle = 13; davon:	Verlauf der interkurrenten Erkrankung
Varicellen	3	Hohes Fieber (40° C), Rash, toxischer Charakter, unzählige Efflorescenzen, verlängerter Verlauf
Scarlatina	1	Gewöhnlicher leichter Verlauf
Pertussis	1	Ohne Beeinflussung
Gonorrh. Vulvovaginitis .	1	Ohne Beeinflussung
Chorea minor	3	Verschlechterung der Chorea. Versagen der üblichen Therapie außer mit Bellergal
Erythema nodosum . .	1	Ohne merkliche Beeinflussung (analog dem Falle von MARIANI TOSATTI — 1936)
Intertrigo (infiziert) . .	1	Gewöhnlicher Verlauf
Rachitis gravis	1	Gewöhnlicher Verlauf
Pneumonia gravis . . .	1	Toxischer, schwerer Verlauf; Heilung trotz Lebensgefahr

Durch mein eigenes Krankengut einmal aufmerksam gemacht auf diese Vereinigung, suchte ich auch im Schrifttume ähnliche Fälle. Ich fand zwar nirgends eine systematische Betrachtung, aber doch vereinzelte fallweise Erwähnungen solcher Vorkommnisse. So kennen wir z. B. die häufige Vereinigung der infantilen A. mit Bronchitis, Pneumonien, Cystitiden, Sekundärinfektionen der Haut, Sepsis, ferner auch die gelegentliche mit Tuberkulose. Überhaupt ist bei jeder häufiger vorkommenden Erkrankung auch ihre gelegentliche zufällige Vereinigung mit A. anzunehmen. Dies gilt z. B. ganz besonders für die so stark verbreitete Rachitis!

In Hinsicht der einseitigen und gegenseitigen Beeinflussungen beider Erkrankungen stellen MAYERHOFER und DRAGIŠIĆ das folgende Paradigma auf: 1. *Beide Erkrankungen* verlaufen *ungestört* nebeneinander und ohne irgendwelche gegenseitige Beeinflussung; 2. die A. wird durch die gleichzeitige Gegenwart einer anderen Erkrankung: a) gebessert oder b) verschlechtert; 3. *die andere, nicht akrodyne Begleiterkrankung* wird durch ihre Verbindung mit einer infantilen A. a) gebessert oder b) verschlechtert; 4. *beide Erkrankungen* beeinflussen sich im *schlechten* oder 5. im *guten* Sinne.

Im besonderen wäre im Rahmen dieses Schemas noch folgendes zu erwähnen: *Zu Fall 1 des Schemas:* GAUTIER (1937) berichtet aus der Genfer Klinik den *maskierten Beginn* einer A., deren einleitende Erscheinungen durch die gleichzeitige Anwesenheit einer zweiten Erkrankung bis zur Unkenntlichkeit verdeckt sein können, ohne daß aber gegenseitige Störungen vorhanden waren. In den beiden Fällen GAUTIERS handelte es sich um einen

Masernfall und in der anderen Beobachtung um einen Fall von Bronchopneumonie, durch deren Gegenwart die *Erkennung* einer gleichzeitig beginnenden infantilen A. erschwert bzw. verzögert worden ist. Über eine gegenseitige Beeinflussung beider Erkrankungen ist dort nichts gesagt; beide Erkrankungen liefen nebeneinander ab, ohne sich gegenseitig zu influenzieren.

Zu 2a und b. Auch für die Berechtigung der 2. Gruppe (Verbesserung oder Verschlechterung der A. durch die gleichzeitige Gegenwart einer anderen Erkrankung) finden sich im Schrifttume spärliche Beweise, indem zu der Untergruppe a) bereits eine nicht unwichtige Mitteilung besteht, nämlich: „*A. geheilt durch Masern*" (W. HOFFMANN, 1934). — Zu der Untergruppe b) (Verschlechterung der A. können wir aus der Literatur die Erfahrung anführen, daß anscheinend bereits ausgeheilte A. durch eine banale Grippeinfektion sich wieder verschlechtern können. So berichtet z. B. DEUBER von 3 Fällen, bei denen ein „Grippekatarrh" A.-Rezidive ausgelöst haben soll. Auch eine Grippeinfektion mit nachfolgendem Asthma schien einmal ein längeres A.-Rezidiv ausgelöst zu haben (eigene Beobachtung). Ferner sah ich, daß einmal durch eine Lumbalpunktion eine schlummernde A. ausgelöst worden ist, wobei es zu einem rasch vorübergehenden A.-Anfall mit akrodynen Schweißen und Macerationen kam.

Zu 3a und b. Ob eine schon bestehende oder auch erst frisch hinzutretende nicht akrodyne Erkrankung durch eine A. verbessert oder verschlechtert werden kann, ist durch die bisher bekannten Angaben hauptsächlich im Sinne einer *Verschlechterung* beantwortet worden. So wissen wir z. B. nur zu gut, wie leicht verschiedene gleichzeitig vorhandene Infektionen (z. B. Impetigo) zu allgemeiner Ausbreitung, zu Abscessen, Phlegmonen, Sepsis und Tod führen können. Dieselbe Neigung zur Verschlechterung gilt auch für die Cystitis, für Bronchitiden, Pneumonien, welch letztere gerade bei schwereren A. leicht einen tödlichen Ausgang nehmen können. Ferner wird man aus denselben Gründen beim Vorhandensein einer A. keine Blatternvaccination vornehmen. Auch eine Operation — wenn nicht gerade aus vitalen Gründen indiziert — wird man erst längere Zeit nach Abklingen der A. vornehmen. Das gilt besonders für gewöhnliche Tonsillektomien. Selbst bei der im Kleinkindesalter harmlosen und gerade bei den nervösen Formen der A. häufig durchgeführten Lumbalpunktion kann man zuweilen auch eine schlechtere Verträglichkeit dieses im Kindesalter belanglosen Eingriffes feststellen. Auch eine Rachitis kann sich durch eine frisch hinzutretende A. verschlechtern. Wenigstens sind im Schrifttume solche Fälle mit sehr niedrigem Phosphorspiegel des Blutes mit starker Kalkariurie (MOLL) und sogar mit herdförmigen Entkalkungen des Knochens beschrieben worden. Interessant ist ferner, daß die von MAYERHOFER und DRAGIŠIĆ während einer A. beobachteten Schafblattern sehr schwer verlaufen sind (starkes Vorexanthem, Eruptionsfieber über 40° C, unzählige und auch außergewöhnlich große tiefe Efflorescenzen, vermehrte Schübe des Exanthems, schwer toxischer Allgemeinzustand, verlängerte Krankheitsdauer). Bekannt sind die durch A. verschlechterten Bronchitiden und Pneumonien (auch eigene Beobachtung). Auch die Chorea wird durch eine gleichzeitig bestehende A. verschlechtert (eigene Beobachtung).

Zu 4. Von einer wechselseitig schlechten Beeinflussung der A. und einer anderen Erkrankung scheint ein Fall GLANZMANNs Zeugnis abzulegen. Es handelte sich um einen langwierigen Fall von A., während welcher ein Myxödem (mit Struma nodosa) manifest wurde. Dieses Myxödem war aber auch wieder durch die gleichzeitige Anwesenheit einer A. in dem Sinne schlecht beeinflußt, daß es eine sogar sehr milde Schilddrüsenbehandlung sehr schlecht vertrug. Andererseits jedoch übte auch das Myxödem wieder einen schlechten Einfluß auf die A. aus, welche nicht allein über 2 Jahre sich hinzog, sondern überdies noch 6 Jahre nach der ersten Attacke rezidivierte.

Zu Punkt 5. (Beiderseits gute Beeinflussung) kann ich derzeit noch keine Bemerkungen bringen. Diese Möglichkeit bleibt einstweilen noch eine rein theoretische Konstruktion.

Anmerkung. Einfluß von Wetterkrankheiten. In welchem schwierigen Zustande bei der klinischen Beurteilung des Verlaufes der A. wir uns infolge der bisherigen *Seltenheit der Erkrankung* befinden, erhellt unter anderem auch daraus, daß wir bis jetzt z. B. überhaupt nicht den *Einfluß der Witterung* auf *mehrere* gleichzeitig auf der Klinik befindliche Kranke studieren konnten. Erst im Februar 1938 konnte ich eine diesbezügliche Beobachtung machen: 3 an A. erkrankte Kinder (1 schwerer Fall und 2 mittelschwere Fälle) lagen gleichzeitig an der Klinik: Alle

3 Kinder standen gleichermaßen unter Bellergalwirkung und befanden sich im Zustande der Besserung. Bei einem plötzlich eingetretenen Wetterumschwung von Nordwetter (Bora: trocken, kalt) zu Südwetter (Scirocco: feucht, warm mit wäßrigem, starkem Schneefall) reagierten alle 3 Kinder mit gleichzeitiger merklicher Verschlechterung. Ob dies Zufall war oder ob doch nicht „Wetterfühligkeit" eine Verschlechterung auf dem Wege des nicht im Gleichgewichte befindlichen *vegetativen* Nervensystems hervorgebracht hat, könnten selbstverständlich nur weitere gleichsinnige Beobachtungen lehren. Da die Gelegenheit hierzu jedoch nur äußerst selten ist, so habe ich mir erlaubt, mein obiges Erlebnis kurz wiederzugeben.

4. Ätiologie und Pathogenese der infantilen Akrodynie.

Von Anfang an befanden sich die ersten Berichterstatter über die A. in großer Unklarheit. Aber auch in der Gegenwart kommen wir in der Erkenntnis der wahren Ursachen nur langsam und mühsam vorwärts. An Stelle einer einzigen aufklärenden Theorie besitzen wir mehrere samt zahlreichen Hilfstheorien. Mit Hilfe aller dieser Erklärungsversuche können wir aber im konkreten Falle bloß das eine oder andere Symptom oder Syndrom halbwegs befriedigend erklären. Keineswegs aber sind wir imstande, die *gesamte* Ätiologie und die *ganze* Pathogenese durch eine einzige einheitliche Theorie ausreichend zu verstehen.

Selbst wenn es uns gelänge, die allerersten französischen Fälle vor mehr als 100 Jahren (CHARDON, GENEST, CHOMEL) und die merkwürdigen Akropathiefälle aus dem Krimkriege (THOLOZAN, 1854) mit der modernen infantilen A. zu identifizieren bzw. sie nachträglich in irgendeinen pathogenetischen Zusammenhang zu bringen, so hätten wir auch damit noch nicht viel für die Klärung der Ätiologie gewonnen.

Bisher haben wir nur eine Reihe von *einzelnen ätiologischen* Momenten aus den verschiedenen Kasuistiken gewonnen, die ich hier in 2 Gruppen teilen will: a) In ätiologische Momente *allgemeiner* Natur und b) in solche *besonderer Beschaffenheit.*

a) Ätiologische Momente allgemeiner Natur.

Im Gegensatze zur Gruppe b sind die in diesem Abschnitte zusammengestellten allgemeinen ätiologischen Momente von noch stark angezweifelter Gültigkeit. Doch kann ein halbwegs umfassendes Referat auch über diesen Teil der Ursachenlehre nicht völlig hinwegsehen.

Lebensalter. Die infantile A. ist eine ausgesprochene *Kleinkinderkrankheit.* Alle Ärzte, deren größere Kasuistik eine einigermaßen verläßliche Statistik erlaubt, bestätigen auch diese Bevorzugung des Kleinkindesalters (COSMI, FEER, GLANZMANN, ROCAZ, WOOD u. a.), womit auch die von MAYERHOFER und DRAGIŠIĆ (1929—1937) in Jugoslawien gewonnenen Erfahrungen übereinstimmen. Aber eine allein bestimmende Ätiologie besitzt das Kleinkindesalter durchaus nicht. DEBRÉ unterscheidet z. B. eine *Säuglings-A.* (1924—1932) und LEMEILLET wieder schreibt (1929) von einer *Adolescenten-A.* Viele Autoren sahen damit in Übereinstimmung sowohl Fälle im Säuglingsalter als auch jenseits des Kleinkindesalters. PÉHU und ARDISSON erlebten z. B. ganz ähnlich wie GLAUBER den jüngsten Fall bei einem 6 Wochen alten Säugling und sahen den ältesten bei einem 14 Jahre alten Kinde.

In Holland aber erkrankten auch einzelne *Erwachsene* (WIGGELENDAM und KUIPER, ebenso in Bulgarien nach WATEFF aus Sophia). Dässelbe gilt auch für Belgien (BOPAERT) und

Frankreich (PÉHU und MESTRALLET). Aus Spanien berichten FRACASSI und PARACHE über vier Frauen mit vegetativen Störungen, die einerseits mit der infantilen A., andererseits wieder mit der Chorea fibrillaris Morvan viel gemeinsames haben (Erytheme, Schweiße, Schmerzanfälle an Händen und Füßen, psychische Reizbarkeit und Schlafstörungen mit choreiformen Bewegungen).

Jahreszeit und Krankheitsbeginn. Bei der statistischen Aufteilung der Fälle auf die kältere Jahreshälfte (6 Monate von Dezember bis einschließlich Mai) und auf eine wärmere (6 Monate von Juni bis einschließlich November) fällt auf, daß die infantile A. — wie WORINGER sich ausdrückt — hauptsächlich eine „hibernovernale" („heliophobe") Erkrankung ist. Eine ähnlich stärkere Besetzung der kühleren Jahreshälfte finden wir auch noch in den Berichten anderer Ärzte (BOUCOMONT, COSMI, FEER, LEENHARDT, MAYERHOFER mit DRAGIŠIĆ, ROCAZ u. a.). FEER vermutet die Ursache dieser auffallenden Bevorzugung der kühleren Jahresmonate in einer (hypothetischen) Überleistung der Einsonderungsdrüsen (biologisches Frühjahr nach MORO; siehe diesbezügliche noch unter S. 293). SELTER, der in dem langen Zeitraume von 1898/99 bis 1933 54 Fälle von A. beobachtet hatte, zählte in den kühleren 6 Monaten (Dezember bis einschließlich Mai) 54 Fälle gegen nur 15 in der übrigen wärmeren Jahreshälfte. Aber auch die Jahreszeit besitzt keine ausschließlich allein bestimmende Einwirkung, denn nach meinen Erfahrungen ist der Unterschied in der Häufigkeit nicht sehr groß (bei MAYERHOFER-DRAGIŠIĆ 20 Fälle in der kälteren Jahreshälfte gegen 18 in der wärmeren); die Fälle zeigen sich auch verhältnismäßig gehäuft in manchen Sommermonaten. Wahrscheinlich hat GLANZMANN recht, der dem „*Saisonwechsel im Frühjahr und Herbst*" eine bestimmende Rolle zuerkennt. — Im Gegensatze zu dieser meteorologischen Theorie leugnet wieder eine kleinere Anzahl von Forschern (COMBY, RODDA, WYCOFF) überhaupt jeglichen jahreszeitlichen Einfluß auf den Krankheitsbeginn.

Geschlecht. Es scheint, daß das Geschlecht keine besonders entscheidende Rolle spielt. Derzeit stehen nämlich den Statistiken mit *mehr Knaben* (DEBRÉ, HAUSHALTER, MAYERHOFER mit DRAGIŠIĆ, SERVEL DE COSMI, WORINGER) andere Angaben entgegen, welche ein *Vorwiegen der Mädchen* betonen (BYFIELD, GLANZMANN, ROCAZ, SELTER).

Allgemein geographische und besondere Lokaleinflüsse. Es wäre noch verfrüht, schon derzeit eine Krankheitsgeographie der infantilen A. geben zu wollen. Diesem Unterfangen steht augenblicklich die noch mangelhafte ärztliche Kenntnis dieser Kinderkrankheit im Wege. Dort, wo ein dieser neuen Erkrankung kundiger Arzt sich befindet, wird — meiner Überzeugung nach — das Vorkommen der A. häufiger festgestellt. So haben wir z. B. im Arbeitsbereiche der Zagreber Kinderklinik genug Fälle entdeckt, um die Meinung zu entkräften, daß Jugoslawien oder überhaupt der Balkan frei von A. wäre. Auch aus Bulgarien haben wir Berichte über A., und aus den slowenisch-österreichischen Grenzbezirken (oberes Savetal) kommen nicht selten Fälle auf meine Klinik, obwohl bisher auch Österreich zu den an A. armen Ländern gerechnet worden ist. Auch Italien hat seine A.-Fälle, und über das angeblich „sehr seltene" A.-Vorkommen in Spanien können wir derzeit wegen der die ärztliche Forschung behindernden Kriegsverhältnisse nicht urteilen. Selten sind die Fälle aus Südamerika; auch fehlen uns noch Berichte aus Asien, Afrika und Kanada (bis zum Herbste 1937). — Ferner ist es sicherlich nicht richtig, die nördlichen Länder Europas und besonders Skandinavien so in Bausch und Bogen zu den von A. „fast freien“ Gegenden zu zählen. Es mehren sich nämlich in letzterer Zeit die Berichte auch aus jenen nördlichen Ländern, die bisher für akrodyniearm bzw. akrodyniefrei galten [aus Holland HALBERTSMA, KUIPER, LANGE, WESTRIEMEN, WIGGELENDAM; aus Belgien BOPAERT; aus Dänemark FRIDERICHSEN; ferner auch aus der Tschechoslowakei (KOHN, 1936 und BRDLÍK, 1938)]. Meiner Meinung nach wird die infantile A. höchstwahrscheinlich über *alle* Zivilisationsgebiete verbreitet sein. Indessen gibt es doch bestimmte Lieblingssitze der Erkrankung, wie z. B. Australien, Nordamerika, Frankreich, Schweiz, Deutschland mit Ausnahme des Ostens, England und Jugoslawien mit seinem westlichen Anteil. Über die Verbreitung in Frankreich bestehen sogar genaue lokale Krankheitsgeographien (zwei von PÉHU in der Gegend von Chalons-Saone beobachtete Endemien) und eine von ROCAZ gezeichnete lokale Krankheitskarte aus der bis zu den Pyrenäen sich erstreckenden Südwestecke Frankreichs. Gerade aus dieser Karte ist ersichtlich, daß sich die von ROCAZ beobachteten Krankheitsfälle längs der *Wasserläufe* ausbreiten. Auch bei 41 Fällen, die MAYERHOFER mit DRAGIŠIĆ in den Jahren 1929—1936 in Jugoslawien daraufhin untersucht hatte, kann man eine Häufung der Fälle an den Flußläufen beobachten, wobei ich allerdings bemerken muß, daß fast alle Orte, in denen die Bevölkerung in Jugoslawien (und auch in anderen Ländern) gewohnt ist, ärztliche Hilfe aufzusuchen, in Flußebenen und an größeren Wasserläufen oder Seen liegen. Wenn ich auch hinsichtlich der jugoslawischen *Poliomyelitisausbreitung* der KLINGschen Wassertheorie formell beipflichten muß, so kann ich doch dieser — wenn auch anscheinend stimmenden — Wassertheorie bei der A.-Ätiologie keine wirklich ausschlaggebende Bedeutung zuschreiben. Interessant ist es jedenfalls, daß auch das Schweizer Krankengut sich ähnlich wie das jugoslawische an Süßwasserläufen (*Rheintal* und *Bodensee* nach HOFFMANN) anhäuft. Auch von der jugoslawischen Adriaküste haben wir an der Zagreber Binnenlandklinik einen vereinzelten A.-Fall bei einem älteren Säugling gesehen. Zusammenfassend kann man also sagen, daß nirgends eine eigentliche Epidemie der A. besteht, sondern doch nur ein sporadisches Vorkommen bzw. eine zu manchen Zeiten und in manchen Gegenden sich einstellende Anhäufung von Fällen. Jedenfalls kann man derzeit noch nicht ein bestimmtes geographisches Milieu als Mitursache der A. beschuldigen, noch auch kann man irgendein anderes Milieu bestimmter klimatischer oder geographischer Beschaffenheit als immunes Schutzgebiet ansprechen.

Was nun aber die Verteilung der A.-Fälle zwischen Stadt und Land betrifft, so heben sehr viele Ärzte die *geringere A.-Festigkeit der Landkinder* hervor (ARDISSON, DEBRÉ, FEER, GLANZMANN, PÉHU, SELTER u. a.). GLANZMANN (Schweiz) betont z. B. in seinem letzten Berichte (1937), daß fast alle seine Fälle „aus kleineren oder größeren Dörfern und Landstädtchen“ stammen. Nach den Erfahrungen an meiner eigenen Klinik überwiegt aber — im Gegensatz zu den früher angeführten Berichten — bei uns das städtische Krankengut über das vom Lande stammende (30 städtische Kranke gegen nur 11 vom Lande stammende). Jedenfalls kann ich aus meinen eigenen Erfahrungen die an Stadtkindern sooft auch bei anderen Gelegenheiten gerühmte stille Feiung durchaus nicht feststellen. Auch GLANZMANN lehnt trotz gegenteiligen Verhaltens seines Krankengutes die Wirksamkeit der stillen Feiung bei den Schweizer

Stadtkindern ab. Für eine wirksame stille Feiung ist denn doch die A. sowohl in Städten wie auch auf dem Lande eine viel zu seltene Erkrankung. Gleich GLANZMANN nehme einstweilen auch ich für die gesamte Krankheitsverteilung der A. die PICHONsche Formel an: «La maladie éclate par petits bouquets locaux».

Schwankungen der Häufigkeit in den Jahresziffern. Am längsten konnte SELTER (von 1898/99 bis 1933) die nach den einzelnen Jahren schwankenden Frequenzzahlen der A. beobachten. Er bemerkte dabei „ein Auf und Ab in der Häufigkeit", wie man es auch bei anderen Krankheiten infektiöser und nichtinfektiöser Natur beobachten kann. „Zeiten der Häufung wechseln mit solchen des Verschwindens". Auch ich kann — wenn ich auch weder die langjährige Übersicht noch auch eine so fällereiche Kasuistik wie SELTER besitze — für die geographische Lage meines Wirkungsbereiches die Feststellung machen, daß derzeit im wesentlichen Jugoslawien die A.-Fälle *von Jahr zu Jahr sich vermehren.* Fernerhin kann ich hierbei auch auf eine gute Übereinstimmung zwischen der französischen Zählung von LEENHARDT-BOUCOMONT (1927–1934; bei 38 Fällen) und der jugoslawischen von MAYERHOFER-DRAGIŠIĆ (1929 bis 1937; bei 45 Fällen) feststellen.

Jahre von 1927—1937	Frankreich LEENHARDT-BOUCOMONT	Jugoslawien MAYERHOFER-DRAGIŠIĆ
1927	1 Fall	—
1928	1 „	—
1929	2 Fälle	1 Fall
1930	4 „	Ø
1931	2 „	Ø
1932	7 „	Ø
1933	6 „	3 Fälle
1934	15 „	6 „
1935	—	8 „
1936	—	11 „
1937		16 „

Vielleicht ist diese mit den fortschreitenden Jahreszahlen ansteigende Anzahl der A. größtenteils Zufall, vielleicht ist dies unter anderem auch der Ausdruck der besseren diagnostischen Kenntnis, vielleicht nimmt aber auch die infantile A. in Europa in ähnlicher Weise zu wie etwa die postinfektiöse Encephalitis oder die Poliomyelitis. Die merkwürdige Übereinstimmung der französischen Statistik mit jener vom westlichen Jugoslawien läßt diese Annahme immerhin als möglich erscheinen. Nach SELTER, LEENHARDT-BOUCOMONT und MAYERHOFER-DRAGIŠIĆ befänden wir uns also derzeit im aufsteigenden Kurventeil einer überhaupt wellenförmigen Frequenzkurve

Hygienische Einflüsse der allgemeinen Lebensführung. Wie bei vielen anderen Erkrankungen, so scheint auch bei der A. ein gewisser Einfluß je nach dem *Berufe* und der sozialen Stellung der Eltern vorzuliegen. Auf Grund der Erfahrungen meiner Klinik (auch im Ambulatorium) und in meiner Außenpraxis zeigt sich die infantile A. in den unbemittelten, schlechter wohnenden und schlechter sich nährenden Schichten viel häufiger als bei den geldlich besser gestellten Familien. So konnten wir z. B. unter 41 A. 30 Fälle aus dem Kreise der Handwerker, Kleinbauern, Arbeiter und Arbeitslosen zählen gegen nur 11 Fälle aus der Schichte der Beamten und bessergestellten freien Berufe. Das könnte selbstverständlich Zufall sein, doch stellt mein akrodynes Krankengut eine Sammelstatistik aus meiner *gesamten* Praxis (Klinik + Außenpraxis) vor. Außerdem belastet aber unser Zahlenverhältnis (30 : 11) doch so stark den schlechten Einfluß der allgemein-hygienischen Verhältnisse, daß man deren ursächlichen Einfluß nicht ganz vernachlässigen darf. Überhaupt bestehen gerade in diesen Punkten noch erhebliche Meinungsverschiedenheiten, die wahrscheinlich auch teilweise auf der örtlichen Verschiedenheit des betreffenden Krankengutes beruhen könnten. — Für einen Teil der hier betrachteten *allgemein* hygienischen Einflüsse, nämlich für die *Ernährung* allein, beansprucht DEBRÉ einen wichtigen ursächlichen Einfluß, während nach ROCAZ (1932) dieser ätiologische Anteil als „absolut Null" bezeichnet werden kann (siehe noch den folgenden Abschnitt, S. 289—292). Bei ungünstigen *Wohnverhältnissen* besteht unter anderem auch stets die Möglichkeit von *gehäuften* banalen Grippeerkrankungen oder auch von *gehäuften* anderen Infektionskrankheiten, was in diesem Teile der Ursachenlehre nicht außer acht gelassen werden darf. Gerade in der letzten Zeit beobachtete ich den Eintritt einer A. nach hintereinander folgenden Erkrankungen von Scharlach und Masern bei dem Kinde eines Arbeitslosen (Besonderheiten siehe noch unter b, S. 290).

b) Ätiologische Momente besonderer Beschaffenheit.

In diese Gruppe fallen alle jene Beobachtungen und die daraus gezogenen Theorien, welche es gestatten, einzelne konkrete pathologische Vorgänge oder Zustände als die unmittelbaren Ursachen der infantilen A. zu beschuldigen.

Infektionstheorie. Schon die allerersten Beschreiber der A. (CHOMMEL, GENEST, CHARDON) suchten die Ursache der vor mehr als 100 Jahren in Paris und Umgebung massenhaft aufgetretenen neuen Erkrankung weder in einem bestimmten Gifte noch auch in bestimmten Nahrungsmitteln. Doch verbreitete sich die damalige A. wie eine Epidemie, wenn auch der einzelne Fall nicht stark ansteckend zu sein schien. — SELTER selbst beobachtete bei einigen seiner Fälle nicht zu leugnende, vorangehende Infektionen, denen erst nach einer kürzeren oder längeren symptomenlosen Zwischenzeit (Inkubation?) die wirkliche A. folgte. Auf Grund dieser Erfahrung und auch der Beobachtungen amerikanischer Ärzte nimmt SELTER an, daß es sich bei der infantilen A. um eine besondere Infektionskrankheit („sui generis") handeln dürfte, die sich mit Vorliebe im Zentralnervensystem ansiedle, und welche — was epidemiologisch von großer Wichtigkeit ist — in zeitlich und örtlich schwankenden Anhäufungen sich zeige. Außerdem beschreibt SELTER noch ganz ausdrücklich ein einleitendes *Fieberstadium*, welches wenige Tage den typischen akrodynen Erscheinungen vorangehe. SELTER ist derzeit gewiß noch immer im Rechte, wenn er und wir mit ihm — solange uns die pathologische Anatomie und die Bakteriologie im Stiche läßt — unseren *klinischen* Beobachtungen als Hauptführern in dieser Frage folgen. Es läßt sich nämlich auch weiterhin diese Infektionstheorie noch durch die folgenden klinischen Einzelheiten stützen: Bei nicht wenigen Fällen scheint eine vorangegangene Infektion oder auch eine der üblichen kindlichen Infektionskrankheiten den Eintritt der A. im Sinne einer allergischen oder parallergischen encephalitischen Reaktion vorzubereiten. Die Annahme einer solchen allergisch encephalitischen Ursache kann man jedoch insbesondere bei jenen A.-Formen gelten lassen, bei welchen sich Schlafstörungen, Charakterveränderungen, choreiforme Bewegungsstörungen, auffallende Abmagerung bei erhaltener oder sogar gesteigerter Eßlust, ferner auch Zweiphaseneinteilung des ganzen Krankheitsbildes in ein Excitations- und Depressionsstadium (erstes und zweites Kranksein) u. a. bemerkbar machen. Solche ätiologische Beziehungen der Infektionskrankheiten zur A. vermutet man auch auf Grund klinischer Beobachtungen besonders im Gefolge einer unmittelbar vorangegangenen Grippe bzw.

nach nasopharyngealen Infektionen (CROOKSHAND, ROCAZ u. a.), ferner auch nach sporadischen oder epidemischen Encephalitiden (HAUSHALTER, CRUCHET, KUIPER, SELTER, WIGGELENDAM und in gewissem Sinne auch FEER u. a.), bemerkenswerterweise auch nach Vertigo epidemica (WATEFF in Bulgarien), ferner vielleicht auch nach Poliomyelitiden (LEENHARDT, CHAPTAL, DUFOIX, MAYERHOFER mit SKRIVANELI). — Aber gerade bei der Poliomyelitis halten viele Forscher eine ursächliche Beziehung zur A. nicht für wahrscheinlich (PÉHU, BOUCOMONT, neuerdings auch LORENZ nach Erfahrungen in Steiermark usw.). Von anderen kindlichen Infektionskrankheiten sollen noch die Masern (KELLER, PRADZYŃSKA-SKWARCZYŃSKA), Mumps (CAUSSADE, BRENAS), die einfache Blatternschutzimpfung (SELTER) und eine Vakcina generalisata (BINET) eine vorbereitende Wirkung ausüben können. Ferner berichten KELLER und nach ihm MORO (1917) von einer Sympathicusneurose, welche nach Scharlach eingetreten ist und welche wir jetzt zwanglos in die A.-Gruppe einreihen können. Nach 2 Fällen einer rheumatischen Infektion sah MAYERHOFER mit DRAGIŠIĆ eine ganz merkwürdige Chorea folgen, die sich dann im späteren Verlaufe als Symptom einer mittelschweren A. erwies. In einem dritten Falle derselben Beobachter schloß sich unmittelbar an ein Erythema nodosum ebenfalls eine mittelschwere A. an. MAYERHOFER sah einmal ambulatorisch (1937) bei einem Kinde mit chronischer Malaria aus einer dalmatinischen Malariagegend monatelang bestehende Anfälle von Schweißen, Schlafstörungen, Hautjucken, psychischen Verstimmungen und Koliken, die sich auch in den malariafreien Zeiten zeigten und die nach der Beschreibung des Vaters (Arzt) in die A.-Gruppe zu rechnen sind. — Ferner wurden noch bakteriologische Beziehungen zur A. vermutet bei gelegentlichen Befunden von Diplokokken (VIPOND, PENZOLD) und von Dysenteriebacillen aus der SHIGA-Gruppe. BLECHMANN-MONTLAUR deuteten positive Streptokokken- und Staphylokokken-Hautreaktionen (intradermal) als Zeichen vorangegangener Infektionen, die irgendwie mit der nachfolgenden A. in ursächliche Beziehung zu bringen wären. — Auch in einem Insektenstich, dem infektiöses Fieber mit Schüttelfrost gefolgt ist, und an den eine typische A. sich anschloß, sieht SELTER eine *infektiöse* Ätiologie. Um diese „Infektionsgruppe" der infantilen A. abzuschließen, wollen wir noch die von ZECHLIN behauptete ursächliche Beziehung zwischen dem infektiösen Schweißfriesel (sudor anglicus) und der A. erwähnen.

Kontagiosität. Wenn die Annahme einer infektiösen Ursache mancher A.-Fälle richtig ist — ein beträchtlicher Teil der klinischen Beobachtungen spricht jedenfalls *für* die Infektionstheorie — so taucht als weitere folgerichtige Frage die nach einer etwa auch möglichen Kontagiosität auf.

Eine eindeutige Antwort auf diese Frage steht noch aus. Während ein großer Teil der Ärzte die Fähigkeit der Ansteckung von einer A. zur anderen verneint, gibt es doch auch wieder genug Berichterstatter der gegenteiligen Meinung. So beschreiben z. B. KUIPER und LEDOUX 2 Fälle, bei denen eine im Bereiche der Familie erfolgte Ansteckung von Kind zu Kind möglich erschien. PÉHU zählt sogar 20 solcher in der Familie erfolgter Ansteckungen. Ferner erwähnt noch BEUTTER 2 Fälle, welche in einer und derselben Familie nach einem Zeitraum von einem Monat auftraten und bemerkenswerterweise beide tödlich verliefen. — Aus der Spitalspraxis bringt derselbe Autor eine Beobachtung, wonach sich ein einjähriges Kind von einer schweren A. bei einer einmonatigen Inkubationszeit angesteckt hätte. Nach einer anderen, ganz ähnlichen Klinikbeobachtung GLANZMANNS steckte ein schwerer A.-Fall seinen Bettnachbar an, wobei sich im *Beginne* der A. eine Fieberbewegung und eine Miliaria rubra zeigte. — Demnach ist eine Ansteckung von Fall zu Fall wohl möglich, wenn auch das angenommene Virus nur in sehr geringem Maße ansteckungsfähig sein kann. Es kann also die Infektiosität der A. sich in der Wirklichkeit ebenso verhalten wie etwa jene der Poliomyelitis.

Auf Grund aller dieser Beobachtungen und Angaben und in Übereinstimmung mit den Ansichten der meisten Ärzte fühle ich mich also wohl berechtigt, einen großen Teil der A.-Fälle zu einer eigenen „Infektionsgruppe" zusammenzufassen. Mit PÉHU, BOUCOMONT u. a. könnte man bei dem gegenwärtigen Stande unseres Wissens auch die A. ähnlich wie die epidemische Encephalitis und die Poliomyelitis in die besondere Gruppe der „*neurotropen Ektodermatosen*" einreihen.

Gastroenteraltheorie. Im Gegensatz zu der eben beschriebenen „Infektionsgruppe" der kindlichen A. befindet sich die „gastroenterale Gruppe". Bei dieser letzteren Gruppe bemerkt man entweder als Vorerscheinungen oder im Beginne, oder auch im weiteren Verlaufe der Erkrankung ausgesprochene Magendarmerscheinungen, welche der klinische Beobachter in eine ursächliche Beziehung zur A. bringen kann.

Der Übergang zwischen der *Infektions-A.* und der *Gastrointestinal-A.* kann vielleicht von jenen Magendarminfektionen gebildet werden, welche einer infantilen A. unmittelbar vorangehen. Hierher gehört auch der bei der Infektionsgruppe bereits erwähnte gelegentliche Befund von Dysenteriebacillen (VEBSTER), während der A.-Prodrome. — Aber auch in der älteren Kasuistik kann man solche Mischfälle auffinden, bei denen ebensogut eine *Infektion* wie auch eine *gastrointestinale Störung* eine ursächliche Rolle spielen könnte. Ich erwähne hier besonders die von THOLOZAN (1854) in der Krim und in Konstantinopel beobachteten Kriegsfälle, bei denen nach Dysenterie, Cholera und nach choleriformen Erscheinungen Symptome aufgetreten sind, welche unserer modernen A. sehr ähnlich waren. — Ferner weisen nach SELTER gerade die ältesten Mitteilungen (1828/29) mit besonderem Nachdrucke auf „Verdauungsstörungen" hin. Weitere Hinweise auf die gastrointestinale Note des Beginnes finden wir noch bei SELTERs moderner Kasuistik, in vereinzelten Fällen auch bei FEER und insbesondere noch in der australisch-amerikanischen Literatur.

Der moderne Hauptvertreter der alimentär-enteralen Theorie ist aber DEBRÉ. Mit seinen Schülern (PETOT, HÉBERT, GARDINIER, CRIAUD, MARTIN-GONZALEZ, SERVEL DE COSMI und CLERET) stellte DEBRÉ z. B. das besondere Krankheitsbild der *Säuglings-A.* auf, bei welcher auch schon an und für sich gerade die enterale Note vorherrscht. Ferner nimmt DEBRÉ auch ganz entschieden Stellung gegen die allgemeine Gültigkeit der im vorangeschickten Abschnitte beschriebenen infektiösen Ätiologie. Gegen die infektiöse Ätiologie führt DEBRÉ die Tatsache an, daß man im Beginne der A. fast nie ein Fieber beobachtet. Gerade mit Rücksicht auf diesen DEBRÉschen Einwand sah ich mich bewogen, bei meiner allgemeinen Phaseneinteilung ein für alle Fälle gültiges, nicht obligat fieberhaftes *Inkubationsstadium* anzunehmen. Hierbei kommen sowohl die bei manchen Fällen angenommenen infektiösen Ursachen wie auch wieder die bei den anderen Fällen angeschuldigten alimentär-gastrointestinalen Ätiologien samt der unmittelbar daran sich anschließenden Zeitspanne ganz außerhalb der Phasenfolge der eigentlichen akrodynen Symptome zu liegen. Hiermit kann ich unter anderen auch jenen kasuistisch wichtigen Fällen SELTERs gerecht werden, bei denen dieser Forscher den Zeitpunkt des Kontaktes (Infektes?) genau bestimmen konnte, wonach sich aber ein fieberhaftes oder auch ein fieberloses Inkubationsstadium, das in meiner Einteilung außerhalb der Phasenfolge der echten akrodynen Erscheinungen gerückt ist, gezeigt hatte. — Außer DEBRÉ heben aber auch noch die australischen Berichterstatter die klinische Beobachtung besonders hervor, daß nämlich gerade die Gastroenteritis unter die zu allererst sich zeigenden Symptome der A., wie sie in Australien vorkommt, gehört.

Symptomatologie. Von den größtenteils in der Prodromalzeit sich zeigenden *gastrointestinalen* Erscheinungen will ich die folgenden Einzelheiten noch besonders hervorheben: Verschwinden der Eßlust (Selter nebst vielen anderen Ärzten), rasche Abmagerung, die aber auch bei *guter* Nahrungsaufnahme eintreten kann (Rocaz, Glanzmann). Die Kinder verlieren im Beginne der Erkrankung zuweilen 1—2 kg in wenigen Tagen, so daß der Hautturgor und das Unterhautfettgewebe beträchtlich schwindet (Glanzmann). Ein Teil dieser Gewichtsstürze ist durch die vermehrten Stühle und durch die Nahrungsverweigerung, ein anderer auch wieder durch die Steigerung des Grundumsatzes (nach Nobel um 50%, nach Feer um 20%) zu erklären. Ferner findet sich lebhafter Durst bei ausgiebigen Schweißausbrüchen und auch *ohne* Schwitzen (Rocaz), vermehrtes Speicheln bis zu Speichelfluß (Selter, Müller, Deuber, Janet, Pierrot, Belot), ausgedehnte Rötung der Mundschleimhaut (Selter), mit deren Abstoßung in großen Fetzen (Daser), örtliche Schwellungen um die orale Mündung des Ductus Stenonianus, Schwellungen des Zahnfleisches mit nachfolgender Alveolarpyorrhöe und Verlust von äußerlich gesunden Zähnen (Byfield, Müller, Rodda, Zechlin u. a.), Sequestrierung des knöchernen Alveolarfortsatzes (van Bogaert), Ulcerationen der Mundschleimhaut (Selter, Deuber), ferner auch mehrfache Nekrosen an den Wangen, verbunden mit stärkerem Speichelfluß (Glanzmann), gewöhnliches Erbrechen (Selter) bis zu schwersten Brechanfällen (Pradzyńska-Skwarczyńska); schließlich wurde auch noch Verstopfung beobachtet neben Diarrhöen, die entweder rein prodromal blieben oder sich auch im längeren Verlaufe bis in das vollentwickelte Krankheitsbild erstrecken können (Deuber). Auch Mastdarmvorfall (Selter), quälender Stuhldrang und sogar auch Incontinentia alvi (Selter) wurde beobachtet.

Nach den unzähligen Beobachtungen besteht also ebenso die „*Enteritis-A.* wie auch die „*Infektions-A.*“ zurecht. Keinesfalls braucht aber die Annahme der einen der beiden pathogenetischen Theorien die Existenzberechtigung der anderen auszuschließen. Es könnte sich ja auch bei der A. ähnlich verhalten, wie dies Mayerhofer seinerzeit bei der Poliomyelitis klinisch nachgewiesen hat.

Bei der Poliomyelitis können nämlich unspezifische Angina-Grippe-Influenzaerkrankungen einerseits und andererseits auch wieder verschiedene Magendarm-Erkrankungen infektiöser und nichtinfektiöser Ursache die Infektionswege für das im Körper bereits vorhandene, aber noch latent gebliebene Poliomyelitisvirus durch eine Erhöhung der Membranpermeabilität des Darmes eröffnen. Demnach kann man bei der Heine-Medinschen Erkrankung recht genau (außer den kryptogenetischen Fällen) die „Angina-Grippe-Influenza-Poliomyelitiden“ von der „Enteritispoliomyelitis“ unterscheiden. In Übertragung auf die nicht unähnlichen Verhältnisse bei der A. können wir also auch hier eine „*Enteritis-A.*“ aufstellen im klinischen Gegensatze zu der „*Rhinitis-Angina-Grippe-A.*“. Beide Gruppen wieder stehen im vollen klinischen Gegensatze zu jenen A.-Fällen kryptogenetischer Ursache, bei denen wir weder alimentäre noch auch grippöse Anzeichen in den einleitenden Symptomen aufdecken können.

Vagus-Sympathicus-Theorie. Wenn wir die aus der Infektionstheorie und aus der Magen-Darmtheorie gewonnenen Ansichten nunmehr als Grundtheorien festhalten, so baut sich die im Titel dieses neuen Abschnittes angedeutete Nerventheorie ganz zwanglos auf die Grundlagen der beiden ersten Theorien auf. Die Äußerungen von seiten des vegetativen Nervensystems werden dann nämlich ganz sinngemäß als Folgen einer vom Darmkanal oder auch einer von wo anders ausgehenden Infektion aufzufassen sein. Schon Selter sah das Wesen seiner ersten, damals ganz rätselhaften Fälle in einer *Nervenerkrankung* („Trophodermatoneurose“ — 1903; Kassel); derselbe Forscher bezeichnete dann später seine akrodynen Fälle wieder als Nervenkrankheit im Sinne einer „Kinderlähmung des vegetativen Nervensystems“ (1927) und in seiner letzten Mitteilung (1934) als „Encephalitis vegetativa“. Man sieht gerade aus diesen pathogenetischen Schlagworten den Gedankenweg, den der Neuentdecker der infantilen A. gegangen ist. FEER gebührt das Verdienst, daß er das *vegetative* Nervensystem mit planmäßiger Bestimmtheit als einheitliche Ursache fast aller A.-Erscheinungen angesprochen hat. Er hat diese seine Ansicht auch in seinen Bezeichnungen „*Vegetative* Neurose" und „Spezifische *vegetative* Neuropathie des Kleinkindes" klar ausgedrückt. Gerade durch die klinische und theoretische Pionierarbeit FEERs wurde der weiteren pathogenetischen Forschung eine bestimmte Richtung mit klarem Ziel gewiesen. — Aber auch bei dieser Betrachtungsweise waren sich die einzelnen Ärzte im Anfange darüber noch unklar, ob die A. sich im Bereiche des Sympathicus oder des Vagus abspiele. Offenbar war damals noch die Lehre von EPPINGER-HESS von der *scharfen* Unterscheidung zwischen Sympathico- und Vagotonie maßgebend.

Schon BERGMANN hat aber (1913) diese scharfe Einteilung in Sympathico- und Vagotonie gemildert, indem er bei erwachsenen Vagotonikern auch gleichzeitig vorhandene sympathicotonische Erscheinungen aufdeckte. DANIELOPOLU bezeichnete die gleichzeitige Hypertonie in beiden Nervensystemen als „*Amphotonie*". Unter anderem versuchte auch ROTHLIN bei den *neurovegetativen Gleichgewichtsstörungen der Erwachsenen*, die der infantilen A. in manchen klinischen Äußerungen ähnlich, aber durchaus nicht gleich sind, eine übersichtliche Einteilung zu erhalten. Er unterscheidet je nach der betreffenden „Dystonie" dreierlei Zustände: 1. Sympathicotonie, 2. Vagotonie und 3. Amphotonie.

Vom Blickpunkte der neurovegetativen Pathogenese werden wir also auch in der kindlichen A. die drei früher angeführten Tonuszustände auffinden können. Tatsächlich schwanken auch die anfänglichen Ansichten der Kinderärzte über die Art des vorherrschenden Tonus bei der infantilen A. ganz wesentlich hin und her. Man bemerkt grundsätzliche Meinungsverschiedenheiten nicht allein im Vergleiche der einzelnen Kliniker miteinander, sondern es ändert ein und derselbe Autor im Laufe seiner zunehmenden Erfahrungen auch seine eigenen Ansichten.

FEER z. B. ordnet die Erscheinungen bei seinen bis 1923 beobachteten akrodynen Kindern „großenteils" in die Gruppe der Vagotonie, wenn auch die Tachykardie in dieser Vagotonie nicht gut untergebracht werden kann. An einer anderen Stelle betont aber derselbe Autor wiederum das Symptom der verminderten Eosinophilie, die er diesesmal auf eine Sympathicotonie bezieht. Ebenso wird von FEER die alimentäre Hyperglykämie der Sympathicotonie zugeschrieben. Indessen kommt derselbe Autor (besonders nach 1932) — und zwar vielleicht als erster unter allen Forschern — zu der nach meiner Meinung der Wahrheit am nächstkommenden dritten Ansicht. Jetzt bezieht er nämlich die akrodynen Krankheitszeichen der Kinder *gleichermaßen* „auf eine Störung der Regulation des sympathischen und parasympathischen Systems". NOBEL meinte (1928), daß die Symptomatologie der vegetativen Neurose des Kleinkindes größtenteils unter den Begriff der von EPPINGER-HESS aufgestellten Vagotonie falle. Im Gegensatz hiezu vertreten jedoch PÉHU-DECHAUME-BOUCOMONT ganz ausdrücklich die Sympathicustheorie (I er Memoir — 1936 — S. 272: «*le theâtre de l'acrodynie est represénté par le sympathique*»). Andererseits schreiben jedoch PÉHU-BOUCOMONT allein (ohne DECHAUME) im selben Jahre in ihrem umfassenden Kongreßberichte (Bordeaux, 28., 29. und 30. Mai 1936, S. 73) viel *allgemeiner*, d. h. schon mehr im „amphitonen" Sinne: «Le theâtre de l'acrodynie est le systeme neuro-vegetatif». Mit dieser letzteren Meinung erhalten wir eine Brücke zu jener reinen „*amphitonen*" Theorie, die besonders MAYERHOFER vertritt und die ihn (1934—1937) zu seiner „amphotropen" Bellergaltherapie (siehe noch S. 307) geführt hat.

Theorie der inneren Sekretion. Schon bei FEER findet man insoferne die ersten Anfänge dieser Theorie, als dieser Forscher die Bevorzugung des Lenztermines beim Beginne der A. mit innersekretorischen Einflüssen zu erklären sucht. Aber auch die neueste Entwicklung der ätiologischen Erklärungsversuche vollzieht sich im Gedankenkreise der inneren Sekretion. Die verschiedenen Einsonderungsdrüsen und das gesamte vegetative Nervensystem stehen in gegenseitiger Abhängigkeit. Es können somit 1. die Einsonderungsdrüsen von sich aus primär das vegetative Nervensystem beeinflussen und vice versa kann wieder 2. das vegetative Nervensystem primär von sich selbst aus seinen Einfluß auf die Einsonderungsdrüsen geltend machen. — Wir besitzen also einen recht vielfach zusammengesetzten Wirkungskomplex, der seinen Ausgang von dem gesamten „endokrinovegetativen Apparat" nimmt.

Zu 1. Die endokrinen Drüsen haben in der gesamten Kindheit eine sehr große Bedeutung. Im Gefolge dieser endokrinen Reaktionslage bekämen die ersten Lebensjahre des Kindes einen „vagotonischen Charakter", der aber dann später, und zwar ebenfalls wieder im Gefolge einer Änderung des endokrinen Einflusses in einen sympathicotonen Zustand übergeht. Gerade vor kurzem (1934) wurde auf dem Kongreß in Sienna ein diesbezügliches Schema aufgestellt. In dieser Einflußnahme der Einsonderungsdrüsen auf das vegetative Nervensystem nahm MARC. LAEMMER (1932) im wesentlichen zwei endokrinovegetative Kindergruppen an: den *thymovagalen* der ersten Kindheit und den *suprarenalsympathischen* Typus der späteren Lebensjahre. — Möglicherweise ist jedoch bei manchen Fällen in der Wirkungsrichtung vom endokrinen System zum vegetativ nervösen auch noch die *Allergie* zwischengeschaltet.

Man nimmt an, daß auch der *Allergiezustand* bzw. dessen Schwankungen den Tonus des vegetativen Nervensystems in bestimmender Weise beeinflussen können. Nach PENDE z. B. wären die Allergiker Vagotoniker, wobei besonders die Hormone des lymphatischen Systemes (Milz, Thymus und Nebennierenrinde) eine entscheidende Rolle besitzen. JOVANOVIĆ-PERRIN beobachteten schon früher (1922), daß bei erhöhter Allergisierung eine Amphitonie eintritt. Dies stimmt auch insoferne mit einer meiner Beobachtungen, als ein aus einer Asthmafamilie stammendes akrodyniekrankes Kleinkind eines seiner A.-Rezidiven mit einem Asthmaanfall eingeleitet hatte.

In der *A.-Frage* selbst hat meines Erachtens zuerst KÜHL (1928) aus der RIETSCHELschen Klinik eine wesentlich neue, richtunggebende Theorie aufgestellt. Durch Tierversuche wie auch durch klinische Betrachtung kam dieser Forscher zu der Meinung, daß es sich in der Pathogenese der A. um eine Dysfunktion der *beiden Nebennierensysteme* handle. Es komme nämlich zu den akrodynen Krankheitserscheinungen durch ein funktionelles Mißverhältnis zwischen *Mark* und *Rinde*, und zwar infolge einer frühzeitig einsetzenden Markentwicklung. Hierdurch entstünde ein ganz merkwürdiges Syndrom, das sich zusammensetzt: 1. Aus *Hypo*funktionen der *Rinde* und *Hyper*funktionen des *Markes*. Beide Fehlleistungen, d. h. die Mangel- *und* die Überfunktion beeinflussen dann dementsprechend das vegetative Nervensystem, wobei es aber auch zu einer Amphitonie kommen kann. RIETSCHEL ging noch weiter, und zwar wohl in ganz berechtigter Weise nach der Richtung rein *biologischer* Überlegungen. Er macht besonders darauf aufmerksam, daß bei vielen Kindern normalerweise gerade im Alter von $1^1/_2$—4 Jahren eine starke Neigung zum Schwitzen bei schwankender Stimmungslage und mangelhafter Eßlust besteht. Doch sind diese Kinder nicht eigentlich krank. Nichts wäre nun leichter möglich, als daß solche biologisch labilvegetative Kinder durch zufällig eintretende innersekretorische Störungen aus dem vegetativ-nervösen Gleichgewichte kommen und dann mehr oder weniger schwere A.-Erscheinungen zeigen. RIETSCHEL sieht denn auch in der infantilen A. den „pathologischen Umschlag eines physiologischen

Entwicklungsvorganges im Bereich des innersekretorischen Apparates im kindlichen Alter". Hiermit wird eine *polyhormonale* Komponente in den ätiologischen Brennpunkt der gesamten akrodynen Biologie und Pathologie gestellt. Bei der Annahme der KÜHLschen Nebennierentheorie bzw. der erweiterten RIETSCHELschen polyendokrinen Pathogenese wäre mit größerer Wahrscheinlichkeit dann auch noch die *relativ große Anzahl der abortiven A.-Fälle* (FROUIN, DEBRÉ, ROCAZ, RIETSCHEL, MAYERHOFER, DRAGIŠIĆ, u. a.) erklärt.

Zu 2. Auch der umgekehrte Weg der Beeinflussung ist möglich, nämlich die primäre Einwirkung des vegetativen Nervensystems auf die Einsonderungsdrüsen. Diese neue Betrachtungsweise hat insbesondere GLANZMANN (1937) in lichtvoller Anwendung auf die A. durchgeführt. Ich referiere im folgenden nach diesem Forscher. Eine Reizung des sympathischen Systems (von W. R. HESS als „ergotropes" bezeichnet) hat z. B. eine starke Adrenalinausschüttung (mit konsekutiver Tachykardie, Hypertension) zur Folge, welche unter anderen, hier weiterhin nicht interessierenden ergotropen Wirkungen auch die Glykogenreserven mobilisiert *(vorübergehende Hyperglykämie)* und durch Kontraktion der glatten Muskeln der Milzkapsel auch noch die aufgesparten zentralen Blutreserven in den peripheren Kreislauf wirft (nach GLANZMANN *Hyperglobulie*, und zwar auch bei Fällen, welche fast gar *nicht* schwitzen). Ähnlich wirkt wohl auch der durch Toxine oder andere Schädlichkeiten gestörte Hypothalamus; GLANZMANN meint, daß die gestörte Thalamussensibilität auch beim Menschen — ähnlich wie in den Tierversuchen von CANNON — zu einer vermehrten Adrenalinausschüttung aus dem Nebennierenmark führt, wodurch das „Kernsyndrom" der A. verursacht wird (Tachykardie, Blutdrucksteigerung, Hyperglykämie, emotionelle Glykosurie, Hyperglobulie, Steigerung des Grundumsatzes).

Tatsächlich hat GLANZMANN auch höchst wichtige Beweise für die Auffassung der vermehrten Adrenalinausschüttung bei der A. erbracht. So finden sich z. B. im Plasma von A.-Patienten Substanzen, welche ähnlich wie das Adrenalin die Pupillen des enukleierten Froschauges erweitern, ferner konnten im Citratplasma von A.-Kranken vasopressorische Stoffe nachgewiesen werden. — Nebenbei bemerkt, haben bereits BLACKFAN und McKHANN auf die bei A. vorkommende Pupillenerweiterung aufmerksam gemacht.

Selbstverständlich schließt die eine Komponente (Magen-Darmstörung, Infektion, vegetatives Nervensystem oder Einsonderungsdrüsen) nicht die Wirksamkeit der anderen aus. In einem bestimmten Falle kann ein recht komplizierter Ursachenkomplex vorliegen.

Pathologische Anatomie. Leider kann uns die pathologisch-anatomische Forschung noch keinen befriedigenden Aufschluß gewähren. Die bisher überhaupt sehr seltenen Sektionsbefunde, ferner die gleichzeitige Berücksichtigung der Anamnese und auch mancher Einzelheiten aus dem Beginne der Erkrankung (Grippe? Influenza?), ferner die klinische Analyse der Krankheitszeichen und ihr Vergleich mit anderen ähnlichen aus dem Bereiche von bereits anerkannten infektiösen Erkrankungen des Zentralnervensystems (Encephalitis) *gestatten* (aber wohlgemerkt, nur *gestatten!*) die Annahme einer *infektiösen* Ätiologie der infantilen A. Möglicherweise handelt es sich bei den betreffenden Fällen um ein unbekanntes neurotropes Virus. Der anatomische Lieblingssitz des Krankheitsprozesses scheint nach PÉHU-MESTRALLET (1928) und anderen Forschern das mesocephalische Zentrum des Sympathicus („la région infundibule-tuberienne") zu sein. PÉHU, DECHAUME und BOUCOMONT haben (1936) eine pathologisch-anatomische Studie ausgearbeitet, nach der die A. von einer „*Pansympatheitis*“ begleitet wäre (Lymphknötchen in der weichen Hirnhaut in der Gegend vom Tuber und Infundibulum, ferner perivasculäre Infiltrate, entzündliche Lymphknötchen zwischen sympathischen Ganglienzellen in den Sympathicusganglien am Halse und am Plexus solaris). Andererseits fanden wieder Wyllie und Stern in einem plötzlichen Todesfalle eine Degeneration des *Nervus vagus*. — Im Gegensatze zu diesen positiven Sektionsbefunden kommen bei der A. allerschwerste, unmittelbar zum Tode führende Funktionsstörungen vor, ohne daß man eine anatomische Unterlage gefunden hat (Warthin, Paterson und Greenfield, Helmholz, Howland, Feer, Jenny, Blackfan und McKhann, Glanzmann mit Walthard, Cornelia de Lange u. a.).

Von einzelnen *Nebenbefunden*, aus denen man aber noch nicht eine einheitliche pathologisch-anatomische Auffassung zusammenstellen kann, erwähne ich noch eine zuweilen feststellbare *Herzhypertrophie* (Jenny, Deamer, Biskind), oder auch — wie in dem Falle Glanzmanns — eine Erweiterung des linken Ventrikels und kleine gelbliche Plaques in der Aorta ascendens. Solche *Plaques* fanden auch noch Deamer und Biskind. — *Schilddrüsenveränderungen* in Form einer diffusen Vergrößerung sah Glanzmann, während Jenny in einem seiner Fälle eine diffuse Kolloidstruma feststellte. Die für die Adrenalintheorie so maßgebenden *Nebennieren* waren in 2 Fällen Glanzmanns ziemlich dünn infolge Verschmälerung der Rinde. In einem gut studierten Falle von Stolz fanden sich Veränderungen, die auf eine Hyperfunktion der Hypophyse und des Nebennierenmarkes schließen ließen. Ebenso sah v. Albertini eine Hyperplasie des chromaffinen Systems und Vetter stellte ein Mißverhältnis zwischen der Breite der Rinde und der des Markes fest. — Die Sektionsbefunde am *Nervensystem* sind nur in wenigen Fällen einheitlich verwertbar. Ich erwähne: Hyperämie der Leptomeningen des Rückenmarkes und der grauen Substanz bei einem schwersten Falle Glanzmanns mit aufsteigender Landryscher Paralyse und Atemlähmung. Wolf und Davison fanden in ihren Fällen Schwellung der Ganglienzellen hauptsächlich der dritten Rindenschicht, Veränderungen in den großen Nervensträngen des Neostriatums, in den Purkinje-Zellen des Kleinhirns, in den Nervenzellen des Locus coeruleus, ferner auch Vakuolisierungen im Bereiche des 11. Gehirnnervenkerns und in Ganglienzellen des Rückenmarkes. Ferner interessiert noch einigermaßen der Myelinverlust der ventrolateralen Wurzelfasern, der peripheren Nerven für die unteren Gliedmaßen. — Zum Schlusse will ich nur noch erwähnen, daß die *tödlichen Sektionsbefunde* bei der A. nur höchst selten die Grundkrankheit betreffen, sondern viel mehr die Komplikationen. Die häufigste Todesursache ist die Bronchopneumonie, in zweiter Reihe Sepsis. Cobb sammelt 3 Fälle aus dem Schrifttume mit Intussuszeption des Darmes und nachfolgender Gangrän als Todesursache. — Die *Sterblichkeit* der A. wird mit 5—10% angegeben. Von Glanzmanns 22 Fällen starben 2. — Zwei neue, gut bearbeitete Fälle verdanken wir K. Sommer (1937) aus der Kinderklinik Jena (Ibrahim) und dem pathologisch-anatomischen Institut Jena (Berblinger). Als besonderer Befund zeigten sich bei dem einen Fall *Gliaproliferationsherde am Boden des Zwischenhirns;* in beiden Fällen wurde weiterhin ein Überwiegen der *eosinophilen Zellen im Hypophysenvorderlappen festgestellt.* Am interessantesten jedoch ist in einem Falle die spektrographische Feststellung von *Silicium* in allen Abschnitten des Rückenmarkes, im Groß- und Kleinhirn und in den peripheren Nerven. Von *vollständigeren* anatomischen Zusammenstellungen erwähne ich hier an Stelle einer weiteren, zu sehr ins Einzelne gehender Darstellung den Bericht von Péhu, Dechaume und Boucomont[1] sowie die Monographie Glanzmanns (1937).

Anmerkung. In *anatomischer* Hinsicht ist noch eine Einzelheit nachzutragen. Sie betrifft die bei der infantilen A. so wichtige *Anzahl der Schweißdrüsen* und deren *verschiedene Verteilung* auf den einzelnen Gebieten der Haut.

Die Ursache, warum gerade die *Hand- und Sohlenflächen bei der A. am meisten schwitzen*, liegt meines Erachtens auch in der Anzahl ihrer Schweißdrüsen. Der zentrale Impuls der übermäßigen Schweißabsonderung ergeht wohl gleichmäßig an sämtliche Hautgegenden. Letztere aber antworten *verschieden*, je nach der Anzahl der auf der Flächeneinheit

[1] Boucomont: Rev. franç. Pédiatr. **1936**.

vorhandenen Schweißdrüsen. Anatomische Bestimmungen der Anzahl der Schweißdrüsen liegen nur in geringer Zahl und auch nur aus älterer Zeit vor. W. KRAUSE, dessen Zählungen aus dem Jahre 1844 mangels neuerer Angaben auch heute noch immer im Schrifttume angeführt werden, zählt die *Höchstzahl* auf den Quadratzoll Haut auf der *Handfläche* (2736 Drüsen). Dieser Zahl am nächsten kommen: *Fußsohle* (2586 Einzeldrüsen) und *Stirne* (1258). Der Fußrücken (924) und Nacken (417 Drüsen; ähnlich auch Rücken und Gesäß) weisen die geringsten Zahlen auf. Andere Forscher (HÖRSCHELMANN, 1875 sowie H. RABL, 1910) bringen ähnliche Zahlen und ganz besonders wieder das Überwiegen der Zahlen an Handflächen und Fußsohlen. Dieses anatomische Verhältnis der Verteilung ist sicherlich auch eine der Hauptursachen der *typischen akrodynen Hand- und Fußschweiße*, indem die Ausscheidung *großer* Schweißmengen besonders durch die an einzelnen Hautstellen vorhandene *dichte* Anhäufung der Schweißdrüsen ermöglicht wird (FREY und REIN, 1929). Nach SCHWENKENBECHER (1903) kann bei mittleren Versuchsbedingungen täglich über $^1/_2$ Liter Schweißwasser beim Menschen festgestellt werden. Bei hohen Temperaturen und kräftiger Arbeit können jedoch viel größere Mengen (bis zu 10 Liter täglich) als wahrscheinlich angenommen werden (SCHWENKENBECHER). — Nach BOUCHARD verliert der Neugeborene durch die Haut bis 60 g Wasser in 24 Stunden. Nach HEUBNER schied ein 9 Wochen altes Brustkind stündlich je 22,86 g Wasser im Quadratmeter Körperoberfläche aus. — ADACHI (1938) findet, daß beim *Kleinkinde* nach anatomischer Berechnung die *Anzahl der Schweißdrüsen bezogen auf die Flächeneinheit überhaupt viel größer* ist als beim älteren Kinde. Auch aus dieser anatomischen Eigenheit des Kleinkindes geht dessen besondere Eignung zu massigen Schweißabsonderungen hervor. Alle diese Verhältnisse sind bisher bei der Erklärung der so massenhaften Schweiße der A. des *Kleinkindesalters* noch nicht verwendet worden. Meiner Meinung nach sind sie jedoch in der Erklärung des Schweißsymptoms dieser Erkrankung keinesfalls zu vernachlässigen.

Anatomie der Schweißregulierung. Hinsichtlich der Nervenversorgung der Schweißdrüsenarbeit will ich nur kurz daran erinnern, daß die *Nerven der Schweißdrüsen* dem *sympathischen* Anteile des autonomen Nervensystemes entstammen. Die Nerven der Schweißdrüsen entspringen aus dem thorakalen und obersten lumbalen Abschnitte des Rückenmarkes (D_1—D_{12}, ferner L_1—L_{12}). Wichtig für die anatomische Lokalisation der akrodynen Schweißstörungen ist auch noch die Tatsache, daß — wie auch bei anderen, über größere Strecken des Rückenmarkes verteilten Nervenursprüngen — auch die Ursprünge der Schweißnerven durch gewisse Stellen im Gehirne zu einer einheitlichen Tätigkeit zusammengefaßt werden, die hier hauptsächlich auch der Regelung der Körpertemperatur dient (vergleiche hierzu den akrodynen Fall von LORENZ, bei welchem die zentrale Temperaturregelung gestört war). Bisher hat man auch den basalen und medialen Teilen des Zwischenhirns eine solche zusammenfassende, zentralregulierende Tätigkeit zugeschrieben. Es beherrscht also das *Zwischenhirn*, unter anderem auch die Tätigkeit der Schweißnerven. Da aber in die sympathischen Zentren des Zwischenhirns auch der Sitz der übrigen akrodynen Krankheitszeichen verlegt wird, so gewinnt dieser Versuch einer einheitlichen anatomischen Erklärung aller akrodynen Symptome — einschließlich des Schwitzens — an Berechtigung. Weitere anatomische Einzelheiten stehen uns aber mangels an aufklärenden Sektionen nicht zur Verfügung.

5. Behandlung der infantilen Akrodynie.

Im folgenden werde ich die Versuche, die Wege, die Ziele und die Ergebnisse der A.-Therapie zusammenfassend behandeln. Meiner Darstellung will ich noch die folgenden *allgemeinen* Bemerkungen voranschicken.

a) Es gibt eine Unzahl von Therapien; schon aus deren fast unübersehbarer Fülle können wir mit einiger Berechtigung den Schluß ziehen, daß wir bisher kein spezifisches Mittel besitzen.

b) Je nach der gerade vorherrschenden ätiologischen Theorie taucht der eine oder andere neue therapeutische Vorschlag auf, in dem sich Optimismus, Pessimismus, Polypragmasie und therapeutischer Nihilismus, einfache Pflegebehandlung wie auch eine gelehrte Pharmakotherapie gleichermaßen wiederspiegeln.

c) Bei der unverkennbaren Tendenz der A., an Zahl zuzunehmen, bei dem wachsenden ärztlichen Interesse an dieser Krankheit und auch bei der besseren Diagnosenstellung und nicht zuletzt bei der quälenden Beschaffenheit der einzelnen Symptome auch bei leichteren Fällen wäre ein halbwegs wirksames Medikament von großem Werte.

d) Bis zum Jahre 1934 waren die vorgeschlagenen Arzneimittel von sehr fragwürdigem Nutzen. 1934—1937 erprobte MAYERHOFER das Bellergal, das er als das bisher beste symptomatische Mittel auch weiterhin empfiehlt. Im besonderen will ich nun die folgenden Gruppen von Heilversuchen eingehender besprechen.

1. Therapeutischer Pessimismus und Nihilismus. Sehr viele Forscher äußern sich sehr skeptisch über die Möglichkeit, medikamentöse Heilerfolge zu erziehen. Naturgemäß betonen gerade diese Ärzte die Wichtigkeit der allgemeinen Pflege, wobei nicht selten die Minderwertigkeit der üblichen Heilmittel hervorgehoben wird (BOUCOMONT, BROCK, DEBRÉ, FEER an mehreren Stellen, LUST in seinem Buche, PÉHU, ROCAZ, SELTER, SERVEL DE COSMI u. a.).

So fassen z. B. DEBRÉ mit SERVEL DE COSMI ihre eigenen bis 1930 gemachten Heilerfahrungen und die ihrer französischen Kollegen in die bezeichnenden Worte zusammen: «Il n'est point de thérapeutique active contre l'Acrodynie». PÉHU-BOUCOMONT setzen diese pessimistische Berichterstattung bis 1936 fort und schreiben ihre therapeutische Resignation in die folgenden bezeichnenden Worte nieder: «L'Acrodynie est souvent rebelle aux médications diverses». Ferner berichtet BROCK auf Grund seiner Erfahrungen an 20 akrodyniekranken Kindern, daß die A. an und für sich etwa 4—5 Monate anhalte. Nach seiner Meinung gab es bis 1936 „keine Behandlung, die imstande war, den Verlauf als solchen abzukürzen".

Nach meinen eigenen arzneilichen Heilerfahrungen und nach den Berichten aus dem Schrifttume hilft von den bisher üblichen Medikamenten zuweilen wohl irgendein Mittel, welches aber nicht selten bei anderen Fällen ganz derselben klinischen Erscheinungsform eindeutig versagt. Die Ursache hiervon ist uns bisher unbekannt. Offenbar hängen die Arzneireaktionen bei der infantilen A. neben den wechselnden inneren Phasen dieser Erkrankung auch noch von vielen anderen Verhältnissen ab. Hier können vielleicht von Einfluß sein der hibernovernale Charakter der A. (WORINGER), der Einfluß des biologischen Frühlings (MORO), die individuelle endokrine Gleichgewichts- bzw. Reaktionslage (KÜHL, RIETSCHEL) oder auch der von dem Lebensalter abhängige Wechsel der persönlichen Disposition. Es kann demnach bei der infantilen A., und zwar nach den oben angedeuteten inneren und äußeren Verhältnissen sogar ein und dasselbe Medikament wechselnd wirken („peut-être *bivalente et amphotrope*"; nach PÉHU und BOUCOMONT). Ich will deshalb auch im einzelnen die medikamentösen Mißerfolge hier nicht weiter anführen; diese Urteile folgen dann im folgenden bei den einzelnen Gruppen der medikamentösen Therapie.

2. Arzneilose Behandlung. Selbstverständlich erfordert eine so lange Zeit andauernde und in den schwereren klassischen Fällen mit starkem Kräfteverbrauch einhergehende Erkrankung — wie es eben eine in allen Phasen und Symptomgruppen ausgebildete A. ist — einer aufmerksamen Pflege, einer sorgfältigen Ernährung und überhaupt einer fachgemäßen hygienischen Betreuung, die gleichermaßen auch die Gefahren der Unterernährung und Sekundärinfektion wie auch die nicht seltenen psychischen Abwegigkeiten (Erregungszustände oder auch depressive Verstimmungen) ins Auge faßt.

Die psychischen Reizzustände und überhaupt die seelischen Anomalien reagieren sehr gut auf eine *ruhige Anstaltsbehandlung* (Sanatorium, ruhiges Isolierzimmer, Krankenhausaufnahme), auf geschulte, geduldige Pflege, liebevolle Ablenkung und eine ruhige, fachgemäße *erzieherische Führung*. Diese letztere ist insbesondere am Platze, wenn die A. in das kindliche Trotzalter fällt, oder auch, wenn Schulkinder nach monatelanger Dauer einer schweren A. wieder aus dem egozentrischen Zustande der Erkrankung in die normalen Verhältnisse des gewöhnlichen Lebens zurückfinden sollen. Bemerkenswert sind in dieser erzieherischen Frage die Ausführungen der Pädagogin M. SCHMID-GANZ, welche ihre heilpädagogischen Beobachtungen an 8 Fällen der Berner Kinderklinik machen konnte (1937). — Der in der quantitativen Ernährung geschulte Arzt wird sich durch stichprobeweise Rechnungen besonders dahin orientieren (in decinemsiqua oder nur in Calorien), wie sich die Menge der aufgenommenen Nährwerte im Verhältnisse zum Bedarfe verhält. Selbstverständlich wird man bei der Ernährung des akrodyniekranken Kindes auch dessen qualitative Wünsche berücksichtigen (Lieblingsspeisen). GLANZMANN gibt zuerst 1—2 Obsttage, welcher Diät er in stufenweiser Zunahme andere Zulagen hinzufügt.

Gewiß wird man auch bei der Ernährung jede unnütze Aufregung des Kranken vermeiden. Aber bei längerer Unterschreitung des Existenzminimums (3 decinemsiqua) ist man doch genötigt, dem gefährlichen Vorschreiten der Unterernährung Einhalt zu gebieten. In solchen Fällen muß man in der Wahl zwischen zwei Gefahren doch die Aufregung des Kindes bei der Zwangsernährung mit in Kauf nehmen und die Schlundsondenfütterung durchführen. BYFIELD z. B. betont geradezu die *Notwendigkeit einer systematischen Gavage*. Bei starkem Durstgefühl kann man wenigstens diesen Teil des Nahrungstriebes ausnützen, indem man in der Form von Fruchtsäften höhere Zuckerkonzentrationen reicht (17%ige Zuckerlösungen = Gleichnahrung). Bei Abneigung vor dem zu süßen Geschmack kann man in denselben Zuckermengen auch Dextropur (zu 99,5% Traubenzucker) verwenden; Dextropur als Nahrungszucker wird nämlich gut resorbiert und besitzt eine geringere Süßkraft als der gewöhnliche Zucker. — Durch das ständige starke Schwitzen und insbesondere durch die „Schweißkrisen" können Wasserverluste mit gefährlichen Austrocknungserscheinungen eintreten, die eine rasche und erfolgreiche Bekämpfung erfordern (Tropfklysmen, intravenöse oder auch subcutane Injektionen von physiologischer Kochsalzlösung oder Normosal). — Neben SELTER sieht auch BROCK (1936) eine der Hauptaufgaben der A.-Therapie in der sorgfältigen allgemeinen Pflege und sachgemäßen Ernährung, wodurch das Erhalten der Kräfte am sichersten gewährleistet ist. Zu diesem Zwecke diene am besten eine alkalisierende Diät, der man täglich noch 5—10 g Natrium citricum zusetzen kann. — Zu den allgemeinen Kräftigungsmitteln gehören noch Lebertran, Landaufenthalt usw. — Auch *Badekuren* sind zuweilen recht wirksam. So berichten z. B. PIERRE BÉZY und MALOPLATE (nach ROCAZ, 1932) von raschen, geradezu überraschenden Besserungen bei Badekuren in Salies-du Salat bzw. in Salies- de Béarn (Kochsalzbäder in Frankreich). ROCAZ will solche Badekuren besonders am *Ende* der Erkrankung und bei lang andauernden Muskelhypotonien angewendet wissen. Auch Badekuren an milden südlichen Meeren kämen hierbei in Betracht. Eine weitere kräfteschonende Maßregel betrifft die Sorge für Beruhigung, bzw. für guten Schlaf durch arzneilose Behandlung (verlängerte Bäder am Abend vor dem Einschlafen usw.). ROCAZ empfiehlt zur Milderung des starken Hitzegefühles und des unerträglichen, schlafraubenden Juckens in den Hohlhänden eine Kühlung der mit Gummihandschuhen geschützten Hände in Eiswasser. Die juckenden Sohlen kann man am besten mit untergelegten Eisbeuteln kühlen. Ich selbst habe seinerzeit 7 mittelschwere A.-Fälle arzneilos, d. h. nur diätetisch und mit erhöhter pflegerischer Aufmerksamkeit behandelt, wobei sich herausstellte, daß kein wesentlicher Unterschied und sicherlich kein Nachteil festgestellt werden konnte im Vergleich zu anderen 6 Fällen, die ich zur Kontrolle mit verschiedenen damals üblichen symptomatischen Medikamenten (Papaverin, Bellafolin, Atropin) zu heilen versucht habe. — In die Gruppe der arzneilosen Behandlung gehören noch die Heilversuche mit Ultraviolettlicht bzw. mit der üblichen Höhensonne, die bereits mehrfach empfohlen worden ist (Nobécourt, Péhu, Boucomont u. a.). Rocaz (Paris 1932) rühmt sogar die ,,excellenten" Erfolge der Ultraviolettbehandlung, und zwar nicht allein die Schnellwirkung gegen die Schweißabsonderungen, sondern er hebt auch die gute Wirkung gegen die quälenden Juck- und Schmerzempfindungen hervor und überhaupt die ,,vorteilhafte" Einwirkung auf den Allgemeinzustand. Auch Glanzmann stimmt mit den genannten Ärzten in dem guten Urteil über die Ultraviolettbestrahlung überein. R. Fourcade (1936) verstärkt die Ultraviolettbestrahlungen noch mit einer Kurzwellenbehandlung, wobei er Erfolge erzielt haben will. Gegen diese guten Urteile über das Ultraviolettlicht, das nach Rocaz unter die ,,beste Medikation der A." einzureihen wäre, stehen jedoch — wie das bei der bisherigen A.-Behandlung leider schon die Regel ist — zahlreiche Berichte über schlechtere Erfolge und auch Versager. So verzeichnete z. B. E. Lorenz (1930) bei der Anwendung der Höhensonne (vereinigt mit Atropin; siehe auch dort) keinen wesentlichen Heilerfolg. Ähnlich sah auch Feer bei der Quarzlampenbehandlung nur ,,ausnahmsweise eine Besserung". Hingegen loben wieder Sweet und Bruton die gleichzeitige Anwendung von künstlicher Höhensonne mit Lebertran und Freiluftbehandlung. Nach meinen eigenen Erfahrungen kann im allgemeinen eine planmäßige Quarzlampenbehandlung auch den erhöhten Blutdruck senken, was bei manchen akrodynen Fällen von großem Vorteil ist. Auch bei der mangelhaften bzw. fehlerhaften Arbeit der zu stark schwitzenden Haut *kann* (aber muß nicht) durch diese äußere Hautanregung eine gute örtliche und auch eine damit im Zusammenhange stehende allgemeine Heilwirkung eintreten. Meiner Meinung nach kann man aber diesen Erfolg auch durch eine abgestufte Sonnen- bzw. Freiluftkur erzielen. Zu den rein symptomatischen Heilmitteln gehören auch alle physikalischen Maßnahmen gegen das sehr lästige Symptom des akropathen und des profusen Schwitzens (mechanische Puderbehandlung, lindernde Öle und Salben ohne besondere Medikamente, natürliche und künstliche Lichtbäder, Luftbäder, Reizbäder, Eichenrinden- und Kleienbäder, leichte Massagen, Elektrisieren usw.). Levesque verzeichnet eine rasche Heilwirkung der Diathermie besonders bei Muskelschwäche. Derselbe Arzt ratet auch häufige Kohlensäurebäder (2—3mal täglich von 3 Minuten Dauer bei 36° C). — Neuerdings vermeldet François (1937) einen gewissen Erfolg durch die Anwendung von Kurzwellen bei einem einzigen Falle von A.

3. Symptomatische medikamentöse Behandlung. Eine Reihe von Behandlungsversuchen beschränkte sich bloß auf die symptomatische Milderung verschiedener unangenehmer Erscheinungen ohne einer besonderen leitenden Richtlinie. — So ist z. B. nach meinen Erfahrungen das *übermäßige Schwitzen* eines der am leichtesten rein symptomatisch zu beeinflussenden Symptome. Wenn zufällig bei solchen akrodynen Schweißen auch noch die von Dragišič so häufig angetroffene Granulosis rubra nasi besteht, so kann man gerade an dem leicht verfolgbaren Rückgange der Granulosis rubra nasi die antihydrotische Wirkung der verschiedenen Mittel förmlich wie an einem empfindlichen Indicator verfolgen. FEER empfahl (1923) gegen die starken Schweiße Formalinpinselungen der Haut und äußere Tanninanwendungen. Die innerliche Verwendung weder von Chinin noch auch von Natrium phosphoricum (letzteres unter der Bezeichnung von „Sal mirabilis perlatus“ ein früher viel gebrauchtes Laxans und mildes Diureticum) hatte nach demselben Autor gar keinen Erfolg. Ein anderes Präparat empfahl LUST (1936) gegen die starken Schweiße in der neuen Handelszubereitung „Salvysatum“ (Bürger-Wernigerode), welches den wirksamen Bestandteil der Salvia officinalis, eines altbekannten antihydrotischen Mittels enthalten soll. Unter allen bisher besprochenen, die Schweißabsonderung beschränkenden Mitteln verdient die von FEER angegebene Atropinbehandlung (in größeren Mengen) die größte Beachtung. Diese Atropinbehandlung scheint aber nicht allein eine bloße symptomatische Besserung der Schweiße nach sich zu ziehen, sondern in manchen Fällen (leider aber nicht in allen!) auch geradezu spezifisch auf den Krankheitsprozeß selbst zu wirken (siehe noch S. 306). — *Eine zweite*, sehr dankbare medikamentös-therapeutische Aufgabe richtet sich gegen den *unerträglichen Juckreiz*. Den gewöhnlichen Streupudern wird entweder Campher zur Kühlung zugesetzt oder auch Menthol (Zinci oxydati, Talci Veneti āā part. aeq. 50,0 — Mentholi 0,2—0,5). Gegen den Juckreiz haben wir auch noch die 5—20%ige Anästhesinsalbe zur Verfügung, welche insbesondere bei starken Hautmacerationen und bei juckenden interdigitalen Rhagaden angezeigt ist. GLANZMANN verwendet gegen das unangenehme Gefühl in den feuchtkalten Händen eine Histaminsalbe (Roche), wobei die Hände sich vorübergehend erwärmten und die Jucksensationen sich milderten. NOBÉCOURT-PICHON gebrauchen mit Vorliebe eine offenbar auch mechanisch gut wirkende Schutzpaste (Glycerin, Zinkoxyd, Calciumcarbonat und Wasser zu gleichen Teilen); zu ähnlichen Zwecken dient aber auch das lindernde Brandliniment (Linimentum e Calce). Intern kann man zur Bekämpfung der Hautbeschwerden auch eine Mischung von Pyramidon mit Codein versuchen. — Eine *dritte* sehr wichtige, symptomatische Therapie liegt in der medikamentösen Bekämpfung der *psychischen Störungen der Unruhe* und auch der *Schlaflosigkeit*. Nach GLANZMANN wurden die psychischen Depressionen durch Photodyn (morgens 5 Tropfen) mitunter günstig beeinflußt. Brompräparate versagen meist. Hingegen werden Luminal oder auch Gardenal in Gaben von je 0,05 mehrmals täglich bis zu einer Tagesgabe von 0,2—0,3 gelobt (FEER, JENNY, GLANZMANN). Luminal verwendet besonders GLANZMANN. Auch Cibalginstuhlzäpfchen (pro infantibus) leisten zuweilen gute Dienste. Zu einer verläßlichen allgemeinen Beruhigung dienen auch ganz kleine Opiumgaben (DEBRÉ). E. LORENZ sah (1930) bei einem seiner Fälle mit ziemlich starker nächtlicher Unruhe nach 1 Tablette Noctal Schlaf eintreten. JENNY wieder beobachtete eine nach einer Nirvanolbehandlung auffallend rasch eingetretene „Heilung“ eines allerdings nur einzigen Falles (mündlicher Bericht an FEER, 1932). Doch überlasse man Nirvanol wegen seiner sonstigen, recht häufig auftretenden Nebenerscheinungen (Nirvanolkrankheit!) bloß den Spitälern, wo tägliche Blutkontrolle und sonstige sorgsame klinische Beaufsichtigung möglich ist. Für die Außenpraxis jedoch ist Nirvanol gegenangezeigt. — Eine *vierte* Gruppe symptomatischer Arzneibehandlung betrifft die *Magen-Darmstörungen*, die Appetitlosigkeit, die *sekundäre Anämie* und überhaupt den *allgemeinen Ernährungszustand*. Die aus dem Arzneischatze uns zur Verfügung stehenden Amara will ich hier nur summarisch andeuten. Die Verwendung von Eisenarsen gehört ebenfalls hierher.

Varia. Von medikamentösen symptomatischen Mitteln wären noch ziemlich viele zu nennen. Doch kann ich diesen Restbestand mangels eigener und auch fremder ausgiebiger Erfahrung noch nicht in bestimmte Unterabteilungen einteilen. Möglicherweise befindet sich unter ihnen doch das eine oder andere für die Zukunft wertvolle Medikament. Daher will ich doch noch auch bei dieser Gruppe kurze Zeit verweilen. — Péhu und Boucomont nennen in ihrem großen Referate (1936) die im deutschen Schrifttume bisher weniger bekannten Mittel „Crataegus et ballotte". — 1. Crataegus (Mespilus) oxyacantha, der gemeine Weißdorn, ein bekannter Heckenstrauch, ist eine in der deutschen Medizin bereits obsolete Heilpflanze. Die kugeligen oder eiförmigen, rötlichen, süßlich-mehlig, etwas zusammenziehend schmeckenden Steinfrüchtchen erfreuen sich im Spätherbste nach den ersten Nachtfrösten bei den Schulkindern der Dörfer noch einigen Genußwertes („Mehlbeeren"). In der deutschen Volksheilkunde werden die Mehlbeeren, offenbar wegen ihres Gerbstoffgehaltes, besonders als Antidiarrhoicum geschätzt. Die französische wissenschaftliche Medizin verwendet Crataegus seit etwa 30 Jahren, und zwar als gutes Herzmittel. Insbesondere hebt man hervor, daß ihm die kumulativen Nebenwirkungen der Digitalis fehlt. H. Seel veröffentlichte soeben (1938) aus dem Forschungsinstitute für klinische Pharmakologie (Berlin-Friedenau) eine ausführliche Arbeit über Crataegus, aus der hervorgeht, daß Crataegus eine Mittelstellung zwischen der Sympathol- und der Digitalisgruppe einnimmt. Seel bezeichnet es als das „Digitalis des asthenischen, muskelschwachen und muskelkranken Herzens". Ferner wurden aber im Tierversuche auch vorwiegend sedative, in größeren Gaben narkotische Wirkungen festgestellt. Diese pharmakologischen Wirkungen bedingen jedenfalls auch schätzenswerte Eigenschaften für die kindliche A. — 2. Noch unbekannter im deutschen Schrifttume ist „Ballotte" (Ballota nigra L.), ein Lippenblütler, der ähnlich wie der verwandte Andorn (= Marrubium vulgare) bei Frühlingskuren und in der Volksmedizin verwendet wird. Das Kraut von Ballota nigra L. (= Herba Marrubii nigri) riecht unangenehm und ist ein volkstümliches Diureticum. Das verwandte „Wolfstrappkraut" (= Herba Ballotae lanatae), in Sibirien heimisch, wurde ungefähr vor 100 Jahren in Rußland als volkstümliches Antihydropicum (Dekokt von 15,0—30,0 auf 200,0—300,0 Colatur) empfohlen.

4. Behandlung durch verschiedene Wirkstoffe bei Annahme von Mangelschäden. Unter der Annahme, daß die A. doch auch vielleicht mit einem Teile ihrer Erscheinungen irgendwie in die Gruppe der Mangelkrankheiten fiele, versuchte man auch die Darreichung verschiedener Minimalstoffe. Bei der jetzt herrschenden modemäßigen Überschätzung der *Vitamine* auch bei nicht eigentlichen Mangelkrankheiten darf uns die Empfehlung systematischer Vitaminkuren auch bei der kindlichen A. nicht wundern. So verordnete z. B. van Westriemen (schon 1925) reichlich Tomatenmark. Porez will günstige Wirkungen von bestrahltem Ergosterin gesehen haben; er ratet eine vitaminreiche Kost. Inzwischen ist aber die forcierte Durchführung von Vitaminkuren schon wieder verlassen worden (Rocaz, Debré). Cobb (1933) und neuestens Glanzmann (1937) vertreten die Ansicht, daß weder Nahrungsmängel noch auch Verarmung an Vitaminen bei der A. irgendeine ursächliche Rolle spielen. — Eine ähnliche, aber im Wesen doch von den Vitaminkuren wesentlich verschiedene Ernährungsbehandlung mit Mangelstoffen entwickelte sich aus dem Gedankenkreise der *Organ-* und *Opotherapie*. So empfahl man z. B. *Thymusextrakt* (Sweeft) und *Antithyreodin* (Weitprecht, Bohe). Das zuerst von Swift geratene *Thyreoideaextrakt* wurde von Weitprecht und Bohe (1927) sogar als schädlich angesprochen. Zur Bekämpfung der Asthenie, in dem sich fast alle schwerer akrodyniekranken Kinder befinden, versuchte man das *Nebennierenextrakt* und später das auch hierher gehörige *Adrenalin*. Mit Recht warnt jedoch

ROCAZ vor der Anwendung von Adrenalin, da doch bei allen vollentwickelten Fällen der Blutdruck ohnehin erhöht ist. Dasselbe gilt auch bei der Anwendung von Nebennierenextrakten. Ferner glaube ich, daß eine Darreichung von Nebennierenextrakt die zwischen den beiden Nebennierensystemen herrschende Dysharmonie, deren komplexe Zusammensetzung man aber klinisch nicht klar beurteilen kann, nur noch vergrößern kann. Das Studium der in diesen Belangen aufklärenden pathogenetischen Theorie von KÜHL gibt uns in dieser Richtung einen warnenden Fingerzeig. — WYLLIE und STERN berichten über gute Erfolge der A.-Behandlung durch rohe Leber. FELLNER verabreichte das Leberpräparat Hepatrat (eine Syrupzubereitung) und KELLER empfahl die Verabreichung von Leber, aber bei gleichzeitiger Einnahme von Kalk sowie von Acetylcholin, und zwar letzteres zum Zwecke der Hemmung des Sympathicus und der Verminderung des Gefäßkrampfes. Hingegen konnte GLANZMANN (1937) bei kritischer Nachprüfung dieser Leberbehandlung gar keine Erfolge bestätigen (siehe noch folgenden Kleindruck).

Dieser Behandlung durch Rohleber (bzw. durch entsprechende Präparate) liegen interessante experimentelle Untersuchungen von FINDLAY und STERN zugrunde. GLANZMANN prüfte neuerdings diese Versuche nach; er fütterte Ratten mit einer Nahrung, in der alle Salze und Vitamine reichlich vertreten waren, nur bildete Trockeneiweiß die einzige Proteinquelle. Hierbei bekamen die Ratten einen Symptomenkomplex (Muskelschwäche, spastisch-ataktischer Gang, „Känguruh-Haltung", Torsionsspasmen, Vakuolisation der Rückenmarkganglienzellen und eine starke Alopecie des Pelzes bei Dermatitis seborrhoides), welcher einer A. ähnelt, keinesfalls aber ihr gleichgesetzt werden kann. Daß dieser Tierversuch nur ein *Gleichnis* und keinesfalls eine *Gleichung* ist, erhellt unter anderem auch daraus, daß WYLLIE, STERN und später GLANZMANN diese Rattenkrankheit erfolgreich mit Rohleber heilen konnten, während die kindliche A. auf Rohleber nicht ansprach (GLANZMANN).

5. Maßnahmen gegen vermeintlich infektiöse Ursachen. Eine Reihe von Vorkehrungen und Vorschlägen richtet sich gegen verschiedene, zwar nur vermutete, aber in letzterer Zeit an Glaubwürdigkeit immer mehr gewinnende infektiöse Ursachen der A. So empfahl z. B. W. HOFFMANN anläßlich einer durch Masern eingetretenen „A.-Heilung" und in Anlehnung an die bekannte erfolgreiche Malariabehandlung bei Hirn- und Nervenlues eine *nichtspezifische* Reizkörpertherapie. Eine „*spezifische*" Vaccinebehandlung versuchte VIPOND durchzuführen, und zwar mit Hilfe einer Vaccine, hergestellt aus einem Diplococcus, den VIPOND in einer Lymphdrüse eines akrodyniekranken Kindes fand. Jedoch konnten die von VIPOND berichteten Heilerfolge von anderer Seite nicht bestätigt werden. In diese Gruppe von vermeintlich spezifischen Mitteln gehören auch die Versuche einer *Serumtherapie*. So hat z. B. *Zechlin* in der Annahme irgendeiner ursächlichen Beziehung zwischen der A. mit dem infektiösen Schweißfriesel (sudor angelikus, „suette miliaire" oder „Sweating-Skiness") die Einspritzung von Rekonvalescentenserum Schweißfrieselkranker empfohlen. LOCKHORST wieder ratet zu ausgiebigen intramuskulären Einspritzungen von Erwachsenenblut (z. B. 5mal zu je 15 ccm). — Bei den bisherigen Mißerfolgen einer „spezifischen" Vaccine- bzw. Serumtherapie versuchte man auch noch verschiedene *desinfektorische Maßnahmen*, welche zwar nur symptomatisch wirkend, doch gegen die vermeintliche Infektion gerichtet sind, wobei sie die etwaigen Komplikationen der schwereren Fälle erleichtern bzw. auch verhindern sollen. In diese Gruppe gehört z. B. auch die *Chinindarreichung*. Ferner empfahl man zu demselben Zwecke eine *Urotropinbehandlung* (intern, oder nach PÉHU auch auf dem Blutwege), offenbar in Anlehnung an die alte Behandlung von Meningitiden, Encephalitiden, Poliomyelitiden usw. Diese Urotropinbehandlung kann wenigstens die so häufig die schwereren Fälle begleitenden Blasenkatarrhe vorbeugend verhindern. Rocaz riet bei der Ähnlichkeit der französischen A. mit manchen Fällen der epidemischen Neuritis eine Salicylbehandlung (womöglich intravenös). Tebbe wieder spritzte Trypaflavin intravenös. Bei den anscheinend infektiösen Nasenrachenkatarrhen im Beginne der Erkrankung, welche nach der Meinung Rocaz' und anderer Ärzte auch mit der Erkrankung selbst in wesentlicher Beziehung stehen, sind die von Rocaz selbst und von anderen Ärzten unternommenen Versuche der Desinfektion der Nasenrachenräume leicht verständlich (kolloidale Silberpräparate, Argyrol usw.). Selbst die üblichen Nasenrachenoperationen (Tonsillektomie, Entfernung der vergrößerten 3. Mandel) wurden von Rodda und von anderen amerikanischen Ärzten unternommen. Abgesehen von gemeldeten „Erfolgen" glaubte man von dieser Seite auch bemerkt zu haben, daß früher adenektomierte Kinder niemals an A. erkrankt wären. Ich selbst kann jedoch diesen Optimismus durchaus nicht restlos teilen, da ich gerade in der letzten Zeit Gelegenheit hatte, eine A. bei einem vor kurzer Zeit tonsillektomierten Kleinkinde zu beobachten. — Was die Operationsindikationen überhaupt bei Akrodynikern im allgemeinen betrifft, so bemerkt hierzu Rocaz mit Recht, daß man jeden chirurgischen Eingriff nach Tunlichkeit vermeiden soll, wenn der Eingriff verschoben werden könne, oder wenn er nicht durch eine lebenswichtige Indikation geboten wird. Die Neigung der A.-Kinder zu Sekundärinfektionen läßt diesen Rat als vollkommen gerechtfertigt erscheinen. — Gegen die im Laufe mancher Fälle sich einstellenden Schleimhautinfektionen der Mundhöhle (Zungenulcera, Gingivaeiterungen usw.) dienen die üblichen Munddesinfizientia und überhaupt eine prophylaktische Reinhaltung der Zähne und des Mundes nach jeder Mahlzeit. Fowler empfiehlt zu diesem Zwecke im besonderen eine Behandlung des Zahnfleisches mit Chromsäure. Hierher gehört auch die von Debré (1930) empfohlene Reinhaltung des Bindehautsackes, welche Maßnahme besonders bei der von Debré beobachteten Augenform der A. („forme oculaire") in Betracht kommen wird.

6. Therapie des Herzens und der Blutgefäße. Vor längerer Zeit empfahl Mayerhofer ganz allgemein bei akropathen Erkrankungen und im besonderen bei den akrodynoiden Erscheinungen der Maisbrandvergiftung (bei peripheren Gefäßkrämpfen, erhöhtem Blutdruck und Tachykardie) Papaverin in höheren Dosen und durch längere Zeit als ein pharmakologisch gut indiziertes Gefäßherzmittel. Diese Empfehlung wurde auch von Feer für die echte A. übernommen. Nach meinen eigenen Erfahrungen ist jedoch der Papaverinerfolg bei der A. „kein überwältigender" trotz der diesem Mittel innewohnenden gefäßerweiternden Eigenschaft. Einen bemerkenswerten Vorschlag brachte vor kurzem Lorenz (1937). Er empfahl Padutin (Bayer), einen körpereigenen kreislaufaktiven Stoff, dessen Hauptbildungsstätte wohl in der Bauchspeicheldrüse zu suchen ist. Die Ursache für die gute Heilwirkung bei der A. sieht dieser Autor in der vasodilatorischen und Blutdruck herabsetzenden Eigenschaft des Padutins. Ferner besitzt dieses Mittel noch eine sehr schätzenswerte Nebenwirkung, indem es — wahrscheinlich infolge der Hemmung der sekretorischen Nerven — die übermäßigen Schweiße beschränkt. Theoretisch will ich hier noch hervorheben, daß viele Herzmittel doch auch durch ihre Nebenwirkungen mit dem vegetativen Nervensystem verknüpft sind. Bei dieser Gelegenheit will ich noch der bemerkenswerten Herzforschungen von O. LOEWI (1936) gedenken, nach welchen das *Adrenalin* als *Sympathicusstoff* des Herzens und das *Acetylcholin* als *Vagusstoff* des Herzens erkannt worden ist. Und gerade Acetylcholin und Adrenalin spielen sowohl in der theoretischen Konstruktion der A.-Pathogenese wie auch der pharmakologischen A.-Therapie eine sehr wichtige Rolle! So berichtet z. B. GLANZMANN (1937), daß ältere Kinder große Erleichterung der Schmerzen in den Extremitäten und im Abdomen nach Injektionen von Acetylcholin verspürten.

Auch das *Acetylcholin* können wir als ein biologisches Kreislaufhormon auffassen, das bei Übertragung der Nervenerregungen des Vagus auf das ganze Erfolgssystem gebildet wird, größere und kleinere Arterien erweitert, wodurch der Blutdruck und die Pulszahl sinkt. GLANZMANN macht aufmerksam, daß man die Cholinwirkung nicht durch gleichzeitige hohe Atropindosen abschwächen soll. — Das zweite Herzhormon, das *Adrenalin* wurde — wie bereits früher erwähnt — von KÜHL und RIETSCHEL in die Pathogenese der A. eingeführt. — In den Arzneischatz dieser Gruppe fallen die neueren wirksamen Rindenhormonpräparate wie Cortidyn, Iliren und Pankortex. GLANZMANN berichtet mit aller Vorsicht von einem „günstigen Eindruck" bei einem Falle. — Die Nebennierenrinde kann aber auch durch Präparate aus dem Hypophysenvorderlappen erregt werden. GLANZMANN hat tatsächlich durch Präphyson Besserungen der seelischen Störungen, der Schlaflosigkeit und der Eßunlust erzielen können, wobei das Körpergewicht wieder anstieg.

Die zuletzt besprochenen neurovegetativen Herzmittel leiten zwanglos hinüber zur nächsten Gruppe.

7. Mittel des vegetativen Nervensystems. Eine Reihe von Heilbestrebungen versucht es, die infantile A. durch das vegetative Nervensystem zu beeinflussen. So gab z. B. schon FEER (1923) aus theoretischen Überlegungen Kalkpräparate, indem eine erhöhte Kalkzufuhr die Erregbarkeit im gesamten vegetativen Nervensystem herabsetzt, während Kalkverarmung sie steigert. Tatsächlich dämpfen *größere* Calciumgaben den Sympathicus *und* auch den Parasympathicus (KRAUS), während jedoch kleine Calciummengen den Vagus sogar erregen können. In manchen Fällen glaubte FEER denn auch von großen Mengen von Calcium lacticum (10,0 pro die) oder von Calcium chloratum (bis 5,0 pro die) Erfolg gehabt zu haben. Das sympathicushemmende Gynergen (Ergotamintartrat) und auch Cocain blieben trotz der diesen Mitteln nachgerühmten guten theoretischen Begründung nach FEER ohne eigentlichen praktischen Erfolg.

Ganz kurz verweisend auf die schon mehreremals betonte theoretische Unklarheit in bezug auf die Beteiligung des Vagus, des Sympathicus oder auch beider Systeme kann ich demnach wohl auch mit Recht sagen, daß ein, der betreffenden Vagus- bzw. Sympathicusbehandlung voranzuschickender pharmakotherapeutischer Reaktionsversuch wenig Aussicht haben wird, uns als Führer bei der exakten Auswahl der Medikamente zu dienen. Völlig resigniert verhalten sich angesichts der geradezu „phantastischen" Vielheit der klinischen Erscheinungen der A. die beiden gerade in dieser Frage sehr erfahrenen und belesenen Forscher PÉHU-BOUCOMONT (in ihrem letzten großen Referate vom Mai 1936). In Hinsicht auf unsere bisherigen heilärztlichen Bestrebungen schreiben sie nämlich, daß alle aus pharmakodynamischen Versuchen abgeleitete Ansichten über die Funktionen des vegetativen Nervensystems derzeit nur bei *normalen* Verhältnissen den Gegenstand einer Diskussion bilden können. Keineswegs können sie jedoch unter den Bedingungen der *krankhaften Zustände der A.* eine verläßliche Grundlage abgeben für ein klares Verständnis der pathologischen Physiologie dieses Zustandes. Demnach wäre auch allen Versuchen, diese eben besprochenen pharmakologischen Bestrebungen in die Praxis zu überführen, derzeit das Todesurteil gesprochen!

Nichts liegt näher, als für die Zwecke der Therapie vor allem zu erforschen, welcher Gruppe der betreffende Fall angehört. Doch gibt es in der Praxis sehr viele Fälle, bei denen man auf Grund der pharmakologischen Prüfung gar nichts Bestimmtes feststellen kann. So genügt z. B. die Pilocarpin-Physostigminprüfung nicht einmal den bescheidensten Ansprüchen, wenn es auch derzeitig noch nicht gestattet ist, am Krankenbett auf diese Probe völlig zu verzichten (Pophal, Feer u. a.). Zum Beweise für dieses Versagen führe ich unter anderem den akrodynen Fall von E. Lorenz (1930) an, bei welchem die pharmakodynamische Prüfung mit Adrenalin und mit Atropin gar keine Anhaltspunkte weder für eine Sympathicotonie noch auch für Vagotonie ergab. — Verschiedene andere, mehr dem *Pharmakologen* als dem Kliniker vertraute Mittel sind Eserin, Yohimbin und das Vagusmittel bzw. Vagusgift Nicotin (Glauber), welch letzteres unter anderem besonders auf die ganglionären Umschaltungsstellen des gesamten vegetativen Nervensystems nach kurzer Erregung lähmend wirkt.

Nach ebenfalls mehr theoretisch-pharmakologischen Erwägungen versuchte man noch verschiedene andere, besonders im vegetativen Nervensystem stark wirkende Arzneistoffe, wie z. B. Pilocarpin und Physostigmin (Feer, Deuber, Ihm, Weitprecht, Lorenz, Kühl, Jäger, Keller, di Jeva, Ring, Péhu mit Boucomont; ferner M. Trambusti auf dem Kongreß in Sienna — 1934 u. v. a.). Doch stellten sich nach Péhu-Boucomont (1936) die aus den bekannten physiologischen Wirkungsschemata abgeleiteten und erwarteten Wirkungen durchaus nicht in der Praxis ein. Ferner bestehen auch hier noch ganz wesentliche Verschiedenheiten in den Berichten der einzelnen Forscher. Es hängt dies — nach unserer Meinung — unter anderem auch vom Alter und insbesondere von dem klinischen Stadium ab, in dem der betreffende Kranke sich befindet. Klinische Beachtung unter den Heilstoffen dieser Gruppe verdient noch das Acetylcholin (nach O. Loewi der Vagusstoff des Froschherzens), welches nach Lelong und Odinet sowie nach Nobécourt und Kaplan bemerkenswerte Erfolge sogar noch bei beginnender Gangrän gezeitigt hat (Dosierung bei einem 20 Monate alten Kinde nach Nobécourt-Kaplan 8 Injektionen à 0,03 Acetylcholin). Acetylcholin soll geradezu eine „elektive“ Wirkung auf das arterielle System ausüben und insbesondere den etwaigen Gefäßkrampf bekämpfen, ferner wirkt es auch im Energie- und Stoffwechsel (Péhu-Boucomont, 1936).

Aber auch die auf Feer zurückgehende Atropinkur muß man mit ihren Hauptwirkungen in die Gruppe der neurovegetativen Mittel einordnen.

Die näheren Anordnungen dieser Atropinkur sind folgende: Man gibt von einer 1promilligen Lösung von Atropin sulfur. 4mal täglich 2—3 Tropfen, wobei man rasch zu 4mal 5—10 Tropfen täglich ansteigt (= 1—2 mg Atropin. sulfur. pro die). Wenn bei dieser Behandlung sich keinerlei unangenehme Nebenwirkungen zeigen (Aufregungszustände, trockener Hals, Halskratzen, erweiterte Pupillen, starke Hautrötung am Kopfe, Halse und sonstwo), kann man mit einiger Vorsicht und unter sorgfältiger Beobachtung der eben angegebenen Zeichen einer beginnenden Atropinvergiftung die Gaben sogar noch steigern. Neben der besprochenen Verringerung der Schweißabsonderung bessert diese Art von Atropinkur die Akrocyanose, ferner wirkt sie sehr günstig auch auf etwaige Schlafstörungen und hebt die Stimmung sowie das allgemeine Wohlbefinden. Bemerkenswerterweise bleibt die sonst bei höheren Atropindosen beobachtete Pulsbeschleunigung bei der Atropinkur gerade bei der infantilen A. aus. Feer empfiehlt ferner nach einem etwaigen Aussetzen des Atropins den neuerlichen Beginn mit abermals *kleinen* Gaben, da sonst bei höheren Dosen — wenn sie auch noch vor wenigen Tagen ohne weiteres vertragen worden sind — sehr leicht eine wirkliche Atropinvergiftung eintreten kann. Die angeführte gute Wirkung der Atropinkur wird von vielen Ärzten bestätigt; zuletzt von O. Kohn aus der Prager Klinik (1936). Debré lobt (1930) das Atropin bei mehreren Fällen, und zwar besonders als ein Mittel, das die Schweiße beseitigt. Rocaz führt in seiner Monographie (Paris, 1932) das Atropin als geschätztes Mittel gegen die Schweißabsonderungen noch ganz besonders an. Immerhin hat aber auch das Atropin — ganz ähnlich wie viele andere Mittel — gelegentlich Versager zu buchen (Mayerhofer in seiner Zagreber Kasuistik), ohne daß man hiefür eine besondere Ursache erkennen kann. Auch E. LORENZ (1930) verzeichnet auf der Grazer Klinik z. B. gerade bei der vereinigten Anwendung von Atropin und Höhensonne: „Kein wesentlicher Heilerfolg." Bei dieser Gelegenheit sollen noch die Ansichten von DANIELOPOLU als eines Vertreters der amphotonischen Reaktionsform kurz erwähnt werden. So berichten z. B. er und RADULESCO (1936) über die *hypoamphotonische Wirkung* des Atropins bei vegetativen Hypertonien. *Kleine* Atropingaben sollen nämlich beide vegetative Nervensysteme *reizen* und *mittlere lähmen*; große toxische Dosen haben sowohl eine vegetative wie auch eine Gewebswirkung. Ferner berichten diese beiden Autoren, daß das Atropin bei *längerer* Anwendung eine hypoamphotonische Wirkung ausübe, d. h. es werden erst bei längerer Darreichung *beide* vegetativen Systeme gedämpft.

Daraus kann man also erkennen, wie undurchsichtig sich die Atropinwirkung bei der infantilen A. gestaltet. Bei diesem Medikamente liegt der Vergleich mit einem zweischneidigen Schwerte nahe. Möglicherweise ist ein Teil der therapeutischen Unzuverlässigkeit des Atropins gerade in der so schwer durchzuführenden *richtigen* Dosierung dieses Mittels gelegen.

8. Systematische Durchführung der amphibolen Bellergalbehandlung nach MAYERHOFER. Allen den früher angedeuteten Schwierigkeiten geht man am besten aus dem Wege, wenn man ein Mittel wählt, das nicht so strenge Anforderungen an die Kunst des Dosierens stellt wie das Atropin und das nicht so einseitig bloß den einen oder den anderen Hauptakteur im Rahmen des vegetativen Nervensystems beeinflußt. Nach meinen eigenen Erfahrungen (ich verfüge bis Ende des Jahres 1937 über 45 eigene Fälle) kann ich sagen, daß ich doch fast immer den klinischen Eindruck von einer *amphitonen* Gleichgewichtsstörung im vegetativen Nervensystem erhalten habe. Bei aller Vorsicht in der Beurteilung der klinischen Symptome fand ich bei meinen Fällen weder eine reine Vagotonie noch auch eine reine Sympathicotonie.

Auch auf Grund der Vergleiche aus dem Schrifttume fühle ich mich berechtigt anzunehmen, daß — ähnlich wie die bisher bei den Erwachsenen beobachteten Erkrankungen des vegetativen Nervensystems — ebenfalls auch die neurovegetativen bzw. die endokrinovegetativen A. des Kindesalters in dem Sinne *amphitone* Gleichgewichtsstörungen wären, als der Vagus *und* der Sympathicus zwar in wechselnder Weise und in verschiedener Mischung, aber doch *stets gleichzeitig* ergriffen wären. Bei der innigen anatomischen Verbindung und physiologischen Wechselbeziehung zwischen dem Vagus- und Sympathicussystem kann man auch schwer annehmen, daß eine toxische oder bakterielle Noxe ganz isoliert nur den Vagus oder nur den Sympathicus allein treffen würde. Es ist — wenn es mir erlaubt ist, hier einen banalen Vergleich aus dem gewöhnlichen Leben zu bringen — bei dem so eng verbundenen Nervenpaar Vagus + Sympathicus ganz ähnlich wie bei einem straff eingespannten Zweigespann von Pferden. Wenn man das Handpferd antreibt, so muß auch das Sattelpferd in der beschleunigten Gangart mithalten.

Beim Nachdenken und Suchen nach einer besseren klinischen Behandlung der infantilen A., als wir sie bis 1934 zur Verfügung hatten, ergab sich mir also die Erkenntnis, daß bei dieser Erkrankung weder reine Vagus- noch auch reine Sympathicusmittel sichere Erfolge erzielen können. Ich selbst habe auf meiner Klinik im Zeitraum von 1932—1936 bei 26 Fällen systematisch verschiedene Behandlungsarten ausgeprobt: 1. arzneilose diätetische Behandlung, 2. Papaverin, 3. Bellafollin, 4. Atropin und 5. Bellergal. Den weitaus besten Erfolg stellte ich aber bei meiner neuen Bellergalbehandlung fest. Im September 1934 meldete ich zur Wahrung meiner Priorität der Firma Sandoz diese meine neue A.-Behandlung samt deren theoretischer Indikationsstellung und anderen Einzelheiten. Weitere Mitteilungen erfolgten dann noch in bulgarischen und jugoslawischen Organen. 1937 berichtete ich über eine größere Anzahl von

Bellergalbehandlungen auch in deutschen Zeitschriften. — Glanzmann verwendete (1937) ebenfalls Bellergal, und zwar in höheren Gaben, wobei er ebenfalls Erfolge sah; ferner meldete mir K. Sommer aus der Kinderklinik Jena ebenfalls einen Bellergalerfolg (1937).

Da mir das von Rothlin der Industrie zur Verfügung gestellte Bellergal in theoretischer und praktischer Hinsicht vollkommen entsprach, nahm ich Abstand davon, für die A.-Therapie eine eigene Arzneikombination zusammenzustellen. — Eine einzelne Bellergaltablette besteht: 1. aus 0,1 mg Bellafolin (reine unveränderte Gesamtalkaloide aus den Belladonnablättern); 2. aus 0,3 mg Gynergen (Ergotamintartrat) und 3. aus 20 mg Luminal (Phenyläthylbarbitursäure). Die von Rothlin beabsichtigte Wirkung setzt sich demnach aus den folgenden 3 Einzelkomponenten zusammen: *1. Bellafolin* wirkt als Antispasmodikum und Sedativum, und zwar *vagushemmend* bei allen diesbezüglichen Störungen des vegetativen Nervensystems; *2. Gynergen* wirkt *sympathicushemmend* bei allen sympathicotonischen Störungen (Tachykardien, Hautstörungen sympathicotonischen Ursprungs); *3. Luminal,* ein Hirnstammittel, wirkt allgemein sedativ im Sinne eines kräftigen Schlafmittels und eines Antispasmodikums.

Ich habe demnach in dieser Dreiervereinigung einen Arzneikörper gefunden, der in seiner *Gesamtwirkung* ein *Sedativum für das gesamte autonome vegetative Nervensystem* vorstellt und der in seiner umfassenden Heilwirkung ein gutes Beispiel abgibt für die Konstruktion ähnlicher Kombinationen, die vielleicht gerade für pädiatrische Zwecke noch besser als bei Erwachsenen wirken können. Weitere Berichte darüber behalte ich mir noch vor.

Meine inzwischen (bis Ende 1937) noch wesentlich vermehrten Heilerfahrungen (an 45 Bellergalfällen) will ich in den folgenden Sätzen zusammenfassen:

1. Das Bellergal (Rothlin) ist derzeit das beste Heilmittel für die infantile A.

2. Der Beginn der ersten Erfolge zeigt sich schon nach einer für die A. erstaunlich kurzen Zeit (3—23 Tage) und äußert sich vorerst an dem Trockenwerden der feuchten Handflächen und Sohlen sowie im Rückgange der etwa vorhandenen Allgemeinschweiße.

3. Eine etwa vorhandene, ebenfalls auf übertriebenes Schwitzen zu beziehende Granulosis rubra nasi, bildet sich in derselben Zeit rasch zurück und schuppt schließlich kleienförmig ab.

4. Als Folge einer günstigen Einwirkung auf den erhöhten Adrenalingehalt des Blutes (Gynergen als Gegenspieler des Adrenalins) und vielleicht auch als Folge der Verhinderung der unmäßigen Schweiße sinkt eine etwa vorhandene Hyperglobulie der roten Blutkörperchen verhältnismäßig rasch auf die richtigen Werte herab.

5. Im Zusammenhange damit geht auch die hohe Konzentration des Harns zurück; eine etwaig vorhandene sekundäre Cystitis spricht unter Bellergalwirkung leichter auf die übliche Cystitisbehandlung an.

6. Behebung etwaiger Schlafstörungen und der gestörten Nahrungsaufnahme.

7. Besserung der psychischen Verstimmung bzw. der ,,Schlimmheit''.

8. Gute Beeinflussung einer etwaigen Muskelschwäche.

9. Verhinderung bzw. Milderung der sonst so häufigen Rückfälle.

10. Am längsten hielt der erhöhte Blutdruck und die Tachykardie an.

11. Auch in der Behandlung der jetzt auffallend häufiger beobachteten abortiven oder sonst irgendwie verdeckten Fälle A.-Chorea, A.-Koliken usw.) bewährte sich die Bellergaltherapie, welche ähnlich wie in der internen Medizin

so auch in der Pädiatrie eine einigermaßen verläßliche Diagnosenbestätigung auch „ex juvantibus“ gestattet.

12. Die Bellergaltherapie muß *längere* Zeit, d. h. durch mehrere Wochen fortgesetzt werden. Bei vorzeitigem Aussetzen des Mittels stellen sich wieder die früheren akrodynen Beschwerden, zuerst die Schweiße, ein.

13. Die Dosierung beträgt bei mittelschweren Fällen 2—4 Tabletten täglich. Bei schwereren Fällen gebe man 5 Tabletten und darüber. Bei richtiger Bemessung der Bellergalmengen hat man keine unangenehmen Nebenwirkungen. Selbst Kleinkinder vertragen eine Tagesmenge von 3 Tabletten ausgezeichnet. Manchesmal bemerkt man — mehr bei älteren als bei jungen Kindern — eine große Schläfrigkeit bei der Bellergaltherapie, die jedoch noch durchaus im Heilplane dieser Behandlung liegt (vegetative Nervenmittel rufen im allgemeinen Schlaf hervor nach KRÜGER — 1932 —; im besonderen könnte es auch eine Luminalwirkung sein).

14. Auch in der gewöhnlichen Sprechstundenpraxis bewährte sich mir das Bellergal besonders bei den abortiven Fällen ausgezeichnet. In der Außenpraxis dosiere ich vorsichtiger, d. h. am 1. Tag 1 Tablette, am 2. Tage 2 Tabletten, am 3. Tage 3 Tabletten, am 4. Tage 4 Tabletten, dann am 5. Tage Pause usw. Bei auffallender Schläfrigkeit des Kindes schalte man schon nach dem 2. Tage (2 Tabletten) oder nach dem 3. (3 Tabletten) eine Pause ein und vermeide die höheren Gaben.

15. Die Ursache dieser so guten Arzneiwirkung liegt — wie ich bereits ausführlich erklärt habe — einerseits in der fast stets vorhandenen Amphotonie der kindlichen A. (Sympathicotonie *und* Vagotonie) und andererseits auch in der Amphotropie bzw. in der amphohypotonischen Wirkung des Bellergals (vereinigte Sympathicus- und Vagusdämpfung).

Am Ende meiner Ausführungen will ich noch darauf aufmerksam machen, daß man die heilenden Bellergalwirkungen bei der kindlichen A. durchaus nicht gleichsetzen darf mit den therapeutischen Erfolgen der Bellergaltherapie, welche die Internisten bei der vegetativ-nervösen Übererregbarkeit der Erwachsenen erzielt haben. Der infantilen A. fehlt gerade wegen ihrer *akrodynen* Symptome ein entsprechendes klinisches Krankheitsbild aus der Pathologie der Erwachsenen. — Nur bei einem *allgemeinen Vergleiche* können in der Art der therapeutischen Reaktionen gewisse Analogien gefunden werden, wie z. B. die auffallend *rasche Besserung* der Krankheitserscheinungen bei Erwachsenen. So schreiben z. B. A. JORES und CL. GOYERT aus der medizinischen Klinik in Rostock (1936): „Der Erfolg der Bellergalbehandlung zeigte sich in der überwiegenden Mehrzahl der Fälle relativ rasch; nach 2, längstens 3 Tagen wurde fast immer spontan eine Besserung des Befindens angegeben...“. — Auch MAYERHOFERs *infantile A.-Fälle reagierten in ähnlich kurzer Zeit und in ähnlich guter Weise*, wenigstens in der einen oder anderen Symptomengruppe (besonders die Schweiße!).

III. Kindliche Maisbrandvergiftung (Ustilaginismus).

MAYERHOFER stellte (1930) auf der Grundlage von 2 genau beobachteten Fällen ganz merkwürdiger akrodynoider Erkrankungen, die aber nach ihrem klinischen Verhalten keineswegs echte infantile A. sein konnten, das damals noch unbekannte Krankheitsbild einer *kindlichen Maisbrandvergiftung* auf. Es handelt sich um eine hauptsächlich bei *Kleinkindern* vorkommende Vergiftung mit den mikroskopisch kleinen Sporen (durchschnittlich 9—11 μ) von Ustilago majdis. Die Kranken stammen meist aus kleinbäuerlichen Familien, in denen man die Kinder hauptsächlich mit bäuerlichem, in primitiven Mühlen gemahlenem

Maismehl ernährt. *Bei Erwachsenen habe ich noch nie Ustilaginismus* (U.) *als Krankheit gesehen.* Offenbar sind die Erwachsenen widerstandsfähiger; außerdem enthält die Kost der Erwachsenen auch in ärmeren Maisgegenden doch viel mehr als die Kinderkost andere, nicht ausschließlich aus Maismehl zubereitete Speisen. Seit meiner ersten Mitteilung achteten ich und meine Mitarbeiter genau auf das Vorkommen weiterer Fälle. Tatsächlich konnten wir denn auch nach 4 Jahren 7 und jetzt nach 7 Jahren schon 17 Fälle von U. feststellen.

Überblick über das Schrifttum. An der Aufdeckung neuer Fälle von U. beteiligten sich mit Erfolg Ärzte meiner Klinik (DRAGIŠIĆ, LEBAN, LEMEŽ), teils aber auch Ärzte außerhalb der Klinik (ŠALEK auf dem Lande bei Zagreb und VINTER-GROSMANN in der Sprechstunde des Ambulatoriums der Stadt Zagreb). Fast alle Fälle wurden in den Sitzungen der Zagreber Ärztevereine vorgestellt, so daß die Kenntnis dieser neuen Kinderkrankheit auch außerhalb meiner Klinik bereits Fortschritte gemacht hat. Ferner haben auch mehrere Pädiater (BRDLÍK, DEBRÉ, FEER, HALBERTSMA, PÉHU, v. REUSS, SCHACHTER) die Tatsache des Bestehens einer Maisbrandvergiftung bei Kindern zur Kenntnis genommen. Dermatologen (wie URBACH, JADASSOHN) haben besonders die Hauterscheinungen des U. in die dermatologische Differentiadiagnostik eingebaut. Insbesondere aber haben sich in neuester Zeit französische Forscher verschiedener Richtungen (BOUCOMONT, DEBRÉ, DECHAUME, PÉHU u. a.) mit der Theorie der kindlichen Maisbrandvergiftung eingehend beschäftigt, wobei PÉHU-BOUCOMONT mit Berechtigung die echte infantile A. in klinischer Hinsicht von den „akrodyniformen" Syndromen alimentär toxischer Ätiologie unterscheiden. — Ferner will ich noch darauf aufmerksam machen, daß die von WILLIAMS (1933) an der afrikanischen Goldküste beobachtete, aber von ihm nicht weiter in eine besondere Krankheitsgruppe eingeordnete Kinderkrankheit, höchstwahrscheinlich auch U. gewesen ist. Jedenfalls muß man bei diesen und ähnlichen Gelegenheiten bei der Differentialdiagnose auch an U. denken. Es handelte sich nämlich dort um eine Erkrankung jener Kinder, die mit Mais ernährt wurden. Weiterhin berichtete auch N. A. SHARP (1935) über den ganz ähnlichen Krankheitsfall eines 2 Jahre alten Kindes, das nach Maisgenuß von einer blutig-schleimigen Enteritis befallen wurden. Die Vermutungsdiagnose eines U. wird noch glaubwürdiger, da im Referate eigentümliche, an Händen und Füßen angeordnete Ödeme und eigenartige Schuppungen an den Acren erwähnt werden. Ferner bestand noch überdies hochgradige Erregtheit. Die Beschreibung kommt einem U. hier wirklich sehr nahe. Diese erwähnten beiden englischen Ärzte berichten aber nichts von Maisbrand in der Kindernahrung und dachten auch offenbar gar nicht an U., soweit ich es aus der betreffenden Literatur entnehmen kann. Doch hebt einer der pädiatrischen Referenten mit Recht gerade bei dieser Gelegenheit die Möglichkeit einer Maisbrandvergiftung hervor (v. REUSS). Möglicherweise sind die tropischen Maisbrandsporen auch noch giftiger als die europäischen.

Symptomatologie der Maisbrandvergiftung. Die ursprüngliche Symptomatologie, die MAYERHOFER (1930) vorerst nur auf Grund von ganz wenigen Beobachtungen hat aufbauen können, wurde dann später durch weitere Fälle bestätigt. Gewiß haben in späteren Jahren ich und meine Mitarbeiter neue Einzelheiten des Krankheitsbildes gesehen, aber im großen und ganzen blieb meine erste Symptomatologie doch unverändert. Bei einer jetzt schon 7jährigen Erfahrung muß ich als erste augenfällige Erscheinung beim U. anführen, daß sich die Symptome anders im *Beginne* und anders wieder bei *längerer Dauer* der Maisbrandvergiftung, wenn das Kind z. B. schon monatelang brandverseuchte Maisspeisen gegessen hat, darbieten. Demgemäß kann man den Verlauf des U. in eine *akutere I. Phase* und in eine *chronische II. Phase* einteilen. Im einzelnen will ich noch die folgenden Krankheitszeichen als besonders charakteristisch hervorheben.

1. Einleitende Magen-Darmerscheinungen. Es ist leicht verständlich, daß bei einer Erkrankung, die auf einer Vergiftung durch Brandpilzsporen beruht, vielfache Magen-Darmstörungen beobachtet werden können. Tatsächlich haben auch die Eltern trotz längeren Bestandes des Krankheitszustandes ihrer Kinder die anfänglichen Diarrhöen der I. Phase meist durchaus nicht vergessen. Ja, sie geben in der Anamnese nicht selten auch ganz von selbst diese einleitenden Magen-Darmstörungen an. Bei schwereren, noch im ersten Teile der Erkrankung auf die Klinik eingelieferten Fällen konnten wir auch selbst diesen toxischen Magen-Darmkatarrh feststellen, so z. B. bei 3 unter 15 daraufhin beobachteten Fällen. Bei entsprechender Diät verschwinden diese initialen Diarrhöen des U. — im Gegensatz zu jenen bei Pellagra und auch bei manchen Fällen der infantilen A. — sehr rasch.

2. Akropathe („akrodynoide") Hauterscheinungen. Gerade die Erscheinungen auf der Haut lassen sehr deutlich die 1. und die 2. Phase des U. erkennen.

a) I. Phase. Im ersten Teile der Erkrankung sind Rötung, Schwellung, starker Juckreiz, Brennen oder Ameisenlaufen in der Hohlhand und an den Sohlen äußerst charakteristisch. Dieses Symptom erinnert in ausgeprägten Fällen am meisten noch an jene Form des Sekalismus, die man seit langer Zeit die „Kribbelkrankheit" nennt. Auch an ähnliche Erscheinungen der kindlichen Pellagra (GEORGI-BEYER, BABES u. a.) und der echten infantilen A. kann man denken. Allerdings ist bei der Pellagra die Rötung und die spätere Pigmentation viel stärker ausgeprägt; es zeigt sich auch bei der kindlichen Pellagra das charakteristische pellagröse Halsband (CASSAL), während bei der infantilen A. die so bekannten *Schweiße* wieder ein selten trügendes Leitsymptom vorstellen. *Für den U. ist gerade der Mangel dieser Schweiße das Charakteristische;* ganz im Gegensatze zu diesem „Trockenzustande" des U. stehen die „Froschfinger" der infantilen A., wobei Hohlhände und Sohlen trotz des subjektiven Hitzegefühls der Kranken sich objektiv ganz auffallend kühl und feucht anfühlen. Beim U. kommen noch folgende Charakteristika hinzu: lebhafte Rötung, Schwellung und eine auch objektiv feststellbare beträchtliche Hitze an der Sohle (einschließlich der Zehen) und in der Hohlhand (einschließlich der Finger). In gut ausgebildeten Fällen grenzen sich diese Hyperämien der Palmae et Plantae an der lateralen Kleinfinger- bzw. Kleinzehenseite mit einer Linie scharf gegen die Dorsalseiten ab. Weiterhin habe ich in dieser Symptomengruppe nach meinen ersten Fällen bei vereinzelten Kranken beobachtet, daß nach dem Abdecken der Hände und Füße an kühler Luft ziemlich rasch der ursprünglichen Hyperämie eine Anämie folgen kann. Jedenfalls kann bei solchen Kindern im Spitale eine bei dem Morgenbesuche vorhandene Hyperämie schon am Nachmittage einer Akrocyanose oder auch der auffallenden Blässe eine Akroischämie gewichen sein. Recht merkwürdig stellt sich dieses zwischen Rötung, Cyanose und Blässe rasch schwankende Farbenspiel zuweilen auch an der Nasenspitze dar („Chamäleonphänomen" nach MAYERHOFER). Offenbar rührt dieses Chamäleonphänomen von dem Verhalten der vergifteten kleinen Hautgefäße her, welche die durch die veränderte Außentemperatur erforderliche feine Regelung der Blutzufuhr und Blutabfuhr in der Haut nicht mehr ungestört durchführen können. Ebenso dürfte auf dieser Vergiftung der kleinen Hautgefäße das in schwereren Fällen deutlich ausgebildete Hautödem der Arme und Beine beruhen. Vom Hungerödem unterscheiden sich diese initialen U.-Ödeme dadurch, daß sie bei akuteren Fällen auch bei nicht hungernden Kindern auftreten können. Außerdem gehen die U.-Ödeme bei gleichbleibendem Ernährungszustand schon in einigen Tagen zurück, wenn nur reine, d. h. maisbrandfreie Nahrung gereicht wird.

b) II. Phase. Wenn die Ernährung mit maisbrandverseuchtem Mehle *längere* Zeit durchgeführt worden ist und wenn das betreffende Kind dadurch *wenig widerstandsfähig* geworden ist, so kann es nach der I. Phase der Hauterscheinungen noch zu einer II. Phase kommen. Diese spätere Form der Hautveränderungen ist charakterisiert durch schwere, öfters wiederholte Schuppungen, die bei den schwersten chronischen Formen weit über das Maß der Scharlachschuppung hinausgehen. Es bilden sich wahre *Dekrustationen* an den Sohlen und an den Hohlhänden aus. Dabei sind auch in der II. U.-Phase Hohlhände und Sohlen meist warm bis heiß und niemals so feucht und kalt wie bei der infantilen A. Es bleibt daher auch weiter bei dem von MAYERHOFER (1934) ausgesprochenen klinischen Vergleiche, daß sich in dieser akropathen Symptomengruppe der Haut *U.* und *infantile A.* wie „*Feuer und Wasser*" unterscheiden. Es fehlen ferner beim U. alle die Folgeerscheinungen des unmäßigen Schwitzens wie etwa Schweißausschläge, die Schweißmacerationen an den Hautfalten, ferner auch die Granulosis rubra nasi (nach DRAGIŠIĆ ein verläßliches Leitsymptom gerade der infantilen A.), ferner auch die Harnverminderung und die Eindickung des Blutes (Hyperglobulie). Ja, bei einem Falle von U. sah DRAGIŠIĆ sogar eine *vermehrte* Harnausscheidung auf der Klinik (vielleicht durch rasche Ausscheidung aus dem Wasserdepot der U.-Ödeme).

Akrogangränen. In der II. Phase des U. kann es in selteneren Fällen auch zu länger anhaltenden Akrocyanosen bzw. zu Akroasphyxien (Ischämie) kommen; es sind dies aber nur die schwersten Fälle. Diese Erscheinungen der Akroanämie können entweder mit zeitweise eintretenden Hyperämien oder Akrocyanosen abwechseln („Chamäleonphänomen") oder aber auch längere Zeit unverändert bestehen bleiben. In diesen letzteren Fällen sind die kleinen Blutgefäße der Haut offenbar schon so stark vergiftet, daß die Acren nicht mehr genügend mit Blut versorgt werden können. Im Gefolge dieser dauernden Gefäßkontraktionen kann es dann auch zu wirklichen Akrogangränen (Zehenspitzen, Fingerspitzen, unteres Ende der Wirbelsäule) kommen. Ein schwerster, tödlich geendeter Fall mit Akrogangränen an den Fingern, Ohren und sonst am Körper wurde mir auf meinen aufklärenden Brief von DERENČIN aus einer Maisgegend bei einem vorwiegend mit Mais ernährten, 14 Jahre alten Knaben bekanntgegeben. Ich selbst habe jedoch diesen Fall nicht gesehen.

3. Anhangsgebilde der Haut. In der II. Phase leiden auch die Nägel; sie werden glanzlos, atrophisch und verraten zuweilen in Form von langsam vorwachsenden Querfurchen die verschiedenen Attacken der Erkrankung. Wenn z. B. die Initialdiarrhöen sehr heftig waren und die Ernährungsstörung längere Zeit anhielt, so sieht man ähnlich der SCHICKschen Nagellinie eine recht deutliche erste Querfurche, die etwa 28 Tage nach der ersten Intoxikation sich zeigt; hinter ihr erscheinen dann weitere tiefe Querfurchen, entsprechend den späteren Krankheitsverschlimmerungen.

4. Schleimhaut. Auf den Schleimhäuten und an den Übergangsflächen der Haut (Zahnfleisch, inneres und äußeres Lippenrot, Naseneingang, Bindehaut der Augen) sind Rötung, Schwellung und zuweilen auch lebhafter Juckreiz zu bemerken. Die maisbrandkranken Kinder reiben oft unaufhörlich und bis zum Bluten die Nase oder auch die mit den Fingern erreichbaren Gingiven. Diese Symptome sind pathogenetisch und pathognostisch ganz ähnlich zu werten wie die früher erwähnten juckenden Hauterscheinungen.

5. Hypertension mit Tachykardie. Ähnlich wie beim Sekalismus, der A. und bei anderen Erkrankungen, bei denen sich in ausgedehnten Gebieten der Acren eine starke Kontraktion der Arterien ausgebildet hat, stellt sich auch beim U. eine beträchtliche Pulsbeschleunigung bei gleichzeitig erhöhtem Blutdruck ein. Dieses kardiovasculäre Symptom hält bei schwereren U.-Fällen am längsten unter allen übrigen Krankheitszeichen auch *nach* anscheinender Genesung an.

6. Zentrales und peripheres Nervensystem. Die beiden ersten U.-Fälle, die MAYERHOFER diagnostizieren konnte, zeigten — wie dies bei jeder neuentdeckten Krankheit zu sein pflegt — sehr *schwere* Symptome; darunter waren auch mehrere nervöse Störungen, wie z. B. latente oder akute manifeste spasmophile Symptome, ferner Muskelkrämpfe, „rheumatoide" Muskelschmerzen, nervöse Gereiztheit, sowie Schlaflosigkeit und allgemeine Unruhe bis zu Delirien und Tobsucht. Auch die nach diesen beiden ersten Fällen beobachteten U.-Kranke zeigten — besonders wenn der U. schwererer Natur war — auch noch allerlei andere Nervenstörungen. Ich erwähne: gesteigerte, aber auch fehlende Patellarsehnenreflexe, fehlende Bauchdeckenreflexe, Tetaniegesicht, erhöhte mechanische Erregbarkeit der peripheren Nerven, Hypertonie oder auch Hypotonie der Muskulatur und pseudopoliomyelitische Paresen, so daß manche Kinder weder selbständig sitzen noch auch stehen oder gehen konnten und den *Eindruck* einer schweren „Poliomyelitis" vortäuschten. Alle diese Nervenerscheinungen des U. zeigten im Gegensatze zu jenen der A. oder der Pellagra eine erstaunlich *rasche Besserung*. Nicht selten dachte ich z. B. bei einem regungslos, in passiver Rückenlage daliegenden maisbrandkranken Kinde, daß sich doch solche toxische Rückenmarklähmungen nicht so rasch zurückbilden könnten. Und doch zeigten auch solche schwere U.-Fälle schon nach etwa 1 Woche wiederkehrende Bauchdecken- und Patellarsehnenreflexe, wonach die allgemeine Muskelkraft von Tag zu Tag bemerkenswerte Fortschritte machte.

7. Nebensymptome. Zu diesen in den 6 Gruppen soeben zusammengestellten Hauptsymptomen kommt aber noch eine Reihe von nebensächlichen, unwesentlichen Krankheitszeichen hinzu, die manchesmal vorwiegen, manchesmal aber auch fehlen können, wie z. B. auffallend starke interdigitale Rhagadenbildungen an den Zehen (oder Fingern), ferner Spitzenpigmentationen der Finger und Zehen, auffallend starke Sonnenempfindlichkeit der Hautsymptome, oder schließlich auch anscheinend allergische Überempfindlichkeit bei hintereinander erfolgenden Maisbrandvergiftungen. So sah ich z. B. zweimal bei *geheilten* schweren U.-Fällen, die wir nach Hause entließen und deren Müttern wir strenge Enthaltung ihrer Kinder von den bäuerlichen Maisspeisen auftrugen, nach *ganz geringen* Maisspeisenmengen rasch eintretende Rückfälle, die auf der Klinik ebenso rasch (innerhalb weniger Tage) wieder verschwanden. Die Bauern glauben eben nicht an die Schädlichkeit ihres Eigenbaumaises. Außerdem ist es gewiß sehr schwer, in armen Maisgegenden die Kinder ganz maisfrei zu ernähren.

Wie *wenig* die Kenntnis von der Schädlichkeit des Maisbrandes für Mensch und Vieh bei uns und vielleicht auch anderswo in das Volk gedrungen ist, davon gibt eine Volkssitte bei der Maisernte Zeugnis: die erntenden Bauernburschen, wenn sie im Felde auf eine recht große Maisbrandbeule stoßen, versuchen mit dieser stark schwärzenden Sporenmasse im Scherze sich gegenseitig das Gesicht zu verschmieren (nach VARIĆAK). Manches Kind kann dabei auch reichlich Sporenmassen in den Mund bekommen und sich auch auf diese Weise akut intoxizieren. Sehr ausgiebig dient aber diese Ernteunsitte zur weiteren Verseuchung der Äcker, wenn man, statt die Maisbrandbeulen sorgsam zu verbrennen oder sonstwie zu vernichten, über den ganzen Acker wieder förmlich aussät.

8. Kasuistische Einzelheiten. Aus dem letzten Sammelberichte von MAYERHOFER und DRAGIŠIĆ (1938) über 15 kindliche U.-Fälle geht hervor, daß die Maisbrandvergiftung hauptsächlich eine *Kleinkinderkrankheit* jener ärmeren Bevölkerungsschichten ist, in denen *billiges Maismehl* als fast ausschließliche Hauptnahrung für Kinder verwendet wird. Es fiel uns auf, daß in den 4 Vorfrühlings- und Frühlingsmonaten (Februar bis Mai) viel mehr Fälle beobachtet werden konnten (13 Fälle) als in den anderen 8 Monaten des Jahres (nur 2 Fälle). Vielleicht verhält es sich bei den Sporen des Ustilago ähnlich, wie dies GOSIO von den Sporen der aus dem Maismehle züchtbaren Fadenpilze (Penicillium und Aspergillus), die ebenfalls im Frühjahre und im Herbste am giftigsten sein sollen, mitgeteilt hat (nach GEORGI-BEYER, 1930).

Vergleich und Übereinstimmung der Tierexperimente mit der Klinik. Als die klinische Kenntnis des U. einigermaßen begründet war, und nachdem von mehreren anderen Seiten in Jugoslawien an die Klinik Nachrichten über neue U.-Fälle gelangt waren, entschloß sich DRAGIŠIĆ trotz wenig ermunternder Stellen aus der alten Ustilagoliteratur zur Prüfung der Giftigkeit des Ustilago majdis im Tierversuche.

Botanisches; Toxikologie und Pharmakologie. Es gibt *drei* Arten von Maisbrand: *Ustilago maydis Tul.*, die am meisten verbreitete Art, ferner die bisher bloß in Italien beobachtete Art *Ustilago Fischeri Pass.* mit den kleinsten kugeligen Sporen (4—6 μ); die Sporen sind *kugelig* mit *violettgrauer*, sehr feinwarziger Haut; *größere* Sporen besitzt die von VARIĆAK auch in Jugoslawien festgestellte *Ustilago Reiliana Kühn.* Die Sporen der Reiliana sind unregelmäßig, rundlich, seltener eckig, oder kurz-elliptisch (9—15 μ im Durchmesser); die Sporenhaut ist braun und mit sehr kleinen Stacheln dicht besetzt. Die am meisten in Betracht kommenden Sporen des gewöhnlichen Maisbrandes (Ustilago maydis Tul.) haben unter dem Mikroskop die hellste Farbe *(gelbbraun)*, die Sporenhaut ist feinstachelig, die Sporen selbst sind mehr kugelig oder kurz elliptisch und von mittlerer Größe (8—13 μ lang und 8—10 μ dick). — Die Ustilagosporen können im Maismehle auch mit den bescheidenen Mitteln eines medizinischen Handlaboratoriums im Mikroskop leicht unter Wasser, verdünnter Kalilauge- oder Chloralhydratlösung nachgewiesen werden. Sie färben sich im Gegensatz zu allen Stärkekörnern mit Jodlösung *nicht* blau. Die Stärkekörner des Maismehles sind größer (10—25 μ als die Ustilagosporen; daher kann man zu Untersuchungszwecken die zu suchenden Sporen auch durch ein Ausbeuteln des Mehles (in einem Säckchen feiner Leinwand) anreichern. — Meiner Meinung nach ist der Maisbrand deshalb so gefährlich für die Reinhaltung des Mahlgutes, weil die Sporen — wie bereits erwähnt ist — *sehr klein* sind (von der Größenordnung roter Blutkörperchen). Bauernäcker sind ferner mit Maisbrand meistens sehr stark verseucht, und den einfachen Bauernmühlen (bei uns Wassermühlen an kleinen, wasserkraftarmen Bächen) fehlen alle Vorrichtungen zur Reinigung des Mahlgutes vor dem Vermahlen. — *Toxikologisches.* Wenn man vom Secale cornutum einst schrieb, daß es die „unbeständigste aller Drogen" sei, so scheint etwas ähnliches auch für Ustilago majdis, die ja in dieselbe Giftgruppe gehört, zu gelten. Ustilago majdis scheint besonders eine nach ihrem Vegetationsalter schwankende Giftigkeit zu besitzen. So werden z. B. die *jungen*, von Maisbrand befallenen Maiskolben, die eine ganz unförmige Gestalt annehmen, *vor* der Sporulation als *Gemüse* („Cuitlacoche") in Mexiko sehr hoch geschätzt (nach MAYERHOFER). LEWIN berichtet von der „völligen Unschädlichkeit" der Ustilagosporen, die aber allerdings einer Maisstaude, die schon mehrere Jahre alt war, entstammten. Diesen *negativen Urteilen* stehen aber wieder *positive Befunde* entgegen. An einer anderen Stelle berichtet z. B. wieder derselbe LEWIN, daß Kühe, Hündinnen und Meerschweinchen unter der Ustilagowirkung abortieren und daß Meerschweinchen nach mehrtägiger Verfütterung der Sporen zugrunde gehen. Neger benützen den Maisbrand als Abortivum (SOLLMANN), und nach HOLSTE scheint von Bäuerinnen in Mittelserbien der Maisbrand ebenfalls als Abortusmittel gebraucht zu werden. Nach KOBERT verursacht Maisbrand zwar *nicht* beim Hahnenkamm jene Gangrän, welche für Secale charakteristisch ist; doch konnte KOBERT in einigen Versuchen mit Ustilago wenigstens ein Dunkelwerden des Hahnenkamms erzielen. Da also die Toxikologen, deren vollständiges

Schrifttum ich hier des Raumes wegen übergehen muß, bis 1930 über die Giftigkeit des Maisbrandes *noch keine übereinstimmende Meinung* besaßen, da ferner MAYERHOFER die Toxizität der Ustilagosporen wenigstens für das Kindesalter behauptete, da letzterer sogar *klinische Beweise* für diese Annahme in der Form des von ihm entdeckten „Ustilaginismus" fand, unternahm es DRAGIŠIĆ, vorerst unter Mitwirkung von VARIĆAK (1933/1936) die hypothetische Giftwirkung der Maisbrandsporen im Tierversuche neuerdings zu studieren. Die Ergebnisse dieser ausgedehnten Untersuchungen waren die folgenden: Bei *jüngeren* Mäusen ist eine *sichere toxische Wirkung* der Maisbrandsporen festzustellen; die Vergiftungszeichen waren folgende: Magen-Darmkatarrhe, Hyperämie der Schnauze, des Schwanzes, der Füße, des Rückens, ferner Rückständigkeit des Wachstums im Vergleiche zu Kontrolltieren, Parese der hinteren Gliedmaßen mit eigentümlicher Körperhaltung („Känguruhstellung"), verminderte Beweglichkeit, trockene Gangrän der Schnauzenspitze mit Schuppenbildung, größere Hautgangränen an den lateralen Körperseiten und zunehmende Struppigkeit des Felles. JURAK und BABIĆ führten an diesen Versuchsmäusen die pathologisch-anatomischen bzw. die histologischen Untersuchungen durch, wobei folgende anatomische *Befunde* erhoben worden sind: akuter Dünndarmkatarrh, Hyperämie der Fußsohlen und Zehenspitzen, Hyperämie und Ödem des Gehirns und schließlich Hyperämie, Ödem und Atelektase der Lunge. Von den *histologischen Befunden* seien noch erwähnt: Hyperämie der Meningen, Hyperämie und Ödem des Gehirns und des Lumbal-Sacral-Rückenmarkes, an einzelnen Ganglienzellen mäßige Vakuolisation, Hyperämie der Schnauze mit Proliferation der Bindegewebszellen. — Wäßerige Auszüge aus Maisbrandsporen (jugoslawischer Herkunft, 6 Monate alt) hatten im Tierversuche eine ähnliche, nur viel stärkere Wirkung wie Ergotin-Merck. Die Ähnlichkeit der toxischen Symptome erlaubt die Annahme, daß auch in den Maisbrandsporen „ergotaminähnliche" Stoffe enthalten sind, nur in viel größeren Mengen. Aus allen diesen hier nur angedeuteten Untersuchungen geht also hervor, daß *die Berechtigung der Annahme des U. bei kleinen Kindern auch durch Tierversuche gestützt werden kann.* — Neuere *pharmakologische* Arbeiten, die ebenfalls durch meinen U. angeregt worden sind, will ich hier ebenfalls zur Stütze des Krankheitsbildes der kindlichen Maisbrandvergiftung noch kurz heranziehen. So erkannten z. B. BARJAKTAREVIĆ und BOGDANOVIĆ (1933) die toxische Wirkung des Maisbrandes in einer Substanz, welche „wie Ergotamin" wirkt. HEDW. LANGECKER kam (1934) im Prager pharmakologischen Institute ebenfalls zu dem Ergebnisse, daß Ustilago majdis (aus der Slowakei) einen Stoff, der „wie Ergotamin" wirkt, enthält. — Gerade während der Drucklegung dieser Arbeit meldet DEBRÉ (1938) äußerst interessante experimentelle Feststellungen im Sinne einer *hohen* Giftigkeit auch der *Weizenbrandsporen* (Ustilago nuda f. tritici = Tilletia Caries = Stein- oder Stinkbrand) bei *jungen* Mäusen. Die *alten* Tiere verhielten sich refraktär. Auch dieser Forscher fand in Übereinstimmung mit den Befunden von DRAGIŠIĆ, VARIĆAK, JURAK und BABIĆ ausgesprochene Spitzenhyperämien mit Juck- und Kratzsymptomen, ferner Magendarmkatarrhe und Lähmung der hinteren Körperhälfte.

Vergleich und Übereinstimmung der klinischen Erfahrungen mit den Tierversuchen. Auch diesen *umgekehrten Weg* der Beweisführung schlug ich ein (MAYERHOFER-DRAGIŠIĆ, 1938). Ich nahm einen ausgebildeten Fall von kindlicher Maisbrandvergiftung ($1^1/_2$ Jahre altes Bauernkind) auf die Klinik auf, studierte möglichst genau dessen Symptomatologie und verglich letztere mit den im vorigen Abschnitte erwähnten Ergebnissen der *Mäuseversuche* (BABIĆ, DRAGIŠIĆ, JURAK, VARIČAK). Folgende 8 Gruppen von klinischen Erscheinungen stimmen mit den entsprechenden, im Tierversuche gemachten Erfahrungen überein: 1. *Junge Kinder* (Kleinkinder und Säuglinge) sind am empfindlichsten gegen das Maisbrandgift (auch im Tierversuche sind gerade die *jungen Mäuse* am leichtesten mit Maisbrand zu vergiften. — 2. Bei dem zum Vergleiche herangezogenen erkrankten Kinde wurden *lebhafte Rötungen der Sohlen und Hohlhände* mit *starken Ödemen* an allen vier Gliedmaßen festgestellt (entspricht der makroskopisch und mikroskopisch wahrgenommenen *Hyperämie der Acren* der Versuchsmäuse, sowie auch dem in den tieferen Papillarschichten der Mäusehaut mikroskopisch gefundenen Ödem und der in den Papillen vorhandenen *ödematösen Durchtränkung der kollagenen Fasern*). — 3. Das betreffende Kleinkind zeigte *im Beginne der Erkrankung Abführen* (entspricht den *Durchfällen* der Versuchsmäuse und der bei den sezierten Tieren gefundenen *Enteritis catarrhalis acuta*). — 4. Bei dem kranken Kinde zeigte sich eine *akropathe Beteiligung der Nase* in Form von abwechselnder Hyperämie und Ischämie (entspricht der Hyperämie, Cyanose, den Erosionen und beginnenden Gangränen an den Schnauzen der Versuchsmäuse). — 5. Die bei dem kindlichen Vergleichsfalle vorhandenen *Paresen der Beine* mit vorübergehend fehlenden Patellarsehnenreflexen, ferner der durch 14 Tage sich zeigende Ausfall der Bauchdeckenreflexe und überhaupt die auffallende allgemeine Muskelschwäche bei verlangsamter und erschwerter muskulärer Beweglichkeit (passive Rückenlage ohne eigene Bewegungsantriebe) erweckten den Eindruck einer Poliomyelitis („Pseudopoliomyelitis"), der man bei der Schwere des Zustandes kaum eine so rasche Restitutio ad integrum hätte zutrauen können, wie wir es bei dem kranken Kinde hatten beobachten können [entspricht im Mäuseversuche dem histologischen Befunde der *Vakuolisation der Rückenmarksganglienzellen*, ferner dem bei der Sektion gefundenen *Ödem* und der leukocytären *Infiltration des Rückenmarkes*, sodann auch den *kleinen Blutungen* und der starken Hyperämie daselbst und vor allem auch den schon bei äußerer Betrachtung der Versuchsmäuse feststellbaren *Paresen an den hinteren Gliedmaßen* („Känguruhstellung"), sowie überhaupt der allgemeinen Schwerbeweglichkeit dieser Versuchstiere]. — 6. Die verhältnismäßig *rasche Ausheilung* des klinischen Krankheitsfalles entspricht auch den Erfahrungen im Mäuseversuche, wo die Tiere trotz starker Paresen der hinteren Extremitäten bei rechtzeitigem Abbrechen der künstlichen Maisbrandvergiftung sich schon nach 3—6 Tagen erholten und sich schließlich völlig ausheilten (leichter und völliger Rückgang der den Lähmungen zugrunde liegenden *anatomischen Prozesse bei Mensch und Tier*. — 7. Es bestand eine *allgemeine Reizbarkeit* des Kindes bei latenter Tetanie (Medianus beim Beklopfen deutlich übererregbar; wahrscheinlich ist die *Hyperämie der Meningen* der Versuchsmäuse mit diesen klinischen nervösen Symptomen des Kindes in Analogie zu bringen. — 8. *Struppiges*, durch inselförmiges Ausfallen wie bei einer Alopecie angeordnetes *Haupthaar* des Kindes (entspricht dem haarelassenden *schütteren, struppigen Felle* vieler Versuchsmäuse).

Soweit man also menschliche Krankheitszustände durch Tierversuche erklären kann, ist dies bei einem einzelnen Falle einer kindlichen Maisbrandvergiftung auch durchgeführt worden. Noch besser wird die Übereinstimmung zwischen Klinik und Tierversuch, wenn man nicht einen einzelnen Krankheitsfall herausgreift, sondern wenn man die *gesamte* Symptomatologie *aller* kindlichen Kranken mit den Tierversuchen vergleicht.

Diagnostische Schlußbemerkung. Für den klinischen Verdacht eines U. spricht die anamnestische Feststellung der Ernährung eines akropathiekranken Kleinkindes mit unreinem Maismehle, in dem man mikroskopisch die leicht erkennbaren charakteristischen U.-Sporen feststellen kann. — Die Dauer des spontanen Verlaufes der drei, besonders an den Acren der Kinder sich zeigenden Erkrankungen, d. h. des *U.*, der echten *infantilen A.* und der in Maisländern gerade auch bei Kindern stets in Betracht kommenden *Pellagra* kann nach meinen Erfahrungen etwa mit folgenden zeitlichen Größenordnungen charakterisiert werden: auch ein schwerer *U.* heilt bei einfacher Ernährungsbehandlung schon in *Wochen,* eine spontan sich überlassene, aber mit bester Pflege bedachte infantile A. nach *Monaten,* während eine kindliche schwere Pellagra *Jahre* zu ihrer Reparation benötigt bzw. nach Jahren auch tödlich endigen kann (siehe noch unter Pellagra 7.: „Unterschiede im Verlaufe", S. 328).

IV. Pellagra der Kinder.

1. Ergebnisse aus der die Kinder betreffenden Kasuistik.

Es ist eine alte Erfahrung, daß überall dort, wo Pellagra (P.) bei Erwachsenen vorkommt, auch bei *Kindern* P.-Erkrankungen vorgefunden werden *können.* Allerdings gehört hierzu auch noch ein gewisses *„pellagröses Milieu"* — wie ich es nennen möchte — d. h. eine bestimmte Vereinigung von gesundheitlicher Verelendung und von Pauperismus, welchen Gesamtkomplex C. RAYMOND bei seinen Studien in dem ehemals österreichischen Kronlande Görz mit den kurzen Worten *„Mais et misère"* bezeichnet hat. Je schwerer die Endemie ist, desto mehr scheinen daran auch Kinder beteiligt. So befinden sich z. B. in dem großen Berichte von V., A. und AUREL BABES (1923) unter 50 P.-Kranken aus den rumänischen Mais-P.-Gegenden 6 Kinder im Alter von 4—15 Jahren; ferner finde ich an einer anderen Stelle (S. 151) dieses Berichtes eine Familienbeobachtung, nach welcher eine, seit 15 Jahren an P. erkrankte Mutter 13 Kinder gebar, von denen nur 5 am Leben blieben. *3 dieser Kinder litten an P.*

Die P. ist eine ausgesprochen *chronische* Erkrankung, welche — als Kinderarzt betone ich dies hier ganz besonders — schon *vor* dem eigentlichen, klassischen, *manifesten Syndrom* eine lange *latente* Phase („Pellagra ante Pellagram") aufweisen kann. Jedenfalls sprechen für diese Annahme die Berichte der drei P.-Forscher BABES (1923), welche feststellten, daß die rumänischen Kriegsgefangenen unter der Einwirkung einer unzureichenden Gefangenenkost P. bekamen, während die russischen Kriegsgefangenen unter der Einwirkung derselben Kostmängel von *Skorbut* befallen wurden. Man ist also berechtigt, bei den schon von Kindheit an mit bäuerlichen Maisspeisen ernährten Rumänen eine *stille* (prädisponierende ?) Vorphase der P. anzunehmen. Diese stille (latente) Vorphase der P. kann aber gerade bei *Kindern* die größte Bedeutung erhalten; denn wenn auch z. B. die manifeste P. erst im Jünglingsalter ausbricht, so kann doch die latente P. schon jahrelang bestanden haben. In dieser Phase einer „Pellagra ante Pellagram", in welcher das pathognomonische Syndrom noch fast unkenntlich ist, fehlen bei Säuglingen und Kleinkindern besonders die starken Sonnenbelichtungen mit ihren Reizwirkungen. Ferner überwiegen bei Kindern auch vielfach noch gewisse, spezifisch-pädiatrische Eigenheiten, wie z. B. die Neigung zur Ausbildung von starken Ödemen und insbesondere die rasche Ausbildung von besonderen, stark schwankenden Hungerödemen bei Kachektikern, oder überhaupt das Vorwiegen der Magen-Darmerscheinungen, ferner die Ähnlichkeit des Vor-P.-Zustandes oder des pellagrösen Anfangsstadiums mit der FINKELSTEINschen Dekomposition der Säuglinge oder auch mit der Coeliakie der Kleinkinder. Je jünger die befallenen Kinder sind, desto mehr deckt sich diese unklare *Kinder-P.* auch mit dem *Beginn* der P. Es überschneiden sich also in diesen Fällen die Unklarheiten *zweier* Stadien: 1. Die beginnende P. ist ja überhaupt unklar und zeigt schon *vor* den charakteristischen

P.-Zeichen (Erythemen) eine Reihe von unklaren Symptomen, wie z. B. Kopfweh, Schwindel, Lumbago, allgemeine Schwäche, Bauchschmerzen, Erbrechen, Stomatitis, heftige Diarrhöen usw. (nach V. BABES, DRAGIŠIĆ, GERARDINI, MAYERHOFER, NARDI, VASILIU, ZANETTI u. a.). 2. Die Kinder-P. zeigt naturgemäß das Vorwiegen von infantil-charakteristischen Erscheinungen, wodurch die etwa nur in Spuren vorhandenen, pathognostischen P.-Symptome überdeckt werden können. Ich weiß es aus Erfahrung, daß praktische Ärzte, die lange Jahre im P.-Terrain gearbeitet haben, *fast nie* P. bei *Kindern* gesehen haben; denn die Eltern selbst bringen ihre unklar erkrankten Kinder nicht zum Arzte, und der P.-Arzt ist auch fast nie ein Pädiater. — Hauptsächlich aus diesen beiden Gründen hat im kinderärztlichen Schrifttum die P. noch nicht jene Würdigung, die der Gegenstand verdient, erlangt. Daher kommt es auch, daß in den eigentlichen P.-Ländern die ärztliche Aufmerksamkeit beinahe ausschließlich nur auf die bekannten klassischen Krankheitsbilder bei Erwachsenen mit ihren so auffallenden dermatologischen oder auch psychiatrischen Erscheinungen gerichtet ist. Pädiatrische Berichte gibt es nur wenige. So beschrieb in neuerer Zeit (1930) LENGSFELD einen Fall von P. bei einem *ohne Mais*, aber sonst recht *eiweißarm* ernährten, 6 Jahre alten Kinde aus Breslaus Umgebung. Ferner finden sich in der größeren Studie von GEORGI-BEYER (1930) auch vereinzelte pädiatrische Angaben. Im Handbuch von PFAUNDLER-SCHLOSSMANN schrieb WIRZ (1935) einen kurzen pädiatrischen Artikel. — Sogar einen vereinzelten Säuglingsfall (kongenital nach BLOOM) kennen wir. In letzterer Zeit schrieben MAYERHOFER-DRAGIŠIĆ (1938) einen pädiatrischen Bericht über vier kindliche P.-Fälle aus den verschiedenen Maisgegenden Jugoslawiens.

Auch aus der Kasuistik dieser beiden Autoren erhellt, daß das Krankheitsbild der P. bei *Kindern bedeutend weniger charakteristisch* entwickelt ist als bei Erwachsenen. Insbesondere überwiegen im Kindesalter gewisse spezifisch pädiatrische Zustände, wie z. B. Magen-Darmerscheinungen mit deren Folgen (Dekomposition, Pseudocoeliakie, Kachexie, allgemeine Rückständigkeit, häufige und starke Ödembildung, Vereinigung der P. mit Hungerödemen usw.). Ödeme gehören ja in das regelrechte Krankheitsbild der P. Aber mir scheint es, daß im *Kindesalter* die Neigung zum *länger bestehenden* Ödem viel stärker entwickelt ist als bei Erwachsenen. Kurz vorübergehende „Hungerödeme" bei kindlichen, pellagrösen Kachektikern stellte ich unter 4 Fällen 2mal fest. Bei Erwachsenen wieder scheint die Vereinigung von P. mit Hungerödemen weit seltener vorzukommen als bei Kindern, wie dies aus einer Mitteilung TSCHILOFFS (1937) aus Bulgarien über den anscheinend *ersten* Fall einer solchen Vergesellschaftung bei einem 20jährigen Manne hervorgeht. Allerdings wird es bei Erwachsenen auch wieder viel schwerer als bei Kindern sein, zwischen den spezifischen P.-Ödemen und zwischen nichtspezifischen Hungerödemen zu unterscheiden.

Mischformen der P. Bei dieser Gelegenheit will ich abermals auf die Möglichkeit eines komplizierten „*Morbus cerealis*" gerade im Rahmen einer kindlichen P.-Erkrankung aufmerksam machen. So ist es z. B. sehr leicht möglich, daß eine an und für sich schlechte pellagrogene Maisnahrung auch reichlich *Maisbrandsporen* enthält. Diese Kombination kann besonders für Kleinkinder bedeutungsvoll werden, indem gerade Kleinkinder sehr empfindlich gegen die Giftwirkung seitens der Maisbrandsporen sind. In solchen Fällen zweifacher Ätiologie kann demnach im Krankheitsbilde einer akuten Maisbrandvergiftung auch noch eine beginnende P. versteckt enthalten sein. *Theoretisch* muß ich eine solche Möglichkeit, die sich bei Kindern in Maisländern jeden Tag ereignen kann, jedenfalls in Erwägung ziehen. In der *Praxis* wird sich jedoch die sichere Diagnose einer solchen Doppelätiologie nicht leicht gestalten. Ich selbst konnte bei meinen Fällen eine solche Diagnose — obwohl mir deren Möglichkeit seit langem bewußt ist — noch nicht stellen.

Mischform der experimentellen „Tier-P.“. Ein Teil der Versuche, beim Tiere P. zu erzeugen, beruht darauf, daß man verschiedene Auszüge aus jenem schlechten Maismehl, das bei Menschen pellagraerzeugend wirkt, bereitet. Diese Auszüge wurden verschiedenen Versuchstieren beigebracht. Tatsächlich erkrankten ja auch die Tiere; aber nach meiner Meinung und nach verschiedenen anderen Untersuchern darf man diese Tiererkrankung nicht so ohne weiteres der menschlichen P. gleichstellen. Erstens ist die menschliche P. eine ausgesprochen *chronische* Erkrankung, die durch Ernährungsschäden erst im Laufe einer längeren Zeit sich *langsam* entwickelt. Hingegen ist die künstlich erzeugte *Tier-P.* eine nach Injektionen eintretende, ganz *akute* Intoxikation, denen die Versuchstiere in kurzer Zeit erliegen. Die zur Injektion verwendeten alkoholischen oder auch wäßrigen Extrakte aus verdorbenem Mais (Lombroso, Babes u. a.) enthalten durchaus nicht eine chemisch feststellbare Substanz, sondern nur eine wechselnde und chemisch kaum definierbare Sammelmenge verschiedener Gifte. V. Babes und Busila konnten neben verschiedenen Bakterien, Schimmelpilzen und Rostpilzen (Uredo) auch *Ustilago majdis* feststellen. Da ein Teil der von den drei P.-Forschern Babes durchgeführten Tierversuche Symptome ergab, welche denen sehr ähnlich waren, die Dragišić und Varićak bei ihren Mäuseversuchen mit *reinem Ustilago* erhielten, so müßte jedenfalls in Zukunft aus den P.-Tierversuchen die toxische Wirkung von Ustilago majdis sorgsam ausgeschlossen werden. *Der U. ist nämlich derzeit bereits eine klinisch und tierexperimentell so fest umrissene Erkrankung, daß man sie jedenfalls aus dem klinischen und experimentellen Krankheitsbilde der P. herausnehmen kann und muß.*

Allgemeines über Kinder-P. Auch die kindliche P. gehört mit der Beriberi-Krankheit in die große Gruppe der B.-Avitaminosen. Als P.-Schutzstoff wird das Vitamin B_2 (mit drei Untergruppen) angesehen. Zum klinischen Ausbruche wirklicher P.-Symptome ist aber außer einem Mangel an B_2 auch noch eine in anderer Hinsicht ganz bestimmte Beschaffenheit der Nahrung erforderlich [hochgradige Einförmigkeit bis zum Monophagismus (Volpino), ferner Verarmung an Mineralstoffen, an Tyrosin, Tryptophan und Lysin]. Ohne mich des näheren in die Erörterung des äußerst schwierigen Problems der P.-Ätiologie einzulassen, will ich hier für unsere Zwecke nur ganz kurz erwähnen, daß auch heutzutage noch vor allem *drei Theorien* im Mittelpunkte aller Diskussionen über die P.-Genese stehen: 1. *Die Ernährungs-* (Avitaminose-), 2. die *Infektions-* und 3. die *Intoxikationstheorie.* Hierzu kommen noch Hilfstheorien, wie 4. die *Insolations-* oder *Belichtungstheorie,* 5. die *Lipoidmangeltheorie* (Sepp) und in neuerer Zeit 6. auch noch eine *Allergietheorie.* — Wir sehen bzw. wir dürfen die Kinder-P. in allen jenen Gegenden *vermuten,* wo bei überwiegender Maisnahrung alle anderen zur Verbesserung der Kost nötigen Zusätze (frisches Obst und Gemüse, Fette, Eier, Fleisch, Milch, andere Mehle, besonders Hafermehl) fehlen.

P.-Länder sind vor allem Spanien (1735), die Lombardei (1750—1775), ferner Venetien und Mittelitalien (um 1800), das frühere österreichische Südtirol (Goethes Bericht von seiner italienischen Reise, Merck u. a.), Görz und das ehemalige österreichische Küstenland, dann auch Südfrankreich (1830), die rumänische Wallachei, Beßarabien und die armen Maisgegenden Bulgariens (Petroff) sowie des heutigen Jugoslawiens. Hinzu kommen noch Portugal, Südrußland, Griechenland (Typaldos), die Türkei, Afrika, Indien und Südamerika. Aber auch in anderen Gegenden, wo keine einförmige Maisnahrung besteht, und wo man P. nur selten sieht (Paris, Schweiz, Westfalen und auch sonst im deutschen Reich, ferner „versprengte P.“ im neuen Österreich. Nach Arzt kann auch die P. bei akropathen Erkrankungen der Kinder in Differentialdiagnose kommen.

Südslawische P. In den Landstrichen des heutigen Königreiches Jugoslawien haben die Ärzte schon seit längerer Zeit das Vorkommen der P. festgestellt. Recht zahlreich sind denn auch im serbokroatischen Schrifttume Berichte über P. im allgemeinen, d. h. hauptsächlich bei *Erwachsenen* zu finden (Čulumović, Dojmi, Ellinger, Forenbacher, Glück, Mašek, Nedeljković, Sladović, Šulentić, Taussig, Zarubin). Über die neueste Zeit ist zu berichten, daß jetzt die Zahl der P.-Kranken auch in Jugoslawien beträchtlich abnimmt, so daß wir z. B. in den Zagreber Krankenanstalten P. immer seltener sehen. Es hängt dies unter anderem mit der besseren ärztlichen Aufklärung, mit der Verbesserung der Verkehrsverhältnisse, mit der Hebung der Lebenshaltung und mit der qualitativen Verbesserung der Volksernährung zusammen, wodurch auch in diesen „Rückzugsgebieten" primitivster bäuerlicher Lebensführung die Vorbedingungen für die Mais-P. immer mehr und mehr weggeschafft werden. Immerhin wurden aber doch in den Jahren 1906—1933 im Bereiche des heutigen Jugoslawiens noch 273 Fälle ärztlich beobachtet, wovon allein auf den kurzen Zeitraum nach dem Weltkrieg (1919—1933) 192 Fälle fallen (nach Dojmi, 1934). P. ist in Jugoslawien *verstreut im ganzen Lande* vorhanden (von Zagreb im Westen bis Skoplje im Südosten). In den *armen Maisgegenden* sind *mehr* Fälle vorhanden; am häufigsten wird die P. jetzt in der Herzegovina und in Südserbien gefunden (Dojmi, Ellinger, Nedeljković, Nešković, Zarubin). In Südserbien zählte Nešković allein 92 Fälle. Dieser Autor sah bei *Kindern* zwischen dem 1.—10. Lebensjahr 7 Fälle und ebenso viele bei älteren Kindern und Jugendlichen zwischen dem 10.—20. Lebensjahre. — Nach dem zusammenfassenden Berichte von Dojmi (1934) zeigt die P. in Jugoslawien hauptsächlich doch nur *leichtere* Formen; sie erscheint auch hier in den Gegenden, wo sich die Bevölkerung vorwiegend mit *Mais* ernährt.

P. ohne Maisätiologie. Auch außerhalb der eigentlichen Maisgegenden hat die P. eine zeitgemäße Bedeutung. So kann man z. B. vereinzelte Fälle in der Schweiz (Jadassohn) und ebenso auch im Deutschen Reiche sehen (Georgi-Beyer und Lengsfeld, 1930). Von den Gegenden, für welche die Maisätiologie unmöglich gelten kann, erwähne ich noch besonders die Länder mit überwiegender *Reisnahrung* (China, Japan, manche spanische Landstriche und Südrußland). Die Thompson-McFadden-P.-Kommission in Amerika glaubte z. B. auf Grund ihrer Beobachtungen während des Weltkrieges berechtigt zu sein, in der Reisgegend von Süd-Carolina die Maisätiologie der dortigen P. sicher ausschließen zu können. Auch bei den deutschen Fällen von Georgi-Beyer kann die Maisernährung keine wesentliche Rolle gespielt haben, obwohl ein gelegentlicher Maisgenuß (Puddingpulver, Maizena) nicht ausgeschlossen werden kann. Der Fall Lengsfelds aus Breslaus Umgebung war wohl *eiweißarm*, aber doch *maisfrei* ernährt worden. — In neuester Zeit berichtet Corkill (1934) über 103 Mitglieder eines eingeborenen Stammes aus dem Sudan, bei denen eine nach den Symptomen ganz zweifellose P. nach *Hirsenahrung* eingetreten sein soll.

Klinische Einzelheiten. Da im allgemeinen die kindliche P. die klassischen Leitsymptome durchaus noch nicht in bester Ausbildung besitzt, so wird die kindliche P. vielfach auch *nicht erkannt*, oder in den Ambulatorien nicht selten auch nur als *Nebenbefund* erhoben. In den Fällen meiner Klinik suchten die Eltern die Klinik z. B. wegen ganz anderer Beschwerden ihrer Kinder auf als wegen der bekannten klassischen P.-Symptome. So ist mir z. B. ein in dieser Hinsicht recht bezeichnender Fall in Erinnerung, wo ein damals 15 Jahre altes Bauernkind nur deshalb auf meine Klinik gebracht wurde, weil es „ein ganzes Jahr mit Kopfweh im Bette lag, weil es nur so groß war wie ein Schulanfänger und weil es von Zeit zu Zeit auffallende Anfälle von tiefer Traurigkeit zeigte". Der Assistent meiner Klinik (Dragišić) konnte bei diesem bis dahin nicht diagnostizierten und erfolglos behandelten Falle eine P., und zwar schon mit Hautsymptomen feststellen (Erythem des Gesichtes und der Handrücken, Casálsches Halsband, krokodillederartige Zungenoberfläche, Hautatrophien und beginnende Muskelatrophien). Wenngleich die einzelnen Symptome auch in diesem Falle nicht gerade klassisch ausgebildet waren, so war doch für einen Pädiater das Krankheitsbild eine ganz unverkennbare P. Noch schwieriger wird die Diagnose der kindlichen P., wenn nur ein „Pellagroid", das sich unter dem Bilde einer chronischen Magen-Darmstörung, einer Kachexie oder einer Coeliakie verbirgt, vorliegt. — Ferner schien es mir überhaupt bei der Betrachtung des *Verlaufes* schwerer kindlicher P.-Fälle, daß die Erkrankung auf eine gute, maisfreie, gemischte Kost mit Zulagen von Leberpräparaten, Hafermehlspeisen und Vitaminen zwar auffallend rasch und gut anspricht, daß jedoch nach einem gewissen Höhepunkte der Besserung eine endgültige Ausheilung nicht erreicht werden kann („*Pellagra post Pellagram*" bei Kindern nach MAYERHOFER). So verschwinden z. B. bei Kleinkindern die begleitenden Hungerödeme sehr rasch, die voluminösen, aashaft stinkenden Stühle bessern sich zwar rasch, behalten aber noch lange Wochen bis Monate ihren merkwürdigen, der Wäsche anhaftenden Gestank, die Gewichtslinie beginnt nach den ersten Ödemverlusten anfänglich wieder sachte, später steiler anzusteigen, die in der Körperlänge beträchtlich zurückgebliebenen Kinder fangen wieder im beschleunigten Tempo zu wachsen an, aber von einer eigentlichen Ausheilung kann auch nach monatelanger Spitalsbehandlung keine Rede sein. Insbesondere „schlummern" die Hauterscheinungen weiter und erwachen wieder auf irgendeinen Reiz bei anderer Gelegenheit (Frühling, Besonnung, Schwächezustände nach anderen Erkrankungen, Ernährungsschäden usw.). Gute P.-Kenner bezeugen denn auch, daß die Krankheit an und für sich nie gänzlich ausheilt; sie wird nach der Ausdrucksweise MAC NEALs bloß „stille"; nach den Erfahrungen der drei P.-Forscher BABES dauert die klassische Erkrankung *jahrelang*, „*même toute la vie*". So konnte z. B. der Breslauer psychiatrische P.-Fall eines 15 Jahre alten Mädchens (von GEORGI-BEYER) trotz vitaminreicher Ernährung nicht aufgehalten werden, er endete schließlich nach $2^1/_4$ Jahren in sehr abwechslungsreichem Verlaufe und trotz aller anscheinenden „Besserungen" doch mit dem Tode.

2. Die kindliche Pellagra im klinischen Systeme der übrigen Akropathien.

Auch die kindliche P. besitzt ausgesprochene akropathe Symptome. Ich will bei dieser Gelegenheit nur ganz vorübergehend an die Handschuh- und Strumpfformen der pellagrösen Hautveränderungen der Hände und Beine aufmerksam machen. Die vergleichende Gegenüberstellung der kindlichen P. mit den übrigen Akropathien des Kindesalters liegt demnach sehr nahe und ist auch tatsächlich schon von mehreren anderen Seiten her gemacht worden. So nehmen z. B. auch PÉHU und MESTRALLET (1931) diesen klinischen Vergleich zur Kenntnis. Sie erwähnen ausdrücklich den Madrider Arzt CARDENAS y PASTOR, der (1927) eine Parallele zwischen A. und P. aufstellt. — Bei einer differentialdiagnostischen Untersuchung zwischen P. und A. kann ich a) *übereinstimmende* und b) *unterscheidende* Symptome (Syndrome) feststellen:

a) Übereinstimmungen. Die kindliche P. hat im Beginne der Ausbildung ihrer Hautsymptome eine nicht geringe Ähnlichkeit mit manchen Formen der infantilen A.; steht sie doch im Systeme der kindlichen Akropathien neben anderen Erkrankungen (chronische Arsenvergiftung, Sekalismus, U.) in der Gruppe der akrodyniformen (akrodynoiden) Erkrankungen (siehe das Schema S. 276). In der *Praxis* ist diese vergleichende Gegenüberstellung von P. und infantiler A. aber gar nicht so nebensächlich, wie es vielleicht auf den ersten Anblick aussehen könnte. So berichtet z. B. GLANZMANN (1937), daß auf seiner Berner Klinik eine infantile A. mit geringen Schweißen und äußerst starker scharlachartiger Schuppung gesehen wurde, bei welcher unter anderen Vermutungen auch die Diagnose „P." von einem jungen Arzte gestellt worden ist. Ferner beschreibt auch Rocaz (1932) in seiner der infantilen A. gewidmeten Monographie eine bei kindlichen Akrodynikern zuweilen vorkommende eigentümlich rotbräunliche Hautverfärbung, die „entfernt an jene bei der P.-Eruption erinnert". — Aber auch in *theoretischer* Hinsicht ist diese Ähnlichkeit der P. mit manchen Symptomen der infantilen A. aller Beachtung wert. Vielleicht wird gerade sie in Zukunft noch eine wichtige pathogenetische Bedeutung gewinnen. So will ich z. B. in Hinsicht auf den *Sekalismus* erwähnen, daß Pentschew (1929) durch eine *Ergotinvergiftung* (Sekalismus!) bei einem Affen eine *pellagraähnliche* Erkrankung hervorrufen konnte. Aber auch Vergiftungen mit *Blei* und *Kohlenoxyd* geben ein pellagraähnliches Krankheitsbild, das man schon als „*Pellagra sine Pellagra*" bezeichnet hat. — Wenn man von einem kindlichen P.-Falle die sonst als charakteristisch angesehenen pellagrösen Hautveränderungen, die aber gerade bei Kindern ohnehin nie so stark wie bei Erwachsenen ausgeprägt sind, subtrahiert, so kommt man zu einem Krankheitsbild, das im entferntesten immerhin auch an infantile A., ferner an Sekalismus bzw. auch an U. erinnern kann. — Die *wichtigste* Differentialdiagnose der kindlichen P. ist aber gewiß die gegen die infantile A., daher ich mich im folgenden hauptsächlich mit diesem Gegenstande beschäftigen will.

1. Allgemeine Charakteristik in den Übereinstimmungen. So wie bei der infantilen A., so bemerkt man auch bei der P. eine *stärkere Besetzung der Frühlingsmonate.* Die gemeinsame Ursache könnte in dem einen und auch in dem anderen Falle die leichtere Reaktionsfähigkeit des *vegetativen* Nervensystems sein („biologischer Frühling" beim Kinde nach Moro). — Weiterhin können sich die kindliche P. und die ihr klinisch ähnlichen akrodynoiden Erkrankungen ganz genau so wie insbesondere die echte infantile A. in den *vier Gebieten des Körpers* abspielen: im *Verdauungssystem,* im *Nervensystem,* auf der *Haut* und im Bereiche der *Psyche.* Als *fünftes gemeinsames* Symptom- bzw. Organgebiet kommt noch das *Drüsensystem der inneren Sekretion* hinzu. — Bei der allgemeinen Betrachtung des pathologischen Geschehens in allen diesen fünf Organsystemen möchte ich mit aller Vorsicht und mit Einräumung gewisser Ausnahmen die Regel aussprechen, daß unter allen akrodynoiden und auch akrodynen Erkrankungen gerade die P. in ihren vollständigen Fällen am meisten die Eigenheit aufweist, daß alle die früher erwähnten fünf Organsyndrome entweder *gleichzeitig* oder doch wenigstens *rasch hintereinander* sich zeigen. Der von Wirz (1935) ausgesprochene Satz: „Die Vergesellschaftung der verschiedenen Symptome macht die Diagnose der P. in der Mehrzahl der Fälle außerordentlich leicht", gilt auch für das Kindesalter, und zwar gerade für die von mir obenerwähnte *Synchronisierung der fünf Symptomengruppen!* — Insbesondere will ich es noch ganz ausdrücklich hervorheben, daß sich zwar auch die echte infantile A. sehr oft in den genannten fünf Körpergebieten äußern kann; aber die betreffenden Symptome entwickeln sich bei der infantilen A. *nie so streng gleichzeitig* wie bei der P., sondern vielmehr *deutlich hintereinander* (siehe noch unter 1., S. 325).

2. Magen-Darmerscheinungen. Folgenden Symptomen der kindlichen P., wie z. B. Speichelfluß, Übelkeit, Eßunlust bis zu gänzlicher Nahrungsablehnung, aber auch Heißhunger, ferner dem starken Erbrechen und kolikartigen Leibschmerzen, stinkenden Stühlen, Abführen bis zu sprueähnlichen Diarrhöen, Gewichtsabnahmen bis zu tiefen Gewichtsstürzen stehen die nicht unähnlichen entsprechenden Magen-Darmerscheinungen der infantilen A. gegenüber.

Avitaminotische Diarrhöen. Überhaupt müssen alle infolge des Mangels gewisser Vitamine eintretenden Diarrhöen vor allem gegen die äußerlich ähnlichen Darmstörungen der infantilen A. abgegrenzt werden. Diarrhöen werden nämlich bei der infantilen A. im *Beginne* der Erkrankung wie auch an deren *Ende* festgestellt (ROCAZ). Diese akrodynen Diarrhöen können sehr hartnäckig werden und bis zu einem Rectalprolaps führen (NOBÉCOURT-KAPLAN). Wenn die vorgefallene Schleimhaut außerdem noch Hämorrhagien zeigt und auch sonst am Körper Zeichen hämophiler Diathese vorhanden sind, wie in dem Falle von ROCAZ und LARTIGAUT, so taucht auch der Gedanke an die Avitaminose des Skorbuts auf, der sich sowohl der P. wie auch der infantilen A. hinzugesellen kann. — Außer den eben erwähnten gastrointestinalen Avitaminosen haben wir aber auch noch andere *Diarrhöen, die ebenfalls auf avitaminotischen* Einflüssen beruhen. Ich erwähne hierbei noch besonders die sog. *europäische Sprue,* d. i. eine Sprue-Erkrankung *nicht tropischer* Herkunft. So beschrieb z. B. soeben STALDER (1937) eine in der Schweiz einheimische Sprue; offenbar ist dies eine besondere *B_2-Avitaminose,* die je nach der Schwere des jeweils vorliegenden Falles durch reichliche Mengen des Vitamins B_2 (Flavinphosphorsäure, Campolon, Hefe usw.) heilbar ist.

Klinisch ähnliche Magen-Darmstörungen, wie sie die P. aufweist, können im Kindesalter auch noch die folgenden Erkrankungen entwickeln: Die Coeliakie mit ihren eigentümlich veränderten Stühlen und mitsamt ihren sekundären Entwicklungshemmungen, dann auch die ADDISONsche Erkrankung mit ihren Darmstörungen, ferner in den seltenen kindlichen Fällen auch die perniziöse Anämie und schließlich auch vereinzelte schwere Stoffwechselstörungen bei der Rachitis, Osteomalacie und Tetanie. Ebenso müssen die stinkenden Fettdiarrhöen mancher Pankreaserkrankungen gegen ,viele der früher erwähnten avitaminotischen und nichtavitaminotischen Stuhlausscheidungen in Differentialdiagnose gebracht werden. Auch manche chronische Leber- und Magen-Darminsuffizienzen des Kindesalters bekommen im Laufe der Erkrankung eine avitaminotische Note, so daß sie gegen Coeliakie, aber auch gegen P. abgegrenzt werden müssen, worauf besonders HANSEN und STALDER aufmerksam machten. Ferner können auch die abdominalen Formen der Lymphogranulomatose und insbesondere die der Mesenterialdrüsentuberkulose differentialdiagnostische Schwierigkeiten bereiten und in pellagraverseuchten Ländern an eine P.-Komponente denken lassen. Von selteneren und ungewöhnlichen Krankheitsbildern erwähnen wir noch *schwere* Wurmkrankheiten mit blutigen Diarrhöen (besonders Trichocephalus) und auch abdominale Formen der chronischen Malaria, welch letztere gerade wegen ihrer langen Dauer und paroxysmalen Heftigkeit ihrer gastrointestinalen Anfälle differentialdiagnostische Schwierigkeiten bereiten können („malarische Pseudodysenterie"). — *Alle diese hier angeführten Differentialdiagnosen gelten selbstverständlich ganz besonders für pellagradurchseuchte Länder.*

3. Hauterscheinungen im einzelnen. Die pellagrösen und die infantilakrodynen Hauterscheinungen (samt Anhangsgebilden und sichtbaren Schleimhäuten) können zuweilen recht auffallende äußerliche Ähnlichkeiten darbieten. Zur weiteren Durchführung dieses Vergleiches erwähne ich die folgenden, gleicherweise bei *beiden* Erkrankungen vorkommenden Symptome: Gefühl des Einschlafens der Glieder, starkes Schwitzen, sehr lebhaftes Kribbelgefühl in Füßen und Händen, wobei die älteren, d. h. die schon sprachgewandten P.-Kranken zuweilen ein Gefühl beschreiben, wie wenn die Sohle in „Brennessel" geraten wäre, oder wie wenn „viele Nadeln" in Sohle und Fersen stechen würden. Hierzu kommt noch das starke Schälen der Handteller (oder Fußsohlen), der Haarausfall, das Haareraufen, ferner noch Rötungen des Zahnfleisches und der Wangenschleimhaut mit lebhaftem Schmerzgefühl im Munde, welche Erscheinungen — allerdings in verschiedener Nuancierung — bei beiden Erkrankungen auftreten können.

4. Psychische Ähnlichkeiten. In den seelischen Äußerungen fällt bei der infantilen A. und gleichermaßen auch bei der P. ein gewisses negativistisches

Verhalten der Kinder und eine labile Stimmung auf. Beiderlei Kranke sind recht weinerlich und zeigen nicht selten auch eine melancholische Verstimmung; der Schlaf ist bei beiden Erkrankungen in mannigfacher Weise gestört.

5. Innere Sekretion. P. und infantile A. besitzen insoferne auch auf diesem Gebiete Gemeinsamkeiten und äußere Ähnlichkeiten, als bei beiden Erkrankungen das System der Einsonderungsdrüsen beteiligt sein kann. Im besonderen will ich nur noch erwähnen, daß neben Stoffwechselstörungen und Rückständigkeiten in der körperlichen Entwicklung besonders die pellagrösen Mädchen in der Pubertät Menstruationsstörungen, welche wir auf innersekretorische Störungen beziehen, aufweisen können. Andererseits ist es aber auch bei der infantilen A. als Störung in der inneren Sekretion der Nebennieren aufzufassen, wenn sich Melanosen der Haut wie bei der *Addisonerkrankung* einstellen (Kuyper, Pradzyńska-Skwarczyńska, Dufourt u. a.). In ähnlicher Weise sind auch die zuweilen bei der infantilen A. feststellbaren Hypertrichosen (Dufourt, Glanzmann, Mayerhofer, Dragišić) als Nebennierenwirkung zu erklären. Überhaupt will ich bei dieser Gelegenheit abermals noch die pathogenetische A.-Auffassung von Kühl, Rietschl u. a. erwähnen, nach welcher — abgesehen von den Nebennieren — auch noch das *gesamte* innersekretorische System beteiligt sein kann. Unter anderem bezieht z. B. auch Glanzmann in der letzten Zeit (1937) verschiedene A.-Symptome auf eine vermehrte „Adrenalinausschüttung".

6. Nervensystem. a) Klinische Symptome. Folgende Krankheitszeichen kann man bei *beiden* Erkrankungen in gleicher Weise vorfinden: Veränderungen in der Beschaffenheit der Patellarsehnen- und auch der Bauchdeckenreflexe. Auffallend ist auch bei manchen Fällen *beider* Erkrankungen eine beträchtliche Muskelschwäche. Das akrodyniekranke Kind will z. B. nicht mehr gehen, sondern verlangt in den Wagen, auf den Arm der Mutter oder ins Bett. Ganz ähnlich bringen auch pellagröse Kinder die größte Zeit liegend im Bette zu, pellagröse Kleinkinder haben z. B. jede Beweglichkeit eingebüßt und bleiben regungslos in passiver Rückenlage liegen. Jeder Spieltrieb und auch das muskuläre Mienenspiel des Gesichtes ist geschwunden. Bei älteren P.-Kindern stellen sich auch deutliche Muskelatrophien ein, „die Kraft versagt", wie sich z. B. ältere Pellagröse ausdrücken. Muskelunruhe oder auch choreiforme Bewegungen, Tremores usw. können gleicherweise bei beiden Erkrankungen vorkommen. — *b) Vegetatives Nervensystem.* Ich gebe selbstverständlich zu, daß die Ätiologie der P. eine ganz andere ist als die der infantilen A. und der übrigen hier früher besprochenen akrodyniformen Erkrankungen. So beruht z. B. die Ätiologie der echten A. höchstwahrscheinlich auf infektiös-toxischen Einflüssen; die krankheitserregenden Schädlichkeiten des U. und des Sekalismus sind die Drogen Ustilago majdis bzw. Secale cornutum; bei der akropathen Form der Arsenvergiftung ist wieder Arsen die bereits klar erkannte Ursache. Für die P. hingegen liegt ein größerer Komplex verschiedenster alimentärer Schädlichkeiten vor, unter denen nach meinen Erfahrungen jedenfalls auch „Mais et misère" eine Hauptrolle spielt. So verschieden also auch alle diese Ätiologien sind, so ähnlich können sich manche der hiervon abhängigen Krankheitsbilder gestalten; in der Erscheinungsform ihrer klinischen Symptome zeigen sich demnach auch vielfache Überschneidungen der einzelnen Krankheitsbilder (z. B. Pellagra → Akrodynie; Pellagra → Sekalismus; Pellagra → Ustilaginismus und

Pellagra → Arsenizismus). Auf Grund dieser klinischen Feststellungen ist aber jedenfalls die Nachforschung nach einem gemeinsamen oder doch wenigstens funktionell im Wesen ähnlichen Angriffspunkte, wo alle diese erwähnten pathogenen Schädlichkeiten ihre zentralen Wirkungen entfalten könnten, erlaubt. Ich erblicke gerade bei der P. diesen mit den anderen Erkrankungen gemeinsamen zentralen Angriffspunkt im *vegetativen Nervensystem*. Bei der vollkommenen Durchführung dieses klinischen Vergleiches kann ich mich — wenigstens was die P. betrifft — auch noch auf KARCZAG berufen, der (1926) die Ursache der jahreszeitlichen Periodizität in den P.-Erscheinungen in erster Reihe ebenfalls im vegetativen Nervensystem und in dem damit zusammenhängenden endokrinen Drüsenapparat sieht. Aus dem gesamten endokrinen System betrachtet KARCZAG besonders das *chromaffine System* als einen Teil der P.-Ursache, womit wieder eine gangbare Brücke zur infantilen A. geschlagen erscheint.

b) Unterschiede. Trotz der eben besprochenen Gemeinsamkeiten und trotz großer äußerer Ähnlichkeit der pellagrösen und der infantilakrodynen Symptome wird der Kliniker doch kaum ernstlich in Schwierigkeiten bei der Unterscheidung zwischen A. und P. kommen, denn es haben die beiderseitigen ähnlichen Symptomengruppen doch auch ihre charakteristischen Eigenheiten und ihre ganz besondere Note. Schwieriger allerdings kann es in Ländern werden, wo die P. nur selten vorkommt und noch dazu mehrfache Atypien bietet (Schweiz, Deutsches Reich usw.). Im folgenden will ich bei den wichtigsten Einzelsymptomen der P. und der infantilen A. die jeder der beiden Krankheiten eigene, charakteristische Note hervorheben.

1. Allgemeine Charakteristik in den Unterschieden. Wenngleich die P. eine äußerst chronische, auf Jahre, ja selbst auf das ganze Leben sich erstreckende Erkrankung ist, so besitzen doch — nach meinen eigenen Beobachtungen und nach meinen Studien aus dem Schrifttum — deren einzelne Krankheitszeichen eine nicht verkennbare Neigung zur *Gleichzeitigkeit*. Die P. „*synchronisiert*" die verschiedensten Symptome und Syndrome — wie ich mich einmal ausgedrückt habe —, und zwar dies im deutlichen Gegensatze zur infantilen A. Denselben Gedanken, allerdings nicht bezogen auf pädiatrische Fälle, fand ich bei den P.-Forschern BABES in folgender Prägung: «Une autre constatation interessante est que dans la plupart des cas, la maladie (P.) ne commence pas par un seul symptome, mais par une série de symptomes, qui se combinent de la manière la plus variée». — Diese *Synchronisierung* der P.-Symptome bemerken wir besonders in den vier Hauptgebieten, d. h. in der Symptomatologie der *Verdauung*, des *Nervensystems*, der *Haut* und in den *psychischen* Störungen. Im folgenden will ich bei jeder *einzelnen* Symptomengruppe diese eigentümliche P.-Note bzw. die entgegengesetzte der A. besonders hervorheben.

2. Verdauungsstörungen. Zwar zeigen sich die P.-Durchfälle nicht an und für sich pathognomonisch, doch sind sie in manchen Fällen weit zahlreicher (in 24 Stunden bis zu 20—30) als die der infantilen A. Die P.-Stühle enthalten zuweilen auch Blut und zeichnen sich durch einen eigentümlich süßlichen oder fauligen Geruch aus. Bei einem unserer Zagreber Fälle, einem pellagrösen Kleinkinde, war der aashafte Stuhlgestank derart intensiv, daß er an der Wäsche und sogar am Krankenzimmer hartnäckig haftete. Ferner hielt dieser Gestank monatelang an und überdauerte die scheinbare Genesung. In schweren P.-Fällen sind die Verdauungsstörungen zuweilen im Beginne auch von Tenesmus und

Fieber begleitet. — Die Magen-Darmstörungen der A. zeigen insoferne auch eine zeitliche Auseinanderzerrung ihres Ablaufes, indem *Diarrhöen* sowohl am *Beginne* als auch am *Ende* der Erkrankung sich einstellen können.

3. Nervensystem. Die pellagrösen Nervensymptome besitzen im Vergleiche mit den infantilakrodynen die folgenden unterscheidenden Eigenheiten: Gefühl des Schwankens, anfallsweise auftretende Rauschzustände bei völlig erhaltenem Bewußtsein, Steigerung der Sehnenreflexe, während sie im späteren Laufe der A. und besonders bei deren pseudopoliomyelitischen Formen herabgesetzt oder auch erloschen sein können. P.-Kranke zeigen Polyneuritiden mit rheumatoiden Schmerzen und Muskelversteifungen mit einer hierdurch bewirkten, eigentümlich gebückten Zwangshaltung, wobei der Gang einen spastisch-paralytischen Charakter erhält. Bei den kindlichen P.-Kranken kommen dazu noch eigentümliche Schmerzen in den Gelenken und in den langen Röhrenknochen bzw. in den entsprechenden Sehnensätzen und in der betreffenden Muskulatur, welches ,,Gliederweh" auch an die rheumatoiden Schmerzen beim U. oder an die schmerzhafte ,,Ziehe" beim Sekalismus erinnern kann.

4. Hautsymptome. Zwar sind die pellagrösen Hautveränderungen bei den Kindern und namentlich im Beginne selten so typisch ausgebildet wie bei Erwachsenen. Indes haben doch auch die Hautsymptome auch schon bei ganz kleinen Kindern ihre pellagröse Note. Man bemerkt bei ihnen zuerst nur andeutungsweise, später und besonders bei größeren Kindern jedoch schon deutlicher, die charakteristischen rötlich-braunen, flächenhaften Pigmentationen im Gesicht (,,Maske"), wobei auch besonders die seitlichen Wangenteile ergriffen sein können; später und insbesondere nach genügender Lichtwirkung bildet sich das bekannte CASALsche Halsband aus. Bei älteren Kindern, die sich schon längere Zeit der Sonnenstrahlung aussetzen, entstehen an der Haut des Gesichtes, der Hände, Füße, der Unterarme und der Unterschenkel die multiformen P.-Ausschläge (anfängliche Erytheme, Ödeme, baldige Pigmentationen, vereinzelte pellagröse, lichenoide ,,Phlyktänen" der Haut mit rasch folgenden Atrophien, so daß die kindliche Haut wie feines Papier sich fältelt). An den ergriffenen Hautstellen bildet sich ebenfalls recht rasch die bekannte pellagröse Hautrauhigkeit aus, welche bei kleinen Kindern selbstverständlich viel zarter als bei Erwachsenen ist. Die pathognostischen Hornkegelchen an den Nasolabialfurchen sieht man wohl nur beim älteren Kinde, das schon einige Zeit an P. leidet. Von den für P. charakteristischen Zungenveränderungen sieht man bei der beginnenden Erkrankung kleiner Kinder nur die Glossitis. Wenn hierbei die Zunge sich vergrößert, bilden sich am Zungenrande Zahnabdrücke und eigentümliche ,,Facetten" aus, die bei rechtzeitiger Allgemeinbehandlung leicht wieder sich zurückbilden. Die rissige Zunge oder gar die rauhe, gefelderte ,,Krokodillederzunge" sah ich nur bei älteren Kindern, bei denen die P. schon längere Zeit bestand. — Während aber in dem zeitlichen Ablaufe der pellagrösen Hautveränderungen doch nur eine ununterbrochene *geradlinige Tendenz* zur Verschlechterung bemerkt werden kann, kann man bei den Hautsymptomen nicht weniger A.-Fälle die Neigung zur *zeitlichen Zerlegung* eines einzelnen Syndroms in mehrere Phasen recht deutlich feststellen: *zuerst* zeigt sich das Erythroedem, das Jucken und das Schwitzen, während erst *später* die *Folgen* dieser Veränderungen, nämlich die macerative Schuppung sich einstellt; am *spätesten* erst bilden sich der Haarausfäll oder auch die Hypertrichose und etwaige Nagelveränderungen aus. Bei der A. ist weiterhin auch die Gesamtheit des Hautprozesses ganz deutlich in kleinere Zeitperioden unterteilt. In dessen Ablauf bemerkt man z. B. ein viel *deutlicheres* und *rascheres wellenförmiges* Auftreten der Besserungen und Verschlechterungen, der Rezidiven oder auch wahrer „Krisen" („crises sudurales") als bei der P. Diese raschere Veränderung im Stande der A. sehen wir insbesondere auch in dem Auftreten und Verschwinden der Granulosis rubra nasi, welche förmlich ein leicht sichtbarer Gradmesser für den gesamten Zustand der infantilen A., für deren bevorstehende Besserung oder Verschlechterung vorstellt.

5. Psychische Störungen. Vielleicht $^1/_3$—$^2/_3$ der Kranken mit schwerer P. zeigen im Laufe der Zeit auch psychische Störungen. Die P.-Psychose hat infolge ihrer ganz eigenen Charakteristik schon längst eine selbständige Stellung in der Symptomatologie erlangt. Hingegen sind die bei manchen kindlichen A. vorkommenden psychischen Störungen nie wirkliche Psychosen; auch bei den schwersten Fällen von kindlicher A. sind sie den echten Geistestörungen *nur ähnlich*. Die pellagrösen Geistesstörungen sind gekennzeichnet durch Zustände der Verwirrtheit und der Demenz. Wenn auch die Symptome von Tag zu Tag, ja sogar auch von Stunde zu Stunde wechseln, so ist den pellagrösen Geistesstörungen doch eine gewisse gemeinsame Note *schwer depressiver* Natur eigen. Mit Vorliebe treten bei der P. auch Halluzinationen (besonders das Sehen von Feuer und Flammen!) mit längeren ungestörten Zwischenzeiten auf. Charakteristisch für die P.-Psychose sind weiterhin noch Angstempfindungen und besonders das Gefühl des „Gehetztwerdens" (CASÁL), ferner Selbstmordgedanken und auch wirkliche Selbstmordversuche, wobei das *Ertränken* (pellagröse „Hydromanie" nach STRAMBIO) bevorzugt wird. Zuweilen trifft man auch auf eine eigentümliche pellagröse Pseudoparalyse mit Größenwahn oder auch auf epileptoide Anfälle. Es ist selbstverständlich, daß von der eben skizzierten pellagrösen Geistesstörung nur ältere Kinder befallen werden, während man an ihrer Stelle bei jüngeren nur eine traurige Resignation, eine müde Apathie, Somnolenz oder im Gegenteile auch lebhafte Delirien bemerkt. So wie überhaupt bei den meisten führenden A.-Symptomen des Kindesalters ganz allgemein eine nicht zu übersehende *zeitliche Aufeinanderfolge* charakteristisch ist, so bemerkt man diese Zeitregel im besonderen auch bei den psychischen Störungen der infantilen A. Vor allem zeigen sich die psychischen Veränderungen der A. im *Beginne* der Erkrankung, sie *eröffnen* vor allem den Reigen der übrigen Symptome und beherrschen oft lange vor deren Erscheinen das Krankheitsbild. Aber auch das psychische Syndrom allein läuft zeitlich bei der infantilen A. durchaus nicht in einem einzigen Zuge ab, sondern es erscheint nicht allzuselten wie durch eine Zeitlupe in *mehrere* Phasen auseinandergezogen (nach ROCAZ: a) Traurigkeit; b) Erregung und c) ängstliche Depression). Nicht immer aber sind gerade alle drei Phasen vorhanden; so konnte ich z. B. bei einem meiner A.-Fälle, der sich durch mehrere Monate lang hinzog, nur *zwei* Phasen beobachten, und zwar im *Beginne* eine Erregung mit Wutanfällen, die an Petit mal erinnerten und nach monatelanger Pause am *Ende* der Erkrankung eine Periode ängstlicher Depression und vorübergehender geistiger Stumpfheit.

6. Lebensalter. Ein wesentlicher, wenn auch nicht ein stets ausnahmsloser Unterschied zwischen P. und infantiler A. ist in deren *Bevorzugung gewisser Lebensalter* gelegen. Die P. zählt nämlich die allermeisten Krankheitsfälle unter den *Erwachsenen* und sendet nur eine wenig zahlreiche Vorhut ins Kindesalter vor. Doch je weiter die P. ins Kleinkindesalter und ins Säuglingsalter vordringt, desto geringer wird deren Krankenzahl und auch desto verschwommener wird deren Krankheitsbild. — Die *infantile A.* hingegen ist eine *typische Kleinkinderkrankheit,* wenn es auch eine Säuglingsform (Debré), eine Schulkinderform und eine Adolescentenform (Lemeillet) gibt. Nur ganz vereinzelt wurde das infantilakrodyne Syndrom auch bei Erwachsenen gesehen (Bopaert, Péhu, Mestrallet, Wateff, Wiggelendam).

7. Unterschiede im Verlaufe. Auch hierbei gibt es unter fast allen im Kindesalter vorkommenden Akropathien wesentliche Unterschiede. Ich will aber hier nur die P., die *infantile A.* und den *U.* berücksichtigen. Unter diesen drei Erkrankungen ist die P. sicherlich die am *meisten chronische.* Sie wird bei ihrer ausgesprochenen Neigung zu Rückfällen erst im *4.—5. Jahre* nach ihrem Erstauftreten „am gefährlichsten". Rechnet man doch die entgültige Dauer einer P. nach *Jahrzehnten!* P. soll sogar in schweren Fällen *lebenslänglich* anhalten. Die infantile A. ist in ihren vollständig ausgebildeten Fällen zwar auch eine chronische und vielfach eine an Rückfällen reiche Erkrankung, aber ihre Dauer zählt im allgemeinen doch nur nach *Monaten.* — Der *U.* hingegen zeigt, entsprechend seinem Charakter als einer mehr oder weniger *akuten* Lebensmittelvergiftung, den am *wenigsten chronischen* Verlauf. Bei ihm bemerkt man ganz ohne medikamentöse Behandlung und bei guter Ernährung z. B. schon nach *Wochen* eine wesentliche Besserung; er heilt auch unter den drei genannten Erkrankungen am *sichersten* aus, d. h. bei der Fernhaltung weiterer Möglichkeiten der Vergiftung mit Maisbrandsporen zeigt der U. weder Rezidive noch Dauerfolgen (siehe noch unter U., „Diagnostische Schlußbemerkung", S. 316).

V. Chronische Arsenvergiftung.

Der „Arsenicismus chronicus" ist schon seit langer Zeit bekannt. Man begegnet ihm besonders bei solchen Menschen, die infolge einer Nahrungsmittelvergiftung, infolge unbeaufsichtigter Heilmittelverwendung oder auch infolge einer beruflichen Beschäftigung mit arsenhältigen Farben, Pulvern und anderen Gegenständen einer länger dauernden Einwirkung dieses Giftes unterworfen waren.

Ähnlichkeit mit der infantilen A. Manche Formen der chronischen Arsenvergiftung (Arsv.), insbesondere jene, die eine *Vielfalt* von Erscheinungen auf der Haut, auf den Schleimhäuten und an den Acren des Körpers aufweisen, sind in dem Krankheitsbilde der infantilen A. erstaunlich ähnlich, wie dies der Leser aus der folgenden kleinen Zusammenstellung erkennen kann.

Bei fortgesetzter Einnahme von arseniger Säure (bis 0,024 pro die nach Vaudrey, 1871) zeigen sich zunehmende Störungen an *verschiedenen Gebieten* des Körpers, wodurch eine *Analogie* mit der echten infantilen A. oder auch mit akrodynoiden Erkrankungen (besonders P., Sekalismus, aber auch mit U.) gegeben erscheint. Der *mehrfache Sitz* der chronischen Arsv. ist im wesentlichen der *Verdauungsapparat,* ferner *Haut-Schleimhaut mit Anhangsgebilden,* das *Nervensystem* und die *psychische Sphäre.* — 1. Zunächst — wie bei den allermeisten Vergiftungen — äußern sich die Störungen im Bereiche des Magen-Darmsystems: Appetitverlust, erhöhtes Durstgefühl, Magenbeschwerden, Ekel und Erbrechen besonders nach dem Speisen, ferner diarrhoische, stinkende Stühle, Zunge meist dick belegt, das Zahnfleisch bläulich geschwollen, leicht blutend und schließlich starke Gewichtsabnahmen. 2. *Die Haut-Schleimhauterscheinungen* sind folgende: Als häufig auftretende Ersterscheinung zeigt sich ein starker Juckreiz der Haut, dann schießen kleinpustulöse bis scharlachförmige, juckende Ausschläge auf oder Ausschläge, die zuweilen auch einer Dermatitis exsudativa ähnlich sind, worauf sich Melanodermien und Hyperkeratosen ausbilden. Die Hauterscheinungen bekommen immer mehr und mehr einen akropathen Charakter, in welcher Phase eine Verwechslung mit anderen akrodynoiden Erkrankungen oder auch mit einer echten infantilen A. sehr leicht möglich wird. Ich erwähne hierbei noch die folgenden, für eine Arsv. geradezu charakteristischen Symptome: Nadelstechen oder Ameisenlaufen an den Fingern und Zehen sowie auch sonstige Hyperästhesien bzw. Parästhesien, ferner besonders die eigentümlichen brüchigen Hyperkeratosen mit Schuppung und Desquamation an den Hand- und Fußflächen, die dabei ein eigentümlich rauhes Aussehen gewinnen, das in dieser Phase noch am ehesten an schwere U. bzw. auch an Sekalismusdekrustationen erinnert. Das akropathe Bild wird noch vervollständigt durch den Ausfall der Haare und der Nägel; zur A. wieder bekommt mancher Arsenfall Beziehungen durch die Neigung zu Bronchitiden, die auch noch durch Asthmaanfälle kompliziert sein können. — 3. *Allgemeinnervöse Erscheinungen.* Außer den schon bei den Hauterscheinungen beschriebenen nervösen Sensationen erwähne ich hier weiterhin noch quälende Kopfschmerzen, gestörter Schlaf, nervöse Verstimmungen und zunehmende Muskelschwäche mit und ohne Störungen der Sehnen- und Muskelreflexe. — 4. *Psychische Störungen.* Arsenvergiftete Kranke zeigen zuweilen Angstanfälle und andere, wie wahre geistige Störungen aussehende Zwischenfälle. 5. Die Ähnlichkeit des chronischen Arsenizismus mit A. und akrodynoiden Erkrankungen wird noch vervollständigt durch das Gefühl von *Herzklopfen und durch eine erhöhte Pulszahl.*

Tatsächlich hat ja auch eine Anzahl von Ärzten (besonders Péhu mit Ardisson) die erste, schon vor mehr als 100 Jahren in Frankreich aufgetretene Massenerkrankung an „A." auf eine chronische alimentäre Arsv. (nach Weingenuß) zurückführen wollen. Es besteht demnach schon eine alte klinische Beziehung zwischen dem chronischen Arsenizismus und der modernen infantilen A.

Auch heutzutage können sich solche alimentäre Arsv. mit ausgesprochen akropathen Erscheinungen ereignen, wie dies der Bericht von P. Mühlens (1932) mit seinen Mitarbeitern (C. Tropp und G. Rauch) über eine alimentäre Massen-Arsv. französischer Matrosen auf einem Schiffe nach Genuß arsenhaltigen Weines beweist.

K. Petren (1921) vergleicht in einer ausführlichen Studie *gewisse Formen* des chronischen Arsenizismus mit ihren Schmerzsymptomen, mit ihren Erythemen an den Extremitäten und mit ihren Bewegungsstörungen mit der echten infantilen A. Bei dieser Gelegenheit will ich aber auch darauf aufmerksam machen, daß wieder die gewohnheitsmäßigen „Arsenesser" mancher Alpengebiete Österreichs erstaunlich hohe Gaben von Arsenik bzw. auch von Arsentrisulfid (Operment) zu sich nehmen, ohne daß irgendwelche akrodynieähnliche Symptome bemerkt werden. — Auch *Kinder* können von alimentären Arsv. befallen werden, wenn sie z. B. Weintrauben oder anderes Obst, das bei der jetzt üblichen Schädlingsbekämpfung mit arsenhaltigen Mitteln am Stamme behandelt ist, genießen.

So berichtet z. B. Orenstein über derlei alimentäre Arsv. im Kaplande nach dem Genusse von Pfirsichen. Recht interessant ist auch eine bei einem 2 Jahre alten Kinde nach dem Genusse von Bohnen, die durch Bespritzung mit Arsen-Blei gegen Schädlingsfraß geschützt worden sind, eingetretene Arsv. (Arsen analytisch im Harne und in den Haaren sowie in den Bohnen nachgewiesen; nach Calvin und Taylor, 1935). Das Wichtige an diesem Falle aber besteht darin, daß im *Anschlusse an diese Arsen-Blei-Vergiftung das Bild einer typischen A.*, die nach etwa fünfmonatigem Verlaufe in Heilung überging, auftrat. Diese beiden Autoren sprechen denn auch die Vermutung aus, daß in ihrem Falle die A. durch eine kombinierte Vergiftung mit Arsen und Blei bei einem labilen vegetativen Nervensystem hervorgerufen worden sei. Diese Annahme findet auch weiterhin noch eine Stütze durch andere Fälle aus der Literatur. Wenn ich auch aus diesen wenigen Fällen noch keine endgültigen Schlüsse ziehen kann, so zeigen sie doch, *wie nahe sich Arsenizismus und infantile A.* in ihren klinischen Äußerungen stehen. — Aber auch *Arbeitsvergiftung*, d. h. *nicht eigentlich alimentäre* Arsv. können ähnliche, akropathe Züge aufweisen (palmare und plantare Keratose), wie dies vor kurzem L. Arzt (1937) bei einem Weinbauern zu zeigen in der Lage war. Der betreffende Bauer verwendete zur Schädlingsbekämpfung arsenhaltige Bestäubungsmittel, welche bei ungünstiger Windrichtung durch die Atemluft bzw. auch durch Verschlucken des verunreinigten Speichels in den Körper gelangen können. Der Harn des betreffenden Kranken ergab beträchtliche Arsenmengen, während der Arsennachweis im Haustrunk, im Wein und im Maueranstrich negativ war.

Medikamentöse Arsv. nach den üblichen Arsenkuren (Solutio arsen. Fowleri, Neosalvarsan, Spirocid usw.) können ähnliche wie die vorhin beschriebenen akropathen Krankheitsbilder verursachen (C. Tropp, G. Rauch u. a.), sind aber viel seltener als die früher erwähnten alimentären Intoxikationen bzw. Arbeitsvergiftungen.

Bei der *Differentialdiagnose* zwischen infantiler A. und chronischem akropathem Arsenizismus halte man sich vor allem vor Augen, daß die betreffenden klinischen Krankheitsbilder bei *Erwachsenen* doch höchstwahrscheinlich der *Arsv.* zugehören, da die infantile A. doch hauptsächlich nur eine Erkrankung des *Kindesalters* vorstellt. Bei einem akropathen Krankheitsbilde eines *Kindes* wird man aber wieder viel eher an eine echte infantile A. als an Arsv. denken. Es können aber auch *Kinder* — wie wir gehört haben — an chronischem Arsenizismus erkranken, was sich auch entschieden häufiger ereignen kann als eine echte A. bei einem Erwachsenen, für deren Vorkommen wir ja auch schon vereinzelte Beweise haben (Bopaert, Kuiper, Péhu, Mestrallet, Wateff, Wiggelendam). — Für die diagnostische Behauptung der Arsenintoxikation gegen die A. entscheidet die chemische Feststellung des Arsens im Körper und die tatsächlich vorhandene Möglichkeit einer Vergiftung mit dem betreffenden arsenhaltigen Gegenstande der Nahrung oder eines anderen Gebrauches. Die Quellen der chronischen Arsv. sind bei *Erwachsenen* — wie bereits erwähnt — Weingenuß oder auch das Biertrinken (Kelynack und Kirkby); auch Vergiftungen bei der Arbeit der Schädlingsbekämpfung mit arsenhaltigen Bestäubungsmitteln (L. Arzt 1937, 1938) kommt in Frage. — Bei Kindern entfallen alle diese angeführten Quellen, und es bleibt wohl nur das arsenverunreinigte Obst übrig bzw. auch noch die etwaigen medizinalen Arsv. Für *Erwachsene und Kinder* kämen auch noch arsenhaltige *Tapeten*, grüne oder bronzestaubhaltige *Anstreichfarben* u. a. in Betracht. Doch ist durch eine bessere Beaufsichtigung der betreffenden Erzeugnisse eine wirkliche Arsengefahr von dieser Seite her heutzutage wohl überall schon wirksam eingedämmt worden.

VI. Die Krankheit von Mljet („Mal de Meleda").

Diese nach der kleinen jugoslawischen (süddalmatinischen) Adriainsel Mljet (= Meleda) genannte Krankheit gehört aus zwei Gründen in meinen Bericht: 1. Bei ihr spielt sich das krankhafte Geschehen und besonders der Beginn ganz strenge an den Acren des Körpers ab, d. h. die Krankheit beginnt an den Handflächen und Sohlen, von wo sie im Laufe langer Jahre zentralwärts sich ausbreitet. Aber auch für solche jahrelang bestehende Fälle bleibt selbst bei Erwachsenen noch immer der vorherrschende Eindruck einer richtigen akropathen Erkrankung bestehen. 2. Da die Erkrankung eine *angeborene* ist, so wird sie selbstverständlich auch bei *jungen* Kindern, ja sogar schon bei Säuglingen beobachtet. — 3. Als dritten Punkt will ich noch hinzufügen, daß diese seltene Erkrankung jetzt nicht mehr nur lokales dalmatinisches Interesse besitzt, sondern auch schon an anderen Orten sporadisch beobachtet wird.

Kogoj, der mit seinem Mitarbeiter Bošnjaković die Krankheit an Ort und Stelle (1930) neuerdings studiert hat, verfügt unter den heutigen Hautärzten wohl über die größte Erfahrung bei dieser seltenen Erkrankung. Wenn auch die Erkrankung auf der Insel Mljet seit 150 Jahren bekannt ist, und man überhaupt zuerst Fälle nur von dieser Insel kannte, so mehren sich doch in der letzten Zeit die Fälle, die auch anderswo sich zeigen (Neumann auf dem dalmatinischen Festlande; ferner Fälle auf anderen dalmatinischen Inseln und sogar auch in Frankreich). Mit Recht wendet sich daher Kogoj gegen diese einseitige und auch nichtssagende Bezeichnung der Erkrankung nach einer ganz kleinen, geographisch unbekannten Örtlichkeit. Auf Grund seiner Beobachtungen und insbesondere auf Grund von Vergleichungen an einem Falle, der seit 35 Jahren ärztlich beobachtet werden konnte, schlägt Kogoj den viel besseren, sehr illustrativen Namen: „*Keratosis extremitatum hereditaria progrediens*" vor. Nach eingehenden Studien von Bošnjaković ist die Erkrankung *hereditär*, und zwar *recessiv*.

Da sie aber schon in zarter Kindheit bemerkt wird — Kogoj erwähnt das Vorkommen sogar schon bei *Neugeborenen* — da ferner auch bei dieser Erkrankung *akropathe Hauterscheinungen* (überreichliche Schweißabsonderungen an den Palmae und Plantae, ferner zeitweise auftretendes Jucken an den Acren, feuchte, kühle Finger bzw. Zehen, Macerationen mit Hyperkeratose), *wie wir sie der echten infantilen A. zuschreiben*, vorkommen, so könnte gerade im zarten Kindesalter die Differentialdiagnose gegen die echte infantile A. aufscheinen. Wenn auch diese Differentialdiagnose wegen der großen Seltenheit der Mljeter Krankheit in der Praxis für die Mehrheit der Ärzte kaum in Betracht kommt, so ist doch die tatsächliche Möglichkeit einer solchen differentiellen Diagnose auch theoretisch interessant. — Bei älteren Fällen wird aber der Mangel an Magen-Darmerscheinungen, an nervösen und überhaupt an sonstigen Allgemeinerscheinungen die Mljeter Erkrankung gegen die infantile A. und gegen alle anderen akropathen Erkrankungen (P., Arsenizismus, Sekalismus, U.) mit Sicherheit ausschließen. An *positiven* unterscheidenden Krankheitszeichen will ich noch besonders die offensichtliche Neigung der Mljeter Erkrankung erwähnen, im Laufe von Jahren von der Volar- gegen die Dorsalseite der Hände und Beine *vorzuschreiten*. Nach den Beschreibungen und nach den Bildern, welche Kogoj auf der Insel Mljet selbst angefertigt hat (1934), gehen schließlich eigentümliche Handschuh- und Strumpfformen des progredienten Hautprozesses hervor. Als zweites positives unterscheidendes Merkmal der Mljeter Krankheit muß die augenfällige *Erblichkeit* gewertet werden, welche nach den von Bošnjaković (1931—1938) ebenfalls an Ort und Stelle unternommenen Studien der *recessiven* Erbfolge folgt. Im Gegensatz hierzu steht das äußerlich ähnliche Keratoma hereditare palmoplantare (nach Unna-Thost-Duhring), welches sich *dominant* vererbt. — Beide diese Eigenheiten — die jahrelang *vorherrschende Progredienz* und die *recessive Erbfolge* — werden bei anderen kindlichen Akropathien und insbesondere bei der infantilen A. selbstverständlich stets vermißt.

VII. Zusammenfassung und klinische Ergebnisse.

Bei allen bisher besprochenen Akropathien zeigt es sich, wie weit auf diesem Gebiete die klinische Forschung, Erfahrung und Wissenschaft der pathologischen Anatomie vorangeeilt ist. Unter dem Zwange der täglichen ärztlichen Erfordernisse können wir Kliniker aber auch gar nicht so lange warten, bis wir etwa von seiten der pathologischen Anatomie zufällige Aufklärungen erhalten können. Nicht zuletzt auch aus diesem Grunde habe ich es unternommen, die vorliegende Studie zu schreiben. Bloß auf Grund einfacher *klinischer* Beobachtungen und Erfahrungen habe ich es versucht, das klinisch Ähnliche zusammenzustellen und das Unterschiedliche zu trennen. — Hierbei boten jedoch die aus dem Gedankenkreise meiner Maisbranderkrankung hervorgegangenen Tierversuche reichliche *anatomische* Befunde. Der erst hierdurch ermöglichte klinische Vergleich mit den so seltenen Sektionsbefunden verschiedener menschlicher Akropathien und insbesondere der infantilen A. scheint mir nunmehr eine verläßliche Grundlage zu bieten, auf der wir in Zukunft vielleicht auch theoretisch weiter fortschreiten können. — Der Kliniker, der alle im vorangegangenen beschriebenen Einzelheiten gründlich überdenkt, wird mir sicherlich in der Anerkennung eines einzelnen *gemeinsamen Momentes* beipflichten, daß nämlich trotz aller Verschiedenheiten der Ätiologien bei den meisten der hier abgehandelten Akropathien das funktionelle und das anatomische Geschehen auf dem *gemeinsamen Gebiete des vegetativen Nervensystems* sich abspielt. Diese Gemeinsamkeit gilt nicht allein für die infantile A., sondern auch für den U., für die P. und auch für die chronische Arsv. Der Zweck meines Referates war jedoch von vornherein nur ein rein praktisch-klinischer. Die am Ende meiner Arbeit sich ergebende ätiologische Synthese im Sinne der *Anerkennung eines fast allen Akropathien gemeinsamen zentralen Angriffspunktes*, der im *vegetativen Nervensystem* zu suchen ist, war selbstverständlich gar nicht ein von mir von Anfang an angestrebtes Ziel. Es bot sich am Ende dieser klinischen Arbeit von selbst, und zwar sozusagen als schließliches Ergebnis meiner vergleichenden Zusammenschau dar. Vielleicht kommen auf diesem angedeuteten Wege die Klinik, der Tierversuch und auch die pathologische Anatomie weiter vorwärts in der Erforschung der noch so rätselhaften Akropathien des Kindesalters!

VII. Ulcus rotundum ventriculi et duodeni[1].

Peptisches oder tryptisches Geschwür[2]. Physiologische Ursachenforschung[3] und einige auf Experimente gegründete therapeutische Winke[4].

Von

W. N. Boldyreff-Battle Creek, Michigan (USA.).

Mit 4 Abbildungen.

Inhalt.

Literatur[5].

Aschoff, Ludwig: Pathologische Anatomie, Bd. 2. Jena: Gustav Fischer 1923.

Bergmann, v.: Das spasmogene Ulcus Pepticum. Münch. med. Wschr. **1913**.

Boldyreff, I. W.: Der Einfluß der Verfütterung von Knochen auf die Sekretion des Darmsaftes und seine Zusammensetzung. Fermentforsch. **9** (1927).

[1] Pavlov Physiologische Anstalt des Battle Creek Sanatoriums.

[2] Der Name „Peptisches Geschwür" hat in der amerikanischen medizinischen Literatur feste Wurzel gefaßt. Aus diesem Grunde gebraucht der Verfasser den Ausdruck in dem Sinne, daß Geschwüre von peptischer oder Verdauungsherkunft sind. Daraus folgt jedoch nicht, daß Geschwüre durch das Pepsin verursacht werden, sondern durch die Wirkung der zerstörenden Fermente auf die Schleimhaut, entweder das Pepsin oder das Trypsin. „Peptisch" entsteht nicht aus „Pepsin", sondern aus „Pepsis", d. h. Verdauung. Wegen besserer Klarheit gebraucht der Verfasser gelegentlich den Ausdruck „Peptisches oder Tryptisches Geschwür" in seinem angenommenen Sinne, peptisch von Pepsin, Tryptisch von Trypsin. Um langweilige Wiederholungen zu vermeiden, wurde der gewöhnliche Ausdruck „rundes Geschwür" oft gebraucht.

[3] Teilweise berichtet auf der Sitzung der Ärzte des Battle Creek Sanatoriums, im Februar 1937 und auf der jährlichen Sitzung der Amerikanischen Physiologischen Gesellschaft 2. April 1938.

[4] Die Werte aus den alten Literaturangaben für dieses Problem wurden den Werken Eichhorsts, Aschoffs, Kaufmanns, Moynihans, Rehfuss', Wilburs und anderen entnommen.

[5] Nur für Referenzen, die in dem Artikel besonders betont wurden, sind aufgeführt worden. Literaturangaben wurden nicht in Einzelheiten aufgeführt. Dieses würde unmöglich und außerdem überflüssig sein. Dieser Artikel richtet sich besonders an Spezialisten und

BOLDYREFF, W. N.: Zbl. Physiol. **1904**.
— Russk. Wratsch 8, Nr 16 (1904).
— Der Übertritt des natürlichen Gemisches aus Pankreassaft, Darmsaft und Galle in den Magen. Pflügers Arch. **121**, 13 (1907).
— Über den selbständigen und künstlich hervorgerufenen Übergang von Pankreassaft in den Magen und über die Bedeutung dieser Erscheinung für die praktische Medizin. Noordens Zbl., März **1908**, Nr 6.
— Kharkov med. J. **1908**.
— Die neue Seite der Tätigkeit des Pankreas. Erg. Physiol. **11** (1911).
— The periodical Activity of the Organism and its Physiological and clinical Significance. Bull. Battle Creek San. a. Hosp. Clin. **1928**.
CLAIRMONT: Über das experimentell erzeugte Ulcus ventriculi und seine Heilung durch Gastroenterostomie. Arch. klin. Chir. **86**, 1.
CORNELL, F. G.: Surg. etc. **6**, 39—43 (1908).
DEAVER: Surg. etc. **26**, 489—494 (1918).
EICHHORST, HERMANN: Manual of Pathology and Therapeutics, Vol. 2. Russian Ed. St. Petersburg 1891.
FOGELSON, J.: Gastric Mucin Treatment for Peptic Ulcer. Arch. int. Med. **1935**, 7—17.
HEWITT, J. H.: Surg. etc. 8, 90—94 (1909).
HUMPHREY, A. A.: Personal Communication. Unpublished data.
IJZERE, VAN: De Pathogenese van de kronische Maagszweer. Weekbl. Neederl. Tijdschr. Geneesk. **1901**.
IVY, A. C.: Studies on Gastric and Duodenal Ulcer. J. amer. med. Assoc. **75**, 1540 (1920).
— The same in Amer. J. Physiol. **49**, 143 (1919).
— and FOLEY: Factors Concerning Determining Chronicity of Ulcer in Stomach and Upper Intestine. Amer. J. Surg. **11**, 531 (1931).
KARSNER, H. T.: J. amer. med. Assoc. **85**, 1376 (1925).
KAUFMANN, EDWARD: Pathology for Students and Practitioners, Vol. 1. Philadelphia: O. Blakiston's Son & Co. 1929.
KEY, AXEL: Über die Entstehung des Magengeschwürs. Nord. med. Ark. (schwed.) **1871**, III, 1.
MANN: Production and Healing of Peptic Ulcer. Minnesota Med. 8, 638 (1925).
— and BOLLMAN: Experimentally Produced Peptic Ulcer. J. amer. med. Assoc. **99**, 1576 (1932).
— and KAWAMURA: Experimental Study of the Effect of Duodenal Ulcer. J. amer. med. Assoc. **73**, 878 (1919).
— and WILLIAMSON: Exper. Production of Peptic Ulcer. Ann. Surg. **77**, 409 (1923).
MAYO, W. J.: Surg. etc. **6**, 451—454, 600—601, 715—717 (1908); **13**, 224—225 (1911); **28**, 28—32 (1919); **32**, 97—102 (1921); **33**, 821—823 (1922); **36**, 284—285 (1923).
MIGAI, F. I.: On Changes in Acid Solutions in the Stomach. Diss. Petersburg 1909 (in Russian).
MILOVZOROFF, N. A.: Described in the article by W. N. BOLDYREFF in: Quart. J. exper. Physiol. 8, Nr 2 (1914).

---

praktische Ärzte. Die ersten kennen ihre Fachliteratur besser als der Verfasser, während die anderen davon in diesem Falle keinen Gebrauch machen können.

Die Literatur über das runde Geschwür ist gewaltig und kann nicht in einen Aufsatz einer periodischen Zeitschrift gepreßt werden, sondern würde dicke Bände erfordern.

Trotz ihres gewaltigen Ausmaßes, ist diese Literaturangabe von geringem Wert, wie MOYNIHAN — die größte Autorität auf diesem Gebiete — sagt, wenn man von wenigen meistens älteren Arbeiten absieht.

Nichtsdestoweniger will der Verfasser für diejenigen, die daran interessiert sind, einige Zusammenstellungen aufführen, die lange Listen solcher Arbeiten erhalten:

ASCHOFF, L.: Pathologische Anatomie. Jena: Gustav Fischer 1923.
EUSTERMAN, G. B., C. C. BALFOUR and Members of the Staff of the Mayo Clinic: The Stomach and Duodenum. Philadelphia: W. B. Saunders Company 1935.
KAUFMANN, ED.: Pathology for Students and Practitioners. Philadelphia: O. Blakistons Son & Co. 1922.

MOYNIHAN, Sir BERKELEY: Surg. etc. **4**, 677—684 (1907); **6**, 4—8, 715 (1908); **7**, 449, 450 (1908).
— Two Lectures on Gastric and Duodenal Ulcer. London and New York: Wm. Wood & Co. 1923.
NAZAROV, N. N.: Personal communication. Unpublished. Voronezh University, Russia.
REHFUSS, MARTIN E.: Diagnosis and Treatment of Diseases of the Stomach with an Introduction to Practical Gastro-Enterology. Philadelphia and London: W. B. Saunders Compagny 1927.
SCHIFF: Leçons sur la physiologie de la digestion, 1867.
STUBER, BERNHARD: Experimentelles Ulcus ventriculi. Zugleich eine neue Theorie seiner Genese. Z. exper. Path. u. Ther. **16** (1914).
Ref.[1] Studies on Bile Salts. X. Antagonistic action of lipides to bile salts in gastric ulcer formation. TSURUTA, T.: Med. Bull. Univ. Cincinnati **6**, Nr 2, 110—116 (1931).
Studies on Bile Salts. XV. The relation of thyroid activity to the production of gastric ulcer by bile salts. TASHIRO, S. and L. H. SCHMIDT: Med. Bull. Univ. Cincinnati **6**, Nr 2, 137—143 (1931).
Studies on Bile Salts. XVI. A preliminary report on the relation of blood phospholipides to experimental gastric ulcer. TASHIRO, S. and L. H. SCHMIDT: Med. Bull. Univ. Cincinnati **6**, Nr 2, 144—150 (1931).
The nature of a gastric ulcer producing substance isolated from muscles. TASHIRO, S.: Proc. amer. Soc. Biochem., st31 Meetin **98** (1937).
WILBUR, DWIGHT, L.: The History of Diseases of the Stomach and Duodenum with Reference Also to Their Etiology. In G. B. EUSTERMANN, C. C. BALFOUR and Members of the Staff of the Mayo Clinic: The Stomach and Duodenum, Chapter I. Philadelphia and London: W. B. Saunders Company 1935.
ZAITZEFF, S. A.: Russk. Wratsch **1915**.
— Russk. Wratsch. **1916**.

Geschichtliches.

Der Verfasser dieses Aufsatzes hat 1904 über die beim Eintritt des Bauchspeicheldrüsensaftes in den Magen entstehenden Zustände einen kurzen Bericht in deutscher Sprache und einen ausführlichen in russischer Sprache veröffentlicht. Ungefähr um dieselbe Zeit wurde vom Verfasser durch Versuche erwiesen, daß der Bauchspeicheldrüsensaft es ist, der die Magengeschwüre verursacht, aber nicht der Magensaft. Der Bericht dieser Arbeit erschien in Pflügers Archiv, 1907, in deutscher Sprache. Mit der gütigen Unterstützung von Prof. SCHITTENHELM wurden die Ergebnisse des Verfassers beim Wiesbadener Ärztekongreß in Deutschland berichtet und in Nr. 6 von NOORDENs Zentralblatt veröffentlicht. Dieser Aufsatz erschien auch 1908 in russischer Sprache.

Aus diesen Veröffentlichungen zitiere ich folgende Sätze:

„Die Verdauungseigenschaft des Magensaftes beruht nicht hauptsächlich auf dem Grade der Säure, sondern auf der Menge des Pepsingehaltes. Man kann deshalb für das Vorhandensein von Geschwüren den hohen Säuregehalt nicht verantwortlich machen. Der hohe Säuregehalt des Magensaftes, der bei dem Vorhandensein von Magengeschwüren beobachtet wird, ist möglicherweise bei der Bildung des Geschwüres beteiligt, aber nur indirekt, und zwar auf Grund der Erzeugung und dem häufigen Erscheinen einer großen Menge von Bauchspeicheldrüsensaft im Magen.

Der Bauchspeicheldrüsensaft zerstört die Gewebe des Magens viel leichter als der Magensaft, weil die Gewebe eine alkalische Reaktion besitzen, wodurch die Trypsinverdauung gefördert und die Pepsinverdauung gehemmt wird. Zahlreiche klare Beobachtungen in unserem Laboratorium zeigten, daß auf der Haut bei Hunden, mit isoliertem Magen, die

[1] Da das Medical Bulletin der Universität von Cincinnati nicht in größerem Maße gelesen wird, kann man auf die Artikel in Chem. Abstr. **26**, 1304, 1305 (1932) zurückgreifen.

peptischen Geschwüre viel seltener sind als bei jenen mit Bauchspeicheldrüsenfisteln, und daß in letzteren Fällen die Geschwüre viel größer und schwerer zu behandeln sind[1]."

Diese Theorie wurde durch den deutschen Pathologen und Anatomen STUBER bestätigt, der 1914 eine wissenschaftliche Schrift mit ausgezeichneten Abbildungen über diesen Gegenstand veröffentlichte. Er sagt:

„Diese Experimente geben einen klaren Beweis, daß das Trypsin peptische Geschwüre verursacht" (S. 311). „Durch experimentell erzeugtes Unvermögen des Pförtners und durch Verabreichung von Trypsin gelang es uns, peptische Geschwüre im Magen von Hunden zu verursachen. Diese Geschwüre zeigen alle Stufen der Entwicklung, von der einfachen blutigen Erosion bis zum vorbildlichen chronischen peptischen Geschwür. Bei histologischen Prüfungen zeigen sie dieselben bezeichnenden Merkmale, wie jene beim Menschen beobachteten" (S. 317)[2].

Sir BERKELEY MOYNIHAN erklärte in seinem 1907 veröffentlichten Werke, daß das Geschwür öfters im Zwölffingerdarm vorkommt als im Magen. Diese Beobachtung war die erste wesentliche (klinische) Bestätigung von BOLDYREFFs Lehre der Entstehung dieser Geschwüre durch den Bauchspeicheldrüsensaft. CORNEE und MAYO bestätigten 1908 in Aufsätzen MOYINHANs Entdeckungen. Darauf erfolgte eine ganze Reihe ähnlicher Schriften.

In meinen Forschungen über das Auftreten des Bauchspeicheldrüsensaftes im Magen wurde ich durch die Doktoren F. I. MIGAI, N. A. MILOVZOROFF und S. A. ZAITZEFF unterstützt, die Feststellungen ähnlicher Art in den Jahren von

[1] Für diese Worte und für seine neue Theorie hat der Verfasser im Konkurs den Lehrstuhl der Physiologie der Universität Kiew (in Rußland) im Jahre 1910/11 verloren. Prof. V. (anatom. Pathol.) und Prof. L. (Pathologie) haben diese Behauptung zu revolutionär und ketzerisch gefunden. Die medizinische Fakultät hat ihrem Votum zugestimmt.

[2] Dr. STUBER bezeichnet meine Angaben über den tryptischen Ursprung des runden Geschwürs als „Unbestimmte Vermutungen". Das ist nicht der Fall. Ferner versichert er, daß er von meinen Arbeiten erst gehört habe, nachdem seine eigene Arbeit vollendet war. Auf diese Weise versucht er, die Priorität zu beanspruchen. Er vermeidet es aber, meinen wichtigsten Artikel über die Behandlung des tryptisch entstandenen runden Ulcus ventriculi zu erwähnen, welcher in der weitverbreiteten Zeitschrift „Noordens Zentralblatt" 6 Jahre vor seinem eigenen Artikel veröffentlicht worden war.

In Verfolg meiner Arbeiten und der Befunde von MOYNIHAN war es für Dr. STUBER nicht schwierig, auf den Gedanken zu kommen, daß peptische Geschwüre durch den Saft der Bauchspeicheldrüse hervorgerufen werden. Aber im Jahre 1904 hat der Verfasser diese Idee zum ersten Male allein auf seine eigenen Werte gestützt, ausgesprochen. Selbstverständlich unterstützen die Versuche von Dr. STUBER meine Theorie und sind der erste *direkte* (anatomische) Beweis von deren Richtigkeit, aber kein wichtigerer physiologischer Beweis war. Er ist später in unseren Versuchen gekommen. Die Anerkennung der Priorität ist die einzige Belohnung für wissenschaftliche Arbeiter unserer Tage. Ich halte es daher für wichtig, genau festzustellen, was seine und meine Arbeiten für das Verständnis der Ätiologie des runden Geschwüres geleistet haben.

Der Gedanke, daß Geschwüre durch den Saft der Bauchspeicheldrüse und nicht des Magens gebildet werden, wurde zuerst ganz klar und sicher wiederholt von dem Verfasser ausgedrückt. Die Folgerung war das Resultat langer Versuche und peinlichster Studien über die Möglichkeit, lebendige Gewebe mit Hilfe *aller* Verdauungssäfte zu verdauen. Aber in meinen früheren Arbeiten (*vor* STUBER) habe ich keinen Erfolg gehabt, ein typisches rundes Geschwür an der Schleimhaut des Verdauungskanales zu erziehen. Dieses ist Dr. STUBERs Erfolg. Nichtsdestoweniger würde er diesen nicht erzielt haben, wenn meine Arbeiten nicht existiert hätten. Dr. STUBER folgte meinen Fußspuren, auf dem Wege, den ich gegangen bin.

In meinen späteren Experimenten habe ich eine Methode für die Bildung runder Geschwüre entwickelt. Diese macht unsere Resultate vollständig klar und überzeugend. Sie ist so einfach, daß jeder, der Lust dazu hat, sie anwenden und nachprüfen kann.

1908—1914 veröffentlichten. Dankbar anerkenne ich deren Unterstützung. In den Ergebnissen der Physiologie (1911) und im Bulletin des Battle Creek Sanatoriums und der Hospital Clinic, veröffentlichte der Verfasser im Jahre 1929 weitere Beobachtungen über dasselbe Thema.

MOYNIHAN widmete den Zwölffingerdarmgeschwüren ein ausführliches Studium und berichtete im Jahre 1923, daß die Zwölffingerdarmgeschwüre 5mal häufiger auftreten als die Magengeschwüre. Zahlreiche statistische Angaben der Klinik von München (MOHR) zeigen, daß in Deutschland die Zwölffingerdarmgeschwüre 2mal so häufig sind wie die Magengeschwüre (ASCHOFF).

Mehr als 100 Jahre vor MOYINHAN beschrieb MATTEW BRAILLIE im Jahre 1799 nicht nur Zwölffingerdarmgeschwüre, sondern er gab auch eine schöne Zeichnung davon. Ohne Zweifel wurden Zwölffingerdarmgeschwüre schon vor dieser Zeit beobachtet. CHVOSTEK erklärte 1883, daß das Zwölffingerdarmgeschwür bei Kindern häufiger vorkommt als das Magengeschwür. PEPER sagte 1898, daß das Zwölffingerdarmgeschwür eine große Seltenheit sei.

Alte Theorie — Magengeschwüre.

Das Magengeschwür ist eine ziemlich häufige Krankheit, es wird beim Menschen (und Tier) gefunden; im Falle einer Perforation des Geschwüres mag es in 2 oder 3 Tagen zum Tode führen. Nach einigen Statistiken wird das Geschwür bei 5% gefunden (BRINTON 1857), in einigen Ländern sogar noch häufiger. Es ist Tatsache, daß erst in verhältnismäßig neuer Zeit die Ärzte das Magengeschwür als selbstständige Krankheit anerkennen, vorher wurde es manchmal mit Krebs verwechselt (CRUVEILHIER).

Wegen der Häufigkeit und der gefährlichen Eigenschaften des Geschwüres haben Ärzte und Forscher ihm viel Aufmerksamkeit und Studium geschenkt. Das Schrifttum von sachverständigen Untersuchungen über diesen Gegenstand ist buchstäblich unerschöpflich[1]. Auf alle Fälle muß zugestanden werden, daß die Ursachen dieser Krankheit nicht klar und die Behandlung deshalb nicht immer zweckentsprechend ist.

Diese Zustände werden anhalten, bis die Wichtigkeit des Studiums der grundlegenden Kräfte der Ursachen des Geschwürs erkannt werden, was vor allem der regelmäßig wiederkehrenden Mischung des Bauchspeicheldrüsensaftes und des Darmsaftes mit der Galle zu gelten hat.

MOYNIHAN sagt:

„Das Schriftentum über dieses Thema ist der Zahl nach schon ungeheuer, aber unglücklicherweise ist dessen Wert keineswegs der Masse entsprechend. Die Grundlagen sind meistens nicht zuverlässig. Im älteren Schriftentum ist jedoch viel Wertvolles. MATTHEW BAILLIE, CRUVEILHIER, BRINTON und einige andere können heute noch zu Nutz und Frommen gelesen werden. Nach diesen kam aber ein Heer von Schriftstellern, die beinahe alle lehrten, was sich in Verbindung mit den Magen- und Zwölffingerdarmgeschwüren als übler Irrtum herausstellte."

Das einzige richtige Verfahren ist der chirurgische Eingriff (RYDIGER, KOCHER, BERGMANN, MOYNIHAN), aber das rettet nicht immer den Kranken

[1] In der Dezembernummer 1936 des „Arch. des Mal. Appar. digest." sind in der Abteilung der neuen Bucherscheinungen in bezug auf Magengeschwüre allein 33 Werke in Französisch, Englisch, Deutsch, Italienisch und Spanisch angeführt.

vom fast sicheren Tode, trotz vollendeter Geschicklichkeit des Arztes und wiederholter Operation [1].

Ursprünglich wurde das Geschwür nur im Magen gefunden, in seltenen Ausnahmen im Zwölffingerdarm. Sein bezeichnendes Aussehen ist nach BAILLIE „als ob es mit dem Messer ausgeschnitten wurde". Und ROKITANSKI (1843) sieht das Geschwür, als wäre es „ausgestanzt worden". Eine andere Eigentümlichkeit des Geschwürs ist es, daß es sich bei Leuten mit guter Verdauung schnell entwickelt. Das brachte die Ärzte auf den Gedanken, die Ursache des Geschwürs im Magensaft zu suchen, der die Schleimhaut des Magens unter gewissen unbekannten Umständen zerstört. Die Angaben von JAWORSKI, KORCZYNSKI und RIEGEL, daß der Säuregehalt des Magens im Falle von Geschwüren höher als normal sei, schien diese Annahme zu bestätigen [2]. Warum aber verbreiten sich die Geschwüre dann nicht über die ganze Fläche der Magenschleimhaut?

VIRCHOW (1853) glaubte, daß die Ursache des Geschwüres in Fehlern des Gefäßsystems an gewissen Flächen der Magenschleimhaut zu suchen sei. KLEBS erläuterte die Ursache des Geschwüres auf der Grundlage der Zusammenziehung der feinen Blutäderchen, dadurch die Blutzufuhr störend und in dieser Weise die Verteidigungsfähigkeit der Magenwände gegen Selbstzerstörung vermindernd. POWELL gab eine Erklärung der Ursache der Magengeschwüre, wie sich auf die Voraussetzung gründete, daß Geschwülste der kleinen Blutgefäße in den Magenwänden sich ereignen. Man nahm an, daß die Alkalinität des Blutes die Säure des Magensaftes, der für die Verdauung notwendig ist, neutralisiert. SILBERMANN fand, daß das Blut von Kranken, die an Magengeschwüren litten, weniger alkalisch war und einen geringeren Gehalt von Potassium hatte.

Die einmal entwickelten Geschwüre klammern sich hartnäckig an dieselbe Stelle. Warum? Teilweise wegen eines örtlichen Fehlers des Blutumlaufes, wie Krampf der Blutäderchen, oder einer anatomischen Unvollkommenheit der Gefäße.

Eine ähnliche Lehre, wie die von KLEBS, wird durch AXEL KEY verteidigt, der Krampfungen der Muskulatur der Magenschleimhaut annahm, die eher eine kleine Fläche angreifen, als die Zusammenziehung der kleinen Blutäderchen. Solcher Muskelkrampf verursacht, wie man annimmt, Blutmangel mit Verminderung des Widerstandes der Gewebe gegen die Zerstörung durch die Verdauungssäfte, die mit den Geweben in Berührung kommen.

---

[1] Dr. N. N. NAZAROV, Surgical Department, Medizinische Schule, Universität von Voronezh, Rußland, hat einen belehrenden Fall aus seiner Praxis beschrieben. Der Kranke hatte ein Geschwür zwischen Magen und Zwölffingerdarm. Durchbruch war zu befürchten. Durch eine Operation wurde das Geschwür entfernt. Alles ging gut, aber nach einigen Monaten entstand ein neues Geschwür an der operierten Stelle. Es war die Gefahr einer Bauchfellentzündung da, und wieder und wieder wurde ein Stückchen von dem Organ mit dem Geschwür ausgeschnitten. In einigen Monaten erschien ein drittes Geschwür am alten Platze. Als das entfernt war, erschien ein viertes Geschwür, und der Kranke starb an perforierender Bauchfellentzündung, weil dieses Mal aus irgendeinem Grunde operative Hilfe verschoben wurde. Dieses ist jedoch ein seltener Fall. Nach statistischen Angaben von MOYINHAN starben nur ungefähr 1,6% am chirurgischen Eingriff, und die Operation ist jetzt die einzige zuverlässige Behandlung.

[2] In der Tat hat die Säure selbst keine besondere Wichtigkeit. Es ist nicht so sehr die Menge der Säure wie der Inhalt des Pepsins im Magensaft. Aber nicht immer enthält der stark saure Magensaft eine große Menge Pepsin. Und der pepsinreiche Saft hat immer einen hohen Säuregehalt.

BOETTCHER verwies, als einer weiteren Ursache der Magengeschwüre, auf die zerstörende Arbeit der Bakterien, und diese Ansicht wird jetzt von der Mayo-Klinik anerkannt.

Es schien klar und einfach, daß der saure Magensaft, aus Pepsin und HCL bestehend, unter gewissen Verhältnissen, an einer bestimmten, örtlichen und begrenzten Fläche, die Schleimhaut des Magens zerstört.

Die Tatsache, daß die Geschwüre in dem Darmkanal (Zwölffingerdarm) 3mal so häufig vorkommen als im Magen, versetzt dieser Lehre einen schweren Schlag. Der Säuregehalt ist im Zwölffingerdarm, wegen der Neutralisierung der Säure durch den alkalischen Bauchspeicheldrüsensaft, nicht so groß als im Magen (s. Tabelle 1). Galle ist im Zwölffingerdarm immer vorhanden, sooft reichliche

Tabelle 1.
(0,5% HCl geht in den Magen des Hundes; A und B 200 ccm; C 300 ccm.)
Versuch von Dr. MILOVZOROFF.

Zeit in Abständen von 15 Minuten	In dem Magen			In dem Duodenum		
	Freie Säure in % HCl			Freie Säure in % HCl		
	A	B	C	A	B	C
15 Minuten . . .	0,38	0,38	0,38	0,13	0,09	Alkalische Reaktion
Weitere 15 „ . . .	0,35	0,33	0,29	0,07	0,14	0,12
„ 15 „ . . .	0,29	0,27	0,22	0,05	0,08	0,08
„ 15 „ . . .	0,25	0,22	0,17	0,03	0,06	0,07
„ 15 „ . . .	0,24	0,19	0,14	—	0,04	0,05
„ 15 „ . . .	—	0,17	0,13	—	0,03	0,06
„ 15 „ . . .	—	—	0,12	—	—	—

Magenausscheidung stattfindet, Galle kommt auch in kleinster Menge, die zerstörende Tätigkeit des Magensaftes. Auf der anderen Seite stört die Galle nicht die tryptische Verdauung durch den Bauchspeicheldrüsensaft.

Aus dieser Tabelle können wir ersehen, daß die Reaktion im Zwölffingerdarm, auch wenn der Magen mit einer Säurelösung oder Magensaft gefüllt ist, alkalisch sein kann. Ist die Reaktion dennoch sauer, so ist die Säure in keinem Falle größer als ein Fünftel ihrer Stärke im Magen.

Ob die Reaktion im Magen- und Darmkanal alkalisch oder sauer ist, und was immer die besondere Bedeutung der Reaktion bei der Bildung der Geschwüre sein mag, *zwei gegensätzliche Grundgedanken müssen beachtet werden, der peptische* (Pepsin) *und der tryptische* (Trypsin). Der Zwölffingerdarm ist dann leicht mit dem Haupthahn der Wasserleitung zu vergleichen, der sowohl Wasser von der heißen als auch kalten Röhre erhält. Das Wasser von diesem Hahn mag schnell seinen Wärmegrad ändern, da dieser von der Veränderung des kalten und heißen Wasserstrahles abhängig ist. Ebenso erzeugt in der Magen- und Darmstrecke das Überwiegen des Zuflusses eines sauren oder alkalischen Verdauungssaftes entweder eine saure Reaktion mit peptischer Verdauung, oder eine alkalische Reaktion mit tryptischer Verdauung. Selbstredend darf man die Absorption der Säfte nicht vergessen, auch nicht die Bindung ihrer Fermente durch verschiedene Kräfte. Diese Fermente (Gärstoffe) spielen die Hauptrolle. Es ist merkwürdig, daß wir die gewöhnlichen „peptischen" Geschwüre nicht in dem Teil des Speisekanals finden, wo die Reaktion sauer und die peptische Verdauung am längsten anhält, wir sehen sie vielmehr sich hartnäckig in dem Teil entwickeln, wo die tryptische Verdauung stattfindet. *Wie kann man diese sonderbaren Erscheinungen erklären?*

Solange der Magensaft die einzige Verdauungsflüssigkeit war, die untersucht wurde, war es sehr natürlich und zulässig, ihr die Ursache der Geschwüre zuzuschreiben, welche bis zu jener Zeit fast ausschließlich im Magen gefunden wurde.

Während der letzten Hälfte des 19. Jahrhunderts wurden Bauchspeicheldrüsensaft und Galle durch CL. BERNARD, K. LUDWIG, PURKINJE, R. HEIDENHEIN, I. P. PAVLOV, N. NENCKI, u. a. bis in alle Einzelheiten erforscht. Es wurde festgestellt, daß das Trypsin des Bauchspeicheldrüsensaftes viel kräftiger ist als der Magensaft, soweit die Verdauung der Proteins in Betracht kommt, und einen viel größeren Wirkungskreis hat. Die Verdauungseigenschaften des Trypsins werden bei allen alkalischen, neutralen und schwach säuerlichen Reaktionen völlig ausgeübt. Die Wirkung des Pepsins, auf der anderen Seite, ist innerhalb des Säurereaktionskreises beschränkt.

Chirurgen (MOYNIHAN, MAYO) entdeckten, daß in den Eingeweiden häufiger Geschwüre gefunden werden als im Magen, im Gegenteil zu dem, was jene früher glaubten, welche die erste Theorie von der Bildung der Magengeschwüre durch den sauren Magensaft aufstellten und unterstützten. So war es einleuchtend, daß eine neue Auslegung gesucht werden mußte. Das war nicht nur vom Standpunkte der Wissenschaft aus notwendig, sondern in einem noch größeren Grade vom praktischen Standpunkte aus für die erfolgreiche Behandlung jener, die mit Geschwüren behaftet sind. Natürlicherweise ist eine vernünftige Behandlung nur möglich, wenn die Ursache der Krankheit klar erkannt ist. Man muß der scharfen Unterscheidung der Momente, die empfänglich für das Geschwür machen, und der Kräfte, die das Geschwür erzeugen, wie es von älteren Ärzten getan wurde, eingedenk sein.

Es ist einer der Verdauungssäfte, welcher das Geschwür verursacht. Mannigfaltige Gebresten in der Schleimhaut des Magens und der Eingeweide neigen zur Erzeugung der Geschwüre. Diese Gebresten mögen von anatomischer oder physiologischer Beschaffenheit sein. Sie verweisen einzig auf die Ursachen, die die Geschwüre erzeugen. Entweder mag es der Magen- oder der Bauchspeicheldrüsensaft sein, aber vorzugsweise der erstere, auch wenn die Geschwüre im Magen liegen.

Neue Theorie — (BOLDYREFF) tryptisches Geschwür.

Der Verfasser gab, 1904, eine neue Auslegung der Ursachen des peptischen Geschwüres in den Eingeweiden und in dem Magen unter dem Einfluß der örtlichen Auflösung der Schleimhaut durch den Bauchspeicheldrüsensaft. Das konnte für die Eingeweide leicht zugegeben werden, aber wie findet der Bauchspeicheldrüsensaft seinen Weg in den Magen? Der Verfasser hat durch Versuche bewiesen, daß der Bauchspeicheldrüsensaft oft in den Magen eintritt, hauptsächlich unter folgenden drei Bedingungen:

1. Während einer alkalischen Reaktion im fastenden Magen (periodische Bauchspeicheldrüsensaftausscheidung);

2. während einer reichlichen Ausscheidung des sauren Magensaftes (das ist im Einklang mit den Beobachtungen von JAWORSKI, KORCZINSKI und RIEGEL); und

3. wenn Fette eingeführt werden (s. weiter unten SPRECK).

Der Eintritt der Galle in den menschlichen Magen wurde zuerst von William Beaumont beobachtet, wenn große Mengen Fett im Magen anwesend waren. Der Eintritt von Galle und Bauchspeicheldrüsensaft in dem Magen von Hunden, nach Einführung von fettiger Nahrung, wurde später durch I. P. Pawlow beobachtet.

Der Verfasser zeigte, daß, wenn man die Haut eines Hundes mit einer Fistel häufig und reichlich durch wirksamen Bauchspeicheldrüsensaft befeuchtete, sie sich viel schneller auflöste, als wenn sie unter denselben Bedingungen der Wirkung des Magensaftes ausgesetzt wurde. Es ist besonders bezeichnend, daß Geschwüre der Haut, durch Bauchspeicheldrüsensaft verursacht, sehr schnell tiefer dringen und sogar die ganze Dicke der Bauchwand durchlöchern. Das bewahrheitet sich besonders nach einem Baucheinschnitt. Das kommt nie vor, wenn der Magensaft das Geschwür verursacht hat. Das Vorkommen der Hautgeschwüre bei Einwirkung von Bauchspeicheldrüsensaft ist schließlich die Regel, ihr Vorkommen aber bei Einwirkung von Magensaft ist eine Ausnahme. Diese Tatsachen beweisen, daß der Bauchspeicheldrüsensaft die Entstehung der Geschwüre begünstigt, und nicht der Magensaft.

Die regelmäßig wiederkehrende Bauchspeicheldrüsen-Ausscheidung ist eine sehr gefährliche Ursache der Geschwüre und der Durchlöcherung bei der Bauchfellentzündung, sowie eine Einleitung zu den Blutungen der Geschwüre. Die periodische Ausscheidung der Bauchspeicheldrüse gänzlich zu hemmen, ist unmöglich, weil sie zu den lebenswichtigen Körperverrichtungen notwendig ist. Doch kann die Ausscheidung geregelt werden. Die Lage der Dinge erinnert an den Zustand, den man in Fällen außerordentlichen Blutdruckes, verursacht durch Herzmuskelvergrößerung, beim Kranken und Arzt begegnet. Die Arbeit des Herzens, welche die übertriebene Spannung verursacht, kann nicht eingestellt, sondern nur in geeigneten Grenzen gehalten werden. In ähnlicher Weise sollte die regelmäßig wiederkehrende Ausscheidung der Bauchspeicheldrüse geregelt werden. Das erste Erfordernis ist in dieser Richtung eine gründliche Untersuchung des Bauchspeicheldrüsensaftes und seiner Ausscheidung.

Der periodische Bauchspeicheldrüsensaft ist die ätzendste und zerstörendste Flüssigkeit im tierischen Körper. Sie kann nicht nur peptische Geschwüre erzeugen, sondern kann auch für eine Anzahl anderer Leiden verantwortlich sein, die von mir in einem besonderen Aufsatz erörtert wurden. Die Bauchspeicheldrüsenausscheidung mag auch die zugrunde liegende Ursache von Krankheiten des Blutes und wichtiger Organe des Körpers sein, indem sie vom Blute aufgesaugt wird und durch die Pfortader in die Leber eintritt. Die Bauchspeicheldrüsenausscheidung mag akute gelbe Atrophie der Leber verursachen. Schließlich mögen heftige Reizungen der Eingeweideschleimhaut Krankheiten, wie Seekrankheit und Schwangerschafterbrechungen, verursachen.

Betrachten wir nun, unter welchen Verhältnissen der Bauchspeicheldrüsensaft Geschwüre im Magen und in den Eingeweiden hervorzubringen vermag.

Der Verfasser hat die Tatsache festgestellt, daß ein Übermaß von Säure im Magen zum Eintritt von Pankreas in den Magen führt, gewöhnlich mit Galle begleitet. Die Säure kann teilweise unwirksam gemacht werden, und Zustände können geschaffen werden, die dem Trypsin gestatten, die Magenschleimhäute aufzulösen. Vermehrte Magensäure kann nicht nur die Ursache eines Geschwüres sein, sondern auch dessen Folge. Schryver und Sinder waren die ersten, die

Tabelle 2. Faktoren, die ein Geschwür verursachen.

Alte Werte	
Magen	Darm
Saurer Magensaft	Beinahe neutraler Magensaft und Galle, die ihn hemmt
Häufige runde Geschwüre	Selten runde Geschwüre

Zusammenfassung: Geschwüre sind das Resultat des sauren Magensaftes.

Heutige Werte	
Magen	Darm
1. Saurer Magensaft	1. Bauchspeicheldrüsensaft und Galle
2. Alkalischer Saft der Bauchspeicheldrüse	2. Schwacher Magensaft, fast unfähig, Proteine zu verdauen
3. Galle	
Geschwüre in 5% aller Fälle studiert	Geschwüre in 15% aller Fälle studiert

Zusammenfassung: Geschwüre sind das Resultat des Saftes der Bauchspeicheldrüse.

in dieser Verbindung die Übersäuerung des Magens erwähnten. Das Geschwür verursacht örtliche Blutüberfüllung, und dieses erzeugt unvermeidlich eine Vermehrung der ausscheidenden Tätigkeit. Falls das Geschwür sich im Magen befindet, ist die Quelle der Übersäuerung des Mageninhaltes leicht verständlich. In Fällen von Zwölffingerdarmgeschwüren kann nach MOYNIHAN, die vermehrte Magensäuerung durch Vorkommen von Krämpfen am Pförtner mit Zurückhaltung des Magensaftes und damit vermehrter Säuerung des Magens erklärt werden.

Die früher von VIRCHOW und anderen erwähnten Zustände, welche für die Bildung von Magengeschwüren durch Pepsin die Disposition schaffen, lassen sich in gleichem Maße auf die Entstehung der Geschwüre im Zwölffingerdarm durch Trypsin anwenden und bedürfen deshalb keiner weiteren Erörterung.

Der Verfasser hat den Eintritt des Pankreas in Begleitung von Galle, der während der Einnahme von Fetten in den Magen stattfindet, gründlich untersucht. Unter diesen Umständen ist der Bauchspeicheldrüsensaft ganz besonders reich an Fermenten, Trypsin eingeschlossen. Deshalb ist zu erwarten, daß fette Nahrung für die Erzeugung von Geschwüren im Magen und im Darm empfänglich macht. Daß es wirklich der Fall ist, wurde vor langer Zeit durch SPERCK nachgewiesen, der berichtete, daß bei den Bewohnern von Ostsibirien, die sich hauptsächlich durch eine reichhaltige fette Fischlebensweise erhalten, sehr häufig Geschwüre sich entwickeln.

Der Verfasser entdeckte die periodische Ausscheidung des Bauchspeicheldrüsensaftes, des Darmsaftes und der Galle. Diese Pankreassaftausscheidung ist an allen ihren Fermenten angereichert. Das Phänomen der periodischen Bauchspeicheldrüsensaftausscheidung wurde von SCHREIBER und seinen Schülern an Hunden und Menschen beobachtet. (Beobachtungen von S. V. ANISCHKOFF.) Beim Menschen wird die periodische Tätigkeit in starkem Maße angetroffen. Dieser periodisch ausgeschiedene Pankreassaft, der immer sehr wirksam und deshalb besonders zerstörend ist, strömt übergenug in je 1—2 Stunden in den leeren Darm und geht sehr häufig in den Magen zurück, wo er für lange Zeit bleiben kann.

Nahrung und eingenommene Flüssigkeiten vermindern die zersetzende Tätigkeit der Fermente auf die Schleimhäute des Magens und des Darms. Nahrung bindet einen bedeutenden Teil der vorhandenen Fermente, und die Flüssigkeiten verdünnen ihre Konzentration. Im fastenden Zustande, wenn der Verdauungskanal leer ist, mag die Zerstörung besonders schnell vor sich gehen. In Fällen schnell bildender und schnell wachsender Magen- und Darmgeschwüre ist es deshalb wichtig, daß die periodische Tätigkeit auf ein Mindestmaß verringert wird. Das mag durch häufiges Einnehmen kleiner Mengen von Nahrung oder durch Einführung von Säureflüssigkeiten erreicht werden.

Tabelle 3. MOYNIHANs Werte über die Häufigkeit von Geschwüren.

Magengeschwür			
Verschiedene Sekretionsverhältnisse des Magensaftes Zahl der Geschwüre in %			
Achylia	Untersekretion	Normal	Übersekretion
13	17	50	20

Zwölffingerdarmgeschwür			
Zahl der Geschwüre in % unter verschiedenen Sekretionsbedingungen des Magensaftes			
Achylia	Untersekretion	Normal	Übersekretion
6	5	43	46

Die periodische Wirkung tritt beim weiblichen Geschlecht stärker hervor, was im Einklang mit BRINTONs Darlegung steht, wonach das Geschwür öfters beim Weibe beobachtet wird als beim Mann. Die periodische Tätigkeit äußert sich sehr stark bei Persönlichkeiten in vortrefflicher Gesundheit, bei solchen Persönlichkeiten findet sich eine große Häufigkeit des Geschwüres.

Neuerlich wurden wieder die alten Ansichten hinsichtlich der Ursachen des Geschwüres durch MANN und auch durch IVY und DRASTEDT geäußert. Um seine Meinung zu stützen, hat MANN mittels einer Operation einen Teil des Zwölffingerdarmes mit den Mündungen des Gallen- und Bauchspeicheldrüsenganges weiter abwärts an einem tieferen Teil des Darmes verpflanzt. Bei Hunden, die so behandelt wurden, beobachtete MANN die Bildung von Geschwüren am Anfange des Darmkanales[1].

Trotz des hohen Grades chirurgischer Kunstfertigkeit, die bei seinen Experimenten verwendet wurden, können sie nicht als überzeugend angesehen werden. Die zu lösende Aufgabe ist eine Frage der Zerstörung eines Gewebes durch den Magensaft, mit anderen Worten, eine biochemische. Und doch wird die chemische Seite der Sache nicht beachtet. C. BERNARD hatte bereits festgestellt, daß in *normalem Zustande,* die peptische Verdauung im Zwölffingerdarm durch Niederschlag von sauren „Metaproteinen", welche das Pepsin mit sich tragen, beendet ist. Die Gallensäuren sind unter dem Einfluß des sauren Magensaftes auch niedergeschlagen und entfernen das Pepsin vom Wirksamkeitsbereich. In MANNs Versuchen wurden durch die Entziehung des Bauchspeicheldrüsensaftes und der Galle diese Bedingungen gestört. Wie lange seine Tiere lebten und warum sie unter dem Einflusse des Trypsins, am unteren Ende des Zwölffingerdarmes

[1] Im abnormalen Zustande mag der saure Magensaft untypische Geschwüre im Zwölffingerdarm verursachen, weil der Hauptschutz der Schleimhaut des Darmes, d. h. der Bauchspeicheldrüsensaft (und vielleicht die Galle) fehlt. Das beweist aber nicht, daß im normalen Zustande, wenn diese Kräfte da sind, das Pepsin imstande ist, Geschwüre im Zwölffingerdarm zu erzeugen.

keine Geschwüre entwickelten, wissen wir nicht. Aber seine negativen Ergebnisse liefern keineswegs den Beweis dafür, daß unter passenden Umständen der Bauchspeicheldrüsensaft ungeeignet ist, Geschwüre zu erzeugen.

Es wurde bemerkt, daß die Teile der Magenschleimhäute, welche sauren Magensaft erzeugen, selten vom diesem angegriffen werden. Aller Wahrscheinlichkeit nach ist der Grund dafür darin zu sehen, daß stark saurer Magensaft durch diese Teile der Magenschleimhaut ausgeschieden wird, wodurch diese vor der zersetzenden Wirkung des Trypsins geschützt werden. Daher mag sogar dieser Umstand als ein Kennzeichen zugunsten der Lehre von der tryptischen Herkunft der Magengeschwüre angesehen werden.

Zeitweise sammelt sich im Magen saurer Magensaft, der hinreichend ist, die Magenschleimhäute zu zersetzen. In ähnlicher Weise werden im Zwölffingerdarm bestimmte Flüssigkeiten ausgeschieden, alkalischer Bauchspeicheldrüsensaft und Galle, welche noch größere zerstörende Kraft besitzen. Die eben erwähnte Mischung von saurer und alkalischer Flüssigkeit ist gleichwohl mit Verlust der anfänglichen Stärke begleitet. Die zersetzenden Eigenschaften des Magensaftes werden, dank der Gegenwart der Galle, besonders vermindert, welche andernfalls das Trypsin beschützen. Wir mögen uns daran erinnern, daß die Fermente als Proteinstoffe auch der proteolytischen Kraft ausgesetzt und, weil verwundbar, imstande sind, sich selbst zu zersetzen. Alle diese Eigenschaften der Fermente, treten im leeren Magen und in den Eingeweiden besonders hervor. Wenn Speise oder andere Stoffe, wie Schleim und gewisse Pulver, die imstande sind, die Fermente zu binden, in den Magen kommen, verlieren die Fermente einen ansehnlichen Teil ihrer zersetzenden Kraft. Krämpfe am Pförtner disponieren für die Bildung von Geschwüren. Unter diesen Verhältnissen bleiben die beiden zerstörenden und reizenden Flüssigkeiten des Magens- und des Bauchspeicheldrüsensaftes im Magen und im Zwölffingerdarm getrennt und unverändert in ihrem ursprünglichen, wirksamen Zustande. Wäßrige Lösungen, verdauende Säfte eingeschlossen, werden vom Magen nicht absorbiert. Da Krämpfe am Pförtner die Möglichkeit eines Rückflusses vom Zwölffingerdarm nicht ausschließen, könnten solche Zustände geschaffen werden, daß entweder Magensaft oder Zwölffingerdarmabsonderungen im Magen gefunden werden. Die Absonderungen vom Zwölffingerdarm können leicht die Magenschleimhäute angreifen und können so zur Entstehung von Geschwüren beitragen. Eine künstliche Verbindung (Gastro-enterostomy) hilft bei der Heilung von peptischen Geschwüren (KOCHER, CLAIRMONT). Sie bringt den Magen- und Eingeweideinhalt in nahe Berührung und vermindert die Reizungseigenschaften dieser Verdauungsflüssigkeiten. Jetzt kann man verstehen, warum das Geschwür selten im Jejunum angetroffen wird, und, wenn zugegen, daß es gewöhnlich mit vermehrter Säure des Mageninhaltes verbunden ist (MOYNIHAN). Die Lage des Geschwüres wird meistens durch den Widerstreit zweier Faktoren bestimmt: 1. Die zerstörenden Grundursachen im Trypsin und Pepsin; 2. die schützende Betätigung der Verdauungsschleimhaut.

Die Schleimhaut des Darmes ist viel empfindlicher und wird viel leichter zerstört als die Magenschleimhaut. Aus diesem Grunde sind die Zwölffingerdarmgeschwüre viel alltäglicher als die Magengeschwüre. Gerade im Zwölffingerdarm finden wir das konzentrierteste Trypsin und Pepsin, die ihre zerstörendste

Wirkung am Rande der Pars pylorica ausüben, die der gewöhnlichste Sitz der Geschwüre ist. Weiter unten im Darm verlieren beide Fermente einen großen Teil ihrer zerstörenden Kraft. Das Pepsin verliert, wie oben erwähnt, seine zersetzende Kraft unter dem Einflusse des Alkali im Bauchspeicheldrüsensaft und der Galle, und das Trypsin wird schnell vom Blute absorbiert. Mit den Fermenten verliert der Darminhalt seine zerstörende Eigenschaft, und aus diesem Grunde kommen weiter unten im Zwölffingerdarm Geschwüre weniger oft vor.

Man sollte nicht erwarten, daß ein Verdauungssaft (ganz gleich ob des Magens oder der Bauchspeicheldrüse), wenn er unter die Haut injiziert wurde, den gleichen Erfolg an den benachbarten Geweben herbeiführen, wie es der gleiche Stoff an irgendwelchem toten Gewebe, z. B. Fibrin oder Eiweiß, im Reagensglas erzielt.

Im letzteren Falle bleibt der Saft auf der selben Stelle, und seine Fermente stürzen sich ohne jedes Hindernis mit vollster Kraft auf die Proteinsubstanz und verdauen sie schnell.

Im ersteren Falle ist es anders. Die Lebenskräfte des Organismus tragen die Flüssigkeit des Verdauungssaftes, der künstlich eingeführt wurde, zusammen mit einem Teil der Fermente, die in dem Safte aufgelöst sind, weiter. Der Rest der Fermente hängt fest an den naheliegenden lebenden Proteinen und zerstört sie allmählich. Dieser zerstörende Einfluß ist natürlich viel schwächer als im zweiten Falle. Nicht allein, daß die Fermente schwächer sind, sondern die lebenden Proteine reagieren in viel stärkerem Maße der Verdauung entgegen, als es das tote Gewebe vermag. Hieraus resultiert, daß die Verdauung viel langsamer ist und anstatt weniger Stunden mehrere Tage in Anspruch nimmt.

Die Verdauung des lebenden Gewebes durch den unter die Haut eingespritzten Saft der Bauchspeicheldrüse (oder des Magens) ist danach für eine Weile verhindert, da der flüssige Saft von den umgebenden verbindenden Geweben unter der Haut absorbiert wird und verschwindet. Ein Ferment (Enzym) hat seine volle Wirkungskraft nur im flüssigen Medium. Wenn aber nach einer Weile eine ausreichende Menge eingedrungen ist, kann das Trypsin des Saftes der Bauchspeicheldrüse ohne Schwierigkeit lebende Proteine im alkalischen Medium aufspalten. Das Pepsin des Magensaftes hingegen befindet sich in ungünstigerer Lage, da es eine saure Reaktion benötigt, und sein Einfluß ist daher kaum wahrnehmbar.

Einige Tage sind notwendig, um ein Eindringen zustande kommen zu lassen; wir beobachten bei Kaninchen Geschwüre, die durch die subcutane Injektion des Bauchspeicheldrüsensaftes nach 2 oder 3 Tagen hervorgerufen wurden. Um in die dickere Haut des Hundes einzudringen, ist eine größere Zeitspanne notwendig, nämlich 4—7 Tage. Sobald aber ein Loch in der Haut sich gebildet hat, und die Flüssigkeit reich an Encymen, nach außen fließt, dann kommt es zu keiner weiteren Verdauung der Gewebe. Das Geschwür schließt sich in 3 oder 4 bis zu 5 oder 7 Tagen, was von seiner Größe und Lage abhängig ist. Das geschieht, wenn steriler Saft eingeführt wird; wenn aber der Saft durch Versehen oder mit Absicht durch Mikroben verunreinigt ist, dauert die Heilung des Geschwürs manchmal viele Wochen.

Obwohl die erste Hypothese über die Placierung des runden Geschwüres von einer Autorität, wie es R. Virchow ist, dargelegt wurde, hat diese mit allen anderen zusammen keine Bedeutung. Sie verdienten nur so lange Beachtung, als wir mit den Eigenschaften des Bauchspeicheldrüsensaftes nicht vertraut waren.

Unsere neueren experimentellen Werte haben gezeigt, daß ein rundes Geschwür sich an jeder Stelle der Haut oder Schleimhaut des Verdauungssystems entwickeln kann, wo eine ausgedehnte Einwirkung des aktiven Saftes der Bauchspeicheldrüse besteht. Der Mechanismus der Entstehung eines Geschwüres mag

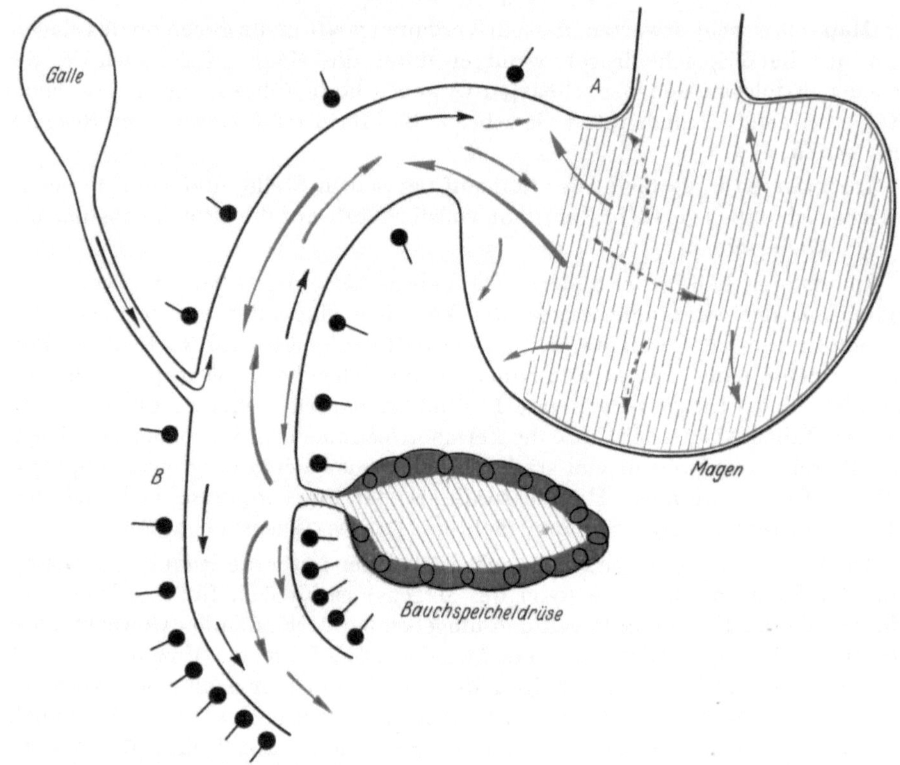

Abb. 1. Platz und Gründe für die häufigsten Bildungen von runden Geschwüren. Zwischen A und B Ort der häufigsten Bildung des runden Geschwüres. 4 Gründe bestimmen hauptsächlich die Bildung von runden Geschwüren: 1. Magensaft, 2. Duodenumsaft (Pankreassaft), 3. Galle (nicht direkt, sondern indirekt) und 4. Absorption von Enzymen (d. h. Entfernung von dem Platz der Reaktion).

Zone der Sekretion des Magensaftes (⟶).
Säuregehalt des Fundus.
Organ (Pankreas) basischen Saft der Bauchspeicheldrüse ausscheidend (- - - -⟶).
Galle (die Reaktion ist fast neutral).
Absorptionszone der Verdauungsenzyme und verdauten Nahrung (die Häufigkeit dieser Zeichen entspricht der Intensität der Absorption).

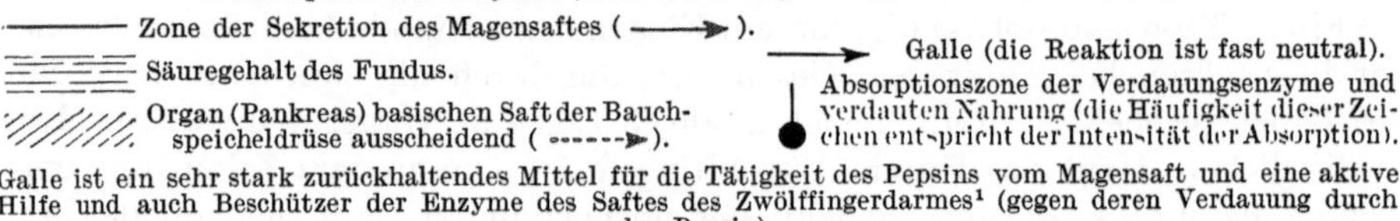

Galle ist ein sehr stark zurückhaltendes Mittel für die Tätigkeit des Pepsins vom Magensaft und eine aktive Hilfe und auch Beschützer der Enzyme des Saftes des Zwölffingerdarmes[1] (gegen deren Verdauung durch das Pepsin).

---

[1] Unsere positive Art, über die Reaktionen und Fermentprozesse im Magen und Zwölffingerdarm zu sprechen, ist auf unsere ausgedehnten und weiterfortgeführten Erfahrungen an mehr als 100 Hunden mit Fisteln an beiden Organen basiert. Sehr oft wurde ein solches Experiment nicht weniger als 15 Stunden ohne Unterbrechung durchgeführt, und der Gehalt des erwähnten Organes alle 5 Minuten untersucht (manchmal auch alle 2 Minuten). Einige Versuche am Menschen mit Hilfe der Einführung von Magen- und Zwölffingerdarmsonden haben gezeigt, daß die hier auftretenden Prozesse ähnlich denen bei Hunden sind. Dieses Bild ist nicht ein hypothetisches Schema, sondern eine graphische Darstellung verallgemeinerter Resultate von Experimenten mit ihren Daten.

durch den folgenden Vergleich beleuchtet werden. Man stelle sich eine Abteilung der Feuerwehr vor, die die umliegenden Häuser vor dem brennenden Haus beschützt, und zwar mit einer wollenen Decke. Die Feuerwehrmänner bemühen sich stark, diese künstliche Scheidewand feucht zu halten, aber sie wird durch das Feuer schnell getrocknet. Wenn sie auch nur für eine Sekunde völlig trocken würde, dann würde das Feuer durchbrennen. Das gleiche gilt für das runde Geschwür. Solange aus irgendeinem Grunde ein Fließen von aktivem Saft der Bauchspeicheldrüse häufig am gleichen Ort an der Schleimhaut des Zwölffingerdarmes oder des Magens stattfindet, mag die beschützende Kraft (hauptsächlich infolge des Schleimes) sich als ungenügend erweisen, die Schleimhaut wird an einer Stelle offen liegen und sofort an diesem Platze verdaut werden. Das weitere Anwachsen des Geschwüres ist dann selbstverständlich. So ist der Weg, wie peptische (oder tryptische) Geschwüre gebildet werden, ohne daß eine örtliche Unregelmäßigkeit in der Zirkulation oder andere, oben erwähnte hypothetische Bedingungen existieren.

Die Wichtigkeit des Schleimes.

Fogelson hat neuerlich die Ansicht ausgesprochen, daß der Schleim die Magen- und die Eingeweideschleimhäute vor der Bildung von Geschwüren schützt. Vor vielen Jahren hat Weintraud darauf hingewiesen, daß in der Nähe von Geschwüren die umgebenden Flächen zum großen Teil Schleim enthalten. An dieser übermäßigen Absonderung von Schleim mag die Entzündung des Geschwüres durch den Reiz der Verdauungssäfte und Speisen Schuld sein. Wenn die Schleimabsonderung eine größere Hemmung der Geschwürbildung ergibt, so mag deren Förderung in geschickten Händen eine nützliche heilende Maßregel sein. Der Zweck dieser Forderung, welcher Art sie auch immer sein mag, besteht nicht darin, eine schützende Hülle zu schaffen, sondern eher darin, daß der Schleim die zersetzenden Fermente und pathologischen Bakterien beseitigt. Störungen der Schleimabsonderung mögen auch einer örtlichen Schädigung des zentralen Nervensystems, die an den Ganglienzellen des Nervus vagus[1], welche die Schleimabsonderung des Magen- und des Darmkanales kontrollieren, angreift, zugeschrieben werden. Diese Ansicht steht in vollem Einklang mit den Darlegungen von Brown-Seward, die später von Schiff bestätigt wurde, daß eine bestimmte Einstellung des zentralen Nervensystems die Bildung von Magengeschwüren zur Folge hat.

Die Rolle der Mikroben.

Schon früh, im Jahre 1874, hat Boettcher den Mikroben eine wichtige Rolle bei der Bildung von Geschwüren des Verdauungskanales zugeschrieben. Gegenwärtig wird durch die Mayo-Klinik diese Ansicht verteidigt. Es ist sehr richtig, daß durch Mikroben *un*verunreinigte Wunden und Geschwüre schnell heilen. Richtig und wohlbekannt ist andererseits die Tatsache, daß die Verunreinigung und Vergiftung frischer Geschwüre und Wunden die Behandlung beeinträchtigt und die Zeit der Heilung verlängert. Dennoch kann den Mikroben die Bildung des Geschwüres im Verdauungskanal selbst kaum zugeschrieben

[1] Nach van Ijzeren treten Geschwüre nach dem Durchschneiden des N. vagi auf.

werden[1]. Der Magen und der Anfang des Darmkanales sind in der Regel keimfrei besonders bei Leuten mit guter Verdauung, zu denen gewöhnlich die Kranken, die mit Geschwüren behaftet sind, gehören. Es ist aber der Erwähnung wert, daß zufolge unserer Beobachtung bei Fistelhunden, wenn der Magensaft freien Zutritt zu der Haut hat, diese keimfrei bleibt und daß Wunden, die mit Magensaft befeuchtet werden, frei von Eiterbildung sind und mit merkwürdiger Schnelligkeit heilen. In solchen Fällen kann nicht nur der Magensaft keine Geschwüre erzeugen, er trägt im Gegenteil viel zur schnellen Heilung bei[2]. Versuche von J. BOLDYREFF in seinem Laboratorium zeigten, daß die Anwesenheit von Mikroben im Darmkanal für übermäßige Absonderung von Darmsaft verantwortlich ist. Dann folgt oft sehr starker Durchfall. Im Gegensatz hierzu ist, wie wir wissen, daß Verdauungssystem in guter Verfassung, wenn Geschwüre vorhanden sind. Das spricht auch gegen die wichtige Rolle der Mikroben bei der Bildung der Geschwüre.

Mechanische Tätigkeit der Nahrung als eine Ursache der Geschwüre.

Die Rolle der mechanischen Tätigkeit der Nahrung bei der Bildung von Magengeschwüren ist unbedeutend. Aber im Falle schon bestehender Geschwüre mag rohe oder überreiche Nahrung die Heilung des Geschwürs verhindern oder gar eine Blutung desselben verursachen.

Im Durchschnitt bleibt die Nahrung 5—6 Stunden nach dem Essen im Magen. Dort ist sie viel gröber, als wenn sie in den Darmkanal eintritt. Schließlich übt der Mageninhalt einen Druck auf die Wände des Magens aus, und seine Masse ist, im Vergleich zu der Beschaffenheit im Darmkanal, eher schwerer.

Im Darmkanal wird die Nahrung nicht zurückgehalten, sie geht ungefähr 3mal so schnell hindurch, das heißt, in ungefähr $1^1/_2$ Stunden.

---

[1] Natürlich gibt es Bakterien, wie z. B. der Diphtheriebacillus oder der Streptococcus des Scharlachs, der Anthraxbacillus und andere, die leicht Entartung der Schleimhaut und Geschwüre verursachen können, aber diese Bacillen werden unter normalen Verhältnissen nicht im Inhalt des Magens oder des Zwölffingerdarmes angetroffen. Und bei den Krankheiten, die diese Bakterien erzeugen, verursachen sie keine Geschwüre im Magen oder Zwölffingerdarm.

Zu BOETTCHERS Zeiten waren Eigentümlichkeiten der Bakterien unbekannt, und man schrieb ihnen leicht die Erzeugung von Geschwüren zu. Wir wissen jetzt, daß Mikroben entzündliche Reaktionen verursachen. Aber das typische peptische Geschwür wird durch die Abwesenheit von Entzündung der umgebenden Gewebe gekennzeichnet. Deshalb ist es unmöglich, jetzt den Mikroben die Hauptrolle oder auch nur eine wichtige Rolle bei der Erzeugung der peptischen Geschwüre zuzuschreiben. Dennoch mögen Mikroben die Heilung bei schon bestehenden Geschwüren verhindern, und in dieser Beziehung ist die von der Mayo-Klinik gehaltene Meinung durchaus richtig.

[2] Auf Grund unserer langen Beobachtungen und Versuche sind wir hinsichtlich der Empfehlung des natürlichen oder künstlichen Magensaftes als gutes Heilmittel für alle möglichen oberflächlichen und infizierten Wunden und Geschwüre absolut zuversichtlich. Wir vermuten, daß sich der Bauchspeicheldrüsensaft als eine mächtig wirkende Kraft bei der Aufsaugung von bösartigen Geschwülsten, die dem chirurgischen Eingriff widerstehen, erweisen wird.

Getrocknete Verdauungssäfte mögen für diese Zwecke benutzt werden. Für ihre Herstellung verweist der Verfasser auf seinen Aufsatz: Trockene natürliche Verdauungssäfte [Amer. J. Digest. Diseases and Nutrition **2**, Nr 1 (1935)].

Sie rückt in kleinen Teilchen vorwärts, und deshalb ist ihre schädigende mechanische Wirkung im Darm unermeßlich kleiner als im Magen.

Trotzdem ist das Geschwür viel häufiger im Zwölffingerdarm als im Magen, wie es erwartet würde, wenn man die verursachende Rolle der Bildung der Geschwüre der mechanischen Reizung selbst zuschreiben würde.

Unsere neuen Experimente.

Wir versuchten Geschwüre mit frischem Bauchspeicheldrüsensaft künstlich hervorzurufen. Um den Wirkungskreis zu beschränken, spritzten wir zwischen die Haut oder unter die Schleimhaut gewisse Mengen (1—30 ccm) Bauchspeicheldrüsensaft und vergleichshalber zur selben Zeit dasselbe Maß Magensaft in die andere Körperseite desselben Tieres, z. B. 5 ccm Bauchspeicheldrüsensaft in die rechte und gleichzeitig 5 ccm Magensaft in die linke Seite. Gewöhnlich verwendeten wir eine frische Mischung Bauchspeicheldrüsensaft des Zwölffingerdarmes und Eingeweidesaft, sowie Galle, welche im fastenden Zustande abgesondert wurde. Diese Flüssigkeit ist reich an Fermenten und wirksamer als die Bauchspeicheldrüsenabsonderungen, die wir unter anderen Verhältnissen erhalten. Zuerst benutzten wir 10 ccm, später verringerten wir es auf 5 und sogar auf 3 ccm keimfreier Bauchspeicheldrüsensaft, durch Chamberlain-Porzellanfilter filtriert, erzeugte Geschwüre. In allen Fällen bildete sich ein typisches tiefes, rundes Geschwür, welches nichtsdestoweniger schnell heilte. Durch Bauchspeicheldrüsensaft entstandene Geschwüre heilten so ebenso schnell wie jene durch Magensaft verursachten. Selbstentstandene und künstlich herbeigeführte Geschwüre sind sich in der Schnelligkeit der Heilung ähnlich. In keinem Falle hat die Einspritzung von Magensaft die Entwicklung eines Geschwüres ergeben. Magensaft[1] erzeugte auch dann keine Geschwüre, wenn größere Mengen, bis zu 20 und 30 ccm eingespritzt wurden. In sehr großen Dosen mag der Magensaft so etwas wie einen kalten Absceß erzeugen, aber wir haben niemals ein Geschwür bekommen.

Bei der angeführten Anwendung von Bauchspeicheldrüsenmischung bildete sich niemals ein Absceß, und die sich in 5—7 Tagen entwickelnden Geschwüre waren von der Tiefe der Einspritzung und dem Quantum der eingespritzten Mischung abhängig. Der eingespritzte Magensaft wird in über 10 ccm betragenden Mengen von den Geweben nicht absorbiert, dahingegen wird der Bauchspeicheldrüsensaft schnell absorbiert. Eine Mischung von gleichen Zwölffingerdarmsaft und Magensaft verursacht auch Geschwüre (tryptische).

Als Kontrolle spritzten wir außerdem keimfreie Galle in Mengen von 30 ccm unter die Haut ein. An der Einspritzungsstelle bildet sich innerhalb von 3 bis 7 Tagen in der Größe eines Hühnereies eine starke Geschwulst. Diese wurde in ungefähr 3 Wochen von selbst langsam wieder aufgesaugt.

Man kann leicht verstehen, warum sowohl bei unseren Versuchen als auch unter natürlichen Verhältnissen der Magensaft größeren Schwierigkeiten bei der Bildung eines Geschwüres begegnet, als der Bauchspeicheldrüsensaft. Bei unseren

[1] Wir gebrauchten meistens Magensaft, den wir nach Einspritzung von Insulin erhielten. Diese Art Magensaft ist am reichsten an Pepsin. Falls dieser Saft zur Erzeugung von Geschwüren ungeeignet ist, so sind andere Arten von Magensaft, nach verschiedenen Speisen oder im fastenden Zustande abgesondert, noch viel weniger geeignet, es zu tun.

Versuchen, z. B. werden etwas alkalischer Bauchspeicheldrüsensaft und etwas sauerer Magensaft an 2 verschiedenen Stellen in die Gewebe eingeführt. Der Bauchspeicheldrüsensaft findet eine günstige alkalische Reaktion in den Geweben. Selbst wenn die Reaktion neutral oder schwach säuerlich wäre, würde das Trypsin des Bauchspeicheldrüsensaftes die umgebenden Gewebe schnell zersetzen und ein Geschwür verursachen. Der Magensaft, der die Gewebe durchdringt, verliert langsam seine Säure infolge Alkalinität des Blutes und der Lymphe. Durch das alkalische Medium wird auf seine verdauende Tätigkeit störend eingewirkt. Ein anderer Punkt: Die beiden erwähnten zersetzenden Flüssigkeiten kommen mit Fetten in Berührung, welche auf die tryptische Tätigkeit des Bauchspeicheldrüsensaftes nicht störend wirken und sehr leicht durch Bauchspeichelfermente verflüssigt werden. Dasselbe Fett schützt die Gewebe vor der zerstörenden Wirkung des Pepsins. Aus diesem Grunde wirkt das Trypsin sowohl unter natürlichen als auch unter versuchsweisen Verhältnissen mit großer Geschwindigkeit; es ist imstande, in den Geweben tiefe Zerstörungen zu verursachen, besonders wenn deren Lebenswiderstandskraft aus irgendeinem Grunde herabgesetzt ist. Der Magensaft dagegen bleibt nahe der Oberfläche, und seine Wirkung ist langsam.

Es ist sehr wichtig, daß nur frische Säfte, die reich an Fermenten sind, benutzt werden. Sammelt man Bauchspeicheldrüsensaft, so muß er sofort gefroren werden (siehe des Verfassers Artikel: „Trockene, natürliche Verdauungssäfte). Bauchspeicheldrüsensaft verursacht in diesen Fällen, ohne Ausnahme, wenn er in einer nicht geringeren Menge als 3—5 ccm angewandt wird, auf der Haut und Schleimhaut des Hundes Geschwüre.

Wenn wir Säfte gebrauchen, die zeitweilig an warmen Plätzen aufgehoben wurden, müssen wir die Tatsache im Auge behalten, daß das Trypsin (und Pepsin) teilweise selbstverdaut wird, und diese Säfte, besonders der Bauchspeicheldrüsensaft, schnell ihre zersetzende Eigenschaft verlieren. Außerdem wird der Bauchspeicheldrüsensaft leicht durch Mikroben vergiftet, da er ein ausgezeichnetes nährendes Medium ist.

Der Gebrauch alter Säfte mag die Ursache beim Mißlingen von Experimenten sein (besonders wenn Bauchspeicheldrüsensaft gebraucht wird). Auch in diesen Fällen sind verschiedene Verwickelungen möglich, wie Eiterung usw.

Die Magen- und die periodischen Zwölffingerdarmsäfte; die wir meistens gebrauchten, waren tatsächlich keimfrei. Einspritzungen dieser Säfte unter die Haut verursachten keine entzündlichen Erscheinungen. Wir beobachteten die vollkommene Wirkung der verdauenden Fermente allein, beider — gastrischer und pankreatischer. Aber gelegentlich stießen wir auf zufällige Verunreinigung der unter die Haut eingespritzten Flüssigkeiten und Bakterien. In solchen Fällen gab der Pankreassaft eine entzündliche Reaktion um den Ort der Einspritzung, aber die Bauspeicheldrüsenfermente blieben in ihrer Wirkung unverändert. Manchmal erhielten wir bei Anwesenheit von Bakterien bedeutend größere Geschwüre als bei keimfreien Zuständen. Wenn Magensaft durch Bakterien verunreinigt war, beobachteten wir keinen Unterschied gegenüber den vorherigen Experimenten, weil der Magensaft augenscheinlich die Bakterien zerstörte.

Nachdem Versuche auf der Haut von Hunden und Hühnern bewiesen hatten, daß der Saft der Bauchspeicheldrüse viel schneller Geschwüre hervorruft und in geringeren Quantitäten, als es der Magensaft tut, führte der Verfasser mit seinen Mitarbeitern Kontrollexperimente an der Schleimhaut von Tauben und

Hunden durch. Studenten, E. VOYDANOFF, H. SIMENS, CL. MERCHANT und MR. W. BLACKLER öffneten den Kropf von 9 Tauben unter örtlicher Betäubung. Bei 6 Vögeln wurde 3,0 ccm aktiven alkalischen Saftes der Bauchspeicheldrüse unter die Schleimhaut auf der rechten Seite mit Hilfe einer gekrümmten Nadel injiziert, und auf der linken Seite die gleiche Menge Magensaft. Bei 2 Tauben wurde saurer Saft des Zwölffingerdarmes eingeführt, bei einer anderen Taube gekochter Saft der Bauchspeicheldrüse mit alkalischer Reaktion (3 ccm). Die Wunden im Kropf wurden genäht. Die Resultate waren wie folgt: 2 der Tauben aus der Zahl der 6, die mit dem alkalischen Saft der Bauchspeicheldrüse gespritzt waren, starben an Schleimhautblutungen an der Stelle der Injektion. Gekochter Saft der Bauchspeicheldrüse wurde, ohne eine Spur zu hinterlassen, in 5 Tagen (oder schneller) absorbiert. Auch der injizierte Magensaft war spurlos verschwunden. Bauchspeicheldrüsensaft verursachte in allen Fällen die Bildung von typischen runden Geschwüren, und diese Geschwüre waren dann viel größer, wenn der Saft alkalisch war.

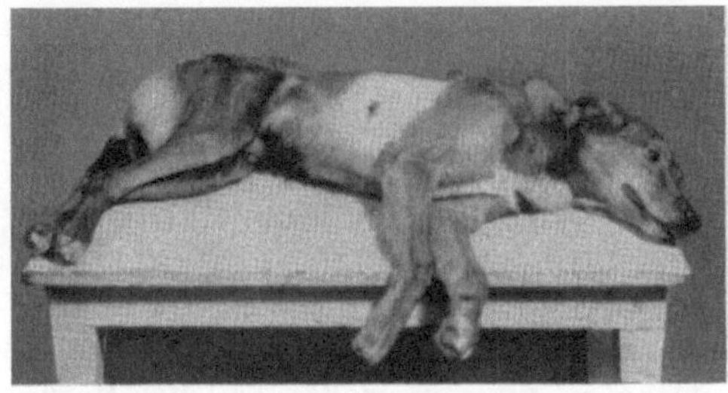

Abb. 2. Hund mit einem Geschwür.

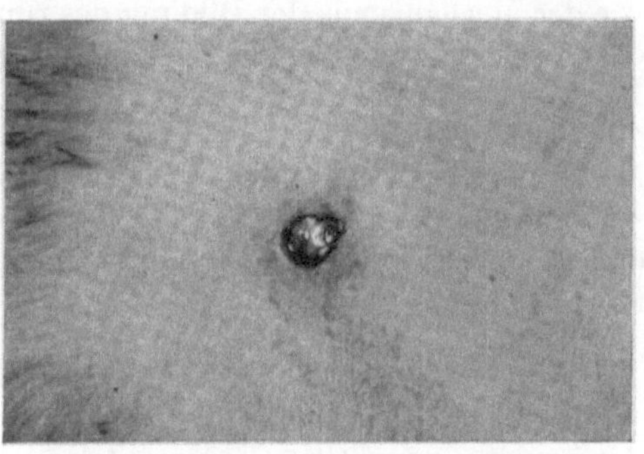

Abb. 3. Tryptisches Geschwür an der Haut.

Der Student VOYDANOFF wiederholte dieses Experiment 2mal an der Schleimhaut des Magens eines Hundes mit dem alkalischen Safte der Bauchspeicheldrüse und erhielt in beiden Fällen runde Geschwüre innerhalb von 3—4 Tagen. Die Photographie eines dieser Geschwüre wird hier gezeigt (Abb. 4).

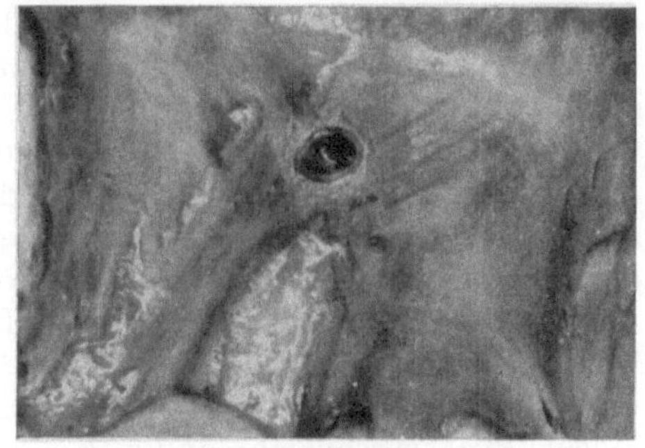

Abb. 4. Experimentelles tryptisches Geschwür. (Die Schleimhaut eines Hundes, 10 Tage.)

Der folgende Einwand mag gegen diese Methode erhoben werden. Der Saft beeinflußt die Schleimhaut (und die Haut) nicht von der Außenseite, sondern von innen nach außen. Mancher mag denken, daß diese Richtung in der Einwirkung des Saftes die Bildung von Geschwüren erleichtern mag. Diese Annahme formeller Fehler wäre irrtümlich und ist leicht durch entsprechende Versuche in vitro zu widerlegen. Stücke aus der Schleimhaut des Zwölffingerdarmes von Hunden sind an den Enden zweier Glasröhren angebracht, ein Stück einwärts (innerhalb der Röhre)· das andere außen an der

Röhre. In gleicher Weise wurden Stücke der gesamten Magenwand eines Hundes an 2 anderen Röhren befestigt. Magensaft wurde in alle diese Röhren in gleicher Menge gegossen und die Röhren in den Brutschrank gestellt. In den 2 ersten Röhren war der Boden der angebrachten Stücke nach 17 Stunden verdaut. Dasselbe fand auch in 2 anderen Röhren etwas später statt (Experiment der Studenten VOYDANOFF, SIMENS und CLAIR MERCHANT) (siehe Abb. 2, 3 und 4).

Über den Wert und die Nachteile dieser Methode will ich einige Worte sagen. Sie ist nicht ganz natürlich, sie ist künstlich. Unter natürlichen Bedingungen arbeiten die Säfte abwechselnd, und zwar wiederholt, von der Seite der Schleimhaut, durch sie, innerhalb des Gewebes. Bei diesen Versuchen ist die Richtung umgekehrt, und ein großer Teil des Verdauungssaftes ist unter die Schleimhaut (oder der Haut) injiziert.

Der Vorteil dieser Methode ist der, daß man tatsächlich den gesamten Verlauf des Geschwüres, seine Bildung und Heilung sieht, was bei irgendeiner anderen Methode nicht möglich, aber für die Auffassung äußerst wichtig ist, wie der Mechanismus der Bildung des runden Geschwüres im Magen und Dünndarm sich darstellt. Diese Methode macht eine quantitative Untersuchung des Phänomens möglich und vergleicht die Forschungen über den Einfluß verschiedener Säfte — des Magens, der Bauchspeicheldrüse und ihrer verschiedenen Mischungen. All das gibt uns Sicherheit in der Arbeit und vereinfacht das Verständnis für die Bedeutung dieser Versuche. Es ist alles so einfach und klar, daß keine Zweifel bestehen und keine anderen Erklärungen gegeben werden können.

Die Behandlung.

Obgleich der Verfasser als Physiologe nicht beabsichtigt, eine Besprechung der anerkannten Behandlungsverfahren der Geschwüre in seine Forschungen einzuschließen, wollte er nichtsdestoweniger einige seiner Betrachtungen mit den Klinikern teilen.

Der periodisch abgesonderte Bauchspeicheldrüsensaft besitzt im nüchternen Zustande zerstörendste Eigenschaft. In dem es unmöglich ist, diese Absonderungen gänzlich zu beseitigen, ist es doch möglich, sie wenigstens durch teilweise Bindung ihrer Fermente, harmlos zu machen. Die Schmerzen treten im Geschwürzustande bei leeren Magen auf, wenn die periodische Tätigkeit stattfindet, welche die von dem Verfasser oben ausgedrückte Meinung weiter aufrecht erhält. Um die periodische Tätigkeit zu vermindern, die Absonderungen zu begrenzen und die damit verbundenen Zusammenziehungen des Magens und der Eingeweide zu beschränken, ist es vorteilhaft, in kleinen Dosen und häufig, Nahrung zu verabreichen. Milch, Eiweiß, Schleimsuppe, Gallerte, Haferschleim, Gemüsesuppe, würden für diese Zwecke dienlich sein. Verschiedene Stoffe, die imstande sind, die zersetzenden Fermente zu absorbieren, wie FOGELSONs Mucin, Pflanzenschleimprodukte, Kohlepulver, Kaolin, Magnesia und Wismutsubnitricum mögen, da sie alle die zersetzenden Fermente binden, als passende Heilmittel betrachtet werden. FOGELSONs Mucin erfordert vorherige Sterilisierung in der gebräuchlichen Weise. Um die Zerstörung des Pepsins, welches es in merklicher Quantität enthält, zu bewerkstelligen, ist das einfache Verfahren der Erhitzung im Autoklaven hinreichend.

Die schirmende Eigenschaft des Schleimes liegt nicht in der Bildung einer schützenden Hülle oder Haut über dem Geschwür. Der Schleim absorbiert die Fermente, trägt sie fort und verhindert entweder oder beschränkt ihre zerstörende Wirkung bedeutend. Alle Substanzen, welche imstande sind, die zersetzenden Fermente zu binden, sind auch bei der Heilung der Geschwüre nützlich.

Außer Atropin und Belladonna-Tinktur mögen andere Heilmittel, die die Verdauungsausscheidung vermindern, empfohlen werden.

Wird der Körper Kälte und Frost ausgesetzt, so ergibt sich daraus, gemäß den Beobachtungen des Verfassers, ein Antrieb der periodischen Tätigkeit des Verdauungsapparates und einer Verstärkung der Bauchspeicheldrüsenausscheidung. Wärme vermindert diese Erscheinungen. Im Sommer, während des heißen Wetters, mögen die periodischen Ausscheidungen des Bauchspeicheldrüsensaftes sogar für mehrere Stunden gänzlich unterbrochen werden. Der Schluß ist klar: Kranke, die mit Geschwüren behaftet sind, sollten sich bei kalten Wetter warm kleiden, in gutgeheizten Wohnungen leben und im Allgemeinen sich nicht der Kälte aussetzen. Heftige geistige und körperliche Anstrengungen erhöhen auch die periodischen Funktionen; deshalb muß bei Geschwüren, bei denen mit einer Blutung oder einer Perforation zu rechnen ist, dem Kranken vollständige Ruhe verschafft werden.

Diskussion.

Das Geschwür ist viel häufiger im Zwölffingerdarm als im Magen zu finden. Im Darm kann die Magensäure nicht zu der Verursachung von Geschwüren beitragen, da ihre Tätigkeit durch den alkalischen Bauchspeicheldrüsensaft[1], durch die Neutralisierung der Säure und durch die Galle, die die verdauenden Eigenschaften des Pepsins sehr hemmen, störend beeinflußt wird. Die einzige gefährliche zerstörende Kraft bei der Bildung von Geschwüren im Zwölffingerdarm ist die Bauchspeicheldrüsenausscheidung. Sie fließt nicht nur in den Zwölffingerdarm, sondern fließt auch häufig in den Magen zurück, wo sie imstande ist, Geschwüre zu erzeugen.

Besonders gefährlich, vom Standpunkte der Geschwürbildung, ist der periodisch ausgeschiedene Bauchspeicheldrüsensaft, welcher einen sehr hohen Gehalt aller seiner Fermente in wirksamer Gestalt besitzt. Diese Ausscheidung ist immer von Galle und Darmsaft begleitet. Erstere schützt den Bauchspeicheldrüsensaft vor der Zersetzung durch das Pepsin, und der zweite verwandelt das Trypsin von einem Zymogen in eine aktive Form.

Wie früher dargelegt wurde, verliert der Magensaft, wenn er mit einer hinreichenden Menge von Bauchspeicheldrüsensaft in Berührung kommt, seine zersetzende Eigenschaft. Wenn die periodische Ausscheidung von Bauchspeicheldrüsensaft stattfindet, wird der Magensaft nicht ausgeschieden und beide, der Magen und der Zwölffingerdarm, bleiben frei davon und enthalten keine Speisen. Diese Tatsache bildet eine besondere Quelle der Gefahr für Leute,

[1] Sehr belehrend ist der von A. A. Humphrey beobachtete Fall. Bei einem seiner Patienten hat er ein rundes Geschwür in der Nähe des Pylorus im Zwölffingerdarm gefunden. Dieses Geschwür war direkt der Öffnung des Kanales der Bauchspeicheldrüse zugewendet.

die mit Magen- oder Darmgeschwüren behaftet sind. Während der Verdauung neutralisieren sich die Magen- und Bauchspeicheldrüsenausscheidungen gegenseitig bis zu einem gewissen Grade. In der Zeit, zu der die periodische Bauchspeicheldrüsenausscheidung stattfindet, sind weder Speise noch Magensaft da, und nichts kann verhüten, daß seine zerstörenden Eigenschaften wirksam werden.

Einmal erzeugt, wird das Geschwür nicht allein durch die Tätigkeit des Bauchspeicheldrüsensaftes, welcher es erzeugt hat, erhalten, sondern auch mittels Befeuchtung durch den Magensaft. Verschiedene Bakterien, die Proteine zersetzen können, verunreinigen das Geschwür und wirken störend auf seine Heilung (BOETTCHER, MAYO). BOETTCHER, 1874, später MAYO sprachen sogar die Meinung aus, daß Infektion eine ätiologische Kraft bei der Entstehung des Geschwürs ist. Nichtsdestoweniger ist es wohlbekannt, daß Bakterien Entzündung verursachen, welche häufig bei Fällen von Geschwüren des Verdauungskanales vollständig fehlt. Daher ist es zu entschuldigen, wenn der Infektion eine erschwerende Rolle des schon bestehenden krankhaften Zustandes erst in zweiter Linie zugeschrieben und sie nicht als Urheberin angesehen wird.

Magensaft, welcher keimtötende Eigenschaften besitzt, begünstigt manchmal in seltsamer Weise eine frühere Heilung des Geschwüres durch Entgiftung seiner Oberfläche.

Unsere alten Beobachtungen bei Fisteltieren erwiesen, wenn die Magen- und Bauchspeicheldrüsensäfte mit der Haut in Berührung kamen, daß der Bauchspeicheldrüsensaft allein die Bildung von tiefen örtlichen Geschwüren hervorbrachte, welche sich sehr schnell entwickelten. Der Magensaft verursachte nur eine Reizung der Haut und weitverbreitete Zerfressung, der Schaden kam langsam und hatte nicht das Aussehen des Gescwüres des Magens und der Eingeweide.

Wir waren nie imstande bei Tieren auf der Haut oder im Magen ein künstliches Geschwür durch Magensaft zur Entstehung zu bringen. Bei Gebrauch von Bauchspeicheldrüsensaft von hohem Fermentgehalt beobachtete der Verfasser in allen Fällen in ungefähr 1 Woche die Bildung von Geschwüren auf der Haut oder der Schleimhaut; weder die Größe ($^1/_2$—$1^1/_2$ cm) noch die Gestalt des Geschwüres unterscheidet sich in irgendeiner Weise von den natürlich entwickelten Geschwüren des Verdauungskanales.

Nur eine kleine Anzahl Kranker sterben an Perforationsperitonitis. Eine Geschwürblutung kann mit schnellem Tode endigen. Eine solche Blutung kann nicht nur durch den Bauchspeicheldrüsensaft, sondern auch durch den Magensaft, durch Anfressung des Geschwüres verursacht werden, wie der Verfasser bei vielen Hunden genügend Gelegenheit hatte, zu beobachten. Dem praktischen Arzt ist wohlbekannt, daß die mechanische Reizung eines Geschwüres mit Blutungsneigung zu einem Blutsturz führen kann[1].

[1] Dr. S. TASHIRO (University of Cincinnati) und seine Mitarbeiter haben eine Bildung des runden Geschwüres hervorgerufen.

Ich erwähne seine Arbeit, ohne mich in Einzelheiten einzulassen, da ich keinen logischen Zusammenhang zwischen unseren Arbeiten erkennen kann.

Da sind seine eigenen Worte: „TASHIRO und seine Studenten haben gezeigt, daß die Kraft der Gallensäuren, Magengeschwüre hervorzurufen, vollständig durch Phosphorlipoide und Cholesteryloleat bekämpft wird und daß Reagenzien, die bekanntermaßen

Übersicht.

1. Beide, der Magensaft und der Bauchspeicheldrüsensaft und manchmal ihre Mischung mögen Geschwüre des Magens oder des Zwölffingerdarmes verursachen. Aber der Bauchspeicheldrüsensaft ist häufiger der Urheber in der Erzeugung des Geschwüres, besonders im Zwölffingerdarm. Man kann leicht ein typisches Geschwür durch Experimentieren am Hunde, Hasen und Geflügel, durch Befeuchtung oder Einspritzung von Bauchspeicheldrüsensaft auf der Haut herbeiführen. Dieselbe Form des Geschwüres mag auf der Schleimhaut oder dem Verdauungsapparat der erwähnten Tiere herbeigeführt werden. Es gelang dem Verfasser trotz Einspritzung großer Dosen nicht, solche Geschwüre durch Magensaft hervorzurufen.

2. Bauchspeicheldrüsensaft, gewöhnlich durch Galle und Darmsaft begleitet, erzeugen Geschwüre im Zwölffingerdarm und im Magen. Besonders pathologisch in der Geschwürerzeugung ist die sogenannte periodische Bauchspeicheldrüsenausscheidung. Künstliche Geschwüre können entweder auf der Haut oder auf der Schleimhaut des Magens und des Darmes durch örtliche Einspritzung von Bauchspeicheldrüsensaft herbeigeführt werden. Solche durch Versuche erzeugte Geschwüre sind in Größe und Aussehen mit den Geschwüren des Magens und des Darmes identisch, welche sich unter pathologischen Bedingungen von selbst entwickeln. Eine andere Ähnlichkeit der künstlich erzeugten und der selbst entstandenen Geschwüre ist deren Fähigkeit, schnell zu heilen.

3. Der Bauchspeicheldrüsensaft ist die Hauptursache in der Erscheinung des Geschwüres und bestimmt seine Lage. Geschwüre entstehen an Stellen, die besonders häufig mit großen Mengen Bauchspeicheldrüsensaft, der reich an Fermenten ist, versorgt werden. Der periodische Bauchspeicheldrüsensaft sollte als am gefährlichsten angesehen werden.

4. Anatomische und physiologische Mängel des Blutgefäßsystems sollten im Auftreten der Geschwüre nur als Umstände zweiter Linie betrachtet werden. Man mag ihnen die disponierende Rolle zuschreiben.

5. Solche Geschwüre, besonders wenn sie im Magen auftreten, mögen ferner durch den sauren Magensaft gereizt werden; auf diese Weise wird der krankhafte Zustand aufrechterhalten. Jedoch unter gewissen Zuständen erleichtert die sauere Magenflüssigkeit, da sie stark desinfizierend wirkt, die Heilung der Geschwüre.

6. Obgleich in der Verursachung der Geschwüre die Bakterien nicht als ein ätiologischer Umstand von Bedeutung angesehen werden kann, können sie seine Heilung verzögern.

7. In der Behandlung des Magen- und des Darmgeschwüres sollte die Beschränkung der periodischen Ausscheidung ein wichtiges Merkmal sein. Wärme vermindert die periodische Tätigkeit. In diesem Sinne mag, unter anderen Maßregeln, die Warmhaltung des Kranken empfohlen werden.

Magengeschwüre hervorrufen, wie z. B. Gallensäuren, Thyroxin, Adrenalin, Diphthrietoxine und Streptococcuspyrogenes die Kraft haben, den Gehalt an Phosphorlipoiden im Blut herabzusetzen. Der Stoffwechselumsatz der Phosphorlipoide und die Entstehung von Magengeschwüren muß aufs innigste verknüpft sein, und die zukünftige Verhütung und Behandlung von Magengeschwüren bei Menschen muß sich auf eine Methode stützen, mit deren Hilfe wir diese schützende Substanz im Körper anreichern können."

8. Arzneien, wie Atropin, Belladonna-Tinktur und dergleichen, die auf die Verdauungsausscheidungen hindernd wirken und die Krämpfe am Pförtner des Magens lindern, mögen auch als praktische Heilmittel angezeigt sein.

9. Alle Mittel, die imstande sind, Verdauungsstoffe zu bilden, wie Schleim, Eiweiß, Milch oder ähnliche Nährprodukte, ebenso Kohlepulver, stellen dienliche Heilmittel dar.

Schluß.

1. Der Bauchspeicheldrüsensaft ist der Haupturheber der Geschwüre im Zwölffingerdarm und Magen. Im Falle von schnell sich entwickelnden und wachsenden Geschwüren und besonders bei perforierenden Geschwüren, ist seine Wirkung unbedingt ausschlaggebend.

2. Auch die Magensäure ist imstande, Geschwüre zu verursachen, besonders im Magen.

3. Beides, Bauchspeicheldrüsensaft und Magensaft, verschlimmern den Zustand und führen zu Blutungen der Geschwüre im Magen und Zwölffingerdarm.

Ich danke herzlich Herrn Dr. GUSTAV ECKSTEIN (Cincinnati, Ohio) für die liebenswürdige Übersetzung meiner Arbeit in die Deutsche Sprache.

Verfasser.

VIII. Die rheumatische Granulomatose (rheumatisches Fieber, Rheumatismus infectiosus specificus, Rheumatismus verus) vom Standpunkt des Morphologen.

Von

TH. FAHR-Hamburg[1].

Inhalt.

Literatur.

ALBERTINI, V.: Allgemeine Pathologie und Histologie des Rheumatismus. Schweiz. med. Wschr. **1933 II.**

ANDERS: Dtsch. med. Wschr. **1932 II**, 1230.

ANDREI e RAVENNA: L'etiologia del reumatismo articolare acuto. Giorn. Batter. **15** (1937).

ASCHOFF, LUDWIG: Über den spezifischen infektiösen Rheumatismus. Münch. med. Wschr. **1935 II**, 1597.

BEITZKE: Diskussionsbemerkungen zu KLINGE. Verh. dtsch. path. Ges. München **1931**.

BENNHOLD-THOMSEN u. STICKL: Zur Ätiologie der STILLschen Krankheit. Klin. Wschr. **1934 II.**

BERSAGUES: Verhandlungen auf dem Rheuma-Kongreß in Lund 1936. Act. rheumatol. **1936**, Nr 31.

BERZACZY: Arch. Kinderheilk. **100** (1933).

BROGSITTER: Zur Histologie und Genese der akuten und infektiösen Polyarthritis. Verh. dtsch. Naturforsch. u. Ärzte Hamburg **1928** (s. bei KLINGE).

BURCKHARDT: Arthritis deformans und chronische Gelenkkrankheiten. Stuttgart: Ferdinand Enke 1932.

CAUTERMANN: Considerations cliniques sur l'allergie dans les affections rhumatismales. Acta rheumatol. **1936**, Nr 30.

CHIARI: Über Veränderungen in der Adventitia der Aorta und ihrer Hauptäste im Gefolge von Rheumatismus. Beitr. path. Anat. **80** (1928).

— Über Mesopulmonalis rheumatica. Beitr. path. Anat. 88 (1931).

---

[1] Aus dem Pathologischen Institut der Hansischen Universität in Hamburg. Direktor: Prof. Dr. TH. FAHR.

CHINI: Ricerche sperimentale sulle Arthritis allergiche. Boll. Soc. Biol. sper. **6** (1931).
— Influensa dell'acido urico sulle reasioni flogistiche articulari. Sperimentale **85** (1931).
— Goutte et Allergie. Acta rheumatol. **1936**, Nr 30.
COLLINS, D. H.: The subcutaneous nodule of rheumatoid arthritis. J. of Path. **45**, 97 (1937).
DARRÉ u. ALBOT: Zit. bei KLINGE, Erg. 1933.
DSCHU-JÜ-BI: Über die durch Einspritzung nichtinfektiöser Flüssigkeiten hervorgerufenen Gelenkveränderungen. Beitr. path. Anat. **91**.
DÜRCK: Die Periarteriitis nodosa im Rahmen der Allgemeininfektion. Münch. med. Wschr. **1931 I**, 173.
EAGLES, EVANS u. FISHER: A virus in the aetiology of rheumatic diseases. Lancet **1937**, 421.
FAHR: Zur Frage des Rheumatismus nodosus. Zbl. Path. **29**, Nr 23 (1918).
— Beiträge zur Frage der Herz- und Gelenkveränderungen bei Gelenkrheumatismus und Scharlach. Virchows Arch. **232** (1921).
— Beitrag zur Frage der rheumatischen Granulomatose [Polyarthritis rheumatica, Rheumatismus infectiosus (GRÄFF)]. Klin. Wschr. **1929 II**.
— Vergleichende Herzuntersuchungen bei Scharlach, Streptokokkeninfektion und rheumatische Granulomatose. Beitr. path. Anat. **85** (1930).
— Über proliferative Hepatitis und Cholecystitis bei Scharlach. Klin. Wschr. **1931 I**.
— Diskussions-Bemerkung zu den Vorträgen von GRÄFF, KLINGE und SIEGMUND. Tagg dtsch. path. Ges. München 1931.
— Streptokokken und Allergie. Festschr. f. LIBMAN-New York 1932.
— Herz und akuter Gelenkrheumatismus bei Kindern. Internat. Rheuma-Kongr. 1934. Acta rheumatol. **1934**, Nr 20/21.
— Über hyperpyretischen Gelenkrheumatismus. Klin. Wschr. **1937 II**.
— Zur Frage des chronischen Gelenkrheumatismus. Dtsch. med. Wschr. **1937 II**.
— u. KLEINSCHMIDT: Multiple chronische Gelenkerkrankung und rheumatische Infektion im Kindesalter. Klin. Wschr. **1932 I**.
FISCHER, A.: Allergie und Rheumatismus. Acta rheumatol. **1936**, Nr 30.
FREEMAN: Verhandlungen auf dem Rheuma-Kongreß in Lund 1936. Acta rheumatol. **1936**, Nr 31.
FREUND: Über rheumatische Knötchen bei chronischer Polyarthritis. Wien. Arch. inn. Med. **16** (1928).
— Histopathologie des chronischen Gelenkrheumatismus und ihre klinische Bedeutung. Wien. Arch. inn. Med. **25** (1934).
— Zur Pathogenese des chronischen Gelenkrheumatismus. Wien. klin. Wschr. **1936 I**.
GIORDANO, C.: Beitrag zur Kenntnis der pathologischen Anatomie und der Ätiologie der primär chronischen Polyarthritis. 1. Mitt. Klinische und histologische Untersuchungen. Arch. Sci. med. **64**, No 1 (1937).
GLAHN, v. and PAPPENHEIMER: Amer. J. Path. **2** (1926).
GRÄFF: Zur pathologischen Anatomie und Pathogenese des Rheumatismus infectiosus. Dtsch. med. Wschr. **1927 I**.
— Pathologische Anatomie und Histologie des Rheumatismus infectiosus. Rheumaprobleme. Leipzig 1929.
— Rheumatismus infectiosus spezif. Acta rheumatol. **1930**, Nr 7.
— Die Aufgaben der pathologischen Anatomie bei der Erforschung rheumatischer Krankheiten. Rheuma-Jb. **1930/31**.
— Der Primäraffekt des Rheumatismus infectiosus spezificus. Tagg dtsch. path. Ges. München 1931.
— Das Rheumasymptom und der Rheumatismus infectiosus spezificus als selbständige Infektionskrankheit. Dtsch. med. Wschr. **1932 II**.
— Die allergiefreie Lösung des Rheumaproblems. Balneologe **1934**, Nr 4.
— Die Pathogenese des akuten Rheumatismus. Acta rheumatol. **1934**, Nr 20/21.
— Der Rheumatismus vom Standpunkt des pathologischen Anatomen aus. Med. Welt **1935**, Nr 48.
— Rheumatismus, gesehen vom Standpunkt des pathologischen Anatomen aus. Erg. Med. **20** (1935).
GUDZENT: Gicht und Rheumatismus. Berlin: Julius Springer 1928.
— Spezifische Eiweißallergie als Ursache von Gicht und Rheumatismus. Acta rheumatol. **1936**, Nr 30.

HUECK: Über Arteriosklerose. Münch. med. Wschr. **1938 I.**

HUSSLER: PFAUNDLER-SCHLOSSMANNS Handbuch der Kinderheilkunde, Bd. 3. 1924.

JAEGER: Zur pathologischen Anatomie der Thrombangitis obliterans bei juveniler Extremitätengangrän. Virchows Arch. **284** (1932).

KALBFLEISCH: Die geweblichen Äußerungen der Allergie, 3. Teil. Morphologie. Verh. dtsch. path. Ges. Frankfurt **1937.**

KARSNER u. BAYLESS: Coronary arteries in rheumatic fever. Amer. Heart J. **9** (1934).

KLINGE: Die Eiweißüberempfindlichkeit (Gewebsanaphylaxie) der Gelenke. Experimentelle pathologisch-anatomische Studie zur Pathogenese des Gelenkrheumatismus. Beitr. path. Anat. **83** (1929).

— Das Gewebsbild des fieberhaften Rheumatismus. I. Virchows Arch. **278** (1930).

— Experimentelle Erzeugung von Arthritis deformans. Tagg dtsch. path. Ges. München 1931.

— Zur pathologischen Anatomie des Rheumatismus. Verh. dtsch. orthop. Ges. Leipzig **1933.**

— Der „Rheumatismus"-Begriff in geschichtlicher Betrachtung. Jkurse ärztl. Fortbildg **1933.**

— Der Rheumatismus. Erg. Path. **27** (1933) (s. dort ausführliche Literatur).

— Zur pathologischen Anatomie des Rheumatismus. Balneologe **1** (1934).

— Die rheumatischen Erkrankungen der Knochen und Gelenke und der Rheumatismus. LUBARSCH-HENKE: Handbuch der speziellen pathologischen Anatomie. Berlin: Julius Springer 1934 (s. dort ausführliche Literatur).

— Rheuma und Trauma. Acta rheumatol. **1934,** Nr 20/21.

KLOTZ: Aortitis rheumatica. Trans. Assoc. amer. Physicians **27** (1912).

KOEPPEN: Das Gewebsbild des fieberhaften Rheumatismus. Der Nervus ischiadicus beim Rheumatismus. Virchows Arch. **286** (1932).

KRAMER: Scharlach und Rheuma. Nederl. Tijdschr. Geneesk. **81,** Nr 4 (1937).

LEICHTENTRITT: Die rheumatische Infektion im Kindesalter. Med. Klin. **1930 I.**

— Der akute Gelenkrheumatismus. PFAUNDLER-SCHLOSSMANNS Handbuch der Kinderkrankheiten. 1931.

— Zur Klinik des akuten Gelenkrheumatismus bei Kindern. Acta rheumatol. **1934,** Nr 20/21.

LIEBER: Über die Lokalisation der rheumatischen Affektionen am Herzen und an den Herzgefäßen, sowie über die Entstehung der rheumatischen Endokarditis. Beitr. path. Anat. **91.**

MAGLADERY u. BILLINGS: Über die Unterschiede in der Stärke der Scharlachmyokarditis bei den einzelnen Epidemien. Beitr. path. Anat. **97,** 205 (1936).

MASUGI u. ISIBASI: Über die Endocarditis rheumatica und septica. Aus dem Path. Inst. d. Chiba. Med. Fak. 1937.

— MURASAWA u. JÄ-SCHU: Über das Vorkommen von ASCHOFFschen Knötchen in Phthisikerherzen. Virchows Arch. **299** (1937).

MCCALLUM: Rheumatismus. J. amer. med. Assoc. 84 (1925).

MESTER, A.: Immunbiologische spezifische Reaktion für Rheumatismus. Wien. med. Wschr. **1937 I,** 228.

MOURIQUAND: L'allergie dans les maladies rhumatismales. Acta rheumatol. **1936,** Nr 29.

MUNK: Med. Klin. **1924,** H. 5/7 (zit. bei KLINGE).

MURASAWA, JÄ-SCHU u. MASUGI: Über die ursächlichen Zusammenhänge zwischen Rheumatismus und Tuberkulose. Aus dem Path. Inst. d. Chiba. Med. Fak. 1937.

NEERGAARD, K. v.: Über die Beziehungen der essentiellen rheumatischen Arthronosis deformans zur primär chronischen Polyarthritis rheumatica und den chronischen Gelenkerkrankungen. Schweiz. med. Wschr. **1937 I,** 665, 685.

NOBEL, E.: Münch. med. Wschr. **1938 I** (Ges. Ärzte Wien, Sitzg 7. Jan. 1938).

POLLITZER: Zit. bei SUNDT 1936.

PRIBRAM: Der akute Gelenkrheumatismus. NOTNAGELS Handbuch, Bd. 5. 1901.

— Der chronische Gelenkrheumatismus. NOTNAGELS Handbuch, Bd. 7. 1903.

REITTER: Der Anteil der Tuberkulose am akuten Gelenkrheumatismus. Wien. klin. Wschr. **1928 I.**

— Akuter Rheumatismus. Wien. klin. Wschr. **1929 II.**

— u. LÖWENSTEIN: Über den pathogenetischen Zusammenhang des akuten Gelenkrheumatismus mit der Tuberkelbacillämie. Wien. klin. Wschr. **1932 I.**

RÖSSLE: Dtsch. med. Wschr. **1932 II**, 1230 (Disk. z. Vortrag von GRÄFF).
— Zum Formenkreis der rheumatischen Gewebsveränderungen, mit besonderer Berücksichtigung der rheumatischen Gefäßentzündungen. Virchows Arch. **288** (1933).
— Neuere Ergebnisse der Rheumatismus- und Gichtforschung. Brambacher internationaler Fortbildungskurse, Bd. 1. Dresden u. Leipzig: Theodor Steinkopff 1935.
— Über die Veränderungen der Schleimhäute der Nebenhöhlen des Kopfes durch rheumatische Gefäßentzündungen. Arch. Ohr- usw. Heilk. **142** (1936).
— Die nosologische Stellung des Rheumatismus. Klin. Wschr. **1936 I.**
— Die morphologischen Äquivalente der Allergie. Acta rheumatol. **1936**, Nr 29.
SCHOTTMÜLLER: Zur Klinik des akuten Gelenkrheumatismus unter Berücksichtigung der Ätiologie. Acta rheumatol. **1934**, Nr 20/21.
SIEGMUND: Gefäßveränderungen bei chronischer Streptokokkensepsis. Zbl. Path. **35** (1924).
— Über nicht syphilitische Aortitis. Z. Kreislaufforsch. **21** (1929).
— Veränderungen des Herzens und der Gefäßwände bei septischem Scharlach. 26. Tagg dtsch. path. Ges. München 1931.
— Untersuchungen zur Pathogenese der Endokarditis, insbesondere der Frühveränderungen. Virchows Arch. **290** (1933).
STOEBER: Über Myocarditis bei Jugendlichen, besonders Scharlachmyocarditis. Arch. Kinderheilk. **105** (1935).
STRAUSS, H.: Kritisches zum Rheumatismusbegriff. Acta rheumatol. **1931**, Nr 10.
STRÜMPELL, SEYFARTH: Lehrbuch der inneren Medizin. Leipzig: F. C. W. Vogel 1927.
SUNDT: STILLsche Krankheit und Tuberkulose. Acta orthop. scand. **7** (1936) (s. dort ausführliche Literatur).
SWIFT: The nature of rheumatic fever. J. Labor. a. clin. Med. **21** (1936).
TALALAJEW: Der akute Rheumatismus. Klin. Wschr. **1929 I.**
— Les syndromes allergiques, les affections allergiques n. le rhumatisme aigu. Acta rheumatol. **1936**, Nr 30.
THOENES: Der akute Gelenkrheumatismus im Kindesalter. Med. Klin. **1938 I.**
TRAUB, E.: Über die Bedeutung der Hauterscheinungen beim akuten Gelenkrheumatismus. Z. Kinderheilk. **58**, 767 (1937).
UMBER: Die endokrine Periarthritis. Dtsch. med. Wschr. **1926 II.**
— Zur Diagnostik und Therapie chronischer Gelenkerkrankungen. Med. Welt **1929**, Nr 3.
VACIRCA: Researches on the possibility of reproducing experimentelly in animals the picture of the acute primary rheumatic poliarthritis of man. Acta rheumatol. **1936**, Nr 28.
VAUBEL: Die Eiweißüberempfindlichkeit (Gewebshyperergie) des Bindegewebes. Beitr. path. Anat. **89** (1932).
VEIL: Die rheumatische Myocarditis. Med. Klin. **1937 II.**
— Die rheumatische Myocarditis. Nachtrag zu vorstehendem Artikel. Med. Klin. **1938 I.**
WÄTJEN: Ein besonderer Fall rheumatischer Myocarditis. Verh. dtsch. path. Ges. **1921.**
WEIL: Verhandlungen auf dem Rheuma-Kongreß in Lund 1936. Acta rheumatol. **1936**, Nr 31.
WILD: Das Gewebsbild des fieberhaften Rheumatismus. (Über die rheumatische perivasculäre Herzschwiele.) Virchows Arch. **290** (1933).

Die Rheumatismusfrage ist eines der wissenschaftlichen Probleme, die in den letzten Jahren besonders lebhaft umstritten worden sind. Strittig ist schon die Begriffsfassung, strittig sind Ätiologie und Pathogenese. Besonders lebhaft war in den letzten Jahren die Diskussion über die Frage, inwieweit es sich bei den als „rheumatisch" bezeichneten Prozessen um *allergische* Vorgänge handelt. Während für die einen, namentlich für KLINGE und seine Schüler, die Allergie das beherrschende Moment im Geschehen beim Rheumatismus darstellt, stehen andere der Frage dieses Zusammenhanges vorsichtig gegenüber, oder sie lehnen die Rolle der Allergie bei der Genese des Rheumatismus ab, wie GRÄFF. Sämtliche hier in Betracht kommenden Arbeiten heranzuziehen und kritisch zu besprechen, würde im Rahmen dieser Ergebnisse zu weit führen, um so mehr, als aus der letzten Zeit zusammenfassende Darstellungen über die Frage vorliegen, so vor allem die beiden Monographien von KLINGE in den „Ergebnissen der Pathologie" und im Handbuch der speziellen pathologischen Anatomie von HENKE-LUBARSCH.

Wenn ich zu dem Problem schon wieder in zusammenfassender Weise Stellung nehme, so geschieht dies, weil ich von einem der Herausgeber dieser Ergebnisse darum gebeten worden bin. Ich will versuchen, dem Wunsche der Schriftleitung entsprechend völlig sine ira ac studio den hier in Betracht kommenden Fragen gerecht zu werden; daß trotzdem mein eigener Standpunkt in einer Frage, die mich seit vielen Jahren eingehend beschäftigt hat, überall hervortreten muß, brauchte vielleicht nicht besonders betont zu werden.

Die Betrachtung soll sich in folgender Weise gliedern:

I. Begriffsbestimmung.

II. Die morphologischen Veränderungen der rheumatischen Granulomatose an sich.

III. Die verschiedenen Krankheitsbilder im Rahmen der rheumatischen Granulomatose.

IV. Pseudorheumatische Krankheitsbilder.

V. Schlußbetrachtung über Ätiologie und Wesen der rheumatischen Granulomatose.

Was die klinische Symptomatologie und die Prognose der Krankheit anlangt, verweise ich auf die Abhandlung von EDSTRÖM in diesen Ergebnissen [Bd. 52 (1937)].

I. Begriffsbestimmung.

Wenn man Krankheitsbilder aufstellt, so kann man das nach verschiedenen Gesichtspunkten tun, und zwar haben wir dabei im wesentlichen drei Möglichkeiten: Wir können ausgehen von der Ätiologie, von der morphologischen Organveränderung oder vom klinischen Symptomkomplex.

Manchmal erweist sich der erste Weg als besonders gut gangbar. So können wir das Krankheitsbild der Verbrennung der Röntgenschädigung, der Bleivergiftung oder einer Infektionskrankheit, wie des Typhus z. B., schildern. Wir sehen hier, daß unter dem Einfluß des in den Vordergrund gestellten ätiologischen Momentes bestimmte klinische Symptome und anatomische Veränderungen mit besonderer Häufigkeit, ja Regelmäßigkeit, auftreten: wir sprechen dann von einem *typischen* Verlauf. Wir finden freilich bei allen diesen Krankheitsbildern, daß neben den typischen auch atypische Symptome und Veränderungen zu finden sind, die durch besondere Dispositionen und Komplikationen bedingt sein können; wir werden sie sorgfältig studieren müssen. Sie brauchen uns aber bei sogut charakterisierten Krankheitsbildern, wie den oben als Beispiel gewählten, nicht abzuhalten, an der ätiologischen Fassung des fraglichen Krankheitsbildes festzuhalten.

In anderen Fällen erscheint es uns unpraktisch, wenn nicht unmöglich, bei der Darstellung einer Krankheit von der Ätiologie auszugehen, so z. B. bei der akuten gelben Leberatrophie, oder der Lungengangrän oder den Hauptformen des Morbus Brightii, wo es sich als viel zweckmäßiger erweist, Pathogenese und morphologische Organveränderung als Ausgangspunkt in Betracht zu ziehen.

Man wird berechtigt dazu sein, wenn dem anatomischen Befund ein einigermaßen typisches klinisches Symptombild entspricht, unbeschadet mancher Abweichungen nach Komplikation oder Reaktionslage. Man wird hier nun feststellen können — und das ist der Hauptgrund, weshalb hier eine ätiologische Betrachtung sich als unzweckmäßig erweist —, daß verschiedenartige ätiologische Momente das gleiche Geschehen hervorrufen können, und man kann es oft genug erleben, daß die Ätiologie dunkel bleibt, wie gerade bei manchen Fällen der akuten gelben Leberatrophie, aber auch bei der Lebercirrhose, der Pigmentcirrhose, bei den verschiedenen Formen des Morbus Brightii usw. Andererseits sehen wir aber auch, daß wir bei manchen Erkrankungen, wie bei den sog. spezifischen Infektionskrankheiten, bestimmte Rückschlüsse aus den morphologischen Veränderungen auf die Ätiologie machen können, wie bei Tuberkulose, Syphilis, Lymphogranulomatose usw. Es ist daran zu erinnern, daß man die Tuberkulose und Syphilis auf Grund morphologischer und morphologisch-histologischer Merkmale schon diagnostizierte, ehe man ihre Erreger kannte, und in analoger Weise verfahren wir heute noch bei der Lymphogranulomatose.

Von beiden Gesichtspunkten aus können wir ein völlig geschlossenes Krankheitsbild entwerfen, das unser wissenschaftliches und praktisches Bedürfnis hinreichend befriedigt. Wir können von dem einen und von dem anderen Gesichtspunkt aus Teilbilder unter einem gemeinsamen Gesichtspunkt betrachten und zu einem größeren Ganzen zusammenschließen, mit anderen Worten, wir können hier eine unanfechtbare *Synthese* betreiben, die sich auch praktisch als nützlich erweist. Ich brauche nur daran zu erinnern, wie die Entdeckung des Tuberkelbacillus gebieterisch forderte, die käsige Pneumonie, die VIRCHOW von der knötchenförmigen Tuberkulose getrennt hatte, mit dieser zu einem gemeinsamen Krankheitsbild zusammenzufügen.

Der dritte Weg, den klinischen Symptomkomplex der Betrachtung zugrunde zu legen, ist der älteste. Früher, so lange morphologische und ätiologische Forschung zur Klärung der Krankheitsbilder so gut wie gar nichts beizutragen vermochten, war dieser Weg der einzige und er wird auch heute noch beschritten, so lange es nicht möglich ist, dem klinischen Symptombild eine brauchbare morphologische Grundlage zu geben und eine ätiologische Klärung herbeizuführen. Es muß aber natürlich immer unser Bestreben sein, solche auf Grund klinischer Symptome aufgestellte Krankheitsbilder wissenschaftlich zu untermauern, sie morphologisch und womöglich auch ätiologisch auf eine sichere Grundlage zu stellen. Ich erinnere an den Erfolg dieser Bemühungen beim Morbus Addison, beim Morbus Basedow, beim Morbus Bright, die ja doch ursprünglich klinische Symptombilder waren und bei denen allmählich eine ziemlich weitgehende Klärung in dem erwähnten Sinne gelungen ist. Eine analoge Entwicklung erleben wir zur Zeit beim Morbus Cushing z. B. Manchmal führen diese Bestrebungen zu einer Trennung von Krankheitsbildern, die vorher als etwas Einheitliches aufgefaßt worden waren, also zu einem Ausbau der Analyse. Ich erinnere z. B. an die Unterteilung der Osteodystrophie auf Grund ihrer Beziehungen zu Epithelkörperchenveränderungen. In anderen Fällen hat die weitere Forschung zur Synthese geführt, als Beispiel erwähne ich die oben schon zitierte Zusammenfassung der verschiedenen Tuberkuloseformen (proliferative und exsudative Tuberkulose) — die VIRCHOW als besondere Krankheitsbilder getrennt hatte — nach der Entdeckung des Tuberkelbacillus.

Wenn man nun von der Klinik ausgeht, so ist meines Erachtens ein Punkt von grundlegender Bedeutung. Es muß sich dabei immer wirklich um ein *Krankheitsbild,* nicht um ein einzelnes Krankheits*zeichen* handeln, denn die Erfahrung hat gelehrt, daß fast alle *einzelnen* Krankheitszeichen vielseitig bedingt sein können und daß es praktisch eigentlich immer erst durch eine *Verknüpfung verschiedener* derartiger *Krankheitszeichen* gelingt, ein klinisch brauchbares geschlossenes *Krankheitsbild* aufzustellen.

Früher war es wohl Sitte, einzelne Symptome zu Krankheitsbildern zu stempeln, wie die Wassersucht, die Krämpfe usw., und auch jetzt ist diese Gepflogenheit noch nicht ganz abgekommen. Ich erinnere daran, daß manche Autoren aus dem vielseitigen Symptom der *Blutdrucksteigerung* eine *Blutdruckkrankheit* gemacht haben.

In analoger Weise haben sich auch manche noch nicht dazu entschließen können, das Symptom der ziehenden „*rheumatischen*" *Schmerzen* als das zu kennzeichnen, was es ist, als *Krankheitszeichen, aber nicht als selbständiges Krankheitsbild.* Ich kann mir keinen Fortschritt von einer solchen Art, Krankheitsbilder aufzustellen und Synthese zu treiben, versprechen, und ich würde deshalb die von der deutschen Rheumagesellschaft herausgegebene Tabelle der rheumatischen Leiden für recht unglücklich halten, wenn man in den hier zusammengestellten Krankheiten eine zusammengehörige Krankheitsgruppe sehen wollte. Diese im Jahre 1931 herausgegebene Tabelle faßt unter „*rheumatischen Leiden*" folgende Erkrankungen zusammen:

I. Akute Gelenkerkrankungen.

A. Akuter Gelenkrheumatismus (Polyarthritis acuta).

B. Akute Rheumatoide bekannter Infektionen (Sepsis, Scharlach, Typhus, Grippe, Gonorrhöe, Lues usw.).

II. Chronische Gelenkerkrankungen.

A. Chronischer Gelenkrheumatismus (Polyarthritis chronica), primär und sekundär entstandene Formen.

B. Arthritis deformans (Arthropathia).

C. Chronische Erkrankung der Wirbelsäule (Spondylosis deformans und Spondylarthritis ankylopoetica).

D. Seltenere Formen (neurogene, hämophile, endokrine, psoriatische, alkaptonurische, PERTHESsche, KÖHLERsche, SCHLATTERsche Gelenkerkrankungen).

III. Andere Erkrankungen der Knochen, Gelenkkapsel, Sehnen, Sehnenscheiden, Schleimbeutel, Fascien und Bänder.

IV. Echte Harnsäuregicht (Arthritis urica).

V. Muskelrheumatismus und Muskelentzündungen (Myalgien und Myositis).

VI. Neuralgien.

A. Ischias.

B. Andere Neuralgien.

Wenn man alle die vorgenannten Erkrankungen unter dem Oberbegriff des „rheumatischen Leidens" unterbringen will, so bin ich der Meinung, daß es dann nichts Verschwommeneres und Unbrauchbareres gibt als *diesen* Rheumabegriff. Das haben denn auch die meisten eingesehen und KLINGE betont mit Recht, daß *dieser* große übergeordnete Rheumabegriff von der großen Mehrzahl der Beobachter zu Grabe getragen und analytisch in verschiedene voneinander unabhängige Einzelbilder zerlegt sei. In diesem Sinne soll doch wohl die Tabelle aufgefaßt werden. Denn wenn man wirklich die in der Tabelle zusammengefaßten Krankheiten synthetisch unter dem Begriff des rheumatischen Leidens als etwas Zusammengehöriges auffassen wollte, dann könnte man in ähnlicher

Weise unter dem Oberbegriff der wassersüchtigen Anschwellung das rheumatisch bedingte dekompensierte Vitium cordis, die Lebercirrhose, die Lipoidnephrose usw. unterbringen. Diese Art Synthese kann doch keinen Fortschritt, sondern nur einen Rückschritt bedeuten. KLINGE hat in einer seiner vielen Abhandlungen über die Rheumatismusfrage einmal gesagt,

„daß Zusammenhangsbetrachtungen, die dem Wesen der Dinge gerecht werden wollen, nur möglich sind, wenn man den Blick nicht zu sehr von den Einzelerscheinungen in Bann halten läßt, sondern nur dann, wenn der wissenschaftlich ordnende Geist sich bewußt über die selbstverständliche Analyse und kritische Bewertung des einzeln gegebenen Zustandsbildes erhebt und den Blick aufs Ganze lenkt."

Nichts kann ich persönlich so sehr unterstreichen, wie dieses Bekenntnis. Freilich kann es je nach dem Standpunkt des Beschauers verschieden sein, *wie* er den Blick aufs Ganze lenkt und die Art dieser Betrachtungsweise kann meines Erachtens gefährlich werden, wenn man z. B. bei Krankheiten, die als Ganzes betrachtet so grundlegend verschieden sind, wie Gicht, Arthrosis deformans und rheumatische Granulomatose, Einzelsymptome herausgreift, die bei jeder dieser Erkrankungen vorhanden sind, in diesen *verbindenden Einzelsymptomen das größere Ganze sieht* und so eine Synthese von Krankheiten versucht, die für sich *im ganzen betrachtet* doch sicher ebenso verschieden sind wie bei dem oben gewählten Beispiel Lebercirrhose und dekompensiertes Vitium, so kann ich diese Art Synthese unmöglich mitmachen.

Diese eben kritisierte Art der Betrachtung hat nun aber KLINGE, soviel ich sehe, angewendet, und diese *Betrachtungsweise* hindert mich, KLINGE zu folgen, wenn er aus seinen mit so außerordentlichem Fleiß vorgenommenen und ungemein vielseitigen Untersuchungen seine Schlußfolgerungen zieht. KLINGE meint, wie schon erwähnt, der alte übergeordnete Rheumabegriff im Sinne der ziehenden Schmerzen sei zu Grabe getragen und er versucht nun eine Synthese unter Zuhilfenahme pathologisch-anatomischer Befunde zu geben, die es ihm, wie er glaubt, gestatten, „den alten übergeordneten Begriff weitgehend wiederherzustellen" (S. 27). Er schreibt auf S. 39 der gleichen Abhandlung:

„Zusammengefaßt ergibt so die allgemeine Betrachtung der rheumatischen Schäden im Körper, daß es sich bei dieser Krankheit um eine über den *ganzen Organismus weitverbreitete Schädigung in erster Linie des Mesenchyms und da wieder des gesamten Gefäß- und Bindegewebes handelt, die kein Organ verschont.* Die folgenden Ausführungen werden den Beweis dafür erbringen, daß die Bezeichnung „Gelenkrheumatismus" als „klinisch wohlcharakterisiertes Krankheitsbild" den Tatsachen nicht entspricht, daß vielmehr die anatomisch nachweisbaren Schäden und dementsprechend die klinischen Erscheinungen weit über den Rahmen des „akuten Gelenkrheumatismus" hinausgehen. Sie werden die Unterlagen für die *kategorische Forderung der pathologischen Anatomie abgeben, eine große rheumatische Krankheit anzuerkennen,* deren Erscheinungsbreite gar nicht groß genug vorgestellt werden kann, in die sehr vieles, das der Arzt „rheumatisch" nennt, hineingehört, in die darüber hinaus aber noch viel mehr Krankheiten ohne rheumatische Schmerzen eingereiht werden müssen."

Vorausnehmend möchte ich hier schon sagen, daß ich den ersten Teil dieser KLINGEschen Ausführungen, die den Rheumatismus als allgemeine Mesenchymerkrankung proklamieren, durchaus unterschreibe, daß ich ihn dagegen im zweiten Teil, in der „gar nicht groß genug vorzustellenden" Ausdehnung des Rheumabegriffes nicht folgen kann; denn es werden, wie sich noch zeigen wird, bei KLINGE hier Krankheitsbilder untergebracht, auf die der erste Teil der KLINGEschen Begriffsbestimmung kaum angewendet werden kann.

Den Weg, den KLINGE vorschlägt, die pathologisch-anatomischen Befunde zum Ausgangspunkt der Begriffsbestimmung zu machen, sind vor ihm ja schon andere gegangen (ASCHOFF, TALALAJEW, GRÄFF, ich selbst). KLINGE schreibt mit Recht:

„Die Entdeckung des rheumatischen Zellknötchens hat viele Untersucher in dem Sinne beeinflußt, daß sie vom pathologisch-anatomischen Standpunkt aus nur das als rheumatisch bezeichnen, was mit dem rheumatischen Granulom im Herzen übereinstimmt. Das rheumatische Zellknötchen des Herzens war gewissermaßen der Maßstab geworden, der morphologisch einen Gewebsschaden dem Rheumatismus zusprach oder nicht."

Ich stehe ebenso wie ASCHOFF, GRÄFF u. a. (s. ganz neuerdings auch THOENES), auch heute noch auf diesem Standpunkt, wenn ich auch sehr wohl weiß, daß der Bau des rheumatischen Granuloms Unterschiede aufweisen kann; gerade ich selbst habe ja vor vielen Jahren schon, wohl als erster, diese Unterschiede genauer herausgestellt. Aber bei Anerkennung dieser Unterschiede muß die Übereinstimmung der Befunde doch so groß sein, daß man die rheumatischen Produkte in der gleichen Weise zur Grundlage der Betrachtung machen kann, wie etwa den Tuberkel bei der Tuberkulose, das spezifische Granulationsgewebe bei der Lymphogranulomatose usw. Darauf, daß es hier wie dort schwierige Grenzfälle gibt, werde ich weiter unten einzugehen haben. Aber bleiben wir beim rheumatischen Granulom, so sehen wir eine solide Basis und ich habe deshalb vorgeschlagen, in Anlehnung an die Wortbildung Lymphogranulomatose von rheumatischer Granulomatose zu reden (GRÄFF spricht bei Zugrundelegung der gleichen morphologischen Befunde vom Rheumatismus infect. specificus). Ich glaube, wenn man den Begriff des rheumatischen Leidens so faßt, dann kann man eine brauchbare Übereinstimmung zwischen pathologischer Anatomie und der klinischen Betrachtung im Sinne des rheumatischen Fiebers von EDSTRÖM herbeiführen und die im Titel der Arbeit aufgeführten Ausdrücke als völlig gleichsinnig vom klinischen und morphologischen Standpunkt aus gebrauchen.

Als Morphologe möchte ich also die morphologischen Veränderungen, die unter den Begriff der „rheumatischen Granulomatose" fallen, zum Ausgangspunkt meiner Betrachtungen machen.

II. Die morphologischen Veränderungen der rheumatischen Granulomatose an sich.

An sich sind es in der Hauptsache drei Arten von Veränderungen, die wir bei der rheumatischen Granulomatose im Körper antreffen: 1. das spezifische von ASCHOFF zuerst beschriebene Granulationsgewebe, 2. die Fibrinausschwitzung bzw. die fibrinoide Verquellung der Grundsubstanz und 3. die Narbenbildung. KLINGE hat diese drei Veränderungen in einen genetischen gesetzmäßigen Zusammenhang zu bringen gesucht, indem er bei der rheumatischen Veränderung *drei Stadien* unterscheidet: 1. das rheumatische Frühinfiltrat (akutes exsudativ degeneratives Stadium), 2. das subakut-chronische, das granulomatöse Stadium des rheumatischen Zellknötchens, 3. die rheumatische Narbe.

KLINGE hat diese drei Stadien an einem großen farbigen Schema veranschaulicht, das sicher sehr bestechend ist und er hat mit seiner an sich sehr einleuchtenden Schilderung weitgehende Zustimmung gefunden.

Ich selbst kann mich aber auf Grund eigener, über viele Jahre sich erstreckender Untersuchungen KLINGE nicht vollinhaltlich anschließen. Für manche Fälle trifft die von ihm aufgestellte Stadieneinteilung zu, aber man kann sie nicht, wie KLINGE das möchte, als *gesetzmäßig* bezeichnen.

Ich glaube auf Grund eigener Erfahrung in einigen Punkten an der KLINGEschen Darstellung Änderungen vornehmen zu müssen.

1. Der Zusammenhang zwischen den degenerativ-exsudativen und den proliferativen Veränderungen kann nicht in dem Sinne aufgefaßt werden, als ob die Proliferation sich aus dem degenerativ-exsudativen Stadium entwickeln *müßte*.

2. Sehen wir in manchen Fällen neben den spezifischen auch unspezifische Veränderungen alterativ-exsudativer Natur, die Ausdrucksform einer besonderen *Erscheinungsweise* des Rheumatismus sein können, nicht, wie KLINGE will, Begleiterscheinungen eines bestimmten *Stadiums*.

KLINGE bezeichnet als erstes Stadium der rheumatischen Veränderung das von ihm sog. Frühinfiltrat. Es soll in den ersten 14 Tagen nach Krankheitsbeginn auftreten. Man findet dabei nach KLINGE ein Ödem des Bindegewebes in Verbindung mit einer fibrinoiden Degeneration, mit anderen Worten: eine Aufquellung und chemische Änderung der Grundsubstanz. Die fibrinoide Masse liegt zuerst innerhalb des Faserbündels, später aber auch in den Maschen des Gewebes. Dazu kommt eine Fibrinausschwitzung aus den Gefäßen, analog der an der Oberfläche der serösen Häute. KLINGE betont dann weiterhin ausdrücklich, daß die Zellen des Bindegewebes in dieser Phase noch nicht gewuchert, im Gegenteil durch Wasserabgabe zusammengeschrumpft sind. Daneben sieht man „in den einzelnen Fällen und Herden wechselnd" wachsartige Degeneration der Muskelfasern, sowie Lympho- und Leukocyteninfiltration, die die Verquellung überlagern kann, „so daß die Grenze gegen septische Entzündung sehr schwierig wird". Zuletzt betont er die große Rolle der ödematösen Aufquellung, „die in allen Organen auch allein sehr ausgedehnt angetroffen wird, ohne von fibrinoiden Knötchen begleitet zu sein. Diese Feststellung kann man besonders an den Gefäßwänden machen".

Wie KLINGE ausdrücklich betont, soll dieses Frühinfiltrat die rheumatische Veränderung einleiten, es soll gesetzmäßig ihr erstes Stadium darstellen, und aus diesem ersten Stadium soll sich in einem Monat etwa das zweite Stadium in Form des zelligen Granuloms, des ASCHOFFschen Knötchens, entwickeln. Studiert man die Grundlagen dieser Darstellung KLINGEs, so zeigt sich, daß sie in der Hauptsache auf dem Experiment aufgebaut ist. KLINGE hat durch Eiweißsensibilisierung ödematöse Verquellungen und fibrinoide Nekrosen erzeugt und bei weiterer Beobachtung Granulome sich entwickeln sehen, die er mit den ASCHOFFschen Knötchen gleichsetzt. Er hat diese Entstehungsweise auch auf die spontan entstehende rheumatische Granulomatose übertragen und glaubt auch beim Menschen Analoga für das experimentell erzeugte Frühinfiltrat gefunden zu haben. In seiner ersten Mitteilung über das Gewebsbild des fieberhaften Rheumatismus beschreibt KLINGE[1] einen Fall, den er für ein Schulbeispiel des rheumatischen Frühinfiltrates hält.

„Es handelt sich um einen 43jährigen Mann, der 2 Jahre vor dem Tode etwa 6 Wochen an Gelenkrheumatismus gelitten hatte und jetzt in einem zweiten Anfall, der mit hohem Fieber, großer Unruhe und Irrereden verlief, am 17. Tage mit rezidivierender verruköser Endokarditis der Mitral- und Aortenklappen mit Polyserositis, sowie mit schwieliger und frischer rheumatischer Myokarditis zugrunde ging (S. 440—442)".

[1] KLINGE: Virchows Arch. **278**.

KLINGE gibt an, daß er vier völlig gleich gelagerte und geartete Fälle gesehen hat; da er sie nicht näher beschreibt, kann man sich nur an den einen sehr genau mitgeteilten Befund halten und einen weiteren genauer zitierten Fall von BROGSITTER, den KLINGE auch als beweisend ansieht (33jähriger Mann, der nach dreiwöchiger Krankheit hyperpyretisch gestorben ist, aus dem Blut wurde Staphylococcus aureus gezüchtet). Ich habe nun gegen die Darstellung und Beweisführung KLINGEs verschiedenes einzuwenden. Die Übertragung der im Experiment erzielten Ergebnisse will ich zunächst ganz beiseite lassen und mich nur mit den beim Menschen erhobenen Befunden beschäftigen. Dabei kann ich nun einmal nicht zugeben, daß es sich in dem eingehend beschriebenen Fall, der die *Frühveränderungen* des Rheumatismus in typischer Weise wiedergeben soll, *nur* um degenerativ-exsudative Veränderungen handelt, in Abb. 6 (S. 447[1]) ist am Rande der fibrinoiden Verquellung doch eine deutliche Proliferation zu sehen und Abb. 10 (S. 450) würde ich als rein zelliges, auf Proliferation zurückzuführendes Granulom deuten.

Zu dieser Feststellung kommen aber noch einige weitere Punkte, die mich veranlassen, dem KLINGEschen und dem BROGSITTERschen von KLINGE zitierten Fall eine andere Deutung zu geben. Wie KLINGE es in seiner zusammenfassenden Darstellung angibt und wie er es bei dem erwähnten Fall beschreibt und abbildet, sieht man bei den sog. Frühveränderungen auch Nekrosen, sowie leuko- und lymphocytäre Infiltrate (s. Abb. 1 und 5). Weiterhin möchte ich darauf hinweisen, daß es sich bei dem von KLINGE beschriebenen Fall nicht um eine Ersterkrankung, sondern um ein *Rezidiv* handelt, wobei es meines Erachtens nichts besagt, daß die zwischen Ersterkrankung und Rezidiv liegende Zeit 2 Jahre betrug, denn eine *Sensibilisierung durch die Ersterkrankung* wird man ja wohl sicher annehmen dürfen. Dazu kommt, daß der Patient hochfieberhaft und nicht ansprechbar war („Cerebralrheumatismus", STRÜMPELL) und daß bei dem Fall von BROGSITTER auch ausdrücklich gesagt wird, daß er „hyperpyretisch" zugrunde gegangen sei. Nehme ich alles zusammen: 1. die morphologischen Veränderungen in Form der Nekrosen und zelligen Exsudation neben den spezifisch-rheumatischen Befunden, 2. das klinische Bild mit Hyperpyrexie und Benommenheit und 3. die Tatsache, daß es sich bei dem von KLINGE als Frühfall angesprochenen Befund um ein Rezidiv nach vorangegangener Sensibilisierung handelt, so komme ich zu dem Schluß, daß wir es bei dem von KLINGE beschriebenen Frühstadium — *wenigstens, was den von ihm sozusagen als Schulfall bezeichneten Befund angeht* — nicht mit dem gesetzmäßigen Frühstadium der rheumatischen Granulomatose zu tun haben, sondern *mit einer besonderen Verlaufsweise dieser Krankheit,* die den Klinikern unter der Bezeichnung „*hyperpyretischer Gelenkrheumatismus*" schon lange bekannt war und auf die ich kürzlich erneut die Aufmerksamkeit gelenkt habe (s. einen meiner Fälle, der schon am 16. Tage der Erkrankung, also einen Tag früher als der von KLINGE, starb und der neben schweren degenerativen Veränderungen auch ausgesprochene zellige Granulome zeigte).

Ich komme damit schon zu einem Punkte von prinzipieller Wichtigkeit, der mich von KLINGE trennt. Selbstverständlich gibt es bei der rheumatischen Granulomatose verschiedene Stadien, ein akutes und ein chronisches; daneben

[1] KLINGE: Zit. S. 366.

gibt es aber, wie bei anderen Infektionskrankheiten auch, *verschiedene Verlaufsweisen* und was KLINGE als *erstes und zweites Stadium* des Rheumatismus bezeichnet hat, das sind meines Erachtens *zwei Verlaufsweisen,* die in vielfältigster Verknüpfung miteinander auftreten. Das Vorherrschen der einen oder anderen histologischen Veränderung — degenerativ-exsudative Komponente einerseits, proliferative andererseits — muß dabei meines Erachtens in engste Beziehung zur Reaktionslage gebracht werden und wir müssen weiterhin dabei zwischen Organ- und Gewebsdisposition trennen. Auch TALALAJEW, der im allgemeinen wie ich auch die Alteration[1] — „Desorganisationsstadium" — für das Primäre, die Proliferation für etwas Sekundäres hält, sagt dann wörtlich: „Wir stimmen vollkommen der Meinung FAHRs bei, daß beide Vorgänge — gemeint sind die exsudativ-degenerativen und die proliferativen Veränderungen — parallel verlaufen und sich aufeinanderschichten können, nur daß in einem Fall die eine Komponente, im anderen die zweite schärfer hervorzutreten vermag und in vereinzelten Fällen nur schwer zu entscheiden ist, welcher Vorgang dem anderen vorausgeht. Welcher Vorgang im gegebenen Fall vorausgehen wird, hängt vom Alter des Kranken, von der Lokalisation und von der Schwere des rheumatischen Prozesses überhaupt ab. Ziehen wir aber hauptsächlich die extrakardialen Lokalisationen des rheumatischen Prozesses in Betracht, welche man gewöhnlich als pathogenetisch den Veränderungen im Myokard gleichzustellen geneigt ist, so muß man hervorheben, daß bei diesen das exsudativ-degenerative Moment besonders klar und unzweideutig zum Vorschein kommt, z. B. in den Noduli rheumatici."

Ich nehme also zwei Verlaufsweisen an und habe zum Studium dieser Verlaufsweisen mein eigenes Material, das ich aus den verschiedenen früher vorgenommenen systematischen Untersuchungen noch zur Hand habe (etwa 40 Fälle), durchgesehen und mit den Darstellungen anderer Autoren, namentlich denen von TALALAJEW, GRÄFF und KLINGE erneut verglichen.

Dabei ist ein Punkt vorwegzunehmen, die Frage der *Gewebsdisposition.* Wie ich es schon vor vielen Jahren betont habe, *verhält sich das rheumatische Granulom nach seinem Standort verschieden.* Ich habe deshalb früher schon zwischen Herzknötchen, genauer *Myokardknötchen,* mit vorwiegender Proliferation und *Bindegewebsknötchen* mit Neigung zu fibrinöser Exsudation und Nekrobiose unterschieden. Auch TALALAJEW und KLINGE haben auf diese örtlichen Besonderheiten hingewiesen. GRÄFF hat sich mit diesen Unterschieden besonders beschäftigt, er nimmt eine *grundsätzliche Verschiedenheit* in der formalen Entwicklung der rheumatischen Reaktion zwischen den rheumatischen Knötchen des Herzmuskels und denen im kollagenen Bindegewebe an. Die letzteren bezeichnet er als „rheumatische Sehnenknötchen". Ich kann allerdings nicht finden, daß dieser Ausdruck besser ist als die von mir früher gebrauchte Bezeichnung „Bindegewebsknötchen", denn die Knötchen sitzen ja doch nicht nur in den Sehnen, sondern, wie es GRÄFF und später auch KLINGE ganz besonders hervorheben, überall im *Bindegewebe.* Auch trifft es nicht zu, wenn GRÄFF sagt, daß *ich* die Bindegewebsknötchen „immer nur mehr als Begleiterscheinung der rheumatischen Reaktion oder als frühes Stadium des

[1] Alteration hier ganz allgemein im Sinne LUBARSCH' genommen, nicht im Sinne des Frühinfiltrates von KLINGE.

Aschoffschen rheumatischen Knötchens" geschildert habe. Ich habe vielmehr in mehreren Arbeiten die Besonderheiten dieser gelegentlich zum „Rheumatismus nodosus" führenden Bindegewebsknötchen besonders betont und die Meinung vertreten (S. 152), „daß die *beiden Prozesse nebeneinander herlaufen* und daß nur hier die eine, dort die andere Komponente der Entzündung mehr hervortritt" (s. auch die oben zitierten, mit meiner Auffassung übereinstimmenden Angaben Talalajews). Ich bin dann freilich zu dem Schluß gekommen, daß ich trotz der beschriebenen Unterschiede die Bindegewebsknötchen für Äquivalente der Myokardknötchen halte. Ich möchte deshalb, da es sich, wie ja auch Gräff in voller Übereinstimmung mit mir sagt, nur um Unterschiede in der formalen Genese handelt, das Wort „grundsätzlich" bei der Charakterisierung der *Verschiedenheiten* zwischen Myokard- und Bindegewebsknötchen vermeiden. Ich glaube vielmehr gerade, daß *grundsätzlich* zwischen den Granulomen im Interstitium des Myokards mit ihrer Proliferationsneigung und der Knötchenbildung im Bindegewebe mit ihrer Verquellung und Nekrose *keine Unterschiede in ihrem Wesen* bestehen, daß für die Unterschiede in der histologischen Erscheinungsweise nur Verschiedenheiten der *Gewebskonstitution* maßgebend sind: man könnte dabei, um die große Proliferationsneigung der rheumatischen Myokardknötchen zu erklären, an den großen Reichtum an Histiocytenmaterial in der Gefäßadventitia des Interstitiums im Myokard gegenüber der Beschaffenheit des straffen Bindegewebes denken, wobei ich mir bewußt bin, daß es sich bei dieser Arbeitshypothese keinesfalls um eine wirkliche Lösung dieser Frage handeln kann. Jedenfalls sehen wir also, daß bei der Entwicklung des rheumatischen Granuloms im Herzmuskel die proliferative, im Bindegewebe die alterativ-exsudative Komponente im Vordergrund des histologischen Geschehens steht. Wenn man die Klingesche Stadieneinteilung zugrunde legt, würde man also im Bindegewebe viel häufiger das erste Stadium, das Stadium des Frühinfiltrats, im Herzen das zweite Stadium, das Stadium des zelligen Gewebsknötchens, antreffen. Schon diese Überlegung scheint mir ein nicht zu unterschätzender Einwand gegen die Klingesche Stadieneinteilung zu sein.

Neben der Beeinflussung der Granulombildung durch seinen Standort, durch die Gewebskonstitution am Ort seiner Entwicklung, kommt aber meines Erachtens für die Verschiedenheit im histologischen Verhalten auch noch eine Verschiedenheit der Reaktionslage in Betracht. Um hierüber einen Überblick zu gewinnen, muß man natürlich die Knötchenentwicklung der verschiedenen Standorte — Herzmuskel einerseits, straffes Bindegewebe (Perikard, Sehnen, Fascien usw.) andererseits — unter sich vergleichen. Es soll das im folgenden an den rheumatischen Veränderungen des Myokards versucht werden, wo die Unterschiede der rheumatischen Veränderungen am leichtesten zu sehen sind.

Wenn ich das versuche, so möchte ich vorausschicken, daß ich natürlich durchaus nicht leugne, daß — wie überall bei der Entzündung, eine Alteration den Vorgang einleitet und daß an diese Alteration Exsudation und Proliferation sich anschließt. Auch leugne ich nicht, daß man oft genug Bilder sieht, die gut in die Klingesche Darstellung hineinpassen, insofern, als man hier den Eindruck hat, daß um einen Fibrinoidkern, also im Sinne Klinges, um ein Frühinfiltrat, eine kranzförmig angeordnete Proliferation sich anschließt[1]. Aber neben diesen Bildern, die für die Klingesche Auffassung sprechen, sehen wir andere, die das

[1] Siehe Klinge: Virchows Arch. **278**, Abb. 6. — Fahr: Virchows Arch. **232**, Abb. 9.

nicht tun. Einmal ist es bei den zentralen fibrinoiden Nekrosen keineswegs immer sicher, daß diese Nekrosen den *primären* Vorgang darstellen, auch in den Fällen, in denen man in der Hauptsache diesen Eindruck gewonnen hat. Man sieht oft genug in den Granulomen Kernschwund und Zusammenfließen der degenerierenden Zellen, und es kann auf diese Weise ein ganz ähnliches Bild entstehen, wie bei der primären fibrinoiden Verquellung und Nekrose mit sekundärer Proliferation. In Übereinstimmung damit schreibt TALALAJEW: Die proliferierenden Zellen verfallen der Karyolyse und bilden eiweißartige schollige, von fibrinoider Substanz durchsetzte Massen, und auch RÖSSLE, der ja im allgemeinen den Standpunkt KLINGEs warm unterstützt, meint bei der Entscheidung, ob die Nekrosen im Granulom primär oder sekundär seien: es träfen wohl beide Möglichkeiten zu. COLLINS tritt dafür ein, daß bei den Granulomen des Rheumatismus nodosus die Zellwucherung den primären, fibrinoide Umwandlung und Nekrose den sekundären Vorgang darstellen. Es drängt sich hier der Vergleich mit der Tuberkulose auf, bei der wir ja auch immer wieder sehen, wie im Zentrum des Granuloms sekundär eine Nekrose in Form der Verkäsung sich entwickelt.

Zweitens kann neben der fibrinoiden Verquellung das *Ödem*, dem ja auch KLINGE in dem von ihm sog. Primärstadium breiten Raum bei der Beschreibung einräumt — auch TALALAJEW beschreibt ein myxomatöses Ödem — eine Ausdehnung und Vollständigkeit erlangen, die den betreffenden Fällen meines Erachtens eine Sonderstellung zuweist. Man bekommt gelegentlich Bilder, die als *seröse Myokarditis* gedeutet werden könnten; freilich wird auch hier, wenigstens in den von mir beobachteten Fällen, der spezifische Charakter der Affektion durch das Vorhandensein spezifischer Granulome erwiesen, deren Aufbau hier gelegentlich besonders locker ist.

Drittens sieht man, daß die Proliferation in manchen Fällen das Bild völlig beherrscht, und es fällt hier besonders leicht, an vielen Stellen die im Zentrum des Granuloms auftretenden regressiven Veränderungen in gleicher Weise zu deuten, wie die zentrale Verkäsung beim tuberkulösen Granulom (s. o. gleiche Seite).

Viertens sieht man neben Fällen, wo die großzellige Proliferation das Bild beherrscht, andere, bei denen gleichzeitig eine auffallend starke lymphocytäre und plasmacelluläre Infiltration in der weiteren Umgebung der Granulome zu beobachten ist.

Und fünftens ist auf die oben schon erwähnten Fälle von hyperpyretischem Rheumatismus hinzuweisen, bei denen viel stärkere regressive Veränderungen, wie die fibrinoide Verquellung in Form von Nekrosen durch Myolyse und gröberem Muskelzerfall zu beobachten sind. Halte ich das vorstehend Gesagte zusammen, so scheint es mir doch sehr viel näher zu liegen, bei der Entwicklung der spezifisch rheumatischen Veränderungen *von verschiedenen Verlaufsweisen, anstatt von verschiedenen Stadien zu sprechen*. Auch RÖSSLE scheint es noch nicht sicher, ob die Histogenese des rheumatischen Knötchens regelmäßig dieselben Stadien durchläuft, und KLINGE selbst hat sich der Ansicht nicht verschlossen, daß man mitunter nicht von Stadien, sondern von Verlaufsweisen sprechen muß. Er schreibt an einer Stelle wörtlich (S. 38 Ergebn.):

„Es hat sich gezeigt, daß es Fälle gibt, bei denen an allen Körperstellen so aufdringlich die exsudativ-degenerativen Schäden in Erscheinung treten, daß sie etwas Besonderes darstellen, während in anderen wieder die Proliferation besonders stark ausgebildet ist.

Hier kommt als Erklärung noch ein biologisches Moment hinzu: es gibt einen vorwiegend exsudativen und einen vorwiegend produktiven Rheumatismus."

Er geht später noch einmal auf diese Frage ein; die schweren, mehr exsudativen Formen, die er, ebenso wie ich, mit der exsudativen Form der Tuberkulose vergleicht, muß man seiner Meinung nach der *Sepsis* sehr nahestellen. Wenn man statt Sepsis sagt *rheumatische Sepsis*, so nähern sich hier unsere Auffassungen sehr, und wenn man ganz unbefangen die KLINGEsche Darstellung mit der meinigen vergleicht, so wird man vielleicht zu dem Ergebnis kommen können, daß hier keine unüberbrückbaren prinzipiellen Gegensätze, sondern mehr Unterschiede quantitativer Art in der Bewertung der einen oder anderen morphologischen Veränderung bestehen, die dann allerdings doch dazu geführt haben, das rheumatische Geschehen ätiologisch und pathogenetisch verschieden zu beurteilen, vor allem wohl deshalb, weil KLINGE, wie in einem der nächsten Abschnitte gezeigt werden soll, der fibrinoiden Verquellung eine meines Erachtens *zu weitgehende* Bedeutung bei der Charakterisierung des rheumatischen Gewebsschadens zuerkennt. Aber schon hier, wo die der rheumatischen Granulomatose eigentümlichen morphologischen Veränderungen *an sich* besprochen werden sollen, muß ich die Frage aufwerfen, ob es zulässig ist, aus der fibrinoiden Verquellung *allein* ohne das gleichzeitige Vorhandensein spezifischer Granulome die Diagnose: spezifische rheumatische Veränderung zu stellen. Ich möchte das auf Grund eigener Erfahrungen ablehnen. Sosehr ich die Bedeutung der fibrinoiden Verquellung und Nekrose, insbesondere bei den Bindegewebsknötchen anerkenne und selbst herausgestellt habe, so stelle ich selbst doch die Diagnose: rheumatische Granulomatose nur dann, wenn neben den degenerativ-exsudativen auch spezifisch proliferative Veränderungen vorhanden sind, wobei das nicht so aufzufassen ist, als ob beide Komponenten *an der gleichen Stelle* gefunden werden müßten, aber es muß in dem betreffenden Organ oder der betreffenden Gewebsregion auch die großzellige basophile Wucherung, sei es in Form eines geschlossenen Granuloms, sei es in mehr lockerer Anordnung, wie das oft im Bindegewebe der Fall ist, angetroffen werden, wenn ich die Diagnose: Rheumatismus verus für berechtigt halten soll. Fibrinoide Verquellungen und Nekrosen kommen nach meiner Erfahrung auch bei sicher nicht rheumatischen Erkrankungen vor; ich bin der Meinung, daß man sie oft als Zeichen einer gewissen Gewebsdisposition oder als Ausdruck einer bestimmten Reaktionslage, also als allergische Erscheinung auffassen muß. Aber wenn man sie schlechthin mit der spezifisch rheumatischen Veränderung identifizieren wollte, dann käme man ja schließlich dahin, Rheumatismus und Allergie einander gleichzusetzen, und soweit wird doch wohl niemand gehen wollen.

Als Erläuterung für das zuletzt Gesagte möchte ich auf einige Beispiele hinweisen:

Man sieht bei der Diphtherie, namentlich bei den foudroyant verlaufenden Fällen, in Milz und Lymphdrüsen fast regelmäßig fibrinoide Nekrosen in den Follikeln; kürzlich haben wir bei einem tödlich verlaufenden Fall von Varicellen, bei dem ebensowenig wie bei den Diphtheriefällen an Rheumatismus gedacht werden konnte, in den verschiedensten Organen solche fibrinoiden Nekrosen gefunden. Ich möchte bei der Gelegenheit darauf hinweisen, daß auch KLINGE die fibrinoiden Nekrosen, die er beim Rheumatismus in der Leber gefunden hat, *an sich* offenbar nicht für beweisend hält, denn er sagt wörtlich:

„Es bedarf keiner weiteren Worte, daß es sich hier um infektiös-toxische Leberschädigungen handelt, wie sie bei allen septischen Erkrankungen vorkommen, z. B. solchen durch Streptokokken; irgend etwas Besonderes bieten diese Nekrosen bei Gelenkrheumatismus nicht im histologischen Bild.“

Was aber der Leber recht ist, das muß wohl auch anderen Organen und Regionen des Körpers billig sein, und man sieht in der Tat gelegentlich auch am Gelenk fibrinoide Nekrosen mit sekundärer Zellinfiltration einfach als Traumafolge ohne irgendwelchen Hinweis auf einen Rheumatismus. KLINGE hat sich auch mit dem Zusammenhang zwischen Rheuma und Trauma beschäftigt. Natürlich ist ihm zuzustimmen, wenn er sagt, daß ein Trauma den Prozeß in den geschädigten Körperstellen fixieren kann. Anders liegen die Dinge aber in den Fällen, in denen das Trauma *allein* ohne gleichzeitige infektiöstoxische Beeinträchtigung des Körpers als Ursache der fraglichen Veränderungen angeschuldigt werden muß.

Noch schwieriger und unsicherer, wie die Beurteilung der — isolierten — fibrinoiden Verquellung und Nekrose, ist die Wertung der Narbe. Sieht man Bilder, wie sie KLINGE in seiner großen zusammenfassenden Darstellung[1] wiedergibt, wo der Herzmuskel in weiter Ausdehnung von kleinen, dicht an die kleineren Herzgefäße sich anlehnenden spindelförmigen Narben durchsetzt ist, so würde auch ich annehmen, daß hier praktisch wohl nichts anderes als Residuen rheumatischer Veränderungen in Betracht kommen können, und es ist sicher ein großes Verdienst KLINGEs, diese rheumatische Narbenbildung so genau geschildert zu haben. Aber so klar, wie auf den von KLINGE wiedergegebenen Abbildungen, liegen die Dinge leider keineswegs immer. Wenn die Narben mehr vereinzelt und nicht so ausgesprochen spindelförmig um die Herzgefäßchen geschlossen sind, wird sich ein schlüssiger Beweis für die *rheumatische Natur* dieses Endzustandes nicht erbringen lassen.

Fasse ich das in diesem Abschnitt Gesagte zusammen, so ergibt sich folgendes: *Als spezifisches morphologisches Zustandsbild, das es gestattet, die Diagnose: rheumatische Granulomatose zu stellen, kann ich nur das* ASCHOFF*sche Knötchen anerkennen. Die fibrinoide Verquellung und Nekrose spielt zwar auch eine außerordentlich wichtige Rolle, sie berechtigt aber für sich allein, ohne das gleichzeitige Vorhandensein rheumatischer Granulome oder rheumatischen Granulationsgewebes in Form der basophilen großzelligen Wucherung, noch nicht zur Diagnose, sie ist vielmehr im Rahmen des Rheumatismus entweder Ausdruck einer bestimmten Gewebsdisposition (Bindegewebsknötchen im straffen Bindegewebe) oder aber auch einer zu einer besonderen Verlaufsweise führenden Reaktionslage (alterativ-exsudativer Rheumatismus). Als weitere morphologische Symptome einer alterativ-exsudativen Form des Rheumatismus sehen wir stärkere, aus unspezifischen Zellen bestehende Exsudationen und Infiltrationen, sowie gröberen Muskelzerfall im Myokard. Diese schweren alterativ-exsudativen Veränderungen sind das morphologische Substrat des sog. hyperpyretischen Gelenkrheumatismus, der, was die Schwere des Krankheitsbildes anlangt, mit der Sepsis verglichen werden kann und klinisch oft genug dafür gehalten wird.*

Narbenbildungen sieht man als Endprodukte der proliferativen und exsudativen Form. Sieht man diese Narben allein ohne Zeichen eines noch akuten Prozesses, so sind die Narben nur unter bestimmten, oben näher bezeichneten Umständen als Zeichen einer überstandenen rheumatischen Erkrankung zu deuten.

[1] KLINGE, S. 110: Erg. Path. 27 (1933).

III. Die verschiedenen Krankheitsbilder im Rahmen der rheumatischen Granulomatose.

Es soll hier nur von den Krankheitsbildern die Rede sein, von denen wir heute mit Bestimmtheit sagen können, daß sie auf Grund der morphologisch-histologischen Veränderungen zu dem Formenkreis der rheumatischen Granulomatose gerechnet werden müssen. Ich bin der Meinung, daß die Dinge im Prinzip hier ebenso liegen wie bei der Lymphogranulomatose, bei der wir ja auch den Erreger noch nicht kennen, bei der wir die Diagnose aus dem Vorhandensein eines spezifischen Granulationsgewebes stellen und bei dem die Veränderungen auch keineswegs an ein bestimmtes Organ oder Organsystem gebunden sind, sondern an den verschiedensten Stellen des Körpers auftreten können. Als weitere Analogie zur rheumatischen Granulomatose möchte ich darauf hinweisen, daß wir bei der Lymphogranulomatose auch zwischen obligatorischen und fakultativen Veränderungen unterscheiden müssen. Obligatorisch ist der Befund an besonders gearteten Riesenzellen, den STERNBERGschen Riesenzellen, die diffus verteilt im Granulationsgewebe angeordnet sind, in Verbindung mit der Neigung des Granulationsgewebes zu Nekrose und Narbenbildung. *Beweisend* ist aber nur das Vorhandensein der STERNBERGschen Riesenzellen, Schwere und Ausdehnung der Nekrosen ist schon sehr wechselnd, und fakultativ ist das Vorhandensein eosinophiler Leukocyten, die manchmal gar nicht oder nur vereinzelt, in anderen Fällen wieder in ganzen Schwärmen anzutreffen sind.

Was nun die Aufteilung der rheumatischen Granulomatose in einzelne Formen anlangt, so habe ich selbst früher nur darauf hingewiesen, daß die spezifisch rheumatische Veränderung nicht nur im Herzen (Myokard, Endokard, Perikard) und in den Gelenken und ihrer Umgebung, sondern auch im straffen Bindegewebe und in den parenchymatösen Organen — dort immer an die Gefäße gebunden — vorkommen kann. GRÄFF hat zwischen Herzknötchen und Sehnenknötchen unterschieden. Das Verdienst, den Formenkreis des rheumatischen Granuloms besonders planmäßig ausgebaut zu haben, gebührt TALALAJEW und vor allem KLINGE, der mit seinen Schülern in unendlicher Kleinarbeit den ganzen Körper nach rheumatischen Manifestationen untersucht hat. Das wichtigste Ergebnis dieser systematischen Untersuchungen von TALALAJEW, GRÄFF und KLINGE ist die Erkenntnis, daß der alte Begriff der Polyarthritis rheumatica viel zu eng geworden ist, daß wir heute den spezifischen Rheumatismus als eine *Mesenchymerkrankung* auffassen müssen, die aber bald die eine, bald die andere Region des Körpers vorwiegend in Mitleidenschaft zieht, so daß wir nach der Gepflogenheit: a priori fit denominatio diese, manche Regionen oder Organe des Körpers vorwiegend treffende Lokalisationsneigung auch in der Namengebung zum Ausdruck bringen können.

TALALAJEW hat 4 verschiedene Typen unterschieden:

1. den kardiovasculären mit gleichzeitiger rheumatischer Polyserositis und Polyarthritis,
2. den kardiovasculären Typ mit gleichzeitiger Polyserositis, aber ohne Polyarthritis,
3. den isolierten kardiovasculären Typ und
4. die isolierte Beteiligung des Myokards.

Die Polyarthritis ist also, wie TALALAJEW ausdrücklich betont; kein obligatorisches Symptom des rheumatischen Prozesses, nach seiner Angabe verlaufen etwa 40% des akuten Rheumatismus ohne Polyarthritis.

Besser noch wie die Einteilung von TALALAJEW erscheint mir die von KLINGE. KLINGE unterscheidet

1. den klassischen polyarthritischen Typ (eigentlicher akuter Gelenkrheumatismus),

2. den visceralen Typ (Erkrankung der Eingeweide: Hals, Brust und Bauch, besonders Herz-, Aorta- und Serosatyp: Eingeweiderheumatismus),

3. den peripheren Typ (Erkrankungen der Gliedmaßen, Gelenke, Sehnen, Muskeln und Nerven „Gliederreißen").

Bei diesen beiden Einteilungen decken sich die Typen 1 bei TALALAJEW und KLINGE, Typ 2, 3 und 4 von TALALAJEW steckt in Typ 2 von KLINGE, Typ 3 von KLINGE ist in der Einteilung von TALALAJEW eigentlich nicht enthalten. Da dieser Typ 3 aber auch von erheblicher Bedeutung ist, halte ich die Einteilung von KLINGE für besser und zweckmäßiger als die von TALALAJEW. Jedenfalls möchte auch ich unterstreichen, was die beiden Autoren auf Grund ihrer Klassifizierung der rheumatischen Krankheit sagen: die Kliniker müssen sich diesem Begriff gegenüber anders einstellen, als das früher der Fall war. Es geht nicht an, die Darstellung aufrechtzuerhalten, der man noch in vielen Lehrbüchern begegnen kann, von „Polyarthritis rheumatica" als der eigentlichen Krankheit zu reden und die anderen im Körper auftretenden Veränderungen als Komplikationen zu bezeichnen. Die *Polyarthritis ist ein Teilbild des rheumatischen Geschehens und sicher nicht das wichtigste.* Sie hat prinzipiell keine andere Bedeutung als die rheumatische Pleuritis, Perikarditis, Myositis, Aortitis usw.

Wenn wir nun die 3 Typen einer kurzen Betrachtung unterziehen, so kann Typ 1 schnell erledigt werden. Es ist die Erkrankung, die dem Kliniker von jeher als geschlossenes Krankheitsbild geläufig war, bei dem die Gelenkbeteiligung, die sich so oft an eine Angina anschließt, klinisch zunächst im Vordergrund steht, bei dem aber dem Kliniker von jeher die Beteiligung des *Herzens* und der serösen Häute geläufig war, und bei dem die weitere Forschung dann nur festgestellt hat, daß, wie KLINGE mit Recht bemerkt, eigentlich alle Organe des Körpers in Mitleidenschaft gezogen werden können.

Was den zweiten Typ anlangt, so ist es ohne Zweifel ein Verdienst der pathologischen Anatomie, nicht zum wenigsten von KLINGE und seinen Mitarbeitern, die Bedeutung dieses zweiten Typs (Typ 2, 3 und 4 von TALALAJEW) klar herausgestellt zu haben. Es kann keinem Zweifel unterliegen, daß die rheumatische Granulomatose in den Eingeweiden aller Körperhöhlen gefunden werden kann, ohne daß von einer Gelenkbeteiligung etwas festzustellen ist. Den sehr einleuchtenden Beispielen, die KLINGE gibt, könnte auch ich aus eigener Erfahrung weitere hinzufügen.

KLINGE hat nun mit Recht die Frage aufgeworfen, „ob dieser Eingeweiderheumatismus nur *klinisch* ohne *Gelenk*erscheinungen verläuft, oder ob die Gelenke dabei auch anatomisch völlig frei bleiben". KLINGE meint mit Recht, daß hier verschiedene Möglichkeiten in Betracht gezogen werden müssen. Einmal gibt es Fälle, bei denen zwar klinisch nichts von Gelenkerkrankung bekannt war, wo aber die histologische Untersuchung rheumatische Veränderungen aufdeckt, während in anderen Fällen auch die histologische Untersuchung an den Gelenken und ihrer Umgebung negativ verläuft. Freilich möchte ich bei solchen Fällen zu bedenken geben, daß vielleicht früher einmal Gelenkveränderungen, vielleicht nur ganz leichter Art, bestanden haben können, die klinisch übersehen wurden, oder an die sich der Patient nicht mehr erinnert und die abgelaufen sind, ohne irgendwelche Residuen zu hinterlassen. Aber jedenfalls treten dann die Gelenkveränderungen an Bedeutung so völlig hinter denen an den Eingeweiden zurück, daß man mit Fug und Recht von einem *Eingeweiderheumatismus* sprechen kann.

Was zunächst die *Herzveränderungen* anlangt, die ja auch bei Typ 1 eine außerordentlich große Rolle spielen, so sind sie so oft und so eingehend beschrieben, daß ich mich hier ganz kurz fassen kann. Ich möchte nur noch einmal betonen, daß im Myokard die proliferative Komponente, das typische ASCHOFFsche Knötchen, überwiegt, während das Perikard sich ganz und gar verhält wie das straffe Bindegewebe der Peripherie: es dominiert hier also das Bindegewebsknötchen. Das Endokard, bei dem auch die Beteiligung des *Wandendokards*, besonders des linken Vorhofs (MCCALLUM, v. GLAHN, LIEBER) oft stark hervortritt, steht etwa in der Mitte: das spezifische Granulationsgewebe ist an den Klappen meist lockerer gebaut als im Myokard und die degenerativ exsudative Komponente tritt stärker als im Myokard, wenn auch nicht so stark wie im Perikard, hervor. Die Thrombosierung im Sinne der Thromboendokarditis ist, wie LIEBER mit Recht hervorhebt, etwas Sekundäres, das mit dem Wesen der spezifischen rheumatischen Erkrankung nichts zu tun hat.

Die Diagnose Eingeweiderheumatismus würde ich allerdings auch hier am Herzen nur unter den eben schon bezeichneten Kautelen stellen und zur Vorsicht raten, wenn KLINGE auf Grund der systematischen Untersuchungen seines Schülers WILD etwas weitherzig den Narbenbefund im Herzen und sonstwo als sicheres Zeichen eines überstandenen Rheumatismus vertritt. Er kommt auf diese Weise dazu, in fast der Hälfte aller untersuchten Fälle *rheumatische* Schwielen im Herzen anzunehmen. Das scheint mir auf Grund eigener Erfahrungen viel zu hoch gegriffen. Wenn es auch sicher Fälle gibt, die nicht nur bezüglich der Gelenkerscheinungen, sondern auch bezüglich ihres visceralen Rheumatismus nicht zur klinischen Beobachtung kommen und wo dann der Rheumatismus abheilt und nur einige Narben hinterläßt, so möchte ich doch glauben, daß mit den Angaben von KLINGE und WILD die Bedeutung des Rheumatismus für die Narbenbildung im Herzen zu hoch eingeschätzt wird. Ich darf daran erinnern, daß sehr viele Infektionskrankheiten proliferative Entzündungen im Herzmuskel auslösen, die unter Hinterlassung kleiner Narben ausheilen können. Neuerdings wird ja z. B. die Aufmerksamkeit in dieser Hinsicht besonders auf die Grippe hingelenkt, die ja leider gar nicht so selten durch eine Myokarditis kompliziert ist, eine Myokarditis, die natürlich auch unter Schwielenbildung ausheilen kann.

Aber es kann keinem Zweifel unterliegen, daß diesem Eingeweiderheumatismus — bei Fehlen oder wenigstens völligem Zurücktreten der Gelenkerscheinungen — eine viel größere Bedeutung zukommt, als man früher annehmen konnte. Sicher ist auch, daß wir beim Studium dieses Eingeweiderheumatismus manche neuen Krankheitsbilder an den Organen aufgedeckt und gelernt haben, manche Erkrankungen in etwas anderer Beleuchtung zu sehen und besser zu verstehen.

So möchte ich im besonderen darauf hinweisen, daß manche entzündliche Veränderungen an der Aorta und den kleineren Arterien besonders den Coronarien, die man früher als unspezifisch entzündlich oder luisch ansah, der rheumatischen Granulomatose zugerechnet werden müssen. Ich verweise auf diesbezügliche Mitteilungen von KLOTZ, WÄTJEN, FAHR, WIESEL, GLAHN und PAPPENHEIMER, TALALAJEW, GRÄFF, CHIARI, KLINGE und VAUBEL, KARSNER, DÜRCK, BREITENECKER, LIEBER u. a. Gerade die scharfe Differenzierung zwischen Lues und rheumatischer Granulomatose scheint mir dabei von erheblicher Bedeutung. Die Differentialdiagnose ist in manchen Fällen nicht leicht, aber in der Regel gelingt nach meinen Erfahrungen die Differentialdiagnose mit Bestimmtheit, wenn man bedenkt, daß die luischen Infiltrate aus Lymphocyten und Plasmazellen bestehen, während das rheumatische Granulationsgewebe durch die Anwesenheit der großzelligen basophilen Elemente beherrscht wird. An dem Vorkommen dieser spezifisch rheumatischen Aortitis und Arteriitis ist jedenfalls nicht zu zweifeln und der Rheumatismus gewinnt auf dem Weg über diese Gefäßveränderungen Beziehungen zu mehreren Erkrankungen, die nicht schlechthin als rheumatische bezeichnet werden können, bei denen der Rheumatismus aber als eines der hier in Betracht kommenden ätiologischen Momente genannt werden muß, einmal zur malignen Nephrosklerose.

Gerade auf die Beziehungen zwischen Rheumatismus und maligner Nierensklerose habe ich seit Jahren immer wieder aufmerksam gemacht und damit vielfach Zustimmung gefunden (KLINGE, RÖSSLE, HUECK u. a.). Das gleiche gilt für die *Periarteriitis nodosa,* die im Wesen der Gefäßveränderung mit der bei der malignen Sklerose zu beobachtenden prinzipiell ja weitgehende Analogien aufweist. Ich möchte bei dieser Gelegenheit auf zwei von RÖSSLE mitgeteilte, sehr interessante Fälle hinweisen, wo eine in Form von Periarteriitis nodosa auftretende rheumatische Arteriitis zu ausgebreiteten Schleimhautnekrosen in Nase, Mittelohr, Mundhöhle und Luftwegen geführt hat. Natürlich lassen sich beim Stand unserer heutigen Kenntnisse die maligne Nephrosklerose und Periarteriitis einerseits, die rheumatische Granulomatose andererseits nicht ohne weiteres gleichsetzen, und es würde ja zu weit führen, auf die besonderen Umstände einzugehen, die jedes dieser Krankheitsbilder *im ganzen betrachtet* zu einer selbständigen Affektion stempeln. Aber bei der malignen Nephrosklerose sowohl wie auch bei der Periarteriitis nodosa spielt der Rheumatismus ätiologisch sicher eine Rolle; bei beiden lassen sich die Gefäßveränderungen als nekrotisierende Arteriolitis bezeichnen, bei beiden ist zum Zustandekommen der Veränderung eine gewisse Reaktionslage offenbar notwendige Voraussetzung. Bei der Periarteriitis nodosa insbesondere scheint die allergische Einstellung des Körpers von ganz besonderer Bedeutung, und wenn die Periarteriitis auf der Basis eines wahren Rheumatismus zustande kommt, so sind die schweren alterativen und exsudativen Veränderungen hier vielleicht in gleicher Weise zu werten wie die starken alterativ exsudativen Prozesse im Herzmuskel (s. hier auch die Angaben von DARRÉ und ALBOT) beim hyperpyretischen Rheumatismus. Schwieriger liegen die Dinge bei der Thrombangitis obliterans, und noch sehr viel lockerer sind die Beziehungen der rheumatischen *Granulomatose* zur Arteriosklerose. Es soll davon im nächsten Hauptabschnitt die Rede sein.

Als mehr selbständige, klinisch hervortretende Form des Eingeweiderheumatismus käme dann wohl die *Neuritis rheumatica* in Frage. Es fehlen mir auf diesem

Gebiet zwar eigene Erfahrungen, es scheint mir aber durchaus plausibel, daß, wie KLINGE und KÖPPEN angeben, eine Schädigung der Nerven — es kommt wohl vor allem der Ischiadicus in Frage — dadurch zustande kommt, daß rheumatische Granulome sich an den Nervenscheiden entwickeln, oder von einer nahen Gefäßwand auf das Perineurium übergehen, oder daß der Nerv von rheumatischem Granulationsgewebe umwachsen wird.

Wie schon mehrfach betont wurde, kann die rheumatische Granulomatose, ebenso wie die Tuberkulose oder die Lymphogranulomatose, jedes Organ befallen; wir können aber offenbar nicht annehmen, daß die Lokalisation an einem der bis jetzt noch nicht genannten parenchymatösen Organe imstande ist, ein besonderes Krankheitsbild zu erzeugen, wie das der malignen Nephrosklerose etwa. Die Veränderungen im Rachen und an den Tonsillen, mit denen sich GRÄFF besonders beschäftigt hat, sollen im letzten Kapitel von anderen Gesichtspunkten aus betrachtet werden; hier übergehe ich sie, da hier ja nur von klinisch und morphologisch besonders hervortretenden Krankheitsbildern die Rede sein soll, die mit dem Rheumatismus in ursächlichen Zusammenhang gebracht werden können, und man kann ja nicht sagen, daß die Veränderungen an Rachen, Zunge und Tonsillen ein solches *besonderes* Krankheitsbild zu erzeugen vermögen. Aber ein Organ muß hier noch besonders erwähnt werden, das ist die *Haut*. Der Rheumatismus nodosus, der bei flüchtiger Betrachtung als Hautaffektion imponieren kann, ist, wie ich in Übereinstimmung mit KLINGE betonen möchte, streng genommen *nicht* hierher zu rechnen, wenn die Knoten auch gelegentlich in die Cutis hineinwachsen können. Ihr eigentliches Ursprungsgebiet ist ja das straffe Bindegewebe: Gelenkumgebung, Sehnen, Fascien usw. Es soll von dieser Veränderung im nächsten Abschnitt noch die Rede sein.

Hier sollen nur die *Erytheme* (Erythema exsudativum multiforme und Erythema nodosum) erwähnt werden. Sie sind wohl in gleicher Weise zu werten, wie die fibrinoiden Nekrosen *ohne* das gleichzeitige Vorhandensein spezifisch rheumatischen Gewebes. Sie kommen zwar unter dem Einfluß des Rheumatismus, aber auch unter Einfluß zahlreicher anderer Infektionskrankheiten vor. Vielleicht stehen diese Hautveränderungen mit dem Rheumatismus in ähnlichen Beziehungen wie die vielgestaltigen Tuberkulide der Haut zur Tuberkulose (s. TRAUB). Auch bei den Tuberkuliden kommt es ja nicht zur Bildung spezifischer tuberkulöser Granulome wie bei der eigentlichen Hauttuberkulose, beim Lupus oder Leichentuberkel. Diese eigentliche Hauttuberkulose, namentlich den knotenartigen Leichentuberkel, könnte man in Analogie setzen zu den spezifisch rheumatischen Granolomen beim Rheumatismus nodosus, wenn er auf die Haut übergreift, und man könnte die rheumatischen Erytheme in Analogie zu den Tuberkuliden als *Rheumatoide der Haut* bezeichnen. *Für sich allein* sind also diese rheumatischen Hautveränderungen ebenso unspezifisch, wie die fibrinoiden Nekrosen, und nur im *Rahmen der Gesamtveränderungen* wird man sie in den Formenkreis des spezifischen Rheumatismus eingliedern können.

Nahe an den Rheumatismus — auch im morphologischen Sinne — kommen die allerdings sehr seltenen Fälle von Dermatomyositis heran, die im Gefolge des Rheumatismus auftreten. Ich erinnere an einen diesbezüglichen Fall, bei dem ich eine nekrotisierende Arteriolitis, ähnlich der bei der malignen Nephrosklerose, gefunden habe, und die Beziehungen könnten ähnlich sein, wie dort [s. auch die oben erwähnten, auf der Basis einer rheumatischen Arteriitis entstandenen (von RÖSSLE beschriebenen) Schleimhautnekrosen].

Wir haben also gesehen, daß es rheumatische Entzündungen an allen Organen und Regionen des Körpers gibt. In ihrer Bedeutung für die Nosologie müssen diese verschiedenen rheumatischen Manifestationen aber sehr verschieden gewertet werden. Besondere Wichtigkeit haben die rheumatischen Herzveränderungen (Myokarditis, Endokarditis, Perikarditis), außerdem hat aber die rheumatische Arteriitis und Aortitis, besonders durch die ausgezeichneten Untersuchungen von GLAHN und PAPPENHEIMER, RÖSSLE, KLINGE, um nur diese zu nennen, steigende Bedeutung erlangt, vor allem auch deshalb, weil wir gelernt haben, daß der Rheumatismus auf dem Wege über die rheumatische *Arteriitis* bei bestimmter Lokalisation und Reaktionslage in Krankheitsbilder von besonderer anatomisch-klinischer Prägung einmünden kann, wie die Dermatomyositis, die maligne Nephrosklerose und die Periarteriitis nodosa. Hier wird dann freilich oft genug das spezifisch-rheumatische Bild überdeckt und überlagert von unspezifischen alterativ-exsudativen Veränderungen, und es läßt sich die Diagnose *rheumatisch bedingte* Periarteriitis usw. nur dann stellen, wenn neben den unspezifischen alterativ-exsudativen Veränderungen auch spezifisch rheumatische gefunden werden, wie das RÖSSLE an einem geradezu klassischen Fall gezeigt hat, während das Vorhandensein von Periarteriitis oder maligner Nephrosklerose an sich noch nicht bedeutet, daß hier ein Rheumatismus vorliegt. Diese Krankheitsbilder können auch ätiologisch anderweitig bedingt sein. Erst recht gilt das von anderen im Verlauf des Rheumatismus vorkommenden Organveränderungen, die an sich ganz unspezifisch sind, wie Hyalinisierung der Arteriolen (s. z. B. das Milzgefäß auf Abb. 73 bei KLINGE) und die fibrinoiden Nekrosen in den Organen, die nur in Verbindung mit spezifisch-rheumatischen Veränderungen, sei es an derselben, sei es an anderen Stellen des Körpers, dem Formenkreis des Rheumatismus zugerechnet werden dürfen. Sie führen hinüber zu den Rheumatoiden, die wir beim Rheumatismus an der Haut in analoger Weise auftreten sehen, wie die Tuberkulide bei der Tuberkulose.

Beim *dritten* Typ kennzeichnet KLINGE die Sachlage kurz folgendermaßen: ,,*Reste von abgelaufenem Rheumatismus in den Eingeweiden* (s. z. B. Herzklappen, Muskel, Herzfellsklerosen; Arteriosklerosen, Polyserotitis chronica, Schrumpfniere und -leber) *und frische rheumatische Schäden* (zusammen mit Narbenzuständen) *an den Gliedmaßen*, und zwar dem eigentlichen Gelenkgewebe, dem gelenknahen und -fernen, Knochenhäuten, Sehnen, Fascien, Muskeln und Nerven. Es ist so eine Umkehr der Verhältnisse der 2. Gruppe von Eingeweiderheumatismus, bei der die Gelenke und Gliedmaßen frei sind.“ Weiter unten heißt es: ,,Es ist also auch diese Gruppe vom peripheren Rheuma so zu verstehen, daß das *Schwergewicht* auf die Erkrankung der Gliedmaßen zu legen ist, wobei die Eingeweide entweder ganz frei von frischen Schäden sind, oder — wenn sie mitbeteiligt sind — anatomisch wie klinisch ganz zurücktreten.“

Ich bin mit der Aufstellung einer 3. Type in dieser Form völlig einverstanden. Ich bin also auch durchaus der Meinung, daß es einen chronisch-spezifischen Gelenkrheumatismus gibt. Ich kann nur, wie wir weiter unten sehen werden, KLINGE nicht folgen, wenn er in das chronisch-rheumatische Gelenkleiden Krankheitsbilder einbezieht, die *im ganzen betrachtet* meines Erachtens *grundsätzlich* vom Rheumatismus getrennt werden müssen. Wenn ich auch selbst, ebenso wie TALALAJEW und KLINGE, die Meinung vertrete, daß man den Kreis der rheumatischen Erkrankungen viel weiter ziehen muß, als wir dies früher getan haben, so möchte ich doch gleichzeitig davor warnen, nun über das Ziel hinauszuschießen und Krankheiten als rheumatisch zu bezeichnen, die es bestimmt nicht sind, wie Gicht oder Arthropathia deformans. Es soll auf diese Frage im nächsten Abschnitt eingegangen werden. Aber schon hier beim 3. Typ der rheumatischen Erkrankung möchte ich den Kreis enger ziehen als KLINGE, wenn auch nicht so eng wie GRÄFF. GRÄFF lehnt es rundweg ab, daß der chronische Gelenkrheumatismus jemals aus der spezifischen rheumatischen Polyarthritis hervorgehen kann. Dem kann ich nicht beistimmen. Ich kenne eine chronische Polyarthritis, die offenbar dem entspricht, was PRIBRAM, GUDZENT, BROGSITTER u. a. als sekundär chronischen Gelenkrheumatismus bezeichnen. Sie unterscheiden davon eine primär chronische Form, die eine Krankheit sui generis darstellen und nicht mit dem spezifischen akuten Gelenkrheumatismus zu tun haben soll. KLINGE will diese Unterscheidung nicht gelten lassen. Bei ihm handelt es sich auch bei dem sog. primären chronischen Gelenkrheumatismus, der chronischen Infektarthritis, prinzipiell um die gleiche Sache wie beim spezifischen Rheumatismus, es soll sich nur um quantitative, nicht um qualitative Unterschiede handeln. Hier kann ich KLINGE nicht folgen. Ich bin ebenso wie PRIBRAM, GRÄFF u. a. der Meinung, daß es Fälle von chronisch verlaufender Polyarthritis gibt, die nichts mit dem spezifischen Rheumatismus zu tun haben. Es ist dies vor allem die schon erwähnte chronische Infektarthritis, die von Fokalinfektionen ihren Ausgang nehmen kann, wie das GRÄFF namentlich an überzeugenden Beispielen dartun konnte. Es gehört hierher die Spondylarthritis ankylopoetica von E. FRÄNKEL und die STILLsche Krankheit, von der im nächsten Abschnitt die Rede sein soll.

Über HEBERDENsche Knoten und „la main en lorgnette“, die KLINGE ebenfalls zum Rheumatismus rechnet, fehlen mir eigentliche Erfahrungen, aber die rheumatische Natur dieser Krankheitsbilder scheint mir in keiner Weise sichergestellt. Bei den HEBERDENschen Knoten liegen Untersuchungen von BROGSITTER vor, die entzündliche Gefäßveränderungen aufgedeckt haben. Es mag sein, daß diese Gefäßveränderungen, wie KLINGE will, in den Formenkreis des rheumatischen Geschehens hineingehören, es scheinen mir aber weitere Untersuchungen notwendig, ehe man hier etwas Endgültiges sagen kann, und die „Main en lorgnette“ paßt nach den Angaben, die bis jetzt darüber vorliegen, meines Erachtens besser ins Bild der chronischen Infektarthritis als in das des chronischen Rheumatismus.

Mit den schon genannten Veränderungen ist meines Erachtens der Formenkreis der *nicht* spezifischen chronischen Gelenk*entzündung* noch nicht erschöpft, ich erinnere z. B. an die von FREUND beschriebene besondere Form chronischer Arthritis, die durch das Auftreten *zahlreicher lymphomartiger Herde* ausgezeichnet ist. Die Möglichkeit, daß Gelenkmetastasen einer Kokkenendokarditis in einen chronischen Zustand übergehen usw. (s. GRÄFF), die sog. „endokrine Arthritis“ von UMBER und MUNK erwähne ich nur, ohne dazu Stellung zu nehmen; zum mindesten scheinen mir auch hier weitere Untersuchungen notwendig, ehe sich etwas Abschließendes sagen läßt.

KLINGE hat nun all diese Formen chronischer Gelenkentzündung, die ich in Übereinstimmung mit GRÄFF u. a. von der rheumatischen Granulomatose trennen möchte, dem spezifischen Rheumatismus zugerechnet. Er hat sicher auch hier ein großes Verdienst dadurch, daß er zeigen konnte, wie oft alte rheumatische Eingeweideschäden mit chronischen Gelenkleiden verknüpft sind und wie man durch den an sich in den Hintergrund tretenden Eingeweiderheumatismus die rheumatische Natur des peripheren Leidens wahrscheinlich machen kann. Aber in zwei Punkten kann ich Klinge nicht folgen. Einmal sind in manchen von Klinge mit herangezogenen Fällen die Veränderungen an den inneren Organen (narbiger Natur) nicht ausreichend, um den Beweis für das Vorhandensein eines rheumatischen Leidens zu erbringen, und zweitens scheinen mir manche Fälle, die Klinge auf Grund fibrinoider Verquellung, Nekrose und Entzündung *ohne* Bildung spezifischen Granulationsgewebes als rheumatische Arthritis bezeichnet hat, sowohl nach der Beschreibung als nach den Abbildungen, die er gibt, eher ins Gebiet der unspezifischen Infektarthritis hineinzugehören (s. auch Gräff, der hier analoge Bedenken äußert).

Ich selbst möchte bei dem 3. von Klinge aufgestellten Typ der rheumatischen Granulomatose 2 Formen auseinanderhalten: einmal eine *chronisch spezifische Polyarthritis,* die sich aus der akuten entwickelt und die neben den Gelenkveränderungen auch periartikuläre Granulome im Sinne des Rheumatismus nodosus zeigt (Collins hat hier Knoten von $4^1/_2$monatlicher bis zu 12jähriger Dauer beobachtet; s. auch Freund, der als Lieblingssitz dieser großen peripheren rheumatischen Granulome das Olecranon bezeichnet, jedenfalls ihr Vorkommen im Sinne des Rheumatismus nodosus betont und damit das gleiche Krankheitsbild entwirft, das auch Klinge und ich hier im Auge haben), und zweitens eine Form, die von vornherein einen schleichenden Verlauf *ohne* nennenswerte Herz- und Gelenkbeteiligung zeigt, eine Form, die man als *chronisch-spezifischen Rheumatismus nodosus* bezeichnen könnte. Klinge, der das Verdienst hat, auf diese Form zuerst aufmerksam gemacht zu haben, spricht von einem „Rheumatismus nodosus *ohne* akuten Gelenkrheumatismus"; Klinge hat in seiner Monographie 5 derartige Fälle mitgeteilt. Ich konnte die Kasuistik von Klinge um einige Fälle vermehren. Wie bei Klinge, handelt es sich auch bei mir um Fälle, bei denen mir excidierte Knoten vom behandelnden Arzt zur histologischen Untersuchung zugeschickt worden waren, Fälle, bei denen der betreffende Arzt wegen des Fehlens einer eigentlichen Polyarthritis gar nicht an Rheumatismus gedacht und um Aufklärung gebeten hatte, worum es sich bei dieser eigenartigen Knotenbildung wohl handeln könne. Das histologische Verhalten dieser Gebilde ist nun, wie von allen Kennern der einschlägigen Verhältnisse, wie Klinge, Freund, Gräff u. a., auch von mir selbst immer betont wird, ein so charakteristisches, daß man die Diagnose aus der histologischen Untersuchung allein mit Sicherheit stellen kann. Es handelt sich um typische große, spezifisch-rheumatische Granulome. Manchmal setzen sich die großen Knoten aus zahlreichen kleineren zusammen, an denen ein fibrinoides bzw. nekrotisches Zentrum von einem dichten Kranz großer basophiler Zellen umgeben wird. An kleineren, frischeren Knötchen überwiegt die Proliferation, die fibrinoide Degeneration des Zentrums ist hier nur angedeutet, manchmal ist die großzellige Wucherung mehr locker und mehr diffus, auch hier sind dann diese großen proliferativen Zellelemente ausgesprochen basophil. Neben den großzelligen Wucherungen sieht man auch Lymphocyteninfiltrate, vielfach in Form kleiner Häufchen, manchmal in Anlehnung an die Gefäße. An den großen Knoten ist das nekrotische Zentrum manchmal eigenartig landkartenähnlich, so daß man auf den ersten Blick an Gummen denken könnte. Bei genauerem Zusehen läßt sich aber die Differentialdiagnose mit Sicherheit stellen. Für die *rheumatische* Veränderung ist charakteristisch die fibrinoide Degeneration und die großzellige Wucherung basophiler Zellen, für die *luische* die Neigung zur Durchwachsung der Gefäße mit Granulationsgewebe, die Zusammensetzung des Granulationsgewebes aus Lymphocyten, Plasmazellen und vereinzelten LANGHANSschen Riesenzellen. Hier kann man also mit ganz besonderer Berechtigung von einer *rheumatischen Granulomatose* sprechen.

Der 3. Typ zerfällt also in die chronisch spezifische Polyarthritis und den chronisch spezifischen Rheumatismus nodosus, doch ist, wie ich in Erweiterung einer früheren Mitteilung über diese Frage sagen möchte, mit diesen beiden Erscheinungsformen der Formenkreis des *chronischen* Rheumatismus nicht erschöpft, denn es gibt ja zweifellos auch einen chronischen Eingeweiderheumatismus (siehe S. 374). Betrachten wir die 3. Typen zusammenfassend unter dem Gesichtspunkt der zeitlichen Verlaufsweise, so ist der 1. Typ ja zweifellos Ausdruck eines akuten Verlaufes, wir haben hier ja das klassische Bild der alten akuten Polyarthritis rheumatica. Beim 2. und 3. Typ dagegen haben wir es mit einer subchronischen bis chronischen Verlaufsweise zu tun, wobei nur das eine Mal beim 2. Typ der Rheumatismus der Eingeweide, beim 3. Typ der Rheumatismus der Gelenke und des straffen Bindegewebes an der Peripherie in den Vordergrund tritt.

Jedenfalls unterliegt es keinem Zweifel, daß die drei in diesem Abschnitt geschilderten Typen dem Formenkreis der rheumatischen Granulomatose angehören.

IV. Pseudorheumatische Krankheitsbilder.

Während bei den Verlaufsweisen des Rheumatismus, wie ich sie im vorigen Abschnitt geschildert habe, wohl gelegentlich *Besonderheiten* entstehen dadurch, daß rheumatische Veränderungen — bedingt durch besondere Lokalisation oder besondere Reaktionslage — in Krankheitsbilder einmünden, die auch ätiologisch anderweitig bedingt sein können, wie Periarteriitis nodosa, maligne Nephrosklerose usw., liegen die Dinge hier anders. Die Beziehungen zwischen den Krankheitsbildern, die hier besprochen werden sollen, und der rheumatischen Granulomatose sind entweder unsicher oder fraglich, oder notorisch so locker, daß man sie meines Erachtens unbedingt davon trennen muß. Zum Teil haben wir die Frage der Differenzierung ähnlicher Krankheitsbilder vom Rheumatismus schon im vorigen Abschnitt berührt, als ich dafür eintrat, die Infektarthritis in ihren verschiedenen Erscheinungsformen vom Rheumatismus abzutrennen; aber es ist ja nicht nur die Infektarthritis, es sind noch verschiedene andere Erkrankungen, die man mit dem Rheumatismus in Beziehung gebracht hat, die man aber meines Erachtens bei *Betrachtung des Gesamtbildes* prinzipiell von ihm trennen muß.

Ich beginne mit derjenigen Erkrankung, bei der man besonders häufig Beziehungen zum chronischen spezifischen Rheumatismus vermutet hat, mit der

STILLschen Krankheit.

Diese Krankheit wurde von STILL als chronische Polyarthritis mit langdauerndem oder periodisch auftretendem Fieber, Milztumor und allgemeiner Drüsenschwellung bei Kindern charakterisiert. Allerdings hat man sich allmählich daran gewöhnt, auch atypische Fälle (formes frustes von Strauss) bei der Stillschen Krankheit unterzubringen (s. auch Giordano). Das Studium dieser Krankheit wird dadurch erschwert, daß die einschlägigen Fälle nur sehr selten zur Sektion kommen. Sundt, dem wir die letzte größere zusammenfassende Darstellung der Frage verdanken (s. dort ausführliche Literatur), zählt bis 1936 16 Sektionsbefunde aus der Weltliteratur; zusammen mit einem von Klinge untersuchten Fall, der bei Sundt nicht berücksichtigt ist, wären das 17 Fälle, bei denen noch dazu mehrere atypische Fälle untergebracht sind (fehlende Milzschwellung, dafür chronisch-adhäsive Perikarditis und vorwiegend Lokalisation der chronisch entzündlichen Veränderungen an den Gliedmaßen in die Gelenkumgebung, zwei Symptome, die ich hier für recht bedeutungsvoll halten möchte). Auf die ätiologische Klärung dieses eigenartigen Krankheitsbildes ist viel Mühe verwendet worden. Die Auffassungen gehen dabei recht weit auseinander. Manche vermuten einen Zusammenhang mit der Tuberkulose Pollitzer, Husler, H. Strauss) und Sundt hat diese — übrigens von den meisten Autoren abgelehnte — Auffassung neuerdings zu stützen versucht. Auch Reitter und Löwenstein sind natürlich geneigt, der Tuberkulose aus grundsätzlichen Erwägungen eine Rolle bei der Entstehung der Stillschen Krankheit zuzuschreiben. Andere legen Wert auf einen Nachweis von Kokken, der allerdings in der Regel versagt; Leichtentritt namentlich spricht dem Streptococcus viridans eine wesentliche Bedeutung für das Auftreten der Stillschen Krankheit zu. Bei dem negativen Ausfall vieler Untersuchungen macht er den plausibeln Einwand, daß der Nachweis des Streptococcus viridans oft auf große Schwierigkeiten stößt.

Was nun den Versuch anlangt, die Stillsche Krankheit mit der rheumatischen Granulomatose in genetische Beziehungen zu bringen, so hat man ihn von verschiedenen Gesichtspunkten aus unternommen. Wer die Streptokokken ätiologisch für bedeutungsvoll bei der rheumatischen Granulomatose hält, wird auf diesem Wege einen Zusammenhang konstruieren können, und Leichtentritt glaubt denn auch, durch den Nachweis des Streptococcus viridans „Zusammenhänge mit dem Gesamtkomplex der rheumatischen Erkrankungen" aufgedeckt zu haben. Spricht man, wie Reitter und Löwenstein, dem Tuberkelbacillus eine Rolle in der Ätiologie des Rheumatismus zu, so wird man die seltenen Fälle, bei denen tuberkulöse Veränderungen zusammen mit der Stillschen Krankheit gefunden wurden, als beweisend für diese Auffassung ansehen. Da ich, wie im letzten Kapitel zu erörtern sein wird, sowohl die Streptokokken- als auch die Tuberkelbacillenätiologie der rheumatischen Granulomatose ablehnen muß, kann ich dieser Beweisführung nicht folgen. Klinge sucht den Beweis für die rheumatische Natur der Stillschen Krankheit auf dem von ihm grundsätzlich begangenen Wege durch den Nachweis morphologischer Kriterien in der gleichen Weise, wie bei der Infektarthritis, zu führen. Der objektive Befund, den Klinge in seinem Fall erhoben hat, deckt sich durchaus mit der von mir gegebenen Beschreibung. Er betont ausdrücklich das Fehlen jeglicher rheumatischer Veränderung im Herzen; es wurden auch *keine* rheumatischen Narben gefunden; auch konnte er, wie ich, im Kapsel- und perikapsulären Gewebe der Gelenke nur vereinzelte chronisch entzündliche Infiltrate ohne spezifisches Granulationsgewebe finden. Die Zugehörigkeit zum Rheumatismus verficht er auf Grund des Bestehens einer granulierenden Synovitis mit fibrinoiden Quellungen und Fibrinexsudation neben fibrinoiden Nekrosen am Knorpel. Aber gerade an diesem Beispiel scheint es mir deutlich, daß KLINGE den rheumatischen Formenkreis *zu weit* faßt, wenn er auf Grund der erwähnten Veränderungen *allein,* ohne das Vorhandensein von spezifischen Knötchen oder spezifischem Granulationsgewebe, die Zugehörigkeit der STILLschen Krankheit zum Rheumatismus proklamiert. Es wäre doch sehr merkwürdig, wenn gerade bei Kindern, bei denen nach meinen Erfahrungen die rheumatischen Granulome besonders deutlich und besonders zahlreich auftreten, diese spezifischen Herzveränderungen, auch die rheumatische Endokarditis, immer wieder vermißt werden sollten. Auch KLEINSCHMIDT wertet mit Recht das regelmäßige Fehlen einer rheumatischen Endokarditis als wichtiges Argument *gegen* die Auffassung, daß die STILLsche Krankheit rheumatischer Natur sei.

Meine eigene Auffassung geht dahin, daß es sich bei der STILLschen Krankheit um ein umschriebenes eigenes Krankheitsbild im Sinne einer chronischen Infektion handelt (s. auch NOBEL). Ob dabei auch ein bestimmter Erreger anzuschuldigen ist, scheint mir einstweilen fraglich. Gerade nach den bis jetzt erhobenen bakteriologischen Befunden, die ja ganz uneinheitlich sind (BERZACZY Paratyphus B, BENNHOLD-THOMSEN und STICKL Staphylococcus aureus und Streptococcus viridans), halte ich für wichtiger als die Art des Erregers die Beschaffenheit des Individuums, die *Reaktionslage.* Gerade bei der STILLschen Krankheit scheint es mir, wie ich früher schon ausgeführt habe, ungemein naheliegend, daß es sich hier um ein Beispiel allergischer Reaktion auf einen Erreger handelt, der nicht einheitlich zu sein braucht. Ich bin deshalb mit LEICHTENTRITT darin durchaus einverstanden, daß er die STILLsche Krankheit auffaßt als chronisch verlaufende Infektion „bei einem konstitutionell gekennzeichneten Individuum mit einer besonders differenzierten lokalen Gewebsverfassung".

Dagegen möchte ich auf Grund *des Fehlens spezifischer rheumatischer Veränderungen,* sowie auf Grund der Betrachtung des *Gesamtbildes* mit *seinem so ganz vom Rheumatismus des Kindesalters abweichenden Verhalten des Herzens,* die STILLsche Krankheit grundsätzlich von der rheumatischen Granulomatose trennen.

Die gleiche grundsätzliche Trennung möchte ich bei der

sog. BÜRGERschen Krankheit, der Thrombangitis obliterans, Endarteriitis obliterans (WINIWARTER)

vornehmen. HUECK, RÖSSLE und KLINGE sind geneigt, auch die BÜRGERsche Erkrankung der rheumatischen Arteriitis zuzurechnen. Sie tun das in der Hauptsache auf Grund der Untersuchungen, die JAEGER, ein Schüler HUECKs, vorgenommen hat. Bei den Befunden, die JAEGER mitteilt, wird man ihm zugeben müssen, daß er sie mit Recht der *Periarteriitis nodosa* gleichsetzt, und es kann kein Zweifel bestehen, daß es sich hier nach Beschreibung (s. z. B. Abb. 13) um spezifisch-rheumatische Veränderungen handelt. Für derartige Fälle gilt natürlich das, was ich im vorigen Kapitel über die Beziehungen zwischen Rheumatismus und Periarteriitis nodosa gesagt habe. Aber derartige Fälle sind nach meinen persönlichen Erfahrungen *nicht* die Regel. Bei den Befunden, die ich selbst erheben konnte, habe ich eine derartige rheumatische Arteriitis nicht gesehen (s. z. B. die Abbildung im Abschnitt „Gefäße" in der letzten Auflage des ASCHOFFschen Lehrbuches), und jedenfalls muß ich nach allem, was wir über die *Endarteriitis obliterans* wissen, annehmen, daß wir generell eine nicht spezifische Endarteriitis von der spezifischen rheumatischen Arteriitis trennen müssen, andernfalls müßten wir dazu kommen, *jede* Endarteriitis dem Formenkreis des spezifischen Rheumatismus zuzurechnen, und das wird man doch nicht tun können. Bei der Bürgerschen Krankheit kommt noch dazu, daß wir hier neben infektiösen doch auch toxische und funktionelle Einflüsse ätiologisch anschuldigen (Kälteschädigung, Nicotinwirkung bei übermäßigem Zigarettengenuß), daß vielleicht auch eine Rassedisposition (Ostjuden, Bürger) ursächlich in Frage kommt, alles Einflüsse, die beim Rheumatismus doch bestimmt keine Rolle spielen. Sicher kommt ja auch bei der Bürgerschen Krankheit die Reaktionslage bei der Entstehung in Frage, aber, wie wir im letzten Kapitel sehen werden, ist das kein Grund, die Veränderung als rheumatisch zu bezeichnen.

Die Krankheitsbilder, die jetzt noch berührt werden sollen, sind es, die ich im Auge hatte, als ich sagte, daß ihre Beziehungen zum Rheumatismus so lockere seien, daß eine *prinzipielle* Scheidung vorgenommen werden müsse.

Es sind das die *Arteriosklerose,* wobei nebenbei auch die *Medianecrosis aortae* erwähnt werden soll, die *Arthropathia deformans* und die *Gicht.* Hier kann nicht einmal, wie bei der Stillschen und Bürgerschen Krankheit, von einer *Verwandtschaft* der Krankheitsbilder gesprochen werden, wenn sie einmal voll ausgebildet sind. Betrachten wir zunächst die

Arteriosklerose.

Es ist Klinge vor allem, der für einen Zusammenhang zwischen Rheumatismus und Arteriosklerose eintritt; die Dinge liegen nun hier so, wie so oft, wenn ich mich mit der Darstellung Klinges kritisch auseinandersetzen muß: ich kann seine tatsächlichen Befunde weitgehend bestätigen, ich kann ihm aber in der Deutung und Auswertung seiner Befunde nicht immer folgen. Klinge hat mit seinen Mitarbeitern, wie ich das immer wieder betone, das große Verdienst, die Häufigkeit der rheumatischen Arteriitis überzeugend nachgewiesen zu haben, und ich stimme ihm, ebenso wie Hueck — vollständig bei, wenn er dieser rheumatischen Arteriitis bei der Entstehung der Arteriosklerose die gleiche Rolle zuschreibt, wie der syphilitischen Arterienerkrankung. Ich bin auch mit Hueck damit einverstanden, daß toxisch-entzündliche Gefäßveränderungen *überhaupt* beim Zustandekommen der Arteriosklerose eine wichtigere Rolle spielen, als von manchen Autoren angenommen wird. Ich bin also mit andern Worten überzeugt, daß der *Rheumatismus ebenso wie die Lues ein Schrittmacher der Arteriosklerose ist.* Aber ich habe schon Bedenken, von einer *rheumatischen Arteriosklerose* zu sprechen, wie Klinge das tut, weil hier doch die Vorstellung erweckt werden kann, als ob das Narbenstadium der rheumatischen Arteriitis schon schlechthin Arteriosklerose sei. Und ebenso habe ich Bedenken, Klinge zu folgen, wenn er fordert, „das Gebiet der rheumatischen Aortensklerose viel weiter auszudehnen und die Erkrankung *viel häufiger* anzunehmen, als es der Häufigkeit — klinisch gesprochen — des klassischen Gelenkrheumatismus entsprechen würde". Einschränkend sagt er freilich an einer anderen Stelle sehr richtig, diese Erkenntnis berechtige nicht dazu, „eine primäre degenerative Arteriosklerose" unabhängig vom Infektionsgeschehen zu leugnen, und weiterhin: „Es wäre falsch und ungerechtfertigt, dieser (seiner) Einstellung zu den Dingen den Vorwurf zu machen, sie sehe in *jedem* degenerativen Gefäß- und

Gelenkleiden die Folge einer Entzündung bzw. eines infektiös-toxischen Geschehens und kenne keine „Entartung“ ohne vorangehenden Infekt.“ KLINGE glaubt, dadurch den Einwand zu großer Einseitigkeit abgewehrt zu haben, aber ich muß bei der Darstellung KLINGEs zur Frage des Zusammenhanges zwischen Rheumatismus und Arteriosklerose ein grundsätzliches Bedenken geltend machen. Ich kann mich des Eindruckes nicht erwehren, daß KLINGE zu sehr die im Anschluß an Lues und Rheumatismus sich entwickelnde *Narbenbildung* schlechthin mit der Arteriosklerose identifiziert. Man muß zu dieser Auffassung kommen, wenn KLINGE an einer Stelle in Sperrdruck sagt, „daß sehr viele Arteriosklerosen — außer Syphilis — Narbenzustände entzündlicher Schäden der Gefäßwand sind“. Das könnte man aber doch nur sagen, wenn man die Arteriosklerose einfach als Gefäßverhärtung definieren wollte. Das wäre aber eine Änderung des Arteriosklerosebegriffes, wie wir ihn seit MARCHAND und JORES haben, eine Änderung, die doch sicher in weitesten Kreisen der Pathologen und Kliniker *keine* Zustimmung finden könnte. Eine rheumatische Narbe ist doch ebenso wenig, wie eine luische oder eine auf der Basis einer Endarteriitis obliterans entstandene, schlechthin eine Arteriosklerose, sie kann gegebenenfalls vielleicht einmal im histologischen Präparat ohne Kenntnis des Gesamtbildes schwer davon zu trennen sein, aber ich möchte mich grundsätzlich dagegen verwahren, die beiden Prozesse miteinander zu identifizieren. Wenn man die Arteriosklerose definiert als eine Abnutzungskrankheit, die sich morphologisch in einem zu Deformierung führenden Umbau (Metallaxie — JORES) des Gefäßrohrs äußert, wobei regressive, hyperplastische und infiltrative Vorgänge ineinandergreifen, wenn man ferner bedenkt, daß es sich bei der Arteriosklerose um eine Systemerkrankung des ganzen Arteriensystems, oder doch größerer zusammenhängender Abschnitte handelt, schließlich, daß diese Systemerkrankung das Gesetz der Progredienz in sich trägt, so wird man eine solche Narbenbildung an sich so wenig der Arteriosklerose gleichsetzen, wie einzelne gelbe Flecke, die es nicht hindern, daß das Gefäß im ganzen elastisch und leistungsfähig bleibt. Ich sehe dabei ganz davon ab, daß die Arteriosklerose im fertigen morphologischen Bilde eine Veränderung der Intima darstellt, während die rheumatische Arteriitis sich in allen drei Schichten des Gefäßrohrs etablieren kann. Stellt man sich auf den Standpunkt, daß jede Verdickung und Verfärbung des Gefäßrohrs, auch wenn sie *ausgesprochen herdförmig* ist und die *Funktion des Gefäßes nicht beeinträchtigt,* schon als Arteriosklerose aufgefaßt werden soll, so kann man natürlich auch die rheumatische und luische Narbe ebenso, wie die gelben Flecke, zur Arteriosklerose rechnen, aber dann käme man zu dem Ergebnis, daß ungefähr jeder Mensch von früher Jugend an Träger einer Arteriosklerose ist, und mit einer solchen Charakterisierung der Arteriosklerose ist dem Kliniker doch gewiß nicht gedient. Es ist nun durchaus möglich, daß eine rheumatische Arteriitis vernarbt und daß dabei das Gefäßrohr *im ganzen* noch jahrelang leistungsfähig bleibt, ebenso wie wir sagen können, daß die toxisch entstandenen gelben Flecke bei Kindern ausheilen, ohne die Leistungsfähigkeit des Gefäßrohrs im ganzen zu beeinträchtigen. Von Arteriosklerose werden wir aber doch erst sprechen können, wenn die Abnahme der Elastizität, der Umbau von Bindegewebe, die bekannten degenerativen und infiltrativen Vorgänge sich ausgebildet und damit nicht nur zur Leistungsminderung des Gefäßrohrs geführt, sondern auch einen Zustand geschaffen haben, der zu einem circulus vitiosus führt und das Gesetz der Progredienz in sich trägt, wenn dieses Fortschreiten auch langsam erfolgen kann. Daß diesem Prozeß der wirklichen Arteriosklerose in seiner Entwicklung durch jede Wandschädigung Vorschub geleistet wird, daß insbesondere die für die Arteriosklerose so ungeheuer wichtige Lipoidinfiltration bei Cholesterinüberleitung des Blutes besonders leicht in eine bereits geschädigte Gefäßwand erfolgen kann, ist ohne weiteres plausibel, und insofern haben KLINGE und HUECK Recht, wenn sie entzündlichen Einflüssen im allgemeinen, der rheumatischen Arteriitis im besonderen eine wichtige Rolle bei der Entstehung der Arteriosklerose zusprechen. Aber wenn der Rheumatismus auch einer der Schrittmacher bei der Entwicklung der Arteriosklerose ist, so kann man deshalb noch nicht von einer rheumatischen Arteriosklerose sprechen, so wenig, wie wir von einem syphilitischen Carcinom sprechen, wenn sich auf dem Boden einer syphilitischen Leukoplakie in der Mundhöhle ein Krebs entwickelt.

Anhangsweise möchte ich mit wenigen Worten auf die *Medionecrosis idiopathica* (GSELL, ERDHEIM) eingehen: Von einer Aortitis ist hier in typischen Fällen keine Rede; man könnte aber vom Standpunkt KLINGEs aus Beziehungen zum Rheumatismus auf Grund der hier zu beobachtenden Ödembildung und Nekrose vermuten. Ich möchte einen solchen Zusammenhang ablehnen, denn ich vermag eine fibrinoide Verquellung und Nekrose der Aortenmedia nur dann als rheumatisch anzuerkennen, wenn sich gleichzeitig auch eine einwandfreie rheumatische Arteriitis in dem betreffenden Fall nachweisen läßt. — Bei der

Arthropathia oder Arthrosis deformans

liegen die Dinge haargenau, wie bei der Arteriosklerose. Hier wie dort kann der Rheumatismus, der, wie wir gesehen haben, eine Mesenchymerkrankung darstellt, als Schrittmacher in Betracht kommen, aber nicht mehr. Wie groß die Rolle einer solchen disponierenden Entzündung sein mag, darüber läßt sich heute noch nichts Abschließendes sagen; manche werden sie so gering einschätzen wie BEITZKE; KLINGE dagegen, der zwar zugibt, daß es sich hier nur um *eine* von vielen Möglichkeiten handelt, hält sie trotzdem praktisch für *sehr* wichtig (s. auch BURCKHARDT).

Mehr nebenbei möchte ich hier darauf hinweisen, daß KLINGE bei der Entwicklung: Arthritis oder Arthrosis dem funktionellen Verhalten des Gelenks große Bedeutung zuspricht. Schädigt man nach KLINGE im Experiment durch Sensibilisierung mit Pferdeserum z. B. das Gelenk und fixiert, so tritt chronische Entzündung mit Ankylose ein; läßt man die Tiere nach der Schädigung die Gelenke nach Gutdünken bewegen, so entwickelt sich ein deformierendes Gelenkleiden.

NEERGAARD legt bei der Entwicklung von Arthritis und Arthrosis (von ihm Arthronosis genannt) großen Wert auf das konstitutionelle Moment. Der Leptosome soll mehr zu Entzündung, der Pykniker mehr zu degenerativen Krankheiten neigen. Ich glaube aber nicht, daß einstweilen beweisende Unterlagen für diese Auffassung beigebracht werden können.

Abschließend möchte ich jedenfalls sagen, daß die Arthrosis deformans scharf vom Rheumatismus zu trennen ist und ich befinde mich daher offenbar in Übereinstimmung mit RÖSSLE, der an einer Stelle wörtlich sagt:

„Scharf zu trennen vom Formenkreis der rheumatischen Krankheiten sind aber die Nachkrankheiten an ihren verschiedenen Lokalisationen. So kann keine Rede davon sein, daß die Arthritis deformans als solche eine rheumatische Krankheit ist, da sie sich ebensogut als *Folge* einer rheumatischen Synovitis und Periarthritis, als irgendeiner anderen Gelenk- bzw. Knorpelschädigung entwickeln kann."

Gicht.

Auch die Gicht ist neuerdings von RÖSSLE, GUDZENT und KLINGE mit dem Rheumatismus in ursächliche Beziehungen gebracht worden.

Die Gicht ist nach RÖSSLEs Meinung „der besonders geartete chronische Gelenkrheumatismus des mit harnsaurer Diathese (familiär) behafteten Menschen, wobei auch die anatomischen Frühzustände der von Harnsäure beschlagenen Gelenke ihre Eigenart besitzen. Ohne ‚Rheumatismus' bekäme auch der letztere keine Gelenkgicht, und er bekommt sie besonders leicht, weil die Harnsäure durch Erhöhung der Gefäßdurchlässigkeit die lokale Disposition zur Lokalisation des Rheumatismus an den Gelenken erhöht (RONDONI). In der Gicht treffen also zwei Allgemeinerkrankungen zusammen, der rheumatische Zustand und die Uratdiathese." Auch CHINI ist der Meinung, daß Harnsäurediathese und Allergie sich bei der Entstehung der Gicht gegenseitig ergänzen. GUDZENT sieht die gemeinsame Basis von Gicht und Rheumatismus in einer allergischen Reaktion des menschlichen Gewebes, die Allergene sind seiner Meinung nach ortsfremdes Eiweiß, und es soll eine entsprechende Ernährung (Fleisch, Milch, Fisch) imstande sein, eine solche Allergie auszulösen. Auf dem Rheumakongreß in Lund hat GUDZENT seine Lehre von der spezifischen Eiweißallergie (durch Ernährung) als Ursache von Gicht und Rheumatismus wieder verteidigt. KLINGE sucht nun diese Auffassung von der allergischen Natur der Gicht morphologisch zu stützen. Einmal sieht er als Beweis an: eine fibrinoide Oberflächenentzündung mit fibrinoider Entartung an Synovia und Knorpel ohne topographischen Zusammenhang mit Uratablagerung, zweitens das Vorkommen rheumatischer Eingeweidenarben. Er gibt auf Grund von Untersuchungen seines Schülers HARTMANN an, daß alle von ihm beobachteten Gichtiker eine rückfällige oder abgelaufene Herzklappenentzündung zusammen mit zahlreichen kleinen Herzmuskelschwielen und Perikardsklerosen bzw. Verwachsungen aufwiesen. Ich möchte hier gleich bemerken, daß ich diese Angaben auf Grund eigener Erfahrungen nicht bestätigen kann. Ich habe gerade vor einigen Wochen wieder einen klassischen Gichtfall seziert, der keine Spur von Endokarditis aufwies. KLINGE kommt, wie RÖSSLE, zu dem Ergebnis, die Gicht sei eine Kombination einer allergischen Entzündung mit Störung des Uratstoffwechsels, und das Substrat der Gicht im Gewebe sei eine fibrinoide rheumatische Quellung des Gewebes mit *sekundären* Uratniederschlägen." Es lebt hier die alte Anschauung EBSTEINs von der primären Gewebsnekrose und sekundären Uratabscheidung wieder auf, die wir alle glücklich überwunden glaubten, und die nach meinen an der Gichtniere vorgenommenen Untersuchungen den Tatsachen durchaus nicht entspricht. KLINGE stützt sich auch auf Experimente von CHINI, der durch Injektion von Uraten die allergische Entzündung im Gelenk eines mit ortsfremdem Serum vorbehandelten Versuchstieres fixierte und so Bilder erzeugte, die er denen der menschlichen Gicht gleichsetzt (s. auch WEIL, der in Lund die Ähnlichkeiten zwischen verschiedenen Formen des Rheumatismus und der Gicht betonte).

Ich kann diese ursächliche Verflechtung von Gicht und Rheumatismus nicht als richtig anerkennen und möchte gerade hier an den früher zitierten Ausspruch KLINGEs erinnern, daß Zusammenhangsbetrachtungen nur möglich sind, wenn man sich bewußt über das einzeln gegebene Zustandsbild erhebt und den Blick aufs Ganze richtet. Betrachtet man aber gerade die Krankheitsbilder der rheumatischen Granulomatose einerseits, die Gicht andererseits *im ganzen,* so sind die Unterschiede doch so groß, daß eine grundsätzliche Scheidung unbedingt gegeben erscheint. Gewiß kann man zugeben, daß die beiden Krankheitsbilder sich überschneiden, aber das tun so viele Krankheitsbilder, ohne daß man sie deshalb einander gleichsetzt, und ich kann nicht einmal zugeben, daß eine rheumatische Veränderung im Gewebe die Vorbedingung für die Entstehung des gichtischen Prozesses mit seinen Uratablagerungen darstellt. Ich kann hier auf mich selbst exemplifizieren. Ich bin, wie an gelegentlichen Gichtknoten an meinen Ohrmuscheln einwandfrei festzustellen ist, Gichtiker, obwohl ich bis jetzt niemals etwas wie Rheumatismus oder rheumaähnliches gehabt habe; ich bin es auf Grund der Vererbung von meinem Vater her, der schwerer Gichtiker war, obwohl auch er niemals einen Rheumatismus durchgemacht hatte und bis an sein Lebensende herzgesund war. Wenn man bei Gichtikern gelegentlich fibrinoide Verquellungen und Nekrose an Synovia und Knorpel ohne rheumatisches Granulationsgewebe findet, so ist das in meinen Augen ein weiterer Beweis dafür, daß das Vorhandensein dieser alterativen Veränderungen *allein* für die rheumatische Granulomatose nicht beweisend ist. Ich bleibe also dabei, daß die beiden Krankheiten grundsätzlich zu trennen sind, denn, wie wir doch nach Überwindung des EBSTEINschen Standpunktes seither ziemlich allgemein angenommen haben, handelt es sich bei der *rheumatischen Granulomatose um eine Infektionskrankheit, die jeden befallen kann, bei der Gicht um eine Stoffwechselstörung, bei der die Konstitution die ausschlaggebende Rolle spielt.*

V. Schlußbetrachtung über Ätiologie und Wesen der rheumatischen Granulomatose.

So lange es nicht gelingt, einen Erreger der rheumatischen Granulomatose nachzuweisen, wird der Streit um die Ätiologie und damit auch um das Wesen des Rheumatismus wohl nicht zur Ruhe kommen, denn von keiner der zur Zeit diskutierten Theorien kann man sagen, daß *exakte* Beweise für ihre Richtigkeit vorlägen.

Es sind zur Zeit in der Hauptsache *drei Theorien,* die in Betracht kommen: *Die einen, wie* ASCHOFF, GRÄFF, *ich selber, sehen im Rheumatismus eine spezifische Infektionskrankheit,* deren Erreger allerdings noch entdeckt werden muß; wir stehen also der rheumatischen Granulomatose in der gleichen Weise gegenüber, wie man der Tuberkulose und Syphilis vor der Entdeckung ihres Erregers gegenüber stand, und wie wir der Lymphogranulomatose noch heute gegenüberstehen.

Andere glauben, daß hier als Ursache bekannte Erreger, Streptokokken, Tuberkelbacillen, anzuschuldigen sind, die bei bestimmter Reaktionslage zum Rheumatismus führen, hier spielt also der Allergiegedanke schon sehr stark herein, und er wird beherrschend *in der dritten, der* KLINGE*schen Hyperergietheorie des Rheumatismus,* in der die Theorie von WEINTRAUB in systematischer Weise ausgebaut worden ist. KLINGE sagt: „rheumatisch heißt ein Gewebsschaden, der gekennzeichnet ist durch eigenartige Aufquellung der Bindesubstanzen mit oder ohne Zellwucherung, entstanden durch ein Bakteriengift bzw. Eiweißgift, das über den Umweg einer Gewebsüberempfindlichkeit, eines Hyperergiemechanismus, im allergischen Körper wirkt." Diese Theorie, die allergisch-hyperergische Gewebsreaktion gleichsetzt mit rheumatischer Veränderung, erfreut sich heute großer Beliebtheit; es bekennen sich zu ihr so namhafte Autoren, wie RÖSSLE und HUECK. Es liegt auf der Hand, daß die zweite und die dritte Theorie sich ohne weiteres vereinigen lassen. Wenn wir sie getrennt besprechen, so geschieht das deshalb, weil manche Autoren den Streptokokken oder den Tuberkelbacillen doch einen größeren Einfluß einräumen, wie das im Rahmen der KLINGEschen Hyperergietheorie in Frage käme, in der das ursächliche Moment ganz und gar von der Seite des Erregers zur Seite der Reaktionsweise des Organismus hin verschoben wird und wo die Art des Antigens als völlig nebensächlich angesehen werden muß.

Was zunächst die erste Theorie anlangt, es handle sich beim Rheumatismus um eine spezifische Infektion, wie bei der Tuberkulose, so lassen sich für diese Auffassung bis jetzt nur Indizienbeweise beibringen. Es liegen allerdings auch Mitteilungen vor, die von einem spezifischen Erreger des Rheumatismus berichten. EAGLES, EVANS und FISHER ist es angeblich im Anschluß an frühere Untersuchungen von SCHLESINGER — gelungen, beim fieberhaften Rheumatismus, bei der Chorea und bei der chronischen Arthritis ein filtrierbares Virus zu isolieren; morphologisch ähnliche Gebilde haben sie allerdings auch in nicht rheumatischem Material gefunden, doch wurde das von Rheumatikern gewonnene Untersuchungsgut von Rheumatikerseren agglutiniert, dagegen niemals von Nichtrheumatikern. Die Autoren schließen daraus, daß das Material aus rheumatischen Geweben und Ergüssen ein *Antigen* enthält, bei dem es sich um ein Virus handeln könnte. Auch ANDREI und RAVENNA denken an ein Virus; sie halten es für möglich, daß die Infektion mit diesem fraglichen Virus durch eine Streptokokkenangina begünstigt wird. Ähnliche Gedankengänge finden sich neuerdings bei SWIFT. Doch wird man hier noch nichts Endgültiges sagen können. (Über frühere Mitteilungen über fragliche Rheumatismuserreger s. bei KLINGE.) — Es sei in diesem Zusammenhang auch auf eine Mitteilung von MESTER hingewiesen, der eine immunbiologisch spezifische Reaktion für Rheumatismus gefunden haben will (Absinken der Leukocytenzahl um 15—50% innerhalb 30—60 Minuten nach intracutaner Injektion von einpromilliger wässeriger Salicylsäure mit Anlegung von 5 Quaddeln à 0,2 ccm). Von einem schlüssigen Beweis für das Vorhandensein eines spezifischen Erregers beim Rheumatismus wird man aber auch hier nicht sprechen können, und wir bleiben, wie gesagt, einstweilen auf Indizienbeweise angewiesen. Da darf zunächst darauf hingewiesen werden, daß, wie STRÜMPELL und SEYFARTH angeben, eine epidemische Steigerung im Auftreten des rheumatischen Fiebers oft aufs deutlichste nachgewiesen werden kann. Der wichtigste Indizienbeweis bleibt aber nach wie vor das *Auftreten des* ASCHOFF*schen Knötchens,* bei dessen Vorhandensein (s. S. 372) die Diagnose auf rheumatische Granulomatose ebenso gut gestellt werden kann, wie die Diagnose Tuberkulose oder Lymphogranulomatose aus dem Vorhandensein des tuberkulösen Granuloms bzw. des spezifischen Granulationsgewebes bei der Lymphogranulomatose. Man hat es dort ja auch nicht nötig, zum Beweis den spezifischen Erreger aufzuzeigen, bei der Lymphogranulomatose ist das bekanntlich einstweilen auch gar nicht möglich. Von manchen Seiten sind ja allerdings an der Spezifität des ASCHOFFschen Knötchens Zweifel erhoben worden, vor allem sollen beim Scharlach ganz analoge Gebilde wie beim Rheumatismus gefunden werden. Ich habe mich im Anschluß an die ersten diesbezüglichen Mitteilungen von SCHMORL mit dieser Frage systematisch beschäftigt, und ich habe die Ergebnisse dieser Untersuchungen in mehreren Arbeiten niedergelegt. Ich bin zu dem Ergebnis gekommen, daß beim Scharlach wohl ähnliche Gebilde gefunden werden wie beim Rheumatismus, daß man sie aber in der überwältigenden Mehrzahl der Fälle deutlich von der rheumatischen Granulomatose abtrennen kann. Ich muß deshalb VEIL entschieden widersprechen, wenn er sagt, bei der Gegenüberstellung von Ähnlichkeit und Gegensätzlichkeit der beiden Gebilde ließe sich erkennen, daß — im großen gesehen — die Ähnlichkeit bei weitem überwiege; es sei die prinzipielle Tatsache ins Auge zu fassen, daß in beiden Fällen Granulome das Bild beherrschen, die perivasculär entstehen und von adventitiellen Elementen ihren Ausgang nehmen. Das genügt aber durchaus nicht, um die beiden Gebilde miteinander zu identifizieren. Gerade, wenn man wieder den Blick aufs Ganze richtet, ergeben sich sehr wesentliche Unterschiede. Es muß schon auffallen, daß die Granulombildung sich beim Scharlach durchaus nicht mit der Regelmäßigkeit findet, wie bei der rheumatischen Granulomatose — in einer Untersuchungsreihe von ASCHOFF und TAWARA z. B. wurde in 5 Fällen von Scharlach 4mal überhaupt nichts gefunden — und daß die Veränderungen auch unter sich uneinheitlich sind[1]. Wichtiger noch scheint mir, daß die perivasculären Scharlachgranulome, *wenn* sie gefunden werden, sich von den rheumatischen durch das Fehlen der großen, unscharf begrenzten, an die STERNBERGschen Riesenzellen erinnernden basophilen Zellelemente unterscheiden. Außerdem imponiert beim Scharlach *nicht* wie beim Rheumatismus die perivasculäre Knötchenbildung, sondern die teils mehr herdförmige, teils mehr diffuse *Endokardproliferation* und Endothelproliferation an den Venen (s. auch SIEGMUND und meine diesbezüglichen Befunde an der Leber und Gallenblase). Ich habe diese Endokardproliferationen auch bei Streptokokkeninfektionen *ohne* Scharlach, wenn auch nicht so häufig wie dort, gefunden, und ich bin bei diesen Untersuchungen ebenso wie SIEGMUND zu der Vorstellung gekommen, daß man die fragliche Endokardproliferation als allergische Reaktion auffassen muß. Diese allergische Reaktion kann meines Erachtens durch den Streptococcus allein hervorgerufen werden, sie ist aber besonders dann zu erwarten, wenn es sich um die mit dem Scharlach verknüpfte Streptokokkeninfektion handelt, so daß also in der Hauptsache der Scharlach die für das Auftreten der Endokardproliferation notwendige Reaktionslage zu schaffen scheint.

Jedenfalls glaube ich, daß man die Scharlachmyokarditis nicht nur von der gewöhnlichen Diphtheriemyokarditis, zu der sie MÖNCKEBERG in Beziehung gebracht hat, trennen kann, sondern auch von der rheumatischen Myokarditis, und zu dem gleichen Ergebnis ist auch STOEBER — unter ASCHOFF — gekommen, desgleichen MAGLADERY und BILLINGS, die — gleichfalls aus dem ASCHOFFschen Institut — über die Unterschiede in der Stärke der Scharlachmyokarditis bei den einzelnen Epidemien berichten. Wenn durch SIEGMUND echte rheumatische Knötchen bei vereinzelten Scharlachfällen beschrieben sind, so scheint das beim Vergleich mit den von STOEBER und mir erhobenen Befunden eher darauf

[1] FAHR: Beitr. path. Anat. 85.

hinzuweisen, daß es sich dort um eine Kombination von Scharlach und Rheumatismus gehandelt hat, ebenso, wie man ja oft genug Lymphogranulomatose und Tuberkulose miteinander vergesellschaftet findet, so oft, daß viele Autoren, voran STERNBERG, die Lymphogranulomatose für eine besondere Form der Tuberkulose gehalten haben. Ich möchte bei der Gelegenheit eine Mitteilung von KRAMER erwähnen; er weist auf das wechselnde Vorkommen von Rheuma und Endokarditis bei den verschiedenen Scharlachepidemien hin und vertritt die Meinung, daß ein Teil der Scharlacharthritiden auf einer sekundären Infektion mit dem Virus des akuten Rheuma beruhe.

Bei den Versuchen, Beweise für das Wesen des Rheumatismus als einer spezifischen Infektionskrankheit zu erbringen, muß dann noch auf die von GRÄFF aufgeworfene und bearbeitete Frage eines *Primäraffekts beim Rheumatismus* eingegangen werden. GRÄFF glaubt, bei der systematischen Untersuchung der Rachenorgane *besonders große rheumatische Herde*, die er bei Frühfällen von Rheumatismus in Mandelnähe gefunden hat, als Primäraffekte ansprechen zu können. ANDERS und KLINGE haben allerdings die Beweiskraft der GRÄFFschen Befunde nicht anerkannt, auch RÖSSLE steht der GRÄFFschen Lehre skeptisch gegenüber, und KLINGE meint, die rheumatischen Herde der Mandelumgebung seien denen des übrigen Körpers gleichwertig. Ich selbst vermag zu dieser, ja prinzipiell sehr wichtigen Frage leider aus eigener Erfahrung nichts Entscheidendes beizutragen. Leider ist man ja nur selten in der Lage, Fälle zu sehen, die hier verwertbar sind, denn der Rheumatismus kommt ja nur sehr selten im Frühstadium zur Obduktion. Jedenfalls sind weitere Untersuchungen in dieser Frage dringend erwünscht. Wenn sich das regelmäßige Vorkommen eines Primäraffektes im Sinne GRÄFFs bestätigen ließe, so wäre das ja zweifellos ein sehr wichtiger Beweis dafür, daß der Rheumatismus wirklich, wie GRÄFF sagt, ein Rheumatismus infectiosus spezificus ist. Noch einfacher wäre es freilich, wenn es gelänge, den Erreger zu finden, und man sollte die Suche nach ihm nicht aufgeben, sondern im Gegenteil eifrig fortsetzen. Wenn diese Forschungen von Erfolg gekrönt wären, dann würden natürlich alle die Erkrankungen, die man heute mit mehr oder weniger Berechtigung mit dem Rheumatismus in Beziehung bringt, mit einem Schlag eine Aufklärung ihres Wesens erfahren, ebenso, wie es durch die Entdeckung der Syphilisspirochäte gelungen ist, den exakten Beweis für die syphilitische Natur mancher Erkrankungen zu erbringen, bei denen die Ätiologie bis dahin heftig umstritten war, wie bei Tabes und Paralyse.

Gehen wir zur Besprechung der *zweiten Theorie* über, so hat immer wieder die Meinung großen Anklang gefunden, es handle sich beim Rheumatismus um eine *Streptokokkenerkrankung,* insbesondere ist von zahlreichen Autoren der *Streptococcus viridans* als Erreger des Rheumatismus angeschuldigt worden. Es würde zu weit führen, die ganze außerordentlich stark angewachsene Literatur zu dieser Frage hier zu besprechen; ich verweise auf die Arbeiten von SWIFT, CLAWSON und BELL, LEICHTENTRITT, REYE, um nur diese zu nennen, und die zusammenfassende Übersicht, die KLINGE zu dieser Frage gegeben hat. Neuerdings ist in Lund DAWSON[1] wieder warm für die Streptokokkenätiologie eingetreten, während NANNA SWARTZ bei der gleichen Gelegenheit über Diplokokkenbefunde in rheumatischen Produkten berichtete. ALBERTINI faßt den

[1] DAWSON: Verh. internat. Rheumakongr. Lund **1936**.

Rheumatismus als die leichteste Form der fokal bedingten Infektionskrankheiten auf, ätiologisch kommen dabei pyogene Kokken, vorwiegend Streptokokken, in Frage; „die besondere Reaktionsform kann bedingt sein: 1. durch die immanenten Eigenschaften der Keime, 2. durch die Reaktionslage des befallenen Organismus (s. unten), 3. können möglicherweise beide eine ausschlaggebende Rolle spielen". Andererseits sei auf neuerliche Mitteilungen von Vacirca verwiesen, der in breit angelegten Experimenten (fast 200 Versuche) mit Streptokokken zu dem Ergebnis kommt, daß der Erreger des Rheumatismus *nicht* im Streptococcus zu sehen ist. Ich habe mich mit dieser Frage in lebhaftem Gedankenaustausch mit Schottmüller seit vielen Jahren beschäftigt und bin, ebenso wie Schottmüller, immer wieder dazu gekommen, die Streptokokkenätiologie des Rheumatismus abzulehnen. Besonders meine bei Kindern vorgenommenen Untersuchungen, über die ich auf dem internationalen Rheumakongreß 1934 berichtet habe, führten mich zu dieser Ablehnung. Ich habe bei 14 Fällen von Endocarditis rheumatica beim Kind nur einmal den Viridans gefunden, einmal aber auch den Streptococcus und einmal den Pneumococcus mucosus. Auch Leichtentritt betont, daß die Endocarditis lenta beim Kinde seltener gefunden wird als beim Erwachsenen; er hat aus der Literatur nur etwa ein Dutzend derartiger Fälle zusammenstellen können, wo Endocarditis lenta und sicherer Rheumatismus beim Kinde vergesellschaftet waren; dabei ist es bei einem der beiden von ihm selbst beobachteten Fälle sehr fraglich, ob hier ein echter Rheumatismus vorgelegen hat. Beim Erwachsenen sind nun Fälle von Viridanssepsis ohne Rheumatismus gar nicht selten; ich selbst verfüge über 15 derartige Befunde, bei denen rheumatische Veränderungen völlig vermißt wurden. Sieht man also, daß es Fälle von Rheumatismus ohne Streptokokkenbefund, andererseits Viridanssepsis ohne Rheumatismus gibt, so wird man schwer an eine *gesetzmäßige Verknüpfung* dieser beiden Erkrankungsbilder glauben können. Weiterhin ist man durch diese Beobachtungen in der Lage, die Befunde bei unkompliziertem Rheumatismus und bei reiner Viridanssepsis einander gegenüberzustellen, und es ergeben sich dabei doch recht bemerkenswerte Unterschiede. Bei tödlich verlaufenden Fällen von unkompliziertem Rheumatismus findet man das Myokard regelmäßig in Form spezifischer rheumatischer Granulome beteiligt, am Endokard findet sich ganz überwiegend Endocarditis verrucosa mit spezifischem Granulationsgewebe, am Perikard häufig Granulome in Form der Bindegewebsknötchen; bei tödlich verlaufenden Fällen reiner Viridanssepsis findet man das Myokard *nicht* regelmäßig befallen, und wenn hier eine Entzündung vorhanden ist, dann *fehlen die spezifischen* Veränderungen, es finden sich dafür manchmal *Absceßchen,* am Endokard findet sich fast regelmäßig eine Endocarditis ulcerosa und Beteiligung des Perikards ist selten, spezifische Veränderungen fehlen hier ebenso wie am Endokard. Auch ist die Prognose bei beiden Krankheitsformen, sofern sie in reiner Form auftreten, verschieden. Die Prognose der reinen Endocarditis rheumatica ist nicht schlecht; was bei der rheumatischen Herzveränderung den üblen Ausgang bedingt, ist nicht die Endokarditis, sondern die Myokarditis (s. hier vor allem die stürmisch verlaufenden Fälle von sog. hyperpyretischem Gelenkrheumatismus); wird die Myokarditis überstanden, weil sie entsprechend *leicht* war, so heilt auch die Endocarditis rheumatica, oder das aus ihr entstehende Vitium wird sehr lange, oft jahrzehntelang, bei gutem oder leidlichem Wohlbefinden ertragen. Die Endocarditis lenta dagegen gibt bekanntlich eine ganz schlechte Prognose und heilt nur in seltenen Ausnahmefällen.

Ich finde meine Auffassung von der Verschiedenheit zwischen Endocarditis rheumatica und lenta bestätigt durch neuerliche Untersuchungen von Masugi und Isibasi. Sie sprechen von einem schroffen Gegensatz zwischen dem Krankheitsbild der Endocarditis septica und Endocarditis rheumatica und sagen zuletzt wörtlich:

„Für das volle Verständnis der unterschiedlichen Krankheitsbilder der beiden Erkrankungen erscheint uns die Annahme von verschiedenen Erregern eine notwendige Voraussetzung zu sein."

Natürlich ist nicht zu bestreiten, daß Rheumatismus und Streptokokkeninfektion sehr oft miteinander vergesellschaftet vorkommen, aber ich habe immer betont, daß es sich hier um eine Mischinfektion, ähnlich wie bei der Streptokokkenmischinfektion auf der Basis eines Scharlachs oder einer Grippe, handelt. Hier wie dort macht die Grundkrankheit, also in unserem Fall der Rheumatismus, den Organismus gegen Streptokokkeninfektion besonders empfindlich, und diese evtl. sehr früh hinzutretende Streptokokkenmischinfektion kann dann unter Umständen das Bild vollständig beherrschen. Es braucht aber, wenn es zur Mischinfektion kommt, gar nicht immer der Streptococcus, es kann, wie ich eben schon ausführte, auch der Staphylococcus oder der Pneumococcus sein.

Während also von vielen Autoren — wie wir gesehen haben, wohl mit Unrecht — die Streptokokken als Erreger des Rheumatismus proklamiert werden, haben Reitter und Löwenstein, anknüpfend an die Lehre Poncets vom „rhumatisme tuberculeux", den Tuberkelbacillus als den Erreger des Rheumatismus angesprochen. Reitter und Löwenstein fassen ihre Ansicht folgendermaßen zusammen: „Der akute Rheumatismus ist eine exsudativ entzündliche Phase im Ablauf einer tuberkulösen Reinfektion." Die Autoren haben überraschend häufig im Blut von Rheumatikern Tuberkelbacillen gefunden, diese Befunde sind bei zahlreichen Nachuntersuchungen zwar in der Regel nicht bestätigt worden, aber Reitter und Löwenstein führen das auf mangelhafte Technik ihrer Kritiker zurück, und eine sehr bemerkenswerte Stütze hat, wie es scheint, die Lehre der Wiener Autoren durch neuerliche Mitteilungen von Masugi und seinen Mitarbeitern erhalten. Masugi, Murasawa und Yä-Shu gelang es bei der Untersuchung von 215 Phthisikerherzen 35mal „eigenartige interstitielle Granulombildungen des Myokards ausfindig zu machen, die morphologisch der rheumatischen Granulomatose näher stehen". Weiterhin haben die gleichen Autoren dann in 5 Fällen, in denen rheumatische Granulome, aber keine aktiven tuberkulösen Veränderungen im Körper gefunden wurden, Tuberkelbacillen im Herzen nachgewiesen. Die Bacillen wurden gefunden auf der Endothelbedeckung des Endokards, in der Lichtung der Venen, in Gewebslücken des kaum veränderten, aber leicht gequollenen Bindegewebes, auch an Stellen beginnender Zellproliferation, dagegen nicht in ausgebildeten Aschoffschen Knötchen; auch in dem fibrinösen Exsudat des Perikards ist der Bacillennachweis gelungen.

Stoeber konnte bei Nachuntersuchungen die Masugischen Befunde nicht bestätigen. Klinge, der die Ergebnisse von Reitter und Löwenstein stark beachtet hat, und der meint, daß dem tuberkulösen Rheumatismus eine größere

Bedeutung zukommt, als bisher angenommen wurde, kommt doch zu dem Schluß, ,,daß die Annahme einer tuberkulösen Ätiologie der Polyarthritis *schlechthin* mit der Tatsache nicht vereinbar ist".

Unsere eigenen diesbezüglichen Untersuchungen, über die mein Mitarbeiter FRANZ berichten soll, sind noch nicht abgeschlossen. Einstweilen stehe ich den Granulombefunden im Herzen der Phthisiker ebenso gegenüber wie denen beim Scharlach: wenn echte rheumatische Granulome bei Tuberkulösen gefunden werden, so möchte ich, ebenso wie ASCHOFF, glauben, daß es sich um eine Mischinfektion handelt, in der gleichen Weise, wie beim gleichzeitigen Vorkommen von Scharlach und Rheumatismus, oder von Tuberkulose und Lymphogranulomatose.

Der Tuberkelbacillus macht doch für gewöhnlich ein wohlcharakterisiertes spezifisches Produkt, den Tuberkel; wenn er ein rheumatisches Granulom erzeugen würde, das sich vom Tuberkel doch in eindeutiger Weise unterscheidet, so könnte das nur dadurch erklärt werden, daß entweder, wie GRÄFF ausführt, der Tuberkelbacillus dann besondere Eigenschaften aufweisen müßte, die ihn von den gewöhnlichen Tuberkelbacillen biologisch unterschieden, oder aber es müßte eine *ganz besondere Reaktionslage* dazu führen, daß der Tuberkelbacillus, der in diesem Falle keine andere Rolle spielte als der Streptococcus oder ein beliebiges ortsfremdes Eiweiß, die rheumatischen Veränderungen auslösen könnte. KLINGE meint denn auch, nur die Hyperergietheorie mache auch diese Form der rheumatischen Erkrankung verständlich, und wir kommen damit zur *dritten Theorie, zur Hyperergielehre* KLINGEs.

Nach KLINGE ist vom ,,pathologisch-anatomischen Standpunkt das dem Rheuma und den Rheumatoiden Gemeinsame eine am gesamten Bindegewebe in Erscheinung tretende *eigenartige Schädigung des kollagenen Bindegewebes, entstanden unter gleichen immunbiologischen Bedingungen*".

Ich habe immer selbst betont, und dasselbe sagt gelegentlich auch GRÄFF, daß natürlich allergische Vorgänge beim Rheumatismus, wie bei jeder Infektionskrankheit, eine große Rolle spielen; aber ich kann KLINGE nicht folgen, wenn er rheumatisch gleichsetzt mit dem auf der Basis allergisch-hyperergischer Vorgänge entstandenen Gewebsschaden, wenn er sagt: ,,der *gleiche Reaktionsmechanismus auf einen Infekt, die hyperergische Reaktion der Gewebe im empfindlichen Körper* hält alle Einzelformen zu einem Ganzen zusammen und ist als das Eigentliche und Wesentliche des Rheumatischen zu bezeichnen". Diese Lehre KLINGEs ist in den letzten Jahren im In- und Ausland viel diskutiert worden. KLINGE hat seine These auf dem Rheumakongreß in Lund 1936 wieder verteidigt. CAUTERMAN kommt dort zu dem Ergebnis, das allgemein chronisch-rheumatische, nichtinfektiöse Rheuma sei eine allergische Erscheinung, und TALALAJEW bewegt sich bei den Verhandlungen in Lund ganz in den Gedankengängen KLINGEs, wenn er sagt, beim akuten Rheumatismus gewinne die Reaktionsweise des rheumatisch Kranken immer steigernde Bedeutung, die Infektion bedeute nur eine Bedingung, während die Reaktionslage des Organismus die eigentliche Ursache sei. A. FISCHER dagegen ist der Meinung, daß die Allergiehypothese zwar unser Wissen von der Pathogenese der Gelenkerkrankungen wesentlich bereichert hat, daß sie aber das Problem der Ätiologie des Rheumatismus nicht zu lösen vermochte. MOURIQUAND steht der Lehre vom allergischen Ursprung des Rheumatismus (und der Gicht) offenbar skeptisch gegenüber; er will den möglichen Zusammenhang von Rheuma und Allergie nicht abstreiten, doch birgt nach ihm diese Auffassung für den Kliniker die Gefahr in sich, daß dadurch weniger nach der Ursache geforscht wird, ein Bedenken, das auch ich gelegentlich geäußert habe. Auch FREEMAN äußert Bedenken gegen die Allergielehre und die Sensibilisierungsexperimente, die DSCHU-YÜ-BI im ASCHOFFschen Institut in Wiederholung der KLINGEschen Versuche zur Erzeugung rheumatischer Veränderungen vorgenommen hat, brachten keine Bestätigung des KLINGEschen Standpunktes (s. hier auch die referierenden Auseinandersetzungen KALBFLEISCHs über diesen Gegenstand). Mit besonderer Schärfe wendet sich GRÄFF immer wieder gegen die Lösung des Rheumaproblems auf Grund der Allergie. Auch ich glaube, wie einige der vorgenannten Autoren, daß gegen die Lehre KLINGEs doch sehr erhebliche Einwände erhoben werden müssen. Ich möchte vor allem darauf hinweisen, daß ich bei systematischen Untersuchungen von Streptokokkenerkrankungen, bei denen eine Sensibilisierung und das Auftreten hyperergisch-entzündlicher Vorgänge anzunehmen war, nichts von spezifisch-rheumatischen Veränderungen nachweisen konnte (s. auch MASUGI und ISIBASI). RÖSSLE, von dessen grundlegenden Befunden und Vorstellungen KLINGE ja ausgeht, hat kürzlich ein sehr einleuchtendes Schema aufgestellt, um die verschiedenen Formen veränderter Reaktionslage zu charakterisieren:

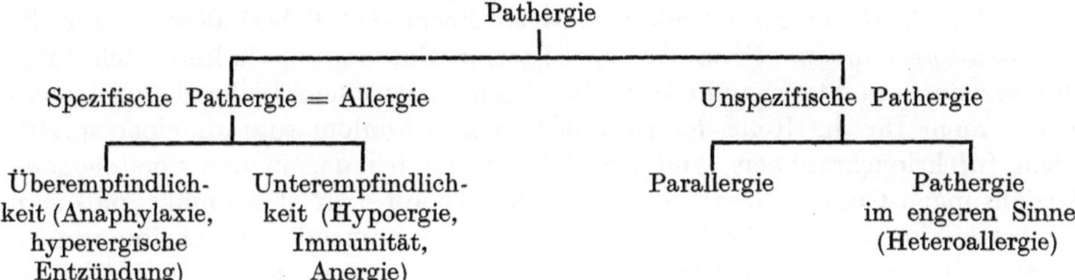

Wenn ich RÖSSLE recht verstehe, so wäre als Beispiel einer unspezifischen Pathergie z. B. eine chronische, gelegentlich exacerbierende Conjunctivitis zu verstehen, die sich auf der Basis einer akuten, irgendwie entstandenen Entzündung entwickelt hat, wo also ein empfindlicher gewordenes Gewebe auf alle möglichen Schädigungen, gleichviel welcher — thermischer, mechanischer, chemischer, bakterieller — Art, mit unspezifischen Störungen, mit einem Wiederausbruch, oder einer Steigerung entzündlicher Veränderungen antwortet.

Unter spezifischer Pathergie im engeren Sinne wäre das Entstehen eines *bestimmt charakterisierten Krankheitsbildes* auf allergisch-hyperergischer Grundlage zu verstehen, wie die Periarteriitis nodosa, die maligne Nephrosklerose, die STILLsche Krankheit, die Thrombangitis obliterans BÜRGER, die croupöse Pneumonie, die diffuse Glomerulonephritis, um nur diese zu nennen.

Bringen wir die genannten Krankheitsbilder mit dem Rheumatismus in Beziehung, so können wir sie in verschiedene Typen aufteilen. Wir sehen dabei einmal allergisch-hyperergische Krankheitsbilder, die aus dem rheumatischen Geschehen als *einer* ihrer Wurzeln hervorgehen können, wenn es die Reaktionslage so will, wie die Periarteriitis nodosa oder die maligne Nephrosklerose. Wir sehen andere, die sich mit dem Rheumatismus überschneiden, wie die STILLsche oder Bürgersche Krankheit, die also verwandte Züge erkennen lassen, ohne daß man sie direkt in den Formenkreis der rheumatischen Granulomatose aufnehmen darf. Und wir sehen schließlich allergisch-hyperergische Krankheiten, die weder klinisch noch morphologisch etwas mit dem Rheumatismus zu tun haben, wie manche Formen der Pneumonie und die diffuse Glomerulonephritis.

Man kann also doch bestimmt nicht sagen, daß die hyperergische Reaktion der Gewebe im empfindlichen Körper schlechthin als „rheumatisch" bezeichnet werden kann, aber es scheint mir weiterhin auch durchaus kein schlüssiger Beweis dafür erbracht, daß jede fibrinoide Verquellung des Bindegewebes mit ihren Folgen als Ausdruck eines Rheumatismus angesehen werden muß, wie ich das S. 371 schon auseinandergesetzt habe.

Ich habe dort ausgeführt, daß ich das Auftreten der fibrinoiden Verquellung entweder für den Ausdruck einer Gewebsdisposition, oder für den Ausdruck einer bestimmten Reaktionslage halte. Weiterhin habe ich dort gerade anhand der histologischen Befunde zu beweisen gesucht, daß es beim Rheumatismus, ebenso wie bei jeder Infektionskrankheit — insbesondere bei der Tuberkulose — verschiedene Verlaufsweisen gibt. Ich würde dabei, in genauer Anlehnung an die Verhältnisse bei der Tuberkulose der Lungen, beim Rheumatismus des Herzens die Bildung des Granuloms für die *normergische* [1], das Auftreten alterativ-exsudativer Veränderungen beim hyperpyretischen Gelenkrheumatismus — in Analogie zur exsudativ-käsigen Form der Tuberkulose — für die *allergisch-hyperergische Form* der spezifischen Entzündung halten. Ich finde also gerade vom Standpunkt der Allergielehre aus einen Wahrscheinlichkeitsbeweis mehr für die Rolle der rheumatischen Granulomatose als einer spezifischen Infektionskrankheit, und ich stehe, wenn ich das in den vorstehenden Ausführungen Gesagte überblicke, nach wie vor auf dem Standpunkt, daß man am besten imstande ist, *alle* hier in Betracht kommenden Erscheinungen zu erklären, wenn man den Rheumatismus verus als eine *spezifische Infektionskrankheit* auffaßt, der wir heute gegenüberstehen, wie wir der Tuberkulose gegenüberstanden, ehe Koch den Tuberkelbacillus entdeckt hatte. Wie wir diese Krankheit, die natürlich zu dem Rheumabegriff der „ziehenden Schmerzen" nur die lockersten Beziehungen hat, bezeichnen wollen, ist neben der *Erkenntnis von ihrem Wesen* von sekundärer Bedeutung. Ich halte nach wie vor, um das *morphologische Substrat* dieser wohl abgrenzbaren Erkrankung begrifflich zum Ausdruck zu bringen, die Bezeichnung „rheumatische Granulomatose" für die zweckmäßigste. Ich habe aber gegen die im Titel aufgeführten, für mich mit dem Ausdruck rheumatische Granulomatose synonymen Bezeichnungen nichts einzuwenden, wenn man nur weiß, was darunter verstanden werden soll: denn wichtiger als das Wort ist der *Begriff*.

---

[1] Im Gegensatz zu Rössle, der die spezifischen Granulome der Infektionskrankheiten für Formen der allergischen Entzündung hält. Wenn man sich den Standpunkt Rössles zu eigen macht, dann muß man bei der Tuberkulose zwei Formen allergischer Reaktion unterscheiden: das Granulom und die alterativ-exsudative Entzündung, aber ich weiß nicht, was dann als *normergische* — morphologisch faßbare — Reaktion dem Tuberkelbacillus gegenüber übrig bleibt.

IX. Die akuten Leukämien.

Von

FERNANDO RIETTI-Ferrara.

Inhalt.

Literatur.

ADELHEIM, R.: Akute Myeloblastenleukämie nach Malariatherapie der progressiven Paralyse. Münch. med. Wschr. **1937 I**, 889.

ALZONA, L.: Leucemia acuta trombopenica con blocco renale. Pathologica (Genova) **27**, 625 (1935).

AMEUILLE, P. et F. COSTE: Un cas de leucémie à cellules indifférenciées et à évolution suraiguë observée chez un tuberculeux pulmonaire traité par les sels d'or. Soc. méd. Hôp. Paris; Presse méd. **1934 I**, 486.

APITZ, K.: Die Leukämien als Neubildungen. Virchows Arch. **299**, 1 (1937).

ARESU, M. e R. SCALABRINO: Iperplasie e sarcomatosi delle ghiandole linfatiche. Tumori **13**, 307, 403 (1927).

ARINKIN, M. I.: Die intravitale Untersuchungsmethodik des Knochenmarks. Fol. haemat. (Lpz.) **38**, 233 (1929).
ARNETH, J.: Die speziellen Blutkrankheiten im Lichte der qualitativen Blutlehre, Bd. 2. Münster i. W.: H. Stenderhoff 1930.
— Über das qualitative Thrombocytenblutbild bei der lymphatisch-leukämischen Reaktion (Leukämie) auf Grund von 30 Beobachtungen. Fol. haemat. (Lpz.) **56**, 49 (1936).
ARNSPERGER, L.: Endemisches Auftreten von myeloider Leukämie. Münch. med. Wschr. **1905 I**, 9.
ASCHOFF, L.: Das reticulo-endotheliale System. Erg. inn. Med. **26**, 1 (1924).
— Die Monocytenfrage vom anatomischen Standpunkt, besonders ihre Beziehung zum R.E.S. Sitzber. I. internat. hämat. Tagg **1937**.
AUBERTIN, CH.: Origine myélogène de la leucémie aiguë. Semaine méd. **1905 I**, 277.
— et R. LÉVY: L'agranulocytose et les syndromes agranulocytaires. Sang **2**, 369 (1928).
AUER, J.: Some hitherto undescribed structures found in the large lymphocytes of a case of acute leukemia. Amer. J. med. Sci. **131**, 1002 (1906).
AZZI, E.: Considerazioni terapeutiche su talune rare sindromi leucemiche a decorso acuto. Bull. Sci. med. XI. s. **105**, 288 (1933).
BAAR, H.: Akute Lymphogranulomatose. Klin. Wschr. **1930 I**, 1223.
BAJARDI, G.: Tentativi di applicazione della vitamina C nella terapia delle leucemie. Haematologica (Pavia) **17** Suppl.-H. 84 (1936).
BANTI, G.: Anatomia patologica, Vol. 1. Milano: Soc. Editr. Libr. 1907.
BARDACHZI, F. u. P. MLEJNECKY: Die Strahlenbehandlung der Leukämien. Münch. med. Wschr. **1937 II**, 1737.
BARNES, W. A. and J. FURTH: A transmissible leukemia in mice with atypical cells. Amer. J. Canc. **30**, 75 (1937).
BATTAGLIA, F. e L. LEINATI: Malattie sistemiche trasmissibili degli organi emopoietici del pollo, con ricerche sugli elementi morfologici del sangue normale e loro genesi. Boll. Ist. sieroter. milan. **8**, 9, 73, 183 (1929).
BAUER, J.: Die konstitutionelle Disposition zu inneren Krankheiten. Berlin: Julius Springer 1917.
BAUMANN, F.: Kasuistischer Beitrag zur Frage der sog. akuten aleukämischen Lymphadenose. Med. Klin. **1930 I**, 772.
BEIGLBÖCK, W.: Subleukämische Myelose mit dem klinischen Bild einer perniziösen Anämie. Wien. klin. Wschr. **1934 II**, 962.
BELTRAMETTI, L.: Recenti contributi al problema dell'agranulocitosi. Omnia med. **15**, 221 (1937).
— G. RETTANNI e A. BASCAPÈ: L'anemia nelle leucemie. Haematologica (Pavia) **18**, 337 (1937).
BENDA, C.: Anatomische Mitteilungen über akute Leukämien. Verh. 15. Kongr. inn. Med., **1897**.
BENSIS, W. et A. GOUTTAS: Sur un cas de leucémie aiguë lymphatique à début appendiculaire. Sang **6**, 786 (1932).
BERNARD, J.: Etat leucémoïde et tuméfaction osseuse provoquées chez le singe par les injections intra-médullaires de goudron. Sang **9**, 790 (1935).
— Polyglobulies et leucémies provoquées par les injections intra-médullaires de goudron. Ann. Méd. **40**, 373, 486 (1936).
BETTONI, I.: Linfadenosi aleucemica con emocitoblasti in orientamento linfatico, da setticemia stafilococcica. Clin. med. ital. **59**, 269 (1928).
BINDER, L.: Panmyelophthise mit akuter Myelose. Klin. Wschr. **1937 I**, 538.
BISCEGLIE, V.: Sulla natura e sulla genesi delle leucemie alla luce delle moderne ricerche sperimentali. Rass. Med. **17**, 45, 105 (1937).
BIZZARRI, A.: Anemia grave leucanemica con reperto di mielosi subleucemica subacuta e carcinoma gastrico. Haematologica (Pavia) **1**, 141 (1920).
BLOOM, W.: The origin and nature of the monocyte. Fol. haemat. (Lpz.) **37**, 1 (1928).
— The formation of abscesses in an infection with Bacterium monocytogenes. Arch. of Path. **6**, 995 (1928).
BOCK, H. E. u. K. WIEDE: Zur Frage der leukämischen Reticuloendotheliosen (Monocytenleukämien). Virchows Arch. **276**, 553 (1930).

BOELMAN, H.: Besteht ein Zusammenhang zwischen akuter Leukämie und Einatmung von Chlor? Nederl. Tijdschr. Geneesk. **1933**, 4536.

BOHROD, M. G.: Inclusion bodies in leucocytes in leukemia. Fol. haemat. (Lpz.) **44**, 179 (1931).

BONCIU, O. et V. IONESCO: Contribution à l'étude de la relation pathogénique entre la leucémie aiguë et l'infection septique. Arch. roum. Path. expér. **3**, 65 (1930).

BORCHARDT, H.: Beitrag zur Frage der Gewächse mit leukämischem Blutbild. Verh. dtsch. path. Ges. **22**, 96 (1927).

BORCHARDT, L.: Übergang von Agranulocytose in Myeloblastenleukämie? Med. Klin. **1930 I**, 341.

BOROS, J. v. u. A. KORÉNYI: Über einen Fall von akuter Megakaryoblastenleukämie, zugleich einige Bemerkungen zum Problem der akuten Leukämie. Z. klin. Med. **118**, 697, 710 (1931).

BOSSA, G.: Sul metabolismo dei leucociti leucemici. Haematologica (Pavia) **18**, 673 (1937).

BOUDET, G.: La leucémie aiguë. Paris: Steinheil 1910.

BOULIN, R., FL. COSTE, P. UHRY et J. ANTONELLI: Chrysothérapie et leucémie aiguë. Bull. Soc. méd. Hôp. Paris, III. s. **52**, 615 (1936).

BOWCOCK, H. and E. L. BISHOP: A case of acute leukemia with unusual cell forms in the blood. Ann. int. Med. **3**, 1252 (1930).

— and R. W. DICKSON: Mitotic leukoblasts in the peripheral blood of a case of acute leukemia. Ann. int. Med. **4**, 1344 (1931).

BOYD, E. M.: The lipid composition of the white blood cells in leukemia. Arch. of Path. **21**, 739 (1936).

BROGSITTER, AD. M. u. H. Frh. v. KRESS: Über die „Agranulocytose-Krankheit". Virchows Arch. **276**, 768 (1930).

BROWN, W. L.: Radium in the treatment of leucemia. Amer. J. Roentgenol. **19**, 15 (1928).

BRUNO, E.: Corpi di Auer in un caso di leucemia acuta. Minerva med. (ital.) **1933 I**, 342.

BRUGSCH, H.: Zur Panmyelophthise. Z. klin. Med. **111**, 485 (1929).

BÜNGELER, W.: Die experimentelle Erzeugung von Leukämien, aleukämischen Myelosen, Lymphadenosen und Lymphosarkom. Klin. Wschr. **1932 II**, 1982.

BÜRGER, M. u. R. UIKER: Über leukämieartige Gewebsveränderungen nach Injektion von Gallensubstanzen. Klin. Wschr. **1937 I**, 334.

BURROWS, H. and I. W. COOK: Spindle-celled tumors and leukemia in mice after injection with water soluble compound of 1:2:5:6-Dibenzanthracene. Amer. J. Canc. **27**, 267 (1936).

BUSACHI, T.: Linfosarcoma della tonsilla palatina e linguale e leucemia linfatica auta. Valsalva **7**, 17 (1929).

BUTT, E. M. and A. G. FOORD: The heterophile antibody reaction in the diagnosis of infectious mononucleosis. J. Labor. a. clin. Med. **20**, 538 (1935).

BÜTTNER, H. E. u. K. L. SCHMIDT: Zur Differentialdiagnose zwischen Aleukie und aleukämischer Lymphadenose. Klin. Wschr. **1930 II**, 2402.

BYKOWA, O.: Das reticulo-endotheliale System in der Pathogenese der akuten Leukosen. Fol. haemat. (Lpz.) **43**, 475 (1931).

CALLERIO, G.: Sui rapporti fra acuta leucemia leucopenica, infezione streptococcica e sistema reticolo-endotheliale. Haematologica (Pavia) **13**, 49 (1932).

CAPANI, L.: Mielosi aplastica con emocitoblastosi. Minerva med. (ital.) **1934 I**, 85.

CASTEX, M. R.: Leucemia mielógena aguda y crónica. Prensa méd. argent. **1929 II**, 601.

CATTANEO, L.: Contributo allo studio delle mielosi e linfoadenosi cosidette aleucemiche. Haematologica (Pavia) **14**, 259 (1933).

CECONI, A.: Corso di lezioni cliniche. Torino: Ediz. Minerva Medica 1927.

CELLI, P.: Su di una rara localizzazione leucemica neoplastiforme nell'utero e nello stomaco. Arch. ital. Anat. e Istol. pat. **5**, 397 (1934).

CHILLÀ, A.: Rara forma di emoistioblastosi leucemica. Rinasc. med. **10**, 12 (1933).

CIONINI, A. e C. ROTTA: Emoblastosi a decorso acuto con complessa sintomatologia nervosa. Haematologica (Pavia) **14**, 593 (1933).

CISI, C.: A proposito di un caso di leucemia acuta in una bambina. Pathologica (Genova) **25**, 474 (1933).

CLOUGH, P. W.: Monocytic leukemia. Bull. Hopkins Hosp. **51**, 148 (1932).

COHEN, E.: Sur la classification de l'agranulocytose. Sang 7, 936 (1933).
COLARIZI, A.: Mielosi globale aplastica con esito in leucemia linfoblastica. Haematologica (Pavia) **16**, 49 (1935).
COLOMBO, C. e A. S. ROVERSI: Reticoloendoteliosi splenomegalica con sindrome leucemica. Atti e Mem. Soc. lombarda Med. **5**, 462 (1937).
COOKE, J. V.: Proteolytic enzyme in leukemia. Arch. int. Med. **49**, 836 (1932).
— Mediastinal tumor in acute leukemia. Amer. J. Dis. Childr. **44**, 1153 (1932).
— Acute leukemia in children. J. amer. med. Assoc. **101**, 432 (1933).
COOKE, W. E.: Acute monocytic (histiocytic) leukemia. Lancet **1931 II**, 129.
COSTANZI, C.: Contributo allo studio delle leucemie neoplastiformi. Fisiol. e Med. **7**, 139 (1936).
CRACIUNEANU, A., G. CALALB et O. BONCIU: Sur la présence des corps d'Auer et sur un aspect anormal de la substance azurophile des leucocytes dans le sang d'une leucémique. Arch. roum. Path. expér. **3**, 55 (1930).
CURSCHMANN, H.: Über Krankheitswellen. Münch. med. Wschr. **1926 II**, 2237.
— Über den Ausbruch akuter und chronischer Leukämien nach Entfettungskuren. Klin. Wschr. **1927 I**, 245.
— Zur Morbidität der Leukämien, insbesondere auch im hohen Alter. Dtsch. med. Wschr. **1935 I**, 285.
— Über familiäre Leukämie. Klin. Wschr. **1936 I**, 185.
— Über „leukämoide" Reaktionen und echte Leukämien bei Spätlues. Dtsch. med. Wschr. **1936 I**, 762.
DALLA TORRE, G.: Corpi di Auer in un caso di mielosi leucemica acuta. Arch. Path. e Clin. med. **10**, 206 (1930).
— Leucemie leucopeniche. Giorn. med. Alto Adige 8, 693 (1936).
DALLA VOLTA, A.: Mielosi megaloblastica pseudoaplastica. Arch. Pat. e Clin. med. **12**, 249 (1932).
DAMESHEK, W.: Acute monocytic (histiocytic) leukemia. Arch. int. Med. **46**, 718 (1930).
DEBIASI, E.: Sopra un caso di sindrome emocitoblastica in gravidanza. Haematologica (Pavia) **12**, 719 (1931).
DEBRAY, M., L. MICHAUX et J. SAINTON: Leucémie aiguë avec symptômes articulaires importants. Bull. Soc. méd. Hôp. Paris **47**, 881 (1931).
DECASTELLO, A.: Akute Leukämie und Sepsis. Wien. Arch. inn. Med. **11**, 217 (1925).
DE GAETANI, G. e G. LANZA: Mielosi leucemia in topo albino trattato con 1/2-benzopirene. Boll. Soc. med.-chir. Catania **5**, 354 (1937).
DE GENNARO, A. e A. DI GRAZIA: Sull'insorgenza di leucemie in topi trattati con idrocarburi policiclici oncogeni. Haematologica (Pavia) 18, 707 (1937).
DÉMAREZ: Leucémies chez l'enfant. Soc. Méd. du Nord; Presse méd. **1932 I**, 802.
DESSY, G.: Modificazioni ematologiche in seguito ad iniezioni intramidollari di catrame e di idrocarburi cancerogeni. Minerva med. **1937 II**, 359.
DEUTSCH, V.: Die Bedeutung der Konstitution für die Entstehung der lymphatischen Leukämie. Mschr. Kinderheilk. **51**, 280 (1931).
DIAMOND, I. B.: Leukemic changes in the brain. Arch. of Neur. **32**, 118 (1934).
DIETRICH, TH.: Untersuchungen über den Erythrozyten-Durchmesser bei Blutkrankheiten insbesondere bei Fällen von Leukämie. Fol. haemat. (Lpz.) **50**, 313 (1933).
DI GUGLIELMO, G.: La leucemia acuta. Napoli: Jovene 1916.
— Le porpore emorragiche. Pavia: Tipogr. Cooper. 1926.
— Specificità di reperto ematico e varietà morfologiche della leucemia acuta. Clin. med. ital. **57**, 193 (1926).
— Endoteliosi, monocitosi e leucemie monocitiche. Rinasc. med. **7**, 216 (1930).
— Nuovi criteri di classificazione delle leucemie. Rass. clin.-sci. **10**, 13 (1932).
DIMMEL, H.: Über akute Leukämie. Wien. Arch. inn. Med. **11**, 1 (1925).
DOAN, CH. A. and B. K. WISEMAN: The monocyte, monocytosis, and monocytic leukosis. Ann. int. Med. 8, 383 (1934).
DONATH, F. u. P. SAXL: Die septischen Erkrankungen in der inneren Medizin. Wien: Julius Springer 1929.
DONDI, G.: Leucemia acuta mieloide infantile con infiltrati leucemici cutanei. Haematologica (Pavia) 18, 6 (1936).

DOWNEY, H. and C. A. MCKINLAY: Acute lymphadenosis compared with acute lymphatic leukemia. Arch. int. Med. **32**, 82 (1923).

— S. G. MAJOR and J. F. NOBILE: Leukemoid blood pictures of the myeloid type. Fol. haemat. (Lpz.) **41**, 493 (1930).

DREYFUS, GILBERT: Angine monocytique à forme hémorragique. Bull. Soc. méd. Hôp. Paris, III. s. **49**, 1408 (1933).

DREYFUSS, M.: Pielopatia leucemica bilaterale emorragica. Giorn. Clin. med. **18**, 1109 (1937).

DUMITRESCO, TH. et C. PETREA: Leucémie aiguë simulant le rhumatisme. Bull. Soc. méd. Hôp. Paris, III. s. **50**, 957 (1934).

DURUPT, A.: Le diagnostic sérologique des mononucléoses infectieuses. Presse méd. **1937 II**, 1219.

EBSTEIN, W.: Über die akute Leukämie und Pseudoleukämie. Dtsch. Arch. klin. Med. **44**, 343 (1898).

ECKEL, P.: Ein Fall von Typhobazillose-Landouzy unter dem Bilde der aleukämischen Mikromyeloblastenleukämie. Med. Klin. **1929 I**, 223.

EDERLE, W. u. G. ESCHE: Agranulocytose und Leukämie. Fol. haemat. (Lpz.) **52**, 179 (1934).

EISMAYER, A. u. W. PUTSCHAR: Über das lymphämoide Drüsenfieber (Glanzmann) und Erkrankungen mit ähnlichem Blutbild. Z. klin. Med. **120**, 272 (1932).

ELLERMANN, V.: Leucosis of fowls and leucemia problems. London: Gyldendal 1921.

ELMENDORFF-NIELSEN, B.: Untersuchungen über den bei Mononucleosis infectiosa vorkommenden heterogenetischen Antistoff (F-Antistoff). Z. Rassenphysiol. **8**, 174 (1936).

ENGELBRETH-HOLM, J.: Untersuchungen über die sogenannte Erythroleukose bei Hühnern. Z. Immun.forsch. **75**, 425 (1932).

— An die Jahreszeit gebundene Schwankungen im Vorkommen akuter Leukose. Klin. Wschr. **1935 II**, 1677.

ERNANDEZ, G.: Contributo clinico e anatomo-istologico alla conoscenza della leucemia monocitica nell'infanzia. Haematologica (Pavia) **19**, 19 (1936).

ESPOSITO, A.: Mielosi eritremica ipoplastica. Boll. Soc. med.-chir. Pavia **40**, 975 (1926).

EVANS, W. A. and T. LEUCUTIA: The neoplastic nature of lymphatic leukemia and its relation to lymphosarcoma. Amer. J. Roentgenol. **15**, 497 (1926).

EWALD, O.: Die leukämische Reticulo-endotheliose. Dtsch. Arch. klin. Med. **142**, 222 (1923).

FERRATA, A.: Leucemie e pseudoleucemie. In A. FERRATA: Le emopatie. Milano: Soc. Editr. Libr. 1935.

— Leucemie e tumori. Athena **6**, 399, 441 (1937).

— e A. FIESCHI: Mielopatie involutive (mielosi aplastiche). In A. FERRATA: Le emopatie. Milano: Soc. Editr. Libr. 1935.

— e G. NEGREIROS-RINALDI: Anemia grave a tipo pernicioso con sindrome ematica lieve leucanemica e reperto di leucemia acuta granulocitica degli organi ematopoietici. Fol. med. (Napoli) **1**, 418 (1915).

— e D. REITANO: Sindromi istiocitemiche (emoistioblastiche). Haematologica (Pavia) **4**, 385 (1923).

FERRERO, A. e L. GEDDA: Sull'associazione clinica dei processi neoplastici e leucemici. Il Cancro **4**, 76 (1933).

FIESCHI, A.: Vergangene und moderne Forschungen über die Leukämien im Lichte der ätiopathogenetischen Forschung. Erg. inn. Med. **51**, 386 (1936).

FIESSINGER, N., M. ALBEAUX-FERNET et C.-M. LAUR: La forme thrombosante veineuse de la leucémie subaiguë à lymphoblastes. Bull. Soc. méd. Hôp. Paris, III. s. **49**, 407 (1933).

— et C. M. LAUR: Sur un corpusculin du sang des leucémies. Ann. Méd. **40**, 212 (1936).

FLEISCHMANN, W.: Pathologische Physiologie des Stoffwechsels weißer Blutzellen. Wien. med. Wschr. **1933 I**, 215.

FONTANA, L.: Reazioni leucemoidi e processi leucemici. Arch. Sci. med. **52**, 433 (1928).

FOORD, A. G., L. PARSONS and E. M. BUTT: Leukemic reticulo-endotheliosis (monocytic leukemia). J. amer. med. Assoc. **101**, 1941 (1933).

FORKNER, C. E.: Clinical and pathologic differentiation of the acute leukemias, with special reference to acute monocytic leukemia. Arch. int. Med. **53**, 1 (1934).

FRAENKEL, A.: Über akute Leukämie. Dtsch. med. Wschr. **1895 I**, 639, 712.

FRANK, K.: Aleukia haemorrhagica. A. SCHITTENHELMs Handbuch der Krankheiten des Blutes und der blutbildenden Organe. Berlin: Julius Springer 1925.
FREEMAN, W.: Bone marrow studies in glandular fever. Amer. J. clin. Path. **6**, 185 (1936).
FRIED, B. M.: Leukemia and the central nervous system. Arch. of Path. **2**, 23 (1926).
FRIEDREICH, N.: Ein Fall von Leukämie. Virchows Arch. **12**, 37 (1857).
FRONTALI, G.: Linfoadenia leucemica con successiva fase aleucemica. Riv. Clin. pediatr. **26**, 729 (1928).
FUCCI, N.: Sulle iperplasie del sistema reticolo-istiocitario. Minerva med. **1936 II**, 4.
FULGHIERI, U.: Leucemia mieloide cronica a manifestazioni tumorali mieloblastiche. Gazz. Osp. **48**, 316 (1927).
FURTH, J.: Lymphomatosis, myelomatosis and endothelioma of chickens caused by a filterable agent. J. of exper. Med. **58**, 253 (1933); **59**, 501 (1934).
— Relation of leukosis to sarcoma of chickens. J. of exper. Med. **63**, 127, 145 (1936).
— and C. BREEDIS: Attempts at cultivation of viruses producing leukosis in fowls. Arch. of Path. **24**, 281 (1937).
— H. W. FERRIS and P. REZNIKOFF: Relation of leukemia of animals to leukemia of man. J. amer. med. Assoc. **105**, 1824 (1935).
— and M. STRUMIA: Observations on the transmissibility of lymphoid leucemia of mice. Proc. Soc. exper. Biol. a. Med. **27**, 834 (1930).
GALLI, U.: Contributo casistico (10 casi) allo studio della leucemia acuta. Policlinico, sez. med. **38**, 352 (1931).
GAMBERINI, M.: Degenerazione vacuolare dei globuli bianchi immaturi in un caso di leucemia linfoblastica acuta. Haematologica (Pavia) **12**, 511 (1931).
GAMNA, C.: Agranulocitosi e monocitosi come espressioni ematologiche di certe forme cliniche di sepsi. Policlinico, sez. med. **33**, 517 (1926).
GEDDA, L.: Il valore clinico dell'isoagglutinazione. Minerva med. **1933 I**, 453.
— e C. ANGELERI: Ricerche sperimentali sull'eziopatogenesi delle leucemie. Haematologica (Pavia) **13**, 277 (1932).
GERLACH, W.: Zur Frage der Panmyelophthise. Münch. med. Wschr. **1932 II**, 1101.
GHEDINI, G.: Diagnostischer Wert von Knochenmarkspunktionen. Gazz. Osp. **1908 I**, 140. Clin. med. ital. **47**, 724 (1908). — Wien. klin. Wschr. **1910 II**, 1841; **1911 I**, 284.
GHIRON, M.: Le malattie del sangue. Roma: Luigi Pozzi 1928.
GIANNONI, A.: La sindrome emorragica delle leucemie. Riv. Clin. med. **36**, 387 (1935).
GIORDANO, A. S. and L. L. BLUM: Acute hemolytic anemia (Lederer type). Amer. J. med. Sci. **194**, 311 (1935).
GLOOR, W.: Ein Fall von geheilter Myeloblastenleukämie. Münch. med. Wschr. **1930 I**, 1096.
GORDIN, RAF.: Leukemia and the central nervous system. Acta psychiatr. (Københ.) **11**, 227 (1936).
GOSIO, R.: Comportamento della «curva leucocitaria» nelle leucemie a decorso acuto. Policlinico, sez. med. **36**, 346 (1929).
— Un caso di emoistioblastosi con particolari caratteri clinici ed ematologici. Policlinico, sez. med. **37**, 161 (1930).
GREPPI, E.: Anemie aplastiche e pseudo-aplastiche. Arch. Pat. e Clin. med. **4**, 326 (1925).
GROAT, W. A.: Leukemias showing haploid leukoblasts undergoing mitotic division in circulating blood. Amer. J. med. Sci. **185**, 624 (1933).
— T. C. WYATT, S. M. ZIMMER and R. E. FIELD: Acute basophilic leukemia. Amer. J. med. Sci. **191**, 457 (1936).
GROSSER, R.: Beitrag zur Pathogenese der „akuten Leukämien". Z. Kinderheilk. **51**, 294 (1931).
GRÜN, R.: Neurologische Fehldiagnosen bei malignen Blut- und Gefäßerkrankungen. Z. Neur. **129**, 291 (1930).
HAAGENSEN, C. D.: The differential diagnosis of primary neoplasms of the mediastinum. Amer. J. Canc. **16**, 723 (1932).
HADORN, W.: Über akute Leukämie. Helvet. med. Acta **2**, 328 (1935).
HAINING, R. B., TH. S. KIMBALL and O. W. JAMES: Leukemic sinus reticulosis (monocytic leukemia) with intestinal obstruction. Arch. int. Med. **55**, 574 (1935).
HARTMANNN, E. u. K. VOIT: Zur Kasuistik der aleukämischen Myelose. Dtsch. Arch. klin. Med. **158**, 336 (1928).

HAY, J. and W. H. EVANS: Acute eosinophilic leukaemia and eosinophilic erythro-leukaemia. Quart. J. Med. **22**, 167 (1929).

HEINE: Nekrotisierende Oesophagitis bei myeloischer Leukämie. Ärztl. Ver. Hamburg, 20. Nov. 1934.

HELLICH, I.: Hirnerkrankungen bei Leukämien. Dtsch. Z. Nervenheilk. **128**, 278 (1932).

HELLMAN, T.: Akute Bluterkrankungen des myeloischen Systems. Verh. Dtsch. Ges. inn. Med. **47**, 164 (1935).

HENNING, N.: Beobachtungen zur Pathogenese der akuten Myeloblastenleukämie. Dtsch. Arch. klin. Med. **178**, 538 (1936).

HENSCHEN, C. u. A. JEZLER: Aleukämische Myelose unter dem Bilde der Panmyelophthise. Z. klin. Med. **128**, 343 (1935).

HERZOG, F.: Beziehungen der akuten Leukämie zur akuten Aleukie. Virchows Arch. **233**, 320 (1921).

HIRSCHFELD, H.: Leukämie und verwandte Zustände. A. SCHITTENHELMs Handbuch der Krankheiten des Blutes und der blutbildenden Organe. Berlin: Julius Springer 1925.

— Symptomatische Blutveränderungen. A. SCHITTENHELMs Handbuch der Krankheiten des Blutes und der blutbildenden Organe. Berlin: Julius Springer 1925.

— u. L. DÜNNER: Zur Differentialdiagnose zwischen Sepsis und akuter Leukämie. Berl. klin. Wschr. **1915 I**, 9.

HITTMAIR, A.: Hämozytoblastenleukämie. Fol. haemat. (Lpz.) **37**, 356 (1928).

— Zur Frage der sog. Reticuloendotheliosen. Fol. haemat. (Lpz.) **37**, 321 (1928); **39**, 248 (1929); **44**, 20 (1931).

— Über Mitosenwinkelmessung. Fol. haemat. (Lpz.) **47**, 230 (1932).

HOCHWALD, A.: Akute myeloische Leukämie. Verh. dtsch. Ärzte Prag, 4. Juni 1937.

HOFF, F.: Zusammenhänge zwischen Blutmorphologie und den humoral-chemischen Verhältnissen des Blutes. Erg. inn. Med. **46**, 1 (1934).

— Aussprache im 47. Kongr. dtsch. Ges. inn. Med. **47**, 234 (1935).

HOFMEIER, K.: Aleukie und Leukämie. Ges. Kinderheilk. Berlin, 19. Febr. 1937.

HÖRHOLD, K.: Zur Frage der Reticuloendotheliosen unter besonderer Berücksichtigung eines Falles von aleukämischer Reticuloendotheliose. Virchows Arch. **299**, 686 (1937).

HOUCKE, E.: La rate en pathologie sanguine. Paris: Masson & Cie 1936.

HUBBLE, D.: The influence of the endocrine system in blood disorders. Lancet **1933 II**, 113.

HUBER, J., CAYLE et ANGELESCO: Leucémie aiguë avec hypertrophie du thymus chez un enfant de 8 ans. Soc. Pédiatr. Paris; Presse méd. **1933 I**, 551.

HUEPER, W. C.: Leukemoid and leukemic conditions in withe mice with spontaneous mammary carcinoma. Fol. haemat. (Lpz.) **52**, 167 (1934).

— and D. O'CONNOR: Agranulocytic angina. The Laryngoscope **38**, 679 (1928).

HÜLSE, W.: Zur infektiösen Ätiologie der Leukämie. Dtsch. Arch. klin. Med. **170**, 667 (1931).

HUTINEL, J. et R. MARTIN: Leucémie aiguë à type d'hémogénie; mort brutale par complication cérébrale. Bull. Soc. Pédiatr. Paris **27**, 327 (1929).

INTROZZI, P.: Mielosi globale pseudo-aplastica. Haematologica (Pavia) **7**, 35 (1926).

— Contributo allo studio della patologia del sistema megacariocitico. Haematologica (Pavia) **16**, 217 (1935).

— La biopsia degli organi ematopoietici. In A. FERRATA: Le emopatie. Milano: Soc. Editr. Libr. 1935.

ISRAËLS, M. C. G.: Acute leukaemia. Acta med. scand. (Stockh.) **89**, 124 (1936).

— Infectious mononucleosis and monocytic leukemia. Brit. med. J. **1937 I**, 601.

JACKSON, jr., H.: The differential diagnosis of agranulocytic angina from acute leukemia. Amer. J. med. Sci. **188**, 604 (1934).

— F. PARKER jr., P. G. ROBB and H. CURTIS: A case of acute leukemia with five months remission. Fol. haemat. (Lpz.) **44**, 30 (1931).

JAFFÉ, R. H.: Morphology of the inflammatory defense reactions in leukemia. Arch. of Path. **14**, 177 (1932).

— The nature of the anemia in acute leukemia. Arch. of Path. **20**, 725 (1935).

JAGIČ, N. VON u. O. SCHIFFNER: Über lymphatische Reaktionen. Wien. med. Wschr. **1920 I**, 27.

JENEY, A. VON: Eine Abstammungslehre der Lymphocyten, als Grundlage für die Analysierung der Blutveränderungen und Bluterkrankungen. Klin. Wschr. **1936 I**, 718.

JORDAN, H. E.: Hemoblastic leukemia. Arch. of Path. **23**, 653 (1937).

KAALUND-JØRGENSEN, O.: Experimental studies on a transmissible myelomatosis (reticulosis) in mice. Acta radiol. (Stockh.), Suppl.-Bd. **29** (1936).

KALAPOS, I.: Die Wirkung des Benzols bei der Leukämie. Klin. Wschr. **1935 I**, 864.

KATO, K.: Hematology and pathology of leukemic reticulo-endotheliosis. J. of Pediatr. 8, 679 (1936).

— and A. BRUNSCHWIG: Acute leukemia following lymphosarcoma. Arch. int. Med. **51**, 77 (1933).

KELLETT, C. E.: Acute myeloid leukemia in one of indentical twins. Arch. Dis. Childr. **12**, 239 (1937).

KIRCH, E.: Akute myeloische Leukämie mit starker nekrotisierender Oesophagitis. Ärztl. Ver. Erlangen, 20. Juli 1933.

KITT, TH.: Die Leukomyelose der Hühner. Leukämien, Lympho- und Myeloblastosen der Säugetiere. Erg. Hyg. **12**, 15, 30 (1931).

KLIMA, R.: Über Anämien und Erythropoese bei leukämischen Erkrankungen. Wien. Arch. inn. Med. **26**, 277, 391 (1935).

— Die Sternalpunktion. Berlin u. Wien: Urban & Schwarzenberg 1938.

— u. H. ROSEGGER: Typhusähnliche Symptome, insbesondere Darmgeschwüre bei hämorrhagischer Aleukie und akuter lymphatischer Leukämie. Med. Klin. **1934 II**, 1328.

— u. H. SEYFRIED: Lymphatische Leukämie unter dem Bilde der thrombopenischen Purpura, hämolytischer bzw. aplastischer Anämie und Agranulocytose. Wien. Arch. inn. Med. **30**, 1 (1937).

— — Myeloblastose unter dem Bilde einer Agranulocytose, hämorrhagischer Aleukie und schweren hämolytischen bzw. aplastischen Anämie. Med. Klin. **1937 I**, 400.

KLUMPP, TH. G. and TH. S. EVANS: Monocytic leukemia. Arch. int. Med. **58**, 1048 (1936).

KOJIMA, K. u. S. KOSAKA: Das Eisen und Kupfer in verschiedenen Geweben bei einer akuten myeloischen Leukämie. Nagoya J. med. Sci. **5**, 71 (1930).

KRESS, H. VON: Die Leukämien im Rahmen allgemein-pathologischer Probleme. Dtsch. Arch. klin. Med. **176**, 359 (1934).

KRUMBHAAR, E. B.: The lymphomatoid diseases. J. amer. med. Assoc. **106**, 286 (1936).

KRUMMEL, E. u. R. STODTMEISTER: Myeloblastenleukämie und myeloische Reaktion. Dtsch. Arch. klin. Med. **179**, 268 (1936).

— — Über sogenannte „Monocytenleukämie". Dtsch. Arch. klin. Med. **179**, 273 (1936).

KUGELMEIER, L. M.: Leukämoide Reaktionen bei Carcinom. Fol. haemat. (Lpz.) **53**, 370 (1935).

LABBÉ, M., R. BOULIN et M. PETRESCO: Intérêt de la splénocontraction adrénalinique dans le diagnostic de certaines formes de leucémies aiguës. C. r. Soc. Biol. Paris **107**, 657 (1931).

LAMBIN, P. et J. GÉRARD: Variation de la fréquence saisonnière de la leucémie aiguë. Sang 8, 730 (1934).

LANDAIS, P.: Polymorphisme des manifestations buccales de la leucémie aiguë. Revue de Stomat. **33**, 193 (1931).

LASCH, F.: Ein Beitrag zur Frage der akuten Myelose. Med. Klin. **1932 I**, 754.

LASOWSKY, J. M.: Über eine systembezogene blastomartige Hyperplasie des Retikuloendotheliums. Virchows Arch. **288**, 631 (1933).

LAUBRY, CH., G. MARCHAL et H. DANY: Un cas de leucémie aiguë à forme leucopénique et à évolution ondulante. Bull. Soc. méd. Hôp. Paris, III. s. **49**, 1273 (1933).

LAZZARO, G.: Su un caso di leucemia emocitoblastica acuta. Policlinico, sez. med. **37**, 119 (1930).

LEHNDORFF, H. u. E. SCHWARZ: Das Drüsenfieber. Erg. inn. Med. **42**, 775 (1932); **43**, 1 (1932).

LEITNER, J.: Beitrag zur Frage der akuten lymphatischen Leukämie. Dtsch. Arch. klin. Med. **177**, 544 (1935).

LENHARTZ, H.: Zusammentreffen von akuter Miliartuberkulose und akuter Myeloblastenleukämie? Beitr. Klin. Tbk. **79**, 501 (1932).

LEREBOULLET, P. et P. BAIZE: La leucémie aiguë chez l'enfant. Sang **10**, 279 (1936).

LIBERTI, R.: Le ombre nucleari nella linfoadenia leucemica acuta. Haematologica (Pavia) **18**, 599 (1937).

LIGNAC, G. O. E.: Myelopotente Zellen, Monocyten und Leukämie. Krkh.forsch. 8, 391 (1930).
— Die Benzolleukämie bei Menschen und weißen Mäusen. Klin. Wschr. **1933 I**, 109.
LINO, G.: Su un caso di leucemia acuta emocitoblastica. Haematologica (Pavia) **5**, 205 (1924).
LIOTTA, D.: Leucemia linfoblastica di origine midollare. Riforma med. **1930 I**, 1011.
LONERO, G. e L. QUARANTA: Intorno ai corpi di Auer nella leucemia acuta e cronica. Rinasc. med. **6**, 7 (1929).
LONGCOPE, W. T.: Infectious mononucleosis (glandular fever). Amer. J. med. Sci. **164**, 781 (1922).
LONGO, A.: Sulla genesi e sul significato dei corpi di Auer. Boll. Soc. Biol. sper. **7**, 1225 (1932).
LOOK, W.: Proteolysen- und Hemmungsversuche bei Agranulocytose und Leukämieerkrankungen. Dtsch. Arch. klin. Med. **178**, 559 (1936).
LORENTZ, K.: Zur Blutmorphologie der lymphoidzelligen Angina bei supravitaler Färbung. Klin. Wschr. **1929 I**, 211.
LOVE, A. A.: Manifestations of leukemia encountered in otolaryngologic and stomatologic practice. Arch. of Otolaryng. **23**, 173 (1936).
LUCHERINI, T.: Leucemia acuta monocitica o reticolo-endoteliosi leucemica? Minerva med. **1933 II**, 188.
LUZZATTO, A. M.: Sull'anemia grave megaloblastica senza reperto ematologico corrispondente. Riv. venet. Sci. med. **24**, 193 (1907).
— Leucemia acuta mieloide con stadio iniziale anemico. Riv. venet. Sci. med. **29**, 49 (1912).
— Sui rapporti fra leucemia e sarcomatosi. Riv. venet. Sci. med. **30**, 193 (1913).
— Un caso di leucemia acuta trattato col benzolo. Atti Accad. Sci. med. e nat. Ferrara **1915**, 33.
MACCIOTTA, G.: Sulle leucemie congenite e familiari. Riv. Clin. pediatr. **26**, 440 (1928).
MACDOWELL, E. C.: Genetic aspects of mouse leukemia. Amer. J. Canc. **26**, 85 (1936).
MAGNUS-LEVY, A.: Über den Stoffwechsel bei akuter und chronischer Leukämie. Virchows Arch. **152**, 107 (1898).
MAISIN, J. et E. PICARD: Au sujet de l'étiologie des leucémies et de leur traitement. Acta cancrol. (Budapest) **2**, 223 (1936).
MANAI, A.: Le eritremie acute. Arch. Ist. biochim. ital. **5**, 453 (1933).
MANCA, C.: Emorragie cerebrali in leucemia. Haematologica (Pavia) **17**, 71 (1936).
MANN, W. N.: A case of monocytic leukaemia. Guy's Hosp. Rep. **85**, 178 (1935).
MARCUS, I. H.: Complete temporary recovery, of long duration, in acute aleukemic myeloid leukemia. J. Labor. a. clin. Med. **21**, 1006 (1936).
MARKOW, N.: Die Beurteilung des Knochenmarks durch Sternalpunktion. Dtsch. Arch. klin. Med. **179**, 113 (1936).
MARTELLI, C.: Le malattie del sangue e degli organi ematopoietici. Torino: U.T.E.T. 1913.
— Sulla natura e trasmissibilità delle leucemie. Fol. med. (Napoli) **1914**, No 18/19.
MARZIANI, R.: Leucemia emocitoblastica con lesioni distruttive delle ossa. Arch. ital. Anat. e Istol. pat. **1**, 1015 (1930).
MARZULLO, E. R. and J. A. DE VEER: Tuberculosis simulating acute leukemia. Amer. J. med. Sci. **182**, 372 (1931).
MASSOBRIO, E.: Studio critico di un caso di mielosi acuta con profonda leucopenia, anemia e trombopenia. Minerva med. **1937 II**, 616.
— e R. GIACCHERO: Su un caso di mielosi eritroleucemica acuta incompleta con anemia e piastrinopenia. Scritti in onore Ceconi, p. 316 (1936).
MATERNA, A. u. F. NIESNER: Über eine seltene Form der Leukämie. Med. Klin. **1934 II**, 1122.
MATHEWS, F. P.: Leukochloroma in the common fowl. Arch. of Path. **7**, 422 (1929).
MATTEI, V.: Leucosarcosi e reticolo-endoteliosi. Clin. med. ital. **63**, 537 (1932).
MAXIMOW, A.: Bindegewebe und blutbildende Gewebe. W. v. MÖLLENDORFFs Handbuch der mikroskopischen Anatomie des Menschen. Berlin: Julius Springer 1928.
MAZZA, S., A. E. BIANCHI, A. HEIDENREICH y I. PRINI: Consideraciones sobre un caso de leucemia aguda con predominio de células tipo Rieder. Bol. Inst. Clín. quir. Univ. Buenos Aires **1929**, No 38.
— y M. DE LOS RIOS: Caso de leucemia aguda monocítica. 5. Reun. Soc. argent. Pat. Reg. d. Norte, 7.—10. Okt. 1929.

Merklen, P., H. Gounelle et J. Kabaker: Hémogénie d'aspect banal comme premier stade d'une leucémie aiguë. Bull. Soc. méd. Hôp. Paris, III. s. **50**, 71 (1934).
— et L. Israë: Cellules binuclées dans le sang au cours d'une leucémie aiguë. Soc. franç. Hématol.; Presse méd. **1935 II**, 1303.
— et M. Wolf: Leucémies à monocytes. Rev. Méd. **45**, 153 (1928).
— — La libération globulaire. Corrélations fonctionnelles entre la moelle et le sang. Presse méd. **1930 I**, 329.
Meyer, O., W. S. Middleton and E. W. Thewlis: Therapeutic failure with certain organic substances in leukemia. Fol. haemat. (Lpz.) **53**, 166 (1935).
Micheli, F.: Leucemia mieloide sub-acuta in soggetto affetto da tremore ereditario e da atrofia muscolare tipo Aran-Duchenne. Minerva med. **1936 I**, 249.
— e F. Penati: Mielosi a decorso subacuto con fase di anemia grave e di agranulocitosi e con remissione temporanea. Giorn. Accad. Med. Torino **96**, 101 (1933).
Milhit, J. et M. Lamy: Les anémies préleucémiques. Bull. Soc. méd. Hôp. Paris, III. s. **50**, 1382 (1935).
Mitchell, L. A.: Malignant monoblastoma. A variant of monocytic leukemia. Ann. int. Med. **8**, 1387 (1935).
Moore, H., W. R. O'Farrell and S. Irel: A case of acute lymphatic leukemia. Lancet **1931 II**, 289.
Morawitz, P.: Erbliche und konstitutionelle Faktoren bei einigen Blutkrankheiten. Münch. med. Wschr. **1936 II**, 2073.
Morelli, E.: Contributo allo studio dei tumori delle linfoghiandole. Le emoistioblastosi. Rass. Clin. **35**, 173 (1936).
Moretti, P.: Reperti leucocitari nei processi infiammatori dei leucemici. Morgagni **76**, 387 (1934).
Morrison, S.: Certain aspects of the leukemic problem with report of a case. Internat. Clin., III. s. **42**, 201 (1932).
Muggia, A.: Un caso di sarcomatosi generale col reperto sanguigno di una leucemia. Gazz. Osp. **13**, 1388 (1892).
Murray, E. G. D., R. A. Webb and M. B. R. Swann: Disease of rabbits characterized by large mononuclear leucocytosis, caused by hitherto undescribed bacillus, Bacterium monocytogenes. J. of Path. **29**, 407 (1926).
Naegeli, O.: Blutkrankheiten und Blutdiagnostik, 5. Aufl. Berlin: Julius Springer 1931.
— Diagnostische und allgemeine Probleme der Leukämien. Münch. med. Wschr. **1933 I**, 635.
— Die akuten Blutkrankheiten. Verh. dtsch. Ges. inn. Med. **47**, 192 (1935).
— Differentialdiagnose in der inneren Medizin. Leipzig: Georg Thieme 1937.
Nagel, W. u. W. Büngeler: Über die exogene Entstehung der Monocytenoxydase beim Kaninchen. Frankf. Z. Path. **45**, 403 (1933).
Neumann, H. O.: Die myeloische Leukämie als Indikation zur Schwangerschaftsverhütung. Dtsch. med. Wschr. **1932 I**, 292.
Nordenson, N. G.: Studies on bone marrow from sternal puncture. Stockholm: Gen. lit. Anst. förl. 1935.
Nyfeldt, A.: Etiologie de la mononucléose infectieuse. C. r. Soc. Biol. Paris **101**, 590 (1929).
Oberling, Ch. et M. Guérin: Lésions tumorales en rapport avec la leucémie transmissible des poules. Bull. Assoc. franç. Étude Canc. **22**, 180 (1933).
— — Les rapports entre leucémies et cancer à la lumière de recherches expérimentales récentes. Paris méd. **24**, 239 (1934).
— — Greffes de tumeurs leucémiques à des poules immunisées contre la leucémie. C. r. Soc. Biol. Paris **124**, 227 (1937).
Olmer, J. et J. Boudouresques: La fièvre dans la leucémie myéloïde. Ann. Méd. **41**, 265 (1937).
Omodei Zorini, A.: Eritremia acuta megaloblastica con fenomeni di porpora emorragica. Boll. Soc. med.-chir. Pavia **41**, 379 (1927).
Ortolani, M. e W. Longhini: Contributo etiopatogenetico ed ematologico allo studio delle leucemie. Haematologica (Pavia) **15**, 265 (1934).
Osgood, E. E.: Fenestration of nuclei of lymphocytes. Proc. Soc. exper. Biol. a. Med. **33**, 218 (1935).
— Monocytic leukemia. Arch. int. Med. **59**, 931 (1937).

OSVALDELLA, G.: Su di un caso di sepsi con reazione iniziale leucemoide e fase terminale agranulocitica. Minerva med. **1932 I**, 413.

OTT, A.: Die Beteiligung des Magen-Darmtractus bei den leukämischen und ähnlichen Erkrankungen des hämatopoetischen Systems. Virchows Arch. **297**, 548 (1936).

PACHIOLI, R.: Ricerche sull'etiologia delle leucemie. Bull. Sci. med., XI. s. **7**, 9 (1937).

PAPPENHEIM, A.: Morphologische Hämatologie. Leipzig: W. Klinkhardt 1920.

PARSON, L. D.: Blood changes in mice bearing experimental sarcomas. J. of Path. **43**, 1 (1936).

PASCHKAU, G.: Leukämische Knochenveränderungen im Röntgenbild. Klin. Wschr. **1934 II**, 1430.

PASCHKIS, K.: Blutmauserung und Urobilinstoffwechsel. Erg. inn. Med. **45**, 682 (1933).

PASCOLI, S.: Su un caso di mielosi globale aplastica con amonocitosi. Riv. Clin. med. **38**, 250 (1937).

PAUL, J. R. and W. BUNNEL: The presence of heterophilic antibodies in infectious mononucleosis. Amer. J. med. Sci. **183**, 90 (1932).

PELLEGRINI, G.: Leucemia monocitica. In A. FERRATA: Le emopatie. Milano: Soc. Editr. Libr. 1935.

PENATI, F.: Leucemie acute e subacute con prestadio amielico e remissione. Minerva med. **1937 I**, 627.

— Leucemia megaloblastica acuta. Minerva med. **1937 II**, 401.

— e R. MOLFESE: Sul valore diagnostico della reazione di Paul e Bunnel nei riguardi della linfomonocitosi adenopatica infettiva. Minerva med. **1936 II**, 562.

— e G. MOMIGLIANO LEVI: I fondamenti sperimentali e clinici nella valutazione dell'origine dei monociti. Arch. Sci. med. **58**, 271 (1934).

— — Contributo allo studio delle leucemie monocitiche. Arch. Sci. med. **58**, 821 (1934).

— — Ricerche sulla linfomonocitosi infettiva del coniglio. Haematologica (Pavia) **16**, 261, 409 (1935).

PENNATI, V.: I corpi di Auer nelle leucemie acute. Giorn. Clin. med. **15**, 1424 (1934).

PENTIMALLI, F.: Über chronische Proteinvergiftung und die durch sie bewirkten Veränderungen der Organe. Virchows Arch. **275**, 193 (1930).

PEPERE, A.: Fisiopatologia della vecchiaia. Milano: Ist. sieroter. milan. 1934.

PESCHEL, E.: Stoffwechsel leukämischer Lymphocyten. Klin. Wschr. **1930 I**, 1061.

PIAZZA, M.: Ricerche sulla leucolisi spontanea e provocata nei leucemici. Tentativi di autoemotrattamento. Policlinico, sez. med. **38**, 116 (1931).

PICCOLI, G.: Considerazioni su di un caso non frequente di linfoadenosi acuta aleucemica. Morgagni **71**, 325, 381 (1929).

PIERCE, M.: Cultures of leukemic blood leukocytes. Arch. of Path. **14**, 295 (1932).

PINKERTON, H.: Aleukemic leukemia and atypical leukemoid conditions. Arch. of Path. **7**, 567 (1929).

PLONSKIER, M.: Über anämische und leukämische Zustände im Verlaufe bösartiger Tumoren. Acta cancrol. (Budapest) **1**, 541 (1935).

PODVINEC, E. u. K. TERPLAN: Zur Frage der sogenannten akuten aleukämischen Retikulose. Arch. Kinderheilk. **93**, 40 (1931).

POINSO, R. et G. CARCASSONNE: Syndrome médiastinal et localisations anormales au début d'une leucémie aiguë. Sang **11**, 62 (1937).

PUECH, A., J. VIDAL et M. DUFOIX: Thrombose totale intracardiaque au cours d'une leucémie aiguë. Arch. Soc. Sci. méd. et biol. Montpellier **13**, 23 (1931).

RASI, F.: Influenza del plasma e dell'ultrafiltrato di plasma e di linfoghiandole di bambini leucemici sui globuli bianchi del coniglio. Atti Soc. med.-chir. Padova **15**, 241 (1937).

RAYBAUD, A. et A. JOUVE: A propos d'un cas de leucémie aiguë lymphoïde avec réticulose et hémogénie. Présence d'un streptocoque dans le sang. Bull. Soc. méd. Hôp. Paris, III. s. **52**, 42 (1937).

REESE, H. H. and W. S. MIDDLETON: Mechanical compression of the spinal cord by tumorous leukemic infiltration. J. amer. med. Assoc. **98**, 212 (1932).

RESCHAD, H. u. V. SCHILLING: Über eine neue Leukämie durch echte Übergangsformen (Splenozytenleukämie) und ihre Bedeutung für die Selbständigkeit dieser Zellen. Münch. med. Wschr. **1913 II**, 1981.

Ribbert, H.: Geschwulstlehre. Bonn 1904.

Riccitelli, L.: Coexistence ou succession de plusieurs hémopathies sur le même sujet. Sang **8**, 237 (1934).

Rietti, F.: Leucemia e tubercolosi. Riv. crit. Clin. med. **18**, 436, 445 (1917).

— Leucemia subacuta o endocardite lenta con reazione leucemoide del sangue? Atti Accad. Sci. med. e nat. Ferrara **1930**, 157.

— Contributo allo studio delle leucemie acute. Atti Accad. Sci. Ferrara **1938**.

Rinehart, J. F.: The stem cell of the monocyte. Arch. of Path. **13**, 889 (1932).

Ritchie, G. and O. O. Meyer: Reticulo-endotheliosis. Arch. of Path. **22**, 729 (1936).

Rittmann, R.: Eine bisher noch nicht beschriebene Verlaufsart aleukämischer Lymphadenose. Fol. haemat. (Lpz.) **51**, 207 (1934).

Roch, M. et J. Mozer: Lymphomatose médullaire aiguë aleucémique. Bull. Soc. méd. Hôp. Paris, III. s. **41**, 1772 (1926).

— E. Perrot et A. Sierro: Agranulocytose passagère avec angine érythémato-pultacée. Arch. Mal. Coeur **25**, 94 (1932).

Roger, H. et J. Olmer: Les syndromes neuro-hématiques. Paris: Masson & Cie 1936.

Rohr, K.: Die diagnostische Bedeutung der Sternalpunktion. Helvet. med. Acta **1**, 713 (1935).

— Blut- und Knochenmarkmorphologie der Agranulozytosen. Fol. haemat. (Lpz.) **55**, 305 (1936).

Rósegger, H.: Untersuchungen über die Abstammung und klinische Bedeutung der basophilen Erythrozytenpunktierung. Klin. Wschr. **1936 I**, 158.

Rössle, R.: Lymphatische Leukämien ohne Systemerkrankung der Lymphknoten. Virchows Arch. **275**, 310 (1930).

Rothe-Meyer, A. u. I. Engelbreth-Holm: Experimentelle Studien über die Beziehungen zwischen Hühnerleukose und Sarkom an der Hand eines Stammes von übertragbarer Leukose-Sarkom-Kombination. Acta path. scand. (København.) **10**, 380 (1933).

Rubnitz, A. S.: Etiology of acute leukemias. J. Labor. a. clin. Med. **14**, 497 (1929).

Sabin, F. R.: Studies of living human blood-cells. Bull. Hopkins Hosp. **34**, 277 (1923).

— A. C. Doan and R. S. Cunningham: Discrimination of two types of phagocytic cells in the connective tissue by the supravital technique. Carnegie Inst.; Contrib. to Embryol. **16**, 125 (1925).

Sabrazès, J. et R. Saric: Angines lympho-monocytaires. Agranulocytoses. Leucémies leucopéniques. Paris: Masson & Cie 1935.

Samek, E.: Sui globuli bianchi nel sedimento urinario dei leucemici. Atti 37. Congr. med. int. **1931**, 191.

— Leucemia emocitoblastica con trasformazione neoplastiforme del tratto ileo-cecale. Haematologica (Pavia) **14**, 37 (1933).

Schabad, L. M. u. K. Wolkoff: Über aleukämische Retikulose und ihre blastomatöse Form. Beitr. path. Anat. **90**, 285 (1932).

Schäfer, R.: Zur Differentialdiagnose der Agranulocytose. Dtsch. Arch. klin. Med. **151**, 191 (1926).

Schilling, V.: Der Monocyt in trialistischer Auffassung. Med. Klin. **1926 I**, 563.

— Monocytose vom klinisch-hämatologischen Standpunkte. Sitzgsber. I. internat. hämat. Tagg **1937**.

Schittenhelm, A.: Klinik des retikulo-endothelialen Systems. A. Schittenhelms Handbuch der Krankheiten des Blutes und der blutbildenden Organe. Berlin: Julius Springer 1925.

Schmeisser, R.: Spontaneous and experimental leukemia of the fowl. J. of exper. Med. **22**, 820 (1915).

Schmengler, E. u. F. Krause: Zur Frage der myeloischen Reaktion bei Blutkrankheiten. Klin. Wschr. **1937 I**, 156.

Schmidt, M. B.: Referat über die hämorrhagischen Diathesen. Zbl. Path. **48**, Erg.-H., 10, 96 (1930).

Schneegans, E.: Contribution à l'étude des suites tardives des splénectomies pour hémogénie. Rev. franç. Pédiatr. **9**, 256 (1933).

Schulten, H.: Die Sternalpunktion als diagnostische Methode. Leipzig: Georg Thieme 1937.

SCHULTZ, W.: Seltene Anginaformen und ihre Behandlung. Klin. Wschr. **1927 II**, 1213.
— Akute Erkrankungen des myeloischen Systems. Verh. dtsch. Ges. inn. Med. **47**, 179 (1935).
SCHUPFER, F.: L'influenza che sulla leucemia esercitano le malattie infettive intercorrenti e il suo valore terapeutico. Policlinico, sez. med. **12**, 145 (1905).
— Sindromi emorragiche della leucemia acuta. Athena **3**, 367 (1934).
SCHWAB, R. S. and S. WEISS: The neurologic aspect of leukemia. Amer. J. med. Sci. **189**, 766 (1935).
SCHWARZ, E.: Die lymphatische Reaktion. Erg. Path. **26**, 87 (1932).
SEELIGER, S.: Über Organbefunde und ihre Bedeutung für die Pathogenese bei essentieller Thrombopenie und Aleukie. Klin. Wschr. **1924 I**, 731.
SEGA, A. e A. BRUSTOLON: Leucemia monocitica o reticolo-endoteliosi leucemica? Haematologica (Pavia) **10**, 471 (1929).
SEGERDAHL, E.: Ein Fall von Leukopenie mit akut-myeloischem Endstadium. Fol. haemat. (Lpz.) **52**, 68 (1934).
SINGER, L.: Pathologisch-anatomische Demonstrationen von akut-leukämischen Erkrankungen. Münch. Ges. Kinderheilk., 2. Juni 1931.
SKWORZOFF, M. A.: Lymphogranulomatose mit akuter myeloider Leukämie. Frankf. Z. Path. **40**, 81 (1930).
SLYE, M.: The influence of heredity in determining tumor metastases. J. Canc. Res. **6**, 139 (1921).
SMITH, R. P. and M. SILBERBERG: Multiple myeloma of hemocytoblastic type. Arch. of Path. **21**, 578 (1936).
SOFFER, L. J. and M. M. WINTROBE: The metabolism of leucocytes from normal and leukemic blood. J. clin. Invest. **11**, 661 (1932).
SORINA, E.: Zur Frage der Strukturveränderungen der Erythrocyten und Leukocyten bei verschiedenen Krankheiten. Fol. haemat. (Lpz.) **42**, 75 (1930).
SPULER, A. u. A. SCHITTENHELM: Über die Herkunft der sog. „Kern"- und „Zellschalen" bei lymphatischer Leukämie und die Natur der eosinophilen Zellen, zugleich ein Beitrag zur diagnostischen Knochenmarkspunktion. Dtsch. Arch. klin. Med. **109**, 1 (1913).
STAGELSCHMIDT, PH.: Zur Klinik der Leukämien. Fol. haemat. (Lpz.) **51**, 50 (1933).
STASNEY, J. and H. DOWNEY: Subacute lymphatic leukemia. Amer. J. Path. **11**, 113 (1935).
STEPHENS, D. J.: Acute eosinophilic leukemia. Amer. J. med. Sci. **189**, 387 (1935).
STERNBERG, C.: Über akute Leukämie. Wien. klin. Wschr. **1920 I**, 553.
— Blut. Lymphknoten. HENKE-LUBARSCH' Handbuch der speziellen pathologischen Anatomie und Histologie. Berlin: Julius Springer 1926.
STOCKINGER, W.: Das leukocytäre Blutbild und die leukopoetischen Gewebe usw. Erg. inn. Med. **45**, 214 (1933).
STORTI, E.: Difficoltà diagnostiche in casi atipici di leucemia acuta. Minerva med. **1937 II**, 119.
— Identité étiologique et nature néoplasique des formes aiguës et chroniques de la leucémie myéloïde chez la souris. Paris méd. **27**, 97 (1937).
— e P. DE FILIPPI: Il comportamento del sistema reticolo-istiocitario nell'istogenesi delle leucemie dei polli. Haematologica (Pavia) **18**, 1127 (1937).
— e G. MORETTI: Sopra un caso di leucemia monocitica con quadro ematologico finale di leucemia emocitoblastica. Boll. Soc. med.-chir. Pavia **50**, 589 (1936).
— u. R. STORTI: Blut- und Gewebsveränderungen leukämischer und erythrämischer Art durch ins Knochenmark eingespritztes 1,2-Benzypiren. Klin. Wschr. **1937 II**, 1082.
STRANDELL, B.: Akute Mikropromyelozytenleukämie und perniziöse Anämie in derselben Familie. Acta med. scand. (Stockh.) **87**, 557 (1936).
STRANSKY, E.: Über akute lymphatische Leukämie im frühen Kindesalter. Z. Kinderheilk. **49**, 659 (1930).
STRUMIA, M. M.: Agranulocytosis and acute leukemia. Amer. J. med. Sci. **187**, 826 (1934).
SZOUR, M.: Contribution au diagnostic clinique de la leucémie aiguë. Arch. Mal. Coeur **25**, 110 (1932).
TERPLAN, K.: Über akute aleukämische „Reticulose". Verh. dtsch. Ges. Path. **1930**, 69.
THOMPSON, W. P.: Abnormalities in the white blood cell response. Amer. J. med. Sci. **182**, 334 (1931).

TIMOFEJEWSKY, A. D. u. S. W. BENEWOLENSKAJA: Neue Beobachtungen an lymphoiden Zellen der myeloiden und lymphatischen Leukämie in Explantationsversuchen. Arch. exper. Zellforsch. 8, 1 (1929).

TINTI, M.: Contributo alla conoscenza delle atipie cliniche ed ematologiche delle leucemie. Riv. Clin. med. **34**, 449 (1933).

TISCHENDORF, W.: Beobachtungen über subakute Myeloblastenleukämien. Dtsch. Arch. klin. Med. **181**, 147 (1937).

TOMMASETTI, G.: Un caso di sarcoleucemia pleurica. Riv. venet. Sci. med. **31**, 49 (1914).

TORRIOLI, M.: Agranulocitosi tipo Schultz in corso di mielopatia primitiva. Policlinico, sez. med. **40**, 149 (1933).

TROISIER, J. et J. SIFFERLEN: Leucose et sarcomatose des poules; unité de virus. Ann. Inst. Pasteur **55**, 501 (1935).

UGRIUMOW, B.: Ein Fall von akuter Reticuloendotheliose. Zbl. Path. **42**, 103 (1928).

UHER, V.: Reticuloendotheliale Reaktion bei Sepsis und Leukämie. Frankf. Z. Path. **48**, 215 (1935).

ULLRICH, O.: Zur Systematik aregeneratorischer und hyperplastischer Reaktionen des Blutsystems. Z. Kinderheilk. **53**, 487 (1932).

UNGAR, H.: Ein Fall von subleukämischer lymphocytärer Retikuloendotheliose mit Übergang in retikuloendotheliales Sarkom des Humerus. Beitr. path. Anat. **91**, 59 (1933).

USSEGLIO, G. e R. OLIVETTI: Sui rapporti tra leucemie acute e mielosi aplastiche. Minerva med. **1935 I**, 183.

VAUGHAN, ST. and K. TERPLAN: Aleukemic reticulosis. Buffalo path. Soc., 24. Jan. 1937; Arch. of Path. **24**, 269 (1937).

VEIL, W. H.: Aussprache 47. Kongr. dtsch. Ges. inn. Med. **47**, 240 (1935).

VILLA, L.: L'arricchimento nell'esame morfologico del sangue. Rass. clin.-sci. **9**, 263 (1931).

VIVOLI, E.: Le complicazioni a carico del sistema nervoso e degli organi di senso nel corso delle leucemie. Riv. Clin. med. **32**, 67 (1931).

VLADOS, CH. et S. SCHUKANOVA: Sur la génèse de l'état fébrile chez les malades atteints de leucémie. Sang **9**, 961 (1935).

VOLTERRA, M.: Considerazioni sulla struttura dei capillari sanguigni e su una categoria di cellule a carattere emoistioblastico. Sperimentale **79**, 618 (1925).

— Sopra l'origine delle „cellule endoteliformi" e delle cellule di Ferrata circolanti. Sperimentale **83**, 159 (1929).

— Ricerche sperimentali sulla patogenesi delle leucemie. Riv. Clin. med. **31**, 253 (1930).

WAINWRIGHT, CH. W. and G. L. DUFF: Monocytic leukemia. Bull. Hopkins Hosp. **58**, 267 (1936).

WALLBACH, G.: Die Hühnerleukose, ein Modell der menschlichen Leukämie. Med. Klin. **1932 II**, 1665.

WARREN, S. L.: Acute leukemia. Amer. J. med. Sci. **178**, 490 (1929).

WATANABE, S.: Pathologisch-anatomische Untersuchungen über die akute Leukämie. Trans. jap. path. Soc. **23**, 54 (1933).

WEBER, F. PARKES: Erythraemia, the leukemias and Hodgkin's disease as "neoplastic mutations" of somatic cells. Med. Press a. Circ. **188**, 286 (1934).

— u. O. B. BODE: Zur Frage der Entstehung der Erythrämien und Leukämien. Klin. Wschr. **1930 II**, 2244.

WEIL, P. ÉMILE: La leucémie post-benzolique. Bull. méd. **1932**, 750.

— I. BERTRAND et M. COSTE: Les complications médullaires de la leucémie. Sang **9**, 577 (1935).

— et J. BOUSSER: Leucémie et traumatisme. Ann. Méd. **40**, 220 (1936).

— et P. ISCH-WALL: Les leucémies à tumeurs. Sang **5**, 513 (1931).

— — Guérison des stomatites ulcéro-membraneuses de la leucémie aiguë par le traitement arséno-benzolique. Bull. méd. **46**, 754 (1932).

— — et I. BERTRAND: Leucémie aiguë avec tumeur mère médiastine. Bull. Soc. méd. Hôp. Paris III. s. **49**, 1408 (1933).

WILENS, S. L. and E. E. SPROUL: Spontaneous leukemia and chloroleukemia in the rat. Amer. J. Path. **12**, 249 (1936).

WILLI, H.: Die Leukosen im Kindesalter. Berlin: S. Karger 1936.

WOLFF, E.: Agranulozytose und Myeloblastenleukämie als Reaktionsformen auf denselben Infekt bei zwei Geschwistern. Fol. haemat. (Lpz.) **44**, 38 (1931).

WOLLENBERG, H. W.: Die historische Entwicklung der Monozytenfrage. Erg. inn. Med. **28**, 638 (1925).

WRIGHT, C. B. and E. H. NORRIS: Leukemic reticulo-endotheliosis. Arch. of Path. **24**, 626 (1937).

YABLOKOW, D. D.: Zur Frage des differential-diagnostischen Wertes der Charcot-Leydenschen Krystalle im Blut bei akuten leukämischen Leukosen. Dtsch. Arch. klin. Med. **173**, 579 (1932).

YANONSKY, D.: Des inclusions particulières dans les leucocytes non mûrs dans les cas de leucémie aiguë. Sang **9**, 610 (1935).

ZAMORANI, M.: Vasto ematoma intrasplenico in un caso di leucemia ad emocitoblasti. Haematologica (Pavia) **2**, 427 (1921).

ZEMPLÉN, B.: Ein im Bild einer akuten Myeloblasten-Leukämie beginnendes Chlorom. Fol. haemat. (Lpz.) **55**, 262 (1936).

ZIEGLER, K.: Experimentelle und klinische Untersuchungen über die Histogenese der myeloiden Leukämie. Jena: Gustav Fischer 1906.

ZOLEZZI, G.: Reticoloendoteliosi sistemica acuta aleucemica. Clin. med. ital. **68**, 131 (1937).

I. Geschichtliches.

Die Geschichte der akuten Leukämien (die überholte Benennung „Leukämien" wird noch nur aus praktischen Gründen beibehalten) geht auf die grundlegenden Arbeiten von FRIEDREICH (1857), EBSTEIN (1889) und A. FRAENKEL (1895) zurück, wo das klinische Bild der Krankheit ausführlich beschrieben wird. Die wichtige Zusammenstellung von A. FRAENKEL stellt ferner den ersten Versuch hämatologischer Forschung und pathogenetischer Auslegung dar, während die ersten pathologisch-anatomischen Untersuchungen über die akuten Leukämien besonders an den Namen BENDAs (1897) knüpfen.

Die Behauptung von A. FRAENKEL, sämtliche akuten Leukämien seien lymphatischen Ursprungs, erwies sich später als irrig; es wurde im Gegenteil sogar angenommen, daß es nur eine akute myeloische Leukämie gäbe (AUBERTIN, K. ZIEGLER u. a.). Diese Meinung, die übrigens nicht unbestritten blieb, hatte ihren Ausgangspunkt von der Aufstellung des Myeloblastenbegriffes durch NAEGELI (1900). Es wurden alsdann zwei Formen der akuten Leukämie unterschieden, und zwar als häufigste die *akute Myelose*, die durch die Anwesenheit der ungranulierten Vorstufen der myeloischen Leukocyten (Myeloblasten) gekennzeichnet wird; während in selteneren Fällen *(akuten Lymphadenosen)* die Vorstufen der Lymphocyten, d. h. die Lymphoblasten, das Blutbild beherrschen.

Dieser dualistischen Auffassung, deren NAEGELI als prominentester Vertreter gilt, steht seit ungefähr 25 Jahren die Ansicht der Unitarier (PAPPENHEIM, FERRATA, DI GUGLIELMO, MAXIMOW u. a.) gegenüber, die neben der akuten Myelose bzw. Lymphadenose noch als dritte und sogar häufigste Form der akuten Leukämie die *hämocytoblastische (lymphoidocytische) Leukämie* beschreiben: d. h. ein Krankheitsbild, bei dem im Blute eine indifferente Stammzelle gefunden wird, aus welcher sämtliche weißen (und auch roten) Blutzellen entspringen.

Andererseits wurden besonders im letzten Jahrzehnt die Fragen der akuten *Monocytenleukämien* und der *leukämischen Reticuloendotheliosen* aufgeworfen, wohl unter dem Einfluß der trialistischen Auffassung (ASCHOFF, SCHILLING u. a.)

der Abstammung der weißen Blutelemente, die in der Erkennung des reticulo-histiocytären Apparates durch Aschoff und Kiyono ihren Untergrund gefunden hat.

Gewissermaßen als Gegenstück der Leukämien auf dem Gebiete der roten Blutzellenreihe hat endlich di Guglielmo (1917) die *Erythrämien* (erythrämischen Myelosen) abgegrenzt, welchen histopathogenetisch eine Hyper- und Anaplasie des erythropoetischen Systems zugrunde liegen. Auch die Erythrämien können akut verlaufen, und dasselbe gilt von den sog. *erythroleukämischen Myelosen*, die di Guglielmo von der erythrämischen bzw. leukämischen Myelose abtrennen will.

II. Begriffsbestimmung.

Eine Definition der akuten Leukämien zu geben, ist deshalb schwierig, weil dabei mehrere verwickelte Streitfragen auftauchen, die erst in den folgenden Abschnitten eingehend erörtert werden sollen und auch weil jede Definition durch die verschiedenen Ansichten über die Entwicklung und selbst über die Nomenklatur[1] der Blutzellen erschwert wird.

Zunächst soll betont werden, daß die akuten Leukämien meistens das Bild einer akuten Infektionskrankheit darbieten und gewöhnlich nicht als Leukämien imponieren, so daß nur der leukämische Blut- und Organbefund maßgebend ist. *Leukämischer Blutbefund:* Die Blutstammzellen (Hämocytoblasten) verlieren ihre Differenzierungsmöglichkeit gänzlich; entweder vermehren und verbreiten sie sich als solche (akute Hämocytoblastose) oder sie erreichen nur zum kleinen Teil eine Differenzierung in die Vorstufen der myeloischen bzw. lymphatischen Reihe (Myeloblasten, Lymphoblasten[2]), welche ihrerseits kärglich zur Vollendung des Reifungszyklus neigen. *Leukämischer Organbefund:* Die mit zweifacher, hämatogener und histiogener Entwicklungspotenz, ausgestatteten Zellen (Hämohistioblasten nach Ferrata), die sich nicht zu bestimmten, direkt blutbildenden Organen vereinigt haben, sondern ohne besondere Anordnung in den Bindegeweben der verschiedenen Körperteile zerstreut sind, nehmen ihre embryonale blutbildende Tätigkeit wieder auf und verallgemeinern sich mit einem üppigen Wachstum. Die Proliferation der potentiell hämatogegen-histiogenen Zellen (Hämohistioblasten) ist den akuten und chronischen Leukämien gemeinsam; die Minderwertigkeit der Blutstammzellen (Hämocytoblasten) und folglich das Fehlen der Übergänge zwischen den verschiedenen Entwicklungsformen, ist den akuten Leukämien eigentümlich. Diese sozusagen klassische Auffassung des Wesens und des Ursprunges der leukämischen Herde ist allerdings durch die neuesten Untersuchungen erschüttert worden (s. S. 451).

---

[1] Die hämatologische Terminologie in der vorliegenden Arbeit ist die von Ferrata vorgeschlagene.

[2] Bekanntlich hat Ferrata nur noch der indifferenten Mesenchymzelle bzw. dem Hämohistioblasten die Bildung aller roten und weißen Blutzellen zugeschrieben, aus Hämocytoblasten aber keine Erythrocyten und Monocyten mehr abgeleitet. Den zwischen Mesenchymzelle und Hämocytoblasten eingeschobenen Hämohistioblasten lehnt Naegeli ab; die Auffassung des Myeloblasten nach Naegeli nimmt wiederum Stockinger nicht an. Betreffs der allgemein-pathologischen Fragen, die Beziehungen zu den akuten Leukämien haben, sei auf das Referat von Hellman und auf die Monographie von Houcke verwiesen. Auch der Aufsatz von Jeney soll hier erwähnt werden.

An akute Leukämien erinnern stark auch *die bei den chronischen Leukämien vorübergehend oder öfters terminal auftretenden akuteren Phasen*, welche jedoch von den eigentlichen akuten Prozessen prinzipiell auseinandergehalten werden müssen. Vor allem können solche akute Phasen vorkommen bei zu intensiver Röntgen- oder Sonnenbestrahlung; manchmal zeigen sich auch akute Schübe in einem Krankheitsbild, das bisher chronische Verlaufsform aufgewiesen hat; dabei sind die Ursachen dieser Änderungen meistens nicht durch äußere Momente bedingt und wohl im inneren Wesen der Krankheit begründet (NAEGELI). Man begegnet ferner subakuten Verlaufsformen, die zuerst einmal einen akuten Schub aufweisen und nachher mehr chronisch verlaufen. Der akuten Leukämie im eigentlichen Sinne des Wortes gehören auch solche Formen nicht: OLMER und BOUDOURESQUES bezeichnen sie mit Recht als *Übergangsformen* zwischen chronischen und akuten Leukämien.

So gerechtfertigt die prinzipielle Trennung zwischen akuter Leukämie und akutem Schub bei chronischer Leukämie erscheint, so schwer und oft unmöglich ist sie aber praktisch durchzuführen, besonders wenn die Mundsymptome nicht stark ausgeprägt sind oder das Fieber bei mäßigen Graden bleibt (SCHUPFER); sogar der *Hiatus leukaemicus* kann sich auch beim akuten Schub der chronischen Leukämie finden (HADORN, RIETTI). Wenn also FERRATA neuerdings schreibt: „Die akute Leukämie ist eine Infektionskrankheit, die ein gesundes Individuum trifft und binnen kurzem umbringt", so bleibt er gerade den Beweis schuldig, daß das Individuum gesund war. Selbst der von NAEGELI zur Sicherstellung der Diagnose der akuten Leukämie geforderte vorherige aleukämische Blutbefund, gibt noch keine vollständige Sicherheit; denn selbst in Fällen, wo ein kurz vorher erhobener Blutbefund normale Verhältnisse zeigte, konnten wohl leukämische Veränderungen der Organe bestehen, ohne unreife Zellen ins Blut auszuschwemmen (LASCH). *Sicher handelt es sich in vielen Fällen* (nach MILHIT und LAMY sogar immer) *bei akuter Leukämie um anatomisch ältere Veränderungen bei später akutem Ausbruch und Verlauf*; wobei die Akuität vielwurzelig (NAEGELI), und zwar die Folge eines Wechsels in der Intensität des leukämischen Prozesses oder einer symptomatischen Thrombopenie oder Granulocytopenie sein kann.

Die akuten Leukämien sind keine seltenen Krankheitsbilder. Aus den Jahren 1917—1929 zählte WARREN im Schrifttum nicht weniger als 500 Fälle, und noch zahlreicher dürften die veröffentlichten Fälle aus dem letzten Jahrzehnt sein.

Die akute Leukämie kommt hauptsächlich bei Jugendlichen und bei Leuten im Alter von 20—40 Jahren, bei Männern häufiger als bei Frauen vor; aber auch Fälle im Alter von 50—70 und selbst 77 Jahren (LUCHERINI) werden nicht ganz ausnahmsweise beobachtet. Unter den senilen Leukämien findet man viele aleukämische bzw. subleukämische Fälle (CURSCHMANN).

Bei einer Besprechung der wellenförmigen Morbiditätskurve auch nichtinfektiöser Krankheiten hat CURSCHMANN darauf aufmerksam gemacht, daß in der *Morbidität* und im *Charakter* der Leukämien in den letzten Jahren eine deutliche Änderung eingetreten zu sein schiene. Und zwar hat anscheinend einerseits die absolute Zahl der Fälle zugenommen (s. auch STAGELSCHMIDT), und andererseits ist die Menge der akuten und „atypischen" (aleukämischen, subleukämischen und vorwiegend anämischen) Leukämien auf Kosten der früher als ganz überwiegend betrachteten chronischen Myelosen und Lymphadenosen erheblich angewachsen. Diese Ansicht, die Curschmann mit genauen statistischen Angaben belegt, kann ich nur bestätigen. Als Assistent von Luzzatto, also in einer Ursprungsstätte hämatologischer Publikationen, bekam ich in den Jahren 1920—1923 nur zwei Fälle von akuter Leukämie zu sehen, während in den Jahren 1926—1937 die Zahl der von mir beobachteten akuten Leukämien 20 beträgt: also eine erhebliche Zunahme. Die akuten Formen, insbesondere die Stammzellenleukämien, dominieren stark, und zwar nicht nur im Kindesalter, sondern auch bei erwachsenen Jugendlichen (Naegeli, Curschmann).

Die Ursachen der Zunahme der akuten Leukämien und ihrer häufigen Charakteränderung ist zur Zeit völlig unklar; über die Ätiologie der menschlichen Leukämie wissen wir ja auch heute noch nichts, so daß sich jede spekulative Erörterung diese Themas erübrigt.

Lambin und Gérard, Engelbreth-Holm haben *die an die Jahreszeit gebundenen Schwankungen* im Vorkommen der akuten Leukämien studiert. Sie fanden, daß etwa doppelt so viele Fälle auf das Winterhalbjahr wie auf das Sommerhalbjahr entfallen; und diese Angabe stimmt zum Teil mit den Studien von Wigand[1] überein, welcher die größte Sterblichkeit an Blutkrankheiten im Januar-Februar und Mai fand. Bemerkenswerterweise entspricht die von Engelbreth-Holm angegebene Jahresverteilung derjenigen der Empfänglichkeit für übertragbare Leukosen bei Hühnern. Die Analogie geht ja so weit dahin, daß bei Kindern unter 15 Jahren bzw. bei Küchlein die Jahreszeit auf die Häufigkeit der Krankheit keinen Einfluß zu haben scheint.

Diese freilich noch nicht erklärbaren Ergebnisse sind interessant, an deren allgemeiner Gültigkeit darf jedoch gezweifelt werden. Von 12 von mir publizierten Fällen entfielen z. B. 7 auf das Sommerhalbjahr (Mai-Oktober) und 5 auf das Winterhalbjahr (November-April).

III. Klinik.

Hier soll das *einheitliche* klinische Bild der akuten Leukämien dargestellt werden, wie es vor allem von Naegeli, Ferrata, di Guglielmo, Boudet u. a. m. beschrieben wurde. Dieses Bild ist bei allen Formen der akuten Leukämie ein ziemlich gleichmäßiges; nur die Schwere der Symptome kann verschieden sein, und zwar im Verhältnis zur Akuität des Krankheitsprozesses.

Der *Beginn* der Krankheit kann aus vollem Wohlbefinden stürmisch mit hohem Fieber und Mattigkeit erfolgen. Manchmal macht unerwartet starker Blutverlust im Gefolge einer leichten Verletzung oder beim Herausziehen eines Zahnes auf die Möglichkeit der Krankheit aufmerksam. Meist gehen aber einige Tage Abgeschlagenheit mit verschiedenen Allgemeinstörungen voraus: Gelenkschmerzen, Durchfälle, Halsweh, Stechen auf der Brust, Herzklopfen, Schweiße und Kopfweh. In subakuten Fällen entwickelt sich alles langsamer in Wochen oder sogar in einigen Monaten; dann aber kommt mehr oder weniger schnell die akutere Phase.

Als wichtigstes und häufigstes Symptom gilt die *hämorrhagische Diathese*, freilich mit verschiedenen Graden und Lokalisationen (einfaches Nasenbluten, Zahnfleischblutungen, Darmblutungen, Hämaturie, Mittelohr- und Labyrinth-

[1] Wigand: Dtsch. med. Wschr. **1934 II**, 1709.

blutungen (LOVE), Netzhautblutungen (VIVOLI), Gehirnblutungen, bei letzteren ist mitunter plötzlicher Tod beobachtet worden. Bevorzugt von den hämorrhagischen Erscheinungen sind die oberen Luftwege; mitunter tritt auch Hämoptöe auf. Häufig geht die Krankheit mit einer starken Mundblutung einher. Im allgemeinen bluten die Lippen und die Nasenlöcher; ausgedehnte Blutsuffusionen der Mundschleimhaut, Ecchymosen der Zunge usw., sind besonders häufig. Über den Gaumenmandeln und dem Schlundkopf stehen gewöhnlich große Blutgerinnsel. Viele Fälle gleichen durchaus dem Bilde der Purpura haemorrhagica. Bei Frauen sind Uterusblutungen häufig (HIRSCHFELD u. a.); nach DEBIASI sind sie kein einfacher Ausdruck der hämorrhagischen Diathese, sondern hängen von leukämischen Ovarialveränderungen ab. Die *leukämischen Blutungen* gehören im allgemeinen zu den vasculären, und ein fester Zusammenhang mit Thrombopenie scheint nicht zu bestehen (M. B. SCHMIDT); trotzdem wirken *vasculäre* und *thrombopenische Faktoren* oft zusammen mit (GIANNONI), während bei einigen Fällen auch die sog. *Angiophilia tissularis haemorrhagica* (LUNEDEI[1]) mit in Frage kommt.

Neben den spontanen hämorrhagischen Erscheinungen sind die Zeichen des sog. *hämogenischen Syndroms*, d. h. die Zeichen einer latenten hämorrhagischen Diathese beweisend (Verlängerung der Blutungszeit, fehlende oder verminderte Retraktilität des Blutkuchens, Verminderung der Blutplättchenzahl usw.; dagegen ist die Gerinnungszeit normal oder nur wenig erhöht). Die Senkungsgeschwindigkeit der Erythrocyten ist in einigen Fällen erhöht.

Die Haut wird mit der Entwicklung des Leidens immer blasser, wachsartig; die Schleimhäute sind auch blaß. Leukämische Hautinfiltrate kommen nicht ganz selten vor (DONDI, REESE und MIDDLETON u. a.).

Im Munde trifft man *Geschwüre*, die sich ungemein in die Tiefe ausdehnen können. Gewöhnlich fällt der furchtbare Geruch aus dem Munde schon auf Entfernung auf. Zahnausfall, Noma und schwere Zerstörungen werden öfters beobachtet. *Akute nekrotische Veränderungen im Munde sollten stets den Verdacht auf akute Leukämie erregen* (LANDAIS, LOVE). Auch im Kehlkopf finden sich oft nekrotische Zonen und Petechien (LOVE). HOCHWALD beobachtete Gangrän der Oberkieferschleimhaut und der angrenzenden Teile des harten Gaumens. Daß die Mundsymptome besonders bei akuter Monocytenleukämie ausgeprägt sind (FORKNER) wird von den meisten Autoren abgelehnt (PENATI und MOMIGLIANO-LEVI u. a.).

Eine diffuse *Lymphknotenschwellung* wird selten vermißt; besonders häufig ist diese am Halse, wohl in Beziehung zu den Prozessen in der Mundhöhle. Die rapid erfolgende Drüsenvergrößerung kann beträchtliche Schmerzen bereiten.

Die *Knochen* — besonders das Brustbein und die Rippen — sind oft druckempfindlich; selten kommen unerträgliche Knochenschmerzen, viel seltener Gelenkschwellungen vor. Osteomyelitische Prozesse, z. B. des Unterkiefers (LASCH) sind ausnahmsweise beobachtet worden.

Am *Herzen* sind die Befunde abhängig von der Schwere der Anämie; anorganische Herzgeräusche sind häufig wahrnehmbar. Gewöhnlich ist die Pulsfrequenz eine hohe und nicht dem Fieber entsprechende. Herzveränderungen, wie *Endokarditis*, *Perikarditis* (HIRSCHFELD, GHIRON, DONATH und SAXL,

[1] LUNEDEI: Zit. bei GIANNONI.

RIETTI u. a.), auch *pleurale Ergüsse*, zumeist hämorrhagischer Natur, werden vielfach beobachtet.

Die *Milz* ist fast immer vergrößert, zumeist auch palpabel, doch gewöhnlich nur mäßig groß; bedeutende Milztumoren sind bei Erwachsenen recht selten. In vielen Fällen nimmt die *Leber* an Umfang etwas zu.

Auf Beteiligung des *Darmes* können Durchfälle und Blutungen hinweisen.

Der *Harn* enthält vielfach Eiweiß, rote Blutkörperchen und Zylinder, mitunter reichlich. Die Diazoreaktion ist negativ (NAEGELI). Häufig ist eine enorme Vermehrung der Harnsäure und aller Alloxurkörper (MAGNUS-LEVY). Auf das Vorkommen und die diagnostische Bedeutung von leukämischen Leukocyten im Harnsediment hat SAMEK hingewiesen. Anurie ist selten und kann sowohl von schweren Nierenveränderungen (L. ALZONA), als auch von reflektorischem Nierenblock im Gefolge einer schweren Hämorrhagie in den Nierenbecken (M. DREYFUSS) verursacht werden.

Das *Sensorium* ist vielfach frei, mitunter auch leicht benommen, auch in Frühstadien. Die *Symptome seitens des Nervensystems* (*neuroleukämisches Syndrom* nach ROGER und OLMER) sind in den letzten Jahren Gegenstand eingehender Untersuchungen gewesen, besonders nach der Erkennung einer zentralen Steuerung der Blutbeschaffenheit. Zwar stellen die leukämischen Veränderungen im Nervensystem oft nur einen Obduktionsbefund dar, aber in manchen Fällen entsprechen ihnen bedeutende klinische Symptome und auch Veränderungen der Cerebrospinalflüssigkeit (SCHWAB und WEISS). Rückenmarkskompressionen können in seltenen Fällen bei längerem Verlauf durch tumorartige leukämische Infiltrate entstehen (REESE und MIDDLETON). Schmerzhafte Paraplegie im Verlaufe einer myeloischen, akut gewordenen Leukämie beschreiben P. É.-WEIL, BERTRAND und COSTE. In einem subakuten Fall von MICHELI war Muskelatrophie (Typus ARAN-DUCHENNE) vorhanden. GORDIN beobachtete einmal das Bild einer aufsteigenden (LANDRYschen) Paralyse. Die Spinalsymptome fassen ROGER und OLMER als neuroanämisches, der Anämie sekundär entstandenes Syndrom. Terminale Gehirnblutungen haben mehrere Autoren verzeichnet (FRIED, VIVOLI u. a.). Exophthalmus hat ISRAËLS beobachtet. Nervensymptome sind jedenfalls bei akuten Leukämien weniger häufig als bei chronischen.

Knochenveränderungen, wie sie bei den chronischen Leukämien in osteosklerotischer, osteoporotischer oder osteomalacischer Form auftreten, sind bei akuten Formen viel seltener (SABRAZÈS und SARIC, MARZIANI u. a.).

Zusammenfassend, zeichnen sich die akuten Leukämien hauptsächlich durch folgende Symptome aus: hämorrhagische Diathese, pseudoskorbutische oder anginöse Erscheinungen, Schüttelfrost, Fieber, Kopfweh, Abgeschlagenheit, Anämie, Lymphknotenschwellung, Knochenschmerzen, mäßige Milz- und Lebervergrößerung.

Anhang.

1. Akute Leukämien im Kindesalter.

Die angebliche Seltenheit der akuten Leukämien im Kindesalter ist keineswegs bewiesen; man kann ja behaupten, daß diese Blutkrankheiten zum mindesten ebenso häufig bei Kindern wie bei Erwachsenen sind. Nach COOKE,

LEREBOULLET und BAIZE, STRANSKY werden besonders männliche Kleinkinder betroffen. Eine vollkommene Darstellung der Leukämien im Kindesalter hat neuerdings WILLI gegeben.

Die klinischen Besonderheiten der akuten Leukämien bei Kindern sind im allgemeinen, wegen der Ähnlichkeit mit den Formen des reiferen Alters, nicht allzu bedeutend. Trotzdem ist der *Beginn* der Krankheit oft *monosymptomatisch* und infolgedessen in mehreren Fällen irreführend. So werden nur zu oft die nekrotische Angina als Diphtherie oder Angina Vincenti, die Lymphdrüsenvergrößerungen am Halse als Tuberkulose, die Gliederschmerzen als Rheumatismus diagnostiziert. Auch ein pseudoappendicitischer Beginn wird von einigen Autoren beschrieben, so daß es manchmal zu chirurgischen Eingriffen kam. Besonders zu erwähnen ist, daß die Milzvergrößerung, welche bei Erwachsenen meist sehr mäßig, beim Kind viel bedeutender ist; die *Milz* überragt im allgemeinen um mehrere Querfinger den Rippenbogen. Auch die *Leber* ist oft stark vergrößert. Oft nimmt die Milz- und Lebervergrößerung im Verlauf der Krankheit ab (LEREBOULLET und BAIZE). Weniger häufig sind leukämische Hyperplasien an den Speicheldrüsen und an den Hoden.

Die *Anämie* ist immer sehr schwer; die Leukocytenzahl ist in mehreren Fällen nicht stark vermehrt, aber das Vorhandensein der Stammzellen (50% und mehr) wird nie vermißt. Über terminale Leukocytenabnahme wird oft berichtet. Im Gegensatz zur akuten Leukämie der älteren Kinder und der Erwachsenen findet man beim Kleinkind (nicht aber beim Säugling!) viel häufiger Lymphadenosen als Myelosen (WILLI).

Sehr häufig ist, besonders bei hämorrhagischen Formen, auch das bereits erwähnte *hämogenische* oder *thrombopenische Syndrom.* Als wenig hervortretende Symptome sind die (gewöhnlich blutigen) *pleuralen* und besonders *perikardialen Ergüsse* und das *Lungenödem.* Häufig sind dagegen *cerebrale* bzw. cerebromeningeale Symptome, plötzliche komatöse Zustände (HUTINEL und MARTIN), Zeichen intrakranieller Drucksteigerung, epileptische Krisen usw. *Komplikationen,* wie Bronchopneumonie, Noma, nekrotisierende Colitis oder Enteritis usw. können dem Krankheitsbild ein besonderes Gepräge geben (WILLI). Der Verlauf ist meist perakut.

Die gerade bei Kindern fast ausschließlich vorkommenden Chloroleukämien werden im folgenden Abschnitt besprochen.

2. Akute Chloroleukämien.

Das Krankheitsbild, das als *Chlorom* beschrieben wird, scheint eine Leukämieform mit vorherrschenden Knochensymptomen zu sein, die sich nur durch die (übrigens nicht wesentliche) Grünfärbung des gewucherten Gewebes auszeichnet. Die myeloische Form des Chloroms kommt hauptsächlich bei jungen Leuten, die lymphatische Form besonders bei Kleinkindern vor. Erwachsene werden viel seltener betroffen.

Das *myeloische Chlorom* zeigt gewöhnlich akuten Verlauf, starke Atypie des Blutbildes (das der akuten Myelose entspricht), erheblich infiltrative Wucherung, meist auch Vorliebe für parosteale Ausbreitung. Aber alle diese Erscheinungen können auch fehlen oder die eine oder andere sich auch bei ungefärbten Myelosen finden, so daß eine gleitende Reihe konstruiert werden kann als Beweis der engsten Zusammengehörigkeit (NAEGELI). Jedenfalls sind Knochenerkrankungen des Schädels (Orbita), der Wirbelsäule und des Beckens, Paraplegien, basale Nervenlähmungen, tumorähnliche Infiltrate (Mamma, Rectum usw.) für Chloromyelose charakteristisch.

Das klinische Bild des *lymphatischen Chloroms* entspricht völlig der Chloromyelose; dagegen entspricht das Blut der akuten Lymphadenose; nur erscheinen wegen der noch stärkeren Atypie der Wucherung häufig aleukämische, sublymphatische oder schwer anämische Stadien (NAEGELI). Das Chlorom kann im Bilde einer akuten Myeloblastenleukämie beginnen (ZEMPLÉN).

Den leukämischen Charakter des Chloroms beweisen auch die Beobachtungen von WILENS und SPROUL, welche spontan auftretende Leukämien und Chloroleukämien bei Ratten fanden: Unterschiede im histologischen Bild zwischen den beiden Formen bestanden nicht. Auch bei Hühnern kommt Leukochlorom in Verbindung mit myeloischer Leukämie vor (MATHEWS).

3. Leukosarkomatose.

Die *Leukosarkomatose* (STERNBERG) reiht sich den akuten Leukämien mit lokalisierter Tumorbildung an (s. S. 450); denn sie erinnert klinisch an das Syndrom der akuten Leukämie und weist autoptisch abdominale oder mediastinale, seltener pleurale (TOMMASETTI) Tumoren, sowie leukämische Veränderungen der Lymphdrüsen, der Milz und der inneren Organe auf. Durch diese Auffassung, welcher sich die meisten Autoren angeschlossen haben, kann die Abgrenzung einer „Leukosarkomatose" nunmehr abgelehnt werden. Daran ändert nichts die Tatsache, daß im Blutbild makrolymphocytäre Formen oft zahlreicher als die kleinzelligen Lymphocyten sind. Auch RIEDER-Zellen sind manchmal reichlich vorhanden (S. MAZZA).

Mit der Leukosarkomatose soll man nicht die Lymphosarkome bzw. die KUNDRATHsche Lymphosarkomatose verwechseln. ARESU und SCALABRINO betrachten die Lymphosarkome als lokalisierte oder verbreiterte Lymphadenosen, die meist aleukämisch, manchmal subleukämisch, selten leukämisch verlaufen, daneben zur Bildung wenig differenzierter Zellformen neigen und manchmal eine hämohistioblastische, manchmal eine lymphoblastische Proliferation aufweisen.

IV. Hämatologie.

Von entscheidender Wichtigkeit für die Erkennung der akuten Leukämien ist der *Blutbefund*[1]. Dabei ist aber zu berücksichtigen, daß *den qualitativen Veränderungen des weißen Blutbildes eine viel größere Bedeutung als den quantitativen zukommt*. Die Leukocytenzahl ist zwar sehr häufig, aber keineswegs in allen Fällen vermehrt, besonders im frühen (vorleukämischen) Stadium; es

[1] Die *chemischen Veränderungen des Blutes* sind auf das quantitative und qualitative Verhalten der roten und weißen Blutzellen zurückzuführen. Z. B. fanden M. LABBÉ und seine Mitarbeiter [C. r. Soc. Biol. Paris **107**, 1087 (1931)] starke Abnahme des Lipoidphosphors und des organischen P, bei normalen Werten des anorganischen P; BOYD [Arch. of Path. **21**, 739 (1936)] niedrigen Lipoidgehalt der weißen Blutzellen. — BENNHOLD [Erg. inn. Med. **42**, 273 (1932)] gibt folgendes Eiweißbild an: Albumin 3,3%, Globulin 2,7%, Gesamtergebnisse 6%, Refraktion 6,33%. PEGORARO [Riv. clin. med. **36**, 93 (1935)] fand Glutathionvermehrung im Blut. Die normale Höhe der Zuckerbelastungskurve wird oft nicht erreicht, die Rückkehr zum Ausgangswert ist beschleunigt (MATTIOLI: Riforma med. **1937 II**, 1373).

mehren sich ja sogar die Beobachtungen von akuten Leukämien mit mäßiger und selbst extremer *Leukopenie* (bis zu 400 weißen Elementen); mehrere Autoren, darunter NAEGELI, FERRATA, ROCH, FIESCHI, CALLERIO, CATTANEO, SABRAZÈS und SARIC, MASSOBRIO haben solche Fälle beschrieben (s. später unten).

Häufig sind nach GOSIO die Schwankungen der *Leukocytenkurve* auch unabhängig von der Röntgenbehandlung oder von sonstigen therapeutischen Mitteln: Blutkrisen im Sinne der Zerstörung von weißen Blutkörperchen kommen oft vor, in deren Verlauf das Blut der Patienten gegen die eigenen Leukocyten und in beschränkterem Maße auch gegen die Leukocyten von anderen Patienten, eine lytische, in Dunkelfeldbeleuchtung gut zu beweisende Wirkung ausübt.

Der *Blutbefund* ermöglicht auch die Erkennung der einzelnen *Formen der akuten Leukämie*, welche, wie gesagt, klinisch im allgemeinen nicht zu unterscheiden sind. Freilich sind hier hauptsächlich morphologische und morphogenetische Gesichtspunkte maßgebend, da leider die Ätiologie noch völlig im Dunkel liegt.

Die hämatologische Beurteilung der Fälle mit *vorwiegend undifferenzierten Blutzellen* gilt im allgemeinen als sehr schwierig; doch sind alle Autoren darin einig, daß dabei die Anwesenheit anderer unreifer Formen maßgebend ist, deren granulocytische bzw. lymphocytische Abstammung festgestellt werden kann.

Bei den *Züchtungsversuchen* aus dem Blute akuter Leukämiker zeigt sich die granulocytäre Umwandlung der Hämocytoblasten; bemerkenswerterweise fanden dabei TIMOFEJEWSKY und BENEWOLENSKAJA eosinophile Körnung in vielen Fällen, auch wenn im Blute keine Eosinophile zu finden waren (weitere Einzelheiten und Literatur bei PIERCE).

Fehlen die differenzierten Elemente (Myeloblasten bzw. Lymphoblasten) im Blute, so spricht man eher von *Stammzellenleukämie* bzw. *hämocytoblastischem Syndrom* (FERRATA, DI GUGLIELMO u. a.).

YABLOKOW will durch Untersuchung des Blutes auf die CHARCOT-LEYDENschen *Krystalle* akute Myelosen von akuten Lymphadenosen trennen (bei letzteren fehlen die Krystalle, die bei den Myelosen dagegen nachweisbar sind).

Sehr häufig treten, neben den Veränderungen der weißen Blutzellen, auch schwere *Erythrocytenveränderungen* ein; man findet z. B. Proerythroblasten, basophile und polychromatische Erythroblasten, CABOTsche Körper usw. Daraus schließen FERRATA und seine Schüler, daß die im Blute vorhandenen Stammzellen (Hämocytoblasten) zum Teil als Vorläufer der roten, nicht der weißen Blutzellen anzusehen sind, so daß in jenen Fällen nicht von bloß leukämischen, sondern von *erythroleukämischen* Prozessen gesprochen werden soll. Nach DI GUGLIELMO kommt auch eine *akute Erythrämie* vor.

Auch das qualitative *Thrombocytenbild* zeigt Verschiedenheiten nach Größe, Form und Inhalt der Blutplättchen, worauf besonders ARNETH hingewiesen hat. In der Mehrzahl der Fälle, vielleicht sogar immer, gehen die akuten Leukämien mit Thrombopenie einher (HITTMAIR[1]).

Eine besondere Stellung nimmt die *akute Monocytenleukämie*, die zum Teil als *leukämische Reticuloendotheliose* aufgefaßt wird. Während NAEGELI und andere Hämatologen die Existenz dieser Form überhaupt ablehnen, erkennen andere Autoren (SCHILLING, FERRATA, DI GUGLIELMO, SABRAZÈS, DAMESHEK,

---

[1] HITTMAIR, A.: Das Blutplättchen im Spiegel des Schrifttums der letzten 10 Jahre. Fol. haemat. (Lpz.) **59**, 50 (1938).

OBERLING, RIETTI u. a.) die Monocytenleukämie bzw. Reticuloendotheliose als selbständige Leukämieform.

Am öftesten gehen die Veränderungen im Blut parallel mit den Veränderungen in den Organen. In einem Teil der Fälle — den *subleukämischen* und den *aleukämischen* — verbleibt das Blutbild oft während längerer Zeit wenig abweichend vom normalen; hier ist die Fähigkeit der blutbildenden Organe, reichlich neugebildete Zellelemente abzugeben, gestört (HELLMAN). Der Umstand, daß akute Leukämien in mehreren Fällen ohne leukämischen Blutbefund verlaufen, wird in der folgenden Klassifikation mitberücksichtigt:

1. Akute Myelose	leukämisch aleukämisch erythroleukämisch
2. Akute Lymphadenose	leukämisch aleukämisch
3. Akute Monocytenleukämie Leukämische Reticuloendotheliose	leukämisch aleukämisch
4. Akute Erythrämie	leukämisch aleukämisch
5. Hämocytoblastose (Stammzellenleukämie).	

Diese Formen sollen nur vereinzelt besprochen werden, wobei einige strittige Fragen erörtert werden.

1. Akute Myelose (Myeloblastenleukämie).

Trotzdem einige Fälle ohne *Anämie* verlaufen und recht wenige sogar mit *Hyperglobulie* einhergehen (PARKES WEBER und BODE), wird im allgemeinen eine rasche Abnahme der Erythrocytenzahl und des Hb-Wertes gefunden. Poikilocytose, Anisocytose mit viel Mikrocyten (TH. DIETRICH), unreife Erythrocyten sind manchmal vorhanden und in vereinzelten Fällen (GHIRON u. a.) gleicht der Blutbefund demjenigen der perniziösen Anämie (*Leukanämie* von LEUBE). Die Anwesenheit von basophilen und polychromatischen Erythrocyten, von CABOTschen Körpern, von Proerythroblasten, deutet nach HARTMANN und VOIT, NAEGELI, FERRATA, ORTOLANI und LONGHINI u. a., auf primäre Wucherung auch des erythropoetischen Systems *(akute erythroleukämische Myelose)*. Basophile Tüpfelung ist selten (ROSEGGER).

Nach mehreren Autoren ist die *Anämie* hauptsächlich *eine Folge der Blutzerstörung*, das gehe aus der Vermehrung des Hämoglobinstoffwechsels deutlich hervor. Dagegen meint KLIMA, daß die Rolle einer etwaigen Hämolyse nicht sicher zu klären, meist wohl nicht für Entstehung der Anämie anzuschuldigen sei. Bei subakuten Fällen ist wohl denkbar, daß infolge der für das erythroblastische Gewebe schädlichen Diffusion und Wucherung von myeloischen bzw. lymphoiden Herden eine *unzulängliche Erythrocytenregeneration* die Anämie erschwert. Es geht aber aus den Untersuchungen verschiedener Autoren (VON KRESS, JAFFÉ, BELTRAMETTI, RETTANNI und BASCAPÈ u. a., Literatur bei PASCHKIS) hervor, daß die Anämie zwar vom anatomischen Standpunkt zum Teil hyporegenerativ sein kann, aber wegen des Verhaltens des Hämoglobinstoffwechsels als Ausdruck einer *vermehrten Hämolyse* gelten soll, die wahrscheinlich zu einer vermehrten blutzerstörenden Tätigkeit der schwer veränderten Milz in Beziehung steht. Daß besondere *toxische Produkte mit hämolytischer*

Wirkung in den leukämischen Herden entstehen, wurde von HIRSCHFELD und PAPPENHEIM angenommen.

Eine besondere Erwähnung — nach JAFFÉ auch in pathogenetischer Hinsicht — verdienen die Fälle mit *anämischem aleukämischem Vorstadium*, dem die akute myeloische Leukämie entweder unmittelbar oder nach symptomenfreiem Intervall folgen kann (s. S. 443).

Die *Leukocyten* sind anfänglich oft nur mäßig, seltener gar nicht vermehrt; mit der Zeit geht aber in den meisten Erkrankungen die Zahl sprunghaft in die Höhe (50—100—200000), ohne allerdings im allgemeinen die hohen Zahlen der chronischen Leukämie zu erreichen (376000 Leukocyten zählte aber ISRAËLS). Dauernd *aleukämisch* oder *subleukämisch* bleibt eine Minderzahl der Fälle; wesentlich ist das nicht, denn in den Organbefunden unterscheiden sich solche Erkrankungen nicht. Manchmal wird dauernde *Leukopenie* beobachtet, diese schon erwähnte Besonderheit soll auch später erörtert werden.

Wichtig ist ganz besonders die Tatsache, daß die Zellbildung allmählich oder von vornherein eine hochgradig pathologische wird, indem im Blutbilde unreife Elemente, die *Myeloblasten*, reichlich und allmählich immer zahlreicher auftreten. Neben typischen Myeloblasten beschreibt NAEGELI sog. *Paramyeloblasten*, d. h. ganz abnorm gelappte Zellen (RIEDERsche Zellen), welche in der Reifung im Kern und Protoplasma keine parallel verlaufenden Verhältnisse aufweisen und die kein normales und auch kein embryologisches Analogon haben. MERKLEN beobachtete zweikernige Zellen. Auf Atypien der leukämischen Myeloblasten hat auch DI GUGLIELMO hingewiesen (Einzelheiten bei FIESCHI). *Es scheint also, daß es sich nicht um junge, undifferenzierte Zellen, sondern um wirklich atypische pathologische Elemente handelt*, wie seinerzeit BANTI behauptet hatte. *Karyokinesen* sind im allgemeinen im kreisenden Blut ziemlich und manchmal sogar sehr zahlreich. Bei keiner in Mitose befindlichen Zelle fand GROAT die normale *Chromosomenzahl* der menschlichen Blutzelle (48); gewöhnlich fand er die halbe Chromosomenzahl (24), selten eine unregelmäßige Zahl um 24 Chromosomen.

Neben den Myeloblasten und Paramyeloblasten finden sich öfters *Hämocytoblasten* und auch *Promyelocyten* und *Myelocyten*, die besonders beweisend für akute Myelose sind. Doch fehlen in mehreren Fällen diese Zwischenformen völlig, und man sieht nahezu ausschließlich die Myeloblasten (und Hämocytoblasten) und daneben noch einige reife Neutrophile; dieses Auseinanderklaffen zwischen ganz unreifen pathologischen Zellen und ganz reifen Neutrophilen hat NAEGELI zuerst festgestellt und als *Hiatus leukaemicus* bezeichnet.

Schließlich sind TÜRCKsche Reizungsformen, die v. JENEY als lymphoblastische Plasmazellen deutet, mehr oder minder zahlreich vorhanden.

Auf den Befund von spärlichen *Endothelzellen* (mobilisierte Reticuloendothelien) hat VOLTERRA hingewiesen, der die von MAXIMOW vertretene Gleichstellung dieser Zellen mit den FERRATA-Zellen ablehnt. Aber auch eigentliche FERRATA-Zellen, eventuell in granulocytärer Differenzierung werden gefunden; nur sind hier die kreisenden Hämohistioblasten nach VOLTERRA nicht als mesenchymal-embryonale Zellen mit vielfacher Entwicklungsmöglichkeit, sondern als Differenzierungsprodukte der Reticulumzellen anzusehen.

Von prinzipieller Bedeutung ist die schon erwähnte Abnahme (viel seltener die Zunahme nach FERRATA, DI GUGLIELMO) der *Blutplättchen*; im Endstadium können sie fast gänzlich fehlen. Ausnahmsweise sind Megakaryocyten im Blut beobachtet worden (Introzzi).

Die Erkennung der einzelnen *Leukocytenformen* geschieht durch die übliche Giemsa-*Färbung* und durch die *Oxydase-* bzw. *Peroxydasereaktion*, die bekanntlich nur bei Myelocyten myeloischer Abstammung positiv ausfällt; gerade bei Leukämien zeigen aber manchmal Myeloblasten negative Reaktion („*Oxydaseschwund*" nach Dimmel u. a.).

Das Verhalten der *Oxydasereaktion* hat besonders eingehend Watanabe studiert, welcher auf Grund des Ausfalles der Reaktion folgende Unterarten der akuten Leukämie unterscheidet: 1. Akute myeloische Leukämie mit hauptsächlich oxydasenegativen Myeloblasten; 2. akute myeloische Leukämie mit hauptsächlich schwach oxydasepositiven Myeloblasten; 3. akute myeloische Leukämie mit stark (deutlich) oxydasepositiven Myeloblasten, hier zwei Untergruppen: a) mit typischen, d. h. reifen Myeloblasten; b) mit Myeloblasten und ihren Abkömmlingen.

Die *supravitale Färbung* mit Janusgrün und Neutralrot nach Sabin ist der Oxydasereaktion nicht überlegen; nach mehreren Autoren (Israëls, Lorentz, Rietti u. a.) gibt sie wechselnde und nichtspezifische Resultate. Auch die *Mitosenwinkelmessung* (Ellermann, Petri: zit. bei Hittmair) kann zur Unterscheidung von lymphatischen und myeloischen Zellformen helfen (Einzelheiten und Literatur bei Hittmair).

Einige Fälle von akuter Myelose wurden als *akute eosinophile Leukämie* bzw. Erythroleukämie beschrieben (Hay und Evans, Stephens u. a.). Wenn es sich bei solchen Fällen um ausgereifte Zellen handelt mit ganz vereinzelten Myelocyten, ist die Diagnose „akute Leukämie" nicht einwandfrei; bei sicheren Fällen wäre der Ausdruck Myeloblastenleukämie mit Eosinophilie vielleicht richtiger. Groat, Wyatt, Zimmer und Field beschreiben eine *akute basophile Leukämie*; diesen Ausdruck lehnen aber die Verfasser selbst ab und schlagen vor, derartige Fälle als akute Myeloblastenleukämie mit extremer Basophilie zu bezeichnen. Die Ursache, warum in einzelnen Fällen von Myeloblastenleukämie zwar ein *Hiatus leukaemicus* für die Neutrophilen, aber kein solcher für die eosinophilen bzw. basophilen Zellen besteht, ist noch völlig unklar.

Die „akute Megakaryoblastenleukämie" (v. Boros, Korényi) scheint mir nicht hinreichend bewiesen, die als Megakaryoblasten aufgefaßten Zellen sind von atypischen Myeloblasten kaum zu unterscheiden.

2. Akute Lymphadenose.

Die Veränderungen der Erythrocyten und des Hb-Wertes decken sich mit denjenigen der akuten Myelose, sind aber im allgemeinen weniger ausgeprägt. Die Blutplättchen sind immer stark vermindert. Die Leukocytenwerte verhalten sich wie bei der akuten Myelose, nur handelt es sich vorwiegend um jugendliche Lymphocyten *(Lymphoblasten)*, die eine gewisse Ähnlichkeit mit den Hämocytoblasten (Stammzellen) haben, erreichen jedoch nie deren gleichmäßiges engmaschiges Netzwerk, da das Chromatingerüst mehr individualisierte Häufchen aufweist; Nucleolen sind oft vorhanden. Cooke fand, daß die Lymphocyten und Lymphoblasten beträchtliche Mengen von proteolytischem Ferment enthalten können; während sie nach Look die proteolytische Wirkung des Eiters stark hemmen. Man findet große und kleine Lymphoblasten (mit negativer Oxydasereaktion); letztere sind nur durch die Kernstruktur von den kleinen reifen Lymphocyten zu unterscheiden. Die Meinung, daß bei der chronischen Lymphadenose kleine und mittlere Lymphocyten, bei der akuten Lymphadenose große Lymphocyten überwiegen, ist also nicht mehr haltbar (Piccoli u. a.). *Mitosen* in den Lymphoblasten des peripheren Blutes fanden Bowcock und Dickson.

LIBERTI fand massenhaft Kernschatten; diese Kunstprodukte die von unreifen Lymphocyten stammen, sind der Ausdruck einer Labilität unreifer Elemente. Besonders pathologische Entwicklungsformen der Lymphoblasten bezeichnet NAEGELI als „*Paralymphoblasten*“, in Parallele zu den Paramyeloblasten.

Die Existenz der akuten lymphatischen Leukämie wird von mehreren Hämatologen geleugnet, die solche Fälle als präexistente lymphatisch-leukämische Erkrankungen mit aufgepfropfter Sepsis betrachten. Im Gegensatz zu fast allen Autoren meint dagegen ARNETH, daß die meisten akuten Leukämien mit Überwiegen einkerniger Zellen nicht als Myeloblasten, sondern als lymphatische Leukämien aufzufassen seien. Die Diagnose „akute Lymphadenose“ scheint jedenfalls bei mehreren Fällen aus der Literatur wohl berechtigt (GOSIO, BOWCOCK und BISHOP, MOORE, O'FARRELL und IREL, DOWNEY und MCKINLAY, STRANSKY, ISRAËLS, FRONTALI, RICCITELLI, LEITNER, FRIED, USSEGLIO und OLIVETTI, GAMBERINI, STASNEY und DOWNEY, RAYBAUD und JOUVE, KLIMA und SEYFRIED, KRUMBHAAR, LIBERTI u. a. m.).

Auch die akute Lymphadenose kann mit *aleukämischem Blutbild* verlaufen; ich verweise besonders auf die Beobachtung von PICCOLI, wo die Diagnose schon vor dem Tod durch Milzpunktion und Lymphdrüsenbiopsie gestellt wurde und auf die beiden Fälle von BAUMANN, wo erst die Obduktion die Diagnose rechtfertigte.

Bei einer subakuten, von FIESSINGER beobachteten Lymphoblastenleukämie, standen multiple Phlebitiden im Vordergrund, so daß er von einer *venenthrombotischen Form* der subakuten Leukämie spricht.

3. Akute Monocytenleukämie. Leukämische Reticuloendotheliose.

„Monocytenleukämien sind bisher nicht bewiesen“, mit diesem Satz bestätigte NAEGELI auch in letzter Zeit seine ablehnende Stellung den in Frage kommenden Prozessen gegenüber. Andererseits mehren sich im Schrifttum die Mitteilungen, welche den Beweis der Existenz der Monocytenleukämie zu bringen erstreben. Es handelt sich um eine sehr verwickelte Frage, auf die hier deshalb eingegangen werden soll, weil die Monocytenleukämie viel häufiger in akuter als in chronischer Form auftritt. Trotzdem die Meinungsverschiedenheiten mit der Auslegung der *Monocytengenese* beginnen (die ja gewissermaßen den Kern der Frage darstellt), bleiben hier die verschiedenen Lehren über die Monocytenabstammung unter Verweisung auf die kritische Darstellung von WOLLENBERG unberücksichtigt. Ob also die Blutmonocyten ausschließlich reticuloendothelialer Abstammung sind, oder ob sie teils myeloischen, teils lymphoiden und teils histiogenen Ursprung haben, soll nicht erörtert werden.

Nur einige unter den vielen Arbeiten, die nach der WOLLENBERGschen Monographie erschienen sind, mögen hier gestreift werden. Zum Beweis für die Richtigkeit der Trennung zwischen histiocytär-monocytärem System einerseits und myeloischem bzw. lymphatischem Gewebe andererseits, hat M. SILBERBERG[1] die experimentelle Benzolvergiftung benutzt. Die von SABIN eingeführte supravitale Färbung mit Neutralrot und Janusgrün wurde zur Lösung der Frage angewandt, ob die Monocyten von den Lymphocyten scharf zu trennen sind, oder ob sie von den Lymphocyten abstammen. Die erste Meinung vertritt, wie früher, hauptsächlich NAEGELI, während die zweite besonders MAXIMOW[2], W. BLOOM[3],

[1] SILBERBERG, M.: Virchows Arch. **267**, 483 u. **269**, 289 (1928).
[2] MAXIMOW, A.: Wien. klin. Wschr. **1928 II**, 1609.
[3] BLOOM, W.: Fol. haemat. (Lpz.) **37**, 63 (1928). — Klin. Wschr. **1929 I**, 481.

W. STOCKINGER[1] als Anhänger gefunden hat. Als Beweis für die myeloische Abstammung der Monocyten sieht NAEGELI ihre stark positive Oxydasereaktion an; doch zeigen die experimentellen Untersuchungen von NAGEL und BÜNGELER über die Monocytenoxydase beim Kaninchen einen engen genetischen Zusammenhang von Monocyten und Capillarendothelien, während sich für eine myeloische Abstammung der Monocyten keine Anhaltspunkte finden. RINEHART leitet die Monocyten von den Hämohistioblasten FERRATAs ab. Eine kritische Darstellung der Monocytenlehre mit zahlreichen Literaturangaben findet sich bei PENATI und MOMIGLIANO-LEVI.

Die Monocytenleukämie ist im Vergleich mit den übrigen Formen der akuten Leukämie verhältnismäßig selten. Sie wurde zuerst von RESCHAD und SCHILLING (1913) beschrieben; unter den später erschienenen Beiträgen erwähne ich die Arbeiten von MERKLEN und WOLF, DARMESHEK, FERRATA und REITANO, DI GUGLIELMO, FORKNER, HITTMAIR, CLOUGH, MANN, ISRAËLS, LUCHERINI, KLUMPP und EVANS, RIETTI, WAINWRIGHT und DUFF, OSGOOD, ERNANDEZ u. a. m. Man findet aber in der Literatur mehrere Fälle, die als akute Myeloblastenleukämie aufzufassen sind; mit Recht zeigen KRUMMEL und STODTMEISTER, wie kritisch man sein muß gegenüber der Annahme einer Monocytenleukämie.

Bei akuter Monocytenleukämie findet man im Blute 70—90% *Monocyten* und *Monoblasten*. Letztere sind unreife Blutzellen der Monocytenreihe, mit eigenartigen morphologischen Varianten, die DI GUGLIELMO und RINEHART ausführlich beschrieben haben: Unregelmäßigkeit der Ränder mit Bildung und Abtrennung von Protoplasmaknospen; Einteilung des Protoplasmas in eine peripherische basophile und in eine perinucleäre hellere oder leicht oxyphile Zone (letztere mit sehr feinen Azurgranula); Kernteilung in verschiedenen, verbundenen oder losgelösten Lappen; syncytiales Anhäufen der Zellenelemente. Im Endstadium der Erkrankung kann dieses Blutbild durch dasjenige der *hämocytoblastischen Leukämie* abgelöst werden (STORTI und MORETTI). Völliges Verschwinden der granulierten Zellen, wie bei den meisten Fällen von Agranulocytose, kommt nicht vor (DAMESHEK). Echte Plasmazellen, freilich als Nebenerscheinung, können sehr spärlich vorkommen (RIETTI).

Daß bei akuter Leukämie eine Überproduktion von Blutzellenelementen — und zwar ohne daß sie sich im Blut bemerkbar macht — nicht nur im Knochenmark und den lymphatischen Organen, sondern auch im reticuloendothelialen System vorhanden sein kann, hat HELLMAN mit besonderem Nachdruck betont. Jetzt sollen aber die eigentlichen *Reticulosen* kurz besprochen werden, insofern sie unseren Gegenstand angehen.

Im Schrifttum der letzten Jahre mehren sich die Mitteilungen über Fälle von sog. *akuter Reticulose* oder *Reticuloendotheliose* (BYKOWA, MORELLI, CHILLÀ, GOSIO u. a. sprechen von *Hämohistioblastose*). Gemeint wird damit eine den Leukämien gleichzustellende Systemerkrankung, die mit Wucherung der Sinusendothelzellen in der Milz und in den Lymphknoten und der KUPFFERschen Sternzellen einhergeht, wozu sich noch eine Wucherung gleichartiger Zellen in anderen Organen (Darm, Haut) hinzugesellen kann. Im weißen Blutbild kann es dabei zu einer relativen und absoluten Vermehrung von Monocyten oder diesen ähnlichen Zellen (reticuloendothelialen Zellen, Monoblasten) kommen. Es kann aber eine Veränderung des weißen Blutbildes auch vollkommen ausbleiben, so bei den aleukämischen Formen (HITTMAIR, ZOLEZZI, RITCHIE und MEYER, FUCCI, HÖRHOLD u. a.), die übrigens viel diskutiert sind, weil einige Autoren

[1] STOCKINGER, W.: Z. exper. Med. **70**, 599 (1930).

(Terplan, Podvinec und Terplan) die eigenartigen systematischen Zellproliferationen als einen entzündlichen reaktiven Prozeß im Verlaufe einer akuten Infektion deuten.

Es ist anzunehmen, daß als *Reticulose* sehr verschiedenartige Prozesse beschrieben wurden; darunter 1. Fälle von *Lymphogranulom* mit akutem Verlauf (es ist wahrscheinlich, daß diese Formen tatsächlich den aleukämischen Reticuloendotheliosen nahestehen: Hittmair, Doan und Wiseman, Cionini und Rotta); 2. Fälle von *infektiöser Reticuloendotheliose* bzw. von septischer „mesenchymaler" Reaktion (Hittmair), die von den nichtinfektiösen Fällen sehr schwer zu unterscheiden sind; 3. Fälle von der mit Splenohepatomegalie, Anämie und Purpura einhergehenden sog. *Letterer-Siwe*schen *Krankheit*[1]. Hittmair hat ferner gezeigt, daß das Erscheinen von „mesenchymalen" (reticuloendothelialen) Zellformen von einer histologisch nachweisbaren mesenchymalen Reaktion der blutbildenden Organe unabhängig sein kann. Uher hat eine im Verlauf einer akuten Leukämie auftretende Sepsis mit reticuloendothelialer Reaktion studiert; er nimmt an, daß die leukämische Myelose zur Sensibilisierung, die Sepsis aber zur eigentlichen Reaktion des reticuloendothelialen Systems die Veranlassung gegeben hat.

Sind *Monocytenleukämie und leukämische Reticuloendotheliose* ohne weiteres zu identifizieren? Nachdem Ewald, Ugriumow, Sega und Brustolon u. a. das Vorhandensein von Zellen reticuloendothelialer Abstammung bei der Monocytenleukämie gefunden hatten und der Begriff der leukämischen Reticuloendotheliose entstanden war, neigten mehrere Autoren dazu, die Monocytenleukämie der Reticuloendotheliose gleichzustellen (Foord, Parsons und Butt, W. E. Cooke, Lucherini, Krumbhaar, Kato u. a.). Dagegen bemerkt Pellegrini, daß zwar mehrere Fälle aus der Kasuistik eine deutliche Hyperplasie des reticuloendothelialen Gewebes und eine Abstammung der monocytoiden Zellen aus den Hämohistioblasten (Ferrata-Zellen) aufweisen; daß aber daneben andere Fälle nicht fehlen, wo die Hyperplasie des Knochenmarks mit monocytärem Gepräge und eine Abstammung der Monocyten und der Monoblasten aus den Hämocytoblasten deutlich erkennbar sind. Doch ist diese Abgrenzung durchaus nicht immer möglich und vielleicht auch nicht nötig, solange keine sicheren Angaben zur Unterscheidung der Monocyten hämocytoblastischer und hämohistioblastisch-reticuloendothelialer Abstammung vorliegen. Wiederum nehmen für die kreisenden Monocyten Penati und Momigliano-Levi, Storti und Moretti engere Beziehungen zum myeloischen Gewebe als zum reticulohistiocytären System an und Lambin sagt, daß es sich bei der leukämischen Reticuloendotheliose tatsächlich um Reticulomyelose handelt.

Jedenfalls kann man sich mit Colombi und Roversi zwei verschiedene klinisch-hämatologische Syndrome der reticuloendothelialen Leukämie vorstellen, deren eines mit chronischem Verlauf und vielen lymphocytoiden Zellen im Blute[2], deren anderes mit akutem Verlauf und vielen monocytoiden Zellen einhergeht.

In einigen Fällen geht die leukämische Reticulose mit lokalisierter Tumorbildung vor sich (Schabad und Wolkoff, Ungar, Lasowsky u. a.). Die Beziehungen zwischen Leukämien und Tumoren werden im Abschnitt IX besprochen; hier sei nur erwähnt, daß die histologische Unterscheidung von Hyperplasien

[1] Literatur bei Abt u. Denenholz: Amer. J. Dis. Childr. **51**, 499 (1936).

[2] Nach di Guglielmo [Boll. Soc. med.-chir. Catania **5**, 390 (1937)] entspricht der chronischen Form der reticuloendothelialen Leukämie die sog. chronische lymphatische Leukämie von rein splenomegalem Typus. Vielleicht ist als reticuloendotheliale Leukämie auch die von Vallette, Stolz und Silber beschriebene akute lymphatische Leukämie von splenomegalem Typus [Rev. franç. Pédiatr. **5**, 497 (1929)].

und Neoplasien des reticuloendothelialen Systems oft auf erhebliche Schwierigkeiten stößt (ARESU und SCALABRINO, RITCHIE und MEYER).

Eine Reihe von Arbeiten (BOCK und WIEDE, ISRAËLS u. a., Literatur bei PENATI und MOMIGLIANO-LEVI) beschäftigt sich mit der durch intravenöse Einspritzung von *Bacterium monocytogenes* MURRAY beim Kaninchen hervorgerufenen *Monocytose* bzw. *Lymphomonocytose*. In diesen Untersuchungen wurden unter anderem Anhaltspunkte für die Annahme der myeloischen oder lymphocytären Abstammung der monocytoiden Elemente gesucht (PENATI und MOMIGLIANO-LEVI vertreten die lymphocytäre Abstammung); auch wurde die Bildung von Abscessen bei dieser experimentellen Erkrankung studiert (BLOOM lehnt besondere mononucleäre Phagocyten ab); usw.

Eine experimentelle Monocytose wurde ferner erzeugt beim Kaninchen durch subcutane Teereinspritzung (BABES [1]) und durch Saponinvergiftung (WUYTS [2]), beim Meerschweinchen durch intraperitoneale Einverleibung von Pferdeserum (DROUET und FLORENTIN [3]) und durch subcutane Injektion von gelbem P in Öl (LAWRENCE und HUFFMAN [4]), bei beiden Tierarten durch Injektionen von Kollargol, Tusche, Pyrrolblau usw. (MAS y MAGRO [5]).

4. Akute Erythroblastose (akute erythrämische Myelose).

Mehrere, insbesondere italienische Autoren, haben über Fälle berichtet, die in Anlehnung an die Arbeiten von DI GUGLIELMO, als akute erythrämische Myelose *(akute Erythrämie)* aufgefaßt werden (Literatur bei MASSOBRIO und GIACCHERO). Bei diesen Formen ist die Anämie besonders ausgeprägt und fortschreitend; gewöhnlich hypochromisch-hämolytisch, nur ausnahmsweise leicht hyperchromisch. Als *unreife Elemente der roten Blutzellenreihe* kommen vorwiegend Normo- und Proerythroblasten, dazu aber mehr oder weniger zahlreich auch Megaloblasten und Promegaloblasten vor. In vielen Fällen werden auch *Elemente reticulohistiocytärer Abstammung* gefunden (DI GUGLIELMO), welche eine rege karyokinetische Tätigkeit und eine ausgesprochene makrophagische Funktion aufweisen. Ganz ausnahmsweise werden erythroblastische Hyperplasien des Knochenmarks ohne entsprechenden erythrämischen Blutbefund (*aleukämische Erythroblastose* nach PINKERTON).

Als *akute megaloblastische Leukämie* hat neuerdings PENATI einen bemerkenswerten Fall publiziert, der wegen der klinischen Erscheinungen und der Ergebnisse der Knochenmarkspunktion als akute Leukämie imponierte und im Blute zahlreiche Megaloblasten (16—24% sämtlicher kernhaltigen Elemente) aufwies. Bei Einsicht der Präparate von PENATI bemerkte ROHR, daß auch in der Klinik von NAEGELI zweimal ähnliche Befunde erhoben wurden; es handelte sich dabei um Elemente, „die nicht mehr morphologisch von den Perniciosamegaloblasten abzutrennen waren". Auch von BEIGLBÖCK, STORTI, OMODEI-ZORINI ist ähnliches berichtet worden. Es ist wohl anzunehmen, daß viele als sog. *Leukanämie* beschriebenen Fälle hierzu gehören. Die Lebertherapie versagte im Falle von PENATI.

Zu den erythrämischen Myelosen zählt DI GUGLIELMO auch die sog. *fetale Erythroblastose, Typus* RAUTMANN.

5. Hämocytoblastose (Stammzellenleukämie).

Bei dieser Form — *die zum Teil der myeloblastischen bzw. paramyeloblastischen akuten Leukämie* NAEGELIs *entspricht* — sind im Blute fast ausschließlich Zellen

[1] BABES: C. r. Soc. roum. Biol. **100**, 911 (1929). — [2] WUYTS: Rev. belge Sci. méd. **3**, 230 (1931). — [3] DROUET u. FLORENTIN: C. r. Soc. Biol. Paris **111**, 73 (1932). — [4] LAWRENCE and HUFFMAN: Arch. of Path. **7**, 813 (1929). — [5] MAS y MAGRO: Sang **10**, 1033 (1936).

von lymphoidem Typus vorhanden, die PAPPENHEIM und FERRATA als *Stammzellen* aufgefaßt haben (LINO u. a.). Diese Zellen bilden 94—98% sämtlicher weißen Blutzellen; daneben findet man spärliche neutrophile Polynucleäre und einige Monocyten. Die klaffende Lücke zwischen den massenhaft unreifen Markzellen im Blute, vor allem zwischen den Hämocytoblasten und den wenigen normal gebildeten, gutsegmentierten Neutrophilen, die noch aus der früheren Zeit der Marktätigkeit erhalten geblieben sind, stellt bekanntlich den sog. *Hiatus leukaemicus* (NAEGELI) dar.

Je nach der Größe der Stammzellen werden *Normohämocytoblastosen* und *Mikrohämocytoblastosen* unterschieden; bei letzteren sind die Stammzellen genau so groß wie die kleinen Lymphocyten, haben aber eine ganz andere Kernstruktur (s. S. 432). Atypische Karyokinesen werden manchmal in den Hämocytoblasten aufgefunden (FIESCHI).

Manchmal ist die *Oxydasereaktion* positiv, was auf die Orientierung nach den Granulocyten hin schließen läßt. Zum Blutbild paßt in einigen Fällen die Benennung *erythroleukämisch* (Anwesenheit von Proerythroblasten, basophilen Erythroblasten, CABOTschen Körpern usw.); es sind also die Verhältnisse ähnlich denen bei der akuten Myelose.

6. Leukocyteneinschlüsse bei den akuten Leukämien.

In mehreren Fällen von akuter Leukämie sind verschiedenartige *Einlagerungen in den Leukocyten* beschrieben worden.

So können — hauptsächlich in den Zellen von Myeloblastentypus, seltener in den Lymphocyten, Lymphoblasten und Monocyten oder in den roten Blutkörperchen (PENNATI) — azurophile Stäbchen (AUER*sche Stäbchen*) auftreten. Daß es sich dabei um Parasiten handelt, wie AUER (1906) angenommen hatte, ist wohl ausgeschlossen. PENNATI und andere Autoren nehmen eine pathologische Azurgranulation an; damit stimmen aber DALLA TORRE, BRUNO u. a. nicht überein. NAEGELI, LONGO deuten die AUER-Stäbchen als Chondrosomen jugendlicher Zellen, DALLA TORRE als Produkte der Zellsekretion, welche mit dem veränderten Hämoglobinhaushalt in Zusammenhang sein sollen. Nach NAEGELI beweist das Vorhandensein von AUER-Stäbchen mit Sicherheit Myelose, und zwar fast immer eine sehr akute Form; doch werden in seltenen Fällen spärliche AUER-Stäbchen auch bei Lymphadenose und bei Monocytenleukämie gefunden (CISI, PENATI und MOMIGLIANO-LEVI, RIETTI); aber auch dann sind die AUER-Stäbchen in den Hämocytoblasten bzw. Myeloblasten enthalten. Im Knochenmark und in anderen Organen gelingt der Nachweis der AUER-Stäbchen viel seltener.

Die Versuche, die AUER-Stäbchen auf die Versuchstiere zu übertragen, sind bis jetzt gescheitert; nur LONERO und QUARANTA berichten über teilweise positive Resultate, die aber PENNATI nicht bestätigen konnte.

Bei zwei Fällen von akuter Leukämie fand YANONSKY eigenartige Einschlüsse in unreifen Leukocyten, die er als phagocytierte VINCENT-Bacillen bzw. als deren Abbauform betrachtet (der Abstrich vom pseudomembranösen Mandelbelag der Kranken hatte VINCENTsche Bacillen ergeben).

Neben den AUER-Stäbchen beobachteten CRACIUNEANU, CALALB und BONCIU auch juxta- und perinucleäre Häufchen („Inselchen“) von azurophiler Substanz in unreifen Zellen ohne regressive Veränderungen; viel seltener waren solche

Häufchen, von einem hellen Hof umgeben, in der Kerbe der Monocytenkerne gelegen und ähnelten den KURLOFF-Körpern des Meerschweinchenblutes. Alle diese Einlagerungen — einschließlich der AUER-Stäbchen — betrachten die Autoren morphologisch und funktionell den Azurgranula gleichwertig: es soll sich um eine azurophile Hyperplasie handeln, die man entweder als Abwehrreaktion der Zelle (Fermentwirkung?) oder als Ausdruck des veränderten Zellstoffwechsels betrachten kann.

FIESSINGER und LAUR beschreiben leicht basophile Körperchen, die wohl umschrieben sind und keine Azurgranula enthalten; sie fassen diese Körperchen als Kunstprodukte, und zwar als Fragmente des Cytoplasmas von weißen Blutzellen auf.

Bei einem Fall von akuter Leukämie fand BOHROD eigentümliche, nicht färbbare vakuolenähnliche Elemente mit starkem Lichtbrechungsvermögen, in den Zelleibern der Eosinophilen, dann der Monocyten, Myeloblasten, Myelocyten und Neutrophilen. Sie dürfen nach Ansicht von BOHROD mit den von SOBOLOTNY bei Ichthyosis beschriebenen Körpern identisch sein. Ihr Charakter und ihre chemische Natur sind vollkommen unbekannt. Vakuolenartige Einschlüsse, vorwiegend im Zellplasma, aber auch im Kern von unreifen Lymphocyten, beschrieb GAMBERINI bei einem Fall von akuter Lymphoblastenleukämie; die Vakuolisierung betrachtet er als die Folge eines Degenerationsprozesses. Auf eigenartige Vakuolenbildungen der Erythrocyten weist SORINA, welcher geneigt ist, dieselben auf Stoffwechselstörungen durch Funktionsausfall der Milz zurückzuführen.

V. Pathologische Anatomie und Histologie.

Die Diagnose der akuten Leukämien wird in nicht wenigen Fällen erst bei der Obduktion gestellt: vor allem bei den pseudoleukämischen oder aleukämischen Formen, die jetzt aber häufiger durch die Sternalpunktion erkannt werden. *Die zu beschreibenden Veränderungen sind aber bei leukämischen und aleukämischen Fällen gleich.*

Ganz allgemein und unter Bezugnahme auf die beiden Haupttypen (akute Myelose bzw. Lymphadenose) sowie auf die besonders häufig auftretende Stammzellenleukämie (die zum Teil mit der akuten Myeloblastenleukämie identifiziert werden kann), ist zunächst festzustellen, daß alle die blutbildenden Organe, Knochenmark, lymphatisches Gewebe und Reticuloendothel in den Prozeß hineingezogen werden (HELLMAN[1]). Wenn die Krankheitszustände voll ausgebildet sind, so ist auch *eine allgemeine myeloische bzw. lymphoide Umwandlung* in allen diesen Organen Regel. In einem Teil der Fälle findet man jedoch bei beiden Formen kleinere oder größere Gebiete, die frei oder beinahe frei von Veränderungen sind; es kommt auch nicht ganz selten vor, daß bei den akuten Leukämien im allgemeinen die Hyper- und Metaplasie des hämopoetischen Systems viel weniger verbreitet und vollständig ist wie bei den chronischen Leukämien (bei perakuten Formen kann ja für die Entstehung von bedeutender Metaplasie die Zeit ganz fehlen, NAEGELI). *Es ist durchaus*

[1] Bei der Hühnerleukose fanden dagegen STORTI und DE FILIPPI, daß das reticulohistiocytäre System an der Histogenese der extramedullären leukämischen Herde nicht beteiligt ist.

möglich, daß die anfängliche Lokalisation ausschließlich in der Milz oder im Knochenmark liegt (MASSOBRIO, WRIGHT und NORRIS u. a.); auch weist v. KRESS darauf hin, daß bei den verschiedenen Arten der Leukämien die einzelnen Organe in der Regel in bestimmter Reihenfolge von dem krankhaften Prozeß befallen werden (näheres s. im Original). *Überhaupt scheint der Begriff der obligatorischen Systematisierung des leukämischen Prozesses seine Starre größtenteils eingebüßt zu haben*; FERRATA bezeichnet diesen Begriff als einen „Fetisch". In dieser Hinsicht ist der von LIOTTA beschriebene Fall sehr merkwürdig: bei der Obduktion einer subakut verlaufenen lymphoblastischen Leukämie wurde das wuchernde Gewebe nur im Knochenmark, nicht in den Lymphdrüsen und der Milz gefunden. Der Fall ist auch deswegen interessant, weil er zeigt, daß *die Art der Leukämie* (Myelose bzw. Lymphadenose) *nicht von der Lokalisation in den myeloischen bzw. lymphatischen Organen, sondern von der Orientierung der Stammzelle nach der myeloblastischen bzw. lymphoblastischen Richtung abhängt* (FERRATA).

Aus den *chemischen Untersuchungen* der verschiedenen Gewebe bei den akuten Leukämien erwähne ich, daß KOJIMA und KOSAKA starke Kupferanreicherung der Leber und Eisenreichtum der Milz, wohl im Gefolge der gesteigerten überstürzten Zellproduktion, fanden[1].

Makroskopische Veränderungen. Die äußeren und inneren *Lymphdrüsen* sind meist vergrößert, und zwar im allgemeinen mäßig, doch manchmal stark vergrößert und miteinander verbacken. Besonders im *Mediastinum* sind bedeutende Lymphdrüsentumoren ziemlich häufig nachweisbar. *Hämolymphatische Drüsen* im Omentum beobachtete INTROZZI. Auch die *Milz* ist mäßig angeschwollen; größere Milztumoren, wie sie bei der chronischen Leukämie vorkommen, sind äußerst selten; die Konsistenz ist vermehrt; die Schnittfläche ist von graurötlicher Farbe. Die *Leber* ist oft vergrößert; entweder von normaler oder von verminderter Konsistenz; leukämische Knötchen sind oft auch mit bloßem Auge erkennbar (BANTI). Die *Nieren* zeigen diffuse oder knotige Infiltrate, oft auch diffuse hämorrhagische Infiltrationen; seltener wird das Bild einer hämorrhagischen Pyelitis (DREYFUSS) beobachtet. Das *Knochenmark* ist fast immer rot, wie beim embryonalen Knochenmark; manchmal ist es pyoid oder — besonders bei den sog. Chloroleukämien — grünlich. Leukämische und hämorrhagische Infiltrate werden vielfach auch in den übrigen Organen beobachtet. Wichtig sind *die leukämischen Wucherungen der Gefäßwände*, manchmal auch mit sekundärer Wandzerreißung (Pathogenese der Hämorrhagien!).

Eine *Thymusschwellung* fehlt meist (NAEGELI, JORDAN u. a.); ist aber in wenigen Fällen vorhanden (FERRATA, HUBER, LAZZARO); jedenfalls behauptet HELLMAN, daß die Thymus in die leukämischen Veränderungen nicht mit hineingezogen wird. Häufig ist die Ansammlung von serös-blutiger Flüssigkeit in den Pleurahöhlen und auch im Perikard. Große Hämatome, z. B. in der Milz (ZAMORANI) sind selten. Ausgedehnte Thrombosen der Herzhöhlen fanden PUECH, VIDAL und DUFOIX.

Bei der *akuten Lymphadenose* wird gelegentlich vor allem eine Schwellung der Solitärfollikel und der PEYERschen Plaques beobachtet; wenn dazu noch Verschorfung und Ulceration der Veränderungen eintritt, so wird ein durchaus typhusähnliches Bild hervorgerufen (OTT, KLIMA und ROSEGGER). Schwer nekrotisierende Ösophagitis ist selten (KIRCH, HEINE).

[1] Zit. bei MÜLLER: Erg. inn. Med. 48, 444 (1935).

Mikroskopische Veränderungen. Die histologischen Veränderungen, besonders der hämatopoetischen Organe, sind viel bedeutender wie die makroskopischen Läsionen.

Die *Lymphdrüsen* sind im allgemeinen so stark verändert, daß sie einförmig erscheinen: Rinde und Mark sind oft nicht mehr zu unterscheiden. Das die Follikel erdrückende, stark wuchernde Gewebe wird bei den verschiedenen Formen der akuten Leukämie von verschiedenen Zellen gebildet. Bei der akuten Myelose unterliegen die Lymphdrüsen der sog. myeloischen Umwandlung mit Atrophie der lymphocytischen Elemente. Bei der akuten Lymphadenose kommt dagegen eine lymphatische Hyperplasie, freilich atypisch wegen der regellosen Vermehrung kleiner und großer Lymphocyten, vor. Bei den Hämocytoblastosen bilden undifferenzierte Elemente das wuchernde Gewebe; die Follikel erscheinen entweder atrophiert (im Gefolge des Verlustes ihrer genetischen Funktion) oder hypertrophiert, wenn sich die Lymphoblasten in undifferenzierte hämocytoblastische Zellen umgewandelt haben. Für die akute Monocytenleukämie ist eine hyperplastische Wucherung reticuloendothelialer Elemente in den Lymphdrüsen — und auch in der Milz und der Leber — charakteristisch, wie sie bei den anderen Formen nur vereinzelt (CALLERIO, CATTANEO) und dann zum Teil (CALLERIO) mit sekundärer Streptokokkeninfektion erklärbar ist, so daß nicht nur hämatopoetische, sondern auch phagocytäre Tätigkeit der reticuloendothelialen Elemente nachweisbar ist (eine andere Ansicht vertritt aber, wie erwähnt, HELLMAN). Bei der Erythrämie (DI GUGLIELMO) liegt eine Hyper- und Anaplasie des erythropoetischen Systems, besonders im Knochenmark, aber auch in der Leber und der Milz, nicht in den Lymphdrüsen zugrunde.

Der *metastatische Ursprung* der leukämischen Elemente in den Lymphdrüsen ist einst von den meisten Autoren angenommen worden; später aber zeigte es sich, daß man in der Mehrzahl der Fälle mit einer lokalen, nicht metastatischen Bildung der leukämischen Infiltrationen zu tun hat, die von polymorphen und polyblastischen, perivasculären, adventitialen Elementen (Histiocyten oder nach FERRATA Hämohistioblasten) ausgeht. Darüber waren die meisten Autoren einig; umstritten dagegen blieb die Frage, ob das in den Lymphdrüsen vorkommende myeloische Gewebe nicht nur aus den perivasculären histioiden Zellen, sondern auch direkt aus den großen Lymphoblasten entstehen kann. Eine *granulocytogene Funktion der Lymphoblasten in den leukämischen Prozessen* hatte schon FERRATA angenommen; auf diesem Wege schritt JORDAN weiter, welcher in einem Fall eine auffallende Wesenseinheit der Veränderungen in den Lymphdrüsen und im Knochenmark beobachtete und in beiden Geweben sowohl *Granulocyten-* als auch *Erythrocytenbildung* fand: diesen Befund bringt JORDAN in Zusammenstimmung mit vergleichend-anatomischen Data, auf die hier nicht eingegangen werden kann.

Das *Knochenmark* unterliegt bei der akuten Lymphadenose der sog. lymphadenoiden Umwandlung, welche im hämatopoetischen Knochenmark schnell, im sog. Fettknochenmark langsam vor sich geht; daneben treten lymphadenoide Wucherungen unter, in und neben der Knochenhaut regelmäßig auf (BANTI). Bei der akuten Myelose bietet das Knochenmark das hämatopoetische Bild, mit Proliferation sämtlicher (reifen, unreifen und undifferenzierten) Elemente der myeloischen Reihe; je akuter der Prozeß, desto größer die Zahl der undifferenzierten und unreifen Zellen; die eosinophilen und basophilen Myelocyten treten den neutrophilen gegenüber stark zurück und können auch gänzlich fehlen; die reifen und unreifen Zellen der roten Blutreihe sind mehr oder weniger reichlich vorhanden und täuschen in einigen Fällen das Bild einer Perniciosa vor (FERRATA und NEGREIROS-RINALDI). Das myeloische Gewebe infiltriert die Gefäßwände des Knochenmarks, sowohl in den Capillaren als auch in den großen Venen, wo die leukämische Wucherung ins Innere des Gefäßes vorspringt oder in die an Endothel fehlende Gefäßhöhle hineingeht; bekanntlich hat BANTI diese Befunde zur Auslegung des Übergangs von aleukämischen in leukämischen Formen benutzt. Periostale und parostale Infiltrate werden auch bei der akuten myeloischen Leukämie beobachtet. Bei den Hämocytoblastosen sind fast ausschließlich undifferenzierte Zellen (Hämocytoblasten) vorhanden, welche die Fähigkeit irgendeiner Orientierung nach der granulocytischen bzw. lymphocytischen Richtung hin vollkommen verloren haben und sehr stark aufwuchern. Eine myeloische Hyperplasie des Knochenmarks soll auch bei akuter Monocytenleukämie häufig sein (NAEGELI); charakteristisch aber ist das Auftreten von monocytären bzw. monocytoiden und von reticuloendothelialen Elementen.

In vereinzelten Fällen von akuter myeloischer Leukämie wurde *aplastisches Knochenmark* gefunden (HELLMAN); wahrscheinlich werden die normalblutbildenden Zellsysteme bei solchen Fällen gelähmt.

Je nach der Leukämieform unterliegt die *Milz* der myeloischen Metaplasie oder der Wucherung eines lymphoblastischen bzw. hämocytoblastischen oder monocytoiden Gewebes, so daß die Normalstruktur mehr oder weniger verlorengeht.

Von den übrigen Organen, die bei der akuten Leukämie spezifisch verändert erscheinen, kommt vor allem die *Leber* in Betracht, wo die Infiltrate von den verschiedenen leukämischen Geweben entweder knotenartig oder diffus auftreten; dabei handelt es sich zum Teil um *Metastasen*, größtenteils aber um *autochtone Entstehung*. SCHWARZ bemerkt, daß bei akuten Lymphadenosen die lymphatische Wucherung eine besondere Prädilektion für das periportale Gewebe zeigt, während die Myelosen ihre Zellansammlungen intracapillär lokalisieren, obwohl daneben auch periportale Metaplasien vorkommen.

Leukämische Infiltrate werden ferner in den *Nieren*, im *Darm*, in den *Nebennieren*, in der *Haut* usw. gefunden.

Bei *entzündlichen Herden* z. B. bei Pneumonie, kann das Exsudat von Hämocytoblasten gebildet werden (MORETTI).

Die histologischen Veränderungen im Nervensystem hat besonders DIAMOND studiert und entweder verbreitet oder lokalisiert gefunden. Neben den Blutungen unterscheidet er: 1. leukämische Infiltrationen der Hirnhäute, der Hirnnerven, der perineuralen Räume und der Hirnsubstanz; 2. Degeneration von Ganglienzellen und von Nervenfasern; 3. reaktive Proliferationserscheinungen der Hirnhäute, der Gefäße und der Glia.

Mit den so häufigen *Gehirnblutungen* hat sich MANCA eingehend beschäftigt. Die kleinen zentralen Hämorrhagien sollen durch Zerreißung der leukämisch infiltrierten Gefäßwand entstehen, während die corticalen Blutungen viel häufiger zu der allgemeinen hämorrhagischen Diathese in Beziehung stehen, ohne daß dabei leukämische Gefäßveränderungen mitspielen. Nach SINGER sind neben Gefäßwandschäden noch funktionelle Zirkulationsstörungen für die Entstehung der Blutung verantwortlich zu machen.

VI. Diagnose und Differentialdiagnose.

Die *klinische Diagnose* der akuten Leukämien dürfte in typischen Fällen keine allzu große Schwierigkeit bieten. Das Zusammentreffen hämorrhagischer, pseudoskorbutischer oder anginöser Erscheinungen mit Fieber, Anämie, Kopfschmerzen, Mattigkeit, Knochenschmerzen, Mikropolyadenie, mäßiger Splenomegalie, ist sinnvoll und charakteristisch. Trotzdem lehrt die Erfahrung, daß *Fehldiagnosen* auf diesem Gebiete weitaus die Regel sind; so wurden in die Klinik NAEGELIs die meisten Patienten mit verschiedenen Fehldiagnosen eingewiesen, z. B. Sepsis, Angina PLAUT-VINCENT, Influenza, Morbus maculosus WERLHOF, Anämie, Rheumatismus, trockene Pleuritis, hämolytischer Ikterus, schwere Pubertätsblutung, septische Endometritis, Diphtherie, Nephritis, Lebercirrhose, hämorrhagische Gastroenteritis, syphilitische Rachenerkrankung usw. LOVE berichtet, daß einige Patienten wegen Verdachts auf peritonsillären Absceß sogar incidiert wurden. Die obige Aufzählung gibt den besten Einblick in die diagnostischen Schwierigkeiten der behandelnden Ärzte, die gewöhnlich nicht einmal die Möglichkeit einer akuten Leukämie erwägten und oft eine Diagnose überhaupt nicht gestellt hatten. Manchmal ist auch der vom Arzt veranlaßte *Nachweis von Bakterien im Rachen oder im Blut irreführend*: die PLAUT-VINCENTsche Flora kann auch bei akuten Leukämien, Agranulocytosen usw. vorkommen; der Nachweis von Diphtheriebacillen kann bloß einen Bacillenträger anzeigen und die Leukämiediagnose nicht ausschließen; der Nachweis von Streptokokken in Blutkulturen ist gegen akute Leukämie nicht entscheidend, weil diese Krankheit eine Sepsis als sekundäre Folge haben kann usw.

Differentialdiagnostisch fast stets (nicht immer!) entscheidend ist der sorgfältig erhobene Blutbefund, bei dem aber nicht selten erst völlige Vertrautheit mit der feineren Morphologie den Entscheid bringt: z. B. können kleine Myeloblasten und Hämocytoblasten vom Unerfahrenen mit Lymphocyten verwechselt werden; freilich kann der positive Ausfall der Oxydasereaktion hier eine Entscheidung bringen; aber, wie schon erwähnt, kann leider die Reaktion auch an solchen Fällen myeloischen Ursprungs bei akuter Leukämie negativ ausfallen. *Jedenfalls sind qualitative, nicht quantitative Veränderungen des weißen Blutbildes entscheidend. Die akuten Leukämien können mit normaler Leukocytenzahl oder sogar mit Leukopenie einhergehen* (Literatur bei NAEGELI, STORTI, DALLA TORRE); dann kann man nur aus der Anwesenheit von unreifen Elementen oder von Stammzellen im Blute, sehr oft aus dem *Hiatus leukaemicus* (NAEGELI) oder aus den AUER-Stäbchen auf die Diagnose kommen.

Atypische Fälle von akuter Leukämie (*Kryptoleukämien* nach P. É.-WEIL) können auch erfahrenen Ärzten bedeutende diagnostische Schwierigkeiten bieten. Die klinische Symptomatologie, der Blutbefund oder beide können so stark vom typischen Krankheitsbild abweichen, daß der Arzt an eine akute Leukämie zunächst nicht denkt, und erst sorgfältige Untersuchungen können Klarheit bringen.

Daß bei jedem anämischen und fiebernden Patienten nicht nur die üblichen Agglutinationsproben und die Wa.R., sondern auch eine möglichst vollständige *Blutuntersuchung* vorgenommen werden sollte, ist selbstverständlich; leider aber wird gegen diese Vorschrift nur allzu oft gesündigt. Eine sorgfältige Blutuntersuchung ist auch zur Beurteilung jedes Falles von Halsentzündung und von Mundhöhlenaffektionen unbedingt notwendig; diese Untersuchung allein ist imstande, über Diagnose und Prognose klare Auskunft zu geben.

Bei akuten Leukämien ohne Leukocytose oder sogar mit Leukopenie läßt oft erst die sog. *Anreicherung der Leukocyten* (VILLA, CALLERIO) die Anwesenheit pathologischer Blutzellen oder des *Hiatus leukaemicus* erkennen.

Zur Leukocytenanreicherung werden am zweckmäßigsten nach C. CALLERIO[1] einige Kubikzentimeter Blut aus der Ellbogenvene entnommen und nach Mischung im Zentrifugierröhrchen mit Heparin in 1‰ Lösung (Blut 5 ccm, Heparinlösung 0,25 ccm) unverzüglich durch fünf Minuten ungefähr zentrifugiert (300—400 Drehungen pro Minute). Die obere, aus Plasma bestehende Schicht, wird herauspipettiert und die mittlere, sehr dünne Schicht, welche die weißen Zellen enthält, wird mit einer Platinöse entnommen und zum Ausstrich verwendet (die untere Schicht enthält die roten Blutkörperchen).

LABBÉ, BOULIN und PETRESCO empfehlen auch die intramuskuläre Einspritzung von 1 mg Adrenalin; im Gefolge der Adrenalinkontraktion der Milz (W. FREY) kommt es zu einer Vermehrung der roten Blutkörperchen (die wohl durch die myeloische Metaplasie der Milz zu erklären ist), ferner zu einer Steigerung der Leukocytenzahl mit besonderer Vermehrung der Hämohistioblasten und Hämocytoblasten und zum Auftreten von Myeloblasten mit AUER-Stäbchen.

In keinem verdächtigen Falle sollte zur Klärung der Diagnose die ARINKINsche Sternalpunktion unterbleiben[2]. Die Biopsie des Knochenmarks hat oft entscheidenden Wert und ist der von P. É.-WEIL empfohlenen Milzpunktion überlegen. Bei der Geringfügigkeit des Eingriffes, der kaum Gegenindikationen kennt, ist die Sternalpunktion, vor allem in aleukämischen Fällen, wertvoll (SCHULTEN, KLIMA, INTROZZI u. a.).

Bei der *akuten Myeloblastenleukämie* ist das Bild des Sternalmarks sehr eindeutig; man begegnet einer enormen Durchsetzung und Verdrängung der normalen Markzellen durch stark pathologische einkernige Elemente, selbst dann, wenn man im Blute nur mühsam einzelne verdächtige Elemente finden konnte. Nach SCHULTEN sind im Sternalmark auch dann noch reichlich Myeloblasten zu finden, wenn es an anderen Stellen des Knochenmarks zum Markschwund gekommen ist. Auch im Sternalpunktat sind oft schwierig die Zellen zu beurteilen, die klein sind und relativ wenig Protoplasma haben; sie ähneln dann in der Tat außerordentlich stark etwas pathologischen, jungkernigen Lymphocyten. Die Oxydasereaktion versagt hier meist; besonders wichtig scheinen nach SCHULTEN die Mitosen zu sein, die man bei der Myeloblastenleukämie fast immer in großer Zahl findet, während sie bei sicheren lymphatischen Leukämien entweder überhaupt fehlen oder nur ganz spärlich auftreten. Hier sei erwähnt, daß die chronische myeloische Leukämie im Sternalpunktat im allgemeinen keine wesentliche Vermehrung der Myeloblasten zeigt (HENNING, NORDMANN u. a.).

Bei der *akuten Lymphadenose* ergibt die Sternalpunktion hochgradige Zellvermehrung, einseitige, fast ausschließliche Beteiligung der Lymphocyten an

[1] CALLERIO, C.: Boll. Soc. med.-chir. Pavia **48**, 515 (1929).

[2] Die Punktion der Dornfortsätze der Wirbelsäule nach A. J. und G. L. HEIDENREICH (Prensa méd. argent. **1936 II**, 2818) hat sich noch nicht eingebürgert, trotzdem sie empfehlenswert scheint [A. S. ROVERSI: Atti e mem. Soc. lomb. med. **5**, 508 (1937)]. Es ist wenig bekannt, daß eine Knochenmarkbiopsie durch Trepanation der Tibia zuerst von GHEDINI (1908), dann von SPULER und SCHITTENHELM (1912) durchgeführt wurde.

der Hyperplasie der Markelemente und endlich die Verdrängung der normalen Zellformen bis auf spärliche Reste (Klima und Seyfried).

Bei der *akuten Monocytenleukämie* findet sich rotes, im allgemeinen zellenreiches Knochenmark, mit Elementen aus der Monocytenreihe, die mehr oder minder zahlreich sein können, jedenfalls aber über die normalen Werte weit hinausgehen (Pellegrini). Dazu kommen Normoblasten, Megaloblasten und Elemente aus der Granulocytenreihe.

Bei *akuter Erythrämie* enthält das Sternalmark sehr zahlreiche Erythroblasten (seltene Myeloblasten); doch kommen *aplastische Zonen* vor (Esposito); auch eine mäßige Hypoplasie des granulopoetischen Gewebes nebst Hämohistioblasten und reticuloendothelialen Zellen wird oft beobachtet.

Bei der *akuten hämocytoblastischen Leukämie* decken sich die Befunde mit den bei Myeloblastenleukämie beschriebenen, viele und sogar die meisten Fälle von *akuter Myeloblastenleukämie* sind ja tatsächlich *Stammzellenleukämien* (Ferrata).

Differentialdiagnostisch kommt am meisten nach dem Symptomenbilde eine *akute infektiöse septische Erkrankung* in Betracht, ferner eine *akute hämorrhagische Diathese.*

In der Abgrenzung gegen *Sepsis* ist zu berücksichtigen, daß auch bei letzterer die übliche Leukocytose fehlen kann, besonders bei Streptokokkensepsis kann Leukopenie anstatt Leukocytose getroffen werden (Merklen und Wolf). Für Leukämie spricht das Fehlen pathologischer neutrophiler Polynucleärer (und zwar mit toxischer grober Granulation); diese will aber Sorina auch bei akuter Leukämie gefunden haben. Die Blutkultur ist nicht immer entscheidend, weil auch aus Leukämikerblut hie und da Keime gezüchtet werden, wohl als Ausdruck assoziierter, meist sekundärer Infektion (s. Abschnitt IX). Die hochgradige Vermehrung der Myeloblasten im Sternalpunktat scheint für das Vorliegen einer Leukämie fast absolut beweisend, aber auch diese Regel dürfte nicht ganz ohne Ausnahme sein (Schulten); jedenfalls sind vereinzelt hochfieberhafte Krankheitsfälle mit Ausgang in Heilung beschrieben worden, die ein myeloblastisch verändertes Mark hatten, obwohl man nach Verlauf und Ausgang viel eher an eine Infektion als an eine Leukämie denken mußte (Henning); hier kommt die Frage der leukämoiden Reaktionen in Betracht, die im Abschnitt IX erörtert wird. Trotz dieser Schwierigkeiten wird im allgemeinen durch genaueste Blutuntersuchung und Sternalpunktion die Differentialdiagnose möglich sein.

Die gewöhnlichen *hämorrhagischen Diathesen* haben differentialdiagnostisch besondere Wichtigkeit. *Es wird vielfach noch verkannt, daß schon das allererste Zeichen einer leukämischen Krankheit die Purpura sein kann* (Naegeli, Tischendorf u. a.). Mehrere Fälle zeigen, wie sich aus einer scheinbar harmlosen Blutungsneigung unter foudroyanten Erscheinungen eine akute Leukämie entwickelte (Merklen, Gounelle und Kabaker u. a.). Die meisten differentialdiagnostischen Schwierigkeiten scheinen vorzukommen bei der Verkennung von Leukämien, namentlich wenn die Leukämie perakut mit allgemeinen Blutungen einsetzt, ganz besonders in der Mundhöhle, und der Blutbefund aleukämisch oder subleukämisch ist und erst in einigen Tagen etwas höhere Werte von pathologischen Leukocyten auftreten. Die Sternalpunktion kann im Zweifelsfalle zur Diagnose beitragen: wobei bemerkenswert ist, daß die Megakaryocyten bei der WERLHOFschen Krankheit im Mark stets reichlich vorhanden sind (SEELIGER, SCHULTEN), während sie bei gewissen anderen Thrombopenien offenbar fehlen (so bei der hämorrhagischen Aleukie); den Grund für diesen Unterschied sieht NAEGELI darin, daß bei Morbus WERLHOF eine splenogene, bei Leukämie und Aleukie dagegen eine medulläre Thrombopenie besteht.

Nur ausnahmsweise macht eine *generalisierte Knochenmarkcarcinosis* schlagartig allgemeine hämorrhagische Diathese, mit reichlich Myelocyten (nicht Myeloblasten oder Hämocytoblasten!) im Blute, so daß die Annahme einer akuten Leukämie naheliegt (NAEGELI, KUGELMEIER, PLONSKIER, MORRISON).

Die Zeichen der *hämorrhagischen Diathese* sind ebenso häufig wie charakteristisch; sie können aber, wie neuerdings E. STORTI in drei Fällen beobachtete, auch bei akutem und sogar perakutem Verlauf vollständig fehlen. Bei solchen Fällen ist freilich besonders schwierig, das Vorhandensein einer akuten Phase im Verlauf einer chronischen Leukämie auszuschließen.

Wenn die hämorrhagischen Erscheinungen fehlen, können bei den fieberhaften Patienten wegen der mäßigen Milzschwellung *Unterleibstyphus* oder — bei wellenförmigem Fieberverlauf (LAUBRY) — *Mittelmeerfieber* fälschlich angenommen werden, trotzdem bei diesen Krankheiten die Anämie nicht so ausgesprochen ist wie bei der akuten Leukämie. Andererseits erinnern manchmal bei Typhuskranken die klinischen und hämatologischen Symptome an akute Leukämie. Durch genaue Laboratoriumuntersuchungen wird die Diagnose wesentlich erleichtert.

Akute Leukämiefälle können zunächst als *Lungentuberkulose* imponieren; neben den Ergebnissen der klinischen, radiologischen und bakteriologischen Untersuchungen ist der Umstand zu berücksichtigen, daß die Anämie bei akuter Leukämie viel schwerer als bei Tuberkulose ist (SZOUR). Andererseits kann Tuberkulose mit leukämoidem Blutbild eine akute Leukämie vortäuschen (MARZULLO und DE VEER, POINSO und CARCASSONNE). ECKEL beschreibt einen Fall von Typhobacillose-LANDOUZY unter dem Bilde der aleukämischen Mikromyeloblastenleukämie. Ähnliche Fälle sind manchmal sogar bei der Obduktion schwer zu erfassen (LEHNARTZ); doch können die histologische Untersuchung und *in vivo* die Sternalpunktion (POINSO und CARCASSONNE) Klarheit bringen.

Die Abgrenzung gegen *akute febrile Anämie* (LEDERER-BRILL) gründet sich auf der hyperchromen Anämie und den hämolytischen Erscheinungen, die dieser Krankheit eigentümlich sind. Meist besteht bei der LEDERER-Anämie starke Leukocytose bis zu über 100000 Zellen, gewöhnlich mit starker Linksverschiebung bis zu Myelocyten (GIORDANO und BLUM).

Die Verwechslung mit *perniziöser Anämie* dürfte im allgemeinen leicht vermieden werden; jedenfalls ist auch der Erfolg der Lebertherapie in Erwägung zu ziehen. Auch leukämieähnliche Blutbilder bei hämolytischen Krisen des *hämolytischen Ikterus* durch Ausschwemmung unreifer Zellen (GROB[1]) können keine ernsten diagnostischen Schwierigkeiten bereiten.

In einigen Fällen können Fieber, Anämie mit anorganischen Herzgeräuschen und Milzanschwellung eine *Endocarditis lenta* vortäuschen (CECONI, RIETTI).

[1] GROB: Jb. Kinderheilk. **142**, 163 (1934).

Über das gleichzeitige Vorhandensein von Endocarditis lenta und akuter (lymphatischer) Leukämie berichtet BAUMANN (Obduktion!). Auch eine Verwechslung mit *septischer Endokarditis* ist möglich.

Die wichtigen *Mundsymptome* und die *Angina* vermißt man in einigen Fällen; nur ausnahmsweise fehlt dagegen das *Fieber* (GALLI u. a.). Die *Knochenschmerzen* sind bei den akuten Leukämien weniger häufig als bei den chronischen Formen.

Die diffuse, mäßige *Lymphdrüsenschwellung* ist nicht immer vorhanden, oder es finden sich höchstens kleine Drüsenschwellungen an den Halsseiten, wie sie oft auch bei gesunden Individuen getroffen werden. Das kommt besonders bei der akuten Myelose, viel seltener bei der akuten Lymphadenose (RÖSSLE, MICHELI) vor.

Auch der allerdings immer wenig hervortretende *Milztumor* kann trotz leukämischer Milzinfiltration vollständig fehlen (E. STORTI, GALLI, RIETTI u. a.).

Daß sämtliche klinischen und hämatologischen Symptome bei akuten Leukämien fehlen (SZOUR), ist glücklicherweise recht selten; vielleicht sind auch die angeführten Fälle nicht ganz einwandfrei.

Eine diffuse *Hautinfiltration* und Hyperkeratose von warzenförmigem Aussehen war die einzige klinische Erscheinung einer akuten Myeloblastenleukämie, die RODLER-ZIPKIN beschrieben hat (zit. bei NAEGELI). Auch sonst können leukämische *Hautveränderungen* an Gesicht, Wangen, Augenbrauen, Stirn und anderen Körpergegenden falsch gedeutet werden (TISCHENDORF).

Eine besondere Gruppe stellen die Fälle mit großem, meist aggressiv wachsendem *Mediastinaltumor* dar, die COOKE besonders eingehend studiert hat. Abgesehen von der bereits erwähnten Leukosarkomatose (mit welcher übrigens weitgehende Ähnlichkeit bestehen kann: CELLI, MATTEI), bieten diese Fälle differentialdiagnostische Schwierigkeiten (HAAGENSEN); in Anfangsstadien kann z. B. eine Perikarditis vorgetäuscht werden (P. É.-WEIL, ISCH-WALL und BERTRAND). Hauptsächlich kommt aber *malignes Granulom* bei der Differentialdiagnose in Betracht; wobei zu berücksichtigen ist, daß gleichzeitiges Vorhandensein des Morbus HODGKIN und der akuten myeloischen Leukämie in vereinzelten Fällen (einwandfreiester Fall SKWORZOFF) beobachtet wurde. Auch *Lymphosarkom* ist von akuter Leukämie mit Mediastinaltumor oft schwer zu trennen; um so mehr, als letztere sich mit Lymphosarkom vergesellschaften (BUSACHI) oder dem Lymphosarkom folgen (KATO und BRUNSCHWIG) kann, woraus von den letztgenannten Autoren auf die Identität beider Prozesse geschlossen wird. POINSO und CARCASSONNE beschreiben eine akute Leukämie, bei der zu Beginn des Leidens im Vordergrund der Erscheinungen standen: 1. ein mediastinales Syndrom; 2. Schwellungen der Schilddrüse und der beiden Parotiden. Der Fall ist auch deswegen interessant, weil im Verlauf der Krankheit das Blutbild dazu neigte, vom Bild der akuten Lymphadenose in das der Agranulocytose überzuwechseln. Die Natur des Mediastinaltumors bei akuter Leukämie ist umstritten; mehrere Autoren nehmen seinen Ursprung aus Lymphdrüsenpaketen, andere aus Thymus an (s. S. 429).

Wie die Fälle mit Mediastinaltumor, so können Fälle mit absolutem Vorherrschen eines einzelnen Symptomes sehr große diagnostische Schwierigkeiten bieten.

So wurde in den letzten Jahren eine ganze Reihe von Fällen akuter Leukämie bekanntgegeben, die einen *akuten Gelenkrheumatismus* vorgetäuscht hatten.

Besonders eindrucksvoll ist der Fall von DUMITRESCO und PETREA, wo erst in der dritten Krankheitswoche eine zufällig vorgenommene Blutuntersuchung das Vorhandensein einer akuten Leukämie aufdeckte. Bedeutende Gelenksymptome bot auch ein Patient von DEBRAY, MICHAUX und SAINTON, bei dem noch ein ungewöhnliches Hautsymptom bestand, und zwar eine nekrotische Purpura, die einen *Milzbrandkarbunkel* vortäuschte (über Ähnliches berichtet auch MARCUS). Auf die Häufigkeit rheumatoider Schmerzen bei kindlichen akuten Leukämien wurde im Abschnitt III hingewiesen.

Die leukämische Infiltration kann auch hauptsächlich an irgendeiner Stelle des Verdauungstraktes lokalisiert sein. So berichten z. B. BENSIS und GOUTTAS von einem 11jährigen Patienten, der plötzlich mit hohem Fieber, Erbrechen, starken Schmerzen und Muskelspannung im rechten unteren Bauchviertel erkrankte und mit der Diagnose *akute Wurmfortsatzentzündung* eingeliefert wurde; die Blutuntersuchung ergab 17000 Leukocyten mit 96% Lymphocyten; nach drei Wochen 144000 Leukocyten (Tod nach einem Monat).

Auch die bei akuter Myeloblastenleukämie vorkommenden *Hirnerkrankungen* treten unter Umständen so in den Vordergrund, daß sie auf das Zugrundeliegen einer Leukämie nicht hinweisen (hämorrhagische Pachymeningitis: GRÜN; meningitische Erscheinungen, Hemiplegie usw.: HELLICH).

Aus allen diesen Fällen läßt sich die Forderung ableiten, *bei jedem Patient*, auch wenn die Diagnose sicher erscheint, *eine möglichst vollständige Blutuntersuchung* vorzunehmen und bei Verdacht, daß eine atypische akute Leukämie vorliegt, auch eine *Knochenmarkpunktion* zu machen.

Bei *akuten Leukämien mit normaler Leukocytenzahl* oder mit *Leukopenie* kommen differentialdiagnostisch folgende Krankheitsbilder in Betracht: *partiale aplastische Myelose (Agranulocytose), totale aplastische Myelose (Panmyelophthise) und totale pseudo-aplastische Myelose*[1].

Die *Agranulocytose*, wie sie W. SCHULTZ (1922) beschrieben hat, kommt hauptsächlich bei weiblichen Patienten vor, setzt plötzlich mit hohem Fieber ein und verläuft innerhalb weniger Tage (3—14) mit tödlichem Ausgang. *Symptome*: Tiefe nekrotisch-gangränöse Prozesse am Mund und Rachen, seltener an der Haut und den äußeren Geschlechtsteilen; häufig leichter Ikterus; keine Milz- und Lymphdrüsenvergrößerung (mit Ausnahme der benachbarten Lymphdrüsen im Bereich der nekrotischen Prozesse); selten Leberanschwellung; keine hämorrhagische Diathese. *Blutbefund:* Starke Leukopenie mit äußerster Verminderung der neutrophilen Polynucleäre; keine oder nur mäßige Veränderungen der roten Blutzellen und der Blutplättchen. *Knochenmarkbefund:* Fast völliges oder völliges Verschwinden der Polynucleären und der Myelocyten und der myeloischen Zellen überhaupt; dabei fast keine Veränderungen des erythrocytischen und des megakaryocytischen Systems. An diesem Bilde hat SCHULTZ in der Folgezeit manches geändert, indem er das häufige Vorkommen der Krankheit auch bei Männern, sowie die Möglichkeit eines günstigen Verlaufes und der Genesung anerkannt, dabei aber an der klinischen und histologischen Selbständigkeit der Agranulocytose als primär aplastischen Veränderung des granulocytopoetischen Apparates festgehalten hat.

Später wurden Fälle von Agranulocytose publiziert, die gewisse Abweichungen von der Schilderung SCHULTZ' zeigten, indem sie entweder hämorrhagische Diathese oder Milz- und Leberanschwellung oder auch nicht systematisierte Lymphdrüsenvergrößerung aufwiesen (GAMNA u. a.). Auch verschiedene Blut- und Knochenmarkveränderungen wurden beobachtet: z. B. starke Anämie, normal oder sogar erhöhte Leukocytenzahl (jedenfalls bei absoluter und relativer Verminderung der neutrophilen Polynucleäre), Anwesenheit von unreifen Zellen aus der myeloischen Reihe im kreisenden Blut (ROCH, PERROT und

[1] Diese Nomenklatur hat DI GUGLIELMO eingeführt.

SIERRO), mehr oder minder ausgeprägte Thrombocytopenie, Zeichen von myelopoetischer Regeneration im Knochenmark (ROHR, TORRIOLI, BELTRAMETTI u. a.; Literatur bei MASSOBRIO). Auf Grund dieser Beobachtungen wollen HUEPER und O'CONNOR, GAMNA u. a. m. *in der Agranulocytose nicht mehr das Wesen und die Pathogenese der Krankheit anerkennen*; sie betrachten das klinische Bild als die Äußerung septischer oder toxischer Zustände, mit verschieden starken hämatologischen Veränderungen. Auch unterscheidet COHEN, ganz wie bei den Anämien, eine *aplastische* und eine *plastische Form* der Agranulocytose; bei letzterer kommen entweder unreife Zellen im Blut oder Hyperplasie im Knochenmark oder beides vor.

Aus der obigen Zusammenfassung ist ersichtlich, daß die Differentialdiagnose zwischen akuter Leukämie und Agranulocytose auf Grund des klinischen Bildes nicht zu stellen ist. Die Blutuntersuchung (welche bei hämatologisch typischen Leukämien entscheidend ist) kann auch bei leukopenischen Leukämien viel zur Klärung beitragen; insbesondere sprechen von Anfang an schwere Anämie und Thrombocytopenie eher für Leukämie, während der Befund unreifer myeloischer Zellen wegen der Möglichkeit einer plastischen Form (COHEN) der Agranulocytose weniger verwertbar ist. Die Sternalpunktion zeigt in einigen Fällen von Agranulocytose eine starke absolute Vermehrung der Myeloblasten im Knochenmark; auf der Höhe der Krankheit ist dieser Befund vielleicht nicht so häufig (ROHR, SCHULTEN) wie von einigen Autoren angenommen wurde; im Regenerationsstadium dagegen kommt es öfters zu einer Vermehrung der Myelocyten und Myeloblasten im Mark, so daß die Differentialdiagnose gegenüber Myeloblastenleukämie erwogen werden muß. Das Fehlen des *Hiatus leukaemicus* soll nach NAEGELI für die Unterscheidung wichtig sein.

Die *totale aplastische (kryptogenetische) Myelose* — progressive myeloische Atrophie, Panmyelophthise; früher aplastische Anämie im Sinne EHRLICHS genannt, weil die Störung der Erythrocytenbildung im Vordergrund steht — kommt nicht nur in chronischer, sondern auch in *akuter Form (Aleukia haemorrhagica)*, und zwar unter dem Bild eines septischen Zustandes mit hämorrhagischer Diathese und mit entzündlichen, nekrotisch-geschwürigen Prozessen der Schleimhäute (besonders des Mundes, aber auch der Nase, der Geschlechtsteile, des Darmes usw.) vor. Die sog. *hämatologische Trias* besteht in bedeutender Erythropenie ohne Regenerationszeichen (Fehlen von Reticulocyten, Erythroblasten usw.), sehr starker Verminderung der Leukocyten (mit absoluter und relativer Granulocytopenie) und Verminderung der Blutplättchen (die Thrombopenie gilt jetzt fast allgemein als wichtiges Zeichen, nicht als ätiologischer Faktor, wie FRANK ursprünglich angenommen hatte). PASCOLI fand einmal vollständige Amonocytose im Blut. Das *Knochenmark* erscheint bei der Obduktion fast überall gelb, mit Atrophie des myeloischen Parenchyms und mit Fettbläschen; die Milz und die Lymphdrüsen zeigen keine regelmäßigen und typischen Veränderungen.

Wegen der Existenz von abweichenden Formen, hat BRUGSCH die absolut aregenerativen Fälle *(myelophthisischen Anämien)* von den Fällen unterschieden, die nur hinsichtlich der Hämatopoese aregenerativ sind, weil daneben eine neubildende Reaktion unreifer Blutzellen vor sich geht (*myelotoxische Anämien*, Näheres s. bei MASSOBRIO). Die *Markpunktion* kann hier wertvolle Aufschlüsse geben; mit Recht fordert ja ROHR für die Diagnose solcher Fälle unbedingt eine Markuntersuchung, da die Fälle mit völligem Markschwund sich bis auf einen vielleicht etwas akuteren Verlauf klinisch nicht von denen unterscheiden, bei denen das Markbild ein anderes, nämlich recht zellreich ist (GERLACH).

Die *totale pseudo-aplastische Myelose* (INTROZZI, Literatur bei DALLA VOLTA) unterscheidet sich von der pseudo-aplastischen Anämie, die LUZZATTO wohl als erster (1907) beschrieben hat, nur dadurch, daß vom Krankheitsprozeß sämtliche Knochenmarksysteme und nicht bloß das erythropoetische System, betroffen werden. Sie ist von der *aplastischen Myelose* kaum zu unterscheiden; nur kommt bei der pseudo-aplastischen Form eine Vermehrung des Hämoglobinstoffwechsels als Zeichen der *Hyperhämolyse*, welche mit einer aplastischen Form unvereinbar ist (GREPPI), wobei aber zu berücksichtigen wäre, daß Urobilinurie und Hyperbilirubinämie (mit indirekter Diazoreaktion) in Verbindung mit schweren Leberveränderungen stehen können (GAMNA). Große Verschiedenheiten bietet dagegen der histologische Befund, weil sich im Knochenmark bei der pseudo-aplastischen Form eine völlige regenerative Tätigkeit durch das Vorhandensein von Hämohistioblasten, Myeloblasten, neutrophilen und eosinophilen Myelocyten und Polynucleären, Erythroblasten usw., sowie durch eine rege reticuloendotheliale und megakaryocytäre Wucherung kundgibt: nur entspricht nicht das Blutbild dem histologischen Bild. Letzteres steht im vollen Gegensatz zu dem histologischen Bilde der aplastischen Myelose: abgesehen von vereinzelten Fällen dieser Erkrankung, die zum Teil Regenerationserscheinungen aufweisen (s. oben).

Die *Differentialdiagnose der aplastischen und pseudo-aplastischen Myelose und der akuten Leukämien* ist manchmal schwer, besonders wenn in der Anamnese jeder Hinweis auf *markschädigende Einflüsse* (Salvarsan, Benzolkörper, Pyramidon, Prontosil, übermäßige Bestrahlung usw.) fehlt. In unklaren Fällen gründet sich die Differentialdiagnose hauptsächlich auf dem Befund von Hämocytoblasten im Blute, welche nur ausnahmsweise bei akuten Leukämien vermißt werden (MASSOBRIO), dagegen nur in seltensten Fällen bei aplastischer Myelose reichlich auftreten (CAPANI); auf einer Andeutung an *Hiatus leukaemicus*, eventuell auf dem Vorhandensein der AUER-Stäbchen; in einigen Fällen auf einer Vermehrung der Leukocyten kurz vor dem Tod. Andererseits ist die Anämie mit beschränkten Regenerationserscheinungen eher im Sinne der aplastischen Myelose zu deuten, während schwere Anämie mit Aniso- und Poikylocytose und besonders mit mitotischen Teilungsformen eher für Leukämie spricht.

Auch die *Phase der Krankheit* soll berücksichtigt werden: wenn eine schwere Anämie oder Thrombopenie oder namentlich Granulocytopenie vorausgegangen ist, so wird das im allgemeinen für aplastische Myelose kennzeichnend betrachtet. Ausnahmen kommen aber vor; gerade in den letzten Jahren sind mehrfach *akute Leukämien mit anämischen und amyeloischem Vorstadium* beschrieben worden (s. S. 443).

Pathologisch-anatomisch ist endlich zu bemerken, daß auch in den Fällen von akuter Leukämie, die ein anatomisch hypoplastisches Bild aufweisen, der Befund von Hämocytoblasten (FIESCHI), um so mehr von vielen Myeloblasten (MASSOBRIO) zur Diagnose helfen kann.

Trotz all dieser Betrachtungen muß aber gestanden werden, daß *zwischen leukopenischer akuter Leukämie, plastischer Form der Agranulocytose und myelotoxischer Form der aplastischen Myelose keine sicheren Grenzen festzustellen sind*, um so mehr, daß das Blutbild bei Fällen von sicherer akuter Leukämie entweder dauernd (HIRSCHFELD und DÜNNER, SEYFRIED und KLIMA, SZOUR) oder vorübergehend im Vor- oder Endstadium (USSEGLIO und OLIVETTI, DALLA TORRE, COLARIZI, BORCHARDT, BROGSITTER und V. KRESS, SEGERDAHL, JACKSON jr. u. a.) aplastisch gefunden wurde. Ob enge *Beziehungen* zwischen den genannten Formen existieren, soll in einem nächsten Abschnitt erörtert werden.

Viele Schwierigkeiten bereitet die Differentialdiagnose zwischen *akuter Leukämie* und *infektiöser Mononucleose.*

Diese Benennung umfaßt eine Anzahl gutartiger akuter Krankheitsbilder mit folgenden Symptomen: Fieber; mäßige submaxilläre, cervicale oder auch allgemeine Drüsenschwellung; pseudomembranöse oder nekrotisierende Angina (mehrfach mit dem klinischen und bakteriologischen Bilde der PLAUT-VINCENTschen Angina); mäßige Milzvergrößerung; mehr oder minder ausgeprägte Blutmonocytose oder — nach GLANZMANN — Vermehrung der lymphatischen Zellen mit viel unreifen gelappten Lymphocyten. Diese Symptomatologie tritt allerdings keineswegs immer vollständig auf, und so erklären sich die verschiedenen Bezeichnungen, unter denen sie beschrieben wurde: Monocytenangina, Drüsenfieber (PFEIFFER), adénolymphoïdite (R. CHEVALLIER), lymphämoides Drüsenfieber (GLANZMANN), infektiöse Mononucleose (LONGCOPE und andere amerikanische Autoren, welche die Angina als sekundäres Symptom auffassen).

Es bleibt hier unberücksichtigt, ob es sich wirklich um eine spezifische Infektionskrankheit der Drüsen handelt oder ob doch nur eine lymphatische Reaktion auf irgendwelchem unspezifischem Infekte vorliegt, sei es, daß ein konstitutionelles Moment die Ursache einer solchen Reaktion wäre (J. BAUER), sei es, daß verschiedenartige Krankheitserreger diese Reaktion hervorrufen könnten oder daß Krankheitserreger in den Lymphbahnen und Lymphdrüsen abgefangen würden, welche die lymphatischen Apparate in einen Zustand versetzen, der zur Ausschwemmung von abnormen und normalen lymphatischen Zellen ins Blut führte (EISMAYER und PUTSCHER).

Mit Recht will SCHULTEN vom PFEIFFERschen Drüsenfieber und von den lymphatischen Reaktion diejenigen Fälle trennen, bei denen eine relative und absolute Monocytenvermehrung mit mehr oder minder stark herabgesetzter Gesamtleukocytenzahl auftritt. Hierbei handelt es sich offenbar um eine besondere Verlaufsform der Agranulocytose.

Die *infektiöse Mononucleose* (umfassende Übersicht bei LEHNDORFF und SCHWARZ) hat in der *Differentialdiagnose der akuten Leukämie* zu den größten Fehldiagnosen und Fehlprognosen geführt, die man sich denken kann. In beiden Fällen setzt die Krankheit meist akut oder subakut ein, und es findet sich eine annähernd lokalisierte Lymphknoten- und oft auch Milzschwellung. Die Temperaturen können hoch sein. Mundhöhlenprozesse, vor allem Anginen, gehören in der Mehrzahl der Fälle zu dem Bilde. Selbst eine leichte hämorrhagische Diathese (GILBERT-DREYFUS), vereinzelt sogar gangränöse Prozesse an den Tonsillen und auf der Haut (NAEGELI) können beim PFEIFFERschen Drüsenfieber vorkommen.

Am meisten aber beunruhigt den mit der Blutmorphologie nicht ganz Vertrauten das Blutbild, das bei beiden Krankheiten große Mengen von lymphoiden Zellen aufweist, in beiden Fällen auch abnorm gestaltete Zellkerne und große jugendliche Zellformen enthält. Sogar Mitosen sind bei infektiöser Mononucleose beobachtet worden (Mitteilung von F. M. JOHNS an BOWCOCK und BISHOP).

Die sichere Unterscheidung kann *in den ersten Stadien* nur die genaue Kenntnis der Blutzellen bringen. Sie zeigt, daß beim PFEIFFERschen Drüsenfieber alle Zellen keine pathologischen Myeloblasten bzw. Hämocytoblasten (die sich wegen der Kernstruktur von lymphatischen Elementen unterscheiden), sondern Lymphocyten sind, oft breitleibig und ausgesprochen jungkernig, aber mit einem „bunteren" Blutbild, d. h. mit einer ganzen Reihe von Zwischenformen zwischen jung- und altkernigen Elementen, denen sich auch Entwicklungsformen zu Plasmazellen zugesellen (NAEGELI). Ferner sollen Höfe und fensterartige Gebilde in den Lymphocytenkernen für infektiöse Mononucleose charakteristisch sein (OSGOOD). Ganz allgemein (denn Ausnahmen kommen vor) wird auch die Unversehrtheit der Erythropoese als besonderes Kennzeichen des Drüsenfiebers angesehen, während die fortschreitende Anämie gerade dem akut leukämischen Bilde ein besonderes Gepräge verleiht (SCHWARZ).

In den späteren Krankheitsphasen kann freilich auch die rein klinische Beobachtung die Leukämiediagnose bringen; aber meist erst nach einigen Tagen. Dann werden Infiltrationen in der Gingiva auftreten, die bei dem PFEIFFERschen Drüsenfieber stets fehlen, ferner *bedeutende* gangränöse Prozesse in der Mundhöhle und *schwere* hämorrhagische Diathese, die nur den leukämischen Prozessen zugehören.

Außer bei PFEIFFERschem Drüsenfieber gibt es auch sonst noch andere starke *lymphatische Reaktionen* (z. B. im Prodromalstadium der Pertussis), die aber fast ausschließlich kleinzellige reife Lymphocyten enthalten und auch mit Lymphadenosen in Differentialdiagnose kommen können. Es wird der Nachweis einer Infektion oder Intoxikation dann zunächst das wichtigste Moment zur Erkennung darstellen, und oft sind äußere Lymphknoten gar nicht vergrößert (NAEGELI).

Auch nach Überwindung von Agranulocytosen können beträchtliche lymphatische Reaktionen auftreten und ohne Kenntnis und Berücksichtigung der früheren Phase erhebliche diagnostische Schwierigkeiten bereiten.

Zur Erkennung der infektiösen Mononucleose scheint die Untersuchung auf *heterogenetischen Antistoff* im Blute wertvoll zu sein, die oft als HANGANATZIU-DEICHERsche Probe bezeichnet wird (PAUL und BUNNEL, ELMENHOFF-NIELSEN u. a.). Es scheint kein Zweifel daran bestehen zu können, daß Mononucleosekranke während der Ansteckung, von einem zur FORSSMAN-Antigengruppe gehörenden Antigen beeinflußt werden, auf welches der Patient (zum größten Teil unabhängig von seiner Blutgruppe, Näheres s. bei ELMENHOFF-NIELSEN) mit Produktion eines Antistoffes reagiert, der durch ungewöhnlich stark agglutinierende und in Verbindung damit auffällig schwach hämolysierende Wirkung gegenüber Hammelblutkörperchen charakterisiert ist. Es ist eine natürliche Annahme, daß das betreffende Antigen von dem spezifischen Erreger stammt oder in ihm sich vorfindet, welcher vermutlich die Mononucleose erzeugt und dessen nähere Natur ja noch nicht festgestellt ist (ELMENHOFF-NIELSEN). Ob hier *Bact. monocytogenes hominis* in Betracht kommt (NYFELDT), ist nicht erwiesen. Die Brauchbarkeit der serologischen Diagnose der infektiösen Mononucleose ist von mehreren Autoren bestätigt worden (DURUPT, BUTT und FOORD u. a.). PENATI und MOLFESE weisen aber darauf hin, daß die Probe nicht bei allen Fällen der Krankheit positiv ausfällt.

Die Ergebnisse der *Sternalpunktion* bei der lymphatischen Reaktion und den verwandten Krankheitsbildern sind eigenartig widersprechend. Ein Teil der Autoren, darunter vor allem HENNING berichten, daß im Gegensatz zu den Leukämien eine dem Blutbild entsprechende Umwandlung des Knochenmarks fehle. Es bestünde lediglich eine zwanglos durch den Infektionszustand erklärte myelocytäre Reaktion. SCHULTEN konnte in zwei Fällen auch keine stärkere Vermehrung mononucleärer Elemente finden, als durch die Blutbeimengung erklärt werden konnte. Im Gegensatz dazu beschreibt FREEMAN eine Vermehrung der Lymphocyten im Markausstrich auf 84%, so daß er gezwungen sei, eine lymphatische Infiltration des Markes anzunehmen. Er kommt daher zum Schluß, daß eine sichere Differentialdiagnose zwischen Leukämie und lymphatischer Reaktion im Markausstrich nicht möglich sei. Auch MARKOFF fand eine Übereinstimmung zwischen Mark- und Blutbefund. Die Befunde sind also widersprechend; es scheint, daß zum mindesten in einem Teil der Fälle die für Leukämie charakteristische Markumwandlung fehlt; auf Grund anderer Beobachtungen dürfte dagegen die Unterscheidung von lymphatischer Reaktion und Leukämie auf große Schwierigkeiten stoßen.

Sehr schwierig ist auch die Differentialdiagnose zwischen *akuter Leukämie* und *leukämoiden Reaktionen*, die im Verlaufe gewisser Erkrankungen auftreten (s. S. 452). Besonders bei akut verlaufenden Fällen und wenn die anatomisch-histologische Untersuchung unterbleiben muß, kann sogar eine Entscheidung unmöglich sein. In mehreren Fällen ist aber die Diagnose einer leukämoiden Reaktion unter Berücksichtigung der folgenden Punkte möglich, auf die besonders FONTANA aufmerksam gemacht hat:

1. Nachweis einer bekannten Infektion, welcher volle Gesundheit vorausging, möglicherweise unter Verweisung auf frühere hämatologische Untersuchungen (diese Bedingung kann freilich nur in seltenen Fällen erfüllt werden).

2. Vorhandensein des klinischen Bildes der gewöhnlichen septischen Infektionen mit eventuellen Lokalisationen in irgendeinem Organ, dabei Fehlen der gewöhnlichen Symptome der akuten Leukämie (ausgedehnte hämorrhagische Erscheinungen, pseudo-skorbutische Symptome, allgemeine Lymphknotenschwellung, Knochenschmerzen).

3. Hämatologische Veränderungen, welche dem Blutbilde der akuten Myelose bzw. Lymphadenose oder Hämocytoblastose nicht genau entsprechen, sondern viele monocytoiden Formen, Reizungsformen nach TÜRCK, plasmacelluläre Lymphocyten usw. aufweisen. Die Abgrenzung von der akuten Monocytenleukämie ist besonders schwierig. Aus dem Blutbefund allein ist jedoch eine Entscheidung in der Mehrzahl der Fälle nicht möglich (nach DIMMEL sollen z. B. die degenerativen Formen der myeloischen Elemente eher für akute Leukämie sprechen, worüber ich keineswegs übereinstimmen möchte).

4. Eventuelle Remissionen oder zeitweiliges bzw. endgültiges Aufhören des infektiösen Prozesses, mit entsprechendem Verhalten des hämatologischen Veränderungen.

5. Bei der Obduktion tödlich verlaufener Fälle, Vorherrschen von infektiösen (entzündlichen und degenerativen) Veränderungen an den inneren Organen; dabei keine oder sehr begrenzte leukämische Veränderungen in einzelnen Organen; zunächst keine verbreitete und imponierende myeloische bzw. lymphatische Umwandlung vieler Organe.

VII. Verlauf und Prognose.

Die *Krankheitsdauer* der akuten Leukämien ist im allgemeinen kurz; man darf aber diese Kürze nicht zu eng fassen. Wir kennen heute Fälle, die eine Reihe von Monaten bis zu mehr als einem halben Jahre (8—10 Monate: MARCUS, anderthalb Jahre: PETRÉN und ODIN, zit. von HOFF) an den Erscheinungen der akuten bzw. subakuten Leukämie litten, bis es zum tödlichen Ausgang kam. Deshalb unterscheidet DI GUGLIELMO perakute (2—15 Tage), akute (2 bis 8 Wochen) und subakute (mehr als 2 Monate) Krankheitsbilder.

Es ist praktisch wichtig, daß *im allgemeinen der verschiedenen Akuität des Verlaufes auch verschiedene Blutbilder entsprechen* (DI GUGLIELMO). So sind für perakute Formen Hämocytoblastose mit *Hiatus leukaemicus*, für akute Formen myeloblastisches bzw. lymphoblastisches Blutbild charakteristisch; während in subakuten Fällen sämtliche unreife myelocytische bzw. lymphocytische Blutzellen gefunden werden. Freilich gibt es Ausnahmen, so beobachtete ich vor einigen Monaten eine Patientin, die vor kurzem mit schwerer Anämie und Fieber erkrankt war; sie bot keine manifesten noch latenten Zeichen von hämorrhagischer Diathese; im Blute fand ich 84% Hämocytoblasten und *Hiatus leukaemicus*, so daß ich eine sehr akute Leukämie hätte annehmen sollen. Nach Röntgenbestrahlung und Arsen- und Lebertherapie änderte sich aber das Blutbild ziemlich rasch (viele Granulocyten, mit anfänglicher starker Eosinophilie, welcher Neutrophilie folgte) und der Verlauf wurde chronisch, was zur Annahme einer subakuten Leukämie mit akutem Schub und nachher mehr chronischem Verlauf zwang und eine weniger ungünstige Prognose stellen ließ. Auch bemerkt mit Recht PICCOLI, daß die obige Klassifikation den *akuten aleukämischen Fällen* nicht gerecht wird, bei denen zwischen klinischem Verlauf und Blutbefund kein Parallelismus im oben angeführten Sinne nachweisbar sein kann.

Eine *besondere Verlaufsart* bieten mehrere Fälle von akuter bzw. subakuter Leukämie, auf die LUZZATTO (1912) als erster und später mehrere Autoren (LAUBRY, MARCHAL und DANY, ULLRICH, MICHELI und PENATI, RICCITELLI, KIRCH, BINDER, TISCHENDORF u. a., Literatur bei PENATI) hingewiesen haben. Es handelt sich um eigentümliche Verlaufsformen, die ein „*amyelisches*“ *Vorstadium* (Agranulocytose, Aleukie, Panmyelophthise) und nachher eine weitgehende Remission aufweisen. Erst nach einigen Wochen oder selbst Monaten (4 Jahre bei einem Fall von TINTI!) setzt das klinische und hämatologische Bild der Myeloblastenleukämie ein. Dieser *zweiphasige Verlauf* regt verschiedene Fragen an, welche bei der Besprechung der Differentialdiagnose und der Pathogenese erörtert werden; besonders ist von einigen Autoren die Unabhängigkeit der beiden Phasen behauptet worden, während die Mehrzahl auf die Einheit des Krankheitsprozesses festhält, die schon LUZZATTO vermutet hatte.

Endlich kommen, wenn auch selten, Fälle zu Beobachtung, bei denen *einem leukämischen (lymphatischen) Vorstadium eine aleukämische Phase folgt.* FRONTALI, der einen solchen Fall ausführlich beschrieben hat, vermutet, daß mehrere Faktoren dabei mitspielen, unter anderem die verminderte cytoplastische Tätigkeit des lymphatischen Gewebes und die rasche Zerstörung der unreifen, besonders labilen lymphoiden Zellen im strömenden Blute.

Die *Prognose* des Leidens ist stets ungünstig; eine Verschiedenheit der einzelnen Formen betreffs der Prognose besteht nicht (ISRAËLS). Mehr oder weniger kurze *Remissionen* (fünf Monate bei einem Fall von JACKSON) werden hie und da beobachtet. Eine weitgehende Remission, die einer Heilung gleichkommt, gehört aber zu den seltensten Ausnahmen. Den berühmten Fall von „geheilter Myeloblastenleukämie“ von GLOOR hält jetzt ROHR, ein anderer Schüler von NAEGELI, für eine leukämoide Reaktion. Neuerdings hat aber HENNING über völlige Rückbildung einer akuten Myeloblastenleukämie berichtet (fortlaufende Kontrolle durch Knochenmarkpunktion). Jedenfalls handelt es sich um seltenste Ausnahmefälle. Interessant in dieser Hinsicht ist auch die Beobachtung von LEREBOULLET und BAIZE, welche bei zwei Kindern, deren 3 Jahre alte Schwester an akuter Leukämie verstorben war, das Blut untersuchten, veranlaßt von einer Rectalhämorrhagie, die der ältere (7jährige) Bruder überstanden hatte; sie fanden hohe Leukocytenzahlen (bzw. 34600 und 80000) mit 66—70% Lymphocyten und vielen Stammzellen. Nach Röntgenbehandlung kehrte die Blutformel rasch zur Norm zurück. Die Autoren lassen die Frage offen, ob sich diese „vorleukämischen Zustände“ ohne Röntgentherapie zu eigentlichen Leukämien weitergebildet hätten.

Vielleicht bieten nur die obenerwähnten „*zweiphasigen*“ *Leukämien* mit längerer Remission in der Zwischenphase die Möglichkeit einer *Reversibilität* (HENNING) des leukämischen Prozesses; daraus ergibt sich, wenigstens theoretisch, die Vermutung, daß in vereinzelten Fällen die Remission nicht vorübergehend, sondern endgültig sein kann. Diese Frage ist aber noch nicht spruchreif.

Auch bei den *tumorartigen akuten Leukämien* ist vielleicht der Verlauf weniger stürmisch (P. É.-WEIL und ISCH-WALL); als Todesursache kommt eher fortschreitende Anämie als hämorrhagisches oder infektiöses Syndrom in Betracht.

VIII. Therapie.

„Das Leukämieproblem ist „medizinisch“ gedacht eines der interessantesten, „ärztlich“ eines der traurigsten Kapitel unserer Wissenschaft“ (Willi). Die Behandlung der akuten Leukämien ist besonders undankbar.

Vielfach werden Verschlimmerungen nach *Röntgentherapie* angegeben. Aber bei dem oft stürmischen und perakuten Verlauf der Krankheit tritt das so häufig ohne jede Therapie auch sonst ein, daß die Annahme einer schädigenden Röntgenwirkung eigentlich unbewiesen bleibt (Naegeli). Immerhin lehnen einige Autoren, z. B. Balli im Lehrbuch von Ferrata, Bardachzi und Mlejenecki u. a. die Röntgentherapie bei den akuten Leukämien entschieden ab. Meines Erachtens sollte aber ein Versuch mit der Strahlentherapie nicht unterbleiben; um so mehr, daß es Fälle gibt, die nach einem akuten Schub einen mehr chronischen Verlauf unter der Röntgenbehandlung aufweisen, obwohl zuzugeben ist, daß die Wandlung von der Behandlung unabhängig sein kann. Jedenfalls ist milde tastende Dosierung angebracht; hauptsächlich sind Milz und Knochen, nach Azzi auch der Waldeyersche Ring am Halse zu bestrahlen. Die *Radiumbehandlung* fand Brown wirkungslos.

Neben der Röntgentherapie werde, wie bei den chronischen Leukämien, *Arsen* in steigenden Dosen und *Arsenobenzol* empfohlen. Letzteres wurde, auf Anregung von Achard, zur Behandlung der leukämischen Stomatitis mit gutem Erfolg angewandt (P. É.-Weil und Isch-Wall). *Vitamin C* (Askorbinsäure) bezeichnet Bajardi als wirkungslos; manchmal hat es aber vorübergehende Wirkung (täglich 200—400 mg intravenös). Dasselbe Urteil fällt auf die *Leberpräparate*, auf die *Milzextrakte*, auf die *Hefenucleinsäure* (Jackson) usw. *Vitamin P* (Citrin) wäre auch zu versuchen.

Bluttransfusionen sollte man nie unterlassen. Die *Eigenblutbehandlung* versagt völlig (Piazza). Sie hat nur zur Aufstellung von interessanten Beobachtungen über die Leukolyse bei Leukämikern geführt.

Das von Korányi in die Therapie der Leukämien eingeführte *Benzol* erzeugt zwar eine Leukolyse, aber die klinische Symptomatologie bleibt letzten Endes unbeeinflußt (Luzzatto, Aubertin u. a.). Daß das Benzol gleich am Anfang zu einer Vermehrung der unreifen Formen führt, ist ein seltenes Ereignis, welches mit der Benzolverabreichung aufzuhören zwingt (Kalapos).

Meyer, Middleton und Thewlis versuchten verschiedene *Organextrakte* (von Rinderlymphknoten, Schweinemilz, Rinderknochenmark usw.) ohne den geringsten Erfolg.

Über besondere *symptomatische Maßnahmen* wird man im einzelnen Fall entscheiden; so wurde z. B. Love einmal gezwungen, eine Tracheotomie wegen ausgedehnter Schlundveränderungen auszuführen.

Wenn die akute Leukämie bei *einer schwangeren Frau* ausbricht, ist eine Unterbrechung nur angezeigt, wenn die Möglichkeit besteht, ein lebensfähiges Kind zu retten; sonst verbietet sich jeder operative Eingriff (Neumann).

IX. Ätiologie und Pathogenese.

Das Wesen der akuten Leukämien ist ebenso dunkel wie dasjenige der chronischen Formen; ob eine prinzipielle Trennung hier berechtigt ist, ist übrigens keineswegs erwiesen (s. S. 454).

1. Anlage.

Auf eine besondere zur Leukämie disponierende *Konstitution*, haben mehrere Autoren hingewiesen (DE GIOVANNI und seine Schüler, MORAWITZ, DECASTELLO, HOFF, SABRAZÈS und SARIC u. a. m.). Diese besondere Diathese wird im allgemeinen mit dem *Status lymphaticus* bzw. *thymico-lymphaticus* identifiziert. Daneben will MARTELLI eine *myeloische Konstitution* berücksichtigen, welche sich eventuell im Verlaufe der akuten Infektionskrankheiten äußern soll. HOFF nimmt eine *konstitutionelle Minderwertigkeit des myeloischen Systems* an.

Die Bedeutung des konstitutionellen Momentes bei der akuten lymphatischen Leukämie hat V. DEUTSCH aus der Klinik CZERNY dadurch bewiesen, daß ganze Familien, in denen ein Familienmitglied an einer lymphatischen Leukämie gestorben war, eine Blutlymphocytose aufwiesen (die Leukocytenzahl war bei allen Familien annähernd normal). MACCIOTTA beobachtete fünf Neugeborene, die sämtliche, der Reihe nach, an akuter Leukämie zugrunde gingen. Das Zusammentreffen in einer und derselben Familie von akuter Leukämie und anderen Blutkrankheiten, wie perniziöser Anämie (STRANDELL), Polycythämie, Lymphogranulom oder beiden letztgenannten Krankheiten (MARCUS) ist selten und scheint als zufallsbedingt anzusehen sein. CURSCHMANN regt zur Zwillingsforschung an, die auf diesem Gebiete noch nicht eingesetzt hat. Soweit mir ersichtlich, berichtet nur KELLETT, daß ein Partner eines sicher eineiigen, weiblichen Zwillingspaares an akuter Myeloblastenleukämie starb, während die Schwester keinerlei pathologischen Blutbefund aufwies.

Daß eine frühere, wegen hämorrhagischer Diathese ausgeführte *Splenektomie* eine akute Leukämie auslösen kann, vermutet SCHNEEGANS auf Grund eines eigenen Falles: eine Stellungnahme scheint hier allerdings nicht möglich. Dasselbe kann man sagen von der Vorstellung ZOLEZZIs, welcher auf die Möglichkeit hingewiesen hat, daß *Magen- und Leberveränderungen* eine gewisse Bedeutung bei dem sog. Individualfaktor zukommt.

NAEGELI, HUBBLE u. a. stellen sich bei den Leukämien eine *Dysharmonie der innersekretorischen Regulation* vor, wobei sowohl Momente der innersekretorisch tätigen Organe, wie exogene in Frage kämen, um Überschußbildungen entstehen zu lassen. Man darf wohl annehmen, daß das leukocytäre Blutbild und die leukopoetischen Gewebe durch Hormone beeinflußt werden (STOCKINGER), aber für die Auffassung der Leukämien als irreparable Regulationsstörungen (NAEGELI) sind bis jetzt keine Belege erbracht worden.

2. Infektiöse und toxische Faktoren.

Kulturen aus dem Blute oder aus den Organen, sowie *Tierimpfversuche* bei Fällen von akuter Leukämie fallen in der ersten Zeit der Krankheit im allgemeinen negativ aus. In den späteren Stadien gelingt es dagegen häufiger positive Kulturen zu gewinnen. So wurden in erster Linie Streptokokken gefunden (C. STERNBERG u. a. m.); seltener *Streptococcus viridans* auch ohne Endokarditis (LEITNER); öfters hämolytische Streptokokken; in mehreren Fällen Staphylokokken (BETTONI, RIETTI fanden je einmal *Staphylococcus albus*); Diplokokken; Bac. paratyphicus B (KRUMMEL und STODTMEISTER); Bact. coli (A. FRAENKEL); Tuberkelbacillen usw. Im *Harn* wurden Spirillen, *Spirochaeta ictero-haemorrhagiae* in seltensten Fällen gefunden. Zweifelsohne handelt es sich durchweg um *sekundäre Infektionen* (HIRSCHFELD und DÜNNER u. a.); es wäre eine Verkennung von Ursache und Wirkung, wenn man die gefundenen Bakterien als die Erreger der Krankheit ansprechen wollte. Diesen Einwand könnte man freilich widerlegen, wenn man die ätiologische Bedeutung solcher Erreger anders wie z. B. tierexperimentell, klarlegen konnte. Bisher sind derartige Versuche aber als negativ ausgefallen anzusehen. Nur HÜLSE nimmt an, auf Grund von Versuchen an weißen Mäusen mit grünwachsenden Streptokokken, die aus dem Blute einer an sehr akut verlaufener Myeloblastenleukämie verstorbenen Frau gezüchtet waren, daß eine ursächliche Beziehung zwischen akuter Leukämie und den gezüchteten Bakterien besteht; doch sind seine Befunde kein eindeutiger Beweis für die infektiöse Ätiologie der Krankheit.

Neben der Annahme, daß es sich bei den obigen Befunden um *sekundäre Infektionen* handelt, kommt auch die Möglichkeit in Betracht, daß in vereinzelten Fällen *die septische Infektion primär*, die akute Leukämie sekundär entstanden ist (DECASTELLO, BETTONI, BONCIU und JONESCO u. a.). Es ist übrigens vielfach darauf hingewiesen worden, daß akute Leukämien im Anschluß an *Masern, Scharlach, Varicellen* (C. STERNBERG u. a.), *eitrigen Prozessen* (DECASTELLO, DONATH und SAXL u. a.), *Pockenimpfung* (DÉMAREZ) usw. sich entwickeln können. Auch die *Malaria* kommt nicht ganz selten als Vorerkrankung. ADELHEIM berichtet über akute Leukämie nach *Impfmalaria* bei Paralyse; dieser Fall ist aber nicht ganz einwandfrei.

Ein ursächlicher Zusammenhang zwischen akuter Leukämie und *Syphilis* wird allgemein abgelehnt; doch bemerkt CURSCHMANN, daß es, wenn auch selten, echte akute Leukämien bei ehemals luisch Infizierten gibt; es ist wohl möglich, daß die Spätlues bei einer spezifischen Krankheitsbereitschaft des betreffenden Menschen als auslösender Faktor wirken und dem Ausbruch einer echten Leukämie Vorschub leisten kann. Dagegen kann eine positive Wa.R. hochfieberhafter akuter Leukämiker wohl „unspezifisch" sein; Ähnliches wird ja auch bei anderen septischen oder sepsisähnlich verlaufenden Krankheiten angenommen.

W. H. VEIL berichtet, daß in über 30% seines Materials von akuter myeloischer Leukämie eine *Tuberkulose* ätiologisch von Bedeutung und auslösender Wirkung war. So eindrucksvoll ein Teil der Kasuistik VEILs ist, so ist doch ein ursächlicher Zusammenhang von Leukämie und Tuberkulose im allgemeinen abzulehnen (RIETTI), obwohl das Zusammentreffen beider Krankheiten häufig ist (RIETTI, SZOUR u. a.).

All die obigen Anführungen haben natürlich nichts mit der prinzipiellen Frage zu tun, *ob die akuten Leukämien Infektionskrankheiten sind*, wie vor allem C. STERNBERG und später mehrere Autoren (darunter in letzter Zeit auch FERRATA) behauptet haben (s. weiter unten). Jedenfalls lehnen spezifische Mikroorganismen für die akute Leukämie auch diejenigen Autoren ab, welche die infektiöse Genese der Erkrankung verfechten (RUBNITZ u. a.). HÜLSE vermutet, daß für die Entstehung der akuten leukämischen Reaktionen eine spezifische Abstimmung eines im einzelnen Falle bestimmten, sonst aber nicht spezifischen Erregers oder Toxins zu den blutbildenden Geweben im Sinne einer Allergie eine Rolle spielt.

Über die neuerdings veröffentlichten Versuche von PACHIOLI, welcher bei Hühnern mit intramedullärer Injektion von leukämischem Knochenmark ein leukämieähnliches Blutbild erzeugt haben will, kann noch kein Urteil fallen.

Seinerzeit hatte auch WICZKOWSKI (zit. bei DONATH und SAXL) berichtet, daß es ihm gelungen war, durch Überimpfung des Pleuraexsudates eines an akuter Leukämie erkrankten Patienten auf Hühner bei letzteren eine der menschlichen Leukämie ähnliche Erkrankung erzeugt zu haben. VOLTERRA spritzte Mäusen und Kaninchen leukämisches Plasma und Ultrafiltrat von leukämischem Blute und beobachtete danach eine starke Erhöhung der Leukocytenzahl sowie den Übergang von unreifen myeloischen Zellen in das kreisende Blut. Die Spezifität solcher „Ultraleucine" wurde von RASI bestätigt, von GEDDA und ANGELERI dagegen abgelehnt; letztere Autoren berichten nämlich über ähnliche Resultate mit nichtleukämischem Blut.

Der „GORDON-Test" für HODGKINsche Krankheit fällt bei akuter Leukämie negativ aus; d. h. es gelingt nicht, durch intravenöse bzw. intracerebrale Injektionen von leukämischen Lymphknotenextrakten eine Encephalitis beim Kaninchen hervorzurufen (GOLDSTEIN[1]). Dagegen berichteten über positive Resultate VAN ROOYEN[2] nach Injektion von leukämischem Knochenmark und BARBIERI[3] nach Injektion einer Emulsion von leukämischen weißen Blutzellen. Diese Resultate lassen vorläufig keine Schlüsse zu.

Posttraumatische Entstehung ist durchaus unbewiesen (P. É.-WEIL und BOUSSER). Selten tritt akute Leukämie nach forcierten *Entfettungskuren* auf (CURSCHMANN).

Ob *toxische Ursachen*, z. B. Einatmung von Chlor (BOELMAN), Goldbehandlung (AMEUILLE und COSTE, BOULIN), massenhafte Bienenstiche (STAGELSCHMIDT) in Zusammenhang mit akuter Leukämie stehen können, ist nicht einwandfrei bewiesen. Dagegen kann *Benzol* zweifelsohne beim Menschen Leukämie erzeugen (P. É.-WEIL, LIGNAC u. a.); tierexperimentell wurden Leukämien durch Benzol (LIGNAC) und Indol (BÜNGELER) erzeugt. Besonders bei Benzolleukämien vermutet JAFFÉ, daß die anfängliche enorme Blutzerstörung von Bedeutung sein kann, und weist auch auf die menschlichen Leukämien mit schwerem anämischem Vorstadium hin.

Auf Grund seiner Benzolversuche nimmt LIGNAC an, daß bei der Entstehung der Leukämien eine Giftwirkung mit dem Angriffspunkt am leukocytenbereitenden System im Spiele ist: es werden schlummernde, myelopotente Eigenschaften bestimmter Zellen wachgerufen und an sehr verschiedenen Orten findet Leukocytenneubildung statt.

PENTIMALLI erzeugte bei Laboratoriumstieren einen an Leukämie erinnernden Zustand durch Einspritzung von Bakterien, Ei- und Milchproteinen; doch lassen diese Untersuchungen keinen Schluß zu, daß eine chronische Proteinvergiftung dem leukämischen Prozesse zugrunde liegt.

3. Pathogenetische Theorien.

Die pathogenetischen Studien auf dem Gebiete der Leukämien befinden sich im vollen Wandel. Besonders unter dem Einfluß von PAPPENHEIM, NAEGELI, FERRATA u. a. wurde von den meisten Hämatologen als Grund des leukämischen Prozesses eine systematische *Hyperplasie* der Stammzellen des hämatopoetischen Gewebes angenommen; diese hyperplastische Theorie hatte aber die *neoplastische*

[1] GOLDSTEIN: Amer. J. med. Sci. **191**, 775 (1936). — [2] VAN ROOYEN: Brit. med. J. **1934** (24. März). — [3] BARBIERI: Haematologica **17**, Suppl.-H., 81 (1936).

Theorie von BANTI, BENDA, RIBBERT, PARKES WEBER u. a. nie ganz verdrängt; denn, abgesehen von mehreren Gründen, auf die ich hier freilich nicht eingehen kann und die APITZ in einer lesenswerten Abhandlung gesammelt hat, war das uneingeschränkte Wachstum, wie es den Leukämien eigentümlich ist, doch ohne Beispiel bei anderen hyperplastischen Prozessen. Zugunsten der neoplastischen Theorie sind in den letzten Jahren wiederum mehrere Beweisgründe angeführt worden, die hier deshalb Erwähnung finden, weil sie den Gegenstand der vorliegenden Arbeit besonders angehen.

1. Bei *Erbforschungen* am Menschen (BIZZARRI, GEDDA und ANGELERI, FERRERO und GEDDA) und an Versuchstieren (MAUD SLYE, BÜNGELER, MACDOWELL u. a.) zeigt sich häufig das Zusammenfallen und das Abwechseln — sowohl in der Sippe als auch beim einzelnen Individuum — von Leukämien und Tumoren. Z. B. beobachteten MAISIN und PICARD die Bildung von typischen Myelomen bei einem Patienten, welcher an einer schweren akuten myeloischen Leukämie litt, und durch Bluttransfusionen lange Zeit am Leben konnte erhalten werden.

Schon 1913 unterschied übrigens LUZZATTO auf Grund des Schrifttums und der eigenen Beobachtungen folgende Möglichkeiten: 1. klinisches Tumorbild mit späterem Auftreten von leukämischem oder subleukämischem Blutbild; autoptisch anscheinend primärer Tumor bei leukämischer Umwandlung der meisten blutbildenden Organe; 2. klinisches Tumorbild ohne leukämischen Blutbefund; autoptisch Tumor samt leukämischen Veränderungen; 3. klinisches und hämatologisches Leukämiebild mit späterem Auftreten eines Tumors; autoptisch leukämische Veränderungen und maligne Geschwulst; 4. klinisches und hämatologisches Leukämiebild; autoptisch leukämische Veränderungen und dazu ein *intra vitam* nicht erkannter Tumor. Neuerdings wurde von MANAI auch bei akuter Erythrämie ein primärer Tumor (Lymphosarkom des Darmes) gefunden. Auf die „*geschwulstartigen*“ *Leukämien,* die COSTANZI besonders eingehend studiert hat, komme ich bald zurück; hier erwähne ich auch, daß Tumorkranke und Leukämiker im allgemeinen dasselbe Verhalten der *Isoagglutination* gegenüber zeigen (niedriger Isoagglutininengehalt nach GEDDA).

2. *Leukämische* bzw. erythroleukämische *Blut- und Gewebeveränderungen* können tierexperimentell durch *intramedulläre Injektionen* von *Teer* (BERNARD) und von *krebserzeugenden Kohlenwasserstoffen* (OBERLING, SANNIÉ und GUÉRIN, ED. und R. STORTI, DESSY u. a.) erzeugt werden. Ferner können Leukämien bei Mäusen auftreten, welche Träger von experimentellen, durch Benzoanthracen (BURROWS und COOK, PARSON) oder Benzopyren (DE GENNARO und DI GRAZIA, DE GAETANI und LANZA) erzeugten Tumoren waren. Es ist interessant, daß BÜRGER und UIKER, indem sie den Gehalt der Galle an carcinogenen Substanzen tierexperimentell prüften, unerwarteterweise leukämische Veränderungen des Blutes, der Leber und der Milz bekamen.

3. Die zuerst von ELLERMANN eingehend studierte, als ein Modell der menschlichen Leukämie (WALLBACH) zu betrachtende *Hühnerleukämie,* welche laut eines glücklichen Ausdrucks von BISCEGLIE, zu der menschlichen Leukämie ebenso im Verhältnis steht, wie das Hühnersarkom von ROUS im Verhältnis zu den menschlichen Tumoren — wird durch ein *Virus* erzeugt, das, aller Wahrscheinlichkeit nach, *kein lebendiges Wesen,* sondern *ein chemisches Agens* darstellt. Dieses Virus kann nicht nur Leukosen und Erythroblastosen (KITT) — oder vielmehr Hämocytoblastosen —, sondern auch *geschwulstartige Veränderungen* erzeugen (ELLERMANN, BATTAGLIA und LEINATI, FURTH, OBERLING und GUÉRIN u. a.; Literatur bei BISCEGLIE). Besonders einredend sind die Ergebnisse der Untersuchungen von OBERLING und GUÉRIN: Das Virus der Hühnerleukämie erzeugt nach längerer Aufbewahrung im Eisschrank mit oder ohne Glycerin, nicht mehr ausgesprochene, sondern meist abgeschwächte leukämische Veränderungen; dabei wird aber am Impfungsort bei einer Anzahl von Tieren die Erzeugung eines Tumors verursacht, welcher oft das histologische Bild des Spindelzellensarkoms bietet. Die Verimpfung der durch das Leukämievirus erzeugten Tumoren an anderen Hühnern verursachte dann rasch verlaufende Leukämien. Die wichtigen Ergebnisse von OBERLING und GUÉRIN haben später mehrere Autoren bestätigt (FURTH, ROTHE-MEYER und ENGELBRETH-HOLM, TROISIER u. a.). Daß das Virus bei den Leukämien und den Tumoren einheitlich ist, machen die Untersuchungen von TROISIER wahrscheinlich; die Verschiedenheit der pathologischen Erscheinungen erklären

BISCEGLIE durch verschiedene Tropismen, ROTHE-MEYER und ENGELBRETH-HOLM durch die Art der angegriffenen Zellen (Erythroblasten bzw. Fibroblasten).

4. Noch wichtiger für die Möglichkeit eines Vergleiches mit der menschlichen Leukämie sind die Untersuchungen über *die Leukämien von Säugetieren* (*Mäusen*; nach Beobachtungen von WILENS und SPROUL auch *Ratten*). In einer Reihe hochinteressanter Veröffentlichungen haben zuerst FURTH mit seinen Mitarbeitern, später OBERLING und GUÉRIN, E. STORTI u. a. die Mäuseleukämie studiert. Diese Erkrankung hat hämatologisch und histologisch eine weitgehende Ähnlichkeit mit der menschlichen Leukämie; trotz aller Vorsicht sind also die Forschungsergebnisse auf die menschliche Pathologie übertragbar. Die Mäuseleukämie kann nur durch lebendige Zellen überimpft werden; diese Verimpfung ist aber erst unter solchen Bedingungen möglich, wie sie für die Verimpfung der Geschwulstzellen bekanntlich unentbehrlich sind (Gleichartigkeit der Tiere usw.). Überdies spielen beim *Erbgang* der Mäuseleukämie extrachromosomale Faktoren mit, wie es bei Tumoren vorzukommen scheint (MACDOWELL). Endlich haben FURTH und seine Mitarbeiter gezeigt, daß die intravenöse Injektion von leukämischem Material eine der spontan vorkommende ähnliche Leukämie erzeugt; während die subcutane Injektion regelmäßig Tumormassen erzeugt (Myelome bzw. Lymphosarkome, je nachdem Zellen von myeloischer bzw. lymphatischer Leukämie injiziert werden); diese Resultate hat STORTI vollkommen bestätigt. OBERLING und GUÉRIN fanden, daß die gegen Hühnerleukämie immunisierten Hühner sich auch gegen die durch das Leukämievirus erzeugten Sarkome refraktär erwiesen. HUEPER beobachtete leukämoide und leukämische Zustände bei weißen Mäusen mit spontanem Mammacarcinom; bei den mitgeteilten Tieren handelt es sich um einen Stamm „mit besonders sensitivem hämatopoetischem Apparat".

Mehrere Autoren haben sich mit der Frage des *Stoffwechsels des leukämischen Blutes* beschäftigt; es lag nahe, auf Grund der bekannten Entdeckungen von WARBURG zu suchen, ob eine Analogie zwischen dem Stoffwechsel der leukämischen Leukocyten und der Tumorzellen bestünde. SOFFER und WINTROBE fanden, daß die Höhe des Sauerstoffverbrauches und der Glykolyse umgekehrt proportional der Zellenkonzentration im Blute ist. Zwischen dem Verhalten reifer und unreifer Leukocyten, Leukocyten aus Normalblut und solchen aus leukämischem Blut fanden sich — unter Berücksichtigung der Mengenverhältnisse — keinerlei Unterschiede. Der O_2-Verbrauch der Granulocyten ist etwas größer, ihre glykolytische Fähigkeit mehr als zweimal so groß wie die der Lymphocyten. Die Zahl der Erythrocyten scheint den O_2-Verbrauch der Leukocyten nicht zu beeinflussen. Der Stoffwechsel der Granulocyten ist unter aeroben und anaeroben Bedingungen dem maligne entarteter Zellen ähnlich; derjenige der Lymphocyten dem gesunder, reifer Zellen. BOSSA fand einen deutlichen Unterschied zwischen dem Verhalten des Stoffwechsels bei leukämischen Lymphadenosen und Tumoren, weil die aerobe Glykolyse fast immer ausbleibt und der O_2-Verbrauch sowie die anaerobe Glykolyse nahezu normal sind. Dagegen nähert sich der Stoffwechsel der Leukocyten bei der myeloischen Leukämie dem Carcinomstoffwechsel; wahrscheinlich ist aber diese Ähnlichkeit nur eine anscheinende (Näheres s. im Original), weil bei akuter Myeloblastenleukämie u. a. der metabolische Typus demjenigen der lymphoiden Zellen wiederum ähnlich ist. Auch FLEISCHMANN kommt, auf Grund einer Übersicht über die Arbeiten, die sich mit der Messung von Atmung und Milchsäuregärung der normalen und leukämischen Leukocyten befassen, zum Schluß, daß leukämische Blutzellen — im Gegensatz zu Carcinomzellen — im Sauerstoff keine Milchsäure bilden. *Die Stoffwechselmessung ergibt also keinen Anhaltspunkt für eine Verwandtschaft zwischen Krebs und Leukämie.* Die leukämischen Zellen sind ihrem Stoffwechseltypus nach normale junge Gewebszellen (PESCHEL).

Die Anwendung der durch die neuesten Forschungen wieder im Vordergrund stehenden *neoplastischen Theorie* auf die *akuten Leukämien*, scheint von vornherein auf besondere Schwierigkeiten zu stoßen, weil diese Erkrankungen zunächst als *Infektionskrankheiten* imponieren, und zwar hauptsächlich aus folgenden Gründen:

1. Akutes Einsetzen mit Schüttelfrost, Fieber, Asthenie, Kopfweh, hämorrhagische Diathese wie bei den Infektionskrankheiten. Hierzu behaupten aber VLADOS und SCHUKANOVA, daß das *Fieber* im Verlaufe von akuten und

subakuten Leukämiefällen im Hinblick auf den Charakter seiner Entwicklung nicht auf die Rechnung einer septischen Infektion gesetzt werden kann. Das Fieber sei vielmehr die Folge eines pathologischen Stoffwechsels, und zwar einer Störung des Purinstoffwechsels. Außerdem tritt das Fieber auch durchaus nicht immer in Zusammenhang mit den Schwankungen des weißen Blutbildes auf, wie auch eine hinzutretende Infektion durchaus nicht immer das Krankheitsbild verschlimmert, sondern im Gegenteil bisweilen den Allgemeinzustand und das weiße Blutbild sowohl bezüglich der Zahl als auch der Qualität der Zellen bessert (Schupfer u. a.).

2. Vorkommen, wenn auch mit großer Seltenheit, von kleinen „*Epidemien*" (Arnsperger, Lereboullet und Baize, Mazza und de Los Rios). Ich selbst habe innerhalb weniger Tage zwei Fälle aus einer kleinen Örtlichkeit beobachtet. Aller Wahrscheinlichkeit nach handelt es sich aber um zufällig gehäuftes Auftreten, das mit Epidemien nichts zu tun hat.

3. Eine *zufällige Inokulation* ist bekannt (von einem Patienten an seinen Arzt[1]); der Fall steht aber einzig da. Die Übertragbarkeit der tierischen Leukosen kommt hier nicht in Frage, denn es handelt sich nicht um lebendige Vira (s. oben).

Die wenigstens äußere Ähnlichkeit der akuten Leukämien mit Infektionskrankheiten scheint also mit der neoplastischen Theorie wenig vereinbar und doch *sind gerade „geschwulstartige" Leukämien* (Literatur bei Costanzi) *sehr häufig akute Leukämien* (einschließlich, in seltenen Fällen, der akuten Erythrämien: Pinkerton), *und weisen jedenfalls eine hohe Prozentzahl von undifferenzierten Elementen im Blut auf* (Sternberg, Luzzatto, Gamna, Mitchell u. a.). Nach Gamna sind zunächst bei der Myeloblastenleukämie zwei Formen zu unterscheiden: 1. Fälle mit systematisierten leukämischen Veränderungen; 2. Fälle, wo neben den diffusen Veränderungen eine heterotope lokalisierte Wucherung auftritt (Lazzaro; Haining, Kimball und James; Materna und Niesner, Celli u. a.). Daß *die „geschwulstartigen" Leukämien meist akute Formen sind,* behaupten auf Grund von umfangreichen Untersuchungen auch P. É.-Weil und Isch-Wall; sie kommen sogar zu dem Schluß, daß gerade das Auftreten von Tumoren (Knochen-, Haut-, Lymphdrüsen- oder Visceraltumoren) im Verlaufe einer chronischen Leukämie auf die Umwandlung in akute Leukämie mit rasch tödlicher Prognose hinweist. Diese Behauptung bestätigen mehrere Beobachtungen aus dem Schrifttum (Fulghieri, Samek u. a.). Pepere denkt sich, daß die Leukämie besonders bei alten Leuten geschwulstartig verläuft; eine Ausnahme bilden jedenfalls die akuten Chlorome und die Leukosarkomatose.

Viel umstritten ist die Frage, ob es sekundäre, im Verlauf myelomatöser bzw. lymphomatöser Tumoren *symptomatisch auftretende Leukämien* gibt. Die akute Myelose kann unter dem klinischen Bild eines Myeloms verlaufen (Hittmair) und das Myelom kann von hämocytoblastischem Typus sein (Smith und Silberberg). Die Leukämie kann einem Tumor sekundär beitreten, wie beim Menschen [Muggia (1892), Evans und Leucutia, Borchardt, Apitz u. a.] und beim Tier (Furth, Kaalund-Jørgensen, Storti) im Gegensatz zu der klassischen Auffassung von Naegeli gezeigt wurde. Der alte Begriff der „Sarkoleukämie" (Pappenheim, Luzzatto u. a.) war also keineswegs unberechtigt.

[1] Obrastzow: Dtsch. med. Wschr. **1890 II**, 1150.

Daß bei der leukämischen Reticulose besonders oft histologische Tumorbilder auftreten, wurde im Abschnitt IV erörtert.

Auf tierexperimentellem Gebiete hat E. STORTI in der letzten Zeit aus der Klinik von FERRATA über Untersuchungen berichtet, welche *die ätiologische Wesenseinheit und die neoplastische Natur der akuten und chronischen Leukämien nahelegen.* STORTI konnte durch intravenöse Injektion von leukämischem Material (nach FURTH) sowohl chronische als auch akute und sogar perakute Leukämien erzeugen. Bei den chronischen Formen fand er geringen Gewichtsverlust, mäßige Anämie, bedeutende Milz- und Lebervergrößerung; bei subakuten und akuten Formen trat dagegen die Anämie frühzeitig auf und schritt dann sehr rasch fort; Gewichtsverlust und Appetitlosigkeit waren kurz nach Auftreten der Blutveränderungen augenfällig; Milz- und Lebervergrößerung waren im allgemeinen wenig ausgeprägt und bei perakuten Formen gar unbedeutend. Die Beobachtungen von STORTI zeigen, daß der verschiedenen Dauer der Krankheitsprozesse so verschiedene klinische Bilder entsprechen, daß letztere bei oberflächlicher Beobachtung und bei Unkenntnis des gemeinsamen ätiologischen Faktors als ganz fernstehende Krankheiten ohne gegenseitiges Verhältnis gelten könnten. Die Analogie mit der menschlichen Leukämie ist auffallend; nur daß beim Tier über die Identität des ätiologischen Faktors kein Zweifel bestehen kann.

Der chronischen Form entspricht gewöhnlich nach STORTI das peripherische *Blutbild* der chronischen Myelose; die subakuten und akuten Formen zeigen dagegen eine geringe Vermehrung der Leukocytenzahl mit Überwiegen von unreifen Zellen, *Hiatus leukaemicus* und Mitosen; dazu eine ausgesprochene Mitbeteiligung der roten Blutzellenreihe und eine Thrombopenie mit starker Neigung zu Blutungen.

Auch die *anatomisch-histologischen Veränderungen*, die STORTI im Knochenmark besonders ausgesprochen fand (Milz und Leber waren nicht in allen Fällen verändert), boten die größte Ähnlichkeit mit denen der menschlichen Leukämie. Doch bestanden wichtige Unterschiede zwischen akuten und chronischen Formen: Letztere waren nämlich fast stets von bedeutender Milz- und Lebervergrößerung und von mikroskopischen Veränderungen sämtlicher blutbildender Organe begleitet, während bei subakuten und akuten Formen die Milz- und besonders die Lebervergrößerung viel geringer war und in einigen Fällen, besonders bei perakuten Formen vollkommen ausblieb; dabei fehlte auch jede mikroskopische Veränderungen der beiden Organe.

So erscheinen die akute und die chronische Form der experimentellen Leukämie keineswegs als zufällige und bedeutungslose Vorkommnisse; denn jede Form besitzt eine unbestreitbare Individualität, welche sich durch klinische, hämatologische und histopathologische Besonderheiten kundgibt.

Die experimentellen Leukämien ermöglichen eine *Analyse der histogenetischen Entwicklung*, die bei der menschlichen Leukämie auf fast unüberwindliche Schwierigkeiten stößt; die histologischen Untersuchungen sind nämlich beim Menschen gewöhnlich erst in sehr vorgeschrittenen Stadien möglich, während die anfänglichen Veränderungen nur ausnahmsweise zur Beobachtung kommen. In Fortsetzung der grundlegenden Arbeiten von FURTH wiesen STORTI und DE FILIPPI bei der Hühnerleukämie, STORTI bei der Mäuseleukämie nach, daß das leukämische extramedulläre, die Milz und die Leber — eventuell auch andere Organe — infiltrierende Gewebe durch die Vermehrung von leukämischen Elementen entsteht, welche aus einem ursprünglichen Herd, höchstwahrscheinlich im Knochenmark, entstammen, oder vielleicht von spärlichen, zu den Organen gelegentlich der Injektion gelangten Zellen herrühren. Dabei ist der Umstand beachtenswert, daß diese Metastasen gleichförmig, regelmäßig erscheinen, was Naegeli von vornherein bei hämatogenen Metastasen als unwahrscheinlich betrachtete.

Zugunsten der neoplastischen Natur der Mäuseleukämie führt Storti weitere Beweisgründe an. Die charakteristischen Zellelemente im Blut und in den Geweben bei der Mäuseleukämie (*maligne Myelocyten* nach Furth) sind als *Myeloblasten* zu betrachten; es handelt sich dabei um Zellen, die wegen der Größe, des Verhältnisses des Kernes zum Protoplasma und der Mitosenvorgänge stark abnorm erscheinen; bei akuten Fällen gleichen sie durchaus den Paramyeloblasten, den monocytoiden Myeloblasten usw., wie sie bei der menschlichen Leukämie vorkommen.

Die tumorartige „*Aggressivität*" des leukämischen Gewebes ist bei der Mäuseleukämie unbestreitbar. Aber auch bei der menschlichen Leukämie werden nach alten (Banti) und neueren (Apitz, Costanzi) Arbeiten histologische Bilder beobachtet, die in demselben Sinne auszudeuten sind; kein einfacher Druck, sondern eigentliche Trennung von Muskelbündeln mit Eindringen von myeloischen Zellen in das Sarkolemma und sekundärer fettiger und vakuolärer Entartung der Fibrillen; Auflösung von Knochenbälkchen usw.

4. Die leukämoiden Reaktionen.

Die Frage der — quantitativen oder qualitativen — leukämoiden Reaktionen greift in die pathogenetische Auffassung der akuten Leukämien direkt ein. Für diejenigen Autoren (Sternberg u. a. m.; neuerdings auch Ferrata), die die akuten Leukämien von den chronischen scharf trennen und als akute infektiöse Prozesse betrachten, fällt selbstverständlich die ganze Kasuistik der leukämoiden Reaktionen ohne weiteres unter die Gruppe der akuten Leukämien, oder, besser gesagt, gelten ebenso leukämoide Reaktionen wie akute Leukämien als septische leukämoide Reaktionen; der verschiedene Ausgang dieser gleichsinnigen Veränderungen wird darauf zurückgeführt, daß eine vorwiegend leukämische Reaktion immunbiologisch minderwertig ist und daher zur Überwindung des Infektes nicht ausreicht (Hülse). Die Unterscheidung zwischen akuten Leukämien und leukämoiden Reaktionen kommt nur für diejenigen Autoren in Betracht, welche eine Trennung der akuten von den chronischen Leukämien und eine Wesensverschiedenheit der beiden Krankheitsprozesse entschieden ablehnen (Naegeli, Hirschfeld, Pappenheim, Ceconi, Micheli u. a. m.).

Die leukämoiden Reaktionen (s. Abschnitt VI) bilden kein selbständiges Syndrom; sie sind nur als sekundäre Knochenmarksreaktion im Verlaufe verschiedener pathologischer Prozesse aufzufassen, die mehr oder minder dem Bilde der akuten Leukämie ähnlich ist, aber zu bekannten Ursachen in Beziehung steht und nach Behebung jener Ursachen heilen kann. Diesem schroffen Gegensatz zum leukämischen Prozesse, der bis jetzt als *kryptogenetisch* und *irreparabel* gilt, kommt große diagnostische Bedeutung zu; nicht selten entscheidet erst der Ausgang in Genesung die Diagnose. In gewissem Sinne stellen also die leukämoiden Reaktionen die Brücke zwischen funktionellen, zur Norm wieder zurückkehrbaren Zuständen und den nicht mehr rückbildungsfähigen Dauerzuständen bei den Leukämien dar.

Die — quantitativen und qualitativen — leukämoiden Reaktionen können lymphocytären, myelocytären und monocytären Charakter haben; aus ihnen scheiden jedoch die Fälle mit mäßiger Leukocytose (nicht über 20000 Leukocyten) oder mit einfacher lymphocytärer Reaktion aus, denn es fehlt bei solchen Fällen die hohe Leukocytenzahl und insbesondere der Befund stark unreifer Formen im kreisenden Blute, welcher für die Leukämie kennzeichnend ist. Die echten leukämoiden Reaktionen haben dagegen die größte klinische, hämatologische und histologische Ähnlichkeit mit den akuten Leukämien. Die Differentialdiagnose kann bei tödlichen Fällen mit perakutem Verlauf sogar anatomisch schwierig sein. Zwar ist die ausgedehnte Verbreitung von myeloischem bzw. lymphatischem Gewebe in den verschiedenen Organen eher im Sinne einer echten Leukämie zu verwerten, aber es bleibt nicht immer ausgeschlossen, daß es sich um einen besonders regen und verbreiteten leukogenetischen Prozeß handelt, der von stark infektiösen oder toxischen Reizen ausgelöst und von besonderen Reaktionsbedingungen des Organismus, darunter in erster Linie vom jüngeren Alter begünstigt worden ist. Weit schwieriger ist natürlich die Differentialdiagnose *intra vitam*; so ist in mehreren Fällen fälschlich eine akute Leukämie angenommen worden, während die Obduktion z. B. akute Tuberkulose zeigte, und wiederum ist eine harmlose Mund- und Racheninfektion mit leukämoider Reaktion vermutet worden, wo tatsächlich akute Leukämie vorlag. Fast unmöglich ist die Erkennung einiger, allerdings seltener Fälle von akuter Tuberkulose mit terminaler Aussaat und gleichzeitiger akuter Leukämie (Thompson).

Die leukämoiden Reaktionen werden bei verschiedenen pathologischen Zuständen beobachtet; z. B. bei schweren Intoxikationen, die die blutbildenden Organe besonders angreifen; ferner bei Carcinomfällen, wobei es sich gewöhnlich aber keineswegs immer um Knochenmarkmetastasen handelt; am häufigsten aber im Verlauf akuter Infektionen, besonders Streptokokken- oder Staphylokokkensepsis; weniger häufig bei Lungenentzündung, Pocken, Malaria, Diphtherie, Tuberkulose (auch Typhobacillose: Eckel), Scharlach, Erysipel und eitrigen Prozessen (Myelocytose!); bei Typhus, undulierendem Fieber fehlen sie gänzlich. Wie die Verhältnisse manchmal verwickelt sind, zeigt ein Fall von Osvaldella, wo eine Sepsis mit anfänglicher leukämoider Reaktion unter dem Bild einer Agranulocytose tödlich endete.

Es ist wohl möglich, daß — analog den echten Leukämien — *konstitutionelle Momente* auch bei der Entstehung von leukämoiden Reaktionen mitspielen; so berichten Downey, Major und Noble über drei Fälle aus einer Familie nach Anwendung von Quecksilbersalbe. Jedenfalls sind diese Reaktionen bei Kindern und Jugendlichen ungemein häufiger wie bei Erwachsenen. Besonders wichtig scheint wiederum der *Status thymico-lymphaticus* für die Entstehung der leukämoiden lymphatischen Reaktionen zu sein (Deutsch u. a.); hier käme auch die früher erwähnte „*myeloische Konstitution*“ nach Martelli in Betracht, die gerade durch exzessive myeloische Reaktionen verschiedenen Ursachen gegenüber erkennbar ist. Daß jedoch *konstitutionelle Momente allein nicht maßgebend sind*, zeigt — wenigstens für die lymphatische Reaktion — der Umstand, daß bei Patienten, die eine ausgesprochene lymphatische Reaktion aufgewiesen hatten, im Verlauf später einsetzenden infektiösen Prozesse eine gewöhnliche neutrophile Leukocytose beobachtet wurde (NAEGELI, GAMNA u. a.); nur JAGIČ und SCHIFFNER berichten bei einem solchen Patienten von erneuter lymphatischer Reaktion nach einer Milchinjektion.

Bei der Beurteilung der leukämoiden Reaktionen sollte meines Erachtens auch der Umstand mitberücksichtigt werden, daß *jedes Gewebe die äußeren Reize nur in dem verhältnismäßig beschränkten Maß der ihm eigenen morphologischen Reaktionen beantwortet.* In einem gewissen Sinne gibt es hier eine Analogie mit dem physiologischen Gesetz der spezifischen Energien nach JOH. MÜLLER (jedes Sinnesorgan beantwortet die verschiedenen äußeren Reize mit der eigenen spezifischen Reaktion). Das hängt vom Umstand ab, daß die Zahl und die Variationsbreite der schädlichen Agenzien, welche imstande sind, ein Gewebe zu lädieren, die Zahl und die Variationsbreite der morphologischen Reaktionsmöglichkeiten des Gewebes bei weitem überschreiten. Man darf also annehmen, daß bei verschiedenen, für das Knochenmark schädlichen Bedingungen gleichartige Veränderungen auftreten können; mit anderen Worten, daß das hämopoetische System auf verschiedene Infektionen oder Intoxikationen mit einem leukämischen bzw. leukämoiden Blutbild antworten kann (RIETTI, MARZULLO und DE VEER, BAAR).

5. Die Stellung der akuten zu den chronischen Leukämien.

Wie früher erwähnt, wird dieses Problem von zwei entgegengesetzten Standpunkten betrachtet. Mehrere Autoren (darunter NAEGELI, PAPPENHEIM, HIRSCHFELD, MICHELI, CECONI, JAFFÉ) lehnen eine *Wesensverschiedenheit zwischen akuten und chronischen Leukämien* nachdrücklichst ab; andere Autoren (STERNBERG, CASTEX, GROSSER u. a.; in letzter Zeit auch FERRATA) sehen dagegen in der akuten Leukämie nur eine Sepsis mit leukämoider Reaktion; es sollen verschiedene, unspezifische toxisch-infektiöse Krankheitsprozesse bei veranlagten Individuen das Bild der akuten Leukämie auslösen. Gegen letztere Auffassung sind mehrere Bedenken erhoben worden. Die *bakteriologischen Untersuchungen* sind im Anfangsstadium der akuten Leukämien fast stets negativ und wenn in einigen Fällen aus dem Blut oder aus den Organen irgendein Keim gezüchtet wurde, handelte es sich, aller Wahrscheinlichkeit nach, um sekundäre Infektionen, die sich den vorherbestehenden leukämischen Veränderungen aufgepfropft hatten. Andererseits werden beim *anatomisch-histologischen Bild* der akuten Leukämien die typischen infektiösen Veränderungen (Entzündung, Degeneration) in der Regel vermißt. Und auch dem *klinischen Bilde* der akuten Leukämie kann man eine gewisse Individualität nicht absprechen; von der klinischen Symptomatologie der Sepsis zeigt es meist ziemlich viele Verschiedenheiten. Auch die bekannte Tatsache, daß *interkurrierende Infektionen* und septische Prozesse sehr oft *einen inhibierenden Einfluß* auf die leukämischen Erscheinungen ausüben, ist mit der Annahme eines Kausalitätsverhältnisses zwischen Leukämie und Sepsis nicht leicht verträglich.

Andererseits kommen *Übergangsfälle* vor, d. h. Fälle, die *subakut* verlaufen oder sogar den *Übergang* (besonders nach Röntgenbehandlung) von einem akuten zu einem chronischen leukämischen Bild aufweisen. Daß eine chronische Leukämie in eine akute umschlagen kann, wurde bereits erwähnt. Solche Fälle zeigen, *daß es keinen wirklichen Gegensatz zwischen chronischer und akuter Leukämie* gibt, und zu demselben Schluß kommen wir durch die *erbpathologischen Beziehungen*; HOFF hat aus eigener Erfahrung und auf Grund anderer kasuistischer Mitteilungen darauf hingewiesen, daß bei Geschwistern nebeneinander chronische und akute Leukämien beobachtet werden können.

Endlich weisen die früher erwähnten *tierexperimentellen Untersuchungen* (STORTI) auf die *Wesensgleichheit der akuten und der chronischen Leukämien* nachdrücklichst hin.

Gegen die Behauptung, die neuerdings auch FERRATA unerwarteterweise aufgestellt hat, die akute Leukämie sei eine akute Infektionskrankheit, welche mit der chronischen Leukämie „nichts zu tun habe", darf also Einspruch erhoben werden. Wenn man wirklich an der infektiösen Natur der akuten Leukämie festhalten will, dann finde ich die Auffassung von HÜLSE konsequenter, welcher meint, daß gerade das Ineinanderübergehen der akuten und chronischen Leukämieformen die infektiöse Ätiologie auch für die chronische Leukämie wahrscheinlich macht, sofern man sie für die akute Leukämie gelten läßt. Tatsächlich sind aber diese Fragen noch nicht spruchreif.

X. Die Stellung der akuten Leukämien zu anderen Blutkrankheiten (infektiöser Mononucleose, Agranulocytose, Aleukia haemorrhagica).

In einem früheren Abschnitt ist die *Differentialdiagnose* zwischen *akuter Leukämie, infektiöser Mononucleose, Agranulocytose* und *Aleukia haemorrhagica* ausführlich erörtert worden; hier soll die Frage der *Beziehungen* zwischen den genannten Krankheitsprozessen Berücksichtigung finden.

Das Problem *Drüsenfieber und Leukämie* wurde in der umfassenden Monographie von SCHWARZ in den „Ergebnissen" eingehend behandelt, so daß ich nur darauf zu verweisen habe. SCHWARZ gibt zu, daß eine ätiologische und pathogenetische Beziehung beider Erkrankungen nicht aus bloß theoretischen Gründen geleugnet werden kann, verneint aber die Identität, da noch niemals bei Drüsenfieber ein Umschlag in eine akute Leukämie vorgekommen ist. Diesen Standpunkt möchte ich auch unbedingt vertreten.

Bei der Erörterung der Stellung der *akuten Leukämien* zur *Agranulocytose* bzw. zur *Aleukia haemorrhagica* soll zunächst hervorgehoben werden, daß hier selbstverständlich nur die nichtsymptomatischen Fälle von Agranulocytose bzw. Aleukie in Frage kommen. Letztere beide Erkrankungen betrachtet HENNING (zusammen mit den schweren Infekten und mit der chronischen Leukämie) als *auslösende Faktoren* der pathologischen Knochenmarkreaktion, die der Myeloblastenleukämie zugrunde liegt. Eine Anzahl von Autoren meint dagegen, daß *es sich bei Agranulocytose und akuter Leukämie nur um etwas verschiedene Reaktionsformen auf gleiche oder verwandte Reize handelt* (HERZOG, ULLRICH, STRUMIA, KLIMA und SEYFRIED, SABRAZÈS und SARIC u. a. m.), und dasselbe soll von Panmyelophthise gelten (HENSCHEN und JEZLER, HOFMEIER, HITTMAIR u. a.), so daß BÜTTNER und SCHMIDT in einem eigenen Falle von „panmyelophthisischer Leukämie" sprechen (klinisch Aleukie, pathologisch-anatomisch Lymphadenose). Besonders wichtig ist, daß eine Agranulocytose die erste Manifestation einer akuten Myeloblastenleukämie darstellen kann (KLIMA und SEYFRIED, EDERLE und ESCHE). Nach RITTMANN wäre ja zu überlegen, ob die Fälle von Agranulocytose nicht beginnende Lymphadenosen sind, die unter dem Einfluß einer Infektion so rasch zum Tode führen, daß keine generalisierte Veränderung der Lymphdrüsen zustande käme, es sich also um akute Lymphadenosen handelt. Nach RITTMANN hängt es hauptsächlich von zwei Faktoren ab, Zeit und Intensität, wenn sich bei einem leukämischen Prozeß die hämatologischen und histologischen Zeichen der Leukämie offenbaren; denn dasselbe Agens, das in den meisten Fällen die charakteristischen leukämischen Veränderungen verursacht, kann bei perakuten Formen vom Anfang an das hämatopoetische System lähmen und damit die Bildung der typischen anatomischen Läsionen hindern, was das klinische Bild einer Agranulocytose oder einer Aleukie zur Folge hat.

Zur Erklärung der Fälle von *Leukämie, die im Anfangsstadium Zeichen von Knochenmarkaplasie zeigten*, macht COLARIZI auf die größere Empfindlichkeit des meyloischen Systems den schädlichen Reizen gegenüber aufmerksam; anfänglich soll die Zerstörung des myeloischen Gewebes stattfinden, später setzt die Proliferation des hämocytoblastischen Gewebes ein, welches seine embryonale hämopoetische Tätigkeit wieder aufnimmt und entweder Hämocytoblasten (Stammzellenleukämie) oder Lymphoblasten, mittelbar durch die Hämocytoblasten, erzeugt (lymphoblastische Leukämie).

Trotzdem einige Autoren (z. B. SCHMENGLER und KRAUSE) die Möglichkeit eines Übergangs von echter Agranulocytose bzw. Panmyelophthise in eine akute Leukämie ablehnen, scheint die Annahme eines solchen Übergangs in mehreren Fällen durchaus berechtigt.

Bei „zweiphasigen" Fällen von akuter Leukämie (Amyelie mit Leukämie verschiedentlich kombiniert) denken sich LUZZATTO, SCHAEFER, JACKSON, MICHELI und PENATI, DALLA TORRE, KLIMA und SEYFRIED u. a. zwei verschiedene peripherische Äußerungen eines einzigen Krankheitsprozesses mit unveränderter anatomischer Grundlage seitens des Knochenmarks. Zur Erklärung der beiden gegensätzlichen peripherischen Blutbilder kann vielleicht der zuerst von HITTMAIR aufgestellte Begriff der Tätigkeit des sog. *Abdichtungsapparates* hinzugezogen werden; die während der leukopenischen Periode an einem mehr oder minder vorgeschrittenen Reifegrad stehengebliebenen Zellen werden durch die Vorrichtung aufgehalten, die den Eingang der Blutelemente in den Kreislauf reguliert; erst nach Versagen dieser Vorrichtung werden die unreifen Elemente in die Blutbahn zugelassen und kann der leukopenischen eine leukämische Phase folgen. Diese Erklärung kann auch auf die Agranulocytose bzw. Panmyelophthisen Anwendung finden, die die Zeichen einer myeloischen Hyperplasie zeigen; wegen der Akuität und der Kürze des Verlaufes wird die für eine leukämische Umwandlung des aleukämischen Blutbildes nötige Insuffizienz des Abdichtungsapparates nicht erreicht; dazu und zu einer extramedullären Verbreitung des leukämischen Prozesses wäre nämlich ein weiteres Überleben des Patienten erforderlich.

Eine ziemlich ähnliche Erklärung geben ROCH und MOZER („Ausscheidungsschwelle" der Knochenmarkselemente nach dem Blut), MERKLEN und WOLF („Blutzellenloslassung") und KRÜMMEL und STODTMEISTER („Knochenmark-Blutbahnschranke"); ob hier auch quantitative Unterschiede von — aus nekrotischen Herden der Mundschleimhaut entstandenen — „Leukocytolysinen" mitspielen, wie RUBNITZ annimmt, mag dahingestellt bleiben.

Zusammenfassend, neigen mehrere Autoren dazu, Agranulocytose, Aleukia haemorrhagica und akute Leukämien „auf einen gemeinsamen ätiologischen Nenner zu bringen" (WOLFF) und als abnorme Reaktionsformen eines konstitutionell oder erworben minderwertigen Milz-Knochenmarksystems auf die verschiedenen exogenen oder endogenen Schädlichkeiten zu betrachten. Davon, welche Funktionen dieses Systems minderwertig sind, wenn toxische Noxen es treffen, hängt die Mannigfaltigkeit der Symptomenbilder ab, die wir dann mit verschiedenen Namen bezeichnen (WOLFF). In dieser Hinsicht bemerkt aber HOFF, daß auch zum Nachdenken Anlaß gibt, daß Benzol und Röntgenstrahlen, die bei chronischer Einwirkung kleiner Dosen in manchen Fällen zu gesteigerter Leukopoese und zur Leukämie führen, im kurzfristigen Versuch und bei Einwirkung größerer Dosen einen Zerfall auslösen und zu Aleukie, Panmyelophthise und ähnlichen Krankheitsbildern der schwersten Leukocyten- und Knochenmarkzerstörung führen können.

Die wesentliche Ähnlichkeit der oben erwähnten Krankheitsbilder zu belegen, trägt auch eine Beobachtung von WOLFF bei; von einem Geschwisterpaar erkrankten nach Angina der Bruder an Agranulocytose mit Anämie, die Schwester an subleukämischer Myeloblastenleukämie; was den Gedanken nahelegt, daß eine konstitutionelle Minderwertigkeit des Knochenmarks mit abnormen verschiedenen Reaktionsformen bestand.

XI. Schlußzusammenfassung.

Die Natur des Stoffes brachte es mit sich, daß in der vorliegenden Arbeit neben gesicherten Tatsachen auch ungeklärte Fragen besprochen werden mußten, zu deren Lösung noch weitere Untersuchungen nötig sind. Schlußfolgerungen sind also vorläufig nicht möglich; an deren Stelle mögen hier einige Schlußsätze einsetzen, die nach Ansicht des Verfassers aus der Fülle des Dargebotenen herauszuziehen sind.

Die Unterscheidung zwischen *Tumor* und *hyperplastischer Neubildung* auf dem Gebiete des lymphatischen und des myeloischen Systems ist, wenn nicht ganz verwischt, doch sicher sehr abgestuft. Daß man die Leukämien, die früher als Tumoren galten und später in das Gebiet der Hyperplasien zurückgeschoben wurden, jetzt wiederum als Tumoren aufzufassen neigt, ist also nicht zu verwundern. Vielleicht stellen sie ein *Übergangs- oder Grenzgebiet* zwischen den hyperplastischen und den wirklich neoplastischen Prozessen dar; diese Frage zu vertiefen, hat nicht bloß klinisch-hämatologisches, sondern auch allgemeinpathologisches Interesse.

Bei Vergleich des Geschehens am Blutbildungsapparat während der *akuten Leukämien* mit den Vorgängen bei *Infektionskrankheiten* finden sich oft keine prinzipiellen, sondern nur zeitliche und graduelle Unterschiede. Aber auch mit den *Tumoren* gibt es Übergangsfälle.

Von den Kriterien, welche für die Deutung der Leukämien als Neubildungen sprechen, hat bis jetzt die *Untersuchung des Stoffwechsels* leukämischer Zellen im Stich gelassen. Daß dieser Umstand für die vorliegende Fragestellung wirklich als bedeutungslos anzusehen ist, wie APITZ behauptet, dürfte nicht ohne weiteres angenommen werden.

Selbst Apitz, der so beredt für die Auffassung der Leukämien als Neubildungen eintritt, muß darauf hinweisen, daß auch bei Anerkennung der Leukämien als echte Neubildungen dieselben sich doch durch gewisse Eigentümlichkeiten auszeichnen, die ihnen eine gewisse Sonderstellung verschaffen.

Die akuten Leukämien sind biologische Varianten der chronischen. Man mag die Leukämien als Hyperplasien, als Geschwülste oder als Infektionen auffassen; denn jede diesbezügliche Theorie kann mit mehr oder minder guten Gründen doch verfechtet werden. Aber die Auslegung, welche für die chronische Leukämie gewählt wird, muß auch für die akute Leukämie gelten, und umgekehrt. Die ätiologische und pathogenetische Einheit der beiden Formen ist nicht zu verkennen und die Schwäche der verschiedenen pathogenetischen Theorien liegt zum Teil darin, daß keine diesem Hauptgrundsatz vollständig gerecht wird.

Die *akuten Leukämien* sind von *akuteren Phasen im Verlauf der chronischen Leukämien* prinzipiell zu trennen. Diese Trennung ist aber praktisch wegen der Unsicherheit der Anamnese und des Mangels an sicheren Kriterien für die Unterscheidung bei den meisten Fällen, *vielleicht in allen Fällen,* kaum durchführbar.

Die Diagnose „*akute Leukämie*" sollte vielleicht häufiger, die Diagnose „*Agranulocytose*" oder „*aplastische Myelose*" seltener gestellt werden. Möglicherweise werden diese drei Erkrankungen in absehbarer Zeit als eng zusammenhängende Krankheitsbilder betrachtet.

Die *Systematisation* des Prozesses ist für die Erkennung der akuten Leukämie zwar außerordentlich wichtig, aber für die Diagnosestellung nicht unbedingt erforderlich.

Die meisten Fälle von akuter Leukämie sind Stammzellenleukämien: entweder ohne oder mit gleichzeitiger Differenzierung in verschiedene Zellstränge (Ferrata). An zweiter Stelle kommt die *akute myeloische Leukämie*; seltener sind die *akuten lymphatischen Leukämien,* die *akuten Monocytenleukämien* und die *akuten Erythrämien* bzw. *Erythroleukämien*; die drei letztgenannten Formen stellen keine theoretische Möglichkeiten, sondern wohl charakterisierte, nicht zu verkennende hämatologisch-histologische Bilder dar.

Die bei Tieren und besonders bei *Säugetieren* spontan auftretenden oder experimentell hervorgerufenen Leukämien sind wahrscheinlich berufen, zur Lösung des Leukämieproblems wesentliche Beiträge zu liefern.

Die klinischen, anatomisch-histologischen und physiopathologischen Untersuchungen aus den letzten Jahren haben zur Aufstellung mehrerer Einteilungen und Klassifikationen geführt, welche — trotz der Übertragung zu vieler hämatologischer Einzelheiten in das klinische Gebiet — doch ordnend und fördernd gewirkt haben; von einer befriedigenden Auslegung der komplizierten Verhältnisse auf diesem Gebiete sind wir aber leider noch weit entfernt.

X. Über die Bewertung des Bleigehaltes von Blut, Stuhl und Urin bei der Diagnose der Bleivergiftung und bei der Begutachtung Bleikranker[1].

Von

HARALD TAEGER-München.

Mit 6 Abbildungen.

Inhalt.

[1] Aus der II. Medizinischen Universitäts-Klinik München.

Literatur.

ALLPORT, L. N. and G. H. SKRIMSHIRE: Neues Verfahren zur Bestimmung von Spuren von Blei und Kupfer bei Gegenwart von Eisen unter besonderer Berücksichtigung des Eisenammoniumcitrates. Quart. J. Pharmacol. **5**, 461 (1932).
— — Analyst **57**, 440 (1933).
— — Z. angew. Chem. **101**, 383 (1935).

APITZCH, J.: Untersuchungen über Calcium und anorganisches Phosphat im Serum bei Calcium und Phosphatbelastung. Z. exper. Med. **76**, 313 (1931).

ARCHI, A.: Riv. Clin. med. **36**, 452 (1935).

AUB, J.: (1) Das biochemische Verhalten des Bleis im Körper. J. amer. med. Assoc. **104**, 87 (1935).
— (2) The Use of Calcium and the Choice of a Calcium Salt. J. amer. med. Assoc. **109**, 1276 (1937).
— W. BAUER, CL. HEATH and M. ROPES: Studies of Calcium and Phosphorus Metabolism. III. The Effects of the Thyreoid Hormone and Thyreoid Disease. J. clin. Invest. **6**, 97 (1929).
— L. T. FAIRHALL, A. S. MINOT and P. REZNIKOFF: Lead Poisoning. Baltimore: The Williams and Wilkins Comp. 1926.
— A. S. MINOT, L. T. FAIRHALL and P. REZNIKOFF: Recent Investigations of Absorption and Excretion of Lead in the Organism. J. amer. med. Assoc. **83**, 588 (1924).

AVERY, D. A. J., V. G. HEMINGWAY, ANDERSON and T. A. READ: Determination of Minute Amounts of Lead in Water with Notes on Certain Causes of Error. Proc. Austral. Inst. Min. and Med. N. S. **43** (1921).

BAGCHI, RAI BAHADUR and H. D. GANGULY: Lead in urine and feces. Indian J. med. Res. **25**, 147 (1937).

BARKUS and BALDONEY: Amer. J. Physiol. **68**, 425 (1924).

BARR, D. P., H. A. BULGER and H. H. DIXON: Hyperparathyreoidism. J. amer. med. Assoc. **92**, 951 (1929).

BAUER, M.: Reichsarb.bl. **1936**, Nr 36, Teil 4; **1937**, Sc. 1 u. 2, Teil 2, 30, 33.

BAUER, W., A. FULLER and J. C. AUB: Studies of Calcium and Phosphorus Metabolism. II. The Calcium Excretion of Normal Individuals on an Low Calcium Diet Including Dates on a Case of Pregnancy. J. clin. Invest. **6**, 75 (1929).

BAYLE, E. u. L. AMY: Spektroskopie mit sehr geringen Substanzmengen. Ann. Méd. lég. etc. **8**, 68 (1928).

BEHRENDT, H.: Über die Beziehungen der Elektrolytverteilung zum Funktionszustand der quergestreiften Skeletmuskulatur mit besonderer Berücksichtigung der Tetanie. Z. Kinderheilk. **41**, 499 (1926).

BEHRENS, B.: Untersuchungen über Aufnahme, Ausscheidung und Verteilung kleinster Bleimengen. Arch. f. exper. Path. **109**, 332 (1924).
— u. A. BAUMANN: Zur Pharmakologie des Bleis. X. Mitt. Z. exper. Med. **92**, 252 (1933).
— u. H. TAEGER: Quantitative Bestimmung der Bleiausscheidung im Harn Gesunder und Bleikranker mit Diphenylthiocarbazon. Z. exper. Med. **96**, 582 (1935).

BERG, N. u. W. ROEBLING: Empfindlicher Nachweis von Metallen mit Thioanilid. Z. angew. Chem. **48**, 430 (1935).

BERG, P. u. J. SCHMECHEL: Schnellverfahren zur Bestimmung von Arsen und Blei (Schädlingsbekämpfungsmittel) in Lebensmitteln. Z. Unters. Lebensmitt. **70**, 52 (1935).

BERG, R.: Über die Ausscheidung von per os eingeführten Phosphaten, besonders den Calciumphosphaten. Biochem. Z. **30**, 107 (1910).

BERGMANN, W.: Über die Ausscheidung der Phosphorsäure bei Fleisch- und Pflanzenfressern. Arch. f. exper. Path. **47**, 77 (1902).

BERNHARDT, H.: Zur Frage des Mineralstoffwechsels bei der Acidose, zugleich ein Beitrag zur Therapie rachitischer Knochenverkrümmungen. Z. klin. Med. **100**, 735 (1924).
— Quantitative Bleibestimmung. Z. anal. Chem. **67**, 97 (1925).

BERTRAM, J.: Über die Ausscheidung der Phosphorsäure bei Pflanzenfressern. Z. Biol. **14**, 340 (1878).

BISCHOFF, F. and L. C. MAXWELL: Calcium Precipitation by Lead. J. of biol. Chem. **79**, 5 (1928).

BLUMBERG, H. and T. F. MCNAIR SCOTT: (1) Quantitative spectographic estimation of bloodlead and its value in the diagnosis of lead poisoning. Bull. Hopkins Hosp. **56**, 276, 311 (1935).
— — (2) Die Verteilung des Bleis zwichen Plasma und Zellen bei klinischer Bleivergiftung. Ref. Chem. Zbl. **106 II**, 1586, 3543 (1935).
BOGERT, L. J. and E. E. KIRKPATRICK: Studies in inorganic metabolism. II. The effects of acid-forming and base-forming diets upon calcium-metabolism. J. biol. Chem. **54**, 375 (1922).
BOHNENKAMP, H. u. E. LINNEWEH: Über Bleivergiftung und Bleinachweis. Dtsch. Arch. klin. Med. **175**, 157 (1933).
BOYD and DE: Indian J. med. Res. **20**, 789 (1933).
BREHME, TH. u. P. GYÖRGY: Stoffwechselwirkung und klinische Verwendbarkeit des Epithelkörperchenhormones (Collip). Jb. Kinderheilk. **118**, 143 (1928).
BROOKS: Biochemic. J.: **21**, 766 (1927).
BRULL, L.: Untersuchungen über den Mineralstoffwechsel. Die Größe des Erhaltungsbedarfes an Calcium, Phosphor und Magnesium. Bull. Acad. Méd. Belg. (6) **1**, 444 (1936). Zit. nach Chem. Zbl. **1936 I**, 1906.
— u. A. LAMBRECHT: Chronische Diarrhoen, Mineralstoffwechsel und sekundäre Avitaminosen bei Erwachsenen. Bull. Acad. Méd. Belg. **15**, 297 (1935). Zit. nach Chem. Zbl. **1937 II**, 1181.
BYRON: Brit. J. exper. Path. **10**, 10 (1929).
CALKER, J. VAN: Neue spektralanalytische Untersuchungen. Z. analyt. Chem. **105**, 396 (1936).
CELCOW: Zit. nach VIGDORCIG 1927/28. Ref. Zbl. ges. Hyg. **17**, 297 (1928).
CHOLAK, J.: Quantitative spektrographische Bleibestimmung im Urin. J. amer. chem. Soc. **57**, 104 (1935).
— Ind. Chem. **7**, 287 (1935).
COLLIP: Amer. J. Physiol. **76**, 472 (1926).
COOKSEY, T. u. S. G. WALTON: Elektrolytische Bestimmung von Blei im Harn. Analyst **54**, 97 (1929).
CRUSE, K. u. H. SCHUBERT: Zur Frage des quantitativen spektralanalytischen Nachweises von Blei im Blut. Ein kritischer Bericht auf Grund neuer Versuche. Z. anal. Chem. **105**, 241 (1936).
CZERNY u. KELLER: Des Kindes Ernährung, 2. Aufl. Wien u. Leipzig 1923/28.
DANCKWORTT u. JÜRGENS: Arch. Pharmaz. **266**, 492 (1928).
DAUWE: Zit. nach F. FLURY: Arch. internat. Pharmacodynamie **17**, 387 (1907).
DENNIS, W. and A. S. MINOT: A method for determining minute amounts of lead in urine, faeces and tissue. J. biol. Chem. **38**, 449 (1919). Ref. J. ind. Hyg. **1**, 145 (1920).
DIBBELT: Experimentelle Osteomalacie und ihre Behandlung; Histogenese von Skelett-erkrankungen. Arb. path.-anat. Inst. Tübingen **7**, 559 (1911).
DUBOIS, M. u. K. STOLTE: Abhängigkeit der Kalkbilanz von der Alkalizufuhr. Jb. Kinderheilk. **77**, 21 (1913).
DUENSING, F.: Die Bedeutung der Liquorbleibestimmung für die Erkennung der Bleischädigungen des Z.N.S. Dtsch. Z. Nervenheilk. **143**, 297 (1937).
DUTOIT, P. u. CHR. ZBINDEN: Spektralanalyse von Blut- und Organasche. C. r. Soc. Biol. Paris 188, 1628 (1929).
ELLIS, L.: Die Extraktion von Blei mit Hilfe von Diphenylthiocarbazon. Analyst **61**, 178 (1936).
ÉTIENNE: J. Physiol. et Path. gén. **14**, 108 (1912).
FAIRHALL, L. T.: (1) Lead Studies. I. The estimation of minute amounts of lead in biological material. J. ind. Hyg. **4**, 9 (1922).
— (2) Bemerkung zu der Genauigkeit von Bleianalysen. J. ind. Hyg. **15**, Nr 5 (1933).
— (3) Lead studies XI. A rapid method of analyzing urine for lead. J. of biol. Chem. **60**, 485 (1924).
— and C. P. SHAW: Lead Studies X. The deposition of leadsalts, with a note on the solubilities of di-lead phosphate in water at 25^0 C and of di-lead and trilead phosphates in lactic acid at 25^0 C. J. ind. Hyg. **6**, 159 (1929).

FISCHER, A. u. R. J. BODDAERT: Die elektrolytische Abscheidung von Blei. Z. Elektrochem. **10**, 945 (1904).
FISCHER, E.: Über die Hydrazinverbindungen. Diphenylsulfocarbazid. Liebigs Ann. **190**, 118.
— u. E. BESTHORN: Über die Hydrazinverbindungen. III. Sulfoharnstoffe des Phenylhydrazins. Liebigs Ann. **212**, 316.
FISCHER, H.: (1) Die Metallverbindungen des Diphenylthiocarbazons und ihre Verwendbarkeit für die chemische Analyse. Wiss. Veröff. Siemens-Werk **4**, 158 (1925); **6**, 147 (1926); **10**, 99 (1930).
— (2) Z. angew. Chem. **42**, 1025 (1929).
— (3) Dithizon als Reagens in der qualitativen und quantitativen Mikroanalyse. Z. angew. Chem. **47**, 685 (1934).
— G. LEOPOLDI: (1) Colorimetrische Bestimmung von Blei und Kupfer mit Dithizon. Z. angew. Chem. **47**, 90 (1934).
— — (2) Zur Mikrobestimmung des Bleis mit Dithizon. Z. exper. Med. **97**, 819 (1936).
— u. W. WEYL: Die Absorptionsspektren der Metallkomplexe des Dithizons und ihre analytische Bedeutung. Wiss. Veröff. Siemens-Werk **14**, 41 (1935).
FLURY, F.: Blei. Handbuch der experimentellen Pharmakologie, herausgeg. von A. HEFFTER und W. HEUBNER, Bd. 3/3, S. 1575 f. Berlin 1934.
FLYNN, F. B. and A. R. SMITH: Die Wirkung von Viosterol auf die Bleiausscheidung. J. ind. Hyg. **15**, 156 (1933).
FRANCIS, A. G., C. O. HARVEY and J. L. BUCHAN: Bestimmung kleiner Mengen Blei, speziell im Urin und biologischen Stoffen. Analyst **54**, 725 (1929).
FRANGOPOL, C.: Beitrag zum Nachweis von Metallionen auf mikrochemischem Wege mittels Pikrinsäure. Bull. Chim. Pura. Agl. Soc. Românià, Stiinte **37**, 259 (1934).
FREEMAN, S., E. R. KENT and A. C. IVY: The serum calcium response to ingested calcium. J. of biol. Chem. **112**, 1 (1935).
FRETWURST u. HERTZ: Quantitative Bestimmung von Blei in Stuhl und Urin und ihre Bedeutung für die Diagnose der Bleivergiftung. Arch. f. Hyg. **104**, 215 (1930).
FROBOESE, V.: Quantitative Bleibestimmung. Arch. f. Hyg. **96**, 289 (1928).
FRÖHLICH, W.: Quantitative Bestimmung von Bleispuren im Urin durch Ausfällung der Erdalkaliphosphate. Diss. München 1938.
FULLER, A., W. BAUER, M. ROPES and J. C. AUB: Studies of Calcium and Phosphorus Metabolism. IV. The Effect of the Parathyreoid Hormone. J. clin. Invest. **6**, 139 (1929).
GERHARDT, D. u. W. SCHLESINGER: Über die Kalk- und Magnesiaausscheidung beim Diabetes mellitus und ihre Beziehung zur Ausscheidung abnormer Säure (Acidose). Arch. exper. Path. **42**, 83 (1899).
GERLACH, W. u. E. SCHWEITZER: Die chemische Emissionsspektralanalyse, I. Teil, 1930; II. Teil, 1933.
GIVENS, M. H.: Studies in calcium- and magnesium-metabolism V. Further observations on the effect of acid and other dietary factors. J. of biol. Chem. **35**, 241 (1918).
— u. L. B. MENDEL: Studies in calcium- and magnesium-metabolism I. Effects of base and acid. J. of biol. Chem. **31**, 421 (1917).
GOTO, K.: Mineral metabolism in experimental acidosis. J. of biol. Chem. **36**, 355 (1918).
GRAY, I.: Recent Progress in the treatment of Plumbism. J. amer. med. Assoc. **104**, Nr 3 (1935).
GREENBURG, D.: Arch. int. Med. **50**, 855 (1932).
GREENWALD, J.: The Prevention of the Tetany of Parathyreoidectomized Dogs. J. of biol. Chem. 82, 717 (1929).
— and J. GROSS: The Excretion of Calcium, Phosphorus and Magnesium after the Injektion of Calcium Chloride, Sodium Phosphate, or Both. J. of biol. Chem. **66**, 185 (1925).
GROMANN, FR.: (1) Ein Beitrag zur quantitativen Spektralanalyse von Lösungen. Z. anorg. u. allg. Chem. **180**, 257 (1929).
— (2) Elektrodenanordnung zur Spektralanalyse von Lösungen. Z. analyt. Chem. **81**, 290 (1930).
GROVE, W. R. and H. W. C. VINES: Calcium deficienties and their treatment by parathyroid. Brit. med. J. **1**, 791, 995 (1922).
GYÖRGY, I.: Zur Frage der Säureausscheidung im Urin. Z. exper. Med. **43**, 605 (1924).
GYÖRGY, P.: Umsatz der Erdalkalien (Ca, Mg) und des Phosphates. Handbuch der normalen und pathologischen Physiologie, Bd. 16, Teil 2, S. 1555 f. Berlin: Julius Springer 1930.

HAMENCE, H. J.: (1) Die Bestimmung von Spuren Blei in Gegenwart kleiner Fe-Mengen (Rhodanidtrennung). Analyst **57**, 622 (1932).

— (2) Trennung und Bestimmung geringer Mengen Blei in Gegenwart von geringen Wismutmengen (Pyridinextraktion). Analyst **58**, 461 (1934).

HANDOWSKY: Kurze Mitteilung über chemische Wirkungen von bestrahltem Saponin und bestrahltem Ergosterin. Arch. f. exper. Path. **137**, 264 (1928).

HART, E. B. and H. STEENBOCK: The Effect of a High Magnesium Intake on the Calcium Retention by Swines. J. of biol. Chem. **14**, 75 (1913).

HARVEY, F. et J. L. BUCHAN: Final Report Departmental Committee on Ethyl Petrol. H. M. S. O. 1930.

HARWOOD, R. N. and D. BROPHY: Der mikrochemische Nachweis von Blei. J. ind. Hyg. **16**, 25 (1934).

HECHT, G.: Über den Kalkgehalt von Organen kalkbehandelter Katzen. IV. Biochem. Z. **144**, 270 (1924).

HECHT, H., W. REICH-ROHRWIG u. H. BRANTNER: Bleibestimmung mit Pikrolonsäure. Z. anal. Chem. **95**, 152 (1933).

HELLWIG, L.: Gedanken über die knochenkalklösende Wirkung starken Kochsalzgenusses. Z. Biol. **73**, 281 (1921).

HENRIQUES, V. u. S. L. ØRSKOV: Untersuchungen über die Schwankungen des Kationengehaltes der roten Blutkörperchen. II. Änderungen des Kaliumgehaltes der Blutkörperchen bei Bleivergiftung. Skand. Arch. Physiol. (Berl. u. Lpz.) **74**, 78 (1936).

HESSE, E. u. C. H. BRAND: Kalkresorption und Kalkretention bei verschiedener Ernährung. Klin. Wschr. **1935 II**, 1607.

— u. L. ZEPPMEISEL: Bleientgiftung durch Kalkpräparate? Klin. Wschr. **1937 II**, 1027.

HETÉNYI, G.: Die Blutkalkregulation im menschlichen Organismus. I. Mitt. Fragestellung und Methodik. Z. exper. Med. **43**, 123 (1924).

— II. Mitt. Die kalkurämische Reaktion bei Gesunden. Z. exper. Med. **43**, 131 (1924).

HEUBNER, W. u. P. RONA: Über den Kalkgehalt der Organe bei kalkbehandelten Katzen. Biochem. Z. **135**, 248 (1923).

HÖLL, K.: Über die Bedingungen der Bleichromatfällung in der forensischen Analyse. Z. anal. Chem. **102**, 4 (1935).

HOFF, F.: Untersuchung über die Wirkung des Präparates AT 10 bei parathyreopriver Tetanie. Arch. f. exper. Path. **177**, 204 (1935).

— u. E. HOMANN: Zur Frage des Einflusses von Vitamin D und Epithelkörperchenhormon auf den Kalkhaushalt. Z. exper. Med. **74**, 258 (1930).

HOLLÓ, J. u. ST. WEISS: Die Wirkung von Calcium auf das Säure-Basen-Gleichgewicht des Menschen. Biochem. Z. **160**, 237 (1925).

HOPMANN, R.: Zur Kenntnis der Salmiakacidose. Z. exper. Med. **46**, 73 (1925).

HORWITT, M. K. and G. R. COWGILL: A titrimetric method for the quantitative estimation of lead in biological materials. J. of biol. Chem. **119 II**, 553 (1937).

HUNTER, D.: Proc. roy. Soc. Med. **23**, 27 (1929).

— and J. AUB: Lead Studies XV. The effect of the Parathyreoid Hormone on the Excretion of Lead and of Calcium in Patients Suffering from Lead Poisoning. Med. clin. Massachus. Hosp. Quart. J. Med. **20**, 123 (1927).

INGLE: J. comp. Path. a. Ther. **22**, 22 (1907/08).

— J. agricult. Sci. **3** (1908).

ISHIBASHI, M. and K. KISHI: Eine gravimetrische Methode zur Bestimmung von Blei als Bleisalicylaldoxim. Bull. chem. Soc. Japan **10**, 362 (1935).

IWANOW, W. N.: Eine neue sehr empfindliche Reaktion auf Blei. Chem.ztg **38**, 450 (1919).

JEWLOWNA, A. W.: Kolorimetrische Bleibestimmungen in Lösungen geringer Konzentrationen mit Dithizon nach dem Schema von H. FISCHER unter Anwendung von Sätzen aus gefärbten Gläsern. Chimitcheski Shurnal Sser. B. Shurnal priklaidnoi Chimii **9**, 1690 (1936).

JÍLEK, A. u. J. KOŤA: Über die Bleibestimmung als Carbonat und seine Trennung vom Silber mittels Kohlensäure und verdünntem Pyridin. Boll. Trav. chim. Tchéchoslovaquie **5**, 396 (1933). Zit. nach Chem. Zbl. **1934 I**, 3090.

JOWETT: Biochemic. J. **26**, 6 (1932).

JUNGMANN, H. u. M. SAMTER: Über den Kalkgehalt von Organen kalkbehandelter Katzen. II. Biochem. Z. **144**, 265 (1924).

KASAHARA, M. u. T. KASAHARA: Direkter Bleinachweis mit Diphenylthiocarbazon. Klin. Wschr. **1934 II**, 1857.

KEHOE, R. A., F. THAMANN and J. CHOLAK: (1) Über die normale Aufnahme und Ausscheidung von Blei. I. Bleiaufnahme und Ausscheidung unter primitiven Lebensbedingungen. J. ind. Hyg. **15**, Nr 5 (1933).

— — — (2) Über die normale Resorption und Ausscheidung von Blei. II. Bleiresorption und Bleiausscheidung im neuzeitlichen amerikanischen Leben. J. ind. Hyg. **15**, 273 (1933).

— — — (3) Über die normale Resorption und Ausscheidung von Blei. III. Die Quellen der normalen Bleiresorption. J. ind. Hyg. **15**, 290 (1933).

— — — (4) Über die normale Resorption und Ausscheidung von Blei. IV. Bleiresorption und Ausscheidung bei Säuglingen und Kindern. J. ind. Hyg. **15**, 301 (1933).

— — — (5) Bleiaufnahme und Ausscheidung in bestimmten Bleigewerben. J. ind. Hyg. **15**, 306 (1933).

— — — (6) Lead Absorption and Excretion in Relation to the Diagnosis of Lead Poisoning. J. ind. Hyg. **15**, 320 (1933).

— — — (7) Normale Aufnahme und Ausscheidung von Blei. J. amer. med. Assoc. **104**, 90 (1935).

KLOSTERMANN, M.: Über den Nachweis kleinster Bleimengen in Organen auf chemischem und spektrographischem Wege. Naturwiss. **14**, 1116 (1926).

— Z. angew. Chem. **40**, 1172 (1926).

— Z. anal. Chem. **71**, 271 (1927).

KÖNIG, J.: Substitution des Kalks in den Knochen. Z. Biol. **10**, 69 (1874).

KRAFT-STRÖM, H., K. WÜLFERT u. O. SYDNES: Bleibestimmungen im Gesamtblut. Biochem. Z. **290**, 382 (1937).

KRAMER-SHEAL: Zit. nach KLINKE: Der Mineralstoffwechsel, S. 171—175. Wien u. Berlin: Franz Deuticke 1931.

KRANS, E. W. and J. D. FRICKLEN: A Colorimetric Method for the Detection and Estimation of Small Amounts of Lead. J. ind. Hyg. **13**, 140 (1931).

KRAUS, J.: Zur Mikrobestimmung des Bleis. Z. exper. Med. **95**, 434 (1935).

KROETZ, CHR.: Über Wirkungen des bestrahlten Ergosterins auf den gesunden Erwachsenen. Klin. Wschr. **1927 II**, 1171.

LAWACZECK, H.: Über die Dynamik der Phosphorsäure des Blutes. Biochem. Z. **145**, 351 (1929).

LEDERER: E.: Die Bleigefährdung der Schriftsetzer. Arch. Gewerbepath. **7**, 331 (1936).

LEHNERT, F.: Zur Frage der Substition des Calciums im Knochensystem durch Strontium. Beitr. path. Anat. **46**, 468 (1909); **47**, 215 (1909).

LESCHKE, E.: Die wichtigsten Vergiftungen, S. 26. München: J. F. Lehmann 1933.

LICHTENEGGER, F.: Einzelheiten beim Ablauf der Dithizonreaktion mit Blei. Diss. München 1938.

LIÉGEOIS: C. r. Soc. Biol. Paris **98**, 1445 (1928).

LITZNER, ST., F. WEYRAUCH u. E. BARTH: Untersuchungen über die Bleiausscheidung durch die Nieren und ihre Beeinflussung durch verschiedene Kostformen und Arzneimittel beim Menschen. Arch. Gewerbepath. **2**, 330 (1931).

LÖWE, F.: Eine vergessene Methode der quantitativen Spektralanalyse. Z. techn. Physik **5**, 567 (1924).

LOWNDES, J.: Moderne Methoden in der Diagnose der Bleivergiftung. Thom. Hosp. Rep. II. s. **1**, 44 (1936).

LUNDEGÅRDH, W. Die quantitative Spektralanalyse der Elemente, Teil I u. II. Jena: W. Fischer 1929 u. 1934.

LYNCH, G. R., R. SLATER and T. G. OSLER: Die Bestimmung von Bleispuren in biologischen Stoffen. Analyst **59**, 787 (1934).

MANDL: Arch. klin. Chir. **143**, 245 (1926).

MASCHBITZ, L. u. F. URJEWA: Über das Wesen der Bleivergiftung. Ref. Chem. Zbl. **1937 I**, Jan.

McCALLUM, A. B. and VOEGTLIN: Bull. Hopkins Hosp. **19**, 91 (1908).

— J. exper. Med. **11**, 118 (1909).

MESSERSCHMIDT, W. u. G. TARTLER: Prüfung der quantitativen Analyse kleinster Bleimengen nach P. SCHMIDT und Mitarbeiter mittels einer radioaktiven Methode. Z. angew. Chem. **48**, 261 (1935).

MIDDLETON, A. W.: Die Wirkung von Salzen auf die Bestimmung von Bleispuren nach der Chromatmethode. J. ind. Hyg. **17**, 7 (1935).

MIZOKAMI u. NISHIMURA: Fol. endocrin. jap. **5**, 18 (1929).

NECKE, A., P. SCHMIDT u. M. KLOSTERMANN: Zur Bestimmung kleinster Bleimengen. Dtsch. med. Wschr. **1926 II**.

NECKE, A. u. H. MÜLLER: (1) Kritisch-experimentelle Studie über die bekanntesten Mikromethoden des Bleinachweises in organischem Material. Arch. Pharmaz. **1933**, 81.

— — (2) Bestimmung kleinster Bleimengen durch Elektrolyse. Z. angew. Chem. **48**, 259 (1935).

— P. SCHMIDT u. M. KLOSTERMANN: Zur Bestimmung kleinster Bleimengen. Dtsch. med. Wschr. **1926 II**.

NIETZ, E.: Quantitative elektrolytische Reduktionen. II. Teil. Reduktion der Salpetersäure. J. prakt. Chem., N. F. **121**, 27 (1929).

NOËL-PATON u. Mitarbeiter: J. Physiol. **25**, 212 (1899).

NOVI, J.: Entkalkende Wirkung des Natriumchlorids in physiologischen Lösungen. Zbl. Biochem. u. Biophysik. **13**, 578 (1912).

ORR, DE, HOLT, WILKINS and BOONE: Amer. J. Dis. Childr. **28**, 574 (1924).

PARHORN: C. r. Soc. Biol. Paris **72**, 620 (1912).

PERNICE, H.: Die Leber bei Blei- und Kombinationsvergiftungen. Arch. Gewerbepath. **7**, 538 (1936).

PEREGUD: Zit. nach VIGDORCIG. Ref. Z. Hyg. **17**, 297 (1928).

PINCUSSEN, L.: Beförderung der Blei-Ausscheidung durch Bestrahlung. Klin. Wschr. **1933 I**, 275.

PUPPEL, J. D. et G. M. CURTIS: Arch. int. Med. **58**, 957 (1936).

RANDALL, M. and M. M. SARQUIS: Mikrobestimmung von Blei. Indian Engin. Chem. **7**, 2 (1935).

RIESSER, O. u. K. SALOMON: Über Resorption und Speicherung verfütterten Calciums bei Kaninchen. Arch. f. exper. Path. **175**, 38 (1934).

Reichsgesetz betreffend den Verkehr mit blei- und zinkhaltigen Gegenständen vom 25. 6. 1887. Reichsgesetzbl. **1887**, **273**. Veröff. R.A.G., S. 425.

— betreffend die Verwendung gesundheitsschädlicher Farben bei der Herstellung von Nahrungsmitteln, Genußmitteln und Gebrauchsgegenständen vom 6. 7. 87. Reichsgesetzbl. **1887**, 277. Veröff. R.G.A., S. 425.

— Lebensmittelgesetz. Reichsgesetzbl. I, S. 134. Reichsgesdh.bl. **1927**, 562.

— Milchgesetz. 1. Ausführungsverordnung am 15. 5. 31. Reichgesetzbl. **1931 I**, 150, 368.

ROSS, J. R. u. T. C. LUCAS: Eine neue Bestimmungsmethode geringster Bleimengen in biologischem Material. Canad. med. Assoc. J. **29**, 649 (1933). Zit. Chem. Zbl. **1936 I**, 4046.

ROTHLIN, E.: Experimentelle Untersuchungen über Resorption und Wirkungsweise des gluconsauren Calciums. Z. exper. Med. **70**, H. 5/6 (1929).

RUTISHAUSER, G., P. FAVARGER u. M. QUELOZ: Gesetzmäßige Unterschiede in dem Angriffsort und in der Wirkungsstärke von hormonalen Stoffen, organischen und anorganischen Substanzen an den verschiedenen Stellen des Skelets. Schweiz. med. Wschr. **1935 I**, 209 f.

SALVESEN, H. A.: Du Calcium du Sang. Facteurs qui en provoquent la diminuation. Acta med. skand. (Stockh.) Suppl. **16**, 286 (1926).

SAND, H. J. S.: Die schnellelektrolytische Trennung und Abscheidung von Metallen. J. chem. Soc. Lond. **91**, 373 (1907).

SATO, A.: The Effect of Alkali and Malt Preparations upon the Retention of Calcium in Infancy. Amer. J. Dis. Childr. **16**, 293 (1918).

— Hopkins Hosp. Bull. **29**, 265 (1918).

SAYERS, FIELDNER, YANT and THOMAS: Effect of ethylgasoline. U. S. Bur. of Mines **1927**, Anhang.

SCHABAD, J. A.: Die gleichzeitige Verabreichung von Phosphorlebertran mit einem Kalksalz bei Rachitis. Jb. Kinderheilk. **72**, 1 (1910).

SCHACHNOWSKAJA, S.: Experimentelle Untersuchungen über die Mobilisation des Bleies unter dem Einfluß von KJ und $NaHCO_3$. Z. exper. Med. **70**, 513 (1930).

SCHLOSS, E.: (1) Vergleichende Untersuchungen über die Wirkung anorganischer und „organischer" Kalkphosphorpräparate auf den Stoffwechsel bei frischer und abheilender Rachitis. Arch. Kinderheilk. **63**, 359 (1914).

— (2) Zur Therapie der Rachitis. 8. Mitt. Zusammenfassung der Versuche. Jb. Kinderheilk. **82**, 435 (1915); **83**, 46 (1916).

— (3) II. Die Pathogenese und Ätiologie der Rachitis sowie die Grundlagen ihrer Therapie. Erg. inn. Med. **15**, 55 (1917).

— u. FRANK: (1) Zur Therapie der Rachitis. I.—III. Mitt. Jb. Kinderheilk. **78**, 694 (1914).

— — (2) Zur Therapie der Rachitis. IV. Mitt. Jb. Kinderheilk. **79**, 40, 194, 539 (1914).

SCHMIDT, P.: (1) Untersuchungen bei experimenteller Bleivergiftung. Dtsch. Arch. klin. Med. **96**, 587 (1909).

— (2) Über den diagnostischen Wert der Blutuntersuchung bei Bleivergiftung. Dtsch. med. Wschr. **1909 II**, 2017.

— (3) Zur Bestimmung kleinster Bleimengen. Dtsch. med. Wschr. **1928 I**.

— (4) Acta Leopoldina **3** (1928).

— A. NECKE u. M. KLOSTERMANN: Dtsch. med. Wschr. **1926 I**, 44.

— u. F. WEYRAUCH: Die Diagnostik der Bleivergiftung im Lichte moderner Forschung. Jena: Gustav Fischer 1933.

— F. WEYRAUCH, A. NECKE u. H. MÜLLER: Quantitative Bestimmung kleiner Bleimengen. Z. exper. Med. **94**, 1 (1934).

SCHMITT, FR. u. W. BASSE: (1) Über die Ausnutzung verschiedener peroral verabreichter Kalksalze durch den Organismus. Arch. f. exper. Path. **184**, 538 (1937).

— — (2) Beeinflussung des Bleispiegels im Blut und der Bleiausscheidung im Urin durch verschiedene Kalkpräparate und seine Beziehung zum Phosphatstoffwechsel. Arch. f. exper. Path. **184**, 541 (1937).

— — (3) Quantitative Bleibestimmung in biologischem Material: Modifizierte Dithizonmethode. Arch. f. exper. Path. **189**, 169 (1938).

— — (4) Tagesschwankungen der Mineralbewegung zwischen Plasma und Erythrocyten, beobachtet bei Blei, Calcium und Phosphor an Gesunden unter verschiedenen Versuchsbedingungen. Bleigehalt der Galle. Dtsch. Arch. klin. Med. **182**, 193 (1938).

— u. H. LOSSIE: Beobachtungen über die Wirkungen von S-Hydril bei Bleivergiftung. Dtsch. Arch. klin. Med. **182**, 200 (1938).

— u. H. TAEGER: Bleimobilisierung und Mineralstoffwechsel bei Bleikranken. Z. exper. Med. **101**, 21 (1937).

SCHRETZENMAYR, A. u. G. BAUER: Versuche über Calciumtherapie und -prophylaxe der Bleivergiftung. Z. exper. Med. **98**, 478 (1936).

SCHUBERT, H. u. K. CRUSE: Über die Anwendung der quantitativen Spektralanalyse in der medizinischen Diagnostik. Z. exper. Med. **100**, 512 (1937).

SCHÜTZ, F. u. H. BERNHARDT: Die Verteilung des Bleis im Körper bei chronischer Bleivergiftung. Z. Hyg. **104**, 441 (1925).

SCHULER, H.: Vortrag 15. 4. 36, Rhein.-westf. Ges. inn. Med. Münch. med. Wschr. **1936 I**, 624.

SEELKOPF, K. u. H. TAEGER: Quantitative Bestimmung kleinster Bleimengen. Z. exper. Med. **91**, 539 (1933).

SEISER, ST., A. NECKE u. H. MÜLLER: Bestimmung kleinster Bleimengen durch Elektrolyse. Z. angew. Chem. **42**, 96 (1929).

SHELETON, J. H. and H. RAMAGE: A Spectrographic Analysis of Humane Tissue. Biochemic. J. **25**, 1608 (1931).

SHIE, M. D.: Lead Poisoning: J. amer. med. Assoc. **83**, 580 (1924).

SHIPLEY, P. G., T. F. MCNAIR SCOTT and H. BLUMBERG: The spectrographic detection of lead in the blood as an aid to the clinical diagnosis of plumbism. Bull. Hopkins Hosp. **51**, 327 (1932).

SHOHL, A. T. and A. SATO: Acid-base metabolism. II. Mineral metabolism. J. of biol. Chem. **58**, 257 (1928).

SILBERBERG, M.: Pathologie und Pathogenese der osteomalacischen Knochen-Systemerkrankungen unter Berücksichtigung der Erfahrungen an hungernden Menschen. Erg. Path. **2**, 306 (1923).

SINDLER, A.: Untersuchungen über den Kalkstoffwechsel. Pflügers Arch. **197**, 386 (1922).

SNAPPER, J.: Aussprache zum Vortrag OLJENIK über die Symptomatologie des Hypothalamus. Verh. dtsch. Ges. inn. Med. Wiesbaden **1929**, 183.

STEHLE, R. L.: A Study of the effect of hydrochloric acid on the mineral excretion of dogs. J. of biol. Chem. **31**, 461 (1917).

STEWART, D. D. and HALDANE: Biochemic. J. **18**, 855 (1924).

STÖLTZNER, H.: Über den Einfluß von Strontiumverfütterung auf die chemische Zusammensetzung des wachsenden Knochens. Biochem. Z. **12**, 119 (1908).

SÜSSMANN, PH. O.: Studien über die Resorption von Blei. Arch. f. Hyg. **90**, 197 (1922).

SULKOWITCH-HIRSCH, W.: A rapid microchemical method for the detection of lead in biological and other organic material with N.N'-diphenylformazyl mercaptan and N.N'-diphenyldihydroformazyl mercaptan. J. of biol. Chem. **105**, 88 (1934).

TAEGER, H.: Calciumtherapie der Bleivergiftung. Klin. Wschr. **1937 II**, 1613.

— u. FR. SCHMITT: Quantitative Bestimmung des Bleigehaltes von Blut und Kot bei Gesunden und Bleikranken mit Diphenylthiocarbazon. Z. exper. Med. **100**, 717 (1937).

TANNAHILL, R. W.: A critical Survey of the Methods for the Determination of Lead in Biological Material. Med. J. Austral. **1**, 194 (1929).

TAYLOR, H. B.: The Determination of Minute Quantities of Metals in Biological Material. Part. I. J. Proc. roy. Soc. New-South-Wales **61**, 315 (1927).

— Amer. J. Physiol. **76**, 221 (1926).

TEISINGER, J.: (1) Eine rasche mikropolarographische Methode zur quantitativen Bestimmung des Bleis im Blut. Z. exper. Med. **98**, 520 (1936).

— (2) Biochemische Reaktionen von Blei im Blute. Biochem. Z. **277**, 178 (1935).

— u. B. ŠVESTKA: Význam kvantitativního stanovení olova v křvi pri diagnose chronické otravy olovem. Zvláštni otisk z Čas. lék. česk. **34**, roč. (1936).

TELEKY, F.: Bleivergiftung. Handbuch der sozialen Hygiene von GOTTSTEIN, SCHLOSSMANN, TELEKY Bd. 2. Berlin 1926.

TIMM, F.: (1) Spektrographischer Nachweis von Bleivergiftung. Z. gerichtl. Med. **11**, 185 (1927).

— (2) Der histochemische Nachweis des „normalen“ Bleis in menschlichen Hartgeweben. Virchows Arch. **297**, 502 (1936).

TÖPELMANN, H.: (1) Zur schnellelektrolytischen Bleibestimmung als Blei(4)oxyd. J. prakt. Chem., N. F. **121**, 289 (1929).

— (2) Die Amphotorie des Blei(2)- und des Blei(4)oxyds. J. prakt. Chem., N. F. **121**, 320 (1929).

TOMPSETT, S. L. and A. B. ANDERSON: Der Bleigehalt menschlicher Gewebe und Ausscheidungen. Biochemic. J. **29**, 1851 (1935).

VORRHOEVE, N.: Zur Lehre des Kalkstoffwechsels. 2. Einfluß großer Kalkgaben auf die Kalkbilanz. Dtsch. Arch. klin. Med. **110**, 461 (1913).

WASSERMANN, J. S. u. J. B. SSUPRUNOWITSCH: Anwendung von Dithizon bei der quantitativen Metallanalyse. Ukrain. chem. J. **9**, 330 (1934).

WEHRLI, S.: Apparat für einpolige Mikroelektrolyse. Helvet. chim. Acta **18**, 546 (1935).

WEISER u. ZAITSCHEK: Fortschr. Landw. **3**, 451 (1928).

WENDT, A. u. A. HEUN: Eine neue Methode zur quantitativen Spektralanalyse. Z. anal. Chem. **105**, 251, 256 (1936).

WESTHUES, H.: Klinisches zur genuinen und parathyreopriven Tetanie. Beziehungen zu verwandten Krankheitsbildern, Differentialdiagnose, Therapie. Klin. Wschr. **1928 I**, 673.

WEXLER, J. B. and E. A. SOBEL: Spektrographische Bestimmung von Blei im Blutserum. Proc. Soc. exper. Biol. a. Med. **32**, 719 (1935).

WEYRAUCH, F.: (1) Habilitationsschrift, Halle, Nov. 1929.

— (2) Neue Untersuchungen über die Aufnahme des Bleis und seine Verteilung im Organismus bei experimenteller Vergiftung. II. Mitt. Z. Hyg. **111**, 162 (1930).

WICHMANN, H. S. and P. A. CLIFFORD: Determination of lead, particulary in canned foods. J. Assoc. agricult. Chem. **18**, 315 (1935).

WILKINS, E. S. jun., C. E. WILLOUGHBY, E. O. KRAEMER and F. L. SMITH: Determination of minute amounts of lead in biological materials. Indian Engin. Chem. Ann. **7**, 33 (1935).

WILLOUGHBY, C. E., E. S. WILKINS and E. O. KRAEMER: Determination of lead. Removal of vismuth interference in the dithizone method. Indian. Engin. Chem. Ann. **7**, 285 (1935).

WINTER, O. B., H. M. ROBINSON, F. W. LAMB and E. J. MILLAR: Eine Abänderung der Bleibestimmungsmethode mit Dithizon nach FISCHER-LEOPOLDI. Indian Engin. Chem. Anal. Edit. **7**, 265 (1935). Zit. nach Ref. Chem. Zbl. **1936 I**, 389.
ZBINDEN, C.: Spektrographische Untersuchungen über die Asche von Blut und menschlichen Organen. Mém. Soc. Vaudoise Sci. natur. **3**, 233 (1930).
ZUCKER, T. F.: The relation of acid-base equilibrium in the body to excretion of phosphorus and calcium. Proc. Soc. exper. Biol. a. Med. (N. J.) **18**, 272 (1921).

I. Einleitung.

Der rapide Aufschwung der Technik in der zweiten Hälfte des vorigen Jahrhunderts und die schnelle Entwicklung einer großen Industrie vergrößerten die Gefahren des Auftretens von Gesundheitsschädigungen nicht nur für die in den industriellen Betrieben tätigen Arbeiter, sondern auch für die Gesamtbevölkerung durch Verwendung von Werkstoffen, die sich später für die Benutzer als schädlich erwiesen. Die Erkennung dieser auch heute noch ständig neu auftretenden Gefahren machte alsbald gesetzgeberische Maßnahmen notwendig. Die vielseitige Verwendbarkeit des Bleis als unentbehrlicher Werkstoff führte zum Erlaß des Blei-Zink-Gesetzes, des Farbengesetzes, später des Lebensmittelgesetzes vom 5. Juli 1927 und des Milchgesetzes vom 31. Juli 1930, die dem allgemeinen Schutz der Bevölkerung dienen[1]. Wenn schon zum Schutz der Gesamtbevölkerung derartige Maßnahmen notwendig waren, so ergab sich alsbald um so mehr die Notwendigkeit, die in der Industrie beschäftigten *Arbeiter* vor den schädigenden Einwirkungen giftiger Stoffe zu schützen. Mit der zunehmenden industriellen Entwicklung wurde auch der Begriff der „gewerblichen Vergiftung" und der „Berufskrankheit" geprägt. Daß hier das Blei eine besondere Rolle infolge seiner vielfältigen Verwendungsmöglichkeiten spielt, ist einleuchtend. TELEKY schätzt den Anteil der auf Blei entfallenden gewerblichen Vergiftungen auf 95%. Neben dem Kohlenoxyd steht das Blei tatsächlich an erster Stelle unter den Gewerbegiften (FLURY S. 1580).

Bei der Sozialgesetzgebung Ende des vorigen Jahrhunderts war in dem Regierungsentwurf zunächst noch kein Hinweis auf die Berufskrankheiten enthalten, d. h. also auf Erkrankungen, „die durch die schädigende Einwirkung beruflicher Tätigkeit jeder Art entstehen können"; bei der Beratung der Gesetzesvorlage im Reichstag wurde immerhin durch die Schaffung des § 547 ein gewisser Fortschritt erzielt. Danach konnte durch Beschluß des Bundesrats die Unfallversicherung auf bestimmte gewerbliche Berufskrankheiten ausgedehnt werden, d. h. also auch auf Erkrankungen, die an sich nicht den Tatbestand eines Unfalles erfüllten.

Zunächst blieb diese Ermächtigung ungenutzt. Erst 1924 wurde vom Reichsarbeitsministerium unter Berücksichtigung geäußerter Wünsche und von Anträgen, sowie vor allem unter Verwertung der Ergebnisse der wissenschaftlichen Forschung der Entwurf einer Verordnung über die Ausdehnung der Unfallversicherung auf gewerbliche Berufserkrankungen aufgestellt und die erste Verordnung am 12. Mai 1925 mit Wirkung vom 1. Juli 1925 erlassen[2]. An der Spitze der 11 als gewerbliche Berufserkrankungen anerkannten Krankheiten

[1] Neueste ausführliche Darstellung vgl. E. ROST: Die im Deutschen Reich zum Schutz der Allgemeinbevölkerung gegen Blei- usw. Vergiftungen bestehenden usw. Bestimmungen. Samml. v. Verg. 8, C 38, Mai 1937. — [2] Reichsgesetzblatt I, S. 69.

steht die gewerbliche Bleivergiftung. Später wurde die Verordnung auf weitere Berufserkrankungen (insgesamt 22) ausgedehnt[1] und in letzter Zeit eine dritte Verordnung über die Ausdehnung der Unfallversicherung auf Berufskrankheiten am 16. Dezember 1936 erlasssen[2], die den in den letzten Jahren gewonnenen Ergebnissen der Forschung, Begutachtung und Rechtsprechung auf dem Gebiet der Berufskrankheiten Rechnung trägt, die Meldebestimmung für die die Berufskrankheit feststellenden Ärzte verschärft und die soziale Lage der Geschädigten verbessert. (Bestimmungen über die Übergangsrente zur Berufsumschulung usw. vgl. hierzu M. BAUER.)

Wenn man auch ständig bemüht ist, die Herstellungsmethoden zu verbessern und die Gefährdung der mit der Fabrikation betrauten Arbeiter durch entsprechende Schutzmaßnahmen herabzumindern, so wird es doch immer wieder — sei es durch neu auftauchende, bisher unbekannte Gefahren, sei es durch Unvorsichtigkeit oder durch Unzulänglichkeit der erlassenen Schutzbestimmungen — zu Schädigungen kommen. Man wird durch scharfe ärztliche Überwachung etwa auftretende Gesundheitsschädigungen so frühzeitig als möglich zu erkennen sich bemühen; diese ärztliche Tätigkeit gehört mit zu den verantwortungsvollsten und wichtigsten überhaupt: vorbeugend zu wirken, nicht erst entstandene Krankheiten zu behandeln. Im Gegensatz zu der Einstellung der Vor- und Nachkriegszeit ist der heutige Staat mit allen Mitteln bemüht, berufliche Schädigungen zu verhindern und dem Geschädigten, der bei seiner Arbeit mehr als andere gefährdet ist, durch besondere soziale Maßnahmen zu helfen. Dieser Wille findet vor allem in der letzten Verordnung vom 16. Dezember 1936 seinen Ausdruck in der Beschleunigung des Feststellungsverfahrens, dem Einsatz besonders geschulter Ärzte und den neuen Bestimmungen für die Gewährung einer Übergangsrente (vgl. M. BAUER), um einen aus gesundheitlichen Gründen notwendig werdenden Berufswechsel mit allen seinen, dem einzelnen dabei entgegentretenden, wirtschaftlichen Schwierigkeiten zu erleichtern.

Mit der Anerkennung gewisser Erkrankungen als entschädigungspflichtige Berufskrankheiten ergaben sich — insbesondere bei der Bleivergiftung — sehr bald wichtige Probleme: Sei es bei gefährdeten Arbeitern etwa auftretende vieldeutige Symptome noch *vor* Eintritt der Arbeitsunfähigkeit und ernsterer Krankheitserscheinungen als beginnende Bleischäden zu erkennen, sei es in unklaren, symptomenarmen Fällen den Beweis zu erbringen, daß es sich um Erscheinungen handelt, die nach Lage der Dinge durch die berufliche Berührung mit Blei als solche einer Bleivergiftung zuzuordnen waren.

Daß gerade die Anfangszeichen einer Bleivergiftung außerordentlich vieldeutig sein können (basophile Punktierung der Erythrocyten, Müdigkeit, Abgeschlagenheit, Stuhlträgheit, Schlaflosigkeit, Kopf- und Gliederschmerzen usw.) ist bekannt. Nichts lag näher als der Gedanke, durch den chemischen Nachweis einer vermehrten Bleimenge in den Ausscheidungen bzw. im Blut des Erkrankten den objektiven und eindeutigen Nachweis zu erbringen, daß es sich um eine beginnende Bleierkrankung bzw. um die Gefährdung eines Arbeiters handelt. Gerade bei Begutachtungen wurde das Bedürfnis sehr groß, mit einer objektiven Nachweismethode *Tatsachen* als Grundlagen für die Urteilsbildung zu schaffen.

---

[1] Vgl. Gesetz über Änderungen der Unfallversicherung vom 20. Dezember 1928, Reichsgesetzblatt I, S. 405. — [2] Reichsgesetzblatt I, S. 1117.

Überblickt man die Bemühungen der letzten 12 Jahre, so ergibt sich ein recht verwirrendes und vieldeutiges Bild. Dieser Zeitabschnitt ist gekennzeichnet durch den Kampf um die Entwicklung einwandfreier Methoden zum Nachweis von Bleispuren in organischem Material, um die Schaffung von Standardzahlen, d. h. die Festlegung derjenigen Bleimenge, die unter normalen Umständen bei nicht bleigefährdeten Individuen im Blut, in Stuhl und Urin festzustellen ist und um die Feststellung der Werte, die eine Gefährdung eines in Bleibetrieben beschäftigten Menschen anzeigen.

Die Fülle der Arbeiten, die sich mit diesen Problemen beschäftigen, ist so groß, daß es sich lohnt, einmal umschauend zu verweilen und die bisher erarbeiteten Ergebnisse kritisch zu sichten und auszuwerten. Eine derartige Untersuchung wird sich vor allem mit den vielen zur Bestimmung von Bleispuren angegebenen Analysierungsverfahren auseinanderzusetzen haben und versuchen müssen, die Ursachen der so stark voneinander abweichenden Befunde zu eruieren und entsprechende Schlußfolgerungen zu ziehen. Bei der Wichtigkeit der zur Diskussion gestellten Fragen und ihrem unmittelbaren Zusammenhang mit der Praxis, dürften die nachstehenden Untersuchungen vor allem vom gewerbemedizinischen und klinisch-internistischen Standpunkt von Interesse sein.

II. Methodisches.

1. Ältere Methoden: Chromatmethode, elektrolytische Methoden. Kritik. Neuere Methoden: Spektrographische Methoden. Polarographische Methode.

Der Wunsch, in fraglichen Fällen von Bleivergiftung durch einen objektiven chemischen Bleinachweis einen vermehrten Bleigehalt in den Ausscheidungen des Organismus bzw. im Blut festzustellen, wurde zum erstenmal von P. SCHMIDT (1, 2) klar formuliert. Die Forderungen an Empfindlichkeit und Genauigkeit, welche derartige Methoden besitzen müssen, sind außerordentlich hoch; handelt es sich doch hier um exakte quantitative Bestimmungen von Bleimengen, die zwischen 0 und etwa 200 γ Pb liegen. Die Zahl der hierfür vorgeschlagenen Methoden ist außerordentlich groß. Hinsichtlich ihrer Brauchbarkeit besteht jedoch durchaus keine Einigkeit und fast jeder Autor begründet die Ausarbeitung seiner eigenen Methode mit der Unzulänglichkeit der bisher gebräuchlichen Verfahren. Über den Stand der Frage bis zum Jahre 1933 sei auf die zusammenfassende Darstellung von F. FLURY (S. 1620—1635) verwiesen. Von der Unzahl der empfohlenen Analysierungsmethoden haben sich nur wenige durchgesetzt, mit Hilfe deren umfangreichere Untersuchungen unternommen worden sind und die sich praktisch mehr oder weniger gut bewährt haben. Naturgemäß sind die meisten dieser Methoden chemische Nachweisverfahren.

Von den älteren Analysengängen war es vor allem die von FAIRHALL und Mitarbeiter ausgearbeitete Chromatmethode, die längere Zeit als brauchbarste galt und auch von vielen anderen Autoren — mehr oder weniger modifiziert — benutzt wurde (vgl. FRETWURST und HERTZ, V. FROBOESE, D. AVERY, A. J. HEMINGWAY, V. G. ANDERSON und T. A. READ, H. B. TAYLOR, A. G. FRANCIS, C. O. HARVEY und J. L. BUCHAN, R. W. TANNAHILL, IWANOV, PH. O. SÜSSMANN, R. N. HARWOOD und D. BROPHY). Gegen diese Methode wurden jedoch auch Einwände erhoben, so unter anderem von A. W. MIDDLETON, der nachwies, daß die Chromatfällung durch Anwesenheit fremder Salze wesentlich beeinflußt wird (vgl. hierzu auch K. Höll). Die Autoren arbeiten im wesentlichen so, daß nach Zerstörung der organischen Substanz, die feucht oder trocken erfolgen kann, und nach Beseitigung der Erdalkaliphosphate das Blei meist im schwach sauren Milieu unter Zusatz von Kupfer als Sulfid gefällt wird, dann in Chromat verwandelt und damit in eine höhere Oxydationsstufe übergeführt wird. Der aus der Chromatverbindung freigemachte Sauerstoff wird dann oxydometrisch bzw. jodometrisch bestimmt. Diese Methode arbeitet bis zu Bleimengen von 1 mg herab zweifellos exakt. Bei kleineren Bleimengen scheinen die Ergebnisse unsicher zu sein. Deshalb setzten bald Versuche ein, die Endbestimmung durch eine andere zu ersetzen. Sayers, Fieldner, Yant und Thomas benutzten, wie auch E. W. Krans und J. B. Fricklen zur Endbestimmung das s-Diphenylcarbacid, eine Methode, der etwas modifiziert auch Kehoe, Thamann und Cholak bei ihren umfangreichen Untersuchungen vor der Fairhallschen Chromatmethode den Vorzug gaben, wenn es sich um Bleispuren unter 1 mg handelte. Hier wird die Endbestimmung des Bleies nicht titrimetrisch, sondern colorimetrisch durchgeführt. Die Carbacidreaktion ist allerdings auch keine für Blei spezifische. Hier wird ebenfalls das Blei nur indirekt durch quantitative Bestimmung des Chromations festgestellt. Fairhall (2), der früher selbst mit s-Diphenylcarbacid gearbeitet hatte, lehnte es später sowohl für Bleimengen über wie unter 1 mg ab. In Deutschland war es vor allem die von P. Schmidt und Mitarbeiter ausgearbeitete Methode, mit der in größerem Umfange Untersuchungen vorgenommen wurden.

Erstmalig wurde die von Schmidt und Mitarbeitern geübte Methodik von Seelkopf und Taeger kritisiert.

Die Nachkontrolle geschah nach der Methode von B. Behrens mit einem aktiven Bleiisotop. Sie ergab, daß einmal bei der Behandlung des Sulfidniederschlages mit Schwefelwasserstoff-Alkohol-Schwefelsäuregemisch zur Beseitigung von Eisen und Mangan Bleiverluste bis zu 30% der eingebrachten Bleimenge entstehen. Vor allem aber erwies sich die Elektrolyse als völlig unzulänglich. Abänderungen der Versuchsanordnung — Veränderungen der Stromstärke, der Elektrolysedauer, der Temperatur, der Säurekonzentration — führten nicht zu besseren Ergebnissen. Wir lehnten daher seinerzeit die Anwendung der Elektrolyse zur quantitativen Bestimmung kleinster Bleimengen ab. Die anodische Abscheidung derartig winziger Bleispuren ist offenbar deshalb so erschwert, weil es sich hier nicht um Ionenvorgänge, sondern um chemische Gleichgewichte handelt, die sehr zuungunsten der Bleidioxydabscheidung liegen. Ehe nämlich aus einer Plumbonitratlösung Blei als Bleidioxyd abgeschieden werden kann, müssen sich mindestens 3 Reaktionen abspielen:

1. Aufoxydierung des Plumboions zum Plumbiion an der Anode, 2. Hydrolyse des entstandenen Plumbinitrates unter Bildung von Bleisäure, 3. Dissoziation der Bleisäure unter Bildung von Bleisäureanionen. Es ist anzunehmen, daß das Gleichgewicht sehr zuungunsten des Bleisäureanions liegt, so daß bei einer Konzentration unter 600 γ Blei in 100 ccm Elektrolysierflüssigkeit nur ein ganz verschwindend kleiner Teil davon als abscheidbares Bleisäureanion vorhanden ist. Bei größeren Bleimengen steigt natürlich auch die Konzentration des Bleisäureanions und damit die abscheidbare Bleioxydmenge. Je größer mithin die zur Elektrolyse gelangende Bleimenge ist, um so weniger wird sich die ungünstige Gleichgewichtslage bemerkbar machen, da der osmotische Druck der Bleianionen groß genug ist, um mit Hilfe der angelegten Spannung den Lösungsdruck des Bleioxyds zu überwinden und es an der Anode abzuscheiden. Unterschreitet jedoch die Bleikonzentration einen gewissen Wert, so wird zufolge der Gleichgewichtslage Plumbo- zu Plumbiionen der osmotische Druck der Plumbiionen so gering, daß bei gegebener Spannung überhaupt kein Blei mehr an der Anode zur Abscheidung kommt. E. Nietz stellte bereits fest, daß Chlorionen und das Steigen des Anodenpotentials während der Analyse die anodische Bleiabscheidung störe. Auch wird durch die Reduktion der Salpetersäure durch die Elektrolyse die Bleiabscheidung an der Anode so erschwert, daß Veränderungen der Stromstärke

und der Elektrolysedauer nur bedingt und in sehr engen Grenzen eine Vermehrung der anodischen Bleiabscheidung bewirken können. Auch TÖPELMANN (1, 2), der die theoretischen Grundlagen der anodischen elektrolytischen Bleiabscheidung sehr genau untersuchte, hält die Elektrolyse so winziger Bleimengen nur zur annähernden Bestimmung für geeignet. Im übrigen wurden unsere Ergebnisse von J. KRAUS später indirekt bestätigt, dessen „erste Elektrolysierversuche ähnlich schwankende Werte, wie sie SEELKOPF und TAEGER erhielten, ergaben", und der erst nach Abänderung der Elektrolysierbedingungen brauchbare Werte erhalten zu können glaubt. In der durch die von SEELKOPF und TAEGER verfaßten Arbeit verursachten Erwiderung von SCHMIDT, WEYRAUCH, NECKE und MÜLLER wurde SEELKOPF und TAEGER vorgeworfen, die Versuchsbedingungen nicht scharf genug eingehalten zu haben. In den von SCHMIDT und Mitarbeitern veröffentlichen Kontrollanalysenreihen, die von den speziell auf die Elektrolysiermethode jahrelang eingearbeiteten Mitarbeiter von SCHMIDT gewonnen wurden, ergaben sich bei der einzelnen Elektrolyse Fehler von + 20 bis 100% des Ausgangswertes! Diese Verluste konnten nur bei der Elektrolyse nachgewiesen werden. Es war festzustellen, daß mit der Abnahme der Ausgangsbleimenge der Verlust bei der Elektrolyse stark ansteigt. Selbst wenn man einem chemischen Bestimmungsverfahren, das so kleine Bleimengen in einer recht großen Menge organischen Materials quantitativ erfassen soll, eine wesentlich größere Fehlerbreite einräumt als einer gewöhnlichen chemischen Analyse und einen mittleren Fehler von $\pm$ 10% noch für zulässig erachtet, d. h. nur die gleiche Forderung an Genauigkeit stellt, wie an ein biologisches Untersuchungsverfahren, so erscheint die Angabe von Zahlen bei einem Verfahren, bei dem *nur ein Teil* des Analysenganges eine so große Fehlerbreite der Einzelanalyse auftreten läßt, völlig überflüssig. Die von SEELKOPF und TAEGER erhobenen Befunde konnten von BEHRENS und TAEGER (hier auch die eingehende Kritik des SCHMIDTschen Analysenverfahrens mit ausführlichen Tabellen) durch Untersuchungen mit der inzwischen ausgebauten Dithizonmethode bestätigt werden. Auch hier ergab sich wieder, daß im Bereich von 0 bis etwa 70 γ Pb in 100 ccm der Elektrolysierflüssigkeit mit steigender Bleimenge zunächst auch eine zunehmende relative anodische Abscheidung des Bleidioxyds erfolgt. Dann setzt eine Störung ein, deren Ursachen nicht festzustellen waren und die sich bis zum Gehalt von etwa 200 γ Pb/100 ccm Elektrolysierflüssigkeit erstreckt. Erst dann steigt die Kurve,

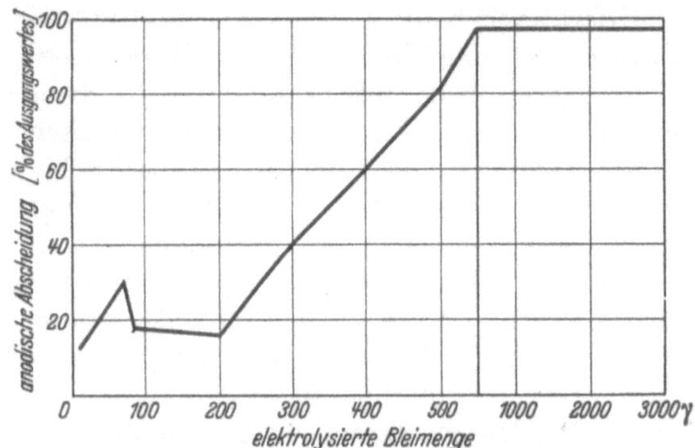

Abb. 1. Kurve der anodischen Bleiabscheidung.
Ordinate: Anodische Abscheidung in Prozent der Ausgangsmenge.
Abszisse: Zur Elektrolyse vorgelegte Bleimenge in γ.

Tabelle 1. I. Hammelblutanalysen.

Gegeben γ Pb	0		10		20		30		40		50		60		70		80		100	
				F%		F%		F%		F%		F%		F%		F%		F%		F%
Gefunden γ Pb . .	10	10	15	50	25	25	40	33,3	35	12,5	50	0	70	16,6	75	7,1	80	0	100	0
	10	10	10	0	15	25	35	16,6	40	0	80	60	65	8,3			80	0	100	0
	10	10	30	200	15	25	30	0	35	12,5	60	20	45	25			60	25		
	10	10	15	50	20	0	40	33,3	35	12,5	45	10	70	16,6			80	0		
	10	10	15	50	10	50	60	100			45	10	50	16,6			100	25		
	10	10			20	0	50	66,6			50	0					80	0		
	10	10			30	50					40	20					70	12,5		
	30				20	0														
Durchschnittlicher Fehler	∞	∞	70%		22%		41,5%		9,4%		17%		12,6%		7,1%		9%		0%	

in der auch theoretisch zu fordernden Weise (gerade Linie), um von etwa 600 γ an eine quantitative Abscheidung des eingebrachten Blei innerhalb der zulässigen Fehlerbreite anzuzeigen. Die mit zwei verschiedenen Methoden — Dithizon und Radioaktivität — gewonnenen Ergebnisse stimmten auffällig gut überein (vgl. Abb. 1).

Seither sind noch zwei weitere Arbeiten aus dem Hygienischen Institut in Halle erschienen. Die neuerdings gegebenen Elektrolysiervorschriften weichen, wie ich weiter unten darlegen werde, recht erheblich von den früheren ab. Die umfangreichen Versuche lassen durchschnittlich bessere Ergebnisse als früher erkennen, was offenbar auf die Veränderung der Methodik zurückzuführen ist. Nebenstehend die Ergebnisse von NECKE und MÜLLER (2), in die lediglich die Fehlerprozente der Einzelanalyse von mir eingetragen sind (Tab. 1 u. 2).

Tabelle 2. 2. Urinanalysen.

Gegeben γ Pb	0		0		10		20		30		40		50	
		F%		F%		F%		F%		F%		F%		F%
Gefunden γ Pb .	10		10		10	0	30	50	20	33,3	55	37,5	35	30
	25		10		20	100	20	0	20	33,3	60	50	40	20
	20		10		10	0	50	150	50	66,6	40	0	50	0
	15		20		20	100	45	125	60	66,6	40	0	55	10
	15		10				30	50	50	66,6	50	25	65	30
	15		20				10	50	50	66,6	65	62,5	30	40
	30						30	50	30	0	40	0	60	20
	20						35	75	25	16,6	40	0	60	20
	20						30	50	30	0	35	12,5	50	0
Durchschnittlicher Fehler	∞		∞		50%		75%		35%		19,3%		21%	

Gegeben γ Pb	60		70		80		90		100		150	
		F%		F%		F%		F%		F%		F%
Gefunden γ Pb . .	65	8,3	55	21,4	70	12,5	70	22,2	80	20	130	13,3
	45	25	65	7,1	55	31,3	50	44,4	85	15	140	6,6
	60	0	60	14,3	45	43,8	70	22,2	100	0	120	20
	90	50	50	28,5	80	0	70	22,2	80	20		
	60	0	70	0	80	0	70	22,2	80	20		
	80	33,3	70	0	80	0	70	22,2	100	0		
	50	16,6	55	21,4	75	6,3	80	11,1	65	35		
	60	0	70	0	70	12,5	85	5,5	100	0		
	60	0	60	14,3	90	12,5	110	22,2	90	10		
	70	0					85	5,5				
	65	8,3										
Durchschnittlicher Fehler	13,7%		10%		19,9%		20%		13,3%		13,3%	

Aus dieser Zusammenstellung ergibt sich, daß ein brauchbarer Nullwert fehlt; dieser Fehler bestand schon, wie SCHMIDT und WEYRAUCH selbst feststellten (S. 27, 28) in früheren Untersuchungen; er ist wahrscheinlich bedingt durch Oxydation der zur kolorimetrischen Bestimmung des Bleidioxyds benutzten TRILLATschen Base (Tetramethyldiamidophenylmethan) durch aktiven Sauerstoff, der in Statu nascendi an der Oberfläche der Anode zurückgehalten wird bzw. durch bei der Elektrolyse entstehendes Wasserstoffsuperoxyd [NECKE und MÜLLER (2)]. Die Werte für 10, 20 und 30 γ sind außerordentlich ungenau. Erst von etwa 40 γ an entsprechen die Ergebnisse einigermaßen den zu stellenden Anforderungen an Genauigkeit.

Die Fehlerbreite bei den einzelnen Urinanalysen ist ebenfalls sehr groß. Erst von etwa 40 γ an sind die Ergebnisse einigermaßen zufriedenstellend; auffallenderweise nimmt die Genauigkeit hier bei den hohen Werten nicht so regelmäßig zu wie bei den Blutanalysen. Gegenüber den früheren Versuchen ist allerdings die Genauigkeit der Ergebnisse, wohl durch die neue Methodik bedingt, gestiegen.

Zu beanstanden ist jedoch nach wie vor die Berechnung des Analysenfehlers. Früher addierten SCHMIDT und Mitarbeiter einfach die wiedergefundenen Bleimengen einer größeren Anzahl von Einzelanalysen. Erhielten sie dann tatsächlich etwa die Menge des bei sämtlichen Analysen eingebrachten Bleis, so schlossen sie daraus, daß die angewandte Methodik fehlerfrei arbeitete. Dabei besagt diese Tatsache überhaupt nichts über die bei der Einzelanalyse auftretenden Abweichungen, die durch diese Berechnungsart vollständig verdeckt werden, da die positiven und negativen Fehler sich gegenseitig aufheben. Auch die Art der von NECKE und MÜLLER (2) in ihrer neuen Arbeit angewandten Fehlerberechnung erscheint ungebräuchlich und nicht statthaft. Die 35 falschen Nullwerte werden zunächst bei der Fehlerberechnung überhaupt nicht berücksichtigt. Bei den verbleibenden Analysen werden 10 γ Pb als erträglicher Fehler erachtet, ohne daß die Ausgangsbleimenge berücksichtigt wird. Daß man hierbei zu falschen Ergebnissen kommt, zeigt folgende einfache Überlegung: Bei einer Toleranz von 10 γ beträgt der Fehler der Einzelanalyse, wenn 10 γ bestimmt werden sollen, 100%. Werden 100 γ bestimmt, so sinkt der Fehler auf die durchaus erträgliche Größe von 10%. NECKE und MÜLLER kommen durch diese unzulängliche Berechnungsart auf einen viel zu hohen Prozentsatz brauchbarer Analysen! Wie groß die Differenzen sind, zeigt die nebenstehende Tabelle 3.

Tabelle 3.

Material	Zahl der Analysen	Davon brauchbar % der gesamten Analysen	
		nach NECKE und MÜLLER	tatsächlich brauchbar
Blut . . .	60	84,4	43,3
Urin . . .	112	61,6	41,9

Hieraus ergibt sich, daß im Gegensatz zu der Beurteilung von NECKE und MÜLLER (2) der Fehler bei der Blut- und Harnanalyse etwa gleich groß ist. Daß Mängel bei der colorimetrischen Auswertung infolge Benutzung der TRILLATschen Base bestehen, geben NECKE und MÜLLER (2) selbst zu (S. 260). Wenn die Verfasser die Auffassung vertreten, daß sie *absolute*, nicht relative Werte erhalten, so muß dem widersprochen werden. Sie beziehen ihre Analysen genau so wie früher auf eine Bleimenge, die den gleichen Analysengang durchlaufen hat wie die eigentlichen Analysen. Das Bezugspräparat ist mithin den gleichen, schwer kontrollierbaren Schwankungen unterworfen wie die Analysen selbst. Im Gegensatz hierzu wird z. B. bei der von uns geübten Dithizonmethode durch direktes Ausschütteln einer bekannten Bleimenge der absolute Wert bestimmt.

Was die Untersuchungen von MESSERSCHMIDT und TARTLER betrifft, so ist hierzu folgendes zu sagen: Zunächst ist aus der Arbeit nicht ersichtlich, nach welchen Elektrolysiervorschriften eigentlich vorgegangen worden ist. Aus dem gleichzeitigen Erscheinen mit der Arbeit von NECKE und MÜLLER (2) wird man schließen dürfen, daß nach den abgeänderten Elektrolysiervorschriften dieser Verfasser gearbeitet wurde. Daß damit bessere Ergebnisse erzielt werden als nach den alten Vorschriften, ist anzuerkennen. Auffallend ist es jedoch, daß bei den Bilanzversuchen von MESSERSCHMIDT und TARTLER sich wesentlich bessere Ergebnisse erhalten lassen, als bei den Versuchen im destillierten Wasser von NECKE und MÜLLER (2). MESSERSCHMIDT und TARTLER finden in ihren 8 Versuchen bei einer einpipettierten Bleimenge von 30 γ anodisch abgeschieden

	97,0% der Ausgangsmenge		60 γ	92,0% der Ausgangsmenge
30 γ	93,5% „ „		90 γ	101,5% „ „
50 γ	100,5% „ „		100 γ	105,0% „ „
60 γ	100,0% „ „			

Die Ergebnisse sind hier sehr befriedigend. Vergleicht man die Ergebnisse von NECKE und MÜLLER (2), die sie bei der Elektrolyse in destilliertem Wasser erhielten, dem eine bekannte Bleimenge zugefügt wurde, so zeigt sich, daß hier der Fehler viel größer ist.

Tabelle 4.

Gegeben γ Pb	0		10		20		30		40		50	
		F%		F%		F%		F%		F%		F%
Gefunden γ Pb	10	∞	10	0	20	0	30	0	40	0	40	20
	10	∞			30	50	20	33,3	50	25	55	10
	15	∞			20	0			50	25	60	20
	10	∞			10	50			30	25	40	20
									30	25	40	20
									50	25	60	20
									50	25	50	0

Gegeben γ Pb	60		70		80		90		100	
		F%		F%		F%		F%		F%
Gefunden γ Pb	60	0	70	0	75	6,3	85	5,5	90	10
	65	8,3	70	0	70	12,5	100	11,1	100	0
	55	8,3	65	7,2	90	12,5			110	10
	50	16,6	90	28,6					90	10
			75	7,2						
			80	14,3						
			80	14,3						
			80	14,3						

Die Fehlerprozent der Einzelanalysen sind wiederum von mir eingetragen.

Dies kann lediglich durch die Abweichung der Auswertungsmethode bestimmt sein. Die Anwendung der TRILLATschen Base zur Colorimetrie wäre danach abzulehnen.

Schon in unserer ersten Entgegnung (BEHRENS und TAEGER, S. 286) machten wir auf die sehr uneinheitlichen Ansichten der verschiedenen Untersucher aufmerksam, unter denen sie eine quantitative anodische Bleiabscheidung erzielen zu können glaubten.

Tabelle 5.

	TÖPELMANN	KRAUS	SCHMIDT und Mitarbeiter
Säurekonzentration . .	K = etwa 0,325% HNO_3 [0,5 ccm (d = 1,4)]	K = etwa 1,0% HNO_3 [5 ccm (d = 1,12)]	K = etwa 0,48% HNO_3 [1,5 ccm (d = 1,2)]
Volumen der Elektrolysierflüssigkeit . . .	100 ccm	100 ccm	100 ccm
Dauer	30 Min.	30 Min.	20 Min.
Zugesetzte Kupfermenge	40 mg Cu	5 ccm 1%ig $CuSO_4$-Lösung	(etwa 12,65 mg Cu)
Stromstärke und Spannung	15 Min., 0,3 Amp., dann 15 Min., 0,5 Amp.	10 Min., 1,2 Amp., 2,8 Volt, 10 Min., 1,6 Amp., 3,1 Volt, 10 Min., 2,0 Amp., 3,2 Volt	1,5—2 Amp., 3,0—3,3 Volt
Elektrodenform der Anode	Platindraht, ∅ etwa 1,2 mm stillstehend	Pt-Ir-Netz, cylindr. rotierend, 2 : 4 cm	Winkler-Pt-Ir-Drahtnetz, stillstehend
Form der Kathode . .	Perkinelektrode rotierend	Pt-Ir-Drahtnetz, 5 : 11 cm, stillstehend	Pt-Ir-Drahtnetz, 2 : 4 cm, rotierend

Die Steigerung der Stromstärke während der Elektrolyse, wie sie TÖPELMANN (1) und KRAUS vorschreiben, trägt offenbar der Veränderung des Elektrolyten durch die Abscheidung der Metalle aus der Lösung Rechnung. Am meisten fällt auf, daß die Säurekonzentration, auf die SCHMIDT und Mitarbeiter so erheblichen Wert legen, vor allem bei KRAUS und SCHMIDT sehr weit auseinandergeht. Bei gleichem Volumen beträgt die Säurekonzentration bei KRAUS etwa das Doppelte derjenigen, die SCHMIDT anwendet, dessen Säurekonzentration wiederum eineinhalbmal höher ist, als die von TÖPELMANN angewandte. In der ersten Erwiderung (S. 4) zeigte SCHMIDT, daß bei Anwendung des doppelten der von ihm vorgeschriebenen Säuremenge von 50 γ Blei nur noch 23 γ anodisch abgeschieden werden; KRAUS dagegen (S. 435) stellt ausdrücklich fest, daß *nur unter Einhaltung der von ihm vorgeschriebenen Elektrolysierbedingungen* eine quantitative Bleiabscheidung gelinge. Inzwischen haben SCHMIDT und Mitarbeiter die Versuchsanordnung der Elektrolyse in einigen wesentlichen Punkten, darunter auch die Säurekonzentration, verändert. Daß man sich im Hallenser Institut zunächst offenbar über die Bedeutung der Säurekonzentration usw. bei der Elektrolyse durchaus nicht ganz klar war, zeigt die aus den Veröffentlichungen des Hallenser Hygienischen Institutes zusammengestellte Tabelle 6.

Aus dieser Zusammenstellung ergibt sich, daß die Säurekonzentration dauernd wechselt. Dichteangaben der verwendeten Säuren fehlen anfangs überhaupt. Die Oberflächengröße der Elektroden und die Stromdichte sind neuerdings nur scheinbar verändert[1], die Temperatur erhöht, die Rührgeschwindigkeit etwa verdreifacht. Neuerdings erfolgt auch das Auswaschen unter Rühren. Da es nach Ansicht von SCHMIDT und Mitarbeitern gerade bei der Elektrolyse auf Kleinigkeiten ankommt, scheinen uns die zuletzt von NECKE und MÜLLER vorgenommenen Änderungen der Versuchsbedingungen bedeutsam genug, um den besseren Ausfall der zuletzt veröffentlichten Analysenzahlen zu erklären. Eine eigene Nachprüfung der Ergebnisse unter den neuen Elektrolysierbedingungen war aus äußeren Gründen bisher nicht möglich.

Immerhin wird man unter diesen Umständen allen den Verfahren, die mittels Elektrolyse den quantitativen Nachweis von Bleispuren führen, etwas zurückhaltend gegenüberstehen. Die mit der Elektrolyse arbeitenden Analysengänge von T. COOKSEY und S. G. WALTON, A. FISCHER und R. J. BODDAERT, W. DENNIES und A. S. MINOT, F. SCHÜTZ und H. BERNHARDT, S. WEHRLI, M. RANDALL und M. M. SARQUIS u. a. haben bisher praktische Bedeutung nicht gewonnen.

Den bisher besprochenen wichtigsten chemischen Methoden haben sich in den letzten Jahren noch eine große Anzahl weiterer Analysierungsvorschriften zugesellt. Hier wären alle diejenigen Methoden zu nennen, die das Blei quantitativ durch organische Fällungsmittel bestimmen. C. FRANGOPOL weist das Blei mit Hilfe von Pikrinsäure nach. F. HECHT, W. REICH-ROHRWIG und H. BRANTNER führen den Nachweis mit Pikrolonsäure, R. BERG und W. ROEBLING benutzen Thioanilid zur quantitativen Bestimmung. M. ISHIBASHI und H. KISHI bestimmen das Blei gravimetrisch als Blei-Salicylaldoxim. A. JÍLEK und J. KOŤA benutzen Pyridin zum Nachweis, H. HAMENCE (1, 2) benutzt ebenfalls Pyridin bzw. Rhodanid bei der Extraktion. Alle diese Vorschläge sind bisher allerdings noch nicht praktisch in größeren Serienversuchen erprobt worden.

Eine größere Anzahl von Autoren versucht den quantitativen Bleinachweis spektrographisch. Nachdem F. LÖWE auf die Möglichkeit der spektralanalytischen Bleibestimmung hingewiesen hatte, wurde dieser Gedanke zuerst von P. SCHMIDT und Mitarbeitern aufgegriffen und versucht, das Verfahren für Bleibestimmung in organischem Material zu benutzen. TIMM (1) sowie P. DUTOIT und CHR. ZBINDEN arbeiteten zunächst lediglich einen qualitativen Nachweis aus. Seither sind verschiedene spektralanalytische Verfahren zur quantitativen Bestimmung von Blei in organischem Material mitgeteilt worden. In gleicher

[1] Berechnungsfehler. Briefliche Mitteilung von H. MÜLLER und A. NECKE vom 29. 6. 35.

Tabelle 6.

Literatur	Seiser, Necke und Müller 1929	Weyrauch 1930	Litzner, Weyrauch und Barth 1931	Necke und Müller 1933	Schmidt, Weyrauch, Necke, Müller 1934	Necke und Müller 1935	Bemerkungen
Säurekonzentration . .	1—1,5 ccm HNO_3[1]	1 ccm HNO_3 konzentriert	wie vor	1—2 ccm HNO_3 konzentriert	1 ccm HNO_3 konzentriert	1,5 ccm HNO_3 D = 1,2	[1] sonst ohne Angabe
Volumen des Elektrates	etwa 100 ccm	wie vor	wie vor	etwa 100 ccm	100 ccm	wie vor	
Elektrolysedauer	45 Min.	45 Min.	20 Min.	20 Min.	20 Min.	20 Min.	
Zugesetzte Cu-Menge . .	etwa 12,65 mg	wie vor	wie vor	wie vor	10—12 mg	10—12 mg	3—4% NH_4NO_3-[Konzentration
Stromdichte	2 Amp.	1,5—2 Amp.	1,5—2 Amp.	1,5—2 Amp.	1,5—2 Amp.	1,5—2 Amp.	
Spannung	3,3 Volt	3,0—3,3 Volt	wie vor	etwa 3,5 Volt	3,3—3,5 Volt	wie vor	
Anode	Winkler-Pt-Netz stehend	wie vor	wie vor	wie vor	wie vor, Oberfläche 25—30 qcm	wie vor, Oberfläche 85 qcm	
Kathode	wie oben rotierend	wie vor	wie vor	wie vor	Oberfläche nicht angegeben	Oberfläche 40 qcm	
Stromdichte N D 100 .	nicht angegeben	wie vor	wie vor	wie vor	5—8 Amp.	anodisch 1,75—2,5 Amp., kathodisch 3,75—5,0 Amp.	
t^0	nicht angegeben	wie vor	wie vor	wie vor	25—35^0	30—35^0 C	
Elektrodenabstand . . .	10 mm	nicht angegeben	wie vor	wie vor	wie vor	10 mm	
Umdrehungen	200/Min.	200/Min.	200/Min.	200/Min.	200/Min.	500/700/Min.	
Auswaschen	unter Stromdurchgang, stillstehende Kathode					wie vor und Rühren	

Richtung liefen die Versuche von W. GERLACH. Unter anderem für Blei haben J. B. WEXLER und A. E. SOBEL, H. BLUMBERG und T. F. MCNAIR SCOTT, P. G. SHIPLEY, T. F. MCNAIR SCOTT und H. BLUMBERG, A. WENDT und A. HEUN, J. CHOLAK, weiterhin SHELETON und RAMAGE sowie BOYD und DE ein quantitatives, spektralanalytisches Verfahren erarbeitet. In neuerer Zeit wurde von K. CRUSE und H. SCHUBERT und H. SCHUBERT und K. CRUSE das bisher Geleistete einer Kritik unterzogen. WEXLER und SOBEL, wie auch BLUMBERG und SCOTT (1) geben — wie CHOLAK für reine Bleilösungen — eine Empfindlichkeit ihres Verfahrens von 0,0001% an. J. VAN CALKER gibt für seine spektralanalytische Bleianalyse eine Nachweisempfindlichkeit von 10^{-6}% und eine Nachweisbarkeitsgrenze von $2{,}5\times10^{-10}$ an. CRUSE und SCHUBERT konnten, wie auch F. GROMANN (1), diese Versuche nicht reproduzieren; sie erreichten nur eine Empfindlichkeit von 0,01—0,03%. Da diese Empfindlichkeit für Bleibestimmungen in organischem Material nicht ausreicht und eine zu große Ausgangsmenge des zu analysierenden organischen Materials erfordert, halten sie eine Anreicherung des Bleis vor der Spektralanalyse für notwendig. Das von P. SCHMIDT und Mitarbeitern ausgearbeitete Verfahren bis zur Sulfidfällung einschließlich hat sich ihnen zur Anreicherung bewährt; dann wird zur *kathodischen* Bleiabscheidung nach den Angaben von E. BAYLE und L. AMY, modifiziert auf Grund von Erfahrungen von H. J. S. SAND, in einer Lösung, die Ammoniumtartrat und Salpetersäure sowie einen Glucosezusatz enthält, bei einem p_H zwischen 6,2 und 6,4 elektrolysiert. Für Mengen über 50 γ ist das elektrolytische Verfahren brauchbar. Anschließend erst erfolgt die spektralanalytische Endbestimmung unter Verwendung einer bleifreien Zinnelektrode. CRUSE und SCHUBERT gehen von der allerdings falschen Annahme aus (S. 248), daß der Normalblutbleiwert um 10 γ-% Blei liege. Die von ihnen ausgearbeitete Methode arbeitet erst exakt bei einem Blutbleigehalt von mindestens 100 γ-% Pb.

Nach ihrer Ansicht liegt eine besondere Schwierigkeit bei der Auswertung spektralanalytischer Befunde überhaupt in der objektiven Messung der Intensität der auf die photographische Platte aufgenommenen Bleilinien. Die Schwärzungsmessung erfolgt zweifellos am einwandfreisten mit Hilfe einer Photozelle bzw. nach der Methode von LUNDEGÅRDH mit einem Thermoelement, ein allerdings recht teures Verfahren. Meist wird zur Schwärzungsmessung als „halbobjektives“ Verfahren der logarithmische Sektor von Zeiß mit anschließender visueller Auswertung der Linienlängen mittels eines Plattenmikroskopes benutzt. Allerdings kommt man auch hier nur zu statistischen Feststellungen für die Konzentrations-Intensitätsbeziehungen.

Sehr wesentlich für die Exaktheit und Reproduzierbarkeit derartiger quantitativer spektralanalytischer Verfahren ist die Energieform, mit der die Spektren erzeugt werden. Temperatur und Siedepunkt der emittierenden Substanz bestimmen die Zahl der aufleuchtenden Atome. Je nach den elektrischen Anregungsbedingungen des Lichtbogens oder Funkens treten mehr die Bogen- oder Funkenlinien hervor. Um zu vergleichbaren Resultaten zu kommen, wäre — streng genommen — zu fordern, daß die Spektren unter unbedingt konstanten, gleichen und reproduzierbaren Bedingungen erzeugt und mit den unter gleichen Bedingungen gewonnenen Spektren der Standardkonzentrationen verglichen würden. Praktisch ergeben sich hier jedoch große Schwierigkeiten: Meist ist es sehr schwierig, die Versuchsbedingungen irgendeiner Veröffentlichung zu reproduzieren, da die Angaben nicht genau genug sind, so daß man sich die Standardreihe jeweils selbst herstellen und die Spektren dieser Konzentrationen selbst erzeugen muß. Auch können genügende Angaben über die Schwärzungs-Konzentrationsbeziehungen desselben Elementes in verschiedenen Legierungen nicht gemacht werden, wenn nicht einzelne entsprechende Standardreihen hergestellt werden. Die Empfindlichkeit der quantitativen Emissionspektralanalyse ist zudem wechselnd abhängig von der Eigenschaft des benutzten Spektrographen und der übrigen Versuchsbedingungen. Außerdem muß der Eigenbleigehalt der Elektrode außerordentlich niedrig sein, was nur mit großen Schwierigkeiten zu erreichen ist (vgl. SCHUBERT und CRUSE, S. 519). Die Schwierigkeiten sind also auch bei spektralanalytischen Methoden beträchtlich und die Frage der Zuverlässigkeit und Empfindlichkeit durchaus noch nicht eindeutig gesichert und geklärt.

Beachtung verdient die in neuester Zeit von J. TEISINGER (1) ausgearbeitete Methode, die die quantitative Bleibestimmung polarographisch durchführt. Bestechend an dieser — allerdings bisher genau wie die spektrographischen Methoden nur zur Blutbleibestimmung — ausgearbeiteten Methode ist die hohe Spezifität und große Empfindlichkeit, welche sogar die der Dithizonreaktion übertrifft. Die benötigten Blutmengen sind außerordentlich gering (2 ccm, dabei ist eine Veraschung bzw. Anreicherung des Bleies überflüssig). Die Methode arbeitet sehr schnell. Zur Ausführung sind lediglich drei Reagenzien notwendig, wodurch die Gefahr des unfreiwilligen Einschleppens von Blei in die Analysen außerordentlich vermindert wird. Die bisher veröffentlichten Ergebnisse stimmen mit den mit der Dithizonmethode gewonnenen und den mit spektrographischen Methoden ermittelten gut überein. Über die praktische Brauchbarkeit wird allerdings erst die Zukunft entscheiden können.

2. Die Dithizonmethoden.

a) Grundlagen.

Alle die obenerwähnten *chemischen* Methoden gründen sich auf einen „unspezifischen“ Nachweis, d. h. das Blei wird in eine höhere Oxydationsstufe übergeführt und dann nicht das Blei selbst, sondern der durch das Blei gebundene Sauerstoff bzw. das Chromation maßanalytisch bestimmt. Anders dagegen ist es beim Diphenylthiocarbazon (= Dithizon), das von E. FISCHER (1) entdeckt und von H. FISCHER (1—3), sowie H. FISCHER und G. LEOPOLDI (1, 2) hinsichtlich seiner Metallverbindungen und der Verwertbarkeit des Metallnachweises für die chemische Analyse genau untersucht wurde. Da sich auf die Dithizonmethode eine große Anzahl gerade der neueren Analysenvorschriften gründen, sei auf die Grundlagen der Dithizonreaktion etwas näher eingegangen.

Schon E. FISCHER stellte fest, daß das Dithizon, eine Verbindung des Thioharnstoffs und Phenylhydrazins, mit Erdalkalisalzen und Erdalkalimetallen in Wasser leicht lösliche, gefärbte Verbindungen eingeht. Mit vielen Schwermetallen, Quecksilber, Silber, Gold, Platin, Wismut, Antimon, Cobalt, Palladium, Thallium und Blei u. v. a. geht das Dithizon wasserunlösliche Komplexverbindungen ein, die sich in organischen Lösungsmitteln (Chloroform, Tetrachlorkohlenstoff, Brombenzol) mit starken Färbungen lösen. Durch geeignete Zusätze und Reaktionseinstellungen können die einzelnen Metalle eindeutig und quantitativ nachgewiesen werden.

Nach H. FISCHER (3) existieren zwei tautomere Dithizonverbindungen, die unter verschiedenen Bedingungen existenzfähig sind. Es ist anzunehmen, daß der Art der Bindung des im Dithizon enthaltenen Schwefels eine entscheidende Rolle zukommt. In der Ketoform (I) ist der Schwefel des Dithizonkomplexes wahrscheinlich mit beiden Valenzen an das Kohlenstoffatom gebunden, während sich in der Enolform (II) an die eine Valenz des Schwefels ein Wasserstoffatom bzw. ein einwertiges Metallatom gekettet haben dürfte.

```
     I.                        II.
   H  C6H5                     C6H5
   |   |                        |
  /N—N                      //N—N
S=C                    H—S—C
  \N=N                       \N=N
      |                          |
     C6H5                       C6H5
  Ketoform                   Enolform
```

Als wahrscheinlichste Formel der komplexen Ketoform, die für die Bleibindung vor allem wichtig ist, nimmt H. FISCHER (3) einen stabilen Sechsring an (III), in dem das Metall den Wasserstoff der Imidgruppe ersetzt und den doppelt gebundenen Phenylrest und mit einem Phenylrest verketteten Stickstoff koordinativ gebunden hat. Je nach der Wertigkeit des Metalls entstehen so ein- bis zwei- und sogar bis dreiwertige Komplexe (Bi). Die Ketoformen sind vorzugsweise in saurer oder neutraler Lösung beständig; sie werden durch Laugen zersetzt, wobei sie sich — falls Enolformen der betreffenden Metall-Dithizonkomplexe bestehen — in solche verwandeln. Die Ketoformen besitzen für zweiwertige Metalle die Bruttoformel Me^2D2. Die Enolformen enthalten pro Metallatom nur halb so viel Dithizon, entsprechen also für zweiwertige Metalle der Bruttoformel Me^2D. Die in alkalischer Lösung stattfindende Keto-Enolumwandlung vollzieht sich also unter Abgabe von Dithizon nach der Gleichung $Me^2D2 = Me^2D + D$, wobei das freiwerdende Dithizon ein in Wasser dissoziiertes Alkalisalz bildet. Dies ist analytisch von Bedeutung. Bei der Kupferdithizonverbindung z. B. erfolgt die Umlagerung so träge, daß man vor der colorimetrischen Bestimmung einen Dithizonüberschuß durch Auswaschen mit verdünntem Ammoniak entfernen kann, ohne die Kupferverbindung in die Enolform umzuwandeln. Die Ketokomplexe, die ja pro Metallatom die doppelte Zahl Dithizonmoleküle enthalten, sind im allgemeinen in Tetrachlorkohlenstoff gut löslich. Die intensiven Färbungen der Tetrachlorkohlenstofflösungen verschieben sich mit steigendem Atomradius der Metalle von violett über orange und gelb nach rot. Nickel, Kobalt, Kupfer, Zink und Zinn ergeben violette Töne, Silber, Gold, Wismut und Quecksilber orange bis gelbe Töne, Cadmium, Blei und Thallium rote Töne. Bei verschiedenartiger Reaktionseinstellung reagieren die Dithizonkomplexe sehr mannigfaltig, eine Eigenschaft, auf der die zumeist sehr hohe Spezifität der auf die Dithizonreaktion gegründeten Nachweisverfahren beruht. Bei schwach alkalischer Reaktion und in Gegenwart des sehr feste Metallkomplexe bildenden Kaliumcyanids reagieren nur zweiwertiges Zinn, Blei, Wismut und einwertiges Thallium. Der Wismutkomplex ist orange, der Thallium- und Zinnkomplex carminrot, der Bleidithizonkomplex ziegelrot.

```
     III.
   H  C6H5
   |   |
  /N—N\
S=C     Me2 (1/2)
  \N=N/
      |
     C6H5
```

Bei all diesen Dithizonverbindungen sind die Merkmale innerer Komplexverbindungen stark ausgeprägt: völlige Wasserunlöslichkeit, gute Löslichkeit in organischen, mit Wasser nicht mischbaren Mitteln und typische Färbungen dieser Lösungen. Diese Eigenarten machen die *Extraktionsreaktion* zur gegebenen Ausführungsform derartiger analytischer Reaktionen. Die völlige Wasserunlöslichkeit der Dithizonkomplexe verschiebt das Verteilungsgleichgewicht sehr zugunsten der organischen Phase. Die Extraktionsreaktionen mit Dithizon erhalten ihre hohe Empfindlichkeit durch die lokale, in der organischen Phase erfolgende Anreicherung des Reaktionsproduktes. Durch diese extraktive Anreicherung sind kaum zu übertreffende Grenzkonzentrationen von 10^{-7} bis 10^{-8} zu erreichen, womit die Empfindlichkeit der Spektralanalyse erreicht bzw. sogar übertroffen wird. Dabei kann durch Veränderung des Volumens der organischen bzw. der wäßrigen Phase oder aber durch Erhöhung bzw. Erniedrigung der Konzentration der Reagenslösung die Empfindlichkeit der Reaktion in weiten Grenzen variiert werden.

Die Auswertung kann colorimetrisch bzw. photometrisch oder aber durch extraktive Titration erfolgen. Zur colorimetrischen Bestimmung wird unter gleichen Verhältnissen aus einer Standardlösung eine bekannte Bleimenge extrahiert und die Konzentration der gefärbten organischen Phase zum Vergleich benutzt. Bei der photometrischen Bestimmung wird am besten für jede Dithizonstammlösung eine Eichkurve durch Ausschütteln bekannter Bleimengen angelegt, auf die dann eine größere Anzahl von Analysen bezogen werden können. Dabei kann bei den Bleibestimmungen entweder die rote Ketoverbindung des Bleidithizonats direkt colorimetrisch bzw. photometrisch bestimmt werden oder aber es wird durch Waschen mit verdünnter Säure das durch das Blei gebundene Dithizon in Freiheit gesetzt und die dann nur das Dithizon enthaltende, nun grün gefärbte organische Phase colorimetriert bzw. photometriert. Zur extraktiven Titration wird mit Hilfe einer Bleistandardlösung der täglich neu zu bestimmende Titer der zu verwendenden Dithizonlösung bestimmt, d. h. die Bleimenge ermittelt, die mit einer bestimmten Dithizonmenge eine eben erkennbare Rotfärbung ergibt (direkte extraktive Titration). Die für die Titration maßgebliche Farbreaktion vollzieht sich also in der organischen Phase; sie ist damit unabhängig von einer etwaigen Färbung der wäßrigen Phase, die die Bestimmung des Umschlagpunktes erschweren würde.

Bei neutraler bzw. schwach alkalischer Reaktion und in Gegenwart von Kaliumcyanid reagieren neben Blei noch zweiwertiges Zinn, einwertiges Thallium und Wismut, allerdings mit charakteristischen anderen Farben. Alle anderen Metalle, die noch als störend in Frage kommen, werden durch Bildung eines sehr festen Cyanidkomplexes unschädlich gemacht. Auch Zinn und Wismut sowie Thallium können durch geeignete Behandlung, wenn ihre Menge das Dreifache der zu bestimmenden Bleimenge nicht überschreitet, die quantitative Bleibestimmung nicht stören. Ein großer Zinn- bzw. Thalliumüberschuß kann durch Überführung in eine höhere Oxydationsstufe z. B. durch Abrauchen mit einem Gemisch von Brom und Bromwasserstoffsäure unschädlich gemacht werden.

Die Grenzkonzentrationen zu anderen Metallen sind außerordentlich günstig, wie die nachstehende Tabelle zeigt.

Tabelle 7.

(Aus H. FISCHER (1): Veröff. d. Siemens-Werk **10**, 99, 1931.)

Fremde Kationen	Verwendetes Fremdmetallsalz	Noch erfaßtes Pb Menge γ in 0,05 ccm	Menge des anwesenden Fremdmetalls γ in 0,05 ccm	Zugesetzte KCN-Menge mg in 0,05 ccm	Sonst zugesetzte Salze mg in 0,05 ccm	Verhältnis Pb zu Fremdmetallen
$Ag^{\cdot}$	$AgNO_3$	0,2	11600	10	—	1 : 58000
$Cu^{\cdot\cdot}$	$CuSO_4 \cdot aq$	0,1	1800	9	—	1 : 18000
$Ni^{\cdot\cdot}$	$NiSO_4 \cdot aq$	0,1	1600	10	—	1 : 16000
$Zn^{\cdot\cdot}$	$ZnSO_4 \cdot aq$	0,1	1175	6	2 mg	1 : 11750
$Cd^{\cdot\cdot}$	$Cd(CH_3COO)_2 \cdot aq$	0,1	1600	10	NH_4Cl	1 : 16000
$Sb^{\cdot\cdot}$	K-Antimonyltartrat	0,1	930	2,6	5 mg Seignettesalz	1 : 9300

Die Spezifität und Empfindlichkeit der Dithizonreaktion für Blei ist also sehr hoch.

b) Anwendung der Dithizonreaktion zur Bleibestimmung in biologischem Material.

Zum erstenmal wurde das Dithizonverfahren zur Bestimmung von Blei in organischem Material von BOHNENKAMP und LINNEWEH angewendet. Diese Autoren arbeiteten ein Verfahren zur Bleibestimmung im Urin aus. Sie verwenden 50 ccm Urin als Ausgangsmenge, die zunächst zur Trockne verdampft werden. Der Rückstand wird bei 500° C verglüht, die Asche aufgenommen und ihr Bleigehalt mittels Titration bestimmt. SEELKOPF und TAEGER prüften in einigen orientierenden Versuchen die Brauchbarkeit der Dithizonreaktion für Bestimmungen in biologischem Material nach. Sie hielten sich dabei an die als brauchbar erkannten Teile des Analysenganges von SCHMIDT und Mitarbeitern: Oxalatfällung im Urin, Glühen, anschließend die Endbestimmung mit Dithizon in der Aschelösung. Feuchte Veraschung von Stuhl und Blut; zweimalige H_2S-Fällung ohne weitere Reinigung des Sulfidniederschlages, anschließend Endbestimmung mit Dithizon. Auf diesen Versuchen fußend, ist dann später von

Behrens und Taeger und Taeger und Schmitt das in Abschnitt 3 ausführlich dargestellte Verfahren aufgebaut worden.

In der Folgezeit wurde noch eine größere Anzahl von Bestimmungsmethoden ausgearbeitet, von denen die wichtigsten im nachstehenden kurz besprochen seien.

N. L. Allport und G. H. Skrimshire versuchten die Bleibestimmung im Urin durch direktes Ausschütteln des Urins mit Dithizon, nachdem durch vorheriges Waschen des Urins mit Tetrachlorkohlenstoff alle die organische Phase färbenden und in sie übergehenden Stoffe beseitigt worden waren. Beim Ausschütteln der Aschelösungen von Blut machten sich jedoch störende Gelbfärbungen der organischen Phase bemerkbar, die nach den Verfassern wie auch nach G. R. Lynch, R. Slatter und T. G. Osler durch bei der Veraschung des organischen Materials angeblich entstehende beständige Nitrokörper bedingt sein sollten. Diese Auffassung ist zweifellos unrichtig, wie bereits von Fischer und Leopoldi (2) und Behrens und Taeger nachgewiesen werden konnte, da es sich hier um eine Oxydation des Dithizons handelt, die durch Reduktion der Aschelösung durch Hydroxylaminhydrochlorid leicht zu vermeiden ist. Auch L. Ellis stellte fest, daß durch Veraschung des Analysengutes mit Salpetersäure keine Störungen bei der Extraktion des Bleis mit Dithizon entstehen. W. Sulkowitch-Hirsh schüttelt das zu untersuchende Material direkt unter Citratzusatz aus und verascht nur dann, wenn zu große, störende Eiweißmengen (Globulin und Albumin) vorhanden sind.

E. S. Wilkins jr., G. E. Willoughby, E. O. Kraemer und F. L. Smith veraschen 10—15 g Blut feucht mit Salpetersäure, Schwefelsäure und Perchlorsäure im Kjeldahl-Kolben; dann wird die Aschelösung mit Salzsäure gekocht, mit Ammoniak neutralisiert, zur Lösung des ausfallenden Eisenhydroxyds mit Citronensäure versetzt und dann zunächst mit einer ungereinigten Dithizonlösung (40 mg/L) das Blei extrahiert. Aus der organischen Phase wird das Blei dann durch Schütteln mit Ammoniak wieder in die wäßrige Phase gebracht und der Bleigehalt dieser durch extraktive Titration mit einer auf einen bestimmten Titer eingestellten gereinigten Dithizonlösung (4 mg-%) bestimmt. Die mit dieser Methode gewonnenen Ergebnisse seien außerordentlich genau. Der maximale Fehler soll etwa 5% betragen.

S. L. Tompsett und A. B. Anderson umgehen die sonst übliche Sulfidfällung und benutzen zur Isolierung des Bleis diäthyldithiocarbaminsaures Natrium $S = C\begin{smallmatrix}SNa \\ N(C_2H_5)_2\end{smallmatrix}$, das mit Blei einen wasserunlöslichen, farblosen Komplex bildet, der mit Äther extrahiert werden kann. Die Komplexbildung ist unabhängig vom p_H der Lösung. Verfasser halten die Methode für Bleimengen zwischen 10 und 200 γ für brauchbar; erst bei Konzentrationen über 50 γ Pb in 100 ccm Wasser träten Schwierigkeiten auf. Zur Urinanalyse gehen sie so vor: 500 ccm Urin werden eingekocht, trocken verascht, die Asche mit 5% Salzsäure aufgenommen, Natriumcitrat zugesetzt und mit Ammoniak neutralisiert. Dann wird diäthyldithiocarbaminsaures Natrium zugesetzt und der gebildete Bleikomplex mit Äther quantitativ extrahiert, der Äther dann vertrieben. Die organische Substanz wird durch Erhitzen mit kleinen Mengen schwefliger Säure und Salzsäure zerstört, dann wird die Endbestimmung mit Dithizon angeschlossen. Für 5—10 g Trockenkot bzw. 20 ccm Blut sind nach trockener Veraschung ähnliche Vorschriften ausgearbeitet. Der maximale Fehler beträgt $\pm$ 10%.

DODD führt die Urinproben nach der Methode von F. HARVEY und BUCHAN in anorganisches Sulfat über, fällt mit Schwefelwasserstoff, elektrolysiert und schließt dann die titrimetrische Extraktion mit Dithizon an.

Beachtung verdient auch die unlängst erschienene Arbeit von H. KRAFT-STRÖM, K. WÜLFERT und O. SYDNES, die ihre Bleibestimmungsmethode mit Dithizon im Blut auf den Erfahrungen von SEELKOPF und TAEGER aufbauen und unsere Ergebnisse hinsichtlich der Bleibestimmung mit Dithizon weitgehend bestätigen. Das Ziel der Verfasser war es, bei der Bleibestimmung im Blut alle Fällungen, Filtrationen usw. zu vermeiden und das Blei aus der Aschelösung direkt auszuschütteln. Zunächst stellten sie fest, daß die Gegenwart von Natrium, Kalium, Magnesium, Chlor und SO_4 die Reaktion nicht störe. Zu große Mengen von Calcium und Phosphaten können durch Ausfallen bei der Neutralisation vor dem Ausschütteln durch Adsorption von Blei an die Oberfläche des Niederschlages eine quantitative Bleiextraktion verhindern. In Gegenwart zu großer Eisenmengen fällt beim Neutralisieren ein dicker Eisenhydroxydniederschlag aus, der Blei mitreißt. Die Feststellungen von BEHRENS und TAEGER, J. KRAUS und FISCHER und LEOPOLDI über die oxydierende Wirkung des Eisens in zwei- wie in dreiwertiger Form, wie auch in Form von Komplexsalzen (Cyanide, Tartrate, Citrate) werden bestätigt; hierbei sei auf die gegensätzlichen Befunde dieser Autoren und die Angaben von FISCHER und LEOPOLDI hinsichtlich der Ausschaltung der störenden Oxydationswirkung des Eisens durch Tartratkomplexbildung hingewiesen, Versuche, die wir (TAEGER und SCHMITT) ebenfalls noch nicht reproduzieren konnten.

Die Verfasser veraschen nur 10 ccm Blut auf feuchtem Weg mit konzentrierter Schwefelsäure unter Zusatz einiger Krystalle Kaliumnitrat. Nach vollständiger Mineralisation wird die Aschelösung stark eingeengt, mit Wasser unter Erwärmen aufgenommen und verdünnt, durch Zusatz von Ammoniumcitrat dann ein gelbgefärbter Ferricitratkomplex gebildet. Nach Neutralisation mit konzentriertem Ammoniak wird Kaliumcyanid zur Ausschaltung anderer Begleitmetalle zugesetzt und im schwach Alkalischen mit Natriumhyposulfit (Blankit) reduziert. Erfolgt die Reduktion im Sauren, so fällt beim nachfolgenden Neutralisieren Ferrosulfid aus, was die Bleiextraktion stört. Das Ausschütteln mit Dithizon erfolgt ganz in der von uns geübten Weise, nur wird die Luft im Scheidetrichter durch Einblasen von Stickstoff entfernt.

Die Verfasser benutzten das gleiche Verfahren zur Bestimmung von Blei in Stuhl und Geweben. Für Stuhl und Gewebe verfahren wir im wesentlichen ebenso und unsere Erfahrungen werden durch die Autoren durchaus bestätigt.

Was die angewandte Blutmenge angeht, so habe ich hier — jedenfalls für normale Blutbleiwerte — gewisse Bedenken. Bei Bleimengen von 10—70 γ-% müßten dann jeweils 1—7 γ-Pb genau bestimmt werden. Ob derartig geringe Mengen innerhalb der zu fordernden Fehlerbreite von $\pm 10\%$ quantitativ erfaßbar sind, scheint mir unsicher, um so mehr, als die Leeranalysen der Verfasser die extrem niedrigen Werte von 2—3 γ ergeben, damit bei sehr niedrigen Blutbleiwerten (bis zu 30 γ) trotzdem die zu bestimmenden Bleimengen noch wesentlich übersteigen. Mein Mitarbeiter F. LICHTENEGGER prüfte das Verfahren nach. Die Ergebnisse waren bei Blutmengen von nicht mehr als 10 ccm recht befriedigend. Geht man von größeren Blutmengen aus, so fallen beim Neutralisieren vor dem Ausschütteln leicht die Hydroxyde der Begleitmetalle — vor allem

Eisen — aus, was manchmal äußerlich kaum sichtbar ist. Diese Niederschläge sind häufig sehr schwer zu beseitigen und verhindern eine quantitative Extraktion des Bleis. Die Veraschungsmethode des Verfassers arbeitet trotz gegenteiliger Angabe nach unseren Erfahrungen nicht wesentlich schneller als die von uns mit Salpetersäure allein durchgeführte, der ich persönlich nach wie vor den Vorzug gebe.

Weitere Verfahren zur quantitativen Bestimmung von Bleispuren mit Dithizon im Liquor wurden von M. KASAHARA und T. KASAHARA, in Lebensmitteln von P. BERG und J. SCHMECHEL, sowie von H. S. WICHMANN und P. A. CLIFFORD angegeben.

Bei dem von A. W. JEWLOWNA ausgearbeiteten Verfahren werden die roten Dithizonlösungen mit Sätzen gefärbter Gläser verglichen, deren Färbungen bestimmten Bleikonzentrationen entsprechen. Ähnlich arbeitet E. LEDERER, der sich im wesentlichen bei den Urinbleibestimmungen an die Vorschriften von BEHRENS und TAEGER hält, die colorimetrische Endbestimmung jedoch im Vergleich zu einer konstanten, aus einer Mischung von Nickel- und Kupfersulfat mit geringem Cobaltnitratzusatz bestehenden Vergleichslösung ausführt. Beide Wege der colorimetrischen Endbestimmung scheinen mir jedoch wegen der stets ein wenig wechselnden Beschaffenheit der verschiedenen Dithizonlösungen bedenklich und nur zulässig, wenn jede Dithizonlösung jeweils korrigiert wird (vgl. hierzu auch S. 487/488).

c) Bleibestimmung mit Dithizon nach SEELKOPF-BEHRENS-TAEGER-SCHMITT.

Aufbauend auf den Versuchen von SEELKOPF und TAEGER haben BEHRENS und TAEGER eine Bleibestimmungsmethode im Urin, TAEGER und SCHMITT eine solche für Blut, Kot und Organe ausgearbeitet. Leitend war uns dabei der Grundsatz, unter Ausnutzung der hohen Spezifität der Dithizonreaktion chemische Manipulationen zur Isolierung des Bleis auf ein Mindestmaß zu beschränken, wodurch einmal eine wesentliche Beschleunigung der Durchführung der Analyse erreicht, zum andern die Möglichkeit, durch Reagenzien Blei ungewollt in die Analyse zu bringen, verringert wird. Zudem gelingt es, die durch häufige Umformung des Analysengutes kaum zu vermeidenden, wenn auch geringen Verluste auf ein Mindestmaß herabzudrücken. Die hohe Empfindlichkeit der Dithizonreaktion erlaubt, die Ausgangsmenge des Analysengutes wesentlich zu verringern. Dies ist gleichbedeutend mit einer Verminderung der sonst erforderlichen Maßnahmen zur Abtrennung der meist recht reichlichen Begleitsalze und Begleitmetalle. Auch ist es — insbesondere bei Bleibestimmungen im Blut — möglich geworden, viel häufiger den Blutbleispiegel zu kontrollieren, wodurch ein viel eingehenderer Einblick in das Verhalten des Bleis im Organismus möglich wird.

Oberster Grundsatz bei allen Bleibestimmungen mit der nachfolgend beschriebenen Methodik ist, stets mit *nur anorganische Salze* enthaltenden Lösungen zu arbeiten, die *absolut blank und klar* sind, eine Forderung, die die Dithizonmethode mit den meisten heute gebräuchlichen Mikromethoden teilt.

Nachfolgend seien erstmalig zusammenhängend die Analysierungsvorschriften gebracht nach den von BEHRENS und TAEGER und TAEGER und SCHMITT an verschiedenen Stellen veröffentlichten Vorschriften.

α) *Allgemeines.*

(Notwendige Reagenzien, Herstellung der Dithizonlösung und Reinigungsvorschriften.)

Notwendige Reagenzien:

1. Salpetersäure konz. (d = 1,4) Merck.
2. Salzsäure konz. Merck.
3. Essigsäure konz. (96%ig) Kahlbaum.
4. Schwefelsäure konz. Merck.
5. Ammoniak konz. (Liquor ammonii caustici 35%) Kahlbaum.
6. Ammoniak 1:200, täglich frisch zubereiten: 1 ccm Ammoniak konz. mit Aqua bidestillata auf 200 ccm auffüllen.
7. Tetrachlorkohlenstoff, schwefelfrei, Kahlbaum.
8. Diphenylthiocarbazon Merck.
9. Aqua dest. in großen Mengen. Gewöhnliches destilliertes Wasser muß in einer genügend leistungsfähigen Anlage aus Quarz, Porzellan oder Duranglas nochmals destilliert werden.
10. Hydroxylaminhydrochlorid 10%ige Lösung, Kahlbaum.
11. Kaliumcyanid, 5% Lösung, Kahlbaum.
12. Natriumcitrat neutral, 10% Lösung, Kahlbaum.
13. Kalium- besser Ammoniumoxalat, pro analysi, Kahlbaum.
14. Calciumchlorid, 10% Lösung, Kahlbaum.
15. Bromkresolpurpur Kahlbaum.
16. Kupfersulfat 1% Cu-Lösung, Kahlbaum.
17. Perhydrol pro Analysi (Merck).

Bei sämtlichen Chemikalien sind die analysenreinen Substanzen möglichst mit Garantieschein zu wählen. Dies bietet jedoch keine Gewähr dafür, daß die Reagenzien wirklich bleifrei sind. Merck garantiert z. B. für seine Salpetersäure nur einen Höchstgehalt von 80 γ-% Pb. Von den oben aufgeführten Reagenzien wird z. B. das Natriumcitrat überhaupt nicht analysenrein hergestellt. Am häufigsten gaben zu Beanstandungen Anlaß das Hydroxylaminhydrochlorid, das Kalium- bzw. Ammoniumoxalat und das Natriumcitrat, Reagenzien, die bei Serienversuchen in relativ großer Menge gebraucht werden.

Die Säuren enthalten meist viel weniger Blei, als von den chemischen Firmen garantiert wird. Sie können praktisch meist ohne weiteres verwendet werden, wenn Leeranalysen parallel laufen. Wenn einzelne Chargen größere Bleimengen enthalten, so ist eine Reinigung nicht zu umgehen.

1. Reinigung von Säuren. Zum Überdestillieren der Schwefel-, Salpeter- und Salzsäure hat sich das von P. Schmidt und F. Weyrauch beschriebene Verfahren auch bei uns recht gut bewährt, das nachstehend noch einmal kurz wiedergegeben sei.

Als Destilliergefäß benutzten wir einen vorher mit bleifreiem Wasser gründlich gespülten Duranglaskolben mit eingeschliffenen Fraktionierrohr (Normalschliff, Jenaer Glas), das am Kolbenansatz etwa 5 cm oberhalb des Schliffs in einem Winkel von 45° abgebogen ist und schräg abwärts verläuft.

Das senkrecht nach unten gebogene Ende ist schwach konisch ausgezogen und wird in eine senkrecht gestellte Kühlschlange aus Hartglas mit 10—15 Windungen geleitet, deren unteres Stück in die Vorlage aus Jenaer Glas ragt. Die Luftkühlung ist im allgemeinen ausreichend. Zur Verminderung des Stoßens im Destillierkolben empfiehlt es sich, einige Quarzsplitter in den Kolben zu werfen, der auf einem Baboblech ruht, das ihn bis zu $^2/_3$ Höhe umkleidet. Über Hals und oberen Teil des Destilliergefäßes wird eine kegelförmige Kappe aus starkem Asbest gestülpt, die den Kolbenhals in Höhe des Schliffes fest umschließt und mit ihrem unteren Teil, auf dem Baboblech aufliegt. Erhitzt wird mit einem mehrflammigen Bunsen- oder einem Franke-Brenner.

2. Reinigung von Hydroxylaminhydrochlorid. Im allgemeinen enthält nach unseren Erfahrungen das Kahlbaumsche H. weniger Blei als das Mercksche; trotzdem sind die einzelnen Fabrikationschargen außerordentlich verschieden. Zur Reinigung empfiehlt sich folgendes Verfahren: Zunächst wird der Inhalt einer 100-g-Packung in einen Meßzylinder gebracht und bidestilliertes Wasser ad 1000 aufgefüllt. Nach vollständiger Lösung wird in einem 1 Liter-Becherglas 10—15 mg Kupfer in Form einer 10% Kupfersulfatlösung zugeführt, dann wird 3 Stunden Schwefelwasserstoff eingeleitet. Nach Dekantieren von dem ausgefallenen Sulfidniederschlag wird die Lösung durch ein SCHOTTsches Glasfilter Nr. 4, das vorher mit Salpetersäure und bidestilliertem Wasser bleifrei gemacht ist, durchgesaugt und in die klare Lösung, die noch schwach nach Schwefelwasserstoff riecht und in Portionen von 100—200 ccm geteilt wird, aus einer Kohlensäurebombe mittels Glasrohr Kohlensäure durchgeleitet. Nach 30—45 Minuten ist die Lösung im allgemeinen dann geruchlos und verwendungsfähig. Auch Spuren von Schwefelwasserstoff machen die Lösung zum Ausschütteln völlig unbrauchbar.

3. Reinigung des Natriumcitrats. Das N. wird nicht analysenrein geliefert und enthält in den verschiedenen Schichten der Packungen häufig wechselnd mehr oder minder große Bleimengen. Die Versuche, durch Umkrystallisieren das Reagens brauchbar zu machen, ergaben wenig befriedigende Resultate. Zudem ist der Verlust bei diesem Vorgehen außerordentlich groß. Auch wenn man das N. aus der gesättigten wäßrigen Lösung mit Alkohol wieder ausfällt, ist das Ergebnis unbefriedigend. Einen wesentlich besseren Erfolg hat man, wenn es sich um kleine Bleimengen handelt, jeweils 1 Liter der 10% Lösung mit 2—3 Eßlöffeln voll hochaktiver MERCKscher Knochenkohle zu schütteln, wie sie für die Einsätze von Gasmasken verwendet wird. Man läßt absitzen und filtriert die überstehende Lösung. Bei größeren Verunreinigungen führt man besser eine wiederholte Schwefelwasserstoffällung unter Kupferzusatz aus, wie dies bei der Reinigung von Hydroxylaminhydrochlorid (vgl. 2.) eingehend beschrieben ist.

4. Reinigung von Kalium- bzw. Ammoniumoxalat. Die analysenreinen Präparate mit Garantieschein von Kahlbaum enthalten recht häufig bedeutende Bleimengen, die die Analysen stören. Am besten bewährt hat sich zur Reinigung die Umkrystallisierung in 10% bleifreier, heißer Salzsäure, die am besten in einer großen, flachen Porzellanschale bei langsamem Abkühlen erfolgt. Nach Abgießen der Mutterlauge wird im Trockenschrank bei 80^0 bis zur Gewichtskonstanz getrocknet. Gelegentlich muß dann ein zweitesmal umkrystallisiert werden.

5. Reinigung von Kaliumcyanid. In den meisten Fällen ist das von der Industrie gelieferte analysenreine Salz brauchbar. Nur in vereinzelten Chargen finden sich störende Bleimengen. Eine Reinigung durch Schwefelwasserstoffällung ist nicht möglich. Meist genügt es, die betreffende Lösung mit einigen Eßlöffeln hochaktiver Kohle zu versetzen, absitzen zu lassen und dann zu filtrieren. Bei geringem Bleigehalt schüttelt man je 100 ccm der Lösung mit etwa 5 ccm Dithizon. Man darf ja nicht zu große Dithizonmengen zugeben, da sonst zu viel Dithizonalkalisalz in die Cyanidlösung übergeht. Zur vollständigen Trennung der organischen und wäßrigen Phase wäscht man nach vollständiger Bleiextraktion wiederholt mit einigen Tropfen reinen Tetrachlorkohlenstoffs nach, bis dieser farblos bleibt. Anschließend wird die Lösung zentrifugiert, der Tetrachlorkohlenstoff unter der wäßrigen Lösung herauspipettiert, zum Schluß filtriert.

6. Reinigung von gebrauchtem Tetrachlorkohlenstoff. Beim Reinigen des Dithizons und bei der Endbestimmung des Bleis fällt stets eine große Menge Tetrachlorkohlenstoff an, der folgendermaßen wieder verwendbar gemacht werden kann. Man schüttelt je 300 ccm Tetrachlorkohlenstoff mit etwa 300 ccm Aqua bidest., dem einige Kubikzentimeter konz. Ammoniak zugesetzt sind. Anschließend wird mit Wasser nachgewaschen. Der abgetrennte CCl_4 sieht jetzt stark gelb gefärbt aus. Er wird in der Schüttelmaschine mit Calciumchlorid mehrere Stunden geschüttelt, dann in einem einfachen Destillierkolben mit anschließendem Schlangekühler auf dem am besten elektrisch geheizten Sandbad bei 78^0 C überdestilliert. Vor dem Gebrauch wird er durch ein Papierfilter filtriert, um etwa noch vorhandene Wasserspuren zu beseitigen. Gummiverbindungen sind bei der Destillation zu vermeiden.

7. Herstellung der Bleistandardlösung. Als Ausgangssubstanz empfiehlt es sich, das gewöhnliche Bleinitrat kryst. von Kahlbaum zu verwenden. Zur Reinigung wird das Präparat mehrfach mit Wasser umkrystallisiert, schließlich bei 120^0 im Trockenschrank bis zur Gewichtskonstanz getrocknet, der unbenutzte Rest wird am besten in einem kleinen Exsiccator über Calciumchlorid aufbewahrt. Um Verunreinigung durch Staub zu vermeiden, wird die Schale mit Filtrierpapier zugedeckt. Wir stellten jeweils 500 ccm einer auf γ Pb eingestellten, 1 mg-%igen Bleilösung her, die dann im Kubikzentimeter 10 γ Pb enthält. Die NO_3-Gruppe muß herausgerechnet werden. Es ergibt sich dann, daß man für 500 ccm dieser Lösung 8 mg $PbNO_3$ abwägt, diese in einen 500-ccm-Meßkolben quantitativ überführt und mit destilliertem Wasser bis etwa 499 ccm auffüllt. Um die Lösung besser haltbar zu machen, wird etwa 1 ccm bleifreier Salpetersäure zugefügt. Es empfiehlt sich, die Lösung im Dunkeln aufzubewahren. Wir haben jeweils die neu angesetzte Standardlösungen mit der vorherigen verglichen, um eine gleichbleibende Bleimenge als Bezugssystem zu erhalten.

8. Herstellung der Dithizonlösung. 40 mg des vorher in einer Reibeschale fein zerriebenen Dithizons werden eingewogen und in einem großen, etwa 500 ccm fassenden Schütteltrichter mit etwa 50 ccm Tetrachlorkohlenstoff in der Schüttelmaschine mehrere Stunden bis zur völligen Lösung geschüttelt. Dann werden über die organische Phase 200—300 ccm verdünnten Ammoniaks (1:200) gebracht und geschüttelt, bis die organische Phase entfärbt ist. Die ammoniakalische wäßrige Phase sieht nun orange aus. Diese Farbe rührt von dem in die wäßrige Phase übergegangene Dithizonalkalisalz her. Das von der Industrie gelieferte Dithizon in Substanz enthält stets noch Oxydationsprodukte und Verunreinigungen, die nach dem Schütteln mit verdünntem Ammoniak in der organischen Phase als Trübung zurückbleiben. Diese wird abgelassen. Dann werden 50 ccm neuen Tetrachlorkohlenstoffs eingebracht und unter tropfenweisem Zusatz von konz. Schwefelsäure (d = 1,8) (1—2 Tropfen genügen meist) das Dithizon durch Schütteln in die organische Phase übergeführt, wobei diese wieder grün wird. Nach dem Schütteln muß die organische Phase farblos sein. Bei dem Schütteln entsteht eine Suspension der grün gefärbten organischen Phase in der wäßrigen Phase, die nach dem ersten Absitzen meist weißlich hellgrün aussieht. Um das Dithizon quantitativ zu erfassen, empfiehlt es sich, nach Ablassen der organischen Phase 5—10 ccm reinen Tetrachlorkohlenstoff zuzusetzen und zu schütteln, wobei sich dieser grün färbt. Dies wird solange fortgesetzt, bis die wäßrige Phase ganz weiß ist und die zugesetzten Tetrachlorkohlenstoffmengen farblos bleiben. Nunmehr wird die gesamte organische Phase noch einmal mit verd. Ammoniak 1:200 behandelt. War die Reinigung des Reagens vollständig, so ist der unter der orangegelben wäßrigen Phase angesammelte Tetrachlorkohlenstoff jetzt absolut farblos. Andernfalls muß der Tetrachlorkohlenstoff wiederum abgelassen und 50 ccm neuer CCl_4 zugegeben werden. Dann wird durch Schwefelsäurezusatz das Dithizon wieder in die organische Phase übergeführt und weiter verfahren wie oben. Die nunmehr gereinigte, etwa 70—80 ccm betragende Dithizonlösung wird nunmehr mit reinem CCl_4 auf 200 ccm aufgefüllt. Die Stammlösung ist dann fertig und wird unter einer Schicht gesättigter Natriumhyposulfitlösung (Natrium hydrosulfurosum Kahlbaum pro Analysi) oder unter analysenreiner, schwefliger Säure in einer braunen Flasche im Dunkeln aufbewahrt. Unmittelbar vor dem Gebrauch wird ein Teil der Stammlösung mit drei Teilen Tetrachlorkohlenstoff verdünnt, vorher jedoch, wenn die Stammlösung unter schwefliger Säure aufbewahrt wurde, die abgemessene Reagensmenge wiederholt in einem Scheidetrichter mit bidestilliertem Wasser gewaschen, bis das Waschwasser neutral bleibt. Beim Arbeiten mit dem Stufenphotometer genügt es im allgemeinen, für jede neu angesetzte Stammlösung eine Eichkurve anzulegen, die mit der Bleistandardlösung in gleicher Weise wie die Analysen ausgeschüttelt und berechnet wird. Bei seltenerem Arbeiten und längerem Stehen der Bleistammlösung empfiehlt es sich, durch Ausschütteln eines 20-γ-Wertes den Extinktionskoeffizienten der Dithizonstammlösung jeweils nachzuprüfen.

9. Herstellung der Eichkurve. Es werden 2—3mal 20 γ Pb in der später noch zu beschreibenden Weise ausgeschüttelt und die rotgefärbten Bleidithizonatlösungen im Zeißphotometer oder im Leifo kolorimetriert. Der Extinktionskoeffizient beträgt für 20 γ, wie wir durch Hunderte von Versuchen feststellen konnten, bei normaler Bleistandardlösung etwa 0,55. Die Kurve geht durch den Nullpunkt. Sind Reagenslösungen gering verunreinigt, was immer wieder vorkommen kann, oder ist die Dithizonstammlösung zu alt und enthält Oxydationsprodukte, so daß nach Schütteln mit Ammoniak eine geringe Gelbfärbung der organischen Phase zurückbleibt, so liegen die Extinktionskoeffizienten höher. Die Kurve geht dann nicht mehr durch den Nullpunkt (vgl. Kurve B, Abb. 2), verläuft jedoch stets parallel zu der Normaleichkurve. Die Kurve B erhält man auch, wenn geringe Bleimengen in den zum Ausschütteln des 20-γ-Wertes benutzten Reagenzien (Cyanid, Hydroxylaminchlorid, Natriumcitrat, Ammoniak, Wasser) enthalten sind. Wenn die Dithizonlösung nicht oxydiert ist, hat dies nichts zu bedeuten, da sich der Fehler beim Arbeiten mit der B-Kurve selbst wieder auskorrigiert, vorausgesetzt, daß man stets mit minutiös abgemessenen gleichen Reagensmengen beim Ausschütteln arbeitet. Selten liegen die Extinktionskoeffizienten zu niedrig. Dies kommt dann vor, wenn die Dithizonlösung zu stark verdünnt ist. Es werden dann die 20 γ beim einmaligen Ausschütteln nicht vollständig durch Dithizon gebunden. Man muß dann mehrmals ausschütteln und die Extinktionskoeffizienten der rotgefärbten Bleidithizonatlösungen addieren, um den richtigen Wert für Eta zu erhalten.

10. Reinigung der zur Analyse benötigten Glasgeräte. Sämtliche für die Bleibestimmung benutzten Gefäße müssen aus Jenaer Glas oder Pyrex-Glas bestehen. Die Reinigung erfolgt am besten so, daß mit heißer, bleifreier Salpetersäure zunächst wiederholt ausgewaschen, schließlich mit bidestilliertem Wasser (große Mengen) nachgespült, dann im Trockenschrank getrocknet wird. Eine Reinigung der zum Ausschütteln der Analyse benützten Scheidetrichter ist nach jedesmaligem Gebrauch nicht unbedingt notwendig, da ja alles in dem in den Scheidetrichter übertragenen Analysengut enthaltene Blei durch das Schütteln mit Dithizon extrahiert wird. Kräftiges Ausspülen mit Wasser zwischen den einzelnen Analysen genügt nach unseren Erfahrungen, doch ist es notwendig, täglich einmal die Scheidetrichter mit Salpetersäure genau so zu reinigen wie die anderen Glasgeräte, wobei darauf zu achten ist, daß die vom Ausschütteln der stark cyanidhaltigen Lösungen in den Scheidetrichtern verbliebenen Cyanidreste vor Einbringen der Säure durch gründliches Waschen mit Wasser entfernt werden, um Gesundheitsschädigungen durch Freiwerden von Blausäure zu verhüten. Pipetten und zur Einleitung von Schwefelwasserstoff benutzte Glasrohre werden mit Hilfe der Wasserstrahlpumpe durch Durchsaugen von Salpetersäure, Wasser und schließlich Luft gereinigt, anschließend im Trockenschrank getrocknet. Spatel und Glasstäbe werden auf gleiche Weise gereinigt und am besten in einem bedeckten Glasgefäß mit bidestilliertem Wasser aufbewahrt.

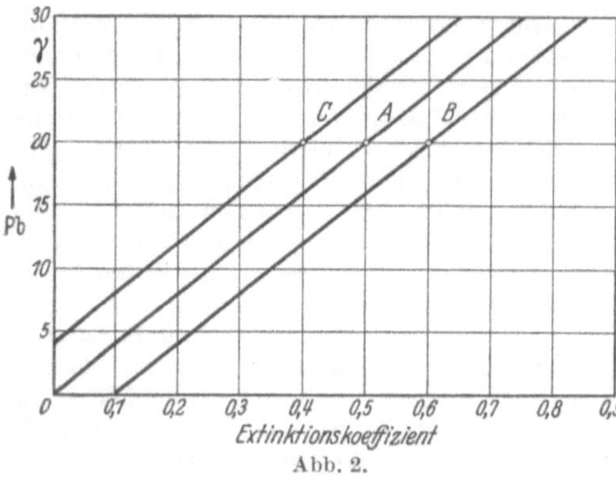

Abb. 2.

β) *Quantitativer Bleinachweis im Urin mittels Oxalatfällung.*

1 Liter *ganz klarer* Urin wird im Becherglas mit 4—5 ccm konz. Essigsäure angesäuert. Dann werden 5 ccm einer 5%igen Calciumchloridlösung und unter langsamem Umrühren mit einem Glasstab 10 ccm einer gesättigten Ammoniumoxalatlösung zugesetzt. Bei Verwendung von Kaliumoxalat fällt ein reichlicherer Niederschlag aus, da die Löslichkeit des Kaliumoxalats in Wasser wesentlich größer als die des Ammoniumoxalats ist. Man läßt nun über Nacht im Eisschrank stehen und dekantiert am nächsten Morgen die überstehende *ganz klare* Flüssigkeit. Zweckmäßigerweise saugt man mit einem kleinen, am unteren Ende zu einem nach oben gebogenen Häkchen ausgezogenen Glasrohr mit der Wasserstrahlpumpe ab. Der Oxalatniederschlag wird aufgewirbelt, in flache Porzellantiegel übergeführt und auf dem Sandbad bei 120—140° C völlig getrocknet. Die Anwendung höherer Temperaturen ist unbedingt zu vermeiden, da sonst beim Dickflüssigwerden des Niederschlages während des Einkochens der Tiegelinhalt verspritzt. Die Tiegel werden am besten im elektrischen Muffelofen bei 500—530° C (schwache Rotglut) so lange geglüht, bis der Rückstand völlig weiß ist. Der Tiegelinhalt besteht nun aus Carbonaten und Oxyden. Die Asche wird mit möglichst wenig heißer, 20%iger Salpetersäure gelöst, die Lösung mit 10 ccm 10%iger Natriumcitratlösung und 1—2 Tropfen einer wäßrigen Bromkresolpurpurlösung versetzt und dann mit Ammoniak neutralisiert. Der Indicator schlägt nun nach Violett um. Die Flüssigkeit wird quantitativ in einen Scheidetrichter übergeführt, dann werden 5 ccm einer 5%igen Kaliumcyanidlösung sowie 5 ccm einer 10%igen Lösung (entsprechend etwa 0,5 g Substanz) von Hydroxylaminhydrochlorid zugegeben, dann wird einmal kurz umgeschüttelt, um die Lösungen zu mischen. Die Lösung muß jetzt völlig blank sein. Andernfalls kann man durch Zusatz einiger Kubikzentimeter der stark sauren Hydroxylaminchloridlösung eine Klärung herbeiführen, darf dabei jedoch keinesfalls in den sauren Bereich kommen. Nach Zufügen von 10 ccm der verd. Dithizonlösung

wird 1—2 Minuten kräftig geschüttelt. Die organische Phase, die nun das rotgefärbte Bleidithizonat enthält, wird in einem zweiten Scheidetrichter abgelassen und mit 10 ccm verd. Ammoniak 1:200 wiederholt gewaschen, bis die wäßrige Phase ungefärbt bleibt. Dann wird die rotgefärbte organische Phase in einem dritten Scheidetrichter mit 10 ccm einer 1%igen Kaliumcyanidlösung, dann mehrmals mit bidestilliertem Wasser gewaschen, durch ein trockenes Papierfilter filtriert und mit dem Filter S 53 (Grünfilter) in einer passenden Schichtdicke (normalerweise 1—2 cm) colorimetriert. Für die Wahl der Schichtdicke ist die Konzentration der rotgefärbten Bleidithizonatlösung entscheidend. Beim Arbeiten mit dem Zeißschen Photometer sind Ablesungen unter 15 und über 60 der Meßkreiseinteilung zu vermeiden. Das gleiche gilt für das Leifo, wo sich bei Ablesungen unter 12 der Filterfehler störend geltend macht, über 55 etwa die Farbunterschiede infolge ihrer geringen Intensität schwer ablesbar sind. Man ändert dann entsprechend die Schichtdicke. Im allgemeinen kann man sagen, daß Werte unter 10 γ am besten mit 2 cm Schichtdicke und mehr, Werte bis zu 30 γ Pt mit 1 cm Schichtdicke, höhere Werte mit geringeren Schichtdicken abgelesen werden müssen. Sehr stark gefärbte Lösungen werden unter Verwendung einer Mikroküvette abgelesen mit Schichtdicken unter 1 mm. Die Wahl der richtigen Schichtdicke wird beim Leifo durch die Verwendung des Eintauchstabes, der die Schichtdicke reguliert, wesentlich vereinfacht und erspart das Umfüllen in die verschiedenen Küvetten, die dem Zeißphotometer beigegeben sind. Bei sehr großen Bleimengen empfiehlt es sich, einen aliquoten Teil der betreffenden Aschelösung auszuschütteln.

Das Arbeiten mit der Oxalatfällung führt nur dann zu einwandfreien Ergebnissen, wenn die zu untersuchende Urinmenge (bei klinisch eindeutig Bleivergifteten genügen 300—500 ccm) ganz klar ist, was bei frischen Urinen im allgemeinen der Fall sein dürfte. Tritt nach dem Essigsäurezusatz keine Klärung ein, so kann man durch Aufkochen des Urins mit etwa 5 ccm analysenreiner Salpetersäure eine Klärung herbeizuführen versuchen. Werden Urine von auswärts übersandt oder müssen sie mehrere Tage bis zur Verarbeitung stehen bleiben, so empfiehlt es sich, schon beim Auffangen 5 ccm konz. bleifreier Salpetersäure zuzusetzen, wodurch zuverlässig ein Ausfallen der Erdalkalien verhindert wird.

Tabelle 8. 50 Kontrollversuche mit einpipettierten Pb-Mengen.

Gegeben γ Pb	0	2,4	5,0	10,0	15	20	25
Gefunden γ Pb	0	2,6	5,6	10,4	14,3	19,8	23,9
	0	2,8	4,6	11,4	15,9	19,6	24,2
	0	2,8	6,0	11,6	16,3	18,1	23,6
	0		6,3	11,2	13,9	19,8	26,0
	0		4,4	8,9	14,2	20,6	
	0			10,3	15,3	21	
	0			10,9		19,4	
	0			9,8		19,0	
	0					18,2	
	0					18,4	
	0						
	0						
	0						
	0						

Einige mit dieser Methodik erhaltene Analysenergebnisse, die an Urinen durchgeführt wurden, die sicher bleifrei waren und denen bekannte Bleimengen zugesetzt worden waren, sind in der nebenstehenden Tabelle zusammengestellt.

Wie aus der Tabelle ersichtlich ist, genügen die gefundenen Werte den von uns gestellten Ansprüchen an Genauigkeit. Man kann mit der beschriebenen Methode Bleimengen von etwa 5 γ im Liter Urin mit einer Fehlerbreite des Einzelversuches von $\pm 10\%$ (maximal bis 15%) quantitativ noch sicher bestimmen. Bei Mengen unter 5 γ im Liter Urin wird der Fehler größer, was aber nach allen unseren bisherigen Befunden bei Bleikranken und Gesunden praktisch völlig belanglos ist.

γ) Quantitativer Bleinachweis im Urin durch Ausfällung der Erdalkalien durch Ammoniak.

Bei der Verarbeitung von außerhalb eingeschickter Urine, die durch den meist mehrtägigen Transport erst nach einiger Zeit verarbeitet werden konnten und bei denen die Erdalkalien häufig schon zum Teil ausgefallen waren bzw. eine Trübung verursachten, die auch durch Aufkochen mit Salpetersäure nicht völlig zu beseitigen war, versuchten wir nach den Vorschriften von L. T. FAIRHALL das Blei durch Zufügen von reichlich Ammoniak, in den Erdalkalien *eingeschlossen*, auszufällen. FAIRHALL benutzte diese Methode zur Bestimmung von Milligrammen von Blei. Durch meinen Mitarbeiter W. FRÖHLICH wurden Versuche mit befriedigendem Erfolg ausgeführt, dieses Verfahren auch zur Bestimmung von γ-Werten zu benutzen. Wir gingen entsprechend den Vorschriften von FAIRHALL so vor, daß zu 500—1000 ccm Urin etwa 10 ccm konz. Ammoniak zugefügt wurde. Der dabei entstehende, sich ziemlich schnell als dicke gallertartige Schicht absetzende Phosphatniederschlag reißt das Blei quantitativ mit. Die überstehende Flüssigkeit ist blank. In vereinzelten Fällen, in denen schon reichlich Phosphate ausgefallen sind, empfiehlt es sich, 2 ccm einer 10%igen Calciumchloridlösung zunächst zuzusetzen und nach gründlicher Durchmischung dann den Ammoniak *unter Umrühren* zuzugeben. Nach 12 Stunden etwa ist der Niederschlag sauber getrennt, die überstehende Flüssigkeit kann wie bei der Oxalatfällung dekantiert bzw. mit der Wasserstrahlpumpe abgesaugt werden. Der Niederschlag wird dann in Zerstörungskolben quantitativ übergeführt, mit 30 ccm rauchender Salpetersäure übergossen und am Rückflußkühler etwa 5—6 Stunden kräftig erhitzt. Die Phosphate werden hierdurch in besser lösliche Nitrate übergeführt, die mitgerissenen organischen Bestandteile vollständig verascht. Die Aschelösung ist danach vollständig klar und nach Neutralisation mit Ammoniak fertig zum Ausschütteln. Beim Neutralisieren fallen allerdings leicht Calciumsalze und Phosphate aus, was meist durch vermehrten Zusatz von Natriumcitrat (bis zu 30 gegebenenfalls 40 ccm) bzw. Verdünnung der zu extrahierenden Aschelösung verhindert werden kann, ohne den Ablauf der Dithizonreaktion zu stören.

Wir haben mit diesem Vorgehen eine ganze Anzahl von Analysen mit gutem Erfolg durchgeführt, wenden es jedoch nur da an, wo es sich um Verarbeitung trüber Urine handelt. Das Ausschütteln mit Dithizon erfolgt in gleicher Weise wie bei der Oxalatfällung.

δ) *Bleibestimmung im Blut.*

Die Entnahme von Blut hat grundsätzlich nüchtern zu erfolgen. Andernfalls sind die erhaltenen Analysenwerte überhaupt nicht miteinander zu vergleichen. SCHMITT und BASSE (4) konnten nachweisen, daß im Verlauf des Tages auch bei ganz normalen Menschen unter normaler Kost ganz erhebliche Schwankungen in der Höhe des Blutbleispiegels zu finden sind. Zwei dieser Versuche sind nebenstehend wiedergegeben.

Tabelle 9.

Name	Entnahmezeit	Blut γ-% Pb	Plasma mg-%		Erythrocyten mg-%	
			Ca	Gesamtphosphor	Ca	Gesamtphosphor
He.	7^{00}	43	11,5	6,8	5,2	28,2
	10^{00}	28	12,0	7,5	7,0	29,6
	13^{00}	20	9,6	7,4	9,0	32,0
	16^{00}	16	9,5	7,2	7,0	31,2
	19^{00}	10	18,8	8,2	4,0	27,6
Die.	7^{00}	58	10,6	33,3	5,2	46,5
	10^{00}	34	8,2	23,5	4,2	46,3
	13^{00}	22	9,6	17,0	3,5	31,2
	16^{00}	28	9,0	10,5	4,0	30,3
	19^{00}	44	12,3	24,8	4,8	39,9

Es ergibt sich, daß der morgendliche Nüchternblutwert am höchsten ist.

Die Verwendung von Rekordspritzen oder Glasspritzen gibt trotz vorhergehender Reinigung häufig zu hohe Werte. Versuche an einem Patienten, dem mit der WASSERMANN-Nadel zunächst Blut direkt in das bleifrei gemachte Auffanggefäß — ein graduiertes, etwa 30 ccm fassendes Zentrifugenröhrchen aus Jenaer Glas — entnommen wurde und bei dem durch Ansatz an die in der Vene liegende Nadel einer Rekord- und einer Glasspritze fortlaufend die gleiche Blutmenge entnommen wurde, ergaben immer wieder, vor allem bei Benutzung der Rekordspritze, wesentlich höhere Werte. Die Ursache ließ sich nicht sicher ermitteln. Wir punktieren daher stets mit einer vorher mit bidestilliertem Wasser durchgespülten Straußkanüle. Bei Gesunden bzw. Bleiverdächtigen empfiehlt es sich, 20—30 ccm Blut zu entnehmen. Bei schwer Bleivergifteten genügen 10 ccm.

Bei der Veraschung nach NEUMANN, wie wir (BEHRENS und TAEGER) sie anfänglich übten, ergeben sich als Veraschungsprodukte vor allem bei Verarbeitung größerer Blutmengen recht schlecht lösliche Sulfate, deren Weiterverarbeitung im Serienversuch zeitraubend ist und die Anwendung unerwünscht großer Flüssigkeitsvolumina nötig macht. Wir gingen deshalb dazu über, die Veraschung mit Salpetersäure allein unter Perhydrolzusatz durchzuführen. Dabei fallen als Endprodukte sehr viel besser lösliche Nitrate an. Außerdem läßt sich ein Salpetersäureüberschuß schneller abrauchen als konz. Schwefelsäure. Im offenen KJELDAHL-Kolben gelingt auf diese Weise die Veraschung jedoch nicht vollständig, vor allem dann, wenn in dem zu veraschenden Material reichlich Fette und Kohlehydrate enthalten sind. Es entstehen nitrierte Zwischenprodukte mit höherer Veraschungstemperatur, die weit über dem Siedepunkt der rauchenden Salpetersäure liegt. Eine Erhöhung der Veraschungstemperatur ist zwecklos, da hierbei nur die Salpetersäure schneller abgeraucht wird. Wir waren daher gezwungen, den bei der feuchten Veraschung unzersetzt gebliebenen Teil des Analysengutes trocken zu veraschen. Der Wunsch, die Veraschung zu vervollkommnen, das bei dem Zerstören im offenen System notwendige häufige Überspülen und die trockene Veraschung überflüssig zu machen, führte uns dazu, im halbgeschlossenen System zu zerstören. Dieses Verfahren bietet recht bedeutende Vorteile, vor allem bei Serienversuchen. Die Veraschungen brauchen nicht dauernd überwacht zu werden wie beim Arbeiten im offenen System und können beliebig lange sich selbst überlassen werden. Der Verbrauch an rauchender Salpetersäure ist geringer, wodurch die Gefahr des Einschleppens von Bleispuren vermindert wird. Die Überführung des Analysengutes in Tiegel, das Trocknen, Verkohlen und Glühen derselben erübrigt sich, Vorgänge, die bei nicht ganz sachgemäßer Handhabung zu Verlusten führen können. Wir geben dem letzteren Verfahren für den Dauerbetrieb jedenfalls den Vorzug. Bei sachgemäßer Handhabung erzielt man mit beiden Verfahren einwandfreie Ergebnisse.

1. Veraschung im offenen KJELDAHL-Kolben. Die entnommene Blutmenge wird quantitativ in 300-ccm-KJELDAHL-Kolben überführt und mit 30 ccm rauchender Salpetersäure übergossen. Nach 2—3 Stunden ist die erste heftige Reaktion abgeklungen und der Kolbeninhalt abgekühlt. Nun werden 3—5 ccm Perhydrol zugesetzt, dann wird mit dem Bunsenbrenner im Baboblech kräftig erhitzt, bis nur noch wenige Kubikzentimeter Säure übrigbleiben. Ist die Aschelösung dann noch nicht, wie meist, ganz klar, werden erneut 30 ccm rauchender Salpetersäure zugesetzt, dann wird wie oben verfahren. Die noch warme Aschelösung wird sofort mit Wasser in Porzellantiegel übergeführt. Läßt man die Aschelösung abkühlen, so fällt Calciumnitrat aus, was das Überspülen erschwert. Der Tiegelinhalt wird auf dem Sandbad bei 120—140° C getrocknet, wobei der Tiegelinhalt sich schwärzt. Die Tiegel werden nun auf dem Asbestdrahtnetz mit einer Bunsenflamme (wenig Luftzufuhr) zunächst von unten, dann auch von der Seite vorsichtig erhitzt, bis der Tiegelinhalt keine (häufig stark nach Acrolein riechenden) Dämpfe mehr abgibt. Das Verkohlen im Tiegel erfordert eine gewisse Übung, doch läßt sich eine explosionsartige Entzündung des Tiegelinhalts, die nur bei zu schnellem Erhitzen auftritt und dann zu erheblichen Verlusten führt, bei einiger Sorgfalt sicher vermeiden. Die heißen Tiegel werden nun in den bereits vorgewärmten elektrischen Muffelofen gebracht, mit Deckel verschlossen und 2—3 Stunden bei 500° C geglüht. Die Blutasche ist dann durch Eisenoxyd rostrot gefärbt. Sie wird durch wiederholtes Aufkochen mit Königswasser gelöst und quantitativ in ein etwa 600 ccm fassendes Becherglas übergeführt. Die Aschelösung wird dann mit bidestilliertem Wasser auf 400—500 ccm aufgefüllt, kräftig aufgekocht, bis völlige Klärung erreicht ist und nach Abkühlen unter Verwendung von Bromkresolpurpur als Indicator mit Ammoniak neutralisiert. Sollte bei der Neutralisation ein feinflockiger weißlicher Niederschlag auftreten, so muß so lange heißes bidestilliertes Wasser zugesetzt werden, bis sich alles gelöst hat. Dann wird mit einigen Tropfen verd. Salpetersäure schwach angesäuert, bis der Indicator eben nach gelb umschlägt. Nach Zusatz von 10—15 mg Kupfer in Form einer Kupfersulfatlösung wird 3 Stunden Schwefelwasserstoff eingeleitet. Die überstehende klare Flüssigkeit wird vorsichtig durch ein SCHOTTsches Glasfilter Nr. 4 gegossen, in einem zweiten Becherglas aufgefangen, nochmals die gleiche Kupfermenge zugesetzt und erneut 1 Stunde mit Schwefelwasserstoff gefällt. Die überstehende Flüssigkeit der zweiten Fällung wird sodann durch das gleiche Glasfilter, auf dem sich von der ersten Fällung her nur ganz geringe Sulfidniederschlagsmengen befinden sollen, gegossen. (Eine wesentliche Beschleunigung des Filtriervorganges läßt sich erreichen, wenn man einen an eine Wasserstrahlpumpe angeschlossenen Exsiccator benutzt, dessen Deckel mit einem durchbohrten Gummistopfen verschlossen ist, der das Filter trägt. Die Bechergläser werden in den Exsiccator gesetzt, dann wird abgesaugt.) Die in den zwei Bechergläsern zurückgebliebenen Niederschläge der beiden Fällungen werden mit je etwa 20 ccm konz. Salpetersäure ($d = 1{,}6$)

übergossen, kräftig aufgekocht, vereinigt, erneut aufgekocht und eingeengt. Der oxydierte Schwefel schwimmt nun in ganz kleinen Partikelchen in Form graugrünlicher Körnchen (die Entstehung größerer Klumpen ist durch kräftiges Aufkochen zu verhindern) an der Oberfläche der lebhaft kochenden Salpetersäure, die dann möglichst heiß durch das zum Filtrieren der ersten und zweiten Fällung benutzte Glasfilter gegossen wird. Die wenigen, auf dem Filter befindlichen Niederschlagspartikelchen gehen dabei völlig in Lösung. Dann wird das Filter so lange zunächst mit angesäuertem, dann mit neutralem Wasser nachgespült, bis dieses neutral durchläuft. Die ganz klare, durch Kupfer grün gefärbte Lösung wird möglichst stark eingeengt, mit Wasser verdünnt und mit Ammoniak unter Verwendung von Bromkresolpurpur als Indicator neutralisiert. Die Endbestimmung mit Dithizon erfolgt genau so, wie dies unter 2 β bei Urin beschrieben ist.

2. Veraschung im halbgeschlossenen System. Am besten eignen sich 200—300 ccm fassende Duranglas-, bei Dauerbetrieb besser Quarzkolben, die am Kolbenhals mit Normalschliff versehen sind. In diesen wird ein mit entsprechenden Schliffen versehener Schlangenrückflußkühler aus Jenaer Glas eingefügt, der dicht oberhalb des Schliffs einen Dreiwegehahn mit weiter Bohrung besitzt. Dieser gestattet es, wenn man die Säure vertreiben will, eine direkte Verbindung nach außen hin herzustellen, um den Kühler auszuschalten. In den Kühleraufsatz mündet seitlich eine durch einen einfachen Hahn absperrbare Eingußöffnung. Es empfiehlt sich, den Kühler eher etwas überdimensioniert zu wählen, um eine sichere Kondensation der Säuredämpfe auch bei starker Erhitzung zu gewährleisten. Bei Verwendung von Duranglaskolben sind besser Babobleche zu benutzen, während bei Verwendung von Quarzkolben diese direkt mit der Flamme erhitzt werden können. Es wird nun zunächst wie unter 1. beschrieben verfahren. Der Kolbeninhalt wird 12—24 Stunden kräftig erhitzt. Während dieser Zeit ist der Kühler eingeschaltet. Die Säuredämpfe werden im Kühler kondensiert und die Säure tropft wieder in den Kolben zurück. Dann wird durch Drehen des Dreiwegehahns der Kühler ausgeschaltet und der Kolbeninhalt auf 1—2 ccm eingeengt. Sollte die Aschelösung sich wider Erwarten noch schwärzen, so müssen nach Abkühlung des Kolbens erneut 5—10 ccm rauchender Salpetersäure und etwas Perhydrol zugefügt werden. Dann wird weiter erhitzt. Bleibt der Inhalt klar, so wird das Analysengut aus dem Kolben mit destilliertem Wasser, dem einige Tropfen konz. Salpetersäure zugefügt sind, unter leichtem Erwärmen aufgenommen und ist dann zur Schwefelwasserstoffällung fertig. Die weitere Verarbeitung erfolgt dann wieder wie unter 1. In allen Fällen, in denen die Ausgangsblutmenge nicht mehr als 10 ccm beträgt, kann auf die Schwefelwasserstofffällung verzichtet und die Aschelösung nach Neutralisation mit Ammoniak und Verdünnung mit bidestilliertem Wasser direkt ausgeschüttelt werden.

Während der Drucklegung dieser Arbeit wurden von SCHMITT und BASSE (3) Versuche veröffentlicht, die es gestatten, auch größere Blutmengen *ohne* Schwefelwasserstoffällung zu verarbeiten. Die Veraschung geschieht entweder in der oben beschriebenen Weise mit Salpetersäure und Wasserstoffsuperoxyd oder aber im Bombenofen im geschlossenen Rohr nach CARIUS. Letztere Methode erfordert nach den Angaben von SCHMITT und BASSE zwar einige Erfahrung, gestattet jedoch in kürzerer Zeit (6—8 Stunden bei 250° C) die Veraschung zu vollenden. In beiden Fällen wird die Salpetersäure entfernt, der rostrote Ascherückstand in etwa 7 ccm konzentrierter Salzsäure (spezifisches Gewicht 1,19) durch längeres Erwärmen gelöst, dabei das Eisen in Ferrichlorid übergeführt, das, da es sich um konzentrierte Salzsäure handelt, als Ferriwasserstoffsäure ($HFeCl_4 + aq$) vorliegt. Nach dem Erkalten wird diese komplexe Eisenverbindung durch mehrmaliges Schütteln (2—3mal) mit je 50 ccm Äther aus der salzsauren Lösung völlig entfernt. Das Blei wird in konzentrierter Salzsäure als Bleichlorid-Komplexverbindung von der Formel $\frac{Cl'^2}{Pb\,Cl'_4}$ gelöst; es ist in dieser Form durch Schwefelwasserstoff nicht fällbar und geht nicht in den Äther über. Die salzsaure Lösung ist nach dem Ausschütteln mit Äther farblos geworden und darf nach Zusatz von einigen Tropfen Salzsäure nicht mehr gelb werden; andernfalls muß die Ätherextraktion wiederholt werden. Die salzsaure Lösung wird nun abgetrennt. Um die letzten Spuren von Äther zu entfernen, wird die gleiche Menge Äther zugesetzt, wodurch das Bleichlorid aus seiner Komplexverbindung gelöst wird und in seine ionisierte Form übergeht, und der eventuell noch vorhandene Äther abgetrennt. Die salzsaure Lösung wird nun neutralisiert und in der gewöhnlichen Weise ausgeschüttelt. SCHMITT und BASSE fanden die einpipettierten Bleimengen in nahezu theoretischen Werten wieder. Ich habe mich in einigen orientierenden Versuchen von der Richtigkeit der Angaben der Verfasser überzeugen, umfangreichere Erfahrungen jedoch noch nicht sammeln können. Man wird dieses Verfahren auf alle die Fälle beschränken können, in denen von 20 ccm Blut und mehr ausgegangen wird. In gleicher Weise kann bei der Bleibestimmung in stark eisenhaltigen Stühlen und Organen (s. unten) vorgegangen werden.

ε) *Bleibestimmung im Kot.*

Zur quantitativen Bleibestimmung im Kot geht man zweckmäßigerweise so vor, daß man den Stuhl auf Stechbecken, die nicht besonders gereinigt zu werden brauchen, absetzen läßt. Dabei ist darauf zu achten, daß die Patienten schon einige Tage vor Entnahme der Stuhlprobe den Genuß von Konserven jeder Art und mit Schrot geschossenen Wildes meiden, sowie keine Arzneimittel rectal erhalten; insbesondere dürfen keine meist wismuthaltigen Hämorrhoidalzäpfchen gegeben werden. Aus dem in die Stechbecken abgesetzten Kot wird aus der Mitte des Konvoluts, wo der Stuhl mit den Wänden des Stechbeckens nicht in Berührung gekommen ist, mit einem bleifrei gemachten Spatel eine Probe entnommen, die auf bleifreien PETRI-Schalen in dünner Schicht ausgestrichen wird. Die Probe wird auf dem Sandbad, mit einem Filtrierpapier bedeckt, bis zur Gewichtskonstanz getrocknet. 1—2 g Trockensubstanz werden eingewogen, in einen Zerstörungskolben gebracht und behandelt wie Blut. Auch hier ist die Veraschung im halbgeschlossenen System mehr zu empfehlen. Mit 30 ccm rauchender Salpetersäure und 5 ccm Perhydrol ist in der weitaus überwiegenden Zahl der Fälle in 6—8 Stunden die vollständige Mineralisation beendet. Eine Schwefelwasserstoffällung ist nur in ganz wenigen Fällen, in denen der Stuhl ausnehmend viel Eisen enthält, notwendig. Normalerweise kann die Stuhlaschelösung bereits im Zerstörungskolben nach Einengung auf 1—2 ccm mit Wasser verdünnt und dann mit Ammoniak unter Zuhilfenahme von Bromkresolpurpur als Indicator neutralisiert und dann ausgeschüttelt werden. Dies erfolgt in allen Einzelheiten genau so, wie unter Urin beschrieben ist.

ζ) *Bleibestimmung in Organen.*

Auch zur Bestimmung von Blei in Organen ist die Dithizonmethode sehr geeignet. Infolge ihrer hohen Spezifität und Empfindlichkeit ist die Verarbeitung von Organen ebenso einfach wie beim Stuhl.

Man geht am besten so vor, daß sofort bei der Sektion bzw. Operation, ohne daß die Gewebe erst abgespült werden, eine Probe entnommen und in einem kleinen Gefäß, am besten einer weithalsigen, bleifrei gemachten Glasstopfenflasche, aufbewahrt wird. Nach Abspülen der Organprobe mit bidestilliertem Wasser wird diese auf PETRI-Schalen flach ausgebreitet und auf dem Sandbad bzw. im Trockenschrank bei etwa 90° C bis zur Gewichtskonstanz getrocknet. Größere Organteile werden zweckmäßigerweise vorher noch kleingeschnitten. Von der Organtrockensubstanz werden 1—2 g eingewogen, in Zerstörungskolben überführt und behandelt wie Blut und Kot. Die Veraschung dieser Menge, die zur Bleibestimmung voll ausreicht, ist in 6—8 Stunden in fast allen Fällen beendet. Die Weiterbehandlung erfolgt wie bei der Stuhlanalyse. Nur in vereinzelten Fällen ist es nötig, vor allem bei der Verarbeitung von Milz und Leber (bei Stauungshyperämien), die evtl. großen Eisenmengen durch eine Schwefelwasserstoffällung (vgl. Blut) abzutrennen.

Bei der Verarbeitung von Knochen, in dem meist größere Bleimengen enthalten sind, genügt 0,5—1,0 g der Trockensubstanz. Hierdurch vermindert sich die Menge der Kalksalze, die bei der Neutralisation der klaren Aschelösung leicht ausfallen. Durch vermehrten Zusatz von Natriumcitrat kann auch hier — wie bei der Ammoniakfällung des Urins — eine Trübung der zum Ausschütteln fertigen Lösung vermieden und diese blank gemacht werden.

Die Verarbeitung größerer Organmengen empfiehlt sich nicht. Der Säureverbrauch und die Veraschungsdauer steigen, auch stellen sich dann infolge des vermehrten Salzgehalts der Aschelösungen Schwierigkeiten bei der Neutralisation vor dem Ausschütteln durch Auftreten von Trübungen ein. Eine Ausnahme bietet die Verarbeitung von Teilen des Zentralnervensystems, vor allem des Gehirns, in dem sich nach unseren bisherigen Erfahrungen meist nur sehr geringe Bleimengen finden. Hier empfiehlt es sich, von etwa 5 g Trockensubstanz auszugehen.

ϑ) *Einzelheiten zur Dithizonreaktion.*

Ausnahmsweise treten bei einzelnen Bestimmungen Schwierigkeiten auf, die durch besonders ungünstige Umstände bedingt sind. Zunächst sei die Frage von Störungen durch reichliches Vorhandensein von Wismut besprochen. Hierzu ist zu bemerken, daß ich selbst bei der Ausführung von weit mehr als 3000 Analysen bisher nur einmal den störenden Einfluß von Wismut zu beobachten Gelegenheit hatte. Ich glaube deshalb, daß diese Frage für die Praxis nur von geringer Bedeutung ist. Immerhin wird immer wieder darauf hingewiesen, daß die exakte Isolierung des Bleis von Wismut so sehr schwierig und wichtig sei (vgl. CRUSE und SCHUBERT, S. 243; SCHMIDT und Mitarbeiter).

H. FISCHER und G. LEOPOLDI (1) (S. 91) gaben bereits einen Weg an, in Gegenwart von Zinn und Wismut, ohne jede weitere Trennung, das Blei quantitativ zu bestimmen, sofern die Menge dieser Metalle die zu bestimmenden Bleimengen nicht mehr als um das 2—3fache übersteigt. In Gegenwart von Zinn wird, wie in allen anderen Fällen, bis zum Verschwinden der Rotfärbung extrahiert. In Gegenwart von Wismut wird bis zum Auftreten der Wismutfärbung (orange) extrahiert, was deutlich zu erkennen ist. Die Extraktion des Bleis läßt sich quantitativ *vor* der des Wismut ausführen. Die gefärbte organische Phase wird oft (3—4mal) mit einer 1%igen Kaliumcyanidlösung gewaschen, bis die überstehende wäßrige Phase farblos bleibt. Dann wird mit destilliertem Wasser nachgewaschen. Der Zinn- bzw. Wismutdithizonkomplex wird durch die Kaliumcyanidlösung zersetzt; das freiwerdende Dithizon geht als gelbes Alkalisalz in die wäßrige Phase über.

Tabelle 10.

Angewandt γ Pb	Neben Sn bzw. Bi in γ	Gefunden γ Pb	Fehler
48,6	91 Sn	50,5	+ 1,9
48,6	52 Sn	50,0	+ 1,4
48,6	26 Sn	49,0	+ 0,4
48,6	13 Sn	49,0	+ 0,4
48,6	109 Bi	50,5	+ 1,9
48,6	85 Bi	49,0	+ 0,4
48,6	51 Bi	48,0	— 0,6
24,3	109 Bi	25,5	+ 1,2
24,3	85 Bi	24,0	— 0,3
24,3	81 Bi	25,5	+ 1,2

Die von FISCHER und LEOPOLDI (1) (s. Tabelle 9) erhaltenen guten Ergebnisse konnten BEHRENS und TAEGER (S. 291) durch eigene Versuche bestätigen. TOMPSETT und ANDERSON konnten sogar bei Anwesenheit der 10fachen Wismutmenge noch 10 γ Blei exakt bestimmen. Zudem sind von WILLOUGHBY, WILKINS und KRAEMER, HORWITT und COWGILL sowie von J. H. HAMENCE (2) weitere Möglichkeiten zur Trennung von Blei und Wismut gegeben. HAMENCE z. B. führt die Trennung auch in Gegenwart von Eisen mittels Pyridin und Ammoniumrhodanid in schwach saurer Lösung aus.

Der von J. KRAUS bemängelte störende Einfluß von dreiwertigem und auch zweiwertigem Eisen, das sich an der Luft leicht oxydiert, beruht auf Oxydation des Dithizons, die auch dann eintritt, wenn das Eisen als Ferrocyanid vorliegt. Abhilfe schafft die ein für allemal vorgeschriebene Reduktion des Analysengutes durch Hydroxylaminhydrochlorid, die vor Zusatz des Dithizons erfolgen muß [vgl. auch H. FISCHER und G. LEOPOLDI (1)].

Auch die Beständigkeit der Farbe der organischen bleidithizonathaltigen Phase gab Anlaß zur Kritik (vgl. J. S. WASSERMANN und J. B. SSUPRUNOWITSCH und E. LEDERER (S. 367). Die Wichtigkeit der Klärung dieser Frage veranlaßte mich zu Untersuchungen, die F. LICHTENEGGER durchführte und die folgende Ergebnisse hatten: Bei der hohen Oxydierbarkeit des Dithizons kam am ehesten die oxydierende Wirkung des Lichtes als Ursache des beobachteten Verblassens der Farbintensität in Frage. Wir gingen nun so vor, daß eine Reihe von 20-γ-Werten frisch ausgeschüttelt und ihre Extinktion sofort photometrisch bestimmt wurde. Ein Teil der Lösung wurde in mit Korkstopfen verschlossenen Röhrchen in einen oben offenen Kasten auf dem Labortisch, ein anderer Teil in einem Reagensglasgestell ans Fenster in die Sonne gestellt. Eine dritte Serie wurde in einem Reagensglasgestell, vor direkter Sonnenbestrahlung geschützt, auf dem Labortisch einen Tag lang aufgestellt. Dabei ergaben sich für die Extinktionskoeffizienten die nebenstehenden Kurven.

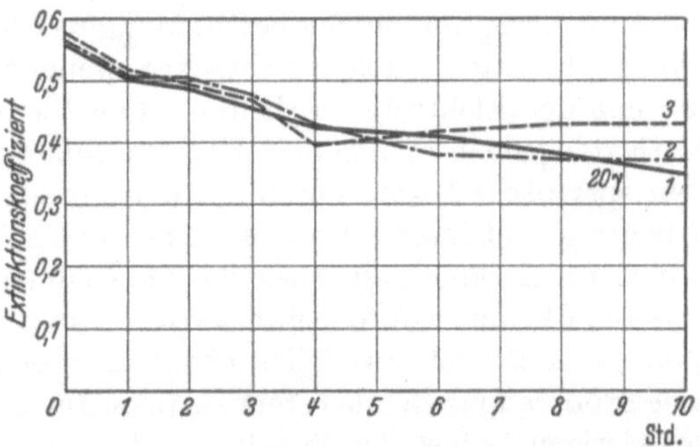

Abb. 3. Belichtet, Luftabschluß.

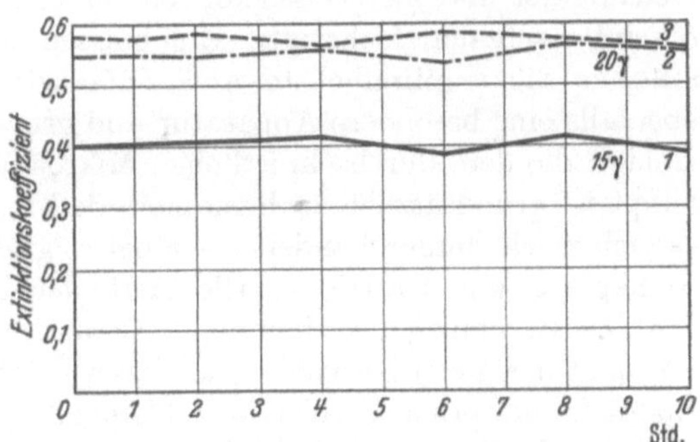

Abb. 4. Unbelichtet, Luftabschluß.

Abb. 3 und 4. Einfluß des Lichtes auf Bleidithizonatlösungen.

Die belichteten Lösungen zeigen einen deutlichen Abfall des Extinktionswertes, ein Effekt, der durch die oxydierende Wirkung des Sonnenlichtes bedingt sein dürfte und durch Schütteln der Lösung mit Luft noch verstärkt werden kann. Die unbelichteten, in dem Kasten aufbewahrten Lösungen bleiben völlig unverändert. Die geringen Schwankungen der Kurven sind auf Fehler beim Colorimetrieren zurückzuführen. Schüttelt man die unbelichteten Röhrchen längere Zeit mit Luft, so ist ebenfalls eine, wenn auch geringere Verminderung der Extinktionskoeffizienten zu beobachten. Die im diffusen Licht des Labors aufbewahrten Lösungen zeigten erst nach einigen Stunden einen Extinktionsabfall, die zwischen dem der im Sonnenlicht stehenden und der unbelichteten Röhrchen lag. Im Sommer ist der Effekt übrigens stärker ausgeprägt als im Winter. Verstärkt wird die Veränderung der Farblösungen übrigens, wenn sie nicht genügend vom überschüssigen Dithizon befreit worden sind. Das ungebundene Dithizon oxydiert zuerst; die Farbänderungen treten dann sehr viel schneller und intensiver auf.

Aus diesen Beobachtungen ergaben sich folgende Schlußfolgerungen: Kann man nicht unmittelbar nach dem Ausschütteln die colorimetrische bzw. photometrische Auswertung durchführen, so sind die Lösungen am besten in geschlossenen, zur Verhinderung von Luftzutritt bis zum Rande gefüllten Röhrchen vor Licht geschützt aufzubewahren. Farbänderungen der organischen Phase sind dann nicht zu befürchten. Ein Steigen der Extinktionskoeffizienten kann übrigens eintreten, wenn die Lösungen offen und zu warm aufbewahrt werden. Es verdunstet dann Tetrachlorkohlenstoff, die Lösung konzentriert sich, die Farbtöne werden dunkler. Bei Zimmertemperatur von 20° C konnte nach

3 Stunden eine wesentliche Verdunstung von Tetrachlorkohlenstoff und eine Farbänderung nicht festgestellt werden.

Zusammenfassung.

Legt man sich nach dem im vorigen Abschnitt Besprochenen die Frage vor, welcher Methode nach dem heutigen Stand des Wissens der Vorzug zu geben ist, so ist folgendes zu sagen: Handelt es sich um die Bestimmung größerer Bleimengen bis herab zu 1 mg Blei, so ist gegen die Anwendung der Chromatmethode — gleichgültig, ob die Endbestimmung oxydometrisch oder titrimetrisch mittels Diphenylcarbacid erfolgt, nichts einzuwenden. Das gleiche gilt für die Methoden, die mit der Elektrolyse arbeiten. Für Bleimengen unter 1 mg Blei sind diese Methoden jedoch zu ungenau. Hier verdient vor allem die noch empfindlichere und sehr spezifische Dithizonmethode den Vorzug, die bei genügend gründlicher Einarbeitung und ihrer relativ einfachen und schnellen Durchführbarkeit bei einem Mindestmaß benötigter Ausgangsmaterialmenge von jedem in der Mikroanalyse geübten Chemiker durchgeführt werden kann. Die spektrographischen Methoden sind grundsätzlich zweifellos ebenfalls geeignet; immerhin benötigen sie doch eine größere und ziemlich teure Apparatur und besondere Erfahrungen auf dem schwierigen Gebiet der Spektrographie, wenn sie den hohen Anforderungen an Genauigkeit und Zuverlässigkeit entsprechen sollen. Für Bestimmung im Blut scheint nach den bisherigen Ergebnissen die polarographische Methode TEISINGERs die empfindlichste und einfachste zu sein. Sie erfordert allerdings ebenfalls eine besondere Apparatur und große Erfahrung auf polarographischem Gebiet, die dem durchschnittlichen Mikroanalytiker meist fehlen dürfte. Überhaupt ist grundsätzlich zu bemerken, daß in jedem Fall — um welche Methode es sich auch immer handelt — längere gründliche praktische Erfahrung notwendig ist, um derartig subtile Methoden einwandfrei zu handhaben und zu exakten Ergebnissen zu kommen. Derartige Untersuchungen müssen nach wie vor zunächst noch besonders auf diesem Gebiet geschulten und eingearbeiteten Speziallaboratorien vorbehalten bleiben. Da das Blei ubiquitär ist, besteht ständig die Gefahr, daß durch unbemerktes Verschmutzen der Analysen die Resultate verfälscht werden bzw. durch Nichtbeachtung scheinbar belangloser Kleinigkeiten mehr oder weniger erhebliche Verluste entstehen. Besondere Beachtung ist auch den Entnahmevorschriften bei der Gewinnung des Analysenmaterials zu schenken, da hier bereits Fehler gemacht werden können, die den Wert der ganzen Bestimmungen illusorisch machen. Es ist eine alte Erfahrung, daß neue Methoden, mögen sie auch noch so oft und genau im Modell- und Einzelversuch erprobt sein, bei der praktischen Anwendung im Serienversuch häufig versagen und jede neue Methodik diese Feuerprobe erst bestehen muß, ehe sie sich durchsetzen kann. Ich begrüßte es daher, als sich mir die Gelegenheit bot, im praktischen Großversuch die neuerarbeitete Dithizonmethode zu erproben.

Die von uns angewandte Methodik gestattete ein rasches Analysieren, bei dem Störungen nicht auftraten. Die von uns angegebene Methodik hat sich auch in der Praxis bewährt.

III. Blei- und Calciumphosphatstoffwechsel.

Über den Mineralstoffwechsel bei Bleivergiftung ist — bis auf das genauer untersuchte Verhältnis zwischen Blei und Calcium und den Phosphaten des

Organismus — nur wenig bekannt. Die vereinzelten, bisher vorliegenden Arbeiten widersprechen sich in ihren Angaben sehr.

CELCOV fand den Blutkaliumgehalt bei Bleivergiftung erhöht. V. HENRIQUES und S. L. ØRSKOV stellten im akuten Versuch bei Kaninchen nach intravenöser und peroraler Bleidarreichung eine Abnahme des Kaliumgehaltes der Erythrocyten bis zu 75% des Ausgangswertes, bei gleichzeitiger Schrumpfung dieser Zellen fest. Die Erythrocyten scheinen dabei für Natrium durchlässig zu werden. L. MASCHBITZ und F. URJEWA fanden an Kaninchen, daß es nach Einverleibung von Blei zu einer ausgesprochenen Desorganisation des Kalium- und Calciumstoffwechsels kommt. Das Blei führte nicht nur zu einer Störung der Verwertung von Kalium und Calcium, sondern auch zu einer Störung der Assimilation selbst. Nach BISCHOFF und MAXWELL beeinflußt Blei den Calciumgehalt stark, während CELCOV nur unbedeutende Veränderungen feststellen konnte; nur während der Bleikolikanfälle sei der Blutcalciumspiegel vermehrt. Nach PEREGUD sinkt der anorganische Phosphor bei Bleivergiftung im Blut ab, steigt dagegen während der Bleikoliken hoch an. Nach DAUWE sind bei Bleivergiftung die Blutchloride vermehrt. Ob die im Tierversuch gewonnenen Werte ohne weiteres auf die Verhältnisse beim Menschen übertragen werden können, scheint mehr als zweifelhaft. Bei dem engen Zusammenhang zwischen Blei und Calcium und Phosphaten ist anzunehmen, daß sich hier die gleichen Vergleichsschwierigkeiten ergeben, wie sie NOËL-PATON und Mitarbeiter, W. BERGMANN, BARKUS und BALDONEY u. a. bei Tierversuchen über den Calciumphosphatstoffwechsel nachweisen konnten. Die Arbeiten von AUB, MINOT, FAIRHALL und REZNIKOFF, sowie von BEHRENS und BAUMANN deckten interessante Parallelen zwischen dem Verhalten des Bleis einerseits und dem Calcium und den Phosphaten andererseits im Organismus auf. Daß das Calcium im Knochen durch andere Elemente mit ähnlicher Reaktion ersetzt werden kann, war schon lange bekannt (vgl. J. KÖNIG; F. LEHNERT; H. STÖLTZNER). Auch das Blei gehört hierzu. Nach den Feststellungen von AUB und Mitarbeitern bildet das Blei im Organismus genau wie das Calcium ein unlösliches Carbonat und ein unlösliches Phosphat. Letzteres gehört zu den wenigen unlöslichen Phosphaten, die mit den meisten chemischen Verbindungen nicht reagieren (AUB, FAIRHALL, MINOT, REZNIKOFF, S. 29). Über den Mechanismus der Ablagerung des Bleis in Depots ist genau wie über die Deponierung des Calciums nicht alles bis ins einzelne geklärt. Nach Auffassung der amerikanischen Autoren (S. 42) (vgl. auch FAIRHALL und SHAW) kreist das Blei im Blut in Form eines kolloidalen Bleiphosphats und wird in den Depots als tertiäres Bleiphosphat abgelagert, das gegenüber p_H-Schwankungen außerordentlich empfindlich ist. Weitere Aufklärungen brachten die Arbeiten von BEHRENS und BAUMANN, die mit der Methode der Autohistoradiographie unter Verwendung eines aktiven Bleiisotops sichtbar machen konnten, daß das injizierte Blei sich am stärksten subepiphysär an den langen Röhrenknochen, in der subperiostalen Zone der Röhrenknochen und der Rippen, in der Knorpelknochengrenze der Rippen und in den Randzonen der Sternalsegmente ablagert, während Knochenmark und Compacta des Knochens wie auch die knorpligen Teile völlig bleifrei blieben. In fetalen Knochenanlagen war die Bleispeicherung am intensivsten in den subperichondralen, enchondralen und endesmalen Verknöcherungszonen, d. h. überall da, wo bekanntlich die Calciumanlagerung im embryonalen, wachsenden und reifenden Knochen stattfindet. Nach GYÖRGY ist die subepiphysäre Schicht des Knochens als „Kalkspeicher" und „erstes Etappenmagazin des Kalkhaushaltes" besonders beim wachsenden Organismus anzusehen. Hiermit lassen sich die Befunde von DANKWORTT und JÜRGENS sowie WEYRAUCH in Einklang bringen, die den relativ höchsten Bleigehalt in Hirndecke und Rippenknochen gegenüber den langen Röhrenknochen feststellten, was nach BEHRENS und BAUMANN (S. 254) durch die relativ große Fläche der subperiostalen Zone von Schädelkalotte und Rippen, bezogen auf die Masse der Compacta der betreffenden Knochen, zu erklären sein dürfte.

Interessant sind hier vielleicht noch die Feststellungen von G. RUTISHAUSER, P. FARVARGER und M. QUELOZ, daß die durch Blei verursachte Osteopathie (entsprechend einer exogenen Ostitis fibrosa) sich anscheinend dem KÖLLIKER-POMMER-VON RECKLINGHAUSENschen Gesetz unterordnet und sich vor allem an den mechanisch besonders stark beanspruchten Knochenteilen (Kiefer, Femur, Epiphysen, Knochenansätze) entwickelt, d. h. also an Stellen, an denen sich ständig physiologische Umbauvorgänge abspielen.

Wenn FAIRHALL und SHAW zunächst annahmen, daß das Blei das Calcium im Knochen allgemein ersetzen könne, so konnten BEHRENS und BAUMANN wahrscheinlich machen, daß es sich am stärksten in der schmalen, epiphysären Zone des Knochens ablagert, die vom Blei sowohl an jugendlichen wie erwachsenen Knochen bei der Ablagerung so eindeutig bevorzugt wird, daß daraus zu schließen ist, daß es sich möglicherweise um eine *chemisch andere* Calciumphosphatverbindung handelt, als in der Compacta und das Blei nur diese Verbindung ersetzt. Diese Auffassung läßt sich auch zwanglos mit den Feststellungen von KRAMER-SHEAR in Einklang bringen, die im neugebildeten Knochengewebe, in frisch verkalktem Knorpel, jungem Callus und in dystrophischen Verkalkungen einen anderen Calciumphosphorquotienten fanden als im fertigen Knochen. Ob diese, im akuten Versuch gewonnenen Feststellungen auch für die chronische Vergiftung ohne weiteres Geltung haben, bleibe dahingestellt. Beachtung verdienen in diesem Zusammenhang auch die Beobachtungen von F. TIMM (2), der mit seiner bekannten histochemischen Methode feststellte, daß bei der akuten experimentellen Vergiftung das Blei vorwiegend subperiostal und in der Umgebung der HAVERSschen Kanäle grob abgelagert wird, während sich das sog. „normale Blei" fast nie subperiostal findet. Die Ablagerung des normalen Bleis ist nach den Feststellungen dieses Autors sehr wechselnd und der Verfasser ist geneigt, diese sehr vielfältigen Zustandsbilder der Bleiablagerung mit den vielfachen Umbauvorgängen im Knochen in Verbindung zu bringen.

Das nach der Auffassung von AUB und Mitarbeitern als tertiäres Phosphat in den Depots abgelagerte Blei ist hinsichtlich seiner Löslichkeit äußerst empfindlich gegen Aciditätsschwankungen des Organismus. Dabei ist es gleichgültig, ob diese nach der sauren oder alkalischen Seite hin erfolgen. Es sei deshalb anzunehmen, daß derartige Schwankungen eine wesentliche Rolle spielten beim Auftreten sog. Bleikrisen, wie sie bei Bleivergifteten im Verlauf akuter interkurrenter Infektionen bzw. nach Auftreten eines acidotischen Zustandes beobachtet wurden. Daß Stoffwechselstörungen überhaupt eine nicht unwichtige Rolle bei der Bleimobilisation spielen, schloß M. SHIE lediglich auf Grund aufmerksamer klinischer Beobachtung. AUB und Mitarbeiter (S. 225) folgerten daher, daß ganz allgemein Störungen des Calciumstoffwechsels zur Bleimobilisation führen müßten. Wegen des experimentell gesicherten gleichsinnigen

Verhaltens von Blei und Calcium empfahlen sie, zur *Fixation* eine *positive Kalkbilanz herbeizuführen,* während eine *negative Bilanz* die *Bleiausscheidung begünstige.*

Schon bei oberflächlicher Durchsicht der Literatur findet man, daß anscheinend recht verschiedene Maßnahmen — Gaben von Jodkali, Säuren, Alkalien-Calciumentzug (FAIRHALL, AUB und Mitarbeiter), Parathormon (HUNTER und AUB, TEISINGER, J. und B. ŠVESTKA), Vigosterol (FLYNN und SMITH), Bestrahlungen (PINCUSSEN), Mineral- und Schwefelwässer (vgl. FLURY, S. 1646) usw. — vermehrend auf die Bleiausscheidung wirken, wobei ein lediglich diuretischer Effekt als Ursache hierfür wenig wahrscheinlich ist (vgl. hierzu auch LITZNER, WEYRAUCH und BARTH). Daß alle diese Maßnahmen in einem Punkt übereinstimmen und einen im wesentlichen gleichen Effekt haben — nämlich eine Störung des Calciumphosphatstoffwechsels und dadurch eine Bleimobilisation verursachen — hoffe ich in den nachfolgenden Abschnitten wahrscheinlich machen zu können.

Mobilisationsversuche.

a) Fixation von Blei.

Entsprechend den Vorstellungen von FAIRHALL, AUB und Mitarbeitern wurde zur Erzielung einer positiven Kalkbilanz eine alkalische Gemüsekost mit Milch und zusätzlicher Kalkzufuhr zu therapeutischen Zwecken bei Bleivergifteten empfohlen, um eine Bleidepotbildung herbeizuführen. E. LESCHKE und CH. LITZNER, WEYRAUCH und BARTH konnten zeigen, daß es unter derartigen Versuchsbedingungen tatsächlich zu einer Bleiretention kam. Neuerdings wurden diese Befunde auch von A. SCHRETZENMAYR und G. BAUER scheinbar bestätigt. Bei der Nachprüfung dieser Befunde kamen F. SCHMITT und H. TAEGER zu einem gegensätzlichen Ergebnis. Wir versuchten seinerzeit bei zwei Patienten mit stark ausgebildeten Bleivergiftungssymptomen sofort nach ihrer Aufnahme ins Krankenhaus durch derartige, die Kalk- und Bleiretention begünstigende Maßnahmen das kreisende Blut zu fixieren. Außer einer alkalischen kalkreichen Kost wurde noch peroral und intravenös Kalk zusätzlich verabfolgt. Das täglich zugeführte Flüssigkeitsvolumen blieb mit 1500 ccm stets gleich. Es war seinerzeit noch völlig unbekannt, inwieweit die Bleiausscheidung durch wechselnde Flüssigkeitsaufnahme verändert wurde. Wie berechtigt diese Beschränkung auf eine bestimmte Flüssigkeitsmenge war, erwiesen die vor kurzem erschienenen Untersuchungen von SCHMITT und BASSE (4), die nachweisen konnten, daß

Tabelle 11.

Name	Entnahmezeit	Blut γ-% Pb	Plasma mg-% Ca	Plasma mg-% Gesamtphosphor	Erythrocyten mg-% Ca	Erythrocyten mg-% Gesamtphosphor
Fu.	7^{00}	16	9,8	22,4	8,1	34,0
	10^{00}	40	6,8	16	3,0	52,0
	13^{00}	183	7,9	15,1	9,0	32,0
	16^{00}	12	8,7	14,1	7,0	28,0
Ge.	7^{00}	60	9,0	15,0	6,6	34,2
	10^{00}	240	10,0	10,4	7,6	37,8
	13^{00}	150	12,5	19,3	11,2	49,6
	16^{00}	116	10,0	15,6	5,6	18,9
	19^{00}	52,5	11,0	8,2	2,8	52,4
Lie.	7^{00}	28	11,2	17,0	7,2	34,6
	10^{00}	128	12,0	15,4	4,0	42,4
	13^{00}	112	10,8	15,1	8,2	38,6
	16^{00}	66	10,0	14,8	7,0	24,3
	19^{00}	24	11,4	19,2	3,2	36,8

Die Gipfelwerte liegen etwa zur Zeit der größten Urinausscheidung.

schon beim Normalen durch reichliche Getränkegaben (VOLHARDscher Wasserstoß) der Blutbleispiegel erheblich beeinflußt wird. Die Versuchspersonen erhielten 1 Liter dünnen Tee unmittelbar nach der Nüchternblutentnahme um 7 Uhr. Einige dieser Versuche seien hier wiedergegeben. (Siehe Tabelle 11).

Der durch die „bleifixierenden Maßnahmen" verursachte starke Anstieg des Blutbleispiegels und der Urinbleiausscheidung ist in den Abb. 5 und 6 gezeigt.

Wie ist nun dieser scheinbar allen unseren Vorstellungen widersprechende Befund zu erklären? Tatsächlich liegen die Verhältnisse, die zur Calciumretention und damit auch zu einer Fixierung des Bleis führen, wesentlich verwickelter. Daß Calciumzufuhr bei Säuglingen und auch älteren Kindern zu einer Calciumretention führt, ist seit längerem

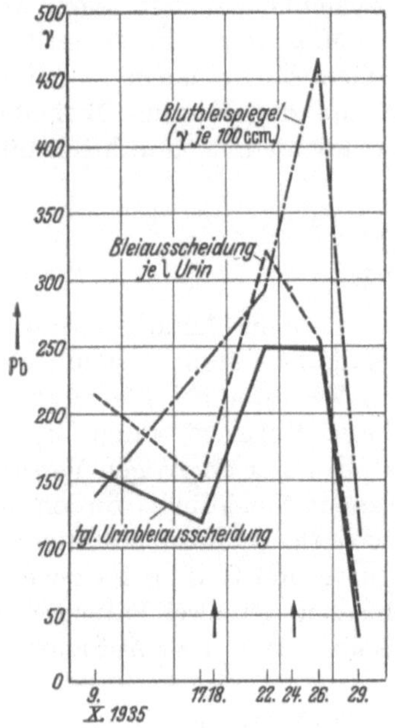

Abb. 5. Urinbleiausscheidung und Blutbleispiegel bei Fall 2. Alkalische Gemüsekost, täglich 10 ccm 20%ige Calciumgluconatlösung intravenös und 20 Kompretten Calcium lacticum per os vom 18. bis 24. 10.

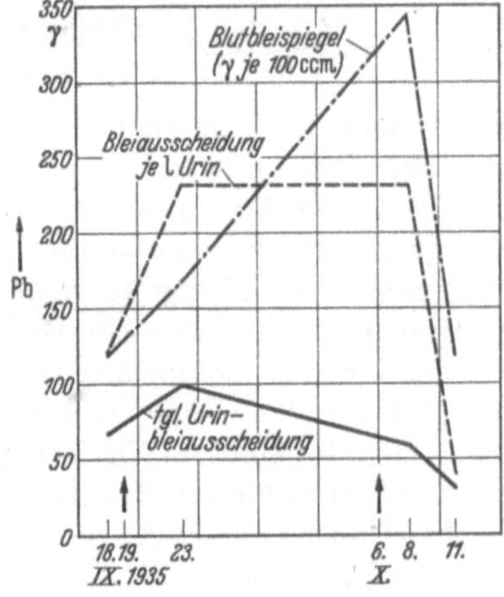

Abb. 6. Urinbleiausscheidung und Blutbleispiegel bei Fall 1 unter alkalischer Gemüsekost und 10 ccm 20%iger Calciumgluconatlösung intravenös sowie 20 Kompretten Calcium lacticum per os täglich vom 19. 9. bis 6. 10.

bekannt (vgl. SCHABAD, SCHLOSS). VOORHOEVE (vgl. auch SINDLER) konnte auch beim Erwachsenen durch große Calciumgaben vorübergehend eine verstärkte Calciumspeicherung erzielen. Nach den Arbeiten von HETÉNYI, W. HEUBNER und P. RONA, JUNGMANN und SAMTER und G. HECHT ist anzunehmen, daß nach subcutanen Injektionen gelöster Calciumsalze das Calcium kurze Zeit später im Skelet gespeichert wird. Nach GYÖRGY (S. 1579) ist eine dauernde Kalkretention allerdings nur bei gleichzeitiger Phosphatzuführung zu erreichen, die bei der obigen Versuchsanordnung offenbar ungenügend war. Wie wichtig das Verhältnis von Calcium und Phosphat für die Retention dieser Elemente ist, ergibt sich aus den Arbeiten von BERTRAM, INGLE, DIBBELT, HART und STEENBOCK, ORR, HOLT, WILKINS und BOONE u. a. Verschiebt sich der Calciumphosphatquotient in der Nahrung stark zugunsten des einen oder anderen Faktors, so verschlechtert sich die Retention des in zu geringer Menge vorhandenen Elements. Der Organismus entnimmt sogar nötigenfalls seinen Reserven die nötigen Calcium- bzw. Phosphatmengen, um das durch überschüssige

Zuführung des einen Elements entstandene Mißverhältnis auszugleichen, wobei häufig negative Bilanzen des zu viel zugeführten Stoffes, in unserem Fall also des Calciums, entstehen (P. GYÖRGY, S. 1580), woraus sich unschwer die von uns (SCHMITT und TAEGER) beobachtete Bleimobilisierung erklären ließe.

Hinzu kommt noch, daß es durchaus nicht gleichgültig ist, in welcher Form der Kalk zugeführt wird. Anorganische Calciumsalze haben eine acidotische Wirkung (über die Wirkung von Azidose auf die Calciummobilisierung s. S. 505, 506) mit Emporschnellen der Wasserstoffionenkonzentration, der intermediären Säuren, der Ammoniakkonzentration im Urin und Verminderung der Alkalireserve (vgl. P. GYÖRGY, S. 1580). Gleiche Wirkungen sind *auch bei parenteraler Zufuhr* anorganischer Kalksalze beobachtet worden (vgl. HOLLÓ und WEISS). Nach den Ergebnissen von F. SCHMITT und W. BASSE begünstigt auch die intravenöse Verabreichung von Calciumgluconat die Ausfuhr saurer Valenzen. Die dadurch erzeugte Azidose setzt — wie sich dies auch bei jeder anderen Azidose findet — zwangsläufig die intermediären Neutralisationsmechanismen in Gang, wobei es zu Transmineralisationen, Auslösung von Calcium aus dem Skelet, bei lang dauernder Calciumchloridzuführung z. B. zu einer allgemeinen Porose des Gesamtskelets kommt (vgl. ÉTIENNE). GYÖRGY warnt daher vor zu hohen therapeutischen Kalkzusätzen, da sie keine günstige, eher eine entkalkende, rachitogene Wirkung haben (vgl. hierzu auch WEISER und ZAITSCHEK).

AUB und Mitarbeiter (S. 225) bestimmten die normale tägliche Mindestcalciumausscheidung im Urin bei calciumarmer Diät mit 235 mg Ca und halten die entsprechende Ergänzung der ausgeschiedenen Menge durch zusätzliche Zufuhr für ausreichend, während GYÖRGY (S. 1566) diese Menge mit 400—500 mg Ca ansetzt. L. BRULL setzt den täglichen Calciumbedarf des Menschen mit 8,2 mg/kg, den täglichen Phosphorbedarf mit 13,9 mg/kg (d. h. also für einen 70 kg schweren Menschen 457 mg Ca und 973 mg P) an. Neuerdings hat AUB (2) seine Ansichten revidiert. Er erhält 0,5—1,0 g Calcium zur Aufrechterhaltung des Gleichgewichts für nötig. 2 g Ca täglich bedeuteten bereits eine hohe Einfuhr. 0,5—1,0 g Ca entsprechen 11,2 g Calciumgluconat und 7,7 g Calciumlactat. Dabei ändert sich der Calciumspiegel im Blut nach *peroraler* Medikation nur wenig. Die in unserem Versuch (SCHMITT und TAEGER) sowie die von LESCHKE, LITZNER, WEYRAUCH und BARTH, SCHRETZENMAYR und BAUER zugeführte Kalkmenge ist wesentlich größer, so daß es unter den geschilderten Umständen sehr wohl infolge ungenügender Phosphatzufuhr zu einer negativen Kalkbilanz und zu einer Bleimobilisierung kommen konnte. Die von SCHRETZENMAYR und BAUER empfohlene massive Kalkzufuhr ist für Therapiezwecke danach völlig abzulehnen (vgl. zu dem experimentellen Teil der Arbeit dieses Verfassers noch die Äußerung von E. HESS und L. ZEPPMEISEL und meine Entgegnung auf den klinischen Teil der Arbeit). Abgesehen von diesen Überlegungen dürfte die Verabreichung einer alkalischen Kost, die zu p_H-Änderung im Organismus führt, ebenfalls zu einer Bleimobilisierung führen (vgl. hierzu auch S. 497 u. 506). Die Forderung, zur Calciumretention eine alkalische Kost zu geben, beruht wohl weniger auf dem Gedanken, wirklich eine Alkalisierung des Organismus zu erreichen, als vielmehr gleichsam die Alkalireserve des Körpers zu verstärken, denn der Ca-retinierende Alkalieffekt besteht im wesentlichen in der Einsparung der sonst zur Säureabsättigung und Säureausscheidung intermediär gebrauchten Kalk- und Phosphatmengen.

b) Wirkung von calciumreicher und calciumarmer Kost.

α) Calciumreiche Kost. Auf im wesentlichen ähnlichen Vorgängen dürfte die von uns (SCHMITT und TAEGER) bei einem schwer und einem leicht Bleivergifteten beobachtete *bleimobilisierende* Wirkung einer reichlichen Kalkzufuhr beruhen. Das normale Verhältnis zwischen Calcium und Phosphaten wird dadurch gestört.

Tabelle 12.

Datum	Ca mg in Speisen und Getränken + intravenös täglich	Urin Pb γ		Bemerkungen
		täglich ausgeschieden	pro Liter	
21. 11.	Ca-arme Kost	45	43	
22. 11.	+ 10 g Ca	34	39	
23. 11.	lact. per os	38	36	
24. 11.	täglich	33	38	
25. 11.		29	37	
26. 11.	1902	59	53	Ca-gluconat
27. 11.	1892	35	32	intravenös
28. 11.	1882	74	73	10 ccm der
29. 11.	1872	56	57	20%-Lösung
30. 11.	1892	44	53	täglich
1. 12.	1912	52	52	
2. 12.	1922	45	50	
3. 12.	1872	47	76	
4. 12.	1852	79	71	
5. 12.	1912	70	70	
6. 12.	1912	57	68	
7. 12.	1932	56	65	
8. 12.	1872	76	95	
9. 12.	1922	110	135	
10. 12.	1912	125	111	
11. 12.	1902	128	180	
12. 12.	1882	122	164	
13. 12.	1912	62	98	
14. 12.	1932	93	70	
15. 12.	1852	70	92	Ca-gluconat
16. 12.	1902	96	102	intravenös
17. 12.	1710	100	108	abgesetzt
18. 12.	1710	108	123	
19. 12.	Normale	98	119	
20. 12.	Klinikskost	84	90	
21. 12.		74	78	
22. 12.		65	56	

Unsere Versuchsbedingungen waren damals folgende: Als Grundkost verwandten wir eine nach den Vorschlägen von FAIRHALL, AUB und Mitarbeitern vorwiegend aus Brot, Fleisch, Leber, Kartoffeln, Makkaroni, Reis, Tomaten und Obst bestehende Kost mit einem durchschnittlichen täglichen Kalkgehalt von 250—400 mg Ca. Dazu wurden große Dosen von Calcium, zum Teil intravenös als Calciumgluconat, zum Teil peroral als Calcium lacticum-Kompretten (à 0,5 g) verabreicht. Die tägliche Flüssigkeitszufuhr betrug während der Versuchsdauer gleichbleibend 1500 ccm Wasser.

Vom 21.—25. 11. bewegte sich die tägliche Bleiausscheidung zwischen 29 und 45 γ, also innerhalb normaler Werte. In 4400 ccm Urin werden in den ersten 5 Tagen insgesamt 179 γ Blei ausgeschieden. Nach Einsetzen der intravenösen Calciuminjektionen am 26. 11. steigt die Urinbleiausscheidung an. In der zweiten Fünftageportion vom 26.—30. 11. werden in 5200 ccm Urin 268 γ Blei ausgeschieden, vom 1.—5. 12. in insgesamt 4800 ccm Urin 293 γ Blei, vom 6.—10. 12. in 4500 ccm Urin 424 γ Pb, vom 11.—15. 12. 475 γ Blei in 5200 ccm. Nach Absetzen der intravenösen Calciuminjektionen am 16. 12. steigt die Urinbleiausscheidung noch einmal an. Vom 16. bis 20. 12. werden in 4600 ccm Urin 486 γ Blei ausgeschieden. Dann sinkt die Bleiausscheidung in den beiden Folgetagen schnell ab. Vergleicht man hierzu die entsprechenden

Tabelle 13. Blutwerte.

Datum	Pb γ-% Vollblut	Pb γ in		Mineralanalysen in Millimol							
		Plasma von 100 ccm Blut	Ery. von 100 ccm Blut	Cl		Na		K		Ca	
				Pl.	Ery.	Pl.	Ery.	Pl.	Ery.	Pl.	Ery.
26. 11.	267	129	138	109	41	108	29,6	4,7	82	3,6	0,11
3. 12.	382	134	248	107	60	123	44,5	5,85	91	3,6	0,96
9. 12.	422	201	221	101	54,3	123,5	43,2	5,2	82	2,8	0,98

Blutwerte (Tabelle 13), so ergeben sich hier ebenfalls interessante Veränderungen. Die Steigerung des Blutbleispiegels ist sehr ausgiebig. Vor allem in den Erythrocyten nimmt am 3. 12. der Bleigehalt stark zu, während die Bleivermehrung im Plasma erst am 9. 12. eintritt. Der Chlorgehalt des Plasmas fällt, das Erythrocytenchlor steigt. In beiden Fraktionen steigt das Natrium, während Kalium sich nur unwesentlich verändert. Die Veränderungen des Calciumgehaltes des Plasmas sind relativ gering. Die Erythrocyten reichern sich dagegen stark mit Calcium an. Der Calciumgehalt verneunfacht sich bei gleichzeitigem Steigen des Bleigehaltes! Möglicherweise bestehen hier direkte Beziehungen zwischen Erythrocytenblei und Erythrocytencalcium.

Zusammenfassend ist also hervorzuheben, daß bei Ca-reicher Kost und gleichzeitiger intravenöser Calciumgluconatinjektion bei ziemlich gleichbleibender Urinmenge die Bleiausscheidung und der Blutbleispiegel steigen. Der an sich sehr niedrige Ca-Gehalt der Erythrocyten verneunfacht sich.

Schmitt und Basse (1) stellten an Gesunden fest, daß intravenöse Gaben von Ca-Gluconat nur wenig Wert für die Ca-Depotbildung haben. Nur 33—34,6% werden ausgenützt, der Rest ausgeschieden. Es ist zu vermuten, daß in dem vorstehend wiedergegebenen Versuch die Ca-Anreicherung in den Erythrocyten vorwiegend auf das zu der Ca-armen Kost zusätzlich peroral verabreichte Calcium lacticum zu beziehen ist. Daß perorale Ca-Gaben tatsächlich zu einer — mindestens vorübergehenden — Ca-Anreicherung führen [vgl. hierzu auch J. C. Aub (2)] ist durch eine größere Anzahl von in ihren Ergebnissen übereinstimmenden Untersuchungen sichergestellt (vgl. Rothlin, E. Hesse und Ch. Brandt, A. Aschi, D. Greenburg, J. Apitzch, S. Freemann, E. R. Kent und A. C. Ivy). Auch in den Organen kommt es zu Ca-Anreicherung (Riesser und Salomon). An *Normalen* stellten Schmitt und Basse (2) nach intravenöser Ca-Injektion und peroralen Kalkgaben ebenfalls eine Blutbleispiegelerhöhung und vermehrte Urinbleiausscheidung fest. Gleichzeitig mit der Pb-Mobilisation beobachteten sie im Plasma wie im Gewebe eine Vermehrung der Gesamtphosphorfraktion bei unbeeinflußtem anorganischen Phosphor. Es besteht also eine gleichsinnige Beziehung zwischen Ca-Spiegel und Gesamtphosphor des Körpers als körpereigener und dem Blei als körperfremder Substanz. Dabei

Tabelle 14.

Name	Intravenös injiziertes Kalkpräparat	Entnahmezeit	Blut γ-% Pb	Plasma mg-%		Erythrocyten mg-%	
				Ca	Gesamtphosphor	Ca	Gesamtphosphor
Herz.	Calcium-Sandoz 20%	7^{00}	20	10,0	15,0	6,4	28,0
		10^{00}	180	18,0	12,4	8,6	52,4
		13^{00}	280	14,0	4,8	2,4	48,6
		16^{00}	190	12,0	6,8	4,8	47,2
		19^{00}	170	11,0	8,0	4,3	24,3
Schä.	Calciumglutaminat Homburg forte	7^{00}	35	11,0	6,9	6,2	40,2
		10^{00}	300	18,0	7,3	10,5	33,9
		13^{00}	390	13,2	8,4	4,0	30,4
		16^{00}	280	9,3	10,4	5,0	39,7
		19^{00}	120	12,0	8,4	3,6	42,9

Der Blutbleispiegelanstieg ist überraschend hoch; er erreicht Werte, wie man sie sonst nur bei Bleivergiftung sieht. Der Blutbleispiegel bleibt länger als 12 Stunden erhöht. Der bekannte, nach intravenösen Injektionen zu beobachtende Anstieg der Kalkwerte in den Erythrocyten und im Plasma ist flüchtiger.

dürfte die Phosphorvermehrung im Blut im Sinne einer Regulierung des Verhältnisses Ca/P (vgl. den vorstehenden Abschnitt) aufzufassen sein.

Sehr deutlich wird dies in den Tagesprofilen (Tab. 14), die von SCHMITT und BASSE (4) an Normalpersonen gewonnen wurden. Zwei dieser Versuche sind vorstehend wiedergegeben. Einmal erhielten die Versuchspersonen unmittelbar nach der Nüchternblutentnahme 10 ccm 20%iges Calciumgluconat Sandoz, ein zweites Mal Calciumglutaminat Homburg forte, das 240 mg Ca entspricht, intravenös.

Das Ergebnis ist wie die Tabelle 14 zeigt ganz eindeutig.

β) Wirkung von calciumarmer Kost. Bei *Normalen* untersuchten F. SCHMITT und W. BASSE (2) die Wirkung einer nach AUB, FAIRHALL, MINOT, REZNIKOFF (S. 99) bleimobilisierenden Ca-armen Kost. Sie fanden eine Ausschwemmung des Bleis ins Blut, eine vermehrte Urinbleiausscheidung und eine Verschiebung des Gesamtphosphorspiegels zugunsten des Plasmas, d. h. im wesentlichen die gleichen Vorgänge wie bei Calciumzufuhr, wenngleich quantitativ geringer.

Tabelle 15. Wirkung von Calciumentzug.

Datum	Pb γ täglich ausgeschieden	Ca mg täglich in Speisen und Getränken zugeführt	Ca mg täglich zusätzlich	Ca mg Gesamtaufnahme täglich
28. 12.	34	übliche	20 Kom-	
29. 12.	36	Klinikkost	pretten	
30. 12.	32		Calc. lact.	
31. 12.	38		per os	
1. 1.	58	390	1532	1922
2. 1.	76	360	1532	1892
3. 1.	74	380	1532	1912
4. 1.	88	390	1532	1922
5. 1.	82	330	1532	1862
6. 1.	75	340	1532	1872
7. 1.	100	400	—	400
8. 1.	147	380	—	380
9. 1.	108	390	—	390
10. 1.	133	410	—	410
11. 1.	84	350	—	350
12. 1.	54	380	—	380
13. 1.	83	360	—	360
14. 1.	125	380	—	380
15. 1.	119	360	—	360
16. 1.	127	390	—	390
17. 1.	80	420	—	420
18. 1.	75	380	—	380
19. 1.	112	400	—	400

Bei einem schwer bleivergifteten Mann konnten wir (vgl. SCHMITT und TAEGER) den gleichen Befund, nur viel eindrucksvoller, erheben.

Wir gingen hier zunächst von der üblichen Klinikkost aus, zu der täglich noch 20 Kompretten Calc. lact. per os verabfolgt wurden. Dabei wurden vom 28. bis 31. 12. in 3300 ccm Urin insgesamt 140 γ Blei ausgeschieden. Dann gingen wir auf calciumarme Kost über, behielten aber, um unangenehme Reaktionen bei dem Patienten zu verhüten, die Calciumzulage zunächst bei. Trotzdem stieg die Urinbleiausscheidung auf das Doppelte an. Vom 1.—4. 1. wurden in 2700 ccm Urin 296 γ Blei ausgeschieden.

Daß die im vorliegenden Fall beobachtete Bleimobilisierung auf die Calciumentziehung zurückzuführen ist, zeigt die Tatsache, daß zunächst trotz fortgesetzter peroraler Calciumzufuhr eine Verdoppelung der Bleiausscheidung erfolgt.

Nach Absetzen auch der zusätzlichen Calciumzufuhr schnellt die Urinbleiausscheidung erneut in die Höhe und beträgt vom 7.—10. 1. in 3100 ccm 518 γ Blei, sinkt dann vom 11.—14. 1. auf 346 γ Blei in 3200 ccm Urin und steigt vom 15.—18. 1. erneut auf 401 γ Blei in 3250 ccm Urin.

Aus diesen Befunden wird man schließen dürfen, daß man mit an sich gegensätzlichen Maßnahmen — Calciumzufuhr wie auch Calciumentziehung — hinsichtlich der Bleimobilisation gleichsinnige Ergebnisse erzielt. Offenbar kommt es dadurch im Organismus zu *Umlagerungen* des Calcium- und Phosphatbestandes, welche eine Bleimobilisierung nach sich ziehen.

c) Wirkung von Säuerung und Alkalisierung.

AUB, FAIRHALL, MINOT, REZNIKOFF (S. 98 und 181) zeigten, daß Salzsäure, Phosphorsäure und Ammoniumchlorid bleimobilisierend wirken. Die stärkste Wirkung erreichten sie unter calciumarmer Diät bei gleichzeitigen Gaben von Phosphorsäure bzw. Ammoniumchlorid. Dieser Befund wurde zum Teil von BEHRENS und BAUMANN bzw. von LITZNER, WEYRAUCH und BARTH bestätigt. Derartige Säuerungsmaßnahmen haben jedoch auf den Calcium- und Phosphatbestand eine recht wesentliche, den Knochen entkalkende Wirkung (vgl. Salzsäure: R. STEHLE, M. H. GIVENS und L. B. MENDL, M. H. GIVENS, K. GOTO; Phosphorsäure: R. BERG). Nach Säuerung ist eine vermehrte Calcium- und Phosphatausscheidung im Urin zu beobachten, während die Kotausscheidung dieser Mineralien vermindert wird. Dabei verschlechtert sich die Gesamtcalcium-Phosphatbilanz des Organismus (vgl. hierzu GERHARDT und SCHLESINGER, SHOHL und SATO, HOPMANN). Es kommt dadurch zu einer verstärkten Auslaugung von Knochensalzen. Auch indirekte Säuerung durch hohe Kochsalz- (vgl. J. GYÖRGI, J. NOVI, L. HELLWIG), Fett- (vgl. CZERNY und KELLER) und Fleischzufuhr kann durch endogen bedingte Veränderungen der Wasserstoffionenkonzentration infolge einer intermediär entstehenden Azidose die Kalk-Phosphatbilanz verschlechtern, wobei eine Zunahme des freien Phosphors im Blut beobachtet wurde (s. LAWACZEK, BYRON). Auch Entzündungsvorgänge und Fieber führen bekanntlich zu einer Säuerung des Organismus mit entsprechenden Transmineralisationen.

SCHMITT und TAEGER konnten in zwei übereinstimmenden Versuchen die bereits von AUB und Mitarbeitern nachgewiesene bleimobilisierende Wirkung der Säuerung durch Ammonchlorid bestätigen. Der eine Versuch sei nachstehend wiedergegeben.

Tabelle 16.

Datum	Ca mg täglich in Speisen und Getränken	Pb γ täglich im Urin ausgeschieden	Urin p_H	Bemerkungen
11. 11.	285	63	6,9	
12. 11.	270	56	6,8	
13. 11.	290	66	6,5	
14. 11.	265	60	6,0	
15. 11.	280	83	5,8	Ca-arme Sauerkost + 6 g Ammonchlorid täglich
16. 11.	270	135	5,1	
17. 11.	260	178	4,8	
18. 11.	250	152	5,2	Sauerkost und NH_4Cl abgesetzt
19. 11.	1630	74	6,0	
20. 11.	1590	77	6,5	
21. 11.	1480	45	6,9	

Tabelle 17.

Datum	Pb γ-% Vollblut	Pb γ in		Mineralanalysen in Millimol							
		Plasma von 100 ccm Blut	Ery. von 100 ccm Blut	Cl		Na		K		Ca	
				Pl.	Ery.	Pl.	Ery.	Pl.	Ery.	Pl.	Ery.
12. 11.	79	37	42	104	80	112	27	4,9	87,5	2,56	1,95
16. 11.	115	52	63	107	80	92	7,2	6,4	78,5	2,2	1,4
20. 11.	53	22	31	110	91,8	89,5	11,6	13,3	91	2,85	3,0

Die unter Vollblut eingetragenen Zahlen sind durch Addition der Werte der beiden nächstfolgenden Spalten ermittelt.

Die tägliche Bleiausscheidung steigt mit Einsetzen der Säuerung ganz rapid an; gleichzeitig traten Koliken auf. Der Abfall der Bleiwerte zur Norm erfolgt ziemlich prompt. Der Bleianstieg im Blut betrifft beide Fraktionen ziemlich gleichmäßig. Das Chlor nimmt in Plasma und Erythrocyten zu, das Natrium ab. Das Plasmakalium steigt, das Erythrocytenkalium sinkt. Die ausgeprägtesten Veränderungen finden sich im Calciumgehalt von Plasma und Erythrocyten, der in beiden Fraktionen sinkt. Dieser Befund ist mit der oben wiedergegebenen Auffassung über die entkalkende Wirkung der Säuerung zwanglos in Einklang zu bringen.

Eine weitere Bestätigung dieses Befundes konnte ich in letzter Zeit erbringen. Auch durch Fieber läßt sich eine Säuerung des Organismus, dabei eine Erhöhung der Bleiausscheidung und des Blutbleispiegels erzielen. Ein derartiger Versuch sei nachstehend wiedergegeben.

Es handelte sich um einen 39jährigen Mann, der an einer langsam fortschreitenden multiplen Sklerose leidet und bei dem zu Therapiezwecken eine Fieberkur mit Pyriferinjektionen durchgeführt wurde. Am Tag vor Beginn der Kur wurde Blutbleispiegel und Urinblei untersucht und am nächsten Tag in der gleichen Weise nach Injektion von 500 Einheiten Pyrifer, die einen Fieberanstieg bis zu 40,6° C verursachten, Blut- und Urinblei bestimmt.

Tabelle 18. Bleimobilisation durch Fieber.

Datum	Urinmenge in 24 Stunden	Pb γ ausgeschieden im Urin	Blut Pb γ-%	Bemerkungen
2. 4.	1520	5,7	38	
3. 4.	1730	16	42	
4. 4.	1080	59 (γ Pb/Liter)	46	Vor der Injektion morgens 8 Uhr 500 Einheiten Pyrifer
		87 (γ Pb/Liter)	147	Abends 17 Uhr bei 40,9° C
5. 4.	1980	25	103	

Ein zweiter Versuch mit einem Mann mit progressiver Paralyse verlief gleichsinnig.

Die Ausschläge sind natürlich quantitativ geringer als bei Bleivergifteten. Der Wirkungsmechanismus des Fiebers bei der Bleimobilisation dürfte im wesentlichen derselbe sein wie bei Säuerung des Organismus.

Nach Verabreichung von Alkalien sollte man einen der Säurewirkung entgegengesetzten Effekt, mithin eine calciumretinierende und bleifixierende Wirkung erwarten. Dies scheint für kleine Alkalidosen zuzutreffen (vgl. hierzu: Dubois und Stolte, Bernhardt, Greenwald, Bogert und Kirkpatrick, Shol und Sato). Tatsächlich wurde nach kleinen Alkalidosen eine Verminderung der Calcium- und Phosphatausscheidung im Urin, dagegen eine vermehrte Ausscheidung im Kot festgestellt (vgl. auch Zucker, Stewart und Haldane, Hopmann). Der wesentliche Effekt dürfte dabei — wie gesagt — in einer Einsparung der sonst zur Säureabsättigung und Säureausscheidung intermediär gebrauchten Kalk- und Phosphatmengen bestehen.

Großer Alkaliüberschuß — z. B. in Form großer Dosen von Natriumbicarbonat — verursacht beim Gesunden gewisse Calciumverluste, die allerdings nicht die nach Säuregaben beobachteten quantitativ erreichen (vgl. hierzu Givens und Mendel, A. Sato). Hiermit stimmen die Befunde von Aub und Mitarbeitern, Litzner, Weyrauch und Barth, Schachnowskaja und Schmitt und Taeger gut überein, die alle eine bleimobilisierende Wirkung hoher Natriumcarbonatdosen feststellen konnten. Das übereinstimmende Verhalten von Blei einerseits und Calcium und Phosphaten andererseits ist verblüffend.

Außerdem dürfte die sowohl bei der Säuerung wie Alkalisierung des Organismus auftretende p_H-Änderung und die damit verbundene bessere Löslichkeit des im Organismus deponierten Bleiphosphates eine nicht unwesentliche Rolle spielen (vgl. FAIRHALL und SHAW).

d) Die Wirkung von Parathormon und dem Calcinosefaktor A T 10.

Daß durch Injektion von Parathormon Blei mobilisiert werden kann, wurde bereits von COLLIP (zit. nach HUNTER und AUB) und HUNTER und AUB festgestellt. TEISINGER und ŠVESTKA konnten diese Befunde nicht bestätigen. Wahrscheinlich waren bei den Versuchen dieser Autoren die angewandten Hormonmengen (nur 20 Einheiten Parathormon) zu gering bzw. über zu lange Zeit verteilt.

In eigenen Versuchen (SCHMITT und TAEGER) erhielten wir die gleichen Ergebnisse wie die Amerikaner. Auch nach peroraler Medikation des Calcinosefaktors (A T 10) konnten wir eine Bleimobilisierung feststellen, Versuche, die meines Wissens bisher noch nicht unternommen wurden und die am ehesten mit denen von FLINN und SMITH zu vergleichen sind, die mit bestrahltem Ergosterin (Vigosterol) bei Katzen die Bleiausscheidung durch den Darm stark steigern konnten.

Über das Verhalten des Calciums und der Phosphate unter Parathormon und A T 10 liegt eine größere Anzahl von Arbeiten vor, deren wesentliche Ergebnisse, soweit sie für die vorliegende Frage wichtig sind, kurz zusammengestellt seien.

Parathormon bewirkt eine Calciummobilisation; dabei kommt es zu einem Abfall des Gesamtphosphors. Durch die Ausschüttung des Calciums aus den Depots sinkt der Kalium-Calciumquotient ab (F. HOFF). Bei Überdosierung des Parathormons wurde eine Entkalkung des Skelets infolge der Calciummobilisierung beobachtet (vgl. W. R. GROVE und H. W. C. VINES, HOFF und HOMANN, wobei es zu einer negativen Calciumbilanz (vgl. HUNTER) kommt. Gleiche Vorgänge wurden klinisch bei Tumoren der Nebenschilddrüsen — vor allem Epithelkörperchenadenomen — festgestellt (vgl. BARR, BULGER und DIXON, SNAPPER, SILBERBERG, MANDL, WESTHUES, HUNTER und AUB). Bei verstärkter Nebenschilddrüsentätigkeit erfolgt eine verstärkte Calcium- und Phosphatausscheidung im Urin. Das ausgeschiedene Calcium stammt aus dem Knochen; das zur Deckung der erhöhten Phosphatausscheidung nötige Phosphat wird nicht nur aus dem Knochen, sondern auch aus der Gewebsflüssigkeit mobil gemacht (vgl. FULLER, BAUER, ROPES und AUB). Im Endzustand entwickelt sich eine deutliche Azidose (vgl. TAYLOR, BREHME und GYÖRGY). Dabei verläuft die Reaktion im Organismus nach Parathormonüberdosierung in zwei Phasen: Zunächst Calciumanstieg im Blut, dadurch Sinken des Kalium-Calciumquotienten und Verminderung der Alkalireserve: In der zweiten Phase tritt eine genau umgekehrte Wirkung ein (s. HOFF und HOMANN). Eine Verminderung der Alkalireserve wurde übrigens von FULLER, BAUER, ROPES und AUB nicht festgestellt. Auf die unterschiedliche Wirkung beim Menschen wurde bereits von GYÖRGY (S. 1562) hingewiesen. Der durch Parathormoninjektionen ausgelöste hypercalcämische Symptomenkomplex konnte übrigens von COLLIP durch Gaben von Calciumchlorid und saurem Natriumphosphat nachgeahmt werden.

Unter A T 10 ist unter normalen Bedingungen eine Vermehrung der Calcium- und Phosphatretention nicht festzustellen. Unter hohen Dosen kommt es — wie beim Parathormon auch — zu einer negativen Calcium- und Phosphatbilanz, auch nach A T 10 ist eine Hypercalcämie, dadurch ein Absinken des Kalium-Calciumquotienten festzustellen (vgl. HOFF). Teilweise wurde eine antagonistische Wirkung zum Parathormon festgestellt: Der Phosphatspiegel im Blut steigt; bei Überdosierung kommt es später zu einer Alkalose (vgl. CHR. KROETZ, HANDOWSKY, LIÈGEOIS). Die bei geeigneter Dosierung zu beobachtende Verkalkungszunahme im Knochen kann durch gleichzeitige Zuführung von Parathormon aufgehoben werden, während Organverkalkungen dadurch verstärkt werden (s. HOFF und HOMANN).

In unseren eigenen Versuchen (SCHMITT und TAEGER), ließen wir die bisherige, zu der calciumarmen Grundkost zusätzlich verabfolgte perorale Calciumdarreichung während des Parathormonversuches bestehen, um Veränderungen in dem einmal erreichten Calciumgleichgewicht des Organismus durch plötzlichen Calciumentzug zu verhindern.

Tabelle 19. Parathormon 60 E. am 7. 1. früh.

Datum	Ca mg in Speisen und Getränken	Pb γ im Urin täglich ausgeschieden	Pb γ Vollblut	Blut in Millimol									
				Pb γ	Pb γ	Cl		Na		K		Ca	
				Pl.	Ery.	Pl.	Ery.	Pl.	Ery.	Pl.	Ery.	Pl.	Ery.
4. 1.	1750	39											
5. 1.	1750	38											
6. 1.	1750	44											
7. 1.	1750	95	28	8	20	101	54,2	142	29,4	3,9	116	2,1	0,8
8. 1.	1720	78	8,35	26	27,5	104	67	125	28	5,1	117	3,2	0,74
9. 1.	1690	58											
10. 1.	1495	70											
11. 1.	1495	60											
12. 1.	1475	38											

Vom 4.—6. 1. wurden in 2520 ccm Urin insgesamt 121 γ Blei ausgeschieden. Am 7. 1. früh, vor der Parathormoninjektion betrug der Blutbleispiegel 28 γ-%, war also vollständig normal. Nach der Hormoninjektion verdoppelt sich die Urinbleiausscheidung und erreicht erst im Verlauf einiger Tage wieder die Norm. Vom 7.—9. 1. werden in 2560 ccm Urin 231 γ Blei, vom 10.—12. 1. in 2900 ccm Urin 168 γ Blei ausgeschieden. Auch der Blutbleispiegel steigt an, hält sich allerdings noch eben im Bereich des Normalen. Möglicherweise war er zur Zeit der Blutentnahme am 8. 1. früh bereits wieder im Sinken begriffen.

Das Mineralanalysenprofil ist zu Beginn der Versuche nicht ganz normal. Das Chlor ist in Plasma und Erythrocyten etwas erniedrigt, Natrium und Calcium etwas herabgesetzt, der Kaliumgehalt der Erythrocyten erhöht.

Nach der Injektion steigt das Plasmacalcium auf weit über normale Werte, während der an sich schon niedere Calciumgehalt der Erythrocyten noch weiter sinkt. Da der Kalkbedarf aus den Erythrocyten keinesfalls gedeckt werden konnte, muß hier also eine Mobilisierung des Calciums aus den Depots stattgefunden haben, was sich mit dem oben Gesagten ohne weiteres deckt. Der Chloranstieg in Plasma und Erythrocyten ist wahrscheinlich als Folge der bei der Parathormonverabreichung zu beobachtenden Bluteindickung aufzufassen, der Natriumverlust möglicherweise auf Rechnung saurer Stoffwechselschlacken zu buchen.

Auch nach Verabreichung des Calcinosefaktors konnten wir eindeutig eine Bleimobilisierung feststellen (Tabelle 20).

Die Serumcalciumwerte bei dem A T 10-Versuch betrugen am 12. 12. 10,6 mg-%, am 11. 12. 9,2 mg-%, am 12. 12. 7 mg-%, am 13. 12. 11,8 mg-% und am 14. 12. wiederum

Tabelle 20.

Datum	Ca mg in Speisen und Getränken täglich	Pb γ im Urin täglich ausgeschieden	Pb γ-% Vollblut	Im Plasma von 100 ccm Blut Pb γ	In den Ery. von 100 ccm Blut Pb γ	Blut in Millimol							
						Cl		Na		K		Ca	
						Pl.	Ery.	Pl.	Ery.	Pl.	Ery.	Pl.	Ery.
5.12.		56	39	13	26	100	60,4	114	35,5	4,85	83	2,8	0,29
8.12.	1740	71											
9.12.	1700	77											
10.12.	1720	64	84	34	50	102	59	140	37	5,75	94,5	2,64	0,48
11.12.	1690	72	94	48	47	107	107	145,5	40,8	3,78	118	4,3	0,78
12.12.	1690	88	95	45	53	107	65,5	126	36,8	13	97,5	4,3	2,8
13.12.	1670	80	98	47	57	98	56	106,5	29,6	3,7	120	3,54	0,9
14.12.	1690	102	104										

11,18 mg-%. Am 9. und 10. 12. wurden je 2 ccm A T 10 peroral verabfolgt. Am 11. 12. mußte das Mittel abgesetzt werden, da Durchfälle und kolikartige Leibschmerzen einsetzten, die erst am Folgetag verschwanden. Die Flüssigkeitszufuhr betrug, wie bei allen unseren Versuchen, in der fraglichen Zeit 1500 ccm täglich. Bei ziemlich unveränderten Urinmengen steigt die Urinbleiausscheidung deutlich an. Auch der Blutbleispiegel vermehrt sich kontinuierlich. Der Chlorgehalt der Erythrocyten erreicht übernormale Werte, um nach Absetzen des A T 10 prompt zur Norm abzufallen. Der Natriumgehalt in Plasma und Erythrocyten ist nahezu unbeeinflußt, der Kaliumgehalt der Erythrocyten dagegen erhöht. Am eindeutigsten wird das Blutcalcium beeinflußt: In beiden Fraktionen steigt es. Wie die Urinbleiausscheidung und der Blutbleispiegel bleibt die Calciumvermehrung noch über die Zeit der A T 10-Gaben hinaus bestehen. Auch hier ist wieder ein weitgehender Parallelismus zwischen dem Verhalten des Calciums und des Bleis im Organismus festzustellen.

Dabei ist die Wirkung des Parathormons und des A T 10 auf den Mineralhaushalt durchaus nicht in allen Punkten gleich. Der Chloranstieg in beiden Fraktionen ist nach beiden Mitteln zu beobachten; auch das Plasmacalcium erfährt in völlig gleicher Weise eine Vermehrung; nach Parathormon sinkt, nach A T 10 steigt der Calciumgehalt der Erythrocyten. Trotzdem kommt es in beiden Fällen zu einer Bleimobilisierung. Hieraus wird man schließen dürfen, daß es weniger auf die Richtung der Veränderung des Calciumgehalts ankommt, als vielmehr auf die Tatsache, daß es durch diese Mittel zu einer Umlagerung des Calciums kommt, welche von einer Bleimobilisierung begleitet ist.

e) Die Wirkung von Jodkali und Elityran.

Daß durch Jodkaligaben Blei mobilisiert werden kann, ist lange bekannt und immer wieder bestätigt worden. Eine übersichtliche Zusammenstellung über den Stand des ganzen Fragenkomplexes findet sich bei Flury (S. 1748). Nach den Versuchen von Aub, Fairhall und Mitarbeitern (S. 114) ist die Wirkung dem Jodion zuzuschreiben. Am wahrscheinlichsten ist eine Stoffwechselwirkung über die Schilddrüse. Auch hier bestehen enge Beziehungen zum Calcium-Phosphatstoffwechsel. Parhorn konnte bei Kaninchen durch Verfütterung von Schilddrüsensubstanz eine vermehrte Calciumausscheidung erzielen. Beim Menschen wurde eine starke Steigerung der Calcium- und Phosphatausscheidung durch Gaben von Schilddrüsensubstanz bzw. Thyroxin bei Normalpersonen erzielt, unter den pathologischen Bedingungen einer Funktionssteigerung der Schilddrüse ebenfalls eine vermehrte Calcium- und Phosphatausscheidung von Aub, Bauer, Heath und Ropes und Fuller, Bauer, Ropes und Aub festgestellt. PUPPEL und CURTIS fanden beim hyperthyreotischen Kranken eine vermehrte Calciumausscheidung, während bei Hypothyreosen eine Kalkretention nachzuweisen war. Bei Myxödem wurde eine Verminderung der Calcium- und Phosphatausscheidung beobachtet (vgl. hierzu MIZOKAMI und NISHIMURA). Nach den Untersuchungen dieser Autoren erfolgt die vermehrte Calcium-Phosphatausscheidung mit größter Wahrscheinlichkeit auf Kosten der Knochenmineralien. Dabei handelt es sich offenbar nicht um eine Verteilungsveränderung zwischen dem Calcium und Phosphat im Blut wie bei der tetanischen Hypocalcämie (Phosphatstauung) (vgl. hierzu GREENWALD und GROSS, McCALLUM und VOEGTLIN, SALVESEN, BEHRENDT), sondern um eine, durch starke Ausschläge in der Gesamtcalcium-Phosphatbilanz gekennzeichnete unmittelbare, nicht näher zu definierende Einwirkung der Schilddrüse auf die Ablagerung der Calciumsalze in den Knochen. Daß es durch Schilddrüsenwirkung zu einer Bleimobilisation kommt, nimmt unter diesen Umständen nicht weiter wunder. Auch wir (SCHMITT und TAEGER) konnten nach Jodkali eine Bleimobilisierung beobachten, wobei es gleichgültig war, ob die Versuchsperson wie vorher unverändert eine calciumarme oder aber calciumreiche Kost erhielt.

Tabelle 21. Jodkali.

Datum	Ca mg in Speisen und Getränken täglich		Pb im Urin ausgeschieden
Fall 1			
19. 1.			45
20. 1.	390	2 g KJ täglich per os	38
21. 1.	350		55
22. 1.	380		119
23. 1.	400		88
24. 1.	390		60
25. 1.	410		70
26. 1.	360		77
27. 1.	380		60
28. 1.	390		68
29. 1.			34
30. 1.			38
31. 1.			30
Fall 2			
28. 11.	1710	2 g KJ täglich per os	44
29. 11.	1750		48
30. 11.	1350		80
1. 12.	1350		50
2. 12.	1390		111
3. 12.	1380		58
4. 12.	1390		60

Die bleimobilisierende Wirkung der Jodkaligaben wird sowohl im Urin wie im Blutbleispiegel deutlich. Interessant ist das Verhalten der Mineralstoffe im Blut. Chlor und Natrium steigt in beiden Fraktionen, Kalium sinkt in Plasma und Erythrocyten in jedem Fall. Das Calcium des Plasmas vermindert sich, steigt dafür in den Erythrocyten stark an.

Tabelle 22. Blutwerte.

Datum	Pb γ-% Vollblut	Im Plasma von 100 ccm Blut Pb γ	In den Ery. von 100 ccm Blut Pb γ	Mineralanalysen in Millimol								Bemerkungen
				Cl		Na		K		Ca		
				Pl.	Ery.	Pl.	Ery.	Pl.	Ery.	Pl.	Ery.	
Fall 1												
20. 1.	79	27	52	104	39	117	31	5,4	87	3,8	0,1	
23. 1.	114	48	66	108	42,3	118	53,3	4,6	73	2,28	1,9	
27. 1.	117	47,2	70	107	39	116,5	35,5	3,8	83	2,2	0,34	
Fall 2												Grundumsatz
28. 11.	98,6	42	56,6	104	54	135	31,1	8,5	82	3,6	0,4	98%
4. 12.	127	58,4	68,6	108	60,4	145	35,4	4,85	81	2,8	1,22	107%

Vergleichen wir hierzu unsere Ergebnisse nach Verabreichung von Elityran, so zeigt sich hinsichtlich der Wirkung auf das Blei das gleiche Bild.

Durchaus antagonistisch beeinflußt ist dagegen der Mineralstoffgehalt des Blutes. Nach Elityran sinkt der Chlor- und Natriumgehalt in Plasma und Erythrocyten. Das Kalium steigt dagegen in beiden Fraktionen an. Das Plasmacalcium steigt und erreicht absolut so hohe Werte, wie wir sie nur nach Parathormongaben beobachteten, während der Kalkgehalt der Erythrocyten sinkt.

Hieraus wird man schließen dürfen: 1. Jodkali und Elityran haben hinsichtlich des Mineralstoffwechsels eine gegensätzliche Wirkung. Möglicherweise kann man diesen gegensätzlichen Effekt so erklären, daß durch Jodkali eine vermehrte, durch Elityran beim Schilddrüsengesunden eine verminderte Funktion der Schilddrüse ausgelöst wird. 2. Trotz dieses gegensätzlichen Verhaltens ist die Wirkung auf das Blei die gleiche: Es erfolgt eine Mobilisierung. Auch hier scheint es weniger darauf anzukommen, in welcher Richtung sich vor allem der Calciumgehalt zwischen Plasma und Erythrocyten einerseits und den Geweben (Knochen) andererseits ändert, als vielmehr auf die Tatsache, daß überhaupt eine Veränderung bzw. Umlagerung des Calcium- und Phosphatbestandes des Körpers erfolgt.

Tabelle 23.

Datum	Ca mg in Speisen und Getränken täglich		Pb γ im Urin täglich ausgeschieden
Fall 1			
23. 2.			34
24. 2.	380	2 Tabletten Elityran täglich	42
25. 2.	360		38
26. 2.	400		46
27. 2.	380		51
28. 2.	390		85
29. 2.	410		99
1. 3.	350		91
2. 3.	260		56
3. 3.	380		35
4. 3.	400		30
Fall 2			
11. 1.	1495	2 Tabletten Elityran täglich	60
12. 1.	1445		58
13. 1.	1475		49
14. 1.	1485		52
15. 1.	1465		54
16. 1.	1445		120
17. 1.	1465		72
18. 1.			26
19. 1.			34
20. 1.			38

Tabelle 24. Blutwerte.

Datum	Pb γ-% Vollblut	Im Plasma von 100 ccm Blut Pb γ	In den Ery. von 100 ccm Blut Pb γ	Mineralanalysen in Millimol								Bemerkungen
				Cl		Na		K		Ca		
				Pl.	Ery.	Pl.	Ery.	Pl.	Ery.	Pl.	Ery.	
Fall 2												Grundumsatz
13. 1.	32,5	8,5	24	115	70,4	139	29	6,3	87	2,2	0,50	103%
16. 1.	87,7	41,1	46,6	103	42,8	134	18,7	8,7	126	4,1	0,34	96%

f) Zusammenfassung.
(Therapie der Bleivergiftung.)

Faßt man das Ergebnis der im vorigen Abschnitt dargestellten Untersuchungen zusammen, so kommt man zu der Feststellung, daß alle die verschiedenen Maßnahmen, deren bleimobilisierende Wirkung schon lange bekannt ist, ein Gemeinsames haben: Sie führen sämtlich, wenn auch auf ganz verschiedenem Wege, zu Veränderungen im Mineralstoffwechsel, dessen sehr wichtiger Stellung bei der Bleivergiftung bisher doch wohl zu wenig Beachtung geschenkt worden ist. Wichtig erscheint mir auch die Feststellung, daß es weniger auf die Richtung der Veränderungen anzukommen scheint, in der die Umlagerungen in der Verteilung vor allem des Calciums und der Phosphate vor sich gehen, als die Tatsache, daß überhaupt jede Störung des Gleichgewichts dieser Ionen zur Bleimobilisierung führt. Die hieraus zu ziehenden Schlußfolgerungen hinsichtlich der Gewinnung des Analysenmaterials sollen in Abschnitt V abgehandelt werden. Abgesehen davon ergeben sich aber noch für die Therapie der Bleivergiftung wichtige Fingerzeige.

Der Gedanke von FAIRHALL, AUB und Mitarbeitern, zu versuchen, durch Herbeiführung einer positiven Kalkbilanz Blei zu fixieren, hat in der Praxis zu mancherlei Mißverständnissen geführt. Wenn — wie zuletzt von SCHRETZENMAYR und BAUER — „massive Kalkdosen" zur Behandlung der Bleivergiftung empfohlen werden, so wird nach dem Vorstehenden damit sicher keine Bleifixierung, sondern eine Bleimobilisation erreicht. Es bleibt nur noch zu erklären, warum immer wieder klinisch von einer wesentlichen Besserung berichtet wird (vgl. hierzu auch die im gleichen Sinne verwertbaren Blutbleiwerte von TEISINGER und ŠVESTKA). Die Erklärung hierfür ist wahrscheinlich weniger in der Kalkmedikation als in der Tatsache zu suchen, daß die betreffenden Patienten mit der Aufnahme im Krankenhaus aus dem bleigefährdenden Milieu herausgenommen werden und damit die weitere Bleizufuhr plötzlich abgestoppt wird. Beim Eindringen von Blei in den Organismus wird — selbst bei intravenöser Darreichung von Blei — dasselbe sehr schnell in den Depots (= Kalkdepots 1. Ordnung) abgelagert (vgl. hierzu die Befunde von BEHRENS und Mitarbeitern) und verschwindet schon nach einigen Stunden aus dem Blut. Dabei spielt auch die Dosis des einverleibten Bleis eine nicht unbeträchtliche Rolle (BEHRENS und BAUMANN). Der selbsttätige Regulationsmechanismus des Organismus macht das schädigende Agens also recht schnell unschädlich. Wie die Verhältnisse bei schwerer Bleivergiftung liegen, ist noch nicht ganz sicher geklärt. Sind die Depots gefüllt, so wird bei fortlaufender weiterer Zufuhr ein von der Größe der Aufnahme abhängiger, ständiger, in Richtung auf die Abscheidungsstellen zu verlaufender Bleistrom vorhanden sein. Mit dem plötzlichen Abstoppen der weiteren Zufuhr wird das kreisende Blei zunächst ausgeschieden. Dabei verschwinden die akuten Symptome, Blut-, Urin- und Kotbleispiegel sinken ab. Wurde dabei zufällig Calcium verabreicht, so wird dann dieser plötzliche, objektiv nachweisbare Abfall der Wirkung des Calciums zugeschrieben.

Nach Lage der Dinge bin ich überzeugt, daß die Entfernung aus dem bleigefährdeten Milieu allein zunächst genügt, um eine wesentliche Besserung herbeizuführen. Man wird gut tun, in allen Fällen darauf zu dringen, daß die weitere Bleizufuhr gestoppt wird. Daß die Bleidepots außerordentlich leicht mobilisierbar sind, vor allem bei schwer Bleivergifteten, ist bekannt. Daß der Organismus ständig bemüht ist, sich den jeweiligen Verhältnissen nach Möglichkeit anzupassen und das Ionengleichgewicht möglichst gleichmäßig zu erhalten, ist ebenfalls bekannt. Hierfür lassen sich auch manche unserer (SCHMITT und TAEGER) Versuchsergebnisse verwerten. Unter gleichbleibenden Versuchsbedingungen, die zunächst durchaus zu einer Bleimobilisierung führen konnten, fiel die Bleiausscheidung nach einiger Zeit regelmäßig ab, um nach jeder weiteren Änderung jedesmal, wenn auch vorübergehend, wieder anzusteigen.

Bei der Therapie der Bleivergiftung wird man sich mithin große Zurückhaltung auferlegen müssen und als obersten Grundsatz des Handelns sich das Bestreben zum Ziel setzen, zunächst eine weitere Bleizufuhr zu unterbinden und gleichzeitig das einmal erreichte Gleichgewicht des Mineralhaushalts zu erhalten. Bei dem wichtigen Einfluß der Nahrung auf den Mineralstoffwechsel wird man versuchen müssen, die Ernährung zuerst soweit als irgend möglich der dem Patienten bisher gewohnten anzugleichen. Nachdem wir nachweisen konnten (SCHMITT und TAEGER), daß bei Bleivergifteten häufig eine Calciumverarmung des Organismus festzustellen ist — eine Tatsache, die übrigens mit den experimentellen Erfahrungen in Einklang zu bringen ist, daß Blei das Calcium verdrängt (BISCHOFF und MAXWELL, BROOKS, JOWETT) —, wird man allmählich versuchen, den Calciumverlust langsam zu ersetzen. Dabei wird man nun nicht ohne weiteres nur Calcium zuführen dürfen, sondern gleichzeitig darauf zu achten haben, daß mit dem Calcium eine genügende Menge Kalium, Magnesium und vor allem Phosphor zugeführt wird, um das Verhältnis $\frac{K}{Ca}, \frac{Mg}{Ca}, \frac{p}{Ca}$ nicht zu stören. Dabei wird es von selbst bereits zu einer Bleiausscheidung kommen. Jedes stoßweise Vorgehen ist dabei zu vermeiden. Erst in späten Stadien wird es erlaubt sein, durch stärker wirksame Maßnahmen — Calciumentzug, Säuerung usw. — Blei zu mobilisieren, um eine Entleerung der Depots zu erzielen. Auch hierbei wird man stets sehr schonend vorgehen müssen. Was die Wahl des zu verwendenden Kalkpräparates betrifft, so wird man nach den neuen Befunden von SCHMITT und BASSE von intravenösen Calciuminjektionen ganz absehen und sich auf die perorale Verabreichung von z. B. Trikalkol oder Calciumgluconat beschränken, d. h. auf Präparate, die nach den Befunden dieser Autoren zur Bildung von Kalkdepots am besten ausgenutzt werden. Möglicherweise ist eine aktivere Therapie mit Natriumthiosulfat ganz aussichtsreich, sofern sich die Erfahrungen von SCHMITT und LOSSIE verallgemeinern lassen sollten.

IV. Standardzahlen.

Die Höhe der Standardzahlen hängt ganz wesentlich ab von der angewandten Methode. Nach den in Abschnitt II (S. 470 ff.) mitgeteilten Tatsachen nimmt es nicht weiter wunder, daß zwischen den Ergebnissen der einzelnen Untersucher recht erhebliche Abweichungen bestehen. Weiterhin ist zu bedenken, daß es sehr darauf ankommt, in welchem Zustand sich der Untersuchte gerade in Hinsicht auf seinen Mineralstoffwechsel befand (S. 496 ff.). Da weiterhin die Ausscheidung weitgehend abhängig ist von der Höhe der täglichen Bleizufuhr und sich mit der Zeit ein Gleichgewicht zwischen Einfuhr und Ausfuhr einstellt [vgl. KEHOE, THAMANN, CHOLAK (1, 2, 4, 5)], können sich gerade bei Aufstellung *allgemein gültiger* Standardzahlen mehr oder weniger starke Differenzen durch die regionalen Verhältnisse und den Kulturstand, die Art der Nahrungsmittel usw. ergeben [vgl. hierzu die Befunde von KEHOE und Mitarbeitern (1) bei Primitiven und Nordamerikanern sowie die Stellungnahme von LOWNDES].

Bei meinen eigenen Untersuchungen mußte ich feststellen, daß in Großstädten (Berlin und München) von Normalpersonen, die nicht mit Blei beruflich in Berührung gekommen waren, durchschnittlich weniger Blei im Urin ausgeschieden wird, als z. B. in den ländlichen Gegenden von Göttingen. Inwieweit hier der Einfluß der Bleiaufnahme mit dem Trinkwasser eine Rolle spielt, ist schwer zu entscheiden. An sich erschiene es durchaus denkbar, daß durch die häufigere Benutzung der Wasserleitung in den Wohnstätten der Großstädte ein längeres Stehen des Wassers in den Bleirohren der Wasserleitung verhindert wird, wodurch die Möglichkeit sich vermindert, daß sich das Blei im Wasser löst. Vielleicht spielt auch die geologische Beschaffenheit des Bodens (Bleivorkommen im Harz) eine Rolle. Ob sich überhaupt allgemein gültige

Standardzahlen aufstellen lassen, scheint mir aus diesen Gründen durchaus zweifelhaft. Mit verschiedenen Methoden gewonnene Standardzahlen sind unter sich wegen der in Abschnitt II mitgeteilten methodischen Differenzen nicht ohne weiteres untereinander vergleichbar. Zudem gehen die Berechnungsarten bei den verschiedenen Untersuchern ziemlich durcheinander. Zum Teil werden die Standardzahlen im Urin pro Liter, zum Teil als Werte der täglichen Ausscheidung angegeben. Die Kotbleizahlen werden von einigen Autoren auf eine bestimmte Menge Trockenkot, von anderen auf eine gewisse Menge Kotasche oder auf die mit dem täglichen Gesamtkot ausgeschiedene Bleimenge bezogen. Am einheitlichsten sind noch die Blutwerte, die allgemein auf 100 ccm Blut berechnet werden.

1. Urin.

Über die bis 1933 vorliegenden Ergebnisse sei auf die ausführliche Zusammenstellung von F. FLURY (S. 1644—1648) verwiesen. Hierzu ist zu bemerken, daß alle dort mitgeteilten Zahlen von KEHOE und Mitarbeitern, die mit der s-Diphenylcarbacidmethode gewonnen wurden, nach den späteren Feststellungen und spektrographischer Kontrolle der Methode um je etwa 70 γ Blei zu tief liegen [vgl. KEHOE, THAMANN und CHOLAK (7)]. Die wichtigsten, seit 1933 veröffentlichten Standardzahlen sind in der nachstehenden Tabelle zusammengestellt.

Tabelle 25. Urinbleiwerte.

Autor	Methode	Pb γ L	Pb γ täglich	Bemerkungen
SCHMIDT u. WEYRAUCH (Monogr. S. 35f., 1933)	Chemisch-elektrolytisch	10—55 Ø 20	10—60 Ø 23	Versuch an 63 Normalpersonen. Kritischer Grenzwert bei 100 γ/L
		Ø 130	—	Bei ausgesprochenen Bleischäden
SCHULER (1936)	Chemisch-elektrolytisch	—	0—100	Bei den meisten Normalpersonen (Zahl nicht angegeben) unter 60 γ
KEHOE, THAMANN u. CHOLAK (1—5) (1933)	Chromatmethode, Endbest. mit s-Diphenylcarbacid	20—80 Ø 50	—	Bei erwachsenen normalen Nordamerikanern
		20—180 Ø 80	30—170	Bei normalen amerikanischen Kindern
		0—39 Ø 15	—	Mexikanische Kinder (Primitive)
		0—129 Ø 12,7—14,8	—	Erwachsene Mexikaner (Primitive)
		10—480	—	Bei sicher Bleivergifteten
		200		Kritischer Wert
Dieselben J. amer. med. Assoc. **104**, 90 (1935)	Wie vor	14—29	14—32	9 Normale verschiedener Berufe
		5—100 Ø 38	—	77 Mediziner
		60—80	60—100	Werte früherer Untersuchungen korrigiert
BEHRENS, TAEGER, TAEGER u. SCHMITT	Chemisch Dithizon	0—40	—	Normalwerte von etwa 200 Personen, die nie mit Blei in Berührung waren
		10—266	—	Bei Personen mit sicherem Bleikontakt ohne typische klinische Symptome
		9—302	—	Bei klinisch sicheren Bleivergiftungssymptomen

Tabelle 25 (Fortsetzung).

Autor	Methode	Pb γ L	Pb γ täglich	Bemerkungen
LEDERER	Chemisch Dithizon	8,5—21 Ø 13 50—182	— —	Bei 77 Normalen Bei einwandfrei Bleikranken
TOMPSETT u. ANDERSON	Chemisch Dithizon	Ø 50	—	Bei Normalen
LOWNDES	Chemisch	Ø 50 0—160	—	Bei Normalen
BAGCHI u. GANGULY	Chemisch Dithizon (Methode LYNCH, SLATER, OSLER)	0—42 4—5305 Ø 107	0—48 —	Bei 51 Normalen (Weiße, Hindus, Mohammedaner) Bei 19 Bleivergiftungen

Sichtet man die Werte der vorstehenden Tabelle, so fällt auf, daß vor allem die Werte von KEHOE und Mitarbeitern sehr stark schwanken, obwohl sie alle mit der gleichen Methodik gewonnen wurden. Da einzelne Werte zum Teil ganz aus dem Bereich der übrigen herausfallen, ergeben sich recht große Schwankungsbreiten. Ein klares Bild ist kaum zu gewinnen. Schwer erklärbar ist die Tatsache, daß z. B. bei erwachsenen Amerikanern die Schwankungsbreite und der Durchschnittswert der Urinbleiausscheidung tiefer liegen als bei normalen amerikanischen Kindern. Die Werte bei Primitiven liegen eindeutig tiefer als bei Nordamerikanern.. Die Differenz ist wahrscheinlich durch die geringere Möglichkeit der Bleiaufnahme zu erklären. Die mit der Dithizonmethode gewonnenen Werte stimmen wenigstens einigermaßen überein. Immerhin wird man auch hier mit der Angabe eines Durchschnittsnormalwertes sehr zurückhaltend

Tabelle 26.

Name, Alter, Geschlecht, Beruf	Letzte Berührung mit Blei	Untersuchungsdatum	Blutbefund	Pb γ täglich	Pb γ/L	Klinische Pb-Symptome	Bemerkungen
Ri., 26 Jahre, männl. Bleigießer	Pb-Arbeit 1 Jahr bis 6. 8. 36	3. 9. 36	—	6	4	Pb-Saum, spastische Obstipation, Kopfweh, Mattigkeit	Niedere Bleiwerte im Urin, klinischdeutliche Bleisymptome
H. M., 21 Jahre, Maler	Vom 15. 9. 35 bis 13. 1. 36 nur mit Pb-Weiß gemalt	22. 1. 36	Hb. 79%, Ery. 4 Mill., Bas. Punkt. +	9	9	Bleisaum, Magen-Darm-koliken	—
H. T., 55 Jahre, Pb-Hüttenarb.	Seit 1894 bis 25. 10. 35 vor Pb-Schmelzofen tätig	1. 11. 35	Hb. 78%, Ery. 4,3 Mill., Bas. Punkt. —	58	80	Mattigkeit, Kopfweh	Relativ hohe Bleiwerte im Urin; vieldeutige bzw. keine Befunde für Bleivergiftung
O. R., 53 Jahre, Bleilöter	Seit 1923, noch in Arbeit	Juli 1936	Hb. 82%, Ery. 5,1 Mill., Bas. Punkt. +	—	230	Gesund und beschwerdefrei	

sein müssen. Dazu kommt noch, daß nach den Feststellungen von KEHOE und Mitarbeitern (1—5), LEDERER u. a. übereinstimmend mit meinen eigenen Befunden die Urinbleiausscheidung täglich stark schwankt und kein Parallelismus besteht zwischen der Menge des im Urin ausgeschiedenen Bleis und der Schwere der klinisch feststellbaren Bleivergiftungssymptome. Häufig genug wurde bei einmaliger Untersuchung bei eindeutigem klinischem Symptomenbild ein niederer Urinbleiwert festgestellt; umgekehrt fand sich bei Normalen bzw. symptomarmen Bleikranken ein sehr hoher Bleiwert im Urin. Mit einmalig bestimmten Urinbleiwerten allein ist für die Diagnose also wenig anzufangen.

Zur Belegung dieser Auffassung seien noch einige typische Beispiele aus meinen eigenen Untersuchungen angeführt, dabei auf die ausführlichen Tabellen (vgl. TAEGER und SCHMITT) hingewiesen (Tabelle 26).

2. Kot.

Ähnliche Schwierigkeiten ergeben sich bei der Auswertung der Analysen im Kot. Vor allem KEHOE und Mitarbeiter (6) messen — jedoch nur bei gleichzeitiger Kontrolle der Bleizufuhr durch die Nahrung — den Kotbleiwerten diagnostische Bedeutung zu. Hierzu ist folgendes zu bemerken: Von vornherein ist zu erwarten, daß die Kotbleiwerte stark schwanken, denn die im Stuhl aufzufindenden Bleimengen sind nicht der Bleiausscheidung durch den Darm gleichzusetzen. Der Bleigehalt des Kots bestimmt sich vielmehr durch die in einer viel höheren Größenordnung liegenden, mit der Nahrung aufgenommenen Bleimengen, die einmal von der Menge der täglich zugeführten Nahrung und Getränke, zum andern von der Herkunft der Nahrungsmittel und ihrem sehr wechselnden Bleigehalt abhängen dürften. Allgemeingültige Durchschnittszahlen wird man kaum aufstellen können (vgl. hierzu PERNICE, KEHOE und Mitarbeiter, LOWNDES u. a.). Es ist anzunehmen, daß diese in Nahrungsmitteln enthaltenen Bleimengen je nach dem Erzeugungsort (industrielle oder rein landwirtschaftliche Bezirke, Bodenverhältnisse, bei Getränken Zustand der Wasserleitung, Mineralstoff- und Kohlensäuregehalt des Wassers, Größe des täglichen Wasserverbrauchs usw.), ihrer Verpackungsart (Konserven, Frischhaltung usw.) so wesentlich schwanken, daß die durch den Dickdarm ausgeschiedene Menge des wirklich resorbierten Bleis bei den Kotuntersuchungen nicht genügend zum Ausdruck kommt. Berücksichtigt man weiterhin, wie wesentlich es für die Resorption ist, ob das mit der Nahrung zugeführte Blei als schwer- oder leichtlösliches Salz vorliegt, ob sich der aufnehmende Organismus in saurer oder alkalischer Reaktionslage befindet, wie die Aciditätsverhältnisse des Magens sind usw., so wird man sich bei der Beurteilung von Kotbleiwerten noch mehr Zurückhaltung auferlegen. Allgemein gültige Normalwerte müßte man bei der großen Schwankungsbreite und den genannten vielen Unsicherheitsfaktoren so hoch ansetzen, daß ihr Wert für die Diagnostik nur sehr gering wird. Nur wenn man versuchte, eine Reihe dieser Unsicherheitsfaktoren auszuschließen und bei solchen Untersuchungen eine allgemeingültige Standardkost verabreichte und von der täglichen Gesamtnahrungs- und Getränkemenge ein Gemisch herstellte, das jeden Tag analysiert werden müßte, wären vielleicht sicherere Werte zu erhalten. Abgesehen von der sehr schwierigen praktischen Durchführung ist man selbst dann noch nicht sicher, wieviel von der mit der Nahrung zugeführten Bleimenge tatsächlich resorbiert worden ist. Gerade in zweifelhaften Fällen, in denen man durch den quantitativen Bleinachweis eine Entscheidung in der einen oder anderen Richtung herbeiführen möchte, muß man mit der Bewertung von Stuhlbleiwerten vorsichtig sein. Nur wenn in der Tagesmenge ein Vielfaches von 1 mg nachweisbar ist, wird man mit einiger Sicherheit schließen dürfen, daß eine perorale Bleiaufnahme zu Täuschungszwecken stattgefunden hat. Vielleicht wird man den Kotbleiwert dann besser verwerten können, wenn unter einer stets gleichen Standarddiät nach einigen Tagen eine gewisse durchschnittliche Kotbleimenge festzustellen sein sollte und z. B. unter Mobilisierungsmaßnahmen die Kotbleimenge stiege.

In den Stühlen von 100 Patienten, die sicher nie mit Blei in Berührung gekommen waren, fanden wir (TAEGER und SCHMITT) in 83 Fällen Bleimengen bis 300 γ in 10 g Trockenkot. In 15 weiteren Fällen stellten wir Bleimengen zwischen 300 und 1000 γ fest; in 2 Fällen, in denen eine beabsichtigte Bleiaufnahme zu Täuschungszwecken sicher auszuschließen war, fanden wir 1,4 und 1,2 mg Blei in 10 g Trockenkot.

Um unsere Ergebnisse mit denen anderer Autoren vergleichen zu können, haben wir in 73 Fällen das Trockengewicht der Gesamttagesstuhlmenge bestimmt und dann die tägliche Gesamtbleiausscheidung durch den Darm berechnet. In 56,4% der Fälle betrug die tägliche Bleiausscheidung durch den Darm bis 500 γ. In 43,6% der Fälle fanden sich Bleimengen zwischen 500 und 1000 γ bzw. darüber (500—1000 γ in 30,9% der Fälle, über 1000 γ in 12,7% der Fälle).

Nachstehend haben wir die Ergebnisse verschiedener Autoren zusammengestellt.

Tabelle 27. Kotbleiwerte.

Autor	Methode	Pb γ in der täglichen Kotmenge	Bemerkungen
FAIRHALL	Chromatmethode	bis 620	Bei Normalen
KEHOE u. Mitarbeiter	s-Diphenylcarbacid	250—380	Bei normalen Amerikanern
		50—2220	Bei normalen amerikanischen Kindern
		0—279	Bei mexikanischen Kindern
		1000	Äußerste Grenze der Norm
		100—1950	Bei sicher Bleivergifteten, gelegentlich höher
SCHULER	elektrolytisch	0—126	Bei Normalen
		bis 240	Bei früherem Bleikontakt
TOMPSETT u. ANDERSON	Dithizon	bis 220	Normale, nur wenige Fälle untersucht
TAEGER u. SCHMITT	Dithizon	meist bis 500	Normale
		500—1400	Seltener, auch bei Bleivergifteten

Unsere eigenen Werte liegen durchschnittlich etwas höher als die der anderen Untersucher. Ob dies durch die angewandte Methodik oder die örtlichen Ernährungsverhältnisse bedingt ist, ist schwer zu entscheiden. Jedenfalls ergibt sich auch hier, daß eine sichere Diagnose aus den Kotbleiwerten nicht möglich ist.

Tabelle 28. Blutbleiwerte.

Autor	Methode	Pb γ-%	Bemerkungen
LITZNER u. WEYRAUCH, SCHMIDT u. WEYRAUCH	Chemisch-elektrolytisch	10—40	Normal meist 20 γ/100 ccm (SCHMIDT u. WEYRAUCH S. 35)
		40—70	Erste Symptome
		70—500	Klinisch deutliche Symptome
		60	Kritischer Wert
SCHULER	Chemisch-elektrolytisch modifiziert nach J. KRAUS	bis 60	Normal und bei Personen mit Bleikontakt *ohne* Symptome. Bleikranke mit frischen Vergiftungssymptomen nicht immer über 60 γ-%
FAIRHALL	Chemisch, Best. als Pb-chrom.	bis 60	
KEHOE u. Mitarbeiter	Chemisch, Best. mit s-Diphenylcarbacid	bis 40	Normal
		40—50	Wenn immer wieder diese Werte gefunden werden, hat Bleieinwirkung stattgefunden
		60	Äußerste Grenze des Normalen
		0—360	Bei sicher Bleivergifteten
		0	Primitive, bei 65,6% der untersuchten Fälle
		10—20	„ „ 18% „ „ „
		30—40	„ „ 6,3% „ „ „
		50—60	„ „ 3,1% „ „ „
		70—80	„ „ 3,1% „ „ „ (unsicher)
		bis 250	Primitive, bei 3,1% der untersuchten Fälle (unsicher)
TOMPSETT u. ANDERSON	Chemisch Dithizon	40—70	Normalwerte
		Ø 55	
		125—380	Bei klinisch eindeutiger Bleivergiftung
TAEGER u. SCHMITT	Chemisch Dithizon	5—80	Kritischer Wert bei etwa 100 (vgl. hierzu auch die Werte der Ausscheidungskurve bei Gesunden, Abschn. V)
		Vereinzelt 100—750	Bei sicher Bleikranken (oft auch normale Blutwerte)
BLUMBERG u. SCOTT	Spektrographisch	5—50	Normal
		50—100	Leicht abnorm
		100—200	Leichte Vergiftung
		200—1000	Klinisch einwandfreies Vergiftungsbild
		100—200	Kritische Grenze
KEHOE, THAMANN, CHOLAK	Spektrographisch	10—130	Normalwert bei 71 Medizinstudenten
		Ø 60	
CHOLAK	Spektrographisch	10—120	
		Ø 70	
		100	Maximaler Normalwert
TEISINGER	Polarographisch	41—79	
		Ø 61	
		85—100	Bei chronischer und sicherer Bleivergiftung
PERNICE-QUITMANN	Chemisch Dithizon	3—139	Bei Normalen (Leichenblut aus der Vena cava inf.)

3. Blut.

Was die Bleiwerte im Blut betrifft, so liegen hier die Verhältnisse insofern am günstigsten, als die einzelnen Autoren — jedenfalls mit den neueren Methoden — auf ziemlich gleiche Durchschnittswerte kommen. Die wichtigsten Zahlen aus den Jahren seit 1933 sind in der vorstehenden Tabelle zusammengestellt.

Sichtet man das gegebene Zahlenmaterial kritisch, so ergibt sich, daß die mit den älteren Methoden gewonnenen Normalzahlen ganz offensichtlich im Durchschnitt zu tief liegen. Nicht nur die mit elektrolytischen Methoden, sondern auch die mit der Chromatmethode gefundenen Werte sind zu niedrig [vgl. KEHOE, THAMANN, CHOLAK (7)]. Am besten stimmen die mit ganz verschiedenen Methoden gewonnenen Ergebnisse von TOMPSETT und ANDERSON (Dithizon), TAEGER und SCHMITT (Dithizon), BLUMBERG und SCOTT (spektrographisch), KEHOE, THAMANN und CHOLAK (7) (spektrographisch) und TEISINGER (polarographisch) überein. Man wird als Durchschnittswert insgesamt 60—80 γ-% als normal ansehen dürfen; dabei ist zu berücksichtigen, daß auch viel höhere Werte als 100 γ-% bei Normalen gelegentlich zu beobachten sind (vgl. hierzu auch Abschnitt V). Nach den übereinstimmenden Befunden von KEHOE und Mitarbeitern (6), TAEGER und SCHMITT, SCHULER u. a. können auch bei Vergifteten mit klinisch einwandfreien Symptomen niedere Blutbleiwerte gefunden werden. Eine einzelne Bestimmung des Blutbleispiegels ist also, genau wie dies bei Urin und Kot festzustellen war, bei einer Beurteilung völlig wertlos. Ein eindeutiger Zusammenhang zwischen der Höhe des Blutbleispiegels und der Größe der Urin- und Kotbleiausscheidung ist bisher nicht festgestellt worden [KEHOE und Mitarbeiter (6), TAEGER und SCHMITT, LITZNER und WEYRAUCH u. a.].

V. Schlußfolgerungen und Auswertung der Begutachtungen.

Aus dem in den vorhergehenden Abschnitten Berichteten ergibt sich eines mit zwingender Deutlichkeit: es ist keinesfalls angängig, aus vereinzelten mehr oder weniger erhöhten Analysenwerten in unter ganz beliebigen Bedingungen entnommenem Analysenmaterial bei Begutachtungen irgendwelche bindenden Schlußfolgerungen zu ziehen und derartigen Befunden irgendwelche ausschlaggebende Bedeutung zuzumessen, wie dies in der Vergangenheit oft genug geschehen ist (vgl. hierzu z. B. die Bewertung eines einzelnen Liquorbleiwertes durch DUENSING). Genau so wenig, wie man heute aus dem Nachweis basophil getüpfelter Erythrocyten oder einer Porphyrinurie allein eine Bleivergiftung diagnostizieren wird, kann man einzelne erhöhte Analysenbefunde hierfür verwerten.

Die anfänglich gehegte Hoffnung, durch den einfachen Nachweis erhöhter Bleiwerte im Blut oder in den Ausscheidungen in zweifelhaften Fällen eine Entscheidung herbeiführen zu können, hat sich nicht erfüllt. Abgesehen von der schwierigen Handhabung der Methodik, ist die Gefahr des Einschleppens von Blei in das Analysengut bei der Ubiquität des Bleis außerordentlich groß, vor allem dann, wenn die Entnahme durch den die Analyse Ausführenden nicht selbst überwacht wird. Man wird deshalb vor allem bei der Bewertung von Befunden in von außerhalb eingeschicktem Analysenmaterial äußerst vorsichtig sein müssen.

Die Standardzahlen weisen eine recht beträchtliche Schwankungsbreite auf; nach den in Abschnitt III dargelegten Befunden sollten die Bedingungen, unter denen derartige Untersuchungen ausgeführt werden, sehr viel schärfer definiert werden. Grundsätzlich ist zu fordern, daß in zweifelhaften Fällen wenigstens stets Blut, Kot *und* Urin *von mehreren aufeinanderfolgenden Tagen* fortlaufend auf Blei untersucht werden. Einzeluntersuchungen sind völlig zwecklos, da die tägliche Bleiausscheidung wie auch der Blutbleispiegel täglichen, nicht unbeträchtlichen Schwankungen unterworfen ist. Nur bei mehrtägiger Untersuchung lassen sich die gelegentlich festzustellenden Diskrepanzen zwischen Blutbleispiegel und Urinbleiausscheidung einigermaßen klären. Diese Auffassung ist unter anderem belegt durch die Untersuchungen von TAEGER und SCHMITT, wie die nachfolgende Tabelle 29 zeigt.

Aus der Tabelle geht hervor, daß bei mehrtägiger Untersuchung ein wesentlich klareres Bild zu erhalten ist, als bei einmaliger Untersuchung. Die beiden ersten Fälle zeigen, bei durchaus vieldeutigen Symptomen, stets normale Werte in Blut und Urin. Fall 3 jedoch, mit klinisch ziemlich eindeutig auf Bleivergiftung zu beziehenden Symptomen, zeigt am 1. Tag lediglich einen erhöhten Blutbleiwert. Erst am 3. Tag ist der Urin-Blei-Literwert, wie auch der Blutbleiwert eindeutig erhöht. Wäre nun am 1. Tag untersucht worden und womöglich nur der Urin, so wäre die Beurteilung sicherlich falsch ausgefallen. Die unerklärliche Diskrepanz zwischen Urin- und Blutblei wäre unklar geblieben; derartige Differenzen sind übrigens nicht nur von TAEGER und SCHMITT, sondern auch von KEHOE und Mitarbeitern, BLUMBERG und SCOTT u. a. beobachtet worden. Ähnliches gilt für Fall 4. Nur in den Fällen 5—9 finden sich ziemlich einheitliche Werte an allen Untersuchungstagen. Es waren dies übrigens die klinisch eindrucksvollsten und schwersten Fälle, was vielleicht aus den Angaben der letzten Spalte nicht deutlich genug hervorgeht.

Da die wirklich bleisterile Entnahme und Sammlung des Analysengutes von ausschlaggebender Bedeutung ist, sollte nach Möglichkeit die Beobachtung stationär durchgeführt werden und die eventuell notwendige Übersendung von Proben nicht in irgendwie gereinigten, beliebigen Gefäßen erfolgen, sondern möglichst in solchen, die von zuverlässiger Stelle übersandt sind, welche die Bleifreiheit der Gefäße durch entsprechende Kontrollen garantieren kann. Blutentnahmen sollten stets nüchtern und lediglich unter Benutzung einer STRAUSS-Kanüle erfolgen, Kot und Urin in Gefäßen aus Jenaer Glas aufbewahrt, vor Staub geschützt und baldmöglichst zur Untersuchung gebracht werden. Dabei ist streng darauf zu achten, daß die untersuchten Personen am Tage der Untersuchung, wie einige Wochen vorher vollständig gesund waren und keine akuten, mit Fieber oder entzündlichen Prozessen (Säuerung des Organismus) verbundenen Erkrankungen durchgemacht haben bzw. an einem Basedow leiden, was die Höhe des Blutbleispiegels bzw. der Urinbleiausscheidung weitgehend beeinflussen kann (vgl. S. 505 u. 509).

Bei allen den Fällen, in denen klinisch mit Wahrscheinlichkeit doch eine Bleivergiftung anzunehmen ist, sollte eine Normalkost verabreicht werden. In allen zweifelhaften Fällen ist zu einer calciumarmen Kost zu raten, die zu einer Bleimobilisation führt. Eventuell empfiehlt es sich, diese diätetischen Maßnahmen noch durch Verabreichung von Ammoniumchlorid bzw. Phosphorsäure zu unterstützen. Gewiß, von KEHOE und Mitarbeitern (6) und IRVING GRAY, sowie TEISINGER (2) ist einem solchen Vorgehen das Argument entgegengestellt worden, daß jeder normale Mensch recht beträchtliche Bleimengen in seinen Geweben gespeichert hat, die durch derartige Mobilisierungsmaßnahmen zur Ausscheidung gebracht werden können. Nach meinen eigenen Erfahrungen, wie nach dem im Abschnitt III, S. 499 ff. Ausgeführten sind jedoch die bei

Tabelle 29. Stationär mehrere Tage beobachtete Fälle.

Lfd. Nr.	Name, Alter, Geschlecht, Beruf	Letzte Berührung mit Pb am	Untersuchungsdatum	Blutbefund	Urin		Blut γ Pb/100 ccm	Pb-Symptome
					Pb γ ausgeschieden	Pb γ/L		
1	J. B., 19 Jahre, männl.	Tätig seit 1933. Zuletzt August 1935	11. 1. 36 12. 1. 36	Hb. 80%, Ery. 4,2 Mill., Bas. Punkt. Ø	24,0 25,4	24,5 33	54 —	Colondyskinesien
2	H. Sch., 33 Jahre, Telegr. Bauarb., Kabelleger	Tätig seit 1923. Zuletzt Februar 1933	4. 1. 36 5. 1. 36 6. 1. 36	Hb. 102%, Ery. 5,2 Mill., Bas. Punkt. Ø	19,6 12,0 16,0	30,6 19,4 19,0	78 — 72	Müdigkeit, diffuse Nervenschmerzen
3	F. Kl., 37 Jahre, Bleilöter, männl.	Tätig seit 1932. Noch im Beruf	8. 1. 36 9. 1. 36 10. 1. 36	Hb. 83%, Ery. 4,2 Mill., Bas. Punkt. + 1800/Mill.	22,8 29,0 46,0	28,0 37,0 111,0	205 — 736	Geringer Pb-Saum, Kolik, Schwindel
4	S. Z., 33 Jahre, Landarbeiter aus „Bleidorf"	Dort ansässig seit 11 Jahren. Weggegangen 21. 9. 35	23. 9. 35 27. 9. 35	Hb. 86%, Ery. 4,7 Mill., Bas. Punkt. Ø	33,5 68	42,8 96	133 145	Colonspasmen, Obstipation
5	E. W., 29 Jahre, Installateur, männl.	Tätig seit Sept. 1930. Zuletzt 27. 12. 35	4. 1. 36 5. 1. 36 6. 1. 36	Hb. 80%, Ery. 5,0 Mill., Bas. Punkt. (+) 350/Mill.	142 95 169	219 100 140	210 — 279	Koliken, Colonspasmen, Kopfschmerzen
6	W. Schl., 30 Jahre, Elektriker in Pb-Hütte, männl.	Tätig seit 1933. Zuletzt 23. 1. 36	25. 1. 36 27. 1. 36 28. 1. 36	Hb. 82%, Ery. 4,2 Mill., Bas. Punkt. Ø	115 162 110	159 184 240	215 — 180	Pb-Saum, spastische Obstipation
7	S. G., 30 Jahre, Landwirtsfrau aus „Pb-Dorf"	Seit Kindheit dort ansässig. Dort fort 4. 2. 36	6. 2. 36 7. 2. 36	Hb. 54%, Ery. 2,6 Mill., Bas. Punkt. Ø	160 140	216 180	320 225	Pb-Saum, Anämie, Adynamie
8	J. W., 41 Jahre, Pastierer, männl.	Seit 1924 in Akku.-Fabriken. Zuletzt gearbeitet am 2. 3. 36	29. 7. 36 31. 7. 36	Hb. 80%, Ery. 3,9 Mill., Bas. Punkt. 5000/Mill.	78 94	89 102	320 390	Pb-Saum, Bleikolorit, Porphyrinurie
9	Ph. L., 34 Jahre, Bleikabellöter	Seit 1929 ständig in Kabelschächten, zuletzt 21. 8. 36	16. 10. 36 27. 10. 36	Hb. 85%, Ery. 4,6 Mill., Bas. Punkt. Ø	56 79	67 98	120 150	Koliken, Pb-Saum, Porphyrinurie, Anämie
10	J. W., 59 Jahre, Bahnpolizist	Am 17.12.35 Steckschuß im linken Oberarm. Zwei große Splitter noch nachweisbar	23. 11. 36 28. 11. 36	Hb. 95%, Ery. 4,6 Mill., Bas. Punkt. Ø	5 21	6,6 24	35 29	Keine Bleisymptome

Bleivergiftung gespeicherten Bleidepots sehr labil. Ihre Mobilisierung erfolgt viel leichter und früher als die des Normalbleis.

Von diesem Gedanken ausgehend, habe ich an einer Reihe von Personen unter einer in jedem Fall ganz gleichen Standarddiät von etwa 2500 Calorien täglich, die nur nach oben in der Menge begrenzt war und sich lediglich aus calciumarmen Bestandteilen zusammensetzte, über eine Woche sich jeweils erstreckende Versuche vorgenommen. Auch die Flüssigkeitsmenge für Getränke war jeweils ganz gleich und betrug täglich 1500 ccm. Die Speisen wurden wie die Getränke *stets mit bleifreiem destilliertem Wasser bereitet*, um Schwankungen durch die örtlich und zeitlich bedingten Unterschiede im Kalkinhalt des Wassers zu verhindern. Die Diät gestaltete sich dabei im einzelnen wie folgt:

1. Tag. *Frühstück:* 500 ccm Tee (4 g), 100 g Graubrot, 30 g Marmelade + 20 g Butter. *Mittags:* 125 g Lendenbeefsteak (roh gewogen und mit 30 g Butter gebraten), 200 g Kartoffeln (gekocht), 200 g Bohnen gekocht, 100 g Bananen, 50 g Graubrot, 400 ccm Fruchtlimonade (Zitrone oder Himbeer). *Nachmittags:* 300 ccm schwarzen Tee (2 g Tee) + Zucker beliebig. *Abends:* 40 g Makkaroni (trocken gewogen), 125 g gekochten Schinken + 30 g Butter, 300 ccm Tee (s. o.), 100 g Äpfel, 50 g Graubrot, Zuckermenge pro Tag zum Süßen der Getränke stets 50 g. Salz nach Bedarf.

2. Tag. *Frühstück:* wie am 1. Tag. *Mittags:* 125 g Kalbsschnitzel (roh gewogen), 200 g Kartoffeln, 200 g Kohlrabi (frisch gewogen mit 15 g Mehl), 30 g Kochbutter, 50 g Graubrot, 400 ccm Fruchtlimonade, 100 g Birnenkompott. *Nachmittags:* wie am 1. Tag. *Abends:* 50 g Reis (poliert, trocken gewogen), 125 g gedünstetes Kalbfleisch mit 50 g Graubrot, Soße (hierzu 15 g Mehl); 30 g Kochbutter, 100 g Bananen (Fruchtfleisch), 300 ccm Tee.

3. Tag. *Frühstück:* wie am 1. Tag. *Mittags:* 125 g gekochtes Ochsenfleisch (roh gewogen), 200 g Kartoffeln, 50 g Salat, 30 g Butter zur Mittagsmahlzeit; 50 g Graubrot. 100 g rohe Äpfel; 400 ccm Fruchtlimonade. *Nachmittags* wie am 1. Tag. *Abends:* 100 g kalten Rinderbraten (= 125 g rohes Rindfleisch), 150 g Graubrot, 30 g Butter.

4. Tag. *Frühstück:* 500 ccm Phosphorlimonade (Acid. phosphor. [D.A.B. VI] 20,0, 10 g Himbeersirup, Aqua dest. ad 1000), 100 g Graubrot, 30 g Marmelade, 20 g Butter. *Mittags:* 150 g gebackene Leber (= 190 g Rohleber), 200 g Kartoffeln, 50 g Graubrot, 30 g Butter, 300 g Äpfel. 500 ccm Phosphorlimonade (s. o.). *Nachmittags:* 250 ccm Tee. *Abends:* 450 g Graubrot, 100 g gekochten Schinken, 40 g Spaghetti, 250 ccm Tee, 30 g Butter, 100 g Bananen.

5. Tag. *Frühstück:* wie am 1. Tag. *Mittags:* Tomatenreis aus 50 g trockenem Reis (poliert), 100 g frischen Tomaten, 30 g Butter und 50 g Graubrot, 400 ccm Fruchtlimonade, dazu 160 g rohen Schinken, 100 g Äpfel. *Nachmittags:* wie am 1. Tag. *Abends:* wie am 3. Tag.

6. Tag. *Frühstück:* wie am 1. Tag. *Mittags:* wie am 2. Tag. *Nachmittags:* wie am 1. Tag. *Abends:* wie am 1. Tag.

7. Tag. *Frühstück:* wie am 1. Tag. *Mittags:* wie am 1. Tag. Ein *Abend*brot entfällt. Der Versuch wird um 19 Uhr abgebrochen.

Tabelle 30. Mineralstoffgehalt der Diät in mg[1].

Untersuchungstag	K	Na	Ca	Cl	PO_4
1.	3721	2760	214	3965	3410
2.	3530	1075	250	1493	4280
3.	2780	1295	199	1731	4160
4.	3130	2219	195	3495	3610
5.	1930	2912	168	4077	3460
6.	3360	2773	247	3878	3310
7.	2700	842	160	1288	2552

[1] Berechnet nach H. SCHALL, Nahrungsmitteltabellen, 10. Aufl. Leipzig: Curt Kabitzsch 1932.

Der Mineralstoffgehalt der Diät ist für die einzelnen Ionen in der nebenstehenden Tabelle 30 angeführt.

Der Mineralstoffgehalt der Kost ist ziemlich ausgeglichen, jedoch sehr kalkarm. Die normale tägliche Calciumaufnahme mit der in unserer Klinik normalerweise verabreichten Kost und den Getränken beträgt nach unseren Berechnungen, denen wir eine größere Anzahl von Kostformen zugrunde legten, etwa 1000—1500 mg Ca täglich.

Bei den nachstehend geschilderten Versuchen wurde am 1., 3., 5. und 7. Tag jeweils morgens Nüchternblut entnommen, der gesamte Tagesurin, wie auch der gesamte, täglich produzierte Kot entsprechend den im Abschnitt II wiedergegebenen Entnahmevorschriften gesammelt und analysiert. Drei besonders typische Beispiele seien aus einer größeren Zahl von Ausscheidungskurven, die wir bereits gewonnen haben und die an anderer Stelle noch ausführlicher veröffentlicht werden sollen, nachstehend mitgeteilt.

Tabelle 31.

Untersuchungstag	Zusätzlich verabfolgte Mittel	Urin			Stuhl		Blut		Phosphor mg-% im Serum
		Menge ccm	pH	Pb γ ausgeschieden	Menge Trockensubstanz in g	darin Pb γ	Pb γ 100 ccm	Ca mg-% im Serum	
	Fall I. W. F. K. männl., 25jährig, Med.-Prakt. Normalfall.								
1.		1490	6,3	0	185	492	68	11,9	1,67
2.		1090	6,4	2	28	180			
3.		1080	6,4	31	80	419	78	10,9	2,34
4.	1200 ccm Phosphorlimonade + 6 g NH_4Cl	1100	6,5	29	36	353			
5.		1090	5,9	46	105	663	150	10,4	2,53
6.		1070	5,1	28	125	638			
7.		910	5,1	5	37	560	56,6	10,2	3,40
	Fall II. E. H., männl., 57jährig, Maler. Früherer Bleikontakt.								
1.		1350	7,6	12	80	418	42	10,6	2,97
2.		1420	6,1	5	60	214			
3.		1440	6,5	41	125	215	126	9,35	3,4
4.	1200 ccm Phosphorlimonade + 6 g NH_4Cl	1595	5,4	75	160	1563			
5.		1330	5,4	23,3	0	—	150	8,4	3,78
6.		1460	5,2	18,8	150	665			
7.		1120	5,2	19,6	0	—	75	12,5	3,12
	Fall III. H. W., männl., 38jährig, Pastierer. Schwere Bleivergiftung.								
1.		960	7,2	123	0	—	90	13,8	2,0
2.		1250	6,8	136	0	—			
3.		1120	7,0	162	210	1449	275	14,2	2,2
4.	1200 ccm Phosphorlimonade + 6 g NH_4Cl	1070	6,5	170	0	—			Koliken
5.		1000	6,3	205	180	2643	198	14,2	2,75
6.		1170	6,1	289	0	—			
7.		1000	5,3	149	215	2430	111	9,8	2,88

Im ersten Fall handelt es sich um einen völlig gesunden, 25jährigen Kollegen, der in den letzten Jahren ständig in München gelebt hat und im Verlauf des letzten Jahres niemals krank war. Im Urin fanden sich, wie die Tabelle zeigt, stets nur kleine Bleimengen. Die Tagesbleiausscheidung liegt stets nur innerhalb der Grenzen dessen, was wir als normal ansehen. Unter calciumarmer Kost, die infolge ihrer Zusammensetzung säuert, fällt der Calciumspiegel im Blutserum, während der anorganische Phosphor steigt. In den ersten 3 Tagen werden im Urin steigende Bleimengen, insgesamt 33 γ ausgeschieden. Die Stuhlbleimenge bleibt ebenfalls im Bereich des Normalen und beträgt in den ersten 3 Tagen insgesamt 1091 γ Pb. Nach Verabreichung von Phosphorlimonade und Ammonchlorid steigt am nächsten Tag die Urinbleiausscheidung wieder stark an, gleichzeitig schnellt die Stuhlbleiausscheidung in die Höhe. Nach den recht gleichmäßigen Stuhlbleimengen in den ersten 3 Tagen wird man die höheren Pb-Werte im Stuhl wahrscheinlich doch als Ausdruck einer vermehrten Bleiausscheidung durch den Darm werten dürfen. In den letzten 4 Tagen werden im Urin bei ziemlich gleichbleibender Urinmenge 108 γ Pb, im Stuhl 2114 γ Pb ausgeschieden. Zweifellos wirkt der Calciumentzug und die energische Säuerung, sowie das allzu reichliche Phosphatangebot, das zu einer Störung des Verhältnisses $\frac{\text{Ca}}{\text{P}}$ führt, bleimobilisierend. Dabei bleiben die Werte im Urin durchaus im Bereich des Normalen, die Stuhlwerte erreichen die obere Grenze der Norm, während der Blutbleispiegel vorübergehend eine Höhe erreicht, die weit über der Grenze des Normalen liegt.

Im zweiten Fall handelt es sich um einen 58jährigen Maler, der vor 3 Jahren ausschließlich mit Bleiweiß gearbeitet und vor allem auch Bleiweißanstriche mit der Drahtbürste entfernt hatte. Auch hier zeigte sich im wesentlichen das gleiche Bild: Säuernde Wirkung der Kost, Serumcalciumabfall, Phosphatanstieg; zunächst normale Urinbleiausscheidung, die während des Calciumentzuges ansteigt, am Tag der Phosphor- und Ammonchloriddarreichung in die Höhe schnellt und dann rasch wieder abfällt. Die Veränderungen in der Höhe des Blutbleispiegels verlaufen durchaus gleichsinnig. Im Urin werden in den ersten 3 Tagen insgesamt 55,5 γ Pb, nach Säuerung 137 γ Pb ausgeschieden, im Stuhl finden sich unter calciumarmer Kost allein 846 γ Pb, nach Phosphatzufuhr und Säuerung in den letzten 4 Tagen 2228 γ Pb.

Im dritten Fall handelte es sich um einen 38jährigen Pastierer aus einer Akkumulatorenfabrik, der Anfang März 1936 mit einer schweren Bleivergiftung mit Bleisaum, Koliken, spastischer Obstipation erkrankt war. Dabei waren die klinischen Symptome zu dieser Zeit zunächst weniger ausgeprägt und verschwanden nach Aussetzen mit der Arbeit weitgehend, um nach seiner Übersiedelung im Juli 1936 nach München — möglicherweise infolge der völligen Koständerung (mit reichlichem Fleischgenuß) — plötzlich sehr stark hervorzutreten. Der Ausscheidungsverlauf zeigt ein ganz anderes Bild. Die Urinbleiwerte liegen, wie auch die Stuhlbleiwerte, ständig viel höher. Der Blutbleispiegel hält ebenfalls ein viel höheres Niveau und zeigt relativ geringere Schwankungen als bei den beiden ersten Fällen. Auch hier wirkt die Kost säuernd. Das Verhalten des Serumcalciums und Serumphosphors verläuft wiederum gegensinnig, parallel zu den ersten beiden Fällen. Im Urin werden in den ersten 3 Tagen insgesamt 421 γ Pb, nach der Säuerung 814 γ Pb ausgeschieden. Trotz der Stuhlverhaltung finden sich sehr hohe Bleimengen im Kot. In den ersten 3 Tagen werden 1449 γ Pb ausgeschieden, nach Phosphorsäurezufuhr 5073 γ Pb. Die Differenzen sind hier an den einzelnen Tagen wesentlich geringer, sowohl im Stuhl wie auch im Urin, als bei den ersten beiden Fällen. Zur deutlichen Aufzeigung des unterschiedlichen Verhaltens bei den 3 Versuchspersonen seien die Ergebnisse in der nachfolgenden Tabelle noch einmal nebeneinandergestellt.

Tabelle 32[1].

V.P.	Gesamt-bleiausscheidung Pb γ	Pb γ im Urin unter			Pb γ im Stuhl unter		
		Ca-armer Kost	+ Säuerung	Gesamt	Ca-armer Kost	+ Säuerung	Gesamt
Normalfall	**3346**	33 (3660 ccm)	108 (4170 ccm)	141 (7830 ccm)	1091 (293 g)	2114 (303 g)	3205 (596 g)
Früher Bleikontakt	**3267**	55,5 (4210 ccm)	137 (5505 ccm)	192,5 (9715 ccm)	846 (265 g)	2228 (310 g)	3074 (575 g)
Bleivergiftung mit klinisch noch sichtbaren Symptomen	**7756**	421 (3330 ccm)	830 (4640 ccm)	1234 (7970 ccm)	1449 (210 g)	5073 (420 g)	6522 (630 g)

Aus dieser Zusammenstellung ergibt sich, daß trotz des früheren Bleikontaktes die Versuchsperson des zweiten Falles in der Versuchszeit im ganzen eher weniger

[1] Erklärung zur Tabelle. Die eingeklammerten Zahlen unter den Bleiwerten in γ bedeuten die ausgeschiedene Urinmenge in ccm bzw. g Trockenkot.

Blei ausgeschieden hat, als die Normalperson des Falles 1; der Bleivergiftete schied über die doppelte Menge der beiden ersten Fälle aus. Am ausgeprägtesten ist der Unterschied in der Urinbleiausscheidung: Der Bleivergiftete schied unter den gleichen Bedingungen die etwa 8,8fache Menge des Normalen, die 6,4fache Menge der früher mit Blei in Berührung stehenden Versuchsperson aus. Die Stuhlwerte differieren weniger: der Bleivergiftete schied hier etwa jeweils die doppelte Bleimenge der beiden ersten Fälle aus. Dies dürfte damit zusammenhängen, daß die im Stuhl erscheinende Bleimenge wesentlich durch das durch die Nahrung und die Getränke zugeführte Blei mitbestimmt wird, welches mengenmäßig unter den ganz gleichen Versuchsbedingungen bei den einzelnen Versuchen etwa in der gleichen Menge anzusetzen sein dürfte. Aus dieser Zusammenstellung ergibt sich deutlich, daß bei kritischer Würdigung des Ergebnisses der drei Versuche geschlossen werden kann, daß die von Fall 2 geklagten, recht diffusen nervösen Beschwerden, die an sich die Möglichkeit des Bestehens einer Bleivergiftung offen ließen, nach dem chemischen Befund kaum auf Bleiwirkung zurückgeführt werden können. Selbst unter den denkbar ungünstigsten Verhältnissen, wie sie unter den bleimobilisierenden Versuchsbedingungen gegeben waren, konnte Blei in nennenswerten Mengen nicht zur Ausscheidung gebracht werden. Unter Berücksichtigung der ebenfalls negativen klinischen Befunde und der negativen anamnestischen Angaben dürfte eine Bleivergiftung abzulehnen sein.

Ich halte es für unumgänglich, gerade in derartigen fraglichen Fällen eine sehr gründliche Untersuchung des Blutes und der Ausscheidungen vorzunehmen. Das oben angegebene Untersuchungsschema hat sich mir bereits in einer größeren Zahl von Fällen bisher bestens bewährt und es wäre erwünscht, wenn auch an anderen Stellen derartige Untersuchungen in gleicher oder ähnlicher Weise durchgeführt würden, um zu vergleichbaren, unter ganz gleichen Untersuchungsbedingungen gewonnenen Ergebnissen zu kommen. Dabei bliebe für die Gestaltung der Diät zur Berücksichtigung örtlicher und jahreszeitlicher Schwierigkeiten genügend Spielraum zur Variation, ohne die in Tabelle 30 wiedergegebenen Mineralverhältnisse wesentlich ändern zu müssen. Nur unter derartig scharf definierten Untersuchungsbedingungen erscheint mir eine einwandfreie, von Zufälligkeiten einigermaßen unabhängige Urteilsbildung möglich.

Zusammenfassend läßt sich also zur Beantwortung der gestellten Frage folgendes sagen:

1. Wir besitzen heute chemische Untersuchungsmethoden — vor allem die mit Dithizon arbeitenden, die spektrographischen und das polarographische Analysierungsverfahren — die mit hinreichender Sicherheit, jedoch nur in der Hand eines mit der betreffenden Methode vertrauten Analytikers, die in Frage kommenden Bleimengen mit genügender Genauigkeit zu erfassen erlauben.

2. Einzelne stichprobenhafte Untersuchungen, wie sie bisher häufig üblich waren, sind zur Urteilsbildung bei Begutachtungen völlig wertlos. Die methodische Entwicklung ist heute soweit fortgeschritten, daß mehrfache Untersuchungen auch des Blutbleispiegels ohne Schaden für den Untersuchten durchgeführt werden können. Bei der engen Verknüpfung des Bleis mit dem Mineralstoffwechsel ist in allen fraglichen Fällen eine mehrtägige Untersuchung unter stets gleichen, genau definierten Versuchsbedingungen zu fordern, welche den

oben angegebenen weitgehend angenähert werden sollten, um zu vergleichbaren Werten zu kommen.

3. Bei der Beurteilung der chemischen Untersuchungsbefunde ist mehr Gewicht auf die tatsächlich ausgeschiedene Menge des Bleis, als auf die Konzentrationswerte und die Höhe einzelner Analysenzahlen zu legen, welch letztere je nach der Stoffwechsellage des Untersuchten, der angewandten Methodik usw. schwanken und von Zufälligkeiten (Verunreinigung einzelner Proben) abhängig sind.

4. Die Angaben bestimmter, allgemein gültiger Standardwerte ist infolge regionaler und individueller Unterschiede schwer möglich; man müßte infolge der außerordentlich verwickelten Zusammenhänge zwischen Blei und Mineralstoffwechsel und die dadurch bedingten täglichen, zum Teil recht erheblichen Schwankungen die Streuungsbreite der Werte so hoch ansetzen, daß derartige Standardzahlen an Wert für die Diagnostik sehr verlieren.

5. Die Ergebnisse chemischer Untersuchungen sind nicht höher zu bewerten, als die sonstigen klinischen Symptome der Bleivergiftung. *Ihre Bewertung darf nur in engster Verbindung mit dem klinischen Gesamtbild erfolgen.*

6. Wenn auch die Hoffnung, durch einfache chemische Bestimmung des Bleigehaltes der Ausscheidungen und des Blutes zu einer klaren Urteilsbildung zu gelangen, nicht ganz erfüllt ist und sich den oben aufgestellten Forderungen hinsichtlich der Untersuchungsbedingungen in der Praxis gewisse Schwierigkeiten entgegenstellen werden, so dürfte es doch in den relativ seltenen ungeklärten Fällen stets möglich sein, eine einwandfreie Untersuchung durchzuführen und die Ergebnisse der chemischen Analyse als wertvolles Hilfsmittel bei der Urteilsfindung zu verwenden.

7. Auch für die Prophylaxe bei der fabrikärztlichen Überwachung bleigefährdeter Betriebe ist *die in regelmäßigen Abständen durchgeführte* chemische Kontrolle der Ausscheidungen und des Blutes auf Blei von Wert. Doch darf die Bewertung der Analysenzahlen auch hier nur in Verbindung mit den sonstigen Daten und Untersuchungsbefunden erfolgen. Auf stets gleichbleibende Untersuchungsbedingungen, die bei im Betrieb tätigen Menschen natürlich etwas lockerer gefaßt werden müssen, ist hier ebenfalls großes Gewicht zu legen. Selbst beim Fehlen sonstiger klinischer Vergiftungssymptome wird man beim Steigen bzw. bei dauernd hoch bleibenden Blutbleiwerten und übernormalen Bleimengen in den Ausscheidungen auf die Tatsache erhöhter Bleiaufnahme rechtzeitig aufmerksam werden und frühzeitig für eine Änderung der Arbeitsbedingungen bzw. einen Wechsel des Arbeitsplatzes an eine weniger gefährdete Stelle des Betriebes Sorge tragen können, um schwere gesundheitliche Schädigungen zu verhindern.

XI. Die klinische Bedeutung des Tuberkulins[1].

Von

Adolf Sylla-Halle a. d. S.

Mit 3 Abbildungen.

Inhalt.

Literatur.

Adam: Die heterogenetische Tuberkulinallergie in ihrer Bedeutung für die Entstehung der Tuberkulinempfindlichkeit. Beitr. Klin. Tbk. **63**.

Adelsberger, Lucie: Der Wert des „Testens“. Dtsch. med. Wschr. **1933 I**, 927.

— u. Munter: Alimentäre Allergie. Abh. Verdgskrkh. **12** (1934).

Albert-Weil: Die Tuberkulinreaktionen in ihrer Abhängigkeit von der tuberkulösen Allergie. Beziehungen, die zwischen der Tuberkulinwirkung und den antigenen Eigentümlichkeiten bestehen. Revue de la Tbc, s. **13**, 586 (1932).

[1] Aus der Medizinischen Klinik der Martin Luther-Universität Halle (Direktor: Prof. Dr. Cobet).

ALEXANDER and McCONNELL: Die Variabilität der Hautreaktionen in der Allergie. J. Allergy **2**, 23 (1930).

ALFÖLDY u. v. BERNÁTH: Experimentelle Untersuchungen über die künstliche Sensibilisierung und die passive Übertragung der spezifischen Reagine bei der Tuberkulose. III. Mitt. Z. Tbk. **76**, 416.

ANDERSON: Chemische Analyse der Tuberkelbacillen. Physiologic. Rev. **12**, 166 (1932).

ASCHOFF, LUDWIG: Über den Begriff der allergischen Krankheiten. Med. Klin. **1935 I**, 1.

AYMANN: J. amer. med. Assoc. **103** (1934).

BAKER: Die Beziehungen der Komplementbindung zu Widerstand und Allergie bei experimenteller Tuberkulose. Amer. Rev. Tbc. **31**, Nr 1 (1935).

— and WETHERBY: Latente Tuberkulose — Immunkörper bei nichttuberkulösen Personen. J. inf. Dis. **56**, 153 (1935).

BANYAI and ANDERSON: Arch. int. Med. **46**, 787.

BERGER u. HANSEN: Klinische Studien über allergische Krankheiten. III. Mitt. HANSEN: Methodische Herstellung der Extrakte. Allgemeines Vorgehen bei der Analyse von Allergikern. Dtsch. Arch. klin. Med. **173**, 463 (1932).

— — K. u. H. EYER: V. Mitt. Insulinallergie. Dtsch. Arch. klin. Med. **174**, 133 (1932).

— u. LANG: Zur Histopathologie der idiosynkrasischen Entzündung in der menschlichen Haut. Beitr. path. Anat. **87**, 71 (1931).

BESSAU: Über die Hervorrufung der lokalen Tuberkulinempfindlichkeit. Berl. klin. Wschr. **1916 I**, 801.

BIELING: Immunitätsvorgänge bei akuter und chronischer Sepsis und die Entstehung rheumatischer Erkrankungen. Ann. Tomarkin-Found. **2**, 26 (1932).

— Die Bedeutung allergischer Vorgänge für die Abwandlung des Verlaufs von Infektionskrankheiten und für die Entstehung chronischer Erkrankungen. Zbl. inn. Med. **1935**, Nr. 32, 641.

— Gestaltungsfaktoren der Tuberkulose. Beitr. Klin. Tbk. **86**, 501 (1935).

— u. OELRICHS: Untersuchungen über das Zustandekommen der Resistenz gegen Zweitinfektionen mit KOCH-Bacillen. Beitr. Klin. Tbk. **88**, 365 (1936).

BLAIR, JOHN and GALLAND: Amer. Rev. Tbc. **23**.

BÖHNE: Beitr. Klin. Tbk. **86**, 285 (1936).

BOHMIG: Über Beziehungen von Überempfindlichkeit und Immunität bei experimentellen Streptokokkeninfektionen. Klin. Wschr. **1933 I**, 258.

BONELL-BOLOGNA: Die neue Lehre der Tuberkulinallergie nach den modernen Anschauungen der pediatrischen Schule von LEMBERG. Riv. Pat. e Clin. Tbc. **9**, 573 (1935).

BOQUET: Die tuberkulöse Bacillämie und die Bacillenausbreitung vom Gesichtspunkte der Immunität. Rev. d'Immunol. **1**, 186 (1935).

— u. L. NEGRE: Die Behandlung der Tuberkulose mit Methylantigen. Z. Tbk. **60**, 301 (H. 4, 31).

BORDET: In gleicher Weise bei tuberkulösen und pseudotuberkulösen Infektionen vorkommende allergische Reaktionen. C. r. Soc. Biol. Paris **107**, 1465 (1931).

— Die Beziehungen zwischen Allergie und Immunität. Z. Tbk. **37**, 704 (1932).

— Beziehungen zwischen Allergie und Immunität. Rev. belg. Tbc. **23**, 161 (1932).

BRANDT u. HANS KUTSCHERA-v. AICHBERGEN: Klinisch-serologische Untersuchungen über Tuberkulose und Gelenkrheumatismus. Beitr. Klin. Tbk. **89**, 411 (1937).

BRINGS-WALDSTEIN: Über lokale Allergieverschiedenheiten und ihre prognostische Bedeutung. Beitr. Klin. Tbk. **87**, 688 (1936).

BRUDNICKI: Wie lange nach der Erstinfektion setzt die Tuberkulinimmunität ein? Wien. med. Wschr. **1932 II**, 1225.

BRUGSCH u. SYLLA: Allergie und Krankheit. Med. Klin. **1936 II**.

BUSCHKE u. JOSEPH: Zur Frage der Spezifität allergischer Hautreaktionen und ihre Beeinflussung durch Jod. Med. Klin. **1929 II**, 1312.

CALMETTE: Acad. des Sci. (Sitzg 17. Juni 1907). Semaine méd. **1907**.

— Zur Frage der Beziehungen der Tuberkulinallergie zur Immunität bei der Tuberkulose. Ann. Inst. Pasteur **49**, 279 (1932).

— Die Tuberkulinempfindlichkeit (oder Allergie). Ihre Beziehungen zur tuberkulösen Infektion und zu dem durch BCG.-Impfung verliehenen Immunitätszustand. Hommage Mém. Cantacuzène **103** (1934).

CARLINFANTI: Der Einfluß des Histamins und Adrenalins auf die intracutane Tuberkulinprobe beim Menschen. C. r. Soc. Biol. Paris **123**, 445 (1936).
CERVIÁ, GARCIA LÓPEZ, PÉREZ u. WILDPRET: Beitrag zum Studium der Allergometrie von v. GRÖER durch das lokale Blutbild. Z. Tbk. **79**, 304.
CHARGAFF: Die Methoden zur Untersuchung der chemischen Zusammensetzung der Bakterien. Berlin 1933.
CHIARI u. MATRICARDI: Tuberkulinempfindlichkeit bei rheumatischen Erkrankungen. Med. Klin. **1938 I**, 500.
CLINE, COHEN u. RUDOLPH: Histologische Veränderungen in allergischen und nichtallergischen Quaddeln. J. Allergy **3**, 531 (1932).
COOKE: Der verzögerte Typ der allergischen Reaktion. Ann. int. Med. **3**, 658 (1930).
— and SPAIN: Hypersensibilitätsstudien. XXXVI. Eine vergleichende Studie der bei der Anaphylaxie, der Serumkrankheit und dem angeborenen hypersensiblen Menschen auftretenden Antikörper. J. of Immun. **17**, 295 (1929).
CURSCHMANN, H.: Über die spezifische und unspezifische Hautreaktivität bei Seeklimaeinwirkungen. Med. Klin. **1934 II**, 1717.
DARANYI: Der Nexus zwischen Allergie und Immunität in der Tuberkulose. Orv. Hetil. (ung.) **1932**, 963. — Z. Tbk. **38**, 353.
DEISZ: Über percutane Tuberkulintherapie. Z. Tbk. **75**, 323 (1936).
DIENER: Vergleichende Untersuchungen über den anaphylaktischen und Tuberkulintyp der Überempfindlichkeit. J. of Immun. **20**, 333 (1931).
— Über Faktoren, die die Entwicklung des Tuberkulintypus der Hypersensibilität bedingen. J. of Immun. **23**, 11 (1932).
DOAN and MORE: Die Theorie des Mechanismus der Phosphatidpräcipitinreaktion bei Tuberkulose. Mit einer Studie über 2 mit BCG. geimpften Kindern. Amer. Rev. Tbc. **23**, 409 (1931).
DOMINGUEZ u. LÓPEZ: Beitrag zum Studium der Allergie bei Tuberkulose. Das lokale Blutbild auf normaler und desensibilisierter Haut. Z. Tbk. **75**, 23 (1936).
ENGEL: Dtsch. med. Wschr. **1911**. — Beitr. Klin. Tbk. **8**.
ENGEL, v.: Der Einfluß der Ernährung auf die jahreszeitlichen Schwankungen der Tuberkulinallergie. Arch. f. Dermat. **167**, 279 (1933).
EVEN et GAUTRELET: Der Ausfall und die klinische Bewertung der Tuberkulinreaktion. Presse méd. **1936**, 1970.
FELLNER: Experimentelle Beiträge zum Nachweis des cellulären Sitzes der Idiosynkrasie (Veramon, Coffetylin). Klin. Wschr. **1933 I**, 40.
FERNBACH: Allergie und Parallergie. Mschr. Kinderheilk. 48, 35 (1930).
— Über langdauernde, ohne klinisch wahrnehmbare Herd- und Allgemeinreaktionen durchgeführte Tuberkulinkuren und über den nach ihnen auftretenden Unempfindlichkeitszustand. Beitr. Klin. Tbk. **81**, 301 (7. Mai 1932).
— u. GERTRUD HERZGER: Beiträge zur Spezifität der Herdreaktion bei Allergischen und Allergisch-Parallergischen. Beitr. Klin. Tbk. **78**, 64 (15. März 1931).
FRÄNKEL: Allergie und Organerkrankungen beim Asthma bronchiale. Med. Klin. **1933 I**, 355.
GARVIN, P. D. and FRUMESS: Behandlung mit örtlicher Allergie. J. amer. med. Assoc. **104**, 2333 (1935).
GERNEZ: Durch Hyperthermie beim Menschen experimentell erzeugte Tuberkulinanergie. Revue de la Tbc., V. s. **1**, 339 (1935).
GOEBEL: Die Beeinflussung der Kindertuberkulose durch hinzutretende Infektionen. Erg. inn. Med. **36**, 126 (1929).
GORDON, v.: Über die Beziehungen von Asthma bronchiale und Lungentuberkulose unter Berücksichtigung der Frage nach der Allergie und nach der Bedeutung des weißen Blutbildes, insbesondere der Eosinophilen bei diesen beiden Krankheiten. Erg. Med. **21**, 1 (1936).
GRAFE: Weitere Beiträge zur Verfeinerung der biologischen Diagnose der Lungentuberkulose. Beitr. Klin. Tbk. **61**, H. 6 (1925).
GRÄFF: Primärinfekt und Invasionsstelle beim Rheumatismus infectiosus specificus. Dtsch. med. Wschr. **1930 I**, 603.
— Die allergiefreie Auflösung des Rheumaproblems. Balneologe **1**, 150 (1934).
GRIESBACH u. GARCIA DEL REAL: Progr. Clinica, 213.

GRÖER, v. u. v. CHWALIBOGOWSKI: Tuberkulosestudien. III. Die klinische Bedeutung der verschiedenen Kategorien der Tuberkulinallergie im Kindesalter. Z. Kinderheilk. **56**, 631 (1934).

— — u. STEINHAUS: Ein Versuch der messenden Bestimmung der aktuellen Allergielage sowie der Allergiebahn durch Ermittlung der Werte für die Reaktionsfähigkeit (R) und die Empfindlichkeit (S) im tuberkulinallergischen Organismus des Kindes. Z. Kinderheilk. **56**, 669 (1934).

HAAG: Untersuchungen über allergische Krankheiten. II. Zur experimentellen Erforschung der allergischen Krankheiten. Klin. Wschr. **1933**, 1091.

— Untersuchungen über allergische Krankheiten. III. Die Bedingungen zur Auslösung der allergischen Krankheiten. Klin. Wschr. **1935 I**, 264.

— u. DANE: Die Serodiagnostik der Tuberkulose mit Hilfe der Immunitätsreaktion von MEINICKE. Klin. Wschr. **1933 II**, 1574.

HAJÓS: Die Beziehungen der allergischen Krankheiten zur inneren Sekretion. Wien. klin. Wschr. **1930 I**, 421.

HAMBURGER: Infektion und Krankheit, Allergie und Immunität. Wien. klin. Wschr. **1933 I**, 9, 193.

— Tuberkulosetherapie des Kindesalters. Z. Tbk. **62**, 317 (S. 79).

HANSEN: Nahrungsmittelallergie (nutritive oder alimentäre Allergie). Ther. Gegenw. **73**, 289 (1932).

— Über Manifestationsbedingungen und Erscheinungsweisen der allergischen Reaktion beim Menschen. Dtsch. Arch. klin. Med. **177**, 410 (1935).

— u. NACHMANN: Über die Mannigfaltigkeit der allergischen Reaktionsformen beim Menschen. Dtsch. Arch. klin. Med. **177**, 432 (1935).

HERTZBERG: Allergie und Immunität bei Tuberkulose. Med. Rev. (norw.) **51**, 193 (1934). Ausführl. Ref. Z. Tbk. **41**, 284.

HILGERS: Die klinische Brauchbarkeit serologischer Tuberkuloseuntersuchungen. Med. Klin. **1925**, 971.

— u. HERHOLZ: Serodiagnostik der Tuberkulose mittels Komplementbindung nach BESREDKA, MATÈFY-Reaktion und der Bestimmung der Blutkörperchensenkungsgeschwindigkeit durch Anlegung von Titerkurven. Beitr. Klin. Tbk. **66**, 573 (1927).

HORSTER: Bakteriologische und serologische Untersuchungen bei Tuberkulose und „rheumatischen" Erkrankungen. Klin. Wschr. **1931 II**, 2389.

— Über ursächliche Beziehungen zwischen Antikörpergehalt des Blutes und dem Zustandekommen einer hämatogenen Tuberkulose, sowie dem Ausfall der intracutanen Tuberkulinreaktion. (Zugleich ein Beitrag zu der RIEHMschen Theorie über das Tuberkulinproblem.) Beitr. Klin. Tbk. **88**, 181 (1936).

JENSEN: Allergie und Immunität. Z. Tbk. **37**, 706, Kongreß Haag-Amsterdam (1932).

KALK u. BURGMANN: Klinische Erfahrungen mit der MEINICKEschen Serumreaktion auf Tuberkulose. Dtsch. med. Wschr. **1936 I**, 920.

KALLÓS, P. u. KALLÓS-DEFFNER-Uppsala: Die Bedeutung der chemischen Analyse des Tuberkuloseerregers und des Tuberkulins für die Tuberkuloseforschung. Zbl. Tbk.forsch. **1935**, H. 112.

— — Experimentelle Untersuchungen zur Calciumtherapie allergischer Zustände. Klin. Wschr. **1935 II**, 1247.

— u. JULIUS KENTZLER: Tuberkulose und innere Sekretion. V. Hormontherapie bei Lungentuberkulose. Beitr. Klin. Tbk. **79**, 584 (1931).

— u. NATHAN: Über die Darstellung und biologischen Eigenschaften des wirksamen Prinzips des Tuberkulins (β-Tuberkulins). I. Mitt. Acta med. scand. (Stockh.) **83**, 130 (1934).

KÄMMERER, H.: Allergische Diathese und allergische Erkrankungen. München 1926.

KATZ u. LEFFKOWITZ: Die Blutkörperchensenkung. Erg. inn. Med. **33**, 266.

KITAMURA and TASAKI: Tuberkulinallergie und Hauttuberkulose. Jap. J. of Dermat. **35**, 157 (1934), deutsche Zusammenfassung.

KLEWITZ: Das Bronchialasthma. Dresden u. Leipzig 1928.

KLINGE: Über „Rheumatismus". Klin. Wschr. **1930 I**, 586.

— Das Gewebsbild des fieberhaften Rheumatismus. XII. Mitt. Zusammenfassende kritische Betrachtung zur Frage der geweblichen Sonderstellung des rheumatischen Gewebsschadens. Virchows Arch. **286**, 344 (1932).

— Der Rheumatismus. Erg. Path. **27** (1933).

KLINGE u. MCEWEN: Das Gewebsbild des fieberhaften Rheumatismus. Untersuchungen des rheumatischen Frühinfiltrates auf Streptokokken. Virchows Arch. **283**, 425 (1932).
KLOPSTOCK: Zur Serodiagnostik der Tuberkulose. Z. Tbk. **63**, 81 (1931).
— Immunität und Allergie bei der Tuberkulose. Z. Tbk. **65**, 275 (1932).
— u. CATTANEO: Chemischer Aufbau und antigenes Verhalten des Tuberkelbacillus. Z. Immun.forsch. **84**, 34 (1934).
— u. NEUBERG: Zur Serodiagnostik der Tuberkulose. Z. Tbk. **63**, 81 (1931).
KOCH, H. u. BRUDNICKI: Allergie und Immunität bei Tuberkulose. Med. Klin. **1933 II**, 1280.
KOCH, R.: Über bakteriologische Forschung. Internat. Kongr. Berlin 1890.
— Weitere Mitteilungen über ein Heilmittel gegen Tuberkulose. Dtsch. med. Wschr. **1890**, 1029; **1891 I**, 101.
KOOPMANN: Münch. med. Wschr. **1921 I** (s. bei J. RITTER).
KOURILSKY, R. et ONG-SIAN-GWAN: Über allergische Hautreaktionen und humorale Reaktionen bei Tuberkulösen. Revue de la Tbc., V. s. **3**, 345 (1937).
KUTSCHERA-AICHBERGEN, H.: Über die Behandlung der Tuberkulose mit lebenden Tuberkelbacillen. Beitr. Klin. Tbk. **62**, 319 (S. 79); **77**, 121, 140 (1930).
— — A.: Tuberkulin. Beitr. Tbk. 88, 238.
LAIDLOW and DUDLEY: Eine spezifische, präcipitierende Substanz des Tuberkelbacillus. Brit. J. exper. Path. **6**, 197 (1925).
LANDSTEINER: Die Spezifität der serologischen Reaktionen. Berlin 1933.
LANGE, BR.: Die Beziehungen zwischen Allergie und Immunität bei der Tuberkulose. Wien. klin. Wschr. **1933**.
LANGE, E.: Beziehungen der Tuberkulinempfindlichkeit zu spezifischen und unspezifischen Faktoren. Z. Tbk. **40**.
LAPORTE: Histocytologie der örtlichen Überempfindlichkeitsreaktionen beim Meerschweinchen (Tuberkulinreaktionen und anaphylaktische Reaktionen). Ann. Inst. Pasteur **53**, 598 (1934).
LIEBERMEISTER: Spezifische und unspezifische Tuberkulinwirkung. Dtsch. med. Wschr. **1937 I**, 345.
— Spezifische Behandlung der Tuberkulose. Beitr. Klin. Tbk. **89**, 676 (1937).
LINDNER: Zur Chemie der Tuberkelbacillen und des Tuberkulins. Med. u. Chem. **2**, 329.
— F. u. L. ÖLRICHS: Untersuchungen über den Träger der umstimmenden Substanz des Tuberkelbacillus. Z. Immun.forsch. **86**, 181 (1935).
LOBEN u. GLAUM: Die Verwertung der Komplementablenkungsreaktionen nach BESREDKA und KLOPSTOCK-NEUBERG bei der Beurteilung gewisser allergischer Zustände. Z. Tbk. **53**, 32 (1929).
LOEWENSTEIN, E.: Allergie und Bacillämie. Wien. klin. Wschr. **1932 II**, 1192.
— W., STRASSER u. WEISSMANN: Über Beziehungen von Gelenkrheumatismus und Tuberkulose. Wien. Arch. inn. Med. **22**, 229 (1932).
LUEG: Beziehungen zwischen Asthma bronchiale und Lungentuberkulose. Z. klin. Med. **91** (1921).
MANTOUX et ROUX: Intradermo-Tuberkulinreaktion. C. r. Acad. Sci. Paris **1908**. Ref. Münch. med. Wschr. **1908 II**.
MARTIN and HILL: Entwicklung von Hautüberempfindlichkeit bei Meerschweinchen nach intradermalen Injektionen von Bakterien. Bull. Hopkins Hosp. **46**, 246.
MASCHMANN, ERNST: Über Tuberkuline. Dtsch. med. Wschr. **1937 I**, 778.
— u. EMIL KÜSTER: Über die Reinigung des Tuberkulins. Hoppe-Seylers Z. **193**, 215 (1930).
MATTHES: Dtsch. Arch. klin. Med. **1894**. — Z. inn. Med. **1895**.
— Über das Asthma bronchiale. Wien. med. Wschr. **1929 I**.
MAYRHOFER: Einige Gesichtspunkte für die prognostische und diagnostische Verwertbarkeit der Senkungsgeschwindigkeit bei Lungentuberkulose. Wien. klin. Wschr. **1926 II**.
— PIRQUETS Allergiebegriff und seine Entwicklung bis 1929. Erg. inn. Med. **36**, 241 (1929).
MEINICKE: Klin. Wschr. **1934 I**, 258, 883.
— Weitere Untersuchungen über meine Tuberkulosereaktion (MTbR.). Z. Tbk. **79**, 135 (1938).
MENDEL: Med. Klin. **1908 I**.
MÖLLER: Dtsch. med. Wschr. **1911 I**.
MONTI: Wien. med. Wschr. **1912 I**.

Morawitz: Erkrankungen der Lunge. Kraus-Brugsch: Handbuch der speziellen Pathologie und Therapie, Bd. 3. 1921.
— Asthma cardiale und eosinophiler Katarrh. Ther. Gegenw. **73**, 146 (1932).
Moro u. Keller: Über die Parallergie. Klin. Wschr. **1935 I**, 4.
Much: Der Tuberkuloseerreger, die Ansteckungswege der Tuberkulose, Immunität. Handbuch der Tuberkulose, Bd. 1, S. 209. 1923.
Müller, Alfred: Allergenproben bei Hauterkrankungen mit besonderer Berücksichtigung der Früh- und Spätperiode des Status exsudativus. Arch. f. Dermat. **159**, 491 (1930).
Müller, Fr.: Über den Rheumatismus. Münch. med. Wschr. **1933 I**, 1.
Nagell: Zur Frage der Serologie der Tuberkulose. Klin. Wschr. **1933**, 1049.
Nathan u. Grundmann: Experimentell erzeugte Überempfindlichkeit der menschlichen Haut gegenüber arteigenem Serum. Klin. Wschr. **1931 II**, 2169.
— u. Kallós: Experimentelle Erzeugung epidermaler Tuberkulinempfindlichkeit mittels Ektebin. Klin. Wschr. **1909 I**, 932.
— — Über eine epicutane Tuberkulinreaktion bei Hauttuberkulosen bzw. Tuberkuliden (zugleich ein Beitrag zur immunbiologischen Sonderstellung der Haut bei Hauttuberkulose). Dermat. Z. **64**, 46 (1932).
Nékám, jr.: Zur Frage der Komplementbindung bei Tuberkulose. Beitr. Klin. Tbk. **86**, 13 (1935).
Neumann, W.: Klinik der Tuberkulose Erwachsener. Berlin: Julius Springer 1930.
— Allergie und Immunität bei Tuberkulose. Tuberkulose **12**, 167 (1932).
Pagel: Zur Morphologie der Überempfindlichkeits- und Immunitätserscheinungen. Z. exper. Med. **77**, 396 (1931).
— Pathologisch-anatomische Grundlagen von Allergie und Immunität. Kinderärztl. Prax. **4**, 373 (1933).
Pässler: Über Herdinfektion. Klinische Grundlagen und Probleme. Verh. Ges. inn. Med. **1930**, 381.
Pedersen-Bjergaard: Z. Immun.forsch. **82**, 258.
Petranyi-Motika: Die klinische und pathologische Bedeutung der „Allergometrie" nach Gröer bei der Tuberkulose der Kinder. Tuberculozis (ung.) **1936**, Nr 5/6.
Petranyi, Szegeczky, Füle: Die Bedeutung der Allergometrie (Groer) bei der okkulten Tuberkulose. Tuberculozis (ung.) **1936**, Nr 7.
Petruschky: Die Cutanreaktion auf Tuberkulose. Tuberkulosis (Berl.) **1908**.
— Grundriß der spezifischen Diagnose und Therapie. Leipzig: F. Leineweber 1913.
Pfaff: Der Ausbau der Tuberkulosetherapie. Stuttgart 1933.
— u. Herold: Grundlagen einer neuen Therapieforschung der Tuberkulose. Leipzig 1937.
Piness and Müller: Hautprüfungen bei 4589 Fällen allergischer Erkrankungen samt einer Kritik der eliminierenden Diäten. J. Allergy **4**, 18 (1932).
Pinner: Complement fixation in tuberculosis, studies on the nature of the antibody. Amer. Rev. Tbc. **12**, 233 (1925).
— Praktische Anwendung der Serodiagnostik der Tuberkulose. Med. Welt **1928**, Nr 6.
— Die Beziehungen zwischen Allergie und Immunität bei der Tuberkulose. Amer. Rev. Tbc. **23**, 175 (1931).
Pirquet, v.: Klinische Studien über Vaccination und vaccinale Therapie. Berl. klin. Wschr. **1907**. — Tuberkulosis (Berl.) **7**, Nr 7.
— Allergie. Erg. inn. Med. **1**, 420 (1908).
— Allergie des Lebensalters. Die bösartigen Geschwülste. Leipzig: Georg Thieme 1930.
Platonov: Die Rolle der Hormone für die Allergie. Revue de la Tbc. **1935**, No 7, 797.
Ponndorf: Die Heilung der Tuberkulose durch Cutanimpfung. Selbstverlag Weimar 1921.
Pons, H.: Warum ist die tuberkulöse Infektion allergisierend und nicht vaccinierend? Presse méd. **1935**, No 76, 1447.
Reichel: Über den Wert der Intracutanreaktion beim Allergiker zur Ermittlung von Allergenen. Klin. Wschr. **1933 I**, 823.
Reichle and Goldblatt: Sensibilisierung von Meerschweinchen und Erzeugung von Allergie und Anaphylaxie gegenüber Tuberkelbacilleneiweiß. Amer. Rev. Tbc. **27**, 291 (1933).
Reitter: Die tuberkulöse Infektion als Grundbedingung des akuten Gelenkrheumatismus. Zbl. inn. Med. **1935**, 449.

REITTER u. E. LÖWENSTEIN: Akuter Gelenkrheumatismus und Tuberkelbacillämie. Münch. med. Wschr. **1930 II**, 1522.
— — Über Tuberkelbacillennachweis bei der primär-chronischen Polyarthritis. Verh. dtsch. Ges. inn. Med. **1932**, 224.
RICH u. LEWIS: Die Natur der Tuberkuloseallergie auf Grund von Gewebskulturstudien. Bull. Hopkins Hosp. **50**, 115 (1932).
RIEHM: Ein Vorschlag zur Neueinteilung der Tuberkulosestadien. Die Erklärung der tuberkulösen Allergie als lokalanaphylaktische Erscheinung. Beitr. Klin. Tbk. **77**, 427 (1931).
— Allergieforschung und Auge. Med. Klin. **1934 II**, 1317, 1353.
RIML: Über die Kombination von Gold- und Tuberkulinbehandlung bei den tuberkulösen Arthritiden. Ther. Gegenw. **1938**, 123.
RITTER, JOHANNES: Die klinische Bedeutung der Tuberkulinreaktionen. Handbuch der Tuberkulose, Bd. 1, S. 717. 1932.
ROEPKE, O.: Die diagnostische und therapeutische Bedeutung des Tuberkulins. Z. Tbk. **64**, 56 (1932).
RÖSSLE: Die geweblichen Äußerungen der Allergie. Wien. klin. Wschr. **1932 I**, 609.
— Allergie und Pathergie. Klin. Wschr. **1933 I**, 574.
— Zum Formenkreis der rheumatischen Gewebsveränderungen, mit besonderer Berücksichtigung der rheumatischen Gefäßentzündungen. Virchows Arch. **288**, 720 (1933).
— Die nosologische Stellung des Rheumatismus. Klin. Wschr. **1936 I**, 809.
ROST, G. A. u. A. MARCHIONINI: Asthma. Ekzem. Asthma-Prurigo und Neurodermitis als allergische Hautkrankheiten. Leipzig: Curt Kabitzsch 1932. — Würzburg. Abh.
ROTHE: Über Vorkommen und Bedeutung der intracutanen Tuberkulinreaktion bei Nichttuberkulösen. Inaug.-Diss. Halle a. d. S. 1937.
ROTHSCHILD, FRIEDENWALD u. BERNSTEIN: Beziehungen zwischen Allergie und Immunität bei der Tuberkulose. Bull. Hopkins Hosp. **54**, 232 (1934).
ROULET: Hyperergische Entzündungen und allergische Reaktionen. Ann. d'Anat. path. **8**, 359 (1931).
— Über den tuberkulösen Rheumatismus. (PONCET.) Zbl. Tbk.forsch. **41**, 545 (1935).
SABIN: Zellstudien bei Tuberkulose. Tubercle **13**, 206 (1932).
— Physiologic. Rev. **12**, 140 (1932).
SALOMON: Über die klinische Brauchbarkeit der neueren sero-diagnostischen Methoden bei Tuberkulose. Z. klin. Med. **99** (1924).
SCHMIDT, H.: Über Beziehungen zwischen Antigen und Antikörper. Med. u. Chem. **2**, 104.
— P. W.: Epicutane Überempfindlichkeitsreaktionen bei Hauttuberkulösen. Klin. Wschr. **1932 II**, 1178.
SCHULTE-TIGGES: Unspezifische und spezifische serologische Untersuchungsmethoden bezüglich der Tuberkulose. Zbl. Tbk. **32**, 153 (1930).
SCROP: Mschr. ung. Mediziner **3**, 54.
SEIBERT: Die chemische Zusammensetzung der aktiven Substanz im Tuberkulin. XVI. Die beim normalen Kaninchen und Meerschweinchen erzeugte Hautallergie (ARTHUS-Phänomen). J. inf. Dis. **51**, 383 (1932).
SEIFFERT: Zur Vereinheitlichung und Auswertung serologischer Reaktionen bei Tuberkulose. Beitr. Klin. Tbk. **89**, 443 (1937).
SELTER: Die Hautempfindlichkeit im Säuglings- und Kleinkindesalter. Ein Beitrag zur Entstehung der Allergie. Z. Immun.forsch. **69**, 517 (1931).
— u. BLUMENBERG: Nochmals zur Spezifität der Tuberkulinreaktion. Beitr. Klin. Tbk. **66**, 105 (1927).
— u. WEILAND: Der Einfluß der Tuberkulindesensibilisierung auf die Tuberkuloseimmunität. Z. Tbk. **74**, 161 (1935).
— — Zum Mechanismus der Tuberkuloseimmunität. Klin. Wschr. **1935 I**, 948.
SHWARTZMANN: Das Phänomen der Hautreaktion gegen Bakterienfiltrate: Passive Immunität gegen reagierende Faktoren. J. of exper. Med. **54**, 1 (1931).
— Über das Phänomen lokaler Hautreaktivität auf Bakterienfiltrate. Die Bildung reagierender Faktoren in vivo. J. of exper. Med. **56**, 687 (1932).
SIEGL: Über parallergische Erscheinungen bei Diphtherieallergie. Wien. klin. Wschr. **1932 II**.
— Über den Tuberkelbacillennachweis im Blute von Kindern. Beitr. Klin. Tbk. **81**, 556 (1932).

SIMON and RACKEMANN: Die Entwicklung der Überempfindlichkeit beim Menschen. I. Nach intradermaler Zufuhr des Antigens. J. Allergy **5**, 439 (1934).

SMITH, SCOTT and KATHERINE BAIN: Studie über die cutanpositive allergische Substanz. J. Allergy **2**, 177 (1931).

— — — Studien über passive Übertragung. J. Allergy **2**, 181 (1931).

SMITHBURN: Die Widerstandsfähigkeit von Kaninchen gegenüber Tuberkulose nach Vaccination mit teils entfetteten Tuberkelbacillen. J. of exper. Med. **58**, 329 (1933).

SMYTH and STALLINGS: Studien über passive Übertragung. IV. Rectale Absorption des Antigens (Eierklar). J. Allergy **3**, 16 (1931).

STETTER: Das Verhalten der Blutsenkungsgeschwindigkeit nach provokatorischen Tuberkulingaben. Beitr. Klin. Tbk. **66**, 387 (1927).

STORM VAN LEEUWEN: Über den Mechanismus der Desensibilisierung der allergischen Haut. Z. Immun.forsch. **69**, 1 (1930).

— u. TISSOT VAN PATOT: Über den Mechanismus der allergischen Hautreaktionen. Z. Immun.forsch. **62**, 410 (1929).

SPIES: Die MEINICKE-Immunitätsreaktion und die Tuberkulose-Bacillenreaktion nach HAAG und NIGGEMEYER im Rahmen des Krankenbildes der Tuberkulose. Klin. Wschr. **1937 I**, 337.

— Das Verhalten der MEINICKE-Immunitätsreaktion im Krankheitsablauf der Lungentuberkulose. Klin. Wschr. **1938 I**, 84.

SYLLA: Das Blutbild bei Lungentuberkulose, mit Berücksichtigung der Blutkörperchensenkung und der Blutgruppen. Med. Klin. **1932 I**.

— Die exsudative Pleuritis und ihre Behandlung. Erg. Med. **20**, 291 (1935).

— u. ROTHE: Über die praktische Bedeutung der Tuberkulinhautempfindlichkeit. Med. Klin. **1937 I**.

TEGTMEIER: Kombination von Tuberkulininjektionen mit der Senkungsgeschwindigkeit der roten Blutkörperchen bei der Lungentuberkulose. Dtsch. med. Wschr. **1924**, 990.

TIEFENSEE: Die regionäre Verteilung des Asthma bronchiale in Ostpreußen. Dtsch. Arch. klin. Med. **155**, 270 (1927).

— Untersuchungen über das Säure-Basengleichgewicht beim Asthma bronchiale. Dtsch. Arch. klin. Med. **165**, 265 (1929).

TSUGE: Experimentelle Untersuchungen über Tuberkulinüberempfindlichkeit. Select. Contrib. Mukden, Inst. inf. Dis. Animals **1**, 1; engl. Zusammenfassung S. 213 (1930).

TUFT and BRODSKY: Der Einfluß verschiedener Drogen auf allergische Reaktionen. J. Allergy **7**, 238 (1936).

URBACH u. SIDARAVIČIUS: Zur Kritik der Methoden der passiven Übertragung der Überempfindlichkeit. Klin. Wschr. **1930 II**, 2095.

— u. WILLHEIM: Seltene, bisher unbeachtete nutritive Allergene (Kochsalz, organische Säuren, Zucker). Klin. Wschr. **1932**, 1012.

USTVEDT: Über Tuberkulinreaktionen. Bemerkungen zu Dr. GERHARD HERTZBERGS Artikel: Vergleich zwischen 200 Reaktionen nach PIRQUET-MANTOUX-MORO. Med. Rev. (norw.) **49**, 310 (1932).

VERSTEEG: Über Beziehungen zwischen Bronchialasthma und Lungentuberkulose. Inaug.-Diss. Halle a. d. S. 1938.

VINZELBERG: Tuberkulinreaktionen bei Lungentuberkulose. Inaug.-Diss. Halle a. d. S. 1938.

WEILAND, P.: Die Brauchbarkeit der Serodiagnose der Tuberkulose bei gleichzeitiger Anwendung mehrerer Reaktionen. Münch. med. Wschr. **1937 II**, 1863.

— Reticuloendotheliales System und Tuberkuloseimmunität. Zbl. Tbk.forsch. **45**, 105 (1937).

WENDT: Über entgiftende und antiallergische Wirkung des Natriumthiosulfats. Dtsch. med. Wschr. **1937 II**, 1832.

WESTERGREN: Die Senkungsreaktion. Erg. inn. Med. **26**, 577.

WOLF-EISNER: Frühdiagnose und Tuberkulinimmunität. Tuberkulosediagnostik und Therapie, 1. Abt. 1921.

WORINGER: Untersuchungen an Kindern über die verschiedene Hautempfindlichkeit gegenüber dem Tuberkulin (bei Tracheobronchialtuberkulose). Zbl. Tbk. **1930**, 638.

ZIELER u. HÄMEL: Zur Spezifität der Tuberkulinreaktion. Beitr. Klin. Tbk. **63**; **70** (1926).

ZINSSER and MUELLER: Über die Natur der bakteriellen Allergien. J. of exper. Med. **41**, 159 (1925).

I. Einleitung.

In den letzten Jahren hat das Tuberkulin eine erhöhte Beachtung erfahren nicht nur für die Erkennung und Behandlung sicherer tuberkulöser Erkrankungen, sondern auch bei anderen als „allergisch“ aufzufassenden Störungen. Im folgenden soll nicht etwa versucht werden, einen umfassenden Überblick über das Schrifttum zu geben, weil der Umfang der Arbeit zu groß würde und die Übersichtlichkeit leiden müßte. Uns liegt vielmehr daran, aus den herangezogenen Arbeiten die heutige Forschungsrichtung verständlich zu machen, womit andere nicht angezogene Arbeiten nicht etwa als weniger bedeutungsvoll angesehen werden. Wir wollen die Bedeutung des Tuberkulins so darzustellen versuchen, wie wir sie bei unseren klinischen Prüfungen und therapeutischen Maßnahmen sehen.

Mit unseren Untersuchungen haben wir den Boden der „spezifischen“ Tuberkulinwirkung verlassen müssen, wenn das in mancher Hinsicht auch nur scheinbar geschehen ist. Der ursprüngliche streng spezifische Allergiebegriff v. Pirquets hat eine Erweiterung erfahren im Sinne der Parallergie oder besser gesagt der unspezifischen Reizansprechbarkeit. Wenn also die Tuberkulinempfindlichkeit des Organismus ihre strenge Spezifität gar nicht selten einzubüßen vermag, so muß doch mit allem Nachdruck betont werden, daß sie als ursprüngliche Umstimmung ihre Bedeutung behält. Ja, uns will es scheinen, als wenn die Tuberkulinallergie überhaupt die Grundlage aller anderen Empfindlichkeiten und Überempfindlichkeiten schafft, d. h. also, daß auf dem Umwege über die Parallergie und Panallergie die verschiedensten, scheinbar spezifischen, allergischen Reaktionen und Krankheiten zustande kommen. Damit wird die Bedeutung der angeborenen bzw. vererbten Neigung zu Überempfindlichkeitsreaktionen in keiner Weise geschmälert. Sie ermöglicht überhaupt erst ein Verständnis dafür, daß trotz der bei Erwachsenen in fast 100% vorhandenen Tuberkulinempfindlichkeit nur ein verhältnismäßig geringer Teil der Menschen an Anfallskrankheiten (Allergosen) leidet. Die Tuberkulinempfindlichkeit gewinnt bei dieser Betrachtungsweise erheblich an klinischer Bedeutung, während sie natürlich für die Diagnose der tuberkulösen Erkrankungen weniger auszusagen imstande ist. Seit v. Pirquet wissen wir, daß die Tuberkulinreaktion eine allergische Erscheinung ist, und wir werden auch in dieser Abhandlung zu zeigen haben, wie sie als solche uns wertvolle Aufschlüsse über die vorhandene Allergie, zum Teil auch über die immunbiologische Lage des Organismus zum mindesten in qualitativer Hinsicht zu unterrichten vermag. Somit wird das Tuberkulinproblem schlechthin zu einem Allergieproblem.

Die Allergie.

In einer früheren Abhandlung bemühten wir uns, das Allergieproblem in den Rahmen des gesamtärztlichen Stoffes einzugliedern (Brugsch und Sylla). Die ursprüngliche v. Pirquetsche Auffassung von der veränderten Reaktionsfähigkeit erscheint uns als eine der größten gedanklichen Leistungen auf medizinischem Gebiet. Die Art und Weise, Form und Ausmaß, Ansprechbarkeit und Reizschwelle einer Entzündung z. B. beruhen nicht nur auf der entzündlichen Reizbarkeit lebenden Gewebes durch Fremd- oder Eigenstoffe, sondern ebenso auf der Eigenschaft der Reizbeantwortbarkeit und der veränderten Ansprechbarkeit

(Allergie). Auf die veränderte Reizbeantwortung kommt es hier im wesentlichen an. Die Erscheinungen des KOCHschen Grundversuchs sind nur durch die Änderung der Reaktion erklärlich. Die Erstinfektion eines Meerschweinchens mit Tuberkelbacillen erzeugt an der geimpften Hautstelle erst nach 10 bis 14 Tagen ein hartes Knötchen, das dann aufbricht und nicht wieder abheilt. Bei einem früher infizierten Tier tritt ein solches Knötchen schon nach 24 oder 48 Stunden auf. Während die Umgebung entzündlich gerötet ist, wird die geimpfte Hautstelle nekrotisch und stößt sich ab, heilt aber gewöhnlich schnell und dauernd ab, ohne daß die Erkrankung, wie bei der ersten Impfung, weiter fortschreitet. Es ist durch die Impfung also keine Immunität erzeugt worden, sondern nur eine zeitliche, qualitative und quantitative Änderung der Reaktionsfähigkeit. Die Herausstellung dieser ursprünglichen v. PIRQUETschen Definition scheint uns deshalb wichtig, weil in der Folge die „Allergie" einer ganzen Reihe abweichender Deutungen unterworfen wurde. Den Begriff der Allergie hat v. PIRQUET weiter ausgedehnt von dem Gebiet der Tuberkulose auf alle Reaktionsänderungen des Organismus durch überstandene Infektionen, die Pockenimpfung, die durch Vorbehandlung mit körperfremden Substanzen auftretenden Störungen usw. Unter der veränderten „Ergie", also der Reaktionsfähigkeit, erfährt auch der Ablauf der Entzündung eine besondere Steuerung. Krankheit, Krankheitsstoff, Entzündung und Reaktionsfähigkeit müssen bei veränderter Reaktionslage eine veränderte, also allergische zusammenhängende Reihe ergeben.

Wir haben schon früher darauf verwiesen (BRUGSCH und SYLLA), daß im Verlaufe weiterer wissenschaftlicher Untersuchungen der Allergiebegriff Gefahr läuft, an seiner biologischen Weite einzubüßen und zu einem bloßen Krankheitsbegriff zu werden. Die Bezeichnung „allergische Krankheit, Allergosen usw." sind Ausdruck dieses Bestrebens. Allergie wäre in diesem Sinne einfach die anfallsweise eintretende Überempfindlichkeit des Organismus gegenüber bestimmten, in ihrer ursächlichen Wirksamkeit scharf umrissenen stofflichen Umwelt. Es handelt sich in erster Linie um Bronchialasthma, Nesselsucht, Heuschnupfen, QUINCKEsches Ödem, bestimmte Magen-Darmstörungen, Migräne und einige Ekzemformen. In der Immunitätsforschung wird die Allergie als eine Art der Antikörperreaktion aufgefaßt. Eine Reihe von Versuchen dienen diesem Nachweis (PRAUSSNITZ-KÜSTERscher Versuch und die Versuchsanordnungen von KÖNIGSTEIN-URBACH und LEHNER-RAJKA). Verschiedene Besonderheiten entzündlicher Veränderungen werden von pathologisch-anatomischer Seite auch als allergisch aufgefaßt (RÖSSLE — allergische Entzündung). Gegen solche Auffassungen läßt sich gründsätzlich nicht viel sagen, zumal die veränderte Reaktionslage überhaupt erst das Auftreten bestimmter Krankheitszustände möglich macht.

Die Allergie war nach der Auffassung v. PIRQUETs streng spezifisch. Sowohl die Anaphylaxie als Sonderfall der Allergie als auch die Reaktionsänderung nach überstandenen Infektionskrankheiten zeigen eine Gruppen- oder gar Artspezifität. Später sind aber gegenüber dieser Auffassung berechtigte Zweifel aufgetaucht. Bei chronischen Tuberkulosen z. B. haben wir nicht nur eine erhöhte Ansprechbarkeit der Haut auf Tuberkulin, sondern sehr oft auch auf verschiedene andere Allergene (v. PIRQUET versteht unter Allergenen solche Stoffe, die eine Änderung der Reaktion hervorrufen). MORO und KELLER und verschiedene andere Forscher sehen z. B. nach Pockenimpfung vorübergehende

Tuberkulinhautempfindlichkeit. Auch nach Infektionskrankheiten, Coliinfektionen usw. wurden solche Beobachtungen gemacht. Diese unspezifische Reaktionsänderung bezeichnen MORO und KELLER als Parallergie. Wir gewannen bei unseren Untersuchungen den Eindruck, daß in der überwiegenden Zahl der Fälle die gegenüber dem spezifischen Allergen — hauptsächlich den Tuberkelbacillen — bestehende spezifische Allergie diese ihre Spezifität verliert, so daß auch gegenüber anderen Antigenen eine deutliche Empfindlichkeit auftritt. Dieser parallergische Zustand hat nach unserer Auffassung für die Entstehung der Tuberkulose große Bedeutung insofern, als unspezifische Reize, wie Infekte verschiedener Art, oder auch von außen dem Körper zugeführte unbelebte Allergene Reaktionen am Krankheitsherd auslösen können, selbst wenn sich mit solchen Stoffen keine Hautreaktionen erzielen lassen.

Eine Reaktionsfähigkeit auf jeden in die Haut eingebrachten antigenen Stoff bezeichnen wir als Panallergie. Panallergische Kranke finden sich unter den Tuberkulösen. Nicht selten sind bei tuberkulösen Serosaerkrankungen (manchmal erst nach Abklingen der akuten Erscheinungen) und bei chronisch-entzündlichen Gelenkerkrankungen solche allgemeinen Empfindlichkeiten anzutreffen. Selbst Hautquaddeln mit physiologischer Kochsalzlösung und in seltenen Fällen sogar mit destilliertem Wasser geben manchmal noch positive Reaktionen. Die Kontrollquaddeln haben wir in solchen Fällen mit Luft angelegt, was bei gut schließenden Spritzen leicht durchzuführen ist. Reaktionen nach solchen Luftquaddeln haben wir nicht gesehen.

Allergie, Parallergie und Panallergie sind also Bezeichnungen für die veränderten spezifischen, unspezifischen bis zu den allgemeinen Reaktionsformen. Die Stärke der Reaktionen wird im allgemeinen mit Ausdrücken wie Hyperergie, Hypergie bis zur Anergie angegeben. Sowohl bei spezifischen als auch bei den unspezifischen Reaktionsänderungen kann ausgesprochene Überempfindlichkeit auftreten. Doch kann in der überwiegenden Mehrzahl der Fälle bei parallergischen und panallergischen Menschen fast immer auch eine Hyperergie beobachtet werden, so daß Panallergie fast immer mit Hyperergie gleichgesetzt werden kann. Auf weitere Begriffsbestimmungen der allergischen Zustände, wie sie etwa von LIEBERMEISTER, URBACH u. a. gegeben werden, soll hier nicht weiter eingegangen werden.

Die Bedeutung der Allergie, also der Andersempfindlichkeit, läßt sich kaum besser zeigen als am Beispiel der Tuberkulose. Die Infektion mit dem KOCHschen Stäbchen dürfte auch, wie wir bereits erwähnt haben, die Hauptursache nicht nur der Tuberkulinempfindlichkeit, sondern auch anderer Überempfindlichkeiten sein. Ein Reizstoff, das Allergen bzw. Antigen, hier also der Tuberkelbacillus, hat durch seine dem Organismus gefährliche, oder ganz allgemein gesprochen unerwünschte Anwesenheit eine Abwehrbereitschaft hervorgerufen und zurückgelassen. Dieses — um ein Bild zu gebrauchen — geschaffene Erinnerungsbild kann verblassen, bei Berührung mit dem Feind oder dessen Erzeugnissen aber sofort wieder auftauchen und eine heftigere Reaktion erzeugen als gegenüber einem völlig unbekannten Angreifer. Es geht bei diesem außerhalb des Bewußtseins sich abspielenden Geschehen doch sehr ähnlich wie im bewußten Leben zu. Das arglose Kind fürchtet die Gefahr erst, wenn es sie als solche durch schmerzhafte Erfahrungen kennengelernt hat. Beim erwachsenen Menschen ist die Abwehr von vornherein gegeben. Damit haben wir nun noch einmal kurz das Wesen der Allergie umrissen als einen völlig normalen Zustand, der lediglich eine andersartige Reaktionsweise gegenüber Schädigungen bedeutet. Das ist etwas anderes als z. B. der von RÖSSLE geprägte Begriff der Pathergie, der nicht mehr als passiv wie die Allergie, sondern als dynamisch im Sinne krankhaften Geschehens verstanden werden muß. Ein Vergleich ließe sich vielleicht mit den physikalischen Begriffen der statischen und kynetischen Energie anstellen. Auch Parallergie und Panallergie sind in ihrem ruhenden statischen Zustand lediglich als veränderte Empfindlichkeit aufzufassen; nur daß hier der Kreis der bekannten Schädlinge wesentlich weiter ist. Allergie ist also in diesem Sinne kein krankhafter Vorgang, sondern eine veränderte Ansprechbarkeit, die nach Berührung mit bestimmten Stoffen allerdings auch eine krankhafte Reizbeantwortbarkeit aufweisen kann. Von diesem Gesichtspunkt aus haben wir im wesentlichen die Tuberkulinreaktion aufzufassen und so läßt sich auch die Tuberkulose als Krankheit betrachten. Da sich die Tuberkulose des Erwachsenen in einem allergischen Organismus abspielt, muß ihre Entwicklung und ihr Ablauf auch von der Reaktionsbereitschaft und Reaktionsfähigkeit dieses Organismus abhängen. Über den Grad der vordandenen Allergie bietet uns die Hautempfindlichkeit gegenüber dem Tuberkulin einen ungefähren Anhalt.

II. Die Tuberkulinreaktion.

1. Einleitung.

Wie in der Folge noch gezeigt werden soll, kann die Tuberkulinreaktion (TbR.) nur im Rahmen des Allergieproblems betrachtet werden. Da die veränderte Reizbeantwortung nicht in allen Fällen ,,spezifisch“ ist, d. h. also nur auf einen einzelnen auslösenden Stoff (spezifisches Allergen) bezogen werden kann, vermag sie für die Differentialdiagnose verhältnismäßig wenig zu leisten. Läßt sich z. B. bei den verschiedenen Hautprüfungen tatsächlich eine scheinbar spezifische Reaktion erzielen, so ist damit noch keineswegs bewiesen, ob nicht an einem anderen Organ, wie Leber, Lungen, Nieren, Gelenke usw. ganz andere Reaktionsbereitschaften anzutreffen sind. Ja, selbst an der Haut ist die Ansprechbarkeit an verschiedenen Stellen gegen ein bestimmtes Allergen in derselben Verdünnung sehr verschieden, was sich mit der Tuberkulinreaktion gut zeigen läßt. Damit wollen wir sagen, daß wir es für verkehrt halten, mit der Tuberkulinreaktion ein Verfahren zur Erkennung bestimmter Krankheiten auszubauen. Sie unterrichtet uns lediglich über das Vorhandensein und die Stärke einer Hauttuberkulinempfindlichkeit. Sie läßt sich zu einer quantitativ abgestuften Prüfung vervollständigen, die uns von einer Über-, Unter- oder Unempfindlichkeit sprechen läßt, sobald wir festgestellt haben, wo die Grenzen solcher quantitativ faßbaren Reaktionsweisen zu suchen sind. Die Prüfung der TbR. ist also kein diagnostisches Hilfsmittel zur Erkennung einer Tuberkulose, sondern deckt die Reaktionsbereitschaft eines Organismus in seiner Ganzheit auf, wenn auch örtliche unterschiedliche Stärkegrade vorhanden zu sein pflegen, zwingt somit zu einer ganzheitsbezogenen Betrachtungsweise krankhafter Organvorgänge.

2. Das Tuberkulin.

Trotz aller inzwischen geleisteten Arbeit ist sowohl für die Diagnostik als auch für die Therapie das wichtigste Tuberkulin das von R. KOCH entdeckte und von ihm im Jahre 1890 beschriebene Alttuberkulin. Wachsende, mehrere Wochen alte Tuberkelbacillenkulturen werden durch einstündiges Kochen in Glycerinbouillon sterilisiert, das Gemisch sodann auf $^1/_{10}$ des ursprünglichen Volumens eingedämpft und schließlich durch Filtration von den toten Bacillenleibern befreit. Dieses Filtrat enthält etwa 40% Glycerin, das sich bei dem Eindampfen nicht verflüchtet und als Konservierungsmittel dient. Das Alttuberkulin enthält alle in Glycerin und Wasser löslichen Bacillenbestandteile und Stoffwechselprodukte. Nach LINDNER werden die auf Glycerinbouillon gezüchteten Tuberkelbacillen nach 6—8wöchigem Wachstum im strömenden Wasserdampf abgetötet.

Einige Jahre später (1897) ist R. KOCH mit einem neuen Tuberkulin hervorgetreten, dem Neutuberkulin oder Tuberkulin T.R. Es wird auch aus lebenden Tuberkelbacillenkulturen hergestellt, die eingetrocknet, pulverisiert und dann mit Wasser zentrifugiert werden. Von den zwei sich bildenden Schichten enthält die oberste (T.O.) die wasserlöslichen, in der Wirkung dem Alttuberkulin gleichenden Stoffe, die unterste oder der Rest (T.R.) die ungelösten Bakterienleiber. Die Konservierung des T.R. erfolgt durch Glycerinzusatz. — Von KOCH stammt auch das sog. Tuberkulin A.F., welches ebenso wie das Alttuberkulin, aber unter Verwendung synthetischer Nährböden hergestellt wird.

Über die *chemischen Eigenschaften* des Tuberkulins ist viel gearbeitet worden. Zusammenfassend haben darüber P. KALLÓS und KALLÓS-DEFFNER berichtet. KOCH beobachtete als erster, daß die Nährflüssigkeit, auf welcher Tuberkelbacillen gewachsen waren, bei tuberkulösen Menschen und Tieren bei parenteraler Zuführung bestimmte biologische Reaktionen gab. Diese biologischen Reaktionen mußten auch bei der chemischen Verarbeitung der Nährflüssigkeit zur Prüfung herangezogen werden, da sie die besten Ergebnisse zeigten. Es handelt sich um die später noch näher zu erörternde Beobachtung, daß bei Einspritzung selbst stark verdünnter Flüssigkeit in die Haut entzündliche Rötungen und Schwellungen bis zur Nekrosebildung und bei Einspritzungen unter die Haut oder in die Vene Reaktionen am tuberkulösen Herd (Herdreaktionen) auftreten, die je nach der Verdünnung verschieden stark ausfallen und bei genügend hoher Dosis beim Tier nach etwa 24 Stunden den Tod zur Folge hatten (Todreaktion). Die Sektionen ergaben ziemlich typische Herdreaktionen. Die Wirksamkeit der Kulturflüssigkeit führt R. KOCH auf die Anwesenheit von Stoffen zurück, die entweder eine Art Sekretionsprodukt der Tuberkelbacillen waren (Toxine) oder aus der Leibessubstanz der Bacillen allmählich in Lösung gingen. Diesen wirksamen Komplex nannte KOCH „Tuberkulin".

Bereits von R. KOCH und seinen Mitarbeitern sind im wesentlichen die Wege zur Reinigung des Tuberkulins gezeigt worden, da ja das Filtrat aus biologisch wirksamen und weniger oder gar nicht wirksamen Stoffen bestehen mußte. Bestimmte Grundeigenschaften des wirksamen Stoffes, wie seine große Hitzewiderstandsfähigkeit, seine Fällbarkeit durch Alkohol und schließlich die Dialisierbarkeit durch tierische Membranen dienten gewissermaßen als Wegweiser. LÖWENSTEIN und PICK erweiterten diese Beobachtungen. Sie gewannen ein Präparat von einer 3—5 Monate bebrüteten Bacillenkultur auf einem synthetischen Nährboden (6,0 Asparagin, 40 g Glycerin, 6,0 Ammoniumlactat, 3,0 Natriumphosphat, 6,0 HCl in 1000 g Wasser), welches biologisch gleich hochwertig die drei von R. KOCH gefundenen Grundeigenschaften hatte. Mit den üblichen chemischen Methoden konnten darin weder Eiweiß noch Albumosen noch Peptone nachgewiesen werden. Die Untersuchungen scheinen das Präparat in die Reihe der Polypeptide einzuordnen. LÖWENSTEIN und PICK glaubten, daß der wirksame Stoff im Tuberkulin Eiweißcharakter besitze und daß es ein echtes Sekretionsprodukt der Tuberkelbacillen sei, welches zu den echten Toxinen vielfache Beziehungen habe (s. bei PICK und SILBERSTEIN, P. KALLÓS und KALLÓS-DEFFNER).

Alle diese Tuberkuline sind trotz der Versuche zur Reindarstellung zusammengesetzter Natur und können bezüglich ihrer Wirksamkeit auch nur als zusammengesetzte Körper betrachtet werden. Auf die vielen Versuche, das Tuberkulin für Diagnose und Therapie zu verbessern, kann hier nicht näher eingegangen werden. In neuerer Zeit ist es mehrfach gelungen, die einzelnen Wirkstoffe der

Tuberkelbacillen und des Tuberkulins aufzudecken (LINDNER, LINDNER und ÖLRICHS, KALLÓS und NATHAN, SEIBERT u. a.). Diese Arbeiten bestätigen im wesentlichen die Lehre MUCHs von den Partialantigenen, nach welcher die Krankheitserreger eine Reihe von chemisch unterschiedlich wirkenden Antigenen enthalten, die bestimmte Rollen im Krankheitsablauf und bei behandlerischen Maßnahmen spielen. So vielversprechend diese Untersuchungen sein mögen, einstweilen sind die klinischen Erfahrungen mit den hochgereinigten Tuberkulinen ungenügend, so daß dem altbekannten Präparate nach wie vor der Vorrang gebührt.

3. Die Chemie der Tuberkelbacillen

kann hier nur soweit berücksichtigt werden, wie sie zum Verständnis der biologischen Wirkung notwendig ist. Einzelheiten sind übersichtlich dargestellt bei P. KALLÓS und L. KALLÓS-DEFFNER, welche das diesbezügliche Schrifttum eingehender berücksichtigen. Auch auf die Arbeiten von BIELING, LINDNER, LINDNER und ÖLRICHS u. a. sei in diesem Zusammenhang hingewiesen. Abgesehen von den Arbeiten im Höchster Laboratorium der I. G. Farben ist in erster Linie ANDERSON zu nennen, der mit seinen Mitarbeitern die Methodik der chemischen Analyse der Tuberkelbacillen ausgebaut hat. Die Monographie seines Mitarbeiters CHARGAFF bringt vollständig die methodischen Einzelheiten.

Charakterisiert sind die Tuberkelbacillen wie alle säurefesten Keime durch ihren Lipoidgehalt. Durch Äther- und Alkoholauszug wird ein großer Teil der Lipoide gewonnen; weiter werden je nach ihrer Acetonlöslichkeit Neutralfette und die unlöslichen Phosphatide unterschieden. Die Verteilung der Lipoide säurefester Bacillen zeigt folgende von CHARGAFF stammende Tabelle.

Tabelle 1.

Fraktion	Tuberkelbacillen vom Typus			Lepra-bacillen	Bakterien		
	humanus	avinus	bovinus		Timothee-gras	Smegma	Schild-kröten-tbc.
Phosphatid	6,5	2,3	1,5	2,2	0,6	4,0	2,0
Fett	6,2	2,2	3,3	6,47	2,8	7,1	14,9
Wachs	11,0	10,8	8,5	9,98	5,0	2,1	1,4
Gesamtlipoide	23,7	15,3	13,3	18,70	8,4	13,2	18,3
Polysaccharid	0,9	1,0	1,1	—	3,9	—	1,2
Bakterienrückstand	75,0	83,7	85,5	80,38	87,7	86,8	80,6

Der Höchstgehalt an Lipoiden kommt nach der vorhergehenden Tabelle zweifellos den humanen Tuberkelbacillen zu; sie enthalten auch das meiste Phosphatid und Wachs. Welche biologische Bedeutung dieser chemischen Zusammensetzung der Bacillen zukommt, ist zunächst allerdings noch nicht sicher.

Aus der kurzen Darstellung BIELINGs entnehmen wir, daß die Neutralfette ebenso wie die des tierischen Organismus Ester von Fettsäuren sind, nur daß merkwürdigerweise die Veresterung zunächst nicht mit Glycerin, sondern mit einem Zucker, der Trehalose, erfolgt. Die gleichen Fettsäureester enthalten auch die Phosphatide, jedoch über Phosphorsäure an Cholin und Neurin gekuppelt. Bei den Fetten finden sich auch die Sterine (von WINDAUS studiert), deren Rolle noch nicht bekannt ist. Nach der restlosen Entfernung sämtlicher

Lipoide durch Alkohol, Äther und Chloroform können aus dem Rest Nucleinsäuren, also Kernsubstanzen herausgezogen werden und schließlich bleibt noch eine Restsubstanz aus unlöslichem Eiweiß und von Kohlehydraten, die ähnlich der Cellulose die unlösliche Gerüstsubstanz darstellen.

Das Lipoidgemisch zerfällt nach den neuen Arbeiten von ANDERSON und Mitarbeitern in eine Phosphatid-, eine Neutralfett- und eine Wachsfraktion. Tuberkulöses Gewebe kann, worauf neuerdings auch KALLÓS und KALLÓS-DEFFNER hinweisen, ohne Anwesenheit von Tuberkelbacillen nur durch deren Phosphatidanteil erzeugt werden. Dieses Phosphatid ist aber, wie ANDERSON gezeigt hat, ein vielfach zusammengesetzter Körper, der neben verschiedenen Fettsäuren, von denen die eine (Phtionsäure nach ANDERSON) optisch aktiv ist, auch Kohlehydrate enthält.

Mit der von ANDERSON dargestellten Phosphatidfraktion wurden namentlich von SABIN und Mitarbeitern umfangreiche Versuche an gesunden Kaninchen und Meerschweinchen durchgeführt. Die 8%ige wässerige Phosphatidlösung wurde den Tieren intraperitoneal wiederholt bis zu 10 ccm pro die gespritzt. Wurden die Tiere nach 10—12 täglichen Einspritzungen getötet, so fanden sich weitgehende Veränderungen am Gekröse (ohne Peritonitis), die makroskopisch in Knötchenbildung, mikroskopisch in Gewebsveränderungen mit Lymphocyten, typischen Epitheloidzellen und LANGHANSschen Riesenzellen bestanden. Es wurde also typisches tuberkulöses Gewebe durch das Tuberkulophosphatid auch ohne Zutun lebender oder toter Bacillen gebildet. Für die Histogenese des tuberkulösen Gewebes haben SABIN und seine Mitarbeiter durch diese Untersuchungen auch beachtliche Hinweise bekommen. Die Beobachtung der sog. Milchflecke, die aus Monocyten und jungen Bindegewebszellen (sog. Reticularzellen) mit Clasmatocyten und Makrophagen in den Zwischenräumen bestehen, zeigte, daß das Tuberkulophosphatid in diesen Gewebsbezirken phagocytiert wird. Diese Phagocyten sollen im wesentlichen von den Monocyten bzw. Retikularzellen stammen. Die phosphatidhaltigen Zellen sollen die Vorstufe der Epitheloidzellen darstellen. Sie konnten in der 1. Woche 5—7 Tage lang beobachtet werden; in der 2. Woche werden aus ihnen Epitheloidzellen. FORKNER hat weiter den Nachweis erbracht, daß die LANGHANSschen Riesenzellen multinucleäre Epitheloidzellen sind. In der 3. Woche der Phosphatidbehandlung trat in vielen dieser Knötchen eine zentrale Nekrose auf. Auch die Phosphatide der bovinen Bacillen, ja sogar der Lepra- und Timotheegrasbacillen sollen nach SMITHBURN und SABIN grundsätzlich dieselben Veränderungen machen, nur bei anderen zeitlichen Verhältnissen. Diese typische Tuberkelbildung ist nach ROULET eine spezifische Eigenschaft der Tuberkulophosphatide. Weitere Untersuchungen von SABIN lassen vermuten, daß es der rechtsdrehende Teil der von ANDERSON in der Phosphatidfraktion gefundenen, optisch aktiven Phtionsäure ist, der die spezifischen Gewebsreaktionen erzeugt, während der linksdrehende unspezifische Reaktionen zur Folge hat.

Weitere Untersuchungen haben erweisen können, daß das Tuberkulophosphatid auch antigene Wirkung hat. Schon K. MEYER hat 1912 die Beobachtung gemacht, daß Alkoholextrakte der Tuberkelbacillen, namentlich deren acetonunlöslicher Anteil, antigen wirkt. Die von K. MEYER mit dem Komplementbindungsverfahren durchgeführten Untersuchungen konnten von DIENER und PINNER mit dem gereinigten ANDERSON-Phosphatid bestätigt werden. DOAN und MORE sind auch mit dem Präcipitationsverfahren zu denselben Ergebnissen gekommen. Es steht wohl fest, daß die Tuberkulophosphatide allein Vollantigenwirkung entfalten können. Erwähnt sei allerdings, daß LANDSTEINER und SACHS mit Organlipoiden nur dann eine Antigenwirkung erzielten, wenn sie eine komplettierende Substanz dazu setzten.

Über das antigene Vermögen der acetonlöslichen Fettfraktion der Bacillen herrscht noch nicht völlige Klarheit. Von KLEINSCHMIDT wird es ihr bei Benutzung der nach MUCHschen Angaben hergestellten Fraktionen zugesprochen. Auch die Wachsfraktion entfaltet nach Angaben von PEDERSON-BJERGAARD Vollantigenwirkung. Chemisch ist diese Fraktion ein komplexes Phosphatid.

Die Eiweißfraktionen aus den Bacillenleibern sowohl als auch aus der Kulturflüssigkeit scheinen in erster Linie die Träger der Tuberkulinwirkung zu sein; sie geben positive Tuberkulinreaktionen bei intracutaner und subcutaner Anwendung. Diese Ansicht wird besonders von LONG und SEIBERT vertreten. Letzterer meint, mit Tuberkulineiweiß auch eine Hautüberempfindlichkeit gegen Tuberkulin erzielen zu können, was sonst nur mit lebenden oder toten Bakterienleibern möglich war. Das „antigene Vermögen" des Tuberkulineiweißes dürfe aber nicht durch Erhitzen abgeschwächt werden und es müßten ziemlich große Mengen eines nicht denaturierten Tuberkulineiweißes in größter Reinheit zur Anwendung kommen.

Im Gegensatz zu dieser Anschauung stehen die Beobachtungen von LAUTENSCHLÄGER und BIELING, die wirksame Tuberkuline hatten, in denen kein Eiweiß enthalten sein konnte. Ein eiweißfreies Tuberkulin wird von KALLÓS und NATHAN aus 10 Wochen alten Tuberkelkulturen durch Ultrafiltration und Umfällung des Filtrates mit Alkohol-Äther gewonnen, das beim Meerschweinchen keine Toxizität zeigt und 100mal stärker als das Alttuberkulin sein soll. Mit diesem B-Tuberkulin + Pferdeserum gelingt es, Meerschweinchen gegen das B-Tuberkulin anaphylaktisch zu machen.

Im Serum tuberkulöser Menschen sind niemals einwandfrei Antikörper gegen Eiweißstoffe der Tuberkelbacillen nachgewiesen. Andere Ergebnisse können nach PINNER auf Lipoidbeimischungen bei den als Antigen verwendeten Präparaten zurückgeführt werden. Die Eiweißstoffe haben also eine große Hautwirksamkeit, sind aber serologisch inaktiv. Hier muß offenbar zwischen tuberkulösen und gesunden Organismen unterschieden werden. Beim gesunden Tier vermag wohl nur die Phosphatidfraktion typisches tuberkulöses Gewebe zu erzeugen, beim tuberkulösen können das aber anscheinend auch lipoidfreie Produkte machen. SMITHBURN fand eine ausgesprochen immunisierende Wirkung der fettfreien Tuberkelbacillen (Proteinfraktion) gegen eine nachfolgende virulente Tuberkuloseinfektion, und LINDNER konnte mit unlöslichen Eiweißkomplexen der Bacillen bei peroraler Verabreichung an Kälber diese gegen Tuberkulose immunisieren. Der Eiweißanteil der Bacillen erhält, wie KLOPSTOCK und CALAZZO fanden, erst dann antigenes Vermögen, wenn man ihn mit Lecithin und ähnlichen Substanzen komplettiert. Es handelt sich also um „halbe Antigene", wie BIELING sagt, die erst beim Hinzutritt beliebiger Lecithine komplettiert werden. Es scheint ihm aus diesem Grunde nicht ganz ausgeschlossen, daß auch die Wirkung der Phosphatide auf der Anwesenheit kleiner Eiweißmengen beruht, die bei der gewählten chemischen Aufarbeitungsmethode von dem Phosphatid nicht abgetrennt werden können, da sie mit ihm zusammen ausfallen und sich lösen. Der Hinweis BIELINGs darauf, daß diejenigen Antigene, die zu Serumreaktionen hergestellt wurden und sich bisher bewährt haben, die Phosphatidfraktion nicht rein enthalten, wenn sie auch auf ihr aufgebaut sind, ist in diesem Zusammenhange erwähnungswert. Es darf schließlich auch nicht übersehen werden, daß die Einspritzungen bei den Tierversuchen eigenes Eiweiß des Versuchstieres mobilisieren können und erst mit Hilfe dieses Eiweißes zur völligen Wirksamkeit kommen mögen.

Nach Entfernung der Lipoid- und Eiweißsubstanzen aus dem Tuberkulin verbleibt der sog. Restkörper. Dieser Restkörper (LINDNER und ÖLRICHS) hat nicht mehr die Fähigkeit, bei Vorinfizierten allergische Reaktionen hervorzurufen. Die Wirkung dieses Restkörpers ist noch nicht sicher erwiesen; doch scheint es sich keineswegs nur um eine Stützsubstanz (Cellulose) zu handeln. Die Kohlehydrate wirken im wesentlichen als Haptene und sind wohl als Hauptträger der spezifischen Präcipitation anzusprechen (LINDNER). Mit der spezifischen Hautreaktion haben sie danach wohl weniger zu tun.

Die Polysaccharidfraktion der Tuberkelbacillen ist im übrigen ein gutes Reagensglasantigen. Sera tuberkulöser Menschen oder von Tieren, die mit Tuberkelbacillen vorbehandelt sind, geben manchmal eine spezifische Präcipitation bis zur Verdünnung von 1 : 2 Millionen (ZINSSER und MÜLLER, LAIDLOW und DUDLEY).

Wendet man die hier nur abrißartig angeführten chemischen Untersuchungen der Tuberkelbacillen und des Tuberkulins auf das Geschehen im lebenden Organismus an, so läßt sich sagen, daß die Tuberkulinbildung wohl gekoppelt an Eiweiß vor sich geht, daß es aber offenbar aus dieser Bindung gelöst werden kann, gibt es doch vollwirksame, eiweißfreie Tuberkuline. In dem unlöslichen Eiweiß-Kohlehydratrest steckt aber nach Ansicht von BIELING eine Substanz, die die Trägerin der Umstimmungswirkung ist, die den Körper gegen das Tuberkulin in jeder Form sensibilisiert. Zur vollen Wirksamkeit im Sinne der spezifischen

Gewebsbildung und auch der Umstimmung, also der allergischen Reaktion, ist fraglos der ganze lebende und im Kampf mit der lebendigen Abwehr zerfallende Tuberkelbacillus notwendig. Die Erkenntnis aber, daß bestimmte, chemisch faßbare, aus dem Tuberkulin isolierbare Stoffe eigene Wirkung haben, wird uns im Laufe unserer weiteren Betrachtungen manches erklären helfen.

Wir wollen uns hier zunächst die verschiedenen Arten der Tuberkulinreaktionen und ihre Technik kurz ins Gedächtnis zurückrufen. Grundsätzlich sind zur Prüfung der Tuberkulinempfindlichkeit folgende Anwendungsweisen bekannt: a) Die cutane Methode, zu der mit einem gewissen Vorbehalt auch die conjunctivale Probe gerechnet werden kann; b) die intracutane und schließlich c) die subcutane Methode. Die cutanen und subcutanen Methoden können entsprechend ihrer geringeren Bedeutung kürzer abgehandelt werden.

4. Die Tuberkulinreaktion.

a) Die cutanen Tuberkulinproben. Die verbreitetste Tuberkulinreaktion ist die cutane Reaktion (1907 von PIRQUET gefunden). An der Innenfläche des Unterarmes wird eine Hautstelle sorgfältig mit Äther gereinigt. Nun wird ein Tropfen Tuberkulin aufgetropft und innerhalb dieses Tropfens die Haut mit Hilfe des von PIRQUET angegebenen Impfbohrers angebohrt, so daß die oberflächliche Epithelschicht zerstört und die Lymphbahnen freigelegt werden. Eine Blutung darf nicht erfolgen. Zur Kontrolle wird, wenn derselbe Bohrer benutzt wird, vorher eine ähnliche „Impfung" am besten oberhalb, ohne Tuberkulin vorgenommen. Es lassen sich gleichzeitig Impfstellen mit verschieden starken Tuberkulinverdünnungen anlegen, wobei nur darauf zu achten ist, daß die Entfernung der einzelnen Stellen nicht zu klein ist; es können auch verschiedene Tuberkuline gleichzeitig angewandt werden. In letzterem Falle ist es aber vielleicht noch günstiger, an beiden Armen Impfstellen zu setzen. Die Impfstelle läßt man einige Minuten an der Luft trocknen. Ein Verband ist nicht notwendig.

Diese ursprüngliche PIRQUETsche Tuberkulinhautprobe ist verschiedentlich abgeändert worden, ohne daß indessen grundsätzlich neue Gesichtspunkte verfolgt wurden. PETRUSCHKY machte mit einer Impflanzette oder einer Nadel oberflächliche Impfstiche oder Impfkreuze am Oberarm entsprechend der Pockenimpfung. Eine weitere Methode ist die von PONNDORF angegebene, die neben dem rein diagnostischen ursprünglichen Verfahren auch therapeutische Möglichkeiten in Erwägung zieht. Es werden mit einer scharfen Impflanzette 30—40 Impfschnitte nebeneinander gezogen, so daß die Impffläche bei Erwachsenen etwa einhalb Handteller groß ist. PONNDORF glaubt, daß die Haut, das große Schutzorgan gegen äußere Schädigungen, imstande sei, in den Zellen der Stachelschicht Bakteriengifte zu speichern und in Spuren an den Organismus abzugeben, um so etwa eindringende gleichartige Keime dauernd unschädlich zu machen. Da möglichst viel Zellräume eröffnet werden sollen, soll der Schnitt bis zu dem Papillarkörper durchdringen, die Impfstelle daher leicht bluten.

Zu seiner Hautreaktion benutzte v. PIRQUET ursprünglich eine 25%ige Lösung von Alttuberkulin KOCH in $^1/_2$%iger Carbolsäurelösung; später ging er zum 100%igen Alttuberkulin KOCH über. J. RITTER wandte 25 und 100% ATK. an. ELLERMANN und ERLANDSEN geben eine quantitative Cutanreaktion an mit ATK.-Lösungen von 0,1—50%.

PONNDORF schreibt für seine Probe 100%iges ATK. vor. Mit verschieden starken Lösungen (1, 10, 25, 50, 100%) machte KOOPMANN PONNDORF-Impfungen, um so einen Einblick in die Immunitätsverhältnisse der Kranken zu bekommen. Vom Sächsischen Serumwerk wird in geschlossenen Capillaren ein besonderer PONNDORFscher Impfstoff abgegeben, und zwar der Hautimpfstoff A für reine Tuberkulose, der Hautimpfstoff B für Mischinfektionen. Versuche mit dem A.F. (albumosefreies Tuberkulin und mit B.E.

(Bacillenemulsion), die von Pohl angestellt wurden, und ebenso die Untersuchungen von Hamburger und Stadner mit eingedicktem Tuberkulin haben eine wesentliche Verbesserung der diagnostischen Tuberkulinanwendung nicht gebracht.

Die Frage, ob man humanes oder bovines Tuberkulin zur Hautimpfung anwenden soll, wird von J. Ritter erörtert. Danach scheint Lungentuberkulose mehr auf humanes, die viscerale, Drüsen-, Haut- und Knochentuberkulose häufiger auf bovines Tuberkulin anzusprechen. In der Anwendung sind Unterschiede der beiden Tuberkuline nicht gegeben.

Bei den bis dahin besprochenen cutanen Tuberkulinreaktionen sind, wie J. Ritter ausführt, grundsätzlich 2 Arten zu unterscheiden, nämlich eine „Normal-" und eine „Spätreaktion". Die erste bedeutungsvolle tritt nach 6—18 Stunden auf und erreicht nach 24 Stunden ihren Höhepunkt, klingt dann ab oder geht in die Spätreaktion über. Diese tritt zunächst nach 3—4 Tagen bei negativem Aufsall der Normalreaktion oder schwächer auch im Anschluß an eine solche ein. Die Spätreaktion trägt ausgesprochene Zeichen einer Hauttuberkulose, wie auch histologisch gezeigt wurde (Dachs). Es können Wochen vergehen, ehe die Reaktion ganz verschwunden ist.

Die sogenannte Normalreaktion besteht aus einem mehr oder minder geröteten und geschwollenen Hof um die Impfstelle. Subjektive Beschwerden werden wenig beobachtet. Bei starken Reaktionen können aber nicht selten stärkere Schwellungen mit Schmerzen, Juckreiz, Drüsenschwellungen und Temperatursteigerungen eintreten. Bei der Ponndorfschen Impfung können diese Allgemeinreaktionen recht erheblich sein, weshalb aus Gründen, die wir noch bei der intracutanen Reaktion besprechen wollen, diese Impfung zu diagnostischen Zwecken nur mit Vorsicht verwandt werden sollte.

Zu den Cutanreaktionen auf Tuberkulin muß auch die Morosche Salbenprobe gezählt werden. Hierzu wird eine Salbe benutzt, die zur Hälfte aus Alttuberkulin Koch und zur anderen Hälfte aus Lanolin. anhydricum besteht. 1—2 g dieser Salbe werden entweder mit der Hand oder mit einem Spatel in die Brust- oder Bauchhaut eingerieben. Das Tuberkulin wird also in die Drüsen der Haut eingedrückt und erzeugt hier rote, erhabene Punkte mit verschieden starkem roten Reaktionshof, die bei stärkerer Reaktion zusammenfließen und zur Bläschenbildung führen können. Es sollen ähnlich wie bei der Pirquetschen Probe auch Spätreaktionen auftreten. Im übrigen unterscheidet sich der zeitliche Eintritt der Reaktion nicht wesentlich von der Pirquetschen und die Bedeutung in diagnostischer Beziehung dürfte auch ähnlich sein. Die erste Veröffentlichung über diese Probe stammt auch aus dem Jahre 1907. Jetzt wird die Probe mit dem „Ektebin" Merck angestellt, einer Salbe, die Tuberkulin und Tuberkelbacillenantigene (Tuberkelbacillenleiber des Typus humanus und bovinus) enthält und in Tuben von 1,5—10 g im Handel ist.

Aus einer spezielleren diagnostischen Absicht heraus wurde von Nathan und Kallós die sogenannte epicutane Tuberkulinreaktion angegeben (1932), auch Läppchenprobe genannt. 1%iges und 10%iges ATK. der I. G. Farben wird auf ungerauhter und ungereinigter Haut mit Bonnatest befestigt und nach 24 Stunden entfernt. Die Ablesung erfolgt nach 2—5 Tagen. Die Reaktionen zeigen den von den Ekzemproben her bekannten ekzematoiden Typus. Diese Probe soll nur bei Hauttuberkulosen positiv ausfallen. Nathan und Kallós sahen keine Versager, während P. W. Schmidt in 26 Lupusfällen 5 negative Ergebnisse der Probe bekam. Der positive Ausfall dieser bei völlig intakter Hautoberfläche angestellten Probe wird von Nathan und Kallós so erklärt, daß es durch die Beteiligung der Haut am tuberkulösen Prozeß zu einer Sensibilisierung auch gegen eine solche äußere Tuberkulinanwendung kommt, während es sich bei den positiven Reaktionen bei cutaner und intracutaner Anwendung um eine cutan-vasculäre Überempfindlichkeit handelt. Auch bei Lungentuberkulosen ist es gelungen, eine „epicutane" Überempfindlichkeit (experimentell) zu erzeugen. In 9 von 16 Fällen wurde die Läppchenprobe nach vorhergegangener Ektebineinreibung positiv, allerdings nur, wenn die Morosche Probe positiv ausgefallen war. Dieses Morosche Tuberkulin wäre danach imstande, die Tuberkuloseimmunität oder vielleicht besser gesagt Allergie, zu beeinflussen. Ohne eine solche Vorbehandlung der Haut soll die positive Läppchenprobe durchaus spezifisch für Hauttuberkulose sein. Wir neigen allerdings, ohne den Wert dieser Probe herabsetzen zu wollen, mehr der Ansicht P. W. Schmidts zu, der die Ausschließlichkeit dieser Probe anzweifelt. In Fällen allgemeiner Überempfindlichkeit, die wir als Panallergie bezeichnen, reagiert die Haut auf jeden Reiz und erst recht auf Tuberkulin, das bei so langer Einwirkung vielleicht auch durch Aufweichung der oberen Epidermisschichten seinen epicutanen Charakter verliert. In der Dermatologie dürfte die Probe aber doch nicht ohne Interesse sein.

b) Die Conjunctivalreaktion. Ihre Entdecker CALMETTE und WOLFF-EISNER, die sie gleichzeitig fanden, glaubten, der Ophthalmo- oder Conjunctivalreaktion eine besondere Rolle zuschreiben zu können. Besonders WOLFF-EISNER vertrat die Meinung, daß der positive Ausfall nicht nur über das Vorhandensein oder Nichtvorhandensein einer Tuberkulose aussagte, sondern vielmehr anzeigte, daß die Tuberkulose einen aktiven Charakter habe. Besonders die letzte Annahme hat sich in dem erhofften Sinne nicht bestätigt. Dagegen haften der Methode doch mancherlei Unannehmlichkeiten an, auf die J. RITTER hinweist. Bei der Empfindlichkeit der Augenbindehaut muß selbst bei Anwendung schwacher Tuberkulinlösungen mit unangenehmen Reizerscheinungen gerechnet werden, auch wenn es sich nicht um die besonders empfindlichen Augen nach früheren tuberkulösen Erkrankungen (Skrofulose usw.) handelt. Die Conjunctivalreaktion kann außerdem ebenso wie die Hautreaktionen bei der Tuberkulinbehandlung erheblich aufflammen; während die Hautreaktion aber nur wenig Beschwerden macht, kann die Reizung des Auges eine Tuberkulinkur gelegentlich völlig unmöglich machen. Von einer abgestuften Reaktion kann schließlich überhaupt nicht die Rede sein, da die Reaktion an einem Auge nur einmal vorgenommen werden kann. Obwohl wir uns aus obigen und anderen, hier nicht weiter zu erörternden Gründen, die Conjunctivalreaktion ablehnen, wollen wir die Technik der Vollständigkeit halber erwähnen.

In den Augenbindehautsack wird eine Tuberkulinlösung eingeträufelt und dann die Reaktion der Bindehaut beobachtet. Die positive Reaktion zeigt sich durch entzündliche Rötung der Conjunctiva an, die von einer leichten Schwellung und Rötung der Carunkel und der Conjunctiva palpebralis sich bis zu einer starken Entzündung der ganzen Bindehaut mit eitriger Absonderung steigern kann. Der hierfür anfänglich verwendete „Tuberkulintest CALMETTE", ein durch 95%igen Alkohol gefälltes Tuberkulin, das in 1%iger Lösung bei Erwachsenen und $^1/_2$%iger Lösung bei Kindern benutzt wurde, erzeugte so starke und lange anhaltende Reizungen, daß seine Verwendung bald unterblieb. Später wurde einfach „Tuberkulin-KOCH in 1—4%iger Lösung angewandt. Die Fehldiagnosen, die mit dieser Methode erzielt wurden, betragen nach einer Zusammenstellung von J. RITTER über 50%. Dem Wesen nach kann sich die Conjunctivalreaktion von den cutanen Methoden nicht unterscheiden, sie ist keineswegs zuverlässiger und für den Kranken fraglos erheblich unangenehmer

c) Die subcutane Tuberkulinreaktion spielt in diagnostischer Beziehung heutzutage kaum noch eine Rolle und es muß vor ihr von vornherein gewarnt werden. Es geht hierbei darum, ob nach einer bestimmt dosierten Tuberkulineinspritzung unter die Haut eine Allgemeinreaktion (Fieber, Abgeschlagenheit usw.) oder eine Herdreaktion auftritt. Das Fieber, manchmal mit Schüttelfrost beginnend, tritt 4—5 Stunden nach der Einspritzung auf und hält 12—15 Stunden an. Die Herdreaktion beginnt auch einige Stunden nach der Einspritzung. Bei der Hauttuberkulose läßt sie sich genau beobachten; die erkrankte Partie wird rot, feucht und etwas erhaben. Nach 2—3 Tagen nimmt die Schwellung ab, die lupösen Teile bedecken sich mit Krusten, die sich nach einigen Tagen mit dem erkrankten Gewebe abstoßen. Ähnliche Vorgänge spielen sich auch an anderen tuberkulösen Körperstellen ab. In den Lungen treten Rasselgeräusche auf und der Auswurf nimmt zu. Besonders in den Lungen klingen die Erscheinungen der lokalen Reaktion aber nicht immer so glatt ab. Es kommt nicht selten zu einem Aufflackern an sich ruhender Herde mit Übergang zu einer fortschreitenden Tuberkulose. Das ist die Gefahr der auf solche Allgemein- und Herdreaktionen abzielenden subcutanen Tuberkulinprobe, weshalb sie unbedingt abgelehnt werden muß.

d) Die intracutane Tuberkulinprobe. Während bei den im Vorhergehenden besprochenen cutanen Tuberkulinproben — und das gilt auch von der conjunctivalen Reaktion — selbst bei Anwendung abgestufter Tuberkulinlösungen niemals auch nur mit annähernder Sicherheit gesagt werden kann, wieviel Tuberkulin von der Haut aufgenommen wird, ist bei der intracutanen Probe eine genaue Dosierung möglich. Damit kann nicht nur der Grad der Hautempfindlichkeit annähernd sicher bestimmt werden, sondern es lassen sich auch unerwünschte Allgemeinreaktionen vermeiden.

Die 1908 von MENDEL näher untersuchte Probe wurde von MANTOUX und ROUX ausgebaut und in Deutschland vor allem von ENGEL und MONTI eingeführt. MANTOUX und ROUX benutzen die Haut an der Innenseite des Oberschenkels, wo sie einen Tropfen einer Tuberkulinlösung 1 : 5000 einfließen lassen, ENGEL erzeugt mit derselben Tuberkulinlösung an der Außenseite des Unterarmes eine sichtbare Quaddel. Diese Dosierung und auch Anwendungsart ist in der Folgezeit oft benutzt worden.

Wir wenden zur Anstellung der intracutanen Tuberkulinprobe ATK. (Alttuberkulin KOCH) in den Verdünnungen 1 : 10 000 und 1 : 100 000 an. Als Verdünnungsflüssigkeit empfehlen wir destilliertes und sterilisiertes Wasser, da z. B. physiologische Kochsalzlösung und auch RINGER-Lösung allein bei überempfindlichen Personen Reaktionen geben können, die allerdings nicht den sogenannten Tuberkulintypus zeigen, d. h. die Rötung tritt schon innerhalb einer Stunde auf und blaßt dann ab. Eine solche vorübergehende Reaktion genügt indessen, um eine gewisse Überempfindlichkeit an der betreffenden Hautstelle zu erzeugen und so den Ausfall der eigentlichen ATR. doch zu beeinflussen. Zur Anlegung der Quaddel benutzen wir die Außenfläche des Oberarmes; eingespritzt werden genau 0,1 ccm. Legt man die Quaddel mit den beiden verschiedenen AT.-Lösungen an demselben Arm an, so ist auf genügenden Abstand zu achten, damit bei stärkeren Reaktionen die roten Höfe nicht ineinander fließen. Macht man gleichzeitig Proben mit humanem und bovinem Tuberkulin, so empfiehlt es sich, für jedes Tuberkulin einen anderen Arm zu nehmen. Die Verdünnung und Quaddelanlegung unterscheidet sich nicht. Vermuten wir von vornherein Überempfindlichkeit, so werden höhere Verdünnungen genommen.

Als positiv werten wir eine Reaktion, wenn an der Stelle der angelegten Quaddel im Verlauf von 24—48 Stunden eine deutliche Rötung, Infiltration, Kokardreaktion (zentrale Infiltration mit umgebendem roten Hof) oder gar Nekrose auftritt. Um auch quantitativ über den Reaktionsausfall etwas sagen zu können, wird die Ausdehnung des roten Hofes (nicht nur der Infiltration) in zwei senkrecht zueinander stehenden Durchmessern angegeben. Entweder gibt man die gemessenen Zahlen an (etwa 1,5 : 2,0) oder ein +-Zeichen. Dabei bedeutet (+) eine Reaktion von 0,5 cm Durchmesser, + bis 1,0 cm, + + bis 2,0, + + + bis 3,0, + + + + bis 4,0 cm und darüber. Von manchen Forschern wird eine größere Bedeutung dem Infiltrat beigemessen (HERTZBERG, USTVEDT u. a.), das auf jeden Fall palpabel sein und einen Mindestdurchmesser von 10 mm haben soll. Die Ablesung soll erst nach 48—72 Stunden erfolgen. Wir möchten dazu betonen, daß eine Tuberkulinreaktion nicht als negativ abgetan werden kann, wenn man nicht wenigstens 48 Stunden gewartet hat. Wenn man nicht das Infiltrat, sondern den roten Hof mißt, so genügt dieses, da in seltenen Fällen das Infiltrat auch noch nach 48 Stunden um ein Geringes zunehmen kann, nicht aber die Rötung; diese nimmt dann gewöhnlich schon ab. Zur Technik sei nur noch hinzugefügt, daß wirklich streng intracutan gespritzt werden soll. Bei dünner Haut kann man sehr leicht in die Subcutis geraten und dann unerwünschte Allgemeinreaktionen bei schwachen oder gar negativen Hautproben bekommen. Daß bei verschiedenen Proben tunlichst verschiedene Spritzen und auf jeden Fall frische Kanülen zu benützen sind, mag auch noch Erwähnung finden.

Über die Häufigkeit positiver Alttuberkulinhautreaktionen herrscht keineswegs Einigkeit. Das liegt daran, daß nicht immer dasselbe Verfahren angewandt ist, daß die Tuberkulinverdünnungen und deren Mengen schwanken und schließlich bei den cutanen Proben niemals gesagt werden kann, wieviel Tuberkulin von der Haut aufgenommen worden ist. Dann spielt vor allen Dingen das Alter der Versuchspersonen eine große Rolle. Im höheren Alter läßt die Hautreaktivität wie auch die Ansprechbarkeit auf andere Reize nach, im Kindesalter dagegen ist oft eine die Tuberkulinreaktion bedingende Umstimmung noch gar nicht erfolgt, so daß die Reaktion entweder negativ ausfällt oder eine Ansprechbarkeit erst bei höheren Tuberkulinkonzentrationen sichtbar wird. Es muß also darauf geachtet werden, ob es sich um Kinder, Jugendliche oder Erwachsene handelt. Bei Kindern spielen unter Umständen schon geringe Altersunterschiede eine große Rolle.

Ganz allgemein ist zu sagen, daß die Tuberkulinkonzentrationen bei Kindern von vornherein höher als bei Erwachsenen sein müssen. Bei Kleinkindern z. B. oder gar Säuglingen sind Quaddeln mit 0,1 ccm der Verdünnung von 1 : 1000 bis 1 : 10 notwendig. Hier hat aber auch die positive Reaktion auf unverdünntes Tuberkulin noch eine Bedeutung im Sinne der allergischen Reaktion, während sie bei Erwachsenen praktisch bedeutungslos ist, wie wir noch zeigen werden. Eine quantitative Auswertung der Tuberkulinreaktion beim Kinde wird von der Schule v. Groer versucht (v. Groer, Chwalibowski, Steinhaus, Cerviá und Mitarbeiter, Bonell). An der Rückenhaut der Kinder werden gleichzeitig 2 intracutane Prüfungen durchgeführt (1 : 10 000 und 1 : 100 000). Entspricht die Stärke der Tuberkulinreaktion der Konzentration — ausgedrückt durch das Produkt aus Hautdurchmesser und dem negativen Logarithmus der Konzentration — so wird das Verhalten als homodyname, bei Abweichung als heterodyname Allergie bezeichnet. Zu starke — heterodyname pleoästhetische Reaktion — soll bei manifester Tuberkulose, zu schwache — heterodyname pleoergische Reaktion — bei latenter Tuberkulose zu finden sein. Der individuellen Allergielage wird hier sozusagen mit Mathematik zu Leibe gegangen. Auf Grund von Untersuchungen an 693 Kindern kommen Petranyi-Motika, Petrányi, Szegeczky und Fule zu günstigen Ergebnissen. Ein abschließendes Urteil über die sogenannte „Allergometrie“ scheint uns einstweilen noch verfrüht zu sein.

Hier sei kurz auf die Verschiedenheit der Reaktionsstärke je nach der geimpften Hautstelle hingewiesen. Unlängst haben Alexander und McConnell und Brings auf die Variabilität der Hautreaktionen aufmerksam gemacht. Die Reaktionen sind danach je nach der Hautstelle auch mit Histamin, Atropin, Kodein verschieden. Unabhängig vom Allergen ist die Empfindlichkeit am größten am Stamm, am Oberschenkel geringer und am Unterarm am kleinsten. Unsere Tuberkulinprüfungen ergaben ganz allgemein eine Ansprechbarkeit der Haut des Körperstammes (Brust und Rücken), die nicht selten um das Zehnfache größer ist als am Oberarm.

Die verschiedene Hautansprechbarkeit auf Alttuberkulin haben wir von einem Doktoranden (Vinzelberg) an rund 100 Kranken mit aktiver Lungentuberkulose nachprüfen lassen. Die folgende Zusammenstellung ist so zu verstehen, daß zunächst der Reaktionsgrenzwert im Sinne LIEBERMEISTERs (unsere Untersuchungen sind vor der Veröffentlichung LIEBERMEISTERs durchgeführt) am Oberarm bestimmt wurde. Wurde auf eine bestimmte Tuberkulinverdünnung eine Rötung etwa von der Ausdehnung 0,2 : 0,2—0,5 erhalten, so wurde nun geprüft, ob der Grenzwert an der Brusthaut oder Bauchhaut sich anders verhielt. Setzen wir die schwache Reaktion von 0,2—0,5 Durchmesser gleich 1, so erhielten wir folgende Ergebnisse:

Tabelle 2.

Reaktionsverhältnis	2 : 1	1 : 1	1 : 2	1 : 5	1 : 10	Gesamtzahl
Alttuberkulinreaktion bei Männern:						
Anzahl der Kranken Arm : Brust	2 = 3,28%	18 = 29,67%	14 = 22,95%	7 = 11,48%	20 = 32,13%	61
Anzahl der Kranken Arm : Bauch	2 = 4,5%	9 = 20,45%	11 = 25,09%	6 = 13,64%	16 = 36,37%	44
Alttuberkulinreaktion bei Frauen:						
Anzahl der Kranken Arm : Brust	4	17	2	0	0	23

Bis zu 75% der untersuchten Männer sind also an Bauch und Brust tuberkulinempfindlicher als am Oberarm, und zwar in einem erheblichen Hundertteil bis zur 10fachen Verdünnung. Bei Frauen sind so deutliche Unterschiede nicht nachweisbar. Am Bauch haben wir Reaktionen gar nicht vorgenommen, weil bei mehrgebärenden Frauen die Bauchhaut doch so wesentliche Veränderungen aufweist, daß sie für die Tuberkulinprüfungen nicht recht geeignet scheint. Hier sei auf die gleichartigen Untersuchungen von WORINGER hingewiesen. Bei Kindern mit Tracheobronchialtuberkulose fiel die Cutanreaktion an derselben Körperstelle unabhängig von äußeren Umständen gleich stark aus, jedoch verschieden an verschiedenen Körperstellen desselben Kindes. Die stärksten Reaktionen traten in seinen Versuchen an Brust, Bauch und Rücken auf, weniger stark an Oberarm und Oberschenkel.

In diesem Zusammenhange möchten wir gleich auf eine Beobachtung aufmerksam machen, die uns bei den VINZELBERGschen Untersuchungen auffiel. Wurden nämlich zu gleicher Zeit an dem gleichen Hautbezirk beider Oberarme Quaddeln mit der genau gleichen Tuberkulinmenge gesetzt, so waren die Reaktionen nur in einem Teil der Fälle wirklich gleich stark. Diese eigentlich nur orientierenden Versuche haben bei 31 Kranken folgendes ergeben: Bei 2 Kranken war eine Reaktion auf 0,1 ccm der Tuberkulinverdünnung 1 : 10 000 überhaupt nicht aufgetreten. Bei 9 Kranken mit doppelseitiger, ungefähr auf beiden Seiten gleich aktiver Lungentuberkulose fanden sich nur Unterschiede der Reaktionsstärke, wie sie etwa der Fehlerbreite beim Messen entsprechen. Bei 6 weiteren Kranken, die auf einer Lungenseite aktivere Prozesse zeigten, fiel die Reaktion am Oberarm der stärker erkrankten Lungenseite deutlich lebhafter aus, was sich auch durch Messen feststellen ließ, etwa wie bei einem Kranken mit aktiverer rechtsseitiger Tuberkulose: Tuberkulinreaktion rechter Oberarm nach 24 Stunden 1,0 : 1,3 cm, nach 48 Stunden 1,1 : 1,4 cm, am linken Oberarm nach 25 Stunden 0,6 : 1,0, nach 48 Stunden 0,5 : 0,7. Die Reaktionen fielen also auf der mehr erkrankten Lungenseite nicht nur stärker aus (Intensität der Rötung und Ausdehnung des Hofes), sondern blaßten auch langsamer ab. Bei einseitiger Lungentuberkulose (4 Kranke) waren die Unterschiede noch deutlicher. Ein Kranker mit rechtsseitigem, infraclaviculärem Frühinfiltrat hatte nach 24 Stunden rechts eine Rötung von 0,4 : 0,4 cm, nach 48 Stunden 0,4 : 0,4 cm mit leichtem Infiltrat, links nach 24 Stunden 0,2 : 0,3 cm, nach 48 Stunden völlig negativ. Bei einem dieser Kranken war die Reaktion der Gegenseite etwas stärker.

Diese wenigen Befunde scheinen darauf hinzudeuten, daß die Stärke der Tuberkulinreaktion mit der Entfernung vom aktiven Herd, also der Stätte der Antigenbildung, abnimmt. Wir haben, da die Zahl dieser Befunde zu gering ist, unsere Untersuchungen mit ähnlichen Ergebnissen fortgesetzt. Schon die wenigen Zahlen bestärken indessen in der Annahme, daß aus der Tuberkulinempfindlichkeit bestimmter Hautbezirke in keiner Weise auf die Allergielage am tuberkulösen Herd geschlossen werden kann, d. h. also, daß die Empfindlichkeit gegenüber spezifischen und vielleicht auch unspezifischen Reizen am Ort des Kampfes mit dem Krankheitserreger selbst viel stärker als die Hautansprechbarkeit sein kann, daß aber andererseits die Reaktionsfähigkeit des Gewebes an bestimmten Körperstellen auch schon völlig erloschen sein kann, während noch eine Hautempfindlichkeit besteht. Diese Feststellung hat für die Pathogenese der Tuberkulose fraglos große Bedeutung.

Eine Erklärung der unterschiedlichen Ansprechbarkeit verschiedener Hautstellen läßt sich einstweilen schwer geben. Stärkere Beanspruchung der Haut mag sie etwas widerstandsfähiger machen. Die Haut des weiblichen Geschlechtes ist auch an den Oberarmen im allgemeinen zart und unterscheidet sich von der des Rumpfes nicht wesentlich. Auch die Verteilung des Unterhautfettgewebes scheint hier und da nicht gleichgültig zu sein. Die stärkere Anspannung der Haut beim weiblichen Geschlecht durch die Mammae muß wohl auch eine Rolle spielen. Es ließen sich noch eine ganze Reihe von Vermutungen anführen, aber etwas wirklich Sicheres kann einstweilen nicht gesagt werden. Bestimmte mechanische Einflüsse auf die Haut können wir indessen ganz allgemein auch für die Stärke der Reaktion als mitbeeinflussend ansehen. Besondere klimatische Einflüsse, Sonnenbestrahlung usw., sind natürlich, wie die Untersuchungen von H. CURSCHMANN, KAUFFMANN u. a. zeigten, ebenfalls wirksam.

Wir wiesen bereits darauf hin, daß die Ergebnisse der Tuberkulinimpfungen etwas widersprechend sind. Dieser Hinweis läßt sich leicht durch eine kurze Übersicht einiger sich damit besonders befassender Arbeiten erhärten. MÖLLER stellte fest, daß bei einer Tuberkulinmenge von 0,00001 (d. h. 0,1 ccm einer Verdünnung 1 : 10 000) 95% der Tuberkulosekranken 1. und 2. Grades reagieren, während bei Nichttuberkulösen die gleiche Empfindlichkeit bei 38,4% nachzuweisen war. MANTOUX und MOSSIE behaupten, daß der negative Ausfall der intracutanen Tuberkulinreaktion in der Verdünnung 1 : 10 000 eine Tuberkulose ausschließe. BLAIR, JOHN und GALLAND stellten bei 431 tuberkulösen und nichttuberkulösen Kindern und Erwachsenen mit abgestuften Lösungen humaner und boviner Tuberkulinverdünnungen (1 : 100 000—1 : 10 000 000 intracutan) fest: von 121 tuberkulösen Kranken reagierten 90,9%, von 350 nichttuberkulösen waren 92,5% einwandfrei negativ. AYMANN, der ebenfalls mit abgestuften Tuberkulinlösungen arbeitete, hatte bei 202 nichttuberkulösen Kranken in 97% negative Ergebnisse. LANGE fand bei allerdings nur wenigen Gesunden teilweise große Tuberkulinempfindlichkeit. Bei 2640 Heilstättekranken STETTERs hatten nur 7,8% einen negativen *Pirquet.* Von diesen 7,8% zeigten 162 noch eine deutliche Intracutanreaktion bei einer AT.-Konzentration von 1 : 1000. HOLM, JOHS und SIGURDSSON erzielten mit einer Höchstdosis von 0,00316 bei Tuberkulösen in 84%, bei Nichttuberkulösen in 14% positive Reaktionen. HAAG stellte fest, daß bei der Tuberkulinverdünnung 1 : 1000 kein Unterschied zwischen aktiver und latenter Tuberkulose zu beobachten ist, und daß bei einer Verdünnung von 1:10 000 nur klinisch aktive Tuberkulosen positiv, die ruhenden und ausgeheilten in überwiegender Mehrzahl überhaupt nicht reagieren.

Aus dieser Übersicht können wir als wesentlich hervorheben, daß Menschen, die eine tuberkulöse Erkrankung durchgemacht haben oder an einer solchen leiden, eine deutliche Hautempfindlichkeit gegenüber einer Tuberkulinverdünnung von 1 : 1000 ATK. bei intracutaner Anwendung haben. Bei schwächeren Tuberkulinlösungen weichen die Angaben über positive Reaktionen bei gesunden Personen von 7,5%—63% voneinander ab. Diese sehr abweichenden Ergebnisse haben verschiedene Ursachen: zum Teil sind die Zahlen der untersuchten Personen zu klein, zum Teil wurden Kinder und Erwachsene untersucht, des weiteren wurden die Quaddeln an verschiedenen Körperstellen gesetzt und schließlich verschiedene Tuberkuline angewandt.

Um über den Ausfall der Tuberkulinreaktionen bei nichttuberkulösen Personen sichere Angaben zu erhalten, haben wir bei 908 Gesunden und Nichttuberkulösen die intracutane Tuberkulinreaktion an der Außenseite des Oberarmes mit Alttuberkulinverdünnungen von 1 : 10 000 und 1 : 100 000 angestellt (ROTHE, SYLLA und ROTHE). In 198 Fällen = 21,8% bekamen wir positive Reaktionen, die sich auf verschiedene Krankheitsgruppen wie folgt verteilen:

Tabelle 3.

Diagnose	Stärke der Reaktionen					
	++++	+++	++	+	(+)	Gesamtzahlen
Nichttuberkulöse Lungenkrankheiten	2	3	3	12	9	29
Rheumatische Erkrankungen	2	2	6	5	9	24
Intestinale Erkrankungen . .	0	1	8	22	32	63
Erkrankungen der Nieren und abführenden Harnwege . .	0	2	5	5	7	19
Herz- und Kreislaufkrankheiten.	—	—	3	2	11	16
Innersekretorische Störungen	1	1	1	6	7	16
Blutkrankheiten	1	—	—	6	5	12
Gesunde	1	3	5	6	4	19
	7	12	31	64	84	198

Zu dieser Tabelle sei noch besonders erwähnt, daß wir weder klinisch noch anamnestisch bei allen diesen Personen eine Tuberkulose nachweisen konnten, abgesehen von einzelnen verkalkten Primärkomplexen und kleinen Kalkschatten in den Lungenwurzeln, die bei der Röntgendurchleuchtung fast in 100% der Erwachsenen nachweisbar sind, wie wir uns an rund 2000 Studenten bei den Pflichtuntersuchungen überzeugen konnten.

Bei sicheren tuberkulösen Prozessen — es handelt sich fast ausnahmslos um Lungentuberkulosen — bekommen wir bei derselben intracutanen Alttuberkulinreaktion und denselben Verdünnungen natürlich ganz andere Verhältnisse, wie aus der nachfolgenden Tabelle leicht zu ersehen ist.

Wir bekommen also bei sicheren Tuberkulosen in rund 25% der Fälle negative Tuberkulinreaktionen. Die Zahl der negativen Reaktionen steigt bei schwersten tödlichen Tuberkuloseformen ebenso wie bei ruhenden bzw. klinisch abgeheilten Prozessen auf rund 40% an. Die größten Prozentzahlen positiver Reaktionen bekommen wir bei leichten bis mittelschweren, aktiven Erkrankungen.

Sehr nahe an die Zahl positiver Reaktionen bei Lungentuberkulose kommen wir auch bei der *feuchten Rippenfellentzündung*. Bei 65 Fällen fiel die intracutane Alttuberkulinreaktion in 70,77% in der von uns angewandten Verdünnung von

Tabelle 4. Alttuberkulinreaktion bei Lungentuberkulosen.

Schwere der Erkrankung	Stärke der AT.-Reaktion					Gesamtzahl
	++++	+++	++−+	(+)	negativ	
Verstorben	1 = 1,1%	22 = 23,8%	20 = 21,74%	9 = 9,8%	40 = 43,48%	92
Schwere, infauste Tuberkulosen	1 = 1,54%	15 = 23,08	19 = 29,23%	7 = 10,77%	23 = 35,39%	65
Mittelschwere, prognost. zweifelhafte Tuberkulos.	5 = 2,84%	62 = 35,23%	61 = 34,66%	19 = 10,8%	29 = 16,48%	176
Aktive, leichte, prognost. günstige Tuberkulosen .	4 = 2,43%	38 = 23,03%	67 = 40,6%	23 = 13,94%	33 = 20%	165
Inaktive Tuberkulosen .	3 = 2,73%	25 = 22,73%	35 = 31,82%	8 = 7,2%	39 = 35,45%	110
Zusammen	14 = 2,3%	162 = 26,52%	202 = 33,22%	66 = 10,86%	164 = 25,35%	608

1 : 10 000 und 1 : 100 000 positiv aus. Dieser Hundertsatz entspricht ungefähr dem bei Tuberkulose und dürfte sich ihm bei größeren Zahlen noch mehr nähern. Da die Ätiologie der Pleuritis exsudativa in über 90% tuberkulös ist, wie wir an anderer Stelle ausgeführt haben (SYLLA), ist der große Anteil positiver Reaktionen leicht zu verstehen. Hierbei möchten wir aber besonders darauf hinweisen, daß die Zahl positiver Reaktionen wesentlich geringer wird, wenn die Proben in der Fieberperiode angestellt werden. Wir hatten mehrfach Gelegenheit zu beobachten, wie anfänglich selbst mit stärkeren Lösungen als 1 : 10 000 negativ ausgefallene Tuberkulinproben nach 3—4 Wochen deutlich positiv geworden sind. Die Beobachtungen, daß AT.-Reaktionen, aber auch andere allergische Prüfungen, bei erhöhter Körpertemperatur negativ ausfallen, sind auch von anderer Seite gemacht worden (GERNEZ).

Beim *Bronchialasthma* liegen die Verhältnisse insofern etwas verwickelt, als in der überwiegenden Mehrzahl der Fälle neben der AT.-Reaktion auch noch andere Überempfindlichkeitsreaktionen der Haut vorzukommen pflegen. In 47,37% erhielten wir positive AT.-Reaktionen. Auch hier können die Reaktionen während eines akuten fieberhaften Infektes negativ sein und dann später wieder positiv ausfallen. Gewisse Beziehungen zur Bluteosinophilie und zur Blutkörperchensenkungsgeschwindigkeit scheinen auch vorhanden zu sein.

Wegen der häufigen positiven Tuberkulinreaktion beim Bronchialasthma wurde von verschiedenen Seiten nicht nur auf die Zusammenhänge mit anderen unspezifischen bronchialen und bakteriellen Erkrankungen geachtet (KÄMMERER, MORAWITZ, STAEHELIN, E. FRAENKEL und HAJOS). Die Beziehungen des Bronchialasthmas zu tuberkulösen Erkrankungen sind aber noch unsicher. LUEG beschrieb drei Fälle, bei denen durch hinzutretendes Bronchialasthma eine vorher bestehende inaktive Tuberkulose aktiviert wurde. Aber schon früher wurde von verschiedenen Forschern auf die Beziehung zwischen Asthma bronchiale und Lungentuberkulose hingewiesen (BRÜGELMANN, LANDOUCY, SKODA, DU MAREST und DE REYNIER). In Frankreich werden überhaupt gewisse Fälle von jugendlichem Asthma bronchiale zur Tuberkulose gezählt. VERSTEEG hat sich in seiner Doktorarbeit mit diesen Fragen besonders beschäftigt. In Einzelheiten sei auf diese Arbeit verwiesen. Zur Klärung dieser Zusammenhänge haben wir Erhebungen an 180 Kranken mit Asthma bronchiale und 1100 mit Lungentuberkulose angestellt. Unter den 1100 Tuberkulosen fand sich 25mal Asthma bronchiale in der Familie der Kranken, während sie selbst keine asthmatischen Zustände hatten. 10mal wurde gleichzeitig Asthma und aktive Lungentuberkulose gefunden. Es handelte sich hierbei um leichtere, vorwiegend cirrhotische Prozesse. Die Tuberkulose ist erst während der asthmatischen Erkrankung zur Entwicklung gekommen. Im Auswurf dieser Kranken fanden sich eosinophile Zellen. Bei 2 dieser Kranken war eine Bluteosinophilie von 10% vorhanden, bei den anderen fehlte sie. 3 unserer Kranken sind an ihrer Lungentuberkulose gestorben. Bei ihnen wurden autoptisch alte verkalkte Primärherde in den Lungen gefunden. Unsere Untersuchungen haben im allgemeinen zu folgenden Ergebnissen und Überlegungen geführt. Zunächst läßt sich sagen, daß eine ausgesprochene Überempfindlichkeitskrankheit, wie das Asthma bronchiale, die Entwicklung einer Tuberkulose nicht zu verhindern imstande ist. In etwa 1% der Tuberkulosen hat Asthma in der Vorgeschichte bestanden. Allerdings haben wir nicht den Eindruck, als wenn etwa das Asthma bronchiale zu einer Aktivierung tuberkulöser Prozesse geführt hätte. Bei 7 unserer Kranken handelte es sich um verhältnismäßig gutartige Lungentuberkulosen, die zur Heilung gekommen sind. Die Überempfindlichkeit allein, ob spezifisch oder unspezifisch, wie sie beim Asthma bronchiale vorliegt, kann als Ursache der Reaktivierung kaum in Frage kommen; es müßten dann viel häufiger Asthmakranke eine Tuberkulose bekommen. Eher scheint es so zu sein, daß die Überempfindlichkeit einen Schutz vor Reinfektionen oder Reaktivierungen bietet. Vorübergehende Infekte hingegen, wie sie beim Asthmakranken nicht selten sind, könnten mit der Verminderung der Tuberkulinallergie auch eine Verminderung des Schutzes gegenüber tuberkulösen Erkrankungen mit sich bringen.

Bei 16 von 180 Asthmakranken glaubten wir Beziehungen zur Tuberkulose annehmen zu müssen. 7mal bestand eine schwere familiäre Belastung durch offentuberkulöse nahe Verwandte. 2 der Kranken litten in ihrer Jugend an Skrofulose, 1mal bestand eine Tuberkelbacillämie und 8mal fanden sich röntgenologisch alte tuberkulöse Herde. Hier drängt sich die Frage auf, ob eine spezifische tuberkulöse Allergie zum Asthma bronchiale zu führen vermag. Das ist schwer zu entscheiden deshalb, weil spezifische Überempfindlichkeiten beim Asthma bronchiale verhältnismäßig selten sind. Zumeist finden wir mindestens Überempfindlichkeit gegenüber dem Tuberkulin und einem anderen Allergen. Nur in 5 unserer Asthmafälle bestand lediglich eine Tuberkulinempfindlichkeit der Haut. Andere spezifische Empfindlichkeiten waren noch seltener nachzuweisen. Selbst in den wenigen Fällen, in denen durch die Hautprüfung eine scheinbar spezifische Empfindlichkeit nachzuweisen war, wagen wir keineswegs zu bestreiten, ob nicht vielleicht die Bronchialschleimhaut oder möglicherweise die Darmschleimhaut gegenüber anderen Stoffen auch noch überempfindlich ist, so daß letzten Endes auch hierbei von einer monovalent-spezifischen Empfindlichkeit nicht gesprochen werden kann. Unsere Allergenuntersuchungen beim Bronchialasthma lassen es bis zu einem gewissen Grade doch wahrscheinlich erscheinen, daß bei disponierten Kranken auch eine einfache Tuberkulinallergie asthmatische Zustände auszulösen vermag. In anderen Fällen scheint die anfänglich spezifische Tuberkulinempfindlichkeit sich zur unspezifischen Allergie zu entwickeln. Als Tatsache müssen wir unbedingt hervorheben, daß wir es beim Bronchialasthma im allgemeinen mit parallergischen bis zu panallergischen Zuständen zu tun haben. Auf die Tuberkulinbehandlung des Bronchialasthmas soll später eingegangen werden.

Verhältnismäßig häufig sind positive Tuberkulinreaktionen bei *rheumatischen Erkrankungen* anzutreffen. Als positiv bezeichnen wir die Tuberkulinreaktionen hier ebenso wie bei allen anderen Erkrankungen, wenn die Reaktion zum mindesten bei einer Tuberkulinverdünnung von 1 : 10 000 eine deutliche Rötung bzw. Infiltration an der Stelle der gesetzten intracutanen Quaddel ergibt. Auf die allergische Natur vor allen Dingen des Gelenkrheumatismus ist im Schrifttum so oft eingegangen, daß sich hier eine genaue Erörterung erübrigt. Der erste wohl, der den Allergiebegriff auf den Rheumatismus anwandte, war WEINTRAUT. Entsprechend der Entstehung der Serumkrankheit durch wiederholte spezifische parenterale Eiweißzufuhr entwickelt sich auch bei wiederholter Einwirkung von Bakterieneiweiß eine Allergie bzw. Hyperergie, die zu anaphylaktischen Reaktionen an den Gelenken bei einem erneuten gleichartigen Reiz führt, d. h. also zum Gelenkrheumatismus. Die tierexperimentellen Untersuchungen von FRIEDBERGER, KLINGE, BIELING u. a. ergaben durch wiederholte Einspritzungen artfremden Serums nicht nur an der Einspritzungsstelle, sondern am ganzen Mesenchym Entzündungsherde hyperergischen Charakters. Ziemlich eindeutig sind die Beobachtungen von ausgesprochenen Gelenkerkrankungen bei den Serumpferden. Auf die Bedeutung der Fokalinfektion für gelenkrheumatische Erkrankungen kann in diesem Rahmen nicht eingegangen werden. FR. MÜLLER gibt in 60—80% der Polyarthrididen eine vorausgegangene Angina an und macht darauf aufmerksam, daß man bei einer genauen Anamneseerhebung oft feststellen kann, daß der rheumatisch Erkrankte in seiner Kindheit häufig an Mandelentzündungen litt und plötzlich mit einer neuen Angina Gelenkbeschwerden bekommt. Durch PÄSSLER u. a. sind wir auf die ursächliche Bedeutung der Zahnwurzelgranulome aufmerksam geworden. Diese durch wiederholte bakterielle Entzündungen zustande gekommene Überempfindlichkeit hat offenbar mit Tuberkulose nichts zu tun. Stellt man jedoch Tuberkulinproben bei solchen Kranken an, so fallen sie überraschend oft positiv, ja zum Teil sogar sehr stark positiv aus.

In neuerer Zeit ist infolge solcher und dann vor allen Dingen auch bakteriologischer Beobachtungen die Behauptung aufgestellt worden, daß der akute Gelenkrheumatismus eine tuberkulöse Erkrankung sei. Verfechter dieser Anschauung sind vor allen Dingen REITTER und E. LÖWENSTEIN. LÖWENSTEIN hat aus dem Blut an akutem Gelenkrheumatismus Erkrankter verhältnismäßig häufig Tuberkelbacillen gezüchtet. Von anderer Seite sind diese Befunde angezweifelt worden (W. LÖWENSTEIN, STRASSER und WEISZMANN). Daß bei der Tuberkulose verhältnismäßig häufig gelenkrheumatische Beschwerden vorkommen, ist genügend bekannt. Selbst wenn es sich nicht um ausgesprochene Formen von PONCETschem Rheumatismus handelt, ist man bei bestehender aktiver Tuberkulose gelegentlich gezwungen, die Gelenkbeschwerden zum mindesten als tuberkulotoxisch aufzufassen. Den akuten Gelenkrheumatismus indessen in der Mehrzahl der Fälle als tuberkulös anzusprechen, scheint uns nicht angängig zu sein. Der gelegentliche Bacillenbefund ist kein Beweis. Bei hoch fieberhaften Erkrankungen kann es wohl zeitweilig zum Auftreten von Tuberkelbacillen im Blut kommen, ohne daß daraus eine Reaktivierung der Tuberkulose zu folgern wäre und ohne daß sich daraus Gelenkerkrankungen entwickeln müßten. Wenn also die Tuberkelbacillämie für die Entstehung eines Gelenkrheumatismus eine Bedeutung haben sollte, so wahrscheinlich doch nur im Sinne eines unspezifischen Reizes. Der Versuch, mit Hilfe von Immunkörperreaktionen den tuberkulösen Charakter des Gelenkrheumatismus nachzuweisen, scheitert meistens. Die Komplementbindungsreaktionen fallen in einem gewissen Prozentsatz positiv aus, der denjenigen bei gesunden Personen kaum überschreitet.

Die Tuberkulinreaktion ist, wie wir bereits erwähnten, bei rheumatischen Erkrankungen verhältnismäßig häufig positiv. Baker und Wetherby fanden bei Erwachsenen mit chronischen Gelenkerkrankungen bei etwa 51% positive Tuberkulinreaktionen. Der Hundertsatz positiver Tuberkulinreaktionen ist bei unseren Kranken mit chronischen Gelenkerkrankungen noch größer. Bei akutem, hoch fieberhaftem Gelenkrheumatismus ist die Tuberkulinreaktion, wie z. B. oft auch bei hochfieberhaften tuberkulösen Serosaerkrankungen nicht selten negativ. Nach Entfieberung wird die Tuberkulinempfindlichkeit stärker, so daß deutliche oder sogar sehr starke Reaktionen bei Anwendung kleiner Tuberkulinmengen auftreten können. Wir haben wiederholt solche Beobachtungen gemacht. Zwei Krankheitsfälle seien kurz als Beispiel angeführt:

Eine 33jährige Kranke wurde mit einem hoch fieberhaften akuten Gelenkrheumatismus eingewiesen. Die Gelenkerkrankung bestand seit 8 Tagen; 6 Wochen vor der Aufnahme war sie wegen Mandelentzündung in ärztlicher Behandlung. Nach der Aufnahme klang die Temperatur bald ab. Die bei der Aufnahme angestellte Tuberkulinreaktion (0,1 ccm der Lösungen 1 : 10000 und 1 : 100 000) fiel negativ aus, während die Haut auf Bakterienallergene sehr stark ansprach. 24 Tage später fiel die Tuberkulinreaktion bei derselben Verdünnung wie früher sehr stark positiv aus.

Eine andere 35jährige Kranke hat wiederholt Gelenkrheumatismus gehabt und kam nun mit Gelenkschmerzen und einer wahrscheinlich rheumatischen Poliserositis in die Klinik. (Pleuritis, Perikarditis und fragliche exsudative Peritonitis.) Außerdem bestand ein Mitralvitium mit Stauungslunge. Die Aufnahmetemperatur betrug 40,5°, Tuberkulinreaktion (0,1 ccm der Verdünnungen 1 : 10 000 und 1 : 100 000) negativ. 5 Wochen später sehr starke Hautreaktion bei derselben Tuberkulinmenge. Die Kranke war seit 3 Wochen fieberfrei. Solche Beobachtungen haben wir wiederholt machen können.

Nun ist die Hautempfindlichkeit bei den Gelenkerkrankungen auch nur sehr selten spezifisch. Meistens handelt es sich um par- bzw. panallergische Zustände. Wir haben bei solchen Erkrankungen überhaupt die größten Hautempfindlichkeiten beobachtet. Die starke Tuberkulinreaktion muß indessen in der überwiegenden Mehrzahl der Fälle durch unspezifische Reize im Sinne der Parallergie gesteigert werden. Ob nun die Tuberkulinwirkung oder eine andere Bakterienempfindlichkeit die Reizerscheinungen an den Gelenken auslöst, ist außerordentlich schwer zu sagen. Daß Tuberkulin als solches ausgesprochene Gelenkerscheinungen machen kann, haben wir selbst wiederholt bei der Tuberkulindesensibilisierung beobachtet. Eine ganze Reihe von Asthmakranken, die starke Tuberkulinansprechbarkeit ihrer Haut hatten, wurden von uns mit Tuberkulin desensibilisiert. Wenn wir die Tuberkulinverdünnungen von 1 : 100 bis 1 : 10 erreichten, sind wiederholt sehr heftige Gelenkbeschwerden aufgetreten, die eine ganze Reihe kleiner und auch größerer Gelenke betrafen und auch zu leichten Temperatursteigerungen führten. Wir hatten den Eindruck, daß es sich um einen Tuberkulinreiz handelte, ohne daß wir auch eine Art Aufflammreaktion unspezifischer Faktoren sicher ausschließen konnten. Bei der Besprechung der Tuberkulinbehandlung muß auf diese Beobachtung noch zurückgekommen werden. Der positive Ausfall der Tuberkulinreaktion bei Gelenkerkrankungen hat für uns also keineswegs die Bedeutung eines spezifischen tuberkulösen diagnostischen Merkmals, sondern ist uns lediglich ein Zeichen einer allgemein gesteigerten Empfindlichkeit.

Für unsere intracutane Tuberkulinhautprüfung haben wir verhältnismäßig kleine Tuberkulinmengen verwandt, und zwar deshalb, weil bei geringeren Verdünnungen der positive Ausfall der Reaktion nichts mehr besagt, ja als normal anzusehen ist. In der Verdünnung 1:5000 gibt etwa die Hälfte aller gesunden Versuchspersonen positive Ergebnisse und in der Verdünnung 1:1000 kann man bei Erwachsenen mit fast 100% rechnen. Bei rund 60 Gesunden und nichttuberkulösen Kranken, die auf größere Verdünnungen nicht ansprachen, wurde fast ohne Ausnahme bei ATK. 1:1000 die Reaktion deutlich positiv. In den wenigen Fällen, die erst bei stärkeren Konzentrationen reagierten, muß also von einer Unterempfindlichkeit gegenüber dem ATK. gesprochen werden. Wir hätten es also in solchen Fällen mit einer Hypergie zu tun. Bei unseren Untersuchungen hatten wir bis dahin nur einen einzigen Fall, bei dem praktisch keine Ansprechbarkeit auf Tuberkulin bestand. Bei 1:10 trat eine ganz geringe Rötung der Impfstelle ein. Es scheint sich bei dieser an einer Hyperthyreose leidenden Kranken um einen der wenigen Menschen unserer Bevölkerung zu handeln, die keinen tuberkulösen Infekt durchgemacht haben. Die Lungendurchleuchtung ergab auch bei genauem Suchen keinen Kalkschatten. Die geringe Rötung dürfte als parallergisch anzusprechen sein. Im allgemeinen wird nämlich bei Hyperthyreosen eine gesteigerte Tuberkulinempfindlichkeit der Haut angenommen (Milbrad und Reichel, Platonov u. a.). Unsere eigenen Erfahrungen sprechen in demselben Sinne. Bei Hypothyreosen scheint die Haut vermindert anzusprechen, aber keineswegs bis zur völligen Tuberkulinanergie. Die Tuberkulinempfindlichkeit beruht nach Moro auf einer spezifischen nervösen Allergie, d. h. auf einer besonderen Reizbarkeit des autonomen Nervensystems der Tuberkuloseinfizierten gegenüber dem Tuberkulin. Das autonome Nervensystem ist aber weitgehend innersekretorischen Einflüssen unterworfen, so daß gewisse Beziehungen zur Hautempfindlichkeit gegenüber Tuberkulin unschwer zu verstehen sind. Einfacher lassen sich die Dinge nach unserer Meinung jedoch mit der Durchblutung und damit Ernährung der Haut erklären. Die saftreiche, warme Haut der Hyperthyreotischen ist wesentlich ansprechbarer als die kühle, derbe, trockene Haut der Hypothyreotischen.

Während wir also bei Erwachsenen von einer Hypergie zu sprechen geneigt sind, sobald die Ansprechbarkeit der Haut gegen Tuberkulin unter die Grenze 1:1000 absinkt, liegen die Dinge bei Jugendlichen insofern etwas anders, als die Normgrenze eher bei 1:100 zu liegen scheint. Bei Jugendlichen bis zu 18 Jahren würde demnach eine Reaktion am Oberarm auf die AT.-Verdünnung 1:100 noch als normal anzusehen sein. Auch hier ist eine erhöhte Empfindlichkeit an Brust und Rücken vorhanden, offenbar auch als Ausdruck einer besseren Hautansprechbarkeit.

Hypergien und nicht selten gar Anergien sehen wir bei schweren primären und auch sekundären Anämien, bei schweren, zu hochgradigen Abmagerungen führenden Krankheiten, wie malignen Tumoren, chronischen Eiterungen usw. Auch in allen solchen Fällen spielt offenbar die Durchblutung und damit die Ernährung der Haut eine wichtige Rolle.

Auffällig war die Tuberkulinunterempfindlichkeit in 3 Fällen von klinisch einwandfreier *Colitis mucosa,* obwohl die nachweisbare Eosinophilie und auch die klinische Erfahrung dafür spricht, daß es sich um eine allergische Erkrankung handelt. Vielleicht läßt sich das damit erklären, daß es sich um spezifische Nahrungsmittelallergien handelt, die eine allgemeine Überempfindlichkeit nicht erzeugt haben. Bekanntlich versagen bei diesen Erkrankungen auch nicht selten alle Allergenprüfungen, also auch solche mit besonderen Nahrungsmittelallergenen.

5. Tuberkulintyp und anaphylaktischer oder urtikarieller Typ der Hautreaktion (Sofortreaktion).

a) Die Sofortreaktion gleicht in technischer Hinsicht der Mendel-Mantoux-schen intracutanen Tuberkulinreaktion. 0,1 ccm des zu prüfenden Antigens wird in wechselnder Konzentration in die Haut eingespritzt, so daß eine deutliche Quaddel entsteht. Diese Prüfungen sind jetzt durch die vorrätigen, fabrikmäßig hergestellten, leider immer noch sehr teuren Antigene sehr erleichtert. Den Packungen, die als Sammelteste, d. h. verschiedene Antigene gleichzeitig enthaltend, oder als Einzelantigene zu haben sind, sind genaue Beschreibungen beigegeben. Für größere Versuche lassen sich die Antigene nach Frugoni (s. Berger und Hansen) auch selbst herstellen. In wenigen Minuten bis zu einer Stunde tritt bei positivem Ausfall der Reaktion eine Rötung der Quaddel und nicht selten ein umgebender roter Hof auf. Zur Kontrolle wird zumeist noch eine Quaddel mit physiologischer Kochsalzlösung angelegt.

Diese Kochsalzkontrolle fällt aber bei stark überempfindlicher Haut nicht selten auch positiv aus. Von Urbach und Willheim sind Kochsalzüberempfindlichkeiten (Lichen urticatus, Urticaria chronica) beschrieben. Aber auch Wasserquaddeln geben gelegentlich leichte Rötungen. Wir haben daher in solchen Fällen von allgemeiner Überempfindlichkeit die Kontrollquaddeln mit Luft angelegt. Bei gut schließenden Spritzen läßt sich auch die Größe solcher Quaddeln genau bestimmen.

Zur Qualifizierung der Cutisreaktion empfehlen Berger und Hansen vor allen Dingen die Herstellung gleichwertiger Extrakte; hierfür, wie auch für die Aufbewahrung der gewonnenen Auszüge geben sie genaue Anweisungen, auf die hier verwiesen sein mag. Von allen Extrakten werden nach ihren Angaben 0,02 ccm intracutan am Rücken eingespritzt und nach 15—20 Minuten abgelesen und nach Möglichkeit auch eine Photographie angefertigt. Hansen und Hansen und Nachmann bringen das Wichtigste über die allergischen Krankheiten und deren exakten Nachweis.

Die intracutanen Proben haben bei einer Reihe von allergischen Krankheiten zweifellos insofern eine Bedeutung, als damit eine Überempfindlichkeit gegen bestimmte durch den Magen-Darmkanal, von den Luftwegen her oder direkt auf die Haut einwirkende Stoffe festgestellt werden kann. Die Feststellung einer spezifischen Überempfindlichkeit durch Hautproben, den „Hauttest“, kann von diagnostischer und auch therapeutischer Bedeutung werden, so bei Heufieber, Asthma, allergischen Hauterkrankungen und Magen-Darmleiden, bei gewissen Erkrankungsformen des Urogenitalsystems und auch des Nervensystems (ADELSBERGER). Bei QUINKEschem Ödem und der Rhinitis vasomotorica fand REICHEL keine spezifische, d. h. also nur gegen ein Allergen gerichtete Überempfindlichkeit. Bei Heufieber ist die Methode brauchbarer. Durch einen Expositionsversuch läßt sich die Diagnose sichern und auch eine spezifische Desensibilisierung ermöglichen. Bei den allergischen Hauterkrankungen stellte ALFRED MÜLLER in 141 Fällen mit selbst hergestellten Extrakten von Nahrungsmitteln, Haaren, Federn, Staub usw. Hautproben an. Es fanden sich gewisse Unterschiede in der Früh- und Spätperiode (nach ROST) des Status exsudativus. Eine spezifische Diagnose war nur selten möglich, da sich zu oft Überempfindlichkeit gegen mehrere Allergene findet, wie wir uns oft genug selbst überzeugen konnten. Schwierigkeiten für die Beurteilung der Cutisreaktion ergeben sich nach BUSCHKE und JOSEPH durch die Schwankungen der Hautempfindlichkeit sowohl als auch durch die Heteroallergie, der Wirkung von Procutinen und Anticutinen. Durch Jod scheint die Empfindlichkeit gesteigert zu werden. Von verstärkerndem Einfluß auf die Quaddel ist nach TUFT und BRODSKY vorherige subcutane Adrenalininjektion, die Wirkung hält jedoch weniger als eine Stunde an.

Die Reaktionen empfindlich gewordenen Gewebes werden nach GARVIN und FRUMESS durch im Organismus kreisende Antikörper (atopische Reagine, Atopene) verursacht. Mit solchen Atopenen könne eine gesunde Hautstelle sensibilisiert werden und reagiere dann auf Einführung der betreffenden Atopene unter Umständen auch dann, wenn diese Einführung durch den Magen-Darmkanal geschehe. Diese Annahme konnte in einem Falle sogar therapeutisch ausgewertet werden. Praktisch handelt es sich um die passive Übertragung einer Überempfindlichkeit auf andere Individuen. Solche Studien sind von SMYTH, SCOTT und BAIN und SMYTH und STALLINGS veröffentlicht. Säuglinge im Alter von 3—10 Tagen, die aus nichtallergischen Familien stammten, wurden am Unterarm mit $^1/_{10}$ ccm Serum eines eierklarüberempfindlichen Menschen intracutan geimpft. 48 Stunden später erhielten diese Säuglinge rectal etwa 20 ccm der Antigenlösung (15 ccm Eierklar in 300 ccm Wasser). Nach 20—60 Minuten zeigten sich an den vorbehandelten Armstellen die Reaktionen als Quaddeln oder Rötungen. Es ist eine Art Modifizierung des PRAUSNITZ-KÜSTNERschen Versuchs, nur daß das Antigen statt an der vorbehandelten Hautstelle gespritzt, rectal verabfolgt wird. Der Versuch zeigt, daß das Eierklarantigen vom Colon resorbiert wird. Ob dieses als passive Übertragung einer Überempfindlichkeit anzusehen ist, mag dahingestellt bleiben; jedenfalls ist es nur ein lokaler Vorgang. Wie die weiteren Versuche zeigten, ergeben solche passiven Übertragungen der Hautüberempfindlichkeit nicht immer positive Hautproben. Versager ergeben z. B. Seren von Heufieberkranken. Der wichtigste Faktor für solche Übertragungen scheint der Reagintiter im Serum zu sein, d. h. die Konzentration reagierender antigener Stoffe im Blutserum.

Die Entwicklung der Hautüberempfindlichkeit beim Menschen wurde von SIMON und RACKEMANN verfolgt. Bei sog. „atopischen“ Kranken (Asthma, Heufieber) wurde in wöchentlichen Abständen 0,1 ccm Meerschweinchenserum intracutan in verschiedenen Verdünnungen gespritzt. Die Spätreaktion (Tuberkulintyp, d. h. nach 24 Stunden) entwickelte sich bereits in den frühen Stadien der Sensibilisierung, die Sofortreaktion (urtikarieller Typ) erst in den späteren Stadien. Heufieberkranke zeigen die Sofortreaktion ohne Vorbehandlung, während sie bei asthmatischen und gesunden Personen nur selten beobachtet werden konnte. Die Überempfindlichkeit war bei künstlich sensibilisierten Personen geringer als bei natürlicher Sensibilisierung. Diese Versuche bestätigen die Befunde von DIENER, der von einem anaphylaktischen und Tuberkulintyp spricht. Seine Versuche zur Erzeugung des Tuberkulintyps gelangen mit Eiereiweiß und Tiersera besser als z. B. mit Bakterieneiweiß. Auch auf Grund histologischer Untersuchungen kommt er zu der Annahme, daß der Tuberkulintypus (allergischer Typ) die frühe, der anaphylaktische die späte Phase der immunbiologischen Antwort des Körpers auf das Antigen darstellt.

Gelegentlich kann es vorkommen, daß die Hautreaktion verspätet eintritt. COOKE beschreibt an Hand von 4 Fällen von Nahrungsmittelüberempfindlichkeit solche anfänglich negativen Reaktionen, die nach 3—6 Stunden zu lokalen und sogar Allgemeinerscheinungen wie Urticaria, Ödem, Kopfschmerz, Erbrechen usw. führten. Die Cutanprobe muß demnach auch durch gleichzeitige längere Beobachtung des Kranken ergänzt werden.

Wie die Hautüberempfindlichkeit zustande kommt, ist immer noch nicht mit Sicherheit zu entscheiden. Aus verschiedenen Untersuchungen lassen sich Hinweise jedoch entnehmen. Bei Meerschweinchen entwickelte sich (Martin und Hill) nach intradermalen Einspritzungen lebender oder bei 60^0 abgetöteter Pneumokokken, hämolytischer Streptokokken und Staphylokokken in der kurzen Zeit von 48 Stunden eine spezifische Hautüberempfindlichkeit, die etwa 14 Tage anhielt, aber noch nach 1 Monat schwach nachweisbar war. Daß die Empfindlichkeit nicht unbedingt spezifisch zu sein braucht, geht aus dem Shwarzmannschen Versuch hervor. Bei einem vor 1 Woche mit tierischem Protein sensibilisierten Kaninchen werden 0,25 ccm unverdünnten Bakterienfiltrates intracutan gespritzt und 24 Stunden später intravenös das zur Sensibilisierung verwandte Protein. 4—5 Stunden nach dieser intravenösen Einspritzung zeigt sich an der vorbehandelten Hautstelle eine schwere hämorrhagische Nekrose. Bei wiederholten sensibilisierenden Injektionen soll der Versuch streng spezifisch sein, d. h. das in die Haut gespritzte Filtrat hat nur die Bedeutung einer Vorbereitung. Die wirksame sensibilisierende Substanz des Serums von Kranken mit positiver Hautreaktion ist offenbar an die Globulinfraktion gebunden (Smith, Scott und Bain) und zwar an das Pseudoglobulin, nicht an das Euglobulin. Nach Nathan und Grundmann ist die menschliche Haut im Versuch auch gegen arteigenes Eiweiß, wenn auch nicht eigenes, zu sensibilisieren. Es sei dagegen erwähnt, daß auch Überempfindlichkeit gegen eigenes Blut (nach Eigenblutbehandlung) beschrieben worden ist. In den Fällen von Nathan und Grundmann ist einmal eine Spätreaktion aufgetreten (24 Stunden), die später in die Sofortreaktion und Aufflammreaktionen der früheren Injektionsstellen überging.

Von großer Bedeutung sind die Angaben Selters über die Hautempfindlichkeit im Säuglings- und Kleinkindesalter. Danach sprechen Säuglinge in den ersten Lebenstagen nur schwach auf Entzündungsreize an; nach 4—8 Wochen schon sieht man eine ausgesprochene Entzündungsfähigkeit und Empfindlichkeit auf Stoffe aus Bakterien. Das muß als eine erworbene Eigenschaft angesehen werden und entspricht einer unspezifischen Allergie, die durch Extrakte aus Coli-, Ruhr-, Typhus, Dysenterie- und Tuberkelbacillen auslösbar ist. Danach scheint die Tuberkulinempfindlichkeit der Haut keine neue Art der Allergie, sondern lediglich eine Steigerung der unspezifischen Empfindlichkeit infolge chronischer Einwirkung eines Krankheitsherdes zu sein. Akute Infektionskrankheiten könnten zu einer solchen Steigerung der unspezifischen Allergie führen, so daß eine ausgesprochene Tuberkulinempfindlichkeit vorgetäuscht wird. Bordet bekam nach Injektion einer Aufschwemmung abgetöteter Colibacillen am tuberkulösen Meerschweinchen Reaktionen wie nach Tuberkulin oder spezifischen Bacillenleibern.

Man hat lange geglaubt, daß die Tuberkulinempfindlichkeit an lebende Tuberkelbacillen im Körper gebunden sei. Bessau ist es aber gelungen, durch Impfung mit abgetöteten Tuberkelbacillen eine nicht lange anhaltende Überempfindlichkeit und Hautreaktion zu erzeugen. Offenbar kann man auch mit Proteinkörpern der Tuberkelbacillen allein gegen Tuberkulin sensibilisieren (Albert-Weil).

Um dem Wesen der eigentlichen Tuberkulinreaktion etwas näherzukommen, seien noch einige neuere Arbeiten erwähnt, die vor allen Dingen auf die *cellulären Veränderungen* am Ort der Reaktion eingehen. Berger und Lang untersuchten die „Mehlallergie“. Nach 7 und 24 Stunden — bei 2 Menschen mit passiv übertragener Pollenidiosynkrasie nach $^1/_2$ und 7 Stunden — zeigten Lederhaut und Unterhautfettgewebe der Quaddeln Kennzeichen einer allergischen Entzündung. Die Entstehung solcher Entzündungen ist stürmisch und sie gewinnen große Ausdehnung. Nach $1/_2$ Stunde ist diese Entzündung bereits auf der Höhe. Im Randgebiet findet sich deutliche, im Zentrum geringere Hyperämie; hier erkennt man auch viele leere Gefäße (Tamponade durch Exsudat). Neben einer gewissen Quellung und Homogenisierung der leimgebenden Bündel findet sich lebhafte neutrophile und noch lebhaftere eosinophile Leukocytose im Gefäßinnern, in der Gefäßwand, perivasculär und phlegmonös. Die Grundursache der Gewebseosinophilie suchen die Verfasser einzig und allein in der idiosynkrasischen Antigen-Antikörperreaktion am Ort der Reaktion. CLINE, COHEN und RUDOLPH untersuchten histologisch Hautstückchen von 27 Kranken, die gegen Pollen, Staub, Hitze, Kälte und Kratzen überempfindlich waren. Die nach verschiedenen Zeiten vorgenommenen Excisionen (5 Minuten bis 22 Stunden) zeigten, daß durch die betreffenden Allergene eine rasch auftretende Entzündung in der Cutis und Subcutis hervorgerufen wird. In der Zeit von 15—35 Minuten entfallen 25—50% der Entzündungsleukocyten auf die Eosinophilen. Gleich LEWIS u. a. nehmen die Untersucher an, daß bei allergischen Personen von den stimulierten Zellen Histamin oder histaminähnliche Stoffe freigegeben werden, welche dann die lokale Reaktion verursachen. FELLNER hat bei 2 Fällen von Arzneiexanthem mit einer Vitromethode ganz charakteristische Veränderungen der Exanthemhaut gefunden, vor allem im Rete MALPIGHI, wie Quellung und Blähung der Zellen, Schwund der Kerne und Intercellularbrücken, jedoch keine entzündlichen Veränderungen. Die Gewebskulturuntersuchungen an Explantaten aus Knochenmark und Milz tuberkulöser Meerschweinchen zeigen eine deutliche Empfindlichkeit der Zellen, wenn dem Kulturmedium Tuberkulin beigefügt ist, was dafür spricht, daß die Tuberkulinempfindlichkeit cellulär und nicht humoral bedingt ist. Nach SHWARTZMANN wird die Hautreaktion von einem toxischen, neutralisierbaren Antigen hervorgerufen. Die Hautreaktivität wechselt stark, wie wir bereits erwähnt haben, so z. B., wie H. CURSCHMANN mitteilt, unter der Einwirkung des Seeklimas. Mit Hilfe der Cantharidenblase (KAUFFMANN) kann mit der Zunahme der allgemeinen unspezifischen Hautreaktivität eine erhebliche Vermehrung der lympho-histiocytären Zellen im Blaseninhalt festgestellt werden, was als Ausdruck der Erstarkung des reticuloendothelialen Systems aufgefaßt wird. Unter Quarzlampenbestrahlung fanden DOMINGUEZ und LOPEZ eine deutliche Änderung des weißen Blutbildes der Papel. Vor der Bestrahlung fand sich in der Papel gegenüber dem Blut der Fingerbeere eine Zunahme der Lymphocyten, nach der Bestrahlung eher Zunahme der neutrophilen Zellen. Die Papeln wurden kleiner. Nach v. ENGEL hat auch die Ernährung eine erhebliche Bedeutung. Winterkosttiere reagierten stärker als Sommerkosttiere, wobei sich das Sommerfutter durch reichlich grüne Gemüse auszeichnete. Die Ausdehnung tuberkulöser Prozesse war bei den Sommerkosttieren geringer. Nach SEZARY und MAURICE läßt sich für alle Organe eine Allergie des Parenchyms, des Reticuloendothels und der Blutgefäße nachweisen. STORM VAN LEEUWEN nimmt auf Grund seiner Versuche beim Zustandekommen der Hautreaktion eine Zwischensubstanz bei der Bindung Allergin-Ergin an. Ihre Bildungsstätte lokalisiert er in die Capillarwand oder Nervenendigung.

b) Spät- oder Tuberkulinreaktion. Auch bei der eigentlichen *Tuberkulinhautreaktion* haben wir es im wesentlichen mit ähnlichen Vorgängen zu tun. Als Ergebnis seiner Meerschweinchenuntersuchungen findet LAPORTE, daß allen örtlichen Überempfindlichkeitsreaktionen der Ablauf in zwei Phasen gemeinsam ist, nämlich einem primären exsudativen und degenerativen und einem sekundären Stadium, welches durch Resorption im Gebiet des Mesenchyms gekennzeichnet ist. Histologisch lasse sich die Tuberkulinreaktion von den anaphylaktischen Reaktionen unterscheiden; beim tuberkulösen Tier sind die Unterschiede rein quantitativer Art. Ob nach STORM VAN LEEUWEN und TISSOT VAN PATOT für das Allergen zwei Angriffspunkte notwendig sind, die die Quaddel und andererseits den roten Hof bedingen, mag dahingestellt bleiben. KITAMURA und TASAKI verlegen den Ort der Tuberkulinreaktion in die Capillargefäße der Subcutis.

Zur Frage der Sensibilisierung gegen Tuberkulin seien noch einige Arbeiten erwähnt. TSUGE zeigte, wie schon viel früher BESSAU u. a., mit Hilfe der Ophthalmoreaktion bei Kaninchen, daß nicht nur lebende, sondern auch abgetötete Tuberkelbacillen gegen AT. sensibilisieren können. Selbst Hitze von 100° vermag die antigenen Eigenschaften nicht abzutöten. Die passive Tuberkulinempfindlichkeit setzt mit 24—48 Stunden ein und verschwindet in 2—3 Tagen. Ob die Einreibung des MOROschen Ektebin eine länger dauernde Empfindlichkeit hervorzurufen imstande ist (NATHAN und KALLÓS), ist zum mindesten nicht sicher; jedenfalls scheint sich diese Anwendungsform im immunbiologischen Sinne anders zu verhalten als bei den gewöhnlichen Tuberkulinen. Daß es bei einem unempfindlichen Individuum mit Alttuberkulin allein nicht gelingt, eine Hautempfindlichkeit zu erzielen, ist bekannt. Man kann z. B. die sehr empfindlichen Meerschweinchen mit großen Dosen von unverdünntem Alt- oder Neutuberkulin über längere Zeit behandeln, ohne daß sie irgendeine Reizantwort zeigen. Trotz solcher unserer Versuche sind die Weibchen trächtig geworden und haben gesunde Junge zur Welt gebracht. REICHLE und GOLDBLATT haben daher verschiedene Hilfssubstanzen wie Kammerwasser, normales Meerschweinchen- und Pferdeserum neben einer AT.-Lösung von 1 : 10 intracutan angewandt. Nach 3—8 Tagen bekommen sie auf erneute Injektion von AT. Reaktionen nach Art der Tuberkulinreaktion. Auch mit dem schon erwähnten Tuberkuloprotein nach SEIBERT gelang es, Überempfindlichkeiten zu erzeugen. H. KOCH hat gezeigt, daß die Erzielung einer Tuberkulinempfindlichkeit möglich ist, wenn das Tuberkulin in einem Vehikulum gegeben wird (TUCHOL), das eine langsamere Resorption des Tuberkulins erlaubt. Die so gewonnene Allergie hat allerdings einen wirksamen Schutz der Tiere gegen Tuberkelbacillen nicht geben können (H. KOCH und BRUDNICKI). Dagegen behaupten ROTHSCHILD, FRIEDENWALD und BERNSTEIN, daß durch Tuberkulineinspritzungen ein Schutz gegen die Infektion mit virulenten Tuberkelbacillen zu erreichen sei.

Auf die äußerst wichtigen Beziehungen zwischen innerer Sekretion und allergischen Reaktionen geht HAJÓS ein. Wir sprachen bereits von der Bedeutung der Schilddrüse, deren Überfunktion stärkere, deren Unterfunktion schwächere Hautreaktionen zur Folge hat. Wie weit andere Inkrete auf die Hautempfindlichkeit wirksam sind, scheint uns einstweilen noch nicht genügend geklärt zu sein.

Hingewiesen sei noch auf die Untersuchungen von FERNBACH aus der BESSAUschen Klinik. Er versucht mit Hilfe der „Aufflammreaktion“ die Spezifität einer Reaktion sicherzustellen. Als rein allergisch bezeichnet er solche Personen, bei denen durch tuberkulinhaltige Stoffe erzeugte Hautreaktionen nur durch spezifische Stoffe wieder aufgeflammt werden können. Solche, die auch mit anderen Allergenen Aufflammreaktionen geben, werden als parallergisch bezeichnet. Sie sind für Spezifitätsprüfungen unbrauchbar. Für die Immunitätsverhältnisse ist die Überempfindlichkeit gegenüber dem Tuberkulin nach JENSEN als Gradmesser wenig geeignet, da Tuberkulinallergie und Tuberkuloseimmunität keineswegs gleichlaufend sind. Trotzdem hält er die Tuberkulinreaktion für die einzige Möglichkeit, ein Urteil über die Wechselwirkung zwischen dem KOCHschen Bacillus und den Körperzellen zu gewinnen, und damit möglicherweise über das Bestehen eines immunisierenden Prozesses.

Weder ist uns möglich noch war es unsere Absicht, das sehr umfangreiche Schrifttum über das Tuberkulin und die Tuberkulinreaktion erschöpfend zu behandeln. Die wenigen neueren Arbeiten sollten nur die Richtung angeben, in welcher sich die heutige Forschung bewegt und uns die Problematik gewissermaßen zwangsläufig vor Augen stellen. Trotz mancher gegenteiligen Meinungen seien einige Punkte als wesentlich und für die Klinik wichtig herausgestellt. Zunächst möchten wir zwischen den verschiedenen Überempfindlichkeitsreaktionen keinen grundsätzlichen Unterschied annehmen. Die Unterschiede sind im großen und ganzen quantitativer Art. So nur ist es erklärlich, daß es gelingt, mit ein- und demselben Allergen den Tuberkulintyp und den anaphylaktischen Typ der Hautreizbeantwortung zu erzielen (SIMON und RACKEMANN, DIENER). Dabei soll die Spätreaktion der geringere Grad der Hautempfindlichkeit, die Sofortreaktion (anaphylaktischer Typ) eine Steigerung sein.

6. Ist die Tuberkulinreaktion spezifisch?

Im Jahre 1906 stellten WASSERMANN und BRUCK zur Erklärung der Tuberkulinreaktion eine Komplementbindungstheorie auf. In Extrakten tuberkulöser Organe war es ihnen gelungen, gelöste Stoffwechselprodukte der Tuberkelbacillen nachzuweisen und durch Komplementbindung auch die dazugehörigen Antikörper zu finden. Die im tuberkulösen Herd vorhandenen Antikörper sollen sich mit dem eingespritzten Tuberkulin (Antigen) verbinden und an Stelle der Vereinigung von Antikörper, Komplement und Antigen werden die vorhandenen Eiweißsubstanzen unter der Wirkung eiweißabbauender Faktoren, Leukocyten und Fermente zerstört. Ähnlich ist die WOLFF-EISNERsche Amboceptorentheorie.

Eine wesentlich andere Bedeutung gewann die Tuberkulinreaktion mit der Einführung des Allergiebegriffes durch v. PIRQUET. Er erklärte die Allergie als „eine zeitliche qualitative und quantitative Änderung der Reaktionsfähigkeit des Reinfizierten gegenüber dem Erstinfizierten auf den gleichen parenteral zugeführten Eiweißkörper". Den Allergiebegriff dehnte er sinngemäß auf den KOCHschen Grundversuch aus, die Tuberkulinreaktion als einen seiner Revaccination ähnlichen Vorgang hinstellend. Die Tuberkulinreaktion ist danach eine allergische Reaktion, beruhend auf einer Sensibilisierung des Organismus gegenüber dem Tuberkulin.

Die TbR. ist verschiedentlich als streng spezifische, von den Tuberkelbacillen und deren Produkten erzeugte Umstimmung des Körpers und damit auch der Haut angesehen worden. So hält sie J. RITTER als „unbedingt spezifisch", und zwar infolge der den Tuberkelbacillen entstammenden Bestandteile des Tuberkulins in Wechselwirkung zu den im Körper entstehenden Stoffen der KOCHschen Stäbchen. Schon MATTHES hat aber vor allen Dingen den Albumosen eine besonders wichtige Rolle zugesprochen. Eine ganze Reihe weiterer Untersuchungen stellte die strenge Spezifität der TbR. ebenfalls in Frage oder leugnete sie gar ganz. MASTBAUM beobachtete bei nichttuberkulösen Meerschweinchen, die mit Colivaccinen vorbehandelt waren, positive Tuberkulinreaktionen. Mit Typhus-Colivaccinen und Paratyphusbacillen vorbehandelte Tiere zeigten ähnliche Reaktionen (ILCHUN YU). ADAM erzielte positive Tuberkulinreaktionen nach Vorbehandlung mit Coli- und Typhusvaccinen auch bei Säuglingen. Bei diphtheriekranken Kindern erhielt SIEGEL im Verlauf der Genesung vorübergehend postiven Ausfall der TbR. Im Zustand einer Kuhmilchidiosynkrasie beobachtete FREUND bei einem Säugling ebenfalls Tuberkulinempfindlichkeit. SELTER und BLUMENBERG sprechen der Tuberkulinreaktion eine histologische Eigenart im Sinne einer Spezifität ab; Tuberkulin- und Coliimpfstoffe seien zwei Repräsentanten verschieden wirkender, qualitativ gleichartiger Reize. ZIELER und HÄMEL sind entgegengesetzter Meinung. Mit Hilfe der bereits erwähnten Aufflammreaktion schließlich sind FERNBACH und HERZGER zu dem Ergebnis gekommen, daß unter Voraussetzung einer spezifischen Allergie — z. B. Tuberkulin- oder Vaccinalallergie — sich eine unspezifische Parallergie entwickeln kann. Der tuberkulöse Herd im Organismus soll allerdings nur auf spezifische Reize ansprechen.

Damit sind wir zu dem von MORO und KELLER geprägten Begriff der Parallergie gekommen. Diese Forscher beobachteten, daß nach Impfung mit Kuhpockenlymphe bei Kindern eine Hautempfindlichkeit gegen Tuberkulin auftrat. Diese Beobachtung und weitere experimentelle Untersuchungen führten sie zur Erklärung des als „parallergisch" aufgefaßten Phänomens als einer „die spezifische Allergie begleitenden und von ihr induzierten Reaktionsänderung des Organismus gegenüber unspezifischen, d. h. vom primären Allergen verschiedenen Reizstoffen belebter oder unbelebter Natur". Die Parallergie kann eine gesteigerte oder herabgesetzte Reaktionsbereitschaft sein, was von Bedeutung bei verschiedenen nach Kuhpockenimpfung auftretenden Krankheitszuständen sein kann. Als Ausdruck einer unspezifischen, parallergischen Reaktion wird der positive Ausfall der Tuberkulinreaktion bei diphtheriekranken Kindern während des Überempfindlichkeitsstadiums gegen Kuhmilch und schließlich nach Kuhpockenimpfungen angesehen. Diese Feststellungen ergeben zusammen mit den Befunden anderer Forscher (SELTER und BLUMENBERG u. a.) einwandfrei, daß die Entstehung einer Tuberkulinempfindlichkeit auch ohne überstandene Infektion mit lebenden Tuberkelbacillen möglich ist.

Was nun die Spezifität des Tuberkulins zunächst anbetrifft, die nach den Befunden von LÜDTKE und STURM sicher zu sein schien, muß auf die sehr starke Wirksamkeit dieses Extraktes hingewiesen werden, die auf bestimmte Bestandteile des Tuberkelbacillus zurückzuführen ist. Wir verweisen auf die neuesten Arbeiten, nach denen es gelungen ist, mit bestimmten Stoffen (Phosphatide) der Tuberkelbacillen echt tuberkulöse Veränderungen im Gewebe zu erzeugen, während andere Stoffe eine Sensibilisierung des Organismus hervorrufen. Danach ist es gar nicht der ganze lebende Tuberkelbacillus, der für die Auslösung der Tuberkulinempfindlichkeit verantwortlich ist, sondern bestimmte Bestandteile, nämlich der Eiweißanteil (Pseudoglobulin nach SEIBERT). Die Lysintheorie (WOLF-EISNER) oder die Chemolysintheorie (SAHLI) berührt diese Erkenntnis nicht wesentlich, waren diese Annahmen doch so allgemein, daß mit ihnen alles und nichts erklärt werden kann. Es sollte die Wirkung des Tuberkulins auf Tuberkelbacillensplittern beruhen, die in jedem Tuberkulin enthalten seien. Durch die in einem vorinfizierten Körper enthaltenen Lysine sollten sie aufgelöst werden, so daß die freigewordenen Endotoxine die örtliche wie die Allgemeinreaktion nunmehr auslösen könnten. Mag es sich nun um Exo- oder Endotoxine der Tuberkelbacillen handeln, es muß doch immer wieder darauf hingewiesen werden, daß sich die Toxizität nur bei Organismen auswirkt, die eine tuberkulöse Infektion durchgemacht haben, oder deren Reizansprechbarkeit durch das Eiweiß anderer Keime gesteigert worden ist. Die Überempfindlichkeit, ein erworbener Zustand, beruht, ganz allgemein gesprochen, darauf, daß ein bestimmter Erreger zur Bildung von Abwehrstoffen geführt hat. Diese Abwehrstoffe scheinen zunächst spezifisch zu sein, um allmählich je nach der Menge des gebildeten Reizstoffes (Antigens) und der für die Einwirkung zur Verfügung stehenden Zeit auch gegen andere Antikörper eine Empfindlichkeit zu erzeugen (Parallergie). Steigert sich die Hautempfindlichkeit so sehr, daß Reaktionen auf alle in die Haut eingespritzten oder eingeriebenen Stoffe (Antigene) erfolgen, so sprechen wir von einer Panallergie (BRUGSCH und SYLLA). Von einer Spezifität kann bei Vorhandensein von Parallergie oder gar Panallergie nicht mehr gesprochen werden.

Unterschieden müßte allerdings noch zwischen Haut- und Organreaktivität werden. Besteht eine Hautempfindlichkeit gegen einen bestimmten antigenen Stoff, so sagt uns das aus Gründen, auf die wir gleich eingehen, noch sehr wenig über die Empfindlichkeit anderer Organe. Wegen der bereits erwähnten Gefahr der Aktivierung ruhender Herde müssen wir im allgemeinen auf die sog. Herdreaktion, die wir mit genügend hoch dosierten subcutanen oder gar intravenösen Tuberkulininjektionen erzeugen können, verzichten. Das ist um so notwendiger, als die Herdreaktion auch nur über eine Organempfindlichkeit, nichts aber über einen aktiven Prozeß aussagen kann. Die gesunde, sensibilisierte Haut reagiert ja bei entsprechender Konzentration bestimmter Antigene auch; die Herdreaktion kann keineswegs zur Erkennung aktiver krankhafter Organprozesse herangezogen werden. Wie aber von einer spezifischen Empfindlichkeit gegen das Tuberkulin, die offenbar auf dem Boden einer Tuberkulose entstanden ist, allmählich auch eine Empfindlichkeit gegen andere Stoffe im Sinne der Parallergie und Panallergie entsteht, dürfte von der Empfindlichkeit eines Organes aus die Ausbreitung auf den ganzen Organismus fortschreiten. Daß es sich hierbei um einen durchaus zweckmäßigen Vorgang im Sinne der Abwehr auch von entfernten Organen her handelt, dürfte kaum einem Zweifel unterliegen. Die Tuberkulinreaktion, als Ausdruck dieser Abwehrbereitschaft, ist anfänglich spezifisch und erfährt erst später, vielleicht unter Einwirkung anderer Infektionen, ihre Ausweitung über die Spezifität hinaus.

7. Die Bedeutung der Tuberkulinreaktion.

Daß es sich um eine sogenannte Antigen-Antikörperreaktion handelt, kann zunächst ganz allgemein, wie das bei allen Überempfindlichkeitsreaktionen der Fall ist, angenommen werden. Von LÖWENSTEIN und PICK sind im Serum Tuberkulosekranker, die mit Tuberkulin behandelt worden sind, „Antituberkuline“ gefunden worden. Offenbar sind solche Antikörper nicht nur im Serum tuberkulinbehandelter Personen enthalten, sondern in jedem tuberkulösen Organ (WASSERMANN und BRUCK). Da Herdreaktion und Hautempfindlichkeit keineswegs immer gleichlaufend sind, muß angenommen werden, daß auch bestimmte mesenchymale, fixe Zellelemente Träger der Überempfindlichkeit sind. Ist die Überempfindlichkeit vom tuberkulösen Herd aus durch Vermittlung des Blutes bis in die Gewebsflüssigkeit gelangt, so werden offenbar auch fixe Gewebszellen überempfindlich gemacht. In seiner 1916 erschienenen Arbeit „über die Hervorrufung der lokalen Tuberkulinempfindlichkeit“ vertritt BESSAU ganz fest den Standpunkt, daß die Tuberkulinempfindlichkeit nicht auf Antikörpern beruht, sondern an die Empfindlichkeit tuberkulösen Gewebes gebunden ist. Überall da, wo Tuberkulin mit tuberkulösem Gewebe in Berührung kommt, entsteht eine Giftwirkung, die eine Entzündung auslöst. Die BAIL gelungene passive Übertragung der Herd- und Allgemeinreaktion mit tuberkulösem Gewebe, spricht durchaus im Sinne BESSAUS. Welche Elemente des tuberkulösen Gewebes Träger der Empfindlichkeit sind, scheint nicht sicher zu sein (Epitheloidzellen ?). Wegen ihrer besonderen Eigenschaften nennt sie BESSAU Tuberkulocyten. Wenn die Tuberkulinempfindlichkeit zum spezifischen Tuberkuloseschutz Beziehungen hat, so kann nach seiner Auffassung lediglich die lokale Tuberkulinempfindlichkeit Ausdruck des Schutzmechanismus sein. Dabei ist die Annahme besonders hervorgehoben, daß nicht das statische Moment, also der Gehalt des Körpers an spezifischem tuberkulösen Gewebe, ausschlaggebend ist, sondern das Vermögen, dieses Gewebe auf einen spezifischen Reiz hin zu bilden.

Der künstlich eingeführte, dem Tuberkelbacillus entstammende Stoff, das Tuberkulin, erzeugt ähnlich wie auch bei anderen Überempfindlichkeitsreaktionen durch Vermittlung der Zellen eine ziemlich schnell einsetzende Entzündung, die den Abtransport des Tuberkulins nach dem Herde zu verhindert. Diese bereits von WASSERMANN und BRUCK und vor allen Dingen von BESSAU in den Grundzügen vertretene Auffassung entspricht unserer Anschauung von der Zweckmäßigkeit der Tuberkulinreaktion. Die Lokalreaktion hat offenbar den Zweck, den dem Organismus bekannten Feind festzuhalten und wenn möglich zu vernichten. Dabei richtet sich die Abwehr gegen bestimmte Eigenschaften des Feindes, nicht allein gegen den lebenden Feind. Das kann die an sich zweckmäßige Reaktion gefährlich machen insofern, als offenbar den Abwehrkräften in diesem Kampf ein Unterscheidungsvermögen zwischen dem lebenden Angreifer und bestimmten seiner Eigenschaften fehlt. Erfolgen nun solche Reaktionen am Herde selbst, so kann das die Befreiung eingeschlossener Keime zur Folge haben und das Fortschreiten eines ruhenden Prozesses bewirken. Die Tuberkulinreaktion an der Haut liefert hierzu brauchbares Anschauungsmaterial. Bei sehr starken Reaktionen (nach BESSAU kann hierbei typisches tuberkulöses Gewebe gebildet werden) beobachten wir gar nicht so selten im Zentrum des Reaktionshofes, also an der eigentlichen Quaddel, Nekrosen, die sich schließlich abstoßen. Ein Doktorand, der bei sich selbst die intracutane Alttuberkulinreaktion ausführte und versehentlich eine viel zu starke Tuberkulinlösung nahm, bekam eine Schwellung fast des ganzen Unterarmes, leichte Temperatursteigerung und an der Quaddelstelle eine Nekrose. Die Reaktion klang ohne weitere Folgen ab. Hieraus erwächst die Notwendigkeit, die Tuberkulinreaktion so vorzunehmen, daß sie auf die Haut beschränkt bleibt, daß sowohl Allgemein- als auch Herdreaktionen vermieden werden. Wie sichtbar an der Hautoberfläche können natürlich auch am Herd Ulcerationen erfolgen.

Solche unerwünschten Reaktionen lassen sich vermeiden, wenn die angewandte Tuberkulinmenge nicht zu groß ist, d. h. sie muß von den Abwehrvorrichtungen der Haut unschädlich gemacht werden können. Bei den von uns angewandten und empfohlenen Mengen von höchstens 0,1 ccm der ATK.-Verdünnung 1:10000 genau intracutan gespritzt, haben wir in bald 2000 Versuchen selbst bei stärkerer Empfindlichkeit Herdreaktionen nicht beobachtet. Auch Temperaturerhöhungen kommen kaum vor, wenn nicht bei sehr empfindlichen Personen etwas Tuberkulin in die Subcutis gelangt. Ist die ATR. auf 0,00001 g negativ, so kann man Verdünnungen von 1:5000 und 1:1000 ohne Gefahr anwenden. Es empfiehlt sich aber, andere Hautstellen zu nehmen, da die vorgespritzten oft schon empfindlicher geworden sind. Bei Wiederholung der Reaktion an derselben Stelle wird sie nicht selten auch bei genau gleicher Dosierung positiv (Speicherung?).

Die Bedeutung der TbR. haben wir nach den vorhergegangenen Ausführungen nicht in bestimmten differentialdiagnostischen Erwägungen zu suchen. Der positive Ausfall der Hautreaktion auf die Verdünnung 1:1000 hat nur bei Kindern größeren Wert; hier kann gelegentlich die TbR. die Diagnose „Tuberkulose" stützen. Bei Erwachsenen kann der positive Ausfall auf 0,1 ccm der Verdünnung 1:1000 nahezu als Norm angesehen werden. Da in unserer Bevölkerung in fast 100% Kennzeichen überstandener tuberkulöser Infektionen zu finden sind, möchten wir die Hautansprechbarkeit auf Tuberkulin als spezifisch ansehen. Auch in der Verdünnung 1:5000 erhalten wir bei Gesunden noch in etwa der Hälfte aller Fälle positive Reaktionen. Dieser Verdünnung kann also für die Erkennung spezifischer Prozesse auch kein Wert beigemessen werden. Aber auch auf die Tb.-Verdünnung 1:10000 = 0,00001 ATK. bekommen wir noch 21,8% positive Reaktionen. Je nach der Stärke der ausgefallenen Reaktion können wir von einer Überempfindlichkeit = Hyperergie sprechen, aber niemals mit Sicherheit behaupten, daß diese Überempfindlichkeit durch einen tuberkulösen, fortschreitenden Prozeß hervorgerufen werde. Offenbar ist es möglich, auch durch unspezifische Reize eine bereits bestehende Empfindlichkeit zu steigern, wofür unter anderem auch die bereits erwähnten Aufflammreaktionen sprechen. Dafür spricht ferner, daß bei ausgesprochener Überempfindlichkeit gegenüber dem Tuberkulin auch parallergische Reaktionen aufzutreten pflegen, d. h. die Haut reagiert auch auf andere Stoffe. Nicht selten läßt sich beobachten, daß bei solchen Personen, besonders wenn es sich um Fälle von Panallergie — gleich Empfindlichkeit gegen jedes in die Haut eingebrachte Allergen — handelt, auf intracutane und noch mehr auf subcutane therapeutische Tuberkulineinspritzungen an unspezifischen Quaddeln Reaktionen vom Tuberkulintyp auftreten.

Gewiß muß eingestanden werden, daß bei aktiven Tuberkulosen die Zahl der positiven Reaktionen sehr stark zunimmt (75% pos. Reaktionen). In 25% unserer Tuberkulosekranken bestand aber eine Überempfindlichkeit nicht. Die differentialdiagnostische Bewertung verliert auch noch durch den Umstand, daß sowohl bei schweren, infausten Erkrankungen als auch bei klinisch abgeheilten Fällen die Zahl positiver Reaktionen fast im gleichen Verhältnis abnimmt. Auf die sog. „positive" oder „negative" Anergie (v. Hayek), die zur Erklärung dieser Befunde herangezogen werden könnte, müssen wir noch etwas eingehen. Hier möchten wir nur gleich erwähnen, daß eine wirkliche Anergie, d. h. Nichtansprechbarkeit der Haut auf stärkere Tb.-Konzentrationen als 1:1000, sehr selten ist. Aber selbst wenn erst auf Verdünnungen von 1:500 und 1:100 Reaktionen auftreten, können wir höchstens von einer Hypergie sprechen.

8. Positive und negative Anergie.

Wirkliche Anergie ist, wie wir eben betont haben, beim Erwachsenen eine Seltenheit. Auch der negative Ausfall der Alttuberkulinreaktion würde, so selten er an sich ist, nicht unbedingt für eine völlige Anergie sprechen. Bei erwachsenen Personen sprechen wir im allgemeinen besser von einer Hypergie. Solche Hypergien können bei schwer toxischen tuberkulösen Erkrankungen, z. B. bei Miliartuberkulosen, bei käsigen und gelatinösen Pneumonien vorkommen. Nach v. HAYEK handelt es sich um darniederliegenden Durchseuchungswiderstand. Diese Anergie und Hypergie bezeichnet er als negativ. Um etwas anderes handelt es sich im immunbiologischen Sinne zweifellos, wenn eine Unterempfindlichkeit, z. B. durch Desensibilisierung mit Tuberkulin erreicht wird, oder wenn bei einem praktisch abgeheilten tuberkulösen Prozeß die Tuberkulinhautempfindlichkeit vermindert wird. Eine solche Unterempfindlichkeit bezeichnet v. HAYEK als positiv. Sie kann — allerdings mit Einschränkungen — als verminderte Giftempfindlichkeit und vielleicht auch verminderte Empfänglichkeit angesprochen werden. Dieser Zustand hat verschiedene Forscher (CALMETTE u. v. a.) veranlaßt, Allergie und Immunität als zwei voneinander unabhängige Reaktionen aufzufassen. Der positiv anergische Zustand wäre sonach praktisch als Immunität anzusehen. Um darüber klar zu werden, muß versucht werden, den Mechanismus der Tuberkulindesensibilisierung zu begreifen. Bei Berücksichtigung unserer eigenen Untersuchungen, die noch fortgesetzt werden, und des vorliegenden Schrifttums läßt sich ungefähr das folgende Bild geben.

9. Die Tuberkulindesensibilisierung.

Allergische und Immunitätsreaktionen müssen, wie aus den bisherigen Ausführungen schon zur Genüge hervorgeht, praktisch als Antigen-Antikörperreaktionen aufgefaßt werden. Die Tuberkulinempfindlichkeit entsteht als Folge der Infektion mit lebenden Tuberkelbacillen und der Abwehr des Organismus. Daß es im Experiment gelingt, auch mit abgetöteten Tuberkelbacillen oder gar mit bestimmten Bestandteilen der Keime eine Überempfindlichkeit zu erzeugen, spielt für die Praxis keine wesentliche Rolle, wenn auch unserem Verständnis dieser Vorgänge damit geholfen wird. Wir können weiter auch mit gutem Recht annehmen, daß die Allergie als Anders- bzw. Überempfindlichkeit auf die Dauer nur durch die Keime selbst unterhalten wird. Vielleicht spielen hierbei auch gewisse Dauerformen eine Rolle. Man denke an die MUCHschen Granula, die eigentümlichen Polkörper mancher Bacillen usw. Die praktisch als abgeheilt anzusehenden Herde können wohl nur eine sehr geringfügige allergene Wirkung entfalten. Durch unspezifische Reize im Sinne der parallergischen Reaktion kann die Empfindlichkeit allerdings erheblich gesteigert werden.

Spritzt man bestimmte Mengen Tuberkulins unter die Haut in bestimmten Abständen und steigenden Dosen, so sättigen sie, ganz allgemein gesprochen, die an bestimmte Körperzellen gebundenen Antikörper ab (haptophore Gruppen nach EHRLICH ?). Ein Teil des Tuberkulins mag an der Einspritzungsstelle gebunden werden, ein Teil wird aber sicher resorbiert und desensibilisiert so allmählich den ganzen Organismus. Die Tuberkulinempfindlichkeit der Haut nimmt allmählich ab. Spritzt man zwischendurch eine höhere Tuberkulindosis, so kann erneut eine örtliche oder gar allgemeine Reaktion auftreten. Es ist somit keine völlige Absättigung erzielt worden, sondern tatsächlich nur eine verminderte Empfindlichkeit. Diese Desensibilisierung kann in seltenen Fällen so weit getrieben werden, daß selbst auf intracutane Quaddeln mit unverdünntem Tuberkulin keine Reaktion erfolgt. Nicht selten erlebt man aber, daß zwar bei dieser Desensibilisierung mit steigenden Alttuberkulinmengen keine Reaktion erfolgt, daß sich aber mehr allgemeine Erscheinungen, wie Gelenkschmerzen, Abgeschlagenheit und dergleichen mit und ohne Temperaturerhöhungen einstellen. Die Grenze liegt bei den Verdünnungen 1:100 bis 1:10. Auch mit intravenöser Desensibilisierung, wie sie von FERNBACH empfohlen wurde, gelingt es in solchen Fällen nicht, die Empfindlichkeit noch weiter herabzudrücken. Ein Dauererfolg ist im allgemeinen mit der Desensibilisierung selbst bei Erreichung völliger Anergie kaum zu erzielen. Im Verlauf von Monaten und Jahren entwickelt sich erneut eine Überempfindlichkeit.

Die durch Tuberkulinbehandlung erzielte Anergie wird als positiv bezeichnet, ebenso auch die Anergie bei gutartigen oder abgeheilten Tuberkuloseformen. Zu bemerken ist hierzu noch, daß es sich in Wirklichkeit nur höchst selten um eine völlige Anergie, sondern vielmehr um eine Hypergie handelt. Mit der so erreichten positiven Anergie ist jedoch zunächst nur eine Unempfindlichkeit der Haut gemeint. Die Andersempfindlichkeit im Sinne veränderter Ansprechbarkeit auf erneute Reize dürfte bestehen bleiben. Schlüssige Beweise gibt es hierfür allerdings nicht. Der Tierversuch kann nicht über Jahrzehnte ausgedehnt werden und die Erfahrungen am Menschen sind nicht eindeutig genug. Denn selbst wenn ein tuberkulöser Herd auch völlig abheilt, so besteht bei der Verbreitung der Tuberkulose dauernd die Möglichkeit zur Aufnahme von Tuberkelbacillen, die allergisierend wirken, ganz abgesehen von den unendlich vielen Möglichkeiten parallergischer Reizwirkungen.

Es taucht bei dieser Betrachtung der „positiven" Anergie die Frage auf, ob denn im immunbiologischen Sinne ein wesentlicher Unterschied gegenüber der „negativen" Anergie vorhanden ist. Dazu läßt sich vielleicht folgendes sagen: Im Sinne der örtlichen Reizbeantwortbarkeit besteht kein wesentlicher Unterschied. Es fehlen in beiden Fällen am Orte der Quaddelsetzung die Antikörper; im ersten Falle weil sie verbraucht worden sind und infolge Fehlens oder geringen lebenden Antigens nicht in größerer Menge neu gebildet werden. Im zweiten Falle ist das Antigen, nämlich die Tuberkelbacillen, unter Umständen in ungeheurer Menge vorhanden. Es können aber keine Antikörper mehr gebildet werden, weil die Abwehrkraft des Organismus erlahmt ist. Auch hier wird man nicht davon sprechen können, daß überhaupt keine Antikörper mehr gebildet werden. Sie werden wahrscheinlich nur durch die antigenen Stoffe der Tuberkelbacillen bzw. deren Gifte, um im Sinne der EHRLICHschen Seitenkettentheorie zu reden von bestimmten haptophoren Gruppen vollständig gebunden. Der Unterschied zwischen positiver und negativer Anergie liegt also in dem Verhältnis der Antigenmenge zu dem der gebildeten Antikörper. Bei der positiven Anergie erlischt die Empfindlichkeit infolge Mangels lebenden Antigens, bei der negativen infolge ungenügender Antikörperbildung.

III. Tuberkulinreaktion und serologische Reaktionen.

1. Beziehungen zwischen der Tuberkulinallergie und den Antikörperreaktionen im Serum.

Unter dem Einfluß der tuberkulösen Erkrankung sind fast ausnahmslos auch Änderungen im Verhalten des Blutes und namentlich des Blutserums zu beobachten. Seien es die Beschleunigung der Senkungsgeschwindigkeit der Blutkörperchen oder bestimmte Verschiebungen des Blutbildes oder die teils unspezifischen, teils spezifischen reinen Reaktionsänderungen des Blutserums, in allen Fällen handelt es sich um Folgen der Ansteckung mit Tuberkelbacillen. Im folgenden wollen wir kurz prüfen, ob die Änderungen im Verhalten des Blutes als Abwehrfunktionen zu werten sind und ob Beziehungen zur Immunität einerseits und zur Allergie andererseits bestehen. Auf die Änderungen des Blutbildes kann in diesem Zusammenhang nicht eingegangen werden.

2. Die serologischen Untersuchungsmethoden bei der Tuberkulose.

Die *Blutkörperchensenkungsgeschwindigkeit* ist eine durchaus unspezifische Reaktion, die nicht nur bei den verschiedensten bakteriellen Erkrankungen, sondern auch bei Erkrankungen des Blutes selbst, bei Geschwülsten, unter Umständen endokrinen Störungen u. a. Änderungen im Sinne der Beschleunigung aufweist. Sie ist also weder spezifisch, noch kann sie mit Sicherheit etwas über die Aktivität des Prozesses aussagen. Trotz dieser Einschränkungen muß ihr für die Praxis großer Wert beigemessen werden. Als eine der jüngsten Untersuchungsmethoden hat sie sich in der Klinik sehr schnell eingebürgert und hat bis dahin eine kaum zu übersehende Menge wissenschaftlicher Abhandlungen ausgelöst. Im Jahre 1917 fand FAHRAEUS die verschieden schnelle Sedimentierung der roten Blutkörperchen. Es folgten dann die Monographien von WESTERGREN, dann von KATZ und LEFFKOWITZ und im Jahre 1930 die zusammenfassende Darstellung von SCHULTE-TIGGES, die sich vorwiegend mit der Bedeutung der Blutkörperchensenkung bei der Tuberkulose beschäftigt. Auf diese Darstellung sei im einzelnen verwiesen. Hier sind auch die Methodik und das Schrifttum ausführlich besprochen.

Die Ursache der Senkungsbeschleunigung der roten Blutkörperchen (die weißen Blutzellen sinken langsamer ab) ist trotz der vielen Arbeiten immer noch nicht restlos geklärt. Die elektrische Ladung der Blutkörperchen scheint eine Rolle zu spielen. Nach HÖBER haben die mit einer Albuminhülle umgebenen Blutkörperchen die stärkste negative Ladung, eine schwächere die mit einer Globulinhülle und die schwächste die mit einer Fibrinhülle umgebenen. Nach BRUNNER ist die elektrische Ladung der Erythrocyten maßgebend. Die Vermehrung der Globuline spielt nach SALOMON auch eine hervorragende Rolle. In der Zunahme der Plasmastoffe mit positiver Ladung suchen SCROP und COLLAND die Ursache der Senkungsbeschleunigung. Mit Kaolin erreichte SCROP eine Verminderung der BS. Durch Behandlung des Plasmas mit elektrotropen, negativ geladenen Farbstoffen, wie Rotviolett, Waschblau und Lichtgrün, wird eine senkungshemmende, mit positiv geladenen, wie Methylviolett und Malachitgrün, eine senkungsbeschleunigende Wirkung erreicht. Wahrscheinlich wird es aber so sein, wie auch KATZ und LEFFKOWITZ meinen, daß die BS. von den mannigfachsten Umständen abhängig ist, wie z. B. von physikalisch-chemischen Zustandsänderungen, dem elektrischen Ladungszustand, der qualitativen Eiweißstruktur, der Blutreaktion und dem Lipoidgehalt.

Die Ergebnisse der BS.-Untersuchung werden von SCHULTE-TIGGES an 1870 Fällen von Lungentuberkulose gezeigt. Offenbar sind viel Leichtkranke darunter gewesen, denn die weitaus überwiegende Mehrzahl hatten BS.-Werte bis zu 3 mm je Stunde nach WESTERGREN. Wichtig ist die Feststellung, daß die Senkungsbeschleunigung zunahm, je mehr käsig-exsudative Prozesse und Zerfallserscheinungen eine Rolle spielten. Allerdings fanden sich auch Kranke mit Kavernen, die normale Senkungswerte aufwiesen.

Wir haben in einer unserer früheren Arbeiten (SYLLA) über die Senkungsgeschwindigkeit bei 428 Lungentuberkulösen berichtet. Die fortlaufenden Untersuchungen an über 1000 weiteren Kranken haben das Bild nicht wesentlich verändert. Von unseren 428 Kranken hatten nur 35 eine ruhende Lungentuberkulose. Die BS. überstieg bei diesen Kranken in keinem Fall 5 mm in der Stunde nach WESTERGREN, wenn nicht zufällig ein interkurrenter Infekt dazu kam. Hält sich bei fortlaufenden Kontrollen die BS. unter 10 mm in der Stunde, so ist das noch als normal zu betrachten, auch wenn 5 mm gelegentlich überschritten werden. Unsere Meinung deckt sich mit der Ansicht von FRISCH-STARLINGER. Namentlich bei Frauen können Werte bis zu 10 mm vor und nach den Menses vorkommen.

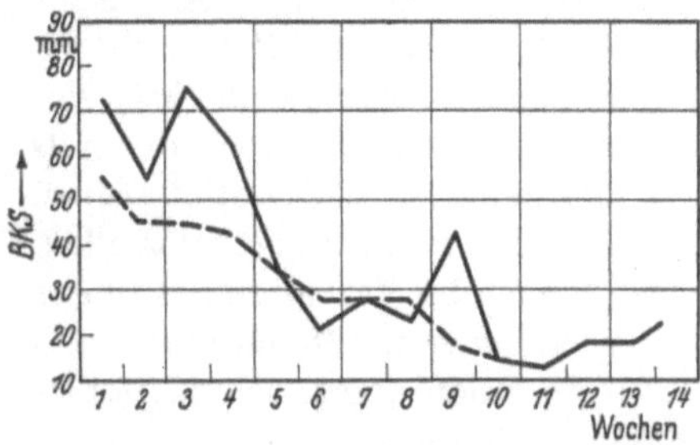

Abb. 1. Prognostisch günstige Lungentuberkulosen.

Falsch wäre es indessen, aus einer nicht erhöhten BS. auf einen ruhenden tuberkulösen Prozeß schließen zu wollen. Von unseren 149 völlig hoffnungslosen Fällen hatten 3 keine Beschleunigung der BS. (3—9 mm in der Stunde). Es konnte kein zufälliger Befund sein, da auch Wiederholungen gleiche Ergebnisse zeigten. Bei prognostisch weniger schlechten Fällen war die Zahl der normalen Senkungen erheblich größer. In 26 von 428 Fällen betrug die BS. 120—145 mm in der Stunde. 15 dieser Kranken starben an einer exsudativ-kavernösen Lungenphthise mit Kehlkopf- und Darmbeteiligung, 5mal bestand allgemeine Amyloidose mit weniger schwerem Lungenbefund, 2mal wurden neben der Lungentuberkulose intestinale Carcinome, 3mal Nierentuberkulose und 1mal ein Gelenkrheumatismus nachgewiesen.

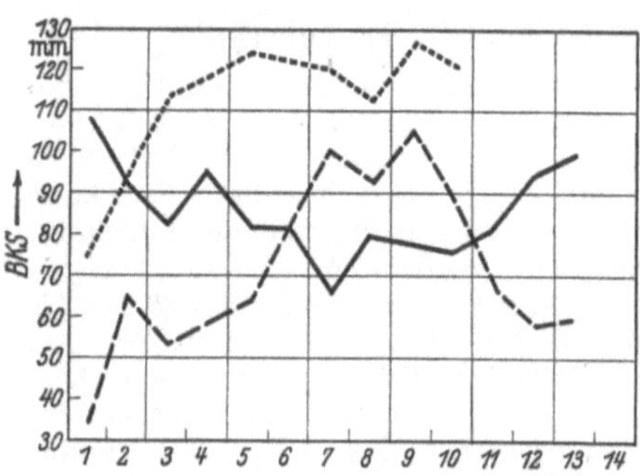

Abb. 2. 3 Kurven von Kranken mit sehr zweifelhafter Prognose. Bei der untersten Kurve tritt eine gewisse Beruhigung ein.

Auf Grund unserer Beobachtungen können wir sagen, daß alle aktiven Tuberkulosen bis auf einen geringen Hundertsatz eine Beschleunigung der BS. über 10 mm in der Stunde aufweisen. Diese Zahl beträgt bei unseren 428 Fällen nach Abzug der 35 inaktiven Tuberkulosen 6,11%, etwas weniger also als bei BANYAI und ANDERSON, die bei 2000 aktiven Tuberkulosen in 7,35% normale Senkung fanden. Die von WESTERGREN angenommenen Zahlen von 60—80 mm für produktive, 100—130 mm für exsudative Formen dürften im allgemeinen etwas hoch gegriffen sein. Tatsache ist aber, daß die exsudativen Tuberkulosen besonders hohe Senkungen geben und daß die Senkungsbeschleunigung sehr stark zunimmt bei Nierenerkrankungen und Amyloidosen. Wieweit die Beschleunigung

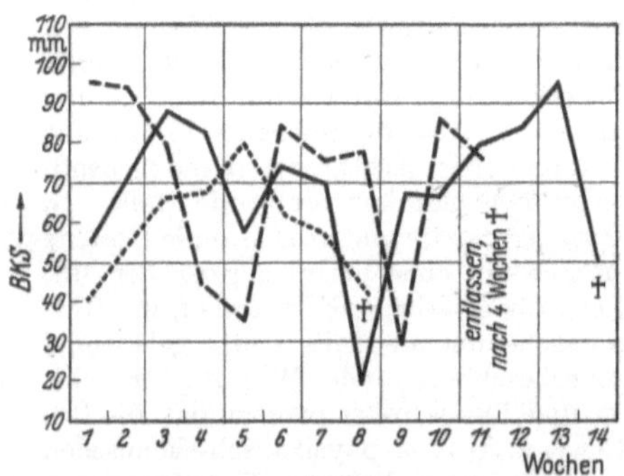

Abb. 3. Kurven von Kranken mit schwersten kavernös-exsudativen Lungentuberkulosen vor dem Tode.

der BS. Ausdruck des Zerfalls von Zellen oder von Gewebe ist, ist noch nicht sicher entschieden, zumal auch infektiöse, anscheinend nicht destruktive Prozesse oder auch die Schwangerschaft die BS. beschleunigen, während andererseits sicher destruktive Prozesse ohne erhöhte Senkung einhergehen.

Was leistet nun die Bestimmung der BS. für die Diagnose und Prognose der Tuberkulose? GRIESBACH und GARCIA DEL REAL u. a. haben sicher darin Recht, daß die BS. nur ein gewisses Augenblicksbild liefert. Um ein umfassenderes Bild zu bekommen, hat man versucht, den Ablauf der Senkungsbeschleunigung kurvenmäßig darzustellen, den Senkungsquotienten zu berechnen. Nach unseren Erfahrungen vermag die BS. über Prognose und Verlauf des Leidens am meisten auszusagen, wenn man eine Reihe von Bestimmungen in bestimmten Zeitabständen macht und kurvenmäßig darstellt. Im folgenden sollen einige solcher Kurven gezeigt werden (Abb. 1—3).

Verhältnismäßig oft sieht man, wie bei zwei unserer letzten Kurven, eine Abnahme der Senkungsbeschleunigung vor dem Tode. Wöchentliche Bestimmungen der BS. genügen im allgemeinen. Gute Dienste leistet die fortlaufende Kontrolle der BS. für die Beurteilung des Wertes heilbehandlerischer Maßnahmen.

Die Beziehungen der Senkungsbeschleunigung zur Allergielage sind nicht ganz klar. MAYRHOFER stellte fest, daß hohe Allergie und niedrige Senkung gute Prognose, geringe Allergie und hohe Senkung schlechte Prognose geben. Die Prüfung der Allergie, der BS. und des Blutbildes empfehlen auch RICHMANN und ERNST. GRAFE und REINWEIN versuchten, die diagnostische Bedeutung der BS. durch Kombination mit kleinen Tuberkulingaben zu verfeinern. Sie nehmen an, daß ein Ansteigen des Senkungswertes nach einer diagnostischen Tuberkulineinspritzung für eine Neigung des Prozesses zum Fortschreiten spricht und deshalb Behandlung erfordert. Als krankhaft im Sinne des Vorliegens eines aktiven, behandlungsbedürftigen Lungenprozesses wurden allerdings schon BS.-Werte von über 3 mm angesehen. Die Nachprüfung von TEGTMEYER hat bei einer Reihe von Fällen einen Einfluß auf die BS. erst bei höheren Tuberkulindosen ergeben. Andererseits sind auch anhaltende Temperatursteigerungen ohne Änderung der BS. aufgetreten. STETTER hat an einem größeren Krankengut Nachprüfungen unternommen. In etwa 75% aller aktiven Tuberkulosen erhielt er einen positiven Ausschlag. Andere Nachuntersucher lehnen das Verfahren ab (BRÜNNECKER, STARKE, SCHMITT und POPPER u. a.). Sie wenden unter anderem ein, daß sich die Senkungsbeschleunigung bei der Tuberkulinprobe nicht gut verwerten läßt, da sie mehr von der Höhe der Tuberkulindosis als von der Aktivität des Lungenprozesses abzuhängen scheint (Schrifttum s. bei SCHULTE-TIGGES).

Der Einfluß des Tuberkulins auf die BS. läßt sich ganz gut bei der Tuberkulinbehandlung beobachten. Uns will es allerdings scheinen, als wenn nicht das Tuberkulin als solches unmittelbar Einfluß auf die BS. hätte, sondern daß es sich bei größeren Tuberkulindosen um eine Reizung tuberkulöser Herde handelt. Auch bei nachweislich Gesunden können wir bei stärkeren Tuberkulinreaktionen einen Anstieg der Senkung erleben, vielleicht als Ausdruck der entzündlichen Reizantwort schon am Ort der Tuberkulineinverleibung. Im allgemeinen möchten wir aber meinen, daß es bei dem ausgesprochen unspezifischen Charakter der BS. nicht möglich ist, sichere Beziehungen zur Allergielage festzustellen. Es gibt sehr aktive Tuberkulosen mit sehr lebhafter Tuberkulinhautempfindlichkeit und sehr hoher, gelegentlich aber auch nicht wesentlich erhöhter Senkung. Solange es nicht gelingt, die wirkliche Ursache der Senkungsbeschleunigung festzustellen, wird es auch nicht möglich sein, die Beziehungen zur Allergielage klar aufzuzeigen.

3. Weitere unspezifische Serumreaktionen.

Worauf diese Reaktionen beruhen, ist nicht mit völliger Sicherheit zu sagen. Es scheinen ähnlich verwickelte Vorgänge wie bei der Senkungsgeschwindigkeit der Blutkörperchen stattzufinden. Vielleicht ist die Ursache in einer Änderung des Mischungsverhältnisses von Albumin und Globulin im Serum zu suchen, wie es von KROEMEKE für die Reaktion nach MATÉFY angenommen wird. Bei dieser Reaktion geht man so vor, daß $^1/_2$ pro Mille Albuminsulfatlösung (aus $^1/_2$%iger Stammlösung frisch bereitet) zu 0,2 ccm Serum gegeben und dann geschüttelt wird. Nach dem Schütteln bleibt die Lösung $1^1/_2$ Stunden bei Zimmertemperatur stehen, wonach bei krankhaft veränderten Seren eine dichte Flockung auftritt. Verhältnismäßig kompliziert ist die Reaktion nach DARANYI, ohne wesentlich mehr zu leisten. Einfacher ist die Technik bei der sogenannten COSTA-Reaktion. Die Trübungsreaktion nach VERNES wird von ihrem Urheber als einigermaßen spezifisch angesehen, während von verschiedenen Nachuntersuchern eine Spezifität abgelehnt wird. Zu diesen und noch verschiedenen anderen Reaktionen, deren Technik bei SCHULTE-TIGGES angegeben ist, läßt sich nur sagen, daß im klinischen Betrieb die einfache Senkungsreaktion im allgemeinen die gleichen Dienste leistet.

4. Die spezifischen Antikörperfunktionen im Serum.

Hier taucht zunächst gleich die Frage auf, ob es wirklich spezifische serologische Untersuchungsmethoden der Tuberkulose gibt. Eine ganze Reihe von Forschern bezweifelt jedenfalls die Spezifität immer noch und führt die erhaltenen Reaktionen auf Veränderungen des Globulin-Albuminspiegels zurück, wie sie bei der Beschleunigung der Blutkörperchensenkungsgeschwindigkeit am besten zum Ausdruck kommt. Wie man bei Krankheitsprozessen, die mit Gewebseinschmelzungen einhergehen, Erhöhungen der Serumlabilität beobachtet, so besonders häufig natürlich auch bei der Tuberkulose. Die Serumlabilität wird von den im vorhergehenden Abschnitt erwähnten Methoden, die mit geeigneten Fällungsmitteln (Aqua dest., Alkohol, Salze, Chemikalien) arbeiten, erfaßt. Doch auch manchen Verfahren, die Tuberkelbacillen als Reagens benutzen, kann mit Recht Unspezifität nachgesagt werden, besonders dann, wenn sie mehr oder weniger auf der Serumlabilität fußen. Vorbedingung zur Erfassung spezifischer Antikörperfunktionen ist die Verwendung einwandfrei spezifischer Antigene. Damit ergibt sich die Notwendigkeit, etwas über die Beziehung zwischen Antigen und Antikörper zu sagen.

Wir folgen hierbei dem Aufsatz von H. SCHMIDT. Er definiert die Antigene als Stoffe, die, dem lebenden Organismus einverleibt, diesen zur Bildung von Antikörpern veranlassen können. Antikörper sind Eigenschaften, die die intra- und extracellulären Flüssigkeiten nach Antigeneinverleibung erwerben und die dadurch nachweisbar werden. Beim Zusammenbringen von Antigen mit diesen Antikörpern treten bestimmte Reaktionen auf, die als Präcipitation, Agglutination, Komplementbindung, Zellauflösung, Giftneutralisation, Phagocytose und schließlich als Anaphylaxie bezeichnet werden.

Die namentlich in Deutschland lange Zeit herrschende EHRLICHsche Seitenkettentheorie, die in bildhafter Weise die Vorgänge bei der Antigen-Antikörperreaktion zu erklären versuchte, und fraglos über längere Zeit befruchtend wirkte, hat schließlich die Forschung gehemmt. In anderen Ländern, in denen sie weniger vorherrschend war, hat man sich früher daran gemacht, statt Theorien Tatsachen zu suchen. Nun sind aber auch bei uns Ansätze vorhanden, die die komplizierten immunbiologischen Vorgänge durch bekannte chemische und physikalische Gesetze zu ersetzen versuchen. Es bahnt sich fraglos eine gewisse Vereinfachung aus der Vielheit von Antikörperarten an. In diesem Sinne hat H. ZINSER zwei allgemeine Gruppen antigener Substanzen aufgestellt (zit. nach H. SCHMIDT). Die eine Gruppe umfaßt alle jene Substanzen bakterieller, tierischer oder pflanzlicher Herkunft, die spezifische neutralisierende oder antitoxische Qualitäten im Blute des vorbehandelten Tieres hervorrufen. Diese Antigene werden auch als Toxinogene bezeichnet. Zu anderen Gruppen gehören alle Eiweißkörper, die unwirksam sind und weder toxische noch fermentähnliche Eigenschaften zeigen. Ihre parenterale Einführung in den Tierkörper führt zu einer sich wesentlich von derjenigen der Antitoxine unterscheidenden Reaktion. Die dieser Antigengruppe ihre Entstehung verdankenden Antikörper, wie Agglutinine, Präcipitine, Cytolysine, sind in ihrer Struktur und Bedeutung einander identisch.

Für alle Antikörperarten gibt es einige Aussagen über die als Antikörperwirkung bezeichnete Serumeigenschaft: 1. Alle Antikörperarten sind termolabil, 2. alle Antigen-Antikörperreaktionen gehen nur in einem Elektrolyte enthaltenden Milieu vor sich, 3. alle Antikörper sind an Eiweiß gebunden, 4. dieses Eiweiß hat Globulincharakter. H. SCHMIDT gibt zu, daß die Antikörper selbst nicht Eiweißcharakter haben könnten, daß sie aber durch Trennung vom Eiweiß alle Merkmale verlieren, die ihren Nachweis als Antikörper erhöhen. Als sicher kann jedenfalls angenommen werden, daß die Antikörper in Zellen gebildet werden. Das die Antikörperwirkung tragende Globulin kann chemisch von anderen Globulinen nicht unterschieden werden, wohl aber durch die Reaktion, die es unter geeigneten Versuchsbedingungen mit dem Antigen gibt. Das wesentlichste Merkmal dieser Reaktion ist die Spezifität, die auf Grund der Arbeiten von OBERMEYER und PICK, LANDSTEINER u. a. als rein chemisch aufzufassen ist. Werden die Serumglobuline fraktioniert, so finden sich die einzelnen Antikörperarten in verschiedenen Fraktionen. Alle Antikörper, welche die Präcipitation, Agglutination, Cytolyse und Komplementbindung, ferner die Obsonine und Tropine bei der Phagocytose geben, sitzen an hydrophoben Globulinen, die zur Lösung in Wasser der Gegenwart von Elektrolyten bedürfen. Die Antitoxine sitzen in erster Linie an lyophilen Globulinen. Präcipitine, Agglutinine usw. haben Euglobulincharakter, die Antitoxine vorwiegend Pseudoglobulincharakter.

Die Arbeiten von OBERMEYER und PICK, LANDSTEINER, WELLS u. a. haben zu dem Begriff der Chemospezifität geführt. Es konnte ferner der Nachweis erbracht werden, daß es Antigene gibt, die allein nicht zur Bildung von Antikörpern fähig sind, diese Fähigkeit aber erhalten, wenn sie an Eiweiß gekuppelt werden. Andererseits sind sie aber imstande, ihre Antikörper spezifisch zu binden. Diese Antigene wurden nach dem Vorschlag von LANDSTEINER Haptene genannt. Zu ihnen werden unter anderem gewisse Kohlehydrate und Lipoide gerechnet. Durch Kuppelung an Eiweiß werden sie Vollantigene, mit denen sich gegen die Kohlehydrate bzw. Lipoide gerichtete Antikörper gewinnen lassen. Die Schlepperrolle des Eiweißes besteht nach Ansicht von H. SCHMIDT nur in der Vergrößerung der gesamten Antigenmicelle.

Statt Eiweiß können auch Kohlehydrate, z. B. Kollodium, dieselbe Rolle spielen. Diese Tatsachen lassen es erklärlich erscheinen, daß z. B. auch bestimmte Tuberkulinanteile in einem entsprechenden Medium antigenes Vermögen entfalten können.

Ein ausgezeichnetes antigenes Vermögen ist den lebenden Tuberkelbacillen eigen, wie im Tierversuch leicht zu zeigen ist. Aber auch nach Einspritzung toter Tuberkelbacillen tritt, z. B. beim Kaninchen, häufig schon nach wenigen Einspritzungen eine lebhafte Antikörperbildung ein. Wie lange diese durch tote Bacillen erzeugte Antikörperbildung anhält, ist nicht ganz sicher. Wichtiger ist für uns, daß im Serum tuberkulöser Kranker Antikörper auftreten im Gegensatz zum Serum Gesunder. In etwa 80% werden bei Kranken Antikörper nachgewiesen. Die Bedeutung dieses Nachweises und namentlich die Beziehungen der Antikörperbildung zur Allergie tauchen nun als Frage auf. Auf alle zum Nachweis spezifischer Antikörper im Blutserum ausgearbeiteten Methoden kann hier nicht eingegangen werden. Es sei auf die zusammenfassenden Arbeiten von SCHULTE-TIGGES, WITEBSKY und KLINGENSTEIN, PINNER u. a. verwiesen. Die Zahl positiver Resultate wird unterschiedlich angegeben. HILGERS bekam bis zu 67% unspezifische Ergebnisse. Von anderen Seiten wird die Fehlermöglichkeit weniger hoch angegeben. Ja, im allgemeinen wird die sehr hohe Empfindlichkeit des BESREDKAschen Antigens anerkannt, und es werden, im Gegensatz zu HILGERS bis zu 85% positiver Ergebnisse bei Tuberkulose gefunden. Bei Nichttuberkulösen sollen in 10—20% positive Reaktionen vorkommen. HILGERS und SACHS-MÜCKE kommen zu dem Schluß, daß zwischen positivem Besredka und tuberkulösen Herden feste Beziehungen bestehen. Er sei ein Mittel zur Erhärtung der Diagnose, aber nicht geeignet für die Frühdiagnose.

Mit dem WASSERMANNschen Tuberkuloseantigen werden 71—94% positive Reaktionen angegeben. Bei Lues fällt die Reaktion aber auch recht oft positiv aus. Brauchbare Ergebnisse werden mit dem Antigen nach BOQUET und NÈGRE erhalten. Eine besondere Antigengewinnung durch Extraktion der Tuberkelbacillen mit Carbolwasser gibt BLUMENTHAL an. Die Methode von KLOPSTOCK und NEUBERG soll bis zu 80% positive Reaktionen ergeben. Nach LOBEN und GLAUM ist bei der sekundären Allergie der Prozentsatz der positiven Reaktionen wesentlich geringer als bei der tertiären Allergie.

Etwas ausführlich soll die Tuberkulosereaktion nach WITEBSKY, KLINGENSTEIN und KUHN besprochen werden, da sie nach dem bisher vorliegenden Schrifttum nicht nur die zuverlässigsten Resultate gibt, sondern weil wir mit dieser Methode selbst Erfahrungen haben sammeln können. Das von den Behringwerken erhältliche Antigen wird aus getrockneten Tuberkelbacillen durch Kochen mit 96%igem Alkohol am Rückflußkühler gewonnen. Zur Anstellung des Versuchs läßt man das in Benzol gelöste Antigen in einem Porzellanschälchen auf dem Wasserbad eben verdampfen und nimmt den Rückstand in physiologischer Kochsalzlösung auf. Das soll am besten so geschehen, daß 1—2 Tropfen in NaCl-Lösung zugegeben und mit einem Glasstab gründlich verrieben werden. Nach vollkommener Aufnahme des Antigens werden noch einmal 1—2 Tropfen Kochsalzlösung dazugegeben und nochmals gründlich verrieben, nachher erst der Rest der Kochsalzlösung dazugegeben. So wird eine gleichmäßige Verteilung des Antigens erreicht. Im übrigen unterrichtet eine dem Antigen beigegebene Gebrauchsanweisung über methodische Einzelheiten. Zur Anstellung der Reaktion werden absteigende Mengen des zubereiteten Antigens unter Zusatz von 15fach verdünntem Meerschweinchenserum mit dreifach verdünntem Krankenserum 90 Minuten im Brutschrank bei 37^0 gehalten. Danach erfolgt der Zusatz des hämolytischen Systems. Die Amboceptordosis soll so geregelt werden, daß 30 Minuten nach Zusatz von Hammelblut und Ampoceptor eine vollständige Lösung der Kontrollen eingetreten ist. Die Ablesung erfolgt zum ersten Male nach Lösung der Kontrollen, zum zweiten Male nach einem weiteren halbstündigen Brutschrankaufenthalt. Maßgeblich für die Beurteilung ist aber die erste Ablesung. Als positiv dürfen nur solche Sera angesehen werden, die mit mindestens 2 Antigenverdünnungen eine vollständige Hemmung der Hämolyse (++++) geben. Selbst wenn mit allen Verdünnungen unvollständige Hämolyse eintritt, so ist der Ausfall als zweifelhaft anzusehen. Eindeutig positive Sera geben mit 3 und mehr Verdünnungen eine vollständige *Hämolyse.* Bei Lungentuberkulosen erhielten WITEBSKY und KLINGENSTEIN 85% positive Ergebnisse. In 10 Fällen von Peritonealtuberkulose wurden eigenartigerweise überhaupt keine Antikörper gefunden. Ebensowenig fand GANS bei trockenen Lupusformen Antikörper.

Unsere Untersuchungen mit dem Antigen nach WITEBSKY haben bei 70 zum Teil sehr schweren Lungentuberkulosen folgendes Ergebnis gehabt: 47mal einwandfrei positive Reaktion, 8 schwach positiv, 15 negativ, d. h. bei Mitzählen der schwach positiven Fälle 76% positive Ergebnisse. Schwach positiv waren 4mal produktiv cirrhotische Prozesse, 2mal miliare Aussaaten, und bei den beiden anderen handelt es sich um schwere vorwiegend exsudative Tuberkulosen. Die 15 Fälle mit negativer Reaktion verteilten sich auf 4 Miliartuberkulosen, 4 exsudativ kavernöse Tuberkulosen kurz vor dem Tode, 2 Frühinfiltrate, 3 vorwiegend käsige Pneumonien und 2 extrapulmonale Tuberkulosen. Von 20 nichttuberkulösen Kranken reagierten die Seren 7mal positiv (2mal Diphtherie, 2mal Lues, 2mal Bronchiektasen, 1mal Bronchopneumonie).

In jüngster Zeit sind eine Reihe von Arbeiten erschienen, die sich mit der MEINICKE-Kuppenreaktion befaßten. NAGELL, HAAG und DANE wandten die ursprünglich für die Syphilisdiagnose angegebene Methode auch für die Tuberkulosediagnostik an. Inzwischen sind viele Arbeiten darüber erschienen (NAGELL, HAAG und DANE, JOCHIMS, PETERS, BEUNIG, BOEHNE, SPIES, BRANDT und H. KUTSCHERA-V. AICHBERGEN u. a.). In jüngster Zeit ist die Reaktion von MEINICKE wesentlich verbessert worden. Verhältnismäßig hohe unspezifische Zahlen erzielten KALK und BURGMANN. HORSTER scheint einen wesentlichen Unterschied zwischen der Komplementbindung und der MEINICKE-Reaktion nicht gefunden zu haben. Unsere eigenen Erfahrungen mit dieser Reaktion sind noch zu gering und werden erst später an anderer Stelle bekanntgegeben werden.

Schon WITEBSKY und KLINGENSTEIN haben betont, daß ein negativer Befund nicht unbedingt als Versager gedeutet werden müßte, und die Arbeiten von LÄMMLI, HORSTER, SPIES, BRAND und H. KUTSCHERA u. a. weisen unbedingt auf die Wahrscheinlichkeit hin, daß bei einwandfreier Technik der negative

Ausfall einfach auf einen Mangel an Antikörpern zurückzuführen sei. Der Befund von HORSTER, daß bei Kindern der Antikörpergehalt geringer als bei Erwachsenen sei, ist in dieser Hinsicht bedeutungsvoll, ist doch die Möglichkeit nicht von der Hand zu weisen, daß dieser geringere Antikörpergehalt des Blutes die häufige hämatogene Streuung bei Kindern begünstigt. Bei echten hämatogenen Streuungen sind die serologischen Reaktionen auch bei Erwachsenen sehr oft negativ, wie wir bei den erwähnten 4 und nun noch weiteren Miliartuberkulosen selbst gesehen haben. Das Vorhandensein von Antikörpern im Blut kann auch bei Nichttuberkulösen vorkommen. Die Untersuchungen von KALK und BURGMANN sind hier recht eindrucksvoll. Bei 50 Personen, die auf Tuberkulosestationen arbeiteten, hatten 37 eine positive MEINICKE-Reaktion. Die im Schrifttum niedergelegten Ergebnisse sind vielfach deshalb schwer miteinander zu vergleichen, weil sie mit verschiedenen Antigenen gewonnen worden sind. Der Vorschlag SEIFFERTs, in Zukunft nur noch ganz wenig Reaktionen, etwa die Komplementbindungsreaktion mit dem Extrakt nach WITEBSKY und die MEINICKE-Flockungsreaktion ganz allein durchzuführen, ist begrüßenswert. So viel kann aber schon jetzt gesagt werden, daß es sich bei allen in Frage stehenden Reaktionen um Antigen-Antikörperreaktionen handelt, und daß sie selbstverständlich dort negativ ausfallen müssen, wo keine oder vielleicht nur sehr wenig Antikörper vorhanden sind.

Zu der diagnostischen Bedeutung der Tuberkuloseserumreaktion möchten wir mit SPIES Zweifel äußern. Immerhin kann der positive wie auch der negative Ausfall zugleich mit den anderen klinischen Untersuchungsmethoden Bedeutung gewinnen. Wichtiger ist der Nachweis von Antikörpern für die Beurteilung immunbiologischer Vorgänge im erkrankten Organismus. Wir möchten dieser Methode einen Wert beimessen, der etwa auch der Tuberkulinreaktion zukommt. Die Antikörperentwicklung im Blute ist nur ein Teil der gesamten Abwehrvorgänge im Krankheitsablauf, der sowohl Beziehungen zur Immunität als auch zur Allergie besitzt. Eine ganze Reihe von Fragen bleiben bezüglich der serologischen Reaktionen noch offen.

Es handelt sich bei den meisten Antigenen, die für die Reaktion benötigt werden, um Partialantigene. Die Untersuchungsergebnisse sind daher nur schlecht miteinander zu vergleichen. Ein Präparat, welches z. B. nur die Bacillenlipoide enthält, dürfte sich anders verhalten, als ein anderes vorwiegend aus Eiweißstoffen bestehendes. Vielleicht bringen die ganz neuerdings von MEINICKE veröffentlichten Bemühungen einen Fortschritt. Er glaubt, daß man mit einer Kombination sämtlicher schonend gewonnener und daher unveränderter Partialantigene der Tuberkelbacillen mehr als mit einem einzigen Partialantigen erreichen wird. Ob damit die von HEYMER und SCHULTE-TIGGES geäußerten Bedenken zugunsten einer optimistischeren Auffassung widerlegt werden können, muß abgewartet werden. WEILAND glaubt jedenfalls, den serologischen Untersuchungsmethoden erheblichen Wert namentlich für die Differentialdiagnose zusprechen zu können.

5. Beziehungen Antikörperreaktion — Tuberkulinreaktion.

Eigentümlicherweise finden sich hierüber recht wenig Angaben. Eine gewisse Ursache dessen mag vielleicht in dem Umstand zu suchen sein, daß, wie WEILAND ausführt, wir keinen Anhaltspunkt dafür haben, daß die bei einer tuberkulösen Erkrankung auftretenden spezifischen Reaktionsstoffe tatsächlich Abwehrstoffe darstellen. Die Immunologen scheinen der Meinung zuzuneigen, daß es sich lediglich um eine Reizantwort auf das Antigen handele, eine Meinung, die vom klinischen Standpunkt nicht recht verstanden werden kann. Was ist denn überhaupt eine Reizantwort? Ist sie nicht auch ein notwendiger Abwehrmechanismus? Ja, ist überhaupt eine Abwehr ohne eine solche Reizantwort denkbar? Wir glauben, daß ebenso, wie die als Tuberkulinreaktion bekannte Reizantwort, auch die Antigen-Antikörperreaktion ein im Sinne der Abwehr notwendiger Vorgang ist. Unbedingt notwendig ist es, vergleichende serologische Untersuchungen und Prüfungen der Tuberkulinempfindlichkeit vorzunehmen, um vielleicht aus solchen Untersuchungen brauchbare Schlüsse auf den Gesamtabwehrvorgang ziehen zu können. Das ist aber gleichbedeutend mit der Forderung, die Klinik noch viel mehr als bisher in diese Untersuchungen einzuspannen. Die Arbeit kann nicht nur den Heilstätten überlassen werden, da deren Krankengut im allgemeinen doch anders geartet ist als das der Krankenhäuser und Kliniken.

WITEBSKY und KLINGENSTEIN sehen einen gewissen Widerspruch in dem Umstand, daß bei gesunden Personen, die eine positive Tuberkulinreaktion haben — und es sind nach unseren Untersuchungen bei entsprechender Tuberkulin-Konzentration fast 100% der Erwachsenen — in der Regel Antikörper gegen Tuberkelbacillen oder deren Bestandteile fehlen. Es scheint ihnen eine völlige Unabhängigkeit des Auftretens von Antikörpern im Blutserum einerseits und der Tuberkulinempfindlichkeit andererseits zu bestehen. Solange für eine solche Annahme aber keine brauchbaren Beweise erbracht sind, glauben wir den eben erwähnten Argumenten nicht folgen zu können.

Offenbar ist doch der lebende Tuberkelbacillus der beste Anreger der Antikörperbildung, selbst ohne eigentliche Erkrankung, wie die Untersuchungen von KALK und BURGMANN an gesunden, auf Tuberkulosestationen arbeitenden Personen zeigten. Bei ihnen sind positive Antikörperreaktionen in einem erheblichen Prozentsatz vorgekommen. Das bedeutet, daß hier wahrscheinlich eingeatmete Tuberkelbacillen auch ohne eigentliche Infektion antigen wirkten. Es taucht nun die Frage auf, ob solche Personen weniger durch eine exogene Superinfektion gefährdet sind. Gewisse Hinweise geben die Untersuchungen und Erwägungen, die HORSTEF angestellt hat. Er fand, daß bei hohem Antikörpergehalt des Blutes bei Tuberkulose eine Bacillämie oder hämatogene Streuung nicht zustande kommt. Bei aktiver Tuberkulose mit hohem Antikörpergehalt im Blute ist die Tuberkulinempfindlichkeit gering, während sie beim Fehlen zirkulierender Antikörper im allgemeinen sehr hoch ist. Bei extrapulmonaler, also vorwiegend hämatogen entstandener Tuberkulose fand er im Blut keine Antikörper, dagegen eine sehr hohe Tuberkulinempfindlichkeit. Diese Gegensätzlichkeit versucht er mit Hilfe der RIEHMschen Tuberkulintheorie aufzuklären und fordert bei immunbiologischen wie auch diagnostischen Untersuchungen sowohl den Nachweis der Antikörper als auch die Prüfung der Tuberkulinempfindlichkeit. Therapeutisch scheint ihm ein Zustand mit hohem Antikörpergehalt und geringer Tuberkulinempfindlichkeit erstrebenswert. Nach KOURILSKY und ONG-SIAN-GWAN entwickelt sich die Allergie unabhängig von allen anderen durch die Krankheit hervorgerufenen Reaktionen besonders von der Anreicherung der Antikörper im Serum. Auf die Ansicht WEILANDS, daß die

Antikörper nicht an den Abwehrvorgängen beteiligt sind, ist bereits hingewiesen worden. Der Schwerpunkt der Abwehrleistung sei genau wie bei anderen Infektionskrankheiten bei den Zellen des reticuloendothelialen Systems zu suchen.

Eine gewisse Gegensätzlichkeit zwischen Antikörpergehalt des Serums und der Tuberkulinreaktion scheint auch nach unseren eigenen Untersuchungen zu bestehen, wenn wir damit auch keineswegs auf grundsätzlich andere Vorgänge schließen möchten, soweit es sich um den Komplex „Abwehr" handelt. Zur endgültigen Stellungnahme sind unsere Zahlen zu klein, die Untersuchungen gehen auch noch weiter und sollen an anderer Stelle mitgeteilt werden. Einige Vergleiche der Tuberkulinreaktion mit der Komplementbindungsreaktion nach Witebsky, Klingenstein und Kuhn (WKK.-Reaktion) mögen indessen zur besseren Veranschaulichung herangezogen werden. Bei unseren Miliartuberkulosen waren sowohl die AT.-Reaktion in der Verdünnung 1:10000 als auch die Komplementbindungsreaktion negativ. Ähnlich war es bei Frühinfiltraten. Bei zwei käsigen Pneumonien war die ATR. deutlich positiv, die WKK.-Reaktion negativ. Bei den chronischen Lungentuberkulosen waren meistens beide Reaktionen stark positiv. Bei verschiedenen frischen Lungentuberkulosen mit zunächst leidlicher Prognose war die ATR. negativ oder nur schwach positiv, während die WKK.-Reaktion stark positiv ausfiel.

Zum Teil haben wir also tatsächlich eine gewisse Gegensätzlichkeit, zum Teil aber auch eine völlige Übereinstimmung. Lassen sich aus diesem Verhalten irgendwelche Schlüsse ziehen? Es muß betont werden, daß es sich zunächst nur um Annahmen handelt. Beweise müssen erst weitere Forschungen erbringen. Wir brauchen vor allen Dingen noch genauere Angaben über die Abhängigkeit des Antikörpergehalts und der Tuberkulinempfindlichkeit in zeitlicher und quantitativer Hinsicht. Zunächst ist nur bekannt, daß im Tierversuch innerhalb von wenigen Tagen Antikörper im Blut auftreten, während die Umstimmung, also die Allergie, etwa 3 Wochen Zeit erfordert. Wenig bekannt ist darüber, in welcher Zeit und unter welchen Bedingungen die Antikörper wieder aus dem Blut verschwinden und die Tuberkulinreaktion erlischt.

Von unserer ganzheitlich gerichteten Betrachtungsweise auch der Abwehrvorgänge im Organismus aus drängt sich folgende Überlegung auf. Bestimmte Spaltprodukte der Tuberkelbacillen haben antigene, andere mehr allergene Wirkung. Dabei scheint der sich in Abwehr befindliche Organismus eine gewisse Zielstrebigkeit zu besitzen. Ob sich die Keime selbst durch die Abwehr des Organismus auch auf eine besondere Abwehr einstellen, ist nicht genügend klar. Die Toxinproduktion mag ein solcher Vorgang sein. Noch sind wir über die bei allen Abwehrvorgängen eintretenden chemischen und physikalischen Prozesse nicht genügend unterrichtet. Vielleicht gelingt es einmal, wie H. Schmidt für die Antikörperreaktion vermutet, alles auf einfache chemische Formeln zu bringen. Selbst dann aber bleibt noch als rätselhafter Faktor das individuelle Verhalten sowohl des erkrankten Organismus als auch des eindringenden Keimes. Jetzt dürfte schon soviel halbwegs sicher sein, daß die eigentlichen Antigene in den Phosphatiden, also den ätherlöslichen und acetonunlöslichen Teilsubstanzen der Tuberkelbacillen zu suchen sind. Mit dem Serum der Kranken rufen sie jedenfalls in spezifischer Weise Komplementbindungen hervor. Aber auch der Eiweißanteil der Bacillen besitzt bei Hinzufügen von Lecithin z. B. antigenes Vermögen. Die Natur der Antikörper ist viel weniger bekannt. Es scheint möglich zu sein, daß sie keinen Eiweißcharakter haben — die bisherigen Untersuchungen sprechen allerdings eher dafür —, durch ihre Trennung vom Eiweiß aber verlieren sie alle Merkmale, die ihren Nachweis als Antikörper ermöglichen. Die Bildung der Antikörper geht wahrscheinlich in Zellen vor sich; die Annahme einer Umwandlung sogenannter Antigenmizellen ist in keiner Weise gesichert. Den Gefäßwandendothelien dürfte hierbei eine große Aufgabe zufallen. Wir gehen wohl nicht fehl, wenn wir im reticuloendothelialen Apparat den Ort der Antikörperentstehung suchen. Auf den Reiz derselben Phosphatidfraktion bildet der erkrankte Organismus nicht nur Antikörper, sondern auch das spezifische Tuberkulosegranulom. Wäre die Antikörperbildung lediglich eine Reizantwort ohne Abwehrwert, so müßte man das auch vom spezifischen Granulom annehmen. Das in Frage stehende Phosphatid gehört aber einem lebenden und sich sehr rasch vermehrenden Keim an und gegen diesen richtet sich offenbar sowohl die Granulombildung als auch die Bildung von Gegenstoffen im Blut. Vielleicht ist die Bedeutung dieser Vorgänge als ein Teil des immunbiologischen Geschehens und der Abwehr aus der klinischen Erfahrung heraus zu begreifen. Mit der Entwicklung der positiven AT-Reaktion setzt erfahrungsgemäß die Gewebsabwehr ein und dem hemmungslosen Fortschreiten des Prozesses wird Einhalt geboten. Die Anwesenheit reichlicher Antikörper im Blut scheint, worauf Horster hinweist, die Entwicklung hämatogener Streuungen zu verhindern. So hat also ein bestimmter Anteil der Tuberkelbacillen eine gegen ihn gerichtete Reaktion des Gewebes und des Blutes hervorgerufen, beides zeitlich verschieden ablaufende, aber in ihrer Zielstrebigkeit einheitliche Vorgänge im Sinne der Abwehr.

Die Umstimmung des Organismus, d. h. also die Entwicklung der Allergie, scheint auf andere Partialantigene zurückzuführen zu sein. Es dürfte sich um die unlösliche, im Eiweiß-Kohlehydratrest bei der Aufarbeitung der Bacillen verbleibende Substanz handeln, die den Körper gegen Tuberkulin empfindlich macht. Diese Umstimmung nun ist eine an bestimmte Zellen gebundene; ob es die von Bessau vermuteten besonderen Zellen sind, von ihm Tuberkulocyten genannt, ist hier von minderer Bedeutung. Die gewonnene Umstimmung mag mit Pagel als „Gedächtnis des Gewebes" bezeichnet werden. Bedeutungsvoll ist vor allem, daß dank dieser Umstimmung durch den Keim oder Teile von ihm eine Bereitschaft zu entzündlichen Reaktionen am gefährdeten Ort entsteht. Handelt es sich nicht um den Keim selbst, klingt die Entzündung am Ort der Einbringung ohne weitere Folgen ab, sind lebende Keime vorhanden, so geht die Entzündung bei bestehender Allergie in typisches tuberkulöses Gewebe, also in die Granulombildung usw. über. Es ist also auch die Allergie im Sinne der Abwehr gegenüber den Tuberkelbacillen wirksam, so daß man doch zu dem Schluß kommen muß, daß ebenso wie die Antikörperbildung auch die allgemeine Umstimmung des Körpers gegenüber dem Tuberkelbacillus oder seinen Produkten eine Ganzheit bilden, die wir als Abwehr gegen die tuberkulöse Infektion auffassen müssen.

Freilich wissen wir noch so gut wie gar nichts darüber, auf welche Weise die im Blut nachweisbaren Antikörper in den Abwehrvorgang eingreifen. Daß sie am Keime selbst angreifen, ist nicht sehr wahrscheinlich. Eher muß man ihnen die Bindung seiner Gifte zusprechen. Ebensowenig bekannt ist ferner, ob etwa über die Antikörper im Blut die Sensibilisierung bestimmter Körperzellen erfolgt. Wäre das der Fall, so müßte eine passive Übertragung der Sensibilität möglich sein. Aber das ist bei der Tuberkulose bis dahin kaum gelungen. Zunächst glauben wir nur annehmen zu können, daß der Antikörpergehalt des Blutes sehr schnell abnimmt, wenn nicht frische virulente Keime als Reiz wirksam sind. Die Allergie und damit auch die Tuberkulinempfindlichkeit scheint weniger rasch abzuklingen. Aber auch hier ist eine gewisse Gleichartigkeit zu beobachten. Die Tuberkulinempfindlichkeit des Gewebes bleibt offenbar nur dann auf einer gewissen Höhe, wenn lebende, auch völlig abgekapselte Tuberkelbacillen im Organismus vorhanden sind. Die Allergie scheint auch weniger spezifisch zu sein als die Antikörperreaktion; zum mindesten wird sie leichter unspezifisch im Sinne der Parallergie und Panallergie. Ist aber der Nachweis von Antikörpern bei Gesunden nicht auch eine solche unspezifisch gewordene Reaktion?

Daß es eine ganze Reihe von Erkrankungen gibt, bei denen reichlich Antikörper nachweisbar sind, bei geringer Tuberkulinempfindlichkeit und umgekehrt, spricht für eine unterschiedliche Aufgabe beider Reaktionen. Die Antikörper scheinen als erste Abwehrmaßnahme gegen die Gefahr der auf dem Blutwege erfolgenden Aussaat aufzutreten. Diese Abwehr wird noch vor dem Auftreten der Allergie wirksam. Die Allergie hingegen hat die Aufgabe, den Kampf im Gewebe gegen den eingedrungenen Keim aufzunehmen. Beide Reaktionsformen müssen aber als Teile in dem größeren Geschehen angesehen werden, das wir eben im umfassenderen Sinne als Abwehr ansprechen. Ist der Durchseuchungswiderstand, also die Abwehr, zusammengebrochen, verschwinden sowohl die Antikörper aus dem Blut als auch die Allergie des Gewebes.

IV. Bemerkungen zur Tuberkulinbehandlung.

Es ist uns nicht möglich, im folgenden das ganze Schrifttum über die Tuberkulinbehandlung seit der Einführung des Tuberkulins durch R. Koch zu besprechen. Wir wollen vielmehr versuchen, zu prüfen, ob dem Tuberkulin für die Behandlung spezifischer und unspezifischer Krankheitsvorgänge wirklich die Bedeutung zukommt, die man ihm in letzter Zeit wieder zusprechen möchte. Ein gewisser, wenn auch nicht grundsätzlicher Unterschied muß zwischen der Behandlung sicherer tuberkulöser Prozesse und der mehr oder weniger unspezifischen Desensibilisierung bei Überempfindlichkeitskrankheiten gemacht werden.

In einer neueren Abhandlung sagt W. Neumann, daß eine mit einer starken Tuberkulinhautempfindlichkeit einhergehende Tuberkulose geradezu nach einer Tuberkulintherapie verlangt. Wir haben uns eine Zeitlang auch bemüht, im Sinne dieser Forderung unsere Kranken zu behandeln. In manchen Fällen gelang es scheinbar auch, die Ausdehnung des Lungenprozesses röntgenologisch nachweisbar zu verringern. Bei Kehlkopf- und Darmkomplikationen schienen nicht nur subjektiv, sondern auch objektiv Basserungen eingetreten zu sein. Aber bezüglich des Enderfolges sahen wir kaum eindeutige günstige Ergebnisse. Die scheinbaren Besserungen lassen sich auch unschwer erklären. Mit dem Rückgang der cellulären Überempfindlichkeit gehen auch perifokale hyperergische Reaktionen zurück. Im Röntgenbild der Lungen kann das zu Aufhellungen führen. Am Kehlkopf geht die Schwellung zurück usw. Ob damit aber der Krankheitsherd selbst einer Besserung zugeführt wird, ist zum mindesten sehr zweifelhaft. Betrachten wir die allergischen bzw. hyperergischen

Reaktionen aber als zweckmäßig, so müssen uns sogar Bedenken gegen die Desensibilisierung aufkommen insofern, als mit dem Rückgang der den Krankheitsherd gewissermaßen isolierenden allergischen Erscheinungen den Tuberkelbacillen und ihren Produkten der Weg freigemacht wird.

Die im Beginn der Tuberkulinära hier und da erzielten Erfolge mit hohen Tuberkulindosen, wie sie jüngst von KUTSCHERA-AICHBERGEN aus eigener Erfahrung sehr schön geschildert worden sind, waren in immunbiologisch günstig gelagerten Fällen durch die Reizung erreicht worden, nicht durch Senkung der Empfindlichkeit. Die Abwehrkraft kann also durch Tuberkulin bei Anwendung von Reizdosen mit Allgemein- und Herdreaktionen mobilisiert werden, aber es kann wohl bei zu großer Dosis auch eine bedenkliche Aktivierung erfolgen. Wie bei allen Heilmitteln muß also auch hier zwischen therapeutischer und toxischer Dosis unterschieden werden. Eine an sich günstige Reaktion verwandelt sich also bei unzweckmäßiger Dosierung zur Gefahr für den Krankheitsherd. Die Desensibilisierungsbehandlung kann nach unseren Überlegungen — und dafür spricht auch unsere Erfahrung — nicht den Zweck haben, eine sog. positive Anergie zu erzwingen, sondern die gelegentlich nicht ungefährliche Überempfindlichkeit zu vermindern. Hierin würde sich also die Tuberkulosebehandlung von der Desensibilisierungsbehandlung anderer allergischer bzw. hyperergischer Zustände, z. B. dem Asthma bronchiale, unterscheiden. Je weniger empfindlich wir hier einen Kranken machen, um so besser und anhaltender kann der Erfolg sein. Ein Dauererfolg ist aber selbst bei völliger Anergisierung nur sehr selten zu erzielen. Im Verlauf von Monaten und Jahren entwickelt sich wieder bei disponierten Personen und bei Anwesenheit eines Antigens eine Überempfindlichkeit. Mit der „völligen Anergie" ist jedoch nur eine Unempfindlichkeit der Haut gegenüber bestimmten Reizstoffen zu verstehen. Die Andersempfindlichkeit im Sinne veränderter Ansprechbarkeit auf erneute Reize dürfte bestehen bleiben. Hierfür gibt es allerdings keine schlüssigen Beweise.

Wir stehen mit dieser unserer Auffassung etwas zweiflerisch gegenüber den neuerdings berichteten Erfolgen mit der Tuberkulinbehandlung nicht nur der Tuberkulose, sondern auch anderer allergischer Erkrankungen. Diese unsere Stellungnahme ergibt sich daraus, daß wir die Tuberkulintherapie erstens nicht unbedingt als spezifisch ansehen können, und zweitens in ihr weniger eine Reizbehandlung, als vielmehr bei der üblichen Dosierung eine antiallergische erkennen. Damit meinen wir, daß durch das Tuberkulin diejenigen Stoffe des Organismus gebunden werden, die die Empfindlichkeitsreaktionen auslösen. Wir vermindern also den Gehalt an cellulär gebundenen Antikörpern. Das kann nur soweit günstige Wirkungen haben, als durch die Überempfindlichkeit übermäßige Reaktionen zu befürchten sind. In einer völligen Desensibilisierung sehen wir wenigstens vorübergehend die Entblößung des Organismus von einem wichtigen Abwehrmechanismus.

Die Behandlung der Tuberkulose mit Tuberkulin ist in der letzten Zeit von verschiedenen sehr guten Kennern dieser Krankheit empfohlen worden (W. NEUMANN, ROEPKE, KUTSCHERA-AICHBERGEN, LIEBERMEISTER u. a.). Die Dosierung wird im wesentlichen so angegeben, daß zunächst die Hautempfindlichkeit gegenüber dem Tuberkulin festgestellt wird. Begonnen wird die Therapie mit $^1/_{10}$ der nächst höheren Tuberkulinverdünnung subcutan, muskulär oder auch intravenös, die eben noch eine nachweisbare intracutane Hautreaktion ergeben hat. Hätte man mit der Verdünnung 1 : 1 000 000 noch eine Rötung der angelegten Quaddel erhalten, so würde mit 0,1 ccm der Verdünnung 1 : 10 000 000 begonnen werden. Die

Einspritzungen werden 1—2mal wöchentlich gegeben. Treten Temperaturerhöhungen oder lebhaftere Rötungen an der Einspritzungsstelle auf, wird entweder die Dosis vermindert oder höchstens dieselbe Dosis wiederholt. Die Steigerungen können so vorgenommen werden, daß 0,1, 0,3, 0,7 ccm gespritzt werden und dann mit der nächst niedrigeren Verdünnung fortgefahren wird. Wir haben nun, wie bereits erwähnt, mit dieser im wesentlichen auf W. NEUMANN zurückgehenden Dosierung etwa 100 Kranke mit Lungentuberkulose behandelt, und zwar mit Alt- und Neutuberkulin und in einigen Fällen auch mit bovinem Tuberkulin. Auf die Erfolge haben wir schon hingewiesen. Wir glaubten zwar Besserung zu sehen, aber von einer entscheidenden Beeinflussung des Krankheitsprozesses oder gar von Heilung kann nur selten gesprochen werden. Bei ausgesprochenen Überempfindlichkeiten, die ja auch bei tuberkulösen Erkrankungen nur selten monovalent, also spezifisch sind, kann die Tuberkulinbehandlung zur Verminderung dieser Überempfindlichkeit empfohlen werden. Wir empfehlen jedoch nicht, die Desensibilisierung weiter als bis zu einer Hautempfindlichkeit gegenüber der Tuberkulinverdünnung 1 : 1000 vorzutreiben. Gelegentlich empfiehlt es sich, nach dem Vorgange von BESSAU, FERNBACH u. a., die Tuberkulinbehandlung intravenös vorzunehmen, wenn bei subcutaner Einspritzung unangenehme örtliche Reaktionen auftreten. Im übrigen kann bezüglich der Tuberkulinbehandlung der Tuberkulose auf die einschlägigen Lehr- und Handbücher verwiesen werden.

Auch das *Asthma* als allergische Erkrankung ist von vielen Klinikern mit Tuberkulin behandelt worden. Die vielen Versuche, diese Anfallskrankheit wirklich spezifisch zu behandeln, haben nur selten vollen Erfolg gebracht; wohl hauptsächlich deshalb, weil das Asthma mehr oder weniger eine auf angeborener Disposition sich entwickelnde zunächst spezifische, aber bald unspezifisch, d. h. parallergisch, ja, panallergisch werdende Reaktion ist. Wie mannigfach und verwickelt die Ätiologie dieses Leidens ist, geht aus unendlich vielen Untersuchungen hervor (STORM VAN LEEUWEN, KLEWITZ, MATTHES, TIEFENSEE, HANSEN, KÄMMERER u. v. a.). Auf die Zusammenhänge zwischen Tuberkulose und Bronchialasthma sind wir bereits eingegangen und möchten in Einzelheiten auf die zusammenfassende Arbeit von L. v. GORDON verweisen. Von den verschiedenen Mitteln, die zu einer Verminderung der Überempfindlichkeit angegeben werden, scheint dem Tuberkulin eine wichtige Rolle zuzufallen. STORM VAN LEEUWEN hat die Tuberkulinbehandlung empfohlen. Wir haben sie in einer großen Zahl von Fällen bis zur völligen Tuberkulinunempfindlichkeit durchgeführt. Die Dosierung ist ähnlich der für die Tuberkulosebehandlung angegebenen. Hier braucht man allerdings, wenn aktive Tuberkulosen sicher ausgeschlossen sind, nicht so ängstlich zu sein, ja, gelegentlich scheinen leichte Temperaturanstiege ebenso wie bei der Schwefelbehandlung ganz günstig zu sein. Wahrscheinlich ist die Wirkung der verschiedenen für die Asthmadesensibilisierung angewandten Mittel (Tuberkulin, Ponndorfimpfungen, Paspat, Schwefeleinspritzungen u. a.) ähnlich. Das Tuberkulin scheint uns noch am günstigsten zu sein, erstens wegen einer guten Dosierbarkeit, zweitens wegen der Billigkeit einer solchen Desensibilisierungsbehandlung. Die Wirkung aller dieser Behandlungen liegt wohl, ebenso wie bei der Tuberkulosedesensibilisierung, in der Bindung überschüssig gebildeter Antikörper. Die nicht seltenen Versager der desensibilisierenden Asthmabehandlung sind wohl darauf zurückzuführen, daß das Asthma nur zu einem Teil eine Überempfindlichkeitskrankheit ist. Ein Dauererfolg ist sehr selten. Wir haben Kranke gehabt, bei denen wir mehrfach bis zur völligen Anergie behandelt haben, und die nach einiger Zeit erneut asthmatische Beschwerden bekamen. Wiederholt (in 5 Fällen) traten bei den stärksten Tuberkulinkonzentrationen (Verdünnungen 1:100 bis 1:10) erhebliche Gelenkbeschwerden auf, und zwar bei Kranken, die nie vorher etwas mit Gelenkerkrankungen zu tun gehabt hatten.

Hier sei noch auf eine besondere Beobachtung hingewiesen. Bei 3 Kranken, bei denen wir eine Tuberkulinbehandlung für angezeigt hielten, sahen wir uns gezwungen, die Steigerung der Tuberkulindosis wesentlich schneller vorzunehmen, so daß wir schließlich täglich die nächst höhere Dosis subcutan einspritzten. Die bei der ersten Einspritzung eintretende leichte Temperaturerhöhung trat schon bei der Einspritzung des nächsten Tages nicht mehr ein. Wir haben nun täglich steigende Dosen bis zur völligen Desensibilisierung unter gleichzeitiger Kontrolle der Hautempfindlichkeit gegeben. So gelang es, eine vollständige Desensibilisierung innerhalb weniger Wochen durchzuführen. Der erste dieser Kranken, der eine akute Polyarthritis, wahrscheinlich als Folge eines Zahngranuloms, durchgemacht hatte, wurde vollkommen beschwerdefrei mit einer Hautempfindlichkeit gegenüber 0,1 ccm der Tuberkulinverdünnung 1:1000, also praktisch normergisch entlassen. Bei einer anderen Kranken mit einer chronischen Polyarthritis und einer dritten Kranken mit einem typischen Asthma bronchiale gelang die Desensibilisierung ebenso. Diese zunächst aus der Not geborenen Versuche werden wir natürlich bei weiteren Kranken nachprüfen. Ob sie sich auch auf aktive Tuberkulosen ausdehnen lassen, steht noch dahin. Diese Beobachtungen bestärken uns jedenfalls in unserer Auffassung von der Tuberkulinwirkung. Handelt es sich, wie wir annehmen, tatsächlich um eine Antikörperbindung, so wird diese Bindung um so glatter vor sich gehen, in je kürzeren Abständen man spritzt, weil nämlich in dieser Zeit nicht genügend neue Antikörper gebildet werden können, um erhebliche Reaktionen hervorzurufen. Wir glauben, daß auch andere für die Desensibilisierung verwandte unspezifische Mittel ähnlich wirken. Da es sich im wesentlichen um parallergische bzw. panallergische Zustände handelt, ist diese unspezifische Wirkung verständlich.

Die Behandlung der *rheumatischen Erkrankungen* mit Tuberkulin ist in letzter Zeit verschiedentlich durchgeführt worden. Da nach den Untersuchungen von REITTER und LÖWENSTEIN und verschiedenen anderen (nähere Angaben siehe bei H. KUTSCHERA-V. AICHBERGEN, RIML, CHIARI und MATRICARDI) bestimmte Beziehungen zwischen tuberkulösen Infektionen und dem Gelenkrheumatismus bestehen, wird der Tuberkulinbehandlung eine gewisse Spezifität zugesprochen. Selbst wenn die tuberkulöse Ätiologie des akuten Gelenkrheumatismus noch keineswegs als gesichert angesehen werden kann, so muß er doch fraglos als eine allergische Reaktion der Gelenke auf spezifischer oder unspezifischer Grundlage angesehen werden. Die Bedeutung des fokalen Infektes, sei es in Form der Mandelentzündung, der Zahngranulome oder anderer Herdinfektionen, hat seit den Untersuchungen von PÄSSLER genügende Beachtung gefunden. Von pathologisch-anatomischer Seite (ROESSLE, KLINGE, ASCHOFF u. a.) wird der allergische Charakter des Gelenkrheumatismus besonders hervorgehoben. Auf die gegenteilige Auffassung GRÄFFs mag hingewiesen werden. Soviel dürfte heute als sicher gelten, daß nicht nur der sogenannte PONCETsche Rheumatismus rein tuberkulöser Ätiologie sei — ob es sich um eine echte tuberkulöse oder um eine tuberkulotoxische Erkrankung handelt, soll hier nicht erörtert werden —, zumal auch bei dem gewöhnlichen akuten Gelenkrheumatismus erhebliche Tuberkulinempfindlichkeiten vorkommen.

Diese Tuberkulinallergie allerdings können wir nicht mit völliger Sicherheit als Beweis für die tuberkulöse Ätiologie in Anspruch nehmen, weil spezifische Reaktionen, wie schon wiederholt erwähnt, bei rheumatischen Erkrankungen zu den Seltenheiten zählen. Sollten wirklich bei dem Gelenkrheumatismus häufiger Tuberkelbacillen im Blut kreisen, so mögen sie dazu beitragen, die allgemeine Überempfindlichkeit noch zu steigern. Auffällig ist dann, wie außerordentlich selten im Anschluß an einen Gelenkrheumatismus eine Tuberkulose sich bildet. Wir möchten hier folgende Zusammenhänge annehmen: Durch einen fokalen

Infekt wird die vorhandene Tuberkulinallergie im parallergischen Sinne gesteigert, so daß gelegentlich durch Hinzukommen stärkerer Reize infolge von Herdreaktionen Tuberkelbacillen im Blut auftreten können. Die vorhandene lebhafte Überempfindlichkeit verhindert eine Reaktivierung des tuberkulösen Prozesses. Die im Blut nachweisbaren Tuberkelbacillen haben also in pathognomonischer Beziehung praktisch keine besondere Bedeutung. Die Hauptbedeutung kommt fraglos dem die Überempfindlichkeit erzeugenden unspezifischen Herd zu. Ob eine gewisse Ähnlichkeit der Gelenkerkrankungen mit denjenigen der Erscheinungen an anderen serösen Häuten besteht (Pleura, Perikard, Peritoneum), mag dahingestellt bleiben. H. KUTSCHERA-v. AICHBERGEN glaubt, daß es sich um ähnliche Zustände handelt.

Die Behandlung gelenkrheumatischer Beschwerden unterscheidet sich aber doch von derjenigen der tuberkulösen Serosaerkrankung. Im akuten Zustand wirkt in den meisten Fällen Salicyl in großen Dosen ausgezeichnet, während es z. B. bei der Pleuritis exsudativa restlos versagt. Sofern bei den Serositiden fokale Infekte eine Rolle spielen, muß versucht werden, die Herde genau so wie beim Gelenkrheumatismus so schnell wie möglich zu entfernen. Die desensibilisierende Behandlung schließlich unterscheidet sich von derjenigen der Überempfindlichkeit bei Tuberkulose, Asthma usw. nicht. Die gemeinsame Wurzel aller dieser Krankheiten ist nach unserer Meinung weniger in einer spezifischen Ätiologie, als in einer parallergischen bzw. panallergischen Reaktion des Organismus zu suchen. Die Abnahme der Empfindlichkeit durch die Tuberkulinbehandlung erklären wir uns beim Gelenkrheumatismus genau so wie bei den vorher besprochenen Erkrankungen. Wir streben aber auch hier nicht eine völlige Desensibilisierung an, sondern eine Zurückführung der Empfindlichkeit auf den Normalzustand, der etwa einer Hautansprechbarkeit auf 0,1 ccm der der Tuberkulinlösung 1:1000 bei Erwachsenen entspricht. Die Tuberkulinbehandlung kann in wesentlich kürzerer Zeit durchgeführt werden als im allgemeinen angegeben wird. Es könnten die Injektionen in 3 tägigen bis zu täglichen Abständen erfolgen; natürlich unter dauernder Kontrolle des Allgemeinbefindens, der Körpertemperatur und wiederholter Röntgenkontrolle der Lungen.

V. Abschließende Bemerkungen.

Wir besprachen im vorhergehenden die Tuberkulinreaktion im Rahmen des Allergieproblems, dabei ihre Spezifität nur innerhalb einer bestimmten, als normal anzusprechenden Reaktionsbreite anerkennend. Wenn wir eingangs für verfehlt hielten, die Tuberkulinreaktion für die Diagnostik etwa fortschreitender oder ruhender tuberkulöser Herde heranzuziehen, so glauben wir dieses auch bereits verständlich gemacht zu haben. Zweifellos handelt es sich bei der ATR. einerseits und den Sofortreaktionen andererseits um verwandte Erscheinungen. Die Menge des resorbierten Antigens und die Zeit seiner Wirksamkeit spielen eine Rolle, während ein anderer, vielleicht noch wichtigerer Faktor in der individuellen Sensibilisierbarkeit zu suchen ist. Sowohl die Spätreaktion (Tuberkulintyp) als auch Sofortreaktion (anaphylaktischer Typ) sind innerhalb der Allergielage eines Organismus zu verstehen und auf eine Wurzel zurückzuführen. Die die Allergie bedingende Umstimmung ist in der überwiegenden Mehrzahl der Fälle auf den Tuberkelbacillus zurückzuführen. Auch andere Keime sind zweifellos imstande, Umstimmungen, also Allergien herbeizuführen, die sich nicht nur auf bestimmte Organe, sondern schließlich auch auf die Haut erstrecken. Diese Überempfindlichkeit, die spezifisch und unspezifisch sein kann (allergisch und parallergisch), scheint durch eine gewisse Kurzlebigkeit gekennzeichnet zu sein. Nach einer gewissen Zeit (etwa 4 Wochen) erlischt sie, nachdem offenbar infolge Fehlens oder besser Verschwindens des Allergens auch die im Blut und den Geweben gebildeten Antikörper quantitativ zurückgehen.

Die Tuberkulinreaktion nimmt zweifellos innerhalb der allergischen Gesamtlage eine Sonderstellung ein. Nach aller klinischer Erfahrung sind selbst in praktisch abgeheilten tuberkulösen Herden nicht selten noch lebensfähige Tuberkelbacillen oder vielleicht nicht näher zu beschreibende Dauerformen enthalten. Von diesen zunächst völlig abgekapselten Keimen wird aber dauernd eine gewisse Empfindlichkeit unterhalten. Die geringe Antigenmenge hat den sog. Tuberkulintyp der Hautreaktivität zur Folge. Freilich genügt diese Annahme allein zur Erklärung der Spätreaktion noch nicht; denn auch bei größerem antigenen Vermögen der Tuberkelbacillen bzw. ihrer Stoffwechselprodukte und zunehmender Tuberkulinempfindlichkeit tritt eine Änderung des Typus kaum ein. Eine Tuberkulinsofortreaktion ist uns zum mindesten nicht bekannt. Eine einwandfreie Erklärung für diese Eigenart ist nach dem gegenwärtigen Stand des Wissens nicht möglich. Das ist es, was wir mit der Sonderstellung der Tuberkulinempfindlichkeit im Rahmen der allergischen Reaktionen meinen.

Auf eine Beobachtung sei indessen noch hingewiesen, die uns vielleicht doch eine gewisse Erklärung gibt. Haben wir bei parallergischen oder panallergischen Personen positive Hautteste mit verschiedenen Antigenen erhalten und stellen später eine Tuberkulinprüfung an, so können wir bei starker Tuberkulinempfindlichkeit an den früher mit anderen Antigenen geimpften Stellen sog. Aufflammreaktionen erhalten, die den Tuberkulintyp annehmen, d. h. sie entwickeln sich zu völliger Stärke erst nach 24—48 Stunden. Das scheint uns ziemlich deutlich dafür zu sprechen, daß der sog. Tuberkulintyp der Hautreaktion durch die langsame Resorption des Tuberkulins zu erklären ist. Übrigens kann es gelegentlich gelingen, an früher mit Tuberkulin geimpften Stellen leichte Sofortreaktionen durch andere an entfernten Hautstellen angestellte Allergenprüfungen zu erzielen. Wir müssen aber nochmals bemerken, daß solche Versuche nur in den verhältnismäßig seltenen Fällen von Panallergie gelingen, wenn genügende Antigenmengen zur Anwendung kommen. Jedenfalls ist die Tuberkulinempfindlichkeit an bestimmte Gewebselemente gebunden, vielleicht im Sinne Bessaus.

Auf Schwierigkeiten der Erklärung stößt ferner die Tatsache, daß die Tuberkulinempfindlichkeit während fieberhafter Erkrankungen nachläßt. Das ist bei fieberhaften Lungentuberkulosen seltener der Fall, obwohl auch da eine gewisse Abhängigkeit von der Körpertemperatur zu bestehen scheint. Für die exanthematischen Erkrankungen der Kinder ist das von Goebel zusammenfassend beschrieben, dabei besonders die Masern hervorhebend, die ja auch Beziehungen zur Tuberkulose im Sinne der Begünstigung haben. Aber auch bei Erwachsenen können wir ein Negativwerden der ATR. beobachten. So sahen wir wiederholt bei Asthmakranken mit lebhafter ATR. und gleichzeitig stärkeren parallergischen bis zu panallergischen Reaktionsformen durch hinzukommende Bronchopneumonien gleichzeitig mit dem Rückgang der eosinophilen Zellen im Blut die Hautempfindlichkeit verschwinden. Nach Abklingen des Fiebers entwickelt sich in 2—3 Wochen die Tb.-Empfindlichkeit der Haut von neuem. Ähnliche Beobachtungen konnten wir auch bei der feuchten Rippenfellentzündung, bei der Peritonitis tuberculosa, aber auch bei Lappenpneumonien, Anginen und anderen fieberhaften Erkrankungen machen. Mit der Blutfülle der Haut hat dies offenbar nichts zu tun. Im Fieber ist die Haut im allgemeinen sehr gut durchblutet. Während die zartere Körperhaut im allgemeinen besser anspricht und die bei Hyperthyreose gut durchblutete und warme Haut eine erhöhte Empfindlichkeit aufweist, läßt die Empfindlichkeit der Haut fiebernder Kranker nach. Die Erklärung dieses Befundes ist vielleicht wie folgt möglich: Im Abwehrkampf gegen den aggresivsten Angreifer wird zwar der ganze Abwehrapparat mobilisiert, aber da im Beginn des akuten Prozesses große Mengen der Abwehrkräfte verbraucht werden, worunter in erster Linie die Antikörper zu verstehen sind, kann die Abwehr gegen den neuen Feind, hier das Tuberkulin — allerdings nur ein vermutlicher Feind — nicht mit so großen Kräften vorgenommen werden, um die sonst positive Reaktion noch erzeugen zu können. Wenn diese Auffassung zu Recht besteht, müßte allerdings angenommen werden, daß die Antikörper wenigstens zu einem Teil nicht unbedingt spezifisch sind, d. h. sie können gegen verschiedene Antigene im Sinne parallergischer Reaktionen eingesetzt werden. Uns scheint diese Annahme sehr naheliegend zu sein, weil damit verschiedene pathologische Erscheinungen zwanglos zu erklären sind. Daher die Anfälligkeit gegen verschiedene Erreger während eines Infektes. Hieraus erklärt sich auch die Gefährlichkeit verschiedener Infekte für die Aktivierung tuberkulöser Prozesse. Wie an der Haut die in der Tuberkulinreaktion zum Ausdruck kommende Abwehrbereitschaft vermindert ist, so auch im Gebiet des ruhenden tuberkulösen Herdes. Dasselbe tritt ein, wenn durch Unterernährung, Überanstrengung, bei kachektischen Erkrankungen, bei Blutkrankheiten keine genügenden Reserven für die Bildung der notwendigen Abwehrstoffe zur Verfügung stehen.

Im wesentlichen haben wir so die Bedeutung und den Wert der Tuberkulinreaktion dargelegt. Sie hat nur einen sehr bedingten Wert für die Diagnose der fortschreitenden Tuberkulose, obwohl die Bildung von zellgebundenen Antikörpern bei dieser, gewöhnlich sehr chronisch verlaufenden Krankheit, reichlich ist. Bei akuten tuberkulösen Prozessen ist die Reaktion oft negativ, d. h. die Zeit reichte nicht aus, um den Abwehrapparat genügend zu entwickeln. Die Tuberkulinreaktion in der von uns angewandten dosierten Form gestattet uns einen außerordentlich wertvollen Einblick in die Abwehrbereitschaft und Abwehrmöglichkeit nicht nur gegen die Tuberkulose, sondern, da zum mindesten ein Teil der Abwehrstoffe unspezifisch ist, auch gegen alle anderen Infekte. Sie zwingt so über den Rahmen einer einzelnen Krankheit zur Betrachtung des ganzen Menschen und seiner erworbenen, ganz allgemein als Allergie bezeichneten Abwehrbereitschaft. Darüber hinaus halten wir die Tuberkulinreaktion für heilbehandlerische Maßnahmen für sehr bedeutungsvoll. Da wir bei überempfindlichen Personen auch bei der Tuberkulinreaktion einen erheblichen Anteil unspezifischer Reizbeantwortbarkeit annehmen müssen, können wir bei den verschiedensten allergischen Erkrankungen eine Desensibilisierung vornehmen, die sehr genau dosierbar und dabei billig ist. Da wir aber in der Tuberkulinempfindlichkeit, soweit es sich nicht um eine Überempfindlichkeit handelt, einen nützlichen Abwehrvorgang gegenüber dem Tuberkelbacillus sehen, kann es nach unserer Meinung nicht heilbehandlerische Aufgabe sein, eine völlige Anergie zu erzielen. Die in geeigneten Fällen erreichten Besserungen halten wir nicht für überzeugend genug. Es ist nicht sicher, ob bei Ruhe, geeigneter Kost und sachgemäßer Pflege das Leiden auch ohne Tuberkulin besser geworden wäre. Bei objektiv nachweisbaren Besserungen der entzündlichen Prozesse dürfte der Rückgang der hyperergisch-entzündlichen perifokalen Erscheinungen die Hauptrolle spielen. Das kann in geeigneten Fällen selbstverständlich günstig sein. Völlige Desensibilisierung ist aber zur Erreichung solcher Erfolge nicht notwendig. Besonders bei der Tuberkulose Erwachsener ist die Erreichung der „normergischen" Reaktion (Hautempfindlichkeit gegen eine Tuberkulinverdünnung 1:1000) völlig ausreichend. Weitere Desensibilisierung beraubt den Organismus des in der Tuberkulinallergie liegenden Schutzmechanismus. Grundsätzlich dürfte sich auch die Goldtherapie von der Tuberkulinbehandlung nicht unterscheiden. Bei der einen wie bei der anderen können wir mit großen Dosen eine starke Reizung bekommen und mit steigenden kleinen Dosen eine Abnahme der Empfindlichkeit erreichen. Dabei scheint die Stärke des Reizes von der Menge des aufgenommenen Stoffes abzuhängen. Bei größerer Antigenmenge muß die Reaktion stärker ausfallen, da viel mehr Antikörper zur Bindung herangezogen werden. Wahrscheinlich werden sich solche Reaktionen um so leichter vermeiden lassen, je schneller man mit unterschwelligen, kleinen, steigenden Dosen desensibilisiert. Hier sind aber noch weitere Untersuchungen und Beobachtungen notwendig. In der Resorbierbarkeit liegt vielleicht auch eine gewisse Erklärung für die von MASCHMANN und KÜSTER gefundene unterschiedliche Wirksamkeit verschiedener Tuberkulinsubstanzen, die sie als Todstoff und Hautstoff bezeichnen. Vielleicht gelingt es auf diesem Wege doch noch einmal, das Tuberkulin für die Behandlung und auch für die Diagnostik nützlicher zu verwenden. Möglicherweise können auch die Untersuchungen über die entgiftende und antiallergische Wirksamkeit des Natriumthiosulfats (WENDT) unsere Kenntnisse erweitern. Trotz unserer Zurückhaltung dem Tuberkulin gegenüber in therapeutischer und diagnostischer Hinsicht sind wir keineswegs ablehnend und hegen durchaus die Hoffnung, daß wir die im Tuberkulin liegenden Möglichkeiten noch viel besser anzuwenden lernen werden. Dazu war es aber notwendig, Täuschungsmöglichkeiten zu erkennen und auszuschalten.

Vergleichende Untersuchungen des Antikörpergehaltes des Blutes und der Tuberkulinempfindlichkeit haben eine gewisse Gegensätzlichkeit erkennen lassen. Trotzdem glauben wir in beiden Reaktionen Teilfunktionen eines gleichgerichteten Abwehrvorgangs zu erkennen. In dieser Annahme werden wir unterstützt durch die einwandfreien Feststellungen, daß bei Tuberkulosen mit völlig zusammengebrochenem Durchseuchungswiderstand sowohl die Antikörper als auch die Tuberkulinempfindlichkeit verschwinden. In prognostisch günstig gelagerten Fällen sind oft beide Reaktionen einwandfrei positiv. Beide Reaktionen sind nach unserer Meinung günstig; nur die ausgesprochene Überempfindlichkeit gegenüber dem Tuberkulin kann namentlich infolge der Möglichkeit auch unspezifischer Reaktionen unerwünscht werden. Hier sind fraglos noch weitere vergleichende Untersuchungen notwendig. Wir glauben, daß sie einer ganzheitlich gerichteten immunbiologischen Betrachtungsweise der Abwehrvorgänge den Weg ebnen werden und damit auch in der Tuberkulosebekämpfung und vor allen Dingen der Tuberkulosebehandlung neue Möglichkeiten eröffnen. Vielleicht lernen wir einmal auch die Überempfindlichkeit als einen nützlichen Vorgang erkennen und heilbehandlerisch verwerten.

XII. Die Wirkung des Höhenklimas und die Akklimatisierungsprozesse in großer Höhe.

Von

ANCEL KEYS-Minneapolis (USA.)[1].

Mit 2 Abbildungen.

Inhalt.

---

[1] Aus dem Laboratorium für Arbeitsphysiologie an der Universität Minnesota Minneapolis, Minnesota, USA.

Literatur.

Die mit einem Sternchen (*) versehenen Arbeiten sind Ergebnisse der Internationalen Höhenexpedition nach Chile 1935.

ABDERHALDEN, E.: Über den Einfluß des Höhenklimas auf die Zusammensetzung des Blutes. Z. Biol. **43**, 125—194 (1902).

— Weitere Beiträge zur Frage nach der Einwirkung des Höhenklimas auf die Zusammensetzung des Blutes. Z. Biol. **43**, 443 (1902).

— Das Blut im Hochgebirge. Zur Abwehr. Pflügers Arch. **92**, 615—622 (1902).

— N. KOTSCHNEFF, E. S. LONDON, A. LOEWY u. a.: Wirkungen des Höhenklimas auf den tierischen Organismus. Pflügers Arch. **216**, 362—395 (1927).

— A. LOEWY, LUBOW RABINKOWA, GEORG ROSKE, ERNST PASSNER u. ERNST WERTHEIMER: Wirkungen des Höhenklimas auf den tierischen Organismus. Pflügers Arch. **216**, 362 (1927).

ACOSTA, PEDRO: Historia naturale e morale delle Indie, 1596.

ADAIR, C. S.: The Hemoglobin System. VI. The Oxygen Dissociation Curve of Hemoglobin. J. of biol. Chem. **63**, 529—545 (1925).

ADLERSBERG, D. u. O. PORGES: Beiträge zur Pathologie und Therapie der Höhenkrankheit. I. Über die Beeinflussung des Sauerstoffmangels durch Erzeugung unwillkürlicher Mehratmung. Z. exper. Med. **38**, 214—228 (1923).

— — Beiträge zur Pathologie und Therapie der Höhenkrankheit. II. Beobachtungen über Hypoxämie am Hochschmeeberg und Jungfraujoch und über ihre Beeinflußbarkeit durch die Ammonphosphatacidose. Z. exper. Med. **45**, 166—207 (1925).

AGGAZZOTTI, A.: Expériences faites sur l'homme alors qu'il respire en même temps du CO_2 et de l'O_2 à la pression barométrique de 122 mm; correspondant à l'altitude de 14,582 m. Arch. ital. de Biol. (Turin) **44**, 331—342 (1905/06).

— e G. GALEOTTI: Influenza del vento sulla funzione respiratoria e sul polso. Giorn. Med. mil. **67**, 107—132 (1919).

ALEXEEFF, A. I.: Vergleichendes Studium über den Blutkatalasegehalt bei den Berg-, Vorberg- und Talstammbewohnern in Mittelasien. Biochem. Z. **173**, 433—439 (1926).

— Vergleichende Studien über den Einfluß des Bergklimas auf die Katalase des Blutes. Biochem. Z. **192**, 41—57 (1928).

ALVAREZ, W. C. and G. ROTH: Orthostatic hypotension: report of a case with some unusual features. Proc. Staff Meet. Mayo Clin. **10**, 483—489 (1935).

ANDRESEN, M. I. and E. R. MUGRAGE: Red blood cell values for normal men and women. Arch. int. Med. **58**, 136—146 (1936).

ANSELMINO, K. J. u. F. HOFFMAN: Die Ursachen des Icterus neonatorum. Arch. Gynäk. **143**, 477—499 (1931).

— — Die Ursachen des Icterus neonatorum. Klin. Wschr. **1931 I**, 97—100 (Abstr.).

ANTHONY, A. J. u. S. ATMER: Die Behandlung hypoxämischer Störungen. Verh. dtsch. Ges. inn. Med. **47**, 62—64 (1935).

— — Luftverdünnung, Sauerstoffmangel und Höhenkrankheit. Klin. Wschr. **1936 I**, 846—848.

ARAKI, TRASABURO: Über die Bildung von Milchsäure und Glykose im Organismus bei Sauerstoffmangel. Z. physiol. Chem. **15**, 335—370 (1891).

— Über die Wirkung von Morphium, Amylnitrit, Cocain. Z. physiol. Chem. **15**, 546 bis 561 (1891).

— Über die Bildung von Milchsäure und Glykose im Organismus bei Sauerstoffmangel. Z. physiol. Chem. **16**, 453—459 (1892).

ARMAND-DELILLE, P. et ANDRE MAYER: Experiences sur l'hyperglobulie des altitudes. C. r. Soc. Biol. Paris **54**, 1187, 1188 (1902).

— — Expériences sur l'hyperglobulie des altitudes. J. Physiol. et Path. gén. **6**, 466 bis 475 (1904).

ARON, E.: Über die Einwirkung barometrisch verschiedener Luftarten auf den intrapleuralen und den Blutdruck bei Kaninchen. Virchows Arch. **143**, 399—412 (1896).

— Herz, Blutdruck und Hochgebirge. Med. Klin. **1930**, 1075—1078.

ARRILLAGA, F. C.: Esclerosis de la arteria pulmonar. Cardiacos negros. Rev. méd. lat.-amer. **10**, 1097—1102 (1925).

— Aspectos diversos del cardiaco negro. Rev. méd. lat.-amer. **10**, 1301—1307 (1925).

ASCHENBRAND, T.: Die physiologische Wirkung und Bedeutung des Cocain. muriat. auf den menschlichen Organismus. Dtsch. med. Wschr. **1883 I**, 730—732.

ASCHER, LEON: Probleme des Sauerstoffmangels. Schweiz. med. Wschr. **1932 II**, 1175, 1176.

ASZTALOS, F., H. ELIAS u. H. KAUNITZ: Über das Blutbild in verdünnter Luft und seine Beeinflussung durch die Ernährung. Klin. Wschr. **1931 II**, 1912.

ATMER, S.: Beobachtungen an Höhenkranken. Acta aerophysiol. (Hamburg) **1**, 50—53 (1934).

AZZI, A.: Sull'elimazione franzionata dell'urea e dell'ammonica nella fatica in alta montagna. Arch. di Sci. biol. **4**, 106—122 (1923).

BAIČENKO, I. P. u. A. N. KRESTOWNIKOFF: A. Über den Zuckergehalt im Blut auf einer Höhe von 4200 m. Arb.physiol. **6**, 359—361 (1932).

— — B. Über die Ausscheidung von Phosphor mit dem Harn auf einer Höhe von 4200 m. Arb.physiol. **6**, 369—372 (1932).

— — C. Über den Gehalt an Milchsäure im Blut auf einer Höhe von 4200 m. Arb.physiol. **6**, 373—375 (1932).

BALÓ, J.: Die Wirkung der Luftverdünnung auf das Blut und die blutbildenden Organe. Z. exper. Med. **59**, 303—315 (1928).

BARACH, A. L.: Use of helium as a new therapeutic agent. Proc. Soc. exper. Biol. a. Med. **32**, 462 (1934).

— Therapeutic use of helium. Anesth. a. Analg. **14**, 210 (1935).

— The effects of inhalation of helium mixed with oxygen on the mechanics of respiration. J. clin. Invest. **15**, 47—61 (1936).

BARCROFT, J.: Anoxaemia. Lancet **1920 II**, 485—490.

— Die Atmungsfunktion des Blutes, Bd. 1. Berlin: Julius Springer 1927.

— Étude des rapports entre la rate et la masse sanguine. Sang **1**, 97—113 (1927).

— Features in the Architecture of Physiological Function. Cambridge Univ. Press **1934**.

— C. A. BINGER, A. V. BOCK, J. H. DOGGART, H. S. FORBES, G. HARROP, J. C. MEAKINS and A. C. REDFIELD: Observations upon the effect of high altitude on the physiological processus of the human body, carried out in the Peruvian Andes, chiefly at Cerro de Pasco. Philos. Trans. roy. Soc. Lond. B **211**, 351—480 (1922).

— M. CAMIS, C. G. MATHISON, F. F. ROBERTS and J. H. RYFFEL: Report on the Monte Rosa Expedition of 1911. Philos. Trans. roy. Soc. Lond. B **206**, 49 (1914).

— R. H. E. ELLIOTT, L. B. FLEXNER, F. G. HALL, W. HERKEL, E. F. MCCARTHY, T. MCCLURKIN and M. TALAAT: Conditions of Foetal Respiration in the Goat. J. of Physiol. **83**, 192—214 (1934).

*BARRON, E. S. GUZMAN, D. B. DILL, H. T. EDWARDS and A. HURTADO: Acute mountain sickness; the effect of ammonium chloride. J. clin. Invest. **16**, 541 (1937).

BARTLETT, F. H.: On the variations of blood-pressure during the breathing of rarefied air. Amer. J. Physiol. **10**, 149—163 (1903).

BAUER, H. H.: Aviation medicine. Baltimore: Williams & Wilkins 1926.

BAUER, P.: Im Kampf um den Himalaya. München 1931.

BECKER, OLGA: Über einen Einfluß der Höhe auf die Reaktion der Haut gegen chemische Reize. Schweiz. med. Wschr. **1934 I**, 712, 713.

BÉHAGUE, GARSAUX et RICHET: Physiologie des altitudes. I. L'oxypression critique physiologique. II. Influence du CO_2. La theorie de l'acapnie est-elle exacte? Arch. internat. Physiol. **30**, 152—162 (1928).

BENSAUDE, RAOUL: Recherches Hématologiques au cours d'une ascension en ballon. C. r. Soc. Biol. Paris **53**, 1084—1086 (1901).

BERENS, C. and E. K. STARK: Studies in ocular fatigue. Amer. J. Ophthalm. **15**, 216 bis 223 (1932).

BERT, PAUL: La pression barometrique. Recherches de physiologie experimentale. Paris: G. Masson 1878.

BEYNE, J.: Les conditions de vie de l'organisme humain en altitude. Ann. Hyg. publ. (4) **6**, 313—333 (1928).

BEYNE, M.: Le mal des aviateurs. Arch. Méd. mil., Okt. **1931**.

BIEHLER, W.: Blutkonzentration und Ausscheidung des Alkohols im Hochgebirge. Arch. f. exper. Path. **107**, 20—42 (1925).

BINET, LEON, H. CARDOT et WILLIAMSON: Le Rôle de la Rate dans la determination de la polyglobuli asphyxique. C. r. Soc. Biol. Paris **95**, 262—264 (1926).

— et B. FOURNIER: La Réaction Splénique de la Saignée. C. r. Soc. Biol. Paris **95**, 1141, 1142 (1926).

BOCK, A. V., D. B. DILL and H. T. EDWARDS: Lactic Acid in Blood of Resting Man. J. clin. Invest. **11**, 775—788 (1932).

BONNARDEL, R. et W. LIBERSON: Recherches sus la physiologie des travail humain aux hautes altitudes. C. r. Acad. Sci. Paris **194**, 1265—1267 (1932).

BORGARD, W.: Über das Verhalten des Kreislaufs bei plötzlicher Rückkehr vom Unterdruck zum Normaldruck. Beitrag zur Pathophysiologie des Sturzfluges. Klin. Wschr. **1935 I**, 198—200.

BORNSTEIN, A. u. A. LOEWY: Über den Alkoholumsatz beim Menschen im Höhenklima. Biochem. Z. **230**, 51—67 (1931).

BREHME, T. u. P. GYÖRGY: Untersuchungen über Höhenklimawirkung. Biochem. Z. **186**, 213—221 (1927).

BROWNE, J. S. and A. M. VINEBERG: The Interdependence of Gastric Secretion and the CO_2 content of the blood. J. of Physiol. **75**, 345—365 (1932).

BUIKOV, K. M. et E. E. MARTINSON: Die physiologischen Wirkungen großer Höhenlagen. Arch. Sci. biol. (USSR.) **33**, 147—187 (1933).

BULLRICH, R. A. y O. BEHR: Los cardiacos negros (Enfermedad de Ayerza) y la esclerosis de la arteria pulmonar. Rev. méd. lat.-amer. **11**, 551—606 (1925).

BURDSALL, R. L. and A. B. EMMONS: Men Against the Clouds. New York: Harpers 1935.

BÜRGI, EMIL: Über die blutbildende Eigenschaft der Eisenquellen im Höhenklima. Schweiz. med. Wschr. **1934 I**, 117, 118.

BÜRKER, K.: Die physiologischen Wirkungen des Höhenklimas auf das Blut. Zbl. Physiol. **25**, 1107 (1911).

— E. JOOSS, E. MOLL u. E. NEUMANN: Die physiologischen Wirkungen des Höhenklimas. II. Die Wirkungen auf das Blut, geprüft durch tägliche Erythrocytenzählungen und tägliche qualitative und quantitative Hämoglobinbestimmungen im Blute von vier Versuchspersonen während eines Monates. Z. Biol. **61**, 379—516 (1913).

CALUGAREANU et V. HENRI: Resultats des Expériences Faites Pendant une ascension en ballon. C. r. Soc. Biol. Paris **53**, 1037—1039 (1901).

CAMIS, M. e G. LORENZANI: Osservazioni sulla pressione endopleurica in svariata condizione barometrische. Ateneo parmense **4**, 681—690 (1932).

CAMPBELL, J. A.: Note on some pathological changes in the tissues during attempted acclimatization to alterations of O_2 pressure in the air. Brit. J. exper. Path. **8**, 347 bis 351 (1927).

CAMPBELL, J. A.: Living at very high altitudes and maintenance of normal health. Lancet **1930 I**, 370—373.

— Further evidence that mammals cannot acclimatize to 10 p.c. oxygen or 20,000 feet altitude. Brit. J. exper. Path. **16**, **39** (1935).

CAMPBELL, RUDOLPH: Überschätzung und Unterschätzung des Hochgebirges als Heilfaktor. Schweiz. med. Wschr. **1936 I**, 396—398.

CASPARI, W.: Beobachtungen über Elektrizitätszerstreuung in verschiedenen Bergeshöhen. Physik. Z. **3**, 521—525 (1901/02).

CHIATELLINO, A. e S. GOLDBERGER: Modificazioni del sangue da soggiorno in Alta montagna in rapporto con la funzione della milza. Boll. Soc. Biol. sper. **4**, 7—9 (1929).

— — Effeti della splenectomia sulle modificazioni del sangue da soggiorno in alta montagna. Arch. di Sci. biol. **15**, 407—432 (1930).

CHILDS, S. B., H. HAMLIN and Y. HENDERSON: Possible value of inhalation of carbon dioxide in Climbing Great Altitudes. Nature (Lond.) **135**, 457 (1935).

*CHRISTENSEN, E. H.: Sauerstoffaufnahme und respiratorische Funktionen in großen Höhen. Skand. Arch. Physiol. (Berl. u. Lpz.) **76**, 88—100 (1937).

*— u. W. H. FORBES: Der Kreislauf in großen Höhen. Skand. Arch. Physiol. (Berl. u. Lpz.) **76**, 75—86 (1937).

— u. A. KROGH: Fliegeruntersuchungen. I. Methodik der Prüfungen von Höhenfliegen. Skand. Arch. Physiol. (Berl. u. Lpz.) **73**, 17 (1936).

— — Fliegeruntersuchungen. II. Mitt. Die Wirkung niedriger O_2-Spannung auf Höhenflieger. Skand. Arch. Physiol. (Berl. u. Lpz.) **73**, 145—154 (1936).

— u. H. E. NIELSEN: Die Leistungsfähigkeit der menschlichen Skeletmuskeln bei niedrigem Sauerstoffdruck. Skand. Arch. Physiol. (Berl. u. Lpz.) **74**, 272—280 (1936).

— HELGE SMITH: Fliegeruntersuchungen. 3. Mitt.: Die Wirkung von Ammoniumchlorid auf Höhenfliegen. Skand. Arch. Physiol. (Berl. u. Lpz.) **73**, 155—158 (1936).

COBB, S. and F. FREMONT-SMITH: The cerebral circulation. XVI. Changes in the human retinal circulation and in the pressure of the cerebrospinal fluid during inhalation of a mixture of carbon dioxide and oxygen. Arch. of Neur. **26**, 731—736 (1931).

COHNHEIM, O.: Physiologie des Alpinismus. Erg. Physiol. **2**/1, 612 (1903).

— Physiologie des Alpinismus. II. Erg. Physiol. **12**, 629 (1912).

— G. KREGLINGER u. G. KREGLINGER jr.: Beiträge zur Physiologie des Wassers und des Kochsalzes. Z. physiol. Chem. **63**, 414 (1909).

COLLIP, J. B. and P. L. BACKUS: Effect of prolonged hyperpnoea on carbon dioxide tension of alveolar air and excretion of acid and basic phosphate and ammonia by kidney. Amer. J. Physiol. **51**, 568 (1920).

CRISLER, G. and E. J. VAN LIERE: The effect of anoxemia on the digestive movements of the stomach. Amer. J. Physiol. **102**, 629 (1932).

DAVID, WERNER: Dringliche Therapie in der inneren Medizin. Med. Klin. **1929 I**, 875, 876.

DAVIES, H. W., J. B. S. HALDANE and E. L. KENNAWAY: Experiments on regulation of the blood's alkalinity. J. of Physiol. **54**, 32 (1920).

DECHARNEUX, G.: Le traitement médicamenteux du besoin d'oxygène. Arch. internat. Méd. expér. **9**, 89—132 (1934).

DELHOUGNE, FRANZ: Hyperventilation der Lungen und Magensaftsekretion. Klin. Wschr. **1927 I**, 804, 805.

DELRUE, G.: Étude de la sécrétion acide de l'estomac. III. Sécrétion durant le séjour a haute altitude. Arch. internat. Physiol. **38**, 126—137 (1934).

— et A. VISCHER: Modifications du taux du glutathion sanguin durant le séjour à haute altitude. C. r. Soc. Biol. Paris **113**, 942, 944 (1933).

DESCHWANDEN, J. v.: Der Glutathiongehalt des Blutes im Hochgebirge und bei Bestrahlung mit natürlicher Höhensonne. Strahlenther. **39**, 278—282 (1931).

DESSAUER, F.: 10 Jahre Forschung auf dem medizinisch-physikalischen Grenzgebiet. Leipzig 1931.

DILL, D. B.: The economy of muscular exercise. Physiologic. Rev. **16**, 263—291 (1936).

*— E. H. CHRISTENSEN and H. T. EDWARDS: Gas equilibria in the lungs at high altitude. Amer. J. Physiol. **115**, 530—538 (1936).

DILL, D. B., H. T. EDWARDS and W. V. CONSOLAZIO: Blood as a physicochemical system. XI. The blood of standard man at sea level. J. of biol. Chem. **118**, 635 (1937).
— — A. FÖLLING, S. A. OBERG, A. M. PAPPENHEIMER jr. and J. H. TALBOTT: Adaptations of the organism to changes in oxygen pressure. J. of Physiol. **71**, 47—63 (1931).
— — and J. H. TALBOTT: Alkalosis and capacity for work. J. of biol. Chem. **97** (1932). Soc. Biol. Chem. p. LVIII, XL.
*— J. H. TALBOTT and W. V. CONSOLAZIO: Blood as a physicochemical system. XII. The blood of standard man at high altitude. J. of biol. Chem. **118**, 649—666 (1937).
— — and H. T. EDWARDS: Studies in muscular activity. VI. Response of several individuals to a fixed task. J. of Physiol. **69**, 267—305 (1930).
DIRINGSHOFEN, H. v.: Luftfahrtmedizinische Fragen und Aufgaben unter besonderer Berücksichtigung der Beschleunigungswirkungen. Verh. dtsch. Ges. inn. Med. **47**, 27—39 (1935).
DORNO, C.: Grundzüge des Klimas von Muottas Muraigl. Braunschweig: Vieweg & Sohn 1927.
— Höhenklima und Wasserhaushalt. Z. exper. Med. **66**, 487—490 (1929).
DOUGLAS, C. G.: The determination of the total oxygen capacity and blood volume at different altitudes by the carbon monoxide method. J. of Physiol. **40**, 472—479 (1910).
— C. R. GREEN and F. G. KERGIN: The influence of ammonium chloride on adaptation to low barometric pressure. J. of Physiol. **78**, 404 (1933).
— J. S. HALDANE, Y. HENDERSON and E. C. SCHNEIDER: Physiological observations made on Pikes Peak, Colorado, with special Reference to Adaptation to low Barometric pressures. Philos. Trans. roy. Soc. Lond. B **299**, 185—318 (1913).
DRASTICH, L.: Die Rolle der Milz für die Blutveränderungen in der verdünnten Luft. Pflügers Arch. **129**, 598—609 (1928).
— u. G. LEJHANEC: Ergänzung zu dem Befunde der „Makrocyten" im Blute der luftverdünnten Tiere. Pflügers Arch. **218**, 528, 529 (1927).
DRINKER, C. K., F. W. PEABODY and H. L. BLUMGART: Effect of pulmonary congestion on ventilation of lungs. J. of exper. Med. **35**, 77—95 (1922).
DURIG, A.: Beiträge zur Physiologie des Menschen im Hochgebirge. III. Über die Einwirkung von Alkohol auf die Steigarbeit. Pflügers Arch. **113**, 341—399 (1906).
— Physiologische Ergebnisse der im Jahr 1906 durchgeführten Monte Rosa-Expedition. Wien 1909.
— Klimatisch-geographische Medizin. Münch. med. Wschr. **1935 I**, 445—450.
— W. KOLMER, H. REICHEL, RAINER u. W. CASPARI: Physiologische Ergebnisse der im Jahr 1906 durchgeführten Monte Rosa-Expedition. Denkschr. Akad. Wiss. Wien, Math.-naturwiss. Kl. **86**, 1—481 (1911).
— u. H. REICHEL: Physiologische Ergebnisse der im Jahr 1906 durchgeführten Monte Rosa-Expedition. Denkschr. Akad. Wiss. Wien, Math.-naturwiss. Kl. **1911**.
*EDWARDS, H. T.: Lactic acid in rest and work at high altitude. Amer. J. Physiol. **116**, 367—375 (1936).
— and W. B. WOOD: A study of leukocytosis in exercise. Arb.physiol. **6**, 73—83 (1932).
EGGER, F., J. KARCHER, F. MIESCHER, F. SUTER u. E. VEILLON: Untersuchungen über den Einfluß des Höhenklimas auf die Beschaffenheit des Blutes. 1, 2, 3, 4. Arch. f. exper. Path. **39**, 385, 426, 441, 464 (1897).
ELIAS, H. u. M. TAUBENHAUS: Zur Lehre des Stoffwechsels im Unterdruck. II. Mitt. Das Bluteiweißbild bei Luftverdünnung. Z. exper. Med. **74**, 69—80 (1930).
ESCUDERO, P.: Enfermedad de Ayerza. Semana méd. **33**, 907—950 (1926).
EWIG, W. u. K. HINSBERG: Kreislaufstudien im Hochgebirge. Klin. Wschr. **1930 II**, 1812—1814.
— — Kreislaufstudien. III. Beobachtungen im Hochgebirge. Z. klin. Med. **115**, 732—777 (1931).
FERRALORO, G.: Ricerche sul ricambio degli idrate di carbonio in alta montagna. Arch. di Sci. biol. **13**, 109—126 (1929).
FERRY, G.: Mal des altitudes. Ann. Méd. **2**, 124 (1919).
FINSTERWALD, H.: Das Blutbild der Tuberkulose im Hochgebirge. II. Der Capillarkreislauf im Hochgebirge bei Gesunden und Tuberkulosen und seine Beziehung zu der in der Höhe beobachteten Blutkörperchen und Hämoglobinvermehrung. Beitr. Klin. Tbk. **54**, 239—251 (1923).

FITZGERALD, M. P.: Further observations on the changes in the breathing and the blood at various high altitudes. Proc. roy. Soc. Lond. B 88, 248—258 (1914).

FLACK, M.: Mensch im Flugzeug, seine Eignung und die funktionellen Störungen, die dieselbe mit sich bringen kann. BETHE-BERGMANNS Handbuch der normalen und pathologischen Physiologie, Bd. 15, 1, Korrelationen, 1. Hälfte. 1930.

FLEISCH, A.: Die Atmungsmechanik bei vermindertem Luftdruck. Pflügers Arch. **214**, 595—611 (1926).

FLETCHER, W. M. and F. G. HOPKINS: Lactic acid in amphibian muscle. J. of Physiol. **35**, 247—309 (1907).

FOÁ, CARLO: I. Mutamenti del sangue sull'alta montagna. Atti Accad. naz. Lincei, Cl. sci. fis., mat. e natur. **9** (1904).

FORBES, D.: On the Aymara Indians of Bolivia and Peru. J. ethnol. Soc., N. s. **2**, 193—305 (1869/70).

*FORBES, W. H.: Blood sugar and glucose tolerance at high altitudes. Amer. J. Physiol. **116**, 309—316 (1936).

*— A. KEYS and F. G. HALL: The reaction of the blood at high altitude. (Im Druck.)

FORRER, A. u. S. GOLDBERGER: Sulla massima quantita di O_2 assorbibile in alta montagna e in pianura. Acta aerophysiol. (Hamburg) **1**, 3—8 (1934).

FRENKEL-TISSOT, H. C.: Das Verhalten des Blutzuckers im Hochgebirge bei normalen und pathologischen Zuständen, sowie nach Besonnung, Bestrahlung und Überwärmung. Dtsch. Arch. klin. Med. **133**, 286 (1920).

FRITZ, G.: Beiträge zur Physiologie des Höhenklimas. I. Mitt. Wirkung des verminderten Luftdrucks auf p_H und CO_2-Bindungsvermögen des Blutes. Biochem. Z. **170**, 236—243 (1926).

FRONIUS, HANS: Atmung und Stoffwechsel trainierter und untrainierter Personen bei Höhenflügen. Arb.physiol. **7**, 44—61 (1933).

FUCHS, R. F.: Physiologische Studien im Hochgebirge. Sitzgsber. physik.-med. Soz. Erlangen **40**, 204—264 (1908).

GABBE, E.: Über die Bedeutung des Glutathions der Blutkörperchen bei Gesunden und bei Anämien. Verh. physik.-med. Ges. Würzburg **53**, 98—101 (1928).

GAISBÖCK, F.: Einiges über Höhenfahrten mit Bergbahnen. Arch. f. exper. Path. **172**, 285—294 (1933).

GALEOTTI, G.: Les variations de l'alcalinité du sang sur le sommet du Mont Rosa. Arch. ital. de Biol. **41**, 80—92 (1904).

— u. E. SIGNORELLI: Über die Wasserbilanz während der Ruhe und bei der Anstrengung im Hochgebirge. Biochem. Z. **41**, 268 (1912).

GANTER, G.: Über die Wirkung der Asphyxie auf die Arterien und den Kreislauf. Arch. f. exper. Path. **113**, 66—91 (1926).

GAULE, JUSTUS: Die Blutbildung im Luftballon. Pflügers Arch. **89**, 119—153 (1902).

GELLHORN, E.: The effectiveness of carbon dioxide in combating the changes in visual intensity discrimination produced by oxygen deficiency. Amer. J. Physiol. **117**, 75—78 (1936).

— Value of carbon dioxide in counteracting oxygen lack. Nature (Lond.) **137**, 700 (1936).

— Circulatory studies on anoxemia in man with respect to posture and carbon dioxide. Ann. int. Med. **10**, 1267—1278 (1937).

— and I. G. SPIESMAN: The influence of hyperpnea and variations of O_2- and CO_2-tension in the inspired air upon hearing. Amer. J. Physiol. **112**, 519—528 (1935).

GEMELLI, A.: Discorsa a clas riun. pron. il 13. att. 1934 nella XXIII Riun. della Soc. Ital. p. i. progr. delle Scienze, 1934.

GERKE, OTTO: Das Verhalten der roten Blutkörperchen, insbesondere der Reticulocyten in 1000 m Seehöhe. Z. klin. Med. **128**, 630—639 (1935).

GESELL, R., H. KRUEGER, H. NICHOLSON, C. BRASSFIELD and M. PELECOVICH: A comparison of the response of the anesthetized dog to lowered alveolar oxygen during uniform artificial ventilation and during normally controlled ventilation. Amer. J. Physiol. **100**, 202—226 (1932).

GIANNINI, G.: Über die Wirkung starker Luftverdünnung auf Erythrocytenzahl und Hämoglobingehalt des Blutes bei normalen und milzlosen Tieren. Z. exper. Med. **64**, 431—451 (1929).

GIBBS, F. A., E. L. GIBBS and W. G. LENNOX: Changes in human cerebral flow consequent on alterations in blood gases. Amer. J. Physiol. **3**, 557—563 (1935).
GIGON, A.: Verhandlungen der klimatologischen Tagung in Davos 1925. Basel: B. Schwabe 1925.
GRAFE, E.: Die pathologische Physiologie des Gesamtstoff- und Kraftwechsels bei der Ernährung des Menschen. München: J. F. Bergmann 1923.
GREPPI, E. u. A. RATTI: La determinazione della massa cirolante del sangue con il metodo del rosso-congo. Cuore **8**, 375—396 (1924).
GRIFFEL, W.: Fett- und Cholesteringehalt des Serums von Kaninchen unter dem Einflusse der Luftverdünnung. Biochem. Z. **222**, 290—300 (1930).
GROBER, J.: Untersuchungen über den Einfluß der Höhenlage auf den Blutdruck. I. Der Blutdruck in Ruhe. Z. physik. Ther. **31**, H. 6, 145 (1926).
— Untersuchungen über den Einfluß der Höhenlage auf den Blutdruck. II. Der Blutdruck und die Pulszahl nach Körperarbeit. Z. physik. Ther. **32**, H. 3, 93 (1926).
— Höhenlage und Kreislauf. Z. physik. Ther. **35**, 10—23 (1928).
GROLLMAN, A.: The effect of high altitude on the cardiac output and its related functions: an account of experiments conducted on the summit of Pike's Peak, Colorado. Amer. J. Physiol. **93**, 19 (1930).
GROSSMANN, MARGUERITE: Über den Blutdruck im Hochgebirge. Z. klin. Med. **102**, 86—101 (1925).
GUILLEMARD, H. et R. MOOG: Influence des hautes altitudes sur la nutrition générale. J. Physiol. et Path. gén. **8**, 593 (1906).
— — Recherches expérimentales sur l'exhalation de vapeur d'eau. C. r. Soc. Biol. Paris **62**, 874 (1907).
GUTSTEIN, M.: Über ein typisches Verhalten des Blutes unter dem Einfluß des Sauerstoffmangels. Fol. haemat. (Lpz.) **26 I**, 211—230 (1920/21).
GYÖRGY, P.: Säure-Wasserhaushalt im Hochgebirge. Schweiz. med. Wschr. **1924 I**, 416—419.
HAGGARD, H. W. and Y. HENDERSON: Hemato-respiratory functions, how oxygen defidiency lowers blood alkali. J. of biol. Chem. **43**, 15 (1920).
HALDANE, J. B. S.: Experiments on regulation of the blood's alkalinity. J. of Physiol. **55**, 265 (1921).
HALDANE, J. S.: Respiration, p. 374. New Haven: Yale Univ. Press 1922.
— A. M. KELLAS and E. L. KENNAWAY: Experiments on acclimatisation to reduced atmospheric pressure. J. of Physiol. **53**, 181 (1919/20).
— and J. G. PRIESTLEY: Respiration. New Edition. New Haven: Yale Univ. Press 1935.
*HALL, F. G.: The effect of altitude on the affinity of hemoglobin for oxygen. J. of biol. Chem. **115**, 485—490 (1936).
*— D. B. DILL and E. S. GUZMAN-BARRON: Comparative physiology in high altitudes. J. cellul. a. comp. Physiol. **8**, 301—313 (1936).
HARTMANN, HANS: Experimentell-physiologische Untersuchungen auf der deutschen Himalaya-Expedition 1932. Z. Biol. **93**, 391—404 (1933).
— u. A. VON MURALT: Blutmilchsäure und Höhenklimawirkung. Biochem. Z. **272**, 74 bis 88 (1934).
HASSELBALCH, K. A. u. J. LINDHARD: Zur experimentellen Physiologie des Höhenklimas. III. Biochem. Z. **68**, 295 (1915).
— u. E. J. WARBURG: Ist die Kohlensäurebindung des Blutserums als Ma.-B. für die Blutreaktion verwendbar? Biochem. Z. **86**, 410—420. — J. chem. Soc. Lond. **114 I**, 320 (1918).
HEBER, A. R.: Some effects of altitude on the human body. Lancet **1921 I**, 1148—1150.
HECHT, V.: Über den Einfluß mittlerer Höhenlagen auf Kreislaufs- und Atmungsorgane bei raschem Höhenwechsel. Wien. med. Wschr. **1927**, 1048—1053.
HEILMEYER, L., K. RECKNAGEL u. L. ALBUS: Blutbestand, Blutzusammensetzung, Blutumsatz und Leberfunktion im Höhenklima. Z. exper. Med. **90**, 573—595 (1933).
HENDERSON, LAWRENCE J.: Blood. A study in general physiology. New Haven: Yale Univ. Press 1928.
— A. V. BOCK, D. B. DILL and H. T. EDWARDS: Blood as a physico-chemical system. IX. The carbon dioxide dissociation curves of oxygenated human blood. J. of biol. Chem. **87**, 181—196 (1930).

HENDERSON, LAWRENCE, H. FIELD jr. and J. L. STODDARD: Blood as a physico-chemical system. II. J. of biol. Chem. **59**, 379—431 (1924).
— D. B. DILL, H. T. EDWARDS and W. O. P. MORGAN: Blood as a physicochemical system. X. The physicochemical properties of oxygenated human blood. J. of biol. Chem. **90**, 697—724 (1931).
HENDERSON, Y.: Acapnia and shock. II. A principle underlying the normal variations in the volume of the blood stream, and the deviation from this principle in shock. Amer. J. Physiol. **23**, 345—373 (1909).
— Hemato-respiratory functions, relation of oxygen tension and blood alcali in acclimatization to altitude. J. of biol. Chem. **43**, 29 (1920).
— and H. W. HAGGARD: Respiratory regulations of the CO_2 capacity of the blood. III. The effects of excessive pulmonary ventilation. J. of biol. Chem. **33**, 355 (1918).
— — and F. S. DOLLEY: The efficiency of the heart and the significance of rapid and slow pulse rates. Amer. J. Physiol. **82**, 512, 513 (1927).
— A. W. OUGHTERSON, L. A. GREENBERG and C. P. SEARL: Muscle tonus, intramuscular pressure and the venopressor mechanism. Amer. J. Physiol. **114**, 261—268 (1935).
— — — — Air movement as a stimulus to the skin, the reflex effects upon muscle tonus, and indirectly upon the circulation of the blood; also the effects of therapeutic baths. Amer. J. Physiol. **114**, 269—272 (1935).
HENRI, V. et J. JOLLY: Examens de sang au cours d'une ascension en ballon. C. r. Soc. Biol. Paris **57**, 191, 192 (1904).
HERBST, ROBERT: Das Verhalten des Kreislaufes bei starker Verminderung des Luftdruckes. Verh. dtsch. Ges. inn. Med. **44**, 513 (1932).
— u. K. MANIGOLD: Das Verhalten von Kreislauf und Atmung bei Sauerstoffmangel. Arb.physiol. **9**, 166—181 (1936).
HERLITZKA, A.: Fisiologia ed aviazione. Bologna 1923.
— Gli equilibri chimici del sangue nel mal di montagna. Arch. di Fisiol. **24** (Suppl.), 676—691 (1926).
HERXHEIMER, H., R. KOST u. K. RYJACZEK: Untersuchungen über den Gasaustausch im Höhenklima bei leichter und schwerer Muskelarbeit. Arb.physiol. **7**, 308—325 (1933).
HESS, W. R.: Zum Thema: Viscosität des Blutes und Herzarbeit. Vjschr. naturforsch. Ges. Zürich **51**, 236—251 (1906).
HEYMANS, C., J. J. BOUCKAERT et P. REGNIERS: Le sinus carotidien. Paris: G. Doin & Cie. 1933.
HILL, LEONARD: Limit of high flying when breathing oxygen. Proc. roy. Soc. Lond. B **115**, 298—306 (1934).
HINGSTON, R. W. G.: Physiological difficulties in the ascent of Mount Everest. Geogr. J. **64**, 504 (1924).
HOLMQUIST, A. G.: Die Einwirkung verschiedener Stoffe auf die Körpertemperatur auf der Höhe des Meeresspiegels und im Höhenklima (3457 m ü. d. M.). Acta aerophysiol. (Hamburg) **1**, 16—20 (1934 A).
— Die Einwirkung des Höhenklimas und der Bergkrankheit auf den Gehalt des Blutes an Adrenalin, Calcium und Zucker und der Einfluß der Sonnenbestrahlung hierbei. Acta aerophysiol. (Hamburg) **1**, 21—37 (1934 B).
HÖRTNAGL, HUGO: Über das Verhalten des Pulses bei Erstbesteigungen in den Bergen von Bolivien. Wien. klin. Wschr. **1930 I**, 774—778.
HUDSON, BERNARD: The influence of high altitudes on general health and reconvalescence after acute illness. Brit. J. Tbc. **29**, 223—227 (1935).
HUNTER, F. T. and S. G. MUDD: Carbon dioxide treatment in acute alcoholic intoxication. Boston med. J. **190**, 971—974 (1924).
HURTADO, A.: Sobre la patologia de la altura. Lima: Minerva 1930.
— Respiratory adaptation in the Indian natives of the Peruvian Andes. Studies at high altitude. Amer. J. physic. Anthrop. **17**, 137—165 (1932).
— Studies at high altitude. Blood observations on the Indian natives of the Peruvian Andes. Amer. J. Physiol. **100**, 487—505 (1932).
— y A. GUZMÁN-BARRON: Estudios sobre el Indio Peruano. Rev. méd. Peruana **1** (1930).
IZQUIERDO, J. J.: Le Debit respiratoire maximum des habitants des hautes altitudes. C. r. Soc. Biol. Paris **87**, 639, 640 (1922).

JACOBJ, C.: Beiträge zur mechanischen Wirkung des Luftdruckes im Höhenklima. Teil I: Über den Einfluß elastischer Kräfte auf die Wirkungen der Luftdruckänderung. Arch. f. exper. Path. **104**, 177 (1924).
— Beiträge zur mechanischen Wirkung des Luftdruckes im Höhenklima. Teil II: Einfluß der Schwerkraft auf die Wirkung des Luftdruckes in unserem Körper. Arch. f. exper. Path. **104**, 192 (1924).
JAENISCH, RUDOLF u. KARL HAUG: Der Blutdruck der Hypertoniker bei Luftdruckverminderung. Münch. med. Wschr. **1929 II**, 1670, 1671.
JAQUET, A.: Physiologie des Höhenklimas. Basel 1904.
— Stoffwechselvorgänge bei herabgesetztem Luftdruck. Schweiz. med. Wschr. **1925 I**, 755—760.
JERVELL, O.: Investigation of concentration of lactic acid in blood and urine under physiologic and pathologic conditions. Acta med. scand. (Stockh.) **24** (Suppl.), 1—135 (1928).
JEZLER, A. u. A. VISCHER: Morphologische Blutänderungen nach körperlicher Arbeit im Hochgebirge. Schweiz. med. Wschr. **1936 I**, 398—400.
JOKL, E.: Blutuntersuchungen an Sportsleuten. Arb.physiol. **4**, 379—389 (1931).
JOLLY, M. J.: Examens histologiques du sang, au cours d'une ascension en ballon. C. r. Soc. Biol. Paris **53**, 1039—1041 (1901).
JONGBLOED, J.: Der „kritische" Sauerstoffdruck in Einatmungs- und Alveolarluft. Acta aerophysiol. (Hamburg) **1**, 45—48 (1934).
— Über das psychische Verhalten während kurzen Aufenthaltes auf 5000 m Höhe. Zugleich ein Beitrag zur Wirkung des Höhenklimas. Klin. Wschr. **1935 II**, 1564—1568.
— Bijdrage tot de physiologie der vliegers op groote hoogton. Acad. proefschrift. (Cited by CHRISTENSEN und KROGH, 1936.)
KAISER, W.: Blutkreislaufuntersuchungen im Unterdruck. Med. Welt **2**, 973—975 (1928).
— Über die Atmung des Höhenfliegers. Luftfahrtforsch. **6**, H. 2 (1930).
KAULBERSZ, G.: L'influence de la fatigue dans les montagnes et dans la plaine sur l'échange de l'eau dans l'organisme. J. Physiol. et Path. gén. **26**, 616—623 (1928).
— L'influence de la fatigue dans les montaigns et dans la plaine sur la concentration en ions hydrogène. J. Physiol. et Path. gén. **26**, 629—633 (1928).
— Resistenz der roten Blutkörperchen und die Zahl der Reticulocyten im Höhenklima. Z. exper. Med. **86**, 785—808 (1933).
KEITH, A.: Notes on skiagraphs of the thorax. Phil. Trans. roy. Soc. Lond. B **211**, 472 bis 475 (1923).
KESTNER, OTTO: Klimatologische Studien. I. Der Wirtsame des Höhenklimas. II. Die Wirkung der Strahlung auf den Blutdruck. Z. Biol. **73**, 1—6, 7—9 (1921).
— u. HERMANN SCHADOW: Strahlung, Atmung und Gaswechsel, Versuche am Jungfraujoch. Pflügers Arch. **217**, 492—503 (1927).
KEYS, ANCEL: The carbon dioxide balance between the maternal and foetal bloods in the goat. J. of Physiol. **80**, 491—501 (1934).
*— La vida en las grandes alturas. Rev. Geogr. Americana (Buenos Aires **6**, 79—98 (1936).
*— The physiology of life at high altitudes. Sci. Monthly **43**, 289—312 (1936).
*— F. G. HALL and E. S. GUSMAN BARRON: The position of the oxygen dissociation curve of human blood at high altitude. Amer. J. Physiol. **115**, 292—307 (1936).
*— B. H. C. MATTHEWS, W. H. FORBES and R. A. MCFARLAND: Individual variations in ability to acclimatige to high altidude. Proc. roy. Soc. Lond. B **1938** (im Druck).
— and H. TAYLOR: The behavior of the plasma colloids in recovery from brief severe work and the question as to the permeability of the capillaries to proteins. J. of biol. Chem. **109**, 55—67 (1935).
KNOCHE, WALTER: Einige Bemerkungen zum Entstehen der Bergkrankheit. Dtsch. med. Wschr. **1910 I**, 1.
— Observaciones en la Mina Aguila. Publ. Inst. Central Meteorol. y Geofys. Chile **1911**, m. 1, 237—252.
— Der Austrocknungswert als klimatischer Faktor. Arch. Seewarte Hamburg **1929**, Nr 1, 31.
— Bio- und medizinisch-geographische Eindrücke auf einer Reise durch Ecuador. Phönix, Z. dtsch. wiss. Ver., Buenos Aires **1931**, 154—158.
— Zum „anfallweisen" Auftreten der Bergkrankheit. Z. ges. physik. Ther. **43**, 213—216 (1932).

KNOLL, W.: Blut und Blutbild im Hochgebirge. Schweiz. med. Wschr. **1924 I**, 121—127.
— Die sportärztlichen Ergebnisse der zweiten olympischen Winterspiele in St. Moritz, 1928. Bern.
KOCH, A.: Einige Untersuchungen über die Pulsfrequenz im Unterdruck. Acta aerophysiol. (Hamburg) **1**, 56—60 (1934).
KOEHLER, A. E., M. F. BEHNEMAN, O. E. BENELL and A. S. LOEVENHART: The cause of death from anoxemia. Amer. J. Physiol. **74**, 590—615 (1925).
KORÁNYI, A. v.: Verh. Klimat.-Tagg Davos, 1925. Basel 1926.
KRAUS, KARL v.: Medizinisches aus „Im Kampf um den Himalaya" von PAUL BAUER. München 1930.
KRESTOWNIKOFF, A. N.: Material zur Frage der Veränderungen des weißen Blutbildes auf einer Höhe von 4200 m. Arb.physiol. **6**, 362—368 (1933).
KROGH, AUGUST: The supply of oxygen to the tissues and the regulation of the capillary circulation. J. of Physiol. **52**, 457 (1919).
— The anatomy and physiology of capillaries. Revised edition. New Haven: Yale Univ. Press 1929.
— u. M. KROGH: On the tensions of gases in the Arterial Blood. Skand. Arch. Physiol. (Berl. u. Lpz.) **23**, 179—192 (1910).
KRONECKER, H.: Beilagen zum Konzessionsgesuch für eine Jungfraubahn. Zürich 1894.
LAPICQUE, LOUIS: Deux ascensions en ballon pour l'étude de questions physiologiques. C. r. Soc. Biol. Paris **57**, 188—190 (1904).
— Diminution de l'hemoglobin dans le sang central pendant les ascensions en ballon. C. r. Soc. Biol. Paris **57**, 193 (1904).
LAQUER, FRITZ: The lactic acid content of blood at high altitudes. Z. Biol. **70**, 99—109 (1919).
— Untersuchungen der Gesamtblutmenge im Hochgebirge mit der GRIESBACHschen Kongorotmethode. Klin. Wschr. **1924 I**, 7—10.
— Über den Milchsäuregehalt des Blutes im Höhenklima. II. Einfluß der Muskelarbeit. Pflügers Arch. **203**, 35—41 (1924).
LAUBENDER, W. u. W. LIPSCHITZ: Studien zur Pharmakologie der Entzündung. VI. Mitt.: Die Beeinflussung der Entzündungsreaktion durch Höhenklima. Arch. f. exper. Path. **188**, 163—179 (1930).
LAZARUS, JULIUS: Über Reflexe von der Nasenschleimhaut auf die Bronchiallumina. Arch. f. (Anat. u.) Physiol. **1891**, 2—36.
LEATHES, J. B.: Renal efficiency tests in nephritis and reaction of urine. Brit. med. J. **2**, 165 (1919).
LEDUC, J.: Indications et contraindication du transport par avion dans les affections chirurgicales de l'abdomen, du thorax et du crane. St. Quentin: Imprim. Moderne 1934.
LEHMAN, A. J. and P. J. HANZLIK: Emetic and fatal doses of digitalis at high altitudes. Proc. Soc. exper. Biol. a. Med. **30**, 140—143 (1932).
LENNOX, W. F. and E. L. GIBBS: Blood flow in brain and leg of man, and changes induced by alteration of blood gases. J. clin. Invest. **2**, 1155—1177 (1932).
LEPPER, E. H. and M. MARTLAND: Variations in p_H and bicarbonate of plasma and of alveolar CO_2 during forced breathing. Biochemic. J. **21**, 823—830 (1927).
LIEBESNY, PAUL: Experimentelle Untersuchungen über Diathermie. II. Wien. klin. Wschr. **1921 I**, 117, 118.
LIEBIG, J. v.: Zit. bei A. LOEWY, 1932, S. 182.
LILJESTRAND, G. u. E. ZANDER: Vergleichende Bestimmungen des Minutenvolumens des Herzens beim Menschen mittels der Stickoxydulmethode und durch Blutdruckmessung. Z. exper. Med. **59**, 105—122 (1928).
LINTZEL, W. u. T. RADEFF: Über die Wirkung der Luftverdünnung auf Tiere: Hämoglobingehalt, Erythrocytenzahl, Herzgewicht. Pflügers Arch. **222**, 674—689 (1929).
LIPPMANN, A.: Blutzusammensetzung und Gesamtblutmenge bei Hochgebirgsbewohnern. Klin. Wschr. **1926 II**, 1406.
LOEWY, A.: Beiträge zur Physiologie des Höhenklima. Pflügers Arch. **207**, 623—670 (1925).
— Der heutige Stand der Physiologie des Klimas. Berlin: Julius Springer 1926.
— Über das Verhalten der Leber unter Luftverdünnung. Biochem. Z. **185**, 287—319 (1927).

LOEWY, A.: Beobachtungen über den Eiweißabbau in übergroßen Höhen. Ein Beitrag zur Frage nach den Grenzen der Akklimatisation an das Höhenklima. Arb.physiol. **3**, 596—604 (1930).
— Physiologie des Höhenklimas. Berlin: Julius Springer 1932.
— Einiges Neuere über Bergkrankheit. Schweiz. med. Wschr. **1932 II**, B 1173, 1174.
— Abschwächung von Reflexen im Höhenklima. Z. Neurol. **145**, 732—735 (1933).
— u. G. CRONHEIM: Weitere Beiträge zur Chemie der Leberverfettung. Biochem. Z. **257**, 267—288 (1933).
— EYSERN, VOGEL u. S. OPRISESCU: Untersuchungen bei körperlichen Höchstleistungen. Arb.physiol. **4**, 298—328 (1931).
— u. R. HELLER: Der Zustand des vegetativen Nervensystems nach Aufenthalt in starker Luftverdünnung. Z. exper. Med. **87**, 22—32 (1933).
— J. LOEWY u. L. ZUNTZ: Über den Einfluß der verdünnten Luft und des Höhenklimas auf den Menschen. Pflügers Arch. **66**, 477—538 (1897).
— u. A. E. MAYER: Über experimentell erzeugte akute Herzerweiterungen beim Menschen. Klin. Wschr. **1926 II**, 1213—1216.
— u. J. MOSONYI: Über den Einfluß des zentralen Nervensystems auf die Verfettung der Leber bei unter Luftverdünnung gehaltenen Tieren. Pflügers Arch. **218**, 285—290 (1927).
— u. E. WITTKOWER: Weitere Untersuchungen zur Physiologie des Höhenklimas. Pflügers Arch. **233**, 622—644 (1933/34).
LÜSCHER, ERY: Über den Kreislauf auf der Station Jungfraujoch (3460 m ü. M.). Schweiz. med. Wschr. **1923 I**, 509—516.
LUTZ, B. R. u. E. C. SCHNEIDER: Alveolar Air and respiratory volume et low oxygen tensions. Amer. J. Physiol. **50**, 280—301 (1918/20).
— — Circulatory responses to low oxygen tensions. Amer. J. Physiol. **50**, 228 (1919/20).
MACHT, DAVID I.: Influence of barometric changes on potency of digitalis for cats. Amer. J. Physiol. **97**, 540, 541 (Proc.) (1931).
MADON, F.: Effetto dell'insulina al piano e ad alta quota. Arch. di Sci. Biol. **17**, 41—47 (1932).
MANZANILLA, MANUEL A.: La respiration dans les hauts plateaux. Cirugia y Cirujanos (Mexico) **4** (1), 11—14 (1936).
MARGARIA, R.: Variazioni della temperatura nei conigli sottoposti a depressione barometrica. Boll. Soc. Biol. sper. **2**, 746—751 (1927).
— La resistenza degli animali alla depresione barometrica con varie miscele di ossigeno e di anidride carbonica. Arch. di Sci. biol. **11**, 425—452 (1928).
— Die Arbeitsfähigkeit des Muskels bei vermindertem Luftdruck. Arb.physiol. **2**, 261 bis 272 (1929).
— Capacita di lavoro dell'uomo nell'aria rarefatta. Boll. Soc. Biol. sper. **4**, 691—693 (1929).
— and H. T. EDWARDS: The sources of energy in muscular work performed in anaerobic conditions. Amer. J. Physiol. **108**, 341—348 (1934).
— ed E. SAPEGNO: Massa sanguigna, globuli rossi ed emoglobina, in individui acclimati, in montagna ed al piano. Atti Acad. naz. Lincei 8, 712—717 (1928).
— e CESARE TALENTI: Modicazioni della temperatura dell'aria espirata, della temperatura interna e della ventilazione polmonare vella depressione barometrica. Arch. di Fisiol. **28**, 114—127 (1930).
MATEEF, D. u. W. SCHWARZ: Der orthostatische Kreislaufkollaps — Gravitationsshock — bei vermindertem Luftdruck. Pflügers Arch. **236**, 77—92 (1935).
MCFARLAND, R. A.: The psychological effects of oxygen deprivation (Anoxemia) on human behavior. Arch. of Psychol. **145**, 135 (1932).
*— Psycho-physiological studies at high altitude in the Andes. I. The effects of rapid ascents by aeroplane and train. J. comp. Psychol. **23**, 191—225 (1937).
*— Psycho-physiological studies at high altitude in the Andes. II. Sensory and motor responses during acclimatization. J. comp. Psychol. **23**, 227—258 (1937).
*— Psycho-physiological studies at high altitude. III. Mental and psycho-somatic responses during acclimatization. J. comp. Psychol. **24**, 147—188 (1937).
*— Psycho-physiological studies et high altitude. IV. Sensory and circulatory responses of the Andean residents at 17,500 feet. J. comp. Psychol. **24**, 189—220 (1937).
*— and W. H. FORBES: The metabolism of alcohol in man at high altitudes. Human Biology 8, 387—398 (1936).

Medical Research Council (England): The medical problems of flying. Med. Res. Council Spec. Reports Series Nr 53, 272 pp., 1920.

MICHETTI, D.: Le climat d'altitude. Schweiz. med. Wschr. **1936 I**, 196—199.

MIESCHER, F.: Über die Beziehungen zwischen Meereshöhe und Beschaffenheit des Blutes. Korresp.bl. Schweiz. Ärzte **1893**, 809.

MONGE, C.: Sobre el primer caso de policitemia encontrado en el Perú. Bol. Acad. nac. Méd. Lima **1925**.

— La enfermedad de les Andes. Actas Fac. Méd. Lima **1927**.

— Les érythrémies de l'altitude. Leurs rapports avec la maladie de Vaquez. Etude physiologique et pathologique. Paris: Masson & Cie. 1929.

— Politica sanitaria Indiana y colonial en el Tahuantisuyo. Ann. Fac. Ciencias Méd. Lima **17**, 233—276 (1935).

— High altitude disease. Arch. int. Med. **59**, 32—40 (1937).

— et al: La enfermedad de los Andes. Fac. Méd. Lima **1928**, 84, 85.

— M. CERVELLI, H. PESCE, V. VILLAGARCIA y ASOCIADOS: Fisiologia Andina. Ann. Fac. Ciencias Méd. Lima **17**, 1—59 (1935).

MONTUORI, S., E. SAPEGNO ed E. EGIDI: Sul'metabolismo degli idrati di carbonio in alta montagna. III. Diabete florizinico. Arch. di Fisiol. **33**, 604—614 (1934).

MORAWITZ, P.: Über Oxydationsprozesse im Blut. Arch. f. exper. Path. **60**, 298—311 (1909).

— Höhenklima und Blutregeneration. Dtsch. med. Wschr. **1910 I**, 389, 390.

MÖRIKOFER, W.: Klimatologische Einflüsse des Hochgebirges. Verh. dtsch. Ges. inn. Med. **47**, 501—508 (1935).

MORPURGO, B.: Zit. bei A. LOEWY, 1932, S. 150.

MOSCZYTZ, N.: Hämatologische und kritische Studien zum Monocytenproblem. Z. klin. Med. **106**, 582—616 (1927).

MOSSO, A.: Der Mensch der Hochalpen. Leipzig 1899.

— La diminution de tension de l'oxygéne ne suffit pas pour expliquer le sommeil et d'antres phénomènes qui se produisont dans les fortes dépressions barometriques. Arch. ital. Biol. **42**, 23—31 (1904).

MOSSO, UGOLINO: Über die physiologische Wirkung des Cocains. Pflügers Arch. **47**, 553 bis 601 (1890).

MÜNTZ, A.: Enrichessement du sang en hémoglobine suivant les conditions d'existence. C. r. Acad. Sci. Paris **112**, 298 (1891).

MURALT, A. v.: Zur Frage der Blutregulation im Höhenklima. Schweiz. med. Wschr. **1935 I**, 461—465.

NAEGELI, OTTO: Blutkrankheiten und Blutdiagnostik. Lehrbuch der klinischen Hämatologie, 5. Aufl. Berlin: Julius Springer 1931.

NEWMAN, E. V., D. B. DILL, H. T. EDWARDS and F. A. WEBSTER: The rate of lactic acid removal in exercise. Amer. J. Physiol. **118**, 457—462 (1937).

NIELSEN, M.: Die Respirationsarbeit bei Körperruhe und bei Muskelarbeit. Skand. Arch. Physiol. (Berl. u. Lpz.) **74**, 299—316 (1936).

NOLTENIUS: Wirkung des Sauerstoffmangels in großen Höhen beim Fliegen. Münch. med. Wschr. **1922 I**, 726.

OCARANZA, F.: La Capacidad respiratoria del hombre en el Valle de Mexico. Rev. mex. Biol. **6**, 118—121 (1926).

OSGOOD, E. E. and H. D. HOSKINS: Relation between cell count, cell volume and hemoglobin content of venous blood of normal young women. Arch. int. Med. **39**, 643 (1927).

— — and F. E. TROTMAN: Value of accurately determined color, volume and saturation index in anemias; based on study of over 200 patients. J. Labor. a. clin. Med. **17**, 859—886 (1932).

PALTHE, P. M. VAN W.: Über Alkoholvergiftung. Dtsch. Z. Nervenheilk. **92**, 79 (1926).

PETERS, J. P. and D. D. VAN SLYKE: Quantitative clinical chemistry. Volume I. Interpretations. Baltimore: Williams & Wilkins 1931.

PINCUSSEN, L.: Über Veränderungen des Fermentgehaltes des Blutes. Biochem. Z. **168**, 474—480 (1926).

POPESCU-INOTESTI, C. u. G. GABRIEL: Beeinflussung von Blut und Kreislauf durch Sauerstoffmangel und Kohlensäureüberladung. Zbl. inn. Med. **45**, 202—213 (1924).

RAAH, W.: Die Beziehungen zwischen CO_2-Spannung und Blutdruck bei normalen und Hypertonikern. Z. exper. Med. **118**, 337—370 (1928).

RABBENO, A.: Sul contenuto in colesterina e grassi del sangue e delle capsule surrenali in alta montagna. Boll. Soc. Biol. sper. **1**, 287—292 (1926).

— Influenza di alcuni fattori climatici sulla colesterina del sangue e delle capsule surrenali. I. Azióne dell'aria rarefatta sul contenuto in colesterina e grassi del sangue. Arch. di Sci. biol. **9**, 161—167 (1926).

RADEFF, T.: Über den Katalasegehalt des Blutes bei Luftverdünnung. Biochem. Z. **220**, 445—452 (1930).

RAFFO, E.: Observations oto-rhino-laryngologiques chez les habitants des hauts plateaux à 4000 mètres. Rev. sud.-amer. de Méd. et de Chir. **5**, 91—100 (1934).

REICHEL, H.: Über die psychische Alkoholwirkung in großer Höhe. Denkschr. Akad. Wiss. Wien, Math.-naturwiss. Kl. **7**, 98 (1909).

RICHTER, HELMUTH: Ärztliche Beobachtungen. Aus Himalaya-Expedition 1930, von G. O. DYRENFURTH. Berlin 1931.

— Himalaya. Berlin 1932.

RIGONI, M.: L'indice di fissazione degli eritrociti trattati con H_2O_2 come metodo di analisi ematologica. Arch. di Fisiol. **28**, 325—338 (1930).

ROUGHTON, F. J. W., G. S. ADAIR, J. BARCROFT, G. GOLDSCHMIDT, W. HERKEL, R. M. HILL, A. KEYS and G. B. RAY: The thermochemistry of the oxygen-haemoglobin reaction. II. Comparison of the heat as measured directly or purified haemoglobin with that calculated indirectly by the VAN'T HOFF isochore. Biochemic. J. **30**, 2117 bis 2133 (1936).

RÜHL, A.: Über Höhenakapnie. Verh. dtsch. Ges. inn. Med. **47**, 54—58 (1935).

RUTTLEDGE, HUGH: Everest, 1933. London: Hadden 1934.

RYFFEL, J. H.: Experiments on Lactio Acid Formation in Man. J. of Physiol. **39**, Proc. XXIX (1910).

SANDS, J. and A. C. DE GRAFF: The effects of progressive anoxemia on the heart and circulation. Amer. J. Physiol. **74**, 416—435 (1925).

SARRE, H. u. K. KRAMER: Der Sauerstoffspannungsausgleich in der Lunge bei niederen Sauerstoffdrucken. Verh. dtsch. Ges. inn. Med. **47**, 64—67 (1935).

SCHAUMAN, OSSIAN u. EMIL ROSENQVIST: Ist die Blutkörperchenvermehrung im Höhenklima eine wirkliche oder eine nur scheinbare? Pflügers Arch. **68**, 55—57 (1897).

SCHEMENSKY, W.: Physikalisch-chemische Blutveränderungen unter der Einwirkung des Hochgebirges (Eiweißbildcholesterin-Viscosität) und Blutsedimentierung. Z. klin. Med. **3**, 205—213 (1929).

SCHIRMUNSKI: Über den Einfluß der verdünnten Luft usw. Inaug.-Diss. Berlin 1877. Zit. bei LOEWY, 1932, S. 180.

SCHNEIDER, E. C.: Physiological effects of altitude. Physiologic. Rev. **1**, 631—659 (1921).

— The vital capacity of the lungs at low barometric pressure. Amer. J. Physiol. **100**, 426 (1932).

— and R. W. CLARK: Respiratory changes during an airplane flight to high altitudes. Amer. J. Physiol. **76**, 354—359 (1926).

— — Studies of muscular exercise under low barometric pressure. IV. The pulse rate, arterial blood pressure and oxygen pulse. Amer. J. Physiol. 88, 633—649 (1929).

SCHROETTER, HERMANN v.: Neuere Untersuchungen zur Wirkung des Höhenklimas auf den Gasaustausch in den Geweben. Erg. Physiol. **24**, 517—565 (1924).

— u. N. Zuntz: Ergebnisse zweier Ballonfahrten zu physiologischen Zwecken. Pflügers Arch. **92**, 479 (1902).

SCHUBERT, G.: Zur Statik der Atemorgane in verdünnter Luft. Pflügers Arch. **224**, 260 bis 267 (1930).

— Das Verhalten des Zentralnervensystems bei rascher Rückkehr aus kritischem Unterdruck. Pflügers Arch. **231**, 1—19 (1932).

— Physiologie des Menschen im Flugzeug. Berlin: Julius Springer 1935.

— Die Belastung des menschlichen Körpers beim Hochleistungsflug unter besonderer Berücksichtigung des Höhenfluges. Verh. dtsch. Ges. inn. Med. **47**, 14—27 (1935).

SCHUMBURG, FR. u. N. ZUNTZ: Zur Kenntnis der Einwirkungen des Hochgebirges auf den menschlichen Organismus. Pflügers Arch. **63**, 461 (1895). Zit. bei A. LOEWY, 1932, S. 267.

SCHWARZ, W.: Der Einfluß des Luftdruckes auf die Lungenvolumina. Acta aerophysiol. (Hamburg) **1**, 53—56 (1934).

SINGER, WALTER: Zur experimentellen Physiologie der Höhenanoxämie. Z. exper. Med. **66**, 45—66 (1929).

SIROTININ, N.: Zur Prophylaxe der Bergkrankheit und der Ermüdung in großen Höhen. Med. Ž. vseukraïn. Akad. Nauk. **6**, 37—43; französische Zusammenfassung S. 43, 44 (1936).

SMITH, C. S.: Water retention under low barometric pressure. Amer. J. Physiol. **87**, 200 (1928).

SMITH, P. H., A. E. BELT, H. R. ARNOLD and E. B. CARRIER: Blood volume changes at high altitude. Amer. J. Physiol. **71**, 395—412 (1925).

SMYTHE, F. S.: Kamet Conquered. London: Gollancz, Ltd. 1932.

SOMERVELL, T. H.: Discussion on medical aspects of life et high altitudes. Proc. roy. Soc. Med. (Sect. Med.) **16**, 59 (1923).

— Note on the composition of alveolar air at extreme heights. J. of Physiol. **60**, 282 bis 285 (1925).

SPEHL, P. and E. DESGUIN: Influence de la dépression barométrique sur la quantité de sang contenue dans les poumons. Arch. ital. de Biol. **51**, 23—29 (1909).

SPYCHER, CARL: Röntgenographische Untersuchung der menschlichen Herzmasse bei stark vermindertem Luftdruck. Arb.physiol. **4**, 390—400 (1931).

STÄUBLI, C.: Über den physiologischen Einfluß des Höhenklimas auf den Menschen. Z. Baln. **3**, 530, 560, 597, 625, 639 (1910/11).

STERN, ERICH: Über die Wirkung künstlicher Sauerstoffatmung im Hochgebirge. (Vorläufige Mitteilung.) Klin. Wschr. **1925**, 1009—1011.

— Über den Einfluß künstlicher Sauerstoffatmung im Hochgebirge. Dtsch. med. Wschr. **1926 I**, 316—320.

— Über den Einfluß künstlicher Sauerstoffatmung im Hochgebirge. III. Das Verhalten des Tremors. Z. Neur. **103**, 776—785.

STIGLER, R.: Festschrift der 53. Hauptversammlung des Deutschen und Österreichischen Alpenvereins. Wien 1927.

STOKLASA, J.: Die Bedeutung der Luftradioaktivität für die Entstehung der Joachimsthaler und Schneeberger Bergkrankheit. Dtsch. med. Wschr. **1933 II**, 1199, 1200.

STROHL, E.: La vitesse d'ascension et de descente en avion. Paris: Lagrande 1932.

STRUGHOLD, E.: Der Tastsinn bei niedrigem Sauerstoffdruck. Flugphysiologische Studien. I. Z. Flugtechn. u. Motorluftsch. **1923**, H. 14/15.

*TALBOTT, J. H.: Studies at high altitude. II. Morphology and oxygen combining capacity of the blood. Fol. haematol. (Lpz.) **55**, 23—36 (1936).

TALENTI, CESARE: Sulla composizione dell'aria alveolare negli individui sottoposti a depressione barometrica in aria ed in varia miscele gassosa e sulla resistenza massina dell'uomo alla depressione. Arch. di Sci. biol. **14**, 125—156 (1929).

— e Rodolfo Margaria: Resistenza alla depressione barometrica di animali a capacita respiratoria ridotta. Arch. di Sci. biol. **14**, 190—202 (1929).

THIEL, D. u. B. ESSIG: Cocain und Muskelarbeit. I. Der Einfluß auf Leistung und Gasstoffwechsel. Arb.physiol. **3**, 287 (1930).

TIGERSTEDT, R.: Über den Lungenkreislauf. Skand. Arch. Physiol. (Berl. u. Lpz.) **14**, 259—296 (1903).

TOTH, A.: Serumuntersuchungen im Hochgebirge mittels der Elektrodialyse. Biochem. Z. **201**, 412—423 (1928).

VAN LIERE, E. J.: The effect of anoxemia on the size of the heart as studied by the X-ray. Amer. J. Physiol. **82**, 727—732 (1927).

— The effect of prolonged anoxemia on the heart and spleen in the mammal. Amer. J. Physiol. **116**, 290—294 (1936).

— and G. CRISLER: The effect of anoxemia on hunger contractions. Amer. J. Physiol. **93**, 267 (1930).

— — and D. ROBINSON: Effect of anoxemia on the emptying time of the stomach. Arch. int. Med. **51**, 796—799 (1933).

VANOTTI, A.: Die Wirkung des Höhenklimas auf die Hautcapillaren der Menschen. Klin. Wschr. **1931 I**, 253.

VAN SLYKE, D. D. and G. E. CULLEN: Studies of acidosis. I. The bicarbonats concentration of the blood plasma; its significance, and its determination as a measure of acidosis. J. biol. Chem. **30**, 289—346 (1917).
— H. WU and F. C. MCLEAN: Studies of gas and electrolyte equilibria in the blood. V. Factors controlling the electrolyte and water distribution in the blood. J. of biol. Chem. **56**, 355—439 (1923).
VAN VOORNVELD, H. J. A.: Das Blut im Hochgebirge. Pflügers Arch. **92**, 1 (1902).
VERZÁR, F.: Die Änderung der Vitakapazität im Hochgebirge. Schweiz. med. Wschr. **1933 I**, 17—20.
— A. v. ÁRVAY, J. PETER u. H. SCHOLDERER: Serum-Bilirubin und Erythropoese im Hochgebirge. Biochem. Z. **257**, 113—129 (1933).
VIALE, G.: L'acclimatation en haute montagne. Arch. ital. de Biol. **72**, 49—57 (1923).
— L'acidosi nell'aria rarefatta. Arch. di Fisiol. **21**, 39—59 (1923).
— Variazioni della catalasi nel sangue in alta montagna. Atti Accad. naz. Lincei **33**, 290—293 (1924).
VIAULT, F.: Augmentation du nombre des globules rouges chez les habitants des hauts plateaux de l'Amerique du Sud. C. r. Acad. Sci. Paris **111**, 917 (1890).
VIVENOT, V.: Über die Wirkung der verdichteten Luft. Erlangen 1868.
WALTERS, O. S.: Normal erythrocyte, hemoglobin and packed cell volume standards in young men. J. Labor a. clin. Med. **19**, 851—864 (1934).
WARD, R. O.: Alveolar air on Monte Rosa. J. of Physiol. **37**, 378 (1908).
WEBER, HELLMUT: Die Viscosität des Blutes und Blutserums im Höhenklima. Z. Biol. **70**, 211—224 (1920).
WEISS, S. and L. B. ELLIS: Oxygen utilization and lactic acid production in extremities during rest and exercise in subjects with normal and in those with diseased cardiovascular systems. Arch. int. Med. **55**, 665—680 (1935).
WESPI, H.: Über psychische Insuffizienzerscheinungen bei vermindertem Luftdruck. Arb.physiol. **7**, 484—516 (1934).
— Über das psychische Verhalten bei kurzem Aufenthalt auf 5000 m Höhe. Klin. Wschr. **1936 I**, 701, 702.
WINTERSTEIN, HANS: Neue Untersuchungen über die physikalisch-chemische Regulierung der Atmung. Biochem. Z. **70**, 45 (1915).
— Die Reaktionstheorie der Atmungsregulation. Pflügers Arch. **187**, 293—298 (1921).
— Über die Wirkungen der Höhenluft. I. Unterdruckkammerversuche. Acta aerophysiol. (Hamburg) **1**, 3—21 (1934).
— Über die Wirkungen der Höhenluft. II. Versuche im Hochgebirge. Acta aerophysiol. (Hamburg) **1**, 22—29 (1934).
— u. K. GOLLWITZER-MEIER: Über die Atmungsfunktion des Blutes im Hochgebirge. Pflügers Arch. **219**, 202—212 (1928).
WINTROBE, M. M.: The volume and hemoglobin content of the red blood corpuscle. Amer. J. med. Sci. **177**, 513—523 (1929).
— Blood of normal men and women. Bull. Hopkins Hosp. **53**, 118 (1933).
WISCHNOWITZER, EMIL: Der Einfluß des verminderten Luftdruckes auf den Cholesterolgehalt des Blutes. Z. exper. Med. **97**, 780—797 (1936).
WITTKOWER, E.: Über die Basen-Säureverhältnisse bei Luftverdünnung. Pflügers Arch. **233**, 607—621 (1933/34).
— u. R. WOLFER: Über den Atmungschemismus und -mechanismus der Asthmatiker im Höhenklima und bei Übergang in verschiedene Höhen. Wien. Arch. klin. Med. **26**, 241—258 (1934/35).
WOLFER, R.: Die Bedeutung des Höhenklimas in der Behandlung des Asthma bronchiale. Schweiz. med. Wschr. **1934 I**, 120, 121.
WOLLHEIM, ERNST: Zur Funktion der subpapillaren Gefäßplexus in der Haut. Klin. Wschr. **1927 II**, 2134—2137.
ZUNTZ, N., A. LEOWY, F. MÜLLER u. W. CASPARI: Höhenklima und Bergwanderungen in ihren Wirkungen auf den Menschen. Ergebnisse experimenteller Forschungen im Hochgebirge und Laboratorium. Berlin: Bong & Co. 1906.
— u. SCHUMBURG: Zur Kenntnis der Einwirkungen des Hochgebirges auf den menschlichen Organismus. Pflügers Arch. **63**, 461—494 (1896).

I. Allgemeinprobleme des Lebens in großer Höhe.

1. Geschichtlicher Überblick.

Das Erscheinen von PAUL BERTs bekanntem Buch „La Pression Barometrique" 1878 eröffnete die Reihe ernsthafter *Studien der Physiologie* des Lebens in großer Höhe. Aber erst ANGELO MOSSOs Tätigkeit, vor allem sein Buch „L'Uomo sulla Alpi" erweckte weitgehendes Interesse für dieses Feld. Die darauffolgende Entwicklung ist gut, in großen Zügen, in BARCROFTs (1927), HALDANEs (1935) sowie A. LOEWYs (1932) Monographien dargestellt, gleichwie in den zusammenfassenden Aufsätzen O. COHNHEIMs (1903, 1912) und E. C. SCHNEIDERs (1921). Die wesentlichsten Punkte sind in den verschiedenen Abschnitten der vorliegenden Arbeit dargelegt.

Die Untersuchungen der Anpassung des Menschen an das Höhenleben hat dazu beigetragen, Forscher vieler Länder auf ihren verschiedenen Expeditionen in enge persönliche Berührung zu bringen. Zuerst in den Alpen, später in Teneriffa, den Rocky-Mountains, sowie Peru und Chile. Viele Jahre hindurch stellten die Institute A. MOSSOs und die „Capanna Margherita" auf dem Monte Rosa einen „internationalen Treffpunkt" dar, der in großem Umfang in den letzten Jahren von der Forschungsstation auf dem Jungfraujoch abgelöst worden ist.

Die Umweltsveränderungen in großer Höhe sind im Laboratorium mit der Einrichtung von Unterdruckkammern nachgeahmt worden. Diese haben aber, was ihre Beweiskraft anbelangt, sich *als begrenzten Wertes erwiesen. Die Unterdruckkammer hat die unglückliche Folge* gehabt, die wesentliche Seite des Problems der Gewöhnung an niederen Luftdruck zu verschleiern. Man muß den Heroismus LINDHARDs bewundern, der fast einen Monat in einer solchen Kammer zubrachte, aber es scheint so, als ob er keineswegs eine solche Anpassung entwickelte, wie sie sich auf dem Hochplateau der Anden einstellt. Andere Forscher, die ebenfalls längere Zeit sich in Unterdruckkammern aufhielten, zeigten kaum den Beginn einer echten Akklimatisierung. Zweifellos enthält die Frage, wie sich der Organismus gegenüber akuter Sauerstoffnot verhält, viele wesentliche Gesichtspunkte, andrerseits ist der Vorgang der Anpassung theoretisch und wahrscheinlich auch praktisch von größerer Bedeutung.

Bergexpeditionen im Himalayagebiet haben eine Summe von Beobachtungen niedergelegt, welche, trotzdem sie eigentlich auf verhältnismäßig unwissenschaftliche Weise erhoben wurden, doch ein gutes Gegenstück gegenüber den unnatürlichen Bedingungen der Unterdruckkammer bildeten. Es ist sehr zu bedauern, daß rein sportliche Betätigung und begrenzte Geldmittel die volle wissenschaftliche Ausbeute der Expeditionen auf den Mount Everest, Kanchenjunga, Nanga Parbat und andere hohe Gipfel verhindert haben.

Hoffen wir, daß in der Zukunft gründliche Untersuchungen an der eingeborenen Bevölkerung der Hochländer der Erde vorgenommen werden. Der Beginn solcher Forschung ist lediglich in den letzten Jahren in Peru und Chile zu verzeichnen. MONGEs, HURTADOs *und anderer Werk in Peru,* sowie die Ergebnisse der internationalen Höhenexpedition in Chile 1935 zeigen deutlich die eindrucksvollen Veränderungen auf, die sich bei länger dauerndem Verweilen in großer Höhe einstellen. In zwei große biologische Gebiete galt es einzudringen: geographische Physiologie das eine, Individual-Physiologie das andere. Wohl nirgendswo können diese Gebiete unter so günstigen Bedingungen erforscht werden wie in großer Höhe.

2. Allgemeines über Höhenklima.

Beim Aufstieg vom Meerspiegel vermindert sich *im Maß der Zunahme der Höhenlage* der Luftdruck, so daß auf etwa 6000 m Höhe der Barometerstand nur noch etwa 360 mm Hg beträgt. Auf den Gipfel des Everest (8875 m) ist der Luftdruck daher nur noch etwa ein Drittel *dessen, was er auf Meereshöhe beträgt.* Gleicherweise ist auch die Luftdichte herabgesetzt, wenn auch nicht in gleichem Maße. Die Zusammensetzung der Luft dagegen bleibt praktisch die gleiche bis zur Stratosphäre; das bedeutet einen Sauerstoffgehalt der Luft in allen mit *Lebensvorgängen vereinbaren* Höhenlagen von etwa 20,94%.

Die Verminderung des Luft- und des Sauerstoffdruckes (pO_2) in großer Höhe ist von allergrößter physiologischer Bedeutung, wenngleich auch noch andere bedeutende Veränderungen des physikalischen Zustandes auftreten. So kommt ein Abfall der Lufttemperatur hinzu, auch die Luftfeuchtigkeit ist stark herabgesetzt. Die Strahlungskraft der Sonne dagegen ist auffallend gesteigert. Beispielsweise betrug die gesamte Strahlungsenergie der Sonne in 5800 m in Aucanquilcha, umgerechnet in vertikalen Sonnenstand, 1,76 gegenüber einem Mittelwert von 1,00 in Meereshöhe auf dem Äquator. Die Intensität des Ultraviolettlichtes ist in großer Höhe erheblich vergrößert; die Luft relativ rein und ihr Inhalt an Staub, Pollen u. a. im allgemeinen noch weit stärker vermindert, *als der barometrische Druck.* Schließlich sei noch die Änderung der Luftionisation angeführt; sie ist durch ein deutliches Ansteigen des Gehaltes an Ionen ausgezeichnet und gewöhnlich mit einem Anstieg der negativen Luftladung im Verhältnis zum Erdboden einhergehend. Jede dieser Veränderungen der Umgebung hat eine gewisse Bedeutung für die Lebensvorgänge in großer Höhe.

Es ist nicht möglich genaue Zahlenangaben über die Bevölkerung in Gebieten großer Höhen zu geben. Oberhalb 2000 m gibt es weite bewohnte Landstriche in Mexiko, Peru, Chile, Ecuador, Bolivien, Argentinien, Abessinien, Turkestan, Ladakh, Afghanistan, Baltistan, Tibet, Nepal, Bhutan und den Provinzen Szechuan und Sinkiang in China ebenso wie zahlreiche Niederlassungen in den Vereinigten Staaten Nordamerikas, in der Schweiz, im Kaukasus sowie in Kenya (Afrika). Oberhalb 2500 m mögen nach einfacher Schätzung etwa 20—30 Millionen Menschen leben, *über 3000 m etwa 10 Millionen Menschen.*

Besonders diese letzteren sind, aus physiologischen Gründen, vom Flachländer so verschieden, wie beispielsweise Kranke mit ausgeglichenem Herzfehler oder mit chronischer Schilddrüsenüberfunktion vom Gesunden. Es scheint mehr und mehr als ob solche Bewohner großer Höhe auch anders auf Drogen reagieren und daß sie *im Vergleich zum Flachländer von diesem so verschieden* sind, wie eine Klasse von Lebewesen von einer anderen. Man kann nur Vermutungen anstellen, was ausführlichere Untersuchungen an Bewohnern großer Höhen ergeben dürften, aber es scheint doch vorstellbar, daß durch solche Studien wir auch bessere Einsicht in viele krankhaften Veränderungen erhalten, wie sie als „Kompensation“ bei Herzkranken auftreten oder wie sie als Ausbildung gesteigerter Leistungsfähigkeit der Muskulatur, des Blutkreislaufes und der Atmung etwa beim Training sich einstellen. Auch die Entwicklung mancher die roten Blutkörperchen ergreifenden Krankheiten wie Polycythemia vera und perniziöse Anämie wird wenigstens teilweise verständlich.

3. Gesamtluftdruck und Sauerstoff-Partialdruck.

Fußend auf den grundlegenden Arbeiten Paul Berts (1878) nimmt heute die große Mehrheit der Sachkundigen an, daß vom Gesamtbarometrischen Druck vor allem das Verhalten des Sauerstoffpartialdruckes für das Auftreten krankhafter Erscheinungen in großer Höhe von Bedeutung ist. Es wird nicht bezweifelt, daß der pO_2 von primärer Wichtigkeit sei, es bestehen aber beachtliche Meinungsverschiedenheiten darüber, ob und wieweit der Gesamtdruck eine Rolle spiele.

Mosso (1904) berichtete über Verschiedenheiten im Verhalten der Atmung von Affen, wenn der pO_2 allein durch *Verdünnung von Luft mit Stickstoff* erniedrigt wurde, oder gleichzeitig eine Verminderung des barometrischen Druckes stattfand. Aggazzoti (1904) stellte fest, *daß eine Verschiedenheit in der pO_2-Schwelle bestand, bei der ein Orang-Utang von den Erscheinungen der Höhenkrankheit befallen wurde.* Haldane (1922) bemerkte an sich selbst, daß bei gleichbleibendem Alveolar pO_2 die Zeichen des Sauerstoffmangels geringer waren, wenn er bei einem niedrigeren Barometerdruck als 760 mm atmete und versuchte dies mit einer Begünstigung der O_2-Diffusion in die Alveolen *bei niedrigem Gesamtluftdruck zu erklären.*

Im Durchschnitt ergeben neuere Forschungen gute Übereinstimmung darin, daß die Auswirkung eines gegebenen pO_2 nicht unabhängig vom Gesamtluftdruck ist. Verschiedenheiten *im Anteil und Wechsel des pO_2* schwächen die Beweiskraft mancher Versuche ab (Kaiser 1928), *so wäre es nicht sehr überraschend, wenn schon ein schneller Wechsel des Gesamtdruckes auf etwa 130 mm Hg allein, selbst unter der Bedingung, daß als Atmosphäre fast reiner Sauerstoff vorhanden wäre, einige krankhafte Wirkungen im Vergleich zum Verhalten bei Einatmung gewöhnlicher Luft hervorbringen würde* (Talenti 1929). Talentis Versuchspersonen zeigten keine Veränderung bei einem Gesamtdruck von 148 mm, mit 97% Sauerstoff, wurden jedoch bei 105 mm zyanotisch, zitterten und waren krank. Dies wurde von Winterstein (1933) bestätigt. Er bemerkte ferner eine Abnahme des Atemvolumens, wenn bei gleichbleibendem normalem pO_2 lediglich der Gesamtdruck erniedrigt wurde. Margaria (1928) fand, daß der Tod von Tauben schon bei einem höheren pO_2 eintrat, wenn der Gesamtdruck niedrig war, als wenn ein normaler oder gar hoher Gesamtgasdruck bestand. Gegenteilige Ergebnisse bei Ratten wurden von Behague, Gasaux und Richet (1928) berichtet. *Nach den Angaben der letzteren* liege der „oxypression mortelle" etwa bei 30 mm Hg mit einem Gehalt von 20—40% O_2, *dagegen betrage bei einem Gehalt von 10% Sauerstoff der minimale mit der Erhaltung der Lebensvorgänge verträgliche pO_2 zwischen 10 und 20 mm Hg.*

Die Versuche von Anthony, Atmer und Heitz (1936) an 20 jungen Männern beweisen endgültig, daß das Einsetzen der Höhenkrankheit praktisch unabhängig vom Gesamtluftdruck ist, wenn der Sauerstoff-Partialdruck sehr schnell erniedrigt wird. Zweifellos hat die Luftdichte einen großen Einfluß auf die Atmungsvorgänge insofern, als bei geringer Dichte die Diffusion gefördert wird. Diese Erscheinung kann physikalisch sowie an klinischen und experimentellen Beobachtungen beim Menschen bewiesen werden (Barach 1934, 1935, 1936). Man sollte erwarten, daß die Verminderung der Luftdichte bei niederem Druck eine Wirkung habe, die nicht unähnlich der Verminderung der Dichte ist, welche man durch Beimengung von Wasserstoff oder Helium erhält. *Dies ist aber nur angenähert der Fall.* Barachs Studien mit Heliummischung machen es bereits wahrscheinlich, daß nicht zum wenigsten etwas von der dem Asthmatiker lang bekannten wohltuenden Wirkung großer Höhen das direkte Ergebnis einer Verminderung des Barometerdruckes ist (s. S. 657, Höhenklima als Heilfaktor).

4. Bedeutsame Faktoren in großer Höhe außerhalb des pO_2.

Abgesehen von der Verminderung des Sauerstoffpartialdruckes gibt es noch andere kennzeichnende Auswirkungen großer Höhenlagen, die ihr Klima von dem des Hochlandes physikalisch unterscheiden (s. A. Loewy 1932, S. 12—63).

Die Luftdichte ist im Verhältnis zum Luftdruck vermindert. Dies bedeutet eine Verminderung im Reibungswiderstand bei der Atmung (siehe weiteres unter „barometrischer Druck gegen O_2-Druck"). Die Stärke der Sonnenbestrahlung ist gesteigert, vor allem im Ultraviolettbereich. Die größte *Zunahme der Strahlungsintensität tritt in den ersten 1000 m oberhalb des Meeresspiegels auf; sie ist besonders stark im Winter.* Die Lufttemperatur sinkt im Verhältnis zur Höhenlage ab, dagegen steigt die Temperatur der Gegenstände bei direkter Sonnenbestrahlung relativ an. In größerer Höhe besteht auch eine erhebliche Steigerung der täglichen cyclischen Temperaturdifferenz. Der Feuchtigkeitsgehalt der Luft ist im allgemeinen niedrig und der relative Sättigungsgrad bei 37° ausgesprochen gering. An ungeschützten Plätzen ist die Windgeschwindigkeit gewöhnlich gesteigert und auf den Gipfeln sehr hoher Gebirge ist der Wind eines der übelsten Beigaben für den Gebirgler. Die Gesamt-Ionisation der Luft ist gesteigert. Verschiedenheiten in dem Ladungsverhältnis gegenüber dem Erdboden sind in großer Höhe ausgeprägter als im Tiefland.

Allen obengenannten Faktoren, einzeln oder *im Zusammenwirken,* hat man besondere Bedeutung *in der Physiologie* des Menschen in großen Höhen zugeschrieben. Jeder Gebirgskundige kennt die Gefahr des Frostschadens durch den Wind, welcher zum großen Teil nur dadurch solche Stärke erreichen kann, daß in großer Höhe erhöhte Windgeschwindigkeit und vermehrte Trockenheit der Luft die auskühlende Wirkung gegenseitig verstärken (siehe unter Frostschäden). Von den anderen Faktoren, abgesehen von der Bedeutung des niederen pO_2 *können hier nur die besprochen werden, welche die besondere Aufmerksamkeit* der älteren Sachbearbeitern erregt haben.

Kestner (1921) hegte die Anschauung daß die starke Ultraviolettstrahlung als ein Faktor in der Entstehung der Bergkrankheit sowohl als in der Auslösung der Höhenpolycythämie zu werten sei; *wenngleich natürlich die Ultraviolettstrahlung eine gewisse Rolle spielen könnte, kann diese jedoch nur sehr untergeordnet sein,* denn es entstehen Bergkrankheiten sowie Blutvermehrung ebensosehr hinter geschlossenen Türen auf großer Höhe, wie in Unterdruckkammern ohne Ultraviolettstrahlungseinfluß.

Caspari (1902, ebenso Zuntz, Loewy, Müller und Caspari 1906, S. 464) regten die Frage an, ob nicht Schwankungen in der Luftionisation als ursächlicher Faktor im Auftreten periodenhafter Bergkrankheit in Höhen über 4500 m zu werten seien. Es scheint sicher, daß Veränderungen der Luftfeuchtigkeit in großer Höhe erhebliche Änderungen der Ionisation hervorrufen. Ob aber diese mit dem Wesen der Bergkrankheit etwas zu tun haben, ist eine andere Frage. Unter den Minenbewohnern, welche über 3500 m in den Anden leben, ist der Glaube an „Soroche"-Tage oder „Soroche"-Perioden weit verbreitet. *Wir selbst kennen mehrere Minen,* wo es üblich ist, in den Wohnräumen Wasser zum Kochen zu bringen, um zu solchen Zeiten Bergkrankheit zu verhindern. Wissenschaftliche Unterlagen für solche Ideen und Handlungen liegen nicht vor.

Eine Anzahl von Bearbeitern (siehe u. a. DORNO 1927) haben den Heilwert der Luftionisation im Gebirge trotz wenig tatsächlicher Beweismittel nachdrücklichst betont. DESSAUER (1931) berichtet von Versuchen, in denen er fand, daß eine hohe negative Ladung, wie man sie an trockenen Tagen in großer Höhe antrifft, die Atmungstätigkeit, den Sauerstoffverbrauch sowie den Blutdruck herabsetzen. Positive Ladung der Luft soll den entgegengesetzten Einfluß haben. Andrerseits wieder behauptete SCHRÖTTER (1924), daß hoch ionisierte Luft den Stoffwechselumsatz steigere. STOKLASA (1933) schließlich stellte die recht phantastisch klingende Behauptung auf, daß der Radioaktivität der Luft in großer Höhe die Schuld an einem relativ großen Auftreten von Lungenkrebs in gewissen Gebirgsgegenden zuzusprechen sei. Er glaubte, daß Radiumbehandlung die Lungen „sauer mache“ und daß solche Säuerung sich auch in großer Höhe ereigne.

5. Theorien über den Akklimatisierungsvorgang.

Wo der Bewohner des Flachlandes, der in große Höhen gelangt, in einen Zustand schwerer Krankheit oder selbst in Gefahr des Todes allein durch die Klimaänderung gerät, kann der Akklimatisierte sogar harte Arbeit verrichten und doch mäßiggradiges Wohlleben haben. Was ist der grundsätzliche Unterschied zwischen beiden? Wir betrachten es als unsere wesentlichste Aufgabe, in der vorliegenden Abhandlung den Beweis zu führen, daß eine große Zahl, wenn nicht mehr oder weniger alle physiologischen Vorgänge im Körper durch große Höhenlage verändert sind und daß solche Akklimatisierung eine Anpassung vieler Organe erfordert. In früherer Zeit allerdings bestand die Neigung, eine verschiedene Zahl einzelner Lebensvorgänge als die wesentlichsten oder einzigen Faktoren anzuschauen, welche bei der Akklimatisierung von Bedeutung sein sollten. In diesem Abschnitt werden wir sie kurz darstellen, und eine Zusammenfassung der wichtigsten Veränderungen geben, die als Folge des Einsetzens und der Entwicklung der Akklimatisierung ausgelöst werden. Unter dem Eindruck der Entdeckung, daß längeres Verweilen in großer Höhe einen Anstieg im Hämoglobingehalt des Blutes hervorruft, wurde angenommen, daß die damit verbundene Vermehrung der Möglichkeit des Sauerstofftransportes im Blute die Grundlage des Akklimatisierungsvorganges darstelle. A. MOSSO (1899) wandte dagegen ein, daß Polyglobulie keinesfalls Bergkrankheit verhindere, andererseits der CO_2-Verlust des Körpers in großer Höhe wichtige Folgen haben müsse, die jede derartige Theorie zu berücksichtigen habe. MOSSO hatte keine klare Unterscheidung zwischen Akklimatisation und einfachem Widerstand gegen Bergkrankheit, immerhin dürfte jede Theorie der Akklimatisation von seinen Schriften beeinflußt sein. Gemäß seiner Vermutung, daß Bergkrankheit das Ergebnis von „Akapnie“ sei, das heißt eine Folge des CO_2-Verlustes aus dem Körper und vor allem aus dem Blute, müßte man annehmen, daß Klimaanpassung in der Verhinderung oder Verminderung dieses CO_2-Verlustes bestehe. Auf solch einfache Form gebracht ist diese Anschauung wenig wert, wird sie aber auf den Säure-Basen-Haushalt übertragen, und eine primäre Störung des CO_2-Puffersystems angenommen, so ist dies zweifellos eine wichtige Voraussetzung für die Entwicklung der Akklimatisation. (Siehe ferner unter „Säure-Basen-Haushalt“ sowie unter „Soroche“).

Die Überventilation, welche kurze Zeit nach Eintreffen in großer Höhe einsetzt, vermindert den CO_2-Partialdruck (pCO_2) der Alveolarluft mit einer daraus folgenden Abnahme des Blut-pCO_2 sowie eines CO_2-Verlustes aus allen Körpergeweben. Da der größte Teil des CO_2 im Körper in der Form HCO_3^- und $BHCO_3$ auftritt („B“ soll den Basenanteil ganz allgemein bezeichnen), so kann der CO_2-Verlust dargestellt werden als: $HCO_3^- \rightarrow CO_2 + OH^-$; dies bedeutet eine Hinneigung des gesamten Systems zu erheblicher Alkalinität, sofern nicht Schutz und Kompensationsmaßnahmen einsetzen. BARCROFT (1923, 1925) führte an, daß schon die abnorm alkalische Blutreaktion an sich (Alkalämie) eine kompensatorische Bedeutung habe, indem die Sauerstoffaffinität des Blutes infolge Alkalämie vermehrt würde und so eine erheblichere Sättigung des Blutes bei gleichem pO_2 erfolge. Andernorts (Hämoglobin-Sauerstoff-Dissoziationskurve) werden wir zeigen, daß erstens keine Alkalämie bei voll angepaßten Personen in großer Höhe nachweisbar ist, zum andern, daß in jedem Falle Alkalämie nur von zweifelhaftem Werte wäre, würde sie doch eine Neigung zur Immobilisierung des Sauerstoffes im Blut hervorrufen.

Nur beim nichtakklimatisierten Menschen findet man in großer Höhe im allgemeinen Alkalämie leichten Grades. Bei länger fortgesetztem Aufenthalt in großer Höhe ist der HCO_3^--Wert im Körper bis zu einem Grade vermindert, welcher der geänderten Atmung entspricht. Die Wiederherstellung des normalen p_H im Blute ist von den Nieren bewerkstelligt, welche einen ungewöhnlich alkalischen Harn absondern. All dies erfordert viele Tage oder selbst Wochen, aber das Erreichen eines relativ normalen Blut-p_H bedeutet noch nicht, daß eine volle Akklimatisierung vollendet ist. Die Wiederherstellung des Säure-Basen-Gleichgewichtes ist lediglich ein Teil der Anpassungsvorgänge und es erfordert geraume Zeit ehe von voller Akklimatisierung gesprochen werden kann.

HALDANE (DOUGLAS, HALDANE, Y. HENDERSON u. SCHNEIDER, HALDANE 1935) stellten die Anschauung auf, Gewöhnung an große Höhe sei vor allem das Ergebnis einer sich ausbildenden Sauerstoffsekretion in den Lungen, durch welche der pO_2 im Blute auf relativ normaler Höhe gehalten werden, trotz niederen pO_2 in der Einatmungsluft und in der Alveolarluft. Diese Theorie wurde erheblich schon durch BARKROFTs Werk ins Wanken (1925) und schließlich durch die Chile-Expedition zu Fall gebracht. Der aktuelle pO_2 im Blut ist niemals höher als in der Alveolarluft, selbst bei völlig angepaßten Menschen zwischen 5000 und 6000 m (siehe „Gaswechsel in den Lungen“).

Ein viel gebrauchtes Argument betreffend die Akklimatisation war, daß ein niederer Sauerstoffgehalt des Blutes mit den Lebensvorgängen nicht vereinbar sei und daß deshalb in großer Höhe Mechanismen am Werke sein müßten, deren Aufgabe es wäre, die Blutsauerstoffsättigung auf höherer Stufe zu halten, als man nach dem pO_2 der Einatmungsluft erwarten sollte. Es ist jetzt geklärt, daß es eine der wesentlichsten Eigentümlichkeiten des Anpassungsvorganges ist, den Betroffenen zu befähigen bei einer Sauerstoffsättigung des arteriellen Blutes von 70, 60, ja selbst 50% zu leben und selbst zu arbeiten (siehe „Sauerstoffsättigung des arteriellen Blutes“).

Zur Akklimatisierung müssen mindestens drei Vorbedingungen erfüllt sein.

1. Wiederherstellung des Säure-Basen-Gleichgewichtes, so daß Blut- (und Gewebs-) p_H normal und konstant sind, selbst bei starkem Absinken der Alkalireserve (siehe „Säure-Basen-Haushalt“).

2. Veränderung des Oxydo-Reduktions-Systems, so daß Gewebsoxydationen ohne jede Schwierigkeit bei niederem pO_2 von statten gehen.

3. Erhöhung der Hämoglobin-Konzentration des Blutes, so daß ständig die normale Gesamtsauerstoffmenge des Blutes zur Verfügung steht, selbst wenn die Sättigung des Hämoglobins unternormal ist (s. „Sauerstofftransport im Blut"). Im Zusammenhang mit dem Vorangehenden stehen wahrscheinlich folgende Prozesse:

4. Die Entwicklung der „Bradykardie", durch die eine zu starke Beschleunigung der Herzaktion verhindert wird. Hierdurch wird das Herz gegen unnötige Überanstrengung geschützt (s. „psycho-motorische Funktionen und vegetatives Nervensystems" sowie „Blutkreislauf").

5. Vermehrte Gefäßversorgung der Gewebe, wodurch sich der Weg für die Sauerstoffdiffusion vom Blut zu den sauerstoffhungrigen Geweben verkürzt.

6. Gesteigerte Ausbildung der Atmungshilfsmuskulatur, vor allem der Intercostalmuskeln und des Zwerchfells, so daß eine gesteigerte Ventilation ohne Ermüdung ausgeübt werden kann (s. „Lungen und Brustkorb").

Schließlich mag sich auch eine Änderung der Empfindlichkeit des Atemzentrums einstellen (s. „Gaswechsel in den Lungen").

6. Die Chile-Expedition 1935.

Ein großer Teil dieser Abhandlung beruht auf jenen Ergebnissen, welche von der Internationalen Höhenexpedition in Chile 1935 erhalten wurde. Die von der Expedition veröffentlichten Schriften haben wir im Schrifttum mit einem Sternchen * bezeichnet. Den Leitgedanken sowie die angewandten Methoden haben wir schon andernorts dargelegt (KEYS 1936 A, B). Hier seien nur einige allgemeine Bemerkungen angeführt.

Die Expedition wurde von folgenden Universitäten gestellt: Harvard, Kopenhagen, Cambridge, Duke (Durham, North Carolina), Columbia (New York) und Chicago. Beteiligt waren 10 Forscher, welche die Fächer Physiologie, Biochemie, Medizin, Psychologie und Zoologie vertraten[1].

Mehrere Monate wurden auf Meeresspiegelhöhe verbracht. Diese Vorbereitungszeit umfaßte sorgfältige Untersuchungen des physiologischen, biochemischen und psychologischen Charakters der einzelnen Teilnehmer der Expedition. Weitere Studien an den Mitgliedern wurden noch einmal, mehrere Monate nach Rückkehr auf Meereshöhe vorgenommen. Die in Chile eingerichteten Höhenstationen seien in beifolgender Tafel aufgeführt.

Tabelle 1.
Die von der internationalen Höhenexpedition 1935 in Chile eingerichteten Versuchsstationen:

Station	Aufenthaltsdauer	Korr. Luftdruck mm Hg	Höhe m
Chuquicamata	8. 4.— 4. 6.	543	2810
Ollagüe	5. 6.—13. 6. 25. 6.—18. 7.	489	3660
Collahuasi (Montt) . .	13. 6.—25. 6.	429	4700
Aucanquilcha	26. 6.—15. 7.	401	5340
Punta de Cerro . . .	29. 6.—14. 7.	356	6140

Endgültige Abreise von Chile 17. 8.

[1] Außer dem Verfasser nahmen folgende Herren an der Expedition teil: Drs. E. S. GUZMAN-BARRON, E. Hochwürd. CHRISTENSEN, D. B. DILL, H. T. EDWARDS, W. H. FORBES, F. G. HALL, ROSS A. MCFARLAND, BRYAN H. C. MATTHEWS und J. H. TALBOTT.

Wie man sieht, wurden 4 Monate in Höhenlagen zwischen 2810 und 6150 m verbracht. Außerdem wurden einige Versuche in Morococha (4361 m) in Peru unternommen, sowie während einiger Flüge in Höhen zwischen 4000 und 5000 m zwischen Santiago, (Chile) und Buenos Aires (Argentinien).

Eine vollständige Ausrüstung der Expedition mit Haldane-Gasanalysatoren, Van Slyke-Blutgasmaschinen, Glass-Elektroden, Zweirad-Ergometer, Konstant-Temperaturbad, veränderbarem Frequenzaudiometer, Reaktionsmesser u. a. wurde in einem Sonderzug von 4 Wagen untergebracht, der bis Callahuasi (4700 m) gelangte. In Aucanquilcha (5340 m) war das Laboratorium in einem komfortablen Haus untergebracht. Die Blutgasproben wurden von Punta de Cerro (6140 m) zu dieser Station zwecks Bestimmung herabgesandt. Mit Ausnahme der höchstgelegenen Station (Punta) waren die Lebensbedingungen durchaus angenehme, so daß äußere Faktoren, abgesehen von der Höhenlage, weitgehend ausgeschlossen werden konnten.

Die Mitglieder der Expedition waren in erster Linie Untersuchungsobjekte. Außerdem aber wurden noch etwa 50 Eingeborene (Dauerwohner, 35 davon in 5340 m) eingehend untersucht; gleicherweise auch eine Anzahl von Flachland- sowie Hochlandtieren, welche die Expedition mit sich führte. Alle diese Studien wurden in völliger Ruhelage sowie bei einer Standard-Arbeitsleistung am Ergometer vorgenommen. Arterielle Blutentnahmen wurden für den größten Teil der Blutuntersuchungen verwandt und die technische Exaktheit dieser Untersuchungen war nur um ein geringes derjenigen unterlegen, wie sie in einem erstklassigen Laboratorium auf Meereshöhe erhaltbar ist.

II. Physiologische Veränderungen in großer Höhe.

1. Der Gesamtstoffwechsel.

Vielleicht der einfachste Weg für den Organismus, sich an eine größere Höhe zu gewöhnen, würde eine Herabsetzung des Gesamtstoffwechsels sein. Dies kommt aber niemals vor. Loewy, Loewy und Zuntz (1897) zeigten, daß der Grundumsatz auf Meereshöhe in Unterdruckkammer und Alpenhöhe praktisch der gleiche ist. Eine leichte Erhöhung in der Gnifettihütte (3620 m) könnte durch einen Mangel entsprechender Grundbedingungen (absolute Ruhe usw.) erklärt werden. 1926 bestätigte Loewy die Tatsache, daß trotz gesteigerter Ventilation der Grundumsatz in mäßig großer Höhe nicht verändert ist. Dies muß als im großen und ganzen, wenn auch vielleicht nicht absolut, zutreffend bezeichnet werden. Wittkower und Wolfer (1934—1935) fanden nur geringe und verschiedenartige Veränderungen des Grundumsatzes beim Asthmatiker.

Durig (1905), Jaquet (1925), Kestner und Schadow (1927), Bonnardel und Liberson (1932) sowie Ewig und Hinsberg (1935) berichteten über leichten Anstieg (5—10%) des Grundumsatzes in Höhen von 1600—3460 m. Viale (1923) beobachtete einen anfänglichen Anstieg des Grundumsatzes.

Der Grund eines leichten Anstiegs im Grundumsatz wäre eigentlich gut verständlich, muß doch durch die verstärkte Tätigkeit der Atemmuskulatur (Nielson 1936) sowie des Herzmuskels beim Unakklimatisierten ein Sauerstoffmehrbedarf entstehen. Nimmt man noch einen Anstieg des Muskeltonus hinzu (s. unter Muskelkraft und Ermüdung) sowie die Möglichkeit einer Reizwirkung der stärker ionisierten Luft (Schroeter 1924), so könnte dafür eine Vermehrung um 5 bis 10% wohl in Rechnung gestellt werden.

Der Gesamt-Tagesstoffwechsel ist gewöhnlich bei sitzender Lebensweise und in nur mäßig großer Höhe, wahrscheinlich durch eine etwas mehr erregende Umgebung verursacht, vergrößert (LOEWY 1926). Bei Muskelarbeit ist das erreichbare Maximum des Sauerstoffverbrauchs ungefähr im Verhältnis zur Abnahme des pO_2 in der Luft (FORRER und GOLDBERGER 1934, CHRISTENSEN 1937) vermindert. Es wäre zu erwarten, daß in sehr großen Höhen infolge der übermäßigen Beanspruchung des Zwerchfells, der Intercostalmuskeln sowie des Herzens die Leistungsfähigkeit angestrengter Muskeltätigkeit vermindert sei. Ein Anstieg der Arbeitskosten als Steigerung des Sauerstoffverbrauchs wurde tatsächlich von ZUNTZ u. a. 1906 berichtet, ebenso DURIG 1909, jedoch als eine bloß vorübergehende Erscheinung vor der erreichten Akklimatisierung von HERXHEIMER u. a. (1933) angesehen. ,,Keine Änderung" — verglichen mit dem Flachland — bemerkten EWIG und HINSBERG (1933), und zwar in der O_2-Einnahme weder während noch nach der Arbeit in 3460 m. CHRISTENSEN (1937) stellte fest, ,,daß die O_2-Aufnahme pro kgm geleistete Muskelarbeit in allen untersuchten Höhen (bis 5340 m) annähernd die gleiche war". Immerhin zeigen seine Ergebnisse doch eine, wenn auch nur mäßig sich auswirkende Neigung zur Abnahme der Leistungsfähigkeit in großer Höhe.

Die Art der umgesetzten Stoffe sowie der Verlauf des Verbrennungsvorganges scheinen im ganzen in großen Höhen nicht verändert. Sieht man vom ,,CO_2-Abblasen" des Organismus vor erreichter Akklimatisierung ab, bestehen keine Besonderheiten im respiratorischen Quotienten (s. u. a. BONNARDEL und LIBERSON 1932, HERXHEIMER u. a. 1933, EWIG und HINSBERG 1933). Der N-Stoffwechsel ist nicht gestört, mit Ausnahme einer durch Alkalämie ausgelösten Abnahme der Ammoniakausscheidung im Harn. Auch der Eiweißstoffwechsel ist unverändert (GRAFE 1923, SINGER 1929). Die Erwägung, daß Milchsäure und andere organische Säuren veränderte Umsetzung erleiden (KAULBERSZ 1928, SINGER 1929) ist im Abschnitt ,,Milchsäure" behandelt worden. In großer Höhe wie im Flachland hält die Milchsäurebildung mit dem Gesamtstoffwechsel Schritt. Das Verhalten des Blutzuckers gibt einen Einblick in den Zuckerstoffwechsel. ABDERHALDEN beobachtete in Ruhe bei niederem pO_2 keine Veränderung (u. a., 1927) ebensowenig FRENKEL-TISSOT (1930). Im allgemeinen wird aber in größeren Höhen bei nichtangepaßten Leuten ein Anstieg des Blutzuckers festgestellt (GOLDBERGER 1929, FERRALORO 1929, MEDON 1932, BAIČENKO und KRESTOWNIKOFF 1932 A). FORBES (1936) fand einen leichten mittleren Ruheanstieg des Blutzuckers in längeren und sorgfältig durchgeführten Untersuchungsreihen für Höhen bis 6140 m. Tierversuche führten zu einander widersprechenden Ergebnissen. Bei 2 Männern war in 5340 m die Zuckertoleranz stark angestiegen; sie hatten vorher schon mehrere Monate in großer Höhe verbracht. FORBES fand das Verhalten des Blutzuckers in Arbeit am Zweiradergometer in allen Höhen etwa das gleiche. Auf starke Labilität und schnellen Umsatz der Kohlehydrate in großer Höhe wurde aus Versuchen an Hunden nach Phlorrhizin Einspritzung von MONTUORI, SAPEGNO und EGIDI (1934) geschlossen.

Veränderte Phosphorausscheidung in großer Höhe berichteten BAIČENKO und KRESTOWNIKOFF 1932; es ist möglich, daß die nichtkontrollierten Versuchsbedingungen hier ursächlich mitspielen, vielleicht aber kommt auch die Alkalämie des Unakklimatisierten in Frage.

Veränderungen in der Temperatur-Reaktion von Kaninchen gegen Insulin, Adrenalin und Tetrahydronaphthylamin mögen Störungen im Kohlehydrathaushalt möglich erscheinen lassen (Holmquist 1934 A). (S. Therapie in großer Höhe.)

Der Fettstoffwechsel in großer Höhe ist bisher so gut wie unerforscht. Lediglich Wischnowitzer untersuchte Kaninchen (1936) in einer Unterdruckkammer und fand deutlichen Anstieg des Cholesterins in Plasma und in den roten Blutkörperchen. Das Maximum in den Zellen war bereits nach wenigen Tagen erreicht, im Plasma dagegen nach etwa 1 Monat. Wischnowitzer glaubt, daß sowohl der niedere pO_2 wie der niedere barometrische Druck hierbei ursächlich einwirken.

2. Der Gasstoffwechsel in den Lungen.

In großer Höhe entstehen für den Körper vor allem folgende Schwierigkeiten. 1. Die Zufuhr genügender Sauerstoffmengen zu den Geweben. 2. Die Zufuhr dieses Sauerstoffes zu den Geweben unter ausreichendem Druck. Der Gaswechsel in den Lungen ist, um diesen Schwierigkeiten zu begegnen, dabei von der größten Bedeutung. Viele Jahre hat Haldane an der Theorie festgehalten, daß in großer Höhe das Lungengewebe aktiv Sauerstoff ins Blut sezerniere und daß Anpassung an Höhenklima grundlegend in der verstärkten Ausbildung dieses Mechanismus bestehe. Haldane hatte für diese Annahme drei Gründe. 1. Nahm er an, daß Gewebszellen nicht imstande wären zu existieren oder gar eine Funktion auszuüben, wenn der Druck des ihnen mit dem Blut zugeführten Sauerstoffes stark erniedrigt sei, ganz unabhänig von der Sauerstoffgesamtmenge im Blut. 2. Hatte er recht überzeugendes Tatsachenmaterial gesammelt, das beweisen sollte, daß die Sauerstoffsättigung des arteriellen Blutes in großer Höhe nicht dem Maße der Abnahme des barometrischen Druckes entsprechend verringert sei. 3. Gab er experimentelle Ergebnisse bekannt, die man dahin auslegen konnte, daß der pO_2 des arteriellen Blutes in großer Höhe höher sei als der pO_2 der Alveolarluft.

Haldanes erstes Argument ist leicht zu widerlegen. Es ist heute unzweifelhaft, daß Gewebe bei nur mäßiger Anpassung schon bei einem Sauerstoffdruck von nur 50—60% gut seine Funktion erfüllen kann. Was den dritten Grund anbelangt, ist es jetzt sicher, daß der pO_2 des arteriellen Blutes nicht den pO_2 der Alveolarluft übertrifft, selbst nicht bei bester Klimagewöhnung und in extrem großer Höhe (s. Dill Christensen und Edwards 1936). Immerhin ist dann die Spanne zwischen Alveolar- und arteriellen pO_2-Werten stark verkleinert. Auf Meeresspiegelhöhe ist der arterielle pO_2 des Durchschnittsmenschen in Ruhe etwa 20 mm Hg niedriger als der der Alveolarluft. In großer Höhe ist diese Differenz vermindert, so daß oberhalb 4000 m sie gewöhnlich weniger als 5 mm beträgt (s. auch Sarr und Kramer 1935). Die Tabelle, enthaltend die Mittelwerte der während der Chile-Expedition erhaltenen Ergebnisse, mag dies erläutern.

Tabelle 2. Sauerstoff-Partialdruck (pO_2) in mm Hg für verschiedene Höhenlagen. Mittelwerte bei Ruhe.

	Höhe (m)			
	0	4700	5340	6140
Alveolar-pO_2 . . .	100	46,9	42,3	37,7
Arterieller pO_2 . .	80	43,5	43,1	35,0
pO_2-Differenz . . .	—20	—3,4	—0,8	—2,7

Es ist nicht möglich eine endgültige Erklärung für das Absinken des pO_2-Quotienten in großer Höhe zu geben. EWIG und HINSBERGs Kalkulationen, die 1931 niedrige Quotienten auch in niederen Höhenlagen aufzeigten, können in Anbetracht der direkten Beobachtungen DILLs u. a. 1931, SARR und KRAMERs (1935), DILL, CHRISTENSEN und EDWARDs (1936) nicht als gültig angenommen werden. HALDANE und PRIESTLEY (1935) geben ebenso wie DILL, CHRISTENSEN und EDWARDS (1936) gute Gründe dafür, daß diese Druckdifferenz nicht als echter Diffusionsquotient angesehen werden kann. HALDANE vermutete, daß bei völliger Ruhe auf Meeresspiegelhöhe die Luftverteilung eine unvollkommene sei. DILL, CHRISTENSEN und TALBOT glauben, HALDANEs Theorie müsse falsch sein, weil in Ruhe auf Meeresspiegelhöhe weder ein Anstieg der Lungenventilation noch auch ein mäßiger Anstieg des pO_2 der Einatmungsluft die arterielle Sauerstoffsättigung erhöht. Es mag sein, daß wenn die Sauerstoffsättigung des Hämoglobins sich nahezu vervollständigt hat, sie sich in den Lungencapillaren derart verlangsamt, daß ein vollständiges Equilibrium nicht zustande kommt. Dies würde eine gewisse Erklärung für den hohen Quotienten in den Lungen für niedere Höhenlagen bedeuten, in denen der pO_2 an sich genügt, völlige oder doch fast völlige Sättigung des Blutes zu bewirken, aber ebenso für das Absinken des Quotienten für die Höhenlagen bei denen der pO_2 auch bestenfalls nur teilweise Sättigung bewirken kann. SARR und KRAMER meinen, daß in großer Höhe die respiratorisch wirksame Oberfläche der Lungen sich vergrößere, aber diese Ansicht ist im Prinzip nicht allzu verschieden von HALDANEs Erklärung für die unvollständige Sättigung des arteriellen Blutes auf Meeresspiegelhöhe. TALENTI und MARGARIA (1927) verminderten die respiratorische Oberfläche von Meerschweinchen durch Einspritzung von Öl in die Pleurahöhlen. Einspritzung großer Mengen, welche erhebliche Verkleinerung der Lungenoberfläche bewirkten, verminderten die Fähigkeit der Versuchstiere niederen Sauerstoffdruck zu ertragen, Einspritzung kleiner Mengen dagegen hatten verhältnismäßig wenig Wirkung. Bekanntlich nimmt die Lungenventilation in großer Höhe zu. Dies verursacht ein Absinken des alveolären CO_2-Druckes. Die Verminderung des CO_2-Druckes ist direkt proportional der Verminderung des barometrischen Druckes und beträgt etwa 4,2 mm oder 10,5% des Meeresspiegelwertes für je 100 mm. Abnahme des barometrischen Druckes (FITZ, GERALD 1914). Der Prozentgehalt der Alveolarluft an CO_2 bleibt in allen Höhenlagen fast konstant, wie aus der folgenden Tabelle, die nach Ergebnissen aus den Alpen, den Rocky Mountains, den Anden und dem Himalaya aufgestellt ist, hervorgeht.

Tabelle 3.
Mittelwerte in mm Hg des Ruhe-Alveolardruckes in verschiedenen Höhen.

	Höhe (m)							
	Meeresspiegel	1000	2000	3000	4700	5340	6140	6860
Barometerdruck in mm Hg	760	650	590	530	429	401	356	330
Alveolardruck pCO_2	40	34,5	32	30	28	25,5	21,5	19,5
pCO_2 in % des Gesamt-Alveolardrucks	5,2	5,3	5,4	5,6	6,5	6,4	6,0	5,8

Die Abnahme des alveolaren CO_2-Druckes in großer Höhe ist naturgemäß als das Ergebnis der gesteigerten Ventilation zu betrachten; HERXHEIMER, KOST und Ryjaczek (1933) haben die Tatsache aufgezeigt, daß, wenn man das Atemvolumen als Gasvolumen bei 0 und 760 mm Hg berechnet, das Atemvolumen auf 3456 m verglichen mit dem auf Meeresspiegelhöhe nicht nur gesteigert, sondern im Gegenteil sogar vermindert sei. Das bedeutet, daß trotz gesteigerter Atmungsarbeit die in die Lungen gelangenden Sauerstoffmengen nicht mit denen auf Meeresspiegelhöhe vergleichbar sind. Herxheimer und Mitarbeiter meinen, daß dies wohl eine herabgesetzte Stimulisierung des Atmungszentrums in großer Höhe bedeute. Jedenfalls nehmen sie mit Bestimmtheit an, daß keine gesteigerte Empfindlichkeit des Atmungszentrums vorhanden sei. Trotzdem muß man dazu bemerken, daß diese Ansicht gewissermaßen den Ausgangspunkt aufhebt, denn ganz unzweifelhaft sind die Atembewegungen stark gesteigert und das Atmungszentrum ist in großer Höhe weit aktiver als auf Meeresspiegelhöhe, jedenfalls soweit es aktive Verstärkung der Atembewegung hervorruft.

Winterstein (1915, 1925) und Gollwitzer Meier (1928) haben lebhaft die These verfochten, daß die größere Aktivität des Atmungszentrums auf lokale Veränderung des Säure-Basen-Haushaltes im Gehirn zurückzuführen sei. Wintersteins Behauptungen [s. auch Winterstein (1934)] sind leider nicht recht beeindruckend im Hinblick darauf, daß seine Anschauungen von der Alkalireserve, welche den Hauptpunkt seiner Theorie darstellen, offensichtlich fehlerhaft sind.

Ein kleiner Teil der vermehrten Ventilation beim Höhenflug mag ein Ergebnis reflektorischer Reizung infolge des Bestreichens der Haut mit der frischen kalten Luft sein (Henderson u. a. 1935). Ein anderer sekundärer Faktor dürfte auch die verminderte Luftdichte darstellen, die in großer Höhe zu vermindertem Reibungswiderstand an der Oberfläche der Lungen- und Atmungswege führt und derart leichtere Atmung gewährleistet (s. Barach, 1936).

Christensen und Krogh (1936) haben eine deutliche Beziehung zwischen der Atmungsintensität und der Fähigkeit, niederen pO_2 in der Einatmungsluft für kurze Zeit zu ertragen, in Wiederatmungsexperimenten dargelegt. Sie fanden, daß ihre geeignetsten Versuchspersonen noch einen Druck $pO_2 =$ etwa 45 mm Hg ertragen konnten, während andere schon bei einem solchen von 68 mm Hg in der Einatmungsluft kollabierten. Bei Untersuchung ihrer Alveolar-Sauerstoffdruckes stellte sich jedoch heraus, daß eine kritische Schwelle von etwa 35 mm Hg für den Alveolar-pO_2 für alle Versuchspersonen Gültigkeit hatte. Durch Vermehrung der Ventilation vermochten „geeignete" Versuchspersonen das Fallen des Alveolar-pO_2 im Verhältnis zum Absinken des pO_2 in der Einatmungsluft zu verhindern. Hieraus schließen die Untersucher, daß Verschiedenheiten in der Fähigkeit niederen Sauerstoffdruck zu ertragen, zum mindesten für kurze Zeit im wesentlichen auf verschiedener Empfindlichkeit des Atmungszentrums beruhen.

Zweifellos sind zum Verständnis der Regulation der Atmung in großer Höhe beim angepaßten sowie unangepaßten Menschen noch weit mehr Untersuchungen notwendig. Der aktuelle Gaswechsel in den Lungen entspricht den gemäß der Vorgänge auf Meeresspiegelhöhe abgeleiteten Erwartungen. Eine Ausnahme stellt die Tatsache dar, daß bisher noch keine wirkliche Kenntnis darüber besteht, warum der Sauerstoffübertritt im Alveolus in großer Höhe wirksamer vor sich geht. Es scheint aber gut vorstellbar, daß die Antwort für diese letzte Unklarheit in der veränderten Geschwindigkeit zu suchen ist, mit der sich Sauerstoff mit Hämoglobin nahe dem Sättigungspunkt verbindet.

3. Die Bedeutung der Kohlensäure in der Atmungsluft.

Ein grundlegender Punkt der Mossoschen Theorie des Entstehens von Bergkrankheit durch „Akapnie" (CO_2-Verlust aus dem Körper) war Mossos Bericht, daß die Einatmung von CO_2 die Erscheinungen der Atemnot in einer Atmosphäre mit niederem O_2-Gehalt vermindere. Dieser günstige Einfluß von CO_2 wurde wiederholt, von MARGARIA (1928), CHILDS, HAMLIN und HENDERSON (1935), GELLHORN und SPIESMAN (1935), GELLHORN (1936), bestätigt. Der wohltätige Einfluß von CO_2 ist am stärksten bei einem Gehalt der Einatmungsluft von 3—5% ausgeprägt. Über 7% ist diese Wirkung stark abgeschwächt und oberhalb 12% hat CO_2 sogar eine schädigende Wirkung. GELLHORN führte (1937) einen großen Teil dieser Fähigkeit CO_2's zur Bekämpfung der Atemnot auf die Gefäßwirkung vor allem im Gehirn zurück. CO_2 hat einen spezifischen Angriffspunkt in der Erweiterung der Hirngefäße mit darausfolgender vermehrter Durchblutung [s. auch COBB und FREMONT-SMITH (1931), LENNOX und GIBBS (1932), GIBBS, GIBBS und LENNOX (1935)]. GELLHORN führt aus, daß der Krankheitserscheinungen verursachende Effekt des Sauerstoffmangels am ausgeprägtesten im zentralen Nervensystem sich auswirke. Aber auch der allgemeine Umlauf des Blutes wird durch CO_2 gesteigert, dies wird aus der vermehrten Rückströmung des venösen Blutes zum Herzen ersichtlich, eine Erscheinung, welche HENDERSON und Mitarbeiter (1935) auf eine Vermehrung des Muskeltonus zurückführen. Schließlich findet GELLHORN unter Sauerstoffnot eine vermehrte Ansprechbarkeit des vasomotoren Zentrums gegen CO_2. Es scheint kein Grund vorzuliegen daran zu zweifeln, daß durch Zuführung von CO_2 bei solchen nichtakklimatisierten Menschen, welche plötzlich einem niederen pO_2 ausgesetzt werden, die Atmung verbessert wird, und das Einsetzen des Kollapses hinausgeschoben oder sogar verhindert wird. Es bleibt aber nachzuweisen, ob dies auch bei teilweise Klimagewöhnten der Fall ist und ob diese Wirkung länger als wenige Stunden andauert.

4. Die Sauerstoffsättigung des arteriellen Blutes.

In großer Höhe sind Gesicht und Hände oft von blauer Farbe, besonders bei körperlicher Anstrengung, hieraus hat man seit langer Zeit geschlossen, daß der arterielle Blutsauerstoffgehalt verhältnismäßig niedrig sei. Die Ansicht erschien auch wissenschaftlich begründeter, je mehr die Kenntnis des Charakters der Sauerstoffdissoziationskurve des Blutes sich vermehrte. Technische Schwierigkeiten verhindern jedoch die genauere Erforschung der prozentualen Sättigung des Blutes in großer Höhe.

Auf Meereshöhe beträgt die Druckdifferenz zwischen Alveolarluft und dem Blut, das aus den Lungen kommt, etwa 20—25 mm Hg in Ruhe. Nimmt man eine ähnliche Druckdifferenz in großer Höhe an, würde die Berechnung der arteriellen Sättigung in, sagen wir 4000 m einen ganz unmöglich niederen Wert ergeben. Es waren wahrscheinlich Gründe dieser Art, die HALDANE veranlaßten, seine Theorie der Sauerstoffsekretion aus den Lungen aufzustellen. Als diese Theorie einmal entwickelt war, wurde es natürlich leicht, sich die Tatsache zu erklären, daß die arterielle Sauerstoffsättigung in großer Höhe nicht besonders niedrig ist (s. Gaswechsel in der Lunge). Es ist jetzt festgestellt, daß beim Gesunden die arterielle Blutsättigung stets zwischen 94 und 96% in Meereshöhe beträgt.

Gelegentliche Befunde von Abweichungen etwa bis 92, 93 oder 97 und 98% sind fragwürdig.

In Cerro de Pasco (4300 m) fanden BARCROFT und Mitarbeiter [1923, BARCROFT (1925), S. 59] Werte zwischen 82 und 91% Sättigung bei eingeborenen Dauersiedlern wie bei sich dort gelegentlich Aufhaltenden. Niedrig arterielle Sättigung stellte auch MONGE u. a. an Eingeborenen in 3720 m Höhe fest, ebenso DILL u. a. in 3000 m, HURTADO in 3720 m und 4520 m (1932). Eine große Reihe von Messungen der arteriellen O_2-Sättigung wurden von der Chile-Expedition vorgenommen (s. DILL, CHRISTENSEN und EDWARDS 1936). Die beifolgende Tafel faßt alle bisher erhaltbaren und annehmbaren Befunde zusammen, die arteriellem Blut gesunder Männer (gewöhnlich Brachialarterie) entstammen und in doppelter Ausführung nach der Standardtechnik VAN SLYKEs untersucht wurden. Die Werte für 3050 m sind DILL u. a. (1931), die für 3720 m und 4520 m HURTADO (1932) und alle anderen der Chile-Expedition entnommen.

Tabelle 4.

	Höhe (m)								
	2810	3050	3660	3720	4520	4710	5340	5340	6140
Anzahl der Versuchspersonen	7	4	8	7	3	10	10	7	8
Mittlere O_2-%-Sättigung	92	90,6	86	89	83	78,0	76,2	76,2	65,6
Schwankungsbreite	87—94	89,4 bis 91,7	82—89	84—94	81—85	70,8 bis 85,0	67,6 bis 84,6	65,4 bis 81,6	55,5 bis 73,0
	V. A.[1]	V. A.	V. A.	Ei.[2]	Ei.	V. A.	V. A.	Ei.	V. A.

[1] V. A. Vorübergehende Anwesende; [2] Ei. Eingeborene.

Es ist anzuführen, daß die eingeborenen Dauerwohner in großer Höhe keine Neigung zu größerer Sättigung des arteriellen Blutes zeigen, als von Meereshöhe heraufgekommene Passanten, die geringer der Höhe angepaßt sind. Annehmbare Werte für das gemischte Venenblut in Ruhe auf großer Höhe liegen kaum vor. Einige wenige Messungen der O_2-Sättigung des aus der Armvene in Ruhe entnommenen Venenblutes wurden in Chile gemacht. Wir fanden um 20—40% niedrigere Werte, als im allgemeinen auf Meereshöhe.

Die arterielle Sättigung während körperlicher Arbeit ist in großer Höhe nur in wenigen Fällen gemessen worden. Drei Versuchspersonen hatten bei Benutzung des Zweirad-Ergometers einen O_2-Verbrauch von 1,8—2,09 l in der Minute. DILL u. a. (1931) beobachteten eine arterielle Sättigung von 82,2, 86,2 und 88,1% in 3050 m. Beobachtungen in Chile auf 3660, 4710 und 5340 m nahe dem Ende einer 10 Minuten dauernden Periode sehr anstrengender Tätigkeit am Ergometer, ergaben für die arterielle Sättigung Werte, die nur wenig unter den Ruhewerten der gleichen Höhenzone lagen. Dagegen war das venöse Blut des Armes sehr wenig gesättigt und es kann wohl kein Zweifel sein, daß etwa Beinvenenblut fast gar keinen O_2-Gehalt mehr aufgewiesen hätte.

Ein Wort sei über „Cyanose" gesagt. Es ist mehr und mehr offenbar, daß Cyanose ein ausgesprochen schlechter Wegweiser für die Erkennung der jeweiligen Sättigung des arteriellen Blutes mit Sauerstoff ist. GREENE (1932) konnte auf

[1] Während der Chile-Expedition wurden viele der untersuchten Personen mehr als einmal untersucht, so daß die Nummer der Beobachtungen größer ist, als in der Tafel angegeben.

dem Gipfel des Kamet (7740 m) nur wenig oder gar keine echte Cyanose bemerken. In Chile fanden wir nur geringes Zusammengehen von Sichtbarwerden der Cyanose und O_2-Gehalt des arteriellen Blutes. Oberhalb 4500 m ist geringe Cyanose stets in gewissem Umfang an Lippen und Fingernägeln bei Dauerwohnern und Passanten bemerkbar.

In 6140 m war Cyanose nur leicht und in eingehender Untersuchung bei verhältnismäßig gut Akklimatisierten sichtbar. Menschen, die von irgendeiner Form der Bergkrankheit befallen werden, zeigen dagegen deutliche Cyanose, selbst dann, wenn die arterielle Sauerstoffsättigung nicht übertrieben niedrig ist. Schließlich ist es bezeichnend, daß bei körperlicher Anstrengung in großer Höhe die Cyanose sehr ausgeprägt sein kann, obwohl die arterielle Sättigung nur wenig verändert sein mag. Die Pflaumenfarbe des Gesichts der Bewohner großer Höhen entsteht vor allem durch die Hautbräunung [1] sowie durch die sich ausbildende starke Vascularisation der Haut und nur zum Teil durch die gleichen Bedingungen, die gewöhnlich Cyanose hervorrufen.

5. Der Sauerstofftransport im Blut.

Den Mittelpunkt aller Erörterungen über die Wirkung großer Höhenlagen und die Möglichkeit der Gewöhnung an sie muß die Fähigkeit des Blutes bilden, Sauerstoff in den Lungen aufzunehmen und an die Gewebe abzugeben. Bevor die Fähigkeit des Hämoglobins, eine reversible Verbindung mit Sauerstoff einzugehen, völlig bekannt war, konnte Paul Bert (1879) schon zeigen, daß im Blut von Hochlandlebewesen eine Anreicherung von roten Blutkörperchen gegenüber dem Bewohner des Flachlandes stattfindet und daß beim Flachländer eine Änderung ähnlicher Art durch Einwirkung eines niederen barometrischen Druckes oder auch eines niederen Sauerstoffdruckes allein hervorgerufen werden kann.

Die Erörterung ist vereinfacht, wenn wir bemerken, daß die Messung der Hämoglobinmenge, wenn sie zuverlässig geschieht, zugleich eine Messung der Sauerstoffkapazität und umgekehrt darstellt. Mehr oder weniger können wir, wenigstens für die erste Schätzung, annehmen, daß der Blutfarbstoffgehalt eines einzelnen roten Blutkörperchens verhältnismäßig konstant bei gesunden Personen ist, so daß auch die Zählung der normal großen roten Blutkörperchen eine gute Schätzung der relativen Hämoglobinmenge gestattet [siehe auch Osgood und Hoskins (1927), Wintrobe (1929), Wintrobe (1929, 1933), Walters (1934)]; die genauere Art dieser Beziehung in großer Höhe werden wir später besprechen.

Viault (1890) berichtete über eine Zahl von etwa 8 000 000 roten Blutkörperchen pro Kubikmillimeter bei Einwohnern der Anden in 4392 m. Dies wurde als klare Bestätigung der Annahme angesehen, daß der wesentlichste ursächliche Faktor der Höhenwirkung auf den Organismus der niedere pO_2 sei und daß Akklimatisierung an diesen Zustand nur durch Anstieg der Hämoglobinkonzentration des Blutes im Verhältnis zur Verminderung des Sauerstoffdruckes erhaltbar sei. Beobachtungen in aufeinanderfolgenden minder hohen Zonen schienen diese Annahme weiterhin zu stützen. Müntz (1891)

[1] Selbst Dauersiedler weißer Farbe erhalten durch die starke Ultraviolettbestrahlung eine ausgesprochen dunkle Haut.

fand deutlichen Anstieg des Hämoglobin- (Eisen) Gehaltes bei Kaninchen in 2870 m und MIESCHER (1893) berichtete von deutlicher Erhöhung des Blutfarbstoffgehaltes im Blut auf 2000 m. Selbst in einer recht mäßigen Höhe von 1000 m wurde eine Zunahme der Zahl der roten Blutkörperchen gegenüber dem Tieflanddurchschnitt festgestellt (VAN VOORNVELD 1902). Eine Flut von Bestätigungen und Erweiterungen dieser Arbeiten hält bis heute an.

1901 entnahm JOLLY Blut während eines Aufstieges im Ballon in 4000 m Höhe und bemerkte eine Erhöhung der Zahl der roten Blutkörperchen um etwa 12%. Im selben Jahr stellte CALUGAREANU und HENRI während eines Ballonfluges Erhöhungen von 11—20% fest. Längere Zeit zurück (1893) hatten SCHAUMANN und ROSENQUIST beobachtet, daß die anfängliche Wirkung eines niedrigen pO_2 in einer Abnahme der Zahl der roten Blutkörperchen bestünde.

Solche große und schnell erfolgende Änderungen wie sie JOLLY, CALUGAREANU und HENRI bemerkt hatten, erregten den Verdacht auf Irrtum. Angriffe gegen die Verfasser erfolgten von drei Seiten und schon im folgenden Jahre. GAULE als erster (1902) stellte nur eine recht geringe Vermehrung der roten Blutkörperchen bei einem Ballonaufstieg fest. ABDERHALDEN (1902) wies zweitens nachdrücklich auf den Wasserverlust und im besonderen auf Austritt von Wasser aus dem Blut hin (siehe auch Blutmenge). Schließlich berichteten ARMAND-DELILLE und MAYER (1902), daß dieser starke Anstieg in der Zahl der roten Blutkörperchen lediglich auf Veränderungen im peripheren Blut zurückzuführen sei. Ähnliche Berichte folgten, in welchen festgestellt wurde, daß während Ballonfahrten und schnellen Bergaufstiegen das periphere Blut eingedickt wird, daß aber der Zellgehalt der Hauptgefäße verhältnismäßig konstant blieb oder sogar abnahm [LAPIQUE (1904), FOÁ (1904), ARMAND-DELILLE und MAYER (1904), HENRI und JOLLY (1904)]. LOEWY, LOEWY und ZUNTZ (1897) fanden große Änderungen im Gehalt des Blutes an roten Blutkörperchen vom Ohrläppchen, je nachdem sie das Blut in einer warmen Hütte oder im Schatten eines Gletschers in 3700 m Höhe entnahmen, so daß die peripheren Bluteindickungen teilweise als Kälteeinwirkung auf die peripheren Gefäße aufzufassen sind.

Bei Gleichhalten klimatischer Faktoren konnten ABDERHALDEN u. a. (1927) zeigen, daß die Verteilung der roten Blutkörperchen in den verschiedenen Gefäßen beim Hund in großen Höhen die gleiche ist wie im Flachland.

Neuere Untersuchungen haben ergeben, daß frühere Forscher den Anstieg der roten Blutkörperchenzahl etwas überschätzt haben. In 4500 m (Morococha) stellte HURTADO (1932) eine Mittelzahl der roten Blutkörperchen von 6 700 000 für 132 gesunde eingeborene Männer fest, TALBOTT (1936) fand 7,3 Millionen als Durchschnitt für 8 ebensolche gesunde Männer in 5340 m in Chile. Diese Befunde stimmen gut mit den Ergebnissen der anglo-amerikanischen Expedition in Peru überein, daß die Eingeborenen in 4200 m Höhe einen Gehalt an roten Blutkörperchen haben, der etwas größer als 6 000 000 ist (BARCROFT u. a. 1923). Von ähnlichen Höhen in Zentralasien werden (HINGSTON 1925) Werte bei der dort wohnenden Bevölkerung zwischen 7 und 8 Millionen für Capillarblut angegeben und HINGSTONs Werte müssen dieselbe Kritik erfahren, wie seinerzeit die von VIAULT (1890).

Bei weniger ausgesprochenen Höhen dürfte IZQUIERDOs Bericht über eine Vermehrung des mittleren Durchschnitts der Zahl der Roten in 2240 m bei den

Eingeborenen um 20% über die Werte bei Meereshöhe wohl eine Ausnahme darstellen. In 2650 m bemerkten HEILMEYER, RECKNAGEL und ALBUS (1933) ein mittleres Zellvolumen bei 22 Dauerwohnern, daß noch weniger als 10% über dem Normalwert für Jena lag. GERKE fand, daß bei langem Verweilen auf 1000 m der Gehalt an roten Blutkörperchen zum Normalwert der Meeresspiegelhöhe zurückkehrt. In 1524 m (Denver) untersuchten ANDRESEN und MUGRAGE sorgfältig 40 gesunde Männer und 40 gesunde Frauen. Seine Mittelwerte für rote Blutkörperchenzahl waren sehr ähnlich denen, die OSGOOD, HOSKINS und TROTMAN (1932) sowie WINTROBE (1933) an 493 gesunden Männern und Frauen auf Meeresspiegelhöhe als Standard ermittelt hatten.

In Chiquicamata (2810 m) in Chile war nur eine sehr geringe Zunahme der Zahl der roten Blutkörperchen bei den Bewohnern im Vergleich zu denen auf Meereshöhe festzustellen. Die folgende Tafel gibt die besten Schätzungen aller Quellen als die mittlere Zellzahl der Roten im venösen Blut von gesunden männlichen Bewohnern in Ruhe auf verschiedenen Höhen an:

Tabelle 5.

	Höhe (m)						
	Meereshöhe	1000	1500	2500	3500	4500	5500
Zahl der roten Blutkörperchen in Millionen pro Kubikzentimeter	5,3	5,4	5,5	5,8	6,2	6,6	7,3

Bei nur kürzere Zeit in größerer Höhe Weilenden sind die Befunde weit wechselnder, aber ganz allgemein pflegen die Werte in großen Höhen unter und vielleicht in mäßigen Höhen über den Durchschnittswerten zu liegen, wie sie der Dauerwohner in gleicher Zone hat. Die Zeitdauer, ehe solche Personen die Durchschnittswerte für Dauerwohner erreichen, verlängert sich bei extrem hohen Zonen außerordentlich. Nach Wochen eines Aufenthaltes in 5340 m, der nach einem längeren Verweilen in Höhen zwischen 3000 und 5000 m erfolgte, betrug der Mittelwert der roten Blutkörperchen nur 5,95 Millionen pro Kubikmillimeter, im Vergleich mit dem Durchschnitt der Eingeborenen von 7,3 Millionen. Nach mehreren Wochen in 1874 m hatte BÜRKERs Gesellschaft [BÜRKER (1911), BÜRKER u. a. (1913)] mehr oder weniger stetige Werte für die Roten von 7,8—10,1% über ihren Werten in 314 m.

VECCHI (1936) berichtet von einem Anstieg um 15—17% der Zahl der roten Blutkörperchen nach einer Woche in 3200 m ohne Gewähr, daß schon die Höchstzahl erreicht war. Vielleicht vermag der Eisengehalt der Nahrung oder im Trinkwasser die Höhe des Anstieges der roten Blutkörperchen zu beeinflussen (1934, BÜRGI).

Der Blutfarbstoffgehalt des Blutes in großer Höhe verhält sich ähnlich wie die Zahl der roten Blutkörperchen, aber es ist zu beachten, daß eine allgemeine Neigung der Erythrocyten besteht, sich zu vergrößern. DRASTICH (1928) fand einen deutlichen Anstieg des mittleren Durchmesserwertes bei Meerschweinchen nach einem Aufenthalt von einer Woche bei einem Druck, der etwa 4000—5000 m entsprach. Sehr große Makrocyten wurden von ASZTALOS, ELIAS und KAUNITZ festgestellt (1931). DRASTICH und LEJHANEC (1927) glauben, daß es sich bei den durch niederen pO_2 hervorgerufenen Makrocyten um Neubildungen handele und JOKL (1931) möchte ihr Auftreten im Blut als einen Ausdruck unvollständiger

Anpassung betrachten. Diese Anschauungen sind nicht haltbar, wenn man erfährt, daß HURTADO (1932) die roten Blutkörperchen bei den Eingeborenen in etwa 4000 m ausgesprochen groß fand. Bei den Mitgliedern der Chile-Expedition stieg der mittlere Durchmesser der roten Blutkörperchen leicht während der Dauer des Aufenthaltes in den Anden an, d. h. über die Dauer von mehreren Monaten. Das mittlere Blutkörperchenvolumen in Denver 1524 m betrug bei 80 Gesunden nur um weniges mehr als die Meeresspiegelnormalwerte (ANDRESEN und MAGRAGE 1936). KNOLL (1924) berichtet von dem Auftreten einer großen Zahl von Mikrocyten im Blut auf 1800 m Höhe, und zwar während der ersten oder zweiten Woche nach Ankunft.

Der Blutfarbstoffgehalt der Erythrocyten ist verschiedentlich untersucht worden. Keine Änderung fanden ANDRESEN und MUGRAGE in 1524 m, ebensowenig von TALBOTT, in allen untersuchten Höhen bis zu 6140 m. HURTADO (1932) jedoch gab an, daß die von ihm beobachteten vergrößerten roten Blutkörperchen in 3800—4500 m nur einen normalen Farbstoffgehalt hatten, mit anderen Worten die Hämoglobinkonzentration in diesen Erythrocyten war niedriger als auf Meereshöhe.

Aus alledem geht hervor, daß gesteigerte Sauerstoffkapazität und vergrößerter Anteil der Blutzellen am relativen Blutvolumen in großen Höhen bestehen. In 5340 m beträgt die mittlere O_2-Kapazität des Blutes der Eingeborenen zwischen 29,21 Vol.-% mit dem Höchstwert von 34,2 Vol.-% (KEYS, HALL und BARRON 1936). Das prozentuale Zellvolumen bei den Eingeborenen beträgt in 5340 m Höhe gewöhnlich zwischen 70 und 80%.

Viele Sachbearbeiter haben von einem Anstieg der relativen Reticulocytenzahl bei Bergbesteigungen berichtet [siehe unter anderen BARCROFT u. a. (1923), KAULBERSZ (1933), HEILMEYER, RECKNAGEL und ALBUS (1933), GERKE (1935), JEZLER und VISCHER (1936)]. In keinem Fall steigt die Zahl der Reticulocyten über die 4—5fache Höhe des Wertes vom Gesunden bei Meereshöhe. Bei Eingeborenen ist die Zahl der Reticulocyten nicht deutlich erhöht, selbst in größter Höhe [BARCROFT u. a. (1923), HURTADO (1932)]. Bei Männern, die in 1000 m-Etappen große Höhen aufsuchen und so teilweise angepaßt sind, ist zu der Zeit von 1—3 Wochen zwischen jedem nachfolgenden Höhenanstieg die Erhöhung der Reticulocytenzahl gewöhnlich [TALBOTT (1936)]. Bei länger fortgesetzter körperlicher Anstrengung nichtakklimatisierter Männer in großer Höhe kann die Zahl der Vital-Granulierten auf das Dreifache des Meeresspiegelwertes ansteigen, ohne daß eine stärkere Veränderung im Gesamtgehalt der roten Blutkörperchen nachweisbar wäre (JEZLER und VISCHER 1936). HURTADO fand niemals kernhaltige rote Blutkörperchen im Blut der Andenbewohner. MORAWITZ konnte mit seiner speziellen Methodik keinen besonderen Sauerstoffverbrauch des Blutes in 3000 m feststellen, woraus er schloß, daß jugendliche rote Blutkörperchen in dieser Höhe nicht zahlreich sein können.

6. Die Hämoglobin-Sauerstoff-Dissoziationskurve.

Der menschliche Blutfarbstoff hat bei Dauerbewohnern großer Höhen die gleiche Gesamtsauerstoffkapazität wie in Meereshöhe wie bei nur kurz dort Verweilenden. Im Blut in großer Höhe ist das physikalische Verhalten des gelösten Sauerstoff bei gleichem pO_2 und gleicher Menge wie auf Meereshöhe infolge des veränderten Verhältnisses zwischen Wasser und Hämoglobin etwas verschieden. Diese Änderung ist aber praktisch nur geringfügig und kann leicht berechnet werden. Die Affinität des Hämoglobins für Sauerstoff ist dagegen ein anderes Problem und diesem kommt große Wichtigkeit zu, zumal in Anbetracht der Tatsache, daß in großer Höhe der pO_2 nicht genügt, um das Hämoglobin selbst in vitro völlig zu sättigen[1].

BARCROFT und seine Mitarbeiter (1923) erwogen als erste ernstlich, ob etwa eine Änderung der O_2-Dissoziationskurve des Blutes ein beherrschender Faktor bei der Anpassung an ein Höhenklima sei. Frühere Arbeiten von DOUGLAS, HALDANE, HENDERSON und SCHNEIDER (1913) konnten keine deutliche Verschiebung der O_2-Dissoziationskurve in 4300 m finden, wenn das Blut mit der gleichzeitig gesammelten Alveolarluft ausgeglichen war. Die Ergebnisse der Expedition BARCROFTs jedoch hatten die Absicht zu zeigen, daß nach der Dauer von einigen Wochen in 4300 m Höhe eine Verschiebung der Kurve im Vergleich mit der Meereshöhe nach links erfolgt, was bedeuten würde, daß Hämoglobin in großer Höhe leichter mit Sauerstoff sich verbindet als in Meereshöhe. Mit etwas fragwürdiger Methodik brachten BINKOV und MARTINSON eine allgemeine Bestätigung BARCROFTs in 600—1200 m. Erst kürzlich hat BARCROFT (1934, BARCROFT u. a. 1934) ausgeführt, daß beim Fetus im Uterus bei niederem pO_2 das Hämoglobin eine gesteigerte Affinität für Sauerstoff habe. (Die O_2-Dissoziation sei gegen die des Erwachsenen nach links verschoben.) Die eigenartige Ähnlichkeit des Fetus und des Menschen in großer Höhe inbetreffs ihres pO_2 sollte in ähnlicher Art und Weise die Überwindung des Sauerstoffmangels unter diesen beiden Bedingungen wahrscheinlich machen.

DILL u. a. (1931) auf 3280 m Höhe haben jedoch keinen Beweis für BARCROFTs Anschauungen erbringen können; sie fanden mit guter Methodik, daß die Lage der O_2-Dissoziationskurve nicht verändert, oder eher sogar ein wenig nach rechts verschoben war (verminderte Affinität). Auf jeden Fall muß schon die Tatsache, daß die arterielle O_2-Sättigung in großer Höhe nur gering ist, als ein Einwand gegen einen solch großen Effekt angesehen werden, wie ihn BARCROFT behauptete.

In Chile sind diese Fragen 1935 eingehend von der internationalen Höhenexpedition untersucht worden [KEYS, HALL und BARRON (1936,) HALL (1936)]. Von vornherein sei auf die Notwendigkeit hingewiesen, zwischen dem Verhalten der Dissoziationskurve unter physiologischen Bedingungen und der „Grund-Dissoziationskurve" zu unterscheiden. Wir wissen heute, daß die Lage der O_2-Dissoziationskurve des Blutes in erster Linie von Temperatur und aktuellem p_H des Hämoglobins beherrscht wird, d. h. von dem p_H innerhalb der roten Blutkörperchen = p_Hc [s. L. J. HENDERSON (1928), HENDERSON u. a. (1924, 1930), ADAIR (1925), ROUGHTON u. a. (1936), DILL u. a. (1937)].

Bei konstanter Temperatur (37° C) und konstantem p_Hc fällt die Dissoziationskurve der Höhendauerwohner zwischen 3660 und 5340 m in den Bereich des normalen Blutverhaltens auf Meereshöhe. Der notwendige Sauerstoffdruck, welcher eine 50%ige Sättigung des Gesamtblutes (bei 37° C und $p_Hc = 7{,}1$) ergibt, betrug zwischen 24,0 und 27,8 mm Hg. Im Durchschnitt = 26,9 mm Hg. Auf Meereshöhe ergaben Bestimmungen dieser Werte in vier voneinander unabhängigen Serien 23,8—28,2 mm: Mittelwert 26,6 mm (KEYS u. a. 1936).

[1] Messung der O_2-Kapazität in großer Höhe wird so vorgenommen, daß man Blut der Luft bei Druckanstieg aussetzt.

Die spektroskopischen Sauerstoffdissoziationskurven von verdünnten Hämoglobinlösungen, welche vom Blut der Bergbewohner in großer Höhe stammten, sind ähnlich unverändert (bei 37^0 C und $p_H = 6{,}8$; HALL 1936).

Das Blut von Neuankömmlingen in großen Höhen mag etwas anders beschaffen sein. HALL fand, daß spektroskopisch die Sauerstoffdissoziationskurven, hergestellt aus verdünnten Hämoglobinlösungen des Blutes der Mitglieder der Chile-Expedition in allen Höhenlagen bis zu 6140 m unverändert waren. Mit Gesamtblut fanden wir keine Änderung von Meereshöhe bis zu etwa 3000 m, aber von 3000 m bis oberhalb 6000 m wichen die Kurven allmählich nach rechts ab, so daß in 6140 m ein mittlerer Sauerstoffdruck von 29,1 mm erforderlich war, um Hb = HbO, d. h. eine Sättigung von 50% bei 37^0 und $p_Hc = 7{,}10$ zu bewirken.

Die Ursache dieser eigenartigen Affinitätsverminderung des Blutfarbstoffes für Sauerstoff bei Neuankömmlingen in großen Höhen ist rätselhaft, aber es muß ein vorübergehender Zustand sein, der vorherrscht, bevor die Anpassung vollendet ist. Die physiologische Folge ist wohl klarliegend. Die Alkalämie, welche sich beim Neuankömmling in großer Höhe entwickelt, würde, für sich genommen, die Sauerstoffdissoziationskurve nach links verschieben. BARCROFT (1934, S. 222) erwog, daß diese Änderung sich günstig auswirken müßte, denn so würde die prozentuale Sättigung des arteriellen Blutes bei gegebenem pO_2 in den Lungen verbessert. Zu gleicher Zeit muß allerdings BARCROFT zugeben, daß die Abgabe des Sauerstoffes an die Gewebe erschwert wird. Die Einzelheiten dieser Erörterung können hier nicht behandelt werden (s. KEYS u. a. 1936, S. 303 f.), aber wir wollen darauf hinweisen, daß in Höhen aufwärts bis etwa 6500 m die jeweilige an die Gewebe abgegebene Sauerstoffmenge insgesamt, ausgenommen einem venösen pO_2 von fast Null, durch eine Verschiebung der O_2-Dissoziationskurve nach links vermindert wird, aber sie wird vermehrt bei einer Verschiebung nach rechts, wie wir es in den Anden beobachteten. Die physiologische Dissoziationskurve ist diejenige, welche die Verbindung des Blutfarbstoffes mit Sauerstoff bei physiologischer Körpertemperatur und p_Hc kennzeichnet. Da der Einfluß solcher Änderungen bei Körpertemperaturen, wie sie in großer Höhe beobachtet werden, gering ist, braucht nur das p_H in Betracht gezogen zu werden. Bei der chilenischen Expedition war die Alkalemie genügend, um die „physiologische" O_2-Dissoziationskurve bis in etwa 4500 m Höhe leicht nach links oben zu verschieben. Oberhalb dieser Höhe waren die „physiologischen" Kurven mehr und mehr, wenn auch gering, nach rechts gerichtet, die Veränderung im Hämoglobin war also groß genug, um den Einfluß der Alkalämie zu überbieten (s. „Säurebasenhaushalt"). Die Folge des Zusammentreffens dieser beiden Faktoren, Höhenalkalämie und Veränderung der Grundaffinität des Hämoglobins für Sauerstoff bedeutet, daß die „physiologische" Dissoziationskurve nahe ihrer normalen Lage auf Meereshöhe gehalten wird. Das Blut der in großen Höhen lebenden Tiere ist in dieser Verbindung von großem Interesse. Wir fanden, daß bei Vögeln wie bei Mammaliern, welche in den Höhen der Anden heimisch sind, die Blut-Sauerstoffdissoziationskurve beträchtlich weiter nach links verschoben ist gegenüber den bei Flachlandtieren beobachteten Extremen (HALL, DILL und BARRON 1936).

Es scheint demnach, daß selbst nach vielen Generationen in großer Höhe keine Veränderung der Grundeigenschaften des menschlichen Hämoglobins eingetreten sind, daß aber die höchsten Regionen der Erde Tiere bevölkert, die ein besonderes Hämoglobin besitzen, welches eine ungewöhnlich große Affinität für Sauerstoff besitzt. Als Ergebnis ist das arterielle Blut bei diesen Tierarten stärker gesättigt als das arterielle Menschenblut oder das von Flachlandtieren wie Schaf, Kaninchen und Gans, die auf gleicher Höhe leben können.

Die bessere Ausrüstung dieser Hochlandtiere wie Vicuña, Llama, Huallata, Viscacha u. a. gegenüber der Luftverdünnung als der bestangepaßte Mensch zeigt sich nicht allein in ihrem Wohlbefinden in extremer Höhe, sondern auch in der Tatsache, daß sie nicht sehr hohe Hämoglobinkonzentrationen in ihrem Blut entwickeln. Zwar haben sie im allgemeinen eine große Anzahl roter Blutkörperchen, aber die Zellen sind ungewöhnlich klein und bieten somit eine größere Oberfläche zum schnellen Gasaustausch zwischen Zellen und Plasma. Wir können von der niederen Hämoglobinkonzentration in ihrem Blute und der Schnelligkeit, mit welcher dieses Hämoglobin sich mit Sauerstoff verbindet, darauf schließen, daß die Gewebe dieser Tiere imstande sein müssen, Sauerstoff aus dem Blut bis fast zum Null-O_2-Druck herauszugewinnen. Dies erfordert grundlegende Umstellung im Oxydo-Reduktionssystem der Gewebe. Vielleicht treten solche Veränderungen, wenn auch in beträchtlich geringerem Umfang, in den Geweben von solchen Menschen auf, welche vollständige Akklimatisation erlangt haben.

7. Das Blut des Durchschnittsmenschen in großer Höhe.

Die Ergebnisse der Chile-Expedition sind ausreichend, um eine zusammenfassende Beschreibung der Blutzusammensetzung des Menschen in großer Höhe als ein physikalisch-chemisches System mit verschiedenen Variablen zu geben. Eine solche Beschreibung des Blutes des Durchschnittsmenschen in Ruhelage auf einer Höhe von 5340 m und nach erfolgter Anpassung ist bereits von Dill, Edwards und Consolazio (1937), Dill, Talbott und Consolazio (1937) vorgenommen worden. Die Daten für die Mitglieder der Expedition, welche in Meereshöhe vor und nach dem Aufenthalt in großer Höhe untersucht worden waren, wurden zusammengefaßt, um einen „Standard-Menschen" auf Meeresspiegelhöhe zu kennzeichnen. In ähnlicher Weise wurde auch mit den Werten verfahren, welche von Minenarbeitern erhalten worden waren, deren Aufenthaltszone in 5340 m, deren Arbeitszone in 5800 m lag. Die Zusammenfassung dieser Werte geschah in der Form von linearen Karten gemäß dem Verfahren von L. J. Henderson (1928). Diese Karten seien hier als Abb. 1 und 2 wiedergegeben (S. 670 u. 671).

Es sind verschiedene Punkte, welche aus diesen Abbildungen zu ersehen sind. Ganz abgesehen von den starken und erwarteten Verschiedenheiten in der Sauerstoffsättigung und Sauerstoffmengen des Blutes zeigen sich Änderungen des Elektrolytverhaltens in den zwei verschiedenen Höhenlagen. In großer Höhe (5340 m) ist der Bicarbonatgehalt des Blutplasmas erheblich herabgesetzt. Etwa die Hälfte dieses Bicarbonat-Ionenverlustes ist auf einen Anstieg der Chlorionen im Plasma zurückzuführen, ein Viertel ist durch eine Verminderung der Natriumionen kompensiert. Etwa ein Viertel der Bicarbonatveränderung ist durch noch unbestimmte Veränderungen anderer Ionen gedeckt.

8. Die Blutmenge.

Nachdem endgültig bewiesen war, daß der Blutfarbstoffgehalt des Blutes und sein Gehalt an roten Blutkörperchen in großer Höhe (oder lediglich bei pO_2-Erniedrigung) zunimmt, trat die Frage auf, ob eine tatsächliche Vermehrung der Zahl der Erythrocyten und des Hämoglobingehaltes im Körper stattfände. EGGERs Untersuchungen u. a. (1897) stellten Gewichtsverlust an Kaninchen, die sie auf eine mäßige Höhe mitnahmen und ein Wiedereinholen des Gewichtsverlustes nach der Rückkehr nach Basel fest. ABDERHALDENs Versuche zeigten, daß eine allgemeine Entwässerung mit Verminderung der Blutmenge in 1850 m stattfinde, sie schlossen daraus, daß die Neubildung von Hämoglobin geringer ist, als man nach dem einfachen Feststellen des relativen Blutfarbstoffgehaltes annehmen möchte. JAQUET (1904) meinte, daß ABDERHALDEN den Wechsel im Gesamthämoglobin unterschätzt hatte.

In der Folge bestand eine allgemeine Übereinstimmung in der Annahme, daß eine geringe bis mäßiggradige Zunahme der Gesamtblutmenge in 2000 bis 3000 m nach einigen Tagen eintritt [DOUGLASS (1910), GREPPI (1924), LAQUEUR (1924), LIPPMANN (1926), MARGARIA und SAPEGNO (1928)]. Die Feststellung von MORAWITZ (1910), daß keine besondere Neubildung roter Blutkörper innerhalb von 8 Tagen in 3000 m stattfände, ist überholt. Im allgemeinen ist das Plasmavolumen unverändert, aber es kommt zu einer absoluten Zunahme der Menge der roten Blutkörperchen und des Farbstoffes mit einer gleichlaufenden Vermehrung der Gesamtblutmenge [DOUGLAS, HALDANE, HENDERSON und SCHNEIDER (1913), SMITH, BELT, ARNOLD und CARRIER (1925), HEILMEYER, RECKNAGEL und ALBUS (1933)]. Schnell erfolgender Anstieg der zirkulierenden Blutmenge bei Bestehen eines erniedrigten pO_2 ist wohl das Ergebnis einer Entleerung von Blutdepots im Körper, wie Milz, Leber, Abdominalvenen und subpapilläre Plexus [WOLLHEIM (1927), siehe auch „Leber und Milz"].

ABDERHALDEN berichtete ferner, daß der Anstieg im Gesamthämoglobin am stärksten bei jungen Tieren ausgeprägt ist, dies wurde von LINTZEL und RADEFF (1929) bestätigt. Letztere fanden eine Zunahme des Gesamthämoglobins um 113% an jungen Ratten bei einem erniedrigten pO_2, der etwa einer Höhe von 8000 m entsprach, während alte Ratten unter den gleichen Bedingungen lediglich einen Anstieg um etwa 44% zeigten.

In dem shockähnlichen Zustand, der manchesmal nach plötzlich einsetzendem allzuniedrigem pO_2 eintritt (siehe unter akuter Bergkrankheit) ist eine zeitweilige Verminderung der zirkulierenden Blutmenge sehr wahrscheinlich. Die starke Zusammenziehung der peripheren Präcapillaren, der weiche und schnelle Puls, das Fallen des Blutdruckes, alles dies deutet auf eine Verminderung der zirkulierenden Blutmenge. Auf der anderen Seite ist gar nicht daran zu zweifeln, daß ein erheblicher Grad von Plethora rubra et vera bei solchen Personen besteht, die lange Zeit auf großer Höhe verbringen. Der langsame, kräftige Puls sowie die ausgeprägte Vascularisation des Körpers bestätigen dies. Es soll immerhin bemerkt werden, daß wirklich annehmbare Untersuchungen der Blutmenge weder in einer dieser Bedingungen noch auch bei der MONGEschen Krankheit angestellt sind, wo die stärkste Veränderung gemäß dem Erscheinungsbild des Kranken erwartet werden kann.

9. Blut-Viscosität.

Die Viscosität des Gesamtblutes, gemessen in dem HESSschen Viscosimeter, steigt mit der Zunahme der roten Blutkörperchen und der Blutfarbstoffmenge im Blute an. Das Blut der Bewohner von Gebieten in großer Höhe entspricht dem erwarteten Verhalten [STÄUBER (1910), WEBER (1920), STIGLER (1927)]. Die bedeutet nicht, wie viele annehmen, daß ein starker Anstieg der Herzleistung erforderlich würde. 1906 führte HESS aus, daß Anstieg der Viscosität des Gesamtblutes, gemessen mit dem Viscosimeter, die Strömungsgeschwindigkeit in den Capillaren nicht in dem Maße herabsetzt, wie die Zunahme im Viscosimeter ablesbar wird. WINTONS und BAYLISS haben die Ursache dieser Erscheinung erst kürzlich durch Untersuchungen geklärt. In den Capillaren sich stärker auswirkende Viscosität bedeutet Änderung der Plasmaviscosität und diese tritt in großer Höhe nicht ein. Die Eingeborenen der Andengipfel haben eine normale Plasmaviscosität, obwohl die Viscosität des Gesamtblutes stark angestiegen ist. KORANYIs (1926) Anregung, die Überlastung des rechten Herzens auf eine Viscositätssteigerung durch Säureschwellung zurückzuführen, ist ein Beispiel ungenügender Kritik.

10. Das weiße Blutbild.

Eine große Zahl von Arbeiten über das Verhalten der weißen Blutkörperchen in großer Höhe liegen vor. Abgesehen von den älteren Untersuchungen RÖMISCHs und RUPPANNERs (s. A. LOEWY), welche Verminderung der Leukocytenzahl fanden, haben alle Sachbearbeiter unveränderte Werte der weißen Blutkörperchen bei Gesunden in großer Höhe bemerkt [vgl. unter anderem HURTADO (1932), KRESTOWNIKOFF (1933), HEILMEYER, RECKNAGEL und ALBUS (1933), TALBOTT (1936)]. Die Veränderungen des weißen Blutbildes, welche sich nach starker körperlicher Anstrengung in 3450 m einstellen, sind denen ähnlich, die nach starker Muskelübung auf Meereshöhe auftreten (JEZLER und VISCHER 1936); das gleiche mag von den Wirkungen des Sports in 2000 m, im Vergleich zur Meereshöhe erwähnt sein [s. KNOLL (1928), LOEWY und Mitarbeiter (1931), mit EDWARDS und WOOD (1932)]. Eine nur mäßige Vermehrung der weißen Blutkörperchen wird zeitweilig bei von akuter Bergkrankheit Befallenen wahrgenommen.

Das Differenzbild ist in großer Höhe meist nur gering geändert. Eine relative Lymphocytose kann sich einstellen [GUCKSTEIN (1921), MOSCYTZ (1927), BALO (1928)], aber selbst diese Veränderung ist nur geringgradig und zweifelhaft.

11. Verschiedene Eigenschaften des Blutes.

Die Katalasewerte im Blut sind in großer Höhe stark erhöht [VIALE (1924), ALEXIEV (1926, 1928), RIGONI (1930)]. Eine Wirkung der Ultraviolettbestrahlung in großer Höhe beruht in einer Erniedrigung der Blutkatalase (PINCUSSEN, 1926). RADEFF (1930) konnte zeigen, daß der Anstieg im Katalasegehalt des Blutes lediglich ein Ergebnis des verminderten PO_2-Druckes allein ist und daß die Veränderung mit der Hämoglobinvermehrung Hand in Hand geht.

Die Bedeutung der Katalaseveränderung ist nicht ganz klar. ALEXIEV erwog eine Beziehung zu veränderten Oxydationsprozessen im Körper. Da die zur Schätzung der Katalase gebräuchlichen Methoden nicht sehr spezifisch sein dürften, besteht die Möglichkeit, daß lediglich die reduzierenden Substanzen im Blut gemessen werden, die nicht Zucker sind. Dies würde gut zu der Tatsache passen, daß Glutathion als Ausdruck reduzierender SH-Substanz in großer Höhe im Blut vermehrt ist [GABBE (1928), v. DESCHWANDEN (1931), DELRUE und VISCHER (1933)]. Diese Fragen verdienen eine gründliche Durcharbeitung vom Standpunkt des Oxydo-Reduktionssystems. Verschiedene Änderungen im Plasma-Proteidgehalt sind in großer Höhe beobachtet worden. TOTH (1928) erhielt verschiedene Ergebnisse bei verschiedenen Tierarten und berichtete über Anstieg des Albumin-Globulinquotienten beim Menschen. Ähnliche Ergebnisse, d. h. einen relativen Abfall des Globulins mit oder ohne absolute Zunahme des Albumins fanden SCHEMENSKY (1929), ELIAS und TAUBENHAUS (1930). In Chile und Peru war die Gesamtproteidmenge im Plasma bei gesunden Dauerbewohnern der Andenhöhen normal und auch im Blut der Mitglieder der Expedition war im Verlauf von mehreren Monaten und beim Aufsteigen von Meereshöhe bis 6140 m keine Veränderungen nachzuweisen (TALBOTT 1936).

Relativer Anstieg der Plasmalipoide in großer Höhe, vor allem der Cholesteride, sind von ROBBENS (1926), LOEWY und MOSONYI (1927), SCHEMENSKY (1929), GRIFFEL (1930) berichtet worden. RABBENO nahm Untersuchungen in 2900 m vor und fand auch bei niederem Druck in der pneumatischen Kammer eine allgemeine Neigung des Plasmas, sich in großer Höhe mit Fetten und Cholesterol anzureichern; die Phosphatide waren nicht verändert. Sehr hohe Plasma-Fettwerte sind an Hochlandbewohnern beobachtet (SCHEMENSKY). Anstiege um 300 bis 600% sollen als Folge der Einwirkung niederen PO_2 auf Tiere innerhalb weniger Tage ausgelöst werden (GUIFFEL). Die verschiedenen bisher aufgestellten Theorien, welche die Lipämie und Cholesterinämie in großer Höhe erklären sollen, sind bisher lediglich Spekulationen (s. ferner LOEWY 1932 A, S. 100).

12. Der Blutkreislauf.

BARCROFT (1925, S. 111f.) zeigte klar, daß wenn immer die unmittelbare Folge einer Verminderung des barometrischen Druckes eine Vermehrung der Pulszahl ist [LUTZ und SCHNEIDER (1913), CHRISTENSEN und KROGH (1936)] eingewöhnte Menschen sich doch verschieden verhalten. Die Mitglieder der anglo-amerikanischen Expedition hatten beim Aufstieg nach Cerro de Pasco im Zug eine Pulsbeschleunigung, aber einige Tage nach Ankunft in Cerro de Pasco (4200 m) war die Pulszahl die gleiche wie in Meereshöhe, trotzdem doch nur eine teilweise Anpassung an das Klima sich ausgebildet haben konnte. Recht verschiedene Befunde mögen in den Berichten von Touren in großer Höhe zu finden sein [MOSSO (1899), HÖRTNAGL (1930)], leider macht der Mangel kontrollierter Bedingungen sie fast unverwertbar, mit der Ausnahme, daß sie insgesamt zeigen, wie extrem hohe Pulszahlen in großer Höhe selten sind. HARTMANNS (1933) Aufzeichnungen im Himalayagebiet sind weit besser zu verwerten, als es sonst der Fall ist. Er fand keinen Anstieg des Ruhepulses, ehe nicht eine Höhe von 7000 m erreicht war, dagegen mäßigen Anstieg im Stehen und einen größeren bei aktiver Muskeltätigkeit. Vermehrte Pulszahl bei nur mäßiger Höhe (BONNARDEL und LIBERSON 1932) muß als mangelnde Anpassung gewertet werden.

Die Ergebnisse der Chile-Expedition 1935 sind sehr eindeutig. Unter recht behaglichen Lebensbedingungen wurden während der Dauer von 4 Monaten in den Höhen der Anden täglich an 10 Männern aus dem Flachland die Pulszahl festgestellt. Die Ruhepulszahl war praktisch bis zu 6140 m unverändert: 3 Personen ausgenommen, von denen zwei definitiv unfähig waren, sich an das Höhenklima zu gewöhnen. Im Stehen war der Anstieg der Pulszahl etwas größer als in Meereshöhe und das Ausführen einer Standardmuskelübung verursachte abnorm ausgesprochene Beschleunigung. Die Zeit, welche zur Wiederherstellung der normalen Pulszahl notwendig war, erwies sich als nur leicht verlängert. Die folgende Tabelle zeigt die Mittelwerte für 8 Männer.

Tabelle 6.

	Höhe (m)				
	Meereshöhe	2810	3660	4710	5340
Ruhepuls	57,7	58,7	60,2	60,7	62,8
Pulszahl im Stehen	72,3	75,0	80,2	85,6	78,0
„ nach Muskelübung.	80,1	90,0	—	100,5	97,7
Minuten, nötig zur Wiederherstellung der normalen Pulszahl	1,5	1,6	—	1,9	1,7

Völlig angepaßte Bewohner zeigen eine Verminderung der Pulszahl in großer Höhe. In 5340 m Höhe hatten 32 gesunde untersuchte Männer einen Ruhepuls von nur durchschnittlich 52,0 gegen 62,5 bei einer gleichklassig vergleichbaren Gruppe in Meereshöhe (Antofagasta). Ähnlich fanden wir Abnahme der Pulszahl in Ruhe bis zu unternormalen Werten bei den besteingewöhnten Männern der Chile-Expedition.

Beim Abstieg von großer Höhe kehrt ein in den Bergen beschleunigter Puls schnell zu Normalwerten zurück. Bei Männern, welche in den Bergen eine normale Pulszahl hatten, bemerkte Hartmann eine Verringerung unter die Norm beim Absteigen: dies war auch uns recht auffällig in Chile. Man mag deshalb die Pulszahl als ein gutes Maß der Anpassung an ein Höhenklima auffassen und kann derart etwa schließen, daß Grollman (1933, S. 139) fast, wenn auch nicht vollständig, auf Pike's peak (4200 m) eingewöhnt war. Erhöhte Pulszahl muß deshalb als sicheres Zeichen des Versagens des Organismus in der Anpassung angesehen werden. Die Vermehrung der Pulsschläge in der Ruhe ist im allgemeinen direkt proportional dem Grad des Anpassungsmangels. Selten ist dies Zeichen ausgesprochen, ohne daß noch andere Anzeichen der Bergkrankheit nachweisbar wären, und so zeigt es Verschlimmerung bis zu den akuten Attacken des Soroches an. Ununterbrochen hohe Pulszahl in großer Höhe ist das sicherste Zeichen, daß der Betroffene die Grenzen seiner Anpassungsfähigkeit für große Höhen überschritten hat.

Parallel zum Anstieg der Pulszahl ist gewöhnlich eine Vermehrung des Gesamtblutumlaufes (Minutenvolumen des Herzens). Beim Aufsteigen zu großer Höhe kommt es zu einer Vermehrung der vom Herz gefäßwärts getriebenen Blutmenge. Das Maximum ist gewöhnlich in 24 Stunden bis zu 5 Tagen erreicht, um dann wieder in das Bereich der bei Meereshöhe normalen Mengen abzusinken [Grollman (1930, 1932), Ewig und Hinsberg (1930), Christensen (1937)]. Der Beweis, welchen Margaria und Talenti für Vergrößerung des Lungenkreislaufes führten, ist nicht entscheidend. Es ist die Beobachtung von Interesse, daß die vom Herzen geförderte Blutmenge lange Zeit bevor die Akklimatisierung eine vollständige ist, wieder normal wird.

Hasselbachs und Lindhards (1915) Arbeiten zeigen, daß die Änderung der Blutförderung des Herzens ausgesprochener bei einem Menschen sein dürfte, der sich nur mangelhaft auf einen niederen pO_2 einstellen kann. Technische Mängel mögen immerhin der absoluten Genauigkeit dieser länger zurückliegenden Arbeiten in gleicher Weise Abbruch tun, wie denen von Douglas, Haldane, Henderson und Schneider (1913), sowie Barcroft und Mitarbeiter (1923). Die Expedition auf den Pike's peak und die auf den Cerro de Pasco konnten keine deutlichen Störungen des Blutkreislaufes feststellen.

Herbst (1932) berichtete nach kurzen Versuchen in der Unterdruckkammer von einem Anstieg des Minutenvolumens etwa proportional der Pulszahl bei Drucken, die einer Höhe von etwa 3000—4000 m Höhe entsprechen. Wurden die Drucke noch weiter erniedrigt, so blieb die Pulszahl ziemlich konstant, während das Minutenvolumen, und ebenso das Schlagvolumen des Herzens sich vergrößerten. Bei Drucken entsprechend einer Höhe von 8000 m und noch mehr trat ganz allgemein eine Verminderung sowohl des Schlag- wie des Minutenvolumens auf. Die kompensierenden Veränderungen der Herztätigkeit wurden bei dekompensierten Herzen nicht beobachtet. Coronarsklerotiker hatten zwar Anstieg der Pulszahl, aber keine Vermehrung des Schlagvolumens. Hatten Kranke gut kompensierte Herzleiden, so verhielten sie sich völlig wie Gesunde. Die Kenntnis der Blutförderung des Herzens bei Muskelarbeit in großer Höhe ist weniger sicher. Christensen (1937) hat Schätzungswerte nach Pulszahl und Blutdruckmessung an sich selbst während der Dauer einer Arbeitsleistung am Zweirad-Ergometer aufgestellt. Danach scheint die Blutförderung des Herzens selbst in 5340 m nicht wesentlich verschieden von der auf Meereshöhe. Bei außerordentlich anstrengender Tätigkeit in sehr großen Höhenlagen dürfte jedoch das Minutenvolumen abnorm ansteigen. Ewig und Hinsberg (1930) berichteten von einer Vermehrung des Minutenvolumens um 43%, verglichen mit dem Wert bei Meereshöhe bei Muskelarbeit einen Tag nach Ankunft auf dem Jungfraujoch; eine Woche später war der Überschuß der Herzarbeit nur noch 30%, verglichen mit dem in Freiburg erhaltenen Wert.

Messungen des Minutenvolumens an Eingeborenen sind bisher in sehr großen Höhen noch nicht vorgenommen worden. Von Puls- und Blutdruckmessungen an Minenarbeitern in Quilcha, nach Berechnungen aus Liljestrand-Zanders Ergebnissen erhält man Werte, die an sich einen unternormal kleinen Blutumlauf vermuten ließen. Dies wäre aber zweifellos eine irrige Schlußfolgerung. Die wahrscheinlichste Erklärung dürfte noch eine vermehrte Vascularisation und eine Vermehrung des Blutvolumens bei diesen Personen bedeuten. Bei ihnen scheint das Schlagvolumen des Herzens weit größer als bei normalen zu sein, wenn man nach dem auffallend langsamen Puls und der allgemeinen Erscheinung der Herzhypertrophie urteilt.

Einen schnellen Puls während des Aufstieges oder während des Gehens in großer Höhe haben viele Beobachter bemerkt. Viele berichten übereinstimmend, daß diese Erscheinung nach einiger Zeit sich verliere (im allgemeinen nach wenigen Wochen). Immerhin ist es nicht allgemein bekannt, daß die maximale Pulszahl bei guter Akklimatisierung abgesunken ist. Auf der Chile-Expedition wurde nachgewiesen, daß körperliche Anstrengung bis zum Kollaps die Pulszahl nicht bis zu dem Maximum bringen konnte, welches auf Meeresspiegelhöhe eingetreten wäre. Der Wohlakklimatisierte kann in 5000 m Höhe nicht mehr als jene Pulszahl erreichen, die 20 Schläge weniger beträgt als er maximal bei körperlicher Übung auf Meeresspiegelhöhe erzielen kann. Bei schlechter Anpassung ist die Zahl der Pulsschläge nicht in dieser Weise beschränkt. In den Minen in 5800 m Höhe brachten äußerst starke Anstrengungen, welche auf Meeresspiegelhöhe eine Pulszahl bis etwa 190 oder mehr hervorgebracht hätten, nur eine Beschleunigung bis zu 120 oder 140 mit sich. Offensichtlich verhindert die Ausbildung eines dauernd großen Schlagvolumens eine stärkere Frequenzsteigerung der Herztätigkeit.

Diastolischer und systolischer Blutdruck sind ebenso wie der Pulsdruck in großer Höhe nur wenig verändert. Ein geringer Anstieg für wenige Tage mag nach dem Aufstieg zu niedrigerem pO_2 erfolgen [LÜSCHER (1923), GROSSMANN (1925), LOEWY (1932), EWIG und HINSBERG (1931)]. Die sorgfältigen und wiederholt vorgenommenen Messungen GROBERS (1926, 1928) zeigten, daß ein mäßiger initialer Anstieg im allgemeinen nach wenigen Tagen verschwunden ist. Selbst diese Änderung konnte nicht stets festgestellt werden. Die unter strengen Kautelen als Ruhewerte gemessenen über 1000 Blutdrucke an 10 Männern ergeben einen wenig mehr als minimalen Anstieg, aber keine nachweisbare durchschnittliche Veränderung des Pulsdruckes vom Meeresspiegel bis zu 6140 m. Das gleiche war beim Blutdruck im Stehen der Fall. Die einzigen auffallenden Veränderungen wurden an den zwei Personen wahrgenommen, die sich an das Höhenklima nicht gewöhnen konnten. Beide Männer hatten in großer Höhe eine dauernde systolische und diastolische Blutdruckerhöhung um 10 bis 30 mm Hg.

MORPURGO (1926) beobachtete einen Blutdruckabfall im Gefolge einer Bergbesteigung und hielt dies für eine Folge des O_2-Mangels. Ein ähnliches Absinken des Blutdruckes läßt sich auch auf Meeresspiegelhöhe durch lang dauernde ermüdende Muskelanstrengung leicht erzielen. Dies ist in allen Höhenlagen in gleicher Weise und wiederholt festgestellt worden. Die Wirkung hält nur 12—24 Stunden an und mag der Zeit entsprechen, die notwendig ist, bis das Capillarbett wieder normal geworden ist.

Plötzlich einsetzender Sauerstoffmangel, wie er etwa bei Einatmung von Stickstoff entsteht, bringt ein Absinken des Blutdruckes mit sich; dies geschieht sowohl bei normalen wie bei Hypertonikern und ist wenigstens teilweise eine Folge peripherer Gefäßerweiterung [POPESCU-INOTESTI und GABRIEL (1924); LOEWY und MAYER (1926)].

Schnelle Änderungen der Höhenlage wirken weit weniger drastisch, aber die Folgen sind von weit größerer Allgemeinbedeutung. Die unmittelbare Folge ist gewöhnlich ein Blutdruckabfall, wobei Hypertoniker aber nicht reagieren (JAEMISCH und HAUG, 1929). Demnach rufen kurz dauernde Aufstiege etwa in alpinen Bergbahnen oder ebensolche Abstiege gewöhnlich unmittelbaren Anstieg oder Abfall das Blutdruckes hervor. In Flugzeugen mögen verschiedene Auswirkungen auftreten (BEYNE 1928).

Es wird allgemein angenommen, daß sehr große Höhenlage einen ausgesprochen ungünstigen Einfluß auf die Herztätigkeit habe. Bei körperlicher Anstrengung entsteht eine Verdoppelung der Anforderungen an die Herzleistung. Einmal wird für eine bestimmte Arbeitsleistung Vermehrung der Herzschläge in der Minute erforderlich, zum andern aber entsteht infolge solcher Anforderungen eine Herzdilation, die aber in der Tiefebene wieder zurückgeht und in diesem Sinne eine Dehnung der Muskelfasern (Barcroft 1925, S. 137). Ohne Zweifel kann Herzdilation als Folge ausgesprochener Höhenlage vorkommen [Barcroft u. a. (1923) und Somerwell (1925)]; den Befund der Herzhypertrophie bei Eingeborenen haben wir bereits früher erwähnt. Herzhypertrophie kann sich bei Meerschweinchen durch Einwirkung eines niederen pO_2 über die Dauer von einigen Wochen einstellen [Lintzel und Radeff (1929), Campbell (1925), Van Liere (1936)]. Mit Hilfe von Röntgenstrahlen zeigte Van Liere (1927), daß akute Anoxämie allein Herzerweiterung hervorrufen kann. Daraus folgt nicht notwendigerweise, daß ganz allgemein dies eine ungünstige Wirkung auf das Herz darstellt. In akuten Experimenten fand Spycher (1931), daß diese Erweiterung nur ganz kurz vor dem Kollaps bei tiefem pO_2 eintritt. Die bei den Eingeborenen wahrgenommene mäßiggrade Herzhypertrophie erschien harmlos, ja eine nützliche Anpassungsfolge.

Der Gebirgler strengt sich gewöhnlich, außer bei besonderer Zwangslage, nicht stärker an als ein Flachländer. Bei starker O_2-Not ist der Herz-Hirnkreislauf auf Kosten der Muskel-, Haut- und Nierendurchblutung gesteigert (Gauter 1926). Dies bedeutet das Einsetzen eines automatischen Mechanismus zur Sicherstellung durch Herzdurchblutung. Hinzu kommt die verschobenen Herzlage.

Es ist wichtig zu wissen, daß die Herzlage des Menschen in Gebieten großer Höhe sowohl in Ruhe wie bei extremer Anstrengung eine tiefere ist, als die des Flachländers. Bei den Bergbesteigern, welche dem Flachland entstammen, stellt sich Erweiterung der Herzhöhlen ein, und unter ihnen sind viele von athletoidem Typ, welche dieselbe Kraftleistung auf Meereshöhe zu tun gut gewohnt sind. Wir teilen deshalb Christensens (1937) Anschauung, daß für Leute mit gesundem Herzen die kritische Höhe wahrscheinlich eher durch die Begrenzung der genügenden Atmungsmöglichkeit, als in Schwierigkeiten der Zirkulation zu suchen ist. In den letzten Jahren vertraten eine Anzahl von Verfassern die Anschauung, daß Herzkranke eine Höhe bis zu 2000 m ohne besondere Gefahr aufsuchen dürften, es sei denn ihr Kreislauf sei inkompensiert [s. u. a. Aron (1930), Campbell (1936)].

Über die periphere Blutströmung in großer Höhe ist recht wenig bekannt. Liebesay (1921) berichtete nach mikroskopischen Capillarbeobachtungen an der Haut über vielfache Unregelmäßigkeiten, wobei Finsterwald (1923) den größten Teil von ihnen auf Temperaturerniedrigung der Höhenluft zurückführte. Vanotti (1931) stellte ebenfalls Hautuntersuchungen mit dem Mikroskop bei 2080, 3000, 4560 m Ü. M. an. Kurz nach der Ankunft in großer Höhe fand er deutliche Erweiterung und Verstopfung der Fingercapillaren. Diese Veränderungen zeigten die Neigung bei längerwährendem Aufenthalt von 20 Tagen auf 3000 m wieder sich zu normalisieren. Leider können die Annahmen Vanottis eines vermehrten capillaren Druckes nicht ernsthaft verwertet werden, da keine entsprechenden annehmbaren Messungen durchgeführt wurden. Lüscher (1923) sah auf 3450 m keine Veränderung des capillaren Blutkreislaufes.

Mateef und Schwarz (1935) machten die interessante Beobachtung, daß orthostatischer Kreislaufkollaps viel leichter bei niederem Druck als bei gewöhnlichem Luftdruck eintritt und daß diese Erscheinung gleichsinnig mit den Symptomen der Bergkrankheit einsetzt. Nach Barcroft (1925) wären beide Erscheinungen als Ausdruck einer Sauerstoffnot der Medulla oblongata aufzufassen. Es ist jedoch ungewiß, ob solche Menschen, die nur kurz auf großer Höhe weilen, oder Dauersiedler ungewöhnlich gegen orthostatischen Kreislaufkollaps empfindlich sind.

13. Körpertemperatur und Wärmeregulation.

Einige Besonderheiten der Körpertemperatur in Ruhe sind in Verbindung mit dem pO_2 beschrieben worden [ZUNTZ u. a. 1906), DURIG u. a. (1909)]. In Höhen von 2000—4000 m wurde ein Anstieg der Temperatur in Ruhe von ZUNTZ u. a. (1906) sowie DURIG u. a. (1909) beobachtet. Mit der Rückkehr ins Flachland soll die Körpertemperatur sich für einige Tage auf einen abnorm niedrigen Wert einstellen. Wenn der pO_2 schnell auf sehr niedrige Werte absinkt, findet man eine, zuweilen recht ausgeprägte Abnahme der Temperaturen bei Mammalien und Vögeln [BERT (1878), LOEWY (1927), BÉHAGUE, GARSAUX und RICHET FILS (1927), MARGARIA (1928)]. Man könnte diese Erscheinung als einen Ausdruck der allgemein Lebensvorgänge herabsetzenden Wirkung eines erniedrigten pO_2-Wertes auffassen, vorausgesetzt, daß die Toleranzgrenze nur um weniges und für kurze Zeit überschritten wird.

Die Teilnehmer der Chile-Expedition waren viel besser akklimatisiert, wie die Teilnehmer früherer Expeditionen, sowie Tiere, die früher beobachtet worden waren. Rectaltemperaturen bei absoluter Ruhelage und nüchtern während der Dauer von 4 Monaten zeigten praktisch keine starken Abweichungen. Einige der Neuankömmlinge in 2800 m hatten eine geringe Zunahme um etwa 0,5° C der Körpertemperatur, die aber nur vorübergehend war. Dasselbe war auch in 3660, 4700 und 5340 m der Fall, aber in größeren Höhenlagen waren die Körpertemperaturen eigenartig von Tag zu Tag wechselnd. Konstant dauernde Zu- oder Abnahmen von 0,2—0,6° waren nicht selten. Die mittleren Ruhetemperaturen betrugen 36,8° in 5340 m und 36,6° C in 6140 m. Die größeren Wechsel der Temperatur, die von anderen Beobachtern angegeben werden, sind als Ausdruck schlechter Akklimatisation aufzufassen.

Bei körperlicher Arbeit in großer Höhe nimmt die Körpertemperatur verhältnismäßig weniger zu, als bei einer Arbeit auf Meeresspiegelhöhe, welche die gleichen Ermüdungserscheinungen bewirken würde (ZUNTZ u. a. 1906). Es ist dies leicht zu verstehen. Verdünnung des Sauerstoffgehaltes der Luft verhindert einen Anstieg der Stoffwechseloxydationen und somit der Leistungsfähigkeit. Es tritt zudem die Zunahme des Wärmeverlustes jeden Körpers in großen Höhen in Erscheinung, die sich aus Temperaturdifferenz, Luftbewegung und Trockenheit der Medien zusammensetzt.

14. Leber und Milz.

Es ist nicht weiter überraschend, wenn schon nach wenigen Tagen in einem Sauerstoffdruck, der zu niedrig ist, als daß er auf die Dauer ertragbar wäre, morphologische und chemische Veränderungen in der Leber nachweisbar werden. Die Details der in solchen drastischen Versuchen eintretenden degenerativen Veränderungen können bei A. LOEWY (1932), S. 282 f. sowie bei LOEWY und COHNHEIM (1933) nachgelesen werden. Ihre Bedeutung, sowie ihre Beziehung zu solchen Bedingungen, die unter Umständen eintreten können, sind nicht geklärt. Das gleiche sei von der Milz gesagt. Eine weit interessantere Frage ist die mögliche Rolle dieser Organe bei der Entstehung der Polycythämie in großer Höhe. GIANNINI berichtete 1929, daß Tiere, welche für einige Zeit unter niedrigem pO_2 gehalten wurden und dann zu normalem pO_2 zurückgebracht werden, Anstieg des Serumbilirubins und leichte Gelbsucht zeigen. VERZAR u. a. (1933), NAEGELI (1931) bemerkten mäßige Zunahme der Serumbilirubinwerte bei 5 von 6 Männern auf dem Jungfraujoch (3450 m). HURTADO (1932) berichtete, daß normale oder hochnormale Werte des Serumbilirubins bei eingeborenen Dauerwohnern der hohen Anden (3200—4500 m) bestehen, beim Abstieg auf 350 m sich aber wieder normalisieren. HEILMEYER, RECKNAGEL und ALBRUS (1933) andererseits berichteten über Abnahme der Ausscheidung von Gallenfarbstoffen im Harn und Kot in 2650 m gleichzeitig mit der Abnahme der Plasmapigmente (Bilirubin). Auf der Basis von 3 Befunden erwägen sie eine Verminderung des Blutfarbstoffabbaues in großer Höhe und dies soll mehr oder weniger die Entstehung der Polycythämie erklären. Sie behaupten auch, obwohl die Zahl der Retikulocyten ansteigt, könne der Anstieg der Zahl der roten Blutkörperchen nicht auf einer Bildung neuer jugendlicher Zellen beruhen. KAULBERG (1932) glaubte übrigens ebenfalls, daß die Lebensdauer der roten Blutkörperchen in großer Höhe verlängert sei. Diese Theorie der Polycythämie als Ausdruck einer vermehrten Lebensdauer der roten Blutkörperchen ist von großem Interesse, aber der gegebene Beweis scheint leider nicht sehr stichhaltig (vgl. die pO_2-Theorie und die Entstehung des Icterus neonatorum von ANSELMINO und HOFFMAN, 1931).

Andererseits stellt NAEGELI (1931) fest, daß beim Abstieg von großer Höhe weder ein Zeichen von Gelbsucht oder Hyperbilirubinämie zu finden ist, selbst wenn die Hämoglobinkonzentration des Blutes schnell absinkt.

Die Bedeutung der Milz als Blutspeicher ist dank BARCROFTs Werk (1927, 1934) wohlbekannt. BINET und WILLIAMSON (1926) sowie BINET und FOURNIER (1926) haben an Tieren gezeigt, daß der unmittelbare Anstieg des Blutfarbstoffgehaltes sowie der Zahl der roten Blutkörperchen bei Einwirkung eines niederen pO_2 lediglich eine Folge der Milzkontraktion ist (s. auch WOLHEIM, 1927). Diese Wirkung kann direkt an der Milz beobachtet werden.

Setzt man milzlose Tiere einer pO_2-Erniedrigung aus, so tritt nur eine verhältnismäßig geringe Änderung der Blutkonzentration auf, trotzdem mag es sein, daß dieses Eingreifen der Milz beim Menschen weniger bedeutsam ist, steht es doch fest, daß die menschliche Milz offensichtlich eine geringere Speicherfunktion zu erfüllen hat, als es bei den bisher untersuchten Tieren der Fall ist (KEYS und TAYLOR 1935). Bei Andauern des verminderten pO_2 auf einer leicht ertragbaren Stufe scheint die Milz eine wichtige Rolle zu haben. Entmilzte Hunde, welche 6 Wochen lang in 3000 m Höhe gehalten wurden, entwickelten eine weit stärkere Polycythämie als Kontrollhunde. Es ist deshalb anzunehmen, daß die Milztätigkeit in bezug auf Zerstörung der roten Blutkörperchen oder der Verhinderung ihrer Neubildung in großer Höhe nicht unterschätzt werden darf (CHIATELLINO und GOLDBERGER 1930). An Meerschweinchen zeigte VAN LIERE (1936), daß nach 20—105 Tagen bei 380—440 mm Hg Druck die Größe der Milz etwa 5—6fach die des normalen Tieres übersteigt.

Tastbarkeit der Milz wird nur gelegentlich bei den Dauerbewohnern der Andengipfel festgestellt, aber es sollte bemerkt werden, daß nur außergewöhnlich hochgradige Splenomegalie bei solchen Menschen überhaupt tastbar wird, da bei ihnen das Zwerchfell etwa eine Hand breit nach unten verschoben ist. Auch der M. rectus abdominis kann mehrfach so dick als normal sein.

15. Der Wasserhaushalt.

Viele Beobachter bemerken einen ausgeprägten Wasserverlust in großer Höhe, der aber beim Absteigen ins Flachland wieder ersetzt wird [s. u. a. Egger u. a. (1897), S. 456; O. Cohnheim, Kreglinger und Kreglinger (1909); Barcroft u. a. (1923); Hingston-Barcroft (1925), S. 190]. Nicht zum wenigsten ein Teil dieser Erscheinung dürfte auf einer Änderung der Hydratation des Körpers beruhen. Die Ursache ist schwer festzulegen, denn obwohl eine Vermehrung der Wasserausscheidung aus dem Körper in großer Höhe vorkommen mag, ist kein Grund bekannt, weshalb dieser Verlust nicht durch eine Vermehrung der Wassereinfuhr wieder ausgeglichen werden sollte.

Die durch die Lungen in Dampfform abgegebene Wassermenge sollte man als vermehrt erwarten, ist doch die Ventilation der Lungen verstärkt. Schroetter und Zuntz (1902) konnten in 2 Ballonaufstiegen keine Veränderung beobachten, aber Galeotti und Signorelli (1912) fanden eine solche in den Alpen. Bei Muskelarbeit muß der Wasserverlust durch die Lungen etwa im Verhältnis zur Vermehrung der Ventilation sich steigern.

Eine weitere Steigerung wird durch besonders starke Trockenheit der Luft an sehr hohen Plätzen eintreten müssen. Wenn die Einatmungsluft zu 20% mit Wasserdampf gesättigt ist, wird der Wasserverlust bei gleicher Ventilationsgröße etwa doppelt so groß, als wenn eine 60% gesättigte Luft in die Lungen gelangt.

Galeotti und Signorelli (1909) schätzten, daß der Wasserverlust durch die Haut in großer Höhe bei Ruhe vermindert wäre; der Einfluß der Temperatur war jedoch ungewiß; die Messungen auf Meereshöhe waren in dem heißen Klima Neapels vorgenommen worden. Sie stellten fest, daß der Hautwasserverlust auf das Siebenfache bei Muskelübung (Klettern) ohne sichtbares Schwitzen ansteige. Trotzdem ist es nicht glaubhaft, daß es sich hier um Perspiratio insensibilis handelt, sondern sehr wahrscheinlich nur um eine schnelle Verdampfung echten Schweißes. Der Befund Schroetters und Zuntz' (1902), daß es zu einer Verminderung des Schweißverlustes käme, ist wohl als Folge der niedrigen Temperatur (—12° C) bei den Ballonaufstiegen anzusehen. Dorno (1929) hat die Bedeutung der Hauttemperatur für den Wasserhaushalt des Menschen im Gebirge hervorgehoben.

In Anbetracht der Verschiedenheiten der Methoden der Temperaturregulation sind Tierversuche über Wasserhaushalt wenig brauchbar, besonders bei einer Frage wie die nach der Wirkung einer Veränderung in physikalischem Zustand der Umgebung. Guillemard und Moog (1907) berichteten, daß Hautwasser- mit Lungenwasserverlust bei Meerschweinchen, unter den Bedingungen wie sie in großer Höhe herrschen, vermindert wäre. Smith (1928) berichtete, daß Hunde und Ratten nur gering Wasser nach 24—48 Stunden bei einem um 100 mm Hg unter die Norm erniedrigten Barometerdruck zurückhalten.

16. Säure-Basenhaushalt.

Falsche Annahmen und technische Mängel sind nirgends augenfälliger als in dem Schrifttum über Säure-Basenhaushalt und die Blutreaktion in großen Höhen. Es seien deshalb zur Vereinfachung gewisse Begriffe im voraus festgelegt.

Nach VAN SLYKE und CULLEN (1917) verstehen wir unter *Alkalireserve* die Fähigkeit des Blutplasmas CO_2 zu binden, sie bezeichneten als *Azidosis* eine Verminderung dieser Alkalireserve; eine Vermehrung des CO_2-Bindungsvermögens dagegen als *Alkalosis*. Diese Ausdrücke sind allgemein üblich geworden, aber es ist notwendig, daran zu erinnern, daß VAN SLYKE und CULLEN (1917) sowie HASSELBACH und WARBURG (1918) klarlegten: Veränderungen der Alkalireserve bedeuten in keiner Weise eine Messung der aktuellen Blutreaktion. Wir werden eine Blutreaktion, die saurer als die normale ist, deshalb als *Azidämie* bezeichnen, den entsprechenden Zustand, in dem das Blut tatsächlich alkalischer als normal ist, demgemäß als *Alkalämie*.

Zweifellos gibt die HENDERSON-HASSELBACHsche Gleichung die genaue Beziehung im Blutplasma zwischen p_H, CO_2 und der Alkalireserve in gleicher Gültigkeit für den Zustand auf Meeresspiegelhöhe wie für große Höhenlagen an. Gewöhnlich wird die Formel wie folgt dargestellt:

$p_H = p'_K + \log \frac{[BHCO_3]}{[H_2CO_3]}$; $[BHCO_3]$ stellt dabei die molare Konzentration von Bicarbonaten oder das Bicarbonat als Volumina von CO_2 dar, während $[H_2CO_3]$ die molare Konzentration von Kohlensäure ausdrückt, oder auch die Volumina von CO_2 in physikalischer Lösung. Aber $[H_2CO_3]$ ist linear proportional dem Druck der freien Kohlensäure, pCO_2 genannt, und unabhängig von der Alkalireserve und dem p_H im physiologischen Bereich. $[BHCO_3]$ ist lediglich die Differenz zwischen dem Gesamt-CO_2 in der Flüssigkeit und dem $[H_2CO_3]$. Im Blutplasma ist $p'_K = 6{,}11$. Derart läßt sich, bei bekannten Gesamt-CO_2 und p_H, pCO_2 genau berechnen. Mit entsprechenden Maßnahmen kann die Methode auf Gesamtblut angewandt werden, sowie auf Zellen, Urin u. a. [vergl. PETERS u. VAN SLYKE (1931), Kap. XVIII; KEYS, HALL und BARRON (1936); DILL, DALY und FORBES (1937)].

MOSSO (1899) zeigte, daß der Blut-CO_2-Gehalt in großer Höhe vermindert ist. Alle späteren Untersucher haben dies bestätigt. Es steht nunmehr fest, daß der CO_2-Gehalt des arteriellen Blutes im direkten Verhältnis zur Höhe über dem Meeresspiegel sich verringert. MOSSO baute auf diese Tatsache seine wohlbekannte „Akapnie"-Theorie der Bergkrankheit auf; sie bedeutet, daß wenn der Plasma-CO_2-Gehalt absinkt und der pCO_2-Druck konstant ist, das ganze System „sauer" werde. Tatsächlich haben viele Nachuntersucher sich dieser Meinung angeschlossen, daß die CO_2-Verminderung in großer Höhe eine „p_H-Verkleinerung" mit sich bringe. Der Irrtum liegt in der Tatsache, daß der pCO_2 sowohl in den Lungen wie im Blut im Verhältnis zur Höhe über dem Meere verringert ist. Individuelle Abweichungen sind nicht sehr groß und der CO_2-Partialdruck ist stets zwischen 1 und 4 mm höher im Blut als in der Alveolarluft (DILL, CHRISTENSEN und EDWARDS 1936; s. auch unter Veränderungen der Atmung). Der Ausgleich des CO_2-Druckes durch die tierische Membranen ist einem einzigen Kreislauf übrigens fast vollständig (KEYS 1934).

Die Alkalireserve (CO_2-Kapazität) fällt mit dem Grad des Aufstieges in die Höhe. Dies konnte aus den Titrationskurven GALEOTTI (1904) sowie aus der Erhöhung der Empfindlichkeit der Blut-CO_2-Dissoziationskurve gegen hinzugesetzte Milchsäure in großer Höhe (BARCROFT u. a. 1913—1914) erschlossen werden. Die direkte Messung der Alkalireserve durch BARCROFT und Mitarbeiter (1913—1914, 1922), WINTERSTEIN (1915), ABDERHALDEN und Mitarbeiter (1922),

DILL u. a. (1931), WITTKOWER (1933), MANZANILLA (1936), DILL, CHRISTENSEN und EDWARDS (1936) geben gute Bestätigung. Wie wir später zeigen werden, fällt die Alkalireserve im Verhältnis zum pCO_2 ab, so daß der p_H praktisch unverändert auch in großer Höhe ist, falls der Betreffende sich gut akklimatisiert hat.

Der Mechanismus, welcher das Säure-Basengleichgewicht in großer Höhe stört, wurde von HALDANE, KELLER und KENNAWAY (1919—1920) sowie von HENDERSON und HAGGARD (1920) klargelegt. Es verhält sich folgendermaßen: Die Verminderung des pO_2 ruft eine vermehrte Beatmung hervor, hierdurch kommt es zu Anstieg der CO_2-Ausscheidung durch die Lungen aus dem Blut und so zeigt das Blut eine Neigung zu Alkalinität. Die Nierenarbeit hat ein Ausgleichsbestreben, wobei es zu vermehrter Entfernung von basischen Ionen durch den Harn kommt. Damit tritt aber ein Absinken der Alkalireserve ein und so ist als Ausdruck der guten Anpassung an das Höhenklima das Blut-p_H verhältnismäßig unverändert, dagegen vermindert sich die Alkalireserve bis zu einem Werte, der dem verminderten pCO_2-Druck entspricht; letzterer wird infolge der dauernden Hyperpnoe niedriggehalten. Wird bei gewöhnlichem Luftdruck die Atmung forciert, tritt eine nachweisbare Verminderung der Alkalireserve des Blutes auf [HENDERSON und HAGGARD (1918), COLLIP und BACHUS (1920)], gleichzeitig wird der Harn alkalisch (LEATHES 1919). Das Blut-p_H steigt derart nach etwa 10—15 Minuten um 0,20—0,24, um etwa 5 Minuten nach Abbruch der Atemforcierung wieder zum Normalwert zurückzukehren (LEPPER und MARTLAND 1927).

YANDELL HENDERSON (1920) sagte voraus, daß das Blut-p_H in großer Höhe ansteigen würde. WITTKOWER (1933—1934) hat aus dem Schrifttum Tatsachenmaterial gesammelt, um seine eigenen Befunde, daß der Einfluß der Höhe auf das Blut-p_H variabel ist, zu stützen. Technische oder physiologische Mängel entwerten die Befunde GIGONs (1925), FRITZ' (1926), BREHMs und GYÖRGYs (1927) augenfällig und lassen die endgültige Genauigkeit der Ergebnisse HASSELBACHs und LINDHARDs (1915), WINTERSTEINs und GOLLWITZERs (1928), sowie WITTKOWERs (1933—1934) ungewiß. Alle Autoren berichteten verschieden: über Azidämie, von keiner Veränderung, oder hatten ganz verschiedene Ergebnisse.

Die Methoden, mit welchen Alkalämie nachgewiesen wurde, waren besser [BARCROFT u. Mitarbeiter (1922), MONGE (1929), EWIG und HINSBERG (1931), DILL u. a. (1931)], aber der endgültige Beweis konnte erst durch die Arbeit der internationalen Höhenexpedition geführt werden, bei welcher Bestimmungen im arteriellen Blut, in völliger Ruhe und bei sorgfältigem Schutz gegen Änderung im Gasgehalt vorgenommen wurden. Die Messungen wurden doppelt mittels Glaselektroden sowie mit Hilfe der HENDERSON-HASSELBACHschen Methoden ausgeführt [s. KEYS, HALL und BARRON (1936), DILL, CHRISTENSEN und EDWARDS (1936), DILL u. a. (1927)]. Bei einem nur teilweise dem Höhenklima angepaßten Mann war nach 10—56 Tagen in 2810 m Höhe das Blut um 0,02—0,04 alkalischer als normalerweise. Bei weiterem Aufsteigen wurde das Blut-p_H auf einer Höhe von 3660 m um 0,02—0,06-p_H alkalischer und zeigte fernerhin während der folgenden 6 Wochen in 4710, 5340 und 6410 m keine bedeutende Änderung.

Der weniger Angepaßte hat gegenüber dem Wohlakklimatisierten eine größere Alkalinämie, demnach dürfte bei schwerer akuter Bergkrankheit Alkalinität des Blutes eher als schwache Azidämie vorherrschen. Es ist lehrreich, Vergleiche mit Dauerbewohnern dieser Höhen anzustellen. Der p_H-Durchschnitt betrug bei völlig angepaßten gesunden Bewohnern nach einigen Jahren Aufenthalt in 5340 m arteriell etwa 7,37, der Normalwert auf Meeresspiegelhöhe ist etwa 7,37—7,41. Eigenartigerweise zeigten 2 Bewohner, welche an Monges Krankheit auf 3660 m litten, geringgradige Azidämie.

Die arterielle Blutreaktion bei sehr anstrengender Muskeltätigkeit ist nur gering oder gar nicht saurer gegenüber dem Verhalten in Ruhe (Versuche an Männern wurden auf 3660 und 4710 m) vorgenommen, im Gegensatz zur Azidämie durch Muskelanstrengung auf Meereshöhe (vgl. Dill, Talbott und Edwards 1930). Es steht dies gut in Übereinstimmung mit unserem Befund, daß eine Anhäufung der Blutmilchsäure in großer Höhe weit geringer als im Flachland stattfindet (s. ferner unter „Milchsäure").

Abgesehen von den Veränderungen im $[BHCO_3]$ und $[H_2CO_3]$ ist der Säure-Basenhaushalt im Blut nicht wesentlich in großer Höhe gestört. Die Veränderungen in den anderen einflußausübenden Variablen H_2O, Basen, Cl u. a. entsprechen im allgemeinen den quantitativen Erwartungen aus dem Henderson-Van Slyke-System [Henderson (1928), Henderson u. a. (1924, 1930, 1931); Van Slyke, Wu und McLean (1923), Peters und Van Slyke (1931), Dill u. a. (1937)]. Mit der Verminderung im Bicarbonatgehalt des Blutes wird die Bedeutung der Phosphat- und Protein-Puffersysteme verhältnismäßig größer. Aber es ist bei der geringen Anhäufungsmöglichkeit von Milchsäure nicht recht glaubwürdig, daß dem Lactat-Puffersystem eine erheblichere Wichtigkeit zukommt, wie dies von Muralt (1935) erwogen wurde.

Das Säure-Basengleichgewicht zwischen Zellen und Plasma wurde von der Chile-Expedition 1935 ebenfalls untersucht. Abweichungen waren nicht nachweisbar. Die Verteilung von H^+ Cl^- und HCO_3 erschien ganz unverändert.

Die Bedeutung der Nierentätigkeit in der Regulierung des Säure-Basenhaushaltes als Voraussetzung der Anpassung und Klimagewöhnung ist augenfällig. Hasselbach und Lindhard stellten 1915 fest, daß bei niederem pO_2 die Ammoniakausscheidung durch die Nieren vermindert ist, und dieser Befund ist von Singer 1929, Monge u. a. 1928, bestätigt worden. Azzi (1923) und György (1924) berichteten von einem Anstieg des Harn p_H bei mäßig großer Höhenlage, leider waren die Bedingungen nicht gut kontrolliert. Davies, Haldane und Kennaway (1920) fanden in kurz dauernden Kammerversuchen stets eine stärkere Harnalkalinität. Viale (1923), Singer (1929), Monge und Mitarbeiter (1928) berichteten ähnlich von Alkalischwerden des Harnes bei Aufstieg bis zu 3600 m. Verschiedenheiten der Resultate müssen technischen Schwierigkeiten [Winterstein und Gollwitzer-Meier (1928)] zugeschrieben werden. Ist der Aufenthalt bei niederem pO_2 länger dauernd, sind die Abweichungen des Harnes vom normalen Verhalten nicht groß, aber andrerseits sind die bisher verwertbaren Resultate noch recht unvollständig.

17. Das Verhalten der Milchsäure im Blut.

Seit den Arbeiten Arakis (1890, 1891) und den klassischen Studien Fletchers und Hopkins (1907) ist allgemein angenommen worden, daß die Milchsäurebildung im Organismus mit einem gewissen Sauerstoffmangel in den Muskeln verknüpft sei. Neuere Anschauungen A. V. Hills, Otto Meyerhoffs u. a.

machen es glaubhaft, daß Sauerstoffmangel entweder den „Milchsäure-Mechanismus" im Zuckerstoffwechsel hervorruft, oder die Anhäufung von Milchsäure durch Verhinderung der Hexose-Resynthese ermöglicht. Deshalb wäre zu erwarten, daß im Zustande des Sauerstoffmangels in großer Höhenlage die Milchsäure im Blute vermehrt sei.

Abgesehen von der Bedeutung dieser Frage für die allgemeine Anschauung des Muskelstoffwechsels, hat sie direkte wichtige Beziehungen zum Problem der Physiologie des Lebens in großer Höhe. Eine Erhöhung des Milchsäurespiegels im Blut könnte gut die Neigung des Blutes zu alkalischer Reaktion in großer Höhe ausgleichen und normale oder gesteigerte Anregung der Atmungszentren unterhalten. Ferner wäre es einleuchtend, Muskelschwäche und leichte Ermüdbarkeit in großen Höhen durch eine gesteigerte Anhäufung von Milchsäure zu erklären. In der Tat scheint aber keine dieser Erwartungen erfüllt. Die ersten Messungen RYFFELs (1910) und BARCROFTs u. a. (1915) waren wegen der nichtzweckentsprechenden Arbeitsweisen von zweifelhaftem Wert. Enthält auf Meeresspiegelhöhe in Ruhe die Einatmungsluft nur wenig Sauerstoff, tritt dennoch keine Vermehrung der Blutmilchsäure auf, bevor nicht nahezu atemerstickende Zustände erreicht sind [JERVELL (1928), BOCK, DILL und EDWARDS (1932)]. BAIČENKO und KRESTOWNIKOFF 1932c berichteten zwar von einem deutlichen und anhaltenden Anstieg des Blutmilchsäurespiegels, dies kann aber im Hinblick auf die Ergebnisse LAQUERs (1920), DILLs u. a. (1931), HARTMANNs und v. MURALTs (1934) sowie EDWARDs (1936) nicht aufrechterhalten werden. Sowohl akklimatisierte, wie nichtakklimatisierte Untersuchte hatten einen Ruhe-Milchsäurewert, der praktisch konstant, vom Meeresspiegel bis zu 4390 m in den Rocky Mountains, und ebenso vom Meeresspiegel bis zur Höhe von 6140 m in den Anden war.

Die Beziehungen zwischen dem Verhalten in Arbeit und in der Erholungszeit sind weniger sicher. Aber wieder geben die auffallend hohen Werte von BAICENKO und KRESTOWNIKOFF (1932 c) zu Bedenken Anlaß. In Höhen über 3460 m fanden LAQUER (1924) sowie HARTMANN und MURALT sofort nach einer kurz dauernden Arbeitsleistung von 1—3 Minuten erhöhte Werte gegenüber dem Verhalten im Flachland. Die Erholungszeit, d. h. die zur Entfernung der Milchsäure notwendige Zeitspanne war viel geringer in großer Höhe. Die stärker erhöhten Werte unmittelbar nach der Arbeitsleistung mögen einfach durch schnelleren Blutumlauf und schnelleren Ausgleich zwischen Blut und Gewebe erklärt sein [s. MARGARIA und EDWARDS (1934), NEWMAN u. a. (1937)].

Nur EDWARDS (1936) hat Blut während der Arbeit entnommen. Er untersuchte trainierte Personen, die auf einem Zweirad-Ergometer eine Arbeit von 10 Minuten Dauer verrichteten. Er fand am Ende dieser 10 Minuten Arbeit den Milchsäurespiegel annähernd proportional der Arbeitsanstrengung und derart dem Sauerstoffverbrauch (s. CHRISTENSEN 1937) gleichsinnig in allen Höhenlagen vom Meeresspiegel, 2810, 3660, 4700 bis zu 5340 m (7 Personen).

Bei länger fortgesetzter Ausübung in großer Höhe scheint eine mehr als verhältnismäßig kleine Anhäufung von Milchsäure nicht möglich zu sein. HARTMANN und v. MURALT hatten am Ende einer anstrengenden Ersteigung des „Mönch"-Gipfels (4100 m) nur einen niedrigen Milchsäurespiegel. Teilnehmer der Expedition in Chile 1935 endeten ihre bis zur Erschöpfung anstrengenden

Ersteigungen auf 6100 m mit nur etwa 16 mg-% Blutmilchsäure. Ganz allgemein war der Spiegel der Blutmilchsäure unabhängig vom Grad der Sauerstoffnot. Es mag hier angeführt sein, daß auch bei dem Sauerstoffmangel durch Herzschwäche die Blutmilchsäure gewöhnlich bei Ruhe normal ist und lediglich gering bei körperlicher Anstrengung ansteigt (WEISS und ELLIS 1935). Eine Beziehung besteht zwischen Alkalireserve im Blut und den Mengen von Milchsäure, die angehäuft werden können [DILL, EDWARDS und TALBOTT (1932), DILL (1936)]. HARTMANN und v. MURALT (1934) haben diese Abhängigkeit in einer Unterdruckkammer und auf dem Jungfraujoch (3460 m) mit Darreichung von Bicarbonat sowie Ammon-Phosphat dargelegt. Es ist demnach wahrscheinlich, daß die Anhäufung von Milchsäure in erster Linie vom Gesamtgrundstoffwechsel überwacht wird, in zweiter Linie aber von der Alkalireserve und nur ganz gering, wenn überhaupt, von dem Grad des Sauerstoffmangels an sich.

18. Nierentätigkeit.

Abgesehen von der Ammoniakausscheidung und dem Harn p_H (s. „Säure-Basenhaushalt“) ist nur wenig über die Wirkung verschiedenen pO_2's auf die Nierentätigkeit bekannt. GUILLEMARD und MOOG fanden eine erhebliche Einschränkung der ausgeschiedenen Harnmenge während zweier Tage in 4800 m Höhe. Sie führen in ihrer Arbeit Beobachtungen anderer Forscher an, die ebenfalls Verminderung der Diurese in großer Höhe feststellten. Sie glaubten zeigen zu können, daß es sich lediglich um eine örtliche Wirkung an den Nieren handele, und zwar unabhängig von anderen Einflüssen; dies scheint jedoch recht zweifelhaft.

Im Gegensatz dazu führt LOEWY (1932, S. 234) zahlreiche länger zurückliegende Beobachtungen an, in denen während der ersten 4 Tage in großer Höhe eine Vermehrung der Harnausfuhr wahrgenommen wurde. In kurzen Kammerversuchen kam es nach SINGER (1929) ebenfalls zu leichtem Anstieg der Diurese; er erwog, ob diese Diurese nicht von Bedeutung für einen Ausgleich im Säure-Basenhaushalt sei und führte aus, daß die Diurese nicht immer nur einfach eine Folge der angestiegenen Alkalinität des Blutes sei.

Eigene Beobachtungen bei Automobilfahrten auf den Pike's Peak (4300 m) sowie Bahnfahrten in Südamerika bis zu 4000 m deckten keinerlei plötzliche Änderung der Harnmenge in größerer Höhe auf. Harnproben von 5000—7000 m von DYRENFÜRTHs Expedition wurden in die Ebene gesandt und von LOEWY 1930 untersucht. Er fand, daß der „N“-Gehalt und seine Verteilung ähnlich dem war, welche bei Männern bei körperlicher Arbeit in 2000—2500 m Höhe der Alpen gefunden wurden. Bei den Himalaja-Bergsteigern war demnach keine Steigerung der „N“-Ausscheidung festzustellen. Dies stimmt mit unseren eigenen Befunden überein. Das gleiche dürfte von länger dauerndem Aufenthalt in größerer Höhe gelten. Von 14 Männern, die 4 Monate lang auf den Höhen der Anden beobachtet wurden, zeigte keiner Polyurie oder Nycturie.

SINGER (1929) hat auch die „N“ und „Cl“-Ausscheidung genauer im Harn in Versuchen von etwa 5 Stunden Dauer gemessen. Er fand keine Veränderung, abgesehen von einem Anstieg der Gesamtmenge, der im Einklang stand mit der gesteigerten Diurese. SINGER fand auch eine Abnahme der titrierbaren Säuren, ebenso MONGE und Mitarbeiter in Peru (1928).

19. Der Magen-Darmkanal.

Obwohl Übelkeitsgefühl, das nicht selten anhält, eine recht häufige Begleiterscheinung der Bergkrankheit und Sauerstoffnot ist, und zwar bei der akuten wie bei der chronischen Form, ist das Verhalten des Magen-Darmkanals in großer Höhe bisher fast gar nicht untersucht worden.

Delhougue (1927), Browne und Vineberg (1932) zeigten, daß Hyperventilation eine Einschränkung der Magensäuresekretion hervorruft. Dies muß ja von vornherein erwartet werden, bedeutet doch der Verlust großer CO_2- sowie Bicarbonatmengen durch die Lungen eine Verarmung des Blutes an saueren Ionen und so die Gefahr der Störung des „Säure-Basenhaushaltes“ (s. dortselbst). Delrue (1934) konnte an Hunden die Verminderung der Säuresekretion an Magenfisteln in großer Höhe darlegen. Er fand, daß diese Verminderung in 3460 m etwa 2—3 Tage anhält.

Hungerkontraktionen des Magens waren bei Versuchen mit plötzlicher Erniedrigung des pO_2 stark vermindert (van Liere und Crisler 1930). Die Entleerungszeit des Magens ist um 25% verlängert, wenn man Hunde plötzlich auf einen Druck von 500 mm Hg bringt, und etwa um 80% bei 450 mm Hg Druck. Bei einem Barometerdruck von 340 mm ist die Entleerungsdauer auf das 3—4fache und mehr der normalerweise erforderlichen Zeit verlängert van Liere, Crisler und Robinson 1933). Im Einklang damit steht der Befund einer Verminderung des Magen-Muskeltonus; auch die Peristaltik der Eingeweide erleidet deutliche Einbuße (Crisler und van Liere 1933).

Diese Befunde stimmen ausgezeichnet mit den wohlbekannten Magenstörungen bei Bergkrankheit überein. Wie es sich bei angepaßten Menschen verhält ist unbekannt. Nur teilweise Akklimatisierte haben einen recht schwankenden Appetit und oft findet man, daß schon nach wenigen Bissen einer Mahlzeit der größte Hunger völlig gestillt ist. Andrerseits sind schwere Störungen der Funktion des Magen-Darmkanals, anderer Art als solche, die lediglich durch schlechtes Essen entstehen, bei teilweise oder völlig Angepaßten verhältnismäßig selten. Wir beobachteten, daß schnelle Aufstiege um 1000 oder 2000 m gewöhnlich mehr oder weniger deutlich das Auftreten abnormer Gasbildung in den Eingeweiden mit sich brachten. Ähnliche Erfahrungen wurden von anderen Bergbesteigern gemacht. Gewöhnlich dauert dies aber nicht länger als einen Tag. Im übrigen konnten wir niemals eine deutliche Auftreibung des Leibes feststellen und es erscheint nicht glaubwürdig, eine mechanische Wirkung auf den Brustkorb anzunehmen (s. Vitalkapazität).

20. Lungen und Brustkorb.

Plötzliche Verminderung des barometrischen Druckes führt zu deutlicher Abnahme der Vitalkapazität der Lungen von 4—20% oder mehr [Vivenot (1868), Schirmunski (1877), Bert (1878), Lazarus (1891)]. Diese offensichtlich ungüstige Folge wird auch bei Neuankömmlingen in großen Höhenlagen wahrgenommen [Zumtz und Schumburg (1896), Grollman (1930), Schneider (1932), Forrer und Goldberger (1934)].

Verschiedene Erklärungen sind bisher für diese Erscheinung aufgestellt worden. Zuntz u. a. (1906) versuchte die Expansionskraft der Eingeweidegase dafür verantwortlich zu machen; Zwerchfellhochstand und der vermehrte Abgang von Darmgasen, welche oft beobachtet worden waren, konnten diese Idee plausibel erscheinen lassen. Fuchs (1908) nahm vermehrten Muskeltonus an, während Durig (1909) glaubte, daß Ermüdung der Atmungsmuskulatur die Ursache wäre. Schubert (1930) zog in Betracht, daß bei niederem Druck die Elastizitätskraft der Alveolarwände weniger Widerstand in ihrer Auswirkung vorfände und so die Alveolen verstärkt zusammenzöge.

Mosso (1889) als erster erklärte dieses mit einer vermehrten Blutansammlung in den Lungen und daraus folgenden geringen Raum für die Luft. Schneider (1931—1932, 1932) hat die wesentliche Richtigkeit dieser Theorie ausgezeichnet stützen können. Er zeigte, daß Temperatur und totaler Barometerdruck an sich unwichtig sind und daß (s. auch Dieringshofen 1935) die Verminderung der Vitalkapazität schon auftreten kann, wenn es unwahrscheinlich wäre, eine Ermüdung des Zwerchfells und der Eingeweidemuskulatur anzunehmen. Der Sauerstoffmangel scheint der einzige ursächliche Faktor zu sein. So stellt Einatmung von Sauerstoff bei niedrigem Barometerstand prompt die normale Vitalkapazität wieder her.

Schneider nimmt als Ursache eine passive Überfüllung und Verstopfung der Lungengefäße mit Blut an. Kronecker (1894) stellte erstmalig lange chronisch-passive Blutstauung in den Lungengefäßen in großen Höhen fest. Dies konnte bei Einatmung von Luft mit niederem pO_2 von Tigerstedt (1903) und Bartlett (1903) wiederholt werden. Letztere meinten allerdings, die Ursache läge in dem Ausgleichsbestreben zwischen Alveolar- und Intrathorakaldruck. Spehl und Desguin (1909) fanden in großen Höhen einen aktuellen Anstieg in der Lungenblutmenge. Ebenso wurden (1927) von Campbell und 1930 von Schubert Überfüllung der Lungen mit Blut und Erweiterung der Lungencapillaren in gleicher Weise festgestellt. Liebigs (zit. nach A. Loewy 1932, S. 182) experimentelle Vorführungen der Abnahme des Lungenvolumens im Modellversuch kann infolge technischer Mängel hier nicht in Betracht gezogen werden.

Die Beweisführung dürfte durch die Versuche Drinkers, Peabodys und Blumgarts (1922) noch vervollständigt werden. Sie zeigten, daß unabhängig vom pO_2 Lungenstauung den verfügbaren Alveolarraum verkleinert und damit die Vitalkapazität vermindert.

Verzár (1933) gibt an, es sei möglich, in plethysmographischen Bestimmungen, welche den ganzen Körper umfassen, zu zeigen, daß ein Anstieg des Gesamtvolumens der Lungen erfolgt, wenn der barometrische Druck absinkt. Verzar glaubt diesen Vorgang mechanisch mit einer Abnahme der Vitalkapazität erklären zu können. Er fand auch, daß die Vitalkapazität die Neigung hat, wieder nach einigen Tagen normale Werte zu erreichen.

Die Beziehungen zwischen Vitalkapazität und negativem Druck im Thorax sind wenig erforscht. Aron (1896) fand eine Abnahme des negativen intrapleuralen Druckes bei Absinken des barometrischen Druckes [Carius und Lorenzani (1932), Loewy und Wittkower (1933—1934)]. Dies würde eine vermehrte Zusammenziehung der Lungen bedeuten und so ebenfalls eine Verminderung der Vitalkapazität (Verzár 1933). Zwei Faktoren dürften im Sinne einer Steigerung des intrathorakalen Druckes (oder Verminderung des negativen Pleuraldruckes) wirksam sein: 1. Muß jedes Gas im Pleuraraum sich ausdehnen, wenn der Außendruck sich verwandelt. Dieser Vorgang ist aber lediglich ein vorübergehender. 2. Passive Blutstauung in den Lungen dürfte die osmotische

Kraft vermindern, welche für die Aufrechterhaltung des negativen Pleuradruckes verantwortlich zu machen ist (s. KROGH 1929, S. 340); diese Auswirkung wäre eine sehr andauernde. Dagegen bleibt die Ursache des Zwerchfellhochstands bei niederem Luft- oder Sauerstoffdruck immer noch unerklärt.

Eine innige Beziehung zwischen Vitalkapazität und Widerstand gegen Bergkrankheit bei Menschen vom Flachland scheint nicht zu bestehen (s. MOSSO 1909). Dies war deutlich bei den Teilnehmern der internationalen Höhenexpedition in Chile 1935; 4 von den 10 Männern hatten eine ungewöhnlich große Vitalkapazität, 2 von ihnen fühlten sich besser als die anderen, aber die anderen zwei hatten in großer Höhe erhebliche Beschwerden.

In mäßiger Höhenlage (2000—3000 m) hat die Vitalkapazität die Neigung, in wenigen Wochen wieder normale Werte zu erreichen, aber diese Neigung ist in 4000 m und höher vermindert (s. LOEWY 1932, S. 181). Ob unter Umständen beim Erwachsenen die Vitalkapazität über den Meeresspiegelwert ansteigen kann, ist fraglich. HEBER (1921) stellte fest, aber ohne genaue Messungen, daß in großer Höhe sich nach einigen Jahren eine Vergrößerung des Thorax einstellt. Bei Männern, die aus dem Tiefland stammten, aber seit Jahren in großer Höhe lebten, wurden ungewöhnlich große Vitalkapazitäten gefunden (s. auch BARCROFT u. a. 1922); wahrscheinlich ist dies nur ein Ausdruck einer Art natürlichen Auslese insofern, als Männer mit großen Vitalkapazitäten es leichter finden dürften sich an einen Daueraufenthalt in den Bergen anzupassen, insoweit nicht lediglich Emphysembildung besteht. Bei der eingeborenen Bevölkerung von großen Höhen ist der Brustkorb deutlich gegen die Norm vergrößert (s. ferner unter „Physiologische Besonderheiten der Bergbewohner hochgelegener Gegenden").

Es ist hier nicht der Ort, um auf den Atmungsmechanismus in großer Höhe einzugehen. Verstärkte Durchlüftung und unregelmäßiger Atemtypus sind von allen Nachbearbeitern festgestellt worden. Das Ansteigen der Durchlüftungsgröße ist durch die verminderte Dichte der Einatmungsluft stark erleichtert (vgl. BARACH 1934—1936). Diese Erleichterung tritt nicht auf, wenn eine Luft eingeatmet wird, in welcher lediglich der Sauerstoffgehalt erniedrigt ist. Beim akklimatisierten Menschen sind die Atembewegungen selbst tiefer und ausgiebiger, während beim Unakklimatisierten die Zahl der Atemzüge zwar ansteigt, die Atmung selbst aber relativ schwach, mit gelegentlich einsetzenden tiefen Atemzügen ist. Selbst verhältnismäßig gut Eingewöhnte zeigen häufig über 5000 m Cheyne-Stokes-Atmung, besonders im Schlaf. Wir selbst konnten in den Anden dauernde Cheyne-Stokes-Atmung bei Eseln beobachten, die ständig in etwa 5400 m gehalten wurden. Zwerchfellatmung wird im Ruhezustand bei über 3000 m angetroffen, während die Intercostalmuskulatur mehr bei körperlicher Übung eine Rolle spielt. Dagegen herrscht bei Kindern der abdominale Atemtypus vor (HURTADO 1932).

21. Muskelkraft und Ermüdung.

Viele Forscher haben über auffällige Muskelschwäche und Ermüdbarkeit in großer Höhe berichtet (BERT 1878, LOEWY, LOEWY und ZUNTZ 1897, ZUNTZ und Mitarbeiter 1906, FLACK 1930, SCHUMBURG nach LOEWY zitiert 1932, S. 267). Eine Verminderung der Muskelkraft ist oft festgestellt worden; solche einfachen Feststellungen sind natürlich irreführend, da derartige Erscheinungen durch genaue wissenschaftliche Untersuchungen festgelegt werden müssen. Es ist lediglich Allgemeinplatz, daß schwere Muskelarbeit in großer Höhe nur entsprechend langsamer ausgeführt werden könne. LOEWY, LOEWY und ZUNTZ stellten fest, daß wenn ein Mann 1000 kg/m Kletterarbeit minütlich im Flachland leisten konnte in 2800 m Höhe sein Minutenmaximum nur 600 kg/m, in 3800 gar nur noch 350 kg/m betrug. Mit der Akklimatisierung tritt eine wesentliche Erholung der Leistungsfähigkeit wieder ein. Der Autor, welcher kein trainierter Alpinist ist, kletterte mit einer Leistung von 1000 kg/m in der Minute wiederholt für eine Stunde und oberhalb 3000 m. Mehrere Mitglieder der Chile-Expedition stiegen mit einer Arbeitsleistung von 500 kg/m minütlich in einer Höhe von etwa 6000 m und dies für eine Stunde. In gleicher Höhe und Zeit konnten die eingeborenen Minenarbeiter eine Leistung von 700—800 kg/m durchhalten. Ein nur schlecht angepaßter Mann, der im Flachland mehr als 1300 kg/m in der Minute zu leisten imstande ist, brach in 5800 m schon bei 250 kg/m Arbeit in der Minute zusammen. SMYTHE (1932) und BAUER (1931) berichteten, daß gelegentliche Kletterleistungen im 7000 m nach langer Anpassung nicht viel schlechter als alpine Durchschnitte zu sein brauchen.

Am Zweirad-Ergometer in einer Unterdruckkammer fand MARGARIA 1929, daß die äußerste Arbeitsleistung bei 540 mm Hg (= etwa 3000 m) etwa 88% derjenigen betrüge, die der gleiche Mann im Flachland maximal zu leisten imstande wäre. Bei 400 mm Hg war die höchste Leistung nur noch 62,5% und bei 313 mm Hg (= etwa 7000 m) war sie bis auf 50% gesunken. In diesen Versuchen hatte er die Arbeitszeit allerdings so kurz bemessen, daß ein großer Teil der Arbeit in der anaeroben Phase geleistet werden konnte. Infolgedessen wurde die Verminderung der Leistungsfähigkeit in der aeroben Zeit grob unterschätzt. Bei Versuchen mit dem Zweirad-Ergometer in den Anden, welche sich über die Dauer von 10 Minuten erstreckten, war die größte Durchschnittsleistung, welche für die volle Zeitspanne ununterbrochen geleistet werden konnte, in 2810 m um etwa 10—15%, in 3660 m von 20—25%, in 5340 m um etwa 40% erniedrigt [EDWARDS (1936), CHRISTESEN (1937)]. Es ist augenfällig, daß die Zeitdauer der Arbeitsleistung für die Beurteilung der Versuchsergebnisse von größter Wichtigkeit ist [Schrifttum hierüber siehe oben, außerdem: Arbeiten von BEYNE (1931), HERXHEIMER, KOST und RYJACLEK (1933)].

Die muskuläre Kraft einer oder zweier Kontraktionen ist ein anderes Problem. Ohne genaue Messungen KRAUS (1930, RICHTER (1931) u. a. ist die Meinung vorgebracht worden, daß keine echte Verminderung der Stärke der Muskelkontraktion in großen Höhen vorliege. Mit einem Greif-Dynamometer fand HARTMANN (1933) keine Abnahme der Muskelstärke zu irgendeiner Zeit bis zu 7600 m im Himalajagebiet. Die ist in guter Übereinstimmung mit persönlicher Beobachtung in den Anden. Wird von der geforderten Kraftleistung nur ein geringer Teil des Muskelgewebes in Anspruch genommen, treten einige neue Schwierigkeiten auf. Die hauptsächlich einschränkenden Faktoren seien hier in zwei zusammengefaßt. Dies ist erstens die Frage der Fähigkeit der örtlichen arteriellen Blutgefäße, genügende Mengen von Sauerstoff zu dem betreffenden Gewebe heranzuschaffen und verbrauchten zu ersetzen. Zweitens aber die Frage der Fähigkeit des Muskels selbst bei einem niedrigen pO_2 Arbeit zu leisten, selbst dann, wenn an sich adäquate Sauerstoffmengen verfügbar sind. MOSSO fand mit dem Finger-Ergograph, daß eine völlige Erschöpfung der Fingermuskulatur in großer Höhe schneller auftrat als sonst. CHRISTENSEN und NIELSON (1936) erhielten recht verschiedene Ergebnisse in einer Unterdruckkammer. Versuche mit dem Finger-Ergographen sowohl wie mit dem Hügelträgheitsrad zeigten keine Verminderung der Muskelkraft bis zu 390 mm Hg. Sie erklären diese Beständigkeit örtlicher Kraftleistung als die Folge örtlicher Verbreiterung des Capillarbettes gemäß den von KROGH gemachten Ausführungen (1919). BARCROFT hält aus dem gleichen Grunde örtlichen Sauerstoffmangel der Muskulatur in größerer Höhe für unglaubwürdig. Es ist bedeutsam, daß solche Muskeln, welche auf Meereshöhe eingeübt sind, wirksam ihre Leistung vollbringen können, obgleich das dem Muskel entstammende venöse Blut einen pO_2 von nur mehr wenigen mm Hg haben kann.

Nur schlecht wissenschaftlich kontrollierte Beispiele mögen MOSSOs Ergebnisse erläutern. Beim Aufstieg in große Höhe wird das Gefühl des Erschöpftseins, welches die Beendigung der körperlichen Anstrengung erzwingt, nicht in den Beinmuskeln empfunden, sondern in der Brust und in der Gegend des Zwerchfells. So kann es ganz allgemeines Gefühl sein, daß eben jede weitere Bewegung nicht mehr möglich sei, die nichts mit den Muskeln selbst zu tun hat. Das Gefühl der Muskelschwäche ist ja gewöhnlich eine bloße Wahrnehmung schneller Ermüdbarkeit. Es mag deshalb so sein, wie auch CHRISTENSEN und NIELSEN (1936, S. 279) erwägen, daß eine schnelle Verminderung des pO_2 zentral das Gefühl der Schwäche auslöst. Die Fähigkeit, langsam eine körperliche Arbeit zu verrichten, ist für längere Zeitdauer auch in großer Höhe kaum verringert. Die Arbeiter in der Quilcha-Mine (5800 m) leisten eine volle Tagesarbeit mit Schaufel und Hacke ohne übertriebene Ermüdungserscheinung. Sie haben es gelernt, methodisch zu arbeiten und plötzliche übertriebene Kraftleistungen zu vermeiden. Weder MATTHEUS noch Verfasser bemerkten am Ende des Tages eine größere Ermüdung als auf Meereshöhe, auch konnte keine besondere akkumulierende Wirkung der Muskelarbeit nach 10 Tagen Bergsteigens in 6000 m wahrgenommen werden.

Bei sehr hastigem Aufsteigen in große Höhen können allerdings tetanische Erscheinungen und, allerdings seltener, Muskelkrämpfe auftreten [SCHRÖTTER (1904), FLEMMING (1911), BARCROFT (1923), GILLERT (1931)]. Dies ist wahrscheinlich durch eine schnell sich entwickelnde Azidosis und Alkalemie infolge von Hyperventilation zu erklären. Wir haben bei akklimatisierten Männern niemals solche Beobachtungen machen können. Eine solche Erscheinung mag außerdem in Beziehung stehen zu gesteigertem Muskeltonus [JAKOBJ (1924), STERN (1925), (1926)].

22. Die Sinnesorgane.

Bei plötzlich einsetzendem Sauerstoffmangel kann eine Vielheit von Störungen entstehen, von seiten der Augen Verschwimmen der Gegenstände, Farbenblindheit, Verlust der Akkommodation, Doppelbilder, andererseits vom Gehör Taubheit; Verlust der Empfindung für Geruch und Geschmack sowie der Berührungen u. a. sind beobachtet. Ähnliche Erscheinungen treten bei akuter Bergkrankheit auf. In beiden Fällen sind diese Erscheinungen nicht stark abweichend von dem, was wir bei akuten Krankheiten beobachten und deshalb nur soweit von allgemeinerer Bedeutung, als sie möglicherweise einen völligen körperlichen Zusammenbruch vorhersagen und so zum Beispiel in der

Flugmedizin praktisch Beachtung beanspruchen. Das Verhalten der Sinnesorgane bei chronischem Sauerstoffmangel, vor allem bei mehr oder weniger angepaßten Leuten in bestem Wohlbefinden verdient größere Beachtung, wenngleich nur verhältnismäßig wenig wirklich quantitative Untersuchungen darüber vorliegen. Der Berührungssinn, der, wie üblich, mittels Haarpinsels als Schwellenwert gemessen wurde, zeigt bei gut Angepaßten bis zu 7000 m keine Veränderung. Höher hinauf allerdings tritt eine deutliche Hypästhesie auf (Hartmann 1933); Unakklimatisierte zeigen diese Hypästhesie bereits bei 5000—6000 m [Strughold (1923), Hartmann (1933)].

Durig und Reichel (1911) beobachteten eine andauernde Verminderung des Gehörs auf dem Monte Rosa, doch wurde dies für eine Folge ungewöhnlich schlechter Versuchsbedingungen gehalten. Mossos ungleichwertige Methoden ergaben Ähnliches (1899). Raffe berichtete, daß Dauerbewohner in 4000 m Höhe der Anden ein schlechteres Hörvermögen besitzen, das mit örtlichen Störungen der Durchblutung vergesellschaftet sei. Die erste vollständigere Arbeit mit annehmbarer Methodik wurde von McFarland in der Chile-Expedition aufgeführt.

Die Untersuchungen erstreckten sich auf die 10 Mitglieder der Expedition von Meereshöhe bis zu 6140 m sowie auf eingeborene Dauersiedler von Meereshöhe bis 5340 m in Chile und Peru. McFarlands (1937) Ergebnisse sollen hier kurz angeführt werden. Hörvermögen bis 4700 m keine nachweisbare Veränderung, in 5340 m Höhe war jedoch eine bedeutende Erhöhung der Hörschwelle für beide Ohren und die 4 höchstmöglichen Schwingungszahlen des Audiometers feststellbar. Über 5340 m wurden keine Hörprüfungen angestellt. Bei Eingeborenen ergab die Untersuchung eine weit höhere Reizschwelle im Durchschnitt als bei der Expeditionsgruppe auf gleicher Höhe und in gleicher Weise wie für vergleichbare Gruppen auf Meereshöhe. Ähnliche Ergebnisse wurden in Morococha (4400 m) erhalten.

Die Sehkraft wurde mittels des Phoriatestes an den Teilnehmern der Expedition geprüft. Unterhalb 4700 m konnte keine Veränderung bemerkt werden, in dieser Höhenlage jedoch und darüber hinaus wurde deutlich Ermüdung der Akkommodation der Augenmuskeln mittels des Augenergographen (Berens und Stark 1932) festgestellt. Der Anstieg der Empfindlichkeit der Augen gegen Ermüdung war bei etwa 2800 m verhältnismäßig gering, wuchs aber mit weiterem Zunehmen der Höhenlage für Akkommodation sowohl als auch für Konvergenz erheblich, so daß bei 5340 m die Fähigkeit des Auges, der Ermüdung zu widerstehen, bis auf die Hälfte etwa von der auf Meereshöhe abgesunken war.

Während der chilenischen Expedition wurde in Übereinstimmung mit Himalajabesteigern eine gewisse Veränderung im Geschmacksvermögen ebenso beobachtet wie in der Fähigkeit in Höhen über 5000 m Farbstärken zu unterscheiden. Obwohl die Farbempfindung nicht gestört ist, erscheint die Umwelt in Höhen über 6000 m farblos grau bis weiß, selbst für die Augen gut angepaßter Personen.

23. Fortpflanzung und Geschlechtstrieb.

Die Empfindlichkeit aller der Fortpflanzung dienenden Gewebe gegen Störungen irgendwelcher Art läßt schon von vornherein deutliche Beeinflussung des Geschlechtstriebes und der Fortpflanzung durch klimatische Einflüsse größerer Höhen vermuten; eine Vermutung, die durch geschichtlich nachgewiesene Tatsachen und moderne Beobachtungen gesichert wird.

Während in Klimaten großer Höhenlage heimische Menschen und Tiere sich leicht fortzupflanzen vermögen, können menschliche und tierische Bewohner aus tiefer gelegenen Zonen mehr oder weniger unfruchtbar werden. Geschichtlich ist bekannt, daß 1535 die Hauptstadt der neuen spanischen Provinz Peru von Jauja (3200 m) nach dem viel tiefer gelegenen Lima verlegt werden mußte, da unter anderem es nicht möglich war, die Fortpflanzung von Pferden, Hühnern oder Schweinen in solchen Höhen zu erzielen (Libros de Cabildes de Lima, 1534 bis 1539). Andererseits fand man es schwierig, im Tiefland Lamas aus den Anden zu züchten; hier mögen aber Temperatureinflüsse von Bedeutung sein (Tschudi 1918).

Die Protokolle der Konquistadoren zeigen, daß für den Menschen das Klima höher gelegener Zonen die Fortpflanzung erschwert. Erst 53 Jahre nach der Gründung von Potosi (4000 m) wurde das erste spanische Kind dortselbst geboren und am Leben erhalten, obwohl zu dieser Zeit etwa 20 000 Spanier in Potosi lebten. Diese erste Geburt wurde deshalb das Wunder des San Nicolas de Tolentine genannt (Calancha 1639). Indianer der Küstengebiete, die in die Hochländer Boliviens verpflanzt wurden, waren ebenfalls lange Zeit unfruchtbar (Monge, 1935).

Lange war man allgemein des Glaubens, daß die Entbindung im Höhenklima ungewöhnliche Gefahr mit sich bringe. Dies kann man deutlich bei der Bevölkerung der Anden beobachten. In dem, soweit wir wissen, höchstgelegensten bewohnten Platz der Welt, in 'Quilcha (Chile, 5340 m), konzipieren die bolivianischen Frauen leicht und auch ihre Schwangerschaftszeit verläuft offensichtlich ohne Besonderheit; zur Entbindung jedoch steigen sie auf 3000—4000 m hinunter. Die Mütter bringen später ihre Kinder in die Höhe von 5340 m herauf, wenn sie 1 oder 2 Wochen alt sind, ohne daß nachteilige Folgen bekannt wären (Keys 1936).

Voll akklimatisierte Bewohner einer Höhenlage von etwa 3000 bis 3500 m zeigen keine deutliche Verminderung der sexuellen Aktivität. Über 4000 m allerdings scheint eine Abschwächung des Geschlechtstriebes zu erfolgen, wenn man sich nach allgemeinen sozialen Gewohnheiten und den Aussagen der Eingeborenen ein Urteil bilden darf. Deutliche Verminderung des Geschlechtstriebes wird bei Neuankömmlingen in großer Höhenlage wahrgenommen.

24. Psychomotorische Funktionen und vegetatives Nervensystem.

Schnell einsetzende akute Sauerstoffnot wird häufig von Ataxie, feinem bis grobschlägigem Tremor u. a. begleitet, was auf eine gesteigerte Empfindlichkeit des Nervensystems hindeutet. Wespi (1934) glaubt auch an eine Zunahme der Reizbarkeit des Extrapyramidaltraktes. Er stellte (1934, 1936) Steigerung aller Reflexe in Unterdruckkammerversuchen bei Drucken fest, die etwa Höhen von 3500, 5900 und 7000 m entsprachen. Jongbloed (1935) berichtete ziemlich ähnliche Befunde.

Unter allerdings wesentlich weniger akuten Bedingungen konnten Loewy (1933) Loewy und Heller (1933) bei keiner der Versuchspersonen in den Alpen Steigerung der Reflexe beobachten, ja fanden sogar eine Verminderung. Hierbei zeigte niemand eine Abnahme aller Reflexe, sondern nur eines oder mehrerer, unter ihnen waren am häufigsten der Patellar- und der Mayersche Reflex herabgesetzt. Wenn man Anstieg des Muskeltonus in großer Höhe vermuten darf, so haben wir eine in der Pathologie des Nervensystems recht seltene Vereinigung von Herabsetzung der Reflexlebhaftigkeit mit gleichzeitiger Steigerung des Muskeltonus vor uns.

Nach Loewy und Wittkower (1933—1934) rief bei den Versuchspersonen schon ein mäßiger Anstieg auf die Höhe von etwa 1000 m ein stärkeres Hervortreten des Chvostekschen und Trousseauschen Zeichens hervor.

Leider ist bisher in wirklich großer Höhe und an voll oder teilweise eingewöhnten Personen keine wirklich systematische Untersuchung dieser Art vorgenommen worden. Aus persönlicher Erfahrung heraus können wir lediglich sagen, daß Tremor, Ataxie oder Verlust der Patellarreflexe bis zu 6140 m nicht bemerkt wurden, noch auch war irgendein Anzeichen für eine Änderung des Muskeltonus bei den teilweise akklimatisierten Männern vorhanden.

Barcroft, Haldane u. a. haben einen Verlust der Koordination und Verzögerung der motorischen Muskelantwort in großer Höhe nachdrücklich betont. Bei Versuchen plötzlicher Sauerstoffnot müssen solche Folgen in denselben Augenblick erwartet werden, als die Reflexe gestört sind und sich ein Muskelrigor mit beginnendem Tremor u. a. entwickelt. Trotzdem können auch ohne solch mechanisches Ineinandergreifen wesentliche Störungen beobachtet werden. McFarland (1937 A) fand eine mittlere Abnahme der Schnelligkeit und genauen Ausführung des McDougall-Stechtests nach einem schnellen Aufstieg bis zu 4500 m in Peru. Bei teilweise angepaßten Personen war eine ähnliche Erscheinung nicht zu beobachten, bevor nicht 5340 m erreicht waren (McFarland 1937 B).

Die Messung der einfachen Reaktionszeit sowie der Wahlreaktionszeit führen zu sehr ähnlichen Ergebnissen. Es ist belehrend, die individuellen Veränderungen der neuromuskulären Koordination mit dem Schätzungsgrad der relativen Klimagewöhnung zu vergleichen. Beim Vergleich des Anstieges der individuellen Reaktionszeit in großer Höhe mit dem relativen Grad der Akklimatisation besteht eine auffälliges Zusammengehen beider, das heißt, die betreffende Person, welche, wenngleich nicht direkt „bergkrank", doch nicht so recht klimatisch angepaßt ist, hat eine größere Verschlechterung der Koordination als der Durchschnitt.

Ein neues Feld ist durch Monge und seine Mitarbeiter (1935), betreffend die Empfindlichkeit des vegetativen Nervensystems in großer Höhe, eröffnet worden. Monge hatte sich das Studium des Pulses zum Ziele gesetzt und war stark überrascht, allgemein Bradykardie bei den Bergbewohnern in Peru auf etwa 3200—4500 m vorzufinden. 74% dieser Leute zeigten ganz ungewöhnliche Empfindlichkeit der Herztätigkeit gegenüber dem Solar-Plexusversuch. Bei 78% der eingeborenen Dauerwohner auf 3200—3700 m war die Wiederabnahme der Pulszahl nach Muskelanstrengung schneller als beim Gesunden auf Meereshöhe oder bei solchen aus dieser Gegend im Gebirge, es war bei den restlichen 22% in keinem Fall ein langsamerer Wiederabfall als normalerweise nachweisbar. Bulbusdruckversuche bestätigen die Allgemeinerscheinung einer gesteigerten Empfindlichkeit oder Tonusvermehrung des Vagus. Wolfers Meinung (1934), daß der Vagustonus in großer Höhe vermindert sei, ist auf nur wenige Messungen und in weit tiefer liegenden Zonen beruhend, was vielleicht noch wichtiger ist, seine Versuchspersonen waren nicht einmal richtig angepaßt.

MONGE nahm an, daß bei etwa 15% der Bevölkerung der Anden das sympathische Nervensystem allgemein verstärkt erregbar sei.

Wie auch immer der Zusammenhang sei, es ist sicher, daß gegen übermäßige Muskelarbeit das Herz des Bewohners von Gegenden in großer Höhe geschützt ist. Dieser glückliche Selbstschutz des Organismus in einem Zustand lang anhaltend beschränkter Sauerstoffzufuhr kann vielleicht die überraschende Tatsache erklären, daß noch niemand ein ungewöhnliches Zusammenfallen von Herzschwäche und Tod in der Bevölkerung der Höhen der Anden beobachtet hat.

25. Psychische Funktionen.

BARCROFT und HALDANE haben die Erscheinung des Sauerstoffmangels mit dem Bild der alkoholischen Vergiftung verglichen. Bei akuten Versuchen in Unterdruckkammern und bei Verwendung eines Apparates, bei der stets die gleiche, sich allmählich verbrauchende Luft eingeatmet wird, ist die Ähnlichkeit allerdings sehr auffallend. Der Ablauf dieser Erscheinungen gleicht denen beim „Alkoholrausch", beginnend mit dem Auftreten von Veränderungen in den feineren psychischen Funktionen und endend in schweren Störungen der vegetativen Funktionen [s. MCFARLAND (1932), MCFARLAND und FORBES (1936)]. WESPI (1936) unterscheidet zwei Reaktionsweisen gegenüber einer Sauerstoffdruckerniedrigung. Die erstere zeigt Verminderung der psychischen Tätigkeit mit Verlust der geistigen Leistungsfähigkeit, vor allem Abnahme der Auffassungsfähigkeit und der Merkfähigkeit; bei der letzteren sind mehr vegetative Funktionen gestört; als Folge treten Erbrechen u. a. auf. Diese zwei Reaktionsweisen sollen jedoch andererseits auch zwei aufeinanderfolgende Stadien im Gefolge der Sauerstoffnot darstellen.

Bei erheblichen Grades oder völlig großen Höhen angepaßten Menschen sind die Erscheinungen ganz andere. Selbst nur gelegentliche Beobachtung zeigt, daß die körperlichen Fähigkeiten mehr gestört sind als die geistigen, trotz der weitverbreiteten Anschauung, daß die geistigen Fähigkeiten stark gestört seien, was als Analogieschluß vom Bild der akuten Sauerstoffnot hergenommen ist.

Ältere Sachbearbeiter wie MOSSO und seine Mitarbeiter, ebenso wie DURIG und REICHEL (1909), beobachteten — allerdings mit recht einfachen Versuchsmitteln — auf dem Monte Rosa keine deutlichen psychischen Veränderungen. HINGSTON (1924) und BARCROFT (1927) konnten keine Verminderung der Fähigkeit, mathematische Aufgaben zu lösen, in 6400 m im Mont Everest-Gebiet feststellen. RICHTER (1932), der wenige und recht einfache psychische Versuche auf der DYRENFURTH-Expedition anstellte, fand Anzeichen für den Beginn einer Verminderung höherer geistiger Fähigkeiten oberhalb 6000 m, ausgedrückt in einer Zunahme der Fehler bei solchen Versuchen, die eine erheblichere geistige Anstrengung verlangten.

Die Chile-Expedition stellte eingehende Untersuchungen der Geistesfunktionen mit Hilfe einer Vielzahl von Prüfungen der mathematischen Fähigkeit, der Aufmerksamkeit, der Auffassung und des Verständnisses, der Fähigkeit einen Code herauszufinden, der Gedächtniskraft, der Verknüpfungsfähigkeit u. a. an. Unterhalb 5340 m wurde keine Veränderung beobachtet. Oberhalb dieser Schwelle bestand ein allgemeiner, aber sehr geringer Verlust der geistigen Fähigkeit für die Mehrzahl dieser Prüfungen. In einigen Fällen konnten diese Veränderungen als ein Ergebnis peripherer oder sensorischer Störungen aufgefaßt werden, so daß das eigentliche Ergebnis des niederen pO_2-Druckes sehr klein war und nur dann deutlich, wenn die arterielle Sättigung des Blutes mit Sauerstoff bis auf etwa 70% abgesunken war.

Obwohl die geistige Fähigkeit durch dauernd niederen pO_2 an sich nicht stark verringert wird, ist die Anstrengung, welche jede geistige Arbeit oberhalb 5000 m erfordert, erheblich vergrößert. Selbst in sehr bequemen Verhältnissen und bei völligem Freisein von körperlich abnormen Erscheinungen in Ruhe, erfordert es eine erhebliche Willensanspannung, irgendwelche geistige Prüfungen vorzunehmen, durchzuführen oder sich gar schwierigeren chemischen Berechnungen zu widmen. Änderungen des persönlichen psychischen Charakters werden oft in großerHöhe beschrieben, diese scheinen sich nicht stärker von solchen zu unterscheiden, wie sie nach übertriebenen körperlichen Anstrengungen auftreten, mit Ausnahme von akuten Bedingungen, etwa der Bergkrankheit. Die geistig-schöpferische Kraft mag stark unterdrückt sein, vor allem durch die dauernde Beschäftigung des Geistes mit körperlichen Belangen des Daseins, das in großer Höhe behindert und bis zu Erschöpfungszuständen erschwert wird. Phantasien, Halluzinationen sowie schwere Träume sind uns niemals oberhalb 6000 m vorgekommen. Die Schwierigkeit, Schlaf zu finden, ist eine tatsächliche, scheint aber nicht die Folge einer gesteigerten geistigen Tätigkeit zu sein. Man liegt schlaflos im Bett während der Nacht in einem erschöpften und dösigen Zustand. Die allgemein psychische Richtung des Organismus geht als Kennzeichen der Höhenlage, soweit man nach subjektiven Erfahrungen einer größeren Zahl von Menschen urteilen kann, der allgemeinen Neigung des Organismus parallel, alle Lebensvorgänge bis zum geringstmöglichen Zustand physischer Existenz einzuschränken.

III. Krankheiten durch große Höhe.

1. Das Allgemeinbild der „Bergkrankheit“.

Die Begriffe „Bergkrankheit“, „Höhenkrankheit“, „Soroche“ u. a. m. sind seit 350 Jahren oft wahllos für eine Vielzahl von Störungen gebraucht worden, die im Verein oder durch die Einwirkung eines niederen Sauerstoffdruckes entstanden waren. Abgesehen von individueller Überempfindlichkeit ist es völlig sicher, daß der ganz allgemein gebräuchliche Ausdruck „Bergkrankheit“ eine Vielzahl von verschiedenen und oft sich gegeneinander völlig ausschließenden, aber in sich einheitlichen Bildern umfaßt, die bei verschiedenen Zeitabschnitten einsetzen, deren Entstehungsbedingungen verschieden sind und die schließlich ganz verschieden verlaufen. ATMER (1934) unterschied drei verschiedene Formen von Bergkrankheit. Ferner ist in den letzten Jahren oft ein Durcheinanderwerfen des Begriffes der Bergkrankheit mit „Luftkrankheit“ erfolgt, so daß es nicht wundernimmt, daß das Allgemeinverständnis all dieser Bedingungen keine sehr große Fortschritte seit den Tagen gemacht hat, als man erstmalig ein solches Krankheitsbild in Unterdruckkammern bei niederem Luft- und niederem Sauerstoffdruck hervorrufen konnte. CARLOS MONGEs Arbeiten in Peru haben uns das notwendige Tatsachenmaterial in die Hand gegeben, die Bergkrankheit in drei klar voneinander geschiedene Syndrome, Bilder oder doch wenigstens zusammengehörige Gruppen einzuteilen. Wir unterscheiden:

A. akute Sauerstoffnot (einschließlich akuter Bergkrankheit),

B. Soroche,

C. MONGEsche Krankheit.

Wir haben diese Bezeichnungen so sorgfältig wie möglich ausgewählt und mit größtmöglichster Berücksichtigung der bisher vorliegenden Terminologie.

Diese drei Krankheitsbilder sind in ihrer zeitlichen Bedingtheit bei den Erkrankten durchaus verschieden, dies bedeutet aber nicht, daß sie notwendig oder auch ganz allgemein zeitlich aufeinanderfolgen müßten. Ist der Sauerstoff oder der Luftdruck längere Zeit hindurch so niedrig gehalten, daß es zur Ausbildung eines hypoxämischen Zustandes kommt, können Kollaps und Tod eintreten, bevor das Bild des echten „Soroche" sich ausbildet. Ebenso werden nur wenige Menschen, die in große Höhe kommen, bei denen sich Soroche entwickelt, schließlich das Opfer der MONGEschen Krankheit. Trotzdem ist es anzunehmen, daß die gesamten Folgezustände akuten Sauerstoffmangels, Soroche und endlich die MONGEsche Krankheit im Individualversuch aufgezeigt werden könnten.

2. Akute Sauerstoffnot.

Akute Sauerstoffnot mag in zwei Unterabteilungen besprochen werden als „einfache anoxämische Erstickung" und als „akute Bergkrankheit". Obwohl diese beiden Begriffe recht scharf voneinander unterschieden sind, haben sie doch manche gemeinsamen Züge.

Setzt man einen Menschen in völliger Ruhe einen nicht mehr erträglichen niederen pO_2 aus, kommt es zu einem schnellen und meist symptomlosen Kollaps. Ist der Sauerstoffmangel ein vollständiger oder doch äußerst groß, tritt Erstickung sofort ein und der endgültige Tod wenige Minuten später. Ist die Sauerstoffverminderung weniger ausgeprägt, fühlt sich das betroffene Lebewesen müde und fällt schließlich in einen Schlafzustand ohne stärkere Veränderung der Atmung oder der Herztätigkeit, wenigstens bis unmittelbar vor Eintritt des Todes.

Die eben geschilderten Zustände sind derart an Teilnehmern von allzu raschen Flugzeug- oder Ballonaufstiegen gemacht worden, ebenso wie in einer Vielzahl von ähnlich zufälligen Bedingungen in großer Höhe. Diese einfache anoxämische Erstickung kann, wenn auch selten, in großer Höhe vorkommen und läßt sich leicht von jenen mehr allgemein vorkommenden Zustandsbildern trennen, welche bisher als Bergkrankheit bezeichnet wurden. Die Begleiter TISSANDIERS, die 1875 in dem berühmten Ballonaufstieg starben, gingen durch einfache anoxämische Erstickung zugrunde (PAUL BERT 1878).

Jene akute Sauerstoffnot, welche oft in äußersten Gebirgshöhen sowie bei Flügen beobachtet wird und eine Folge allzu langen Bestehens (im allgemeinen eine Stunde oder mehr) eines nicht ganz so schweren Sauerstoffmangels ist, soll in ihren Allgemeinerscheinungen hier unter der Bezeichnung „akute Bergkrankheit" beschrieben werden. Schwindelgefühl, Ataxie, Zittern, Übelkeitsgefühl bis zum Erbrechen, beschleunigter Puls und Hypernoe sind die Haupterscheinungen. Subjektiv fühlt sich der Befallene atemlos, müde und schwach, stumpf gegen die Umgebung und oft unvermögend, etwas aufzufassen. Es besteht große individuelle Schwankungsbreite dieses Bildes. Manche Personen können, von Müdigkeit überwältigt, in Schlaf fallen, um durch das Schlagen und Pochen des Herzens wieder aufgeweckt zu werden. Andere wieder leiden besonders unter andauerndem Erbrechen und Kopfschmerz. Diese Krankheitserscheinungen werden durch Muskeltätigkeit jeder Art stark verschlimmert, wobei die Vermehrung des Sauerstoffbedarfes der Gewebe ursächlich von großer Bedeutung ist. Muskelanstrengung, selbst nur ganz leichter Art, kann deshalb unter Umständen Erbrechen und Kopfschmerz auslösen, die vorher noch nicht vorhanden waren.

Die Allgemeinnatur der Störungen bei akuter Bergkrankheit ist an der Fülle von Sekundärerscheinungen nachweisbar, die von verschiedenen Sachkennern nachdrücklichst erwähnt werden. Störungen der Wahrnehmung sowie Lichtüberempfindlichkeit sind nicht selten. Der Kranke kann außerordentliche Druckangst an irgendeiner Stelle des Körpers, etwa Nacken, Brust oder Leib empfinden. Durchfälle werden häufig erwähnt; ob sie mit Änderung der Nahrungsaufnahme zusammenhängen oder durch Trinkwasser verursacht sind, ist ungewiß. Nasen-Gaumen-Augenliderblutungen, von älteren Autoren oft erwähnt, sind wahrscheinlich die Folge von Einflüssen wie Kälte, Trockenheit der Luft und starker Lichtstrahlung eher als niederen Druckes selbst. Die Höhe, in welcher akute Bergkrankheit auftreten mag, hängt vor allem vom Verhältnis zur relativen Aufstiegshöhe ab. Bei einigen Menschen genügt schon ein Aufsteigen auf 2000 m Höhe von Meereshöhe aus, um das Krankheitsbild hervorzurufen. Die Mehrzahl gesunder Menschen sind unterhalb 3000—4000 m oder mehr nicht krank. Nach der Form der Hämoglobin-Sauerstoff-Dissoziationskurve kann man bei einem Anstieg von 2000 auf 4000 m weit eher das Auftreten von Symptomen erwarten als bei einem Aufstieg von Meereshöhe auf 2000 m.

Das Bild der akuten Bergkrankheit hat, abgesehen von den Störungen der Atmung und des Herzens, viele gemeinsame Züge mit der Seekrankheit, und tatsächlich wird sie in den Anden auch „Mareo de la Puna" oder „Seekrankheit großer Höhe" von Acosta 1590 (1596) genannt. Es ist augenfällig, wie Luftkrankheit und Höhenkrankheit im Flugzeug und in großen Höhen vermischt sind. Die Brechneigung mag zum Beispiel durch die Innenohrstörung verstärkt sein und umgekehrt.

Der Verlauf der akuten Bergkrankheit zeigt gewöhnlich schnelle Wiederherstellung in 8—24 Stunden und schon den folgenden Tag fühlt sich der Befallene völlig wohl, abgesehen von einer gewissen Atemlosigkeit und Trägheit. Ist die Höhenlage jenseits der Anpassungsgrenze des Kranken, wird sein Zustand ständig schlechter und es tritt alarmierende Blässe, Cyanose, Cheyne-Stokes-Atmung, Tachykardie und Unregelmäßigkeit des Herzschlages auf, diese zeigen an, daß die Rückkehr zu tieferen Höhen dringendes Erfordernis ist. Dauerbrechen kann bestehen bleiben, unter Umständen bis zum Erbrechen von Blut führen. Die Verabreichung von O_2 ist nur dann von einigem Wert, wenn sie länger als einige Minuten ununterbrochen durchgeführt wird. Die Wiederherstellung bei Rückkehr ins Flachland ist sehr augenfällig und der Kranke kann schon in 1—2 Stunden, abgesehen von einem gewissen Erschöpfungszustand, völlig genesen sein. Sehr schneller Abstieg, etwa im Flugzeug, kann vielleicht momentan die Erscheinung der Sauerstoffnot verschlimmern [Schubert (1932), Borgard (1935)].

Die chemischen Veränderungen des Blutes sinb dei keiner Form der Bergkrankheit genügend erforscht. Sowohl Eindickung als auch Verdünnung des Blutes sind beobachtet worden, und dies mag bei Anstrengung noch stärker hervortreten (s. Kaulbersz 1928). Die arterielle Sauerstoffsättigung ist nicht notwendigerweise eine andere als die wie bei dem in gleicher Höhe Akklimatisierten (KEYS u. a., 1937). HOLMQUIST (1934 B) berichtete von Vermehrung des Adrenalin- und Calciumgehaltes im Blut bei akuter Bergkrankheit. Alkalämie scheint ständig nach den ersten wenigen Stunden nachweisbar zu sein, jedenfalls besteht ein unstabiler Säure-Basenhaushalt. Abgesehen von dem Versuch, den O_2-Gehalt im Blut zu erhöhen, ist keine sehr wirksame medikamentöse Behandlung der Bergkrankheit, welche die Wiederherstellung des Befallenen beschleunigen könnte, bekannt. Wichtig ist absolute Ruhe. Der Kranke soll warm gehalten werden. Heiße Getränke, Kaffee, Tee sind anzuraten (siehe unter anderem DAVID 1929). DECHARNEUX (1934) stellte fest, daß CO_2-Zuführung Hilfe bringe. In vielen Hochlandgemeinden werden carbonathaltige Getränke empfohlen.

Mittel dürfen nur mit Vorsicht gegeben werden, ist doch, wie ausgeführt, die Digitalistoleranz vermindert und auch die Morphinwirkung geändert. Die Wirkung anderer Drogen in großer Höhe ist noch nicht genügend untersucht, aber es ist nicht unwahrscheinlich, daß viele von ihnen eine geänderte Optimaldosierung dortselbst erfordern.

Unbekannt ist, ob ansäuernde Salze wie Chlorammon beim Einsetzen von akuter Bergkrankheit von Nutzen sind. Vielleicht würden infolge ihrer Reizwirkung auf den Magen, vor allem wenn Übelkeitsgefühle bereits vorherrschen, diese eine Kontraindikation bedeuten.

Von Hexeton, Lobelin, Cardiazol, Coramin und Ephedrin ist schon früher erwähnt worden, daß sie das Einsetzen der Bergkrankheit verzögern oder die Erscheinungen der akuten Bergkrankheit bei Tieren verbessern sollen (DECHARNEUX 1934). Andererseits fanden ANTHONY und ATMER nur geringe oder keine günstige Wirkung bei Tieren von Hexeton, Cardiazol oder Lobelin, auch Adrenalin oder Strophanthin hatte keinen günstigen Effekt. Dagegen berichteten ANTHONY und ATMER von deutlich günstiger Wirkung des die Atmung anregenden Coramins. Coffein schwächte die Krankheitserscheinungen ab und schob den Kollaps hinaus, als Atmungsstimulans war es dagegen wegen allgemeinerer zentraler Reizwirkung unbrauchbar (siehe auch Pharmakologie großer Höhe).

3. Soroche.

Das Wort ,,Soroche" hat eine gewisse internationale Gebräuchlichkeit seit der Zeit der Konquistadoren erlangt. Die Indians (Quechua) bezeichnen damit ein bei ihnen in Andenhöhe vorkommendes Krankheitsbild. Wir wollen es hier im engeren Sinne für eine umschriebene Störung in Auswirkung der Höhenlage gebrauchen. Die Begrenzung des Ausdruckes erfordert deshalb eine Beschreibung des Erscheinungsbildes. Beim Aufstieg zu großer Höhe fühlt sich der Bergsteiger oft wohl und ungestört, es sei denn, abgesehen von Kurzatmigkeit in Ruhe und Dyspnoe mit Muskelschwäche bei körperlicher Anstrengung. In einem, bis zu drei oder vier Tagen kann er jedoch immerhin an heftigen Kopfschmerzen, Übelkeit, großem Schwächegefühl und geistiger Abstumpfung erkranken. Er fühlt sich dauernd außer Atem und schläft sehr schlecht. Diesen ganzen Zustand bezeichnet man als ,,Soroche". Selbst bei den Bewohnern großer Höhenlagen kann Soroche (oberhalb 3500 m) in Attacken von Zeit zu Zeit mit den gleichen oben skizzierten Erscheinungen auftreten, selbst dann, wenn sie stets auf gleicher Höhe bleiben. In 4000 m und darüber vermag schon eine verhältnismäßig kleine Änderung in der Höhe vielleicht, wenn auch keine unmittelbar äußerlich wahrnehmbare Wirkung auslösen, so doch in einem oder in zwei Tagen Symptome von Soroche hervorrufen. Andererseits kann ein Anfall von Soroche einige Stunden nach härterer körperlicher Arbeit erfolgen. Weniger häufig ist es, daß der Neuankömmling in großer Höhe, der an akuter Bergkrankheit seit seiner Ankunft leidet, allmählich ohne eine Remission seiner Erkrankung, in diesen Zustand nach ein oder zwei Tagen gelangt. Im letzteren Falle können die beiden Erscheinungsformen, „akute Bergkrankheit" und „Soroche", nicht scharf voneinander getrennt werden. Aber trotzdem scheint es gerechtfertigt, zwei verschiedene ursächliche Faktoren anzunehmen.

Bei akuter anoxämischer Erstickung ist keine Reaktion des Organismus gegen den O_2-Mangel wahrnehmbar. Bei akuter Bergkrankheit reagiert der Organismus heftig und diese Reaktion bildet die Erscheinungsform der Bergkrankheit in erster Linie. Beim Soroche sind viele der Hauptsymptome das Ergebnis sekundärer Veränderungen im Organismus; unter ihnen ist Störung des Säure-Basengleichgewichtes ein wesentlicher Faktor.

Das Erscheinungsbild des Kranken mit Soroche gegenüber einem nur akut Bergkranken ist voll von Gegensätzlichkeiten. Die Neigung des letzteren zu shockähnlichen Zeichen fehlt bei Soroche. Der Kranke mit Soroche hat gewöhnlich einen irregulären Puls, der härter und nicht so schnell ist wie der Puls eines mit akuter Bergkrankheit Behafteten. Cyanose ist in beiden Fällen gewöhnlich vorhanden, aber braucht bei akuter Bergkrankheit nur an Lippen und Augenlidern ablesbar zu sein. Dagegen ist die Soroche-Blausucht schon in einer Entfernung von mehreren Metern deutlich. Bei akuter Bergkrankheit sind die Hautcapillaren zusammengezogen und das Gesicht zeigt eine ausgesprochene Blässe, im Gegensatz sind viele Capillaren bei Soroche erweitert und im Zustand der Stase. Es ist wohl demnach deutlich, daß akute Bergkrankheit und Soroche ineinander übergehen und miteinander verschmelzen können, daß sie aber im ganzen verschieden in Ursprung und Grundlagen sind. Natürlich ist bei beiden letzten Endes der hauptursächliche Faktor Sauerstoffmangel.

BARCROFT (1925, S. 88 f.) rückte nachdrücklich von MOSSOs Theorie der Entstehung der Bergkrankheit als Ausdruck der Akapnie, der Verminderung des Blut-CO_2-Gehaltes ab. So wie Mosso seine Theorie dargestellt hat und wie sie von BARCROFT widerlegt wurde, ist es wahrscheinlich nicht möglich sie zu verteidigen (siehe auch HILL 1934), obwohl RÜHL (1935) glaubt, daß weitere Untersuchungen nötig sind. Trotzdem, im letzten Untergrund dieser Anschauung mag vielleicht ein wenig Wahres stecken. Wir haben gezeigt, daß die O_2-Kapazität, die Sättigung des Blutes und sein Gehalt an Sauerstoff nicht die beherrschenden Faktoren des mäßig ausgeprägten Soroche sind (KEYS u. a. 1937). Das wohl eindeutigste Zeichen, das bei dem Menschen, der Soroche hat oder dazu neigt, nachweisbar ist, ist eine Störung im Säure-Basenhaushalt. Nach unserer Erfahrung zeigt der Mensch, der an mildem Soroche leidet, mehr oder minder deutliche Alkalaemie (p_H im Serum des arteriellen Blutes 7,45—7,52), immerhin mag mäßig hochgradige Acidämie bei schwerem Soroche vorkommen; jedenfalls scheint die Regulation des Blutes p_H eine schlechtere zu sein als bei Menschen in gutem Gesundheitszustand und in der gleichen Höhenlage.

Die Behandlungsmöglichkeit des Soroche ist bisher noch nicht ernsthaft untersucht worden. Die mehr allgemein gegebenen Richtlinien der Behandlung des akut Bergkranken dürften auch hier einzuhalten sein.

4. Chronische Bergkrankheit. — MONGEsche Krankheit.

1925 erklärte CARLOS MONGE als erster, daß ein oder mehrere krankhafte Zustände bei den Bewohnern der Andengipfel in erster Linie durch den herabgesetzten O_2-Druck bedingt seien. Seitdem hat MONGE eingehende Untersuchungen an derart Betroffenen vorgenommen und heute ist es unzweifelhaft, daß chronische Bergkrankheit recht häufig in Höhen über 3000 m vorkommt. Es wird sowohl die eingeborene als auch die aus dem Flachland zugewanderte und seit langer Zeit dort lebende Bevölkerung befallen (MONGE 1927, 1928, 1934, 1937; HURTADO 1930; TALBOTT 1937).

Außer den Untersuchungen in Peru und Chile finden sich im Schrifttum nur wenige vage Bemerkungen, daß chronische Störungen bei fortgesetztem Leben in großer Höhe auftreten können. LOEWY (1928) stellte eine chronische „Bergkrankheit" beim Vieh in den Rocky Mountains und in der Schweiz fest, aber der Einfluß der Ernährung auf diese Zustände ist ungewiß.

MONGE unterscheidet zwei Formen[1]: a) Subakute erythrämische Form; b) schwerer eymphysematöser Typ. Beide Formen sind als „MONGEsche Krankheit" allgemeiner bekanntgeworden, aber, um Verwirrung zu vermeiden, werden wir in der Folge von *subakuter Höhenerythrämie* und von MONGE*scher Krankheit* in engerem Sinne sprechen.

Subakute Höhenerythrämie tritt schleichend auf und hat einen lang dauernden und verhältnismäßig benignen Verlauf, in welchem ausgesprochene Ermüdbarkeit ein dauerndes Symptom ist.

Schon bei der geringsten körperlichen Anstrengung wird der Kranke cyanotisch, er ist schläfrig, klagt über häufigen Kopfschmerz und gelegentliche Übelkeit mit seltenerem Erbrechen. Die Verdauung ist träge, es besteht Neigung zu Verstopfung und oft Gewichtsverlust. Vielfältige Parästhesien werden bemerkt, die Sehschärfe und das Gehör lassen häufig nach.

Die klinische Untersuchung ergibt, daß der an subakuter Höhenerythrämie Leidende eine deutliche Polycythämie hat. Der Bluthämoglobingehalt liegt gewöhnlich noch um 10—20% höher als der durchschnittliche Wert auf der gleichen Höhenlage bei Personen im Wohlbefinden. Dies prägt sich deutlich im Gesicht aus. Es ist pflaumenfarbig. Die Schleimhäute von Mund, Nase, Auge und Ohr sind blutüberfüllt. Das arterielle Blut ist alkalisch und zeigt die Neigung Alkalireserve in höherem Maße anzureichern als dies für die gesunde Umgebung der Fall ist. Der Grundumsatz in absoluter Ruhe bleibt normal oder wird ein wenig unternormal.

Der Kranke mit subakuter Höhenerythrämie mag trotz weiteren Aufenthaltes in der Höhe spontane Remissionen haben, oder gar, wenn auch selten, wieder gesunden. Jedenfalls verschwinden alle Krankheitszeichen, wenn er auf Meereshöhe herabsteigt. Eine wirksame Behandlungsweise, welche dem Erkrankten hilft, auch wenn er in großer Höhe bleibt, ist nicht bekannt.

---

[1] MONGE bezeichnet in seinen Schriften die subakute erythrämische Form auch als subakute Bergkrankheit.

Die MONGEsche *Krankheit* bietet ein weit auffallenderes Bild. Der Kranke ist schwer cyanotisch und ähnelt in seiner ganzen Erscheinung Kranken mit AYERZAs Krankheit (Sklerose der Pulmonalgefäße usw.; s. ARILLAGA 1925; BULLRICH und BEHR 1925; ESCUDERO 1926). Die Blutüberfüllung ist überall stark ausgeprägt. Die Schleimhäute sind portweinfarben, die oberflächlichen Venen der Extremitäten erweitert, Nasenblutungen häufig. Die Finger zeigen Trommelschlägelform, die Fingernägel erscheinen verdickt und opak. Die Zunge ist angeschwollen und ihre Papillen sind verdickt. Trocken ist die Haut, jedoch mit Ausnahme der Hände und der Stirn, welche leicht Feuchtigkeit abgeben.

Der Kranke klagt über entsetzliches Schwächegefühl, Appetitlosigkeit, häufig auf Schluckschwierigkeiten beziehbar, sexuelle Impotenz bzw. Frigidität, Schwindel- und Angstgefühle. Schon ganz geringfügige körperliche Anstrengung bringt Sehstörung, akute Atemnot, Übelkeitsgefühl und manchmal Kollaps bis zu einem mehrstündig dauernden Koma mit sich. Verminderung des Hörvermögens, wahrscheinlich auf Verstopfung der Trommelfellgefäße zu beziehen, ist fast ständig nachweisbar. Eine Vielzahl von Schmerzempfindungen sowie Parästhesien sind ganz allgemein, und der Arzt wird oftmals zuerst wegen einer in den Rücken, in die Beine oder die Gelenke lokalisierten Schmerzempfindung herbeigerufen.

Störungen von seiten des Herzens treten erst in den allerletzten Stadien der Krankheit auf. Der arterielle Blutdruck ist gewöhnlich normal. Gelegentlich entwickeln sich Vergrößerung von Leber und Milz. Der Tod kann eintreten an Thrombose der Pulmonalgefäße oder Blutung, Bronchopneumonie oder Herzschwäche.

Das Gesamtbild ist das eines langsam sich entwickelnden schweren Lungenemphysems und fast alle Symptome können letzten Endes auf das Atmungssystem zurückgeführt werden. Bei milder Erkrankungsform könnte man die Erscheinungsform als die einer chronischen Bronchitis und Laryngitis mit einer durch diese allein nicht erklärlichen Dyspnoe bezeichnen.

Das Blut dieser Kranken ist ausgesprochen polycythämisch und die arterielle Sauerstoffsättigung niedriger als dies dem Durchschnittswert ihrer Umgebung entspricht (HURTADO 1930). Häufig ist eine mäßig hochgradige Acidämie oder Alkalose verglichen mit anderen Bewohnern des gleichen Platzes (KEYS u. a. 1936).

Beim Abstieg ins Flachland zeigt der Kranke mit MONGEscher Krankheit schnelle und vollständige Gesundung. Kehrt er nach wenigen Monaten zum Hochland zurück, pflegen gewöhnlich seine alten Beschwerden für einige Wochen oder Monate nicht aufzutreten. Wie MONGE ausgeführt hat, zeigt das Krankheitsbild deutliche, wenn auch oberflächliche Ähnlichkeit mit der VAQUEZ- oder AYERZAschen Krankheit. Unähnlich einer von beiden, wird es durch pO_2-Anstieg beseitigt. Eine andere Behandlung ist wertlos.

5. Vorbeugungsmöglichkeiten gegen Bergkrankheit.

HALDANE und PRIESTLEY (1935) stellen fest: „Es ist seit langem gut bekannt, daß Personen, welche in gutem körperlichen Training für schwere Arbeit sind, weit geringere Anfallsbereitschaft für Bergkrankheit und die andern kennzeichnenden Folgen großer Höhenlage zeigen, als untrainierte" (S. 316). Die Grundlagen für Feststellungen dieser Art sind nicht weniger fraglich. Erstens ist der Beweis nämlich lediglich ein „Hörensagen" von Leuten, die nach zufälligen

Beobachtungen urteilen und dies hauptsächlich auf Beobachtung der Fähigkeit hin, solche Arbeit zu verrichten, die eine ungewöhnliche Ausdauer und Körperkraft erfordert. Zweitens ist es natürlich nicht einmal überraschend, wenn eine Person in schlechterem körperlichen Training auch auf Meeresspiegelhöhe leichter zusammenbricht als ein wohlgeübter Athlet, falls sie beide nämlich großer muskulärer Anstrengung ausgesetzt würden. Prüfung der 10 Mitglieder der internationalen Höhenexpedition konnten HALDANEs Glauben nicht bestätigen (KEYS 1937). Eigenbeobachtungen anderer Gruppen in den Anden, den Rocky-Mountains und der Sierra Nevada in Kalifornien führten gleichfalls zu der Annahme, daß die Hauptwirkung des Trainings in einer Verringerung der Anstrengung bei besonders schwerer Muskelarbeit besteht. HALDANEs Theorie, daß Übung der Muskulatur die Entwicklung einer Fähigkeit der Lungen verstärke, „Sauerstoff zu sezernieren", wird an anderer Stelle besprochen.

Alle Bewohner solcher Gegenden, die nahe, oder in großen Höhenlagen sich befinden, besitzen einige Lieblingsmittel, um sich gegen Bergkrankheit zu schützen. In den Anden wird als Vorbeugungs- und Heilmittel weitaus Cocain angewandt, und zwar in der Form des Tees aus Cocablättern, verschiedener Dekokte und der Blätter selbst. Untersuchungen des tatsächlichen Wertes als Vorbeugungsmittel, ob überhaupt, ob in einer dieser Zubereitungen, sind bisher noch nicht vorliegend (s. Therapie). Nur wenige Eingeborene in gewissen Teilen Chiles, Boliviens und Perus dürften dazu zu bewegen sein, anstrengende Arbeit in sehr großer Höhe ohne einen Vorrat von Cocablättern zu unternehmen. Sie sind unerschütterlich des Glaubens, daß Cocaingebrauch sie vor dem Ausbruch von Bergkrankheit schützt oder doch zum wenigsten ihre Auswirkung mildert (s. KEYS 1936, B, C). Experimentell-pharmakologische Untersuchungen auf Meereshöhe haben allerdings gezeigt, daß physische Ausdauer durch Cocain gesteigert wird; dies wird gewöhnlich als eine bloße zentrale Unterdrückung von Unlust und Schwächegefühlen aufgefaßt (ASCHENBRAND 1883, MOSSO 1890).

THIEL und ESSIG fanden, daß nicht allein die Muskelkraft am Zweiradergometer gesteigert wird, sondern daß in fast allen Versuchen auch der Sauerstoffbedarf für die Arbeitsleistung durch Cocain sich verminderte.

In der Zeit als die Collahuasi-Mine (Chile 4700 m) eine Bevölkerung von mehreren tausend Menschen umfaßte, wurden große Mengen Lindenblütentee als Prophylacticum getrunken. Man hatte die Idee, daß es infolge seines diuretischen Vermögens eine Wirkung ausübe (KNOCHE 1929). Besonderer Schutz des Kopfes und vor allem der Halsgegend gegen die Kälte ist in allen großen Höhenlagen der Welt gebräuchlich. Dies wird als ein örtlich wirksames Mittel gewertet, chronische Formen von Höhenkrankheit zu bekämpfen. Das Aufsteigenlassen von Dämpfen durch Kochen von Wasser im Raum wird ebenfalls in einigen südamerikanischen Minen als Vorbeugung gegen Bergkrankheit angewandt. Eine Möglichkeit der Erklärung mag diese sein, daß die Ionisation der trockenen Luft als ein Faktor bei der Erzeugung der Bergkrankheit mitwirke (siehe Weiteres: Physikalische Faktoren in großer Höhe).

Schwer verdauliche Speisen sowie Alkohol, besonders unmittelbar vor dem Aufstieg zu großen Höhen, werden mit Recht abgelehnt. Alle Beobachter stimmen darin überein, daß langsamer Aufstieg, vorzugsweise mit mehrtägigen Ruhepausen bei etwa je 1000 m und das Vermeiden jeder größeren Anstrengung für eine gewisse Zeit auf jeder neu erreichten Höhenlage die größte Zahl gesunder Personen bis zu 4000 oder 5000 m ohne Störungen lassen wird. Ist der Aufenthalt in großer Höhe mehr oder weniger lang dauernd, so wird allgemein angenommen, daß durch Aufsuchen des Flachlandes für wenige Monate in regelmäßigen Zwischenräumen die Erscheinungen eines chronischen Krankheitszustandes zum größten Teil vermeidbar sind. Selbst nur relativer Abstieg etwa von 4000 auf 3000 m für wenige Tage scheint oft vollständig die Zeichen einer drohenden chronischen Bergkrankheit zum Verschwinden zu bringen.

HALDANE (1922, S. 374) hat eine mehr spezifische Vorbeugungsbehandlung angeregt. Er führte aus, daß bei Abnahme des Sauerstoffdruckes in der Luft die Lungenventilation sich steigert, und so besonders viel CO_2 aus dem Blut entfernt wird. Dies hat zwei wichtige Folgen. Einmal wird das Blut mehr alkalisch, und die normale Reizung des Atemzentrums erfährt eine Verminderung. Zweitens wird wenigstens für eine gewisse Zeit, während CO_2 aus dem Blut in die Alveolen übertritt ein unerwünscht großer Teil des Lungenraumes von CO_2 besetzt und so der für den O_2 verfügbare Raum verkleinert. Damit aber erniedrigt sich der O_2-Druck in den Alveolen und entsprechend die arterielle Sättigung des Blutes mit Sauerstoff für eine gewisse Zeit in ungewöhnlicher Stärke.

HALDANE regte deshalb an, ob nicht durch Darreichung von Säurebildnern es möglich wäre, einen Teil dieser krankhaften Veränderungen von vornherein auszuschalten. Chlorammon etwa wäre solch ein Mittel. Es ruft bekanntlich eine schnell einsetzende und deutliche „Azidosis" hervor, die mit einer Verminderung der Blut-Alkalireserve einhergeht, wobei CO_2 durch die Lungen ausgeschieden wird, bei gleichzeitiger Hyperpnoe und Vermehrung der Harnmenge (J. B. S. HALDANE 1921).

ADLERSBERG und PORGES (1923, 1925) prüften diese Theorie mit Ammonphosphat nach und fanden, daß tatsächlich der Alveolar-O_2-Partialdruck sowie die Sauerstoffsättigung des Capillarblutes sich steigerten, wenn vor dem Anstieg zum Jungfraujoch (3460 m) dieses Salz verabfolgt worden war. GREENE (1932) war überzeugt, daß der Gebrauch von kleinen Dosen NH_4Cl ihm von gutem Nutzen auf dem Mount Kamet (7800) war. DOUGLAS, GREEN und KERGIN (1933) fanden in Versuchen an einer einzelnen Versuchsperson in einer Unterdruckkammer, daß die Einnahme von 15 g NH_4Cl während der den Versuchen vorangehenden 24 Stunden die muskuläre Arbeitsfähigkeit verbesserte. SIROTININ (1936) empfiehlt als Vorbeugungsmittel gegen Bergkrankheit Citronensäure, ebenfalls von der Annahme ausgehend, daß „Ansäuerung" des Organismus eine notwendige Voraussetzung zur Anpassung an große Höhe sei. Eingehendere Untersuchungen darüber wurden von CHRISTENSEN und SMITH (1936) in einer solchen Kammer angestellt; sie betrafen 6 Versuchspersonen, mit und ohne vorhergehende Darreichung von NH_4Cl (gewöhnlich 3×5 g in 24 Stunden). Sie berichteten, daß von den 6 Untersuchten 5 nach Chlorammon niedere Drucke vertrugen und daß der Alveolar pO_2 sich erhöhte. Die Tatsache, daß NH_4Cl-Darreichung von Nutzen ist, darf deshalb wohl als feststehend gelten. Es scheint gesichert, daß Chlor-Ammon und wahrscheinlich auch saures Ammonphosphat die Atmungsleistung und den alveolären O_2-Druck steigert, aber es ist nicht zwangsläufig damit bewiesen, daß gleichzeitig auch die Bergkrankheit verhindert wird. Ein Massenversuch wurde in Peru unternommen, indem eine große Zahl von Menschen in 6 Stunden von etwa Meeresspiegelhöhe bis auf über 4000 m gebracht wurden. Die Versuchspersonen, junge Männer und größtenteils Medizinstudenten, alle in gutem Gesundheitszustand, wurden in zwei Gruppen geteilt. Vor Beginn des Aufstieges erhielt die eine Gruppe NH_4Cl, die andere Gruppe blieb unvorbehandelt. Das unmittelbare Auftreten und die Schwere der Bergkrankheit war, wenn überhaupt, deutlicher bei der NH_4Cl als bei der Kontroll-Gruppe. (GUZMANN BARRON, DILL, EDWARDS und HURTADO 1937). Es ist daher zweifellos, daß NH_4Cl kein Allheil-Vorbeugungsmittel ist und nur größere, statistisch auswertbare Reihenversuche könnten darüber entscheiden, ob es in den Bergen von irgendwelchem Nutzen ist, immerhin mag es für solche Personen in Flugzeugen, die nur für etwa einige Stunden einem niedrigen O_2-Druck ausgesetzt sind, eine gewisse Brauchbarkeit besitzen.

6. Verschlechterung des Befindens in großer Höhe nach längerer Anpassung.

Alle Expeditionen, die längere Zeit in einer Höhe oberhalb 6000 m verbrachten, haben Erfahrung über eine Erscheinung von Verschlechterung des Befindens nach längerer Zeit in großer Höhe gesammelt. Man hat erörtert, ob es sich dabe, lediglich um eine Art „Ermüdung" handele, etwa so, wie wir es von übertrainierten Sportsleuten oder bei Mitgliedern einer allzu lang ausgedehnten arktischen Expedition kennen. Die Tatsache, daß sie manchesmal fast gar nicht auftritt, besonders wenn die Expedition glatt verläuft (s. SMYTHE 1932), macht ihr tatsächliches Bestehen — wenigstens als eine reine Folge der großen Höhe etwas ungewiß. Immerhin führte CAMPBELL 1935 aus, daß bei seinen Versuchen Kaninchen und Mäuse eine Verschlechterung ihres körperlichen Zustandes zeigten, wenn er sie bei einem pO_2 längere Zeit hielt, der einer Höhe von 6000 m oder mehr entsprach. Er führt dies auf einen tatsächlich verschlechterten Zustand der Gewebe zurück. CAMPBELLs Tiere litten möglicherweise jedoch lediglich an chronischer Bergkrankheit.

Unzweifelhaft gibt es Höhenlagen, die man für kurze Zeit aufsuchen kann, in denen aber ein längeres Verweilen eine sich mählich steigernde Schädigung der Gewebe ohne Symptome der gewöhnlichen Form der Bergkrankheit bedingen würde; die Frage ist nur, ob diese Schwelle bei 5500 m, bei 8000 m oder irgendwo dazwischen liegt (siehe unter Äußerste Grenze des Lebens). Die Erfahrungen im Everest- und Kanchenjunga-Gebiet haben gezeigt, daß Akklimatisation oder zum wenigsten eine Art von Anpassung für Tage oder Wochen oberhalb 6000 m stattfinden kann, ja, vielleicht sogar noch oberhalb 6500 m. Erfahrungen von Tierversuchen her dürfen nicht ohne weiteres verallgemeinert werden, da große, wenngleich noch wenig geklärte Verschiedenheiten in der Anpassung zwischen den verschiedenen Tiergattungen bestehen. Die Frage, was wird mit einem Menschen in so großer Höhe geschehen, ist daher nicht leicht zu beantworten. Die Betroffenen haben allgemeines Schwächegefühl, sind gegen Nahrung kritisch eingestellt, von Schlaflosigkeit gepeinigt und auch im Gefühlsleben nicht mehr im Gleichgewicht. Diese Erscheinungen sind nicht vergleichbar mit irgendeiner anderen Form der Bergkrankheit.

7. Gletschermüdigkeit (glacier lassitude).

Berichte von Himalaja-Expeditionen stimmen darin überein, daß eine Erscheinung auftritt, die als Gletschermüdigkeit bekanntgeworden ist (siehe unter anderem HINGSTON-BARCROFT, S. 187). Muskelschwäche, Verlust der geistigen und körperlichen Aktivität werden häufig in großer Höhe von den Teilnehmern wahrgenommen, wenn während des Tages Gletscher überquert werden, vor allem bei vollem Sonnenschein.

Diese Erscheinung ist besonders auffällig in der Mulde eines Gletschers oder wenn sich die Notwendigkeit ergibt, ein Gletscherfeld von Eisrinnen und abgelagerten Schneemassen zu überqueren. Im Gegensatz zum Verhalten auf Schneefeldern verschwinden die Erscheinungen schnell bei Fels- oder Gerölluntergrund. Die hauptsächlich wirkenden Faktoren scheinen Fehlen der Luftbewegung, hohe Temperatur, und kräftige von allen Seiten reflektierte Lichtstrahlung zu sein; Sauerstoffmangel ist erst in zweiter Linie wichtig und die Bedeutung der Feuchtigkeit angefochten, wenn gleich sie von einigen Beobachtern nachdrücklichst hervorgehoben wird. Diese Erscheinung wird bei Bewohnern der Hoch- wie der Tiefländer mehr oder minder unabhängig vom Grad der Gewöhnung an das Höhenklima in gleicher Weise beobachtet; eine Steigerung der Beschwerden durch mangelnde Anpassung kaum wohl möglich sein. Was diese letztere betrifft, sprechen manche Bewohner hochgelegener Zonen häufig von „Bergkrankheitsfallen“ auf Gletschern.

8. Frostschäden in großer Höhe.

Die Häufigkeit von Frostschädigung bei großer Höhenlage ist wohl bekannt. In Anbetracht dessen, daß in den Polargegenden die arktischen und antarktischen Temperaturen häufig weit niedriger sind als die Temperaturen in den Gebieten der Anden oder des Himalaja, leiden Bergsteiger der Anden und des Himalaja weit mehr an Frostschädigungen als Polarforscher. Dies ist dadurch zu erklären, daß die Gefahr des Frostschadens durch Wind gesteigert ist. In großer Höhe gilt dies um so mehr als anderswo, da dort die Luft eine weit größere Abkühlung bewirkt. In der Höhe der Sierra von Ecuador ist Frostschaden, örtlich als „PARAMOsche Krankheit“ bekannt, recht verbreitet, und sooft ihr Auftreten mit starken Winden vergesellschaftet, daß die Eingeborenen direkt den Wind dafür verantwortlich machen (KNOCHE 1931).

Wir wissen jetzt, daß Erfrierung die Folge örtlichen Sauerstoffmangels peripherer Gewebe ist, so daß der Anstieg der Gefährdung in großer Höhe nicht weiter überrascht. In Höhen um und über 6000 m Höhe sind weder Wind noch extrem niedere Temperaturen nötig, um Erfrierung hervorzurufen. EMMONS (BURDSALL und EMMONS 1935) verlor die Zehen beider Füße durch Erfrierung, während er 3 Tage im Bett in 6000 m zubrachte. Andere Bergsteiger haben schweren Frostschaden bei dichtem Schuhwerk und relativ mäßigen Temperaturen in ähnlichen Höhenlagen davongetragen.

Erfrierungen in großer Höhe können trocken-gangränos oder feucht-ulzerativ verlaufen. Der Kampf gegen den Frostschaden bedeutet den Versuch, die Zirkulation in den bedrohten oder bereits geschädigten Körperteilen wiederherzustellen. Örtliche Massage muß stundenlang, selbst tagelang vorgenommen werden, bis die Durchblutung endgültig wiederhergestellt ist. In den letzten Jahren ist die bemerkenswerte Wirksamkeit der Sauerstoffinhalation dargelegt worden (siehe unter anderem RUTTLEDGE 1934). Selbst nur wenige Minuten dauernde Sauerstoffeinatmung ist sehr wertvoll. Wenn für eine halbe Stunde oder mehr fortgesetzt, und öfters wiederholt, kaum in den ersten 24 Stunden nach erfolgter Erfrierung, Sauerstoffeinatmung im Verein mit Massage noch solche Hände und Füße retten, die sonst unwiederbringlich verloren wären.

9. Höhenklima als Heilfaktor.

Die Beziehungen zwischen Höhenklima zu Krankheiten ganz allgemein und seine Bedeutung als Heilfaktor können hier nur gestreift werden. Seit der Zeit des Erscheinens des ausgezeichneten „Handbuchs der geographischen und historischen Pathologie" von AUGUST-HIRSCH hat sich die Menge des recht ungleichwertigen Schrifttum von Ärzten in Kliniken und Heilanstalten in Höhen von 1750—2500 m oberhalb Meereshöhe ständig vermehrt. Wie CAMPBELL (1936) ausführt, ist aber nur eine bisher überraschend kleine Menge sachlicher Kenntnis des Heilwertes des Höhenklimas vorliegend.

Ein gut Teil des Heilwertes großer Höhen für Kranke mit Tuberkulose, Asthma, Hautkrankheiten, Rachitis u. a. wird nur als Ausdruck der stärkeren Sonnenbestrahlung, besonders des ultravioletten Teiles sowie der Abwesenheit von Staub und Pollen in der Luft zugeschrieben. Die durch mäßig niedrigen pO_2 ausgelöste Steigerung der Atmung hat eine allgemeine Reizwirkung und eine ähnliche wohl auch die größeren Tagestemperaturschwankungen. Naturschönheit der Umgebung sowie die Ortsveränderung sind besonders bei psychisch sehr empfänglichen Kranken welche an „nervöser Erschöpfung", „allgemeiner Schwäche" und anderem leiden oder sich in der Rekonvaleszenz von langer Krankheit befinden, von Bedeutung (ausführlichere Besprechung unter anderem bei GAISBOCK 1933; MÖRIKOFER 1935, HUDSON 1935, MICHETTI 1936).

Der Wechsel im alveolären pCO_2 in großer Höhe ist kürzlich erst als wichtiger Faktor für die Verhinderung des Auftretens von Bronchospasmus beim Asthmatiker festgestellt worden (WOLFER 1934, WITTKOWER und WOLFER 1934 bis 1935). Die für Anämien festgestellte günstige Wirkung ist wohl hauptsächlich der Anregung der Bildung roter Blutkörperchen bei niederem pO_2 zuzuschreiben.

Mit der Ausnahme vieler Beobachtungen über die relative Seltenheit von Tuberkulose in hoch gelegenen Teilen von Mexiko, der Schweiz und Peru (siehe HUDSON 1935) sowie der Häufigkeit von Kropf in den gleichen Gegenden, ist nur wenig über Vorkommen und Verlauf der verschiedenen Krankheiten in großer Höhe bekannt. In Ermangelung zuverlässiger Daten des Schrifttums mag es von Wert sein, einige auffallende Punkte zu erwähnen, die wir teils persönlich beobachteten oder zuverlässig erfuhren.

So sind anscheinend Magen-Darmgeschwüre im Hochland von Mexiko verhältnismäßig selten, Star ist recht häufig im Himalajagebiet. In den Anden Chiles scheint Pneumonie nicht verbreiteter und gefährlicher zu sein als in Meereshöhe, obwohl der Verlauf in den extremen Höhengebieten schnell tödlich sein dürfte. Im Himalajagebiet sowohl wie in den Anden ist — soweit uns dies bekannt ist — der Verlauf der Wundheilung verlängert, aber Sekundärinfektion selten. Bei guter ärztlicher Behandlung ist der Verlauf von Krankheiten, wenigstens oberflächlich auf 2800 m (Chuquicamata, Chile) nicht verschieden von dem auf Meereshöhe. LAUBENDER und LIPSCHITZ (1930) berichten von einer Verminderung der Senf-Entzündungsreaktion bei Kaninchen in 2500 m Höhe. Ähnliche Ergebnisse wurden erhalten, wenn die Kaninchen mit Ergosterin (Vigantol) gefüttert und bei erniedrigtem pO_2 gehalten wurden, aber nicht wenn sie allein

Ergosterin verwandten. Es ist zu bedauern, daß August Hirsch so wenig wirkliche Nachfolger für Sachbearbeitung in großer Höhe gefunden hat.

Die Wirkung kurzer Einwirkung niederen pO_2 hat Bedeutung erlangt bei der Frage nach der Beförderungsfähigkeit eines Kranken oder Verwundeten durch die Luft, vor allem in der Militärmedizin.

Leduc (1934) fand, daß selbst ein Mann mit schweren Brust- und Bauchverletzungen keine ungünstige Reaktion beim Lufttransport von etwa einer halben Stunde in 2500 m Höhe zeigte.

10. Die Pharmakologie großer Höhe.

In letzter Zeit sind eine Reihe von Arbeiten erschienen, welche nachweisen, daß die Wirkung von Drogen in großer Höhe quantitativ geändert sein kann. 1931 beobachtet Macht, daß die minimal tödliche Digitalisdosis in 2000 m bei Katzen eine kleinere war als in 600 m. Dies gilt auch für Tauben; auch die emetische Dosis war um 40% geringer in 3000 m Höhe als auf Meereshöhe (nach Lehmann und Hanzlik 1932).

Im Anschluß an rasche Aufstiege mit Bergbahnen von 1000 auf 2500 m ist die Bildung von Histamin- und Formalin-Quaddeln am Vorderarm gewöhnlich beschleunigt. Die Wirkung einer Morphin-Hauteinspritzung besteht in einer Verlängerung der Latenz- und Aufsaugungszeit, auch ist die Quaddel fast durchwegs schmaler (Wolfer 1934, Becker 1934). Letztere konnten in der örtlichen Adrenalinwirkung keine Änderung beobachten.

Soweit man aus diesen Tatsachen schließen darf, scheint es sich vor allem um eine Änderung der Empfindlichkeit des Nervensystems zu handeln (siehe unter Nervensystem). Zweifellos liegt hier ein wissenschaftlich noch recht unbearbeitetes Feld vor. Wenn man schon in relativ geringer Höhe derartige Änderungen findet, müssen in großen Höhenlagen sich noch weit stärkere Verschiebungen einstellen. Es ist daher nicht unwahrscheinlich, daß die für das Flachland ausgearbeitete Pharmakopoe nicht ohne weiteres in völlig gleicher Weise für die Behandlung in großer Höhe verwertet werden darf. Dies mag praktische Folgerungen für solche Ärzte nach sich ziehen, die in Hochlandgegenden in der Welt ihre Tätigkeit ausüben. Es sei hier noch gesagt, daß keinerlei vergleichbare Untersuchungen an völlig akklimatisierten Menschen oder Tieren bisher vorliegen. Der Körper mag sich in verschiedener Weise auf großer Höhe einstellen. Auf dem Jungfraujoch blieb die Körpertemperatur von Kaninchen unverändert, oder stieg nur gering bei Darreichung von Tetrahydrobetanaphthylamin an, das eine ausgesprochene Wärmesteigerung auf Meereshöhe hervorruft. Adrenalin rief im allgemeinen einen Fall der Körpertemperatur hervor (Holmquist 1934 A). Bei Neigung zu Hypothermie hatte Insulin keine Wirkung auf Kaninchen in großer Höhe und ein starker Abfall der Körpertemperatur, wie bei Meereshöhe bekannt, wurde niemals beobachtet. Ob diese Abweichungen mit einer Änderung im Kohlehydratstoffwechsel zusammenhängen, kann aus den vorliegenden Mitteilungen nicht entschieden werden.

Die Wirkung verschiedener Drogen auf die Toleranz niederem pO_2 gegenüber ist an Tieren in kurzen und sehr eingreifenden Versuchen erforscht worden. Coramin scheint das Auftreten von Erscheinungen der Sauerstoffnot bei Tieren aufzuhalten und auch beim Menschen zu verbessern (Decharneux 1934; Anthony und Atmer 1935). Die Meinungen über Hexeton und Cardiazol ja selbst

Lobelin sind jedoch recht geteilt, dagegen erfreut sich bekanntlich Lobelin als Atmungsanregungsmittel in den Kliniken der Flachländer großer Beliebtheit. Nach ANTHONY und ATMER (1935) hat Adrenalin nur geringen oder gar keinen Einfluß auf das Verhalten des Versuchstieres gegen niederen pO_2. Dagegen berichtet DECHARNEAUX (1934) über günstige Wirkung des Ephedrins. Deutliche Anregung der Atmung stellten ANTHONY und ATMER an Tieren in niederer pO_2-Atmosphäre fest, aber eine übermäßige Erregung trat gleichzeitig auf. Es ist offensichtlich, daß die Wirkungsweise aller jener Mittel, die am Sympathicus oder Vagus (Parasympathicus) angreifen, im Höhenklima Veränderungen erfahren könnte, wenn nämlich, wie es sich zu verhalten scheint, eine gesteigerte Empfindlichkeit des gesamten Nervensystems vorhanden ist. Ferner hat man Grund, zu vermuten, daß die Art der geänderten Empfindlichkeit des vegetativen Nervensystems von der Zeitdauer abhängt, während welcher der betreffende Organismus einem niederen pO_2 ausgesetzt ist. Wenn dies tatsächlich der Fall ist, müssen alle Mittel, welche ihre Wirkung am Nervensystem entfalten, ganz verschiedene Eigenschaften je nach dem Grade der Zeitdauer des bestehenden erniedrigten pO_2 entwickeln.

IV. Bevölkerungen großer Höhe und äußerste Toleranzgrenze für das Individuum.

1. Physiologische Besonderheiten der Bewohner hochgelegener Gegenden.

Die wichtige Frage nach den Beziehungen zwischen Körperform und den physiologischen Erfordernissen der Umgebung fand bisher bei Ärzten und Anthropologen sehr wenig Beachtung. Unsere Ausführungen sind vor allem durch den Mangel an Tatsachenberichten beschränkt. Die einzige Arbeit von tatsächlichem Wert dürfte von HURTADO aus den Anden Perus stammen.

Eine Tatsache allerdings ist unumstritten, daß nämlich der Brustkorb bei der eingeborenen Bevölkerung unverhältnismäßig geräumig sei. Die Zwischenrippenwinkel erscheinen verhältnismäßig flach, mit breiter unterer Thoraxapertur, wobei das Zwerchfell abdominalwärts gezogen ist und die Leber tiefer tritt [FORBES (1870), HEBER (1921), BARCROFT u. Mitarbeiter (1922), KEITH (1923), HURTADO u. A. GUZMAN-BARRON (1930), HURTADO (1932)]. Die meisten Beobachtungen sind an der Bevölkerung der Anden gemacht worden (3000—4600 m); diese Besonderheiten sind an ganz verschiedenen Rassengruppen in gleicher Weise nachweisbar (Aymaras, Quechuas, Incas sowie Mestizen spanischen Ursprungs).

Die Vergrößerung des Brustraumes erlaubt eine Steigerung der Vitalkapazität und geht mit einer auffällig vermehrten inspiratorischen Ausdehnung des Brustkorbs einher, vor allem auffällig im Verhältnis zur geringen Körpergröße dieser Bevölkerung. Die Brustkorbvergrößerung ist in allen Lebensaltern feststellbar und erschient besonders ausgeprägt im sagittalen und horizontalen Durchmesser, obwohl der Rumpf nicht länger ist, nimmt die Tiefe des Brustraumes infolge des herabgetretenen Zwerchfells zu.

Untersuchungen HURTADOS an 53 männlichen Peruanern im Flachland, welche lange Zeit in 4600 m gelebt hatten, ergaben eine starke Vergrößerung der Ausdehnungsfähigkeit des Brustkorbs, dagegen waren der Umfang bei stillgestelltem Thorax etwa im allgemeinen Durchschnitt. Beobachtungen in Chile in Höhen von 3000—5300 m bestätigen dies für Dauerbewohner, sowie für semipermanente Aufenthaltnehmer.

Der Leib erscheint meist niemals eingezogen, weder bei dortselbst Geborenen, noch bei Bewohnern aus dem Flachland, welche für einige Jahre in Höhen über 3000 m wohnen. Die stärkere Ausbuchtung des Bauches dürfte eine Folge des tiefergestellten Zwerchfells sein, sowie der Ausbildung der Bauchmuskulatur als Muskulatur der Atmung in weit stärkerem Maße, als dies sonst der Fall ist. Ein echter Pannus kommt dagegen nicht häufig vor, und wir können uns der Ansicht HURTADOs anschließen, daß Fettsucht in großer Höhe recht selten ist.

Autoptisch zeigen die Lungen bei Menschen und Hunden erweiterte Lungenbläschen, Verminderung der Elastizität und Blutstauung, nicht selten vereint mit fibrösen Veränderungen und Verdickungen der Interalveolarsepten, also das Bild eines chronischen, physiologisch entwickelten Lungenemphysems.

BARCROFT u. a. (1922) berichteten von der Häufigkeit der typischen sog. „Trommelschlägel"-Finger in den Anden und betonten ihre Ähnlichkeit mit denen wie sie sich in Zuständen lang dauernden Sauerstoffmangels in Meeresspiegelhöhe herausbilden. HURTADO fand diese Fingerverdickungen (1933—1934) bei Kindern von 4 und 9 Jahren in 90%, und bei Erwachsenen in 94%. Verdickungen der Zehen sind weniger häufig. Ein Teil obiger Veränderungen mag als „Silicosis" aufzufassen sein, eine Schädigung, der die Bevölkerung der hochgelegenen Bergwerke seit langem, gemäß HURTADO, in hohem Maße ausgesetzt ist. In anderen Gegenden fanden wir dies Zusammentreffen weit seltener Nur wenig bekannt ist über das Verhalten des Herzens in großer Höhe. HEBER (1921) im Himalajagebiet sowie HURTADO in den Anden stellten hypersonoren Klopfschall bei Perkussion des Herzgebietes fest, ein Befund, der recht häufig an Erwachsenen erhoben wurde. In Chile fanden wir mit Sicherheit mäßige Vergrößerung des Herzens in der Mehrzahl der untersuchten Eingeborenen in Quilcha (5340 m) und ebenso bei vielen in niedereren Gebieten.

In mäßiger Höhenlage sind nur wenig anthropologische Messungen vorgenommen worden. IZQUIDERO (1922) fand eine ungewöhnlich große maximale Ventilation an 200 Dauerwohnern in 2240 m in Mexiko, aber OCARANZA (1926) konnte keine erhöhte Vitalkapazität in der gleichen Gegend nachweisen; die berichteten Werte waren nicht im Verhältnis der Körpergröße zum Stoffwechsel berechnet, so daß noch eine große Arbeit auf statistischer Grundlage geleistet werden muß.

2. Rasse und Erblichkeit.

Gemäß einer weit verbreiteten Meinung sollen Bewohner großer Höhenlagen durch rassische und andere vererbte Anlagen ständig den Bedingungen einer dauernd erniedrigten O_2-Atmosphäre besonders gut angepaßt sein. Eigene Beobachtungen, sowie das Durcharbeiten des Schrifttums gibt jedoch überraschend wenig Stützpunkte, um diese Meinung zu rechtfertigen. Um sich an eine große Höhenlage anzupassen, bedarf es Monate, selbst Jahre; es kann daher nicht überraschen, daß die Mitglieder der Himalaja- und ebenso der Andenexpedition wahrnahmen, daß sie selbst nach einigen Wochen in dieser Hinsicht immer noch den Eingeborenen unterlegen waren. Aber ein Aufenthalt von 2 oder 3 Monaten dürften diesen Unterschied schon stark abschwächen, besonders wenn die „sahibs" es nicht verschmähen würden, ihr Gepäck selbst zu tragen (s. BAUER 1931).

Wir zeigten, daß auch die Hochlandbevölkerung nicht völlig gegen die Bergkrankheit gefeit ist und unter Umständen ihre Anpassung derart verlieren kann, daß sie selbst Neuankömmlingen aus dem Flachland gegenüber unterlegen ist. Das Einzelwesen hat in gleicher Weise bei Hoch- wie bei Tieflandbewohnern eine untereinander ganz außerordentlich verschieden starke Fähigkeit, niederen O_2-Druck zu ertragen. Man kann in den Minen der Anden sehr belehrende Beobachtungen hierfür gewinnen.

In Höhen bis zu mehr als 5000 m in Peru, Bolivien, Chile und Argentinien setzt sich die Arbeiterschaft der Minen aus Spaniern, Engländern, Nordamerikanern, Deutschen, Skandinaviern, Hoch-Tiefland-Indos und Mestizen zusammen. Höchstlöhne werden in den höchstgelegenen Minen bezahlt, und ihre Belegschaft besteht als Ergebnis einer Art natürlichen Auslese aus solchen Männern, die Höhen wie Collahues (4700 m), Morococha (4500 m), Miner Aguila (5200 m), Santa Rosa (5000 — 5200 m) und Quilcha (5340—5800 m) lange Zeit ertragen können. In der höchst gelegenen Mine können zwischen 80 und 90% der Hochland-Indos dem Höhenklima nicht standhalten. Der entsprechende Prozentsatz bei den Tiefbewohnern und bei den Ausländern ist dagegen geringer. So kann man in diesen Minen Spaniern, Engländern, Nordamerikanern u. a. begegnen, die, bevor sie nach Südamerika kamen, niemals 1000 m Höhe erreicht hatten, trotzdem erweisen sie sich im Wettbewerb körperlicher Arbeit als durchaus gleichwertig mit den fähigsten Abkömmlingen einer Bevölkerung, die seit vielen Generationen niemals tiefer als 3000 m gelebt hat. Einige dieser Männer standen jahrelang über 5000 m hoch ohne irgendeine auffällige Krankheitserscheinung. Man darf deshalb nicht den Schluß ziehen, daß der Hochland-Indio der Anden somatisch Hochlandbewohnern anderer Gegenden unterlegen sei. In keiner Gegend der Welt in solcher Höhenlage haben Menschen eine so harte körperliche Arbeit mit Pickel und Spaten zu leisten wie in den Anden. Als wir Punta Negro erstiegen, fanden wir zu unserem Erstaunen, Reste eines alten großen steinernen Wachtturmes oder einer Befestigung, und das in einer Höhe von 6050 m! Eine solche Mißachtung der Höhenlage ist selbst in Tibet nicht bekannt.

Es muß hieraus der Schluß gezogen werden, daß die Individualdifferenzen in Anbetracht auf persönliche Grenze der Anpassung an das Höhenklima von größerer Bedeutung sind, als die der Rasse und Erblichkeit. Lediglich in der Frage der Fortpflanzungsfähigkeit zeigt sich der Tiefländer dem Hochland-Eingeborenen zweifellos unterlegen (s. Fortpflanzung).

3. Körperform.

Im allgemeinen neigen Bewohner großer Höhenlagen zur Ausbildung kurzer Beine und breiten Schultergürtel im Vergleich zu der nahebei im Flachland wohnenden Bevölkerung. Aus Mangel an vollständigerem anthropometrischem Material ist dies lediglich ein Eindruck, den man von diesen Menschen bekommt, aber dies stimmt für die Tibetaner, Sherpas, Bautias des östlichen Himalajas, die Ladakhis und Baltis von Karakoram ebenso wie für die Aymaras und Quechnas der Anden. Es ist uns auch stark aufgefallen, daß diese Körperform meist unter solchen Gebirglern anzutreffen ist, die in äußerster Höhe sich gut bewähren. Diese Fragestellung verdient eine gründlichere statistisch-anthropometrische Untersuchung.

4. Die äußerste Lebensgrenze.

Die äußerste noch mit dem Leben vereinbare Grenze hängt von der Dauer ab, während der das Lebewesen der Höhenlage ausgesetzt ist, ferner aber von der körperlichen Beanspruchung, sowie von der in Gebieten etwas geringerer Höhenlage erworbenen Akklimatisierung und der personalen Konstitution. Tiergattungen zeigen etwas verschiedenes Verhalten, selbst wenn sie untereinander nahe verwandt sind. So können Maulesel ständig in einer Höhe gebraucht werden, die etwa 500—1000 m über jener liegt, die für Pferde noch erträglich ist. Hunde fühlen sich im Höhenklima weit besser als Katzen. Immerhin sind auch Katzen nicht ganz so höhenempfindlich, wie es allgemein angenommen wird (s. Durig 1935). In Quilcha blieben 2 Katzen viele Monate am Leben (5340 m), während hunderte anderer verendeten. Hunde fühlen sich bis etwa 5000 m recht wohl und begleiteten uns bis zu 6000 m. Die Mehrzahl gesunder junger Männer bricht in 20 Minuten bis zu 1 Stunde zusammen, wenn man sie plötzlich einem pO_2 aussetzt, der etwa einer Höhenlage von 6000—7000 m entspricht. Die Fähigkeit, nur für kurze Zeit die Auswirkungen plötzlicher Veränderungen der Höhenlage oder des pO_2 zu ertragen, ist nicht unbedingt mit jener verknüpft, in großer Höhe dauernd zu leben oder gar körperliche Arbeit zu verrichten. Die Physiologie und die Leistungsgrenzen der Flugbiologie und ähnliches sollen hier nicht besprochen werden. Gute Übersichten bieten folgende Arbeiten: Medical Research Council, England (1920), Herlitzka (1932), Bauer (1926), Flack (1930), Strohl (1932), Hill (1934), Schubert (1935), Christensen und Krogh (1936), McFarland (1937 A). Eine ganze Reihe von Männern sind bereits über die 8500 m-Grenze im Himalajagebiet gestiegen (Ruttledge 1934). Eine Anzahl haben Tage, selbst Wochen oberhalb 7000 m verbracht [vgl. Bauer (1931, 1932), Hartmann (1933)]. Nur wenige dürften annehmen, daß es möglich wäre, unbeschränkt in so niedrigem Sauerstoffdruck zu leben. Campbell (1930, 1935) setzt die Höchstgrenze für unbeschränktes Leben bei etwa 5500 m an; seine von Tierexperimenten her abgeleiteten Schlußfolgerungen können aber nicht ohne weiteres auf den Menschen übertragen werden. Die höchstgelegene menschliche Wohnsiedlung — so weit bekannt — ist Quilcha (5340 m) in Chile. In den Anden gleichwie im Himalajagebiet gibt es in der Höhenlage um 5000 m nur wenige menschliche Siedlungen, und in der ganzen Welt sind es nur eine geringe Zahl von Menschen, die über 4500 m hoch leben. Zwei Hauptgründe bedingen dies: "einmal Mangel an Beweggrund", dies besagt, daß nur wenige Minen und Handelsstraßen ökonomisch solche hochgelegenen Ansiedlungen rechtfertigen können und zweitens „Mangel an günstiger Lage", ein wichtiges Erfordernis, da es in dieser Höhe nur wenige klimageschützte Plätze gibt. Diese beiden Einwände müssen berücksichtigt werden, bevor man entscheiden könnte, wo die endgültige Begrenzung liegt.

Es steht fest, daß manche Menschen, obwohl offensichtlich völlig gesund, selbst eine Höhe von nur 3000 m längere Zeit nicht ertragen können. Menschen, die in einer Höhe von 5000 m mehr oder weniger lange ohne Beschwerden zu leben vermögen, sind eine kleine Minderheit. Wie verhält es sich nun mit diesen letzteren, die doch für ein Leben in den Wolken am besten ausgerüstet sind? In den Anden gibt es in 5500 m bis 6000 m viele reiche Minenunternehmungen. Diese sind bis etwa 5800 m regelmäßig bearbeitet (Quilcha), höher als letzteres will niemand gehen, es sei denn nur bei besonderen Gelegenheiten. Es ist von entscheidender Wichtigkeit, zu bemerken, daß diese Leute nicht in der gleichen Höhe ihre Wohnungen haben, wie sie arbeiten müssen. In Quilcha liegt das Wohnviertel für 150 Menschen fast 500 m unterhalb der Mine; verschiedene Male hat man versucht, dieses Viertel in die Höhe zu verlegen, aber schon wenige Monate später war man gezwungen, wieder abwärts zu siedeln. So haben diese Männer, von denen man annehmen sollte, daß sie infolge eines langen Ausleseprozesses die geeignetsten sind, täglich den erschöpfenden Aufstieg bis zur Mine zu machen, mit der Gewißheit, daß sie in ihrem Falle die absolute Höhengrenze für menschliche Lebewesen bei 5340 m etwa entdeckt haben. Auch die Frauen in diesen Ansiedelungen stellen einen besonders ausgebildeten Konstitutionstyp dar. Oft haben die Minenarbeiter sog. „Höhenfrauen", d. h. Frauen, die imstande sind, in solcher Höhe zu leben. Ihre eigentlichen rechtmäßigen Gattinen können ihnen mit bestem Willen oft nicht folgen oder gar dort ständig leben, wo ihr Mann es zu tun gezwungen ist (KEYS 1936).

Als Zeichen, daß die Grenze der mit dem Leben zu vereinbarenden Erniedrigung des pO_2 erreicht ist, fand CAMPBELL: Torpor, Aufhören der Wachstumsvorgänge, Gewichtsverlust und schließlich Tod mit den Erscheinungen der Herzkreislaufschwäche. Ein Abstieg zu niederen Höhen wird beim Menschen unumgänglich durch schwere und anhaltende Kopfschmerzen, chronische Übelkeit und Torpor, sowie Schwund der Muskelkraft und Schlaflosigkeit.

5. Akklimatisation und die Höhengeschichte des Individuums.

Bei allen Expeditionen im Himalajagebiet wurde übereinstimmend festgestellt, daß eine Person, die vor Zeiten schon einmal an ein Höhenklima angepaßt war, später viel leichter sich wieder von neuem erfolgreich anzupassen vermag und daß diese einmal erworbene Eigenschaft, wenn auch in vermindertem Grad, über eine Reihe von Jahren hinaus anhält.

Trotzdem ist es leicht, in den Berichten solcher Expeditionen auch Ausnahmen von dieser Regel aufzufinden und die objektive Basis für diesen Allgemeinglauben ist nicht sehr breit. Zweifellos bewahren solche Menschen, die einige Jahre hindurch ihren Wohnsitz in großer Höhe hatten, einen Teil ihrer Anpassungsfähigkeit auch in Meereshöhe für Monate oder gar Jahre, aber gelegentlich werden solche Personen, wenn sie in große Höhenlagen zurückkehren von schwererem „Soroche"[1] befallen als bei ihrem ersten Aufstieg. Solche Fälle konnten wir in Peru und Chile mehrfach beobachten.

Wir haben den Verlust der Akklimatisation in großer Höhe bereits besprochen (s. unter MONGEsche Krankheit). In Lima fanden wir mehrfach Leute, die in 3000 m Höhe geboren und Jahre hindurch dort aufgewachsen waren, später aber ihren Wohnsitz im Küstengebiet genommen hatten. Der größte Teil dieser Menschen war, falls sie nach einigen Jahren ins Hochland zurückkehrten, gegen „Soroche" ungewöhnlich widerstandsfähig, aber gelegentlich traf man doch solche an, die ganz ungewöhnlich empfindlich gegen Soroche waren.

Die Frage, ob man durch häufiges, sehr kurz dauerndes Verweilen in niederem pO_2 Anpassung an letzteres gewinnen kann, ist von großer praktischer Bedeutung für das Flugwesen. Während des Weltkrieges und einige Zeit danach glaubte man allgemein, daß häufiges Fliegen in großer Höhe eine echte Akklimatisation

[1] „Soroche" wird eine bestimmte Art chronischer Bergkrankheit in den Anden genannt, doch dürfte dieser Name ganz allgemein für eine bestimmte abnorme, chronische, mangelnde echte Höhenanpassung berechtigt sein (s. Weiteres unter S. 649).

hervorrufe (u. a. NOLTENIUS 1922). Trotzdem ist die einfache Tatsache, daß vielgeflogene Piloten sich in großer Höhe sicher bewegen, noch kein Beweis für eine echte Akklimatisation. FLACK (1930) und KAISER zogen im Gegenteil den Schluß, daß durch Höhenflug keine echte Höhenanpassung erreicht wird, eine Meinung, der sich auch SCHUBERT (1935), S. 193 anschloß. FRONIUS (1933) untersuchte 2 ungeübte Männer und einen, der etwa 1400 Höhenflüge in 6 Jahren hinter sich gebracht hatte. Der „Trainierte" hatte einen größeren alveolären pO_2 als die beiden andern und zeigte weniger Beschwerden bei 5500—6200 m, aber alle drei hatten die Kennzeichen der Höhenkrankheit. Die zwei ungeübten Personen litten unter großen Ermüdungserscheinungen, hatten Beinschmerzen u. a. nach dem ersten, aber nicht nach später folgenden Flügen.

Es scheint widersinnig, a priori anzunehmen, daß sehr kurzes Aushalten niederen O_2-Druckes im Flug dem langsamen Anpassen im Gebirge gleichwertig sei, denn in den Bergen ist die Akklimatisation selbst nach einigen Wochen noch nicht vollständig und es würde Monate oder Jahre erfordern, vor allem wenn eine Person so wenig Muskelarbeit leistet, wie ein Pilot im Flugzeug.

6. Die Bedeutung des Lebensalters.

Es ist eine allgemeine Beobachtung, daß die Fähigkeit, sich an neue biologische Lebensbedingungen irgendwelcher Art, wenigstens im groben zu gewöhnen, schließlich vom Lebensalter abhängig ist (s. u. a. WOLFER, 1934). Schon lange hat man die Vorstellung, daß, bezogen auf große Höhenlage, dieser Satz ebenfalls gültig sei, d. h. daß jüngere Personen leichter und vollständiger als ältere völlige Akklimatisierung erwerben können.

Beobachtungen in Südamerika gaben dieser Vorstellung einen festeren Untergrund. Bei wiederholten Nachforschungen haben wir niemals von einem „Soroche" bei einem Kind des ersten oder späteren Lebensalters gehört. Eingeborene und fremdstämmige Dauerwohner sprechen aber in gleicher Weise nicht selten von irgendeinem Menschen als „zu alt, um noch in die Höhe zu gehen". Auch an den Expeditionsteilnehmern konnte diese Beziehung zwischen Lebensalter und Anpassungsfähigkeit an das Höhenklima, als unabhängig von der persönlichen Muskelkraft, deutlich nachgewiesen werden (KEYS, MATTHEWS, FORBES und McFARLAND 1937). Soweit man dies feststellen kann, scheint dies ebenso für Expeditionen in Peru (1922) zu stimmen (s. Schrifttum). Wieweit allgemein auch die Bedeutung dieser Tatsache gehen mag, es ist der Schluß jedenfalls berechtigt, daß man für ältere Personen Schwierigkeiten in der Anpassung in großer Höhe erwarten muß. Es ist erwähnenswert, daß ABDERHALDEN (1902) sowie LINTZEL und RADEFF (1929) eine weit größere Reaktion der Blutbildungsstätten gegenüber niederem pO_2 bei jungen Tieren fanden als bei älteren.

7. Die zur Akklimatisierung erforderliche Zeit.

Bisher gibt es noch keine Möglichkeit, auch nur annähernd auf wissenschaftlich genauerer Grundlage den Akklimatisierungsgrad festzustellen, den eine bestimmte Person zu einem bestimmten Zeitpunkt erlangt hat. Es ist auch nicht möglich zu exakter Abschätzung der erforderlichen Zeitdauer für vollständige Anpassung zu kommen, aber nur einige nützliche allgemeine Gesichtspunkte seien hier angeführt.

Mit Zunahme der Höhenlage muß sich auch die zur Anpassung notwendige Zeitdauer verlängern; bei gleichzeitiger Muskelarbeit mäßigen Grades ist diese Zeit verkürzt, wenigstens soweit nicht durch übertriebene Kraftleistung Erscheinungen der Bergkrankheit hervorgerufen werden. Der Einfluß des Lebensalters ist bereits andernorts besprochen worden. Kinder gewöhnen sich viel schneller als Erwachsene; ältere Leute im allgemeinen schlecht und wenig ausgiebig.

Gesunde Menschen des Tieflandes im Durchschnittsalter von 25—45 Jahren sind oft zur Beobachtung gekommen. Wenn sie eine mäßig gradige tägliche Muskelarbeit leisten, ist der größte Teil des Akklimatisierungsvorganges in 2000 bis 3000 m in $1^1/_2$—3 Wochen vollendet und sie stehen nach 3—6 Wochen bereits auf vergleichbarer Stufe mit den Dauerbewohnern der gleichen Höhenlage (s. auch HERXHEIMER, KOST und RYJACEK 1933). Diese Zeitdauer mag für solche Individuen, die in großer Höhe nicht stärker sich bewegen können, verdoppelt sein. Soweit man nach gelegentlichen Beobachtungen und Eigenerfahrung eine Regel aufstellen kann, möchte ich etwa zu folgender skizzierender Fassung gelangen. Die für jede weitere höhere 1000 m-Zone erforderliche Anpassungszeit ist etwa die doppelte. Das bedeutet: Wir begehen keine allzu großen Irrtümer, wenn wir die mittlere Anpassungsdauer für 3000—4000 m bei 3—6 Wochen finden, für 4000—5000 m 6—12 Wochen, für 5000—6000 m 12—24 Wochen annehmen.

Um die Zeitdauer zu besprechen, die notwendig ist, um auf einen bestimmten Höhenabschnitt Akklimatisierung zu erlangen, ist es notwendig, daran zu erinnern, daß jedes Individuum eine Höhengrenze hat, oberhalb derer es sich nicht mehr akklimatisieren kann. Nähert es sich dieser Grenze, wird die erforderliche Zeitdauer zur Anpassung mehr und mehr verlängert.

Bereits früher einmal angepaßte Individuen brauchen bei Notwendigkeit diesen Zustand wieder zu erlangen meist nur verhältnismäßig kurze Zeit. Es ist bereits früher besprochen, daß diese Menschen ein gut Teil ihrer Akklimatisation im Flachland behalten können, jedoch gilt dies nur bis zu einem gewissen Umfang. Polycythämie und Säurebildung, auf welchen die Lebensmöglichkeit in großer Höhe beruht, ist auf Meereshöhe schnell verschwunden. Nach Abstieg in die Tiefebene von einer Höhe etwa um 4000 m wurde das mittlere Durchschnitts verhalten etwa am Ende von 2—6 Monaten erreicht.

8. Die Vorhersage der Akklimatisationsfähigkeit an große Höhenlagen.

Die Möglichkeit, wenigstens einigermaßen genau die relative Fähigkeit eines Individuums vorauszusagen, sich an ein Leben in großer Höhe anzupassen, würde natürlich für alle solche Menschen von großer Bedeutung sein, die ein Aufsuchen großer Höhen planen. Solche Feststellung wäre von großer ökonomischer Bedeutung für Regierungsstellen, wie Privatverbände, die Ingenieure, Soldaten, Handelsvertreter oder Arbeiter zu hochgelegenen Plätzen in Südamerika, Mexiko, Zentralasien und anderswohin senden wollen. Unglücklicherweise lagen bisher keine Versuche vor, um annehmbare Voraussagen zu machen. Die Everest-Expedition fand, daß die gewöhnlichen Teste für Flugoffiziere von geringem Wert für die Abschätzung der wahrscheinlichen Reaktion des Individuums gegenüber einem lange dauernden Aufenthalt bei niederem pO_2 (SOMMERWELL 1923) hatten. Die gleiche Erfahrung machte auch die internationale Höhen-Expedition in Chile 1935.

HARROP zog in Betracht, ob nicht der Diffusionskoeffizient der Lungen (KROGH) in Beziehung zur Fähigkeit der Anpassung an ein Höhenklima wäre und fand tatsächlich, daß dies in gewissem Maße zutrifft (BARCROFT u. a. 1923). Eine weit eingehendere Untersuchung ist von den Teilnehmern der Chileexpedition vorgenommen (1935) und ihre Ergebnisse müssen gegenwärtig für jede Diskussion die Grundlage bilden (KEYS u. a. 1937).

Die erste Schwierigkeit liegt schon darin, das Urteil einer relativen Anpassung auf eine Normalgrundlage zu bringen. Es wurde gefunden, daß unabhängige abgegebene Urteile, die über eine Reihe von Tagen von trainierten Beobachtern gemacht worden waren, recht gut in Übereinstimmung standen. Mehr oder weniger stand die subjektive Beurteilung des eigenen Zustandes mit den Urteilen anderer Beobachter in gutem Einklang. Dieserart wurde die relative Akklimatisierungseignung über eine Zeitdauer von 18 bis zu 100 Tagen an 10 Männern, und bei jedem in 4 verschiedenen Höhenlagen von 2810—6140 m bestimmt, gleichzeitig aber die besonderen physiologischen Kennzeichen aller dieser Männer auf Meereshöhe in Anbetracht ihres Verhaltens gegenüber dem Höhenklima genau bestimmt. Gemäß den dabei erhaltenen Ergebnissen scheint es, daß bei relativ normalen Männern im Alter zwischen 25 und 45 Jahren, welche ein Leben etwa in Meeresspiegelhöhe gewöhnt sind, folgende Eigenschaften auf Meeresspiegelhöhe als förderlich zu verzeichnen sind: 1. Jugend, 2. geringe Pulszahl in der absoluten Ruhe, 3. Blutsauerstoffkapazität (oder Hämoglobingehalt bzw. Zahl der roten Blutkörperchen pro Kubikzentimeter Blut) im unteren Teil des Durchschnitts, 4. geringer Alveolar-Sauerstoffdruck in Ruhe, 5. hoher alveolärer CO_2-Druck, in Ruhe, 6. hohe Alkalireserve (CO_2-Bindungsfähigkeit des Blutes), 7. geringe, nicht über mittlere Körpergröße. Folgende Eigenschaften auf Meeresspiegelhöhe scheinen von verhältnismäßig geringer Bedeutung, soweit keine Abweichung vom normalen Durchschnitt besteht: 1. arterielle Sauerstoffsättigung, 2. arterieller p_H-Wert, 3. Plasma-Eiweißkonzentration, 4. Blutdruck, 5. Vitalkapazität 6. Ruhe-Nüchtern-Grundumsatz. In gleicher Weise scheint Muskelkraft und in früherer Zeit ausgeübte athletische Tätigkeit von geringer Bedeutung für die Vorhersage der Höhenanpassungsfähigkeit. Bei der Akklimatisation an große Höhen dürfte demnach eine Summierung von Erscheinungen vorliegen, so daß es nicht überraschen kann, daß Beobachtung einer Reihe wichtiger physiologischer Kennzeichen auf Meereshöhe eine einheitlichere Beurteilungsmöglichkeit der Anpassungsfähigkeit gibt, als die Erfassung irgendeines Einzelkennzeichens. Die Zusammenfassung der oben besprochenen Eigenschaften, die bei Akklimatisierung von Bedeutung sind, scheinen demnach eine gute Basis für ihre Beurteilung abzugeben. Eine eingehende Besprechung ist anderen Ortes gegeben worden (Keys u. a. 1937). Hier soll nur noch erwähnt sein, daß diese Beziehungen mit den physiologischen Theorien gut vereinbar sind.

V. Schlußwort und Zusammenfassung.

Das Problem der Gewöhnung von Mensch und Tier an ein Höhenklima ist ein lehrreiches Beispiel dafür, wie physiko-chemische Lebensvorgänge sich auf veränderte Umweltsbedingungen völlig um- und einstellen können. Seine besondere Wichtigkeit erhält dieses Problem durch die Tatsache, daß es kein theoretisches, sondern ein in der Natur häufig vorkommendes ist, werden doch Millionen von Menschen von ihm betroffen.

Untersuchungen der Reaktion gegen und der Gewöhnung an Höhenklima sowie niederen Sauerstoffdruck sind praktisch und theoretisch seit etwa 60 Jahren vorgenommen worden. Die internationale Höhenexpedition in Chile 1935 hat an Menschen und Tieren sehr umfassende und gründliche Studien durchgeführt. Dabei wurden etwa 4 Monate in großer Höhe verbracht. Die äußerste erreichte Höhe betrug 6140 m. Die Ergebnisse dieser Studien sind vor allem als Grundlage unserer physiologischen und biochemischen Betrachtungen verwandt und in dieser zusammenfassenden Darstellung dargelegt.

Die Verminderung des Sauerstoffdruckes in großer Höhe ist weitaus die wichtigste der Umweltsveränderungen, obwohl auch andere bedeutungsvolle Faktoren wie Temperaturänderung, stärkere Ultraviolettstrahlung, Luftionisation, Luftfeuchtigkeit u. a. bei Aufsuchen großer Höhenlagen sich einstellen. Die Anpassungsvorgänge beim Menschen an ein Klima sehr großer Höhe sind natürlich sehr zahlreich, trotzdem lassen sie sich doch fast völlig als die Bemühung des Körpers verstehen, bei einem stark verminderten Sauerstoffdruck trotzdem die normalen Lebensfunktionen aufrechtzuerhalten.

Der des Klimas großer Höhe Gewohnte vermag geistig und körperlich in Höhenlagen zu leben und Arbeit zu verrichten, die einem Ungewöhnten völlig unfähig machen oder ihn gar töten würden. Das Erlangen der Akklimatisierung ist ein Vorgang, der mit zunehmender Höhenlage zunehmende Zeitdauer bei dem betroffenen Individuum beansprucht. Dabei besteht selbst für offensichtlich normale Menschen schon eine beträchtliche Variationsbreite, sowohl was die Länge der Zeit anbelangt, in welcher sie Anpassung erlangen können, als auch was die maximale Höhe anbelangt, an die sie sich überhaupt noch anzupassen imstande sind. Im Durchschnitt ist etwa 50% des Akklimatisierungsvorganges auf 4000 m in einer oder zwei Wochen beim Durchschnittsmenschen beendet. Volle Akklimatisierung dagegen erfordert wahrscheinlich mindestens einige Monate.

Quilcha (Chile) dürfte wohl die höchstgelegene bekannte menschliche Siedlung sein, welche in 5340 m Höhe etwa 150 Dauerbewohner beherbergt. Man kann wohl annehmen, daß dies die äußerste Grenze für Dauersiedlung ist, obwohl anscheinend Arbeit noch bis zu 6000 m ausgeführt werden kann und ein Aufenthalt von einigen Wochen bis 7000 m Höhe nicht lebensgefährlich zu sein braucht. Die angegebenen Höhenlagen sind jedoch nur für besonders geeignete Individuen erträglich. Die Höchstgrenze für den Durchschnittsmenschen liegt viel tiefer.

Die Bewohner von Gebieten in großer Höhe zeigen anatomische Besonderheiten, welche vor allem Lunge und Herz betreffen. Sekundäre Veränderungen bestehen in allgemeiner Zunahme der Gefäßversorgung. Dies wird besonders am Gesicht deutlich. Eine Folge dieser starken Vascularisation scheint die Verminderung der Hörschärfe zu sein.

Soweit Untersuchungen über Vererbung vorliegen, hat man nicht den Eindruck, daß die Eigenschaft der Anpassung an Höhenklima auf der Grundlage der natürlichen Auslese vererbbar ist. Menschen, welche aus Bevölkerungen stammen, die des Höhenklimas völlig ungewohnt sind, können sich an eine Höhe von 5000 m ebensogut gewöhnen wie die Quechua- oder Aymaraindianer der Höhen der Anden, die seit Generationen kaum tiefer als 3000 m gekommen sein dürften.

Bergkrankheit läßt sich in eine ganze Zahl recht verschiedener Krankheitsbilder einteilen. Wir wollen „akute Bergkrankheit", die rekurrieren kann, von der chronischen Unfähigkeit, sich an das Höhenklima völlig anzupassen, abtrennen. Für diese chronische Form der schweren Bergkrankheit gibt es zwei Erscheinungsformen; die subakute erythrämische Form und die emphysematöse Form. Diese beiden Formen schwerer Bergkrankheit sind als das Ergebnis des Verlierens der Fähigkeit aufzufassen, das Leben in großer Höhe ununterbrochen zu ertragen. Sie werden nicht selten auch bei der eingeborenen Bevölkerung der hohen Anden angetroffen. Soweit man heute urteilen kann, sind alle Formen der Bergkrankheit durch den Sauerstoffmangel, aber nicht durch den Verlust an Kohlensäure (Akapnie) aus dem Blut verursacht.

In großer Höhe kann der Verlauf von Krankheiten, Heilungsvorgängen, Infektionen deutlich verschieden von dem auf Meeresspiegelhöhe sein. Es ist zudem sicher, daß quantitativ die Wirkung von Drogen verändert sein mag. Dies ist deutlich bei der Digitaliswirkung sowie bei Histamin und Insulin, soweit bisher überhaupt Untersuchungen vorliegen. In großer Höhe muß der gesamte Körper es lernen, sich an die erschwerten Bedingungen der Sauerstoffaufnahme zu gewöhnen, jedoch haben Blut, Atmung und Kreislauf die größten Änderungen zu bewältigen. Die Hämoglobinkonzentration im Blut ist deutlich erhöht, gleichlaufend mit einer Zunahme der Erythrocytenzahl pro Kubikzentimeter Blut, so daß der Durchschnittshämoglobingehalt des einzelnen roten Blutkörperchen praktisch nicht verändert ist. Schon wenige Stunden nach Ankunft in großer Höhe steigt die Retikulocytenzahl stark an, fällt jedoch nach wenigen Tagen oder spätestens nach Wochen wieder zur Norm ab. Eine geringe Neigung zur Makrocytose kann vorkommen. Die Sauerstoffkapazität des normalen Menschenblutes ist bei guter Anpassung in 5140 m im Durchschnitt mehr als 50% höher als die des entsprechenden Flachländers. Das in großer Höhe zusätzlich gebildete Hämoglobin hat jedoch an sich die gleiche Fähigkeit zur Sauerstoffbindung wie das des Blutes auf Meeresspiegelhöhe. Es besteht keine Ähnlichkeit mit dem Hämoglobin des Fetus. Die Sauerstoffaffinität (d. h. die Lage der Dissoziationskurve) ist nicht verändert, etwa im Sinne einer leichteren Sättigung des Blutes.

Ziemlich schnell nach Ankunft in großer Höhe vermindert sich der Kohlensäuregehalt des Blutes zugleich mit Absinken des CO_2-Bindungsvermögens. Derart zeigt das p_H des Blutes keine große Veränderung. Einige Tage oder Wochen nach Erreichen von Höhenlagen über 3000 m kann das Blut infolge der starken Lungenventilation abnorm alkalisch sein, aber späterhin wird der für Meeresspiegelhöhe kennzeichnende Normalwert wiedererlangt. Für die Regulation der Blut- und Körperalkalinität fällt den Nieren eine wichtige Rolle zu. In den ersten Tagen des Aufenthaltes in großer Höhe wird der Harn sehr alkalisch. Später, nachdem die Akklimatisierung genügend weit fortgeschritten ist, arbeiten die Nieren genau wie auf Meeresspiegelhöhe.

Während der ersten Tage kann außerdem die Blutzirkulation stark gestört sein (Ansteigen des Minutenvolumens) aber schon nach Erlangung einer nur mäßiggradigen Anpassung ist praktisch der Blutumlauf wieder normal, wenngleich Muskelleistung ihn weit stärker als im Flachland belastet.

Der frisch in große Höhe Kommende zeigt gewöhnlich Tachykardie, vor allem bei Anstrengung. Angepaßte Menschen entwickeln dagegen kennzeichnende Bradykardie. Die mittlere Pulsfrequenz in Ruhe beträgt in 5000 m Höhe durchschnittlich 10 Schläge weniger als auf Meeresspiegelhöhe. Die Bradykardie des Klimagewöhnten bleibt auch während starker körperlicher Anstrengung in großer Höhe bestehen und die maximale Pulsfrequenz, welche erreicht wird, mag etwa 30—50 Schläge weniger betragen als auf Meeresspiegelhöhe. Dabei ist das Schlagvolumen des Herzens vermehrt, ungefähr entsprechend der Abnahme der Pulsfrequenz.

Als eine unmittelbare Folge des Aufsuchens großer Höhe ist eine Verminderung der Lungen-Vitalkapazität anzusehen. Wiederansteigen der Vitalkapazität bis auf Werte, die über den für Meeresspiegelhöhe normalen liegen, tritt nur sehr langsam ein und nimmt Monate oder Jahre in Anspruch. In großer Höhe ist die Muskelkraft an sich nicht verändert. Die Kraft einer einzelnen Muskelkontraktion bleibt die gleiche. Lang dauernde körperliche Anstrengung kann, wenn langsam ausgeführt, mit nur wenig stärkerer Ermüdung ausgeführt werden, als auf Meeresspiegelhöhe. Dagegen ist die Fähigkeit, zwar kurz dauernde aber extrem erschöpfende Arbeit zu leisten, stark eingeschränkt.

Unterhalb 3000 m ist die Funktion der Sinnesnerven nicht erheblich verändert. Ab etwa 4000—5000 m Höhe läßt sich leichte Verschlechterung des Hör- und Sehvermögens sowie der Fähigkeit Berührungsreize wahrzunehmen, feststellen, jedoch sind ernsthafte Störungen nicht vor 6000 m wahrzunehmen, falls nicht Bergkrankheit vorhanden ist.

Veränderungen der geistigen und seelischen Tätigkeit sind nicht eher zu erwarten als die der sensorischen Funktionen. Teste für Gedächtnisvermögen, Assoziationsfähigkeit, Aufmerksamkeit, mathematische Fähigkeit u. a. können unterhalb 4500 m keine oder doch fast keine Störung nachweisen; von 4500 m bis 6000 m läßt sich auch nur geringgradige Verschlechterung beobachten.

Anpassung an große Höhe besteht weder noch entwickelt sie in irgendeiner Weise eine Fähigkeit der Lungen Sauerstoff zu sezernieren. Ebensowenig aber verstärkt sich die Eigenschaft des Blutfarbstoffes, mit Sauerstoff sich zu verbinden, über das gewöhnliche Maß hinaus. In großer Höhe ist die Sauerstoffsättigung des Blutes in einem Grad geringer, der ungefähr den Grad der erreichten Höhenlage entspricht. Auch durch Akklimatisierung tritt hierin keine bedeutende Veränderung ein. Es ist möglich mit einer Sauerstoffsättigung des Blutes zu leben, die im arteriellen Blut weniger als 70% beträgt, ja sogar dabei Arbeit zu leisten und sich ganz behaglich zu fühlen.

Infolge der Zunahme der Hämoglobinkonzentration im Blut mag die Sauerstoffabgabe an die Gewebe selbst dann noch ausreichend sein, wenn die Blutumlaufsgeschwindigkeit sich nicht steigert. Trotzdem ist es wahrscheinlich, daß auch die Gewebe an der Klimaanpassung insofern mitwirken, daß sie lernen, selbst bei einem niedrigeren Sauerstoffdruck als auf Meeresspiegelhöhe ihre Funktion zu erhalten.

Die vorliegende Arbeit umfaßt nur die wichtigsten Arbeiten bis zum Mai 1937. Nachzutragen wäre vor allem Hurtados (und Mitarbeiter) Beobachtung, daß auch das Muskelhämoglobin im Hochland zunimmt (Hund). Sowie folgende Arbeiten:

Barach A. L., R. A. McFarland and C. P. Seitz: The effects of oxygen depriviation on complex mental functions. J. aviat. Med. 8, Nr 4, 1—11 (1937).

Dill, D. B.: Life, Heat and altitude. Cambridge, U.S.A.: Harvard Univ. Press. 1938.

Hurtado, A., A. Rotta, C. Merino and J. Pons: Studies of Myohemoglobin at High Altitude. Amer. J. med. Sci. **194**, 708 (1937).

Loewy, A. and E. Wittkower: The Pathology of High Altitude Climate. London: Oxford Univ. Press. 1937.

McFarland, R. A. and H. T. Edwards: The effects of prolonged exposures to altitudes of 8,000 to 12,000 feet during trans-Pacific flights. J. aviat. Med. 8, 3—24 (Dez. 1937).

— Charles A. Knehr and Conrad Berens: The effects of anoxemia on ocular movements while reading. Amer. J. Ophthalm. **20**, 1204—1219 (1937).

Matthes, K. u. X. Malikiosis: Über das Verhalten von Kreislauf und Atmung im Unterdruck. Luftfahrtmed. **1**, H. 4, 259—271 (1937).

Sapper, Karl: Über den andinen Menschen und tropische Höhenakklimatisation. Umschau **52**, 1—3 (1937).

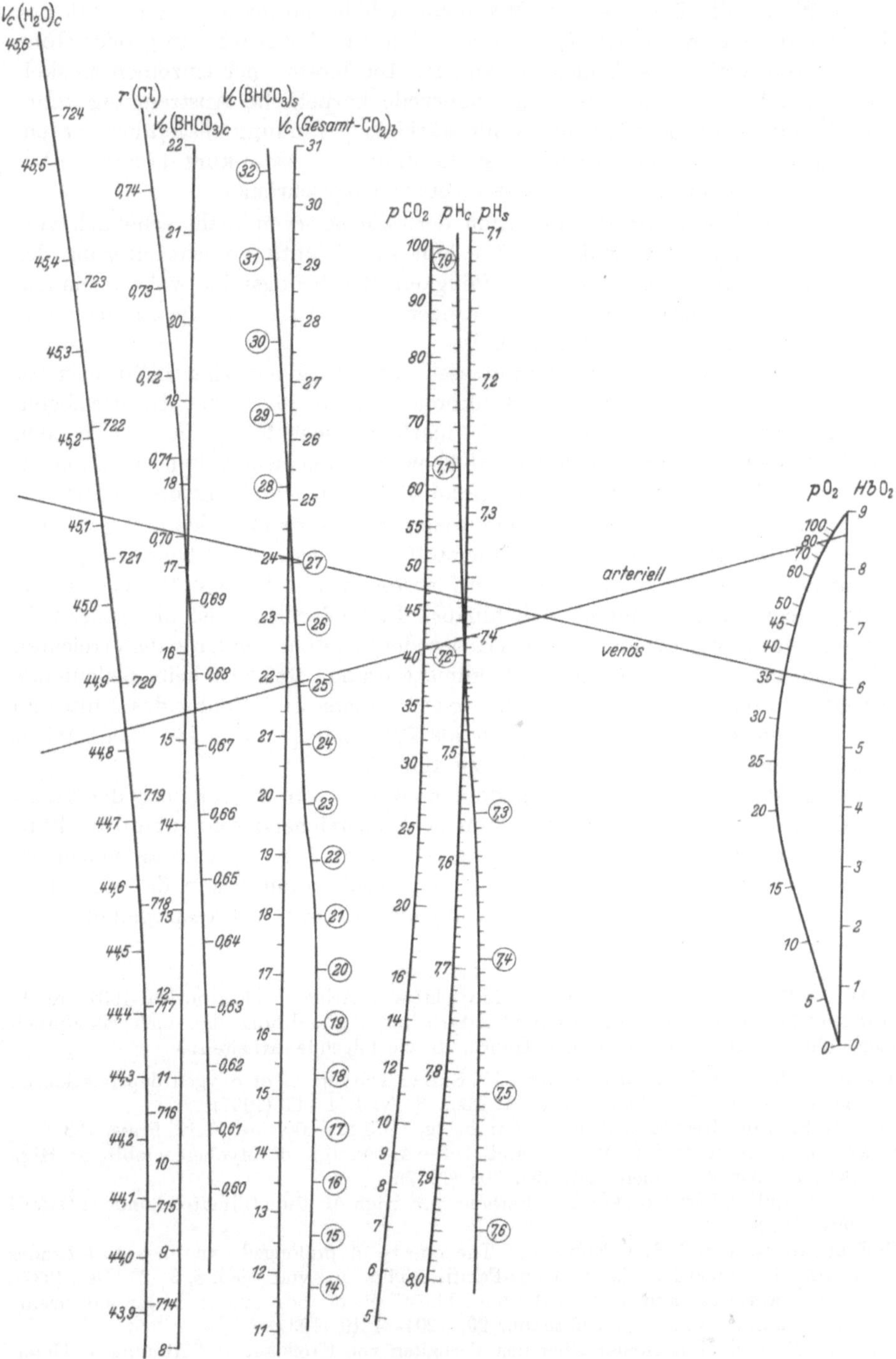

Abb. 1. Lineare Darstellung des Blutes des Durchschnittsmenschen auf Meereshöhe (nach DILL, EDWARDS und CONSOLAZZIO 1937).

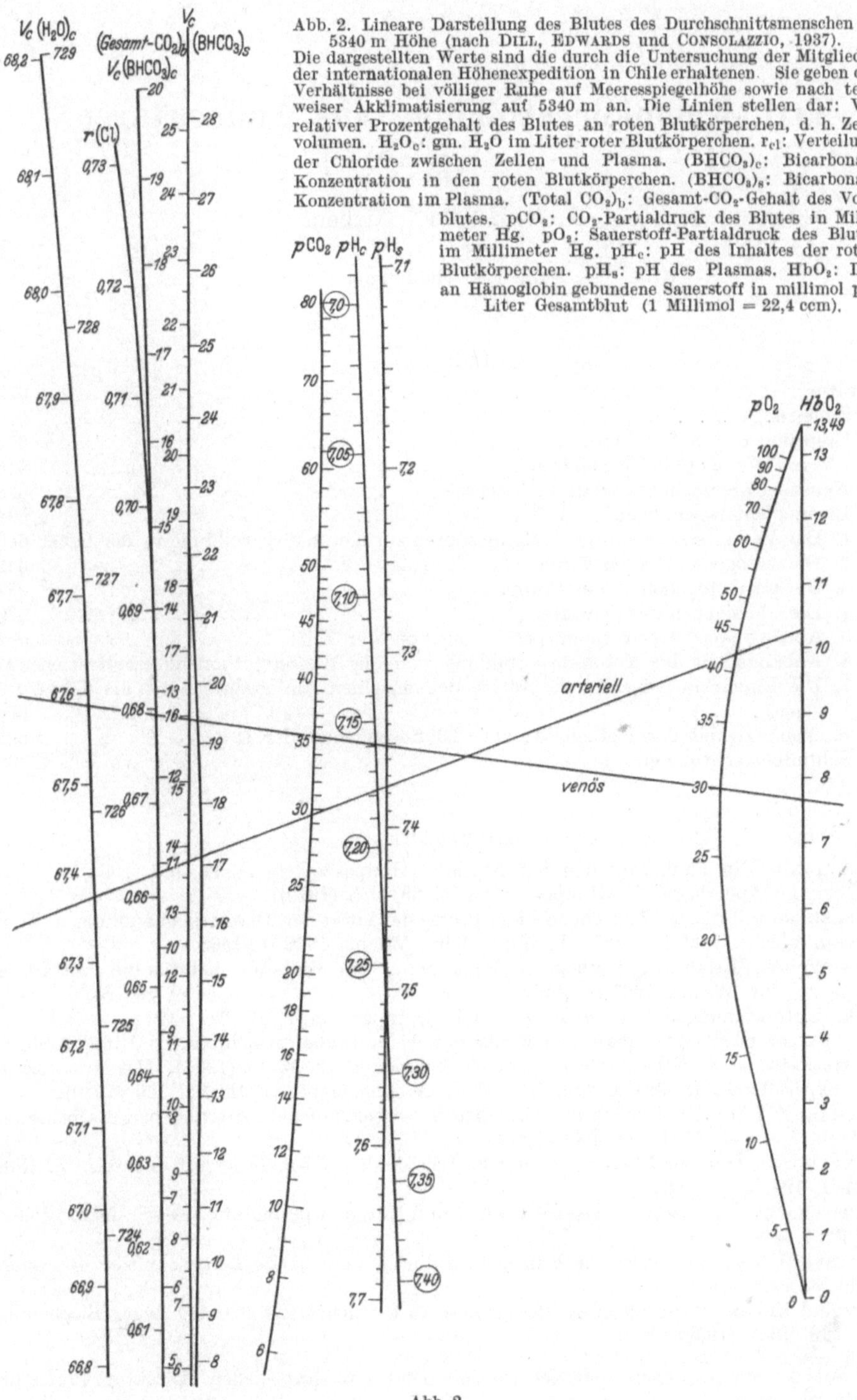

Abb. 2. Lineare Darstellung des Blutes des Durchschnittsmenschen in 5340 m Höhe (nach DILL, EDWARDS und CONSOLAZZIO, 1937). Die dargestellten Werte sind die durch die Untersuchung der Mitglieder der internationalen Höhenexpedition in Chile erhaltenen. Sie geben die Verhältnisse bei völliger Ruhe auf Meeresspiegelhöhe sowie nach teilweiser Akklimatisierung auf 5340 m an. Die Linien stellen dar: V_c: relativer Prozentgehalt des Blutes an roten Blutkörperchen, d. h. Zellvolumen. H_2O_c: gm. H_2O im Liter roter Blutkörperchen. r_{Cl}: Verteilung der Chloride zwischen Zellen und Plasma. $(BHCO_3)_c$: Bicarbonat-Konzentration in den roten Blutkörperchen. $(BHCO_3)_s$: Bicarbonat-Konzentration im Plasma. (Total $CO_2)_b$: Gesamt-CO_2-Gehalt des Vollblutes. pCO_2: CO_2-Partialdruck des Blutes in Millimeter Hg. pO_2: Sauerstoff-Partialdruck des Blutes im Millimeter Hg. pH_c: pH des Inhaltes der roten Blutkörperchen. pH_s: pH des Plasmas. HbO_2: Der an Hämoglobin gebundene Sauerstoff in millimol pro Liter Gesamtblut (1 Millimol = 22,4 ccm).

Abb. 2.

XIII. Ketonkörperbildung aus Aminosäuren[1].

Von

H. A. Heinsen-Gießen.

Mit 12 Abbildungen.

Inhalt.

Literatur.

Ackermann: Ein Fäulnisversuch mit Arginin. Hoppe-Seylers Z. **56**, 305 (1908).
— Über die Aporrhegmen. Hoppe-Seylers Z. **69**, 265 (1910).
Adlersberg u. Porges: Zur Theorie und Praxis der kurativen Diabetesbehandlung, I. Teil. Klin. Wschr. **1926 II**, 1451. II. Teil. Klin. Wschr. **1926 II**, 1508.
— — Weitere Erfahrungen über die Behandlung des Diabetes mellitus mit fettarmer Diät. Klin. Wschr. **1927 II**, 2371.
Baer: Untersuchungen über Acidose. Arch. f. exper. Path. **51**, 271 (1914).
— u. Blum: Über den Abbau von Fettsäuren beim Diabetes mellitus. I. Mitt. Arch. f. exp. Path. **55**, 89 (1906). II. Mitt. Arch. f. exper. Path. **56**, 92 (1907). III. Mitt. Arch. f. exper. Path. **59**, 321 (1908). IV. Mitt. Arch. f. exper. Path. **62**, 129 (1910)..
Borchardt: Über den Einfluß des Eiweißstoffwechsels auf die Acetonkörperausscheidung. Arch. f. exper. Path. **53**, 388 (1905).
Brentano: Beitrag zur Physiologie und Pathologie des Ketonkörperstoffwechsels. Z. klin. Med. **124**, 237 (1933).
— Beziehungen zwischen Muskelstoffwechsel und Ketonkörperbildung. Dtsch. med. Wschr. **1933 I**, 448.
Ciaranfi: Über den Abbau der Buttersäure durch überlebende Leberschnitte. Biochem. Z. **285**, 228 (1936).
Cook and Edson: Respiration and ketogenesis in the „cholesterol" fatty liver. Biochemic. J. **30**, 1637 (1936).

[1] Aus der Medizinischen- und Nervenklinik der Universität Gießen. Direktor: Professor Dr. Reinwein.

DAKIN: Studies on the intermediary metabolism of aminoacids. J. of biol. Chem. **14**, 321 (1913).
— and JANNEY: The biochemical relation between pyruvic acid and glucose. J. of biol. Chem. **15**, 177 (1913).
— and WAKEMAN: The catabolism of histidine. J. of biol. Chem. **10**, 499 (1912).
EBSTEIN: Komplikationen des Diabetes. Dtsch. Arch. klin. Med. **30**, 1 (1882).
EDSON: The influence of ammonium chloride on ketone-body formation in liver. Biochemic. J. **29**, 2082 (1935).
— Ketogenesis from aminoacids. Biochemic. J. **29**, 2498 (1935).
EMBDEN u. ALMAGIA: Über das Auftreten einer flüchtigen jodoformbindenden Substanz bei der Durchblutung der Leber. Beitr. chem. Physiol. u. Path. **6**, 44 (1905).
— u. KALBERLAH: Über Acetonbildung in der Leber. I. Mitt. Beitr. chem. Physiol. u. Path. **8**, 120 (1906).
— u. MARX: Über Acetonbildung in der Leber. III. Mitt. Beitr. chem. Physiol. u. Path. **11**, 318 (1908).
— u. SALOMON: Über Acetonbildung in der Leber. II. Mitt. Beitr. chem. Physiol. u. Path. **8**, 129 (1906).
ENGELAND u. KUTSCHER: Über ein methyliertes Aporrhegma des Tierkörpers. Hoppe-Seylers Z. **69**, 282 (1910).
FALTA: Die Zuckerkrankheit. Berlin 1936.
FRERICHS: Über den plötzlichen Tod und über das Coma bei Diabetes (diabetische Intoxikation). Z. klin. Med. **6**, 1 (1883).
FRIEDMANN: Über eine Synthese der Acetessigsäure bei der Leberdurchblutung. Beitr. chem. Physiol. u. Path. **11**, 202 (1908).
GELMUYDEN: Über Aceton als Stoffwechselprodukt. Hoppe-Seylers Z. **23**, 431 (1897).
— Über die Acetonurie bei Phlorridzinvergiftung. Hoppe-Seylers Z. **26**, 381 (1898).
— Über den Acetongehalt der Organe an Coma diabeticum Verstorbener nebst Beiträgen zur Theorie des Acetonstoffwechsels. Hoppe-Seylers Z. **41**, 128 (1904).
GERHARDT: Über Diabetes mellitus und Aceton. Wien. med. Presse **1865**, 672.
GOLANDAS: Zur Physiologie des Blutglykogens. Pflügers Arch. **236**, 230 (1935).
GOLBER: Ketogenese im Muskelgewebe. Bull. Biol. et Méd. expér. URSS. **2**, 147 (1936).
GOLDFARB and HIMWICH: Ketone substance production and destruction in certain tissues of diabetic dogs. J. of biol. Chem. **101**, 441 (1933).
HEINSEN: Untersuchungen über die Tyraminbildung im Organismus des Warmblüters. Hoppe-Seylers Z. **245**, 1 (1936).
— u. OSTERWALD: Über das Verhalten der Acetonkörper, des Glykogens und Zuckers im Blut bei extrem einseitiger Ernährung. Z. ges. exper. Med. **101**, 212 (1937).
HIRSCHFELD: Beobachtungen über die Acetonurie und das Coma diabeticum. Z. klin. Med. **28**, 176 (1905).
IKEBE: Durchblutungsversuche des Magens. III. Mitt. Über Acetonkörper im Magensafte, zugleich über das Schicksal des l-Leucins in der Magenwand. J. of Biochem. **17**, 275 (1933).
JOWETT and QUASTEL: The formation and breakdown of acetoacetic acid in animal tissues. Biochemic. J. **29**, 2181 (1935).
KNOOP: Der Abbau von aromatischen Fettsäuren im Tierkörper. Beitr. chem. Physiol. u. Path. **6**, 150 (1905).
KREBS: Untersuchungen über den Stoffwechsel der Aminosäuren im Tierkörper. Hoppe-Seylers Z. **217**, 191 (1933).
— u. HENSELEIT: Untersuchungen über die Harnstoffbildung im Tierkörper. Hoppe-Seylers Z. **210**, 33 (1932).
LEHNARTZ: Chemische Physiologie. Berlin 1937.
LEITES u. ODINOFF: Ketogenese im Lebergewebe und ihre Autoregulation. Eksper. Med. **7/8**, 45 (1935).
LÖW u. KRÇMA: Die Insulinwirkung auf die Acetonkörper. Wien. Arch. inn. Med. **24**, 455 (1934).
LUSK: The production of sugar from glutamic acid ingested in Phlorhizin glycosuria. Amer. J. Physiol.. **22**, 174 (1908).
MAGNUS-LEVY: Die Acetonkörper. Erg. inn. Med. **1**, 352 (1908).

Mayer: Über Brenztraubensäure-Glykosurie und über das Verhalten der Brenztraubensäure im Tierkörper. Biochem. Z. **40**, 441 (1912).
— Zur Frage der Zuckerbildung aus Brenztraubensäure. Biochem. Z. **49**, 486 (1913).
— Zur Frage der Bildung von Zucker und Milchsäure aus Brenztraubensäure. Biochem. Z. **55**, 1 (1913).
Minkowski: Über das Vorkommen von Oxybuttersäure im Harn bei Diabetes mellitus. Arch. f. exper. Path. **18**, 35 (1884).
— Untersuchungen über Diabetes mellitus nach Exstirpation des Pankreas. Arch. f. exper. Path. **31**, 85 (1893).
Mohr u. Loeb: Beiträge zur Frage der diabetischen Acidose. Zbl. Stoffwechs. u. Verdgskrkh. **3**, 193 (1902).
Monguio: Über eine synthetische Bildung von β-Oxybuttersäure und Acetessigsäure im hungernden und diabetischen Organismus. Klin. Wschr. **1934 II**, 1116.
Mouriquard et Leulier: Le glycogène statique ou basal et le glycogène dynamique dans leurs rapports avec le cétogenèse et l'ammoniogènese. Rev. méd.-chir. Mal. Foie etc. **4**, 23 (1929).
Neubauer: Intermediärer Eiweißstoffwechsel. Handbuch der normalen und pathologischen Physiologie, Bd. 5, S. 671 f. Berlin 1928.
Neuberg u. Arinstein: Vom Wesen der Buttersäure- und Butylalkoholgärung. Biochem. Z. **117**, 269 (1921).
— u. Falta: Über das Schicksal einiger aromatischer Säuren bei der Alkaptonurie. Hoppe-Seylers Z. **42**, 81 (1904).
— u. Langstein: Ein Fall von Desamidierung im Tierkörper. Zugleich ein Beitrag zur Frage nach der Herkunft des Glykogens. Liebigs Ann. **436**, 229 (1924).
Noorden, v.: Pathologie des Stoffwechsels. Berlin 1893 u. 1907.
Oliva e Barenghi: Contributo alla fisio-patologia dei corpi chetonici. Arch. Sci. med. **60**, 93 (1935).
Petters: Zit. nach Magnus-Levy.
Quastel and Wheatley: Acetoacetic acid breakdown in the kidney. Biochemic. J. **29**, 2773 (1935).
Ringer, Frankel and Jonas: The chemestry of gluconeogenesis. J. of biol. Chem. **14**, 539 (1913).
— u. Lusk: Über die Entstehung von Dextrose aus Aminosäuren bei Phlorhizinglykosurie. Hoppe-Seylers Z. **66**, 106 (1910).
Rona: Praktikum der physiologischen Chemie. Berlin 1931.
Rosenfeld: Über die Entstehung des Acetons. Dtsch. med. Wschr. **1885 I**, 40.
— Grundgesetze der Acetonurie. Zbl. inn. Med. **16**, 1233 (1895).
Rumpff: Eiweißumsatz und Zuckerausscheidung bei Diabetes mellitus. Berl. klin. Wschr. **1899 I**, 185.
Schwarz: Über die Oxydation des Acetons. Arch. f. exper. Path. **40**, 168 (1898).
— Untersuchungen über Diabetes. Arch. klin. Med. **76**, 233 (1903).
Shaffer: The ketogenic antiketogenic balance in man. J. of biol. Chem. **47**, 449 (1921).
— The ketogenic antiketogenic balance in man and its significance in diabetes. J. of biol. Chem. **54**, 399 (1922).
Shapiro: The comparativ glykogenic and ketolytic action of glucose and some carbohydrate intermediates. J. of biol. Chem. **108**, 373 (1935).
Snapper u. v. Creveld: Ketose und Acidose. Erg. ges. Med. **15**, 21 (1931).
Staub: Experimentelle Untersuchungen über Synthalinwirkung. Z. klin. Med. **107**, 608 (1928).
Thannhauser: Zit. nach Falta.
Tsuru: Über die Vorgänge der Acetonkörperbildung in der Magenwand. J. of Biochem. **21**, 259 (1935).
Warburg: Stoffwechsel der Tumoren. Berlin 1926.
Wieland u. Wimperer: Die katalytische Spaltung und Oxydation von Ketosäuren. Arch. f. (Anat. u.) Physiol., Suppl. **1903**, 514.
Wirth: Über den Abbau des Iso-Leucins in der Leber. Biochem. Z. **27**, 20 (1910).
Worster-Drough u. Parkess-Weber: Hepatomegalie verbunden mit dauernder Ketonurie. Münch. med. Wschr. **1933 I**, 765.
Zemplén: Aminosäuren, die unter den Spaltprodukten der Proteine bisher nicht nachgewiesen sind. Biochemisches Handlexikon, Bd. 4, S. 741 f. Berlin 1911.

I. Einleitung.

Seit der Entdeckung des Acetons im Harn durch PETTERS im Jahre 1857 und der Acetessigsäure durch GERHARDT im Jahre 1865 ist das Problem der Ketokörperazidose nicht mehr von dem des Diabetes mellitus zu trennen gewesen. Man versteht unter Ketokörperazidose einen Zustand, bei dem es infolge Vermehrung von Aceton, Acetessigsäure und β-Oxybuttersäure im Blut zu einer Störung des Säurebasengleichgewichts im Sinne einer Abnahme der Alkalireserve des Organismus kommt. Solange die Pufferungsfähigkeit des Blutes noch ausreicht, bleibt dabei die aktuelle Reaktion erhalten; nur in extremen Fällen tritt eine Verschiebung nach der sauren Seite hin ein.

Zu einem Auftreten von Ketonkörpern im Blut in vermehrtem Maße kommt es jedoch nicht nur bei Diabetes mellitus, sondern auch bei anderen Zuständen wie im Hunger, nach einseitiger Fleisch- und besonders Fetternährung, nach profusen Durchfällen und starkem Erbrechen. Fast niemals aber erreicht hierbei die Azidose den hohen Grad, den wir beim Diabetes, insbesondere im Coma diabeticum sehen. Wir kommen also damit zu der Ansicht, daß die Ketonkörper nicht unbedingt ein pathologisches Stoffwechselprodukt darstellen, sondern schon unter normalen Umständen im Organismus auftreten. Eine erhebliche Vermehrung jedoch, sei es infolge verstärkter Bildung oder verminderten Abbaus, wird auch heute noch von der Mehrzahl der Untersucher als ein Zeichen unvollständiger Verbrennung angesehen.

II. Ursprung der Ketonkörper.

Die Ketokörperazidose stellt sich also als eine Stoffwechselstörung dar, bei der es außer zu einer Acetonurie auch zu einem vermehrten Auftreten von Acetessigsäure und β-Oxybuttersäure im Körper kommt. Damit gesellt sich zu der reinen Registrierung der Befunde als Tatsachen die Frage nach dem Ursprung der Ketonkörper.

Die Ansichten über diese Frage haben im Laufe der Jahrzehnte eine erhebliche Wandlung durchgemacht. Nachdem zuerst die Kohlehydrate als Muttersubstanz des Acetons angesehen wurden (FRERICHS), zeigte es sich, daß ein Mangel an Kohlehydraten die Azidose noch verstärkt. EBSTEIN, V. JAKSCH, ROSENFELD und andere Untersucher wiesen Ende des vorigen Jahrhunderts auf das Eiweiß als Ursprungsort der Ketonkörper hin. Während MINKOWSKI die Ansicht äußerte, daß den Fetten eine Rolle bei der Entstehung der Ketonkörper zuzuschreiben sei, eine Ansicht übrigens, die auch von ROSENFELD und FRIEDMANN erwogen wurde, nahm auch v. NOORDEN zunächst eine Bildung aus zerfallendem Organeiweiß an. HIRSCHFELD konnte dann nachweisen, daß sowohl nach Zufuhr großer Eiweißmengen als auch nach Verabreichung geringer Mengen Kohlehydrate eine schon bestehende Acetonurie zum Verschwinden gebracht werden kann; er wies als erster auf den Kohlehydratmangel als wesentlichen Faktor für das Auftreten der Azidose hin. „Die Fette verbrennen im Feuer der Kohlehydrate.“ Damit wurden wieder die Fette in den Mittelpunkt der Betrachtung gerückt, entsprechend der Ansicht MINKOWSKIs, dem es früher bereits gelungen war, Aceton und Acetessigsäure als Abkömmlinge der β-Oxybuttersäure nachzuweisen.

Trotz dieser sehr eindrucksvollen Befunde Minkowskis galt zunächst jedoch immer noch das Eiweiß als alleinige Quelle des Acetons. Erst die Untersuchungen von Gelmuyden, Rumpff, Schwarz und anderen brachten die endgültige Erkenntnis über die Bedeutung der Fette im Stoffwechsel. Diese Untersucher stellten fest, daß Fettzulagen zur Kost bei einer schon bestehenden Ketonurie eine Vermehrung der Acetonausscheidung hervorriefen, wobei die Hauptrolle teils den höheren, teils den niederen Fettsäuren zugeschrieben wurde. Nach Mohr und Loeb bilden jedoch sowohl Butter als auch Sesamöl β-Oxybuttersäure.

Weitere Fortschritte in der Erkenntnis dieser Probleme brachten die Untersuchungen von Minkowski, Gelmuyden, Baer und anderen bei künstlicher Azidose und künstlichem Diabetes an Tieren (totale Pankreatomie, Phlorhizindiabetes). Als Resultat dieser ausgedehnten Versuche krystallisierte sich die noch heute gültige Auffassung heraus, daß sowohl das Eiweiß als auch die Fette an der Bildung der Ketonkörper beteiligt sind. Besonders Embden und seine Mitarbeiter waren es, die, gleichzeitig mit Baer und Blum, systematische Untersuchungen über diese Fragen anstellten. Während Baer und Blum Aminosäuren an Diabetiker verfütterten und die Acetonausscheidung beobachteten, setzten Embden und seine Mitarbeiter dem Durchströmungsblut von isolierten Hundelebern Fett- und Aminosäuren zu und bestimmten die Ketonkörperbildung darin. Beide Untersuchergruppen kamen etwa zu dem gleichen Ergebnis: Sie fanden, daß eine Reihe von Fett- und Aminosäuren wie Buttersäure, Normalcapronsäure, Isovaleriansäure und Tyrosin, Phenylalanin und Leucin eine Vermehrung der Ketonkörper hervorriefen, während andere wie Essigsäure, Propion- und Milchsäure, Glutarsäure und Glykokoll, Alanin, Glutaminsäure und Asparaginsäure die Acetonausbeute sogar herabsetzten. Eine dritte Gruppe ließ die Ketogenese unbeeinflußt.

Zu gleicher Zeit wie diese grundlegenden Untersuchungen über das Ketonbildungsvermögen der Einzelbausteine des Eiweißes und der Fette entstand die Frage nach den quantitativen Stoffwechselbeziehungen zwischen Eiweiß, Fett und Kohlehydraten, von denen das Auftreten einer Azidose abhängig ist. Nachdem zunächst Rumpff und Gelmuyden eine chemische Verbindung zwischen Kohlehydraten und Ketonkörpern im Sinne einer ,,Neutralisation" angenommen hatten, neigte Gelmuyden später zu der Ansicht, daß die Ketonkörper mit den bereits vorhandenen Kohlehydraten selbst zu Zucker oder Glykogen aufgebaut werden. Andere Autoren sind der Meinung, daß die Ketonkörper normalerweise bei Anwesenheit von Kohlehydraten zu Kohlensäure und Wasser verbrannt werden. Stehen nicht genug Kohlehydrate zur Verfügung, so wird der Abbau der Ketonkörper gehemmt, und es kommt zur Azidose. Nach Thannhauser ist nicht die Verbrennung der Kohlehydrate das Wesentliche, sondern ihre Polymerisation zu Glykogen in der Leber, während Embden der aus ihnen in der Leber entstehenden Milchsäure die Hauptrolle bei der Verhütung der Azidose zuschreibt. Auch neuere Untersuchungen, wie die von Brentano und anderen, befassen sich mit diesem Problem, auf das sich an geeigneter Stelle zurückkommen werde.

III. Chemie der Ketonkörperbildung.

Nachdem man erkannt hatte, daß die Ketonkörper sowohl aus den Fetten als auch aus dem Eiweiß ihren Ursprung nehmen, erhob sich die Frage nach dem Mechanismus ihrer Entstehung. Schon EMBDEN und seine Mitarbeiter hatten festgestellt, daß die ketoplastische Gruppe der Fette die Fettsäuren sind, während die Glycerinkomponente antiketoplastisch wirkt. Unsere heutigen Anschauungen über die Entstehung der Ketonkörper gehen auf die grundlegenden Untersuchungen von KNOOP und EMBDEN zurück. KNOOP konnte nachweisen, daß die aromatischen Fettsäuren nach dem Prinzip der „β-Oxydation" abgebaut werden, und EMBDEN zeigte bei der Durchströmung der isolierten Hundeleber, daß dieses Prinzip auch für die aliphatischen Fettsäuren Gültigkeit hat. Das Endprodukt dieser Oxydationsreihe ist bei aliphatischen Fettsäuren immer dann Buttersäure, wenn die Fettsäure eine gerade Anzahl von C-Atomen enthält. Dies trifft für alle in unserer Nahrung vorkommenden natürlichen Fette zu, die damit immer ketonkörperbildend sind.

Die Bausteine des Eiweißes, die Aminosäuren, sind aliphatische oder aromatische Fettsäuren, die in α-Stellung eine Aminogruppe tragen. Der Abbau erfolgt durch oxydative Desamidierung, wobei Harnstoff entsteht und als Rest eine α-Ketosäure übrig bleibt. Um diese wie die „echten Fettsäuren" der β-Oxydation zugänglich zu machen, muß zunächst ein anderer Abbauvorgang einsetzen, nämlich nach EMBDEN eine Verkürzung der Kohlenstoffkette um ein C-Atom durch Decarboxylierung, wobei die vorherige Ketogruppe zur Carboxylgruppe oxydiert wird. Wir erhalten also aus einer aliphatischen Aminosäure eine α-Ketosäure und dann eine um ein C-Atom kürzere Fettsäure, die nunmehr nach dem Prinzip der β-Oxydation abgebaut werden kann. Es ist ersichtlich, daß auf diese Weise aus allen aliphatischen Aminosäuren mit ungerader Anzahl von C-Atomen gerade Fettsäuren werden und umgekehrt. Da wir oben gesehen haben, daß nur gerade Fettsäuren Buttersäure und damit Ketonkörper bilden können, läßt sich nunmehr feststellen, daß andererseits nur ungerade Aminosäuren Ketonbildner sind. Dieses Prinzip wurde bereits von EMBDEN und seinen Mitarbeitern erkannt. Sie fanden ihre auf diesen theoretischen Erwägungen aufgebauten Erwartungen in ihren Untersuchungen bestätigt: Ungerade aliphatische Aminosäuren wurden zu Acetessigsäure bzw. Aceton, gerade Aminosäuren zu Propionsäure bzw. Milchsäure abgebaut. Erstere waren damit als Ketonbildner, letztere, wenigstens zum Teil, als Zuckerbildner charakterisiert.

Mit dieser Feststellung scheint auf den ersten Blick das Problem der Ketonkörperbildung aus Aminosäuren völlig geklärt zu sein; das ist es aber keineswegs. Das Prinzip der β-Oxydation gilt nämlich zunächst nur für unverzweigte, einbasische Fettsäuren, eine Forderung, der die Mehrzahl der Aminosäuren nach ihrer Desaminierung nicht entspricht. Es finden sich vielmehr eine ganze Reihe von aromatischen Aminosäuren, bei deren Abbau eine Ringsprengung die chemischen Verhältnisse unübersichtlich macht, ferner verzweigte Ketten, Ketten mit drei Kohlenstoffatomen und weniger, Dicarbonsäuren, Diaminosäuren usw. Die Regeln, nach denen bei diesen Säuren der Abbau verläuft, sind größtenteils auch heute noch völlig ungeklärt. Wir sind dabei auf rein theoretische Unterlagen angewiesen, die nicht immer der Wirklichkeit entsprechen. Andererseits sind, wie wir später sehen werden, manche experimentell gewonnenen Tatsachen einer theoretischen Erklärung nicht immer zugänglich.

Zum Schluß soll noch die Möglichkeit einer Entstehung von Ketonkörpern aus einigen Aminosäuren über die sog. Aldolkondensation nach FRIEDMANN, sowie durch Polymerisation von Brenztraubensäure, wie sie von NEUBERG und

Arinstein beschrieben wurde, angedeutet werden; auf Einzelheiten werde ich an entsprechender Stelle eingehen.

IV. Neuere Untersuchungen zur Ketogenese.

Wir haben gesehen, daß bei der Durchströmung der isolierten Leber Ketonkörper auftreten, wenn dem Durchströmungsgebiet Fettsäuren mit einer geraden Zahl C-Atome oder bestimmte Aminosäuren zugesetzt werden. Embden konnte nun weiterhin feststellen, daß eine Hemmung der Ketogenese bei diesen Versuchen immer dann eintritt, wenn Fettsäuren mit einer ungeraden Anzahl von C-Atomen oder entsprechende Aminosäuren hinzugefügt werden oder wenn die zum Versuch verwandte Leber sehr glykogenreich war. Wie ich schon oben auseinandergesetzt habe, führt der Abbau von ungeraden Fettsäuren zu Propionsäure bzw. Milchsäure, der die Möglichkeit zur Zuckerbildung zugeschrieben wird. Es hat sich im Laufe der letzten Jahre immer wieder bestätigt, daß Kohlehydrate und deren Spaltprodukte antiketogen wirken, eine Tatsache, die sowohl experimentell als auch klinisch für das Diabetesproblem außerordentlich bedeutungsvoll ist. Auch eine Erklärung für das Auftreten von Ketonkörpern im Hunger und beim Diabetes selbst, also bei Zuständen, in denen Kohlehydrate fehlen oder mangelhaft verbrannt werden, liegt in dieser Erkenntnis. Der Mechanismus der antiketogenen Wirkung ist mit Sicherheit nicht bekannt; die Ansichten Gelmuydens hierüber wurden bereits erörtert. Ob tatsächlich eine Abhängigkeit der Ketogenese vom Glykogengehalt der Leber besteht, ist aber auf Grund der neueren Untersuchungen fraglich geworden. Shapiro fand zwar nach künstlicher Glykogenanreicherung der Leber mit Milchsäure und Brenztraubensäure eine geringere Ketose durch acetessigsaures Natrium und Löw und Krçma erklären den auf Insulininjektion folgenden Anstieg der Ketokörper im Blut durch Glykogenverarmung der Leber, aber schon Brentano legt den Hauptwert für das Zustandekommen einer Ketose auf den Glykogengehalt der Muskulatur, nicht der Leber. Er behauptet, daß trotz gesteigerter Ketogenese die Leber noch ausreichende Mengen Glykogen enthalten kann. Mouriquard und Leulier nehmen ein sog. „statisches" und ein „dynamisches" Leberglykogen an, von denen das letztere entscheidend für die Ketogenese sein soll. Während Cook und Edson sogar eine geringere Ketokörperbildung in künstlichen Fettlebern fanden, soll es nach Snapper und v. Creveln infolge Glykogenverarmung zu einer Fetteinwanderung in die Leber kommen und damit zu einer vermehrten Ketogenese nicht nur aus den Nahrungsfetten, sondern auch aus körpereigenem Fett. Diese Fragen sind also keineswegs geklärt.

Auch über die Organe, in denen die Ketogenese stattfindet, herrscht noch Unklarheit. Es ist naheliegend, als Hauptorgan der Ketonkörperbildung die Leber anzusehen, die ja im intermediären Stoffwechsel eine zentrale Stellung einnimmt. Von Embden und seinen Mitarbeitern ist das auch geschehen. Snapper und v. Creveld weisen aber darauf hin, daß das nur für die aliphatischen Fettsäuren zutrifft, während die aromatischen vorwiegend in der Niere oxydiert werden sollen. Auch eine Ketonkörperbildung durch die Muskulatur wird angenommen (Golber, Oliva und Berenghi, Goldfarb und Himwich), ebenso eine Bildung in der Magenwand (Ikebe, Tsuru) und in Niere, Milz und Testis (Jowett und Quastel). Edson lehnt eine Ketogenese durch Testis, Milz, Niere und Zwerchfellmuskulatur dagegen ab.

Ebenso umstritten ist die Frage nach dem Abbauort der Ketonkörper im Organismus. EMBDEN wies nach, daß schon die Leber eine acetonzerstörende Eigenschaft besitzt, JOWETT und QUASTEL nehmen dies außerdem auch für Niere, Milz und Testis an. Auch in der Muskulatur sollen die Ketonkörper verbrannt werden (BRENTANO). SNAPPER und v. CREVELD geben an, daß das von EMBDEN und seinen Mitarbeitern beobachtete Verschwinden von Acetessigsäure in der Leber nur ein scheinbares gewesen ist, da die Leber die Fähigkeit hat, sowohl Acetessigsäure in β-Oxybuttersäure als auch β-Oxybuttersäure in Acetessigsäure zu verwandeln. Es handelt sich dabei um einen Gleichgewichtszustand, wobei die Gesamtmenge der Ketonkörper die gleiche bleibt. Auch CIARANFI konnte beobachten, daß Leberschnitte in Phosphatpuffer mehr β-Oxybuttersäure, in Bicarbonatpuffer mehr Acetessigsäure bilden; die Gesamtsumme blieb etwa die gleiche.

Wenn somit Fragen sekundärer Natur nach dem Ort der Ketonkörperbildung und -zerstörung, nach dem Verhältnis der entstehenden β-Oxybuttersäure zur Menge der Acetessigsäure, nach dem antiketogenen Prinzip des Leberglykogens usw. noch immer nicht eindeutig beantwortet sind, so ist es außerdem ein Hauptproblem, das seit den klassischen Untersuchungen EMBDENs nur sehr spärlich weiterbearbeitet wurde. Das ist die Frage, welche von den vielen Bausteinen des Eiweißes nun eigentlich ketonkörperbildend sind und welche nicht. Leucin, Tyrosin und Phenylalanin wurden als ketoplastische Aminosäuren bezeichnet (EMBDEN und Mitarbeiter, BAER und BLUM, BORCHARDT); auch beim Isoleucin konnte WIRTH in einigen Fällen eine Acetonbildung beobachten. Als antiketoplastisch gelten Glykokoll, Alanin, Glutaminsäure und Asparaginsäure. MAGNUS-LEVY läßt die Frage der Ketonkörperbildung für Arginin und Histidin offen und gibt die Möglichkeit für Isoleucin und Tryptophan, vielleicht auch für Prolin, Oxyprolin und Lysin zu. Seit den grundlegenden Untersuchungen von EMBDEN und seinen Mitarbeitern und von BAER und BLUM ist mir aus der Literatur der letzten Jahre nur noch eine Arbeit bekannt geworden, die sich, allerdings im Rahmen einer anderen Untersuchungsreihe, mit der Ketonkörperbildung aus Aminosäuren befaßt. EDSON hat mit der WARBURG-Apparatur eine Reihe von Aminosäuren untersucht und kommt zu dem Schluß, daß außer Leucin, Tyrosin und Phenylalanin auch Oxyprolin ketoplastisch ist. Er bestätigt damit teilweise die Untersuchungsergebnisse EMBDENs. Die Versuche EDSONs erwecken jedoch außerordentlich starke Zweifel in methodischer wie in chemischer Beziehung, so daß aus ihnen sichere Schlüsse nicht zu ziehen sind.

V. Eigene Untersuchungen.

Vor einiger Zeit haben HEINSEN und OSTERWALD langfristige Untersuchungen über den Einfluß einer extrem einseitigen Ernährung auf den Ketonkörperspiegel des Blutes an gesunden Menschen angestellt. Sie fanden dabei unter anderem, daß mehrtägige reine Fettkost, übrigens auch mehrtägiges Hungern in noch stärkerem Maße, eine außerordentlich starke Ketonämie verursacht. Im Gegensatz dazu war bei reiner Eiweißkost nur ein mäßiger Anstieg des Ketonkörperspiegels im Blut zu beobachten, ebenso wie Fleischzulage zur Fettkost deren ketogene Wirkung stark herabsetzte. In diesem Zusammenhang ergab sich die Notwendigkeit, genaue experimentelle Unterlagen über die ketogenen bzw. antiketogenen Eigenschaften der einzelnen Bausteine des Eiweißes, also der Aminosäuren zu haben, nachdem, wie oben ausgeführt wurde, sichere Daten darüber bisher nicht vorhanden sind.

Die dabei angewandte Methodik ist an anderer Stelle ausführlich mitgeteilt. Es handelt sich um eine Makro-Stoffwechselmethode mit lebenden Gewebsschnitten; die den Mikromethoden anhaftenden Fehler wurden durch entsprechende Abmessungen der Gewebs- und Substanzmengen vermieden.

1. Das Verhalten der einzelnen Aminosäuren zur Ketonkörperbildung in der Leber.

Meine Versuche über die Ketonkörperbildung in der Leber erstrecken sich auf insgesamt 33 verschiedene Aminosäuren, die zunächst in drei Gruppen eingeteilt werden können: Die Gruppe der natürlichen Aminosäuren, die nicht-natürlichen Aminosäuren und die ω-Aminosäuren. Außer den natürlichen wurden die nicht-natürlichen Aminosäuren deshalb untersucht, weil es von Interesse war zu erfahren, ob eine oder die andere von ihnen dem Abbau in der Leber besser oder schlechter zugänglich sei als die entsprechende optisch-isomere Form. Von der Untersuchung der ω-Aminosäuren versprach ich mir Einblicke in den intermediären Stoffwechsel, zumal über ihr Vorkommen im tierischen Organismus nur wenige sichere Angaben vorliegen.

Jede der angeführten Aminosäuren wurde mehrmals in der gleichen Weise den Versuchen unterworfen, bis eindeutige Ergebnisse einen bindenden Schluß auf ihr Ketonkörperbildungsvermögen erlaubten. Die beigegebenen Tabellen geben Mittelwerte der Versuche als Beispiele an.

Tabelle 1. Untersuchungen an natürlichen Aminosäuren.

	Konzentration mol.	Ansatz mit Substrat		Kontrollansatz ohne Substrat	
		Aceton und Acetessigsäure mg-%	β-Oxybuttersäure mg-%	Aceton und Acetessigsäure mg-%	β-Oxybuttersäure mg-%
l-Leucin	1/100	33,0	5,8	17,8	3,2
d-Isoleucin	1/100	18,2	3,4	17,8	3,2
Norleucin	1/200	6,8	2,0	6,4	1,4
d-Valin	1/200	9,8	3,0	7,6	1,6
Norvalin	1/100	36,8	3,6	15,4	3,2
l-Prolin	1/100	8,6	1,0	7,8	0,6
l-Oxyprolin	1/100	9,0	2,2	8,0	1,4
l-Phenylalanin	1/200	28,0	7,0	6,6	2,0
l-Tyrosin	1/200	64,6	14,8	12,0	2,4
l-Tryptophan	1/200	9,6	3,0	9,0	1,6
Glykokoll	1/100	6,0	2,4	12,2	3,2
Sarkosin	1/100	14,8	3,4	14,8	3,4
d-Alanin	1/100	10,0	2,6	14,8	3,4
d-Glutaminsäure	1/100	7,4	3,2	12,2	3,8
l-Asparaginsäure	1/100	6,2	1,2	5,4	1,2
l-Histidin	1/200	8,2	1,6	7,6	1,6
d-Arginin	1/200	10,0	2,0	15,8	2,8
l-Cystin	1/200	6,4	1,8	4,2	1,6
d-Lysin	1/100	21,0	6,2	7,0	2,6
d-Ornithin	1/100	20,0	6,2	18,0	3,6
Serin	1/200	10,0	3,4	10,0	2,6

Wie aus den Tabellen ersichtlich ist, befinden sich unter den *natürlichen* Aminosäuren eine ganze Reihe Ketonkörperbildner: Abgesehen von den klassischen ketoplastischen Säuren EMBDENs, dem l-Tyrosin und l-Phenylalanin, bilden auch das l-Leucin, das Norvalin und das d-Lysin eindeutig Ketonkörper, während beispielsweise d-Isoleucin, jedenfalls in der für die übrigen Aminosäuren üblichen Konzentration, keine Vermehrung der Ketogenese hervorruft.

Eine Herabsetzung der Eigenketogenese der Leberschnitte sehen wir beim Glykokoll, Alanin, d-Arginin und bei der d-Glutaminsäure, während alle übrigen natürlichen Aminosäuren, teilweise völlig im Gegensatz zu den bisherigen Anschauungen, die Ketonkörperbildung unbeeinflußt lassen.

Tabelle 2. Ketonkörperbildung aus natürlichen Aminosäuren.

	Konzentration mol.	Aceton und Acetessigsäure mg-%	β-Oxybuttersäure mg-%	Gesamtketonkörper mg-%
l-Leucin	1/100	15,2	2,6	17,8
d-Isoleucin	1/100	0,4	0,2	0,6
Norleucin	1/200	2,2	1,4	3,6
d-Valin	1/200	2,2	1,4	3,6
Norvalin	1/100	11,4	0,4	11,8
l-Prolin	1/100	1,0	0,8	1,8
l-Oxyprolin	1/100	1,0	0,8	1,8
l-Phenylalanin	1/200	21,4	5,0	26,4
l-Tyrosin	1/200	52,6	12,4	65,0
l-Tryptophan	1/200	0,6	1,4	2,0
Glykokoll	1/100	—6,2	—0,8	—7,0
Sarkosin	1/100	0,0	0,0	0,0
d-Alanin	1/100	—4,8	—0,6	—5,4
d-Glutaminsäure	1/100	—4,8	—0,6	—5,4
l-Asparaginsäure	1/100	0,8	0,0	0,8
l-Histidin	1/200	0,6	0,0	0,6
d-Arginin	1/200	—5,8	—0,8	—6,6
l-Cystin	1/200	2,2	0,2	2,4
d-Lysin	1/100	14,0	3,6	17,6
d-Ornithin	1/100	2,0	2,6	4,6
Serin	1/200	0,0	0,8	0,8

Auch unter den *nicht-natürlichen* Aminosäuren finden sich Ketonkörperbildner; es sind dies das d-Phenylalanin und das d-Leucin, also die beiden Aminosäuren, deren natürlich vorkommende Formen ebenfalls ketogen wirken. Die übrigen untersuchten Säuren waren ohne Einfluß auf die Ketogenese, insbesondere auch das l-Isoleucin. Eine ganze Reihe konnte allerdings nicht untersucht werden, da sie nicht im Handel erhältlich waren.

Tabelle 3. Untersuchungen an nicht-natürlichen Aminosäuren.

	Konzentration mol.	Ansatz mit Substrat		Kontrollansatz ohne Substrat	
		Aceton und Acetessigsäure m-g%	β-Oxybuttersäure mg-%	Aceton und Acetessigsäure mg-%	β-Oxybuttersäure mg-%
d-Leucin	1/100	18,0	4,8	7,2	1,4
l-Isoleucin	1/100	8,8	3,2	8,8	2,4
d-Prolin	1/100	7,8	1,2	7,8	1,2
d-Phenylalanin	1/200	23,4	3,6	6,8	0,6
l-Valin	1/200	8,8	2,4	7,6	1,6
d-Asparaginsäure	1/200	6,4	1,8	6,4	1,4
d-Histidin	1/100	6,0	1,4	6,0	1,2
d-Cystin	1/100	10,4	1,6	8,2	1,4

Auffallenderweise befinden sich auch unter der dritten Gruppe, den *ω-Aminosäuren*, zwei ausgesprochene Ketonkörperbildner: β-Alanin und

δ-Aminovaleriansäure, was, wie wir später sehen werden, für die Erkenntnis des Abbaus einiger natürlicher Aminosäuren von Bedeutung ist. Als antiketogen erwies sich keine der untersuchten ω-Aminosäuren.

Tabelle 4. Ketonkörperbildung aus nichtnatürlichen Aminosäuren.

	Konzentration mol.	Aceton und Acetessigsäure mg-%	β-Oxybuttersäure mg-%	Gesamtketonkörper mg-%
d-Leucin	1/100	10,8	3,4	14,2
l-Isoleucin . . .	1/100	0,0	0,8	0,8
d-Prolin	1/100	0,0	0,0	0,0
d-Phenylalanin .	1/200	16,6	3,0	19,6
l-Valin	1/200	1,2	0,8	2,0
d-Asparaginsäure.	1/200	0,0	0,4	0,4
d-Histidin	1/100	0,0	0,2	0,2
d-Cystin	1/100	2,2	0,2	2,4

Wir können also auf Grund dieser Versuche, wie es bereits von anderer Seite auch geschehen ist, die Aminosäuren unter dem Gesichtspunkt ihrer Fähigkeit, Ketonkörper zu bilden oder nicht, in *drei Gruppen* einteilen:

a) *Ketogene Aminosäuren.* l-Tyrosin, l-Phenylalanin, d-Phenylalanin, l-Leucin, d-Leucin, Norvalin, d-Lysin, β-Alanin, δ-Aminovaleriansäure; unter bestimmten Bedingungen auch d-Isoleucin.

b) *Antiketogene Aminosäuren.* d-Alanin, Glykokoll, d-Glutaminsäure, d-Arginin.

Tabelle 5. Untersuchungen an ω-Aminosäuren.

	Konzentration mol.	Ansatz mit Substrat		Kontrollanstaz ohne Substrat	
		Aceton und Acetessigsäure mg-%	β-Oxybuttersäure mg-%	Aceton und Acetessigsäure mg-%	β-Oxybuttersäure mg-%
β-Alanin	1/100	20,8	3,4	7,8	1,0
γ-Aminobuttersäure . .	1/200	9,6	2,4	9,0	1,6
δ-Aminovaleriansäure .	1/200	16,2	3,6	9,0	1,6
Phenyl-β-Alanin	1/100	20,0	6,2	18,0	3,6

c) *Aketogene Aminosäuren.* l-Isoleucin, Norleucin, d-Valin, l-Valin, l-Prolin, d-Prolin, l-Oxyprolin, l-Tryptophan, l-Histidin, d-Histidin, l-Asparaginsäure, d-Asparaginsäure, l-Cystin, d-Cystin, d-Ornithin, Serin, Sarkosin, γ-Aminobuttersäure, Phenyl-β-Alanin.

Tabelle 6. Ketonkörperbildung aus ω-Aminosäuren.

	Konzentration mol.	Aceton und Acetessigsäure mg-%	β-Oxybuttersäure mg-%	Gesamtketonkörper mg-%
β-Alanin	1/100	13,0	2,4	15,4
γ-Aminobuttersäure	1/200	0,6	0,8	1,4
δ-Aminovaleriansäure	1/200	7,2	2,0	9,2
Phenyl-β-Alanin	1/100	2,0	2,6	4,6

Bei dieser Einteilung ist zunächst das Prinzip der Zuckerbildung nicht berücksichtigt. Es ist wohl wahrscheinlich, daß die antiketogene Gruppe als Zuckerbildner (glucoplastische Gruppe) zu gelten hat, wenn auch der Beweis für alle noch nicht sicher erbracht ist. Andererseits befinden sich auch unter den aketogenen Aminosäuren solche, die bisher als Zuckerbildner angesehen wurden, nach meinen Versuchen es jedoch nicht oder nur bedingt sein können. Auf Einzelheiten über die verschiedenen Möglichkeiten werde ich später bei der Besprechung der einzelnen Aminosäuren eingehen.

2. Die ketogenen Aminosäuren.

l-Tyrosin. Das Tyrosin gehört zu der klassischen Gruppe der Aminosäuren, deren Ketonkörperbildungsvermögen bereits von EMBDEN und seinen Mitarbeitern in Leberdurchströmungsversuchen, sowie von BAER und BLUM bei Verfütterung an Diabetiker erkannt wurde. Über den Abbau des Tyrosins im Organismus haben NEUBERG und FALTA grundlegende Untersuchungen an Alkaptonurikern angestellt, deren Ergebnisse bis heute Gültigkeit behalten haben. Nach Desamidierung und Decarboxylierung der Seitenkette des Tyrosins, d. h. also des Alaninrestes, entsteht im intermediären Stoffwechsel die sog. Homogentisinsäure oder Dioxyphenylessigsäure. Zu diesem Zweck muß zuvor am Kern des Tyrosins eine weitere Oxydation und Verschiebung der schon vorhandenen Oxygruppe eintreten. Die Homogentisinsäure, ein Hydrochinonderivat, das nach EMBDEN deutlich ketoplastisch wirkt, wird dann unter Sprengung des Benzolrings weiter abgebaut und zwar bis zu Kohlensäure und Wasser. Wie schon EMBDEN, SALOMON und SCHMIDT betonen, ist demnach die Entstehung von Ketonkörpern im Sinne einer Bildung von Aceton aus der Seitenkette des Tyrosins unwahrscheinlich. Gegen diese Annahme spricht auch die Tatsache, daß Tryptophan und Histidin, die beide wie das Tyrosin einen Alaninrest als Seitenkette tragen, wie wir später sehen werden, keine Ketonkörperbildner sind. Über den Abbau der Homogentisinsäure zu Ketonkörpern ist experimentell nichts Sicheres bekannt; man nimmt an, daß dabei Crotonsäure entsteht, die ketoplastisch sein soll. Auch ein anderer Abbauweg des Tyrosins über die Brenzkatechinessigsäure sei nur kurz erwähnt. Sicher scheint demnach nur zu sein, daß zum Zwecke der Ketonkörperbildung beim Abbau eine Aufspaltung des Benzolrings stattfinden muß.

Tabelle 7. Ketogene Aminosäuren.
(Konzentration 1/100—1/200 Mol.)

	Aceton und Acetessigsäure mg-%	β-Oxybuttersäure mg-%	Gesamtketonkörper mg-%
l-Leucin	15,2	2,6	17,8
d-Leucin	10,8	3,4	14,2
Norvalin	11,4	0,4	11,8
l-Phenylalanin	21,4	5,0	26,4
d-Phenylalanin	16,6	3,0	19,6
l-Tyrosin	52,6	12,4	65,0
d-Lysin	14,0	3,6	17,6
β-Alanin	13,0	2,4	15,4
δ-Aminovaleriansäure	7,2	2,0	9,2
d-Isoleucin (nur in höheren Konzentrationen! Hier 1/20 Mol.)	12,4	1,6	14,0

Phenylalanin. Auch das Phenylalanin gehört zur klassischen Gruppe der Ketonkörperbildner. Sein Abbauweg dürfte etwa der gleiche sein wir der des Tyrosins, von dem es sich nur durch das Fehlen der Oxygruppe am Benzolkern unterscheidet. EMBDEN und seine Mitarbeiter verwandten bei ihren Versuchen ein racemisches Präparat und konnten damit eine deutliche Ketogenese beobachten. Bei meinen Untersuchungen ergab sich, daß sowohl das natürliche l-Phenylalanin als auch das nicht-natürliche d-Phenylalanin stark ketogen sind. Auffallend war dabei, daß das Ketonkörperbildungsvermögen der natürlichen Form bedeutend stärker ist. Möglicherweise liegt hier eine gewisse „Bahnung" der Abbauwege für diese in der Nahrung vorkommende Aminosäure vor. Im Gegensatz hierzu steht allerdings die Feststellung von Krebs, daß nichtnatürliche Aminosäuren in der Niere etwa 10mal schneller desamidiert werden als natürliche. Eine Erklärung für diese Diskrepanzen habe ich zunächst nicht.

Leucin. Sowohl das natürliche l-Leucin als auch das nicht-natürliche d-Leucin erwiesen sich als kräftige Ketonkörperbildner, wobei wiederum der Eindruck entstand, daß die natürliche Form, ebenso wie beim Phenylalanin, stärker ketogen wirkt als die nicht-natürliche. Die Resultate stehen insofern in einem gewissen Gegensatz zu denen EMBDENs, als dieser bei der Leberdurchströmung mit l-Leucin eine Acetonbildung nicht beobachten konnte, während sie bei d-Leucin und dem racemischen d, l-Leucin deutlich war. Er nimmt deshalb an, daß die natürliche Form nicht abgebaut, sondern zu Eiweißkörpern aufgebaut wird und deshalb keine Acetonbildung ergab. Dagegen soll die nicht-natürliche Form vom Organismus nicht verwertet werden können und deshalb verbrannt werden. Nur bei einem Überangebot in hohen Konzentrationen soll auch ein Teil des l-Leucins zu Ketonkörpern abgebaut werden. BAER und BLUM konnten allerdings die Resultate EMBDENS nicht bestätigen: Sie fanden keinen Unterschied in dem Acetonbildungsvermögen von d- und l-Leucin in ihren Versuchen, so daß es sich bei den Resultaten EMBDENs möglicherweise doch um methodische Fehler gehandelt hat.

Tabelle 8. Ketogenese der isomeren Leucine.

	Konzentration mol.	Aceton und Acetessigsäure mg-%	β-Oxybuttersäure mg-%	Gesamtketonkörper mg-%
l-Leucin	1/100	15,2	2,6	17,8
l-Leucin	1/20	21,0	5,8	26,8
d-Isoleucin . . .	1/100	0,4	0,2	0,6
d-Isoleucin . . .	1/20	12,4	1,6	14,0
d-Leucin	1/100	10,8	3,4	14,2
d-Leucin	1/20	0,8	0,6	1,4
l-Isoleucin . . .	1/100	0,0	0,8	0,8
l-Isoleucin . . .	1/20	0,8	0,6	1,4
Norleucin	1/100	0,0	2,6	2,6
Norleucin	1/20	3,6	0,0	3,6

Nach meinen Versuchen dürfte kein Zweifel darüber bestehen, daß beide optisch-isomeren Leucine zur Gruppe der ketogenen Aminosäuren zu rechnen sind.

Isoleucin. Über das Verhalten des Isoleucins im Organismus liegen keine sicheren Angaben vor: Sowohl WIRTH in seinen Leberdurchströmungsversuchen als auch BAER und BLUM bei Verfütterung von Isoleucin an Diabetiker kamen zu stark wechselnden Resultaten; in einigen Versuchen konnte eine vermehrte Ketogenese beobachtet werden, in anderen nicht.

Isoleucin ist Methyläthylaminopropinsäure. Verliefe ihr Abbau nach den Regeln, denen das Leucin unterworfen ist, so müßte nach Desamidierung und Decarboxylierung die Methylgruppe abgespalten werden, was zur Entstehung von Buttersäure führt. In diesem Falle würde sich Isoleucin als Ketonbildner erweisen. Bei Abspaltung der Äthylgruppe jedoch würde Propionsäure und damit keine Ketonkörper entstehen. WIRTH nimmt an, daß dem Organismus beide Wege zum Abbau von Isoleucin zur Verfügung stehen, und erklärt damit die schwankenden Versuchsergebnisse. Daß außer der bekannten Entmethylierung auch eine Abspaltung der Äthylgruppe möglich ist, zeigt das Beispiel der Ketonkörperbildung aus Diäthylessigsäure. Den Untersuchungen von WIRTH, sowie von BAER und BLUM stehen die Resultate von EDSON gegenüber, der die Ansicht vertritt, daß d-Isoleucin sogar die Ketogenese hemmt, also antiketogen ist.

Aus meinen Versuchen ergibt sich, daß bei Anwendung der auch für die übrigen Aminosäuren verwandten Konzentrationen weder das natürliche d-Isoleucin noch das nicht-natürliche l-Isoleucin irgendeinen Einfluß auf die Ketogenese der Leberschnitte ausüben; es konnte keine Vermehrung aber auch

$CH_3{-}CH_2{-}CH(CH_3){-}CHNH_2{-}COOH$ Isoleucin $\xrightarrow{-CH_3}$ $CH_3{-}CH_2{-}CH_2{-}CHNH_2{-}COOH$ Aminovaleriansäure $\longrightarrow$ $CH_3{-}CH_2{-}CH_2{-}COOH$ Buttersäure

$CH_3{-}CH_2{-}CH(CH_3){-}CHNH_2{-}COOH$ Isoleucin $\xrightarrow{-C_2H_5}$ $CH_3{-}CH_2{-}CHNH_2{-}COOH$ Aminobuttersäure $\longrightarrow$ $CH_3{-}CH_2{-}COOH$ Propionsäure

keine Abnahme der Ketonkörper beobachtet werden. Erst wenn man die Konzentration der Aminosäure in der Versuchslösung um das 10—20fache erhöht, zeigt sich eine deutliche Ketogenese, dann aber auch nur bei d-Isoleucin; das nicht-natürliche l-Isoleucin bildete auch in diesem Falle keine Ketonkörper. Aus diesem eigenartigen Verhalten dürfte der interessante Schluß zu ziehen sein, daß beide optisch-isomeren Isoleucine bei einem Angebot in geringen Konzentrationen vom Organismus unter Abspaltung der Äthylgruppe abgebaut werden, wobei keine Ketogenese, allerdings auch keine antiketogene Wirkung auftritt. Erst bei einem Überangebot beschreitet der Körper anscheinend auch den für das Leucin üblichen Weg der Entmethylierung, dann aber auch nur beim natürlichen d-Isoleucin. Unter diesen Bedingungen bildet d-Isoleucin dann Ketonkörper, l-Isoleucin aber nicht.

Wir müssen also demnach *d-Isoleucin* als *fakultativen Ketonkörperbildner* bezeichnen, während l-Isoleucin immer zur Gruppe der aketogenen Aminosäuren zu rechnen ist.

Norvalin. Über das Verhalten des Norvalins im Organismus ist nichts Sicheres bekannt. NEUBAUER rechnet es nicht zu den ketoplastischen Aminosäuren. EMBDEN und seine Mitarbeiter konnten in einem Versuch Acetonbildung in der durchströmten Leber beobachten. Nach seiner chemischen Konstitution müßte das Norvalin theoretisch zu den Ketonkörperbildnern gehören: Es ist eine α-Aminovaleriansäure, aus der nach Desamidierung und Decarboxylierung Normalbuttersäure wird, die als ketogen bekannt ist.

In meinen Versuchen rief Norvalin immer eine deutliche, wenn auch nicht sehr starke Ketogenese hervor, so daß es auf jeden Fall in die Gruppe der ketogenen Aminosäuren eingereiht werden muß. Die einzelnen optischen Isomeren waren mir nicht zugänglich und konnten deshalb nicht untersucht werden.

d-Lysin. Lysin gehört zu den für den Körper unentbehrlichen und für das Wachstum notwendigen Aminosäuren, die der Organismus nicht zu synthetisieren vermag. Über seinen Abbau im intermediären Stoffwechsel ist wenig bekannt. NEUBAUER rechnet es zur Gruppe der aglucoplastischen, aketoplastischen Aminosäuren. Nach DAKIN bildet es bei der Leberdurchströmung kein Aceton. Theoretisch halten NEUBAUER, sowie RINGER und Mitarbeiter einen Abbau über δ-Aminovaleriansäure und Glutarsäure für möglich; die letztere soll weder Zucker- noch Acetonbildner sein. Beim bakteriellen Abbau des Lysins entsteht durch Decarboxylierung das Diamin Cadaverin, das auch in manchen Fällen von Cystinurie im Harn beobachtet wurde.

In meinen Versuchen hat sich d-Lysin immer als ein deutlicher Ketonkörperbildner erwiesen, so daß wir es nunmehr sicher zu der Gruppe der ketogenen Aminosäuren zu zählen haben. Auch der theoretische Weg seines Abbaus führt meiner Ansicht nach einwandfrei zu den Ketonkörpern. Nach oxydativer Desamidierung der α-Aminogruppe und Decarboxylierung entsteht aus Lysin zunächst die δ-Aminovaleriansäure, aus der nach Desamidierung der δ-Aminogruppe Glutarsäure wird. Als nächsten Schritt müssen wir eine einfache Decarboxylierung der Glutarsäure annehmen, die zur Entstehung von Buttersäure,

$$\begin{array}{cccccccc}
CH_2NH_2 & & CH_2NH_2 & & COOH & & & \\
| & & | & & | & & & \\
CH_2 & & CH_2 & & CH_2 & & CH_3 & \\
| & & | & & | & & | & \\
CH_2 & \longrightarrow & CH_2 & \longrightarrow & CH_2 & \longrightarrow & CH_2 & \\
| & & | & & | & & | & \\
CH_2 & & CH_2 & & CH_2 & & CH_2 & \\
| & & | & & | & & | & \\
CHNH_2 & & COOH & & COOH & & COOH & \\
| & & & & & & & \\
COOH & & & & & & &
\end{array}$$

Lysin — δ-Aminovaleriansäure — Glutarsäure — Buttersäure

einem kräftigen Acetonbildner, führt. Warum Glutarsäure bei den Leberdurchströmungsversuchen von DAKIN kein Aceton gebildet hat, ist mir nicht erklärlich.

Der oben ausgeführte Abbauweg des Lysins wird übrigens auch dadurch wahrscheinlich gemacht, daß die als Zwischenprodukt auftretende δ-Aminovaleriansäure, wie wir gleich sehen werden, sich als deutlicher Ketonkörperbildner erwies.

δ-Aminovaleriansäure. Wie schon erwähnt wurde, muß das Auftreten von δ-Aminovaleriansäure theoretisch als Zwischenprodukt bei Abbau des Lysins angenommen werden. Sie erwies sich in all meinen Untersuchungen als ketogen. Ihr weiterer Abbau zu den Ketonkörpern dürfte nach dem gleichen Schema wie beim Lysin über Glutarsäure erfolgen.

Der Nachweis der δ-Aminovaleriansäure im tierischen Organismus ist bisher nicht erbracht. Nach ACKERMANN scheint sie ein konstantes Produkt bei der Fäulnis der Albumine zu sein; er konnte sie außerdem bei der Fäulnis von d-Arginin isolieren. Auch von ZEMPLÉN wird als Muttersubstanz Arginin bzw. Ornithin angegeben, aus denen sie durch Arginasewirkung bzw. durch Desamidierung entstehen könnte.

Meine Untersuchungen machen es wahrscheinlich, daß die δ-Aminovaleriansäure ein normales, intermediäres Stoffwechselprodukt ist und beim Abbau des Lysins in der Leber entsteht; sie wird dann weiter über Glutarsäure zu Ketonkörpern abgebaut. Eine Isolierung als endgültiger Beweis müßte versucht werden.

β-Alanin. Es handelt sich wie bei der δ-Aminovaleriansäure um eine ω-Aminosäure, die durch Decarboxylierung aus Asparaginsäure entstehen soll (ACKERMANN). Nachgewiesen wurde das β-Alanin, zusammen mit seinem Umwandlungsprodukt, dem β-Homobetain, in Liebigs Fleischextrakt. In peptidartiger Bindung an Histidin kommt es als Karnosin (GULEWITSCH) in der Säugetiermuskulatur vor, in Bindung an Methylhistidin als Anserin in der Muskulatur von Vögeln (ACKERMANN). Dabei muß an eine intermediäre Entstehung im tierischen Organismus durch Decarboxylierung von Asparaginsäure gedacht werden, ähnlich der von HEINSEN im Pankreas beobachteten Tyraminbildung aus Tyrosin.

$$\begin{array}{ccccc} CH_2NH_2 & & CHO & & CHO \\ | & & | & & | \\ CH_2 & \longrightarrow & CH_2 & \longrightarrow & CH_3 \\ | & & | & & \\ COOH & & COOH & & \\ \beta\text{-Alanin} & & \text{(Propionsäurealdehyd)} & & \text{Acetaldehyd} \end{array}$$

In meinen Versuchen zeigte sich, daß β-Alanin immer ein deutlicher Ketonkörperbildner ist. Über den Weg des Abbaus sind wir auf Vermutungen angewiesen. Nach Desamidierung der β-Aminogruppe würde daraus eine Aldehydpropionsäure als hypothetisches Zwischenprodukt entstehen, die zu Acetaldehyddecarboxyliert werden. Die Möglichkeit der Acetessigsäurebildung aus Acetaldehyd ist von FRIEDMANN erwiesen: Durch Kondensation von 2 Mol. Acetaldehyd entsteht über Aldol die β-Oxybuttersäure.

$$\begin{array}{ccccc} CH_3 & & CH_3 & & CH_3 \\ | & & | & & | \\ CHO & & CHOH & & CHOH \\ + & \longrightarrow & | & \longrightarrow & | \\ CH_3 & & CH_2 & & CH_2 \\ | & & | & & | \\ CHO & & CHO & & COOH \\ \text{2mal Acetaldehyd} & & \text{Aldol} & & \beta\text{-Oxybuttersäure} \end{array}$$

MONGNIO konnte nach Verfütterung von Natriumacetat an Menschen und Ratten, sowie nach Zusatz zu Leberschnitten die Entstehung von Ketonkörpern beobachten; das soll besonders bei Glykogenarmut der Leber und damit verbundener Anhäufung von Essigsäure der Fall sein.

Wir haben damit den hypothetischen Weg des Abbaus von β-Alanin zu Ketonkörpern erörtert; ob er in Wirklichkeit so verläuft, muß noch erwiesen werden. Jedenfalls besteht zunächst die Tatsache, daß β-Alanin zur Gruppe der ketogenen Aminosäuren gehört.

3. Die antiketogenen Aminosäuren.

d-Alanin. Das Alanin ist eine jener Aminosäuren, von denen am sichersten bekannt ist, daß sie Zucker im Organismus bilden können. Damit ist ihre antiketogene Wirkung erklärt. EMBDEN und SALAMON fanden an pankreasdiabetischen Hunden nach Alaninverfütterung eine erhebliche Zuckermehrausscheidung; auch eine Vermehrung des Glykogengehalts der Leber nach Verabreichung von Alanin wurde beobachtet (NEUBERG und LANGSTEIN). Der Abbau des Alanins erfolgt nach den allgemeinen Ansichten über Milchsäure, eine Tatsache, die mit dem üblichen Abbauschema der Aminosäuren nicht ganz vereinbar ist, da im letzteren Falle Brenztraubensäure entstehen müßte. Nun hat sich aber Brenztraubensäure sowohl als Milchsäure- wie als Glykogenbildner erwiesen (MEYER, DAKIN und JANNEY, EMBDEN und OPPENHEIMER), so daß die Wahrscheinlichkeit besteht, daß Brenztraubensäure und Milchsäure wechselseitig ineinander übergehen können. Milchsäure kann dann zu Zucker aufgebaut oder direkt zu Kohlensäure und Wasser verbrannt werden. Ob es für die antiketogene Wirkung notwendig ist, daß zunächst Zucker entsteht, oder ob schon die Verbrennung von Milchsäure allein die Ketogenese hemmt, ist nicht sicher zu sagen. Auffallend ist jedenfalls die Tatsache, daß d-Alanin immer antiketogen wirkt, im Gegensatz zu manchen anderen Aminosäuren, bei denen man auch Brenztraubensäure bzw. Milchsäure als Abbauprodukt erwartet, die aber keinen Einfluß auf die Ketogenese ausüben.

Tabelle 9. Antiketogene Aminosäuren. (Konzentration 1/100—1/200 mol.)

	Aceton und Acetessigsäure mg-%	β-Oxybuttersäure mg-%	Gesamtketonkörper mg-%
Glykokoll	—6,2	—0,8	—7,0
d-Alanin	—4,8	—0,8	—5,6
d-Glutaminsäure	—4,8	—0,6	—5,4
d-Arginin	—5,8	—0,8	—6,6

Glykokoll. Diese Aminosäure wirkte bereits in den Leberdurchströmungsversuchen von Embden und Salamon antiketogen und wurden als Zuckerbildner angesprochen. Sie übte auch in meinen Versuchen eine ausgesprochen hemmende Wirkung auf die Eigenketogenese der Leberschnitte aus. Daß sie ein Zuckerbildner sein soll, ist bei dem Vorhandensein von nur 2 C-Atomen schwer erklärbar; trotzdem soll sie quantitativ in Zucker übergehen (Ringer und Lusk). Ich möchte auf die Hypothesen, die über die Möglichkeit der Zuckerbildung aus Glykokoll bestehen, nicht näher eingehen, da sie experimentell zunächst nicht erwiesen sind und ihnen allen etwas Gezwungenes anhaftet. Es drängt sich jedoch auch in diesem Zusammenhang wieder der Gedanke auf, daß vielleicht schon eine direkte Verbrennung der Aminosäure — ohne zwischengeschaltete Zuckersynthese — genügt, um eine hemmende Wirkung auf die Ketogenese hervorzurufen.

d-Glutaminsäure. Die Glutaminsäure gilt, zusammen mit einer anderen natürlich vorkommenden, zweibasischen Aminosäure, der Asparaginsäure, seit langem als antiketoplastisch. Es wird angenommen, daß aus ihr über α-Ketoglutarsäure Bernsteinsäure entsteht, die als intermediäres Stoffwechselprodukt aus vielen Untersuchungen bekannt ist (Ringer, Frankel und Jonas und andere). Bei beiden Säuren wurde Zuckerbildung beobachtet (Lusk, Ringer und Mitarbeiter). Darüber, wie die Zuckersynthese im einzelnen verläuft, sind wir auf Vermutungen angewiesen. Die größte Wahrscheinlichkeit hat die Ansicht von Wieland für sich, der einen Abbau der Bernsteinsäure über Äpfelsäure, Oxalessigsäure zu Brenztraubensäure annimmt.

Es erübrigt sich, auf weitere Theorien einzugehen. Auch in meinen Versuchen hat sich die d-Glutaminsäure als antiketogen erwiesen, während allerdings Asparaginsäure im Gegensatz zu anderen Untersuchungen, wie wir später sehen werden, keinen Einfluß auf die Ketogenese hatte.

d-Arginin. Das Arginin nimmt eine Sonderstellung unter den Aminosäuren des Eiweißes dadurch ein, daß es außer dem Stickstoff der Aminogruppe 3 weitere N-Atome in Form des sog. Guanidinkerns trägt. Es wird angenommen, daß es bei seinem Abbau in Bernsteinsäure übergeht und damit zuckerbildend ist. Als Zwischenprodukt soll nach Einwirkung der Arginase Ornithin auftreten, aus dem dann nach Desamidierung beider Aminogruppen mit nachfolgender

Decarboxylierung die Bernsteinsäure direkt entstehen soll (RINGER, FRÄNKEL und JONAS). Demnach wäre auch Ornithin als Zuckerbildner anzusehen.

Soweit es sich um die Zuckerbildung aus d-Arginin, möglicherweise über Bernsteinsäure, handelt, habe ich auf Grund meiner Untersuchungen keine Bedenken, an der Richtigkeit dieser Anschauungen zu zweifeln: d-Arginin hat sich als deutlich antiketogen erwiesen. Es ist mir jedoch sehr unwahrscheinlich, daß als Zwischenprodukt normalerweise dabei Ornithin auftritt, da diese Aminosäure in meinen Versuchen, wie wir später sehen werden, niemals einen hemmenden Einfluß auf die Ketogenese ausübte. Auch γ-Aminobuttersäure, die beim intermediären Abbau von Ornithin auftreten soll, war deutlich aketogen.

Es wird im allgemeinen angenommen, daß der Abbau des Arginins unter der Wirkung der Leberarginase zu Ornithin erfolgt, das dann weiter verbrannt wird. Die von mir beobachtete Tatsache, daß Arginin antiketogen wirkt, während Ornithin ohne Einfluß auf die Ketogenese ist, läßt jedoch an die Möglichkeit denken, daß der Abbauweg beider Aminosäuren nicht gemeinsam ist; das heißt also, daß der völlige Abbau des Arginins möglicherweise gar nicht über Ornithin erfolgt. Ich bin mir bewußt, mich mit dieser Anschauung in Gegensatz zu den allgemein als sicher anerkannten Ansichten zu stellen, möchte sie aber durch eine Hypothese stützen:

Aus den Untersuchungen von KREBS und HENSELEIT ist bekannt, daß aus Arginin unter Einwirkung der Arginase in der Leber Ornithin entsteht, aus dem dann wieder über Citrullin neues Arginin aufgebaut wird. KREBS und HENSELEIT nehmen an, daß dies der übliche Weg der gesamten Harnstoffbildung überhaupt ist. Das Ornithin nimmt in diesem Kreislauf die Rolle eines Katalysators ein, der dabei nicht verbraucht wird; auch das Vorhandensein der Arginase in der Leber ist mit diesem Prozeß befriedigend erklärt. Arginin wird dabei laufend aus Ammoniak und Ornithin bzw. Citrullin im Organismus synthetisiert, brauchte also, prinzipiell genommen, nicht von außen zugeführt werden.

Es wäre denkbar, daß der Körper zum völligen Abbau des Arginins, und zwar vielleicht speziell des mit der Nahrung zugeführten, noch einen Nebenweg beschreitet, indem er es nicht der Arginasewirkung aussetzt und damit auch kein Ornithin entstehen läßt, sondern es unter Abspaltung des ganzen Guanidinkerns direkt abbaut. In diesem Falle würde zunächst aus Arginin bei gleichzeitiger Desamidierung der α-Aminogruppe und unter Bildung eines Ketovaleriansäurealdehyds als hypothetisches Zwischenprodukt die α-Ketoglutarsäure entstehen,

$$\begin{array}{ccccc}
CH_2{-}NH{-}C\begin{smallmatrix}\nearrow NH_2\\ \searrow NH\end{smallmatrix} & & CHO & & COOH \\
| & & | & & | \\
CH_2 & & CH_2 & & CH_2 \\
| & & | & & | \\
CH_2 & \longrightarrow & CH_2 & \longrightarrow & CH_2 \\
| & & | & & | \\
CHNH_2 & & CO & & CO \\
| & & | & & | \\
COOH & & COOH & & COOH \\
\text{Arginin} & & \text{(Ketovaleriansäurealdehyd)} & & \alpha\text{-Ketoglutarsäure}
\end{array}$$

die wie bei der Glutaminsäure zu Bernsteinsäure weiter abgebaut wird und antiketogen wirkt. Der freigewordene Guanidinkern könnte beim Aufbau von Kreatin Verwendung finden.

Ein anderer Weg wäre folgender: Während ein Teil des zugeführten Arginins wie üblich durch die Arginase über Ornithin abgebaut wird, wird ein anderer

Teil zuerst an der α-Aminogruppe desamidiert, so daß eine δ-Guanidino-α-Ketovaleriansäure entstände, ein Oxydationsprodukt der von FELIX beschriebenen Argininsäure. Erst diese Oxy-Argininsäure fällt nun der Arginasewirkung anheim und ergibt zunächst δ-Amino-α-Ketovaleriansäure, aus der dann durch Desamidierung die antiketogene Ketoglutarsäure entsteht[1].

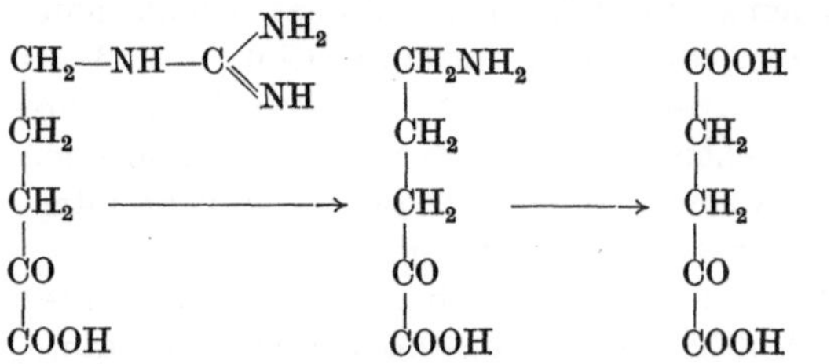

$$CH_2{-}NH{-}C({=}NH)NH_2 \cdot CH_2 \cdot CH_2 \cdot CO \cdot COOH \longrightarrow CH_2NH_2 \cdot CH_2 \cdot CH_2 \cdot CO \cdot COOH \longrightarrow COOH \cdot CH_2 \cdot CH_2 \cdot CO \cdot COOH$$

Oxy-Argininsäure — δ-Amino-α-Ketovaleriansäure — α-Ketoglutarsäure

Wie schon betont, möchte ich diese beiden neuen Abbauwege des Arginins zunächst nur als Arbeitshypothesen betrachtet wissen, die experimentell erhärtet werden müssen, um Anspruch auf Gültigkeit zu haben. Immerhin bieten sie eine Erklärung für das verschiedene Verhalten von Arginin und Ornithin in Ketonkörperstoffwechsel, das mit unseren bisherigen Anschauungen nicht in Einklang zu bringen ist.

4. Die aketogenen Aminosäuren.

Zu dieser Gruppe sind alle diejenigen Aminosäuren zu rechnen, die bisher in den anderen beiden Gruppen nicht aufgeführt wurden. Es ergibt sich dabei die merkwürdige Tatsache, daß eine ganze Reihe von diesen Aminosäuren, die bisher teils auf Grund experimenteller Untersuchungen, teils wegen der sich aus ihrer chemischen Konstitution ergebenden hypothetischen Abbauwege als antiketogen, zum mindesten als Zuckerbildner angesehen wurden, in meinen Versuchen keinen Einfluß auf die Ketogenese hatten.

Tabelle 10. Aketogene Aminosäuren. (Konzentration 1/100—1/200 mol.)

	Aceton und Acetessigsäure mg-%	β-Oxybuttersäure mg-%	Gesamtketonkörper mg-%
d-Isoleucin	0,4	0,2	0,6
l-Isoleucin	0,0	0,8	0,8
Norleucin	0,4	0,6	1,0
d-Valin	2,2	1,4	2,6
l-Valin	1,2	0,8	2,0
l-Prolin	0,8	0,4	1,2
d-Prolin	0,0	0,0	0,0
l-Oxyprolin	1,0	0,8	1,8
l-Tryptophan	0,6	1,4	2,0
l-Histidin	0,6	0,0	0,6
d-Histidin	0,0	0,2	0,2
l-Asparaginsäure	0,8	0,0	0,8
d-Asparaginsäure	0,0	0,4	0,4
l-Cystin	2,2	0,2	2,4
d-Cystin	2,2	0,2	2,4
d-Ornithin	2,0	2,6	4,6
Serin	0,0	0,8	0,8
Sarkosin	0,0	0,0	0,0
γ-Aminobuttersäure	0,6	0,8	1,4
Phenyl-β-Alanin	2,0	2,6	4,6

Auf die Besonderheiten des *Isoleucins* wurde bereits früher eingegangen. d-Isoleucin erwies sich als nur fakultativer Ketonkörperbildner; l-Isoleucin war immer aketogen.

Auffallend war, daß weder Isoleucin, noch *Norleucin* und *Valin* antiketogene Eigenschaften haben, obwohl bei ihrem Abbau nach den allgemein gültigen

[1] Anmerkung bei der Korrektur. In einer inzwischen erschienenen Arbeit berichten MÜLLER und BRÄUTIGAM [Hoppe-Seylers Z. **251**, 43 (1928)] über experimentelle Untersuchungen, in denen sie am phlorrhizindiabetischen Hund Zuckerbildung aus Argininsäure beobachten konnten. Dasselbe fanden früher schon FELIX und MÜLLER [Hoppe-Seylers Z. **240**, 1 (1936)] beim Diabetiker. — Diese Untersuchungen dürften eine gewisse Stütze der oben geäußerten Hypothese über den intermediären Abbau des Arginins darstellen, der möglicherweise über Argininsäure bzw. Oxy-Argininsäure erfolgt.

Regeln zum Teil Propionsäure entstehen müßte, die dann in Milchsäure übergehen könnte. Nach Neuberg soll Propionsäure zu den Zuckerbildnern gehören. Neubauer reiht beispielsweise auch Norleucin und Valin in die Gruppe der glucoplastischen Aminosäuren ein. In meinen Versuchen war eine antiketogene Wirkung nicht nachweisbar; man kann daraus zunächst nur den Schluß ziehen, daß Propionsäure nicht immer über Milchsäure bzw. Brenztraubensäure abgebaut zu werden braucht und selbst nur unter ganz besonderen Bedingungen Zuckerbildner zu sein scheint.

Auch *Asparaginsäure* wird seit langem zu den antiketogenen Aminosäuren gezählt, ergab aber in meinen Versuchen niemals eine Hemmung der Ketonkörperbildung. Neubauer gibt an, daß beim Abbau von Asparaginsäure Oxalessigsäure entsteht, die wahrscheinlich zu Brenztraubensäure decarboxyliert wird. In diesem Falle wäre die Asparaginsäure antiketogen.

Meiner Ansicht nach ist jedoch eine Decarboxylierung der der Amino- bzw. Ketogruppe benachbarten Carboxylgruppe der Oxalessigsäure physiologischer — der gleiche Vorgang findet übrigens auch beim Abbau der Glutaminsäure statt — wobei aus Oxalessigsäure nicht Brenztraubensäure, sondern Malonsäure entstehen würde. Diese scheint jedoch weder Ketonkörper- noch Zuckerbildner zu sein; sie ist im Organismus gut verbrennlich (Pohl, Cremer). Dieser letztere, wohl physiologischere Abbauweg der Asparaginsäure führt dazu, sie als aketogen zu bezeichnen, eine Annahme, die in den Versuchen ihre Bestätigung findet.

$COOH$		$COOH$		$COOH$
CH_2	⟶	CH_2	⟶	CH_2
$CHNH_2$		CO		$COOH$
$COOH$		$COOH$		
Asparaginsäure		Oxalessigsäure		Malonsäure

Von den cyclischen Aminosäuren haben sich, wie wir gesehen haben, nur Tyrosin und Phenylalanin als Ketonkörperbildner erwiesen; *Tryptophan, d- und l-Histidin, Prolin und Oxyprolin* sind eindeutig ohne Einfluß auf die Ketogenese. Ihre Abbauwege im tierischen Organismus sind nur teilweise bekannt; jedenfalls dürfte eine Acetonbildung aus den Seitenketten von Tryptophan und Histidin nicht in Frage kommen. Die von Edson angeblich beim Oxyprolin beobachtete Ketonkörperbildung konnte ich damit nicht bestätigen.

Auf das *Ornithin* wurde schon oben näher eingegangen; es war im Gegensatz zum verwandten Arginin immer aketogen. Es erscheint mir deshalb unwahrscheinlich, daß es normalerweise als Zwischenprodukt beim Argininabbau zu Bernsteinsäure auftreten soll. Wahrscheinlich wird Ornithin über γ-Aminobuttersäure abgebaut, die übrigens ebenfalls aketogen ist und aus der nach Desamidierung und sofortiger Decarboxylierung der aus der Aminogruppe entstandenen Carboxylgruppe Propionsäure entstehen könnte. In diesem Falle müßte man annehmen, daß die aus der Aminogruppe neu entstehende Carboxylgruppe — ähnlich wie bei der Entstehung von Glutarsäure aus δ-Aminovaleriansäure — nicht sehr beständig und der

CH_2NH_2		CH_2NH_2		CH_3
CH_2		CH_2		CH_2
CH_2	⟶	CH_2	⟶	$COOH$
$CHNH_2$		$COOH$		
$COOH$				
Ornithin		γ-Aminobuttersäure		Propionsäure

Decarboxylierung besonders leicht zugänglich ist, da sonst intermediär die antiketogene Bernsteinsäure auftreten würde. Die als Endprodukt bei dem oben geschilderten Abbauvorgang gebildete Propionsäure braucht, wie wir bereits beim Valin und Norleucin sahen, nicht immer antiketogen zu sein. Auch Edson fand übrigens, daß Ornithin und, wie noch nachzutragen ist, auch Asparaginsäure ohne Einfluß auf die Ketogenese waren.

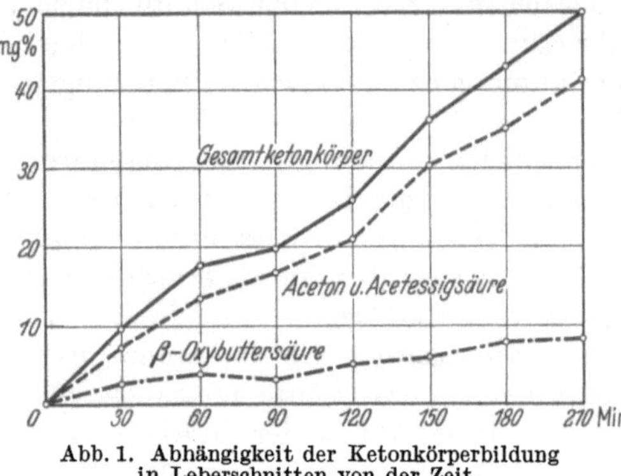

Abb. 1. Abhängigkeit der Ketonkörperbildung in Leberschnitten von der Zeit.

Es bleibt zum Schluß noch zu erwähnen, daß außer den übrigen, aus der Tabelle ersichtlichen Aminosäuren wie Sarkosin, Serin, Cystin und andere auch die cyclische ω-Aminosäure *Phenyl-β-Alanin* aketogen ist, im Gegensatz zum aliphatischen β-Alanin und zum Phenyl-α-Alanin, die beide ketonkörperbildend sind. Die Erklärung dafür liegt darin, daß Phenyl-β-Alanin nach Desamidierung und weiterer Oxydation am β-C-Atom der Seitenkette unter Abspaltung von Essigsäure zu Benzoesäure wird, die der Organismus nicht weiter verbrennen kann, sondern als Hippursäure ausscheidet.

5. Abhängigkeit der Ketonkörperbildung von der Zeit.

Untersucht man die Geschwindigkeit, mit der die Ketonkörperbildung aus ketogenen Aminosäuren in der Leber verläuft, so ergibt sich, daß die Ketogenese in bestimmten gleichen Zeitabschnitten nicht gleichmäßig zunimmt. Wie an dem Beispiel des l-Phenylalanins in der untenstehenden Tabelle gezeigt wird, findet die stärkste Ketonkörperbildung (bei einem p_H von 7,4 und einer Konzentration der Aminosäure in der Versuchslösung von 1/500 mol.) in der ersten halben Stunde des Versuchs statt. Schon nach 60 Min. ist sie etwas abgesunken und zwar für Aceton und Acetessigsäure um einen Wert von 6% gegenüber den ersten 30 Min., für β-Oxybuttersäure jedoch schon um 23%. Nach einer weiteren Stunde ist ein Abfall der Acetessigsäurebildung um 27% gegenüber der ersten halben Stunde eingetreten, während die β-Oxybuttersäurebildung sogar um 52% nachgelassen hat. Nach 3 Stunden sehen wir dann, daß die Ketogenese für Aceton und Acetessigsäure mit einer Differenz von 18% wieder etwas zugenommen hat; die Entstehung von β-Oxybuttersäure bleibt ziemlich gleichmäßig mit 51% hinter der Anfangsgeschwindigkeit zurück.

Tabelle 11. Abhängigkeit der Ketonkörperbildung in Leberschnitten von der Zeit. (Substrat: 1/500 mol. l-Phenylalanin in Nährlösung nach Krebs, p_H 7,4.)

Zeit (Minuten)	Aceton und Acetessigsäure mg-%	β-Oxybuttersäure mg-%	Gesamtketonkörper mg-%
30	7,2	2,6	9,8
60	13,6	4,0	17,6
90	16,8	3,2	20,0
120	21,0	5,0	26,0
150	30,4	6,0	36,4
180	35,2	8,0	43,2
210	41,6	8,4	50,0

Bezieht man diese Werte auf die Gesamtketonkörperbildung, so ergibt sich nach 1 Stunde ein Absinken um 10%, nach 2 Stunden um 34% und nach 3 Stunden um 27% gegenüber der Ketogenese in den ersten 30 Min. Die Kurven über die Ausbeute an Ketonkörpern in den Zeitabschnitten der einzelnen Stunden des Versuchs verlaufen also nicht als gerade Linien, sondern sind nach abwärts gekrümmt, wobei die Kurve der β-Oxybuttersäure eine flachere ist als die für Aceton und Acetessigsäure. Das besagt, daß die Bildung der β-Oxybuttersäure nicht im gleichen Verhältnis zunimmt wie die der beiden übrigen Ketonkörper, sondern weit schwächer. Das Lebergewebe scheint demnach das Bestreben zu haben, den β-Oxybuttersäurespiegel möglichst niedrig zu halten und einen möglichst großen Teil in Acetessigsäure weiter zu oxydieren. Die früher schon mitgeteilten Ansichten von SNAPPER und v. CREVELD über das Gleichgewicht zwischen β-Oxybuttersäure und Acetessigsäure in den Geweben sei hier nur nochmals kurz erwähnt.

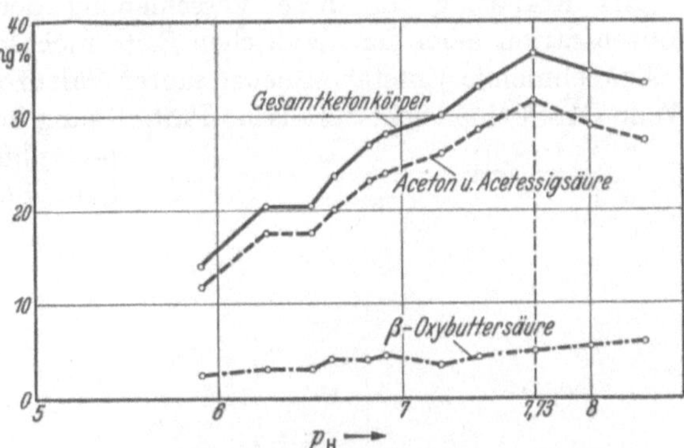

Abb. 2. Optimale Wasserstoffionenkonzentration für die Ketonkörperbildung in der Leber.

Ob das Nachlassen der Ketonkörperbildung in den einzelnen aufeinanderfolgenden Zeiträumen auf ein langsames Absterben der Gewebsschnitte zurückzuführen ist oder auf eine Zurückdrängung der Ketogenese durch die stärkere Anhäufung von Ketonkörpern in der Versuchslösung, kann vorerst nicht entschieden werden.

6. Abhängigkeit der Ketonkörperbildung von der Wasserstoffionenkonzentration.

Bei der Untersuchung der Einwirkung verschiedener Wasserstoffionenkonzentrationen auf die Ketonkörperbildung aus Aminosäuren stellt sich heraus, daß die stärkste Ketogenese bei einer leicht alkalischen Reaktion der Versuchslösung zu beobachten ist. Das Optimum der Gesamtketonkörperbildung liegt bei einem p_H von 7,7. Aus der nebenstehenden Tabelle, in der als Beispiel das Verhalten einer 1/500 molaren l-Phenylalaninlösung in Phosphat-RINGER bei einer Reaktionszeit von 3 Stunden angeführt ist, ist ersichtlich, daß eine Verschiebung des p_H vom Neutralpunkt nach der sauren Seite die Bildung der Gesamtketonkörper stärker herabsetzt als eine solche nach der alkalischen Seite. Was das Verhalten der einzelnen Ketonkörper anbetrifft, so liegt das Optimum für Aceton und Acetessigsäure, ebenso wie für die Gesamtketonkörper, bei p_H 7,7; von diesem Punkt fällt die Ketogenese nach beiden Seiten hin ab. Für β-Oxybuttersäure liegt jedoch

Tabelle 12. Optimale Wasserstoffionenkonzentration für die Ketonkörperbildung in der Leber. (Substrat: 1/500 mol. l-Phenylalanin in Phosphat-RINGER.)

pH	Aceton und Acetessigsäure mg-%	β-Oxybuttersäure mg-%	Gesamtketonkörper mg-%
5,91	11,8	2,4	14,2
6,24	17,6	3,0	20,6
6,47	17,6	3,0	20,6
6,64	19,8	3,8	23,6
6,81	23,0	3,8	26,8
6,97	23,8	4,4	28,2
7,17	26,2	3,6	29,8
7,38	28,4	4,6	33,0
7,73	31,6	5,0	36,6
8,04	28,8	5,6	34,4
8,34	27,6	6,0	33,6

das Optimum noch weiter im Alkalischen; das Maximum ihrer Entstehung sehen wir bei mindestens einem p_H von 8,3; Versuche mit noch stärker basischen Puffern wurden nicht angestellt.

Als Erklärung für diese Verschiebung der optimalen Wasserstoffionenkonzentration nach der alkalischen Seite möchte ich annehmen, daß sie durch das zunehmende Entstehen neuer saurer Valenzen der Ketonkörper bedingt ist. Wenn durch eine leicht alkalische Pufferlösung immer wieder Acetessigsäure und β-Oxybuttersäure abgebunden werden kann, haben die Gewebe die Möglichkeit,

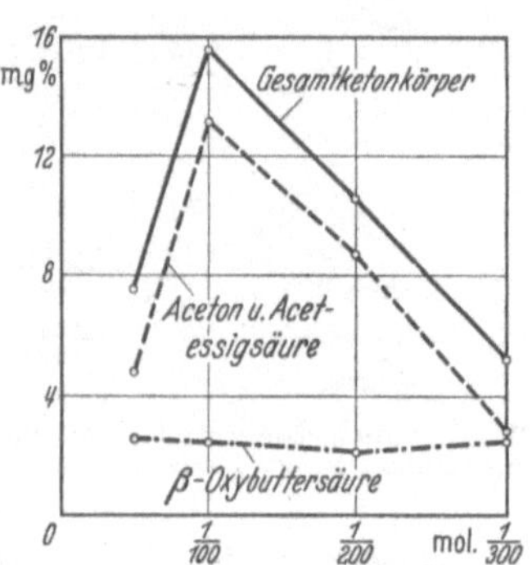

Abb. 3. Konzentrationsoptimum für β-Alanin.

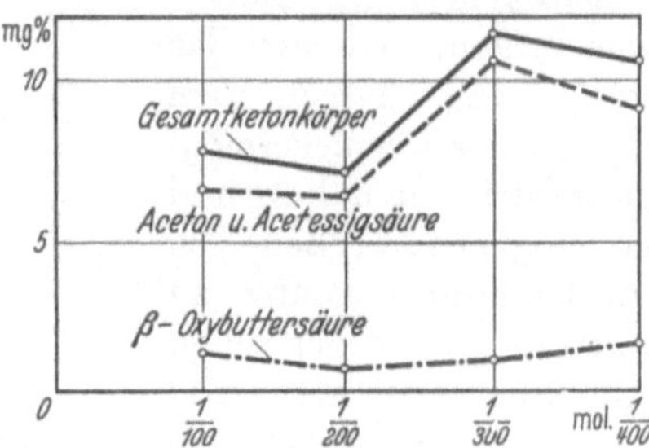

Abb. 4. Konzentrationsoptimum für δ-Aminovaleriansäure.

neue Mengen Ketonkörper nachzubilden, ohne daß durch eine zu starke Anhäufung dieser Stoffwechselprodukte eine Verschiebung des p_H nach der sauren Seite und damit eine Hemmung der Ketogenese erfolgt. Auch Leites und Odinoff kamen zu ähnlichen Feststellungen; allerdings konnte ich die von ihnen angegebene vollständige Hemmung der Ketonkörperbildung bei einem p_H von 5,6 nicht beobachten. Bei einer noch weiteren Verschiebung des p_H nach der alkalischen Seite scheint das Gewebe langsam die Fähigkeit zur weiteren Oxydation von β-Oxybuttersäure zu verlieren, so daß sich das Gleichgewicht Acetessigsäure β-Oxybuttersäure zu Gunsten der letzteren ändert.

7. Die Einwirkung der Konzentration der einzelnen Aminosäuren auf die Ketogenese.

Untersucht man die Konzentrationsverhältnisse, unter denen die einzelnen ketogenen Aminosäuren das Optimum ihrer Ketonkörperbildung erreichen, so gelangt man zu ganz eigenartigen Ergebnissen. Die optimalen Konzentrationen

Tabelle 13. Konzentrationsoptimum für β-Alanin.
(Substrat: Nährlösung nach Krebs, p_H 7,4.)

Konzentration mol.	Aceton und Acetessigsäure mg-%	β-Oxybuttersäure mg-%	Gesamtketonkörper mg-%
1/50	4,8	2,6	7,4
1/100	13,0	2,4	15,4
1/200	8,4	2,0	10,4
1/300	2,8	2,2	5,0

Tabelle 14. Konzentrationsoptimum für δ-Aminovaleriansäure.
(Substrat: Nährlösung nach Krebs, p_H 7,4.)

Konzentration mol.	Aceton und Acetessigsäure mg-%	β-Oxybuttersäure mg-%	Gesamtketonkörper mg-%
1/100	6,8	1,2	8,0
1/200	6,4	0,8	7,2
1/300	11,0	1,0	12,0
1/400	9,6	1,4	11,0

der einzelnen Aminosäuren sind außerordentlich verschieden und bewegen sich zwischen Werten von höher als 1/10 mol. und 1/500 mol. Auch die mengenmäßige Ausbeute an diesen Konzentrationsoptima gegenüber den anderen Konzentrationen ist bei den einzelnen Aminosäuren sehr unterschiedlich. Einige wie Tyrosin, β-Alanin und andere haben, kurvenmäßig dargestellt, einen sehr steilen Gipfel; andere heben sich nur sehr wenig aus dem Niveau der übrigen Konzentrationen heraus. Im einzelnen liegt das Konzentrationsoptimum für d- und l-Leucin höher als 1/10 mol., für l-Tyrosin bei

Tabelle 15. Konzentrationsoptimum für l-Phenylalanin. (Substrat: Nährlösung nach KREBS, p_H 7,4.)

Konzentration mol.	Aceton und Acetessigsäure mg-%	β-Oxybuttersäure mg-%	Gesamtketonkörper mg-%
1/100	11,2	4,6	15,8
1/200	21,4	5,0	26,4
1/300	22,0	6,0	28,0
1/400	21,4	4,2	25,6
1/500	25,2	7,2	32,4
1/600	23,4	4,8	28,2
1/700	21,0	3,4	24,4
1/800	21,4	3,4	24,8
1/900	22,0	4,0	26,0
1/1000	16,6	2,8	19,4

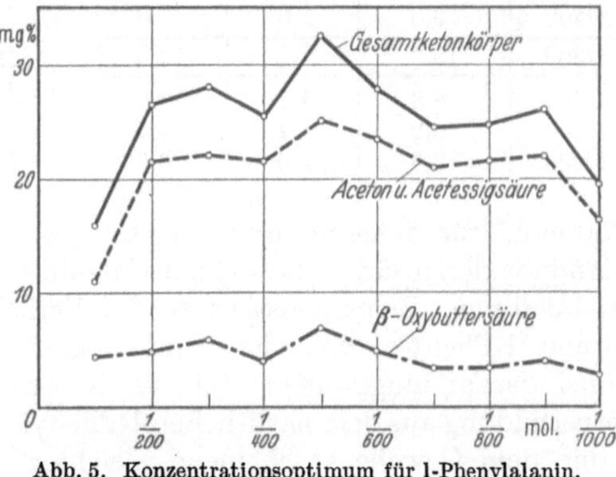

Abb. 5. Konzentrationsoptimum für l-Phenylalanin.

Tabelle 16. Konzentrationsoptimum für d-Lysin. (Substrat: Nährlösung nach KREBS, p_H 7,4.)

Konzentration mol.	Aceton und Acetessigsäure mg-%	β-Oxybuttersäure mg-%	Gesamtketonkörper mg-%
1/50	7,4	3,6	11,0
1/100	8,8	4,4	13,2
1/200	8,0	3,0	11,8
1/300	5,8	5,0	10,0
1/400	4,8	5,2	10,0

Tabelle 17. Konzentrationsoptimum für d, l-Norvalin. (Substrat: Nährlösung nach KREBS, p_H 7,4.)

Konzentration mol.	Aceton und Acetessigsäure mg-%	β-Oxybuttersäure mg-%	Gesamtketonkörper mg-%
1/50	8,8	0,8	9,6
1/100	9,2	3,8	13,0
1/200	10,2	4,4	14,6
1/300	4,8	2,8	7,6

Abb. 6. Konzentrationsoptimum für d-Lysin.

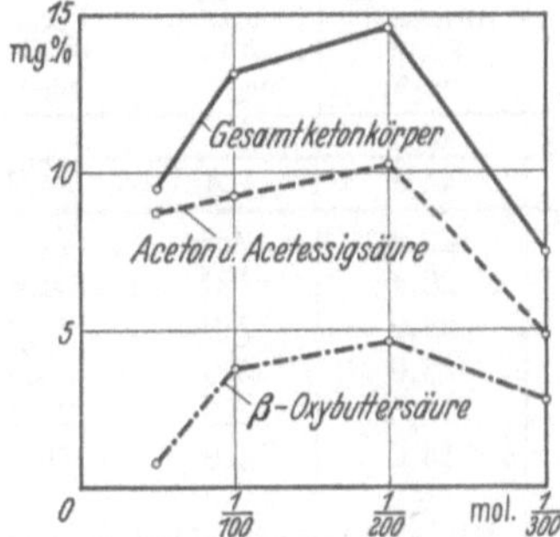

Abb. 7. Konzentrationsoptimum für d, l-Norvalin.

Tabelle 18. Konzentrationsoptimum für d-Phenylalanin. (Substrat: Nährlösung nach Krebs, p_H 7,4.)

Konzentration mol.	Aceton und Acetessigsäure mg-%	β-Oxybuttersäure mg-%	Gesamtketonkörper mg%
1/200	9,0	2,0	11,0
1/300	12,2	1,8	14,0
1/400	8,8	1,2	10,0
1/500	9,2	2,2	11,4
1/600	7,6	2,0	9,6

Tabelle 19. Konzentrationsoptimum für Tyrosin. (Substrat: Nährlösung nach Krebs, p_H 7,4.)

Konzentration mol.	Aceton und Acetessigsäure mg-%	β-Oxybuttersäure mg-%	Gesamtketonkörper mg-%
1/50	46,6	10,8	57,4
1/100	49,6	11,8	61,4
1/150	63,0	14,6	77,6
1/200	52,6	12,6	65,2
1/300	47,0	9,0	56,0

1/50 mol., für β-Alanin und d-Lysin bei 1/100 mol., Norvalin bei 1/200 mol., d-Aminovaleriansäure und d-Phenylalanin bei 1/300 mol. und für l-Phenylalanin bei 1/500 mol. Bemerkenswert ist das Verhalten der beiden optischen Isomeren d- und l-Phenylalanin. Es wurde bereits früher darauf hingewiesen, daß die Ketonkörperbildung aus dem natürlichen l-Phenylalanin dem Gewebe anscheinend „leichter“

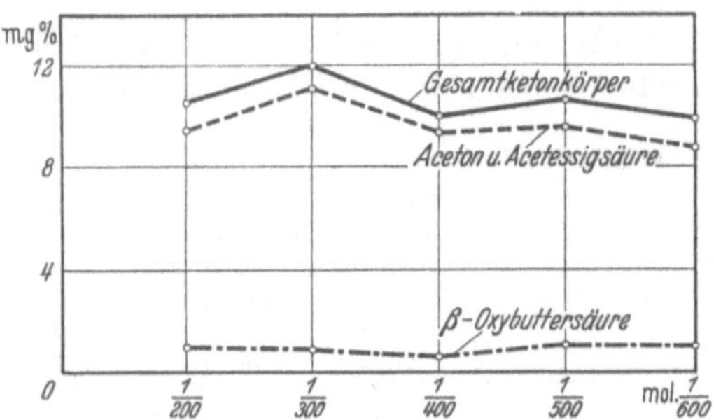

Abb. 8. Konzentrationsoptimum für d-Phenylalanin.

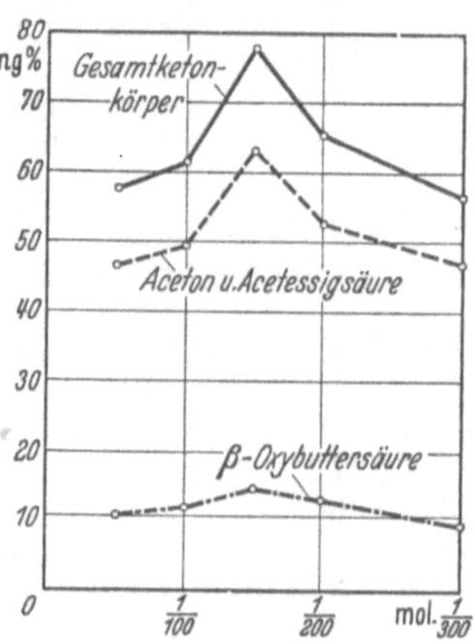

Abb. 9. Konzentrationsoptimum für Tyrosin.

Tabelle 20. Konzentrationsoptimum für d-Leucin. (Substrat: Nährlösung nach Krebs, p_H 7,4.)

Konzentration mol.	Aceton und Acetessigsäure mg-%	β-Oxybuttersäure mg-%	Gesamtketonkörper mg-%
1/10	44,8	9,4	54,2
1/20	42,4	9,0	51,4
1/30	29,4	5,0	34,4
1/50	22,0	5,0	27,0
1/100	18,0	5,0	23,0
1/200	16,6	5,8	22,4
1/300	14,0	4,8	18,8

Tabelle 21. Konzentrationsoptimum für l-Leucin. (Substrat: Nährlösung nach Krebs, p_H 7,4.)

Konzentration mol.	Aceton und Acetessigsäure mg-%	β-Oxybuttersäure mg-%	Gesamtketonkörper mg-%
1/10	30,9	7,0	37,9
1/20	26,8	8,0	34,8
1/30	29,4	5,6	35,0
1/40	16,8	6,6	23,4
1/50	12,2	5,6	17,8
1/100	11,6	3,6	15,2

fällt als die aus dem nicht-natürlichen d-Phenylalanin. Die Verschiedenheit der Konzentrationsoptima spricht in dem gleichen Sinne: Vom d-Phenylalanin muß eine größere Menge, also eine höhere Konzentration angeboten werden, um eine möglichst starke Ketogenese zu erzielen.

Eine Erklärung für dieses verschiedene Verhalten der einzelnen Aminosäuren in ihren optimalen Konzentrationen ist sehr schwierig. Es spielen sicher dabei mehrere Faktoren eine Rolle. Immerhin ließe sich an einen Vorgang denken, den man wohl am besten mit dem Ausdruck „Fermenttraining" bezeichnen könnte. Das Angebot an verschiedenen

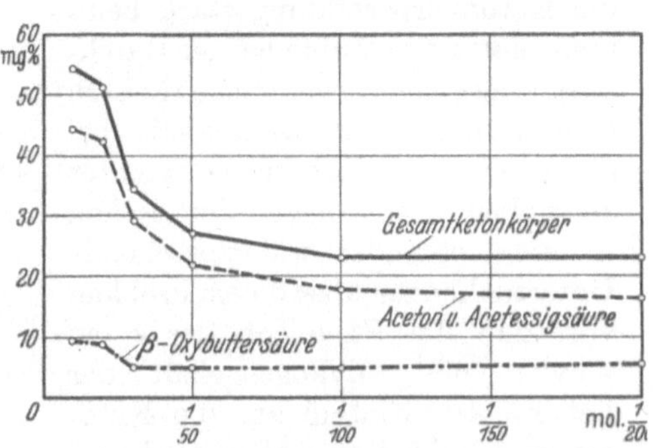

Abb. 10. Konzentrationsoptimum für d-Leucin.

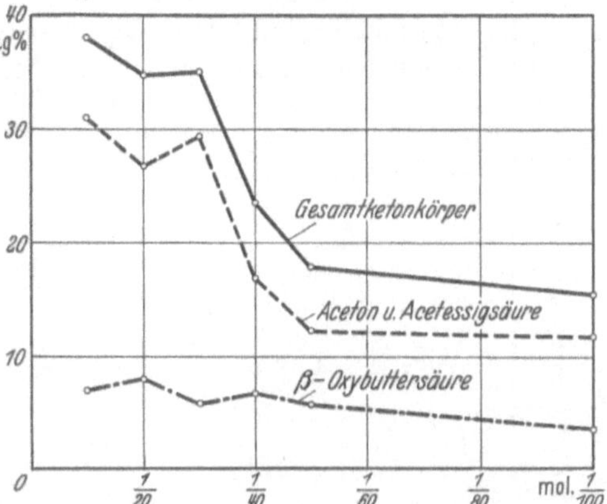

Abb. 11. Konzentrationsoptimum für l-Leucin.

Aminosäuren, das die Leber im Organismus mit dem Pfortaderblut bekommt, wird in bezug auf die Konzentration der einzelnen Aminosäuren ganz verschieden sein. Es ist zunächst abhängig von der für die einzelnen Aminosäuren verschiedenen Resorptionsgeschwindigkeit durch den Darm, die wieder in einem bestimmten Verhältnis zur Löslichkeit steht, möglicherweise weiterhin auch von der Zusammensetzung und dem Gehalt der einzelnen Eiweißarten der Nahrung an Aminosäuren und damit von der Konzentration derselben im Darmsaft. Es ist deshalb bemerkenswert, daß die pflanzlichen Eiweiße, wie sie von Pflanzenfressern, also auch von Meerschweinchen mit der Nahrung aufgenommen werden, alle eine sehr viel größere Menge Leucin enthalten als Tyrosin (s. Tabelle 22!), was immerhin mit den verschiedenen Konzentrationsoptima von 1/10 mol. (Leucin) und 1/150 mol. (Tyrosin) in Einklang zu bringen wäre. Bei der Annahme eines solchen „Fermenttrainings" müßte man sich die Anschauung zu eigen machen, daß die überlebende Leber ihre im Organismus ausübende Funktion auch quantitativ nach der Isolierung beibehält. Außerdem müßten Unterschiede zwischen Pflanzen- und Fleischfresser zu finden sein.

Tabelle 22. Prozentualer Gehalt der pflanzlichen Proteine an Aminosäuren. (Nach OSBORNE, Biochemisches Handlexikon, Bd. 4, 1 (1911).

	Leucin	Tyrosin
Globuline:		
Legumin	8,8	2,4
Vicilin	9,4	2,4
Glycinin	8,5	1,9
Vignin	7,8	2,3
Edestin	20,9	2,1
Sonnenblumenglobulin	12,9	2,0
Albumine:		
Leukosin	11,3	3,3
Legumelin	9,6	1,6
Prolamine:		
Gliadin	6,0	2,4
Roggenprolamin	6,3	1,2
Zein	18,6	3,6
Hordein	7,0	4,0
Gluteline:		
Glutinen	6,0	4,3
Maisglutelin	6,2	3,8
Oryzenin	14,3	0,5

Ich habe die verschiedenen Möglichkeiten und Probleme, die sich aus dieser Auffassung ergeben, nur andeuten können; sie harren noch der Klärung durch experimentelle Untersuchungen.

8. Abhängigkeit der Ketogenese vom Glykogengehalt der Leber.

Es ist naheliegend, dem Glykogengehalt der Leber einen Einfluß auf das Ausmaß der Ketogenese zu zuschreiben, da ja bekannt ist, daß Kohlehydrate die Ketonkörperbildung stark hemmen. Embden glaubte bei der Durchströmung von glykogenreichen Lebern eine geringere Ketogenese als bei glykogenarmen Lebern beobachtet zu haben, doch liegen inzwischen so viele einander widersprechende Untersuchungen über dieses Problem vor, daß die Frage, ob der stark schwankende Glykogengehalt der Leber einen Einfluß auf die Ketogenese ausübt, bisher nicht eindeutig geklärt ist. Bekannt sind die Arbeiten von Shapiro und von Löw und Krçma, die diese Frage bejahen; auch Snapper und v. Creveld nehmen eine Verstärkung der Ketogenese durch das in die glykogenarme Leber einwandernde Körperfett an, das zusätzlich zu den Fettsäuren der Nahrung über die Ketonkörper verbrannt werden soll. Dem entgegen stehen die Ansichten von Brentano, der dem Glykogengehalt der Muskulatur die Hauptrolle zuschreibt, und von Cook und Edson, die in künstlichen Fettlebern sogar eine geringere Ketogenese feststellen konnten. Interessant ist in diesem Zusammenhang eine Beobachtung von Worster-Drought und Parkess-Weber, nach denen es bei einem Fall von Glykogenspeicherkrankheit mit starker Anhäufung von Glykogen in der Leber zu dauernder Acetonurie kam. Mouriquard und Leulier nehmen eine vermittelnde Stellung ein. Ihrer Ansicht nach hält die Leber, auch im Hungerzustand, immer an einem bestimmten Glykogenniveau fest, das sie als „statisches" Glykogen bezeichnen und das ohne Einfluß auf die Katogenese sein soll; erst ein bei genügender Kohlehydratzufuhr überschüssig gebildetes, sog. „dynamisches" Glykogen wird als antiketogen angesprochen.

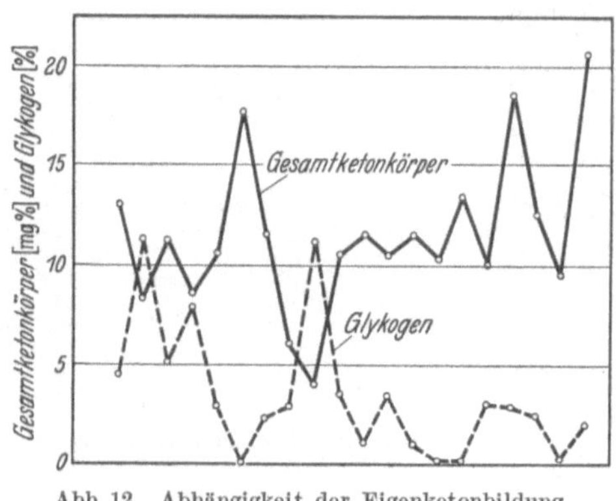

Abb. 12. Abhängigkeit der Eigenketonbildung der Leberschnitte von ihrem Glykogengehalt.

Tabelle 23.
Abhängigkeit der Eigenketonbildung der Leberschnitte von ihrem Glykogengehalt.

Aceton und Acetessigsäure mg-%	β-Oxybuttersäure mg-%	Gesamtketonkörper mg-%	Glykogen %
9,6	3,4	13,0	4,6
6,0	2,2	8,2	11,6
8,8	2,4	11,2	5,0
6,6	2,0	8,6	8,1
8,6	1,8	10,4	3,0
14,8	3,0	17,8	0,08
9,2	2,2	11,4	2,2
5,4	0,6	6,0	2,8
2,8	1,2	4,0	11,2
9,0	1,6	10,6	3,6
9,6	2,0	11,6	1,1
9,0	1,4	10,4	3,6
9,6	2,0	11,6	1,1
9,0	1,2	10,2	0,04
12,0	1,4	13,4	0,07
8,8	1,2	10,0	3,0
15,8	2,8	18,6	2,9
10,0	2,6	12,6	2,5
8,2	1,4	9,6	0,17
18,2	2,2	20,4	0,2

Ich untersuchte zunächst die Abhängigkeit der Eigenketonkörperbildung der

Leberschnitte von ihrem Glykogengehalt ohne Zusatz von Aminosäuren und mußte dabei feststellen, daß ein direkter Zusammenhang zwischen dem Ausmaß der Ketonkörperbildung und Höhe des Leberglykogens nicht erkennbar ist. Zwar scheint es so, daß manchmal ein hoher Glykogengehalt die Ketogenese etwas dämpft, aber ein ausgesprochenes, quantitatives und umgekehrt paralleles Verhalten war nicht zu beobachten. So findet sich beispielsweise bei einem Glykogenwert von etwa 11% sowohl ein Ketonkörperwert von 4 mg-% als auch von 8 mg-%, während 0,08% Glykogen einerseits 17,8 mg-% Ketonkörper, andererseits 0,04 % Glykogen nur 10,2 mg% Ketonkörper ergeben. Das sind Werte, die nicht mehr innerhalb der Fehlergrenze liegen.

Tabelle 24.
Abhängigkeit der Ketonbildung aus Aminosäuren vom Glykogengehalt der Leberschnitte.

Aminosäure (Konz. m/100—m/200)	Aceton und Acetessigsäure mg-%	β-Oxybuttersäure mg-%	Gesamtketonkörper mg-%	Glykogen %
l-Phenylalanin . .	25,2	7,2	32,4	3,0
l-Phenylalanin . .	27,0	5,4	32,4	0,08
l-Phenylalanin . .	11,8	4,0	15,8	3,9
d-Phenylalanin . .	8,0	2,6	10,6	3,6
d-Phenylalanin . .	4,0	1,4	5,4	0,2
d-Phenylalanin . .	11,8	4,0	15,8	3,9
β-Alanin	8,2	0,8	9,0	2,5
β-Alanin	8,4	2,0	10,4	6,2
d-Lysin	12,2	2,8	15,0	2,6
d-Lysin	8,0	3,0	11,0	4,3
d-Lysin	6,4	4,4	10,8	5,2
d-Lysin	9,0	5,0	14,0	1,0
d-Lysin	8,8	4,4	13,2	4,3

Bei Zusatz von verschiedenen ketogenen Aminosäuren ist eine direkte Abhängigkeit der Ketogenese vom Glykogengehalt der Leber noch weniger festzustellen. Werte von 3% und von 0,08% Glykogen ergeben beide eine Ketonkörperbildung von 32,4 mg-%; bei 1% Glykogen einerseits finden wir 14 mg-% Ketonkörper, andererseits bei 3,8% Glykogen sogar 15,8 mg-% Ketonkörper.

Ich sehe mich berechtigt, aus diesen Versuchen den Schluß zu ziehen, daß ein direktes Verhältnis zwischen der Menge des vorhandenen Leberglykogens und der Stärke der Ketonkörperbildung aus Aminosäuren nicht besteht, wenngleich nicht bestritten werden soll, daß in manchen Fällen sehr glykogenreiche Leberschnitte eine gewisse Hemmung der Ketogenese verursachen. Man dürfte nicht fehlgehen in der Annahme, daß es nicht so sehr auf den absoluten Gehalt der Leber an Glykogen ankommt, sondern auf die Menge der dem Organismus überhaupt in allen Geweben für die Verbrennung verfügbaren Kohlehydrate, wobei selbstverständlich, wie auch Brentano annimmt, dem Glykogenreichtum der Muskulatur eine erhebliche Bedeutung zukommt. Diese Auffassung würde auch mit dem Auftreten einer Ketose bei Glykogenspeicherkrankheit in Einklang zu bringen sein, da hierbei das in der Leber und in anderen Organen gestapelte Glykogen für die Verbrennung nicht disponibel ist.

Das Problem der Azidose scheint demnach ein Problem zu sein, das nicht allein auf die absolute Glykogenmenge der Leber bezogen werden darf, sondern im Zusammenhang mit den gesamten Kohlehydratreserven des Organismus, die dieser für die Verbrennung zur Verfügung stellen kann, betrachtet werden muß.

VI. Schlußbetrachtungen.

Bei der Betrachtung der vorliegenden Untersuchungen und ihrer Resultate ergeben sich eine ganze Reihe neuer Gesichtspunkte für unsere Anschauungen über die ketogene Wirkung des Eiweißes. Es hat sich herausgestellt, daß außer den bisher bekannten Eiweißabbausteinen, den *ketogenen Aminosäuren Tyrosin, Leucin und Phenylalanin,* eine weitere Anzahl von ihnen als *Ketonkörperbildner* anzusehen ist. Es sind dies die *α-Aminosäuren Norvalin und Lysin,* sowie die *ω-Aminosäuren β-Alanin und δ-Aminovaleriansäure.* Unter bestimmten Bedingungen, nämlich bei einem gewissen Überangebot, ist *auch d-Isoleucin* in diese Gruppe zu rechnen.

Bemerkenswert ist es, daß von den ketogenen Aminosäuren Leucin und Phenylalanin beide optisch-isomeren Formen Ketonkörper bilden, wobei auffällt, daß die Ausbeute bei den nicht-natürlichen Formen geringer ist als bei den natürlichen. Es muß daran gedacht werden, daß der Abbau der natürlichen Aminosäuren für den Organismus infolge einer gewissen „Bahnung" der Abbauwege leichter ist.

Beim Abbau des Lysins dürfte als intermediäres Zwischenprodukt normalerweise eine ω-Aminosäure, nämlich δ-Aminovaleriansäure in der Leber auftreten.

Von den bisher als *antiketogen* angesehenen Aminosäuren hat sich nur ein Teil als hemmend auf die Ketogenese erwiesen. Es sind dies *Glykokoll, Alanin, Glutaminsäure und Arginin.* Alle übrigen Aminosäuren, insbesondere Asparaginsäure, Ornithin und Valin, sowie die cyclischen Aminosäuren außer Tyrosin und Phenylalanin, sind eindeutig ohne Einfluß auf die Ketonkörperbildung. Diese Tatsache erlaubt bei einigen einen gewissen Einblick in ihren intermediären Stoffwechsel, über den bisher wenig bekannt war. So muß man wohl annehmen, daß beispielsweise im Gegensatz zu den bisherigen Anschauungen Arginin normalerweise nicht über Ornithin abgebaut wird, da sich das erstere als deutlich antiketogen, das letztere immer als aketogen erwiesen hat. Auch der bisher vermutete Abbau der Asparaginsäure über Bernsteinsäure bedarf einer Korrektur; wahrscheinlich wird sie über die aketogene Malonsäure verbrannt.

Die Stellung der *cyclischen Aminosäuren Histidin, Tryptophan und Prolin* im Ketonkörperstoffwechsel ist nunmehr völlig geklärt: Sie sind *ohne Einfluß auf die Ketogenese* in der Leber.

Wir müssen also nach diesen Untersuchungen, die eine Vermehrung der Gruppe der ketogenen Aminosäuren und eine Verminderung der antiketogenen Aminosäuren erbracht haben, dem *Eiweiß eine stärkere ketoplastische Wirkung auf den Stoffwechsel als bisher zuerkennen,* eine Annahme, die mit neueren Untersuchungen über langfristig einseitige Eiweißernährung in Einklang steht. Es erscheint deshalb notwendig, die Ansichten Shaffers, der 58% des Eiweißes als antiketoplastisch und nur 42% als ketoplastisch bezeichnet, zu korrigieren, insbesondere deshalb, weil sich bei Untersuchungen an Diabeteskranken immer wieder herausgestellt hat, daß die hieraus abgeleiteten Anschauungen Shaffers über das Manifestwerden einer Azidose beim Diabetes nicht der Wirklichkeit entsprechen. Auch die von Porges und Adlersberg in die Therapie eingeführte reichliche Eiweißzufuhr an Diabeteskranke, deren Vorteile übrigens auch von einigen Autoren bestritten werden, erscheint damit, zum mindesten für azidosegefährdete Diabetiker, in einem neuen Licht.

Aus den Untersuchungen über die optimale Wasserstoffionenkonzentration der Ketonkörperbildung ist ersichtlich, daß die *Zufuhr von Alkalien an einen Azidosekranken nicht unbedingt zu einer Abnahme der Ketogenese*, sondern sogar zu einer Verstärkung führen kann. Klinische Beobachtungen haben bereits ergeben, daß nach Bicarbonatzufuhr im Coma diabeticum manchmal der Blutacetonspiegel deutlich anstieg.

Die verschiedenen Konzentrationsverhältnisse der einzelnen Aminosäuren bei der Ketonkörperbildung lassen an eine Art von „*Fermenttraining*" der Leber im Organismus denken, wobei die beim Abbau tätigen Fermente auf eine bestimmte, laufend im Pfortaderblut vorhandene Konzentration quantitativ eingestellt zu sein scheinen und diese Einstellung streng beizubehalten suchen. Die Konzentrationsverhältnisse der einzelnen Aminosäuren sind möglicherweise abhängig von den verschiedenen, im Nahrungseiweiß enthaltenden Mengen.

Es erscheint mir weiterhin erwiesen zu sein, daß der *absolute Glykogengehalt der Leber keinen direkten Einfluß auf die Ketogenese* ausübt. Vielmehr dürften die dem Gesamtorganismus in allen Organen zum Zwecke der Verbrennung verfügbaren Kohlehydratreserven für das Ausmaß der Ketonkörperbildung von Bedeutung sein.

Für die diätetische Behandlung von Stoffwechselkranken, insbesondere von Diabetikern, sowie für unsere Anschauungen vom intermediären Geschehen im Aminosäurestoffwechsel ergeben sich aus den vorliegenden Untersuchungen eine Reihe neuer Gesichtspunkte.

XIV. Die Funktionsstörungen der weiblichen Brust in der Stillperiode und ihre Behandlung.

Von

ERNST PREISSECKER-Wien[1].

Mit 4 farbigen Abbildungen.

Inhalt.

[1] Aus der Reichsanstalt für Mutter- und Kinderfürsorge (Direktor: Prof. A. v. REUSS).

Literatur.

Allen, E. u. Mitarb.: Sex and internal secretion. London: Baillière 1932.

Ammon, R. u. W. Dirscherl: Fermente, Hormone und Vitamine. Leipzig: Georg Thieme 1938.

Ancel et Bouin: J. Physiol. et Path. gén. **13**, 31 (1911).

Anselmino, Herold u. Hoffmann: Über die pankreatrope Wirkung von HVL.-Extrakten. Klin. Wschr. **1933 II**, 1245.

— — — Über die Wirkung des parathyreotropen Hormons bei verschiedenen Tierarten. Z. exper. Med. **97**, 51 (1936).

— — — Studien zur Physiologie der Milchbildung. II. Mitt. Zbl. Gynäk. **1935**, 963.

— — — u. Pencharz: Studien zur Physiologie der Milchbildung. III. Mitt. Zbl. Gynäk. **1936**, 7.

— Hoffmann u. Herold: Das corticotrope Hormon des HVL. Arch. Gynäk. **157**, 86 (1934).

— — — Über die parathyreotrope Wirkung von HVL.-Extrakten. Klin. Wschr. **1934 I**, 45.

Anselmino, K. J.: Gynäkologie und Vitamine. Dtsch. med. Wschr. **1934 I**, 15.

— u. F. Hoffmann: Darstellung, Eigenschaft und Vorkommen einer antithyreoidalen Schutzsubstanz usw. Klin. Wschr. **1933 I**, 99.

— — Studien zur Physiologie der Milchbildung. I. Mitt.: Das Lactationshormon des HVL. Zbl. Gynäk. **1934**, 2770—2775; IV. Mitt.: Zbl. Gynäk. **1936**, 501.

Antoine, T.: Taggsber. südostdtsch. Ges. Gynäk. Ref. Zbl. Gynäk. **1933**, Nr 44, 2645.

Antonov, A.: L'influence des rayons ultraviolets sur la sécrétion lactée chez la femme. Arch. Méd. Enf. **39**, 216—224 (1936).

Asdell, S. A.: The effect of the injection of hypophyseal extract in advanced lactation. Amer. J. Physiol. **100**, 137 (1932).

Asimoff, G., M. Skarshinskaja u. W. Ptschelina: Über den Einfluß von Hypophysenextrakt (Vorderlappen) auf die Lactation der Kühe. Probl. d. Tierzucht **1933**, 77—82.

Bacq. Z.: The effect of sympathectomy on sexual function, lactation etc. Amer. J. Physiol. **99**, 444 (1932).

Baczkiewicz: Zit. nach v. Jaschke.

Banu et Heresco: Recherches sur la sécrétion lactée chez la femme etc. Nourrisson **13**, 166 (1925).

Basch: Beiträge zur Kenntnis des menschlichen Milchapparates. Arch. Gynäk. **44**, 15 (1893).

Bates, R. W., O. Riddle and E. L. Lahr: On the protein nature of prolactin and of follicle-stimulating hormones. Proc. Soc. exper. Biol. a. Med. **31**, Nr 9, 1223 (1934).

Bausewein, W.: Beitrag zur Mastitisbehandlung. Inaug.-Diss. Bamberg 1936.

Becquerel: Zit. nach v. Jaschke.

Benda: Das Verhältnis der Milchdrüsen zu den Hautdrüsen. Dermat. Z. **1** (1893/94).

Berblinger, W.: Allgemeiner Teil der Inkretologie. Veit-Stoeckels Handbuch der Gynäkologie, 3. Aufl., Bd. 9. München: J. F. Bergmann 1936.

Bergmann, E.: Zur Frage der Beeinflussung der Brustdrüse durch die Kriegsernährung. Z. Kinderheilk. **20**, 75 (1919).

Biesenberger, H.: Weitere Erfahrungen auf dem Gebiete der operativen Brustkorrektur. Wien. med. Wschr. **1932 I.**

Brentana: Über den Einfluß von Milchinjektionen auf die Milchbildung von Kühen. Industr. latteria e zootechn. **1920**, No 8/9, 10/11, 22—24.

Briehl, W. and E. W. Kulka: Lactation in a virgin. Psychoanalytic Quaterly **4**, 484 (1935).

Britton: Zit. nach Ammon u. Dirscherl.

Brownell, Lockwood and Hartmann: A lactation hormone of the adrenal cortex. Proc. Soc. exper. Biol. a. Med. **30**, 783 (1933).

Brücke, H. v.: Die Verhütung der puerperalen Mastitis durch Trockenbehandlung. Wien. klin. Wschr. **1937 II**, 1203.

Budin: Production du lait par les nourrices. Ann. Gynéc. Paris **47**, 491 (1897).

Bünger: Versuche über Bestrahlung von Milchkühen mit der künstlichen Höhensonne. Inst. f. Milcherzeugung. Preuß. Versuchs- u. Forschgsanst., Kiel, Milchkont. **4**, 113—116.

Butenandt, A.: Ausführliche Literatur angegeben über Arbeiten dieses Autors im Handbuch der Gynäkologie, Bd. 9. München: J. F. Bergmann 1936.

Butz u. Böttger: Untersuchungen über den Einfluß von ultravioletten Strahlen auf die Milchproduktion von Rindern usw. Inst. f. Tierzucht u. Vererbgslehre. T.H. Hannover. Züchtungskde **6**, 171—181.

Cagnetto, G.: Über Milchsekretion bei Hypophysenvorderlappentumoren. Riforma med. **1932**, H. 22. Ref. Zbl. Gynäk. **58**, Nr 14, 828 (1934).

Campus: Azione delle injezioni sottocutane di lattosia sulla produzione lattea della vacche. Nuova Vet. **1924**, 122.

Cannon, W. B. and E. M. Bright: A bélated effect of sympathectomy on lactation. Amer. J. Physiol. **97**, 319 (1931).

Carloni: Alcuni relievi sull'origine e sul significato della colloide ecc. Monit. ostetr. **1**, 86, 247 (1929).

Castagna, P.: Ricerche sperimentali intorno alle correlazioni fra timo. Riv. Gynec. **16**, 629 (1934).

Catchpole, H. R. and W. R. Lyons: The lactation hormone of the Hypophysis. Anat. Rec. **55**, 49 (1933).

— — and W. M. Regan: Induction of lactation in heifers with the hypophyseal lactogenic hormone. Proc. Soc. exper. Biol. a. Med. **31**, Nr 2, 301 (1933).

Chaikoff, I. L. and W. R. Lyons: Lactation in Diabetes. Amer. J. Physiol. **106**, 716—776 (1933).

Chasin, Philip, S.: Über die Testierung des Lactationshormons. Arch. Gynäk. **162**, 476 (1936).

Chausselat: Zit. nach Leblond.

Chisholm and McKillop: Lancet, 30. Juli **1927**.

Čižek: Diabetes mellitus und Schwangerschaft. Čas. lék. česk. **1932**, 1168.

Clark, V. R.: Ann. Rep. M. O. H. Manchester **1927**.

Clauberg, C.: Ovarium, Hypophyse, Placenta und Schwangerschaft in ihrer innersekretorischen Beziehung zur Frauenheilkunde. Veit-Stoeckels Handbuch der Gynäkologie, 3. Aufl., Bd. 9. München: J. F. Bergmann 1936.

— Innere Sekretion der Ovarien und Placenta. Berblingers Zwanglose Abhandlungen aus dem Gebiete der inneren Sekretion. Leipzig: Johann Ambrosius Barth 1937.

COLLIP, J. B.: Die Standardisation der Hypophysenvorderlappenhormone. Amer. J. Obstetr. **33**, 1010—1016 (1937).

COLLIP, J. B., H. SELYE and D. L. THOMSON: Further observations on the effect of hypophysectomy on lactation. Proc. Soc. exper. Biol. a. Med. **30**, Nr 7, 913 (1933).

CORNER, G. W.: The hormonal control of lactation. I. Non-effect of the corpus luteum. II. Positive action of extracts of the Hypophysis. Amer. J. Physiol. **95**, 43 (1930).

COTTE, E. et PALLOT: Étude histologique de certaines hyperplasies mammaires premenstruelles douloureuses. Presse méd. **44**, No 25, 510 (1936).

COWARDT, KEY u. MORGAN: Zit. nach BERBLINGER.

CRAMER, H.: Zur Physiologie der Milchsekretion. Münch. med. Wschr. **1909 II**, 1521.

— Einige Beobachtungen über die Funktion der weiblichen Brustdrüse. Mschr. Geburtsh. **26**, H. 3, 367.

CULPEPPER, A. L.: Breast tumors as related to the anterior pituitary gland. New Orleans med. J. **87**, 39 (1934). Ref. J. amer. med. Assoc. **103**, Nr 7, 527 (1934).

CURRIE: Zit. nach AMMON u. DIRSCHERL.

CZERNY, v.: Die Aushungerung Deutschlands. Berl. klin. Wschr. **1919 I**, 4.

— Die Ernährung der deutschen Kinder während des Weltkrieges. Mschr. Kinderheilk. **21**, 2 (1921).

DAHL-IVERSEN: Experimentelle Untersuchungen über den Einfluß des Lutins und Prolans auf die Brüste bei follikulinbehandelten infantilen weiblichen Meerschweinchen. III. Hosp.tid. (dän.) **1934**, 988, 989.

DALCHAU: Kurzwellentherapie in der Gynäkologie. Dtsch. med. Wschr. **1934 II**, 1765.

DAWSON, E. K.: Histologic study of normal mamma in relation to tumor growth; mature gland in pregnancy and lactation. Edinburgh med. J. **42**, 569 (1935). Ref. J. amer. med. Assoc. **105**, Nr 26, 2189 (1935).

DIETEL, F.: Einfluß von HHL.-Extrakt und Thyroxin auf die Lactation. Zbl. Gynäk. **1933**, 1202.

— Laktagoga. Fortschr. Ther. **1934**, 146.

DONNELLY: Amer. J. physic. Ther. **11**, Nr 8 (1925).

DYROFF, R.: Zur Physiologie der Brustdrüsensekretion. Arch. Gynäk. **129**, H. 2, 308. Ref. Münch. med. Wschr. **1926 II**, 2044.

EFFKEMANN: Hormonale Therapie der ungenügenden Lactation bei der Frau. Zbl. Gynäk. **1937**, Nr 47, 2686.

EHRHARDT, K.: Hypophysenvorderlappen und Genitale. Münch. med. Wschr. **1928 I**, 812.

— Über das Lactationshormon des Hypophysenvorderlappens. Münch. med. Wschr. **1936 II**, 1163.

ENGEL, P. u. BUÑO: Zur Wirkung des antigonadotropen Hormons der Zirbeldrüse am Kaninchen. Wien. klin. Wschr. **1936 II**, 1018.

ENGELHART, E.: Über eine neue Wirkung des Lactationshormons des HVL. auf Ovar und Uterus. Klin. Wschr. **1936 I**, 424.

— Über den Nachweis von Lutein- und Oestrin-artigem Wirkstoff in der Nebennierenrinde. Zbl. Gynäk. **1937 II**, 1098.

— Über die Ursache der Unterfunktion des Eierstocks während der Lactation. Zbl. Gynäk. **1938**, Nr 3, 120.

EPSTEIN: Zit. nach v. JASCHKE.

ERNST, S.: Diabetes und Gravidität. Orvosképzés (ung.) **21**, 226 (1931).

— Follikelhormon bei Milchfistel und Mastitis. Zbl. Gynäk. **1937**, Nr 24, 1420.

EULER u. KLUSSMANN: Zit. nach AMMON u. DIRSCHERL.

EVANS, I. and EVERETTE: Initation of copious milk secretion in virgin goats by anterior pituitary. Proc. Soc. exper. Biol. a. Med. **30**, 1372 (1933).

EVANS, H. M. and M. E. SIMPSON: Hyperplasia of mammary apparatus in precocious maturity etc. Proc. Soc. exper. Biol. a. Med. **26**, 597—598 (1929).

FABRIS, M.: Estratti idro-glicerici di decidua e galattopoiesi. Ann. Ostetr. **59**, 135—157 (1937).

FALCK, JOCH.: Eine ärztliche Ermahnung zum Nähren der Säuglinge an der Mutterbrust. Münch. med. Wschr. **1937 I**, 53.

FAUVET, E.: Die Bedeutung des HHL.s für die Lactation. Klin. Wschr. **1932 I**, 377.

Feaster and Nelson: Factors involved in lactation and rearing of young. Proc. Soc. exper. Biol. a. Med. **32**, 1456 (1935).
Fekete: Neuere Gesichtspunkte bei der Behandlung der Milchstauung. Orv. Hetil. (ung.) **1931**, Nr 41, 498—1000.
Feldweg: Ursachen und Bekämpfung der Hypogalaktie. Zbl. Gynäk. **1938**, Nr 3, 141.
Fellenberg, Th. v. u. Grüter: Beitrag zur Kenntnis des Einflusses usw. Biochem. Z. **253**, 42—63 (1932).
Fellner, O. O.: Experimentell erzeugte Wachstumsveränderungen am weiblichen Genitale der Kaninchen. Zbl. Path. **1912**, 673, 875.
— Experimentelle Untersuchungen über die Wirkung von Gewebsextrakten aus der Placenta und den weiblichen Sexualorganen auf das Genitale. Arch. Gynäk. **100**, 641 (1913).
— Zur Theorie der Milchsekretion. Klin. Wschr. **1931 I**, 1164.
— Die Feminintherapie auf Grund 16jähriger Erfahrung. Münch. med. Wschr. **1931 I**, 139.
Fengler, E.: Untersuchungen über Lactagol zur Steigerung der Milchleistung. Inaug.-Diss. Leipzig 1936.
Ferriguo, P.: Modificazioni della mammella in ratte etc. Ricerche sperimentali. Riv. ital. Ginec. **13**, 424—438 (1932).
— Arch. Ist. biochim. ital. **5**, 31—56 (1933).
Finkelstein: Zit. nach v. Jaschke.
Fleischmann, W. u. H. Goldhammer: Zur Frage der hormonalen Wirkung der Zirbeldrüse. Klin. Wschr. **1936 II**, 1047.
Flesch, M.: Sistomensin als Lactagogum? Med. Welt **1927**, Nr 48.
Försterling, W. K.: Quantitative Cholinbestimmungen in der Milch normaler und menstruierender Frauen. Inaug.-Diss. Leipzig 1936.
Fremery, P. de: Het de melkafscheiding prikkelend Hormoonuit de voorkwab van de Hypophysis. Vlaamsch Geneesk. Tijdschr. **1934**, Nr 37.
— E. Laqueur, R. W. Spanhof, I. E. Uyldert en T. Reichstein: Proc. Akad. Wetensch. Amsterd. **39**, 1218 (1936).
— R. W. Spanhof and M. Tausk: On the hormone of the anterior pituitary which indues secretion of milk. Acta brevia Neerl. **3**, Nr 10/11, 160 (1933).
Freund, H. W.: Dtsch. Z. Chir. **18** (1883).
Fulconis: Die Hormontherapie der Milchsekretion an Hand eines Falles von Lactation während der Schwangerschaft. Nourrisson **1933**, H. 5. Ref. Mschr. Kinderheilk. **60**, H. 6, 471 (1934).
— Ein Fall von Lactation in der Gravidität. Bull. Soc. Obstétr. Paris, April **1933**. Ref. Zbl. Gynäk. **58**, Nr 14, 829 (1934).
Gaedke, G. u. C. Bennholdt-Thomsen: Vitamin E: Seine Wirkung auf Lactation und Wachstum. Klin. Wschr. **1938 II**, 983. — Z. Kinderheilk. **60**, 52 (1938).
Gaehtgens, G.: Der Carotin-Vitamin-A-Stoffwechsel bei lactierenden Wöchnerinnen. Zbl. Gynäk. **1938**, Nr 3, 145.
— u. E. Werner: Vitamin C-Belastungen bei stillenden Wöchnerinnen. Arch. Gynäk. **163**, 475 (1937); **164**, 51 (1937); **165**, 63 (1937).
Geschickter, C. F. and D. Lewis: Lactogenic substance in human breast, its use in experimental stimulation of mammary secretion and its assay in cases of cystic disease. Arch. Surg. **32**, 596 (1936). Ref. J. amer. med. Assoc. **106**, Nr 21, 1851 (1936).
Gläsmer, Erna: Mammaplastik und Stillfähigkeit. Dtsch. med. Wschr. **1937 I**, 559.
Goedel, R.: Die Röntgenbestrahlung der puerperalen Mastitis. Strahlenther. **58**, 651—655 (1937).
Gomez, E. T. and C. W. Turner: Effect of Thyroxine and Galaction on lactation in hypophysectomized guinea pig. Proc. Soc. exper. Biol. a. Med. **36**, 80 (1937).
Gowen and Tobey: On the mechanism of milk secretion. The influence of insuline and phloridzin. J. gen. Physiol. **15**, 67 (1931).
Grab, W.: Vitamine und Hormone. München u. Berlin: J. F. Lehmann 1937.
Graff, E. v.: Schilddrüse und Genitale. Arch. Gynäk. **102**, 109 (1914).
Grandel, F.: Über Weizenkeimöl. Hippokrates **18**, 441 (1937) (ausführliche Literaturangaben).
Grimmer: Beiträge zur Kenntnis der Milch der schilddrüsenlosen Ziegen. Biochem. Z. **88**, 43 (1918).

GRÜTER u. P. STRICKER: Über die Wirkung eines Hypophysenvorderlappenhormons auf die Auslösung der Milchsekretion. Klin. Wschr. **1929 II**, 2322.

GRÜTER, F.: Experimentell-hormonale Beeinflussung der Milchsekretion unter besonderer Berücksichtigung von Kühen und Ziegen. Proc. Soc. internat. Congr. Sex Research **1930**.

— Über Prolaktin. Verh. dtsch. Ges. inn. Med., XLII. Kongr. Wiesbaden **1930**.

— Hypophysenvorderlappenextrakt, Wirkungen auf kleine Laboratoriumstiere und Haustiere. Arch. Frauenkde u. Konstit.forsch. **16**, 287 (1931). Ref. Ber. Physiol. **60**, 788 (1933).

GRUMBRECHT, P. u. G. v. DÜSTERLHO: Tierexperimentelle Untersuchungen über die Einwirkung des Dijodtyrosins auf die Lactation. Klin. Wschr. **1937 I**, 513.

GUGGISBERG: Schilddrüse und Schwangerschaft. Endokrinol. **13**, 73 (1933).

GUTHMANN, H.: Die Lichtbehandlung in der Frauenheilkunde. Strahlenther. **28**, 341 (1928).

HALBAN, J.: Schwangerschaftsreaktionen der fetalen Organe usw. Z. Geburtsh. **53**, 191 (1904).

— Die innere Sekretion von Ovarium und Placenta und ihre Bedeutung für die Funktion der Milchdrüse. Arch. Gynäk. **75**, 353 (1905).

HAMMANN: Jb. Kinderheilk. **95**, 314.

HARTMANN, H.: Über Bildung und Reifung von Follikeln bei Neugeborenen und Kindern. Arch. Gynäk. **128**, 1 (1926).

HEATON, CL. EDW.: Surg. Clin. N. Amer. **17**, 27 (1937).

HEIDENHAIN: Physiologie der Absonderungsvorgänge in HERRMANNs Handbuch der Physiologie, Bd. 5.

HEIDLER, H.: Taggsber. südostdtsch. Ges. Gynäk. Ref. Zbl. Gynäk. **1933**, Nr 44, 2645.

HERFF, v.: Beiträge zur Lehre der Galaktorrhöe. Habil.schr. Berlin 1889; Zit. nach v. JASCHKE.

HEROLD u. EFFKEMANN: Brustdrüsenentwicklung unter gesteigerter Zufuhr von Follikelhormon (Ratte). Arch. Gynäk. **163**, 85 (1936).

— Die Bedeutung hormonaler Störungen in der Genese der Mastopathia cystica und der Epithelmetaplasien der Cervix. Zbl. Gynäk. **1937**, Nr 26, 1155.

HEROLD, L.: Über die hormonale Steuerung des Wachstums und der Milchabsonderung der Brustdrüsen. Med. Klin. **1936 II**, 1489.

— Morphologische Untersuchungen über die hemmende Wirkung des Follikelhormons auf die Brustdrüse lactierender Ratten. Zbl. Gynäk. **1938**, Nr 3, 155.

HERRMANN, E.: Über eine wirksame Substanz im Eierstock und in der Placenta. Mschr. Geburtsh. **41**, 1 (1915).

HERTOGHE: Nouv. iconogr. Salpêtriére **1899**.

— De l'hypothyreoidie bénigne chronique etc. Brüssel: Hayes 1899.

HERZMANN, K.: Wann darf eine Mutter als stillunfähig bezeichnet werden? Med. Klin. **1936 I**, 316.

HILDEBRANDT: Zur Lehre von der Milchbildung. Beitr. chem. Physiol. u. Path. **5**, 463.

HINDERFELD: Die Behandlung der Brustwarzenschrunden im Wochenbett und ihre Prophylaxe. Mschr. Geburtsh. **61**, 273 (1923).

HINRICHS: Tyronorman und seine Wirkung auf die Milchsekretion. Klin. Mschr. **1935 I**, 1217.

HOFFMANN: Über die Entstehung der Lactation. Zbl. Gynäk. **1936**, 28, 82; **1937**, 35.

— Über die gonadotrope Wirkung von Nebennierenrindenextrakten. Klin. Wschr. **1937 I**.

— Über die hypophysäre Hypogalaktie. Zbl. Gynäk. **1937**, Nr 1, 35.

HOFSTÄTTER: Über Versuche der therapeutischen Anwendung von Pinealextrakten. Mschr. Geburtsh. **45**, H. 3, 229, 316.

— Med. Klin. **1914 II**, 1460 (Sitgsber.).

— Jb. Psychiatr. **37**, 179 (1917).

HOLZAPFEL: Puerperale Mastitis. Zbl. Gynäk. **1935**, 969.

HORCHLER, P.: Steigerung der Milchsekretion durch antithyreoidalen Schutzstoff. Inaug.-Diss. Hamburg 1936.

HOUSSAY, B. A., L. GIUSTI et C. MAAG: Rev. Soc. Med. Argent. **21**, 365 (1913).

HUEP, K.: Fischmehl als milchtreibendes Mittel. Inaug.-Diss. Leipzig 1936.

HUTINEL u. LESNÉ: Hygiène infantile. Zit. nach LEDERER.

IGUCHI, K. u. MITAMURA: Einfluß der ultravioletten Strahlen auf den Milchertrag der Kühe. J. Fac. Agricult. Hokkaido Univ. **24** (1928).

INGELBRECHT, P.: C. r. Soc. Biol. Paris **120**, 1369 (1935).

JANDOLO, CONSTANTINO: Endocrinologia **11**, 475 (1936).

Jaschke, R. v.: Eine neue Milchpumpe. Zbl. Gynäk. **1909**, Nr 16, 556.
— Die weibliche Brust. Halban-Seitz' Biologie und Pathologie des Weibes, Bd. V/2. Berlin u. Wien: Urban & Schwarzenberg 1924.
— Weibliche Brust. Schlossmann-Pfaundlers Handbuch der Kinderheilkunde, 4. Aufl. Berlin: F. C. Vogel 1931.
Johannessohn, F.: Das Lactationshormon. Z. ärztl. Fortbildg **35**, Nr 4 (1938).
Jores, A.: Das Hypophysen-Zwischenhirnsystem. Zbl. inn. Med. **1935**, Nr 50.
— Über die Funktion der Hypophyse. Klin. Wschr. **1938 I**, 689.
Jung, L. R. et M. Pierre: Sur l'innervation sécrétoire de la mammelle chez la chèvre. Presse méd. **42**, No 30, 606 (1934).
Junkmann: Abderhaldens Handbuch der biologischen Arbeitsmethoden, Bd. V, 3 B.
Kaufmann, Laura: Quelques expériences sur les Hormones déterminants la secrétion lactée du jabot des pigeons. C. r. Soc. Biol. Paris **111**, No 39, 881 (1932).
Kehrer, F. A.: Untersuchungen über den physiologischen Milchfluß bei Stillenden. Beitr. vergl. u. exper. Geburtskde **1875**, H. 4.
Kermauner, F.: Eine Modifikation an der Milchpumpe von v. Jaschke-Scherbak. Zbl. Gynäk. **1921**, 1041.
Kieferle: Über den Jodgehalt der Milch und seine Abhängigkeit vom Jodgehalt der Futterpflanzen usw. Naturwiss. **1928**, H. 45/47.
Kirstein: Eigenmilchinjektionen bei Hypogalaktie usw. Zbl. Gynäk. **1920**, Nr 12, 292.
Klahn, J.: Mastitis und Stillfähigkeit. Zbl. Gynäk. **1937**, H. 35, 2059.
Klaus: Zur Frage des Monotoxins. Biochem. Z. **163**, 41 (1925).
Klein, Milton: A clinical study of the effect of camphor-in-oil on lactation. Amer. J. Obstetr. **31**, 894 (1936).
Klemm: Zit. nach v. Jaschke.
Knebel, R.: Zur Theorie der Lactation. Zbl. Gynäk. **1936**, 355.
Kochs, G.: Untersuchungen über die Physiologie der Brustdrüse. Mschr. Geburtsh. **106**, H. 1/2, 1 (Aug. 1937).
Konsuloff: Über die Frage nach dem Übergang des Schilddrüsenhormons in die Milch. Arch. Kinderheilk. **98**, 86 (1932).
Kraul, L.: Schilddrüsentherapie bei Milchstauung. Zbl. Gynäk. **1928**, 873.
Kroon: Der Einfluß der ultravioletten Strahlen auf die Milchleistung bei Rindern. Milchwirtsch. Zbl. **60**, 237, 253, 269.
Küstner, H.: Steigerung der Milchsekretion durch antithyreoidalen Schutzstoff. Münch. med. Wschr. **1934 II**, 1261.
— Anregung der Milchsekretion durch Tyronorman. Dtsch. med. Wschr. **1936 I**, 304.
Kulka: Über Hypophysenhinterlappenhormon im Liquor cerebrospinalis und in der Milch. Mschr. Geburtsh. **93**, 348 (1933).
Kurzrock, P. M. Lass and J. Smelser: Studies releting of time of human ovulation. II. During lactation. Proc. Soc. exper. Biol. a. Med. **36**, 356 (1937).
Kurzrock, R., R. W. Bates, O. Riddle and E. G. Miller: The clinical use of prolactine. Endocrinology **18**, 18, 93 (1934).
Lacroix: De l'éxistence de cellules en passier etc. C. r. Acad. Sci. Paris **1894**.
Laqueur, E., E. Borchardt, Elisabeth Dingemanse u. S. E. de Jongh: Über weibliches (Sexual-) Hormon. 9. Mitt. Weitere Erfahrungen über die Wirkung auf die Brustdrüse usw. Dtsch. med. Wschr. **1928 I**, 465—467.
Langecker, H. u. F. Schenk: Über die Ausscheidung des die Milchsekretion fördernden Hypophysenvorderlappenanteils im Frauenharn. Med. Klin. **1936 II**, 1104.
Leblond, C. et E. Allen: Methode rapide de recherche de la prolactine. C. r. Soc. Biol. Paris **124**, 1190—1191 (1937).
Leblond, C. P.: Presences de traces de prolactine dans le serum de la jument durant la gravidité et la lactation. C. r. Soc. Biol. Paris **124**, 1062, 1063 (1937).
Lenart, Georg: Die Funktion der Thymus. Erg. inn. Med. **50**, 1 (1936).
Lewis, D. and G. F. Geschickter: Gynecomastia virginal hypertrophy and fibroadenomas of the breast. Ann. Surg. **100**, 779 (1934).
Liegner, B.: Die Wirkung des Kampfers auf die lactierende Brust. Zbl. Gynäk. **1933**, 244.
Lindemann, W.: Follikelhormon bei Milchfistel und Mastitis. Zbl. Gynäk. **1936**, 1045.
— Über Hemmung der Milchsekretion durch Follikelhormon. Zbl. Gynäk. **1938**, Nr 3, 159.

LOEB, L. and C. HESSELBERG: J. of exper. Med. **25**, 285 (1917).

LORENZETTI, F.: Placenta- und Mammaextrakte und ihr galaktogoger Effekt. Clin. ostetr. **1932**, H. 9. Ref. Zbl. Gynäk. **58**, Nr 14, 829 (1934).

LYONS, W. R. and H. R. CATCHPOLE: Assay with the Guinea-Pig of the lactogenic hypophyseal hormone. Proc. Soc. exper. Biol. a. Med. **31**, Nr 2, 299 (1933).

— — Availability of the rabbit for assay of the hypophyseal lactogenic hormone. Proc. Soc. exper. Biol. a. Med. **31**, Nr 2, 305 (1933).

— I. L. CHAIKOFF and F. L. REICHERT: Experiments with hypophyseal lactogenic hormone on normal ovariectomized and hypophysectomized dogs. Proc. Soc. exper. Biol. a. Med. **31**, Nr 2, 303 (1933).

— and E. PAGE: Detection of mammotropin in the urine of lactating women. Proc. Soc. exper. Biol. a. Med. **32**, 1049, 1050 (1935).

MARFAN: Zit. nach v. JASCHKE u. LEDERER.

MATHES: Eine typische Form der Brustdrüsenentzündung im Wochenbett. Münch. med. Wschr. **1921 I**, 15.

MAURATH, W.: Der Einfluß von Dijodthyrosin auf die Milchsekretion. Inaug.-Diss. Leipzig 1936.

MAYOR, JOSÉ: Die hemmende Wirkung des Follikelhormons auf die Milchsekretion der Wöchnerinnen. Zbl. Gynäk. **1936**, 2379.

MCNEILE: West. J. Surg. etc. **43**, 61 (1935).

MEIER, A.: Eine Modifikation der JASCHKEschen Milchpumpe zur Selbstbedienung. Kinderärztl. Prax. **7**, H. 9, 406 (1936).

— Sorgen um Muttermilch und Lactationsfähigkeit. Wien. med. Wschr. **1938 I**, 653.

MESTITZ, W.: Zur Behandlung der Milchstauung. Münch. med. Wschr. **1929 I**, 782.

MICHEL: Zit. nach v. JASCHKE.

MOEHLIG, R. C.: Pituitary tumor associated with gynecomastia. Endocrinology **13**, 529 (1929).

MOLL, L.: Die erhöhte Temperatur der lactierenden Mamma als Gradmesser ihrer Funktion. Wien. med. Wschr. **1924 II**, 1059.

— Stillfähigkeit und submamilläre Temperatur. Mschr. Kinderheilk. **31**, 140 (1925).

MOMM u. KRÄMER: Hat der Krieg einen Einfluß auf die Zusammensetzung der Muttermilch? Münch. med. Wschr. **1917 II**, 1419.

MOMMSEN: Die Funktionsanregung der mütterlichen Brustdrüse. Fortschr. Ther. **1937**, 576.

MONAKO, D. LO: L'azione degli zuccharo sulle secrezioni. Arch. Farmacol. sper. I **17**, 127.

MÜLLER, C.: Über den Antisterilitätsfaktor (Vitamin E) in der Frauenmilch. Schweiz. med. Wschr. **1936**, 1164.

MUGNAI, UGO: Riv. ital. Ginec. **19**.

— West. J. Surg. etc. **44**, 505 (1936).

NAKAHARA, W., F. INUKAI and S. UGAMI: Proc. imp. Acad. Tokyo **11**, 362 (1935).

— — — Sci. path. Inst. phys. chem. Res. **31**, 42 (1937).

NELSON, W. O.: Reciprocal relationship between ovaries and anterior hypophysis as factor in control of lactation. Proc. Soc. exper. Biol. a. Med. **30**, 953, 954 (1933).

— Studies on the physiology of lactation. IV. The assay of the lactogenic hormone of the anterior hypophysis. Anat. Rec. **60**, Nr 1 (Aug. 1934).

— Studies on the physiology of lactation. III. Reciprocal hypophyseal-ovarian relationship as a factor in the control of lactation. Endocrinology **18**, 33, 93 (1934).

— Amer. J. Anat. **60**, 341 (1937).

— and R. GAUNT: The Adrenals and Pituitary in initiation of lactation. Proc. Soc. exper. Biol. a. Med. **36**, 136—138 (1937).

— H. E. HIMWICH and J. F. FAZEKAS: Studies on the physiology of lactation. V. The induction of lactation of depancreatized dogs. Anat. Rec. **66**, 201—215 (1936).

— and PFIFFNER: Studies on the physiology of lactation. I. The relation of lactation to the ovarian and hypophyseal hormones. Anat. Rec. **51**, 51—83 (1931).

NEUWEILER: Die Vitamine der Milch. Bern: Hans Huber 1936.

NIKULTZEFF, A.: Ž. Akuš. (russ.) **46**, 385 (1935).

NITZESCU et NICOLAU: L'action de l'insuline sur la sécrétion du lait. C. r. Soc. Biol. Paris **106**, 676 (1931).

NOORDEN, v.: Die Zuckerkrankheit und ihre Behandlung, 6. Aufl. Berlin 1912.

Nordmann: Zit. nach v. Jaschke.
Öttingen, K. v.: Die Placenta. Klin. Wschr. **1928 II**, 1449.
Offergeld, H.: Die Wirkung des Follikelhormons auf unzeitige Milchabsonderung. Ther. Gegenw. **1932**, 113.
— Brustdrüse und innersekretorisches Drüsensystem. Arch. klin. Chir. **170**, 722—737 (1932).
Ogawa, T.: Fol. endocrin. jap. **12**, H. 2, deutsche Zusammenfassung S. 64 (1936).
Opitz, H.: Die Stillfähigkeit im Kriege. Dtsch. med. Wschr. **1918 I**, 16.
Ott and Scott: The action of infundibulum upon the mammary secretion. Proc. Soc. exper. Biol. a. Med. **8** (1910).
— — Note in the galact. action of the thymus etc. Monthly Cyclop. **1911**.
— — Ther. Gaz. **1912**.
Parhon, C. I. et L. Popper: Bull. Soc. roum. Neur. etc. **1**, 257 (1935).
Peczenik, O. u. L. Popper: Hypophysenhinterlappen und Schilddrüse. Wien. med. Wschr. **1936 II**.
Pfaundler, M. v.: Physiologie der Lactation. Sommerfelds Handbuch der Milchkunde. Wiesbaden: J. F. Bergmann 1909.
— Milchdrüsen, Lactation, Saugen. Handbuch der normalen und pathologischen Physiologie von Bethe, v. Bergmann, Embden, Ellinger, Bd. XIV/1. Berlin 1926.
— u. Schlossmann: Handbuch der Kinderheilkunde, 4. Aufl. Berlin: F. C. Vogel 1931.
Pflüger, H.: Zur Morphologie der Brustdrüse bei Neugeborenen und Frauen. Inaug.-Diss. München 1886.
Philpott: N. W. Canada med. J. **20**, 494 (1929).
Polano-Dietl: Die Einwirkung der Hautabsonderung bei der Menstruierenden auf die Hefegärung. Münch. med. Wschr. **1924 II**, 1385.
Polano-Dietl: Münch. med. Wschr. **1924 II**, 1385.
Preissecker, E.: Über die Mathessche Form der Mastitis und über die Prophylaxe der Brustdrüsenentzündung. Wien. klin. Wschr. **1926 I**.
— Hormonell bedingte Brustdrüsenschwellung in der Präpubertät. Zbl. Gynäk. **1937**, Nr 24, 1421.
— Volldrüse oder chemisch reines Hormon? Wien. klin. Wschr. **1938 I**, 679.
Putnam, Benedict and Teel: Early changes produced in dogs by the injections of a steril active extract from the anterior lobe of the hypophysis. Amer. J. med. Sci. **179**, 489 (1930).
Raab, E.: Kurzwellentherapie in der Praxis. Leipzig: Georg Thieme 1937.
Reese: Stillfähigkeit nach Mammaplastik. Zbl. Chir. **1935**, 1933.
Reichstein, T.: Helvet. chim. Acta **18**, 29 (1935); **19**, 979 (1936a); **19**, 1107 (1936b).
Repetti, M.: Ricerche sugli stimuli che influenzano l'attivita secretaria della mammella Fol. gynaec. (Genova) **33**, 503—581 (1936).
Reuss, A. v.: Physiologie und Pathologie des Neugeborenen: Halban-Seitz' Handbuch. Berlin u. Wien 1927.
— Tuberkulose und Stillverbot. Wien. klin. Wschr. **1928 I**.
— Physiologie des Früh- und Neugeborenen und des Säuglings, natürliche Ernährung. Mschr. Kinderheilk. **69**, 255 (1937); **72**, 402 (1938).
Ricci u. d'Amato: Erhöhung der Milchergiebigkeit der Kühe durch subcutane Injektion von Kohlehydraten. Agricult. ital. **10**, 609 (1914).
Riddle, O., Bates and Dykshorn: A new hormone of the anterior pituitary. Proc. Soc. exper. Biol. a. Med. **29**, 1211, 1212 (1932).
— — — The preparation, identification and assay of prolactine — a hormone of the anterior pituitary. Amer. J. Physiol. **105**, 191—216 (1933).
— and S. W. Dykshorn: Secretion of crop-milk in the castrate male pigeon. Proc. Soc. exper. Biol. a. Med. **29**, Nr 9, 1213 (1932).
Rievel: Handbuch der Milchkunde. Hannover: Schnapper 1907.
Risak, E.: Über die Bedeutung des Zwischenhirns bei der inneren Sekretion. Wien. klin. Wschr. **1937 I**, 507.
Robson, I. M.: Action of testosterone on lactation. Proc. Soc. exper. Biol. a. Med. **36**, 153 (1937).
Roffo: Funzione della tiroide ed aborto. Fol. gynaec. (Genova) **30**, 233 (1933).
Ronsivalle, A.: Le modificazione istologiche del timo etc. Arch. Ostetr. **17**, 643 (1930). Ref. Ber. Gynäk. **19**, 532.

ROSENBERG: Glykosurie, Diabetes und Azidose bei Schwangeren. Klin. Wschr. **1924 II**, 1561.
ROSENBLATT: Die Wirkung des Kampfers auf die stillende Brust. Zbl. Gynäk. **1922**, 1523.
ROSENBURG, A.: Über menstruelle, durch das Corpus luteum bedingte Mammaveränderungen. Frankf. Z. Path. **27**, 466 (1922).
ROSS, R. J.: Prolactin — its effect on the secretion of woman's milk. Endocrinology **22**, 429 (1938).
ROTHLIN, PLIMMER and HUSBAND: The action of hypophysin, ergamine a. adrenaline upon the secretion of the mammary gland. Biochemic. J. **16**, 3 (1922).
ROUSSY, G. et MOSINGER: Le role du système neuro-végétatif et des glandes endocrines dans le fonctionnement mammaire normal et pathologique. A propos de l'hyperplasie mammaire et de la galactorrhée dans la syringomyélie et les affections medullaires. Ann. Méd. **35**, No 2 (1934). Ref. Presse méd. **42**, No 50, 121 (1934).
RUGE, CARL II: Über den Einfluß der Kriegsernährung auf Fruchtentwicklung und Lactation. Zbl. Gynäk. **1916**, Nr 33, 680.
SAMELSON: Zit. nach v. JASCHKE.
SÄNGER: Gibt es ein Menstruationsgift? Zbl. Gynäk. **1921 I**, 819.
SCHARRER: Zit. nach AMMON u. DIRSCHERL.
SCHEER: Eine elektrisch betriebene Milchpumpe. Mschr. Kinderheilk. **33**, 433 (1926).
— Die Wasserstrahlmilchpumpe. Münch. med. Wschr. **1929 II**, 1648.
SCHERBAK, A.: Eine Vereinfachung der Milchpumpe nach v. JASCHKE. Zbl. Gynäk. **1910**, Nr 49, 1594.
SCHICK, B.: Das Menstruationsgift. Wien. med. Wschr. **1920 I**, 958.
SCHIEFER, A.: Untersuchungen über die milchtreibende Wirkung von Milchzuckerinjektionen. Inaug.-Diss. Leipzig 1936.
SCHILLER, A.: Zur Pathologie und Therapie der lactierenden Mamma. Mschr. Kinderheilk. **9**, 613 (1910).
SCHLICHTER, C.: Anleitung zur Untersuchung und Wahl einer Amme. Wien 1894.
SCHLIEPHAKE, E.: Kurzwellentherapie, 3. Aufl. Jena: Gustav Fischer 1936.
SCHOLL: Die Vorgänge beim Stillen. Z. Reichsfachsch. dtsch. Hebammen **1937**, H. 22.
SCHUMACHER, P.: Wirkung von antithyreoiden Schutzstoffen auf die Milchsekretion. Mschr. Geburtsh. **100**, 211 (1935).
SCHULTZE, K. W.: Nebennierenrinde und Lactation. Zbl. Gynäk. **1938**, Nr 3, 120.
SCHUNK DE GOLDFIEM, JEAN: Rec. Méd. vét. exot. 8, 164 (1935).
SCHWARZ, A.: Verwendungsmöglichkeiten des Sistomensins und Agomensins in der Gynäkologie. Schweiz. med. Wschr. **1926 II**.
SCHWARZMANN, H.: Mammaplastik, Stillfähigkeit und Mammillennekrose. Wien. med. Wschr. **1932 I**, 611.
SEITZ, A. u. VEY: Die Diathermiebehandlung der weiblichen Brust. Zbl. Gynäk. **1921**, 1748.
SEITZ, L.: Verh. dtsch. Ges. Gynäk. **15** (1913).
— Schwangerschafts- und Mutterschaftsfürsorge. Münch. med. Wschr. **1935 I**, 703.
SELYE, H.: On the nervous control of lactation. Amer. J. Physiol. **107**, Nr 3, 535 (1934).
— J. B. COLLIP and D. L. THOMSON: Anterior pituitary and lactation. Proc. Soc. exper. Biol. a. Med. **30**, 588, 589 (1933).
— — — Effect of hypophysectomy upon pregnancy and lactation in mice. Proc. Soc. exper. Biol. a. Med. **31**, Nr 1, 82 (1933).
— — — Nervous and hormonal factors in lactation. Endocrinology **18**, Nr 2, 237 (1934).
SIEBKE, H.: Grundriß der Hormonlehre in der Gynäkologie. Zbl. Gynäk. **1937**, Nr 43, 2485.
SIEGMUND: Der Milchmangel der Frauen heilbar durch Thyreoidin. Zbl. Gynäk. **1910**, Nr 43, 1391.
SMITH, GEORGE and S. O. WATKINS SMITH: The inhibition of the lactation in rabbits with large amounts of oestrin. Amer. J. Physiol. **103**, Nr 2, 356 (1933).
SNOECK, J.: Action inhibitrice de le folliculine sur la montée etc. Bull. Soc. belge Gynéc. **11**, 138—148 (1935).
SOMMER: Hormonale Unterfunktion als Hungerfolge. Zbl. Gynäk. **1938**, Nr 3, 119.
SPIRITO: Arch. Ostetr. **1923**, 1.
— Valore endocrino della decidua etc. Arch. ital. Pediatr. **5**, 1—29 (1937).
STERNBERG: Die Nebennieren bei physiologischer (Schwangerschaft) und artifizieller Hypercholesterinämie. Beitr. path. Anat. **72**, 481 (1908).

Stimson: Zit. nach Dietrich: Halban-Seitz' Handbuch, Bd. 6, S. 212.
Stolte u. Wiener: Dtsch. med. Wschr. **1928 II.**
Stricker u. Grüter: C. r. Soc. Biol. Paris **94**, 1978 (1928).
— — Recherches experimentales sur les fonctions du lobe anteriéur de l'hypophyse: influence des extraits du lobe antérieur sur l'appareil génital de la lapine, et sur la montée laiteuse. Presse méd. **1929**, No 78. Ref. Nederl. Tijdschr. Geneesk. **73 II**, H. 47, 5502 (1929).
— — Function of anterior lobe of pituitary body. Presse méd. **37**, 1261—1276 (28. Sept. 1929), S. 1268. Ref. J. amer. med. Assoc. **93**, Nr 23, 1844 (1929).
— — Hypophysenvorderlappen und Follikelsprung beim Kaninchen. C. r. Soc. Biol. Paris **104** (1930).
Sure, Barnett: Dietary requirements for reproduction. VII. The existence of a lactation-promoting factor in the unsaponifiable matter from wheat oil. J. of biol. Chem. **69**, 53—74 (1926).
Sutter: Zit. nach Tausk: Das Hormon (Degewop), Nov. **1933**, H. 5.
Tarr, M. E. and McNeile: Relation of vitamin B-deficiency to metabolic disturbances during pregnancy and lactation. Amer. J. Obstetr. **29**, 811 (1935).
Tausk, M. P., de Fremery en R. W. Spanhof: Over het hoormon uit de hypophyse-voorkwab dat de melksecretie bevordert. Ref. Nederl. Tijdschr. Geneesk. **78**, 728 (1934).
Teel, H. M. and Cushing: Studies on the physiological properties etc. Endocrinology **14** (1930).
Temesvary, R.: Bemerkungen zu der Mitteilung Rosenblatts über die Wirkung des Kampfers auf die stillende Brust. Zbl. Gynäk. **1922**, Nr 47.
Tesauro, G.: Contributo allo studio dell'ormone galattogeno. Pediatr. Riv. **44**, 665—688 (1936).
Törne, H. v.: Untersuchungen über die Steigerung der Milchsekretion durch Schilddrüsenhemmstoff (Tyronorman). Münch. med. Wschr. **1935 II**, 1921.
Tongeren, F. C. van: Die hormonale Beeinflussung der Lactation. Nederl. Tijdschr. Verloskde **39**, 1728 (1936).
Treacy, A. J. M.: Ultraviolet rays in the care of prenatal cases. Med. World, Dez. **1932**.
Turner, C. W. and W. U. Gardner: The relation of anterior pituitary hormones to the development and secretion of the mammary gland. Missouri agricult. exper. Stat. Res. Bull. **66**, 424 (1932); **196**, 1—60 (Juni 1933).
— — and A. B. Schultze: The relation of the anterior pituitary to lactation. Proc. amer. Soc. animal Product. **1931**, 128—132 (Jan. 1932).
— and Slaughter: The physiological effect of pituitary extract (posterior lobe) on the lactating mammary gland. J. Dairy Sci. **13**, 8 (1930).
Varges: Über die chemische Einwirkung des Lactagols auf die Zusammensetzung der Frauenmilch. Med. Klin. **1905 I**, 229.
Vernois: Zit. nach v. Jaschke.
Vérzar: Zit. nach Berblinger.
Vignes, H.: Therapie mit Thyreoidea und Antithyreoideapräparaten in Geburtshilfe und Gynäkologie. Med. Welt **1937**, Nr 11.
Vintemberger: Archives de Biol. **35**, H. 2 (1925).
Vogt, E.: Über die Steigerung der Brustdrüsenfunktion durch die Bestrahlung mit künstlicher Höhensonne. Dtsch. med. Wschr. **1928 II**, 1367.
— Erfahrungen mit der Kurzwellentherapie. Strahlenther. **51**, 526—531 (1934).
— Erfahrungen mit Vitamin E. Med. Klin. **1937 II**, 1437.
Voss, H. E.: Die örtliche Wirkung von Sexualhormonen. Klin. Wschr. **1937 I**, 769.
Wachtel: Wege zur Steigerung und Verminderung der Milchsekretion im Wochenbett. Zbl. Gynäk. **1929**, 987.
Ware, H. H.: J. amer. med. Assoc. **102**, 1833 (1934).
Wassink, W. F.: Mastitis chronica. Nederl. Tijdschr. Geneesk. **80**, Nr 30, 3507 (1936).
Weichert, C. K. and R. W. Boyd: Stimulation of mammary gland developement in the pregnant rat under conditions of experimental hyperthyroidism. Anat. Rec. **59**, 157 (1934). Ref. J. amer. med. Assoc. **103**, Nr 2, 136 (1934).
Westman, A. u. D. Jacobsohn: Experimentelle Untersuchungen über die Bedeutung des Hypophysenzwischenhirnsystems für die Produktion gonadotroper Hormone des Hypophysenvorderlappens. Acta obstetr. scand. (Stockh.) **17**, 235—265 (1937).

WIEGAND, MAX: Über den Einfluß der Ovarialfunktion auf die lactogene Wirkung der Hypophyse. Arch. Gynäk. **165**, 149 (1937).
— Über die lactogene Wirkung der Hypophyse von normalen, schwangeren und lactierenden Tieren. Zbl. Gynäk. **1937**, Nr 32, 1887.
— Über den Einfluß des Follikelhormons auf die lactogene Wirkung des HVL. von lactierenden Ratten. Zbl. Gynäk. **1937**, Nr 41, 2391.
WIENER, W. T.: Die Behandlung der Mastitis. Münch. med. Wschr. **1937 I**, 132.
WIESNER, B. P.: Maternal behavior in the rat. Edinburgh and London: Oliver & Boyd 1933.
WINTER, E. W.: Über die Ursachen der Brustdrüsensekretion innerhalb und außerhalb der Schwangerschaft. Med. Klin. **1934 II**, 990.
— Wien. klin. Wschr. **1937 I**, 654.
WOLF, F.: Die submammale Temperatur als Kriterium der Lactationsfähigkeit. Inaug.-Diss. Gießen 1935.
ZONDEK, B.: Die Hormone des Hypophysenvorderlappens. Wien: Julius Springer 1935.

I. Einleitung.

Zwei Tatsachen berechtigen gegenwärtig die zusammenfassende Besprechung der Funktionsstörungen der weiblichen Brust in der Stillperiode und der Behandlung dieser Störungen. Erstens ist die Wichtigkeit der Säuglingspflege und der Aufzucht der Nachkommenschaft gerade in der Jetztzeit von überragender Bedeutung für das Gesamtwohl unseres Volkes. Zweitens erheischen unsere neueren Erkenntnisse auf dem Gebiete der willkürlichen Beeinflussung der Tätigkeit des milchbildenden Organes eine umfassende Besprechung der Lactationsvorgänge. Da die Brustdrüse die natürlichste Einrichtung einer Säuglingspflege darstellt, ist die Mamma als Brutpflegeorgan aus den angeführten Gründen von besonderer Wichtigkeit geworden.

Wir dürfen uns aber nicht verhehlen, daß unser Wissen über die Physiologie der Lactation und über die Beeinflussung derselben durch Hormone oder Vitamine noch mangelhaft ist und überdies fast jede Woche neue Untersuchungsergebnisse auf diesem Gebiete gebracht werden, die unsere alten Ansichten teilweise umstoßen, teilweise ergänzen und dann wieder vollständig neue Aussichten in die Zukunft eröffnen. Ein Beispiel dafür ist der Einfluß der Sexualhormone auf die Brustdrüse. Während man noch vor wenigen Jahren dachte, daß mit dem Follikelhormon bzw. einem Extrakt aus Brustdrüse oder Placenta allein die Lactation ausgelöst werden könne und man knapp nachher erkennen mußte, daß auch der Gelbkörper eine nicht zu unterschätzende Rolle dabei spielt, und man ferner von einer zentralen Beeinflussung durch die Hypophyse erst eine nebelhafte Vorstellung hatte, sind wir jetzt so weit, den hormonellen Vorgang beim Zustandekommen der Lactation ziemlich genau zu wissen; doch werden bereits wieder neue Räder in dem Uhrwerk der Lactation entdeckt, die besonders bei dem *Sperrmechanismus* der Milchausschüttung die ausschlaggebende Rolle zu spielen scheinen. Ich meine hier das Nebennierenrindenhormon und dessen Wirkung auf das Hypophysen-Zwischenhirnsystem. Nach jüngsten Arbeiten soll ja gerade das Zwischenhirn nicht nur durch seine neuro-vegetative Beeinflussung, sondern auch durch seine Abhängigkeit von dem Nebennierenrindenhormon im Mechanismus des Ablaufes der Lactation Schaltstation sein. Darüber wird dann ausführlich in den einzelnen betreffenden Kapiteln zu sprechen sein.

Die Bewertung der Säuglingsernährung durch die Mutterbrust und somit das Interesse, das man der Pflege und richtigen Funktion der Brust in der Gestationsperiode entgegenbrachte, hat im Laufe der verschiedenen Jahrhunderte gewechselt. Während man im vergangenen Jahrhundert die Stillpflicht der Mutter dem Kinde gegenüber geringschätzte, sei es nun aus den damaligen Modeansichten heraus oder der damaligen gesellschaftlichen Einstellung entsprechend oder auch aus Unkenntnis über die Wichtigkeit der physiologischen Ernährung des Säuglings für Leben und Gesundheit des Kindes und damit für den Aufbau eines gesunden Volkes, hat man in dem Zeitabschnitt vorher bereits einen Propagandafeldzug für die natürliche Ernährung in Szene gesetzt.

Am besten erkennt man das dann, wenn ein paar Sätze aus einem 1693 erschienenen Buche von Kristian Frantz Paulini über die Geschichte des Ammenwesens wiedergegeben werden.

„Wenn wir unsere Hausshaltung nach dem Muster unßrer alt tapferen redlich Teutschen Voreltern einrichteten, würde es traun ein Merkliches beßer um uns stehen. Die wurden nicht so läppisch und liederlich erzogen, wie wir, sondern härteten ihre Leiber von Kindheit an ab. Unter anderen löblichen Vorteilen, dadurch sie redlicher, beherzter, stärker und langlebiger wurden, war nicht der geringste dieser, daß jede Mutter ihr Kind selbst säugte .... gewißlich eine Mutter so ohne erhebliche Ursach', (als da ist natürliches Unvermögen, Krankheit, oder sonst ein wichtiges Hindernis) ihr Kind nicht selbst säugen will, sündigt sehr grob und zwar I. wider Gott .... Vermöge des IV. Gebotes sind Eltern den Kindern Nahrung und Liebe schuldig ..... weil nu viele Mütter, aus böser Landüblicher Gewohnheit, ihren Kindern die von Gott beschehrte Nahrung versagen, werden sie in den Augen des strengen Richters, als Übertreterinnen des V. Gebotes, mitangesehen werden. Was ist Diebstahl? Wenn du deinen Nechsten mit falscher Ware (schädlicher Milch) muthwillig und vorsetziglich teuschest, beliegst und betriegst. II. wider die Natur.... III. wider sich selbst, IV. wider das gemeine Wesen .... V. wider die Kinder.“ (Zit. nach Falck.)

Allerdings wettert der Autor in seiner Schrift mehr gegen die Ammen als solche, die er verallgemeinernd als liederliche Huren bezeichnet und von denen er behauptet, daß alle ihre schlechten Eigenschaften auf die Kinder übergehen. In Wahrheit scheint der (vernünftige) Grund für das Auftreten gegen die Ammenmilch in der zu jener Zeit allgemeinen Durchseuchung der Ammen mit Syphilis und Tuberkulose zu suchen sein. Diese Stillpropaganda flaute aber bald ab und wir finden z. B. 1822 in dem offiziellen Hebammenlehrbuch der königlich preußischen Lande nur Mangelhaftes über Säuglings- und Brusternährung.

Zielbewußt setzte erst der Feldzug für das Selbststillen und die natürliche Ernährung Anfang unseres Jahrhunderts ein, als die ersten Mutterberatungsstellen errichtet wurden und die moderne Säuglingsfürsorge ihren Aufschwung nahm. Doch dauerte es über ein Jahrzehnt, bis mit der Ansicht mancher Mütter (und leider auch vereinzelter Geburtshelfer), daß das Stillen nicht „fair“ sei und nur den wilden Völkern zukomme, aufgeräumt wurde.

In dem folgenden Aufsatz muß, als unentbehrlich für ein richtiges Verständnis der Funktion der Milchdrüse nicht nur kurz über die Anatomie berichtet, sondern auch über die normale Tätigkeit des Mammaorgans und über die sich teilweise überschneidenden, dann wieder parallel oder auch gegeneinander laufenden Wege, die zu dem Aufbau des funktionsbereiten Organes führen, gesprochen werden. Dem Rahmen des Beitrages entsprechend werden Mißbildungen (Amazie, Polythelie usw.), Tumoren, Hauterkrankungen und ähnliches in ihrer Beziehung zur lactierenden Mamma nur gestreift.

II. Anatomie.

Die Brustdrüse stellt eine beiderseitige Vorwölbung zwischen der dritten und siebenten Rippe über der Brustwand dar und erstreckt sich seitlich zwischen der parasternalen und vorderen axillaren Linie. Der scheibenförmige Drüsenkörper ist auf der Fascie des großen Brustmuskels aufgebaut und läßt meist eine tastbare Lappung erkennen. Der anatomische Aufbau gliedert sich in ein wabenartiges Bindegewebsnetz, das bis an die Oberfläche ragt und in dessen Maschen das Drüsengewebe eingestreut ist. Die Größe und Form der Brustdrüse ist individuell verschieden; bei kleinen Brüsten beträgt die Basis 29 cm im Umfang, bei großen Brüsten von Wöchnerinnen bis zu 50 cm. Die Konstitution des Gesamtkörpers steht in engem Zusammenhang mit dem Bau und der Funktionsfähigkeit der Brustdrüse. Im allgemeinen haben pigmentarme Frauen größere und besser arbeitende Milchdrüsen als pigmentreiche. Häufig findet man einen Größenunterschied der beiden Brüste. *Wir* (1937) sind der Ansicht, daß dieser Größenunterschied schon in der Anlage der Brust bedingt ist und zum erstenmal beim Auftreten der Brustknospen in der Zeit vor der Pubertät sichtbar wird. Man hat auch behauptet, daß die rechte Brust bei den Mehrgebärenden größer sei als die linke, weil bei den Rechtshändern eine stärkere Blutversorgung auch des Musculus pectoralis maior stattfindet. Dann hat man wieder behauptet, daß sich dieses Verhältnis in der Schwangerschafts- und Stillperiode umkehre. Wir haben eine ganze Anzahl von Wöchnerinnen darauf hin untersucht und befragt, konnten aber diese Befunde keineswegs bestätigen. Die Form der Brust selbst durchläuft alle Stadien von der festaufsitzenden Halbkugelbrust über die Apfelbrust usw. bis zu der langausgezogenen, hängenden Milchdrüse. Für die *Funktion* ist der Typ einer festen, prallen Brust *nicht* ausschlaggebend; die Form der Brust hat mehr für den Künstler Interesse als für den Arzt. Man kann nie aus der Form und Anatomie der Brust auf ihre Tüchtigkeit in der Stillperiode schließen (natürlich abgesehen von Fehlbildungen).

Jede Mamma besteht aus einer Gruppe von 15 bis 20 einzelnen Drüsen, die wir als Lappen bezeichnen. Die Lappen gehen in Läppchen über, diese in Drüsenschläuche und Alveolen und schließlich als letzte anatomische Station finden wir die Drüsenbläschen. Jede einzelne Drüse hat einen Hauptausführungsgang, den Ductus lactiferus, der sich an die Oberfläche der Brustwarze durchschlängelt. Durchschnittlich ist dieser Ausführungsgang 2—4 mm weit, in der Papille 4—8 mm, und weitet sich zu einem Sinus lactiferus aus, der sich dann wieder knapp vor der Mündung in die Papillenkuppe bis auf 1 mm Durchmesser verengt. Das Mengenverhältnis zwischen dem Bindegewebe und den funktionsfähigen Drüsen wechselt. Diese Relation ist aber für die Beurteilung der Funktionsfähigkeit wichtiger als das Verhältnis der Gesamtdrüse zum Fettgewebe. Fette Brüste können ausgezeichnete Milchspender sein, während umgekehrt fettarme Mammae bei großem Bindegewebsreichtum vollständig versagen können.

Die *Papille der Brust* ist gefurcht, runzelig und mit kleinen Wärzchen, den sog. Hautpapillen, besetzt und immer stark pigmentiert. Um die Papille schließt sich der kreisförmige bis ovale Warzenhof, in dem die Warze *exzentrisch* sitzen kann. Nach BASCH ist die Brustwarze um so höher, je enger die Areola (Warzenhof) ist. Im Warzenhof finden wir Schweiß- und Talgdrüsen, oft mit feinen Härchen versehen, daneben die bekannten MONTGOMERYschen talgdrüsenähnlichen Gebilde, in einer Zahl bis zu 40 Stück. Diese Drüsen machen bis zu einem gewissen Grade den Zyklus der Brustdrüse mit. Über ihre Funktion wissen wir nichts Genaues. Die Gefäßversorgung der Milchdrüse ist reichlich, die Arteria subclavia, die Arteria mammaria interna und die Arteria axillaris teilen sich neben den weniger wichtigen Intercostalgefäßen in der Blutzufuhr. In der Brustdrüse der schwangeren und lactierenden Frau sind die Venen stellenweise erweitert bis varicös und bilden manchmal einen Circulus venosus um die Brustwarze herum. Die Lymphgefäße führen fast ausschließlich in die axillaren Drüsen. Fast jede Brustdrüse weist in der Gestation sternförmig um die Papille angeordnete Striae auf. Wir wissen, daß diese Striae weniger mechanisch als hormonal bedingt sind, da sie auch außerhalb der Schwangerschaft bei innersekretorischen Störungen vorkommen können.

Über den histologischen Aufbau der Brustdrüse verweise ich auf die erschöpfende Arbeit v. Pfaundlers im Sommerfeldschen Handbuch. Zum Verständnis des Mechanismus der Lactation seien nur die Korbzellen erwähnt, platte Zellen, die der Membrana propria der Alveolen angelagert sind (Heidenhein, Lacroix, Benda). Die Frage ist noch offen, ob es sich hier um contractile Muskelzellen handelt. Im Warzenhof läßt sich eine zarte Ringmuskulatur nachweisen, die mit ausstrahlenden Fasern, senkrecht auf diesen Ring, in die Brustwarze einstrahlt, in der wir außerdem ebenfalls ringförmig angeordnete Muskelfibrillen finden.

Die *Erektion der Brustwarze* ist auf diese Muskelanordnung zurückzuführen. Sie findet stufenweise statt. Man kann deutlich erkennen, wie sich zuerst die Areola kontrahiert, dann die Papille gehoben wird, schließlich diese länger und steifer wird, um auf Kosten der Areola an Volumen zuzunehmen. Die Ursache der Erektion ist im Saugreiz des Kindes gelegen, doch kann durch jeden mechanischen Reiz, durch psychischen Einfluß, durch chemische, elektrische Beeinflussung oder durch Kälte die Brustwarze zur Kontraktion gebracht werden. Es ist interessant, daß auch eine elektrische Reizung des Nervus spermaticus die Erektion hervorrufen kann. Kontrahiert sich eine Brustwarze, so erkennt man auch an der anderen nichtgereizten Papille eine Zusammenziehung. Vor der eigentlichen Muskelzusammenziehung läßt sich eine aktive Hyperämie, die teilweise die Volumszunahme der Warze bedingt, nachweisen.

Die Brustdrüse weist einen *Zyklus* auf (Rosenburg). Im Praemenstruum und während der Gravidität sprossen die Drüsen, die Läppchen werden voluminöser, fallen aber mit dem Auftreten der Menstruationsblutung wieder zusammen. Auch das umgebende Bindegewebe macht ebenso wie wir es im cytogenen Gewebe des Endometrium sehen (das im Zyklusablauf dem Milchdrüsengewebe sehr ähnelt) eine Veränderung mit, indem es zellreicher wird und später, zeitlich zusammenfallend mit der Proliferation der Gebärmutterschleimhaut, hyalinisiert (Rosenberg, Ernst). Moskowicz (1926) konnte die zyklischen Veränderungen der Brustdrüse in diesem Ausmaße nur für den bindegewebigen Anteil bestätigen. Es ist aber verschiedentlich klinisch feststellbar, daß die Brust prämenstruell anschwillt (und dies nicht nur subjektiv, sondern auch objektiv) und übrigens vereinzelt in der zweiten Hälfte des Zyklus Sekret erscheint. An Meerschweinchen wurde von Loeb und Hesselberg (1917) auf der Höhe der Follikelreifung sicheres Brustdrüsenwachstum festgestellt. Ähnliche Beobachtungen machte 1921 Sutter bei Ratten.

III. Physiologie der Lactation.

Wenn in dem folgenden Kapitel ausführlicher als man nach der Titelerstellung dieses Referates annehmen könnte, über die Physiologie der Brustdrüse und der Lactation gesprochen wird, so geschieht dies aus der Überlegung heraus, daß nur die genaue Kenntnis der Physiologie der Milchdrüse das Verständnis ermöglicht, das wir brauchen, um die Schwierigkeit einer Beeinflussung mangelhafter Drüsenfunktion und die fast völlige Wirkungslosigkeit einzelner Laktagoga zu erkennen. Das Wissen um den tatsächlichen Ablauf der Milchausscheidung aus der in der Schwangerschaft aufgebauten Milchdrüse erlaubt ein viel zielstrebigeres Vorgehen bei der Bekämpfung der Hypogalaktie und gibt das Recht, von einer gewissen *Zielsicherheit* unserer Therapie zu sprechen. Wir stehen gegenwärtig an einem Abschluß unserer Erkenntnis über die Milchdrüsenfunktion und ich habe daher auf Grund unseres gesicherten Wissens vier Skizzen in Verfolg der SIEBKEschen Darstellung über den Einfluß der Hormone auf den Ablauf der Gestation entworfen, die die Beziehung bestimmter Hormone zur Brustdrüse zeigen sollen. Bei der überwiegend eidetischen Einstellung des Lesers glaube ich damit zum schnelleren Verständnis dieser verwickelten Vorgänge etwas beitragen zu können (Abb. 1—4).

HALBAN hat, wie wir heute sagen können, mit prophetischem Blick 1905 die innere Sekretion der Placenta erkannt und schon damals gesagt, daß die Sekretion der Milchdrüse erst beginne, wenn die Proliferation, d. h. ihr Wachstum aufgehört hat. Die bekannten Arbeiten von FELLNER (1912/13) und HERRMANN (1915) haben gezeigt, daß mit *allen* Extrakten aus Placenta, Gesamteierstock und Gelbkörper ein Brustdrüsenwachstum erzielt werden konnte. FELLNER machte schon 1912 den von ihm „Feminin" genannten Wirkstoff für das Wachstum der Mamma verantwortlich.

Wenn wir heute nach 23 Jahren die schönen Bilder der HERRMANNschen Arbeit betrachten, so erkennen wir nach unserem jetzigen Wissen sofort die Wirkung von Einzelhormonen, die damals schon in dem *Gesamt*extrakt enthalten waren. ANCEL und BOUIN, später OTT und SCOTT teilten mit, daß das Wachstum der Brustdrüse in der Schwangerschaft vom Gelbkörper abhänge. Doch hat CORNER (1930) einwandfrei bewiesen, daß mit dem reinen Corpus luteum-Hormon ein Milchdrüsenwachstum nicht zu beobachten ist.

Als das Follikelhormon erkannt und isoliert war und später auch synthetisch hergestellt wurde, konnten E. ALLEN, LAQUEUR, BORCHARDT, DINGEMANSE und DE JONGH, BUTENANDT, HOHLWEG und DOHRN, KOCHS u. a. berichten, daß mit dem Follikelhormon allein ein Wachstum der Brustdrüse und auch eine Milchsekretion erzielt werden konnte — doch nur dann, wenn die Follikelhormonzufuhr rasch unterbrochen wurde. CLAUBERG hat ebenfalls in seinem erschöpfenden Beitrag über die gesamte Hormonfrage [1] das Follikelhormon für den Aufbau der lactationsfähigen Brustdrüse verantwortlich gemacht und gemeint, daß das Wesentliche für die Auslösung der Milchsekretion der Follikelhormonabfall im Blute sei. Daß ähnlich strukturierte Stoffe, wie z. B. das männliche Sexualhormon Testosteron bei normalen, infantilen und kastrierten Rattenweibchen eine Hyperplasie und Sekretion der Brustdrüse hervorrufen können, zeigte J. B. COLLIP (1936). Die Alleinherrschaft des Follikelwirkstoffes

[1] CLAUBERG: VEIT-STOECKELs Handbuch der Gynäkologie, 3. Aufl., Bd. 9. 1936.

im Aufbau der Brustdrüse zur Sekretionsbereitschaft wurde aber bald als unzutreffend erkannt. ANSELMINO und HOFFMANN konnten die Umwandlung

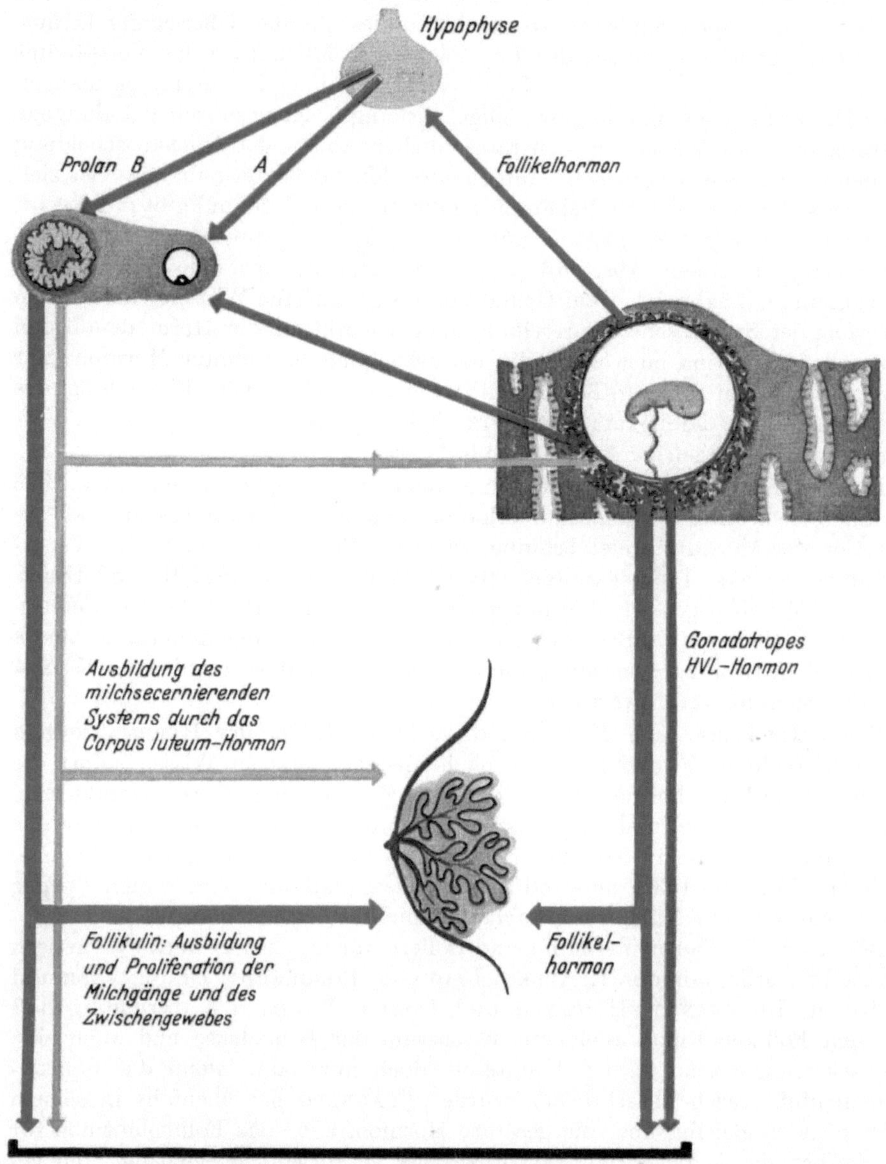

Abb. 1. Schematische Darstellung der gegenseitigen hormonellen Beeinflussung der Sexualdrüsen und ihrer Einwirkung auf die Brustdrüse in den ersten Wochen einer Schwangerschaft. Rot: Follikelwirkstoff bzw. Angriffsstelle auf die Brustdrüse. Gelb: Gelbkörperhormon. Blau: Gonadotropes H.V.L.-Hormon.

der Brustdrüse, die mit Follikelhormon bis zu einem gewissen Punkt der Hyperplasie getrieben war, durch Corpus luteum-Hormon (+ geringen Mengen

Follikelhormon) weiterführen. Es kam dann zur Ausbildung des tubulären Anteils und der Alveolaranlage. Nur in diesem Zustand erst war die Milchdrüse fähig, Milch abzusondern. KOCHS konnte in einer zusammenfassenden Arbeit (medizin. Preisarbeit 1934/35 der Universität München) feststellen, daß das Corpus luteum-Hormon auf die größeren Milchgänge im Sinne einer Erweiterung und Sprossung einen Einfluß ausübt. Im Gegensatz zu den anderen Autoren stellt KOCHS fest, daß das Luteohormon auf die feineren Drüsenelemente nicht einwirkt. Dieses bewerkstellige das Follikelhormon. HEROLD konnte ferner nach Zufuhr von Corpus luteum-Hormon echtes Drüsenwachstum feststellen. Somit bewirken beide Ovarialhormone die physiologische Brustdrüsenhyperplasie; das Follikulin in erster Linie Proliferation und Sprossung des Milchgangsystems mit einer geringeren parallel laufenden Proliferation des Zwischengewebes. Hat das Follikelhormon das Brustdrüsengewebe seiner Quantität nach aufgebaut, so setzt nach der Ansicht der Mehrzahl der Untersucher die Wirkung des Gelbkörpers ein, die in einer Weiterentwicklung der feinen Brustdrüsenstruktur, insbesondere in der Ausbildung von Drüsenacini besteht. Das spezifische Sekret der so aufgebauten Brustdrüse ist das Colostrum. Die Ergebnisse der Arbeiten von SELYE, COLLIP und THOMSON, daß die Placenta nicht nur die beiden Ovarialhormone produziere, sondern auch Prolan in reichlichen Mengen ausscheide, rüttelt nicht an dem Primat des Follikulin und des Corpus luteum-Hormon bei dem Entstehen der hyperplastischen Mamma. Das Prolan stimuliert ja das Ovarium und dieses wirkt unmittelbar wieder auf die Brustdrüse (WIEGAND). Der Erfolg der Prolaneinwirkung auf den Eierstock ist aber nicht groß; denn sonst müßte die Kastration am Ende der Schwangerschaft einen Einfluß auf die lactierende Mamma haben, was nach wiederholten Versuchen nicht der Fall ist.

Ein neues Moment in die Frage der Entstehung der Lactation kam durch ALLEN und WILES (1932), die zeigen konnten, daß die Milchsekretion bei der Katze durch Entfernung der Hypophyse sofort zum Stillstand gebracht werden konnte. Aus diesen und den Versuchen von COLLIP, SELYE und THOMSON geht hervor, daß die Hypophyse für die Lactation selbst unentbehrlich ist und einen lactationsspezifischen Faktor enthalten muß. Somit war die Beobachtung von HOUSSAY, STRICKER und GRÜTER, sowie EVANS und SIMPSON experimentell bestätigt, daß die Transplantation von Hypophysen bzw. die Injektion von Hypophysenextrakten bei kastrierten Kaninchen bzw. Ratten eine oft überreichliche Milchsekretion auslösen kann. (Auch PUTNAM, BENEDICT und TEEL beim Hunde.) Durch die schnell aufeinanderfolgenden Arbeiten von RIDDLE, BATES und DYKSHORN, SELYE, COLLIP und THOMSON, ASDELL, OGAWA, NELSON und PFIFFNER, LYONS und CATCHPOLE, DE FREMERY, P. R. W. SPANHOF und M. TAUSK, ANSELMINO und HOFFMANN, EFFKEMANN wurde dann die Beteiligung der Hypophyse an der Lactation restlos geklärt[1]. Schließlich gab uns RIDDLE mit seinen Versuchen der Hormonauswertung an der Kropfdrüse der Taube einen bis jetzt nicht mehr verbesserten Test. PHILIP CHASIN beschreibt ausführlich die Vornahme der Austestung. Neuerdings (1937) glauben LEBLOND

[1] Interessant ist die Beobachtung PARHONS und CAHANES über das Auftreten einer Milchsekretion bei einer encephalitiskranken Frau. Sie erklären sich diese Erscheinung als Folge einer pathologischen Beeinflussung der Hypophyse durch den Krankheitsprozeß. Ähnliches berichten CAGNETTO, HOFFMANN.

und ALLEN den Kropfdrüsentest an der Taube durch Colchicininjektionen abkürzen zu können. Sie weisen den Effekt an der Zahl der Mitosen nach.

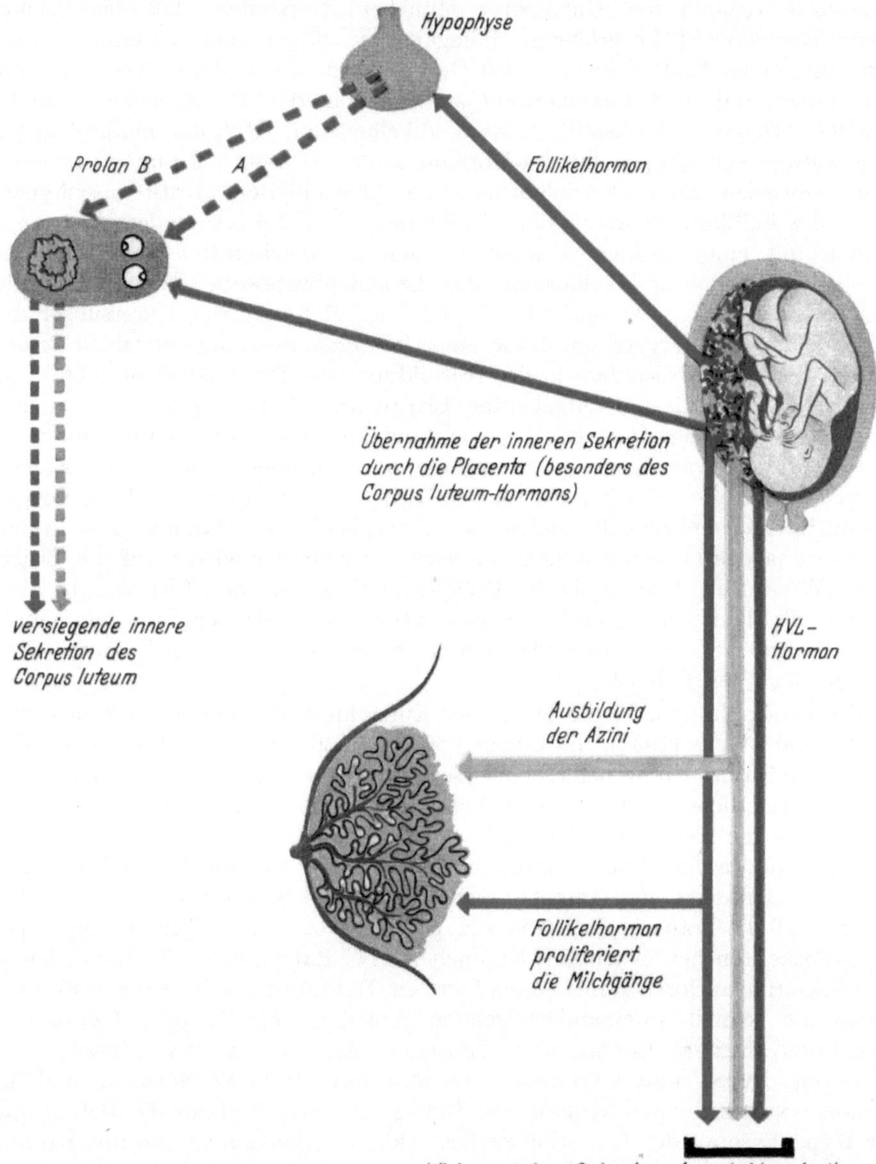

Abb. 2. Die hormonellen Beziehungen von Hypophyse, Eierstock und Placenta zur Brustdrüse in der 2. Hälfte der Schwangerschaft. Corpus luteum-Hormon (gelb) in voller Wirkung auf die Brustdrüse. H.V.L.-Hormon ohne wesentlichen Einfluß auf die Mamma.

Dieses neue Hormon des HVL., das die Lactation in Gang setzt und hält, wurde von RIDDLE als *Prolaktin*, von LYONS als *Mammotropin*, auch als *Galactin* bezeichnet. Die Isolierung kann leicht vorgenommen werden, und RIDDLE und seine Mitarbeiter haben eines ihrer reinsten Präparate als Standard genommen, von dem sie 1 mg als Einheit bezeichnen. Das Lactationshormon, das übrigens auch für das Auftreten des Mutterinstinktes verantwortlich gemacht wird (EHRHARDT, RIDDLE u. a.), läßt sich aber nicht nur im HVL. nachweisen, sondern konnte von EHRHARDT auch in unreifen Placenten, dann in der Milch, im Serum und im Urin von Wöchnerinnen (TESAURO u. a.) und Schwangeren nachgewiesen werden. Ähnliche Ergebnisse mit dem Lactationshormon wurden in weiterer Folge bekanntgegeben (FERRIGUO, FELLENBERG und GRÜTER, OFFERGELD, v. DIETEL, DAHL und IVERSEN, WINTER, JANDOLO, MUGNAI). WIEGAND zeigte, daß die Hypophyse von Ratten am Ende der Schwangerschaft nur wenig Lactationshormon enthält. Unmittelbar nach der Geburt steigt der Gehalt an Prolaktin sprunghaft an. Dem Gehalt der Hypophyse an Lactationshormon geht die Ausscheidung in den Harn parallel (WIEGAND; LANGECKER und SCHENK; TESAURO; BATES, RIDDLE und LAHR). In der Schwangerschaft wird fast kein Prolaktin im Harn gefunden (LYONS, HOFFMANN).

Man kann auf Grund all dieser Untersuchungen mit ziemlicher Sicherheit — soweit man bei biologischen Vorgängen von „gesichert" sprechen kann — sagen, daß die Milchsekretion auf folgende Weise zustande kommt: in der Schwangerschaft wird die Brustdrüse durch die zuerst von dem Eierstock, bald aber von der Placenta gelieferten Hormonen (Follikelhormon, Corpus luteum-Hormon, indirekte Wirkung des Prolan[1]) aufgebaut und zur Sekretion vorbereitet. Die Sekretion wird ausgelöst durch das HVL.-Hormon (Prolaktin). Um eine vorzeitige Tätigkeit der Milchdrüse zu verhindern, ist ein *Sperrmechanismus* vorhanden, der darin besteht, daß die Placentahormone, in erster Linie das Follikulin (MAYOR; NELSON u. a.), dann das Corpus luteum (HEROLD) die Freigabe des Lactationshormons verhindern und erst in dem Moment, wo die Placenta (die Follikulinquelle) aus dem mütterlichen Körper entfernt ist, der Weg zur Ausschüttung des Prolaktins und zur Einwirkung auf die Brustdrüse geöffnet wird. Die klinische Beobachtung, daß bei Wöchnerinnen, bei denen ein Stück Placenta zurückgeblieben ist, ein Einschießen der Milch und eine kräftige Lactation (v. OETTINGEN, STIMSON) selten beobachtet wird, spricht für die Richtigkeit dieser Auffassung. Nach an Ratten angestellten Versuchen von ANSELMINO, HEROLD, HOFFMANN und PENCHARZ scheint übrigens das Follikelhormon nicht direkt von der Placenta aus die Lactation zu hemmen, sondern auf dem Umwege über die durch Follikulineinwirkung entstandenen Gelbkörper zu wirken. WIEGAND zeigte an lactierenden Rattenweibchen, daß nach Einschränkung oder Unterbrechung der Lactation durch Follikelhormonzufuhr der HVL. kaum mehr Lactationshormon enthält als die Hypophyse nichtschwangerer Tiere. Weiteres über den Sperrmechanismus wird noch bei der Behandlung der Hypergalaktie (bzw. Abstillen) zu reden sein.

Es soll nur noch kurz an den hemmenden bzw. fördernden *Einfluß des Nervensystems* erinnert werden. Schrecken, Aufregung, seelische Abwehr gegen

[1] „Prolan" gelte hier als Sammelname für die gonadotropen HVL.-Hormone, die auch in der Placenta in Menge gebildet werden und aus dem Follikelreifungs- und dem Luteinisierungshormon bestehen. Hierzu kommt noch das „Synprolan" als synergistischer Faktor des HVL., der imstande sein soll, die Wirkungen des Prolan aus der Placenta und dem Harne so zu ergänzen, daß es die Eigenschaften des in dem HVL. gebildeten gonadotropen Hormons annimmt (H. M. EVANS 1933).

das Kind, das Stillen usw. können die Milchergiebigkeit empfindlich drücken, Freude, sexuelle Erregung (KNEBEL) plötzlich steigern. SELYE, COLLIP und

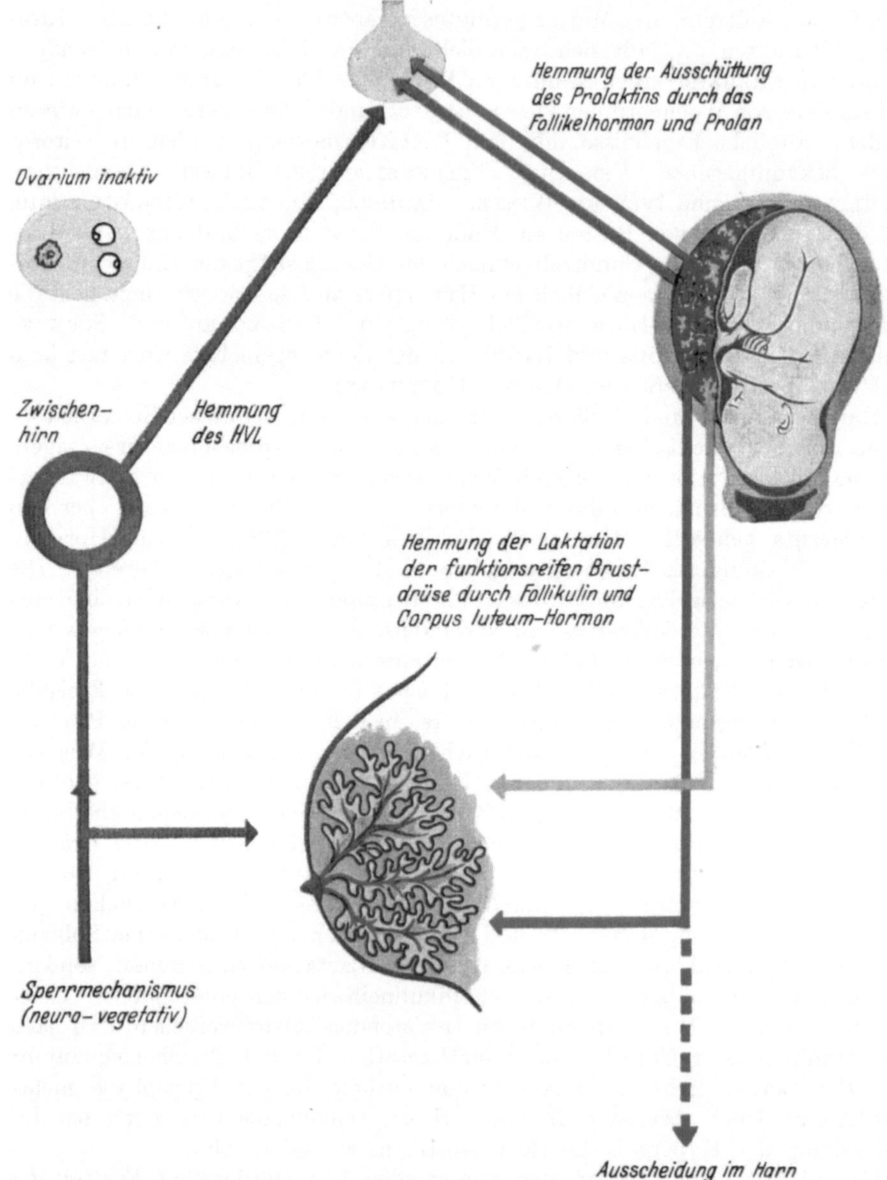

Abb. 3. Am Ende der Schwangerschaft schaltet sich das Zwischenhirnsystem in das hormonelle Spiel ein. Es hemmt hier mit die Auslösung der Laktation. Die Brustdrüse ist zur Milchausschüttung startbereit.

THOMSON berichten über die merkwürdige Tatsache, daß man die Lactation ganz verhindern kann, wenn man den Uterus knapp nach dem Wurf mit Paraffin auffüllt (Reiz über das vegetative Nervensystem). Ebenso trat nach Entfernen des Sympathicus bei Ratten nach dem Wurfe keine Milchsekretion ein (CANNON und BRIGHT, VAN BACQ). Querschnittsläsion des Rückenmarkes war bei drei Wöchnerinnen nach HUDNALL WARE der Grund für das Ausbleiben der Lactation. INGELBRECHT durchschnitt säugenden Muttertieren das Rückenmark. Das Saugen an den tiefgelegenen unempfindlichen Zitzen hält die Lactation nicht im Gange, an den empfindlichen Zitzen dagegen regte es die Milchsekretion in allen Milchdrüsen an.

Daß der *Melk-* und *Saugreiz* des Kindes auch für das Ingangkommen und Inganghalten der Milchsekretion eine Rolle spielt, soll nicht vergessen werden, wenn auch der Versuch HILDEBRANDTs, der kräftige Kinder regelmäßig an die Brüste von Schwangeren am Ende der Schwangerschaft legte und nur eine Schwellung und das Gefühl von „Einschießen" der Milch erzielte und trotzdem keine Milch, sondern nur wäßriges, kolostrales Sekret gewinnen konnte, den Wert des Saugens für das „Ingangkommen" der Lactation in den Hintergrund stellte. Erst 3 Tage nach der Geburt trat in seinen Versuchsfällen kräftige Milchsekretion auf. Wie man aber aus dem Schema (Abb. 4) auf Grund heutiger Ansichten ersieht, wirkt der *Saug*reiz auf neuro-vegetativem Wege über das Zwischenhirnsystem auf das Lactationszentrum in der Hypophyse. Der eigentliche *Melk*reiz dagegen besteht darin, daß die bereits gebildete Milch durch mechanische Vorgänge aus den Milchgängen (Sinus lactiferi) entleert wird. Somit kommt für die normale Milchsekretion neben den hormonellen Einflüssen der drei Hormone auch noch ein Reiz über das vegetative Nervensystem in Betracht. Der Saugreiz dürfte für das Anhalten der Lactation einen wichtigen Faktor darstellen.

Wenn wir auch die Mitwirkung des eben erwähnten neuro-vegetativen Geschehens über das Zwischenhirnsystem erst verworren sehen, so soll doch der gegenwärtige Stand unseres Wissens darüber festgehalten werden, zumal nach der Ansicht namhafter Forscher auf diesem Gebiete das Zwischenhirn auf neuro-vegetativem Wege gleichsam die Funktion der Milchdrüse regelt. Nach BERBLINGER bilden Hypophyse und Zwischenhirn eine *funktionelle* (nicht anatomische!) Einheit. Daher erscheint die Bezeichnung „*Hypophysen-Zwischenhirnsystem*" gerechtfertigt. Unter der eigentlichen „Zwischenhirndrüse" versteht man die Gesamtheit von Nervendrüsenzellen, die sich in der Nachbarschaft der Hypophyse befinden und das Vermögen innerer Sekretion besitzen (SCHARRER). Anatomisch läßt sich die Zwischenhirndrüse in und um den Nucleus supraopticus und Nucleus paraventricularis bestimmen. Das Zwischenhirnsystem hat jedenfalls eine Bedeutung im Zusammenspiel der Drüsen mit innerer Sekretion, die uns in ihrer Größe und Wichtigkeit noch gar nicht bekannt ist. RISAK weist bereits auf einen Zusammenhang der zentralen Zentren im Zwischenhirn mit den Geschlechtsdrüsen hin und nach WESTMAN und JACOBSOHN hat das Zwischenhirn eine ausschlaggebende Bedeutung für die Produktion der gonadotropen Hormone in der Hypophyse. JORES stellt fest, daß die Ausfallserscheinungen nach Hypophysenexstirpation manchmal ausbleiben und hier vielleicht das Zwischenhirn die Sekretion übernimmt. (Weiteres siehe bei AMMON und DIRSCHERL.)

Die Beziehungen des *Hypophysenhinterlappens* zur Tätigkeit der Brustdrüse sind noch nicht geklärt. Es dürfte sich hier noch eine andere Drüse mit innerer Sekretion einschalten, wahrscheinlich die Thyreoidea. OTT und SCOTT konnten von einer laktagogen Wirkung des HHL.-Hormons berichten. Desgleichen DIETEL. In Fällen, wo durch eine Überfunktion der Schilddrüse (siehe später) die Milchsekretion gedrückt ist, kann man zur Erklärung des laktagogen

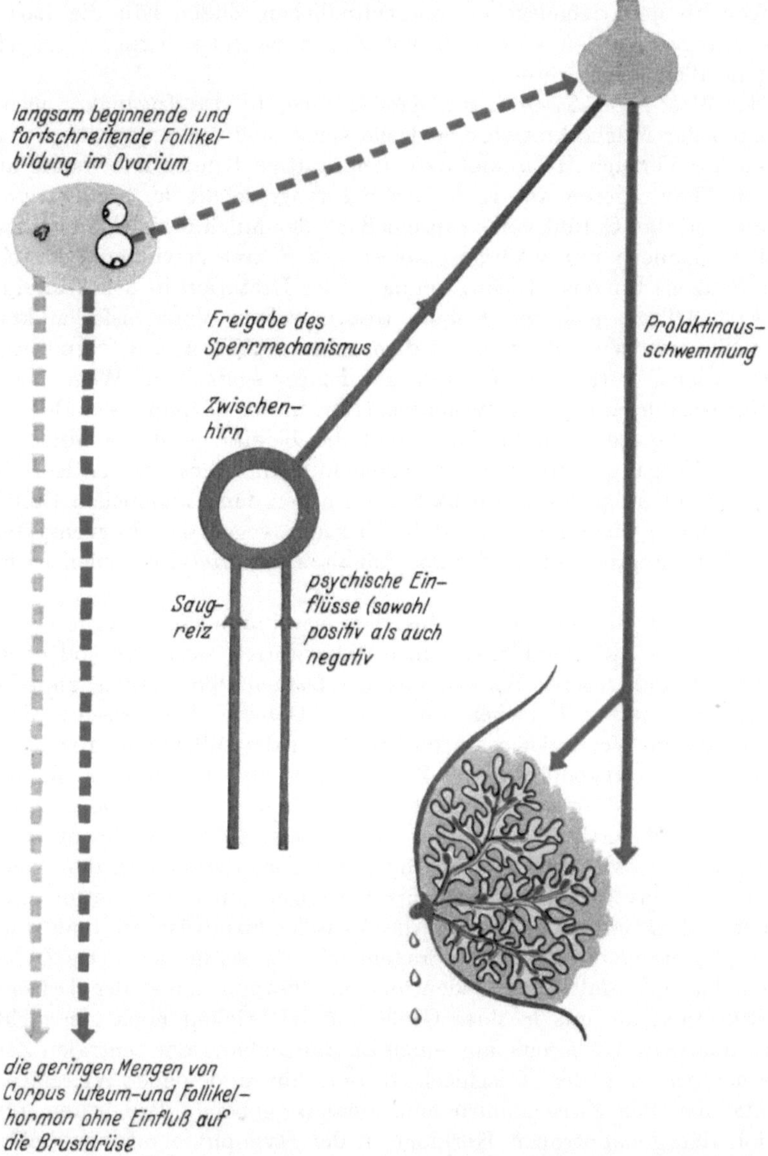

Abb. 4. Nach Ausstoßung der Nachgeburt sind alle Hemmungen der Lactation gefallen. Je später und schwächer die Eierstockstätigkeit einsetzt, desto länger hält die Hypophyse (Zwischenhirn) die Lactation im Gange.

Einflusses des HHL.-Hormons die Feststellungen von PAL, PESZENIK und POPPER heranziehen, die eine hemmende Wirkung des HHL.-Inkretes auf das Thyreoideainkret Thyroxin gesehen haben. Die Wirkung des Hinterlappens scheint aber auch, wie wir es bei einem großen Krankengut von Blutungen im Wochenbett, bei denen wir große Mengen von Pituitrin geben mußten, bestätigen konnten, auf dem Einfluß dieses Hormons auf die glatte Muskulatur zu beruhen, indem schon vorhandenes Sekret aus der Milchdrüse (Sinus lactiferi) ausgepreßt wird.

Ohne Zweifel greift die *Schilddrüse* in den Mechanismus der Lactation ein, höchstwahrscheinlich nicht unmittelbar, sondern auf dem Wege über die Hypophyse. Ott und Scott wiesen schon auf die antagonistische Einstellung dem lactationsfördernden Hinterlappenhormon gegenüber hin. Neuestens bezeichnen Bonilla und Kramann das thyreotrope Hormon direkt als dämpfend auf das HHL.-Hormon. Bonilla und Kramann stellten weiters fest, daß die Placenta, die die gesamten Sexualhormone produziert, als Bildungsstätte des thyreotropen Hormons nicht in Betracht komme; denn die Meerschweinchenschilddrüse wurde nach Zufuhr von Placentaextrakt in keiner Weise verändert. Ein sicherer anatomischer Nachweis, daß die Schilddrüse beim Menschen sich in der Schwangerschaft und der Lactation unter dem Einfluß der Sexualhormone vergrößere, kann nicht erbracht werden. Wir finden auch hier Stimmen, die dafür sprechen (H. W. Freund, Spirito, Carloni) und entgegengesetzte Ansichten (v. Graff, Seitz, Guggisberg). Es erscheint aber klinisch gesichert, daß Frauen mit erhöhter Schilddrüsentätigkeit zum Stillen schlechter geeignet sind. (Weiteres über den Einfluß der Thyreoidea auf die Lactation S. 743.)

Die Beziehung zwischen *Thymusdrüse* und Sexualdrüsen, bzw. die Einwirkung auf die Lactation wurde kaum Gegenstand von Untersuchungen. Lenart berichtet nur von einer Thymusrückbildung nach Implantation oder Injektion von Placenta bzw. deren Extrakt (Castagna) oder von Schwangerenharn (Ronsivalle). Bei kastrierten Ratten erzielten Evans und Simpson eine Involution der Thymusdrüse infolge Injektion von HVL.-Hormon plus Follikulin. (Ausführliche Literatur bei Lenart.) Ott und Scott berichten ferner, daß bei Ziegen durch Thymusextrakt die Sekretion bis auf das Vierfache gesteigert werden konnte. Da die Thymus bei den erwachsenen Menschen keine nachweisbare innere Sekretion hat, erscheinen die negativen Untersuchungsergebnisse beim Menschen erklärlich.

Ähnliches können wir von der *Zirbeldrüse* (Glandula pinealis) behaupten. Ott und Scott schreiben von Versuchen an Ziegen und Katzen, bei denen sie regelmäßig eine Steigerung der Milchsekretion nach Injektion von Epiphysenextrakten vermerkten. Hofstätter, Mackenzie konnten mit Extrakten auch beim Menschen Erfolge bei Milchmangel erzielen. Spätere Beobachtungen an der menschlichen Brustdrüse liegen nicht vor, wohl ein Zeichen, daß ein sichtbarer günstiger Einfluß des Pinealhormons auf die Milchsekretion nicht erreicht wurde. Es ist noch gar nicht die Frage experimentell restlos geklärt worden, inwieweit die Zirbeldrüse auf das Ovar und die Hypophyse wirkt (Arbeiten von Engel, Engel und Buño, Fleischmann und Goldhammer u. a.). Erst wenn wir den Zusammenhang der Glandula pinealis mit den zwei wichtigsten Geschlechtsdrüsen wissen, wird die Beziehung zur Lactation erkennbar sein.

Von den in Betracht kommenden Drüsen mit innerer Sekretion seien noch die *Nebenniere* und die *Bauchspeicheldrüse* erwähnt. Es ist möglich, daß die Nebennierenrinde in Zukunft als wichtiger Faktor der Lactation erkannt wird, was nicht verwunderlich ist, wenn man an die engen biologischen Beziehungen zwischen Nebennierenrinde und Eierstock denkt (ENGELHART). Auch konnte HOFFMANN aus der Nebennierenrinde eine von dem bekannten SWINGLE-PFIFFNERschen Hormon trennbare gonadotrope Substanz gewinnen, die auf den Eierstock stimulierend wirkt. NELSONs Versuche sprechen dafür, daß für die Milchproduktion selbst hormonale Substanzen der Nebennierenrinde nötig sind. Diese Ansicht findet eine Stütze durch die Beobachtung BRITTONs (1936), daß bei graviden Ratten, Katzen (FIROR) und bei Meerschweinchen (LOCKWOOD) nach Entfernung der Nebenniere die Milchsekretion ausbleibt. BROWNELL, LOCKWOOD und HARTMANN konnten einen Stoff aus der Nebennierenrinde isolieren, den sie „*Cortilaktin*" nannten und der Milchsekretion hervorrufen soll. Doch sind die Meinungen über das Vorhandensein eines spezifischen laktotropen Nebennierenrindenhormons noch geteilt.

Nach GOMEZ und TURNER vermag beim hypophysenlosen Meerschweinchen ein gereinigter Extrakt des Lactationshormons weder die Lactation auszulösen, noch aufrechtzuerhalten. Wenn dagegen zusammen mit dem Lactationshormon ein Nebennierenrindenextrakt (Eschatin) und Glucose gegeben wird, läßt sich bei einigermaßen gut ausgebildetem Mammagewebe die Milchsekretion anregen und über eine kurze Zeit führen. Die Rückbildung der Brustdrüse, die bei den hypophysektomierten Tieren festgestellt werden kann, konnte durch das Nebennierenrindenhormon nur in beschränktem Maße verhindert werden. K. W. SCHULTZE entfernte bei lactierenden Ratten die Hypophyse. Nach kurzer Zeit gingen die Jungen zugrunde. Bei fortlaufender Nebennierenrindengabe (Cortidyn) blieben sie aber am Leben und nahmen an Gewicht zu. Wurde die Cortidynzufuhr gestoppt, so starben die Jungen nach kurzer Zeit. SCHULTZE nimmt keine spezifische Wirkung der Nebennierenrinde auf den HVL. (Prolaktin) an. Er glaubt vielmehr, daß nach der Hypophysektomie der Fett- und Glykogenstoffwechsel versagt und die Milch in ihrer Zusammensetzung für die Ernährung nicht mehr genügt. Durch das Nebennierenrindenhormon wird der Fett- und Glykogenmangel ausgeglichen. Desgleichen soll eine Störung im Wasserhaushalt durch Ausfall des Nebennierenrindenhormons die Brustdrüsenfunktion schädigen. Durch Zufuhr des *Corticosterons* konnten alle Ausfallserscheinungen nach Entfernung der Nebenniere, somit auch die der Lactation behoben werden (DE FREMERY, LAQUEUR, SPANHOF und UYLDERT). Es halten nach neueren Versuchen NELSON und GAUNT daran fest, daß für die Lactation das HVL.-Hormon *und* das Nebennierenrindenhormon nötig sei.

Führt man *Insulin* Versuchstieren (Kuh und Schaf) zu, so sinkt die Menge und der Zuckergehalt der Milch, während andere Bestandteile der Milch prozentuell steigen (NITZESCU und NICOLAU, GOWEN und TOBEY). Beim Menschen sinkt ebenfalls die Milchmenge (bei gleichzeitiger Zuckerzufuhr), es konnte aber auf den Zuckergehalt der Milch kein Einfluß festgestellt werden (BANU und HERESCO). Nach NELSON und *Mitarbeitern* spielt die Bauchspeicheldrüse beim Lactationsvorgang *keine* Rolle. Hündinnen, denen das Pankreas entfernt worden war, verhielten sich wie normale Tiere, soferne der Ausfall der inneren Sekretion der Bauchspeicheldrüse durch Insulin paralysiert wurde.

Wie schon oben (S. 721) angedeutet, wird Lactationshormon in den Harn ausgeschieden und kann dort vom 3.—4. Wochenbettstag an nachgewiesen werden (WIEGAND, W. R. LYONS und E. PAGE sowie F. HOFFMANN u. a.). Die Ausscheidung geht mit der Milchbildung parallel, d. h. je besser die Brustdrüse arbeitet, desto mehr Lactationshormon ist im Harn nachweisbar. An dieser Stelle sei auch erwähnt, daß der Sperrmechanismus für die Lactation im Wochenbett wieder langsam aufgebaut wird, und zwar versiegt um so schneller die Milchsekretion, als HVL.-Hormon (Follikulinisierungshormon) in steigender Menge im Urin nachweisbar ist und durch den Aufbau einer proliferierenden bzw. transformierten Gebärmutterschleimhaut der Menstruationszyklus wieder in Gang kommt.

Anhang.

a) Kriterium der Stillfähigkeit. Auf S. 715 wurde darauf hingewiesen, daß aus der Form und Anatomie der Brust kein Rückschluß auf spätere gute oder schlechte Funktion gezogen werden kann. Größe, Form und Palpation der Brustdrüse gelten als unsichere Zeichen zur Bestimmung der Funktionsfähigkeit. Dehnungsstreifen (Striae) und erweiterte Venen an der Brust sollen nach v. Reuss für gute Lactation sprechen; doch muß dieses Zeichen auch als unsicher bewertet werden. Auch die Familienanamnese versagt prognostisch. Etwas mehr kann man sich bei Mehrgebärenden auf die Angaben über frühere Stillperioden verlassen, wobei aber nicht vergessen werden darf, daß Stillschwäche und Stillunfähigkeit relative Begriffe sind und sehr von der Erinnerungsgabe und der Phantasie der die Anamnese gebenden Mutter abhängen. *Im allgemeinen gibt es kein Kriterium der guten Lactation.* Die Frage einer schwangeren Frau oder Wöchnerin, ob man auf gute Lactation rechnen könne, ist daher nur ungefähr zu beantworten.

Nach anatomischen Gesichtspunkten betrachtet, lassen sich nur vage Anhaltspunkte auch für die weitere Tätigkeit der schon lactierenden Brustdrüse aufstellen. Ist die Drüse bereits lactierend, so soll der Temperaturvergleich der Achselhöhle mit der Brustdrüse gute Anhaltspunkte geben (Moll). Wolf vergleicht die submammale Temperatur mit der sublingualen und stellt bei Wärmegleichheit eine gute Lactationsprognose. Ist die Temperatur unter der Brustdrüse um 0,5° C oder mehr höher als die sublinguale, so ist die Voraussage besonders günstig. Liegt die Temperatur unter der Mamma *tiefer*, so ist eine schlechte Lactation zu erwarten. Diese Werte gelten aber nur, wenn die Lactation bereits im Gange ist, da bei nicht tätiger Brustdrüse die submammale Temperatur unter allen Umständen eine niedrigere ist. Nach den Erfahrungen unserer Anstalt (A. Meier) läßt sich der Temperaturunterschied nur bedingt verwerten. Meier stellt fest, daß je mehr die Lactation steigt, die Temperaturdifferenz zwischen Achselhöhle und Mamma um so größer wird. Damit ist aber der vorschauende Wert der Wärmemessung problematisch geworden, da man umgekehrt bei einer hohen Tagesmilchmenge, die überdies noch ansteigend ist, schon auf einen hohen Temperaturunterschied schließen kann.

b) Kontraindikationen des Selbststillens. Es werden hier nur die Gegenanzeigen aus mütterlichem Interesse angeführt, wenngleich auch die Kontraindikationen aus kindlichem Interesse praktisch vielfach mit den erstgenannten zusammenfallen. Im allgemeinen ist die Ansicht verbreitet, daß es zahlreiche Kontraindikationen des Selbststillens gibt. Das ist jedoch *nicht* der Fall. Die große Zahl von Scheingründen, um sich dem Stillgeschäft zu entziehen, basiert auf Eitelkeit, Bequemlichkeit, Dummheit und Vorurteil. Die Sorge, daß durch das Stillen die Brust erschlaffe und Veranlassung zu einer Hängebrust gebe, ist unberechtigt. Es wurde statistisch nachgewiesen, daß für die Brust in bezug auf bösartige Erkrankungen der Hundertsatz der Erkrankung bei Frauen, die nie gestillt haben, höher ist. Die so beliebte „Schwäche" der Mutter ist keine Kontraindikation! Nur, wenn es sich um schwere Allgemeinerkrankungen handelt, besonders um Infektionskrankheiten, können diese die Gegenanzeige bilden; denn es ist sichergestellt, daß das Funktionieren der Brustdrüse dem *geschädigten* mütterlichen Organismus nicht zuträglich ist. Die Art der Schädigung des mütterlichen Körpers, bei der das Stillen eine erhöhte Gefahr darstellt, ist aber nicht klar herausgearbeitet. Das Puerperalfieber fällt im allgemeinen nicht in diese Gruppe. Es ist sehr schwer, genaue Richtlinien zu geben, wie und wann eine Wöchnerin für das Stillgeschäft ungeeignet ist. Es muß jeder Fall individuell betrachtet werden. Anämie, dekompensierte Herzfehler werden im allgemeinen durch das Selbststillen nicht verschlechtert. Man kann ruhig behaupten, daß diejenige herzkranke Mutter, die die Gravidität und die Geburt ohne Schaden überstanden hat, auch durch das Stillgeschäft keinesfalls gefährdet wird. Handelt es sich um einen Lungeninfarkt im Wochenbett, so kann dieser, wenn eine ausgedehnte Partie der Lunge erkrankt ist, die Indikation zum Nichtstillen abgeben. Bei Stoffwechselerkrankungen, besonders Diabetes mellitus, wollen v. Noorden und Rosenberg ein Absetzen des Kindes von der Mutterbrust befürworten — aber nur in schweren Fällen! Čižek berichtet von einer Mutter mit Diabetes, deren Befinden sich durch das Stillen verschlechterte und nach dem Abstillen sofort besserte. Die Milchmenge bei der Zuckerharnruhr ist nach Ernst immer eine genügende. Übrigens ist die Sterblichkeit der Kinder bei Diabetikerinnen groß, so daß schon aus diesem Grunde viele von diesen Kranken abgestillt werden müssen.

Wir sehen daraus, daß es bei den erwähnten Erkrankungen keine absolute Kontraindikation gibt und daß nur unmittelbar das Leben der Mutter bedrohende Zustände und ein schlechter Allgemeinzustand letzten Endes ausschlaggebend sind, das Selbststillen selbstverständlich zu verbieten.

Eine Sonderstellung nehmen nur die Erkrankungen des Atmungsapparates ein, und hier in erster Linie die *Tuberkulose*. Jeder Geburtshelfer und Kinderarzt weiß aber aus Erfahrung, wie oft die beliebte Diagnose einer „Apicitis" Grund geben soll, nicht zu stillen (v. Reuss). Abgesehen von falschen Diagnosen, können milde Formen des Lungenspitzenkatarrhs nie eine Kontraindikation sein. Trotzdem muß die Tuberkulose als die wichtigste Gegenanzeige für das Selbststillen bezeichnet werden. Es sind zahlreiche Arbeiten darüber erschienen, die teilweise widersprechend sind. Während z. B. Ellinger und Röser „das Säugen als eines der wichtigsten Mittel zur, wenn möglichen Heilung der Lungentuberkulose" erklärten und diese Ansicht mit Fällen belegten, haben sich andere Autoren energisch dagegen ausgesprochen (Hauff, Guthmann, Zeller). Schlossmann, Noeggerat, v. Jaschke stimmen darin überein, daß eine zu weitgehende Schematisierung in der Frage des Selbststillens von lungenkranken Wöchnerinnen zu verwerfen ist. Jede einzelne Mutter, ob sie nun tuberkulös ist oder nur tuberkuloseverdächtig, ist auf das Genaueste zu untersuchen. Inaktive Prozesse flackern so gut wie nie auf und die Patientinnen vertragen das Stillen sehr gut. Aktive Prozesse sollen nach v. Jaschke vom Stillen immer ausgeschlossen werden. Stillen über längere Zeit soll aber bei allen tuberkulosekranken Müttern vermieden werden.

Über das Stillgeschäft bei Erkrankungen der Brustdrüse wird an anderer Stelle gesprochen werden. Lues der Mutter ist keine Gegenanzeige zum Stillen, auch wenn keine Krankheitserscheinungen beim Säugling nachweisbar sind, weil bekanntlich jedes Kind einer luischen Mutter (wenn die Infektion nicht in den letzten Wochen der Schwangerschaft erfolgt) selbst luisch ist.

IV. Die Funktionsstörungen der weiblichen Brust.

1. Funktionsstörungen durch Anomalien der Brustdrüse und Brustwarze.

Die *genuine Hypogalaktie* bzw. *Agalaktie* ist in der Funktionsunfähigkeit der Brustdrüse begründet. Vollkommenes Fehlen der Brustdrüse ist auf eine Fehlanlage der Milchleiste zurückzuführen. Nach statistischen Angaben ist die *Amazie* und die *Mikromazie* der Brust links häufiger anzutreffen als rechts. Die *Hypermastie* und die *Hyperthelie* (überzählige Brustdrüsen oder Brustwarzen) sind nie schuld an der schlechten Funktion der anatomisch gut ausgebildeten Brustdrüse. Nach HUTINEL und LESNÉ ist die vererbte Agalaktie der (atrophischen oder anscheinend normal ausgebildeten) Brustdrüse außerordentlich selten. MARFANs Zahl von 10% agalaktischer Frauen in einer städtischen Privatpraxis ist sicher zu hoch gegriffen.

Eine Störung des Stillgeschäftes kann durch *Formfehler der Brustwarze* eintreten. Zerklüftete und gespaltene Brustwarzen haben auf das Stillgeschäft selbst keinen nachteiligen Einfluß, begünstigen aber das Entstehen von Schrunden, Rhagaden. Schwerwiegender sind Kleinheit und fehlende Prominenz der Brustwarze. Wir kennen die *Hohlwarze* (Papilla circumvallata obtecta [KEHRER]) mit einem derben Ring, in dessen Mitte das Warzenloch sich befindet und die als ausgesprochene Entwicklungshemmung angesprochen werden muß, da die Brustwarze selbst verkümmert ist. Die sog. *Schlupfwarze* ist eine weitere Abart, die das Saugen erschwert. Die *Papilla circumvallata aperta* nach KEHRER ist dagegen eine gut ausgebildete Warze, die von einem Wall umgeben ist und keine Entwicklungshemmung darstellt, sondern durch Druck eines Bekleidungsstückes entstanden ist. Weiters kennen wir als das Stillgeschäft erschwerend die verhältnismäßig häufige *Flachwarze* (Papilla plana), die *Spaltwarze* (Papilla fissa) und die höckerige *Papilla verrucosa.* Die beiden letztgenannten Warzenanomalien stellen kein Anlegehindernis dar. Die *Spitzwarze* und die *Mikrothelie* sind Ausdruck einer unterentwickelten Brust. Das Anlegen des Kindes erfolgt ohne Schwierigkeit, doch ist eine Unterergiebigkeit hier immer wegen der allgemeinen Hypoplasie der Brustdrüse zu erwarten.

2. Funktionsstörung durch krankhafte Veränderung der Brustwarze und Brustdrüse.

Zu den Ursachen einer Funktionsstörung der Brust infolge *krankhafter Veränderungen* zählen wir auch die *pathologische Schmerzhaftigkeit* (Hyperästhesie) der *Brustwarze.* Schon während der Schwangerschaft klagen manche Frauen bei leisester Berührung der Papille oder auch des Warzenhofes über einen stechenden Schmerz, der sich in die Brustkorbflanke und nach der Wirbelsäule hin ausbreiten kann. Wird das Kind angelegt, so steigern sich diese Schmerzen bis ins Unerträgliche. Es kommen Hyperästhesien der Brustwarze vor, die einen Schmerz erzeugen, der nach Angabe der Mütter ärger ist als der während der Geburt. Es ist verständlich, daß dann manche Frau, auch wenn sie noch so stillwillig ist, vor jedem Anlegen des Kindes sich fürchtet und daß man hier in schonendster Weise, um überhaupt die Brustdrüse entleeren zu können, künstlich die Milch abziehen muß. Auch bei genauester Betrachtung der Brustwarze sind krankhafte anatomische Veränderungen nicht zu erkennen. Da die Gefahr besteht, daß hier der Stillwille erlahmt, soll auf alle Fälle eine Behandlung versucht werden. Neben der Verwendung von Warzenhütchen aus Glas oder aus Gummi (Infantibus) ist das Abpumpen die Methode der Wahl (v. PFAUNDLER).

Örtliche Anästhesiemittel in Salbenform werden in letzter Zeit mehr herangezogen, seit durch Verwendung neuer Präparate (Perkain, Pantokain, Panthesin) die anästhesierende Wirkung viele Stunden hindurch anhält. Nach v. JASCHKE soll bei der Ätiologie der empfindlichen Brustwarze die neurotische Veranlagung eine Rolle spielen. Auch ein Versäumen einer Warzenabhärtung in der Schwangerschaft kann nach diesem Autor als ursächlicher Faktor herangezogen werden.

Eine weitere Funktionsbehinderung, die auf anatomischen krankhaften Veränderungen beruht, sind die *Warzenschrunden, Rhagaden*. Die Häufigkeit beträgt bei Erstgebärenden 30—50%. Entweder ist die Rhagade oberflächlich, erosionsartig oder als ein tiefer Riß ausgebildet, der in schweren Formen von entzündeten, verdickten, granulierenden Rändern gebildet wird. Häufiger sind die Schrunden an der Warzenbasis. Nach unseren Erfahrungen sind sie auch eher die Ursache für eine Brustdrüsenentzündung als die Rhagaden an der Warzenspitze. Die Ursache des Auftretens der Schrunden ist in erster Linie in der mechanischen Inanspruchnahme der Papille zu suchen. Ungeschickte Brustpflege, ungeschicktes Anlegen der Kinder und schließlich wildes Zubeißen mancher Säuglinge sind dafür verantwortlich zu machen. v. JASCHKE legt großen Wert, um das Auftreten von Rhagaden zu verhindern, auf die Abhärtung der Brustwarze schon in der Schwangerschaft. Die einfache Art der Abhärtung durch Waschen mit Wasser und Seife und Reiben mit einem weichen Frottierlappen ist der Abhärtung durch Alkoholwaschungen überlegen, weil durch letztere eine gewisse Sprödigkeit der Haut entsteht, die um so leichter zu Rissen führen kann (PREISSECKER). Noch weiter geht HINDERFELD, der auf die Brustwarze Bleihütchen setzt, die durch Verhindern des Luftzutrittes ein dauerndes Feuchthalten = Weichbleiben der Warze zur Folge haben. Doch wird auch die gegenteilige Ansicht vertreten. Die Abhärtung der Warze wird mit Alkohol- oder Formollösungen bzw. -puder, denen ein Gerbstoff zugesetzt ist, erreicht (so empfiehlt neuestens BRÜCKE das Tannoform zur Prophylaxe und Therapie der Rhagaden und der Mastitis).

Das Stillgeschäft selbst ist außer der Schmerzhaftigkeit und der dadurch bedingten Dämpfung der Stillfreudigkeit nicht beeinflußt und es bilden somit die Schrunden keine Kontraindikation zur Brusternährung. Die Gefahr der „Verschrundung“ der Brustdrüse liegt in der Möglichkeit einer fortschreitenden Entzündung auf dem Lymph- oder Blutwege. Es soll daher getrachtet werden, möglichst bald die Brustwarze selbst ruhigzustellen, indem man durch ein geeignetes Hütchen saugen läßt bzw. die Brust regelmäßig abpumpt und die lokale Behandlung mit einer der verschiedenen Salben durchführt. Auch der Luftabschluß soll zur schnellen Schrundenheilung beitragen. Hierzu wird das

Metall-Warzenhütchen „Plumpana" nach Dr. GUMMERT empfohlen. Sorgfältige Asepsis darf nicht vergessen werden. Auch künstliche Höhensonne mit *vorsichtiger* Dosierung ist anwendbar. Das Stillen bzw. Abpumpen ist aber jedenfalls fortzusetzen, da es direkt als prophylaktisch gegen das Entstehen einer Mastitis bezeichnet wird (KLAHN). Nur dann, wenn trotz alledem das Abziehen der Milch schmerzhaft ist, verwenden wir eine mit einem Anästheticum versehene Salbe, weil man im allgemeinen die Erfahrung gemacht hat, daß jedes Anästhesiemittel die Wundheilung verzögert. Gute Erfolge sieht man auch von der v. REUSS verwendeten Borlapissalbe oder einem 5—10%igen Tanninglycerin (ENGEL). Ohne eigene Erfahrung darüber zu haben, glaube ich dem Vitamin A eine Zukunftsrolle in der Prophylaxe und Therapie einer Schrundenbildung zusprechen zu können. Die günstige Wirkung des Vitamin A auf das Epithel ist bekannt (Epithelschutzvitamin). Lebertran-, Vogansalbe enthalten Vitamin A in reicher Menge und auch die günstige Wirkung des Unguentolans, des Leukichtans oder der Desitinsalbe ist wohl auf den Vitamin A-Gehalt zurückzuführen.

Eine verhältnismäßig seltene Form der *Brustdrüsenentzündung* ist die von MATHES (1921) beschriebene. In Form eines Sektors mit der Spitze an der Warze tritt eine Rötung auf, die einen oder auch zwei Quadranten der Brust umfaßt. Die Haut kann dabei ödematös sein, so daß der Fingerdruck stehen bleibt. Häufig finden wir hohes Fieber. Das Brustdrüsenparenchym selbst ist nicht ergriffen. Am ehesten kann man diese MATHESsche Mastitis mit einem Erysipel vergleichen. *Das Stillgeschäft ist fortzusetzen*, da so gut wie nie irgendwelche Störungen des Säuglings durch mögliches Übergehen von Keimen in die Milch gesehen werden. Bei der Behandlung hat sich die Röntgenschwachbestrahlung bewährt (PREISSECKER, GOEDEL). In letzter Zeit versuchen wir neben lokaler Behandlung mit BUROW-Umschlägen oder Antiphlogistinauflagen die bei den echten Erysipelerkrankungen so erfolgreiche Therapie mittels Prontosil. Die Tagesmenge ist dreimal 2 Tabletten. Die Prognose ist im allgemeinen günstig. Es ist wichtig, die Brust immer so zu entleeren, daß keinerlei Milchstauung auftreten kann. Wir waren im Laufe von 15 Jahren nie gezwungen, bei der MATHESschen „Mastitis" abzustillen.

Nach BUMM wird die echte Brustdrüsenentzündung in eine *parenchymatöse* und eine *interstitielle* eingeteilt. Die ungenügende Entleerung der Brust und somit die Sekretstauung soll nach SCHILLER für die Entstehung der parenchymatösen Mastitis (Galaktophoritis) ursächliche Bedeutung haben. Die Erreger sind fast ausschließlich Staphylokokken. Das infizierte Sekret entzündet im weiteren Verlauf das Drüsengewebe. Diese Ansicht ist weitgehend übernommen worden. Von dieser Form wird die interstitielle Entzündung getrennt, die ihren Ausgang von Rhagaden oder Fissuren der Warze nimmt und auf dem Lymphwege an irgendeinem Ort der Drüse den Entzündungsherd bildet.

Es lassen sich aber diese beiden Arten nur selten trennen, besonders wenn es zur eitrigen Einschmelzung gekommen ist. Häufig beginnt die Mastitis mit einer Lymphangitis unter stürmischen klinischen Erscheinungen, wie einem Schüttelfrost; Axillardrüsenschwellungen treten auf und das allgemeine Krankheitsbild ist ein schweres. Von diesen schweren Formen einer Mastitis puerperalis führen fließende Übergänge bis zum, auf ein kleines Gebiet begrenzten, oberflächlich liegenden Absceß (z. B. subareolär). Klinisch erscheint es daher berechtigt, nur zwei Typen zu unterscheiden, einmal die — oft fälschlich als „leichte“ parenchymatöse Entzündung bezeichnete — *Mastitis* MATHES und dann die meist zur Einschmelzung führende tiefliegende Entzündung (parenchymatosa et interstitialis).

Bei beiden Arten ist anzunehmen, daß der Infektionsweg lymphogen oder hämatogen verläuft. Ist noch keine Einschmelzung des infizierten Parenchyms eingetreten, so kann die regelmäßige restlose Entleerung der Brust zur Heilung führen.

Auch *Röntgen*bestrahlung soll — wie manche Autoren behaupten — in 100% der Fälle (WIEMER, GOEDEL) zum Erfolg führen und daher jedenfalls, wenn die Möglichkeit dazu vorhanden ist, versucht werden. WIEMER hat erst kürzlich mitgeteilt, daß er an drei aufeinanderfolgenden Tagen mit 10% der HED = 55 R bei 35 cm Fokusabstand und einem Filter von 0,5 Cu bestrahlt und immer ein Zurückgehen der Entzündung sah. Wichtig für den Erfolg ist nach diesen Autoren die *Früh*bestrahlung.

Neuestens wird auch bei akuten Genitalerkrankungen die *Kurzwellentherapie* gelobt (SCHLIEPHAKE, VOGT, DALCHAU, RAAB u. a.). RAAB bestrahlte unter seinem gynäkologischen Krankengut 12 Fälle von Brustdrüsenentzündung im Anschluß an das Wochenbett und stellte hier denselben guten Effekt der K.W. wie bei anderen infiltrativen Entzündungen fest. Sowohl im Anfangsstadium als auch längere Zeit nach den ersten Erscheinungen einer Mastitis waren die K.W. erfolgreich. Auch bei bereits aufgebrochener, phlegmonöser Entzündung der Mamma empfiehlt RAAB die Anwendung der K.W. Der Granulationsvorgang wird nach inzidierten Abscessen beschleunigt. Es scheint, daß lymphangitische Prozesse schnell zur Rückbildung kommen und daher die MATHESsche Form der Entzündung besonders für diese Therapie geeignet ist. LIEBESNY, KAHR teilen diese guten Erfahrungen.

Weiters wird die alte BIERsche Stauungsbehandlung mit der großen Saugglocke empfohlen (HOLZAPFEL). Lokale Behandlung mit warmen bis heißen BUROW-Umschlägen oder Auflage von Antiphlogistin, Bestrahlung mit der Profundus- oder der Solluxlampe, Reizkörpertherapie (Omnadin, Caseosan u. dgl.) werden weiterhin mit wechselndem Erfolg angewendet. Sobald es aber zur deutlichen eitrigen Einschmelzung gekommen ist, ist die Spaltung des Abscesses mit kurzfristiger Drainage der Wundhöhle angezeigt. Kleine Einschnitte genügen zur Entleerung vollkommen und gewährleisten eine kosmetisch befriedigende Narbe (HOLZAPFEL). Eine Behandlung der eitrigen Mastitis mit Bakterien (B. bulgaricus) empfiehlt NIKULTZEFF. Er bringt die Keime in die Absceßhöhle und untersucht die Milch fortlaufend auf ihren Streptokokken- oder Staphylokokkengehalt. Sind diese durch den Bacillus bulgaricus verdrängt, so kann das Stillen fortgesetzt werden. BAUSEWEIN will die Erfolge in der Mastitisbehandlung durch die Behandlung der Mammaabscesse mit Schmierseifebädern nach ihrer Spaltung bedeutend verbessert haben. Er sieht geringere bindegewebige Wucherungen und geringere Induration der Narbe und dadurch bessere funktionelle und kosmetische Resultate.

Zusammenfassend ist über die Funktionsstörung der Brustdrüse durch Entzündungen zu sagen, daß nur — im Gegensatz zu *Heaton* — in den seltensten Fällen bei schwerer eitriger Einschmelzung großer Partien von Brustdrüsengewebe, wo durch den Ausfall funktionsfähigen Gewebes die Lactation an und für sich verschlechtert ist, weiters bei großer Schmerzhaftigkeit oder schlechtem

Allgemeinzustand abgestillt werden muß (S. 748). Das Abpumpen der Milch ist dem Anlegen des Kindes vorzuziehen. Nur dann, wenn eine Spaltung einer subareolären Phlegmone vorgenommen wurde, ist auch das Abziehen der Milch unmöglich. Für die Entzündung selbst ist die Entleerung der Brust überwiegend heilungsfördernd. Eine Gefahr für das Kind durch Trinken der aus einer entzündeten Brust stammenden Milch besteht im allgemeinen nicht (v. PFAUNDLER-SCHLOSSMANN, v. REUSS, v. JASCHKE u. a.).

3. Die Galaktorrhöe (Milchfluß).

Der Milchfluß (Galaktorrhöe) und die *pathologische Lactation* sind schon seit geraumer Zeit bekannt. Bereits 1742 erschien eine zusammenfassende Untersuchung von POLYCARPUS F. SCHACHER, worin die damals bekannten Fälle seit HIPPOKRATES erwähnt sind. Für die pathologische Lactation ist eine abnorme Prolaktinausscheidung verantwortlich zu machen. Doch ist darüber hier — weil außerhalb der Gestation — nichts Weiteres auszuführen.

Der eigentliche *Milchfluß* wurde von v. HERFF und von F. A. KEHRER zuerst ausführlich beschrieben und als physiologisch und als häufig auftretend festgestellt. Die physiologische Galaktorrhöe kommt fast ausschließlich bei sehr ergiebigen Brüsten vor und setzt kurze Zeit nach dem Anlegen des Kindes, manchmal auch unabhängig davon, unter deutlichem Rieselgefühl in den Brüsten und unter auch objektiv nachweisbarer Spannungszunahme in der Brustdrüse ein. Die Erscheinung ist besonders auffällig an der Brust, an der das Kind nicht trinkt. Der physiologische Milchfluß dauert wenige Minuten. In wenigen Fällen fließt die Milch in wechselnder Stärke während der ganzen Trinkzeit aus und kann einen beträchtlichen Nahrungsverlust für das Kind bedeuten.

v. HERFF beschreibt auch eine andere Form des Milchflusses, die *Galactorrhoea paradoxa*. Diese gefährdet das Stillgeschäft, da sie nur bei an und für sich unterergiebigen Brüsten auftritt. Der sog. Spontanfluß, d. h. das Abtropfen der Milch vor dem Anlegen des Kindes, ist rein nervös bedingt. Bei Frauen, bei denen man den Milchfluß nach dem Abstillen auftreten sieht und bei denen diese Erscheinungen lange Zeit die Stillperiode hindurch andauern, kann man ein langes Fortbestehen der Lactationsamenorrhöe bei gleichzeitiger auffallender Kleinheit der Gebärmutter beobachten (HALBAN). Es wurde schon andern Ortes erwähnt, daß die Ergiebigkeit der Brust parallel geht mit der Unterfunktion des Ovariums (Follikelhormonspiegel). Hier findet man regelmäßig als Begleiterscheinung eine *Atrophie des Uterus* (ENGELHART, THORN, ENGSTRÖM). An einem großen Ammengut kann man feststellen, daß die Größe der Gebärmutter mit dem Sinken der Milchmenge zunimmt. Ausgezeichnete Ammen mit einer Tagesmilchmenge von etwa 2 Litern besitzen oft einen Uterus, der als schwer hypoplastisch bezeichnet werden muß. In manchen Fällen ist der Gebärmutterkörper so klein, daß der Vergleich mit dem anatomischen Substrat eines Uterus pubescens gerechtfertigt ist.

Die *Ursache* des Milchflusses dürfte in einer mangelhaften Funktion des Verschlußapparates der Papille liegen. Nach der auf S. 716 beschriebenen anatomischen Anordnung der Muskulatur kann eine Muskelschwäche entweder der Anlage oder der Funktion nach ursächliches Moment des Milchflusses sein. Dafür spricht auch, daß v. HERFF durch elektrische Ströme, die er an der Warze einwirken ließ, den Milchfluß hemmen konnte. Solange die Ernährung des Kindes eine ausreichende ist, bedarf die Galaktorrhöe keiner besonderen Behandlung.

4. Die Schwergiebigkeit der Brust (SCHLOSSMANN).

Es ist seit langem bekannt, daß gut lactierende Brüste verschiedener Frauen verschieden starke Saugkraft erfordern, um die gleiche Milchmenge abzugeben. *Man spricht von einer leicht- oder schwergehenden Brust, die nichts mit verschiedener Ergiebigkeit zu tun hat.* Eine Brust kann schwergehen, ganz gleich, ob nun das Kind angelegt wird oder ob man künstlich die Drüse entleert. Nach BASCH beruht der Unterschied auf der verschiedenen Höhe des Tonus der Brustwarzenmuskulatur, während CRAMER die Abhängigkeit von dem jeweiligen Milchgehalt der Brust, somit unmittelbar auch von der Produktionsgröße in den Vordergrund schiebt und damit gleichsam einen Test für die Tüchtigkeit einer Amme in der Bestimmung des Entleerungswiderstandes findet. Es ist aber jedenfalls bei der Definition des Entleerungswiderstandes der Widerstand gegen Sog und der gegen Druck zu unterscheiden! Bei manchen Brüsten kann man die Milch leicht aspirieren und schwer ausdrücken, während andere sich wieder umgekehrt verhalten.

Die *Produktionsgröße* aber ist nach v. JASCHKE von dem Entleerungswiderstand *unabhängig*. Wir dürfen annehmen, daß der wahre Grund der Schwergiebigkeit in dem Zusammenwirken anatomischer Verhältnisse und des neurovegetativen Zustandes neben der Wegsamkeit der Reflexbahnen zu suchen ist. Die einzig erfolgreiche Behandlung einer schwergehenden Brust ist das sachgemäße Entleeren, und zwar in der Weise, daß dann, wenn das Kind infolge des höheren Entleerungswiderstandes beim Saugakt erlahmt, die restliche Milch abgepumpt wird und auf diesem Wege dem Säugling zugute kommt. Es sei darauf hingewiesen, daß nach SEITZ und VEY eine Diathermiebestrahlung der Brust die Schwergiebigkeit beheben bzw. verhindern soll. Es ist nicht ausgeschlossen, daß Nachprüfungen eine Tonuserschlaffung der Papillenmuskulatur ergeben und die Diathermie (Kurzwelle ?) einen kausalen Behandlungsfaktor der Schwergiebigkeit darstellt.

5. Die sog. Milchfehler und der Einfluß der Menstruation auf die Lactation.

Die Bedeutung, die man einer bestimmten Form der Funktionsstörung der Brust — den chemisch nicht sicher faßbaren Begriff „Milchfehler" — zugemessen hat, ist übertrieben. Qualitative Unterschiede der Frauenmilch, mögen sie nun das Mengenverhältnis ihrer Bestandteile oder die Zusammensetzung betreffen, kommen sicherlich vor. Besonders deutlich läßt sich das in der Kolostralmilch nachweisen. KLEMM berichtet über Verdauungsstörungen bei abnorm caseinreicher Milch; abnorm hohen Fettgehalt beschuldigen BASCIEWICZ, MICHEL, JÄNNER u. a. für das Zustandekommen einer Säuglingsdyspepsie. Auch Vermehrung des Aschengehaltes der Milch soll Anlaß zu Verdauungsstörungen geben (MARFAN). Dann fanden wieder VERNOIS, PECQUEREL, SAMELSON auffallende Zucker- oder Fettarmut usw. Da normalerweise Schwankungen in der Zusammensetzung der Milch bei den verschiedenen Wöchnerinnen und bei ein und derselben Mutter während 24 Stunden in weiten Grenzen vorkommen können, ohne daß ein schädlicher Einfluß auf das Kind festgestellt werden kann, ist diesen Untersuchungen keine allzu große Bedeutung beizumessen. Änderungen in der Menge und Zusammensetzung der Frauenmilch konnten während und nach der Kriegszeit infolge der Hungerblockade mehrfach festgestellt werden (A. Czerny, Hammann, Bergmann, Lederer). Besonders der Zucker- und Fettgehalt war nach den Untersuchungen der Autoren herabgesetzt. Diese Milchfehler treten naturgemäß erst nach monate- und jahrelanger Unter- bzw. Fehlernährung auf, so daß Momm und Krämer 1917 noch nicht die schweren Schäden der Blockade für die Säuglingsaufzucht erkennen konnten und erst die Nachkriegszeit ihre verheerenden Folgen aufdeckte.

Ein Zusammenhang der in der Stillperiode auftretenden *Menstruation* mit gleichzeitig vorkommenden Darmstörungen des Kindes wird nicht nur im Volke, sondern auch in Ärztekreisen behauptet. Anderseits haben chemische Untersuchungen ergeben, daß die Menstruation in der Lactationsperiode nur einen ganz geringen Einfluß auf die Milchqualität ausübt. Von einer „Giftigkeit" der Milch oder anderer Exkrete menstruierender Frauen kann nicht die Rede sein. Nachprüfungen zur Feststellung des „Menotoxin" (Schick) sind negativ verlaufen (Sänger, Polano und Dietl). Klaus hat das Cholin, das bei menstruierenden Frauen im Schweiß und im Blut ausgeschieden wird, für Störungen der Lactation verantwortlich gemacht. Verfütterung von Menstruationsmilch zeigt im Tierversuch vermehrte Darmperistaltik. Die Schwankungen in der qualitativen Zusammensetzung der Milch während der Menstruation liegen nach Schlichter in normalen Grenzen. Jüngst hat Försterling chemisch quantitativ Cholinchlorid in normaler Frauenmilch nachgewiesen und diesen Wert vierfach erhöht während der Menstruation festgestellt. Zusammenfassend glaubt er, daß die gefundenen Werte nicht ausreichend sind zur Erklärung der Störungen, die die Menstruationsmilch bei Säuglingen hervorrufen kann. Klinisch kann nur festgestellt werden, daß während der Menstruation vereinzelt vermehrte Darmtätigkeit des Säuglings auftritt und die Milchmenge der Mutter an Wassergehalt etwas abnimmt. Es liegt aber bekanntlich nicht der geringste Grund vor, während der Menstruationsblutung das Kind abzusetzen.

Bei Erkrankungen der Mutter bzw. Amme, die mit großem Wasserverlust einhergehen (hohes Fieber, Durchfälle usw.), ist oft eine Verminderung der Milchsekretion zu beobachten; das aber als Milchfehler zu bezeichnen, geht nicht an.

Der Eintritt einer neuen Schwangerschaft hat meist einen beträchtlichen Rückgang der Milchmenge und oft eine Kolostrierung der Milch zur Folge (v. Jaschke u. a.). Es kann jedoch diese biologische Änderung des Zustandes der Mutter nicht als Grund eines Milchfehlers gewertet werden.

Konstitutionelle Milchfehler scheinen äußerst selten zu sein. Es kommt aber zweifellos vor, daß bei genügender Menge der Milchsekretion ohne nachweisbaren Fehler in der qualitativen Zusammensetzung der Milch das Kind nicht gedeiht und ein Wechsel der Amme bei gleichen hygienischen Verhältnissen die Gewichtskurve des Säuglings sofort steigen läßt. Solche Ausnahmefälle haben bisher nur v. Pfaundler, Nordmann, Eppstein, Finkelstein, Opitz und v. Jaschke mitgeteilt.

Zu den konstitutionellen Milchfehlern sind auch die Änderungen des Fett- und Zuckergehaltes der Frauenmilch zu rechnen, die Lederer bei konstitutionell schlecht lactierenden Frauen fand. Diese Feststellung scheint wichtig, weil sie zeigt, daß der Säugling an der hypogalaktischen Mutterbrust nicht nur der Menge, sondern auch der Qualität nach schlecht ernährt wird, und sich die, bei genügender Milchmenge kaum bemerkbar machende calorische Unterwertigkeit bei dem knapp ernährten Kinde vermehrt ungünstig auswirken kann.

Anhang.

Kosmetische Operationen an der weiblichen Brust und Brustdrüsenfunktion.

Durch den Ausbau der kosmetischen Chirurgie der Brustdrüse wird der Geburtshelfer und Kinderarzt oftmals vor die Frage gestellt, inwieweit sich eine Brustoperation, die aus kosmetischen Gründen vorgenommen wurde, auf eine spätere Stillperiode auswirkt. Die Erfahrungen Biesenbergers, des besten Kenners des Gebietes der operativen Brustkorrektur, sprechen dafür, daß die Lactation nach Mammaplastiken ohne Schwierigkeiten bei genügender Milchmenge stattfindet. Biesenberger verfügt über 5 eigene Fälle. Schwarzmann hat über einen Operationsfall berichtet, bei dem trotz ausgiebiger Resektion des Drüsengewebes der hypertrophischen Hängebrust 3 Jahre später in einer Stillperiode gute Lactationsverhältnisse gefunden wurden. Erna Glaesmer berichtet weiter, daß die Brustdrüsenfunktion im Wochenbett nach einer Mammaplastik sogar verbessert war. Auch Reese bezeichnet die Stillfähigkeit einer Mutter, bei der er eine Brustoperation nach der Methode Biesenberger durchführte, als befriedigend. Claouè (Paris) verzeichnet ähnliche Erfahrungen. Man kann sich diese erklären, wenn man bedenkt, daß zumindest die eine Hälfte der Brust vollkommen intakt bleibt und die dazugehörigen Ausführungsgänge unverletzt zur Mammilla verlaufen, überdies durch die verbesserte Lage des ganzen Organs die Blutversorgung erhöht wird und eine ausgiebige Drüsenfunktion gegeben ist.

V. Die Behandlung der Hypogalaktie.

Die *Hypogalaktie* als weitaus häufigste und schwerwiegendste Form der Funktionsstörung wurde das Versuchsobjekt einer Unzahl von Mittel und Mittelchen, die dem ernsten wissenschaftlichen Versuch oder dem niedersten Geschäftsinteresse des Kurpfuschertums entsprangen. Kein Wunder bei der Wichtigkeit dieser Fehlleistung für die Aufzucht der Nachkommenschaft und bei der Unzahl teilweise noch unbekannter Ursachsfaktoren! Die Häufigkeit der Hypogalaktie schwankt zwischen 10 und 20 von Hundert, je nach Gebäralter und Erstgeburt. Ungefähr die Hälfte der Mütter mit schlechtem Milchertrag können auf Störungen irgendwelcher Natur während der Geburt und im Wochenbett zurückblicken, während bei der anderen Resthälfte eine Spätmenarche in Erscheinung trat, die als Ausdruck mangelhafter Konstitution gewertet wird (Feldweg).

Die auf S. 718—724 gebrachten, noch recht unvollständigen Skizzen geben schon allein einen Begriff des komplizierten Einflusses der verschiedenen Hormone und des Nervensystems. Sie zeigen auch — wenigstens angedeutet — die Zwischenschaltung neuro-vegetativer Vorgänge, verschweigen aber den Einfluß der Großhirnrinde; die Abhängigkeit der Lactationsleistung vom Ernährungszustand, das Hand-in-Hand-Gehen eines Minderertrages mit einer Hypovitaminose sind ebenfalls als teilweise unbekannte Faktoren zu werten (und nicht im Schema enthalten). Es ist daher erklärlich, wenn ich im folgenden gar nicht den Versuch machte, die Hypogalaktie klar in — sagen wir — hormonal bedingte, psychogene, ex inantione entstandene usw. zu trennen, weil die Überschneidungen so häufige und so innige sind, daß ein kaltes Gruppieren gerade hier unbiologisch und falsch wäre. In dem der äußeren Form nach trennbaren Abschnitten findet man daher immer wieder Ausführungen, die sich auf andere schon besprochene oder noch zu besprechende Vorgänge beziehen.

1. Behandlung der Hypogalaktie durch mechanische Methoden.

Die verläßlichste Methode in der Behandlung der Hypogalaktie ist gegenwärtig noch immer die gründliche *mechanische* Entleerung der Drüse. Falls das eigene Kind nicht saugkräftig genug ist oder, wie es meist außerhalb der Anstaltspflege der Fall ist, kein geeignetes fremdes Kind die physiologische restlose Entleerung der Brustdrüse vornehmen kann, geschieht die Entleerung der Brust auf künstlichem Wege. Bei Fehlen einer geeigneten mechanischen Vorrichtung spielt das *Selbstmelken* oder das *Melken* durch eine zweite Person noch immer eine Rolle. Manche Ammen bringen es im Selbstmelken zu einer Virtuosität und entleeren ihre Brust bis auf den letzten Tropfen. Über die Technik des Melkens ist in den zusammenfassenden Darstellungen von v. PFAUNDLER und v. JASCHKE u. a. Genaues nachzulesen.

Bis 1909 war die instrumentelle Entleerung der Brust unbefriedigend, da man aus teilweiser Unkenntnis des physiologischen Saugvorganges Pumpen in den Handel brachte, die in keinerlei Hinsicht entsprechen konnten. 1909 gab v. JASCHKE ein Modell an, das den natürlichen Saugakt in beiden Phasen nachzuahmen gestattet und mit geringfügigen Veränderungen bis auf den heutigen Tag vielfach benützt wird. Als Pumpenglas hat sich der von SCHERBAK angegebene Glasteil sehr bewährt. KERMAUNER hat an der Pumpe eine Klammer befestigt, die das Pumpenglas hält und das Selbstpumpen gestattet. Noch besser erscheint die jüngst von MEIER angegebene Modifikation der v. JASCHKEschen Pumpe, die in einer Befestigung der Pumpe an der Tischplatte besteht und bei einiger Übung der Mutter die vollkommen automatischen Pumpen erspart. ABT und nach ihm SCHEER haben elektrische Pumpen entworfen, wobei das SCHEERsche Saugglas, das die Regulierung des Vakuums durch die Stillende selbst gestattet, einen Hauptvorteil darstellt. Dasselbe Pumpenglas läßt sich bei der von MOLL und SCHEER eingeführten Wasserstrahlpumpe und auch bei der v. JASCHKE-MEIERschen Pumpe verwenden. Die modernen Pumpen sind alle gut und man wird dasjenige Modell verwenden, dessen Betrieb im gegebenen Fall am wirtschaftlichsten ist (HERZMANN).

Die Erfolge einer streng durchgeführten systematischen Entleerung der Brust mit den eben beschriebenen Methoden sind gut, und jene Anstalt oder jener Geburtshelfer oder Kinderarzt, der mit Strenge auf die Durchführung seiner Anordnungen in bezug auf die Milchentleerung sieht, wird den geringsten Hundertsatz von Hypogalaktien seiner ihm anvertrauten Stillenden haben.

2. Behandlung durch Bestrahlung und Durchwärmung.

Neben den rein mechanischen Verfahren werden physikalische Methoden zur Behebung der Hypogalaktie angewendet, Verfahren, die gegenwärtig noch viel in Anwendung gebracht werden.

In erster Linie finden wir hier die künstliche *Höhensonnen*bestrahlung der Brust und die *Diathermie*. Über den günstigen Einfluß der Quarzlampe auf schlecht sezernierende Brüste berichtet als erster Donnelly (1925), der nach Bestrahlung der Mutter einen reichlichen Milchfluß feststellen konnte. Vogt bestrahlte nach ausgiebiger Entleerung die Brust unmittelbar nach dem Anlegen des Kindes einmal täglich 5—7 Minuten lang in einem Abstand von 60 bis 80 cm und steigerte die Bestrahlungszeit bis zur Höchstdauer von 10 Minuten. Er stellt fest, daß sowohl die primäre als auch die sekundäre Unterergiebigkeit der Brust günstig beeinflußt wird. Durch Stolte und Wiener wurde dieser Erfolg bestätigt. Es gelang nach verhältnismäßig kurzer Zeit der Bestrahlungsbehandlung, die Milchabsonderung von 55 g täglich auf über 1200 g zu steigern. Stolte und Wiener berichten in ihrer Arbeit über 100%ige Erfolge. Auch Wachtel konnte in 15 Fällen von mangelhafter Milchsekretion im Wochenbett durch künstliche Höhensonnenbestrahlung einen Erfolg buchen. Die Brustwarze wurde zum Schutz mit Borvaselin bestrichen. Auch dieser Autor legt Wert darauf, daß vor jeder Bestrahlung die Brust entleert wird. Über weitere günstige Erfolge berichten Treacy, L. Seitz, Chisholm und McKillop, Veitch Clark, Guthmann u. a. Von negativen Stimmen sei aus letzter Zeit Antonov erwähnt. Die Tierärzte Bünger, Kroon, Butz und Böttger griffen die Versuche der Japaner (Iguchi und Mitamura) auf, bestrahlten das Euter von Kühen mit Höhensonne und erzielten *keinen* Erfolg. In der Reichsanstalt für Mutter- und Kinderfürsorge (Wien) spielt neben der mechanischen Entleerung der Brustdrüse auch die Höhensonnenbestrahlung seit Jahr und Tag eine Rolle. Wir gehen besonders von der Überlegung aus, daß gerade in der lichtarmen Zeit durch die Höhensonnenbestrahlung eine Besserung des Allgemeinzustandes der Mutter und somit eine bessere Tätigkeit der Brustdrüse erreicht werden kann.

Durchwärmung des Drüsengewebes mit *Diathermie*strahlen haben A. Seitz und Vey, später Ornstein versucht. Es wurden dazu eigene Elektrodenschalen verwendet. Die Autoren waren mit dem Erfolg zufrieden. In keinem Fall war eine Schwergiebigkeit der Brust (S. 734) nachzuweisen, so daß eine Tonusminderung des muskulären Verschlusses der Papille unter der Wärmeeinwirkung angenommen werden kann.

Obwohl es naheliegend wäre, sind die *Kurzwellen* zur Anregung des schlecht arbeitenden Brustdrüsengewebes noch nicht versucht worden. Jedenfalls sind Erfahrungen darüber meines Wissens in dem Schrifttum noch nicht niedergelegt.

3. Behandlung der Hypogalaktie auf pharmakologischem Wege.

Eine sichere Wirkung der im Handel erhältlichen „*Laktagoga*“ wurde bislang nie gesehen. Wenn ein sog. Laktagogum wirkt (z. B. Ovomaltine oder ähnliche Präparate), so tut es das nicht aus einer bestimmten Spezifität zum Brustdrüsenparenchym oder zur zentralen Regulation der Lactation, sondern durch die Hebung des Ernährungszustandes der Mutter. Andererseits kann man sehen, daß Mastkuren nur selten eine Steigerung der Milchsekretion hervorrufen und daß die Qualität der Nahrung keinerlei Einfluß auf die Milchsekretion selbst besitzt. Es ist daher auch die theoretische Grundlage für die spezifische Wirkung der „milchtreibenden“ Mittel unsicher. Auch ist zu bedenken, daß die wohl vorhandene Wirkung mancher Laktagoga in einer Leistungssteigerung der *normal* lactierenden Mamma besteht. Wenn wir immer wieder bei der Anwendung an der Frau enttäuscht werden, so darf nicht vergessen werden, daß wir unterergiebige Brüste beeinflussen wollen; und hier war das Ergebnis bis jetzt gleich Null.

Besonders in der Tierarzneikunde hat man sich mit der Frage der Steigerung durch Laktagoga befaßt. Die Eingeborenen in Afrika sollen nach SCHUNK DE GOLDFIEM den Milchtieren während der Trockenzeit die Blätter von Ficus Maclaudi zu fressen geben, um die Milchmenge zu steigern. Russische Autoren studierten die Wirkung eines Cytotoxins, das sie durch Injektion einer Kuheuteremulsion bei Kaninchen herstellten. HUEP versuchte Fischmehl und konnte bei einer Anzahl von Kühen eine Erhöhung der Milchmenge erzielen. Mittels subcutaner Einspritzungen von Kohlehydraten konnten RICCI und D'AMATO, NITZESCU, CAMPUS die Milchdrüsen zu stärkerer Tätigkeit bringen; auch Milchinjektionen steigerten die Ergiebigkeit bei Kühen (BRENTANA). SCHIEFER berichtet (1936) hingegen, daß es mit Milchzuckerinjektionen nicht gelang, eine Leistungssteigerung der Milchdrüse hervorzurufen. Seine Arbeit bringt eine gute Zusammenstellung der bisherigen Versuchsergebnisse mit milchtreibenden Mitteln. Ein Präparat, das in der Stillperiode der Frau als ,,milchtreibend" eine Rolle spielte und noch stellenweise verwendet wird, ist das *Lactagol*, ein Baumwollsamenextrakt. Es sind zahlreiche Arbeiten darüber entstanden, die meistenteils zustimmend waren; so empfiehlt GÜNTHER in seiner Arzneimittellehre das Lactagol wegen seines günstigen Einflusses auf die Milchsekretion der Frau. In letzter Zeit hat FENGLER mit Lactagol bei Kühen ausgedehnte Versuchsreihen gemacht, mit dem Ergebnis, daß die Milchproduktion der Kühe im allgemeinen erhöht wird und er den Baumwollsamenextrakt als zusätzliches Futter empfehlen kann. In der Humanmedizin werden gelegentliche Erfolge wohl nur, wie schon erwähnt, durch die Hebung des allgemeinen Zustandes infolge des calorienreichen Baumwollsamenextraktes bei normal lactierender Brust zu erklären sein. Allerdings hat nach neuen Untersuchungen das Vitamin E bei der Lactation ein Wort mitzureden, und da im Baumwollsamen (Lactagol) das Vitamin E sich befindet, können klinische Erfolge auf diesen Vitamingehalt zurückzuführen sein.

Als die ältesten Mittel zur Hebung der Milchleistung beim Menschen sind alle möglichen Gemische aus pulverisierten Gewürzpflanzen (Fenchel, Wacholderbeeren, Anis, Kümmel u. a.) bekannt. Mit Eigenmilchinjektionen erzielte KIRSTEIN eine Vermehrung der Milchmenge. Negativen Erfolg mit Eigenmilchinjektionen hatten PALMER und ECKLES sowie MÖGELE und BUSSE. Auch der Harnstoff wurde versucht (GÜNTHER), doch konnte REHN die Erfolge nicht bestätigen. Ähnliches wird von einer Mineralienzufuhr berichtet. Am meisten wird Lactose-Rohrzuckerdextrose und Galactose gelobt (CAMPUS, LO MONAKO, RICCI und D'AMATO). So berichtet CAMPUS, daß die Milchmenge bei Kühen nach Injektionen von 5 ccm einer 5%igen Lactoselösung stark anstieg.

Von pharmakologischen Mitteln sei noch das *Johimbin* und das *Cholin* erwähnt, zumal wir Johimbin vor Jahren an der Frauenklinik in einer größeren Reihe (ohne Erfolg) selbst versuchen konnten. Dieselbe Erfahrung hat SCHULTE gemacht, der Johimbin-Vetol anwendete. Dagegen glauben die Tierärzte FRÖNER, HOLTERBACH, daß das Johimbin die Milchsekretion anregt.

Cholin in der Form von Acetylcholin erregt die Sekretion der Schweißdrüsen und auch die des Verdauungstraktes. Es wurde von den Tierärzten HALTENHOFF und HÖLLER auch wegen seiner Wirkung auf die Darmperistaltik bei Pferden, Rindern usw. angewendet, und zwar in Form des Carbaminoylcholins (Lentin „MERCK"). HALTENHOFF machte die Beobachtung, daß auch die Sekretion der Milchdrüsen bei Schweinen angeregt werde. *Wir* haben (1936/37) auf Grund dieser kurzen Mitteilung und auf Grund der pharmakologischen Untersuchungen von NÖLL, der feststellte, daß der Carbaminsäureester des Cholins die stärkste pharmakologische Wirkung aufweist, an einer Reihe schlecht lactierender Mütter die Milchmenge auf diesem Wege zu steigern versucht. Wir gingen auch von der Ansicht aus, daß Acetylcholin als Vagusstoff über das Zwischenhirn auf die Hypophyse wirkt und zur besseren und schnelleren Ausschüttung des Lactationshormons beitragen kann. Unter 12 Hypogalaktien wurde in 3 Fällen die Tagesmilchmenge erheblich gesteigert. Vorerst prüften wir die Wirkung des „Doryl" (Carbaminsäureester des Cholins) an einer Amme, die bereits 6 Monate stillte und deren Milchmenge von fast 2 Litern täglich auf etwas über 1 Liter gefallen war. Schon nach der ersten Injektion konnten 180 g Milch mehr abgepumpt werden und nach sechs Injektionen war die Milchmenge wieder auf fast $1^1/_2$ Liter gestiegen. Auf dieser Höhe blieb die Tagesmilchmenge aber nicht, sondern sank bald auf 1000 g. Eine andere Frau, 3 Wochen nach der Geburt, erzielte trotz Abpumpen und Höhensonne nicht mehr als 10—20 g Milch täglich. Nach vier Dorylinjektionen konnte die Milchmenge bis auf 290 g gesteigert werden. Die Lactation dieser Brust blieb weiterhin zufriedenstellend. In der Mehrzahl der Fälle aber war ein dauernder Erfolg nicht zu erzielen. Zahlreiche Mütter berichten über Sensationen nach den Injektionen, die in einem Hitzegefühl (Erweiterung der peripheren Gefäße) und in dem Gefühl, als ob die Milch einschießen würde (parasympathische Wirkung?), bestand. Bei alten Erstgebärenden und bei nervösen Frauen, bei denen auch durch mechanische Entleerung der Brustdrüse kein Erfolg zu erreichen war, blieb die Behandlung mit Doryl erfolglos. Eine Nebenwirkung, die auch in der Lactationsperiode wünschenswert ist, trat in allen mit Doryl behandelten Fällen auf: die Anregung der Darmperistaltik.

Wir konnten auch in dieser Versuchsreihe bestätigen, daß die conditio sine qua non einer guten Lactationssteigerung durch ein Laktagogum — in diesem Falle das Doryl — eine funktions*fähige*, also bereits in der Schwangerschaft physiologisch aufgebaute Brustdrüse ist.

4. Behandlung der Hypogalaktie mit Vitaminen.

Durch Tierversuche wurden in letzter Zeit eine Anzahl von *Vitaminmangelkrankheiten* aufgedeckt, die teilweise auch auf den Menschen übertragen werden können. Manche Erkrankungen sind vielleicht auf den Mangel heute noch unbekannter Nahrungsfaktoren zurückzuführen. So ist die Anämie der Brustmilchkinder rein vegetarisch ernährter Mütter noch nicht restlos aufgeklärt und auch die Ziegenmilchblutkrankheit bei Säuglingen, vorwiegend in den südlichen Ländern, gehört in dieses Kapitel. Wenn auch die Diagnose einer Hypovitaminose hier ziemlich schwierig ist, so läßt sich durch eine Anamnese die Annahme eines relativen Vitaminmangels erhärten. Es ist somit gar nicht ausgeschlossen, daß es Hypogalaktien gibt, die auf eine Vitaminmangelerkrankung zurückgeführt werden können. Heute, wo eine Vitaminneuentdeckung die andere jagt und das „Vitamininteresse" rege ist, hat man vielfach bei mangelhafter Lactation auch eine Vitaminbehandlung versucht. Vorläufig dürften nur folgende Vitamine für Versuche in Frage kommen: das Vitamin A, B_2 (B_2-Komplex), das Vitamin E und der Faktor L.

Dem Vitamin A kommt nach GAEHTGENS bei der Lactation eine fördernde Rolle zu, indem es der Funktionssteigerung der Thyreoidea entgegenwirkt (EULER und KLUSSMANN, ABELIN); denn der Hyperthyreoidismus ist — wie wir gesehen haben — lactationsfeindlich. Auch FELLINGER konnte bei Meerschweinchenversuchen feststellen, daß Vitamin A-reiche Kost einen Schutz gegen das thyreotrope Hormon bildet. Das Vitamin A hat jedenfalls enge Beziehung zum Geschlechtsapparat; denn Mangel dieses Wirkstoffes führt zur Sterilität. Diese Eigenschaft ist auch dem Vitamin E eigen. Auf den Einfluß von Vitamin A auf die Epithelwirkung (-regulierung) wurde im Abschnitt über die Prophylaxe und Therapie der Warzenschrunden kurz hingewiesen.

TARR und MCNEILE berichten nur kurz, daß während der Lactation eine vermehrte Zufuhr des Vitamin B_2-Komplexes [1] angezeigt ist. Vitamin B_2 habe neben seiner Antisterilitätswirkung auch die Eigenschaft, die Lactation günstig zu beeinflussen. Es konnten mehr Tiere an der Mutterbrust ernährt werden und auch die Milch sei der Qualität nach besser geworden. Nach Trennung des Vitamins B in eine B_1- und B_2-Gruppe glaubte man eine laktagoge Wirkung des B_2 im engeren Sinne (Lactoflavin) zu bemerken. Klinische B_2-Ausfallserscheinungen beim Menschen sind noch nicht sicher erkannt, ebensowenig klinische Zeichen einer Lactoflavin-Hypervitaminose.

Das Vitamin C soll nach GAEHTGENS und WERNER, wenn es am Ende der Schwangerschaft der Mutter zugeführt wird, einen günstigen Einfluß auf die *Früh*lactation haben. In der Schwangerschaft und in der Stillperiode besteht erwiesenermaßen ein erhöhter Bedarf an Vitamin C. In der Placenta findet sich eine große Menge von Askorbinsäure, so daß bei Ausfall der placentaren Produktion in der Stillperiode die Askorbinsäure durch perorale Zufuhr ergänzt werden muß. Der Gehalt der Frauenmilch an diesem Wirkstoff hängt weitgehend von der Versorgung der Mutter mit dem Vitamin C ab (NEUWEILER). Ob dieses Vitamin irgendeinen Einfluß auf die Sekretion der Brustdrüse hat, ist noch nicht sicher zu erkennen.

Während ein Mangel an Vitamin A in erster Linie deshalb zur Sterilität führt, weil der mütterliche Körper geschädigt wird und es aus diesem Grunde nicht mehr zur Befruchtung kommt, wirkt die *E-Hypovitaminose* sich in der Weise aus, daß im schwangeren Organismus Frucht und Placenta absterben. In der Endwirkung leisten aber A und E dasselbe. Die E-Avitaminose ist nach VÉRZAR als Zeichen des Versagens des HVL. zu werten. Große Mengen dieses Vitamins infantilen Mäusen zugeführt, haben dieselbe Wirkung wie das Prolan. Die infantilen Mäuse werden vorzeitig geschlechtsreif, zeigen Follikelbildung und werden brünstig. Man kann auch experimentell eine E-Hypovitaminose durch Zufuhr von HVL.-Hormon bessern oder aufheben. Eine ähnliche Wirkung hat auch das Wachstumsvitamin von COWARDT, KEY und MORGAN. Da sich der

[1] Der B_2-Komplex (GYÖRGY) besteht aus mehreren Wirkstoffen und wird in der amerikanischen Literatur als Vitamin G bezeichnet. B_2 im engeren Sinne ist das *Lactoflavin.*

Mangel an E-Vitamin durch Follikelhormon aufheben läßt und umgekehrt das Fehlen des Follikelhormons sich bei Kastraten durch das Vitamin E ersetzen läßt, ist ein sicherer Zusammenhang dieses Vitamins mit den Sexualhormonen vorhanden. *Aus diesem Grunde scheint das Vitamin E auch am ehesten geeignet zu sein, auf die Lactation einen guten Einfluß auszuüben.* Allerdings liegen bis jetzt ausschließlich Tierversuche vor. In der Literatur ist noch eine Angabe von SURE und CURRIE (1936) zu finden, die dem Vitamin E (Weizenkeimöl, s. bei F. GRANDEL) eine starke laktagoge Wirkung zuschreiben. An unserer Anstalt sind Versuche mit dem Vitamin E-Präparat Vibeta (Dr. HENNING) und dem „Calcium-Resorpta mit Vitamin E" (GEHE) im Gange. Neuestens (Juli 1938) bringt die Frankfurter Kinderklinik (GAEDKE und BENNHOLDT-THOMSEN) eine längere Versuchsreihe mit dem Vitamin E in Pillenform (SCOTT) mit festem Ölkern zur Veröffentlichung. Es wurde an Ammen festgestellt, daß ein Zusatz von Vitamin E zur Normalkost die Milchmenge unbeeinflußt läßt. Auch ein Einfluß auf die Zusammensetzung der Milch oder auf die Gewichtszunahme und des Wachstums der Säuglinge wurde vermißt.

Nach NAKAHARA, INUKAI und UGAMI spielt das als „*Faktor L*" bezeichnete Lactationsvitamin eine ausschlaggebende Rolle. Es muß in der Nahrung vorhanden sein, damit es zur Lactation kommt. Ratten, die mit einer dieses Vitamin nicht enthaltenden Nahrung gefüttert wurden, zeigten vollkommenes Fehlen der Milchbildung. Als das aus frischer Leber gewonnene Vitamin L — das von Lactoflavin verschieden ist — zugesetzt wurde, kam es sofort zur Lactation. Neuere Versuche der japanischen Autoren ergaben, daß außer dem Faktor L_1 noch ein zweiter — L_2 — notwendig sei, um die Lactation hervorzurufen. Beide seien unentbehrlich, um die Drüsenzellen für das Prolaktin angreifbar zu machen.

Der ektogene (Vitamin) Faktor scheint in seinem Zusammenhang und seinem Wert zur Lactation noch reichlich unklar. Therapeutische *Tatsachen* liegen noch nicht vor, wohl aber therapeutische *Ausblicke*; denn daß ein Einfluß dieser Richtung bestehen muß, das zeigen uns auch die alten Untersuchungsergebnisse RUGEs II (1916) über das gehäufte Auftreten von Stillschwierigkeiten in der Kriegszeit. Sie sind letzten Endes als typische Hypovitaminosen infolge einseitiger Unterernährung aufzufassen. SOMMER spricht schließlich bei Hungerschäden (Blockadeschäden) von einer Mitbeteiligung der Hypophyse, die kein oder zu wenig Prolaktin liefere und so infolge Vitaminmangels (Faktor E) für die Hypogalaktie unterernährter Mütter zur Verantwortung gezogen werden muß. Die Vitaminbeziehungen zur Lactation sind jedenfalls verwickelt und noch ungeklärt. Ein einzelner Vitaminkomplex oder auch die Kombination zweier Faktoren müssen nicht immer bei ihrem Ausfall Lactationshemmung hervorrufen, wie es FEASTER und NELSON zeigten. Ihrer Meinung nach spielen z. B. neben dem Vitamin B_1 und G noch andere — uns noch unbekannte — Vitaminfaktoren eine Rolle.

5. Behandlung mit Hormonen.

Es hat gar keinen Zweck, wie aus der Kenntnis der Physiologie der Lactation schon abzuleiten ist, das *Follikelhormon* für sich allein zur Anregung der Milchsekretion anzuwenden, da es nur den gegenteiligen Effekt bewirken kann. Auch das *Corpus luteum*-Hormon allein ist zur Behebung einer zu geringen

1922 machte ROSENBLATT die Beobachtung, daß die Milchsekretion bei Wöchnerinnen, die er wegen eines Herzfehlers mit *Campferöl*injektionen behandelte, zum Versiegen kam. Er teilte diese Beobachtung nur kurz mit, ohne sich über die möglichen Ursachen dieser Tatsache zu verbreiten. PHILPOTT, McNEILE bestätigten diese Beobachtung. Ausführliches darüber verdanken wir LIEGNER (Breslau), der bei Ratten nach Campherölinjektionen eine Schrumpfung des Brustdrüsengewebes feststellen konnte. Die Funktionseinschränkung des Drüsengewebes trat nach 4—5 Tagen auf. Die hemmende Wirkung des Camphers auf die Lactation erklärt sich LIEGNER aus einer Einschränkung des Sauerstoffangebotes an die sezernierende Zelle, die dadurch geschädigt wird und ihre Funktion einstellt[1]. Zusammenfassend berichtet KLEIN (1936) über günstige Resultate des Camphers bei Milchstauung. Je früher die Injektionen p. p. gegeben werden, desto besser ist der Erfolg. KLEIN konnte keinerlei Lokalreaktionen feststellen. Es ist interessant, daß in Ungarn nach TEMESVARY seit altersher Frauen mit Milchfluß ein Campfersäckchen um den Hals tragen. Der Campher soll nach TEMESVARY durch Ausdünstung und darauffolgende Resorption vasoconstrictorisch wirken und die Ernährung des Brustdrüsengewebes herabsetzen. Wir selbst haben wiederholt Campherpulver in der Dosis von 0,3 g (mehrmals täglich) verabfolgt, um ein Abstillen oder Abschwellen der schmerzenden Brust zu erreichen; der Erfolg war mäßig. Die intramuskuläre Injektion von Campheröl ist dagegen zu empfehlen. Doch haben wir heute im Follikelhormon und in den Quecksilberpräparaten bessere Wege zum Erfolg.

Wie schon auf S. 744 mitgeteilt, wird *Thyreoideawirkstoff* als sekretionshemmend bezeichnet und bei Milchstauung empfohlen (KRAUL u. a.). Dagegen berichtet neuestens VAN TONGEREN über Versuche, die keinen Einfluß des Thyroxin auf die Lactation ergaben. Nach EPPINGER wird durch Thyreoidin eine Stoffwechseländerung des Körpers (Entwässerung) herbeigeführt. Es dürfte daher neben einer hormonalen Einflußnahme auf die Lactation (über das Hypophysenzwischenhirnsystem, S. 723) das Schilddrüseninkret durch seine entwässernde Eigenschaft eine kombinierte Wirkung ausüben. Überzeugende Erfolge sind mit Thyreoidin bzw. Thyroxin nach unseren Erfahrungen nicht zu erwarten.

Das *Follikelhormon* ist ein ausgezeichnetes Mittel, um in *biologischer* Weise die Milchsekretion zu verhindern. HEROLD (1938) fand in Tierversuchen an der Ratte, daß kleine Dosen von Follikelhormon die Milchsekretion teilweise hemmen, große Mengen dagegen sofort abstoppen, besonders wenn die Hormonzufuhr sofort nach dem Wurf einsetzte. Diese Hemmung der Milchsekretion ist nicht kurzfristig, sondern erstreckt sich über längere Zeit.

Die Hemmungseigenschaft des Follikelhormons auf die Milchsekretion wurde schon frühzeitig, als noch Organextraktversuche gemacht wurden und mit dem chemisch reinen Hormon noch nicht gearbeitet werden konnte, erkannt (FELLNER 1931 u. a., s. S. 717). Die Übertragung dieser Versuchsergebnisse auf den Menschen ergaben vollen Erfolg. Es liegen bereits zahlreiche Berichte darüber vor (MAYOR, DE JONGH, ROBSON, SAWIZKI, SNOECK, FELLNER, NELSON, SCHIRCH, SMITH und SMITH, ANSELMINO, REPETTI, HOFFMANN, LINDEMANN).

---

[1] Im Gegensatz dazu ist das Vitamin B_2 (Lactoflavin) zu nennen. Es gilt als „Atmungsvitamin" der Zelle. Sollte etwa darauf die laktagoge Wirkung des Vitamins B_2 beruhen?

gleichen Erfolg erzielte Siegert auch bei der Zufuhr von dem thyreotropen Hormon des HVL. Letzten Endes ist es also wieder die Hypophyse, die durch das thyreotrope Hormon ihres Vorderlappens die Schilddrüse steuert. Nach Siegert soll die Funktionssteigerung der Thyreoidea am Ende der Gravidität ein Hemmungsfaktor für die vorzeitige Auflösung der Milchsekretion sein. Dauert der hyperthyreoidale Zustand über die Geburt in das Wochenbett hinein, so müßte die Stillfähigkeit unbefriedigend sein. Aus diesen Überlegungen heraus wurde ein „Antihormon" der Schilddrüse, das Dijodtyrosin oder der antithyreoidale Faktor des Blutes (Tyronorman) verwendet, der die Milchmenge wieder steigern solle. Küstner hat als erster darüber berichtet. Nach Verabreichung des antithyreoidalen Schutzstoffes (Tyronorman) vom Beginn des Wochenbettes ab, trat der Milcheinschuß früher als gewöhnlich ein und die Milchmenge konnte sehr bald auf ein Höchstmaß gebracht werden. Auch Törne sah Gutes von diesem Präparat. Gelegentliche Versager waren nach Küstner in erster Linie auf erbliche Belastung oder einen unterentwickelten Drüsenkörper zurückzuführen, zwei Umstände, die bekanntlich bei jedem Beeinflussungsversuch der Lactation eine Hauptrolle spielen. Hinrichs konnte die Erfolge Küstners nicht bestätigen. Schumacher und Horchler veröffentlichten eine ausführliche Zusammenstellung ihrer Nachprüfungen und kamen zu dem Schlusse, daß irgendein Einfluß auf die Steigerung der Milchsekretion durch die antithyreoidalen Schutzstoffe nicht zu erkennen sei [1].

Man kann mit Horchler, Grumbrecht und v. Düsterlho annehmen, daß das Dijodtyrosin bzw. Tyronorman nur in den Fällen ausgesprochener Hyperthyreose wirkt und durch das Drücken der Schilddrüsenfunktion auf das Normalmaß relative Milchmengensteigerung vortäuscht. Horchler stellte bei den Kindern hyperthyreotischer Mütter eine schnelle Gewichtszunahme nach Tyronormanzufuhr fest. Erfahrungsgemäß läßt sich aber in der Stillzeit eine Überfunktion der Thyreoidea nur selten finden (s. auch über Grundumsatzbestimmung S. 743).

Die laktagoge Wirkung des *Hypophysenhinterlappens* und die milchtreibende Eigenschaft des *Dijodtyrosins* versuchte Völz zu vereinen. Viele Frauen mit minimaler Milchsekretion (bei gut entwickeltem Parenchym) hatten nach den Angaben des Autors schon am Tage nach Beginn der Behandlung (3—6 VE. + 3mal 2 Tabletten Dijodtyrosin) erheblich mehr Milch.

Die *Thyreoidea* hemmt mit ihrem Hormon nach Kraul, Dietel, Wachtel, Küstner, Fekete u. a. bei der Frau die Milchsekretion. Durch Thyreoidin und Thyroxin wurde eine Milchstauung beseitigt. Dietel gab in 15 Fällen (5 Totgeburten, 10 Abortus zwischen 3. und 6. Monat) dreimal 1 Tablette Thyroxin täglich und verzeichnete nur *einen* Mißerfolg. Der Wert dieser Behandlung bei Totgeburten und in Fällen, wo aus anderen Gründen abgestillt werden muß, ist nach Wachtel sehr groß. Unsere Erfahrungen decken sich nicht mit diesen. Wir konnten auch bei Wöchnerinnen, wo der Grundumsatz herabgesetzt war und wir die reichliche Milchsekretion zum Stillstand bringen mußten, durch

[1] Die Tierärzte scheinen aber mit dem Dijodtyrosin zufriedener zu sein. So berichtet Maurath, daß bei Rindern durch 30—50 Tabletten zu 0,1 Dijodtyrosin „Roche" die Milchsekretion vermehrt werde, daß sich aber bei Rindern der Kostenaufwand für den erhöhten Milchertrag nicht lohne. Dagegen empfiehlt Maurath die Anwendung bei Mutterschweinen.

Thyroxin keinen schnellen Erfolg buchen. HERTHOGE berichtet sogar, daß er auch mit großen Dosen von Schilddrüsenwirkstoff keine Verminderung, sondern eher eine Vermehrung der Lactation bei gleichzeitiger Brustschwellung gesehen hat. Auch SIEGMUND meldet eine Erhöhung der Milchmenge nach Zufuhr kleiner Thyreoidingaben, während er bei größeren Dosen eine Verminderung der Tagesmilchmenge fand.

Man sieht aus diesen widersprechenden Angaben, daß die Aufnahme des Schilddrüsenwirkstoffes in den Arzneischatz der Stillperiode noch nicht zu empfehlen ist. Der manchmal unleugbare hemmende Einfluß auf die Milchsekretion durch die Schilddrüse dürfte eher auf dem Wege des Wasser- und Salzstoffwechsels zu suchen sein. Bekannt sind die Versuche EPPINGERs, die zeigen, daß die Zufuhr von Schilddrüsensubstanz die Resorption von Wasser und Salz aus dem Bindegewebe erhöht, dagegen eine Unterfunktion der Schilddrüse durch Wasserspeicherung Ödeme hervorruft. So scheint Thyroxin oder Thyreoidin auf die Verminderung der Milchsekretion letzten Endes nur als Glied der allgemeinen Entwässerung des Körpers zu wirken (s. S. 748).

Die Physiologie der anderen Drüsen mit innerer Sekretion in ihrer Wechselwirkung auf die Lactation ist schon früher (S. 723 ff.) besprochen worden, so daß ein Hinweis darauf genügt, weil sie keinerlei therapeutische Bedeutung haben; Behandlungserfolge der Hypogalaktie der Frau sind weder mit *Thymus*- noch mit *Epithelkörperchen*extrakten zu erwarten. Auch die *Zirbeldrüse* hat außer den auf S. 725 mitgeteilten Versuchen HOFSTÄTTERs u. a. kein weiteres Interesse mehr gefunden.

Die Physiologie der *Nebennierenrinde* in ihrer Einwirkung auf die Brustdrüse ist noch nicht genügend geklärt, doch sind ihre Beziehungen zum HVL. so interessant und wichtig (S. 726), daß dem Nebennierenrindenhormon eine gewisse Rolle in der Behandlung der Hypogalaktie mit Berechtigung vorausgesagt werden kann. Unentschieden ist noch gegenwärtig die Frage, ob für die experimentell festgestellte Einflußnahme der NNR. auf die Milchsekretion das in den Arbeiten von PFIFFNER und WINTERSTEINER, KENDALL, REICHSTEIN usw. beschriebene Hormon (Cortin, Corticosteron) oder ein lactations*spezifisches* Inkret der NNR. (Cortilaktin: BROWNELL, LOCKWOOD und HARTMANN) verantwortlich gemacht werden muß.

Die schon a priori nach der Physiologie der „Milchung“ zu erwartende aussichtsreichste Hormonbehandlung der Hypogalaktie ist die mittels eines *Wirkstoffes aus dem Hypophysenvorderlappen* (Prolaktin [Mammotropin] S. 720). Wie es der Düsseldorfer Arbeitskreis zeigen konnte (EFFKEMANN), gelingt es bei Frauen, bei denen aus verschiedenen Gründen eine schlechte Funktion des Milchdrüsengewebes zu erwarten ist, *fast ausnahmslos*, eine ergiebige Milchsekretion zu erzeugen, *wenn* man schon in den letzten Monaten der Schwangerschaft mit dem Follikel- und Gelbkörperhormon die Brustdrüse aufbaut und sofort nach der Geburt durch Zufuhr des Lactationshormons einen kräftigen Sekretionsreiz auf das vorbereitete Brustdrüsenparenchym ausübt. Ich stelle die Mitteilung EFFKEMANNs voraus, um die Wichtigkeit und die Unbedingtheit eines Aufbaues der Brustdrüse schon in der Schwangerschaft zu betonen. Ich erinnere ferner daran, daß bereits 1931 FELLNER gesagt hat, daß der (hormonelle) Kampf gegen die Stillnot schon in der Schwangerschaft einzusetzen habe. EFFKEMANN beurteilte die voraussichtliche Ergiebigkeit der Brust aus dem Größerwerden in der Schwangerschaft, aus ihrer Schwere, Muskulosität und Festigkeit, aus der Form und schließlich aus dem Vorhandensein gut faßbarer oder eingezogener Brustwarzen. Die ersten klinischen Versuche teilten Kurzrock, Bates, Riddle und Miller mit. Am letzten Wochenbettstag spritzten diese Autoren zwischen 100 und 400 Riddle-Einheiten (S. 721) Prolaktin und konnten eine durchschnittliche tägliche Milchzunahme von 130 ccm erzielen. In vier von 37 Fällen sank die Menge der Milch. Es ist anzunehmen, daß es sich hier um funktionsuntüchtige Milchdrüsen gehandelt hat, deren Drüsengewebe eben durch das Fehlen oder eine Schwäche der aufbauenden Hormone in der Schwangerschaft nicht funktionsbereit waren. Dann konnte Hoffmann in 50 von 100 seiner stillenden hypogalaktischen Mütter durch das lactationsfördernde HVL.-Hormon eine mäßige Zunahme der Milch erzielen. Die jüngste Zusammenstellung (Juni 1938) über einen therapeutischen Erfolg einer Behandlung mit dem Lactationshormon zur Hebung der Milchsekretion stammt von Ross. Aus den Tabellen seiner Arbeit ersieht man, daß er 2 Tage lang der ersten Gruppe von Frauen zweimal täglich je 400 Vogel-Einheiten injizierte, einer anderen Gruppe 1000 Einheiten, während die dritte Reihe mit physiologischer Kochsalzlösung gespritzt wurde. Zum Versuch gelangten Frauen mit einer Tagesmilchmenge unter 400 g. Ross stellt fest, daß die kleinen Einheitsmengen wenig Erfolg haben, die Menge zu 1000 Einheiten dagegen zu den besten Hoffnungen berechtige. Er verzeichnet ausdrücklich starke lokale Reaktion. Die Qualität der Milch wurde durch die künstliche Zufuhr von Lactationshormon nicht verändert.

Wir sehen hier bestätigt, daß, ebenso wie wir es vor Jahren beim Follikelhormon kennenlernten, auch auf dem Gebiete der Lactation mit ganz großen Einheitsmengen operiert werden muß! Es ist ohne weiteres möglich, daß auch hier ebenso, wie man von wenigen hunderten Einheiten Follikelhormon auf zehntausende und hunderttausende Einheiten zur Erzielung eines sicheren Erfolges getrieben wurde, vielfach höhere Einheitsmengen des Lactationshormons bereitgestellt werden müssen. Die chemische Fabrik *Promonta* (Hamburg) stellte uns ein deutsches Versuchspräparat zur Verfügung, das nach den Angaben der amerikanischen Autoren an der Kropfdrüse der Taube ausgewertet wird. Bis jetzt konnte ich 11 Frauen mit teilweise hochgradiger Hypogalaktie damit behandeln und dreimal eine Steigerung der Milchmenge um das 2—3fache im Laufe von 3—6 Tagen feststellen. In der Mehrzahl der Fälle war aber gar kein Erfolg zu erzielen. Wir wählten allerdings die Mütter nur nach der klinischen Diagnose „Hypogalaktie“ aus und nahmen keine Rücksicht auf Konstitution und Alter der Wöchnerinnen und auch nicht auf die anatomische Beschaffenheit der Brustdrüse. Auch in unserer Versuchsreihe fiel die lokale Schmerzhaftigkeit der Injektion auf. Das uns zur Verfügung gestellte Versuchspräparat der „Promonta“ befindet sich noch nicht im Handel und wird erst weiter verstärkt.

Die künstliche Zufuhr des Lactationshormons muß zeitgerecht erfolgen, d. h. *nach* der vollständigen Ausstoßung oder Entfernung von Nachgeburt und Eihäuten. Ebenso wie das „Einschießen“ der Milch erst am 2. oder 3. Tage p. p. festzustellen ist — da die hormonelle Umstellung des mütterlichen Organismus nicht schlagartig mit der Geburt eintritt — ist es nur natürlich, das Prolaktin zum selben Termin, d. h. erst 1—3 Tage nach der Geburt zu injizieren. Unzeitgemäße willkürliche Zufuhr von Lactationshormon kann nur schaden. DE FREMERY beobachtete z. B. Fruchttod bei schwangeren Tieren, wenn in der Gravidität Prolaktin in höheren Mengen gespritzt wurde.

Seit kurzem steht das Lactationshormon auch in Form einer Salbe zur Verfügung (*Suppletansalbe,* Boehringer-Mannheim). Kurze klinische Hinweise darauf liegen von EHRHARDT, SCHOLL, JOHANNESSOHN vor. Ebenso wie das Follikelhormon in ausgezeichneter Weise durch die Haut resorbiert wird, nimmt man das von dem HVL.-Hormon an. VOSS behauptet, daß, je näher man das Lactationshormon an die Brustdrüse heranbringt, um so zweckmäßiger und wirtschaftlicher die Anwendung sei. Wahrscheinlich sind aber die Resorptionsverhältnisse eines Hormons nicht so lokal bedingt, wie es VOSS und LÖWE, JADASSOHN, UEHLINGER und ZÜRCHER u. a. annehmen. Die Versuche, die man an der Kropfdrüse von Tauben gemacht hat und die besagen, daß man, wenn das Hormon in unmittelbarer Nähe des Kropfes injiziert wird, einen bedeutend kleineren Teil der Menge braucht (LYONS 1935), um eine bestimmte Gewichtserhöhung des Kropfes zu sehen, lassen daran denken, daß durch die Injektion in die Kropfdrüse selbst nur infolge einer reaktiven Entzündung eine Gewichtsvermehrung eintritt. Warum sollte auch ein Hormon am Erfolgsorgan bei örtlicher Einbringung besser wirken? Das Lactationshormon wirkt doch über den HVL. und wird dorthin auf dem Blutwege gebracht. Es müßte sonst ein Einreiben der Salbe in die Kopfhaut der Schläfengegend, möglichst nahe der Hypophyse, noch mehr lactationsfördernd sein. Übrigens sehen wir Ähnliches z. B. bei Pituitrininjektionen in den Uterusmuskel, die als besonders „prompt" wirkend von manchen Geburtshelfern bevorzugt werden. Unsere Versuche an der Wiener Frauenklinik haben ergeben, daß die Einspritzung in den Gebärmuttermuskel selbst, den Uterustonus nicht schneller und stärker erhöht als die i.m. Applikation irgendwo anders. Nur ein ganz geringer Teil des Pituitrins kann *lokal* auf die contractile Substanz wirken; weitaus die Hauptmenge wirkt über den Kreislauf *zentral* auf das Organ. Darum sind die intravenösen Pituitrininjektionen blitzartig wirkend (HEIDLER, ANTOINE). — Daß bei der Suppletansalbe die Salbengrundlage (Vitamin A) einen örtlichen Effekt hat, ändert nichts an der Fernsteuerung der in ihr enthaltenen Hormone. Ich konnte in der Reichsanstalt erst in wenigen Fällen die Suppletansalbe anwenden, so daß ein eigenes Urteil noch nicht abgegeben werden kann. Es scheint mir aber nach den letzten klinischen Ergebnissen von ROSS der Prolaktingehalt der Salbe zu gering zu sein. Der Zusammenfall des Hormon- und Salbeneffektes (Schrunden!) aber erscheint günstig, und aus diesem Grunde halte ich die lokale Anwendung des Lactationshormons in dieser Form an der Brustdrüse für einen Fortschritt. Auch das Einreiben selbst als Art Massage kann in diesem Sinne nur gut sein. Der „lokale" Effekt eines percutan eingebrachten Hormons scheint hauptsächlich darauf zu beruhen.

Da das Prolaktin nicht nur das Einschießen der Milch bedingt, sondern auch die Milchsekretion in Gang hält, verdient es bei allen jenen — leider gar nicht so wenigen — Frauen in der Stillperiode angewendet zu werden, bei denen der Milchfluß schon nach wenigen Wochen zu versiegen droht. Auch dafür erscheint die percutane Anwendung einfacher und angenehmer — wenn das Hormon in hohen Dosen eingebracht werden kann.

Schließlich seien noch die italienischen Versuche (Spirito, Repetti, Fabris) erwähnt, die besagen, daß die Hormone des mütterlichen Teiles der Placenta (Decidua) für die Entstehung der Milchsekretion wichtig seien. Der fetale Teil der Placenta sei für die Lactation unwirksam (Spirito). Mit *Deciduaextrakt* und Dijodtyrosin konnte Repetti die „funktionelle" Hypogalaktie gut beeinflussen. Fabris meint, daß zur Entstehung einer hypertrophischen Mamma und zur Auslösung der Lactation das „Decidualhormon" nötig sei.

Auch das Serum lactierender Stuten und Kühe soll nach Chausselat lactationsfördernd sein. Leblond prüfte auf diese Angabe hin den Gehalt des Serums auf Prolaktin. Die darin nachweisbare Menge aber (1 Vogeleinheit auf 30—60 ccm Serum!) kann eine fördernde Wirkung nicht erklären.

Zusammenfassend glauben wir über die Hormonbehandlung der Hypogalaktie sagen zu können, daß in allen jenen Fällen, wo das Drüsengewebe durch die innere Sekretion der Placenta während der Schwangerschaft sekretionsreif aufgebaut wurde und nur irgendein Kurzschluß in der Auslösung des Sperrmechanismus zur Hypophyse besteht, mit zukünftigen höchsten Dosen eines gereinigten (synthetischen?) Lactationshormons ein voller Erfolg nicht ausbleiben kann. Daß uns auch die deutsche chemische Industrie in kurzer Zeit ein hochwertiges Präparat zur Verfügung stellen wird, daran ist nicht zu zweifeln. Leider scheint aber dieser Kurzschluß nur in einem geringen Hundertsatz der Hypogalaktien vorhanden zu sein. Das Hauptkontingent dieser wird wohl noch immer von funktionsschwachen Brüsten gebildet, deren hormonaler Aufbau in der Schwangerschaft zu wünschen übrig ließ. Es bleibt uns, wenn wir erst nach der Geburt des Kindes vor der *zu schwach* lactierenden Brustdrüse stehen, nichts anderes übrig, als mit den alt bewährten Mitteln jeden sezernierten Tropfen Milch für das Kind zu gewinnen und die Arbeit des HVL. auf Höchstleistung zu bringen, damit das vorhandene Drüsengewebe sein Bestes hergibt.

VI. Die künstliche Hemmung der Lactation (das Abstillen).

Um eine Brustdrüse aus voller Funktion heraus untätig zu machen, sei es nach Verlust des Kindes oder aus einer sonstigen Notwendigkeit heraus, wurde seit langem die Brust ruhig gestellt, d. h. „hochgebunden" und unter Druck gehalten. Kalte Umschläge und Eisbeutelauflagen verminderten dabei auch den Stauungsschmerz. Besser und schneller wirkte die Entwässerung des Körpers, die in Verein mit der Ruhigstellung der Drüse durchgeführt wird. Schon die gewöhnlichen Abführmittel, in hoher Dosis gegeben, zeitigen in wenigen Tagen einen Erfolg. Wir bevorzugen eine Karlsbaderkur, die auch für die Wöchnerinnen am angenehmsten durchzuführen ist. Daneben wurde Kalium jodatum mit sehr geringem Erfolg verabreicht.

Die Einführung der *Quecksilberpräparate* zur Entwässerung des Körpers in der inneren Medizin kommt auch dem Geburtshelfer und Kinderarzt zugute. Ist keine Nierenschädigung oder Darmerkrankung (Resorption!) bei der stillenden Frau vorhanden, so läßt sich durch intravenöse bzw. intramuskuläre Injektion, z. B. von Salyrgan (2 ccm) innerhalb von 12—24 Stunden die Milchsekretion einschränken (Mestitz). Man kann unbedenklich am nächsten Tag die Injektion wiederholen. Ein Erfolg ist damit fast immer und schnell zu erzielen.

1922 machte ROSENBLATT die Beobachtung, daß die Milchsekretion bei Wöchnerinnen, die er wegen eines Herzfehlers mit *Campferöl*injektionen behandelte, zum Versiegen kam. Er teilte diese Beobachtung nur kurz mit, ohne sich über die möglichen Ursachen dieser Tatsache zu verbreiten. PHILPOTT, MCNEILE bestätigten diese Beobachtung. Ausführliches darüber verdanken wir LIEGNER (Breslau), der bei Ratten nach Campherölinjektionen eine Schrumpfung des Brustdrüsengewebes feststellen konnte. Die Funktionseinschränkung des Drüsengewebes trat nach 4—5 Tagen auf. Die hemmende Wirkung des Camphers auf die Lactation erklärt sich LIEGNER aus einer Einschränkung des Sauerstoffangebotes an die sezernierende Zelle, die dadurch geschädigt wird und ihre Funktion einstellt[1]. Zusammenfassend berichtet KLEIN (1936) über günstige Resultate des Camphers bei Milchstauung. Je früher die Injektionen p. p. gegeben werden, desto besser ist der Erfolg. KLEIN konnte keinerlei Lokalreaktionen feststellen. Es ist interessant, daß in Ungarn nach TEMESVARY seit altersher Frauen mit Milchfluß ein Campfersäckchen um den Hals tragen. Der Campher soll nach TEMESVARY durch Ausdünstung und darauffolgende Resorption vasoconstrictorisch wirken und die Ernährung des Brustdrüsengewebes herabsetzen. Wir selbst haben wiederholt Campherpulver in der Dosis von 0,3 g (mehrmals täglich) verabfolgt, um ein Abstillen oder Abschwellen der schmerzenden Brust zu erreichen; der Erfolg war mäßig. Die intramuskuläre Injektion von Campheröl ist dagegen zu empfehlen. Doch haben wir heute im Follikelhormon und in den Quecksilberpräparaten bessere Wege zum Erfolg.

Wie schon auf S. 744 mitgeteilt, wird *Thyreoideawirkstoff* als sekretionshemmend bezeichnet und bei Milchstauung empfohlen (KRAUL u. a.). Dagegen berichtet neuestens VAN TONGEREN über Versuche, die keinen Einfluß des Thyroxin auf die Lactation ergaben. Nach EPPINGER wird durch Thyreoidin eine Stoffwechseländerung des Körpers (Entwässerung) herbeigeführt. Es dürfte daher neben einer hormonalen Einflußnahme auf die Lactation (über das Hypophysenzwischenhirnsystem, S. 723) das Schilddrüseninkret durch seine entwässernde Eigenschaft eine kombinierte Wirkung ausüben. Überzeugende Erfolge sind mit Thyreoidin bzw. Thyroxin nach unseren Erfahrungen nicht zu erwarten.

Das *Follikelhormon* ist ein ausgezeichnetes Mittel, um in *biologischer* Weise die Milchsekretion zu verhindern. HEROLD (1938) fand in Tierversuchen an der Ratte, daß kleine Dosen von Follikelhormon die Milchsekretion teilweise hemmen, große Mengen dagegen sofort abstoppen, besonders wenn die Hormonzufuhr sofort nach dem Wurf einsetzte. Diese Hemmung der Milchsekretion ist nicht kurzfristig, sondern erstreckt sich über längere Zeit.

Die Hemmungseigenschaft des Follikelhormons auf die Milchsekretion wurde schon frühzeitig, als noch Organextraktversuche gemacht wurden und mit dem chemisch reinen Hormon noch nicht gearbeitet werden konnte, erkannt (FELLNER 1931 u. a., s. S. 717). Die Übertragung dieser Versuchsergebnisse auf den Menschen ergaben vollen Erfolg. Es liegen bereits zahlreiche Berichte darüber vor (MAYOR, DE JONGH, ROBSON, SAWIZKI, SNOECK, FELLNER, NELSON, SCHIRCH, SMITH und SMITH, ANSELMINO, REPETTI, HOFFMANN, LINDEMANN).

[1] Im Gegensatz dazu ist das Vitamin B_2 (Lactoflavin) zu nennen. Es gilt als „Atmungsvitamin" der Zelle. Sollte etwa darauf die laktagoge Wirkung des Vitamins B_2 beruhen?

Nach Robson kann auch das männliche Geschlechtshormon (Testosteronpropionat) die Milchsekretion hemmen. Die Follikulineinheiten, die zuerst gegeben wurden, waren für eine volle Wirkung zu gering. Mayor stellte fest, daß die z. B. von Sawizki und Snoeck gegebenen Dosen von 800—18000 M.E. in seinen Versuchen unwirksam waren. Als dieser Autor bei 18 Frauen in den ersten Wochenbettstagen täglich 10000 i. B.E. spritzte, war das Resultat noch immer schlecht. In einer weiteren Reihe von 15 Wöchnerinnen erhöhte Mayor die Tagesmenge auf 250000 i. B.E. Die Injektion erfolgte einmalig am ersten Wochenbettstag. In 12 Fällen trat prompter Erfolg ein. Bei den 3 Frauen, die weiter Milch gaben, wurde diese einmalige hohe Dosis wiederholt und es konnte die Lactation sofort zum Stillstand gebracht werden. Nachprüfungen bestätigten diesen Bericht. Wir können auch ohne die oben erwähnten Verfahren (Hochbinden der Brust, Abführen, Entwässerung) nur mit dem Follikelhormon allein die Lactation innerhalb kurzer Zeit zum Versiegen bringen. Follikelhormon ist bisher das einzige Mittel, das *kausal* die Tätigkeit der Brustdrüse einstellt. Daß es nicht direkt auf das „Lactationszentrum" wirken soll, sondern über das Ovar (Gelbkörper), wurde im Abschnitt über die Physiologie der Lactation gesagt (S. 721).

Verhältnismäßig selten entstehen nach Brustdrüsenabscessen *Milchfisteln,* die geringe Neigung zur Heilung zeigen. Wird die Brust abgepumpt, so verstärkt sich der Milchfluß durch die Fistel. Eine stark rinnende Milchfistel kann für die stillende Mutter lästig bis unerträglich sein. Lindemann und Ernst versuchten mit Follikelhormon (Progynon B oleos. oder Unden, 50000 i. B.E. und täglich je 1000 i. E. Follikulin Menformon) den Milchfluß zum Stillstand zu bringen. Der Erfolg war gut. Als Behandlung einer Mastitis kommt das Follikelhormon nur dann in Frage, wenn abgestillt werden muß. Auf die Entzündung selbst hat das Hormon keinen Einfluß.

VII. Schlußbetrachtungen.

Die Lehre von der inneren Sekretion, die im letzten Jahrzehnt auf kaum geahnte Fortschritte blicken kann, hat auch auf dem Gebiete der Physiologie der Milchbildung und der Funktionspathologie der Brustdrüse befruchtend gewirkt. Der natürliche Vorgang des arbeitsfähigen Organs ist restlos geklärt und wir können auch experimentell den schrittweisen Aufbau des Drüsenkörpers nachahmen. Ebenso ist die Lactationsauslösung wohl in den Grundzügen bekannt und läßt sich mit dem Wirkstoff der dafür bedeutungsvollsten Drüse willkürlich durchführen.

Die engen Beziehungen aber zwischen der Hypophyse (HVL.) und anderen Drüsen mit innerer Sekretion, die durch fleißige und interessante Experimente besonders der nordamerikanischen Schule unzweideutig festgestellt worden sind, verwirren das uns zuerst so klar erschienene Bild. Wenn z. B. die Entfernung der Nebennieren(rinde) schwere Störungen in der Lactation hervorruft und dieser Hormonausfall durch andere Wirkstoffe (sowohl von Hormon- als auch von Vitaminnatur), bei denen wir bislang keinerlei Beziehungen in dieser Richtung hin kannten, wettgemacht werden kann, so sind das Lücken unserer Kenntnisse, die wir eingestehen müssen. Auch die Bedingungen, unter denen sich das Zwischenhirnsystem, das nach den schönen Untersuchungen Berblingers und

SCHARRERS u. a. ohne Zweifel eine wichtige innersekretorische Quelle darstellt, in den Weg der Impulse zur Lactationsauslösung bzw. -hemmung einschaltet, werden gegenwärtig mehr geahnt als gewußt.

So ist es verständlich, daß bei der Vielheit der Fäden, die alle an dem fiktiven Zentrum der Lactation angreifen, eine rationelle Behandlung der Hypogalaktie derzeit noch nicht möglich ist. Durch die Darstellung des laktagogen Hormons haben wir zwar eine gute Waffe in die Hand bekommen, die ihre Güte aber nur dann erweisen kann, wenn sie in *entsprechender Stärke und am tauglichen* Objekt versucht wird. Mit Treibstoff allein, um einen Vergleich zu geben, kann man nicht fahren. Es muß eine wohlausgebildete Verbrennungskraftmaschine vorhanden sein, in der sich der Treibstoff in Arbeitsleistung umsetzt. Wir können diesen Vergleich noch weiter führen und sagen, daß der Motor von Haus aus schlecht konstruiert und für die Inbetriebsetzung nicht vorbereitet sein kann. Dann hilft der beste Treibstoff nicht. Hier entspricht die schlechte Konstruktion des Motors dem in der Schwangerschaft mangelhaft auf- und umgebauten Drüsengewebe. Ist der Entwurf und Aufbau des Motors gut und genügend Treibstoff vorhanden, so kann die Inbetriebsetzung und der Lauf des Motors schwer sein infolge schlechter Schmierung oder schwergehender (zu fest eingepaßter) Kolben. Wir wollen diesen „funktionellen“ Fehler des Motors mit der Schwergiebigkeit einer funktionsbereiten, gut ausgebildeten Brustdrüse vergleichen, der genügend Prolaktin zur Verfügung steht. Es wäre um die Bekämpfung der Stillnot besser bestellt, wenn in den meisten Fällen nur der Treibstoff allein fehlen würde, den wir künstlich zuführen können, da wir ihn jetzt durch die Darstellung des Prolaktin zur beliebigen Verfügung haben. Doch sind leider die meisten Hypogalaktien auf den mangelhaften Aufbau des Milchmotors während der Schwangerschaft zurückzuführen.

Die meisten, fast alle Laktagoga haben, um zu wirken, eine funktionstüchtige Drüse zur Voraussetzung. Darum haben sich die vielen „milchtreibenden“ Mittel beim *normal* lactierenden Tiere bewährt und es konnte, wie wir gesehen haben, oftmals hier über Produktionssteigerung berichtet werden, während alle diese Laktagoga bei der Anwendung an der hypogalaktischen Frau versagen mußten und tatsächlich versagen. Laktagoga haben nach unserer heutigen Kenntnis nur dann in der menschlichen Stillperiode einen Wert, wenn es sich darum handelt, die Produktionsgröße der Brust z. B. bei einer Anstaltsamme, über den Bedarf des eigenen Kindes hinaus zu steigern.

Trotz unserer Fortschritte in der Hormon- und Vitaminlehre und trotz der unbestreitbaren Triumphe, auf die wir im Laboratorium hinweisen können, müssen wir heute noch immer als bestes Verfahren, eine nicht recht in Gang gebrachte Milchdrüse auf ihre mögliche Höchstleistung zu bringen, die restlose mechanische Entleerung durch das saugende Kind, die Pumpe oder die melkende Hand bezeichnen. Psychische Hemmungen werden durch guten Zuspruch und suggestive Behandlung beseitigt.

Die vereinigte *Hormon-Vitamin*behandlung hat nicht nur die genaue Kenntnis der komplizierten physiologischen Vorgänge in der Lactation zur Voraussetzung, sondern auch die restlose Erkennung, *welches* Rad in dem Gesamtgetriebe fehlt. Wenn diese Voraussetzungen auch heute noch nicht gegeben sind, so soll uns das nicht daran hindern, auf diesem zweifellos aussichtsreichen

Wege weiter zu gehen. Die vorbereitende Hormonbehandlung der Brustdrüse während der Schwangerschaft scheint hier die meiste Aussicht auf Erfolg zu haben. Sie wird stets in der Hauptsache dort am Platze sein, wo bei mehrgeschwängerten Frauen in der ersten Schwangerschaft eine Hypogalaktie festgestellt wurde, könnte aber auch zu einer allgemein vorbeugenden Maßnahme ausgebaut werden! Über den Wert einer vorbeugenden Vitaminbehandlung fehlt uns noch jedweder Anhaltspunkt.

Ich bin mir wohl bewußt, daß auch dieses mein kurzes Referat, zumindest in den Abschnitten über die Hormon- und Vitaminfragen das Schicksal aller Publikationen auf dem Gebiete der Endokrinologie teilen wird, nämlich schnell zu veralten. Doch ist durch die Aufklärung des hormonalen Einflusses besonders der Hypophyse und der Darstellung ihres lactationsspezifischen Wirkstoffes eine Etappe in unserem Kampfe gegen die Stillnot abgeschlossen. Um die verwirrenden Einzelheiten, die widersprechenden Angaben und Untersuchungsergebnisse und die unklaren Vorstellungen auf dem Gesamtgebiet der Brustdrüsenfunktion zu ordnen, zu sichten und, wenn möglich, zu beseitigen, wurde diese Zusammenfassung gegeben.

XV. Erkrankungen der Nebennieren[1].

Von

SIGISMUND THADDEA-Berlin.

Inhalt.

Literatur.

A. Zusammenfassende Darstellungen.

AMMON, R. u. W. DIRSCHERL: Fermente, Hormone, Vitamine und die Beziehungen dieser Wirkstoffe zueinander. Leipzig: Georg Thieme 1938.

ASCHOFF, L.: Vorträge über Pathologie. Jena 1925.

ASHER, L.: Physiologie der inneren Sekretion. Leipzig u. Wien: Franz Deuticke 1936.

ASKANAZY, M.: Metastasen, die eine neue essentielle Krankheit schaffen. Schweiz. med. Wschr. **1938 II**, 806.

[1] Aus der II. Medizinischen Universitätsklinik der Charité in Berlin (Direktor: Prof. Dr. G. VON BERGMANN).

BAUER, J.: Vorlesungen über allgemeine Konstitutions- und Vererbungslehre, 2. Aufl. Berlin: Julius Springer 1923.
— Die konstitutionelle Disposition zu inneren Krankheiten, 3. Aufl. Berlin: Julius Springer 1924.
— Innere Sekretion, ihre Physiologie, Pathologie und Klinik. Berlin: Julius Springer 1927.
BAYER, G.: Normale und pathologische Physiologie des chromaffinen Systems. Erg. Path. **14**, 1 (1911).
— Nebennieren. Handbuch der inneren Sekretion, herausgeg. von HIRSCH, Bd. 2, S. 461. 1927.
BERGMANN, G. v.: Funktionelle Pathologie, 2. Aufl. Berlin: Julius Springer 1936.
BIEDL, A.: Innere Sekretion, 3. Aufl. 1916.
BITTORF, A.: Die Pathologie der Nebennieren und der Morbus Addisonii. Jena 1908.
BOMSKOV, CHR.: Methodik der Hormonforschung, Bd. 1. Leipzig: Georg Thieme 1937.
BROSTER, L. R. and others: The adrenal cortex and intersexuality. London: Chapman and Hall 1938.
BURN, J. H.: Biologische Auswertungsmethoden. Berlin: Julius Springer 1937.
CANNON, W. B.: Notfallsfunktionen des sympathico-adrenalen Systems. Erg. Physiol. **27**, 380 (1928).
CHVOSTEK, F.: Pathologische Physiologie der Nebennieren. Erg. Path. **9**, 243 (1905).
CURSCHMANN, H.: Endokrine Krankheiten. Dresden u. Leipzig: Theodor Steinkopff 1936.
DIETRICH, A. u. H. SIEGMUND: Die Nebenniere und das chromaffine System. Handbuch der speziellen pathologischen Anatomie und Histologie, herausgeg. von HENKE-LUBARSCH, Bd. 8, S. 951. 1926.
EHRMANN, R. u. L. DINKIN: Klinische Pathologie der Nebennieren. Handbuch der inneren Sekretion, herausgeg. von HIRSCH, Bd. 3, S. 283. 1927.
EPPINGER, H.: Die seröse Entzündung. Eine Permeabilitäts-Pathologie. Wien: Julius Springer 1935.
FALTA, W.: Die Erkrankungen der Blutdrüsen. Handbuch der inneren Medizin, herausgeg. von MOHR-STAEHELIN, Bd. 4, II, S. 1234. Berlin: Julius Springer 1927.
GIERKE, E.: Das chromaffine System und seine Pathologie. Erg. Path. **10**, 503 (1906).
GOLDZIEHER, M. A.: The adrenals. New York 1929.
HANKE, H.: Innere Sekretion und Chirurgie. Berlin: Julius Springer 1937.
KEHRER, E.: Endokrinologie für den Frauenarzt in ihrer Beziehung zur Ovarialfunktion und insbesondere zur Amenorrhoe. Stuttgart 1937.
KEMP, T. u. H. OKKELS: Lehrbuch der Endokrinologie. Leipzig 1936.
KYLIN, E.: Der Blutdruck des Menschen. Dresden u. Leipzig: Theodor Steinkopff 1937.
LANDAU, M.: Die Nebennierenrinde. Jena 1915.
LAQUER, F.: Hormone und innere Sekretion. Dresden 1928.
LUBARSCH, O.: Nebennieren und chromaffines System. Erg. Path. **3**.
NAEGELI, O.: Allgemeine Konstitutionslehre. Berlin: Julius Springer 1934.
— Differentialdiagnose in der inneren Medizin. Leipzig: Georg Thieme 1937.
ORTNER, N.: Differentialdiagnostik innerer Krankheiten. Berlin u. Wien 1928.
REISS, M.: Die Hormonforschung und ihre Methoden. Berlin u. Wien 1934.
— Die Nebennieren. Handbuch der Biochemie des Menschen und der Tiere, herausgeg. von C. OPPENHEIMER, Erg.-Werk, Bd. 3, S. 967. 1936.
SCHWARZ, E.: Die Beziehungen der Nebenniere zum weiblichen Geschlechtsapparat. Biologie und Pathologie des Weibes, herausgeg. von HALBAN-SEITZ, Bd. 5, IV, S. 897. 1928.
STEPP, W., J. KÜHNAU u. H. SCHROEDER: Die Vitamine und ihre klinische Anwendung. Stuttgart 1936.
THADDEA, S.: Die Nebennierenrinde. Leipzig: Georg Thieme 1936.
THOMAS, E.: Drüsen mit innerer Sekretion. Handbuch der Pathologie des Kindesalters, herausgeg. von SCHWALBE-BRÜNING, Bd. 2. 1913.
— Pathologie der Nebenniere. Handbuch der Kinderheilkunde, herausgeg. von PFAUNDLER-SCHLOSSMANN, 4. Aufl., Bd. 1, S. 969. 1931.
— Innersekretorische Drüsen bei Feten und Kindern. Handbuch der inneren Sekretion, herausgeg. von HIRSCH, Bd. 2, S. 1291 (1933).
TRENDELENBURG, P.: Die Hormone, Bd. 1 u. 2. Berlin: Julius Springer 1929 u. 1934.

WEBER, F. PARKES: Endokrine Geschwülste und andere Abhandlungen. Stuttgart 1936.
WIESEL, J.: Nebennieren. Handbuch der Neurologie, Bd. 4, S. 348. 1913.
— Nebennieren. Handbuch der normalen und pathologischen Physiologie, herausgeg. von BETHE-v. BERGMANN, Bd. 16, I. Berlin: Julius Springer 1930.
ZONDEK, H.: Die Krankheiten der endokrinen Drüsen, 2. Aufl. Berlin: Julius Springer 1926.
— ADDISONsche Krankheit. Neue deutsche Klinik, Bd. 1, S. 154. 1928.

B. Einzelarbeiten.

ADDISON, TH.: On the constitutional and local effects of disease of the suprarenal bodies. London 1855.
AICHAM, A. u. H. BOCK: Zur Beeinflussung der experimentellen Diphtherie durch Vitamin C und Nebennierenrindenextrakt. Mschr. Kinderheilk. **65**, 289 (1936).
ALBERS, D. u. S. THADDEA: Elektrokardiogrammveränderungen bei experimenteller und klinischer Nebenniereninsuffizienz. Z. Kreislaufforsch. **29**, 825 (1937).
ALBOIN, MOREL, JOSSERAND e BADINAND: Sulle proprietà antitumorali di estratti surrenalici. Monit. Endocrinologia **2**, 207 (1934).
ALBRECHT, E.: Über Hamartome. Verh. dtsch. path. Ges. **1904**, 153.
ALLERS, W. D. and E. C. KENDALL: Maintenance of adrenalectomized dogs without cortin, through control of the mineral constituents of the diet. Amer. J. Physiol. **118**, 87 (1937).
ALLERS, W. D.: Influence of diet and mineral metabolism on dogs after suprarenalectomy. Proc. Staff Meet. Mayo Clin. **10**, 406 (1935).
— H. W. NILSON and E. C. KENDALL: Studies on adrenalectomized dogs: toxic action of potassium. Proc. Staff Meet. Mayo Clin. **11**, 283 (1936).
ALLOTT, E. N.: Chemical changes in the blood in ADDISON's disease and their alteration in response to treatment. Lancet **1936 I**, 1406.
ALWENS, W. u. E. BAUKE: Zur Differentialdiagnose, Klinik und Therapie funktioneller, sekundär-degenerativer Blutdrüsenstörungen. Endokrinol. **15**, 53 (1934).
ALZONA, L.: Surrene ed apparato cardiovascolare. Arch. Pat. e Clin. med. **16**, 165 (1936).
ANDERSON, I.: Effect of adrenalin on blood sugar and lactic acid in ADDISON's disease and in adrenalectomized dogs. Proc. Soc. exper. Biol. a. Med. **33**, 349 (1935).
ANDERSON, I. A. and A. LYALL: ADDISON's disease due to suprarenal atrophy with previous thyrotoxicosis, and death from hypoglycaemia. Lancet **1937 I**, 1039.
ANSELMINO, K. J.: Über Störungen in der Funktion des Hypophysenvorderlappens bei der Hyperemesis gravidarum und über Grundlagen und Aussichten ihrer Behandlung mit Nebennierenrindenhormon. Arch. Gynäk. **161**, 273 (1936).
— F. HOFFMANN u. E. RHODEN: Über die antagonistische Beeinflussung der Wirkung des Fettstoffwechselhormons und des Kohlehydratstoffwechselhormons des Hypophysenvorderlappens durch das Hormon der Nebennierenrinde. NAUNYN-SCHMIEDEBERGS Arch. **181**, 325 (1936).
ANTOGNETTI, L. e F. GERIOLA: Studi sui „tests" ormonici. Il comportamento della follicolinuria mensible nel morbo di ADDISON. Endocrinologia **11**, 105 (1936).
AOUSLENDER, H.: Avantages de la transplantation de l'écorce surrénale sur la greffe de la glande totale. Rev. franç. Endocrin. **15**, 304 (1937).
ARNDT, G.: Über die Wirkungen des Nebennierenrindenextraktes Cortidyn auf die ADDISONsche Krankheit. Fortschr. Ther. **11**, 641 (1935).
ARRIGONI, R.: Ancora sui rapporti tra insufficienza surrenale e miocardosi (Ricerche sperimentali). Arch. ital. Anat. e Istol. pat. **7**, Suppl.-No, 131 (1936).
AUERSBACH, K.: Zur Pathogenese und Differentialdiagnostik der CUSHINGschen Krankheit. Mit einem Bericht über zwei Fälle. Inaug.-Diss. Berlin 1936.
— u. S. THADDEA: Unveröffentlichte Versuche.
BAILEY, H. and K. D. KEELE: ADDISON's disease treated by adrenal grafting. Proc. roy. Soc. Med. **29**, 42 (1935).
BAKER, D. D. and E. H. HINMAN: Studies of the suprarenal glands of dogs. A study of the influence of parasites upon the weights of the suprarenal glands of dogs. J. trop. Med. **39**, 117 (1936).
BALL, H. A., L. T. SAMUELS and H. F. SCHOTT: Effect of cortical extract on glucose tolerance of adrenalectomized and hypophysectomized rats. Proc. Soc. exper. Biol. a. Med. **35**, 633 (1937).

BAMATTER, F.: Weiterer Beitrag zur Ätiologie und Blutchemie des WATERHOUSE-FRIDERICHSENschen Syndroms (Akute Nebennieren-Apoplexie mit Hautblutungen). Schweiz. med. Wschr. **1935 I**, 236.

BAMBERGER, PH.: Beziehungen zwischen Vitamin C und Nebennierenrinde. Unter Berücksichtigung der therapeutischen Anwendung bei Diphtherie. Verh. dtsch. Ges. inn. Med. **50**, 229 (1938).

— u. H. E. NEVER: Über das Krankheitsgeschehen bei toxischer Diphtherie. Z. Kinderheilk. **58**, 324 (1936).

— — Lähmungserscheinungen der glatten Muskulatur bei diphtherisch vergifteten Meerschweinchen. Z. Kinderheilk. **58**, 336 (1936).

— — u. H.-A. OELKERS: Kohlehydratstoffwechsel und Gewebsatmung bei diphtherischer Vergiftung. Klin. Wschr. **1938 I**, 151.

— u. L. WENDT: Über Beeinflussung diphtherischer Kreislaufschwäche durch Nebennierenrindenhormon und Vitamin C. Klin. Wschr. **1935 I**, 846.

— u. W. ZELL: Vitamin C- und Cortidyn-Behandlung der malignen Diphtherie. Z. Kinderheilk. **58**, 307 (1936).

BARKER, S. B., J. F. FAZIKAS and H. E. HIMWICH: Metabolic aspects of thyroid-adrenal interrelationship. Amer. J. Physiol. **115**, 415 (1936).

BARTEN, H.: Über das Vorkommen von Knochenmarksgewebe in den Nebennieren. Virchows Arch. **294**, 139 (1934).

BASTENIE, P. et J. MAES: Influence de l'ablation des surrénales sur la structure histologique de la thyroide du cobaye. C. r. Soc. Biol. Paris **123**, 532 (1936).

BATTISTINI, S., A. CIONINI e L. HERLITZKA: Studi sulla fisiopatologia dell'ormone della corteccia surrenale. Influenza sul metabolismo degli idrati di carbonio in soggetti normali. Arch. Sci. med. **60**, 247 (1935).

BAUDOUIN, A., E. AZÉRAD et J. LEWIN: Effet des injections intraveineuses continues d'adrénaline chez les addisoniens. C. r. Soc. Biol. Paris **123**, 858 (1936).

— BAUER, J.: Überfunktion des gesamten Nebennierensystems ohne anatomischen Befund. Wien. klin. Wschr. **1930 I**, 582.

— Neuere Anschauungen über Funktionsstörungen der Hypophyse. Klin. Wschr. **1933 II**, 1553.

— Zur Behandlung des Morbus Addisonii. Wien. klin. Wschr. **1937 II**, 1270.

— u. R. LERICHE: Zur Klinik und Therapie des Paraganglioms. Adrenalogene Hochdruckkrisen. Wien. klin. Wschr. **1934 II**, 1224.

— — Contribution clinique et thérapeutique à l'étude des paragangliomes et des crises d'hypertension adrénalinique. Presse méd. **1934**, 1385.

BAUKE, E.-E.: Die direkte und korrelative Wirkungskraft der hormonalen Therapie mit „Iliren" (Nebennierenrinden-Präparat). Münch. med. Wschr. **1936 II**, 1595.

BAUMANN, TH.: Zur Ätiologie und Klinik der akuten Nebenniereninsuffizienz. Z. Kinderheilk. **51**, 276 (1931).

— Funktion und Erkrankungen der Nebenniere. Verh. dtsch. Ges. inn. Med. **50** (1938).

BAYER, G. u. TH. WENSE: Zur Frage Nebenniere und Infektion. Wien. klin. Wschr. **1937 I**, 682.

BEAIRD, R. D. jr. and H. G. SWANN: Urinary excretory rate of adrenalectomized rats. Proc. Soc. exper. Biol. a. Med. **36**, 194 (1937).

BEHR, W.: Die Diphtherie. Bibliographie und neue Ergebnisse der Klinik und Forschung. Erg. inn. Med. **52**, 160 (1937).

BEHRING, E. v.: Untersuchungen über das Zustandekommen der Diphtherie-Immunität bei Tieren. Dtsch. med. Wschr. **1890 II**, 1145.

BENETATO, GR.: L'effet de la surrénalectomie sur le p_H et le pouvoir tampon du muscle. C. r. Soc. Biol. Paris **121**, 1547 (1936).

— et R. OPREAN: L'effet de la surrénalectomie sur l'état colloidal des protéines musculaires. C. r. Soc. Biol. Paris **121**, 1551 (1936).

— Contribution à l'étude de l'asthénie surrénoprive (Effet de la surrénalectomie sur certaines propriétés physico-chimiques du muscle). Bull. Soc. Chim. biol. Paris **19**, 69 (1937).

BERBLINGER, W.: Kritisches zur Hypophysenpathologie. Frankf. Z. Path. **35**, 497 (1927).

— Die SIMMONDSsche Krankheit. Umfrage. Med. Klin. **1936 I**, 861.

BERGER, E.: Die experimentellen Voraussetzungen einer Behandlung der Diphtherie mit Vitamin C und Nebennierenrindenhormon. Klin. Wschr. **1937 II**, 1177.

Bergmann, G. v.: Magerkeit und Magersucht. Dtsch. med. Wschr. **1934 I**, 123.
— Funktion und Erkrankungen der Nebenniere. Verh. dtsch. Ges. inn. Med. **50** (1938).
Bernhardt, H.: Zur Frage der Nebennierenrindenextrakte. Verh. dtsch. Ges. inn. Med. **46**, 343 (1934).
— Über die Beeinflussung diphtherischer Kreislaufschwäche durch Nebennierenrindenhormon und Vitamin C. Dtsch. med. Wschr. **1936 II**, 1123.
Beutel, A.: Die diagnostische Bedeutung der Nebennierenverkalkungen. Med. Klin. **1934 II**, 1450.
— Nebennierenverkalkungen. Röntgenpraxis **7**, 85 (1935).
Bianchedi, A.: Su di un caso di paraganglioma surrenale. Giorn. Clin. med. **17**, 1031 (1936).
Bicknell, F.: Addison's disease due to malignant involvent of the solar plexus. Brit. med. J. **1934**, Nr 3839, 206.
Biebl, M. u. P. Wichels: Physiologische und pathologisch-anatomische Betrachtungen im Anschluß an einen Fall von Paragangliom beider Nebennieren. Virchows Arch. **257**, 182 (1935).
Bierry, H. et L. Malloizel: Hypoglycémie après décapsulation, effets de l'injection d'adrénaline sur les animaux décapsulés. C. r. Soc. Biol. Paris **65**, 232 (1908).
Blanchard, L.: Au sujet de l'adrénalinogenèse dans la surrénale. Absence d'adrénaline dans les cortex surrénaux aberrants du cheval. C. r. Soc. Biol. Paris **127**, 750 (1938).
Blanco, T. u. R. del Campo: Das Nebennierenrindenhormon bei der Behandlung der Gestosen. Zbl. Gynäk. **1935**, 1639.
Blum, F.: Über Nebennierendiabetes. Dtsch. Arch. klin. Med. **71**, 146 (1901).
Boeminghaus, H.: Über geschlechtsverändernde Geschwülste der Nebennieren. Z. Urol. **28**, 798 (1934).
Böss, C.: Blutmengenbestimmung am Sektionstisch und ihre Ergebnisse. Kritik und Vergleich zur Klinik. Virchows Arch. **297**, 305 (1936).
Bohn, H.: Neuere Untersuchungen zum Krankheitsbild der chronischen Gastro-Enteritis. Klin. Wschr. **1938 I**, 497.
— u. W. v. Drigalski: Blutzuckerregulationsstörungen und Addisonismus. Med. Klin. **1937 I**, 87.
Bokelmann, O.: Zur Kritik der Therapie bei der Hyperemesis gravidarum. Arch. Gynäk. **162**, 268 (1936).
Bomskov, Ch. u. K. Bahnsen: Biologische Standardisierung des Hormons der Nebennierenrinde. Naunyn-Schmiedebergs Arch. **178**, 1 (1935).
Bordoli, L.: Ipofisi e sindrome addisoniana. Endocrinologia **11**, 350 (1936).
— Sulla coesistenza di sindromi acromegalica ed addisoniana. Endocrinologia **11**, 361 (1936).
Borghini, G.: Morbo di Addison familiare. Giorn. Clin. med. **18**, 587 (1937).
Borst, J. G. G. u. H. J. Viersma: Quantitative Untersuchungen über den Wasser- und Salzhaushalt bei Morbus Addisonkranken unter Berücksichtigung der Wirksamkeitsbestimmung von Extrakten der Nebennierenrinde. Acta med. scand. (Stockh.) **91**, 127 (1937).
Bosselmann, H.: Nebenniere und Zwitterbildung. Beitr. path. Anat. **98**, 65 (1936).
Botar, J. et L. O'Shaughnessy: L'innervation de la glande surrénale. Bull. Assoc. Anatomistes **1936**, 77.
Brack, W.: Sympathicus- und Muskelermüdung, zugleich ein Beitrag zur Wirkung von Nebennierenrindenhormon und Ascorbinsäure. Z. Biol. **97**, 370 (1936).
Breitfellner, M.: Zur Prophylaxe einer akuten Nebenniereninsuffizienz bei Amyloidose nach chronischer Osteomyelitis. Chirurg **9**, 180 (1937).
— u. R. Herbst: Zur klinischen Bedeutung der akuten Nebenniereninsuffizienz, deren Ätiologie, Diagnose und Therapie. Dtsch. Z. Chir. **247**, 123 (1936).
Brentano, C.: Über die Beziehungen der Kreatinurie zum Muskelglykogen beim Menschen. Z. klin. Med. **120**, 249 (1932).
Bronfin, I. D. and P. H. Guttman: Amyloid degeneration of the adrenals as a factor in producing symptoms of Addison's disease in chronic pulmonary tuberculosis. Amer. Rev. Tbc. **31**, 1 (1935).
Britton, S. W.: Evidence on chief function of adrenal cortex. Endocrinology **16**, 633 (1932).
— and H. Silvette: Theories of cortico-adrenal function. Science (N. Y.) **77**, 366 (1933).
— — On function of adrenal cortex-general. carbohydrate and circulatory theories. Amer. J. Physiol. **107**, 190 (1934).

BRITTON, S. W. and H. SILVETTE: A comparison of serum sodium and chloride levels in adrenal insufficiency and various experimtal conditions. Amer. J. Physiol. **116**, 15 (1936).
— — A comparison of sodium, chloride and carbohydrate changes in adrenal insufficiency and other experimental conditions. Amer. J. Physiol. **118**, 594 (1937).
— — and R. KLINE: Glucose distribution between blood plasma and cells in adrenal insufficiency. Amer. J. Physiol. **116**, 15 (1936).
BROSS, W., H. DLUGOSZ u. P. KUBIKOWSKI: Der diagnostische Wert des Adrenalinspiegels im Blute beim Morbus ADDISON. Münch. med. Wschr. **1936 I**, 925.
BROSTER, L. R.: The adrenogenital syndrome. Lancet **1934 I**, 830.
— and H. W. C. VINES: A note on the adrenal cortex. Brit. med. J. **1937**, Nr 3977, 662.
BÜCHNER, F.: Spezifische Tumoren des Nebennierenmarks mit Hypertonie. Klin. Wschr. **1934 I**, 617.
BÜLBRING, E.: The standardization of cortical extracts by the use of drakes. J. of Physiol. **89**, 64 (1937).
BÜRGER, M.: Kreislauf bei Störungen der Blutzuckerregulation. Verh. dtsch. Ges. Kreislaufforsch. **1937**, 92.
BURGESS, A. M., G. W. WATERMAN and F. B. CUTTS: Adrenal sympathetic syndrome with unusual variations in cardiac rhythm. Report of a case. Arch. int. Med. **58**, 433 (1936).
BURNS, B. I., J. D. REESE and A. H. SELLMANN: Sympathetic ganglion cell changes in adrenalectomized animals. Proc. Soc. exper. Biol. a. Med. **36**, 261 (1937).
CAHANE, M.: Recherches sur le chlore et le chlorure de sodium dans le tissu musculaire et dans le tissu cérébral après l'exstirpation des glandes surrénales. Bull. Soc. Chim. biol. Paris **19**, 353 (1937).
CALDER, R. M. and F. W. PORRO: Adenoma of adrenal cortex simulating pituitary basophilism (CUSHING's syndrome). Bull. Hopkins Hosp. **57**, 99 (1935).
CAMERER, J. W.: Akute Nebennierenrindeninsuffizienz nach Scharlach. Jb. Kinderheilk. **149**, 66 (1937).
CAMP, J. D., R. G. BALL and C. H. GREENE: Calcification of suprarenal glands in ADDISON's disease; roentgenographic study. Amer. J. Roentgenol. **28**, 594 (1932).
CAVAZZANI, F.: Paraganglioma da paraganglio extrasurrenale. Arch. ital. Anat. e Istol. pat. **7**, Suppl.-No 327 (1936).
CHAHOVITCH, X., M. VICHNJITCH et P. PUTILINE: Les glandes surrénales et l'ulcère expérimental de l'estomac et du duodénum. J. Physiol. et Path. gén. **32**, 74 (1934).
CHAMBERLAIN, D.: Hyperchromaffinism. Brit. med. J. **1936**, Nr 3937, 1251.
CHOU, S. K., K. C. CHEN, S. H. LIU and SHI-SAN FANG: Serum electrolytes and mineral metabolism in a case of ADDISON's disease with observations on the use of suprarenal cortical extract (eschatin). Chin. med. J. **50**, 1013 (1936).
CLEGHORN, R. A., S. M. M. CLEGHORN, M. G. FORSTER and G. A. McVICAR: Some factors influencing the survival of rats after adrenalectomy and the suitability of the young rat for testing the potency of adrenal cortical extracts. J. of Physiol. **86**, 229 (1936).
— E. W. McHENRY, G. A. McVICAR and D. W. OVEREND: Experimental and clinical studies on adrenal insufficiency. Canad. med. Assoc. J. **37**, 48 (1937).
COELHO, E.: Les troubles cardiaques dans la maladie de BASEDOW et le myxoedème. Étude électrocardiographique. Ann. Méd. **30**, 272 (1931).
COLLER, F. A., H. FIELD jr. and T. M. DURANT: Chromaffin cell tumor causing paroxysmal hypertension, relieved by operation. Arch. Surg. **28**, 1136 (1934).
CONTI, F.: Progressi diagnostici e terapeutici nelle sindromi iposurrenaliche. Fol. med. (Napoli) **22**, 531 (1936).
COREY, E. L. and S. W. BRITTON: The ovarian cycle and the adrenal glands. Amer. J. Physiol. **107**, 207 (1934).
COSTA, A. e L. SEVERI: Istologia e significato fisiopatologico del sistema venoso delle capsule surrenali. Sperimentale **90**, 321 (1936).
COURCY, J. L. DE: Subtotal bilateral adrenalectomy for hyperadrenalism (essential hypertension). Ann. Surg. **100**, 310 (1934).
— C. DE COURCY and O. THUSS: Subtotal bilateral suprarenalectomy for hypersuprarenalism. J. amer. med. Assoc. **102**, 1118 (1934).
CRAMER, W. and E. S. HORNING: On the relationship between the male gonads and the adrenal gland. Lancet **1937 I**, 1330.

CRILE, G.: Indications and contra-indications for denervation of adrenal glands. Ann. Surg. **100**, 667 (1934).

CULVER, H. and M. DAVISON: Tumors of the adrenal gland. A clinical report of two cases. J. of Urol. **32**, 428 (1934).

CURSCHMANN, H.: Über symmetrische Arthropathien bei ADDISONscher Krankheit. Klin. Wschr. **1932 I**, 249.

CUSHING, H.: Basophil adenomas of pituitary body and their clinical manifestations (pituitary basophilism). Bull. Hopkins Hosp. **50**, 137 (1932).

CUTLER, H. H., M. H. POWER and R. M. WILDER: Concentrations of sodium, chloride and potassium in the blood plasma and urine of patients with ADDISON's disease. Their diagnostic significance. Proc. Staff Meet. Mayo Clin. **13**, 244 (1938).

DABROWSKI, K., J. GACKOWSKI u. S. CHODKOWSKA: Lungentuberkulose mit gleichzeitiger RECKLINGHAUSENscher Krankheit und Nebennierengeschwulst (poln.). Ref. Z. Tbk. **78**, 424 (1937).

DECOURT, J., A. LEMAIRE et CH.-O. GUILLAUMIN: Étude humorale de deux cas de maladie d'ADDISON à évolution lente. Bull. Soc. méd. Hôp. Paris, III, s. **52**, 358 (1936).

DELIUS, L. u. E. OPITZ: Über Veränderungen des Elektrokardiogramms bei Morbus ADDISON. Dtsch. Arch. klin. Med. **178**, 1 (1935).

DEMOLE, M.: L'insuffisance cortico-surrénale masquée au cours d'affections digestives chroniques. Presse méd. **1936**, 543.

DEREVICI, M. et C. P. STEFANESCO: Sur un cas d'épilepsie avec adénome cortico-surrénal. Bull. Sect. Endocrin., Soc. roum. Neur. etc. **1**, 172 (1935).

— et L. SMILOVICI: Épilepsie et adénome cortico-surrénal. Bull. Soc. roum. Neur. etc. **17**, 32 (1936).

DICKER, S.: Le traitement des vomissements de la grossesse par l'acide l'ascorbique (vitamine C). Schweiz. med. Wschr. **1937 I**, 74.

DIECKHOFF, J. u. P. LAURENTIUS: Zur Behandlung der experimentellen Diphtherieintoxikation. Z. exper. Med. **99**, 597 (1936).

— u. K. SCHÜLER: Zur Behandlung der toxischen Diphtherie mit C-Vitamin und Nebennierenrindenhormon. Klin. Wschr. **1938 II**, 936.

— u. E. SCHULZE: Hypophysenvorderlappen, Schilddrüse und Nebennierenrinde bei experimenteller Diphtherieintoxikation. Naunyn-Schmiedebergs Arch. **186**, 462 (1937).

DIECKMANN, H.: Histologische und experimentelle Untersuchungen über extramedulläre Blutbildung. Virchows Arch. **239**, 451 (1922).

DIEHL, F.: Addisonismus bei chronischer Gastroenteritis. Dtsch. Arch. klin. Med. **175**, 177 (1933).

DISTEFANO, G.: Paragangliomi da paraganglio addominale accessorio. Tumori, II. s. 8, 491 (1934).

DOMENICI, F.: Ghiandole surrenali e stati intersessuali. Arch. Ist. biochim. ital. **7**, 467 (1935).

— Interrenalismo ed apparato genitale. Riv. Pat. sper., II. s. **7**, 173 (1937).

DONALDSON, S. W. and S. C. HOWARD: Primary carcinoma of the adrenal. Report of a case. Amer. J. Canc. **24**, 75 (1935).

DRAGSTEDT, C. A., M. A. MILLS and F. B. MEAD: Adrenal cortex extract in canine anaphylactic shock. J. of Pharmacol. **59**, 359 (1937).

DREYFUS, J. R.: Lambliogener Addisonismus. Wien. klin. Wschr. **1937 II**, 1153.

DUMITRESCO, TH.: Syndrome addisonien avec lésions gommeuses syphilitiques des capsules surrénales. Bull. Soc. méd. Hôp. Paris, III. s. **52**, 12 (1936).

DUNN, CH. W.: The CUSHING syndrome. Endocrinology **22**, 374 (1938).

DURANTE, L.: La midollectomia surrenale nelle sindromi dell'ipersurrenalismo midollare. Policlinico, sez. prat. **1936**, 1555.

EBEL, A. u. H. MAUTNER: Experimentelle Beiträge zur Therapie der Diphtherie. Wien. klin. Wschr. **1936 I**, 464.

EGER: Anatomische Untersuchungen bei experimenteller Nebenniereninsuffizienz. Verh. dtsch. path. Ges. **30**, 307 (1937).

EHRENSTEIN, M. and S. W. BRITTON: Further observations on cortico-adrenal extracts. Amer. J. Physiol. **116**, 42 (1936).

EINHAUSER, M.: Behandlung schwerer Verbrennungen mit Nebennierenrindenhormon und Vitamin C im Tierversuch. Klin. Wschr. **1938 I**, 127.

ELTZE, M.: Die Begutachtung von Nebenniereninsuffizienzen. Ärztl. Sachverst.ztg **43**, 285 (1937).

ENDO, N.: Diuretische Wirkung der Nebennierenrinde. Klin. Wschr. **1938 I**, 89.

ENGELSTAD, R. B.: Histologische Veränderungen in den Nebennieren nach Röntgenbestrahlung. Experimentelle Untersuchungen an Kaninchen. Strahlenther. **56**, 58 (1936).

EVANS, G.: The adrenal cortex and endogenous carbohydrate formation. Amer. J. Physiol. **114**, 297 (1936).

EVANS, V. L.: Suprarenal tumor with paroxysmal hypertension. Case report. J. Labor. a. clin. Med. **22**, 1117 (1937).

FASSHAUER, W.: Beitrag zur Tonusfrage vegetativer Zentren. Klin. Wschr. **1938 I**, 260.

— u. H. J. OETTEL: Klinischer Beitrag zur Veränderlichkeit der vasomotorischen Selbstregulation. Klin. Wschr. **1938 I**, 620.

FAURE-BEAULIEU, M., L. LYON-CAEN et M. BRUNEL: Maladie d'ADDISON à symptomatologie fruste et à évolution prolongée. Utilité du diagnostic radiologique. Presse méd. **1934**, 453.

FAUVET, E.: Eklampsie und Nebennieren. Klin. Wschr. **1936 II**, 1356.

FAZEKAS, J. F., H. E. HIMWICH and S. J. MARTIN: Chronic adrenal insufficiency and pancreas diabetes. Proc. Soc. exper. Biol. a. Med. **37**, 361 (1937).

FEINBLATT, H. M. and B. ALPERT: Tuberculosis of suprarenal glands (ADDISON's disease). With report of 7 verified cases. Endocrinology **21**, 401 (1937).

FERRIGNO, P.: L'opoterapia cortico surrenale e luteinica nel vomito grave delle gestanti. Clin. ostetr. **38**, 509 (1936).

FIORENTINI, S.: Azione emopoietica ed antitossinfettiva degli ormoni surrenali. Policlinico, sez. med. **44**, 225 (1937).

FISCHEL, A.: Grundriß der Entwicklung des Menschen, 2. Aufl. Berlin: Julius Springer 1937.

FLIPPIN, H. F. and O. N. SMITH: ADDISON's disease in the negro. Report of seven cases. Amer. J. med. Sci. **192**, 756 (1936).

FLORA, G. DE: Le alterazioni del metabolismo glicidico degli addisoniani. Giorn. Clin. med. **16**, 1277 (1935).

FRANK, E. u. S. ISAAK: Beiträge zur Theorie experimenteller Diabetesformen. Naunyn-Schmiedebergs Arch. **64**, 293 (1911).

FRANK, R. T.: A suggested test for functional cortical adrenal tumor. Proc. Soc. exper. Biol. a. Med. **31**, 1204 (1934).

FREEMAN, W. and J. MELICK: Suprarenal cortex therapy in pernicious vomiting of pregnancy. Amer. J. Obstetr. **29**, 602 (1935).

— — and D. K. MCCLUSKY: Suprarenal cortex therapy in vomiting of pregnancy; results in 78 cases. Amer. J. Obstetr. **33**, 618 (1937).

FREI, W.: Nebennierenmark und Hypertonie. Frankf. Z. Path. **46**, 523 (1934).

FREMERY, P. DE, E. LAQUEUR, T. REICHSTEIN, R. W. SPANHOFF and I. E. UYLDERT: Corticosteron, a crystallized compound with the biological activity of the adrenal-cortical hormone. Nature (Lond.) **1937**, 26.

FRY, E. G.: The effect of adrenalectomy and thyroidectomy on ketonuria and liver fat content of the albino rat following injections of anterior pituitary extract. Endocrinology **21**, 283 (1937).

GÄRTNER, W.: Das klinische Bild, insbesondere die Kreislaufstörungen, bei Paragangliom der Nebenniere. Z. Kreislaufforsch. **28**, 82 (1936).

GAGLIANI, M.: Capsule surrenali e metabolismo gassoso. Boll. Soc. Biol. sper. **10**, 628 (1935).

GALLI, P.: Untersuchungen über den Einfluß des Nebennierenrindenhormons auf die mechanische Arbeit des überlasteten Froschherzens. Z. exper. Med. **98**, 7 (1936).

GAMBINI, V.: Effetti opoterapici della sostanza midollare e della sostanza corticale delle surrenali. Riforma med. **1937**, 1512.

GENNES, L. DE: L'hormone cortico-surrénale dans la maladie d'ADDISON. Bull. Soc. méd. Hôp. Paris, III. s. **51**, 1616 (1935).

GERSTEL, G. u. W. NAGEL: Zur Pathologie und Klinik der bösartigen Nebennierengeschwülste. Endokrinol. **16**, 41 (1935).

GHON, A.: Akute Insuffizienz der Nebennieren bei einer Allgemeininfektion durch Meningococcus WEICHSELBAUM. Med. Klin. **1934 I**, 695.

GIERKE, E.: Über Knochenmarksgewebe in der Nebenniere. Beitr. path. Anat. **7**, 311.

GLATZEL, H.: Das Kochsalz und seine Bedeutung in der Klinik. Erg. inn. Med. **53**, 1 (1937).

— Aufgaben und Bedeutung der Mineralstoffe. Klin. Wschr. **1938 I**, 793, 833.

GLICK, D. and G. R. BISKIND: The histochemistry of the adrenal gland. I. The quantitative distribution of vitamin C. J. of biol. Chem. **110**, 1 (1935).

GOGGA, H. u. H. SCHOLZ: Die Bedeutung des Vitamin-C-Stoffwechsels bei Lungentuberkulose. Z. Tbk. **78**, 233 (1937).

GOLDSTEIN, R.: Verkalkte Nekrose der Nebennieren. Frankf. Z. Path. **47**, 360 (1934).

GOLDZIEHER, M. A. and S. B. BARISHAW: Transplantation of adrenal tissue in ADDISON's disease. Endocrinology **21**, 394 (1937).

GOLLWITZER-MEIER, KL., K. KRAMER u. E. KRÜGER: Die Wirkung des Adrenalins auf die Energetik des Herzens. Pflügers Arch. **237**, 639 (1936).

GORDON, E. S., E. L. SEVRINGHAUS and M. E. STARK: The use of adrenal cortex preparations in the treatment of asthenia. Endocrinology **22**, 45 (1938).

GOYANES ÁLVAREZ, J.: Le système macrophagique de la glande surrénale. Sang **9**, 807 (1935).

— Das Makrophagensystem in den Nebennieren (span.). Archivos Cardiol. **17**, 72 (1936).

GRAEF, I., J. J. BUNIM and A. ROTTINO: Hirsutism, hypertension and obesity associated with carcinoma of the adrenal cortex. Indeterminate pituitary adenoma and selective changes in the beta cells (basophils) of the hypophysis. Arch. int. Med. **57**, 1085 (1936).

GRAGERT, O. u. E. WIESENER: Pubertas praecox partialis bei einem vierjährigen Mädchen mit polymorphzelligem Ovarialsarkom. Zbl. Gynäk. **61**, 752 (1937).

GREENE, C. H.: Clinical use of extract of the adrenal cortex. Report on thirty-four cases of ADDISON's disease studied between 1930 and 1937, with a review of the literature. Arch. int. Med. **59**, 759 (1937).

GROLLMAN, A. and W. M. FIROR: Studies on the adrenal. Experimental studies on replacement therapy in adrenal insufficiency. Bull. Hopkins Hosp. **57**, 281 (1935).

— — The hormone of the adrenal cortex. J. of Pharmacol. **57**, 124 (1936).

GRÜNEBERG, TH.: Zur Frage der depigmentierenden Wirkung von Nebennierenrinden-Extrakten. Klin. Wschr. **1936 II**, 1060.

GRUNKE, W., H. SCHUMANN u. H. BÖHM: Über die Verminderung des Glykogens im Herzen diphtherievergifteter Tiere. Z. exper. Med. **103**, 117 (1938).

GSELL, O.: Klinik und Therapie der Hypochlorämien. Schweiz. med. Wschr. **1935 II**, 1197.

— u. E. UEHLINGER: Tuberkulöser Morbus Addison. Stellung der Nebennierentuberkulose im Ablauf der tuberkulösen Infektion. Beitr. Klin. Tbk. **83**, 121 (1933).

GUALDI, A.: La sindrome umorale nell'insufficienza surrenale sperimentale e nel morbo di ADDISON. Sua genesi e nuove possibilità terapeutiche. Policlinico, sez. med. **43**, 163 (1936).

GUKELBERGER, M. u. H. KAHN: Die Wirkung des Vitamins C auf die labile Gewebsoxydase des Herzmuskels im Verlauf der experimentellen Myocarditis diphtherica. Z. exper. Med. **103**, 343 (1938).

GUNDEL, M.: Epidemiologie der Diphtherie. Zbl. Bakter. I Orig. **135**, 18 (1935).

HAAS, R.: Über den Einfluß einer subletalen Diphtherievergiftung auf den C-Vitamingehalt der Nebennieren beim Meerschweinchen. Z. Immun.forsch. **91**, 203 (1937).

HADORN, W.: Untersuchungen über die Beeinflussung des Herzens durch Insulin und Hypoglykämie. Z. klin. Med. **130**, 643 (1936).

— Untersuchungen des Herzens im hypoglykämischen Schock. Arch. Kreislaufforsch. **2**, 70 (1937).

HALES, W. M., G. M. HASLERUD and D. J. INGLE: Time for development of incapacity to work in adrenalectomized rats. Amer. J. Physiol. **112**, 65 (1935).

HALL, E. M. and L. HEMKEN: The adrenal glands. A clinical and pathological study. Arch. int. Med. **58**, 448 (1936).

HAMPEL, E.: Morbus Addisonii und sklerosierende Erkrankung des Hemisphärenmarks. Beitrag zu den Hirnveränderungen beim Morbus Addisonii und zum Kapitel der diffusen Sklerosen. Dtsch. Z. Nervenheilk. **142**, 186 (1937).

HANSEN, K. u. H. v. STAA: Die einheimische Sprue und ihre Folgekrankheiten. Leipzig: Georg Thieme 1936.

HANSSEN, P.: Six cases of ADDISON's diesease. Contributions to diagnosis and treatment. Acta med scand. (Stockh.) **89**, 426 (1936).

HARNAPP, G. O.: Morbus ADDISON beim Kinde. Mschr. Kinderheilk. **66**, 213 (1936).

HARRISON, H. E. and D. C. DARROW: The distribution of body water and electrolytes in adrenal insufficiency. J. clin. Invest. **17**, 77 (1938).

HARROP, G. A.: The influence of the adrenal cortex upon the distribution of body water. Bull. Hopkins Hosp. **59**, 11 (1936).
— The water and salt hormone of the adrenal cortex. Bull. Hopkins Hosp. **59**, 25 (1936).
— W. M. NICHOLSON and M. STRAUSS: Studies on the suprarenal cortex. The influence of the cortical hormone upon the excretion of water and electrolytes in the suprarenalectomized dog. J. of exper. Med. **64**, 233 (1936).
— L. J. SOFFER, W. M. NICHOLSON and M. STRAUSS: Studies on suprarenal cortex; effect of sodium salts in sustaining suprarenalectomized dog. J. of exper. Med. **61**, 839 (1935).
— and G. W. THORN: Studies on the suprarenal cortex. The effect of suprarenal cortical hormone upon the electrolyte excretion of the intact normal dog. A proposed method of comparative assay. J. of exper. Med. **65**, 757 (1937).
— A. WEINSTEIN, L. J. SOFFER and J. H. TRESCHER: Diagnosis and treatment of ADDISON's disease. J. amer. med. Assoc. **100**, 1850 (1933).
HARROP, H. A. jr., A. WEINSTEIN and A. MARLOW: ADDISON's disease treated with suprarenal cortical hormone (SWINGLE-PFIFFNER). J. amer. med. Assoc. **98**, 1525 (1932).
HARTMAN, F. A.: The adrenal problem. Endocrinology **19**, 633 (1935).
— K. A. BROWNELL, W. E. HARTMAN, G. A. DEAN and C. G. MACARTHUR: The hormone of the adrenal cortex. Amer. J. Physiol. **86**, 353 (1928).
— L. A. LEWIS and C. G. TOBY: Effect of cortin on the excretion of electrolytes. Endocrinology **22**, 207 (1938).
— G. W. THORN and R. R. DURANT: The use of glycerol extract of the adrenal cortex in the treatment of adrenal insufficiency. Endocrinology **21**, 516 (1937).
HASSELBACH, F.: Über die Behandlung von tuberkulösen Lungenblutungen mit Vitamin C (Cebion-Merck). Fortschr. Ther. **1935**, 407.
— Das Vitamin C-Defizit bei Tuberkulösen. Dtsch. med. Wschr. **1936 I**, 924.
— Vitamin C und Lungentuberkulose. Voraussetzungen, Beobachtungen und Erfahrungen bei der Behandlung Lungentuberkulöser mit Vitamin C. Z. Tbk. **75**, 336 (1936).
HATANO, M.: Effect of piqûre diabétique upon the blood sugar content of rabbits, suprarenalectomized or medulli-suprarenalectomized. Tohoku J. exper. Med. **29**, 455 (1936).
HEGGLIN, R. u. M. HOLZMANN: Elektrokardiographische Befunde beim Paragangliom der Nebenniere. Dtsch. Arch. klin. Med. **180**, 681 (1937).
— u. H. NABHOLZ: Das Nebennierenmarksyndrom. Zur Kasuistik der chromaffinen Geschwülste. Mit einem Beitrag über den Adrenalinnachweis von H. FISCHER. Z. klin. Med. **134**, 161 (1938).
HEGLER, C.: Praktisch wichtige Komplikationen bei infektiösen Erkrankungen. Fortschr. Ther. **1936**, 721.
HELLFORS, A.: Akute Neosalvarsanvergiftung mit letalem Ausgang bei ADDISONscher Krankheit. Med. Klin. **1933 I**, 117.
HEMMINGSEN, A. M.: Studies on the hormone of the adrenal cortex. Skand. Arch. Physiol. (Berl. u. Lpz.) **76**, 193 (1937).
HENSLE, W.: Zur Behandlung des Morbus Addison. Fortschr. Ther. **11**, 459 (1935).
HERBRAND, W.: Ein neuer Test für das Nebennierenrindenhormon und die Ascorbinsäure an diphtherievergifteten Meerschweinchen. Endokrinol. **16**, 236 (1935).
— Zur Frage der Nebennierenrindentherapie bei Schwangerschaftsintoxikationen. Dtsch. med. Wschr. **1935 II**, 1682.
— Weiterer Beitrag zur experimentellen Begründung der Infekt-Therapie mit Nebennierenrindenhormon und Ascorbinsäure. III. internat. med. Woche in der Schweiz, Interlaken 1937.
HERDE, M.: Zur Lehre der Paragangliome der Nebenniere. Arch. klin. Chir. **97**, 937 (1912).
HERING, H. E.: Die Carotissinusreflexe auf Herz und Gefäße. Dresden 1927.
HESS, W. R.: Die Regulierung des Blutkreislaufes. Leipzig: Georg Thieme 1930.
HILDEBRAND, K. H.: Zum basophilen Hypophysenadenom CUSHINGS. Klin. Wschr. **1935 II**, 951.
HOCHFELD, H. A.: Der Einfluß von Nebennierenrindenhormon auf den Glykogengehalt der Leber. Biochem. Z. **282**, 392 (1935).
HODLER, D.: Surrénales et masculinisation. Archives d'Anat. **24**, 1 (1937).
HÖRING, F. O.: Das Gleichgewicht von Wirt und Keimen und seine Störungen im Krankheitsablauf. Erg. inn. Med. **48**, 364 (1935).
— Klinische Infektionslehre. Berlin: Julius Springer 1938.

HOFF, F.: Schilddrüse und vegetative Regulation. Verh. dtsch. Ges. inn. Med. **49**, 254 (1937).

HOFFMANN, FR.: Über die gonadotrope Wirkung von Nebennierenrindenextrakten. Klin. Wschr. **1937 I**, 79.

— Untersuchungen über die gonadotrope Wirkung von Nebennierenrindenextrakten. Z. Geburtsh. **115**, 416 (1937).

— Über die Darstellungsmethoden einer gonadotropen Substanz aus der Nebennierenrinde. Endokrinol. **19**, 145 (1937).

HOFFMANN-WÜLFING, H.: Versuche über die Abschwächung der Diphtheriegiftwirkung durch den Nebennierenrindenextrakt „Cortidyn" und durch Sympatol. Z. exper. Med. **101**, 131 (1937).

HOLL, G.: Zwei männliche Fälle von Nebennierenrindentumoren mit innersekretorischen Störungen. Dtsch. Z. Chir. **226**, 277 (1936).

HOLST, E. H.: Three cases of chromaffin cell tumors of the suprarenal glands. Acta med. scand. (Stockh.) **94**, 511 (1938).

HORNECK, G. K.: Zur Klinik des Morbus CUSHING. Z. klin. Med. **129**, 191 (1935).

HOUSSAY, B.-A. et A. BIASOTTI: Rôle de l'hypophyse et de la surrénale dans le diabète pancréatique du crapaud. C. r. Soc. Biol. Paris **123**, 497 (1936).

HOWARD, E. and A. GROLLMAN: The effects of extracts of the adrenal cortex on growth and the reproductive system of normal rats, with particular reference to intersexuality. Amer. J. Physiol. **107**, 480 (1934).

HOWARD, J. E. and W. H. BARKER: Paroxysmal hypertension and other clinical manifestations associated with benign chromaffin cell tumors (phaeochromocytomata). Bull. Hopkins Hosp. **61**, 371 (1937).

INGLE, D. J., W. M. HALES and G. M. HASLERUD: Influence of partial adrenalectomy on the work capacity of rats. Amer. J. Physiol. **113**, 200 (1935).

— and R. E. HARRIS: Voluntary activity of the rat after destruction of the adrenal medulla. Amer. J. Physiol. **114**, 657 (1936).

— and G. M. HIGGINS: Autotransplantation and regeneration of the adrenal gland. Endocrinology **22**, 458 (1938).

— H. W. NILSON and E. C. KENDALL: The effect of cortin on the concentrations of some constituents of the blood of adrenalectomized rats. Amer. J. Physiol. **118**, 302 (1937).

INOUYE, K.: Experimentelle Untersuchungen über die Veränderungen der Nebennierenrinde durch Adrenalin und Phosphor. Nagasaki Igakkwai Zasshi (jap.) **13**, 66; dtsch. Zus.fass. S. 76 (1935).

JANUSCHKE, H.: Grenzen der Digitalis-Coffein-Kreislaufwirkung bei Diphtherie und Versuche zu deren Überwindung. Wien. med. Wschr. **1937 I**, 562.

JORES, A.: Experimentelle Untersuchungen über die Wirkung der Nebennieren auf die Hypophyse. Änderungen in dem Gehalt der Hypophyse und des Blutes an Melanophorenhormon unter der Wirkung von Adrenalin und Cortidyn. Z. exper. Med. **97**, 805 (1936).

— Die Bedeutung der Hypophyse für die Entstehung des Hochdruckes, insbesondere der essentiellen Hypertonie. Klin. Wschr. **1936 I**, 841.

— Endokrine Regulationen. Klin. Wschr. **1937 II**, 1777.

— Über die Funktionen der Hypophyse. Klin. Wschr. **1938 I**, 689.

JOSEPHSON, B.: The adrenal cortical syndrome in a case with tumor from an accessory adrenal gland. Acta med. scand. (Stockh.) **90**, 385 (1936).

JUDOVITS, N. u. F. VERZÁR: Die Resorption verschiedener Zucker nach Exstirpation der Nebennieren. Biochem. Z. **292**, 182 (1937).

JUNGEBLUT, C. W. and R. L. ZWEMER: Inactivation of diphtheria toxin in vivo and in vitro by crystalline vitamine C (ascorbic acid). Proc. Soc. exper. Biol. a. Med. **32**, 1229 (1935).

KADEN, E., C. OEHME u. K. WEBER: Das Verhalten der Nebennieren bei experimenteller Hyperthyreose. Naunyn-Schmiedebergs Arch. **184**, 573 (1937).

KAGAN, L. u. B. HOLCBERG: Ein Beitrag zur Behandlung der ADDISONschen Krankheit mit Kochsalz. Jb. Kinderheilk. **148**, 101 (1936).

KAHLAU, G.: Über schwere Hypertonie durch Phäochromocytom einer Nebenniere mit Adenomen in anderen innersekretorischen Drüsen. Frankf. Z. Path. **50**, 86 (1936).

KALK, H.: Paroxysmale Hypertension. Blutdruckkrisen und Tumor des Nebennierenmarkes. Klin. Wschr. **1934 I**, 613.

KALK, H.: Zur Frage der Beziehung zwischen Hypophysenvorderlappen und Nebennierenrinde. Dtsch. med. Wschr. **1934 I**, 893.

KAMEI, K.: Clinical and experimental studies on the metabolism of the cholesterol bodies. Studies on the behavior of the suprarenal bodies. Jap. J. Gastroenterol. **9**, 97 (1937).

KAUFFMANN, F.: Experimentelles zur Gastritisfrage. Dtsch. med. Wschr. **1929 II**, 1745, 1795.

KAUFMANN, C.: Die SIMMONDSsche Krankheit. Umfrage. Med. Klin. **1936 II**, 932.

KAUNITZ, H.: Transmineralisation und vegetarische Kost. Erg. inn. Med. **51**, 218 (1936)

— Mineralstoffwechsel bei einem Fall von Morbus ADDISON. Wien. Arch. inn. Med. **30**, 57 (1937).

— R. NEUGEBAUER, E. SCHWEIGER, L. SELZER u. M. SIGMAR: Über den Einfluß der Nebennierenrindenwirkstoffe auf den Wasser-, Stickstoff- und Mineralhaushalt bei verschiedenen Erkrankungen. Z. klin. Med. **134**, 224 (1938).

— u. L. SELZER: Über die Einwirkung von Nebennierenrindenextrakt auf den O_2-Verbrauch überlebender Organe durch Laufen ermüdeter Ratten. Z. exper. Med. **103**, 664 (1938).

KEHRER, E.: Hyperemesis gravidarum. Z. Geburtsh. **116**, 333 (1938).

KELLY, H. M., M. C. PIPER, R. M. WILDER and W. WALTERS: Case of paroxysmal hypertension with paraganglioma of right suprarenal gland. Proc. Staff. Meet. Mayo Clin. **11**, 65 (1936).

KEMP, W. N.: Treatment of early vomiting of pregnancy with suprarenal cortex: case reports. Endocrinology **16**, 434 (1932).

— The adrenal cortex, its supposed functions and suggested uses of cortical extracts. Brit. med. J. **1937**, Nr 3988, 1194.

KENDALL, E. C.: Adrenal cortex extract. J. amer. med. Assoc. **105**, 1486 (1935).

KESSEL, F. K.: Morbus CUSHING. Ein Überblick über Klinik und Kasuistik des basophilen Hypophysenadenoms. Erg. inn. Med. **50**, 620 (1936).

KING, J. L.: Effect of massive doses of adrenal cortical hormone on the albino rat. Proc. Soc. exper. Biol. a. Med. **35**, 619 (1937).

KISCH, B.: Untersuchungen über die Funktion des Interrenalorgans der Selachier. Pflügers Arch. **219**, 426 (1928).

KLAGES, F.: Transplantation von Nebennierengewebe in die Niere. Dtsch. Z. Chir. **250**, 529 (1938).

KLINE, E. M.: The diagnosis of ADDISON's disease. J. amer. med. Assoc. **108**, 1592 (1937).

KOCH, EB.: Erregbarkeit und Leitfähigkeit des Nerven. Z. Biol. **87**, 249 (1928).

— Die reflektorische Selbststeuerung des Kreislaufes. Dresden 1931.

KOCH, K. u. K. WESTPHAL: Über den gesamten Lipoidkomplex im Blut und in den Nebennieren bei inneren Erkrankungen, besonders des Kreislaufs. Dtsch. Arch. klin. Med. **181**, 413 (1938).

KOELSCHE, G. A. and E. C. KENDALL: The relation of the suprarenal cortical hormone to nitrogen metabolism in experimental hyperthyroidism. Amer. J. Physiol. **113**, 335 (1935).

KONITZER, H.: Über eine Ergänzung der Serumtherapie der Diphtherie durch reduzierende Substanzen. Fortschr. Ther. **1938**, 68.

KONSCHEGG, TH.: Über die CUSHINGsche Krankheit. Frankf. Z. Path. **48**, 486 (1935).

KRAUS, E. J.: Zur Pathogenese des Diabetes mellitus. Virchows Arch. **247**, 1 (1923).

— Zur Pathologie des Morbus Addisoni. Beitr. path. Anat. **78**, 283 (1927).

— Morbus CUSHING, konstitutionelle Fettsucht und interrenaler Virilismus. Klin. Wschr. **1934 I**, 487.

— O. TRAUBE: Über die Bedeutung der basophilen Zellen der menschlichen Hypophyse. Virchows Arch. **268**, 315 (1928).

KRAUSE, FR. u. O. H. MÜLLER: Über schwere Hypophysenvorderlappeninsuffizienz und ihre Behandlung. Klin. Wschr. **1937 I**, 118.

KREMER, D. N.: Medullary tumor of the adrenal glands. With hypertension and juvenile arteriosclerosis. Arch. int. Med. **57**, 999 (1936).

KUBO, M.: Beitrag zum Studium der Innervation der Nebennierenrinde des Menschen. Mitt. med. Akad. Kioto **11**, 850 (1934).

KÜHN, W.: Über den Ketonkörperstoffwechsel bei experimenteller und klinischer Nebenniereninsuffizienz. Inaug.-Diss. Berlin 1938. — Med. Welt **1938**, 693.

KUGELMANN, B.: Über die Beziehungen zwischen Insulin und Adrenalin im menschlichen Organismus. Klin. Wschr. **1931 I**, 59.

— Zur Frage der Adrenalinausschüttung bei der Insulinhypoglykämie und bei PALSCHEN Gefäßkrisen. Klin. Wschr. **1933 II**, 1488.

KYLIN, E.: Physiologie und Klinik der Nebennierenrinde. Mit besonderer Berücksichtigung der Beziehungen zu den Blutdruckkrankheiten. Zbl. inn. Med. **1936**, 305.

— Physiologie und Klinik der Nebennierenrinde mit besonderer Berücksichtigung der Blutdruckregulation. Sv. Läkartidn. **1936**, 321.

— Die SIMMONDSsche Krankheit. Umfrage. Med. Klin. **1936 II**, 933.

— Neue klinische Erfahrungen mit Hypophysentransplantation. Med. Klin. **1937 II**, 1497.

LABBÉ, M., R. BOULIN, J.-T. THIÉRY et M. ULLMANN: Étude d'une forme incomplète de maladie d'ADDISON. Bull. Soc. méd. Hôp. Paris, III. s. **52**, 282 (1936).

— — et ULLMANN: Diabète bronzé et insuffisance surrénale. Bull. Soc. méd. Hôp. Paris, III. s. **52**, 1347 (1936).

— et F. NEPVEUX: Un cas d'hypertension paroxystique d'origine surrénale. Bull. Soc. méd. Hôp. Paris, III. s. **50**, 337 (1934).

— P. L. VIOLLE et E. AZÉRARD: L'adénome médullaire surrénal avec hypertension paroxystique. Presse méd. **1930**, 553.

LANDAU, A., L. PASZKIEWICZ, ZD. SLAWINSKI et E. STEFFEN jr.: Hypertension paroxystique grave consécutive à une tumeur de la surrénale (paranganglione). Rev. belge Sci. méd. 8, 330 (1936).

LANG, K. u. B. STUBER: Die chemische Identifizierung des „muskelwirksamen Nebennierenrindenhormons". Biochem. Z. **284**, 256 (1936).

— — Über die chemische Natur der die Blutlipoide senkenden Substanzen der Nebennierenrinde. (II. Mitteilung über die Nebennierenrinde.) Biochem. Z. **284**, 270 (1936).

LASZT, L. u. F. VERZÁR: Hemmung des Wachstums durch Jodessigsäure und antagonistische Beeinflussung durch Vitamin B_2 sowie Nebennierenrindenhormon. Pflügers Arch. **236**, 693 (1935).

— — Beeinflussung der Fettwanderung durch Jodessigsäure und Nebennierenexstirpation. Biochem. Z. **285**, 356 (1936).

— — Nebennierenrinde und Fettresorption. Biochem. Z. **288**, 351 (1936).

— — Die Störungen des Kohlehydrat-Stoffwechsels bei Ausfall der Nebennierenrinde und ihr Zusammenhang mit dem Na-Stoffwechsel. Biochem. Z. **292**, 159 (1937).

— — Die Rolle von Vitamin B_2, B_4 und B_6 bei Nebennierenmangel (Versuche mit Hefeextrakten). Pflügers Arch. **239**, 136 (1937).

LAUBRY, CH. et P. BERNAL: Sur un cas de médullo-surrénalome. Bull. Soc. méd. Hôp. Paris, III. s. **50**, 658 (1934).

LAWRENCE, CH. H.: Adrenal cortical tumor; a report of four cases. Ann. int. Med. **11**, 936 (1937).

LAZARUS, J. A. and A. A. EISENBERG: Tumors of adrenal gland; report of 2 cases of paranganglioma of adrenal gland. J. of Urol. **27**, 1 (1932).

LÉOBARDY, J. DE et A. LABESSE: Du traitement de la maladie d'ADDISON par la cystéine. Presse méd. **1934**, 599.

LERICHE, R., R. FONTAINE et F. FROEHLICH: Surrénalectomie et hypertension chronique expérimentale. C. r. Soc. Biol. Paris **121**, 991 (1936).

— H. HERMANN et P. ÉTIENNE-MARTIN: Démonstration d'une surcharge adrénalinique marquée de la surrénale dans un cas d'hypertension permanente traitée par surrénalectomie unilatérale. Presse méd. **1935**, 449.

LILIENFELD, A.: The use of the low salt diet in the diagnosis of ADDISON's disease. J. amer. med. Assoc. **110**, 804 (1938).

LOEB, R. F.: Effect of sodium chloride in treatment of patient with ADDISON's disease.
— Proc. Soc. exper. Biol. a. Med. **30**, 808 (1933).

— Adrenal cortex. J. amer. med. Assoc. **104**, 2177 (1935).

— and D. W. ATCHLEY: Significance of salt in treatment of ADDISON's disease. Med. Clin. N. Amer. **17**, 1317 (1934).

— — E. B. GUTMAN and R. JILLSON: On mechanism of sodium depletion in ADDISON's disease. Proc. Soc. exper. Biol. a. Med. **31**, 130 (1933).

— and J. STAHL: The rôle of sodium in adrenal insufficiency. J. amer. med. Assoc. **104**, 2149 (1935).

LOEPER, M. et R. GARCIN: Soufre et surrénales. Nutrition (Paris) **7**, 225 (1937).
LOI, L.: Le ghiandole surrenali nella malaria perniciosa. Arch. Pat. e Clin. med. **13**, 405 (1934).
LONG, C. N. H.: The influence of the pituitary and adrenal glands upon pancreatic diabetes. Medicine **16**, 215 (1937).
— and F. D. W. LUKENS: The effects of adrenalectomy and hypophysectomy upon experimental diabetes in the cat. J. of exper. Med. **63**, 465 (1936).
— — and F. C. DOHAN: Adrenalectomized-depancreatized dogs. Proc. Soc. exper. Biol. a. Med. **36**, 553 (1937).
— — and E. G. FRY: The effect of adrenalectomy and hypophysectomy upon the fatty infiltration of the liver following total pancreatectomy in the cat. Amer. J. Physiol. **116**, 96 (1936).
LOTZE, H.: Unspezifische Infekttherapie. Med. Welt **1936**, Nr 14 u. 18.
— Vitaminantagonismus. Klin. Wschr. **1937 I**, 494.
— u. S. THADDEA: Die experimentelle Meerschweinchen-Diphtherie-Intoxikation und ihre unspezifische Beeinflussung durch körpereigene Substanzen. Klin. Wschr. **1936 II**, 1512.
— — Experimentelle Studien am Modell der Meerschweinchen-Diphtherie-Intoxikation. Virchows Arch. **300**, 685 (1937).
LUCADOU, W. v.: Die Nebennieren bei der Hypertonie. Klin. Wschr. **1935 II**, 1529.
— Untersuchungen über die Nebenniere, besonders bei chronischer Herzbelastung. Beitr. path. Anat. **96**, 561 (1936).
— Beitrag zur Morphologie der Nebenniere. Beitr. path. Anat. **101** (1938).
LUCKE, H.: Nebenniere und Wachstum. Verh. dtsch. Ges. inn. Med. **46**, 341 (1934).
— Der Nebennierenzwergwuchs. Naunyn-Schmiedebergs Arch. **187**, 409 (1937).
— Der Einfluß von Nebennierenrindenextrakt und Vitamin C auf interrenale Wachstumsstörungen. Naunyn-Schmiedebergs Arch. **187**, 416 (1937).
— Die Beziehungen der Nebennierenrinde zur Ca- und P-Bilanz des Körpers. Verh. dtsch. Ges. inn. Med. **50**, 240 (1938).
LUKENS, F. D. W. and F. C. DOHAN: Further observations on the relation of the adrenal cortex to experimental diabetes. Endocrinology **22**, 51 (1938).
— H. F. FLIPPIN and F. M. THIGPEN: Adrenal cortical adenoma with absence of the opposite adrenal. Report of a case with operation and autopsy. Amer. J. med. Sci. **193**, 812 (1937).
— and C. N. H. LONG: Further observations on the effect of total adrenalectomy upon experimental pancreatic diabetes. Amer. J. Physiol. **116**, 98 (1936).
MCALLISTER, F. F. and G. W. THORN: Effect of adrenal cortical hormone on reduction of plasma volume resulting from etherization. Proc. Soc. exper. Biol. a. Med. **36**, 736 (1937).
MCKAY, E. M.: Influence of adrenalectomy on liver fat as varied by diet and other factors. Amer. J. Physiol. **120**, 361 (1937).
— and R. H. BARNES: Ketosis following administration of adrenal cortex extract. Proc. Soc. exper. Biol. a. Med. **35**, 177 (1936).
— — Influence of adrenalectomy on the ketosis of fasting and on the action of the anterior pituitary ketogenic principle. Amer. J. Physiol. **118**, 184 (1937).
— — The effect of adrenalectomy on liver fat in fasting and after the administration of anterior pituitary extracts. Amer. J. Physiol. **118**, 525 (1937).
— H. C. BERGMAN and L. L. MACKAY: Serum potassium and sodium as altered by adrenalectomy and nephrectomy. Amer. J. Physiol. **120**, 83 (1937).
MCKENNA, C. M. and L. E. HINES: Paraglioma (paraganglioma) of suprarenal gland. J. of Urol. **34**, 93 (1935).
MACLEAN, A.: The suprarenal glands in diphtheria. J. of Hyg. **37**, 345 (1937).
MC QUARRIE, I., R. M. JOHNSON and M. R. ZIEGLER: Plasma electrolyte disturbance in patient with hypercorticoadrenal syndrome contrasted with that found in ADDISON's disease. Endocrinology **21**, 762 (1937).
MAES, J.: Caractères généraux du syndrome surrénoprive de la grenouille. C. r. Soc. Biol. Paris **120**, 1344 (1935).
MAINZER, F.: Nebennierenrindensyndrom mit arterieller Hypertension. Acta med. scand. (Stockh.) 87, 50 (1935).
— Klinische Studien zur ADDISONschen Krankheit. II. Mitt. „Forme fruste" der chronischen Nebenniereninsuffizienz. Schweiz. med. Wschr. **1936 II**, 1014.

MAINZER, F.: Über die Störung der „Nierenfunktion" bei ADDISONscher Krankheit. Schweiz. med. Wschr. **1937 I**, 31.
— Klinische Studien zur Akromegalie. Familiäre Akromegalie und ADDISONsche Krankheit. Acta med. scand. (Stockh.) **92**, 185 (1937).
— u. M. KRAUSE: Klinische Studien zur ADDISONschen Krankheit. Über die Pigmentierung der Mundschleimhaut bei Angehörigen der dunklen Rasse. Wien. klin. Wschr. **1938 I**, 76.
MALAGUZZI VALERI, C.: Ricerche sulle alterazioni della composizione minerale del sangue negli animali surrenectomizzati. Arch. di Sci. biol. **21**, 79 (1935).
MALATO, M. T.: Corteccia surrenale e ricambio del cloruro di sodio. Boll. Soc. Biol. sper. **11**, 748 (1936). — Giorn. Clin. med. **17**, 841 (1936).
MARAÑÓN, G.: Sexuelle Störungen bei der chronischen Nebenniereninsuffizienz. Rev. Soc. argent. Biol. **10**, Suppl.-No, 326 (1934).
— La fonction sexuelle dans l'insuffisance surrénale chronique. Presse méd. **1936**, 2057.
— Sur quelques problèmes de la physiopathologie surrénale. Presse méd. **1937**, 974.
— u. J. A. COLLAZO: Über die Störungen des Wasser- und Mineralstoffwechsels in der ADDISONschen Krankheit und deren Mechanismus. Klin. Wschr. **1935 II**, 1107.
— — Die Deshydrierung in der ADDISONschen Krankheit und ihr Mechanismus. Wien. Arch. inn. Med. **27**, 189 (1935).
— — y A. F. CRUZ: Studien über Physiopathologie der Nebennieren. Der Kreatinstoffwechsel beim Addison und seine Erforschung durch Glykokoll- und Kreatinzufuhr. An. Med. int. **4**, 377 (1935).
— — J. GIMENA y J. BARBUDO: Studien zur Physiopathologie der Nebennieren. Die Behandlung des Addison mit Kochsalz. An. Med. int. **4**, 519 (1935).
MARGITAY-BECHT, E. u. L. BINDER: Über die Bedeutung der Störung des Salz- und Wasserhaushalts bei experimenteller Nebenniereninsuffizienz. Naunyn-Schmiedebergs Arch. **186**, 96 (1937).
MARTIN, È., R. JUNET et J. STEINMANN: Comportement de la natrémie dans un cas de maladie d'ADDISON ayant évolué chez une brightique hypertendue. Bull. Soc. méd. Hôp. Paris, III. s. **53**, 1350 (1937).
MARX, H.: Der Wasserhaushalt des gesunden und kranken Menschen. Berlin: Julius Springer 1935.
MASON, H. L., CH. S. MYERS and E. C. KENDALL: Chemical studies of the suprarenal cortex. The identification of a substance which possesses the qualitative action of cortin; its conversion into a diketone closely related to androstenedione. J. of biol. Chem. **116**, 267 (1936).
MATHIAS, E.: Über Geschwülste der Nebennierenrinde mit morphogenetischen Wirkungen. Virchows Arch. **236**, 446 (1922).
MATTHES, M., H. CURSCHMANN: Lehrbuch der Differentialdiagnose innerer Krankheiten, 8. Aufl. Berlin: Julius Springer 1937.
MAYO, CH. H.: Paroxysmal hypertension with tumor of retroperitoneal nerve. Report of case. J. amer. med. Assoc. **89**, 1047 (1927).
MEDVEDEVA, N.: La corticaline l'hormone de l'écorce surrénale. Rev. franç. Endocrin. **15**, 216 (1937).
MEESSEN, H.: Zur Pathologie der Hypophyse. Beitr. path. Anat. **95**, 39 (1935).
MEHRING, E. v.: Über experimentellen Diabetes. Verh. Kongr. inn. Med. **1886**, 185.
MESSER, H.: Beitrag zur Nebennierenrindentherapie bei Diphtherie. Dtsch. med. Wschr. **1936 II**, 1131.
MEYER, A.: Über die klinische Bedeutung der B-Avitaminosen. Klin. Wschr. **1937 II**, 1593.
MEYLER, L. and M. HOMMES: The adrenal cortical syndrome. Acta med. scand. (Stockh.) **93**, 253 (1937).
MEYTHALER, F. u. K. WOSSIDLO: Über den Adrenalingehalt des peripheren menschlichen Blutes bei sportlichen Leistungen. Klin. Wschr. **1937 I**, 658.
MINOVICI, N. et C. BONCIU: La mort subite dans un cas de paragangliome surrénal bilatéral. Bull. Acad. Méd. Roum. **2**, 638 (1936).
MOMMSEN, U. u. S. THADDEA: Beiträge zur Cysteinbehandlung der ADDISONschen Krankheit. Dtsch. Arch. klin. Med. **1938**.
MORALES, A.: Effets du glucose sur les échanges respiratoires des chiens privés de surrénales. C. r. Soc. Biol. Paris **120**, 272 (1935).

MOURIQUAND, G., P. SÉDALLIAN et A. COER: Intoxication diphthérique et acide ascorbique des surrénales (Recherches expérimentales et indications thérapeutiques). Presse méd. **1935**, 2113.

MÜHLBOCK, O., C. KAUFMANN u. H. WOLFF: Eine nephelometrische Mikromethode zur Bestimmung des Cholesterins. Biochem. Z. **246**, 229 (1932).

MUNK, F.: Pathologie und Klinik der Nephrosen, Nephritiden und Schrumpfnieren. Einführung in die moderne klinische Nierenpathologie. Berlin u. Wien 1918.

MUNE, K.: Über den Einfluß der Nebennierenrinde auf die Gewebsatmung. I. Mitt.: Über die direkte Wirkung der verschiedenen Extrakte der Nebennierenrinde auf die Gewebsatmung. Fol. endocrin. jap. **11**, H. 2, dtsch. Zus.fass. S. 3 (1935).

— Über den Einfluß der Nebennierenrinde auf die Gewebsatmung. II. Mitt.: Über den Einfluß der Verfütterung des Nebennierenrindenpulvers und der Injektion der verschiedenen Extrakte der Nebennierenrinde auf die Gewebsatmung. Fol. endocrin. jap. **11**, H. 2, dtsch. Zus.fass. S. 4 (1935).

NAGEL-BRENNER-KONZETT: Chromaffiner Tumor der Nebenniere. Klin. Wschr. **1938 II**, 990.

NATALI, C.: Ricerche istologiche sulle alterazioni delle surrenali in un caso di malaria perniciosa e ricerche comparative con quelle delle surrenali di scimmie sperimentalmente infettate (Plasmodium Knowlesi). Riv. Malariol. **13**, 563 (1934).

— Histologische Untersuchungen über Nebennierenveränderungen bei einem Fall von Malaria tropica und vergleichende Untersuchungen an Nebennieren experimentell infizierter Affen (Plasmodium Knowlesi). Arch. Schiffs- u. Tropenhyg. **38**, 243 (1934).

NATUCCI, G.: Contributo allo studio della funzione antimicrobica delle surrenali. Riv. Pat. sper., N. s. **8**, 295 (1937).

NAVASQUEZ, S. DE: A case of myelo-lipoma (bonemarrow heterotopia) of the suprarenal gland. Guy's Hosp. Rep. **85**, 237 (1935).

NAVRÁTIL, J.: Zwei Fälle von Retroperitonealhämatom bei Nebennierentumor. Zbl. Chir. **1937**, 1758.

NEUHAUS, FR.: Über die Bedeutung der Nebennierenrindenadenome bei der Hypertonie. Beitr. path. Anat. **97**, 213 (1936).

NEUMANN, H. O.: Nebennierenrinden-Blastome und Interrenalismus. Endokrinol. **15**, 41 (1934).

— Experimentelle Untersuchungen zum Problem der Nebennierenrindenüberfunktion. Arch. Gynäk. **162**, 158 (1936).

— Klinische und pathologisch-anatomische Studien zum Nebennierenrindenproblem. Arch. Gynäk. **162**, 289 (1936).

NICHOLSON, W. M.: Observations on the pathological changes in suprarenalectomized dogs, with particular reference to the anterior lobe of the hypophysis. A comparison with ADDISON's disease. Bull. Hopkins Hosp. **58**, 405 (1936).

NILSON, H. W.: Corticoadrenal insufficiency: Metabolism studies on potassium, sodium and chloride. Amer. J. Physiol. **118**, 620 (1937).

NITSCHKE, A.: Über einen neuen Kalium-senkenden Extrakt aus der Nebenniere. Klin. Wschr. **1938I**, 390.

— u. B. KRÄTSCHELL: Untersuchungen über das kaliumsenkende Prinzip der Nebennierenrinde. Verh. dtsch. Ges. inn. Med. **50** (1938).

NORPOTH, L.: Über Skorbut beim Morbus ADDISON und Bewertung des Katalaseindex bei der Nebenniereninsuffizienz. Dtsch. Arch. klin. Med. **177**, 499 (1935).

NORRIS, J. C.: Adrenal disease in relationship to hypoglycemia and death. Amer. J. clin. Path. **5**, 120 (1935).

OEHME, C.: Zur antithyreoiden Wirkung der Nebennierenrinde. Klin. Wschr. **1936 I**, 512.

— Nebennierenrindenhormon, Ascorbinsäure und Aminosäuren bei experimenteller Hyperthyreose. Naunyn-Schmiedebergs Arch. **184**, 558 (1937).

OLIVER, G. and E. A. SCHÄFER: On the physiological action of extract of the suprarenal capsules. Proc. physiol. Soc. Lond. **1894**, Nr 1.

ORTH, J.: Über eine Geschwulst des Nebennierenmarks nebst Bemerkungen über die Nomenklatur der Geschwülste. Sitzgsber. preuß. Akad. Wiss., Physik.-math. Kl. **2**, 34 (1914).

PAL, J.: Gefäßkrisen. Leipzig: S. Hirzel 1905.

— Die Tonuskrankheiten des Herzens und der Gefäße. Ihre Biologie und Therapie. Wien: Julius Springer 1934.

PALME, F.: Der Karotissinus-Blutdruckreflex als Test für Kreislaufschädigungen (Narkose und Histamin) sowie für die Wirkung von Analepticis (Cardiazol). Naunyn-Schmiedebergs Arch. **183**, 170 (1936).

PARDO, J. M., C. GARGOLLO y VAN BAUMBERGHEN: Addison und Konstitution. An. Med. int. **5**, 437 (1936).

PARDOS, M. y SUCH: Gehirnveränderungen bei Tieren nach Entfernung der Nebennieren. Archivos Neurobiol. **15**, 305 (1935).

PARKINS, W. M., A. R. TAYLOR and W. W. SWINGLE: A comperative study of sodium, chloride and blood pressure changes induced by adrenal insufficiency, trauma and intraperitoneal administration of glucose. Amer. J. Physiol. **112**, 581 (1935).

PASSANISI, I.: Sui fenomeni endocrini dell'ipercorticosurrenalismo sperimentale e loro interpretazione. Monit. endocrin. **2**, 751 (1934).

PAUL, F.: Die krankhafte Funktion der Nebenniere und ihr gestaltlicher Ausdruck. Virchows Arch. **282**, 256, 327 (1931).

PAYNE, A. E.: Three cases of ADDISON's disease radiographically confirmed. Brit. J. Radiol. **6**, 747 (1933).

PÉREZ MIRALLES, J. M.: Wirkung der experimentellen Nebennierenexstirpation auf das Blutbild. Archivos Cardiol. **16**, 281 (1935).

PERKINS, P. A.: ADDISON's disease and pregnancy. J. amer. med. Assoc. **1932**, 1500.

PFIFFNER, J. J., O. WINTERSTEINER and H. M. VARS: Chemical studies on the adrena cortex. Fractionation studies on hormone concentrates. J. of biol. Chem. **111**, 585 (1935).

PIOTROWSKI, G. et F. ODY: De l'hypertension dans les affections de la surrénale. Schweiz. med. Wschr. **1935 I**, 704.

PITROLFFY-SZABÓ, B.: Über die mit den Veränderungen der sekundären Geschlechtsmerkmale zusammenhängenden Nebennierenrindengeschwülste. Arch. klin. Chir. **181**, 548 (1935).

PORGES, O.: Über Hypoglykämie beim Morbus ADDISON sowie bei nebennierenlosen Hunden. Z. klin. Med. **69**, 341 (1910).

POTTENGER, F. M. jr. and J. E. POTTENGER: Evidence of the protection influence of adrenal hormones against tuberculosis in guinea pigs. Endocrinology **21**, 529 (1937).

— and D. G. SIMONSEN: A male sex-stimulating and female sex-repressing fraction from the adrenal gland. Endocrinology **22**, 197 (1938).

— — An orally-active sex-maturation fraction from the adrenal gland. Endocrinology **22**, 203 (1938).

PUIG, R.: Cortico-surrénalome malin avec métastases multiples et fièvre ondulante. Bull. Soc. méd. Hôp. Paris, III. s. **53**, 194 (1937).

RAAB, W.: Nebennieren und Angina pectoris. Verh. dtsch. Ges. Kreislaufforsch. **1937**, 156.

— Nebennieren und Angina pectoris. Pathogenese und Röntgentherapie. Arch. Kreislaufforsch. **1**, 255 (1937).

RAGUZ, R.: Studien über Physiopathologie der Nebennieren. Röntgenuntersuchung der Nebennieren bei Addison. An. Med. int. **4**, 261 (1935).

RATHERY, F.: Les troubles humoraux dans la maladie d'Addison. Presse méd. **1935**, 477.

— JEAN-HESSE et ROY: Les troubles humoraux au cours de la maladie d'ADDISON. Bull. Soc. méd. Hôp. Paris, III. s. **51**, 1614 (1935).

RATNER, J.: Die hypophysär-suprarenale Insuffizienz und das SCHELLONG-STRISOWERsche Phänomen. Z. klin. Med. **127**, 713 (1935).

RAUSCHER, P.: Die Wirkung des Nebennierenrindenhormons auf die Arbeit des Herzens. Z. exper. Med. **98**, 1 (1936).

REDLICH, F.: Pluriglanduläre Störungen bei einem Fall von Hypernephrom. Med. Klin. **1930 II**, 1255.

REICHSTEIN, T., E. LAQUEUR, I. E. UYLDERT, P. DE FREMERY and R. W. SPANHOFF: Eine wirksame krystallinische Substanz aus der Rinde der Nebenniere, Corticosteron. Proc. Acad. Wetensch. Amsterd. **39**, 1218 (1936).

REIFENSTEIN, E. C. and E. C. REIFENSTEIN jr.: The treatment of ADDISON's disease with sodium compounds, with the report of one case and the summaries of eleven other collected cases thus treated. Ann. int. Med. **9**, 1338 (1936).

REIN, H.: Über die physiologischen Aufgaben des Adrenalins als Kreislaufhormon. Verh. dtsch. Ges. Kreislaufforsch. **1937**, 27.

Reinhertz, K. u. B. Schuler: Beitrag zur Kasuistik des Cushing-Syndroms. Klin. Wschr. **1938 I**, 849.

Reiss, M.: Studien über die Funktion der Nebennierenrinde. Endokrinol. **7**, 1 (1930).

— J. Bálint u. V. Aronson: Das Zustandekommen der kompensatorischen Hypertrophie der Nebennieren und Beiträge zur Standardisierung des Nebennierenrindenhormons an Ratten. Endokrinol. **18**, 26 (1936).

— H. Epstein, F. Fleischmann u. L. Schwarz: Veränderungen des Fettumsatzes epinephrektomierter Ratten. Endokrinol. **17**, 302 (1936).

— — u. I. Gothe: Hypophysenvorderlappen, Nebennierenrinde und Fettstoffwechsel. Z. exper. Med. **101**, 69 (1937).

Renzi, S. de: Sindrome addisoniana ed amiloidosi dei surreni. Giorn. Clin. med. **15**, 1133 (1934).

Richter, C. P.: Increased salt appetite in adrenalectomized rats. Amer. J. Physiol. **115**, 155 (1936).

— The spontaneous activity of adrenalectomized rats treated with replacement and other therapy. Endocrinology **20**, 657 (1936).

— and J. F. Eckert: Mineral metabolism of adrenalectomized rats studied by the appetite method. Endocrinology **22**, 214 (1938).

Rietschel: Zur Pathogenese und Therapie der kindlichen Sprue oder Coeliakie (Gee-Herter-Heubnersche Erkrankung). Schweiz. med. Wschr. **1937 II**, 983.

— Zur Pathogenese und Therapie der Sprue, insbesondere der Sprue der Kinder (Coeliakie) (Gee-Herter-Heubnersche Erkrankung). Dtsch. med. Wschr. **1938 I**, 73.

Rigler, R.: Änderungen des Natrium- und Chlorgehaltes der Gewebe nach Nebennierenentfernung (mit einem Beitrag zur simultanen Natrium- und Chlorbestimmung im Gewebe). Naunyn-Schmiedebergs Arch. **181**, 127 (1936).

— Zur Pathologie der Nebenniereninsuffizienz. Wien. klin. Wschr. **1937 II**, 1731.

Riml, O.: Über die Wirkung des Serums nebennierenloser Tiere auf den Gesamtorganismus und die Nebennieren normaler Tiere. Pflügers Arch. **238**, 345 (1936).

— Neues von der Funktion der Nebennierenrinde und vom Morbus Addison. Klin. Wschr. **1937 I**, 801.

— Die Diagnose des Morbus Addison aus dem Blutserum. Z. klin. Med. **134**, 1 (1938).

— Der spezifische Stoff im Serum bei Nebenniereninsuffizienz und sein Nachweis durch den Meerschweinchennebennierentest. Verh. dtsch. Ges. inn. Med. **50**, 225 (1938).

Rinscheid, J.: Zur Morphologie der Neuroblastome des Nebennierenmarkes. Virchows Arch. **297**, 508 (1936).

Rivoire, R.: Le traitement de la maladie d'Addison. Presse méd. **1935**, 1122.

Rogers, E.: Paroxysmal hypertension associated with a ganglioneuroma of the suprarenal medulla. Amer. Heart J. **8**, 269 (1932).

Rogoff, J. M.: Addison's disease following adrenal denervation in a case of diabetes mellitus. J. amer. med. Assoc. **106**, 279 (1936).

— and H. W. Ferrill: Relation of the adrenal glands to experimental pancreatic diabetes. Proc. Soc. exper. Biol. a. Med. **34**, 100 (1936). — Amer. J. Physiol. **116**, 131 (1936).

— — The adrenals and experimental pancreatic diabetes. Arch. int. Med. **60**, 805 (1937).

— and G. N. Stewart: Studies on adrenal insufficiency in dogs. I. Control animals not subjected to any treatment. Amer. J. Physiol. **78**, 683 (1926).

— — Studies on adrenal insufficiency in dogs. II. Blood studies in control animals not subjected to treatment. Amer. J. Physiol. **78**, 711 (1926).

— — Studies on adrenal insufficiency in dogs. The influence of adrenal extracts on the survival period of adrenalectomized dogs. Amer. J. Physiol. **84**, 660 (1928).

— — Suprarenal cortical extracts in suprarenal insufficiency (Addison's disease). J. amer. med. Assoc. **92**, 1569 (1929).

Rosenberg, M.: Pathologie der inneren Sekretion des Pankreas. Handbuch der inneren Sekretion, herausgeg. von Hirsch, Bd. 3, II, S. 1535. Leipzig 1933.

Rosenberg, W.: Adenoma of adrenal gland associated with Grawitz tumor of the kidney. J. of Urol. **38**, 251 (1937).

Rostoski, O.: Über Diphtherie. Münch. med. Wschr. **1938 I**, 434.

Rubin, M. I. and E. T. Krick: The salt and water metabolism of adrenal insufficiency and partial starvation in rats. J. clin. Invest. **15**, 685 (1936).

RUDDER, B. DE: Die akuten Zivilisationsseuchen. Leipzig: Georg Thieme 1934.

RÜHL, A. u. S. THADDEA: Zur Frage des renalen Diabetes. Dtsch. Arch. klin. Med. **182**, 1 (1938).

RUTISHAUSER, E. et H. BARBEY: Surrénalite hémorragique aiguë. Syndrome de WATERHOUSE-FRIDERICHSEN. Presse méd. **1936**, 710.

— — Surrénalite méningococcique aiguë (Syndrome de WATERHOUSE-FRIDERICHSEN). Ann. d'Anat. path. **13**, 143 (1936).

— et P. GUYE: La bréphoplastie surrénalienne chez le rat. C. r. Soc. Biol. Paris **121**, 1046 (1936).

RYNEARSON, E. H., A. M. SNELL u. E. HAUSNER: Behandlung der ADDISONschen Krankheit und ihre Erfolge. Z. klin. Med. **134**, 11 (1938).

SAAR, H.: Pubertas praecox bei Gliom des Zwischenhirnes. Ein Beitrag zur Frage der innersekretorischen Funktion der Zirbeldrüse. Frankf. Z. Path. **50**, 451 (1937).

SACHS, A., V. E. LEVINE and W. O. GRIFFITH: Blood copper and iron in ADDISON's disease. Proc. Soc. exper. Biol. a. Med. **37**, 486 (1937).

SAINTON, P.: Les traitements actuels du syndrome addisonnien. Bull. méd. **1936**, 730.

SALA, A. M. and R. J. STEIN: Leukocytic infiltration of the adrenals in malignancy. Amer. J. Canc. **29**, 63 (1937).

SALMERÓN MORA, P.: Röntgenuntersuchung einer Nebenniere bei einem Addison. An. Med. int. **4**, 275 (1935).

SAMPAYO, A. D., J. M. L. MORALES u. A. LAFUENTE: Studien über Physiopathologie der Nebennieren. Der Zustand des Herzens bei der chronischen Nebenniereninsuffizienz (ADDISONsche Krankheit). Endokrinol. **14**, 22 (1934).

SANADA, E.: Über die Beziehung zwischen der Indicansynthese im Organismus und der Nebenniere. I. Mitt. Über den Einfluß der Nebennierenexstirpation. Fol. endocrin. jap., **12**, dtsch. Zus.fass. S. 60 (1937).

— Über die Beziehung zwischen der Indicansynthese im Organismus und der Nebenniere. II. Mitt. Über den Einfluß des Verlustes des Mark- und Rindenteils der Nebenniere. Fol. endocrin. jap. **12**, dtsch. Zus.fass. S. 61 (1937).

SÁNCHEZ RODRIGUEZ, J. u. J. BARBUDO: Therapeutischer Wert der Extrakte der Nebennierenrinde (span.). Madrid: Imp. Sáez Hermanos 1935.

SANDBERG, M. and D. PERLA: Nitrogen and sulfur metabolism in suprarenalectomized rats. J. of biol. Chem. **113**, 35 (1936).

SAPHIR, W. and M. L. PARKER: Adrenal virilism. J. amer. med. Assoc. **107**, 1286 (1936).

SCHADE, H.: Die physikalische Chemie in der inneren Medizin. 3. Aufl. Dresden u. Leipzig: Theodor Steinkopff 1923.

SCHEIDEL, H.: Ein jedenfalls traumatisch bedingter Fall von ADDISONscher Krankheit, für den Kriegsdienstbeschädigung angenommen werden muß. Med. Klinik **1931 II**, 1576.

SCHELLONG, F.: Die SIMMONDSsche Krankheit. Umfrage. Med. Klin. **1936 II**, 1388.

— Hypophyse und Kreislauf. Verh. dtsch. Ges. Kreislaufforsch. **10**, 160 (1937).

— Regulationsprüfung des Kreislaufs. Dresden 1938.

SCHILLER, M. B.: L'action des surrénales sur les fonctions sexuelles du rat. C. r. Soc. Biol. Paris **119**, 244 (1935).

SCHMIDT, H.: Versuche zur therapeutischen Beeinflussung der Diphtheriegiftwirkung beim Meerschweinchen durch C-Vitamin und Nebennierenrindenhormon-Präparate. Dtsch. med. Wschr. **1937 I**, 1003.

SCHMIDT, W.: Neue Wege in der Behandlung des Schwangerschaftserbrechens. Münch. med. Wschr. **1936 I**, 357.

SCHMIEDEN, V.: Erfolgreiche, experimentelle Verlagerung von Nebennierengewebe, ein Beitrag zur Lehre von den Strumae suprarenales aberratae. Dtsch. Z. Chir. **70**, 453 (1903).

SCHMITZ, E. u. J. KÜHNAU: Über die innere Sekretion der Nebennierenrinde. Biochem. Z. **259**, 301 (1933).

SCHÖNBERG, H.: Über „Nebennierenapoplexien". Klin. Wschr. **1938 I**, 201.

SCHÖNBRUNNER, E.: Über einen Fall von Schädigung des Herzmuskels durch Insulin. Med. Klin. **1935 II**, 1571.

SCHOLL, A. J.: Tumors of the adrenal cortex. J. of Urol. **39**, 81 (1938).

SCHOTTEN: Zit. nach MATTHES-CURSCHMANN: Lehrbuch der Differentialdiagnose innerer Krankheiten, 8. Aufl., S. 672. Berlin: Julius Springer 1937.

SCHOUR, I. and J. M. ROGOFF: The influence of the adrenal glands on calcium metabolism. Science (N. Y.) **1936**, 267.

SCHRÖDER, K.: Eine doppelseitige chromaffine Nebennierengeschwulst mit Hypertonie. Virchows Arch. **268**, 291 (1938).

SCHULTZER, P.: Behandlung von Krisen bei ADDISONscher Krankheit. Ugeskr. Laeg. (dän.) **1935**, 1153.

— Treatment of acute insufficiency of the suprarenal cortex. Acta med. scand. Suppl.-Bd. **78**, 554 (1936).

SCLARE, I. M.: Hypo-adrenalism and pellagra. The rôle of vitamin deficiency. Brit. med. J. **1937**, Nr 3989, 1249.

SCOTT, W. J. M., W. L. BRADFORD, F. A. HARTMAN and O. R. MCCOY: Influence of adrenal cortex extract on resistance to certain infections and intoxications. Endocrinology **17**, 529 (1933).

SEITZ, L.: Die Schwangerschaftstoxikosen (Gestosen) und -dyskrasien. Biologie und Pathologie des Weibes, herausgeg. von HALBAN-SEITZ, Bd. 7, S. 647. Berlin 1927.

SELYE, H.: Thymus and adrenals in the response of the organism to injuries and intoxications. Brit. J. exper. Path. **17**, 234 (1936).

— The significance of the adrenal glands for adaptation. Arch. internat. Pharmacodynamie **55**, 431 (1937).

SERGENT, E., CL. LAUNAY et RACINE: À propos du traitement de la maladie d'ADDISON par l'extrait cortico-surrénal. Bull. Soc. méd. Hôp. Paris, III. s. **52**, 76 (1936).

SEYDERHELM, R.: Die Hypovitaminosen. Leipzig: Johann Ambrosius Barth 1938.

SGROSSO, J.-A.: Effets éloignés de l'énervation de la glande surrénale sur la sécrétion de l'adrénaline. C. r. Soc. Biol. Paris **120**, 270 (1935).

SHIMO, M.: Histopathologische sowie klinische Untersuchungen über die Nebennierengeschwulst (GRAWITZschen Tumor). I. Teil. Pathohistologische Untersuchungen. Okayama-Igakkai-Zasshi (jap.) **49**, 867, dtsch. Zus.fass. S. 867 (1937).

SILVESTRONI, E.: L'asportazione delle ghiandole surrenali nel ratto albino studiata in rapporto all'età ed alla temperatura ambiente e suoi effetti sull'accrescimento corporeo e sulla sensibilità degli animali scapulati verso l'insulina. Sperimentale **90**, 201 (1936).

SIMPSON, C. K.: Pathology of the adrenal gland in relation to sudden death. Lancet **1937 I**, 851.

SIMPSON, S. L. and C. A. JOLL: Feminization in a male adult with carcinoma of the adrenal cortex. Endocrinology **22**, 595 (1938).

SIWE, ST.: Das Verhalten des C-Vitamins bei Morbus Addisoni. Klin. Wschr. **1935 II**, 1311.

— Die Kochsalztherapie bei Morbus Addisoni. Klin. Wschr. **1935 II**, 1359.

SJÖSTRAND, T.: On the capillary circulation of the blood in the suprarenal body of mice under physiological conditions and the influence of drugs. Skand. Arch. Physiol. (Berl. u. Lpz.) **71**, 85 (1934).

SNELL, A. M.: Treatment of ADDISON's disease. Proc. Staff Meet. Mayo Clin. **9**, 57 (1934).

— Diagnosis and treatment of ADDISON's disease with reference to series of 46 patients treated with suprarenal cortical hormone. Internat. Clin. **3**, 46 (1934).

— R. M. WILDER and R. W. CRAGG: Suprarenal atrophy following denervation: Report of a case with findings at necropsy. J. of Path. **43**, 473 (1936).

SNELLING, CH. E. and I. H. ERB: Suprarenal atrophy. J. of Pediatr. **7**, 669 (1935).

SPONHOLZ, G.: Befund bei phäochromen Tumoren und einem Fall von Rindentumor der Nebenniere. Klin. Wschr. **1938 I**, 790.

STAHL, J., D. W. ATCHLEY and R. F. LOEB: Observations on adrenal insufficiency. J. clin. Invest. **15**, 41 (1936).

STEINHARDT, TH. u. E. TÜRK: Zur Pankortextherapie der schweren Diphtherie. Arch. Kinderheilk. **111**, 193 (1937).

STEMMER, W.: Die Behandlung des Schwangerschaftserbrechens mit Nebennierenrindenhormon (CORTIN). Zbl. Gynäk. **1935**, 456.

STEPP, W.: Über Synergismus und Antagonismus der Vitamine. Ernähr. **1**, 26 (1936).

STIPPICH, K.: Die Wirkung des Nebennierenrindenhormons B auf das Herz normaler und nebennierenloser Frösche. Z. Biol. **96**, 522 (1935).

STOERK, O. u. H. v. HABERER: Über das anatomische Verhalten intrarenal eingepflanzten Nebennierengewebes. Arch. klin. Chir. **87**, 893 (1908).

STÖHR, PH., jr.: Zur Innervation der menschlichen Nebenniere. Z. Anat. **104**, 475 (1935).
STÖRMER, A.: Nebennierenrindenbehandlung asthenischer Krankheitsformen. Med. Klin. **1936 II**, 1299.
STRAUBE, G.: Zur Therapie der SIMMONDSschen Krankheit. Klin. Wschr. **1938 II**, 1016.
STROEBE, F.: Die Bedeutung der hypophysären Magersucht für Ovarialfunktionsstörungen. Zbl. Gynäk. **1935**, 1156.
— Die SIMMONDSsche Krankheit. Med. Klin. **1936 I**, 859; **1936 II**, 1391.
— u. S. THADDEA: Über die Gesamtlipoide des Serums und ihre einzelnen Fraktionen bei klinischer Nebenniereninsuffizienz. Klin. Wschr. **1938** (im Druck).
SUERMONDT, W. F.: Paroxysmale Blutdruckerhöhung, geheilt durch Exstirpation einer Nebennierengeschwulst. Zbl. Chir. **1934**, 70.
SUNDER-PLASSMANN, P.: Die nervöse Abhängigkeit von Schilddrüse und Nebenniere. Dtsch. Z. Chir. **245**, 756 (1935).
SUSMAN, W.: Atrophy of the adrenals and ADDISON's disease. Endocrinology **20**, 383 (1936).
SVIRBELY, J. L. and E. C. KENDALL: Vitamin C and the adrenal cortical hormone. Amer. J. Physiol. **116**, 187 (1936).
SWINGLE, W. W.: Studies on the functional significance of the suprarenal cortex. I. Blood changes following bilateral epinephrectomy in cats. Amer. J. Physiol. **79**, 666 (1927).
— Studies on the functional significance of the suprarenal cortex. II. The acid-base equilibrium of epinephrectomized cats. Amer. J. Physiol. **79**, 679 (1927).
— Symposium on growth in health and disease. The functional significance of the suprarenal cortex. Amer. Naturalist **61**, 132 (1927).
— and others: Studies on the function of the adrenal cortical hormone and the cause of death from adrenal insufficiency in dogs. Amer. J. Physiol. **105**, 93 (1933).
— and others: Effect of fluid deprivation and fluid intake upon revival of dogs from adrenal insufficiency. Amer. J. Physiol. **108**, 144 (1934).
— W. M. PARKINS and A. R. TAYLOR: Revival from insufficiency and maintenance of adrenalectomized dogs with low serum sodium and chloride levels. Proc. Soc. exper. Biol. a. Med. **34**, 75 (1936).
— — — and H. W. HAYS: The influence of adrenal cortical hormone upon electrolyte and fluid distribution in adrenalectomized dogs maintained on a sodium and chloride free diet. Amer. J. Physiol. **119**, 684 (1937).
TAGARIELLO, P.: Sulle anomalie numeriche dei surreni col contributo di due casi di agenesia del surrene sinistro. Endocrinologia **10**, 188 (1935).
TERBRÜGGEN, A.: Postoperativer Tod als Folge akuter Nebenniereninsuffizienz durch Verkäsung. Klin. Wschr. **1938 I**, 791.
— Nebenniere und operatives Trauma. Zbl. Path. **70**, 81 (1938).
THADDEA, S.: Nebennierenrinde und Kohlehydratstoffwechsel. Z. exper. Med. **95**, 600 (1935).
— Über Störungen im Gesamtkohlehydratstoffwechsel beim Morbus ADDISON und ihre Beeinflussung durch das Nebennierenrindenhormon. Klin. Wschr. **1935 I**, 295.
— Infekt und Nebennierenrinde. Klin. Wschr. **1935 II**, 1275.
— Über Beziehungen der Nebennierenrinde zu den Keimdrüsen. Z. Geburtsh. **110**, 225 (1935).
— Funktionelle Wechselbeziehungen zwischen Nebennierenrinde und Keimdrüsen. Zbl. Gynäk. **1935**, 1208.
— Moderne Therapie der ADDISONschen Krankheit. Med. Klin. **1936 I**, 49, 76.
— Nebennierenrindenfunktion unter klinischen und therapeutischen Gesichtspunkten Dtsch. med. Wschr. **1936 II**, 1117, 1171.
— Über Elektrokardiogrammveränderungen im Nebennierencoma und ihre Beeinflussung durch das Nebennierenrindenhormon. Verh. dtsch. Ges. inn. Med. **48**, 354 (1936).
— Über den Cholesterinstoffwechsel bei experimenteller Nebenniereninsuffizienz. Ber. Physiol. **96**, H. 7/8 (1936).
— Über den Eiweißstoffwechsel bei experimenteller Nebenniereninsuffizienz. Naunyn-Schmiedebergs Arch. **184**, 105 (1936).
— Störungen der Nebennierenrindenfunktion und ihre Behandlung. Med. Welt **1936**, Nr 49—51.
— Das klinische Bild und die Behandlung der Nebenniereninsuffizienz. Zbl. inn. Med. **1937**, Nr. 12/13.

THADDEA, S.: Morbus ADDISON und Ikterus. Verh. Ges. Verdgskrkh. **1936**, 225.
— Nebennieren. Normale und krankhafte Steuerung im menschlichen Organismus, S. 68. Jena: Gustav Fischer 1937.
— Probleme der Infekttherapie. Med. Welt **1937**, Nr 8.
— Kreislauf bei Störungen der Nebennierenrindenfunktion. Verh. dtsch. Ges. Kreislaufforsch. **10**, 160 (1937).
— C-Vitamin und Infektabwehr. Klin. Wschr. **1937 I**, 856.
— Beiträge zur Physiologie der Nebennierenrinde. Klin. Wschr. **1937 II**, 1196.
— Über Nebennieren-Pathologie. Verh. III. internat. med. Woche Schweiz **1937**, 311.
— Nebennierenrinde und Leukocytenregulation. Med. Welt **1938**, Nr 4.
— Funktionelle Wechselwirkungen zwischen Hormonen, Vitaminen und Fermenten. Dtsch. med. Wschr. **1938 I**, 492, 539.
— Zur Cysteinbehandlung des Morbus ADDISON. Verh. dtsch. Ges. inn. Med. **50**, 234 (1938).
— Le traitement de l'insuffisance surrénale. L'Europe méd. **3**, No 1 (1938).
— Nebenniere und Kreislauf. Med. Welt **1938**, 1019, 1058.
— Pathologie der Nebennieren. Neue Deutsche Klinik, Bd. 16. 1938.
— Erkennung und Behandlung der Addisonismen. Ther. Gegenw. **1938**.
— Über den Wirkungsmechanismus der Nebennierenrindenhormontherapie. Asclépios (griech.). Rev. méd. mens. **1938**.
— Nebennierenrinde und Blutdruckregulation. Klin. Wschr. **1938 II** (im Druck).
— u. D. ALBERS: Über die Bluteindickung bei klinischer und experimenteller Nebenniereninsuffizienz. Klin. Wschr. **1937 I**, 448.
— u. W. FASSHAUER: Nebennierenrinde und Cholesterinstoffwechsel. Naunyn-Schmiedebergs Arch. **182**, 477 (1936).
— u. E. HILKA: Nebennierenrinde und Gasstoffwechsel. Endokrinol. **1938**.
— u. W. HOFFMEISTER: Diätetische Beeinflussung des menschlichen Liquor-Vitamin C-Spiegels. Verh. dtsch. Ges. inn. Med. **49**, 232 (1937).
— — Die Bedeutung des C-Vitamins für Infektionsablauf und Krankheitsabwehr. Z. klin. Med. **132**, 379 (1937).
— u. W. KÜHN: Nebennierenrinde und Ketonkörperstoffwechsel. Klin. Wschr. **1937 II**, 1499.
THIÉBAUT, F., L. GUILLAUMAT et A. PLACA: Forme cérébrale de l'hypertension artérielle maligne. Sclérose rénale vasculaire maligne et cortico-surrénalome associés. Presse méd. **1937**, 990.
THORN, G. W., H. R. GARBUTT, F. A. HITCHCOCK and F. A. HARTMAN: The effect of cortin on the sodium, potassium, chloride, inorganic phosphorous and total nitrogen balance in normal subjects and in patients with ADDISON's disease. Endocrinology **21**, 202 (1937).
— — — — The effect of cortin upon the renal excretion of sodium, potassium, chloride, inorganic phosphorous and total nitrogen in normal subjects and in patients with ADDISON's disease. Endocrinology **21**, 213 (1937).
TIBBETTS, D. M. and J. T. AUB: Magnesium metabolism in health and disease. In exophthalmic goiter, basophilic adenome, ADDISON's disease and steatorrhea. J. clin. Invest. **16**, 511 (1937).
TILMANN, O.: Chromaffiner Tumor als Todesursache. Beitr. path. Anat. **95**, 60 (1935).
TISLOWITZ, R.: Ascorbinsäure und Funktion der Nebennierenrinde. Klin. Wschr. **1935 II**, 1641.
TRUSZKOWSKI, R. and R. L. ZWEMER: Cortico-adrenal insufficiency and potassium metabolism. Biochemic. J. **30**, 1345 (1936).
URECHIA, C. I., GR. BENETATO et RETEZEANU: Le potassium sanguin après exstirpation des glandes surrénales. C. r. Soc. Biol. Paris **119**, 439 (1935).
— — — Les variations du chlore et du sodium sanguin après l'exstirpation des surrénales. Bull. Acad. Méd. Roum. **1**, 141 (1936).
— — — Nouvelles recherches sur le potassium, dans l'insuffisance surrénale. C. r. Soc. Biol. Paris **123**, 197 (1936).
— — — Nouvelles recherches sur le potassium dans l'insuffisance surrénale. C. r. Soc. Biol. Paris **125**, 191 (1937).
VAQUEZ, H. et E. DONZELOT: Les crises d'hypertension artérielle paroxystique. Presse méd. **1926**, 1329.
— — et E. GERAUDEL: Le surrénalome hypertensif. Presse mèd. **1929**, 169.

VASSILIADIS, H.: Au sujet de l'existence des substances antiblastiques dans la surrénale et l'hypophyse. C. r. Soc. Biol. Paris **115**, 1241 (1934).

— Essais d'extraction et de purification des substances inhibantes du cancer, contenues dans la capsule surrénale. C. r. Soc. Biol. Paris **115**, 1243 (1934).

VÉRAN, P.: Maladie d'ADDISON et hormone cortico-surrénale. Bull. Soc. méd. Hôp. Paris III. s. **51**, 1485 (1935).

VERZÁR, F.: Die Aktivität der Darmschleimhaut bei der Resorption. Schweiz. med. Wschr. **1935 I**, 569.

— Die Pathologie der Darmresorption. Schweiz. med. Wschr. **1935 II**, 1093.

— Resorptionsstörungen durch Erkrankung der Nebennierenrinde. Schweiz. med. Wschr. **1937 I**, 823.

— H. HÜBNER u. L. LASZT: Die Bindung des Lactoflavins als Lactoflavinphosphorsäure im Körper nach Nebennierenexstirpation. Biochem. Z. **292**, 152 (1937).

— u. L. JEKER: Histologische Untersuchungen über die Fettresorption nach Exstirpation der Nebennieren. Pflügers Arch. **237**, 14 (1936).

— u. L. LASZT: Die Hemmung der Fettresorption nach Exstirpation der Nebennieren. Biochem. Z. **276**, 11 (1935).

— — Nebennierenrinde und Fettresorption. Biochem. Z. **278**, 396 (1935).

— — Nebennierenrinde und Fettwanderung. Biochem. Z. **288**, 356 (1936).

— — Die Rolle von Lactoflavin und Flavinphosphorsäure bei Nebennierenrinden-Ausfall sowie Jodessigsäurevergiftung. Z. Vitaminforsch. **5**, 265 (1936).

— — Der Zusammenhang zwischen Vitamin B_2 und dem Hormon der Nebennierenrinde. Pflügers Arch. **237**, 476 (1936).

VOLHARD, F.: Die doppelseitigen hämatogenen Nierenerkrankungen. Handbuch der inneren Medizin, herausgeg. von MOHR-STAEHELIN, Bd. 6, I. Berlin: Julius Springer 1931.

— Die Nephrosen, die primären Parenchym- und Mesenchymdegenerationen. Handbuch der inneren Medizin, herausgeg. von MOHR-STAEHELIN, Bd. 6, II. Berlin: Julius Springer 1931.

WAGNER, B.: Toxisches Schwangerschaftserbrechen und seine Behandlung mit Nebennierenrindenhormon. Fortschr. Ther. **1937**, 187.

WEICKER, B.: Elektrokardiogramm und endokrine Erkrankungen. Zbl. inn. Med. **1936**, 330.

WEINER, H. A.: So-called atrophy of the adrenal cortex with intranuclear inclusions. Report of a case. Amer. J. Path. **12**, 411 (1936).

WELLER, G. L., jr.: Adrenal insufficiency resulting from partial or total atrophy of the adrenal glands. Early clinical recognition. Arch. int. Med. **57**, 275 (1936).

WELLS, H. G., E. M. HUMPHREYS and E. G. WORK: Significance of the increased frequency of selective cortical necrosis of adrenal as a cause of ADDISON's disease. J. amer. med. Assoc. **109**, 490 (1937).

WELTY, J. W. and H. F. ROBERTSON: Hypoglycemia in ADDISON's disease. Amer. J. med. Sci. **192**, 760 (1936).

WERNER, S.: Zur Therapie der malignen Diphtherie mit Vitamin C und Nebennierenrindenextrakt. Klin. Wschr. **1938 I**, 17.

WERTHEMANN, A.: Intersexualität bei Säuglingen mit mißgebildeter Nebennierenrindenhyperplasie. Schweiz. med. Wschr. **1935 I**, 218.

WICHELS, P. u. M. BIEBL: Zur Diagnose der Paragangliome der Nebenniere. Münch. med. Wschr. **1928 I**, 656.

WIDSTRÖM, G.: Das Leberglykogen nach Nebennierenexstirpation bei Ratten. Acta med. scand. (Stockh.) **90**, 397 (1936).

WILDBOLZ, E.: Nebennierentod nach Nephrektomie wegen Tuberkulose. Z. urol. Chir. **39**, 72 (1934).

WILBRANDT, W. u. L. LENGYEL: Der Einfluß der Nebennierenrinde auf die Zuckerresorption. Biochem. Z. **267**, 204 (1933).

WILDER, R. M.: Use of anterior lobe pituitary extract in treatment of ADDISON's disease. Proc. Staff. Meet. Mayo Clin. **9**, 689 (1934).

— E. C. KENDALL, A. M. SNELL, E. J. KEPLER, E. H. RYNEARSON and M. ADAMS: Intake of potassium, an important consideration in ADDISON's disease. Arch. int. Med. **59**, 367 (1937).

WILDER, R. M., A. M. SNELL, E. J. KEPLER, E. H. RYNEARSON, M. ADAMS and E. C. KENDALL: Control of ADDISON's disease with diet restricted in potassium: clinical study. Proc. Staff. Meet. Mayo Clin. **11**, 273 (1936).

WILKINSON, J. F.: The value of extracts of suprarenal cortex in the treatment of ADDISON's disease. Lancet **1937 I**, 61.

— and CH. A. ASHFORD: Vitamin-C deficiency in ADDISON's disease. Lancet **1936 II**, 967.

WILL, G.: Die Beeinflussung des Rest-N-Spiegels im Organismus durch die Nebennieren. Naunyn-Schmiedebergs Arch. **160**, 317 (1931).

WINKEL, M.: Virilismus suprarenalis bei einem Adenom der Nebennierenrinde. Dtsch. Arch. klin. Med. **159**, 1 (1928).

WINTERSTEINER, O. and J. J. PFIFFNER: Chemical studies on the adrenal cortex. Isolation of several physiologically inactive crystalline compounds from active extracts. J. of biol. Chem. **111**, 599 (1935).

— — Chemical studies on the adrenal cortex. Isolation of two new physiologically inactive compounds. J. of biol. Chem. **116**, 291 (1936).

WOHL, M. G., J. C. BURNS and J. H. CLARK: Adrenal glands in dogs with high intestinal obstruction. Proc. Soc. exper. Biol. a. Med. **33**, 543 (1936).

— — and G. PFEIFFER: High intestinal obstruction in the dog treated with extract of adrenal cortex. Proc. Soc. exper. Biol. a. Med. **36**, 549 (1937).

WYMAN, L. C. and C. TUM SUDEN: Factors determining and limiting the growth of transplanted suprarenal cortical tissue. Endocrinology **21**, 523 (1937).

— — The functional efficiency of transplanted adrenal cortical tissue. Endocrinology **21**, 587 (1937).

YAMAMOTO, K.: Chemische und histologische Untersuchungen über die Nebennieren bei experimenteller Hypertension durch Ausschaltung der Blutdruckzügler (jap.). Mitt. med. Ges. Tokyo **49**, 437 (1935).

YASUE, S.-I.: The effect of adrenalectomy on the cholesterol contents of tissues and organs. J. of Biochem. **24**, 483 (1936).

ZINCK, K. H.: Gefäß- und Organveränderungen bei chromaffinen Tumoren der Nebenniere und die Beziehungen der Phäochromocyten zum Nervus sympathicus. Zbl. Path. **68**, Erg.-H., 479 (1937).

ZUCKER, T. F. and B. N. BERG: The rôle of the adrenal gland in blood sugar recovery after insulin hypoglycemia. Amer. J. Physiol. **119**, 539 (1937).

ZWEMER, R. L.: A study of adrenal cortex morphology. Amer. J. Path. **12**, 107 (1936).

I. Einleitung.

Die Bedeutung der *inneren Sekretion* für den Ablauf biologischen Geschehens im menschlichen Organismus ist fundamental. Das Verständnis für den gesetzmäßigen Ablauf des Lebens und damit für den *Organismusbegriff* erschließt uns gerade diese Forschungsrichtung, die kein Sondergebiet der klinischen Medizin darstellt, sondern eine ihrer wichtigsten Grundlagen ist. Der Begriff *Sécrétion interne* im Gegensatz zur *Sécrétion externe* geht auf die Arbeiten des französischen Forschers CLAUDE BERNARD (1885) zurück. Zum Begriff der *klassischen Hormone* gehört, daß sie in bestimmten Drüsen mit innerer Sekretion gebildet und direkt an die Blut- oder Lymphbahn abgesondert werden. *Hormone* sind nach der strengen Definition von BAYLISS und STARLING organische Verbindungen, die im tierischen und menschlichen Körper dauernd oder periodisch gebildet werden müssen, um die normale Tätigkeit der Organe sowie vor allem das harmonische Zusammenspiel der spezifischen Organfunktionen zu gewährleisten.

Die *klinische Medizin* beschäftigt sich etwa seit dem Jahre 1889 mit der *Endokrinologie;* damals konnte der bereits 72jährige BROWN-SÉQUARD in Versuchen an sich selbst zeigen, daß nach Zufuhr von Hodenextrakt seine geistige und körperliche Lebenskraft sich erheblich steigerte. Der eigentliche Begründer der Lehre von der inneren Sekretion ist aber der Göttinger Physiologe BERTHOLD, dessen grundlegende Untersuchungen (1849) leider nicht die richtige Würdigung erfahren haben und infolgedessen bald in Vergessenheit geraten sind. Bei jungen Hähnen, denen er die Hoden entfernte und sie dann unter die Körperhaut nähte, entstand nicht der Kapaunentyp, vielmehr blieb der Hahnencharakter erhalten.

Ein allgemeiner Blick auf die Literatur zeigt, daß das *Nebennierenproblem* seit der Entdeckung des Nebennierenrindenhormons zunehmend klarer, übersichtlicher und die Therapie der Nebenniereninsuffizienz damit erfolgreicher geworden ist. Die wichtige Entdeckung des *Hormoncharakters der Nebennierenrinde* hat in den letzten Jahren sowohl in biologischer als auch klinischer Hinsicht die Ärzteschaft vor neue Aufgaben gestellt und dazu geführt, das Nebennierenproblem in toto erneut aufzurollen. Die Aufforderung der Herausgeber, eine zusammenfassende Abhandlung über die *Erkrankungen der Nebennieren* zu schreiben und auf breitester Grundlage eine kritische Übersicht über den gegenwärtigen Stand des Nebennierenproblems zu geben, ist insofern reizvoll, als es sich hierbei um ein Forschungsgebiet handelt, das in jüngster Zeit für die klinische Pathologie eine in mannigfacher Hinsicht immer größere Bedeutung erlangt hat.

Für den praktischen Arzt besteht heute mehr denn je der Wunsch, daß die Ergebnisse der spezialistischen Forschungen zu einer einheitlichen Betrachtung zusammengefaßt werden. Für den Versuch einer solchen *synthetischen Betrachtungsweise* ist nach unserer Auffassung gerade die Nebennierenpathologie besonders geeignet. Aus diesen Überlegungen heraus haben wir uns seit etwa 5 Jahren systematisch mit Untersuchungen aus dem großen Fragenkreis der Nebennierenphysiologie und -pathologie befaßt. Im folgenden wird daher der Versuch gemacht, unter Heranziehung der sonst vorliegenden Literatur sowie unter besonderer Verwertung eigener Untersuchungsbefunde einen kritischen Überblick über die bisherigen wichtigsten Ergebnisse auf diesem Gebiete zu geben. Die Fülle der über diesen Gegenstand erschienenen einschlägigen Arbeiten mit ihren neuen Gesichtspunkten sowie das starke Interesse, welches die praktische Medizin in den letzten Jahren den zahlreichen Nebennierenerkrankungen entgegenbrachte, rechtfertigen heute durchaus den Versuch, die Forschungsergebnisse der jüngsten Zeit auf diesem Gebiete unter Berücksichtigung des Ganzheitsstandpunktes zusammenzufassen. Vor allem soll hier einer *ärztlichen Betrachtungsweise* des Nebennierenproblems Raum gegeben werden. Neben der *experimentellen Forschung* wird daher in erster Linie die *Klinik* Berücksichtigung finden müssen. Dabei werden nur solche Gebiete besprochen werden, bei denen schon verwertbare Ergebnisse im Sinne unseres Themas vorzuliegen scheinen. Im Hinblick auf die bereits unübersehbare Literatur über diesen Gegenstand soll kein Versuch einer umfassenden Zusammenstellung gemacht werden; es können auch nur die wichtigsten Originalarbeiten für die einzelnen Angaben direkt zitiert werden. Der Zweck der vorliegenden Abhandlung wird am besten so erreicht, daß die vorliegenden physiologischen und pharmakologischen Ergebnisse im Lichte ihrer therapeutischen Anwendung bzw. unter besonderer Betonung derselben erörtert werden. Es ist also keineswegs beabsichtigt, ein nach allen Richtungen hin erschöpfendes Sammelreferat über die *Pathologie und Therapie der Nebennierenfunktionsstörungen* zu geben, vielmehr sollen nur die für die ärztliche Praxis wichtigsten Kapitel dieses ausgedehnten Gebietes einer kritischen Betrachtung unterzogen werden, wobei ganz besonders das biologische Geschehen zum Verständnis klinischer Wirkungen herangezogen wird.

II. Entwicklung und Aufbau der Nebennieren.

Die Nebenniere der Säugetiere und des Menschen stellt eine anatomische Vereinigung zweier Drüsen, des *Nebennierenmarks und der Nebennierenrinde,* dar, die sich sowohl entwicklungsgeschichtlich und morphologisch als auch funktionell wesentlich unterscheiden. Die Menge der Rindensubstanz beträgt etwa das 8—9fache der Marksubstanz. Die Rinde ist ein nicht segmentärer Abkömmling des ventralen Cölomepithels, also mesodermalen Ursprungs, während das Mark einem bestimmten Abschnitt der segmentären, durch Auswanderung gewisser Zellen aus der Neuralleiste gebildeten Anlage des Sympathicus entstammt, also ektodermaler Herkunft ist (Fischel). Jeder dieser Anteile liefert Inkrete mit spezifischer Wirkung, nämlich das Rindenhormon *Corticosteron* und das Markhormon *Adrenalin.*

Die *Rinde,* die aus protoplasmareichen epithelialen Zellhaufen besteht, setzt sich histologisch aus drei Zonen zusammen. Die *äußere* (Zona glomerulosa) enthält schlingen- oder bogenförmig angeordnete Zellreihen. Die *mittlere* (Zona fasciculata) besteht aus radiär gerichteten, anastomosierenden Säulen polygonaler Epithelzellen. Die Zona fasciculata, die die breiteste Zone ist und doppelbrechende Lipoidgranula enthält, versieht offenbar hauptsächlich die mit dem Lipoidstoffwechsel der Nebennierenrinde zusammenhängenden Funktionen. Die *innere* Zone (Zona reticularis) besteht aus kleineren oder größeren Gruppen polyedrischer Zellen mit sich netzartig durchflechtenden Zellzügen. Der Rindenaufbau der Nebenniere ist abhängig von der mehr oder weniger großen Speicherung bzw. Abgabe von Lipoiden und Hormonen (Zwemer). Maßgebend bei der Einteilung in einzelne Formen sind nach Untersuchungen von Zwemer die Lipoidmenge der Fasciculata und die Breite der drei Untergliederungen der Rinde (Glomerulosa, Fasciculata, Reticularis). Interessant ist, daß auch ein ausgesprochener Unterschied in der Gestalt der *Makrophagen* der drei Nebennierenrindenschichten besteht. Der *spezifische Charakter der Nebennierenrinde* liegt also nicht nur in den Parenchymzellen, sondern auch in den Mesenchymzellen, wie beispielsweise in den Makrophagen der Gefäßwand (Goyanes Alvarez).

Die *Marksubstanz* der Nebenniere ist histologisch durch das Vorhandensein eigenartiger breiter, polymorpher, in Reihen oder Balken angeordneter Zellen gekennzeichnet, die eine eigentümliche Affinität zu Chromsalzlösungen besitzen und daher *chromaffine Markzellen* heißen. Die außerordentlich wichtige Stellung der Nebenniere im Organismus geht aus ihrer einzigartigen nervösen Versorgung (Botar und O'Shaughnessy) sowie aus ihrer hervorragenden Durchblutung, die vielleicht die beste der drüsigen Organe ist, hervor. Das Capillarblut in der Nebennierenrinde ist bei gesteigerter Adrenalinsekretion durchweg vermehrt (Sjöstrand). Eine besonders gründliche und sorgfältige Studie über die *Innervation der menschlichen Nebenniere* verdanken wir Stöhr. Die *Drüsenzellen der Nebennierenrinde* erhalten ihre nervöse Versorgung teils von der Kapsel, teils von dem im Mark befindlichen Nervengeflecht. Die Übertragung des nervösen Reizes obliegt bei den Drüsenzellen der Nebennierenrinde ebenso wie bei den exkretorischen Drüsenzellen dem nervösen Terminalreticulum. Die Zona reticularis ist der an Nerven reichste Teil der Nebennierenrinde (Kubo). Im *Mark* der menschlichen Nebenniere findet sich ein enormer Reichtum von Nervenfasern vor. Der Zusammenhang zwischen chromaffinen Zellen und vegetativem Nervensystem wird durch das Terminalreticulum hergestellt, welches jede chromaffine Zelle unter nervösen Einfluß bringt. Die *Ganglienzellen* der menschlichen Nebenniere weisen besondere nervöse Endorgane auf, die mit größter Wahrscheinlichkeit receptorische Apparate darstellen. Die Kenntnis des von SUNDER-PLASSMANN für die Nebenniere nachgewiesenen *neurovegetativen Terminalreticulums* ist zweifellos von besonderer Bedeutung. Wichtig ist vor allem die Feststellung, daß zwischen der Innervation der Organzellen und der Gefäßinnervation nirgends eine Trennung besteht.

Für die *inkretorische Funktion der Nebenniere* kommen somit auf Grund des anatomischen und entwicklungsgeschichtlichen Aufbaues dieses Organs zwei verschiedene Gewebsarten, die Rinde und das Mark, in Betracht. Für die *einheitliche Funktion des Gesamtorganes* sind zweifellos sowohl die lipoid- und cholesterinreiche Rinde als auch das chromaffine Mark von wesentlicher Bedeutung. Ob der ganzen Nebenniere noch andere Funktionen zukommen als die, welche sich aus den beiden Teilfunktionen der Rinde und des Markes erklären lassen, ist unwahrscheinlich, wie sehr auch manches dafür spricht, daß die Syntopie von Mark und Rinde keine zufällige ist (P. TRENDELENBURG, WIESEL).

Diese bisher ganz allgemein anerkannte Trennung beider Nebennierenanteile wird in letzter Zeit durch v. LUCADOU bestritten. Dieser Autor hat mit einer Methodik des Wachsmodells und bei gleichzeitiger Anwendung der tangentialen Schnittführung in Serienschnitten den Nachweis erbringen können, daß nicht nur das Interrenalgewebe der Nebennierenrinde beim Menschen ein zusammenhängendes System von Zellschläuchen bildet, sondern daß darüber hinaus auch dieses Schlauchsystem von der Rinde zum Mark ohne Unterbrechung ineinander übergeht. Ob und welche physiologische Bedeutung dieser zunächst nur rein anatomischen Tatsache zukommt, ist vorläufig noch nicht abzusehen. Wenn v. LUCADOU auf Grund dieser rein anatomischen Studien eine histologische Einheit der Nebenniere („Epinephron") annimmt, so ist damit die Korrelation Rinden- und Markwirkung vorerst nicht bewiesen; denn die Möglichkeit einer chemischen Vereinigung des fettlöslichen Corticosterons mit dem wasserlöslichen Adrenalin zu einer einheitlichen Substanz ist in der Gegenwart undenkbar.

III. Physiologie der Nebennierenfunktion.

Die ersten Anhaltspunkte über das *Wesen der Leistung der Nebenniere* wurden, wie bei den meisten anderen innersekretorischen Organen, durch kritische Betrachtung der Beziehungen von Obduktionsbefunden zu klinischen Beobachtungen gewonnen. Im Jahre 1855 wurde zum ersten Male von dem Londoner Kliniker THOMAS ADDISON ein am Menschen beobachtetes Krankheitsbild auf Grund des pathologisch-anatomischen Befundes mit der Zerstörung der Nebennieren in ursächlichen Zusammenhang gebracht.

Diese grundlegende Arbeit von ADDISON bildete den Ausgangspunkt für die Erforschung der *Physiologie der Nebennieren.* Der französische Physiologe BROWN-SÉQUARD hat als erster im Jahre 1856 durch Exstirpationsversuche die Unentbehrlichkeit der Nebennieren für das Leben der Wirbeltiere bewiesen. Unter Berücksichtigung der — von morphologischer und entwicklungsgeschichtlicher Seite gewonnenen — Erkenntnis, daß die Nebenniere des Warmblüters aus zwei verschiedenen Systemen — dem Mark (Adrenalgewebe — Ektoderm) und der Rinde (Interrenalgewebe — Mesoderm) — besteht, wurden zunächst Untersuchungen darüber angestellt, welches dieser beiden Systeme das lebenswichtige ist.

Bis in die neueste Zeit war hierüber unter den verschiedenen Autoren keine Einigung zu erzielen. Es ist das Verdienst von Biedl, als erster an Fischarten, bei denen die beiden Nebennierenbestandteile getrennt liegen und isoliert entfernt werden können, den *Nachweis der Lebensnotwendigkeit des Rindenanteiles der Nebenniere* erbracht zu haben. Wurden aber Versuche am Warmblüter unternommen, so gingen die Ergebnisse der Forscher wieder völlig auseinander. Erst in der Folgezeit wurden diese widerspruchsvollen Resultate in methodisch einwandfreien Untersuchungen dahin aufgeklärt, daß bei Fehlen von akzessorischem Rindengewebe auch nebennierenlose Warmblüter ausnahmslos sterben. Die Ratte beispielsweise ist kein geeignetes Testobjekt für die Auswertung von Nebennierenrindenextrakten (Cleghorn, Cleghorn, Forster und McVicar). Interessant ist in diesem Zusammenhang aber die Feststellung, daß hypophysektomierte Ratten die Nebennierenentfernung nicht überleben, weil etwaige akzessorische Nebennieren infolge Fehlens des corticotropen Hormons atrophieren und infolgedessen für die Cortinproduktion ausfallen (Reiss, Bálint und Aronson). Im übrigen läßt sich im Tierversuch die Transplantation der Nebennieren leicht durchführen, sofern es sich um Transplantate von jungen Tieren auf junge handelt (Rutishauser und Guye, Ingle und Higgins). Die Möglichkeit der Übertragung lebenden Nebennierengewebes auf experimentellem Wege ist vor Jahren zuerst von Schmieden sowie von Stoerk und v. Haberer in Angriff genommen worden. Klages hat in letzter Zeit sich die Frage vorgelegt, inwieweit man bei Kaninchen frei in die Niere transplantiertes Nebennierengewebe durch Zerstörung der anderen Nebenniere zu ausgleichendem hypertrophischen Wachstum bringen kann. Klages ist es gelungen, einen frei transplantierten Nebennierenkeim für die lange Dauer von 312 Tagen lebend zu erhalten. Nach weitgehender Zerstörung der anderen Nebenniere ist es sogar zu deutlichen Wucherungserscheinungen am Transplantat gekommen, ohne daß man die regenerativen Adenombildungen am transplantierten Nebennierengewebe als echtes Geschwulstwachstum im Sinne der Grawitzschen Tumoren ansprechen konnte. Wesentlich ist die Feststellung von Klages, daß die durch chronische Arsengaben erstrebte künstliche Steigerung der Wachstumsreize bei der freien Transplantation von Nebennierengewebe zur eindeutig verbesserten Einheilung in die Niere führt. Nebennierenlose Tiere mit auto- oder homöoplastischen Nebennierenrindentransplantaten sind also durchaus lebens- und wachstumsfähig (Aouslender, Wyman und Tum Suken, Hemminosen).

Die Entdeckung des *Adrenalins* durch Oliver und Schäfer im Jahre 1894, die fraglos einen großen Fortschritt in der Nebennierenphysiologie bedeutete, brachte indessen keine endgültige Lösung des Nebennierenproblems; sie führte im Gegenteil anfangs zu einer Überschätzung der physiologischen Rolle des Markhormons und drängte die Frage nach der Physiologie der Nebennierenrinde für längere Zeit in den Hintergrund. Erst in den letzten Jahren schenkte man der Bedeutung der *Nebennierenrinde* wieder mehr Beachtung. Vor allem waren es Beobachtungen am Krankenbett, die dem Kliniker die therapeutische Wirkungslosigkeit des Adrenalins bei echten Formen von Addisonscher Krankheit immer wieder eindringlich vor Augen führten.

Es sind zwei verschiedene Wege der experimentellen Forschung, die unsere Kenntnisse über die innersekretorische Leistung der Nebennierenrinde stützen und erweitern können: *Die Ausschaltung der Hormonwirkung durch Entfernung des hormonbereitenden Organs und die Anreicherung des Hormons im Körper durch Einverleibung von außen.* Im Gegensatz hierzu sind die Feststellungen über das Markhormon fast ausschließlich an Tieren gewonnen worden, bei denen die Nebennieren im Organismus verblieben sind, also durch zusätzliche Dosen.

Adrenalin:

$$\text{Benzolring: } (OH)_2C_6H_3\text{—}C \cdot CHOH \cdot CH_2 \cdot NH \cdot CH_3$$

Wie bereits ausgeführt, kam man auf dem ersten dieser Wege in der Nebennierenforschung nur langsam vorwärts. Die strukturellen Eigenarten der morphologisch und genetisch nicht einheitlichen Nebenniere trübten die Reinheit der Exstirpationsversuche. Um so wichtiger sind die Ergebnisse, zu denen man auf dem zweiten Wege gelangt ist. Sie haben gerade im letzten Jahrzehnt eine Fülle von Feststellungen gebracht, unter denen man einige als endgültig bezeichnen darf. Den amerikanischen Forschern HARTMAN und Mitarbeitern, SWINGLE sowie ROGOFF und STEWART gebührt das Verdienst, das Vorhandensein einer hormonartig wirkenden aktiven Substanz in Rindenauszügen *(„Überlebenshormon" der Nebennierenrinde)* überzeugend nachgewiesen zu haben. Die *Chemie* ist in den letzten Jahren wesentlich gefördert worden. Es konnte der Beweis erbracht werden, daß Cortin ebenfalls ein Ringsystem wie die Sterine enthält (MASON, MYERS und KENDALL). Zahlreiche andere Verbindungen erwiesen sich an nebennierenlosen Tieren physiologisch als völlig inaktiv (WINTERSTEINER und PFIFFNER). Es sind nach den grundlegenden Untersuchungen von chemischer Seite (REICHSTEIN) bis heute die folgenden 5 Substanzen bekannt, denen Cortinwirksamkeit zukommt.

O= ... —C(=O)—CH_2OH

I. Desoxy-corticosteron

HO— ... O= ... —C(=O)—CH_2OH

II. *Corticosteron*

O= ... O= ... —C(=O)—CH_2OH

III. Dehydro-corticosteron

HO= ... O= ... HO —C(=O)—CH_2OH

IV. 17-Oxy-corticosteron

O= ... O= ... —C(=O)—CH_2OH, —OH

V. 17-Oxy-dehydro-corticosteron

I ist mit Hilfe synthetischer Methoden aus Stigmasterin und Cholesterin hergestellt worden, seine Konstitution ist sicher. II—V sind aus Nebennierenrindenextrakten isoliert worden. Die Konstitution von IV und V ist weitgehend gesichert, diejenige von II und III ist zur Hauptsache aus Analogieschlüssen abgeleitet. Die höchste Aktivität besitzen I und II. Es ist wahrscheinlich, daß die Nebenniere noch mindestens einen weiteren Stoff produziert, der noch aktiver ist oder die Wirkung der obengenannten steigert.

Sämtliche 5 Substanzen sind *Derivate des Progesterons,* die aber mindestens eine Hydroxylgruppe in 21-Stellung tragen. Diese ist offenbar wichtig, denn Progesteron selbst zeigt keine Cortinwirksamkeit. Ebenso ist die Doppelbindung in 4-Stellung wichtig, denn die Wirksamkeit geht durch die Hydrierung derselben verloren. Desoxycorticosteron ist die einfachste Verbindung, die heute bekannt ist und Cortinwirksamkeit besitzt, vielleicht ist eine weitere Vereinfachung des Moleküls überhaupt nicht mehr möglich, ohne die Wirksamkeit aufzuheben (REICHSTEIN). Diese Resultate erlauben es, Spekulationen über den *möglichen* biochemischen Mechanismus anzustellen, in den diese Hormone in vivo eingreifen. Die chemisch aktivste Gruppe ist die Ketolgruppe (—CO—CH_2OH). Nach der Theorie von VERZÁR und seines Mitarbeiterkreises in Basel greift das Rindenhormon irgendwo in den Prozeß vieler Phosphorylierungen im Organismus ein. Die Phosphorylierung ist aber chemisch ein Spezialfall einer Veresterung. Es ist zwar noch nicht nachgewiesen, daß Ketole auch in diesem Spezialfall als Katalysatoren zu wirken vermögen. Trotzdem soll nach REICHSTEIN als Anregung für Versuche schon hier auf diese Möglichkeit hingewiesen werden. Danach könnte das Cortin als besonderer Phosphatüberträger wirken, dadurch, daß es an der 21-ständigen Hydroxylgruppe besonders leicht Phosphorsäure aufnimmt und wieder abgibt. Ob neben diesem Überlebenshormon noch andere Inkrete der Nebennierenrinde wirksam sind, insbesondere solche, die gewisse Stoffwechselvorgänge (HARROP, HARROP und THORN) und die Keimdrüsenfunktion (FR. HOFFMANN, EHRENSTEIN und BRITTON, POTTENGER jr. und SIMONSEN) beeinflussen, entzieht sich unserer genauen Kenntnis. Die positiven Ergebnisse einzelner Forscher müssen erst durch Nachuntersuchungen bestätigt werden. Die Versuche, die Erscheinungen der Nebenniereninsuffizienz auf mehr als ein Hormon zurückzuführen, beruhen nach den Angaben von GROLLMAN und FIROR auf falschen Grundlagen.

Manche der noch vor kurzem lebhaft umstrittenen Theorien sind durch den positiven Ausfall des wichtigsten experimentellen Versuchs nunmehr gestützt. Mehrfach gelang das *Experimentum crucis,* d. h. man konnte die nach Nebennierenentfernung auftretenden Störungen durch Zufuhr von geeignet bereiteten (eiweiß- und adrenalinfreien) Rindenauszügen wieder beseitigen. Da uns dem Ausfall der Substitutionstherapie eine besondere Beweiskraft zuzukommen scheint, sollen die Ergebnisse der Versuche, in denen dem nebennierenlosen Tier künstlich Rindenextrakte zugeführt wurden, in den Vordergrund der folgenden Betrachtungen gestellt werden. Eine erschöpfende Darstellung der experimentellen Erfahrungen über die Leistungen der Rindenhormonzufuhr wird hier nicht gegeben. Beabsichtigt ist lediglich, auf Einzelpunkte Streiflichter zu werfen, die uns in großen Zügen *Zusammenhänge im Geschehen und Wesen der Nebennierenfunktion* erhellen sollen.

Auf das kaum mehr übersehbare wissenschaftliche Schrifttum über die Wirkungen des *Adrenalins,* seine Sekretion, seine physiologischen Aufgaben und pharmakologischen Fähigkeiten sowie seine Beziehungen zu anderen Inkretorganen wird hier nicht näher eingegangen. Es genügt der Hinweis, daß das Adrenalin auf alle Organe einwirkt, die in Beziehungen zum Nervus sympathicus stehen. Die physiologische Bedeutung dieses Stoffes liegt einmal in der Bereitstellung von Zucker aus Leberglykogen für den akuten Nährstoffbedarf und ferner in der Regelung der Durchblutung arbeitender Organe. Das Bild der *hormonalen Bedeutung des chromaffinen Systems* kann heute als fast abgeschlossen gelten. Große Adrenalinausschüttungen werden als „*Notfallsreaktion*" (CANNON) aufgefaßt, während kleinste Mengen als *Kreislaufhormon* nach REIN einen steten „*Ökonomisierungsvorgang*" durch Blutverteilungsänderungen bewirken.

1. Muskelschwäche.

Die *Muskeladynamie* ist beim Tier das auffälligste und hervorstechendste Symptom des Nebennierenausfalls. Die verminderte Leistungsfähigkeit der quergestreiften Muskulatur nach Nebennierenexstirpation ist ein Ausfallsymptom der Nebennierenrinde (BIEDL, KISCH, INGLE und HARRIS). Nebennierenlose Tiere zeigen ausnahmslos eine geringe Muskelleistungsfähigkeit und eine gesteigerte Muskelermüdbarkeit (THADDEA, BENETATO, MAES). Die Muskeladynamie nach Nebennierenentfernung ist nicht nur bei Kaltblütern, sondern auch bei Warmblütern im Arbeitsversuch eindeutig nachweisbar. Cortin steigert die Muskelkontraktilität nebennierenloser Ratten ganz gewaltig, ohne Rindenhormon kommt es zu einem fast völligen Verlust der muskulären Leistungsfähigkeit (INGLE, NILSON und KENDALL). Von Interesse ist, daß faradisch gereizte Muskeln nebennierenloser Tiere rascher ermüden als die der Kontrolltiere (THADDEA, INGLE, HALES und HASLERUD). Die schnelle Ermüdung der Skeletmuskeln nebennierenloser Meerschweinchen läßt sich durch Rindenhormonzufuhr rückgängig beeinflussen (BRACK, THADDEA). Diese *ermüdungsverzögernde Wirkung der Rindenextrakte* gelangt sowohl am lebenden Ganztier als auch am isolierten Warm- und Kaltblütermuskel zur Beobachtung (HALES, HASLERUD und INGLE). Im Gegensatz hierzu läßt sich bei normalen Tieren die Muskelleistungsfähigkeit durch Rindenauszüge nicht weiter steigern.

Das in der Nebennierenrinde enthaltene muskelaktive Prinzip konnte von LANG und STUBER isoliert und als Fettsäureester identifiziert werden. Die Muskelwirkung ist eine ganz allgemeine Eigenschaft der Ester höherer Fettsäuren. Die Wirkungsweise von aus der Nebenniere isolierten und synthetischen Estern ist nach den Angaben von LANG und STUBER weitgehend identisch. Nebennierenrindenextrakte wie synthetische Ester begünstigen die Phosphagensynthese im Muskel. Die von SCHMITZ und KÜHNAU aus der Nebenniere isolierten Hormone (A, B und C) sind als Gemenge verschiedener Ester aufzufassen (LANG und STUBER). Zweifellos muß die Muskeladynamie nach Entfernung der Nebennieren auf *Störungen im intermediären Muskelchemismus* bezogen werden. Die Herabsetzung der Arbeitsfähigkeit nebennierenloser Tiere beruht letzten Endes teilweise auf der Glykogenverarmung und Rest-N-Steigerung der quergestreiften Muskeln sowie auf der Verminderung der Milchsäurebildung und des Phosphagenzerfalls. Die Muskeln nebennierenloser Frösche zeigen neben verringerter Arbeitsfähigkeit bei elektrischer Reizung Absinken des p_H sowie eine Verringerung des Pufferungsvermögens bis zur Hälfte der Norm, die auf Absinken des Phosphagengehaltes und noch mehr auf Veränderungen in den Muskelproteiden zurückzuführen ist (BENETATO). Die kolloidalen Zustandsänderungen der Muskelproteide treten hierbei als verringerte Löslichkeit in Erscheinung (BENETATO und OPREAN). Durch die Zufuhr wirksamer Rindenextrakte bei nebennierenlosen Tieren lassen sich die *biochemischen Begleiterscheinungen der Muskelschwäche* eindeutig beheben (THADDEA).

Die Adynamie ist vor allem noch verbunden mit einem erheblichen Anwachsen der Kaliumkonzentration im Blute und mit einer beträchtlichen Verminderung des Kaliumgehaltes in sämtlichen Organen (URECHIA, BENETATO und RETEZEANU). Bei Arbeitsleistung nebennierenloser Tiere steigt der Kaliumgehalt im Blute noch höher an. Cortin reguliert auch hier den Kaliumhaushalt und steigert gleichzeitig die Arbeitsfähigkeit (INGLE, NILSON und KENDALL). Aus Untersuchungen von RICHTER geht hervor, daß bei nebennierenlosen Ratten die Spontanaktivität, die mit der Lauftrommel meßbar ist, die Funktion ist, die als letzte auf die Rindenhormontherapie anspricht. Angesichts der Dissoziation zwischen ihr und den übrigen Ausfallerscheinungen hält es RICHTER für wahrscheinlich, daß die Muskelaktivität durch einen bisher noch nicht bekannten Wirkstoff beeinflußt wird, wofür auch die heutigen, noch nicht vollkommenen therapeutischen Erfolge sprächen.

2. Wachstum.

Die Drüsen mit innerer Sekretion beeinflussen unter Mitwirkung der Vitamine, Fermente und des vegetativen Nervensystems in hohem Maße die *allgemeinen Wachstumsprozesse* im Körper. Nächst der Hypophyse und Schilddrüse hat vor allem die Nebennierenrinde, wie ebenfalls aus klinischen Beobachtungen mit Sicherheit hervorgeht, eine wachstumsfördernde und entwicklungsbestimmende Wirkung im Organismus. Bei Rindentumoren werden bekanntlich Störungen im Wachstumsvorgang sowie in der Geschlechtsausbildung und -funktion beobachtet (Pubertas praecox).

Eine Stütze für die klinisch beobachtete Mitbeteiligung der Nebennierenrinde an der Regulierung der Wachstumsprozesse geben tierexperimentelle Ergebnisse. Jugendliche Tiere, die die Nebennierenentfernung lange überleben, bleiben im Wachstum offenkundig zurück (SILVESTRONI). Die Nachkommenschaft solcher nebennierenloser Tiere ist häufig unterentwickelt. Rindenhormonzufuhr bewirkt bei normalen Meerschweinchen sowohl vor als auch nach Abschluß des Wachstums eine deutliche Körpergewichtszunahme (THADDEA). Unter gleichzeitiger Rindenhormonbehandlung nehmen skorbutkranke Tiere weniger an Gewicht ab als entsprechende Kontrolltiere. Interessant ist, daß Entfernung der einen Nebenniere sowie Entnervung und Verlagerung des Gefäßstieles der anderen Nebenniere beim jungen Hund eine offensichtliche Wachstums- und Entwicklungsstörung zur Folge hat (sog. Nebennierenzwergwuchs von LUCKE). Welche Wirksubstanzen des Hormons aus den Rindenzellen die Wachstumsförderung bestimmen, ist noch zu erforschen. Zu vermuten ist, daß die Nebennierenrinde direkt oder auf dem Umwege über den Hypophysenvorderlappen in die Stoffwechselfunktionen der zum Wachstum bestimmten Zellen und Gewebe regulierend eingreift.

3. Körpertemperatur und Wärmeregulation.

Der *Wärmehaushalt* wird einerseits durch das Zentral- bzw. Gefäßnervensystem, andererseits durch das Inkretsystem gesteuert. Die Nebennierenentfernung führt im Laufe weniger Tage bei Säugetieren zu deutlichem Abfall der Körpertemperatur, so daß sie einige Stunden vor dem Tode um 4—5° C unter den Normalwerten liegt. Ob dieser Temperatursturz nebennierenloser Tiere durch den Fortfall des Markes oder der Rinde bedingt ist, konnten die bisherigen

Tierversuche noch nicht endgültig entscheiden. Die Nebennierenentfernung überleben in der warmen Jahreszeit 41% der Tiere, in der kalten dagegen nur 20% (SILVESTRONI). Es unterliegt keinem Zweifel, daß das Produkt des Nebennierenmarkes, das Adrenalin, beim Menschen und im Tierexperiment beträchtliche Oxydationssteigerungen hervorruft. Andererseits darf angenommen werden, daß die Temperatursenkungen bei experimenteller Nebenniereninsuffizienz teilweise als Ausfallssymptom der Nebennierenrinde anzusehen sind; denn gleichzeitige Zufuhr von Rindenhormon vermag den Temperaturabfall nebennierenloser Tiere weitgehend zu verhindern (THADDEA). Versuchsergebnisse von BARKER, FAZIKAS und HIMWICH weisen darauf hin, daß die Nebennieren ihre die Wärmebildung beeinflussende Wirkung überwiegend über die Schilddrüse ausüben.

Verständlich ist, daß bei nebennierenlosen Tieren auch die *Wärmeregulation* schwer geschädigt ist. Die physikalische und chemische Wärmeregulation wird bekanntlich im Normal- und Fieberzustand vom Wärmezentrum aus auf vorwiegend sympathisch nervösen Bahnen gesteuert. Die Frage, ob die Nebennierenrinde für die Fieberfähigkeit von Bedeutung ist, muß bejaht werden. Im Gegensatz zu Kontrolltieren zeigen nebennierenlose Katzen auf den fiebererzeugenden Reiz des Tetrahydronaphthylamins hin nur eine geringe Fieberreaktion oder sogar einen völligen Verlust ihrer Fieberfähigkeit. Durch Rindenhormonzufuhr wird die mangelnde Fieberfähigkeit nebennierenloser Tiere behoben (THADDEA). Nebennierenlose Tiere, die *hohen Temperaturen* ausgesetzt werden, kollabieren leicht und sterben sogar häufig, weil sie unter diesen extremen Bedingungen ihre Eigenwärme nicht regulieren können; diese *verminderte Widerstandsfähigkeit gegen Hitze bei Tieren ohne Nebennieren* läßt sich durch Rindenhormonbehandlung bessern. In die gleiche Richtung weisen Untersuchungen, in denen experimentell bewiesen werden konnte, daß nebennierenlose Katzen, die einer *Unterkühlung* ausgesetzt wurden, viel stärker abkühlen als Normaltiere. Wichtig ist, daß sich durch Rindenhormonbehandlung, die bei experimenteller Nebenniereninsuffizienz besonders stark ausgeprägte Temperatursenkung auf die Unterkühlung hin nahezu völlig vermeiden läßt (THADDEA). Die indirekt durch Gaswechselbestimmung gemessene Wärmebildung nebennierenloser Tiere ist in der Kälte stark erniedrigt, durch Rindenextraktzufuhr wird sie aber wieder annähernd normal.

Die erwähnten Tierversuche zeigen die große Bedeutung einer funktionstüchtigen Nebennierenrinde für die Regulierung der Körpertemperatur und darüber hinaus des gesamten Wärmehaushaltes. Wahrscheinlich spielt die Nebennierenrinde nur in korrelativer Verbindung mit den anderen innersekretorischen Organen diese regulierende Rolle. Wie die Wirkung des Rindenhormons im einzelnen zu analysieren ist, wissen wir bisher nicht. Man darf aber die Vermutung äußern, daß bei experimenteller Nebenniereninsuffizienz eine mangelhafte bzw. fehlende physikalische Wärmeeinsparung neben einer geschädigten chemischen Wärmeproduktion vorliegt.

4. Zusammensetzung, Eiweißgehalt, Viscosität, Gerinnung und Senkungsreaktion des Blutes.

Es steht fest, daß bei experimenteller Nebenniereninsuffizienz *Blutveränderungen* auftreten. Bei nebennierenlosen Tieren ändert sich zunächst die *morphologische Blutzusammensetzung.* Im Tierversuch ist nach beiderseitiger Nebennierenexstirpation der Hämoglobingehalt und die Anzahl der roten Blutkörperchen stets erhöht (PÉREZ MIRALLES); unter spezifischer Hormontherapie sinken die erhöhten Hämoglobin- und Erythrocytenwerte ab und erreichen fast normale Werte (THADDEA und ALBERS). Im *Gesamteiweißgehalt des Blutes* finden sich nach doppelseitiger Nebennierenausschaltung keine wesentlichen Änderungen. Selten kommt es bei unbehandelten nebennierenlosen Tieren zur Eiweißvermehrung im Serum. Bei gleichzeitiger Rindenhormonbehandlung wird eher eine geringfügige Abnahme des Serumgesamteiweißgehaltes beobachtet (THADDEA und ALBERS). Die *Viscosität des Blutes* ist bei nebennierenlosen Tieren ohne spezifische Hormonbehandlung beträchtlich gesteigert. Bei gleichzeitiger Rindenhormontherapie ergeben sich keine großen Verschiebungen in der Blutviscosität. Die bereits erhöhte Blutviscosität nebennierenloser Tiere nimmt ebenfalls nach parenteraler spezifischer Hormonbehandlung erheblich ab (THADDEA und ALBERS). Die *Blutgerinnung* gehört immer noch zu den umstrittensten Abschnitten der Physiologie. Bei nebennierenlosen Tieren ist die Blutgerinnungszeit beträchtlich beschleunigt, während unter Einwirkung des Rindenhormons praktisch vollständig normale Blutgerinnungswerte beobachtet werden (THADDEA). Die *Blutsenkungsgeschwindigkeit* ist bei experimenteller Nebenniereninsuffizienz eindeutig verlangsamt. Bei gleichzeitiger Rindenhormontherapie verhalten sich nebennierenlose Tiere hinsichtlich der Senkungsgeschwindigkeit wie gesunde Kontrollen (THADDEA und ALBERS).

Als Gesamtergebnis dieses Abschnittes ist somit festzustellen, daß es beim nebennierenlosen Tier zu typischen *Veränderungen der morphologischen und physikalisch-chemischen Blutzusammensetzung* kommt. Diese Veränderungen müssen als Anzeichen einer erheblichen *Bluteindickung* gewertet werden. Dabei handelt es sich nicht um eine einfache Bluteindickung, vielmehr spricht der nahezu unveränderte Eiweißgehalt nebennierenloser Tiere bei gleichzeitiger Erhöhung des Hämoglobingehaltes und der Anzahl der roten Blutkörperchen für einen komplizierten Vorgang im Mechanismus der Bluteindickung. Wir halten Capillarveränderungen (SWINGLE) für die wesentlichste Ursache dieser Bluteindickung, die wahrscheinlich als Folge einer serösen Entzündung im Sinne EPPINGERs zu deuten ist.

5. Wasserhaushalt.

Das *Wasser*, das nach Untersuchungen von SCHADE als Baumaterial, als Lösungsmittel, als Quellungsmittel, als Katalysator und Reaktions- bzw. Wärmeregulator sowie als umspülendes Milieu für die Zellen im Organismus vielseitige Einzelaufgaben zu erfüllen hat, gehört zum lebensnotwendigen Bestandteil aller Zellen und Gewebe. Die Zentren für die Regulation des Wasser- und Salzstoffwechsels befinden sich im Zwischenhirn. Die Inkretorgane sind an der Regulation des Flüssigkeitsstoffwechsels direkt oder indirekt ebenfalls beteiligt (MARX). Unter den Hormonen spielt neben anderen Inkreten (Insulin, Thyroxin, Pituitrin) zweifelsohne auch das Nebennierenrindenhormon bei dieser *Regulierung des Wasserhaushalts* eine bedeutsame Rolle.

Nebennierenentfernung ruft eine gewaltsame Störung im Wasserhaushalt des Organismus hervor, sie bewirkt regelmäßig eine deutlich meßbare Abnahme des Blutwassers *(Hypohydrämie)*. Zufuhr wirksamer Rindenextrakte führt rasch zu normalen Werten des Blutwassergehaltes (THADDEA). Äthernarkose verringert die Plasmamenge des Hundes um durchschnittlich 12%, bei gleichzeitiger Rindenhormonzufuhr bleibt die Plasmamenge gleich (McALLISTER und THORN). Hieraus ergibt sich, daß das Rindenhormon auf den Wasserbestand des Blutes und damit auf den Wasserhaushalt schlechthin einen regulierenden Einfluß ausübt (SWINGLE, PARKINS, TAYLOR und HAYS). In verschiedenen Organsystemen (Leber, quergestreifte Muskulatur) steigt nach Nebennierenausschaltung der Wassergehalt an, während er unter gleichzeitiger Rindenhormonbehandlung praktisch unverändert bleibt (THADDEA). Bei nebennierenlosen Tieren findet sich also eine deutliche *Zunahme des Gewebswassers*. Der normale Körper pflegt bei drohender Verminderung des Blutwassergehaltes (z. B. bei Durstversuchen, nach Schwitzprozeduren und Einnahme von Abführmitteln) in der Weise zu regulieren, daß das Blut gewissermaßen aus dem großen Reservoir des Gewebswassers schöpft. Bei schwerer Nebenniereninsuffizienz versagt jedoch dieser Regulationsmechanismus; denn der nebennierenlose Organismus ist nicht in der Lage, den Wassergehalt des Blutes unter diesen extremen Bedingungen konstant zu erhalten.

Der *Verlust an Blutflüssigkeit* gehört fraglos zu den Hauptsymptomen nebennierenloser Tiere. Die *Regulation des Blutvolumens* ist offenbar eine der *Hauptfunktionen der Nebennierenrinde.* Nebennierenlose Tiere vermögen diesen Flüssigkeitsverlust nicht zu ersetzen. Ein normaler Hund übersteht beispielsweise einen kräftigen Aderlaß ohne wesentliche Störungen, weil bei ihm der Ersatz des Blutvolumens wieder rasch eintritt. Demgegenüber gelangt ein nebennierenloser Hund durch einen solchen Aderlaß in den Zustand schwerster Prostration, aus dem ihn nur Rindenhormonzufuhr rettet. Zur Deutung des Ausbleibens des Ersatzes des Blutvolumens nach Aderlaß bei nebennierenlosen Tieren muß angenommen werden, daß hier wohl eine *Funktionsänderung des Capillarendothels im Sinne einer Abdichtung* vorliegt. Eine festere Wasserbindung in den Geweben (z. B. im Muskel) erscheint bei experimenteller Nebenniereninsuffizienz deshalb unwahrscheinlich, weil gerade die quergestreifte Muskulatur nach Nebennierenentfernung eine vermehrte Entquellungstendenz aufweist.

Noch sind wir weit davon entfernt, das *Zustandekommen dieses Plasmaverlustes* restlos zu erklären. Die Möglichkeit, daß der *Blutplasmaverlust Folge einer erhöhten renalen Wasserabgabe* sei, kann mit großer Wahrscheinlichkeit ausgeschlossen werden. Eine vermehrte Harnsekretion wird bei experimenteller Nebenniereninsuffizienz nicht beobachtet (BEAIRD jr. und SWANN), vielmehr liegt eine relative negative Wasserbilanz vor (HARROP, NICHOLSON und STRAUSS). Die Gewebe (Leber, Muskulatur) zeigen dementsprechend keinerlei Zeichen einer Wasserverarmung. Die Bluteindickung kann daher nicht mit erhöhten Harnverlusten erklärt werden, sondern sie ist lediglich Ausdruck einer *Wasserverschiebung* im nebennierenlosen Organismus. Die Wirkung des Rindenhormons auf die Wasserausscheidung ist sekundärer Art. Die Diurese hängt vielmehr weitgehend von dem Verhältnis Salz : Wasser in der Nahrung ab. Ist nicht genügend Wasser im Verhältnis zum Salz vorhanden, so wird das Gewebewasser zur Harnbildung herangezogen (HARROP, NICHOLSON und STRAUSS). Eine andere Möglichkeit wäre die, daß gesteigerte Ausscheidung durch den Magen-Darmkanal die Ursache des Blutplasmaverlustes wäre. Diese Auffassung muß aber als wenig wahrscheinlich abgelehnt werden, da Erbrechen und Durchfälle erst in den letzten Stadien der Nebenniereninsuffizienz eintreten, in denen die Erhöhung der Blutkonzentration bereits erfolgt ist. In Übereinstimmung mit Swingle muß vielmehr angenommen werden, daß der Plasmaverlust bei experimenteller Nebenniereninsuffizienz — vergleichbar der serösen Entzündung von Eppinger — auf *erhöhte Capillardurchlässigkeit* und Abstrom in die Gewebe oder in das inter- bzw. extracellulär gelegene Bindegewebe zurückzuführen ist. Ob die auffallende Durchlässigkeit der Capillarwände nebennierenloser Tiere auf Stoffwechselveränderungen oder Anhäufung körpereigener toxischer Abbauprodukte beruht, ist bisher nicht geklärt.

Bei fehlender Nebennierenfunktion treten also *Permeabilitätsveränderungen* auf. Nebennierenentfernung hat Abnahme des Hautquellvermögens sowie Verkürzung der Hautquaddelresorptionszeit zur Folge. Durch entsprechende Rindenhormonverabreichung werden diese Veränderungen der Quellungsprozesse sowie der Quaddelresorptionsdauer der Haut beseitigt (Thaddea). Die Nebennierenrinde gehört somit zweifellos zu den innersekretorischen Drüsen, die von wesentlicher Bedeutung für die *Regulierung des Wasserumsatzes* sind.

6. Intoxikationen und Infektionen.

Operative Nebennierenausschaltung erhöht die Giftempfindlichkeit sowohl für endogene als auch für exogene Gifte. Doppelseitige Nebennierenentfernung verkürzt auch die Überlebenszeit von Ratten, die durch beiderseitige Nierenentfernung urämisch gemacht sind (MacKay, Bergman und MacKay). Bekannt ist die erhebliche Steigerung der Empfindlichkeit nebennierenloser Tiere gegenüber dem anaphylaktischen Shock. Nebennierenrindenextrakte verhindern zwar nicht den anaphylaktischen Shock, mildern ihn aber ganz beträchtlich (Dragstedt, Mills und Mead). Auch gegen Infektionen sind nebennierenlose Tiere besonders empfindlich (Natucci). Offenbar vermindert die Nebennierenentfernung nicht die erworbene Resistenz, sondern sie setzt vielmehr die natürliche Resistenz gegenüber Toxinen, Giften sowie bakteriellen und Protozoeninfektionen herab. Allerdings verursachen Parasiten bei Hunden keine Hypertrophie oder Atrophie der Nebennieren (Baker und Hinman). Zusatz von Cortin zu Kaninchenknochenmarkskulturen führt zu einem Anreiz der Entwicklung in der Kultur, vor allem der Myelocyten und Granulocyten. Werden solchen Cortinkulturen Typhusbacillen zugesetzt, so läßt sich eine direkte Wirkung des Rindenhormons auf die Bacillenentwicklung nicht nachweisen. Die antitoxisch-infektiöse Cortinwirkung dürfte deshalb über die Anregung der Granulocytenentwicklung erfolgen (Fiorentini). Die nach Nebennierenexstirpation *herabgesetzte Resistenz gegen Gifte und Infekte* (Pottenger jr. und Pottenger) läßt sich durch Zufuhr von Rindenhormonen wieder beseitigen. Auf Grund dieser Ergebnisse läßt sich die Entgiftungshypothese heute nicht mehr aufrechterhalten; denn es steht fest, daß der Zustand erhöhter Empfindlichkeit nebennierenloser Tiere gegen Gifte und Infektionen durch Zufuhr des spezifischen Nebennierenrindeninkretes behoben wird.

Die Frage nach *Giftstoffen im Blut nebennierenloser Tiere* ist jüngst erneut von Riml aufgenommen worden. Wird normalen Meerschweinchen das von nebennierenlosen Kaninchen gewonnene Serumdialysat injiziert, so stellen sich einige Stunden nach der Einspritzung Vergiftungserscheinungen ein. Serumdialysat normaler Kaninchen hat bei gleicher Versuchsanordnung keinerlei Wirkung. Dieser im Serum nebennierenloser Kaninchen kreisende spezifische dialysable Stoff ruft nach Übertragung auf junge Meerschweinchen eine Hyperplasie mit starker Hyperämie und Schwellung der Nebennierenrindenzellen hervor. Die Schwere der Erscheinungen beim Empfänger entspricht ganz dem Grad der Erscheinungen, die das nebennierenlose Tier zeigt. Der Tod des Empfängers kann bereits nach 16 Stunden eintreten. RIML nennt den bisher unbekannten Stoff „Nebennierenreizstoff". Die Annahme, daß die Nebenniere die Wirkung des zugeführten Stoffes aufzuheben habe, gewinnt dadurch an Boden, daß Cortinzufuhr sowohl die Allgemeinerscheinungen als auch die Nebennierenveränderungen verhindern soll. Auch nach erschöpfender Muskelarbeit, die bekanntlich zu Nebennierenvergrößerung führt, wird dieser Stoff gefunden. Das Vorkommen des hypothetischen „Nebennierenreizstoffes" im Serum bei Nebenniereninsuffizienz erscheint experimentell noch keineswegs eindeutig gesichert, so daß eine Nachprüfung der RIMLschen Untersuchungsergebnisse dringend geboten ist.

Thymus, Nebenniere und Leber sind besonders empfindlich gegen Vergiftungen. Die durch verschiedene Reize (Kälte, Hungern, Atropin, Morphin, Formalin, Adrenalin) hervorgerufene *Thymusinvolution* tritt nach Nebennierenentfernung nicht mehr auf, offenbar steht sie also unter dem Einfluß der Nebenniere (SELYE). Thymusinvolution und Nebennierenvergrößerung bilden offenbar eine vorübergehende „Alarmreaktion" und spielen möglicherweise eine Rolle bei der unspezifischen Therapie (SELYE). Die *Bedeutung der Nebennieren für die Anpassung* hat SELYE im Tierversuch aufgezeigt. Werden Ratten durch längere Zeit mit chemisch schädigenden Stoffen verschiedenster Art (Histamin, Formaldehyd, Morphium) oder mit physikalisch schädigenden Wirkungen (körperliche Überanstrengung, Kälteeinwirkung) vorbehandelt, dann werden sie gegen diese Stoffe widerstandsfähiger als unvorbehandelte Tiere. Diese Anpassung an den schädigenden Reiz ist relativ spezifisch und bleibt größtenteils auch nach Nebennierenentfernung erhalten. Ratten, die an solchen schädigenden Eingriffen sterben, zeigen vor dem Tode extreme Hypoglykämie; nebennierenlose, aber an den Reiz gewöhnte Tiere weisen viel geringeren Blutzuckersturz auf. Das Nebennierenrindenhormon scheint demnach nur in der Zeit der von SELYE als „Alarmreaktion" bezeichneten Erscheinungen notwendig zu sein, während die eigentliche Anpassung sich in den Geweben selbst vollzieht.

Die Tatsache, daß zahlreiche Gifte in den Nebennieren und ganz besonders in der Rinde makroskopische und mikroskopische Veränderungen hervorrufen, spricht sehr dafür, daß die *Nebennierenrinde als Abwehrorgan Vergiftungen und Infektionen gegenüber* von maßgebender Bedeutung ist. Schwere histologisch faßbare Nebennierenrindenveränderungen werden an Affen beobachtet, wenn sie mit Plasmodium KNOWLESI, einer Malariainfektion der Affen Indiens, infiziert werden (NATALI). Unter dem Einfluß der *experimentellen Diphtherievergiftung* kommt es beim Meerschweinchen, dem klassischen Diphtherieversuchstier, zu ausgesprochenen Veränderungen in der Nebennierenrinde. Die bereits makroskopisch sichtbaren Nebennierenrindenveränderungen (Rötung, Schwellung) prägen sich im histologischen Bilde dadurch aus, daß in der Rindensubstanz schwere Blutungen und Nekrosen sowie ein charakteristischer Lipoidschwund auftreten, während diphtherietoxinvergiftete Tiere bei gleichzeitiger Behandlung mit askorbinsäurereichen Rindenhormonauszügen mikroskopisch und makroskopisch einen weitgehend normalen Nebennierenrindenbefund erkennen lassen (HERBRAND, THADDEA). Zur vollen therapeutischen Wirksamkeit des Rindenhormons bei der experimentellen Diphtherieintoxikation ist die Anwesenheit der Askorbinsäure, die bekanntlich in der Nebennierenrinde reichlich angetroffen wird, unbedingt erforderlich. Bei kombinierter Zufuhr von Rindenhormonen und gleichzeitigen hohen Askorbinsäuredosen bleibt ein großer Prozentsatz diphtheriekranker Meerschweinchen im Gegensatz zu den Kontrollen am Leben. Bei der experimentellen Diphtherievergiftung scheinen also beide Faktoren der Nebennierenrinde, d. h. die Rindenhormone und die Askorbinsäure, von lebenerhaltender Bedeutung zu sein.

Die experimentelle Diphtherievergiftung führt weiterhin zu charakteristischen Zeichen der *Myokardschädigung.* Histologisch findet sich ausgesprochene Fettinfiltration der Herzmuskelfasern. Eindrucksvoll sind vor allem die während des Lebens objektiv nachweisbaren Elektrokardiogrammveränderungen im Sinne eines Myokardschadens. Durch Zufuhr askorbinsäurereicher Rindenhormone lassen sich die bei diphtheriekranken Tieren auftretenden Herzmuskelveränderungen verhüten oder zum mindesten abschwächen (THADDEA, DIECKHOFF und LAURENTIUS).

Von besonderer Bedeutung scheinen uns *physiologisch-chemische Untersuchungen* bei der experimentellen Diphtherievergiftung zu sein. Bei Kontrolltieren schwinden die Glykogendepots des Organismus (Leber, quergestreifte Muskulatur), die Muskelmilchsäure ist unter verschiedenen Bedingungen (Ruhe, Totenstarre) stark vermindert, es stellt sich Kreatinurie ein, die bekanntlich nach BRENTANO einen krankhaft gesteigerten Glykogenzerfall der quergestreiften Skeletmuskulatur anzeigt (THADDEA). Im Blutserum steigt der Rest-N an, während der NaCl-Spiegel sinkt (DIECKHOFF und LAURENTIUS, BAMBERGER und NEVER). Kalium und Magnesium lassen eine leichte Senkung erkennen. Die übrigen Blutbestandteile (Natrium, Calcium und Serumeiweiß) bleiben unverändert (BAMBERGER und NEVER). Die rheokinetischen Bewegungen sowie alle übrigen Darmbewegungen sind herabgesetzt, der Magen zeigt ebenfalls Motilitäts- und Sekretionsstörungen (BAMBERGER und NEVER). Alle diese bei experimenteller Diphtherieintoxikation beobachteten Veränderungen sind reversibel; denn kombinierte Rindenhormon- und Askorbinsäurezufuhr bewirkt wiederum Rückkehr zu normalen Verhältnissen (BAMBERGER und NEVER).

Wesentlich erscheinen in diesem Zusammenhang experimentelle Untersuchungen, die das bemerkenswerte Ergebnis hatten, daß es unter dem Einfluß der Diphtherievergiftung zur Abnahme des C-Vitamingehaltes in verschiedenen Organen (Nebenniere, Leber) kommt, chemische Veränderungen, die durch Askorbinsäure-Rindenhormonbehandlung beseitigt werden (THADDEA und HOFFMEISTER, HAAS). Es steht fest, daß selbst eine nur kurz dauernde Schädigung des reticuloendothelialen Abwehrapparates durch Silbersalze ausreicht, um die Wirksamkeit der kombinierten Rindenhormon-Askorbinsäuretherapie zunichte zu machen. Diese auf experimentellem Wege gewonnenen Versuchsergebnisse demonstrieren überzeugend die überragende *Wichtigkeit einer intakten Nebennierenrindenfunktion für die wirksame Abwehr von Vergiftungen und Infekten.*

7. Kreislauf und Atmung.

Nebennierenlose Tiere zeigen in der Regel auf der Höhe der Insuffizienz *Blutdrucktiefstand*. Das *Schlag- und Minutenvolumen des Herzens* ist eindeutig herabgesetzt, die *zirkulierende Blutmenge* (Kongorotmethode) nimmt ab. Die Blutmengenabnahme nebennierenloser Tiere wird durch Wasserverlust aus dem Blute in die Gewebe erklärt (SWINGLE). Das Herzgewicht nebennierenloser Tiere ist um etwa 11% vermindert. Histologisch findet sich eine erhebliche Albuminoiddegeneration des Herzens (ARRIGONI). Auf die *Pulsfrequenz* wirkt die Nebennierenexstirpation bei Kalt- und Wärmblütern verlangsamend. Die Ursache dieser veränderten Herzschlagfolge soll auf der starken Vermehrung des Blutkaliums bei nebennierenlosen Tieren beruhen; durch Zufuhr von Natrium oder von Ringerlösung kehrt die normale Rhythmik wieder. *Elektrokardiographisch* und *histologisch* sind bei nebennierenlosen Tieren deutliche Zeichen eines *Myokardschadens* erkennbar (ALBERS und THADDEA). In den Endstadien der experimentellen Nebenniereninsuffizienz kommt es zur *Herabsetzung der Erregbarkeit des gesamten sympathischen Systems*. Die bei nebennierenlosen Tieren nachgewiesenen histologischen Veränderungen der sympathischen Ganglienzellen (Pyknose, Randständigkeit oder Ausstoßung des Kerns, Randständigkeit der normalerweise ziemlich gleichmäßig verteilten NISSL-Substanz und Vakuolisierung) können vielleicht teilweise die Kreislaufstörungen bei Nebenniereninsuffizienz erklären (BURNS, REESE und SELLMANN). Die vom Carotissinus auslösbaren *Kreislaufreflexe*, die bei nebennierenlosen Tieren zwar noch erhalten, aber abgeschwächt sind, pflegen im Endstadium stark abgeschwächt oder sogar erloschen zu sein. Schließlich weisen nebennierenlose Tiere nach Carotisabklemmung einen geringeren Blutdruckanstieg auf als Normaltiere; durch Asphyxie lassen sich ebenfalls keine höheren Blutdrucksteigerungen erzielen. Der nach Dauerausschaltung der Blutdruckzügler wesentlich erhöhte Blutdruck ruft bei Kaninchen eine Vergrößerung der Nebennieren hervor, die vorwiegend das Nebennierenmark betrifft und mit einer Steigerung des Adrenalingehaltes und der Chromreaktion verbunden ist (YAMAMOTO). LERICHE, FONTAINE und FROEHLICH untersuchten den Einfluß der Nebennierenentfernung auf die chronische Blutdruckerhöhung bei Hunden, denen beiderseits die Carotissinusnerven exstirpiert worden waren. Es tritt hierbei anfangs nur eine geringe und kurze Zeit anhaltende Blutdrucksenkung auf, im übrigen wird der so erzeugte Hochdruck weder durch eine einseitige noch durch eine totale Nebennierenexstirpation beeinflußt.

Durch Rindenhormonzufuhr lassen sich eine Reihe dieser Störungen beseitigen. Die ausgesprochene Blutdrucksenkung nebennierenloser Tiere läßt sich durch spezifische Hormontherapie teilweise ausgleichen. Im akuten Versuch beobachtet man gleichfalls bei nebennierenlosen Katzen im Gegensatz zu Normalkatzen nach intravenöser Rindenhormonzufuhr einen deutlichen, wenn auch rasch vorübergehenden Anstieg der Blutdruckwerte (THADDEA). Daß der Blutdruckanstieg bei nebennierenlosen Tieren nach Rindenextraktverabreichung nur von kurzer Dauer ist, liegt wohl daran, daß der Blutdruckabfall nach Nebennierenausschaltung im wesentlichen ein Ausfallsymptom des Nebennierenmarkes darstellt. Am FRANKschen Arbeitsdiagramm des isolierten Froschherzens ruft Zufuhr von Rindenauszügen deutliche positiv ino- und chronotrope Wirkungen hervor, ebenso wird die Herzarbeit erhöht (STIPPICH, RAUSCHER). Das Rindenhormon vergrößert selbst bei sehr hohen Überlastungsdrucken die Arbeit des Froschherzens (Galli). Dem Nebennierenrindenhormon scheint also eine Kreislaufbedeutung, insbesondere eine regulierende Wirkung auf das Herz gegenüber wechselnder mechanischer Einwirkung zuzukommen (Galli). Das Plasmavolumen steigt bei nebennierenlosen Hunden nach Rindenhormonzufuhr — offenbar durch Mobilisierung des Gewebewassers — langsam an. Die Elektrokardiogrammveränderungen nebennierenloser Tiere werden durch spezifische Hormonbehandlung beseitigt (Thaddea, Albers und Thaddea). Am isolierten Herz-Lungenpräparat des Hundes ist Rindenhormonverabreichung sowohl auf Blutdruck als auch auf beide Vorhofdrucke völlig wirkungslos, dagegen kommt es zu einer Abnahme der Coronardurchblutung (Thaddea).

Die Untersuchungen hinsichtlich der *Atemtätigkeit* nebennierenloser Tiere verlaufen grundsätzlich gleichartig. Die meisten Autoren berichten über Verlangsamung und Vertiefung der Atmung nach Nebennierenentfernung. Die Frequenz sinkt bis auf 8—10 in der Minute herunter und die Atmung nimmt abdominalen Typus an. Durch Rindenextraktzufuhr lassen sich diese Atemstörungen nebennierenloser Tiere beheben. Unentschieden ist bisher, ob die Atemveränderungen ein primäres, die Entstehung der anderen Symptome auslösendes Moment sind, oder eine Folgeerscheinung anderer Schädigungen nach Nebennierenausschaltung.

8. Gesamtstoffwechsel.

Mit dem Verhalten des Gesamtstoffwechsels nach Nebennierenexstirpation haben sich schon frühere Untersuchungen beschäftigt. Seitdem wir aber wirksame Rindenhormonauszüge besitzen, hat die Kenntnis der Störungen des Gesamtstoffwechselablaufs nebennierenloser Tiere einen wesentlichen Ausbau erfahren. Im folgenden sollen daher die Beziehungen der Nebennierenrinde zum Gesamtstoffwechsel kurz besprochen werden.

Eiweißstoffwechsel. Es besteht kein Zweifel darüber, daß die Nebennierenrinde auf den *Eiweißstoffwechsel* Einfluß hat (Thaddea). Nach beiderseitiger Nebennierenentfernung findet man bei Katzen höhere Rest-N-Werte im Serum als vor der Operation. Der Rest-N-Anstieg im Blut geht im wesentlichen auf Kosten des Harnstoffs (Harrop, Nicholson und Strauss, Stahl, Atchley und Loeb). Die Erhöhung des Rest-N im Blute bei nebennierenlosen Tieren muß auf den Ausfall der Nebennierenrindenfunktion zurückgeführt werden, weil nach Zufuhr ausreichender Rindenhormonmengen die Werte wiederum zur Norm abfallen. Diese Veränderungen des Rest-N-Spiegels im Blutserum sind spezifisch für die Nebennierenexstirpation und durch eine einfache Laparotomie ohne Nebennierenexstirpation nicht reproduzierbar. Bemerkenswert erscheint die Beobachtung, daß die Höhe der Rest-N-Steigerung mit der Schwere der Ausfallserscheinungen bei experimenteller Nebenniereninsuffizienz annähernd parallel geht. Tiere, die die Nebennierenentfernung drei Tage überleben, zeigen höhere Rest-N-Serumwerte als z. B. Tiere, die den operativen Eingriff nur einen oder zwei Tage überleben.

Die Bestimmung des Rest-N in verschiedenen Geweben beim nebennierenlosen Tier mit und ohne Rindenextraktbehandlung gewährt einen tieferen Einblick in die Störungen des Eiweißhaushaltes. In der Leber und quergestreiften Muskulatur nebennierenloser Tiere ist der feucht berechnete Rest-N-Gehalt (bei Trichloressigsäurefällung) gegenüber den Werten vor der Operation gesteigert. Nach Rindenhormonbehandlung ist der Rest-N-Gehalt in diesen Organen ungefähr so hoch wie normal. Nach Harnstoffbelastung ist die Rest-N-Erhöhung im Gewebe bei nebennierenlosen Tieren wesentlich größer als bei Kontrolltieren (WILL). Die N-Ausscheidung im Harn zeigt im Anschluß an die Nebennierenexstirpation — wahrscheinlich infolge der auftretenden Störung der Nierenfunktion — erniedrigte Werte; Rindenhormonzufuhr behebt die genannten Störungen. Die Harnsäureausscheidung bleibt unverändert (SANDBERG und PERLA). Eine negative N-Bilanz tritt zutage, wenn eine ungenügende Rindenhormonmenge an nebennierenlose Hunde verabfolgt wird (KOELSCHE und KENDALL). Es fällt auf, daß nach entsprechender Rindenextraktbehandlung die N-Ausfuhr im Urin besonders hohe Werte erreicht. Diese Beobachtung findet ihre Erklärung in vermehrter Ausschwemmung der während der Nebenniereninsuffizienz in den Geweben reichlich abgelagerten N-Substanzen. In diesem Zusammenhang sei erwähnt, daß normale Katzen bei intravenöser Harnstoffbelastung innerhalb von $2^1/_2$ Stunden etwa 72% der Gesamtmenge, nebennierenlose Tiere dagegen nur 29% der Gesamtmenge wieder ausscheiden. Für Kreatinin ergibt sich bei Normaltieren eine Ausscheidungsziffer von 88% und bei nebennierenlosen Tieren eine solche von 45%. Die Indicansynthese ist im nebennierenlosen Organismus ebenfalls deutlich gestört (SANADA).

Diese Ergebnisse sprechen dafür, daß die geschilderten *Störungen im Eiweißhaushalt* nebennierenloser Tiere *inkretorisch* bedingt sind und daß diese Eiweißstoffwechselveränderungen durch Zufuhr des fehlenden Rindenhormons wieder rückgängig gemacht werden können. Wenn auch an den Nieren nebennierenloser Tiere gewisse histologische Veränderungen — ähnlich dem Bilde einer „fetten Degeneration" — gefunden werden, so erscheint es dennoch fraglich, ob die Rest-N-Steigerung nach operativer Ausschaltung der Nebennieren ursächlich *allein* auf die relative Funktionsuntüchtigkeit der Nieren bezogen werden darf. Wir wissen aus der klinischen Pathologie, daß bei Lipoidnephrosen der Rest-N-Gehalt des Blutes selten die Normalzahl überschreitet (MUNK). Diese Rest-N-Vermehrung kann andererseits niemals die Ursache des Todes nebennierenloser Tiere sein, da bei Urämie die Rest-N-Steigerung viel ausgesprochener ist. Eher ist schon daran zu denken, daß die Rest-N-Zunahme nach Nebennierenexstirpation teilweise durch den Chlorverlust des nebennierenlosen Organismus mitverursacht wird. Daneben dürfte zweifellos ein tatsächlich nach Nebennierenentfernung gesteigerter Eiweißabbau im Mechanismus der Rest-N-Steigerung eine gewisse Rolle spielen.

Fettstoffwechsel. Das Rindenhormon ist, soweit der *Lipoidstoffwechsel* in Betracht kommt, wahrscheinlich nicht einheitlicher Natur. Durch Anwendung verschiedenster Extraktions- und Fällungsmethoden mit verschiedenen Lösungsmitteln haben SCHMITZ und KÜHNAU aus der Nebennierenrinde drei wirksame Bestandteile isoliert, die verschiedenartig auf den Fettstoffwechsel einwirken, nämlich einen phosphatidsteigernden Faktor A, einen cholesterinsenkenden Faktor B und einen phosphatidsenkenden Faktor C. Später haben LANG und STUBER das muskelaktive Prinzip in der Nebennierenrinde isoliert und als Fettsäureester identifiziert. Die Annahme besonderer auf den Lipoidstoffwechsel einwirkender Hormone der Nebennierenrinde ist nach den Untersuchungen von LANG und STUBER überflüssig.

Dem *Cholesterin* kommt in der Physiologie des Fettstoffwechsels eine zentrale Rolle zu. Der große Lipoidreichtum der Nebennierenrinde lenkte die Forschung frühzeitig auf die Beziehungen dieses lebenswichtigen Organs zum Fettstoffwechsel. So lehrt die französische Schule unter CHAUFFARD, daß in der Nebennierenrinde bei Bedarf Cholesterin neu gebildet und abgegeben werden kann. Gegen die Richtigkeit dieser Hypothese spricht vor allem die Beobachtung, daß der Blutcholesteringehalt durch Nebennierenexstirpation nicht vermindert, sondern eher gesteigert wird. Im Gegensatz zu dieser *Sekretionstheorie* (CHAUFFARD) ist die Nebennierenrinde nach der von ASCHOFF begründeten *Infiltrationstheorie* keine Bildungsstätte, sondern vielmehr ein wichtiges intermediäres Depotorgan für das ihm auf dem Blutwege zuströmende Cholesterin. Demgegenüber vertritt REISS die Auffassung, daß die Nebennierenrinde eine *gewebscholesterinfixierende Wirkung* entfaltet.

Die bisher im Schrifttum niedergelegten widerspruchsvollen Ergebnisse über den Cholesterinhaushalt bei experimenteller Nebenniereninsuffizienz sind fast sämtlich mit Hilfe colorimetrischer Bestimmungsmethoden ausgeführt, die wegen der großen Fehlergrenze für exakte Cholesterinbestimmungen unbrauchbar sind. Untersuchungen nach der von MÜHLBOCK und KAUFMANN ausgearbeiteten nephelometrischen Mikrobestimmung des Cholesterins als Cholesterin-Digitonid haben THADDEA und FASSHAUER durchgeführt; diese Methode ermöglicht neben der Bestimmung des Gesamtcholesterins auch die des freien Cholesterins und der Cholesterinester. Bei normalen Hunden tritt nach intravenöser Rindenhormonzufuhr im akuten Versuch eine erhebliche Serumcholesterinsenkung ein. An dieser Abnahme des Gesamtcholesterins sind fast ausschließlich die Cholesterinester beteiligt, so daß bei der Berechnung des prozentualen Esteranteiles eine Senkung resultiert. Bei Kaninchen wirken Nebennierenrindenextrakte ebenfalls auf Blutcholesterin und Blutphosphatide senkend ein. Die Injektion von Fettsäureestern hat die gleiche Wirkung wie die Zufuhr von Nebennierenrindenauszügen. Bei Estern von Fettsäuren mit wenig C-Atomen überwiegt die phosphatidsenkende Eigenschaft, bei Estern gesättigter Fettsäuren mit größerer C-Atomzahl, desgleichen bei Estern der Ölsäure, überwiegt die cholesterinsenkende Eigenschaft (LANG und STUBER). Für das Zustandekommen der Cholesterinabnahme nach Rindenhormoninjektionen im akuten Tierversuch ist ein intaktes, funktionstüchtiges Reticuloendothel erforderlich; denn nach vorausgegangener Schädigung des Reticuloendothels mit Tusche wird bei Hunden durch intravenöse Rindenextraktzufuhr keine Senkung des Serumgesamtcholesterins ausgelöst (THADDEA und FASSHAUER). Das Verhalten der einzelnen *Fraktionen des Serum-Cholesteringehalts* (d. h. Gesamtcholesterin, freies Cholesterin und Cholesterinester) nach beiderseitigerNebennierenentfernung und nach Zufuhr von Rindenhormon ist von THADDEA und FASSHAUER *sowie von* KAMEI untersucht worden. Die Nüchternserumwerte des Gesamtcholesterins sind bei Katzen nach Nebennierenexstirpation gegenüber den Werten vor der Operation eindeutig erhöht. Laparotomierte Tiere ohne Nebennierenentfernung weisen praktisch keine Änderungen ihres Serumcholesterinspiegels auf. Im normalen Katzenserum kreisen etwa 29% des Gesamtcholesterins als freies Cholesterin und etwa 71% als Cholesterinester. Bei nebennierenlosen Tieren nimmt prozentual die Quote der Cholesterinester in höherem Maße zu als der Gehalt an freiem Cholesterin. Unter dem Einfluß der Rindenhormonbehandlung werden die bei unbehandelten nebennierenlosen Katzen beobachteten Veränderungen im Serumcholesteringehalt, insbesondere die Veresterungsstörungen, zur Norm zurückgeführt. Gegenüber den Werten vor der Operation ist weder ein Unterschied im Sinne einer Steigerung des Gesamtcholesterins noch in einer Verschiebung des Esteranteils nachweisbar. Die rechnerische Auswertung dieser Ergebnisse ergibt bemerkenswerte Einzelheiten. Prozentual berechnet beträgt bei unbehandelten nebennierenlosen Tieren die Steigerung für das Gesamtcholesterin 18,8%, für das freie Cholesterin 5,2% und für die Ester 24%. Demgegenüber wird bei den Tieren, die mit Rindenauszügen behandelt wurden, praktisch kein prozentualer Unterschied gegenüber den Werten vor der Nebennierenexstirpation gefunden. Da Veränderungen des Serumcholesterins nur einen sehr bedingten Schluß auf das *Gewebscholesterin* zulassen, ist der Leber- und Muskelcholesteringehalt nebennierenloser Katzen mit und ohne Rindenhormonzufuhr untersucht worden (THADDEA und FASSHAUER, YASUE). Nach Nebennierenexstirpation nimmt der Gesamtcholesteringehalt der Leber (vgl. auch McKAY) und der quergestreiften Muskulatur ab. Das freie Cholesterin ist an der Verminderung des Lebercholesterins stärker beteiligt als das veresterte Cholesterin. Rindenhormonzufuhr vermag die nach beiderseitiger Nebennierenentfernung herabgesetzten Leber- und Muskelcholesterinwerte wieder zu steigern. Unter physiologischen Bedingungen wird das mit der Nahrung aufgenommene Cholesterin in den oberen Darmabschnitten wahrscheinlich quantitativ resorbiert. Im Gegensatz hierzu bleibt bei nebennierenlosen Tieren nach peroraler Cholesterinbelastung die *alimentäre Hypercholesterinämie* aus. Als Ursache des fehlenden Serumcholesterinanstieges nach alimentärer Cholesterinbelastung sind *Fettresorptionsstörungen* anzunehmen (VERZÁR und LASZT); durch Rindenextraktverabreichung lassen sich diese Resorptionsstörungen beseitigen. Die histologische Untersuchung bestätigt vollauf die auf Grund chemischer Untersuchungen gewonnenen Ansichten über die Wirkung der Nebennierenrinde auf die Fettresorption. Die Fettsäuren diffundieren nach VERZÁR und JEKER bei nebennierenlosen Tieren zwar in die Epithelzellen der Darmschleimhaut ein, jedoch fehlt die Synthese zu Neutralfett, und dadurch ist die Fettresorption gehemmt. REISS, EPSTEIN, FLEISCHMANN und SCHWARZ haben endlich darauf hingewiesen, daß eine Fettmästung bei nebennierenlosen Tieren nicht gelingt.

Die Ergebnisse der Serumcholesterinerniedrigung bei Katzen sofort nach einmaliger Zufuhr des Rindeninkretes (THADDEA und FASSHAUER) zusammen mit den Befunden der Steigerung des Gesamtcholesteringehaltes von Mäusen nach längerer Hormonbehandlung (REISS) sprechen offenbar dafür, daß die Nebennierenrinde eine *gewebscholesterininfixierende Wirkung* besitzt. Als Ursache des beobachteten Serumcholesterinanstieges bei nebennierenlosen Tieren ist eine Cholesterinausschwemmung aus den lebenswichtigen Organen, wie durch Gewebscholesterinanalysen bewiesen wird, anzunehmen. Die Einwirkung des Rindenhormons auf den Serumcholesteringehalt nebennierenloser Tiere ist eine indirekte und wird auf dem Umwege über die Regulation des Gesamtstoffwechsels verständlich. Die Senkung des Blutfettspiegels nach Rindenhormonzufuhr beim Menschen und Hunde muß gleichfalls als Folge eines vermehrten Abwanderns des Fettes in die Gewebe aufgefaßt werden (REISS, EPSTEIN und GOTHE).

Kohlehydratstoffwechsel. In der Regulierung des Kohlehydratstoffwechsels hat nicht nur das Nebennierenmark, sondern auch die Nebennierenrinde eine wichtige Funktion zu erfüllen. Der erstmalig von Bierry und Malloizel erhobene Befund, daß die Nebennierenexstirpation zu Blutzuckerabnahme führt, ist häufig bestätigt worden. Durch Zufuhr des Rindenhormons wird bei *normalen* Meerschweinchen eine Steigerung des Blutzucker-, Leber- und Muskelglykogengehaltes bewirkt. Offenbar begünstigt das Rindenhormon die Deponierung des Glykogens in Leber und Muskeln. Untersuchungen des Gesamtkohlehydrathaushalts bei unbehandlten sowie mit Rindenhormon behandelten *nebennierenlosen* Meerschweinchen haben ergeben, daß der Zuckergehalt des Blutes nach Nebennierenentfernung vermindert ist, während der Milchsäuregehalt des Blutes vermehrt ist. Der Erythrocytenzuckergehalt sinkt bei Katzen nach Nebennierenentfernung ab (Britton, Silvette und Kline). Bemerkenswert ist bei nebennierenlosen Tieren die ausgesprochene Abnahme des Leber- und Muskelglykogens (Britton und Silvette, Widström). Diese schweren Störungen des Kohlehydratstoffwechsels lassen sich durch Rindenhormonzufuhr offenbar auf dem Wege einer Glykogensynthese (Medvedeva) beseitigen (Thaddea). Auffallend ist die ausgesprochene Kreatinurie (Sandberg und Perla). Versuche an demselben Tier vor und nach Nebennierenexstirpation sowie Rindenextraktzufuhr zeigen grundsätzlich die gleichen Ergebnisse.

Durch Nebennierenentfernung werden also beträchtliche *Veränderungen in der Regulierung des Gesamtkohlehydrathaushaltes* (Abnahme des Blutzuckergehaltes, Schwund der Glykogendepots, Anstieg des Blutmilchsäuregehaltes) ausgelöst, die sich durch Rindenhormonzufuhr beheben lassen. Interessant ist, daß der Salzgehalt der Nahrung bei nebennierenlosen Tieren eine bedeutende Rolle für die Glykogenspeicherung spielt. Es zeigt sich nämlich, daß mit Salz behandelte Tiere während der ganzen Zeit der Nebenniereninsuffizienz mehr Leberglykogen haben als die mit destilliertem Wasser behandelten Kontrolltiere (Widström). Erwähnt sei noch die bemerkenswerte Tatsache, daß sich bei weißen Ratten nach 24stündigem Hungern und daran anschließendem Aufenthalt bei $^1/_2$ Atmosphärendruck das Leberglykogen um 34% erhöht, während bei nebennierenlosen Tieren dieser Anstieg ausbleibt (Evans). Die Leber nebennierenloser Tiere kann also offenbar Glykogen nicht mehr speichern. Würde das Plus von endogenen Kohlehydraten auf Kosten von Eiweiß gebildet, so müßte der Nichteiweißstickstoff im Urin ansteigen. Tatsächlich scheiden normale Ratten bei $^1/_2$ Atmosphärendruck 30% mehr Stickstoff im Urin aus, während dieser Anstieg bei nebennierenlosen Ratten fehlt (Evans). Auf Grund dieser Untersuchungsergebnisse scheint also die Nebennierenrinde an der Umwandlung von Eiweiß zu Kohlehydraten beteiligt zu sein (Evans).

Um Einblick in die *Wechselbeziehungen zwischen Nebennierenrinde und Schilddrüse* zu erhalten, ist der Einfluß beiderseitiger Nebennierenentfernung und der Rindenhormonzufuhr auf den Kohlehydrathaushalt thyroxingespritzter Meerschweinchen untersucht worden. Die Thyroxinzufuhr verursacht eine noch stärkere Kohlehydratstörung der Leber und Muskeln als bei nebennierenlosen Tieren ohne Thyroxininjektionen (Thaddea). Bemerkenswert ist, daß Rindenhormonzufuhr die bei nebennierenlosen hyperthyreotischen Tieren besonders schweren Störungen des Kohlehydrathaushalts vorübergehend zu bessern vermag (Thaddea, Oehme). Hieraus folgt also, daß die Erscheinungen des Nebennierenausfalls durch das Schilddrüseninkret verstärkt werden. Umgekehrt werden die bei nebennierenlosen hyperthyreotischen Tieren auftretenden schweren Störungen des Kohlehydratstoffwechsels durch Rindenhormongaben gebessert. Bei fortgesetzter Thyroxindarreichung kommt es zu einer Nebennierenrindenhypertrophie. Rindenhormonzufuhr hemmt die Vergrößerung der Nebennieren bei täglicher Schilddrüsenhormonzufuhr in keiner Weise, obwohl die Rindenhormonpräparate die sonstigen grundlegenden Thyroxinwirkungen, wie etwa Glykogenschwund und Grundumsatzsteigerung, zu beeinflussen vermögen (OEHME). Vollständige Hypophysenvorderlappenentfernung dagegen läßt die durch Schilddrüseninkretzufuhr auftretende Nebennierenrindenhypertrophie nicht mehr entstehen (KADEN, OEHME und WEBER). Die Hypophyse dürfte demnach an der Nebennierenvergrößerung durch Thyroxin — wahrscheinlich durch den adrenalotropen Wirkstoff — beteiligt sein. Die Entfernung der Nebennieren hat ferner histologische Veränderungen in der Struktur der Schilddrüse zur Folge, die jedoch keine spezifische Reaktion auf die Nebenniereninsuffizienz darstellen, sondern nur als Anzeichen einer gewissen endokrinen Stimulation zu werten sind, gefolgt von einer Phase der cellulären Proliferation und Involution des Kolloids (BASTENIE und MAES).

Von besonderem Interesse ist die Frage, ob *Beziehungen zwischen Inselapparat und Nebennierenrindensystem* bestehen. Eine Klärung dieser Frage ist durch Untersuchungen des Verhaltens des Blutzucker- und Blutmilchsäuregehaltes insulingespritzter Kaninchen nach beiderseitiger Nebennierenentfernung und nach Zufuhr von Rindenhormonauszügen versucht worden (THADDEA). Die hierbei gewonnenen Ergebnisse bestätigen die alte Auffassung, daß nach doppelseitiger Nebennierenexstirpation die hypoglykämisierende Wirkung des Insulins verstärkt ist. Bei nebennierenlosen Tieren sinkt der Blutzucker rasch auf hypoglykämische Werte ab (ZUCKER und BERG). Rindenhormonzufuhr vermag bei Normaltieren die durch Insulin erzeugte Blutzuckersenkung nicht wesentlich zu beeinflussen (SÁNCHEZ RODRIGUEZ und BARBUDO, THADDEA), dagegen werden die Krämpfe — möglicherweise durch irgendeine Wirkung auf den Muskelstoffwechsel — beseitigt (SÁNCHEZ RODRIGUEZ und BARBUDO). Im Gegensatz hierzu liegen die Blutzuckerwerte bei nebennierenlosen insulingespritzten Kaninchen nach Rindenextraktbehandlung durchweg höher als in den Normalversuchen (THADDEA). Nebennierenlose unbehandelte Tiere lassen die typischen Zeichen des Insulinshocks erkennen, während die Insulinverträglichkeit bei mit Rindenhormon gespritzten nebennierenlosen Kaninchen ausnahmslos besser ist. Der Anstieg der Blutmilchsäurewerte während der Insulinhypoglykämie scheint nicht nur adrenalen, sondern auch corticalen Ursprungs zu sein. Bei unbehandelten nebennierenlosen Tieren kommt es nach Insulineinspritzung zu keiner wesentlichen Änderung der Blutmilchsäurewerte; dagegen fällt sowohl bei Kontrolltieren wie bei Tieren ohne Nebennieren, die mit Rindenauszügen vorbehandelt sind, nach der Insulininjektion ein deutlicher Blutmilchsäureanstieg auf. Diese Blutzucker- bzw. Blutmilchsäurebefunde sprechen somit dafür, daß an der Gegenregulation gegen die Insulinwirkung offenbar nicht nur das Nebennierenmark durch vermehrte Adrenalinsekretion, sondern auch die Nebennierenrinde beteiligt ist.

Bei der noch ungenügenden Kenntnis der *Wechselbeziehungen zwischen Pankreas- und Nebennierenrindenfunktion* lag der Gedanke nahe, das Verhalten des Blutzucker- und Blutmilchsäurespiegels sowie des Leber- und Muskelglykogengehaltes pankreasdiabetischer Tiere nach beiderseitiger Nebennierenentfernung und Zufuhr von Rindenhormonen zu untersuchen. Zunächst ist zu sagen, daß der hohe Blutzuckerwert bei pankreaslosen Katzen nach Nebennierenentfernung auf hypoglykämische Werte absinkt (Thaddea). Die Leber- und Muskelglykogenwerte sind bei pankreasdiabetischen Katzen ohne Nebennieren niedriger als bei den Tieren, denen nur das Pankreas entfernt wird (Thaddea). Die Unterschiede im Verhalten nebennierenloser und pankreasloser Tiere dokumentieren sich also in der Tendenz zur Hypoglykämie beim nebennierenlosen Tier und zur Hyperglykämie beim pankreasdiabetischen Tier. Erzeugt man bei nebennierenlosen Katzen durch Pankreasentfernung einen Diabetes, so ist dieser milder und verläuft ohne Acetonurie (Lukens und Long). Rindenextraktzufuhr verstärkt wiederum das Ausmaß des Diabetes bei nebennieren- und gleichzeitig pankreaslosen Tieren (Lukens und Dohan). Nach Pankreasentfernung erfolgt ferner bei der Katze eine starke Fettinfiltration der Leber; diese läßt sich durch Entfernung der Hypophyse oder der Nebennieren aufheben (Long, Lukens und Fry). Pankreas- und nebennierenlose Katzen bleiben ohne jede Behandlung länger am Leben als pankreaslose Tiere mit intakter Nebennierenfunktion (Fazekas und Mitarbeiter). Die Ausscheidung von Glucose, Stickstoff und Aceton ist bei nebennieren- und pankreaslosen Hunden gegenüber den nur pankreatektomierten Tieren sehr vermindert (Long, Lukens und Dohan). Die Wirkung der Entfernung der Hypophyse oder der Nebennieren bei pankreaslosen Tieren hat offenbar eine verminderte Bildung von Zucker und Aceton zur Folge, während die Ausnutzung der Kohlehydrate unvermindert schlecht bleibt (Long und Lukens). Es ist sogar daran zu denken, daß die Nebennierenexstirpation die Bildung des diabetogenen Hypophysenprinzips unterdrückt, oder auch, daß die Wirkung der Hypophysenentfernung nur eine indirekte ist infolge der Atrophie der Nebennieren, die sich an die Hypophysektomie immer anschließt (Long und Lukens). Insulin beseitigt die Glykogenstörung des pankreasdiabetischen Tieres, während Rindenhormonzufuhr darauf ohne Einfluß ist (Thaddea). Es zeigt sich also, daß die Entfernung der Nebennieren ebenso wie die der Hypophyse den Pankreasdiabetes abschwächt (Houssay und Biasotti). Es ist möglich, daß diese Wirkung der Nebennierenexstirpation über die Hypophyse verläuft. Diese Ergebnisse sind allerdings von Rogoff und Ferrill nicht bestätigt worden, sodaß die chirurgische Behandlung des Diabetes durch Nebennierenexstirpation, durch Nebennierenentnervung (Rogoff) oder durch Röntgenbestrahlung vorläufig unbegründet erscheint. Trotzdem lehren diese Versuchsergebnisse, daß offenbar nicht nur die bekannten Wechselbeziehungen zwischen Bauchspeicheldrüse und Nebennierenmark, sondern vielmehr auch zwischen Insel- und Rindensystem bestehen.

Die Adrenalineinspritzung erzeugt beim Warmblüter eine Glykosurie (Blum). Wenig ist bisher über die *Wirkung des Adrenalins auf den Zucker- und Milchsäuregehalt des Blutes bei Kaninchen nach beiderseitiger Nebennierenexstirpation und nach Zufuhr von Rindenhormon* bekannt. Nach Adrenalininjektion ist der Blutzuckeranstieg beim nebennierenlosen Tier bedeutend niedriger als beim Kontrolltier; unter Rindenhormonbehandlung liegt die Blutzuckerkurve höher als beim nebennierenlosen Kaninchen ohne Hormonzufuhr (Thaddea). Das Ausmaß der Adrenalinhyperglykämie hängt vom Glykogenbestand der Leber ab. Die verminderte oder sogar fehlende Adrenalinblutzuckersteigerung bei nebennierenlosen Tieren muß zweifellos auf den verminderten Leberglykogengehalt zurückgeführt werden. Der höhere Ausfall der Adrenalinhyperglykämie nach Rindenhormonzufuhr zeigt offenbar eine stärkere Füllung der Leberglykogendepots an. Die Nebennierenrinde scheint also den Kohlehydratstoffwechsel über die Leber zu beeinflussen. Ein völlig gleichsinniges Verhalten weist bei nebennierenlosen Tieren die *Adrenalinblutmilchsäurekurve* auf. Nebennierenlose Tiere lassen gegenüber Kontrolltieren einen bedeutend geringeren Blutmilchsäureanstieg erkennen; unter entsprechender Hormontherapie wird eine etwas stärkere Blutmilchsäuresteigerung beobachtet (THADDEA). Entsprechend den von BRENTANO entwickelten Vorstellungen ist diese Störung im Ablauf der Adrenalinblutmilchsäurekurve nach operativer Nebennierenausschaltung wohl auf den dabei bestehenden Glykogenzerfall der Skeletmuskulatur zurückzuführen.

Ungeklärt war bis vor kurzem das Verhalten der *Narkosehyperglykämie* nach beiderseitiger Nebennierenentfernung mit und ohne Rindenhormonzufuhr. Die Narkosehyperglykämie ist Folge gesteigerter Adrenalinausschüttung. Eine etwa halbstündige Ätherinhalationsnarkose ruft bei Kontrolltieren eine deutliche Blutzuckersteigerung hervor, die etwa nach 6 Stunden abgeklungen ist; im Gegensatz hierzu bleibt bei nebennierenlosen Tieren der Blutzuckeranstieg nach Äthernarkose aus, während gleichzeitige Rindenhormonbehandlung zur Blutzuckersteigerung führt (THADDEA). Für das Zustandekommen der Narkosehyperglykämie scheint also neben einer erhöhten Adrenalinausschüttung auch die Funktion der Nebennierenrinde bedeutungsvoll zu sein. Wichtig ist die Feststellung, daß bei nebennierenlosen Katzen auch die *Erregungsglykämie* (z. B. durch aggressiven Hund) ausbleibt, während Zufuhr von Rindenhormonauszügen eine deutliche Erregungsglykämie hervorruft (BRITTON und SILVETTE).

Von besonderem Interesse ist die Frage der *Wirkung intravenöser Traubenzuckerbelastungen* auf den Blutzuckergehalt sowie auf den Leber- und Muskelglykogengehalt unbehandelter und mit Rindenhormon behandelter nebennierenloser Tiere. Im Vergleich zu Normaltieren zeigen nebennierenlose Kaninchen einen deutlichen Unterschied im Ablauf der Blutzuckerkurven. Bei Tieren ohne Nebennieren bleibt der Zucker länger im kreisenden Blute als bei Kontrolltieren (THADDEA, BALL, SAMUELS und SCHOTT). Diese Wirkung ist nach Stärke und Dauer um so ausgesprochener, je mehr die Nebenniereninsuffizienz zunimmt (MORALES). Im Gegensatz hierzu verhalten sich mit Rindenhormon behandelte nebennierenlose Tiere genau so wie Normaltiere; ähnlich liegen die Verhältnisse bei der enteralen Zuckerresorption (WILBRANDT und LENGYEL). Bei *Normaltieren* haben intravenöse Traubenzuckerinjektionen eine beträchtliche Steigerung des Leber- und Muskelglykogengehaltes unter relativ schnellem Verschwinden des Zuckers aus dem Blute zur Folge; demgegenüber bleibt bei *nebennierenlosen Tieren* trotz der niedrigen Glykogenwerte jede Steigerung der Glykogendepots in Leber und quergestreifter Muskulatur aus, auch verschwindet der Zucker wesentlich langsamer aus dem Blute. Unter spezifischer Hormonbehandlung können nebennierenlose Tiere den zugeführten Traubenzucker wiederum als Glykogen in Leber und Muskeln deponieren. Aus diesen Dextrosebelastungsversuchen geht also hervor, daß nebennierenlose Tiere nicht in der Lage sind, den zugeführten Zucker zu verarbeiten und als Glykogen in den Depotorganen des Organismus anzusetzen. Diese Störungen sind auf den Ausfall der Nebennierenrindenfunktion zu beziehen.

Die wichtigste Abbaustufe im Kohlehydratstoffwechsel ist die *Milchsäure*. Es war daher interessant, die *Wirkung von Milchsäurebelastungen auf den Ablauf der Blutmilchsäurekurve von Kaninchen nach beiderseitiger Nebennierenentfernung und nach Zufuhr von Rindenhormon* zu untersuchen. Im Gegensatz zu Normaltieren fällt auf, daß beim nebennierenlosen Tier die Milchsäurekurve nach intravenöser Lactatbelastung langsamer abfällt und nach 60 Minuten noch nicht den Ruhewert erreicht hat; durch Rindenhormongaben läßt sich der veränderte Ablauf der Blutmilchsäurekurve nebennierenloser Tiere wieder zur Norm ausgleichen (THADDEA). Nach Nebennierenexstirpation ist somit mit Sicherheit eine Störung im Mechanismus der Milchsäureresynthese oder -verbrennung vorhanden; durch Rindenhormonzufuhr gelingt es, diese Störung weitgehend zu beseitigen. Da der Resynthesevorgang der zugeführten Milchsäure vor allem in der Leber erfolgt, so könnte diese Störung Ursache einer Leberglykogenverarmung des nebennierenlosen Organismus sein. Hierfür sprechen vor allem experimentelle Untersuchungen, aus denen hervorgeht, daß bei Normaltieren unter dem Einfluß von Natriumlactatzufuhr ein erheblicher Leberglykogenanstieg erfolgt; im Gegensatz hierzu fehlt bei nebennierenlosen Tieren diese Zunahme des Leberglykogens nach Natriumlactatinjektion (BRITTON und SILVETTE). Die Ergebnisse dieser Versuche beweisen also eindeutig, daß das Rindenhormon mit der Milchsäureresynthese in innigem Zusammenhang steht. Auf Grund neuerer Befunde hat sich weiter die Vorstellung ergeben, daß allem Anschein nach der Milchsäuregehalt im nebennierenlosen Muskel gegenüber der Norm unter den gleichen Bedingungen (Ruhe, Arbeit, Totenstarre) vermindert ist; durch Zufuhr genügender Rindenhormonmengen werden die Milchsäurewerte in den Muskeln nebennierenloser Tiere gesteigert (THADDEA). Offenbar hat also die quergestreifte Muskulatur nebennierenloser Tiere die Fähigkeit verloren, Milchsäure zu bilden bzw. aus Milchsäure Glykogen zu synthetisieren. Erwähnt sei schließlich noch, daß nach Ausführung des *Zuckerstiches* bei nebennierenlosen Tieren die Höhe und Dauer der Blutzuckersteigerung weitaus geringer ist als bei Normaltieren (HATANO). Die vorliegenden experimentellen Ergebnisse haben zu der wichtigen Erkenntnis geführt, daß nicht nur das Nebennierenmark, sondern auch die Nebennierenrinde in die Regulation des Gesamtkohlehydratstoffwechsels eingeschaltet ist. Die tiefgreifenden Veränderungen des Kohlehydrathaushaltes nebennierenloser Tiere lassen sich durch Zufuhr des fehlenden Rindeninkretes weitgehend ausgleichen. Für die endokrine Regulation des Kohlehydratstoffwechsels scheint daher eine funktionstüchtige Nebennierenrinde von lebenswichtiger Bedeutung zu sein.

Ketonkörper. Im Intermediärstoffwechsel spielen die *Ketonkörper* eine wesentliche Rolle. Nach Entfernung der Nebennieren kommt die Ketose, die sonst bei Hunger und Schwangerschaft, nach Pankreasexstirpation und Phlorrhizinfütterung sowie nach Verabfolgung von Hypophysenvorderlappenextrakten (FRY) auftritt, nicht zustande; Rindenhormonextrakte bewirken in großen Dosen an hungernden Ratten eine Steigerung der Ketonausscheidung (MACKAY und BARNES). ANSELMINO, HOFFMANN und RHODEN berichten hingegen über eine Abnahme der Acetonausscheidung beim hungernden Tier (vgl. auch SÁNCHEZ RODRIGUEZ und BARBUDO). Untersuchungen über den Ketonkörperstoffwechsel nebennierenloser Tiere mit und ohne Rindenhormonbehandlung liegen erst in geringer Anzahl vor. An Katzen durchgeführte Versuche haben ergeben, daß nach der Epinephrektomie der Gesamtketonkörpergehalt des Blutes regelmäßig vermehrt ist, während unter Rindenhormonzufuhr annähernd normale Werte gefunden werden (THADDEA und KÜHN). Diese Störungen im Ketonkörpergehalt des Blutes sind daher als Ausfallssymptom nach Nebennierenentfernung aufzufassen. Das Rindenhormon ermöglicht wahrscheinlich schnelleren Abbau der Ketonkörper (MACKAY und BARNES). Möglicherweise fördert das Rindenhormon den Übergang von Fett in Kohlehydrate (SÁNCHEZ RODRIGUEZ und BARBUDO, HOCHFELD).

Säure-Basengleichgewicht. Nebennierenlose Tiere zeigen neben den im Blute angehäuften Acetonkörpern eine irreversible *Störung des Säurebasengleichgewichts*. Es kommt zu einer Verminderung der Alkalireserve des Blutes, zu einer Verschiebung des p_H nach der sauren Seite, zu einem Absinken des Bicarbonatgehaltes des Blutes und zu einem Abfall der O_2-Dissoziationskurve. Die Nebennierenexstirpation führt mithin zu einer unkompensierten *Azidose* durch nichtflüchtige Säuren. Durch geeignete Rindenhormondarreichung gelingt es im Tierexperiment, die Alkalireserve des Blutes zu steigern (REISS). Diese Beeinflussung der Blutalkalireserve durch Zufuhr wirksamer Rindenextrakte liefert weitere Anhaltspunkte für die Existenz einer inneren Sekretion der Nebennierenrinde. Bei der akuten Nebenniereninsuffizienz darf der *Störung der Osmoregulation* bzw. der osmotischen Hypertonie keine große Bedeutung beigemessen werden; wahrscheinlich spielt bei dem tödlichen Ausgang die Störung der Osmoregulation, die Azotämie nur eine sekundäre Rolle (MARGITAY-BECHT und BINDER). Über den Entstehungsmechanismus der bei nebennierenlosen Tieren beobachteten *Azotämie* ist zu sagen, daß ihre Ursache in der infolge des Natriumverlustes entstehenden *Exsikkose* gesucht werden muß. Die Exsikkose bringt eine Änderung der hämodynamischen Faktoren mit sich, die infolge der Abnahme des Filtrationsdruckes und der verminderten Durchströmung der Nieren zur Azotämie führt. Der gesteigerte Eiweißabbau verursacht eine Überladung des Organismus mit Carbamid, und dies stellt neben der infolge der Exsikkose verschlechterten Nierentätigkeit einen weiteren Faktor der Erzeugung der Azotämie dar (MARGITAY-BECHT und BINDER).

Gaswechsel. Der *Grundumsatz*, der sich aus dem Energiestoffwechsel aller Körperorgane zusammensetzt, nimmt bei nebennierenlosen Tieren in der Regel eindeutig ab (MORALES, GAGLIANI). Bemerkenswert ist, daß die Nebennierenexstirpation gleichfalls zu einer ausgesprochenen *negativen spezifisch-dynamischen Eiweißwirkung* führt. Arbeitsgaswechselversuche lassen bei nebennierenlosen Tieren während der Muskelarbeit und auch in der Nachperiode keine Erhöhung des Gaswechsels erkennen. Nach Rindenhormondarreichung wird hingegen eine Steigerung des herabgesetzten Gaswechsels nebennierenloser Tiere beobachtet, während Entzug des spezifischen Hormons wiederum allmähliches Absinken des Gaswechsels bewirkt. Die Wirkung des Rindenhormons ist hierbei eine direkte und unabhängig von der Schilddrüse. Auf Grund dieser Befunde dürfte feststehen, daß die Nebennierenexstirpation bzw. die Rindenextraktzufuhr eindeutige Gaswechseländerungen herbeiführt. Wenig einheitlich sind dagegen die bisherigen Ergebnisse über den Einfluß des Rindenhormons auf den Gaswechsel bzw. auf die Atmung an isolierten Geweben; im allgemeinen hemmen Extrakte der Nebennierenrinde die Gewebsatmung, der O_2-Verbrauch im überlebenden Gewebe nimmt nach Rindenhormonzufuhr ab (MUNE). KAUNITZ und

Selzer, welche die Einwirkung der Nebennierenrindenhormonzufuhr auf den O_2-Verbrauch überlebender Organe durch Laufen ermüdeter Ratten prüften, stellten durch Untersuchungen am überlebenden Rattenzwerchfell fest, daß das bei der Ermüdung auftretende „O_2-Debt“ in der Hälfte der Fälle durch Zufuhr von Nebennierenrindenextrakten hintangehalten werden kann. Versuche an der Rattenleber zeigten sogar in $^2/_3$ der Fälle, daß nach Nebennierenrindenvorbehandlung der Tiere das „O_2-Debt“ ausbleibt. Da das „O_2-Debt“ der überlebenden Organe geschädigter Tiere als Ausdruck einer Störung der biologischen Permeabilität angesehen wird, muß offenbar auch dem Nebennierenrindenhormon ein Einfluß auf die Aufrechterhaltung der normalen biologischen Zellpermeabilität zuerkannt werden (Kaunitz und Selzer).

Mineralstoffwechsel. Die Nebennierenexstirpation führt im allgemeinen zur Abnahme der *Serum-NaCl-Werte,* durch spezifische Hormontherapie wird das gestörte NaCl-Gleichgewicht wiederhergestellt (Parkins, Taylor und Swingle). Die Störung im Natriumgehalt ist ausgesprochener als die im Chlorgehalt (Stahl, Atchley und Loeb, Allers, Urechia, Benetato und Retezeanu). Nebennierenlose Tiere zeigen außerdem beträchtliche Verschiebungen im NaCl-Gehalt verschiedener Organe. Der NaCl-Gehalt der Haut und Leber nimmt im Gegensatz zu den Befunden von Cahane regelmäßig ab, während in der quergestreiften Muskulatur sich keine einheitlichen Veränderungen nachweisen lassen (Thaddea). Die Natrium- und Chlorverarmung nebennierenloser Tiere wird mit ziemlicher Sicherheit als renalen Ursprungs angesehen (Rigler). Daß es sich hierbei um ein Ausfallssymptom der Nebennierenrinde handelt, wird durch die Beseitigung dieser Veränderungen mittels Rindenhormonzufuhr bewiesen. Es ist aber zu bedenken, daß auch andere operative Maßnahmen (einfache Laparotomien, Herausnahme des Pankreas und der Nieren) deutliche Verschiebungen im Natrium- und Chlorgehalt des Blutes verursachen (Britton und Silvette). Mehrfache intraperitoneale Injektionen großer Mengen isotonischer Glucoselösung mit nachfolgendem Ablassen der kochsalzangereicherten Flüssigkeit führen bei normalen Hunden zu Erscheinungen, die weitgehende Ähnlichkeit haben mit denen der Nebenniereninsuffizienz (Harrop). Daß der durch Kochsalzentzug herbeigeführte Zustand tatsächlich mit den Nebennieren im Zusammenhang steht, wird durch anatomische Veränderungen der Nebennieren (geringere Chromierbarkeit und vermehrte Vakuolen im Nebennierenmark, Lipoidschwund in der Nebennierenrinde) bewiesen (Eger). Mit diesen Bilanzuntersuchungen an nebennierenlosen Hunden macht es Harrop wahrscheinlich, daß die Ursache der Bluteindickung bei der Nebenniereninsuffizienz nicht auf dem Ausfall eines Hormons beruht, das seinerseits die Durchlässigkeit herabsetzt. Es tritt vielmehr zunächst durch Natriumverlust eine Verschiebung des Ionengleichgewichts ein, die mit einer Abwanderung des Wassers in die Körperzellen hinein beantwortet wird. Wichtig ist, daß das interstitielle Wasser, wie mittels der Natriumthiocyanatmethode gezeigt werden kann, um etwa 20% abnimmt. Für die Annahme, daß das Wasser intracellulär gespeichert wird, spricht auch die Verschiebung des Verhältnisses Hämatokritwert : Erythrocytenzahl.

Die NaCl-Ausscheidung durch den Harn ist nach Nebennierenexstirpation gesteigert, Rindenhormonbehandlung vermag diese Störung zu beheben (Harrop, Nicholson und Strauss). Experimentell erzeugter NaCl-Verlust bewirkt bei

Ratten klinisch und pathologisch-anatomisch Erscheinungen, die denen bei Nebenniereninsuffizienz vollständig gleichen (MALATO). Während nebennierenlose Tiere einen auffallenden Natrium- und Chlorverlust aufweisen, ist der Kaliumgehalt dagegen deutlich erhöht (URECHIA, BENETATO und RETEZEANU, TRUSZKOWSKI und ZWEMER, MALAGUZZI, VALERI). Nebennierenlose Tiere ohne spezifische Hormonbehandlung befinden sich immer in negativer Wasser-, K- und N-Bilanz (HARROP, NICHOLSON und STRAUSS). Wesentlich ist, daß auch die Kaliumkonzentration des Blutserums kein quantitatives Reagens für den Grad der Nebenniereninsuffizienz darstellt (INGLE, NILSON und KENDALL). Neben einer mangelhaften Fixierung des Kalium im Gewebe sehen TRUSZKOWSKI und ZWEMER als Hauptursache der Nebenniereninsuffizienz die Unfähigkeit der Niere an, das vermehrte Kalium auszuscheiden. Sorgfältige Bilanzversuche des Mineralstoffwechsels haben RUBIN und KRICK durchgeführt. Die Nebennierenentfernung führt bei Ratten zunächst zu einer Diurese mit verminderter Nahrungsaufnahme, dann sinkt die Wasserausscheidung. Die Bilanz von Natrium, Kalium, Chlor, Calcium, Magnesium und Phosphor wird negativ. Zuerst wird Natrium und extracelluläres Wasser verloren, später mit fortschreitender Nebenniereninsuffizienz Kalium und intracelluläres Wasser. Wichtig ist die Beobachtung, daß bei Zufuhr von Salzlösung die Lebensdauer nebennierenloser Tiere von sonst etwa 20 Tagen bis auf 10 Monate steigt. Bei Weglassen des Salzwassers kommt es wieder zu raschem Gewichtsverlust mit tödlichem Ausgang. Dieses *gestörte Na/K-Gleichgewicht* läßt sich durch Rindenextraktbehandlung vollkommen wiederherstellen. Bemerkenswert ist, daß nebennierenlose Hunde bei Verabreichung einer bestimmten Salzkombination (NaCl + Natriumcitrat) am Leben erhalten werden können; sie nehmen an Gewicht zu und zeigen bei normaler Alkalireserve keine Harnstoffretention (ALLERS). Die Werte für Harnstoff, Zucker, Kochsalz, Kalium und Natriumbicarbonat im Blute halten sich innerhalb normaler Grenzen (ALLERS und KENDALL). Nach soeben veröffentlichten Untersuchungsergebnissen von NITSCHKE sowie von NITSCHKE und KRÄTSCHELL läßt sich durch ein neuartiges Extraktionsverfahren aus der Nebenniere ein Extrakt gewinnen, der das Serumkalium des gesunden Organismus bedeutend zu senken imstande ist. Der senkende Körper wird von den Autoren als Hormon der Nebennierenrinde angesprochen. Sinkt das Kalium unter 15 mg-%, so wird das Blut ungerinnbar. Nachträglicher Zusatz von K, Ca oder Normalblut macht das Blut nicht wieder gerinnungsfähig.

Die Nebennierenrinde gehört also offenbar zu den regulierenden Organen des Elektrolythaushaltes. Die Ausfallserscheinungen nach Nebennierenentfernung werden durch NaCl-Verabreichung wesentlich gebessert. RICHTER hat den Nachweis geliefert, daß der Salzhunger nach Nebennierenentfernung stark zunimmt. Wird nebennierenlosen Ratten in den Käfigen die Wahl gelassen, ob sie Leitungswasser oder eine 1%ige Salzlösung trinken wollen, so wird viel mehr von der Salzlösung aufgenommen. Behandlung mit einer etwa der Lockelösung entsprechenden Salzlösung scheint besser wirksam zu sein als die von Kochsalz allein. Die NaCl-Zufuhr ist aber nur bei leichten Störungen wirksam, schwere Insuffizienzsymptome werden durch NaCl-Gaben allein nicht beeinflußt. Entsprechend den klinischen Beobachtungen bei ADDISONscher Krankheit kann also Kochsalz allein den Nebennierenausfall nicht ganz ersetzen (RUBIN und Krick). Die Ergebnisse der letzten Jahre über die Lebensfähigkeit nebennierenloser Tiere unter günstigen Umweltbedingungen haben also gezeigt, daß dieselbe unbegrenzt ist bei genügender Zufuhr von Kochsalz, Natriumcitrat und Natriumbicarbonat. Das Rindenhormon selbst greift offenbar direkt an der Zellmembran regulierend ein. Die Nebennierenrindenkrise scheint demnach Ausdruck eines vom Körper unkontrolliert sich auswirkenden Ionenantagonismus zu sein (Nilson). Vielleicht sind diese Störungen des Wasser- und Natriumhaushaltes nur sekundäre Folgen der Störung des Kohlehydratstoffwechsels. Laszt und Verzár haben nämlich gezeigt, daß bei nebennierenlosen Tieren nach oralen Glucosegaben große Natriummengen ausgeschieden werden. Das Blutnatrium nimmt erheblich ab. Rindenhormonzufuhr vermag diese giftige Wirkung des Zuckers, die unter heftigen Durchfällen den Tod der nebennierenlosen Ratten herbeiführt, zu verhindern.

Zusammenfassend ist also zu sagen, daß Loeb und Harrop als erste regelmäßig auftretende grundlegende Veränderungen des Elektrolythaushaltes beim nebennierenlosen Tier aufgezeigt haben. Es wurde festgestellt, daß mit dem Auftreten eines verminderten Natriumgehaltes im Blute und einer vermehrten Natriumausscheidung im Harne ein Sinken der Blutchloride und des Bicarbonatgehaltes einhergeht. Von außerordentlicher Bedeutung ist der gleichzeitige Anstieg des Blutkaliums und des Reststickstoffes, der größer ist, als er einer einfachen Bluteindickung entsprechen würde. Kendall und Allers haben im Tierversuch bewiesen, daß schon die Verabreichung relativ kleiner Mengen von Kaliumsalzen beim nebennierenlosen Tiere blutchemische Veränderungen (Anstieg des Blutkaliums mit erhöhter Ausscheidung von Natrium und Chlor) hervorruft, die dann sekundär das Auftreten der akuten Insuffizienzerscheinungen verursachen (vgl. auch Harrison und Darrow, Cleghorn, McHenry, McVicar und Overend). Alle diese blutchemischen Veränderungen können am nebennierenlosen Tiere durch spezifische Hormonzufuhr rückgängig gemacht, bzw. ihr Auftreten kann durch Rindenhormonzufuhr nach operativer Nebennierenausschaltung verhindert werden. Durch diese tierexperimentellen Untersuchungen wird einerseits die *regulatorische Rolle der Nebennierenrinde im Ionenantagonismus des Natrium-Kaliumhaushaltes* und andererseits die Bedeutung dieses gestörten Ionenantagonismus für das Auftreten der experimentellen Nebenniereninsuffizienzerscheinungen bewiesen.

Der übrige Kationen- und Anionengehalt weist ebenfalls nach der Nebennierenexstirpation Veränderungen auf; so wird bei nebennierenlosen Katzen eine *Calciumsteigerung* im Serum festgestellt (Auersbach und Thaddea), die bei gleichzeitiger Rindenhormonverabreichung ausbleibt. Lucke, der durch Exstirpation einer und Entnervung der anderen Nebenniere eine chronische Nebenniereninsuffizienz erzeugte, berichtet über starke Ausscheidung von Calcium und Phosphor, die zu negativer Bilanz führt; durch Rindenhormonzufuhr werden diese Erscheinungen beseitigt. Nach Nebennierenexstirpation werden bei der Ratte ferner *Störungen in der Dentinverkalkung* beobachtet (Schour und Rogoff). Diese Veränderungen bestehen im Auftreten kugeliger Gebilde, die im Prädentin zerstreut liegen und sich mit Hämatoxylin-Eosin färben. Weiterhin findet man hierbei eine Störung der Verkalkung des labialen Dentins von dunkler Färbbarkeit mit Hämatoxylin sowie eine hervortretende Schichtung des lingualen Dentins. Durch Injektion von Rindenauszügen werden die *erhöhten Phosphor- und Magnesiumwerte des Blutes* nebennierenloser Tiere zur Norm zurückgeführt. Nach Nebennierenentfernung kommt es infolge Zunahme der Konzentration an Plasmaeiweiß zu einer *Steigerung des Blutschwefelgehaltes* (LOEPER und GARCIN), während Rindenextrakte den Blutschwefelspiegel senken. Die Ausscheidung des Gesamt- und Neutralschwefels nimmt nach Nebennierenexstirpation zu, die Kupfer- und Eisenausscheidung bleibt unverändert (SANDBERG und PERLA). Wir sehen also, daß die Mehrzahl der Störungen des Mineralstoffwechsels nach Epinephrektomie auf den Ausfall der Nebennierenrindenfunktion zu beziehen ist.

Aus vorliegendem experimentellem Material ergibt sich, daß die Nebennierenrinde für das physiologische Geschehen beträchtliche Bedeutung besitzt. Damit ist jedoch die Frage nach dem Angriffspunkt und Wirkungsmechanismus des Rindenhormons noch nicht beantwortet. Durch diese tierexperimentellen Ergebnisse wird lediglich bewiesen, daß die Zufuhr des fehlenden Nebennierenrindenhormons den geschilderten Einfluß auf die mannigfaltigen Ausfallserscheinungen nebennierenloser Tiere ausübt. Von den etwaigen Beziehungen der Rinde zur Marksubstanz wissen wir vorläufig nichts. Die Grundfrage, ob die Rinde, das Mark oder beide Nebennierenanteile gemeinsam für den normalen Ablauf der Lebensvorgänge von Wichtigkeit sind, ist bisher nicht gelöst. Wenn auch der Fortbestand des Lebens zweifellos an die Existenz der Nebennierenrinde gebunden ist, so kennen wir andererseits noch keineswegs die Bedeutung einer vollständigen Insuffizienz des Nebennierenmarkes für den Organismus. Eine vollständige Ausschaltung des Adrenalsystems ist experimentell undurchführbar, da nach Nebennierenentfernung stets chromaffine Zellen in den sympathischen Nervengeflechten erhalten bleiben, die bekanntlich ebenfalls Adrenalin bilden und deshalb zum Adrenalsystem gerechnet werden müssen. Andererseits sind alle angeblichen Wechselwirkungen zwischen Rinde und Mark durch experimentelle und klinische Beobachtungen so schlecht gestützt, daß ihnen keine Beweiskraft zukommt (P. TRENDELENBURG). Der Nachweis von Adrenalin in der Nebennierenrinde bzw. in versprengten Rindenkeimen, der für die Adrenalinbildungsfähigkeit beweisend wäre, ist bisher weder auf chemischem noch biologischem Wege erbracht worden (BLANCHARD).

Die zur Zeit wichtigsten Theorien über die *Wirkungsweise des Nebennierenrindenhormons,* die durch experimentelle Unterlagen begründet sind, sollen hier kurz Erwähnung finden. SWINGLE vertritt die Auffassung, daß die *Aufrechterhaltung und Regelung einer normalen kreisenden Flüssigkeitsmenge* innerhalb der Gefäßbahn die primäre Funktion des Nebennierenrindenhormons darstellt. Fehlen des Hormons bewirkt durch die Capillarwand hindurch eine pathologisch gesteigerte Zunahme des Filterprozesses aus der Blutbahn ins Gewebe mit entsprechender Abwanderung von Natrium und Chlor aus dem Blute, umgekehrt strömt keine Flüssigkeit mehr aus den Geweben in die Blutbahn zurück. Diese primäre Störung im Wasserhaushalt führt sekundär neben der Bluteindickung (THADDEA und ALBERS) in erster Linie zu Veränderungen im Elektrolythaushalt (Vermehrung des Blutkaliumgehaltes bei Abnahme der Na- und Cl-Werte) (ROGOFF und STEWART, HARROP und Mitarbeiter, LOEB). Im Gegensatz hierzu *verlegt* BRITTON *die wichtigste Störung des intermediären Stoffwechsels in den Gesamtkohlehydrathaushalt.* Diese Auffassung wird gestützt durch die Adynamie als Kardinalsymptom, durch die Abnahme der Glykogendepots und das Ausbleiben der Blutzuckersteigerung im nebennierenlosen Organismus auf die üblichen zuckermobilisierenden Reize (THADDEA). Die VERZÁRsche Theorie endlich, die zahlreiche Feststellungen vom Nebennierenausfall und von der Beseitigung der Ausfallserscheinungen durch Rindenhormonzufuhr auf eine *gemeinsame Grundlage* zurückzuführen gestattet, verdient insofern größere Beachtung als die anderen Deutungsmöglichkeiten, weil sie zwischen den meisten zusammenhanglos nebeneinanderstehenden, isolierten Ergebnissen eine *Synthese* zu vermitteln versucht.

Die experimentelle Physiologie hat zunächst festgestellt, daß das Hormon der Nebennierenrinde auf die *Darmresorption* Einfluß hat. Glucose und Galaktose werden aus isotonischen Lösungen 3—4mal rascher resorbiert als andere Hexosen und Pentosen. Diese „selektiv resorbierten" Zucker werden offenbar in der Darmschleimhaut phosphoryliert, und zwar im oberen Teil des Dünndarmes intensiver als im unteren (VERZÁR). Es konnte bewiesen werden, daß die Nebenniere in der Tat die Resorption der „selektiv resorbierten" Zucker beeinflußt. Bei nebennierenlosen Ratten ist die Glucose- und Galaktoseresorption aus dem Darm stark herabgesetzt (JUDOVITS und VERZÁR). Daß es sich hierbei um den Ausfall der Nebennierenrinde handelt, ließ sich damit beweisen, daß durch Rindenhormonzufuhr diese Störungen rückgängig gemacht werden konnten (WILBRANDT und LENGYEL). Es konnte ferner durch die VERZÁRsche Schule der Nachweis erbracht werden, daß Vitamin B_2 in Form der Flavinphosphorsäure das Inkret der Nebennierenrinde ersetzen kann (VERZÁR und LASZT). Das Rindenhormon wirkt offenbar nur bei Anwesenheit des Provitamins B_2 (Flavin) in der Nahrung; denn bei B_2-frei ernährten nebennierenlosen Ratten ist es vollständig wirkungslos. Nebennierenlose Tiere können außer mit Rindenhormon noch mit Flavinphosphorsäure oder Hefetrockenpulver, welches davon große Mengen enthält, bei normalem Wachstum am Leben erhalten werden (VERZÁR und LASZT). Hefeextrakt, sauer autoklaviert und mit Fullerde adsorbiert, enthält nur noch Vitamin B_6, alkalisch autoklavierter Vollextrakt keinen der B-Faktoren mehr. Derartig behandelte Hefeextrakte wirken auch dann nicht mehr auf nebennierenlose Ratten, wenn B_1, B_4, B_6 und B_2 in Form von Lactoflavin zugesetzt werden (LASZT und VERZÁR). Daraus ist zu schließen, daß die wirksame Substanz in den Hefevollextrakten wahrscheinlich die Flavinphosphorsäure ist. Nach VERZÁR muß also angenommen werden, daß das Rindenhormon die Bildung von Flavinphosphorsäure aus Flavin, dem Provitamin B_2, ermöglicht. Nebennierenlose Ratten sind somit nicht imstande, Lactoflavinphosphorsäure zu verestern. Nach Nebennierenentfernung hat die Leber die Fähigkeit verloren, Lactoflavin zu binden. Gebundenes Lactoflavin nimmt ab, freies Lactoflavin nimmt zu. Im Laufe der ersten 4 Tage nach Nebennierenexstirpation nimmt die Menge des Gesamtflavins in der Leber um die Hälfte ab (VERZÁR, HÜBNER und LASZT).

Chronische Jodessigsäurevergiftung verursacht bei jungen Ratten ein charakteristisches Krankheitsbild (Steatorrhöe, Osteoporose, Anämie, Nebennierenhypertrophie) mit vollständigem Wachstumsstillstand. Die Wachstumshemmung läßt sich regelmäßig aufheben, wenn man gleichzeitig mit der Jodessigsäure täglich 40 mg Hefe oder 20 γ Flavinphosphorsäure verfüttert; auch das Rindenhormon bringt das Wachstum solcher Tiere sofort wieder in Gang, offenbar weil es die Flavinphosphorsäurebildung ermöglicht (LASZT und VERZÁR). Ebenso steht fest, daß nicht nur das Rindenhormon, sondern auch die Flavinphosphorsäure die gestörte Fettresorption nebennierenloser Tiere beseitigen kann. Es ist bekannt, daß nach Phosphorvergiftung bei nebennierenlosen Ratten keine Fettleber entsteht. Gibt man diesen Tieren aber gleichzeitig Rindenhormon, so werden deutliche Fettlebern gebildet (VERZÁR und LASZT). Auf Grund der Tatsache, daß sowohl Jodessigsäure wie auch Nebennierenexstirpation die Entwicklung der Fettleber nach Phosphorvergiftung sowie beim Hungern hemmt, wird gefolgert, daß Fett vor der Wanderung in die Leber in Phosphatide umgewandelt wird und daß dieser Umwandlungsprozeß unter dem hormonalen Einfluß der Nebennierenrinde steht (LASZT und VERZÁR). Zusammengefaßt ist also zu sagen, daß es nach Nebennierenexstirpation *primär zu Phosphorylierungsstörungen* und erst *sekundär zu Störungen der Resorption* kommt, Veränderungen, die nicht nur durch das Rindenhormon, sondern auch direkt durch Flavinphosphorsäure günstig beeinflußt werden.

Die wesentlichste Aufgabe des Nebennierenrindenhormons erblickt also VERZÁR mit seinem Mitarbeiterkreis in der sog. Phosphorylierung, wodurch lebenswichtige Synthesen ermöglicht werden. Die Phosphorylierung, d. h. die Anlagerung an Phosphorsäure, die zahlreiche Stoffe beim Durchtritt durch die Darmschleimhaut erleiden, kann nur unter Mitwirkung des Corticosterons erfolgen. Der *Zusammenhang zwischen einem Vitamin, einem Ferment und einem Hormon* ist hier, wie am Beispiel des Vitamin B_2, des Lactoflavin, gezeigt worden ist, in großartiger Weise erbracht: Aus Flavin, dem Provitamin B_2, entsteht Flavinphosphorsäure als Baustein des gelben Atmungsfermentes von WARBURG, aber nur in Gegenwart des Corticosterons, welches erst die vielen Phosphorylierungen im Organismus ermöglicht.

Zum Schluß dieses Abschnittes muß mit Nachdruck betont werden, daß es sich bei den Anschauungen, die die verschiedenen Forscher (SWINGLE, BRITTON, VERZÁR) über den *Mechanismus der Inkretwirkung der Nebennierenrinde* entwickelt haben, nur um Deutungsversuche von Erscheinungen handelt, für die bis vor kurzem befriedigende Erklärungen fehlten, d. h. also um *Theorien* und gleichzeitig um *Arbeitshypothesen*. Obgleich also der Wirkungsmechanismus des Rindenhormons noch immer nicht restlos geklärt ist, so läßt sich dennoch *zusammenfassend* sagen, daß es der Forschung der letzten Jahre gelungen ist, beweiskräftige Unterlagen für die *Inkretnatur der Nebennierenrinde* zu erbringen und bereits gewichtige Anhaltspunkte für den Mechanismus ihrer Wirkungen zu gewinnen.

IV. Pathologie der Nebennierenfunktion.

In diesem Abschnitt soll über jene Krankheiten und Zustände berichtet werden, bei denen eine *Unter- bzw. Überfunktion der Nebennieren* klinisch sichergestellt ist oder zum mindesten mit großer Wahrscheinlichkeit angenommen werden kann. Es leuchtet ohne weiteres ein, daß insbesondere der Nebennierenrinde, die am Ablauf des physiologischen und pathologischen Geschehens vielseitig und wesentlich beteiligt ist, eine bestimmte *therapeutische Wirksamkeit* zukommen muß. Es wird daher unsere Hauptaufgabe sein, am Beispiel der *Nebenniereninsuffizienz* kritisch zu zeigen, auf welche Krankheitsfälle sich nach dem heutigen Stande unserer Kenntnisse die *Rindenhormontherapie* vernünftigerweise beschränken sollte. Hierbei wird naturgemäß eine möglichste Beschränkung auf praktisch wichtige Fragestellungen vorherrschen.

In der therapeutischen Beeinflussung der verschiedenen Nebenniereninsuffizienzzustände wird vor allem der *funktionelle Gesichtspunkt*, d. h. die Zielsetzung auf die Leistung, den breitesten Raum einnehmen müssen. Immer mehr und mehr ringt sich in der Klinik der Gegenwart allgemein die Auffassung durch, beim Zustandekommen des Krankheitsbildes nicht allein das anatomische Substrat als lokalistische Grundlage zu berücksichtigen, sondern vielmehr darüber hinaus die morphologischen Veränderungen zur gestörten Leistung in Beziehung zu setzen. Die Abweichung der Funktion, die „*Funktionelle Pathologie*", steht heute, wie G. v. BERGMANN mit Recht betont, am Anfang der Reihe im ersten Erfassen des Krankwerdens. Diese Vorstellung, das Leiden einerseits in seinem Werden zu verstehen, andererseits die anatomischen Veränderungen mehr als früher als Endresultat oder Schlußbild der Funktionsstörung anzusehen, hat sich bereits für klinische Fragestellungen als äußerst fruchtbar erwiesen. Die ersten Beschwerden hört auch heute noch vielfach der praktische Arzt. Das Verständnis dieser Beschwerden wird aber wesentlich erleichtert durch eine intensive Beschäftigung im Sinne der von G. v. BERGMANN vorliegenden „Funktionellen Pathologie". Diese funktionelle Einstellung entwickelt — gerade im Hinblick auf klinische Probleme der Nebennierenfunktion — zweifellos neuartige Gesichtspunkte, die auch für die Therapie wesentlich und grundlegend sind. Unter dem Gesichtspunkt der „Funktionellen Pathologie" bringen die folgenden Abschnitte Leistungswandel, Leistungsstörung und das Versagen der Leistung bei den Erkrankungen der Nebennieren zur Darstellung.

1. Unterfunktionserkrankungen der Nebennieren.

Ein Behandlungsversuch mit Rindenhormonextrakten erscheint immer dann aussichtsreich, sobald sich eine Nebenniereninsuffizienz klinisch zu erkennen gibt. Für manche Krankheitsfälle ist die Nebennierenstörung führend, in anderen Fällen ist sie nur Folgeerscheinung. Ursache und Wirkung lassen sich oft nur schwer voneinander trennen. Trotzdem bewährt sich gerade in der Praxis immer wieder der alte Erfahrungssatz, daß nämlich die erfolgreiche Behandlung eines Symptoms häufig die Kette der im einzelnen unübersehbaren Verknüpfungen krankhafter Vorgänge unterbricht und dadurch die Wiederherstellung normaler Funktionen einleitet. Es sei schon hier mit Nachdruck betont, daß durch verschiedenartige pathogenetische Vorgänge das klinische Bild der Nebenniereninsuffizienz ausgelöst werden kann. Das Problem der Rindenhormonbehandlung geht dabei weit über das enge Gebiet der relativ seltenen ADDISONschen Krankheit hinaus. Zahlreiche Beobachtungen weisen darauf hin, daß die *Addisonismen*, die *endokrine Magersucht*, gewisse *pluriglanduläre Störungen*, *akute und chronische Infektionskrankheiten*, der *renale Diabetes* sowie das *Schwangerschaftserbrechen* ebenfalls auf einer *Nebennierenunterfunktion* beruhen. Amerikanische Autoren (SALA und STEIN) berichten sogar bei Tumorträgern über Leukocyteninfiltrationen der Nebennieren. Diese Vorstellung einer Nebennierenfunktionsstörung gibt uns die Möglichkeit, die große Mannigfaltigkeit, unter der die Nebenniereninsuffizienz klinisch in Erscheinung tritt, zwanglos zu verstehen.

a) Morbus Addison.

Die im Jahre 1855 von dem Kliniker Thomas Addison entdeckte und bis in alle Einzelheiten klassisch beschriebene Erkrankung kann als *Prototyp einer endokrinen Krankheit* gelten. Das Organ, von dem das Leiden seinen Ausgang nimmt, ist die Nebenniere. Bei der Mehrzahl der Addisonkranken ist in erster Linie die *Rindenunterfunktion* Ursache der Stoffwechselstörungen. Die Addisonsche Krankheit scheint bei Männern 3mal häufiger als bei Frauen zu sein (Gsell und Uehlinger) und meist Menschen zwischen 30 und 50 Jahren zu befallen, wenngleich auch Kinder (Harnapp, Snelling und Erb) und Greise nicht verschont bleiben. *Erbmomente* spielen bei dieser Erkrankung keine allzu erhebliche Rolle, doch kann nicht geleugnet werden, daß es in gewissen Krankheitsfällen erbkonstitutionelle und erworbene Unterfunktionen der Nebenniere geben muß (G. v. Bergmann). Spanische Autoren (Pardo, Gargollo und van Baumberghen) stellten fest, daß von 84 Addisonkranken der größte Prozentsatz bei den Männern dem *asthenischen Habitus* angehörte. Bei den Frauen fand sich ebenfalls Überwiegen des infantilen und asthenischen Habitus. Bei der Frau scheint die *Konstitution* der Hauptfaktor zu sein, der zur Addisonschen Krankheit führt. Beim Manne sollen *außer der konstitutionellen Bereitschaft noch andere Faktoren*, wie mangelhaftere Ernährung, größerer Kräfteverbrauch durch Arbeit, Infektionen und Intoxikationen, eine Rolle spielen. Auch nach den Erfahrungen von Marañón ist die Addisonsche Krankheit immer koinzident mit asthenischer oder astheno-infantilistischer Konstitution, und zwar derart, daß einer der Faktoren, die die asthenische Konstitution bedingen, eine Insuffizienz des Nebennierensystems darstellt. Jährlich werden in den Vereinigten Staaten von Nordamerika über 300 Fälle von Addisonscher Krankheit gemeldet, wovon aber nur 7 auf die farbige Bevölkerung entfallen (Flippin und Smith). Diese Feststellung ist um so überraschender, als diese Krankheit besonders häufig die schwerer arbeitenden Volksschichten trifft und sehr oft mit der Tuberkulose verknüpft ist, beides aber Vorbedingungen, die gerade für die farbige Bevölkerung weit stärker zutreffen als für die Weißen. In Wirklichkeit dürfte wohl dieser Umstand mit darauf zurückzuführen sein, daß zahlreiche Addisonfälle bei Negern nur nicht erkannt werden (Flippin und Smith). In der chinesischen Literatur gehören Fälle von Addisonscher Krankheit zu den größten Seltenheiten (Chou, Chen, Liu und Fang).

Pathologisch-anatomisch unterscheidet man zweckmäßigerweise mit Bittorf zwischen *primärem* und *sekundärem Morbus* Addison. Die primäre Entstehung der Addisonschen Krankheit ist auf einfache Atrophien (als Folgezustand von Infekten, Vergiftungen und Blutungen) oder auf hämorrhagisch-entzündliche Prozesse oder Sklerosierungen (cirrhotische Schrumpfungen) zurückzuführen (Susman). Nach doppelseitiger Nebennierenentnervung kann es beim Menschen offenbar infolge von Störungen der Blutzufuhr zu hochgradiger Nebennierenatrophie mit tödlichem Ausgang kommen (Snell, Wilder und Cragg). Die Annahme von Weiner, daß bestimmte Nebennierenveränderungen (langsame Nekrose, geringe Fibrose und kompensatorische Zellwucherungen) auf die Wirkung eines Virus (Einschlußkörperchen) zurückzuführen wären, erscheint wenig überzeugend. Der sekundär entstandene Morbus Addison weist als pathologisch-anatomisches Substrat bzw. als Ursache der chronischen Nebennierenschädigung käsig-tuberkulöse Prozesse, syphilitische Veränderungen in gummöser Form oder in sklerosierender Form als Schrumpfnebenniere, bösartige Neubildungen bzw. Metastasen, leukämische Infiltrate sowie gelegentlich eine Amyloidose (de Renzi) auf. Zu den größten Seltenheiten gehört die makroskopisch und auch mikroskopisch sichergestellte völlige Zerstörung der Nebennieren durch die von einer Mycosis fungoides herstammende Wucherung (Askanazy). Bicknell hat einen Fall beschrieben, der klinisch alle Symptome der Addisonschen Krankheit zeigte; bei der Sektion waren aber die Nebennieren auffallenderweise überhaupt nicht verändert, dagegen drückte eine große Anzahl sekundärer carcinomatöser Neubildungen auf den Plexus coeliacus. Erwähnt sei hier noch, daß die Agenesie *einer* Nebenniere klinisch keine Ausfallserscheinungen macht, auch kann pathologisch-anatomisch eine Hypertrophie der anderen Nebenniere durchaus fehlen (Tagariello).

Die *häufigste Ursache der Addisonschen Krankheit* ist die chronische verkäsende, das Parenchym destruierende Konglomerattuberkulose beider Nebennieren, die wahllos Mark und Rinde zerstört. Beim Zustandekommen dieser Nebennieren-Konglomerattuberkulose in verkäsender Form spielt wohl eine Organdisposition eine gewisse Rolle (Borghini). Die Tuberkulose der Nebennieren ist meist doppelseitig und findet sich in Kombination mit anderen Organtuberkulosen. Gelegentlich aber stellt sie die einzige Manifestation der Tuberkulose im Körper dar. Die Nebennieren sind vergrößert, bis pflaumengroß, derb, höckrig. Das Parenchym kann mehr oder minder vollständig durch käsige Knoten ersetzt sein. Die Kapsel ist verdickt, oft mit der Umgebung verwachsen. Verkalkung der käsigen Herde, die gelegentlich röntgenologisch als Schattenbildungen (Raguz, Salmerón Mora, Camp und Mitarbeiter, Beutel, Payne, Conti, Faure-Beaulieu und Mitarbeiter) imponieren, kommt vor (Goldstein). Differentialdiagnostisch sind derartige *Röntgenbefunde* besonders gegenüber Mesenterialdrüsenverkalkungen abzugrenzen (Beutel). Eine Verwechslung der Nebennierenschatten mit verkalkten Drüsen kann durch Aufnahmen in zwei Ebenen oder durch stereoskopische Aufnahmen vermieden werden (Payne). Ein positiver röntgenologischer Nebennierenbefund kann in manchen unklaren Krankheitsfällen (z. B. bei fehlender Hautpigmentierung) die Diagnose endgültig sichern.

Über die Frage der *Stellung der Nebennierentuberkulose im Gesamtablauf der Tuberkulose* verdanken wir Gsell und Uehlinger eine eingehende Studie. Diese Autoren versuchen, den tuberkulösen Morbus Addison in den Formenkreis der hämatogenen Tuberkulose einzugliedern. Die Infektion der Nebennieren, die immer sekundär von einem tuberkulösen Primärkomplex oder postprimären tuberkulösen Herd aus (mit Ausnahme seltenster placentarer Infektion und tödlichem Ausgang im Säuglingsalter) erfolgt, ist hämatogen. In allen Fällen von tuberkulösem Morbus Addison sind außer der doppelseitigen käsig-fibrösen Nebennierentuberkulose noch extrasuprarenale hämatogene Streuherde (beispielsweise im Urogenitalsystem, im Lungen-Brustfell, im Skeletsystem und in serösen Häuten) nachweisbar. In $^1/_3$ der Fälle ist die beiderseitige Nebennierentuberkulose der einzige aktive tuberkulöse Herd. Die tuberkulösen Lungenveränderungen zeigen bei Addisonscher Krankheit die charakteristischen Merkmale hämatogener Streuung. Geringfügige beiderseitige Spitzenstreuungen bilden die Regel. Schwere fortschreitende Lungentuberkulose findet sich niemals. Der Übergang in Miliartuberkulose ist außerordentlich selten.

Über die *Entwicklungsdauer* der tuberkulösen Nebennierenerkrankung von der Besiedelung der Nebennieren mit Tuberkelbacillen bis zum Ausbruch der Drüseninsuffizienz fehlen genauere Angaben. Nach Beobachtungen von Gsell und UEHLINGER schwankt diese Entwicklungsdauer zwischen 7 und 27 Jahren. Der klinisch manifeste Morbus ADDISON ist im Verhältnis zu dieser symptomlosen Vorperiode sehr kurz. Die zeitliche Dauer des tuberkulösen Morbus ADDISON, die nur den relativ kurzen, letzten Abschnitt vollkommener Nebennierenzerstörung mit Drüseninsuffizienz betrifft, beträgt nach den Angaben von GSELL und UEHLINGER durchschnittlich $^1/_2$—2 Jahre. Die tuberkulöse Besiedelung der Nebennieren erfolgt fast ausnahmslos in den Pubertäts- und Nachpubertätsjahren. Die lange Entwicklungszeit bis zur vollständigen Parenchymzerstörung erklärt das relativ späte Auftreten der ADDISONschen Krankheit im 30. bis 50. Lebensjahre bei der Mehrzahl der Krankheitsfälle.

Die *Entwicklungsart* der Nebennierentuberkulose ist eine schubweise. Von den verschiedenen Tuberkuloseformen der Nebennieren dauert die doppelseitige fibrös-käsige Form, die zum Morbus ADDISON führt, am längsten (viele Jahre bis Jahrzehnte), die Entwicklungszeit der Miliartuberkulose der Nebennieren beträgt wenige Wochen und die der großknotigen Nebennierentuberkulose (z. B. bei hämatogener generalisierter Tuberkulose) 1—5 Jahre (GSELL und UEHLINGER). Auch in bezug auf die Periode der Drüseninsuffizienz bestehen zeitliche Unterschiede von der Dauer einiger Monate bis zu mehreren Jahren. In der großen Mehrzahl der tuberkulösen Addisonkranken wird nur eine einzige Streuperiode beobachtet. Hierin zeigt sich die Gutartigkeit der tuberkulösen Prozesse bei ADDISONscher Krankheit bzw. die große Abwehrkraft des Organismus, der nach der einmal stattgehabten hämatogenen Streuung ein weiteres Angehen von Streuherden nicht mehr aufkommen läßt. Gefährlich und todbringend sind nach GSELL und UEHLINGER nicht die tuberkulösen Nebennierenherde, sondern einzig und allein das Fehlen des hormonbereitenden Drüsengewebes.

Wir wissen heute gerade auf Grund der Ergebnisse der Substitutionstherapie, daß im Gegensatz zum Markausfall der Rindenausfall absolut tödlich wirkt. Entscheidend für die Störung der Nebennierenfunktion ist also weniger der Markausfall als vielmehr die Schädigung der Nebennierenrinde. Wichtig erscheint im Hinblick auf die Verkäsung der Nebennieren, daß schwerere Organtuberkulosen, insbesondere ausgedehnte phthisische Lungenprozesse, völlig fehlen können (FEINBLATT und ALPERT). In anderen Fällen sind hingegen röntgenologisch eine Anzahl älterer, völlig verkalkter, mithin also inaktiver tuberkulöser Lungenherde nachweisbar (THADDEA).

In der großen Mehrzahl der Addisonfälle findet sich bei der *Obduktion* sowohl Rinde wie Mark der Nebenniere erkrankt, wobei jedoch betont werden muß, daß oft noch ausgedehnte Rinden- und Markpartien erhalten sind. In den Rindenpartien werden gelegentlich Zeichen von Regeneration angetroffen. Das funktionelle und anatomische Ineinandergreifen der beiden Organkomponenten erschwert die Erforschung der einzelnen Bestandteile der Nebenniere. Bemerkenswert ist, daß daneben aber im Schrifttum auch Krankheitsfälle mit alleiniger Zerstörung des Markes oder der Rinde (SIMPSON) mitgeteilt werden. Im allgemeinen ist jedoch der Morbus ADDISON als komplexe Ausfallserscheinung des ganzen Organs zu werten. Klinisch scheint es bedeutungslos zu sein, ob die ADDISONsche Krankheit auf Rinden- oder Markinsuffizienz beruht; wahrscheinlich liegt hier eine Funktionsstörung beider Nebennierenanteile vor. Wir gelangen immer mehr zu der Überzeugung, daß, soweit sich das funktionell sagen läßt, einerseits der Rindenausfall und nicht der Markausfall tödlich ist, andererseits die Ausfallserscheinungen der klinischen Nebenniereninsuffizienz durch Rindenhormonzufuhr, nicht aber durch Markhormonzufuhr beseitigt werden können. Nach Bordoli teilt man die Addisonerkrankungen in solche mit kongenitaler Schwäche der Hypophyse ein, die infolge unzulänglicher Absonderung des rindenanregenden Hormons die Nebennieren schwächt, dort einen Locus minoris resistentiae schafft und schließlich zur Nebennierenatrophie (vielleicht auch zur Anfälligkeit gegen Tuberkulose) führt, und solche mit von vornherein bestehender schwerer Nebennierentuberkulose, Nebennierenlues oder anderen entzündlichen Erkrankungen der Nebenniere.

Es gibt ferner eine Anzahl von Beobachtungen, bei denen *klinisch keine Zeichen der Addisonschen Krankheit* vorlagen, die *Autopsie aber Zerstörung beider Nebennieren* ergab. Man wird hier annehmen müssen, daß das individuell sehr verschieden ausgebildete *akzessorische Nebennierengewebe* für den normalen Ablauf der Funktionen und Regulationen des Organismus ausgereicht hat. Aus der experimentellen Pathologie her ist bekannt, daß auch Ratten die beiderseitige Nebennierenentfernung ohne Rindenhormonzufuhr wegen ihres reichen Gehaltes an akzessorischem Rindengewebe häufig dauernd überleben. Schwieriger zu deuten sind die allerdings sehr *seltenen Addisonfälle mit anatomisch vollständig intakt gefundenen Nebennieren*; unter solchen Umständen wird man an Veränderungen der außerhalb der Nebennieren gelegenen Teile des chromaffinen Systems (akzessorische Nebennieren!) denken müssen. Hier könnte ursächlich vor allem weiterhin eine verminderte Produktion des im Hypophysenvorderlappen gebildeten und der Nebenniere übergeordneten corticotropen bzw. adrenalotropen Hormons (etwa bei einer luischen Meningitis basilaris) in Betracht kommen. Auf Grund pathologisch-anatomischer Untersuchungen nimmt Nicholson an, daß in denjenigen Fällen, in denen eine Rindenatrophie der Addisonschen Krankheit zugrunde lag, der hierbei stets gefundene Schwund der Basophilen im Hypophysenvorderlappen das primäre Ereignis darstellt. Es ist ferner sehr in Erwägung zu ziehen, daß die Addisonsche Krankheit nicht allein als Folge anatomischer Schädigung im Bereich der Nebenniere auftreten kann, sondern darüber hinaus sogar auf einer Störung des endokrinen Regulationsmechanismus beruhen kann. So werden jene allerdings nur vereinzelt auftretenden Krankheitsfälle verständlich, bei denen es infolge starker Herabsetzung der Inkretproduktion übergeordneter Hormondrüsen zu relativer Funktionsbeeinträchtigung der Nebennieren und damit zur Entwicklung des klassischen Addisonsyndroms kommt. Erhebliche Deutungsschwierigkeiten bereitet immer noch das gleichzeitige Vorkommen einer Akromegalie und eines Morbus Addison (Bordoli, Mainzer).

Wir kennen *besondere Verlaufsformen der Addisonschen Krankheit.* Die *akute Verlaufsform* der Nebenniereninsuffizienz, die mit äußerst stürmischen Erscheinungen einhergeht, wird durch Zirkulationsstörungen in den Nebennieren verursacht, wie etwa durch Blutungen, Embolien oder Thrombosen; hier kann in wenigen Tagen der Tod unter foudroyant cerebralen und intestinalen Erscheinungen eintreten. Die akute Thrombose der Nebennierenvenen führt in der Regel infolge hämorrhagischer Infarzierung zum Absterben der Drüse und damit zum akuten Nebennierenausfall, d. h. zum Tod im Kollaps. Die Pigmentierung fehlt meist infolge der Kürze der Krankheitsdauer. Bei Neugeborenen sind solche offenbar traumatisch bedingten Blutungen in die Nebennieren relativ häufig, im Kleinkindalter gelangen sie im Verlauf oder unmittelbar nach schweren Infektionskrankheiten (Sepsis, Meningitis, Scharlach, Diphtherie) zur Beobachtung (SCHÖNBERG), während sie bei Erwachsenen zu den größten Seltenheiten (RUTISHAUSER und BARBEY) gehören. Das zentrale venöse System der Nebennierenrinde enthält große Venen mit Muskelpfeilern. Die longitudinalen Muskelbündel in den Venenwänden haben offenbar die Aufgabe, einerseits die Venen rasch zu entleeren, andererseits in bezug auf den Nachstrom einen Stausee zu schaffen (COSTA und SEVERI). Diese Muskelpfeiler entwickeln sich erst in der Pubertät, fehlen jedenfalls beim Säugling und Kleinkind. Vielleicht hängt mit dem Fehlen dieser Regulation die Häufigkeit der Nebennierenblutung beim Kind post partum zusammen. Die toxischen und traumatischen Nebennierenblutungen beim Erwachsenen sind wahrscheinlich mit Spasmen und Rupturen dieser Muskelbündel in Zusammenhang zu bringen (COSTA und SEVERI).

Bei diesem *akut einsetzenden Nebennierenausfall* entwickelt sich eine Anzahl verschiedener und vieldeutiger Symptome: hohes Fieber, schwere Cyanose, allgemeine Schwäche und tiefe Erschöpfung, schnelle Atmung, beschleunigter, kleiner, weicher, unregelmäßiger, kaum fühlbarer Puls, Blässe, Singultus, Erbrechen, Durchfälle und multiple Hautblutungen. *Differentialdiagnostisch* wichtig sind die oft plötzlich auftretenden heftigen Schmerzen im Epigastrium und in der Lendengegend. Diesen relativ häufigen *abdominellen Formen* des akuten Rindenausfalls stehen die einen stürmischen und apoplektiformen Verlauf aufweisenden *cerebralen Erscheinungen* (Depressionen, Delirien, Krämpfe, Koma) gegenüber. Hingewiesen sei hier auf relativ seltene *Hirnveränderungen* bei ADDISONscher Krankheit. So berichtet HAMPEL von einem 23jährigen Patienten mit Braunfärbung der Haut, hochgradiger Adynamie, niedrigem Blutdruck, starker Obstipation, heftigen Kopfschmerzen und linksseitigem Babinski. Krankheitsbeginn vor 8 Jahren. Unter akuten cerebralen Symptomen trat der Tod an Kreislaufinsuffizienz ein. Die Obduktion ergab das klassische Bild eines Morbus ADDISON. Histologisch fand sich vor allem eine sklerosierende Erkrankung des Hemisphärenmarks mit gliösen Wucherungen und Faserbildung, nur periventrikulär stärkerer Markscheidenschwund und Sklerose, kein wesentlicher Fettabbau. Bemerkenswert war weiterhin in der gesamten weißen Substanz (besonders in der Pons) eine Makrophagenansammlung und Neubildung mesenchymaler Fibrillen an den Gefäßen. Dieser degenerative Hirnbefund wurde von HAMPEL als möglicherweise toxisch aufgefaßt durch die bei Nebenniereninsuffizienz auftretende Stoffwechselstörung und Autointoxikation. Die Auffassung, daß im Endzustand des Addisonkranken eine Vergiftung mit einem Stoffwechselgift vorliegt, muß abgelehnt werden (MARAÑÓN). Die scheinbar vorhandenen cerebralen Störungen sind vielmehr nur die Folge der schweren Stoffwechseländerungen (Hypoglykämie, Azidose, Exsikkose, Mineralstoffwechselstörungen). PARDOS und SUCH haben darauf hingewiesen, daß die mikroskopischen Gehirnveränderungen nebennierenloser Tiere weitgehend denen bei ADDISONscher Krankheit ähnlich sind. Gelegentlich werden auch bei der akuten Verlaufsform der Nebenniereninsuffizienz *meningitische Erscheinungen* (Pupillenveränderungen, Hautüberempfindlichkeit, Kopfschmerzen) beobachtet, das KERNIGsche Symptom soll aber im Gegensatz zur echten Meningitis meist fehlen. Diese akut einsetzende Erkrankung bietet also symptomatologisch meist verschiedene Bilder und ist daher zu Lebzeiten des Kranken nur schwer zu erkennen; sie führt infolgedessen sofort oder im Verlauf weniger Tage zum Tode, der in der Regel im schwersten Kollaps erfolgt (BREITFELLNER und HERBST). Die Rindenhormontherapie der akuten Nebenniereninsuffizienz bleibt in der Regel erfolglos (CAMERER, BAUMANN).

Die *wenig charakteristische Symptomatologie der akuten Nebenniereninsuffizienz* pflegt in der Praxis oft zu einer Reihe von *Fehldiagnosen* (Ileus, Peritonitis) zu verleiten und damit natürlich zu ganz zwecklosen operativen Eingriffen. Heftige Darmkoliken, gelegentlich mit Erbrechen, Durchfällen und erhöhten Temperaturen, kennzeichnen den unklaren Krankheitszustand. Häufig gibt diese akute Verlaufsform Anlaß zu Verwechslungen mit dem Bilde einer akuten Appendicitis, einer schweren toxischen Gastroenteritis oder eines Darmileus. Im Schrifttum wird sogar über Krankheitsfälle akuter Nebenniereninsuffizienz berichtet, die im Verlauf eines Typhus abdominalis aufgetreten waren und eine Darmperforation vorgetäuscht hatten. Natürlich handelte es sich hier um eine sog. Pseudoperitonitis. Die *Pseudoperitonitis der* ADDISON*schen Krankheit* unterscheidet sich von der echten Peritonitis nach ORTNER dadurch, daß bei ersterer nicht nur die Bauchmuskeln, sondern auch die Extremitätenmuskeln eine deutliche Abwehrspannung zeigen. Ferner kann die Auszählung des weißen Blutbildes mitunter differentialdiagnostisch wertvoll sein; fehlt nämlich eine Leukocytose mit entsprechender Linksverschiebung, so spricht dieser Befund im allgemeinen gegen das Vorliegen einer Peritonitis. Eine exakte Diagnose wird sich aber bei der akuten Verlaufsform der Nebenniereninsuffizienz in vivo kaum stellen lassen, man wird für gewöhnlich wohl an eine Peritonitis oder Pankreasapoplexie denken. Der wahre Charakter der Erkrankung wird mangels einer typischen Symptomatologie gewöhnlich erst durch die Autopsie aufgeklärt. Bei der *Nebennierenapoplexie*, einer seltenen, aber lehrreichen Krankheit in der Kinderheilkunde, handelt es sich nach BAUMANN um eine perakut verlaufende Sepsis, wenn auch nur in $^1/_3$ der Fälle Meningo-, Pneumo- oder Streptokokken nachzuweisen sind. *Differentialdiagnostisch* ist dieser Zustand oft schwer gegen eine toxische Pneumonie oder gegen Meningitis (GHON, RUTISHAUSER und BARBEY, BAMATTER) abzugrenzen. Der Tod erfolgt innerhalb von 36—48 Stunden. Die Bedeutung der Sepsis geht daraus hervor, daß bei der durch Geburtstrauma entstandenen Nebennierenapoplexie niemals Hauterscheinungen, also vor allem Blutungen, auftreten, die für die septische Form so charakteristisch sind. Die Prognose ist absolut infaust, ein Einfluß von Rindenhormon wurde niemals gesehen.

Allmähliches Zugrundegehen der beiden Nebennieren führt zum *Morbus* ADDISON, der klassischen Form des Nebennierenausfalls. In der Regel ist der Verlauf der ADDISONschen Krankheit ein ausgesprochen chronischer und schleichender. Zweifellos überwiegt auch nach unseren Erfahrungen bei der Mehrzahl der Addisonkranken die *chronische Verlaufsform*. Die Erkrankung zeigt für gewöhnlich einen ganz allmählichen und schleichenden Beginn. Addisonkranke, die meistens alte Spuren einer überstandenen Lungentuberkulose und von Jugend auf die Zeichen einer allgemeinen lymphatischen Hyperplasie aufweisen, sind ihrer Konstitution nach fast immer schwächliche Individuen von grazilem Körperbau und geringer Widerstandskraft. Auffallend ist bei ADDISONscher Krankheit der relativ häufige Befund der symmetrischen, nur auf große Gelenke lokalisierten Osteoarthropathia deformans (CURSCHMANN).

Der sich allmählich entwickelnde *Beschwerdekomplex* gruppiert sich anfangs um einen neurasthenischen Kern. Die Krankheit äußert sich fast immer zuerst in einer außergewöhnlichen Müdigkeit, Schwächegefühl und Kraftlosigkeit, die sich später zu hochgradiger *Adynamie* steigern kann. Die Adynamie ist die Folge einer Störung im Muskelstoffwechsel (MARAÑÓN). Der Glykogen- und Phosphagengehalt des Musculus deltoideus findet sich bei Addisonkranken immer vermindert; Cortinbehandlung normalisiert diese Verhältnisse (MARAÑÓN, GAMBINI). Der Kreatin-Phosphorsäuregehalt ist geringer als beim Gesunden. Die Kreatinurie und Guadininurie sind ebenfalls Zeichen einer schweren Störung des Muskelstoffwechsels bei ADDISONscher Krankheit (MARAÑÓN). Die *Regulierung des Muskelstoffwechsels* ist offenbar eine *Hauptfunktion der Nebenniere*. Diese große Muskelschwäche, die zu den Kardinalsymptomen des Morbus ADDISON gehört, und auch Kranke mit verhältnismäßig gut entwickelter Muskulatur befällt, kann so hochgradig werden, daß die Patienten nicht mehr fähig sind, das Bett zu verlassen. Dazu tritt eine psychische Adynamie, eine Psychasthenie mit Arbeitsunlust, Gedankenträgheit, Abgeschlagenheit und Apathie. Die Stimmung ist gereizt und deprimiert, die Kranken sind teilweise leicht erregbar oder auch ängstlich und schreckhaft.

Erwähnenswert sind vor allem die sehr häufigen *gastrointestinalen Störungen*, wie etwa Appetitlosigkeit, Übelkeit, Aufstoßen, Sodbrennen, zeitweises Erbrechen, Druckgefühl in der Magengegend bis zu den heftigsten epigastrischen Krampfschmerzen und Bauchkoliken. In den Endstadien findet sich objektiv meist Verminderung oder vollständiges Versiegen der Salzsäure- und Fermentproduktion, subjektiv oft unstillbares Erbrechen mit heftigen Leibschmerzen und quälendem Singultus. Die Sub- oder Anacidität läuft meist parallel mit krisenhaften Verschlimmerungen der Krankheit. Durchfälle wechseln häufig mit Verstopfung ab, mitunter beobachtet man Fettstühle. Die krisenartig auftretenden Diarrhöen können wie bei der Cholera nostras mit Wadenkrämpfen einhergehen. Zeitweise besteht fast völlige Schlaflosigkeit, andererseits beobachtet man oft abnorme Schlafsucht mit krampfhaftem Gähnen.

Pathognomonisch ist für die voll entwickelte ADDISONsche Krankheit in erster Linie die *Pigmentierung der Haut und Schleimhäute*, die der Krankheit auch den Namen „Bronzekrankheit“ (Bronzed skin) gegeben hat. Die braune Pigmentierung befällt vorwiegend die schon normalerweise pigmentierten Hautpartien (Augenlidränder, Warzenhöfe, Anal- und Genitalregion, Linea alba, Falten der Hohlhand) sowie die unbedeckten Körperpartien (Gesicht, Hals, Handrücken). Die Innenflächen der Hände und Füße sowie die Nagelbette bleiben meist frei. Bemerkenswert ist, daß bei Mulatten und Negern die Nagelbetten, die bei ADDISONscher Krankheit frei bleiben, an der Färbung teilnehmen (MATTHES-CURSCHMANN). Bisweilen sollen auch die Haare dunkler geworden sein. In schweren Krankheitsfällen kann die Pigmentierung den ganzen Körper einnehmen und zu einer diffusen Braunfärbung führen. Differentialdiagnostisch besonders wichtig ist die Pigmentablagerung in den Schleimhäuten der Mundhöhle (Wangen, Lippen, Zunge, Gaumen) und des Kehlkopfes. Rectal- und Vaginalschleimhaut können ebenfalls Pigmentation aufweisen. Gegenüber den mehr diffus hell- bis dunkelbraun pigmentierten Stellen der Haut sind die Schleimhautpigmentierungen fast immer fleckig und schwarzblau. Bei Angehörigen dunkler Rassen, bei denen aus der Pigmentierung der Haut diagnostische

Schlüsse nicht möglich sind, ergeben sich insofern Schwierigkeiten und die Unmöglichkeit einer diagnostischen Verwertung der Schleimhautpigmentierungen zur Feststellung einer Nebenniereninsuffizienz, als die Pigmentierung der Mundschleimhaut bei dunkelfarbigen Rassen völlig derjenigen des Addisonkranken entspricht (MAINZER und KRAUSE). Mit zunehmender Dunkelfärbung der Haut nimmt meist die Neigung zu Schleimhautpigmentierungen zu. Wie beim Addisonkranken kann man bei Angehörigen dunkler Rassen zwischen präformierten Prädilektionsstellen und durch mechanischen Reiz bedingten Pigmentorten unterscheiden, daneben gibt es noch regellos verteilte Pigmentstellen, wie beispielsweise an der Zunge, der Wangenschleimhaut, am Zahnfleisch und am Gaumen. Dieses Schleimhautpigment wird erst allmählich im Laufe der individuellen Entwicklung abgelagert, es fehlt auch in der Regel vollkommen bei schwarzbraun pigmentierten Kindern (MAINZER und KRAUSE). Das Hautpigment, das in den tiefen Zellschichten des Rete Malpighii liegt, besteht aus Melaninkörnchen, es ist eisenfrei, also nicht hämatogenen Ursprungs. Die Pigmentierung ist beim Morbus ADDISON außerordentlich häufig, in seltenen Krankheitsfällen kann sie aber fehlen.

Einer unserer Addisonkranken scheint in diesem Zusammenhang besonders erwähnenswert zu sein, weil er *keinerlei Anzeichen für eine Braunfärbung der Haut oder Schleimhäute* darbot. Der Patient suchte im November 1936 infolge starker Gewichtsabnahme und rapiden Kräfteverfalls die Klinik auf. Der Ernährungszustand war bei der Aufnahme stark reduziert. Es bestand hochgradige Adynamie und völlige Appetitlosigkeit, die Blutdruck- und Blutzuckerwerte waren erniedrigt. Klinisch und röntgenologisch bestand kein Anhalt für aktive Lungentuberkulose oder für einen malignen Tumor des Magen-Darmkanals. Trotz Fehlens von Haut- und Schleimhautpigmentierungen wurde die Diagnose auf Morbus ADDISON gestellt und eine spezifische Hormonbehandlung (Iliren) durchgeführt; unter dieser Therapie wurde das Allgemeinbefinden des Patienten auffallend gebessert. Der Kranke nahm in kurzer Zeit 10 kg an Gewicht zu, der Appetit kehrte wieder, die hochgradige Muskelschwäche und Mattigkeit gingen zurück. Bei einer kürzlich erfolgten Nachuntersuchung hielt das ausgezeichnete körperliche Befinden weiter an.

Die *Wirkung Vitamin C-freier Nebennierenrindenextrakte auf den Pigmentstoffwechsel* hat GRÜNEBERG untersucht. Die scheinbar depigmentierende Wirkung des Rindenhormons bei der Behandlung der Psoriasis wird lediglich auf die beschleunigte Abheilung zurückgeführt, wodurch die an sich vorhandene Depigmentierung der abgeheilten Herde nur deutlicher wird. Eine Wirkung auf die Randpigmentierung bei Vitiligo wird ebenfalls vermißt. Im Tierversuch kann die Hyperpigmentation der Mamillargegend kastrierter männlicher Meerschweinchen infolge Follikelhormonzufuhr durch C-freien Rindenextrakt nicht beeinflußt werden. Da andererseits eine sichere Wirkung auf die ADDISON-Melanose beobachtet wird, nimmt GRÜNEBERG an, daß das Rindenhormon nicht allgemein die melanoblastische Tätigkeit der Haut beeinflußt, sondern daß die Nebennieren die Pigmentbildung lediglich in qualitativer Hinsicht regulieren.

Die einfache Beobachtung am Krankenbett zeigt uns die weitgehende Abhängigkeit des Gesamtkreislaufs von der Nebennierenfunktion. *Kreislaufveränderungen* werden bei ADDISONscher Krankheit selten vermißt (THADDEA). Das *Herz* läßt gewöhnlich, aber durchaus nicht regelmäßig, die Gestalt eines schmalen, kleinen und hypoplastischen Tropfenherzens bei enger Aorta erkennen. Bekannt ist die geringe Neigung Addisonkranker zu Ödemen und Arteriosklerose (FALTA). Der Addisonkranke neigt in schlechten Stadien zur

Tachykardie, unter spezifischer Hormonbehandlung nähert sich die Pulszahl der Norm. Der *niedrige Blutdruck als Symptom des Morbus Addison und wichtiges frühdiagnostisches Zeichen* ist von allen Beobachtern immer wieder bestätigt worden. Die Blutdruckamplitude ist eher klein. In seltenen Fällen von klinischer Nebenniereninsuffizienz kann die Blutdruckerniedrigung fehlen (Labbé und Mitarbeiter). Hall und Hemken betonen, daß vor allem diejenigen Fälle von Addisonschem Syndrom, deren Nebennieren bei der Obduktion nur eine einfache Schrumpfung ohne tuberkulöse Veränderungen zeigten, gegenüber den tuberkulösen Addisonkranken einen etwas höheren Blutdruck aufweisen. Durch *Rindenhormonzufuhr* werden die Blutdruckwerte *kompensierter Addisonkranker* nicht beeinflußt. Im Gegensatz hierzu beobachtet man bei *dekompensierten Addisonkranken* (d. h. also in der Krise oder im Koma) im Verlauf der Rindenextraktbehandlung nahezu regelmäßig einen *Anstieg der stark erniedrigten systolischen und diastolischen Blutdruckwerte*, gleichzeitig geht auch die Tachykardie zurück (Thaddea).

Schellong hat darauf hingewiesen, daß bei hypophysärer Kachexie eine eigenartige *hypodyname Kreislaufregulationsstörung* vorliegt, die er im wesentlichen als zentralbedingt ansieht. Bei senkrechter Körperhaltung sinken systolischer und diastolischer Blutdruck merklich ab. Die Mehrzahl der Autoren nimmt heute an, daß die Hypotonie bei Simmondsscher Kachexie über die Nebenniere entsteht und daher der Hypotonie der Addisonschen Krankheit an die Seite zu stellen ist. Es ist bekannt, daß bei der Vorderlappeninsuffizienz des Menschen stets Zeichen einer sekundären Nebenniereninsuffizienz beobachtet werden. Umgekehrt wissen wir, daß die basophilen Zellen des Hypophysenvorderlappens beim Morbus Addison oft vermindert und degeneriert sind (Kraus, Berblinger, Meessen). Zweifellos findet sich diese Regulationsstörung ebenfalls beim Morbus Addison (Ratner, Schellong, Hanssen, Thaddea). *Der Kreislauf des Addisonkranken ist nicht in der Lage, sich irgendwelchen Anforderungen körperlicher Art anzupassen.* Schon wenn der Kranke aufsteht, sinkt der systolische und diastolische Druck rasch ab, wenn auch in viel schwächerer Weise als bei Simmondsscher Kachexie; in Rückenlage wird der Ruheblutdruck sofort wiederhergestellt. Auch wenn der Kranke versucht, sofort nach dem Aufstehen einige Kniebeugen zu machen oder in Rückenlage körperliche Arbeit (etwa durch Beinheben) zu leisten, treten Blutdrucksenkung und Kollaps in gleicher Weise ein. Legt man ferner Addisonkranke auf einen Kipptisch, so führt Senken der Füße bei Heben des Kopfes nicht zum physiologischen geringen Blutdruckanstieg, sondern zur Blutdrucksenkung und umgekehrt Senkung des Kopfes und Heben der Füße zur Blutdrucksteigerung anstatt zur Drucksenkung. Bei Addisonkranken ist also die *Blutdruck-Lageregulierung* unzureichend. Einzelheiten über diese Zusammenhänge können in der Arbeit von Fasshauer und Oettel nachgelesen werden. *Addisonkranke zeigen* mithin eine ausgesprochen *mangelhafte Blutdruckregulation*, die bei bestimmten körperlichen Belastungen (Stehen, Kniebeugen, Beinheben) gelegentlich bis zum Kollaps zu führen droht (Thaddea).

Die geschilderten Kreislaufregulationsstörungen bei Addisonscher Krankheit werden im akuten Versuch durch spezifische Hormontherapie nicht beeinflußt (Fasshauer und Oettel), hingegen lassen sie sich bei konsequent durchgeführter wochenlanger Rindenhormonbehandlung, wenn das Stadium der Krise beseitigt ist, zusammen mit der Besserung des Allgemeinbefindens beseitigen (THADDEA). Bei dieser Kreislaufregulation und ihrer Störung muß im Hinblick auf die gleichlautenden Ergebnisse bei hypophysärer Kachexie und ADDISONscher Krankheit das *Hypophysenvorderlappen-Nebennierensystem offenbar als funktionelle Einheit* zusammenwirken, wobei sicherlich noch übergeordnete Empfindlichkeitsänderungen der im Zwischenhirn angenommenen kreislaufregulierenden Zentren mitspielen (SCHELLONG). Wir sind nicht berechtigt, die mittels Auswertung der Blutdruck-Lagereaktion der Beurteilung zugänglich gemachten *Änderungen der Blutdruckreflexe* auf eine verschiedene Empfindlichkeit der peripheren Druckreceptorenstellen des Organismus (Carotissinus, Aortenbogen, Pulmonalarterien) zurückzuführen, da bekanntlich gerade die peripheren Nervenendigungen in ihrer Funktion durch Milieuänderungen erst sehr spät beeinflußt werden (EB. KOCH). Entsprechend den Befunden zahlreicher Autoren (G. v. BERGMANN, EB. KOCH, HERING, HESS, FASSHAUER und OETTEL) ist eher an eine Funktionsstörung der „zentralen Schaltstellen" zu denken, die die aus der Peripherie kommenden Impulse über das Vasomotoren- und Vaguszentrum dem Erfolgsorgan vermitteln, und deren blutdruckregulierende Tätigkeit von Änderungen des chemischen Milieus stark beeinflußt wird (PALME, FASSHAUER).

Ein weiteres charakteristisches Kreislaufzeichen bei klinischer Nebenniereninsuffizienz ist die *fehlende Adrenalin-Blutdruckreaktion* (THADDEA). Der sonst übliche Anstieg der systolischen Blutdruckwerte nach Adrenalin wird fast immer vermißt. Diese Störungen gehen zurück, wenn man eine Rindenhormonbehandlung über lange Zeiträume durchführt. Bemerkenswert sind hier die Ergebnisse von BAUDOUIN und Mitarbeitern, die die Wirkung der intravenösen Adrenalindauerinfusion bei Addisonkranken untersucht haben. Bei Normotonikern bewirken Adrenaldauerinfusionen (0,003—0,005 mg pro Kilogramm und Stunde) eine Erhöhung des arteriellen Druckes um 20—30 mm Hg; bei Addisonkranken gelingt es dagegen nicht einmal, Normalwerte zu erreichen, obwohl größere Dosen (0,005—0,047 mg pro Kilogramm und Stunde) gewählt wurden. In letzter Zeit haben AUERSBACH und THADDEA die *Kreislaufverhältnisse im Insulinshock* bei Gesunden und Addisonkranken untersucht. Eine zusammenfassende Darstellung des Kreislaufproblems im hypoglykämischen Shock hat kürzlich BÜRGER gegeben. Nach Insulingabe beobachtet man beim Gesunden in der zweiten Phase der Insulinintoxikation einen plötzlichen Blutdruckanstieg, der, wenn auch nicht regelmäßig, mit dem Tiefpunkt der Blutzuckerkurve zusammenfällt. Diese Veränderungen finden ihre zwanglose Erklärung in der *Richtung der Gegenregulation*, d. h. die Hypoglykämie gibt Veranlassung zu erhöhter Adrenalinausscheidung (KUGELMANN). Diese gesteigerte Adrenalinausschüttung zieht vor allem eine Blutdruckerhöhung nach sich. Wesentlich ist, daß bei klinischer Nebenniereninsuffizienz dieser plötzliche Blutdruckanstieg in der zweiten Phase der Insulintoxikation vermißt wird. Die Annahme liegt nahe, daß der *Regulationsmechanismus der sekundären Adrenalinausschüttung bei unbehandelten Addisonkranken erheblich gestört ist.*

Das *Elektrokardiogramm* ist bei ADDISONscher Krankheit nicht unbedingt charakteristisch. Im Zustand der Kompensation sind keinerlei Veränderungen der Herzstromkurve nachweisbar (THADDEA, ALBERS und THADDEA). Abweichungen von der Norm treten hingegen häufig, wenn auch nicht regelmäßig, in der Krise und im Koma auf (ALBERS und THADDEA). SAMPAYO, DELIUS und OPITZ beschreiben sogar Rhythmus- und Reizleistungsstörungen (Verlängerung der Überleitungszeit, supraventrikuläre Extrasystolie, Wechsel von Interferenzdissoziationen mit totalem Block und AV-Rhythmus). Die Höhe der Potentialschwankungen nimmt gelegentlich so stark ab, wie wir es bei ausgeprägten Formen des Myxödems häufig zu sehen gewohnt sind (SAMPAYO, COELHO, ALBERS und THADDEA). Regelmäßiger als das Auftreten der niedrigen Potentialschwankungen findet man in den ungünstigen Phasen eine *S-T-Depression und Negativwerden des T in verschiedenen Ableitungen,* Befunde, die für einen erheblichen *Myokardschaden* sprechen (DELIUS und OPITZ, THADDEA, ALBERS und THADDEA). Diese elektrokardiographischen Veränderungen gehen nach wirksamer Rindenhormonbehandlung vollständig zurück (THADDEA). Wenn auch diese Veränderungen der Herzstromkurve oft mit der Schwere des klinischen Krankheitsbildes annähernd parallel verlaufen, so muß dennoch betont werden, daß selbst in vorgeschrittenen Stadien der Nebenniereninsuffizienz das Elektrokardiogramm auch völlig normal sein kann (ALBERS und THADDEA, WEICKER).

Nach dieser grundsätzlichen Betrachtung bleibt nur noch übrig, auf einige *Besonderheiten des Kreislaufs bei* ADDISON*scher Krankheit* einzugehen. Die hochgradig *verminderte zirkulierende Blutmenge* beim Morbus ADDISON ist vielleicht echte Oligämie, vielleicht auch auf einen chronischen Kollapszustand bei der allgemeinen Adynamie zu beziehen (BÖSS). Bei Addisonkranken beobachtet man ferner *Verminderung des Sauerstoffverbrauchs* sowie deutliche *Erniedrigung des Schlag- und Minutenvolumens* (ALZONA). Das, was im Kreislauf des Addisonkranken vorgeht, stellt also in erster Linie die *Anpassung an das veränderte Stoffwechselgeschehen* dar. Während normalerweise das Rindenhormon je nach Bedarf zur Verfügung steht, führt sein Fehlen zum erschwerten Ablauf der Reaktionen. Die Störungen aller Funktionen im Addisonorganismus kommen gerade auch im Kreislaufgeschehen so sinnfällig zum Ausdruck.

Die *Veränderungen des Blutbildes* betreffen sowohl die roten als auch die weißen Blutzellen. Die Zahl der Erythrocyten und der Hämoglobingehalt ist bei ADDISONscher Krankheit in der Regel herabgesetzt. In fortgeschrittenen Stadien der Erkrankung beobachtet man hingegen — wohl als Anzeichen einer Bluteindickung (THADDEA und ALBERS) — regelmäßig eine Erhöhung der Erythrocytenzahl und einen Anstieg des Hämoglobingehaltes, Veränderungen, die unter Rindenhormontherapie — entsprechend der klinischen Besserung — zum Bilde einer mäßigen sekundären Anämie führen. Durch weitere Rindenhormonzufuhr wird diese Anämie verringert, so daß nahezu Normalwerte erreicht werden. Die *Blutviscosität* ist im Gegensatz zur Konstanterhaltung des Gesamteiweißgehaltes in der Addisonkrise erhöht; nach parenteraler Rindenhormonzufuhr nimmt die erhöhte Viscosität des Blutes erheblich ab (THADDEA und ALBERS). Die *Senkungsgeschwindigkeit der roten Blutkörperchen* ist in der Addisonkrise normal oder verlangsamt. Nach Beseitigung der Krise findet man regelmäßig eine Senkungsbeschleunigung (THADDEA und ALBERS).

Die *weißen Blutkörperchen* weisen als Ausdruck der allgemeinen Hyperplasie des lymphatischen Apparates (Schwellung der Lymphdrüsen, der Tonsillen und der Zungengrundpapillen, Thymushyperplasie) häufig eine Vermehrung der Lymphocyten und eine entsprechende relative Verminderung der

Neutrophilen auf. Manchmal findet sich auch eine Eosinophilie. Zweifellos hat die Nebennierenrinde Einfluß auf die *Leukocytenregulation*. Wesentlich scheinen in diesem Zusammenhang Untersuchungsergebnisse zu sein, die mit dem Ziel unternommen wurden, die physiologische Beeinflussung des weißen Blutbildes durch Hormonstoffe (Adrenalin, Insulin) bei Gesunden und Addisonkranken zu prüfen (THADDEA). Die an organisch Gesunden beiderlei Geschlechts und verschiedenen Alters ausgeführten Untersuchungen ergeben als das konstanteste Symptom nach subcutaner Adrenalinzufuhr eine Steigerung der absoluten Leukocytenzahl, die gewöhnlich nach 30 Minuten den Höhepunkt erreicht. An der Vermehrung der Gesamtleukocyten sind sowohl Lymphocyten wie Neutrophile beteiligt. Für gewöhnlich ist der Anstieg der Lymphocyten zahlenmäßig höher als der der Segmentkernigen. Diese *Adrenalinleukocytose* beruht nicht auf einer ungleichmäßigen Verteilung, sondern auf einer wirklichen Vermehrung der weißen Zellen im Blute. Diese eigenartigen Umstellungen des weißen Blutbildes nach Adrenalinzufuhr gaben Veranlassung, die Einwirkung des Adrenalins auf das weiße Blutbild Addisonkranker vor und nach Rindenhormonbehandlung zu verfolgen (THADDEA). *Bei unbehandelten Addisonkranken wird die typische Erscheinung der Adrenalinwirkung, nämlich die Leukocytose, vermißt.* Die Kurven der Lymphocyten und Neutrophilen bleiben an der Adrenalinreaktion gleichfalls unbeteiligt. Offenbar ist dieses Verhalten des weißen Blutbildes durch Ausfall der Nebennierenfunktion bedingt; denn durch Rindenhormonbehandlung gelingt es, bei Addisonkranken eine nahezu normale Adrenalinleukocytose mit entsprechender Reaktion der Lymphocyten und Segmentkernigen hervorzurufen.

Ausgehend von der Kenntnis, daß der menschliche Organismus nach Insulinzufuhr mit Hilfe der Adrenalingegenregulation eine zu starke Senkung des Blutzuckerspiegels verhindert, lag der Gedanke nahe, die bisherigen Ergebnisse durch Untersuchungen der Einwirkung intravenös verabreichten *Insulins* auf das weiße Blutbild zu ergänzen. Auf Grund der vergleichenden Untersuchungen von KUGELMANN kommt im Mechanismus der Insulinwirkung eine überragende Rolle der reaktiven Adrenalinausschüttung zu. Für die Schwere der hypoglykämischen Erscheinungen ist daher nicht die Größe der Insulingabe, sondern vielmehr die gegen die Blutzuckersenkung wirkende, gesteigerte Adrenalinbildung von maßgebender Bedeutung. Das eindrucksvollste Ergebnis der intravenösen Insulineinspritzung bei Normalpersonen ist eine absolute Zunahme der Gesamtleukocytenzahl mit absoluter Vermehrung der Lymphocyten. Diese *Insulinhyperleukocytose mit ausgesprochener Lymphocytose*, die erst nach Eintritt der Hypoglykämie erfolgt, muß als *Adrenalineffekt*, d. h. als gegenregulatorische Wirkung des sympathico-adrenalen Systems, aufgefaßt werden. *Beim Morbus* ADDISON *tritt eine erkennbare Insulinreaktion der Gesamtleukocytenzahl überhaupt nicht auf; ebenfalls fehlt hier die Lymphocytose.* Im Gegensatz hierzu weisen mit Rindenhormon behandelte Addisonkranke als Zeichen einer guten gegenregulatorischen Adrenalinwirkung eine deutliche Insulinreaktion auf. Aus diesen klinischen Beobachtungen geht somit hervor, daß der Mechanismus der Leukocytenregulation auf den Adrenalin- und Insulinreiz hin bei Addisonkranken viel unvollständiger funktioniert als bei Gesunden. Durch Zufuhr des fehlenden Nebennierenrindeninkretes lassen sich diese Störungen weitgehend beheben (THADDEA).

Die *Keimdrüsenfunktion* ist bei Addisonkranken ebenso wie bei nebennierenlosen Tieren (SILVESTRONI, SCHILLER, COREY und BRITTON) häufig gestört (MARAÑÓN). Bei ungefähr 38,6% der erkrankten *Frauen* trat die Menarche verspätet auf. Bei 54,5% von ihnen waren die Regelblutungen weniger stark, bei 4,5% hörte die Regel vor dem 30. Lebensjahre auf. Addisonpatientinnen weisen eine verminderte Follikelhormonausscheidung im Harn auf (ANTOGNETTI und GERIOLA). Die Konzeptionsfähigkeit ist offensichtlich herabgesetzt. 39,2% der erkrankten Frauen haben keine Kinder. Die Schwangerschaft führt nicht immer zum Tode; es gibt Addisonkranke, die sich während der Schwangerschaft sogar besser fühlen. Das Stillen ist im allgemeinen sehr schwierig oder unmöglich. Die Menopause beginnt bei addisonkranken Frauen mehr oder weniger frühzeitig und zeigt fast keine Symptome. Addisonkranke *Männer* zeigen sexuelle Schwäche (Frigidität bzw. Impotenz). Die Konstitution des addisonkranken Mannes ist in der Regel weniger männlich und manchmal geradezu weiblich.

Die bisher vorliegenden *Stoffwechseluntersuchungen* lassen erkennen, daß Beziehungen zwischen *Nebennierenrinde und Kohlehydratgesamtstoffwechsel* bestehen. Beim Morbus ADDISON ist zuerst von PORGES auf die *Hypoglykämie* hingewiesen worden, doch ist dieser Befund durchaus nicht regelmäßig. Bei Addisonkranken, die an und für sich niedrige Blutzuckerwerte haben, erfolgt im Gegensatz zu den Beobachtungen von ANDERSON nach Adrenalinzufuhr nur eine geringfügige Mobilisierung des Leberglykogens, die Hyperglykämie bleibt aus (THADDEA). Der Tod solcher Kranker kann unter dem Bilde stärkster Muskelkrämpfe und Konvulsionen mit Bewußtlosigkeit erfolgen, deren Ursache in einer Hypoglykämie zu suchen ist (WELTY und ROBERTSON, NORRIS). Diese Hypoglykämie kann in seltenen Fällen so hochgradig sein, daß überhaupt keine reduzierende Substanz mehr im Blute nachweisbar ist (ANDERSON und LYALL). Durch wirksame Rindenhormonbehandlung ist es möglich, die Leberglykogendepots bei dieser Erkrankung wieder zu füllen, so daß eine nahezu normale Adrenalinblutzuckerkurve erzielt wird. Die Verminderung der Glykogendepots bei der ADDISONschen Krankheit spricht MARAÑÓN mehr als Folge der Mineralstoffwechselstörung an, da das Kochsalz für einen normalen Kohlehydratstoffwechsel unbedingt erforderlich ist (vgl. GLATZEL). Addisonkranke sind ferner nicht in der Lage, intravenös oder peroral zugeführten Traubenzucker zu verarbeiten (THADDEA, RATHERY, JEAN-HESSE und ROY). Die Deponierung der Dextrose als Glykogen in den Depotorganen ist offensichtlich erschwert. Durch Zufuhr des fehlenden Hormons werden diese Störungen beseitigt (THADDEA). Nach Insulinzufuhr kommt es schließlich bei Addisonkranken zu sehr raschem, lange anhaltendem Blutzuckerabfall mit schweren hypoglykämischen Erscheinungen (THADDEA, DE FLORA).

Bei Addisonkranken wird ein *normaler oder erhöhter Blutmilchsäurespiegel* beobachtet, bei Arbeitsleistung bildet sich rasch vermehrte Milchsäure, die nur langsam ausgeschieden wird (THADDEA, MARAÑÓN, COLLAZO und CRUZ). Der Milchsäuregehalt des Urins ist bei ADDISONscher Krankheit erhöht (MARAÑÓN, COLLAZO und CRUZ). Zweifellos liegt beim Morbus ADDISON eine Störung im Mechanismus der Resynthese bzw. der Verbrennung nach Milchsäurezufuhr vor, die nach entsprechender Hormontherapie zurückgeht (THADDEA). Bemerkenswert ist endlich, daß der unbehandelte Morbus ADDISON auf der Höhe der

Erkrankung als Zeichen des Muskelglykogenzerfalls (Brentano) eine *Kreatinurie und eine fehlende Lactacidämie nach Adrenalin* aufweist; nach entsprechender Rindenhormontherapie verschwindet die Kreatinurie und parallel damit wird ein normales Verhalten der Adrenalinblutmilchsäurekurve beobachtet (Thaddea). Im akuten Versuch bewirkt Rindenhormonzufuhr bei Normalpersonen und Addisonkranken Senkung des normalen bzw. erhöhten Blutmilchsäurespiegels (Sánchez Rodriguez und Barbudo, Battistini, Cionini und Herlitzka).

Die Nebennierenrinde als Inkretorgan spielt für die *Regulierung des Fettstoffwechsels* eine wichtige Rolle. Die Ergebnisse bezüglich des *Cholesterinhaushaltes* (Thaddea und Fasshauer, Stroebe und Thaddea) haben ergeben, daß es beim addisonkranken Menschen während der Krisen im Gegensatz zu den Befunden von Marañón in der Regel zu typischen *Veränderungen des Serum-Cholesterinspiegels im Sinne einer Vermehrung des Gesamtcholesterins* kommt; an diesem Anstieg sind vor allem die Cholesterinester beteiligt. Nach den Untersuchungen von Koch und Westphal zeigen Addisonkranke teils erniedrigte, teils erhöhte Werte für das Gesamtcholesterin, Veresterungsstörungen sollen nicht nachweisbar sein. Unter dem Einfluß des Rindenhormons wird die Hypercholesterinämie zur Norm zurückgeführt. Es konnte weiter der Nachweis erbracht werden, daß die bei unbehandelten Addisonkranken festgestellten *Fettstoffwechselstörungen* (niedrige Werte der Gesamtlipoide, der Fettsäuren, des Neutralfettes, des Lecithins und Lipoidphosphors) nach entsprechender wirksamer Rindenhormonbehandlung — parallel mit der Besserung des klinischen Gesamtbildes — weitgehend zurückgehen (Stroebe und Thaddea). Offenbar ist die Einwirkung des Nebennierenrindeninkretes auf den Cholesteringehalt und die übrigen Lipoide des Blutes bei Addisonkranken eine indirekte und kommt auf dem Umwege über die Regulation des Gesamtstoffwechsels zustande.

In den schlechten Phasen zeigen Addisonkranke oft erhöhte Rest-N-Werte des Blutserums (Thaddea). An dieser *Vermehrung der Rest-N-Substanzen* ist in erster Linie der Harnstoff beteiligt. Die Rest-N-Steigerung in der Addisonkrise wird heute ursächlich auf Störungen im NaCl-Stoffwechsel und auf die gleichzeitig bestehende Azidose *(Salzmangelurämie)* zurückgeführt; diese Veränderungen lassen sich durch spezifische Hormonbehandlung beseitigen.

Bei schwerer Nebenniereninsuffizienz ist der *Ionenhaushalt* regelmäßig gestört. Die Nebennierenrinde spielt zweifellos im Natrium- und Kaliumhaushalt eine überragende Rolle; denn wohl der wichtigste Angriffspunkt des Cortins scheint die *Regulierung des Kalium- und Natriumstoffwechsels* zu sein. Die Wirkung der Nebennierenrinde auf diese Mineralien kann mit derjenigen der Nebenschilddrüse auf den Calciumstoffwechsel verglichen werden. Bei unbehandelten Addisonkranken ist der Natrium- und Chlorgehalt des Blutes in der Regel vermindert (Loeb, Atchley und Stahl, Marañón, Auersbach und Thaddea), während der Kaliumgehalt erheblich vermehrt ist (Wilder und Mitarbeiter, Marañón, Harrop, Allot). In der Addisonkrise sinkt offenbar nur jenes Natrium im Plasma ab, das an Eiweißkörper und Sulfat gebunden ist, nicht aber das Natrium des Kochsalzes und das Natrium der Alkalireserve (Martin, Junet und Steinmann). Durch Zufuhr von Nebennierenrindenhormon lassen sich diese Veränderungen beseitigen. Unter Rindenhormonzufuhr wird die negative Na- und Cl-Bilanz bei allen Addisonkranken wieder positiv; die Plasmakonzentration des Natriums und der Chloride wird ebenfalls erhöht, jedoch kann der Anstieg des Na-Spiegels durch Zunahme des Plasmavolumens bisweilen verzögert werden (THORN, GARBUTT, HITCHCOCK und HARTMAN). Cortinbehandlung ruft bei allen Addisonpatienten bereits in den ersten 24 Stunden eine *Kaliumdiurese* hervor, dabei entspricht die Stärke der Kaliumausscheidung etwa der Größe der Natriumretention (THORN, GARBUTT, HITCHCOCK und HARTMAN). Die Schwere der Nebenniereninsuffizienz kann man klinisch nach dem Wasser- und Kochsalzhaushalt beurteilen (BORST und VIERSMA). Nach Zufuhr größerer K-Mengen tritt zusammen mit typischen Nebenniereninsuffizienzsymptomen vermehrte Na-Ausscheidung ein, während das Kalium retiniert wird; nach Na-Zugabe tritt Blutverdünnung und Rückkehr zum alten Zustand ein (HARROP).

Die NaCl-Verarmung des Blutes in der Addisonkrise ruft sekundär die bereits oben beschriebenen Rest-N-Veränderungen hervor, die zusammen mit der gleichzeitig bestehenden Azidose die hypochlorämische Rest-N-Steigerung herbeiführen. *Bilanzuntersuchungen* haben die auffällige Tatsache ergeben, daß bei ADDISONscher Krankheit eine deutlich negative K- und Na- und in der Regel auch eine negative Cl-Bilanz nachzuweisen ist, während die Ca-Bilanz im Durchschnitt deutlich positiv ist (KAUNITZ). Entsprechend diesen Bilanzuntersuchungen zeigen auch Organanalysen, daß beim Morbus ADDISON ebenso wie bei nebennierenlosen Fröschen (URECHIA, BENETATO und RETEZEANU) die Gewebe an K, Na und Cl verarmt sind (KAUNITZ). Die K-Überempfindlichkeit Addisonkranker beruht offenbar auf der durch die K-Zufuhr bedingten Steigerung der Na- und Cl-Ausfuhr. Die Ergebnisse dieser Bilanz- und Gewebsuntersuchungen beweisen, daß bei ADDISONscher Krankheit anscheinend eine ganz andere Mineralstoffstörung vorliegt als bei den mit seröser Entzündung einhergehenden Erkrankungen; während bei Krankheiten mit seröser Entzündung die K-Gruppe und die Na-Gruppe in einem gewissen Gegensatz stehen (in dem Sinne, daß einer Vermehrung der einen eine Verminderung der anderen in den Geweben entspricht), scheint es bei klinischer Nebenniereninsuffizienz zur Verarmung der Gewebe an beiden zu kommen (KAUNITZ).

Zahlreiche Autoren (KLINE, MALATO, GUALDI, REIFENSTEIN und REIFENSTEIN jr.) treten dafür ein, bei unklaren Addisonfällen zur Sicherung der Diagnose den Kochsalzentzug mit seinen Folgen zu verwerten, unter Umständen verstärkt durch gleichzeitige erhöhte Kaliumzufuhr (WILDER und Mitarbeiter, RYNEARSON, SNELL und HAUSNER, CUTLER, POWER und WILDER). Ob für die Erkennung atypischer Fälle von ADDISONscher Krankheit der Nachweis des erniedrigten Serum-Adrenalingehaltes (Methylenblaubestimmungsmethode nach THUNBERG) zuverlässig ist (BROSS, DLUGOSZ und KUBIKOWSKI), erscheint im Hinblick auf die unzulänglichen chemischen Bestimmungsmethoden des Adrenalins im Blute sehr fraglich.

Im *Calciumstoffwechsel* treten bei ADDISONscher Krankheit ebenfalls Änderungen auf, es werden bei unbehandelten Addisonkranken normale oder mäßig erhöhte Serum-Calciumwerte festgestellt (AUERSBACH und THADDEA). Die in der Addisonkrise erhöhten Calciumwerte kehren nach parenteraler Rindenhormontherapie wieder zur Norm zurück. Zweifellos wird auch der *Schwefelstoffwechsel* von der Nebennierenrinde her reguliert; Addisonkranke weisen eine sichere Erniedrigung des Oxydationskoeffizienten des Schwefels $\left(\frac{\text{oxydierter Schwefel}}{\text{Gesamtschwefel}}\right)$ und Verminderung der Globulin-Schwefelverbindungen auf (DECOURT, LEMAIRE und GUILLAUMIN). Die *Magnesiumausscheidung* ist bei Addisonkranken gegenüber Normalpersonen geringgradig erniedrigt (TIBBETTS und AUB). Der *Bluteisenwert* ist bei ADDISONscher Krankheit niedrig, während der *Kupferspiegel* erhöht ist (SACHS, LEVINE und GRIFFITH). *Zusammenfassend* steht also fest, daß bei Addisonkranken die Behandlung mit Rindenhormonauszügen im Sinne einer Normalisierung des gesamten gestörten Ionengleichgewichts wirkt.

Mit fortschreitender Entwicklung der ADDISONschen Krankheit kommt es in der Regel zum *Anstieg des Gesamtketonkörpergehaltes im Blute* (THADDEA und KÜHN). Die in den schlechten Phasen des Morbus ADDISON erhöhten Ketonkörperwerte sinken unter Rindenhormonbehandlung ab und erreichen normale Werte. Die Anhäufung dieser organischen Säuren führt zwangsläufig zu *Störungen des Säure-Basengleichgewichts*. So ist die Alkalireserve im venösen Blut bei komatösen Addisonkranken auf niedrige Werte abgesunken; durch Rindenhormonzufuhr kann die stark verminderte Alkalireserve des Blutes wieder zur Norm aufgefüllt werden (THADDEA).

Die *Grundumsatzuntersuchung* ergibt bei unbehandelten Addisonkranken keine einheitlichen Werte. Man kann an der unteren Grenze der Norm liegende oder deutlich erniedrigte, andererseits aber auch an der oberen Grenze der Norm liegende bzw. erhöhte Werte finden. Nach Rindenhormonzufuhr bleibt der Grundumsatz unverändert oder es erfolgt eine Normalisierung der erhöhten bzw. erniedrigten Gasstoffwechselwerte (THADDEA und HILKA). Die *spezifisch-dynamische Eiweißwirkung* ist normal oder deutlich herabgesetzt; durch wirksame Rindenhormontherapie kann eine negative spezifisch-dynamische Eiweißwirkung wieder positiv werden (THADDEA und HILKA).

Bei Addisonkranken beherrschen *Störungen des Wasserhaushaltes* mehr oder weniger das Krankheitsbild. Die Wasserverluste können sich in der Addisonkrise bis zur tödlichen *Exsikkose* steigern. Die Wasserverarmung des Blutes und der Gewebe ist die Folge der schweren Mineralstoffwechselstörung (MARAÑÓN). Im Stadium schwerster Nebenniereninsuffizienz findet man oft als Ausdruck einer Schädigung des Wasserausscheidungsvermögens eine ausgesprochene *Oligurie*, die durch spezifische Hormonbehandlung behoben werden kann. Auch im exakt durchgeführten Wasser- und Konzentrationsversuch sind während der Addisonkrise gelegentlich Störungen nachweisbar (THADDEA). Diese *Störungen im Wasserhaushalt*, die offenbar *extrarenaler Natur* sind, müssen wohl so erklärt werden, daß der an Wasser verarmte addisonkranke Organismus die angebotene Flüssigkeit festhält und den Nieren vorenthält. Bei ADDISONscher Krankheit wird also eine *Reihe renaler Ausscheidungsstörungen* vorgefunden: Oligurie und Anurie, Erniedrigung und Fixierung des spezifischen Gewichts des Harns, Konzentrationseinschränkung für Chloride, Gesamtstickstoff und Harnsäure. Im Blutserum besteht dementsprechend Erhöhung des Reststickstoffs, des Harnstoffs, der Harnsäure und des Kreatinins sowie eine Verminderung des Natriums und der Chloride (MAINZER). Die histologische Untersuchung der Niere ergibt in der Regel degenerative Prozesse im Bereich der Harnkanälchen mit Verfettung, weniger regelmäßig Veränderungen am Glomerulusapparat. Die *Funktions-*

störungen der Addisonniere sind nach MAINZER nicht als Ausdruck der nephrotischen Nierenveränderungen aufzufassen, sondern es handelt sich mehr um *funktionelle Störungen*, die durch das Fehlen des Rindenhormons bedingt sind. Als Beweis für diese Auffassung wird angeführt, daß die renale Ausscheidungsstörung bei ADDISONscher Krankheit spontan ein verschiedenes Ausmaß zeigt und von Tag zu Tag wechselt, weshalb auch die Anstellung von Belastungsversuchen, wie sie sich in der Diagnostik anderer Nierenerkrankungen bewährt haben, wertlos ist; vor allem gehen aber die Ausscheidungsstörungen Addisonkranker nach Verabreichung des fehlenden Rindenhormons zurück. Allerdings hat es den Anschein, als ob mit dem Fortschreiten der histologischen Strukturveränderungen der Addisonniere die Reversibilität der Funktionsstörung abnimmt (MAINZER).

Niedrige Temperaturen werden oft beobachtet, seltener leichte Fiebersteigerungen, obwohl letztere wegen der Tuberkulose eigentlich häufiger zu erwarten wären. Durch Rindenhormonbehandlung werden die bei unbehandelten Addisonkranken auftretenden *Untertemperaturen* beseitigt, so daß eine nahezu normale Temperaturkurve resultiert (THADDEA).

Sämtliche bei klinischer Nebenniereninsuffizienz erhobenen Befunde weisen eindringlich auf die überragende *Bedeutung der Nebennierenrinde im Stoffwechselgeschehen* hin. Unter der Behandlung mit Rindenextrakt gehen die Asthenie, die Muskelschwäche und die Verdauungsstörungen, insbesondere Nausea und Erbrechen, zurück. Der Appetit kommt wieder, das Körpergewicht nimmt zu, das psychische Befinden hebt sich und die Pigmentierungen verschwinden. Fieber ist ein prognostisch sehr ernstes Symptom und selbst durch große Rindenhormongaben kaum zu beheben. Der niedrige Blutdruck kehrt unter Rindenhormontherapie nur langsam zur Norm zurück und anscheinend nur, wenn noch Kochsalzgaben zur Rindenhormonmedikation hinzugefügt werden. Die chemischen Blutveränderungen gehen bald auf normale Werte zurück.

Von besonderer Wichtigkeit ist die *Differentialdiagnose* der ADDISONschen Krankheit gegenüber gleichartigen oder ähnlichen Pigmentierungen, der allgemeinen Schwäche und Kraftlosigkeit, der Kachexie sowie gegenüber den Magendarmerscheinungen. Die meisten differentialdiagnostischen Schwierigkeiten bereiten hier die Hauterscheinungen. Ähnliche *Pigmentierungen* der Haut wie beim Morbus ADDISON finden sich vor allem bei okkulten Carcinomen der Bauchorgane, perniziöser Anämie, Leukämie und anderen Systemerkrankungen des lymphatischen Apparates, bei Tuberkulose (insbesondere einer solchen der Bauchorgane), Lebercirrhose (namentlich Pigmentcirrhose), Bronzediabetes, Hämochromatose, Porphyrie, chronischer Malaria, Pellagra und schließlich in Fällen chronischer Vergiftung mit Arsen und Silber (Arsenmelanose, Argyrie). Durch histologische Untersuchung einer kleinen Hautprobe läßt sich die Diagnose klären; das Addisonpigment liegt in der Cutis, das eisenhaltige Pigment — etwa beim Bronzediabetes — beschränkt sich dagegen nur auf die Schweißdrüsen (LABBÉ, BOULIN und ULLMANN). Abnorme Pigmentierungen werden endlich noch bei verschiedenen juckenden Dermatosen, bei Ungeziefer, Sklerodermie, chronischen Herzleiden, in der Schwangerschaft, bei BASEDOWscher Krankheit oder bei Ovarialgeschwülsten beobachtet. Die Differentialdiagnose wird besonders schwierig, wenn die Pigmentation des Morbus ADDISON anfänglich oder sogar jahrelang (MAINZER) vollkommen fehlt. Verwechslungen mit den soeben genannten Erkrankungen lassen sich bei eingehender Allgemeinuntersuchung leicht vermeiden, sofern man nur an das Vorliegen einer Nebenniereninsuffizienz denkt. Differentialdiagnostisch besonders wichtig ist die Tatsache, daß bei allen soeben aufgezählten Krankheitszuständen die Schleimhäute in der Regel frei von Pigmentierungen bleiben. Gesichert wird die Diagnose „Morbus Addison" letzten Endes durch den schlagenden Erfolg der Rindenhormontherapie.

Erwähnenswert sind in diesem Zusammenhang Beobachtungen von Riml, der mit dem Serum Addisonkranker bei Meerschweinchen eine Nebennierenhyperplasie und histologisch faßbare Zeichen einer erhöhten Tätigkeit der Nebennierenrinde nach vorher aufgetretenen Vergiftungserscheinungen festgestellt hat. Da diese Veränderungen am Empfängertier der Schwere der Nebenniereninsuffizienz des Spenders entsprechen sollen, so wäre damit zweifellos eine wertvolle quantitative *Funktionsprüfung der Nebennierenrinde* gefunden. Es erscheint aber vorläufig noch verfrüht, diese — gerade für die Krankheitsfälle von „Addisonismus" wünschenswert erscheinende — diagnostische Methode für die Praxis zu empfehlen, solange Nachprüfungen von anderer Seite an einem großen Krankengut noch ausstehen. Im Gegensatz hierzu scheint die von zahlreichen Autoren (Conti, Malato, Rynearson und Mitarbeiter, Wilder und Mitarbeiter) empfohlene *Darreichung einer kochsalzfreien Kost* für die Diagnose gerade der latenten Formen der Addisonschen Krankheit besonders wertvoll zu sein. Erhält der Kranke eine solche salzlose Diät und werden *zusätzlich etwa 3—6 g Kalium* gegeben, so können Erscheinungen der Nebenniereninsuffizienz deutlich werden. Selbstverständlich darf diese *Nebennierenfunktionsprobe* in schweren Fällen von Addisonscher Krankheit wegen der Gefahr des Eintritts der Krise oder des Komas nicht angewendet werden, ebensowenig wie hierbei Insulin gegeben werden darf. Daß die Verabreichung einer kochsalzfreien Kost in addisonverdächtigen Krankheitsfällen unter Umständen nicht ungefährlich ist, zeigt ein von Lilienfeld ausführlich beschriebener Fall: Der 52jährige Kranke bot Zeichen, die auf Morbus Addison verdächtig waren, jedoch keine sichere Diagnose erlaubten. Der Patient wurde deshalb auf salzfreie Kost gesetzt, die er 4 Tage lang anstandslos vertrug. Am frühen Morgen des 5. Tages klagte er über Schmerzen auf der linken Brustseite; 20 Minuten später war er tot. Die Autopsie ergab typische Verkäsung der Nebennieren. Schließlich soll noch erwähnt werden, daß gelegentlich *verkalkte Nebennieren sich röntgenologisch zur Darstellung bringen* lassen; der Nebennierenschatten ist dann im Röntgenbild sichtbar.

Die voll ausgebildete Addisonsche Krankheit verläuft unter allmählich zunehmender Verschlimmerung tödlich, falls nicht rechtzeitig eine wirksame Substitutionsbehandlung durchgeführt wird. Der Addisonkranke braucht daher unbedingt einen Ersatz für das fehlende Rindenhormon. Der Mangel an Rindenhormon verursacht zweifellos die wesentlichen pathochemischen Fehlleistungen im Addisonorganismus. Im Gegensatz zur therapeutischen Wirkungslosigkeit des Adrenalins, des Produktes des Nebennierenmarkes, lassen sich mit der Rindenextraktbehandlung fraglos recht beachtliche und teilweise geradezu erstaunliche Erfolge erzielen. Unter der Rindenhormontherapie gestaltet sich offenbar die bisher infauste Prognose wesentlich günstiger. *Die gegebene Indikation für die Anwendung der Rindenhormonbehandlung in der Praxis ist daher in erster*

Linie die ADDISON*sche Krankheit.* In der lebensbedrohenden Addisonkrise, die auf ein mehr oder minder akutes Versagen der Rindenfunktion zurückgeführt wird, ist die lebensrettende Wirkung des Rindenhormons ebenso erstaunlich und verblüffend wie etwa die Insulinwirkung im Coma diabeticum. Der Zusammenbruch des Stoffwechsels mit dem gefahrdrohenden Nebennierenkoma kann heute durch Zufuhr wirksamer Rindenhormonauszüge verhütet werden. Rindenhormonextrakte haben also für die Behandlung der ADDISONschen Krankheit sehr großen Wert, da sie das einzig wirksame Mittel für die akuten Krisen sind (THADDEA, SCHULTZER, HENSLE, ARNDT, KENDALL, VÉRAN). Falls die Veränderungen in den Nebennieren nicht bereits irreparabel sind, erreicht man durch Behandlung mit Rindenhormonauszügen ausgezeichnete Remissionen und praktisch völliges Wohlbefinden. Klinisch wirkt das Rindenhormon auf nahezu alle Erscheinungen des Nebennierenausfalls günstig ein. An der Überlegenheit der Rindenhormontherapie beim Morbus ADDISON über alle bisherigen Behandlungsmethoden kann daher kein Zweifel sein.

Es steht außer Zweifel, daß gelegentlich auch die *Transplantation von Nebennierengewebe* bei ADDISONscher Krankheit durchaus günstig wirkt. So berichten in letzter Zeit u. a. GOLDZIEHER und BARISHAW über eine erhebliche Besserung nach Transplantation. Die Nebenniere, die einer Patientin mit hypercorticogenitalem Syndrom entfernt worden war, wurde in 30 dünne Schnitte zerlegt und in den M. rectus abdominis implantiert. Der Blutdruck stieg an, die Braunfärbung verschwand, das Gewicht nahm zu und das subjektive Befinden besserte sich auffallend, obwohl kein Salz und Cortin mehr genommen wurde. Nach 9 Monaten rapide Verschlechterung und Tod an Bronchopneumonie. Die Sektion zeigte völlig atrophische Rinde der eigenen Nebennieren. Die Transplantatschnitte dagegen waren in gutem Zustand, es fanden sich keinerlei Zeichen von Entzündung, Resorption oder Narbenbildung, im Gegenteil sogar Merkmale vor sich gehender Zellteilung. Wesentlich für den Transplantationserfolg dürfte Zerlegung des Transplantats in dünne Schnitte sein, ferner Auswaschen des Adrenalins in Kochsalzlösung vor der Implantation und endlich die Injektion von corticotropem Hormon über einige Zeit nach der Operation. Außerdem sollten Empfänger und Spender der gleichen Blutgruppe angehören (GOLDZIEHER und BARISHAW). Im Tierversuch entscheidet ebenfalls die Zufuhr von Hypophysenvorderlappenextrakt über das Schicksal von transplantierten Nebennieren (WYMAN und TUM SUDEN). BAILEY und KEELE berichten ebenfalls über eine addisonkranke Frau, bei der weder Salz- noch Cortinbehandlung zu einem greifbaren Erfolg führten. Die Implantation von Nebennieren eines neugeborenen weiblichen Fetus in die Rectusscheide ergab auch hier eindeutige Besserung im Gesamtzustand und hinsichtlich der spezifischen Addisonsymptome.

Bei aller notwendigen Kritik in der Bewertung therapeutischer Erfolge muß zugegeben werden, daß man in der Tat bei der Behandlung der ADDISONschen Krankheit die spezifische Hormontherapie erfolgreich anwenden kann. Nur wer die bis vor kurzem absolut infauste Prognose derartiger Krankheitsfälle kannte, wird ermessen können, welchen tatsächlichen Fortschritt die Behandlung des Morbus ADDISON mit wirksamen Rindenhormonextrakten darstellt. Seitdem die Hormontherapie des Morbus ADDISON experimentell und theoretisch gut fundiert ist, gehört die Behandlung dieses Leidens nicht mehr zu den undankbaren und aussichtslosen Aufgaben des praktischen Arztes.

Für die praktische Handhabung der modernen Therapie der ADDISONschen Krankheit sollen im folgenden *allgemeine Grundsätze und Richtlinien* aufgestellt werden, die sich in der Behandlung dieses Leidens sehr bewährt haben und deren Befolgung in der Regel zum Ziele führen wird. Die Angaben über den Gang der Addisonbehandlung, wie er sich in der französischen (SAINTON) und in der nordamerikanischen Medizin (WILDER und Mitarbeiter) abgespielt hat, decken sich durchaus mit denen im deutschen Schrifttum. Bezüglich der *Form der Darreichung* ist zu sagen, daß die intramuskuläre und intravenöse Injektionsbehandlung oder beides im Wechsel erfahrungsgemäß wirkungsvoller ist als die orale Verabreichung. Trotzdem soll ausdrücklich erwähnt werden, daß gelegentlich auch durch orale Zufuhr von Rindenhormonpräparaten bei Addisonkranken Besserungen und Heilergebnisse erreicht werden können (THADDEA, BAUKE). Allerdings stößt die genaue Beurteilung der wichtigen Frage, wieviel von dem wirksamen Inkret der Nebennierenrinde bei oraler Anwendung tatsächlich resorbiert wird, auf große Schwierigkeiten; denn es kann nicht bestritten werden, daß bei den häufigen Durchfällen der Addisonkranken mit verstärkter Darmmotilität und pathologisch veränderter Darmflora ein gewisser Anteil der Rindenhormone bereits zerstört oder ausgeschieden sein wird, bevor sie durch die krankhaft veränderte Darmwand zur Resorption gelangen. In letzter Zeit berichten HARTMAN, THORN und DURANT über ihre Erfahrungen mit der oralen Anwendung von Glycerinextrakten der Nebennierenrinde. Diese Art der Darstellung soll den Vorzug haben, billiger zu sein als die der wässerigen Extraktion. Bei milden Formen der Nebenniereninsuffizienz kann man mit dieser Medikation allein auskommen, in der Krise genügt sie nicht.

In der *Dosierungsfrage* sollte keinesfalls schematisch vorgegangen werden, vielmehr sollte je nach Schwere der vorliegenden Erkrankung streng individualisiert werden. Allgemeingültige Regeln lassen sich, wie auch sonst in der Therapie, nur sehr schwer aufstellen. Die Dosierungsfrage kann nicht eher einer endgültigen Klärung entgegengeführt werden, bevor eine zuverlässige Methode der Rindenhormonauswertung ausgearbeitet ist. Bezüglich der verschiedenen Auswertungsmethoden von Nebennierenrindenpräparaten sei hier auf die kürzlich erschienene kritische Arbeit von BÜLBRING sowie auf die Monographie von BURN verwiesen. Die Dosierung richtet sich daher vorerst nicht nach einem starren Schema, sondern einzig und allein nach der Wirkung. Die Rindenhormonmengen hängen von dem Zustand und dem Bedürfnis des Addisonkranken ab; die Reaktionsweise auf die einzelnen Injektionen ist in der Regel höchst divergent. Im großen und ganzen schwankt die jeweilig erforderliche Tagesdosis in ziemlich weiten Grenzen. Es ist besser, höhere als zu kleine Dosen anzuwenden. Die erforderlichen Dosen sind oftmals sehr hoch; man gibt sie am sichersten als intramuskuläre oder intravenöse Einspritzungen. Später kann man die Dosen erheblich verringern, und durch Kombination mit Kochsalzmedikation bei kaliumarmer Kost kann zuletzt die Menge noch weiter abgebaut werden. In schweren Krankheitsfällen müssen, um eine therapeutische Wirkung zu erzielen, täglich bis zu 50—100 ccm Rindenextrakt gespritzt werden (THADDEA). Die Gesamtmenge, die für einen Kranken bis zur Erreichung der Remission notwendig war, schwankte sogar zwischen 3 Litern und 65 ccm Rindenextrakt (WILKINSON). Während der Krisen hat nur die Behandlung mit hohen Extraktdosen praktischen Wert (THADDEA, WILKINSON, CONTI). In weniger schweren Fällen genügt eine tägliche Menge von 5—10 ccm Rindenhormonextrakt oder sogar noch weniger. Die Dosierung ist in ihrer Höhe richtig und genügend, wenn sie innerhalb weniger Tage eine sichtliche Besserung des Allgemeinbefindens bringt. Es erübrigt sich der Hinweis, daß Schwerkranke größere Hormonmengen benötigen als Leichtkranke. Die erforderliche Rindenhormonmenge schwankt also bei Addisonkranken erheblich, je nach dem individuellen Bedürfnis. Beträgt die Tagesdosis mehr als 10 ccm, so wird sie auf mehrere Einzeldosen verteilt. Die Aufteilung der Gesamtmenge in 3—4 Einzelinjektionen, über den Tag verteilt, wirkt besser als eine einmalige große Injektion. Spricht der Kranke gut an, so wird die Tagesdosis allmählich verringert. Hieraus folgt, daß die zureichende Dosis in jedem Falle empirisch festgelegt werden muß; eine allgemein gültige maximale Dosis des Rindenhormons gibt es bisher nicht. Über die Dosierung des reinen Rindenhormons (Corticosteron) ist ebenfalls bisher nichts Sicheres bekannt. Die Dosierung des Rindenhormons ist somit vorerst eine Frage der immer wieder erneuten Erfahrung am Einzelmenschen.

Über die *Behandlungsdauer* kann noch nichts Abschließendes oder Endgültiges gesagt werden. Die spezifische Hormontherapie des Morbus ADDISON wird zweckmäßigerweise solange fortgesetzt, als noch Zeichen einer Nebenniereninsuffizienz klinisch nachweisbar sind. Unsere überlebenden Addisonkranken befinden sich in gutem Gesundheitszustand. Die längste Beobachtungszeit beträgt 5 Jahre, die kürzeste 10 Monate. Einige Addisonkranke brauchen jetzt kein Rindenhormon mehr und kommen mit täglichen Kochsalzgaben bei gleichzeitiger Durchführung einer kaliumarmen Diät aus. *Schädigungen* des Organismus durch Rindenhormongaben werden selbst bei jahrelanger Zufuhr nicht verzeichnet. Dagegen wurden einmal bei einer Addisonkranken, die bereits drei intravenöse Pancortexinjektionen reaktionslos vertragen hatte, unmittelbar nach der vierten Einspritzung *allergische Nebenwirkungen* (brennender Schmerz, juckende Urticaria) des Armes (auf der Seite der Injektion) beobachtet (THADDEA). Ebenso wie beim Insulin wird man also gelegentlich auch bei Rindenhormondarreichung bei hierfür disponierten Individuen mit allergischen Erscheinungen rechnen müssen. In solchen, immerhin seltenen Fällen wird es angebracht sein, das benutzte Präparat gegen ein entsprechendes anderes Fabrikpräparat auszuwechseln.

Die im Handel befindlichen eiweiß- und adrenalinfreien *Rindenhormonpräparate*, die klinisch durchaus verwendbar sind, werden ausschließlich aus tierischen Ausgangsmaterialien hergestellt. In Deutschland gelten zur Zeit als gute Präparate das Pancortex, Cortidyn, Iliren und Cortin. Das Corticosteron ist noch nicht im Handel. Die ausländischen Rindenhormonextrakte sind keineswegs besser als die deutschen Präparate. Die Mehrzahl der Rindenhormonauszüge kann man sowohl spritzen als auch peroral verabreichen. Leider sind die wirksamen Rindenhormonpräparate noch sehr teuer, so daß der hohe Preis dieser Extrakte gegenwärtig eine breitere Anwendung unmöglich macht. Der praktische Arzt steht dem Rindenhormon vielfach noch skeptisch und unsicher gegenüber. Die Kassenorganisationen und Krankenversicherungen müssen noch viel mehr über die ökonomischen Vorteile aufgeklärt werden, welche eine folgerichtig und sinngemäß durchgeführte Rindenhormonbehandlung für die ihnen anvertrauten Kranken bietet. Wenn die chemische Forschung sich heute sehr bemüht, die Rindenhormonpräparate möglichst rein und in krystallinischer Form (Corticosteron) darzustellen, so bleibt abzuwarten und zu untersuchen, ob nicht gerade die mit dem Rindenhormon an seiner Bildungsstätte vorkommenden Begleitstoffe seine biologische Wirksamkeit noch steigern. Amerikanischen Forschern verdanken wir nämlich die Feststellung, daß durch Hochvakuumdestillation biologisch wirksamer Rindenextrakte gewonnene sowie in reiner und krystallisierter Form dargestellte Substanzen physiologisch durchaus unwirksam waren (PFIFFNER, WINTERSTEINER und VARS, WINTERSTEINER und PFIFFNER). Da es zur Zeit keine einzige, zahlenmäßig zuverlässige Methode der Rindenhormonstandardisierung gibt, ist es schwierig, zur Frage der klinischen *Beurteilung dieser Hormontherapie* Stellung zu nehmen. Die bisherigen biologischen Methoden (BÜLBRING, BOMSKOV und BAHNSEN) kommen für eine exakte Auswertung von Nebennierenrindenextrakt nicht in Frage. Es muß daher ausdrücklich betont werden, daß die Klinik immer noch mit Hormonauszügen unbekannter oder nahezu unbekannter Konzentration arbeitet. Zu der Unsicherheit in der Rindenhormonauswertung kommt vor allem noch der Mangel an Methoden, die die Haltbarkeit der Extrakte garantieren. Es besteht somit in mancher Hinsicht die Möglichkeit einer Unterdosierung. Symptome einer Rindenhormonüberdosierung sind dagegen bisher nicht bekanntgeworden. Mangels einer exakten Methode der Rindenhormonstandardisierung hat sich klinisch als einigermaßen zuverlässiges *Kriterium für die Krankenbeurteilung sowie für die therapeutische Bewertung der Hormonwirkung und der ausreichenden Hormondosierung* lediglich der Allgemeinzustand des Addisonkranken bewährt. Der therapeutische Erfolg äußert sich in der Verminderung des Krankheitsgefühls, in der günstigen Beeinflussung der Muskelschwäche, im Aufhören des Erbrechens und der Durchfälle, in der Wiederkehr des Appetits, in der Zunahme oder zum mindesten in der Erhaltung des Körpergewichts, in der Beseitigung der Oligurie und endlich in der Abblassung der Braunfärbung der Haut. Die Steigerung des Körpergewichts kann nicht durch vermehrten Wasseransatz erklärt werden, sondern muß, da die N-Bilanz sich nicht ändert, durch vermehrten Glykogen- und Fettansatz bedingt sein (KAUNITZ und Mitarbeiter). Die quantitativ faßbare Senkung der erhöhten Rest-N- oder Harnstoffwerte des Blutes sowie die zahlenmäßig nachweisbare Erhöhung der erniedrigten NaCl-Werte des Blutserums (BORST und VIERSMA) können als objektive Zeichen für die Besserung der ADDISONschen Krankheit gelten; erhöhte Rest-N-Werte bzw. erniedrigte NaCl-Werte sprechen hingegen für ungenügende Rindenhormondosierung. Hervorzuheben ist aber, daß nicht immer eine Beziehung zwischen der Besserung des klinischen Befundes und dem Na- und Cl-Spiegel im Serum besteht (ALLOTT).

Im Laufe der letzten Jahre hat sich herausgestellt, daß der *endgültige Behandlungserfolg* bei der bis jetzt als ganz infaust geltenden Addisonkrise lediglich von der Zufuhr genügender Rindenhormondosen abhängt. Bei ausreichender Rindenhormonzufuhr ist die Wirkung lebensrettend. Hält die Besserung nicht an, so ist dies erfahrungsgemäß ein Zeichen zu niedriger Dosierung. In nicht zu weit vorgeschrittenen Krankheitsfällen erreicht man wesentliche und jahrelang anhaltende subjektive und objektive Besserungen, so daß die Kranken teilweise sogar wieder arbeitsfähig werden (THADDEA, GREENE, SNELL). Es steht fest, daß Addisonkranke die Rindenhormonzufuhr später sogar einstellen können und dabei weiter ein ausgezeichnetes Allgemeinbefinden zeigen. Diese bemerkenswerte Feststellung findet offenbar darin ihre Erklärung, daß bei diesen Patienten das inzwischen hypertrophisch gewordene übrige Rindengewebe den Ausfall des spezifischen Hormons auszugleichen vermag. Bei den übrigen Addisonkranken, die trotz hoher Hormondosen nicht gerettet werden, ergibt die Obduktion in der Regel eine vollständige Zerstörung der Nebennieren durch

Tuberkulose, Sarkom- und Carcinommetastasen oder völlige isolierte Rindenatrophie. In den letzten Jahren hat sich fraglos in der Dauerbehandlung der ADDISONschen Krankheit die kaliumarme Ernährung bei gleichzeitiger Zufuhr von Kochsalz und Natriumcitrat erfolgverbessernd ausgewirkt (RYNEARSON, SNELL und HAUSNER).

Die Möglichkeit einer *kausalen Behandlung* der ADDISONschen Krankheit ist in erster Linie bei gummöser Nebennierenerkrankung gegeben. Auf die Bedeutung metasyphilitischer Veränderungen der Nebennieren als ätiologisches Moment der ADDISONschen Krankheit kann nicht eindringlich genug hingewiesen werden (DUMITRESCO). Hier muß natürlich die Grundkrankheit — am besten in Form der altbewährten Jodkalitherapie — behandelt werden. Kontraindiziert ist bei solchen gummösen Nebennierenerkrankungen die Wismut- oder Neosalvarsanbehandlung, da beide Mittel gerade für Addisonkranke starke Giftstoffe darstellen.

Im Schrifttum sind akute Neosalvarsanvergiftungen mit tödlichem Ausgang bei ADDISONscher Krankheit beschrieben worden. So berichtet z. B. HELLFORS, daß unmittelbar im Anschluß an eine provokatorische Neosalvarsaninjektion von 0,15 g bei einer 42jährigen addisonkranken Frau — offenbar als Ausdruck einer erheblichen Resistenzverminderung gegen den von außen zugeführten Giftstoff — plötzlich der Tod eintrat. Die Sektion bestätigte den klinischen Befund und ergab völlige tuberkulöse Verkäsung beider Nebennieren.

Das Germanin, das bekanntlich in der Therapie des Pemphigus vulgaris angewandt wird, scheint gelegentlich auch — insbesondere bei chronischer Medikation — schwere Nebennierenveränderungen zu verursachen.

So berichten WELLS, HUMPHREYS und WORK von einer 57jährigen Patientin, die mit Fieber, niedrigem Blutdruck und einem Pemphigus vulgaris innerhalb eines Tages ad exitum kam. Die Obduktion deckte außer dem Pemphigus, einer Bronchitis und beginnenden Bronchopneumonien nur beiderseitige Nebennierenrindennekrose bei normalem Mark auf. Mikroskopisch erschien das gesamte Rindengewebe fast ohne Regenerationszeichen zerstört. Die Vorgeschichte ergab, daß die Kranke vorher $^3/_4$ Jahr lang bis kurz vor der Klinikaufnahme wegen des Pemphigus mit Germanin (16 g in 10 Monaten) behandelt worden war. In der Tat ließen sich auch im Tierversuch mit kleinen Germanindosen vorwiegend Nebennierenschädigungen (breite Nekrosenstreifen in der Zona fasciculata der Rinde) erzielen.

In diesem Zusammenhang ist noch die eindrucksvolle klinische Beobachtung G. v. BERGMANNs erwähnenswert, der erstmalig auf die *hypophysäre Genese eines Morbus* ADDISON überzeugend hingewiesen hat.

Bei einer Kranken mit charakteristischen Addisonzügen half zwar stets die kombinierte Vitamin C-Rindenhormonbehandlung, aber nach dem Aussetzen dieser Medikation kam es bald wieder zum Rückfall. Eine wegen starker Kopfschmerzen vorgenommene Röntgenaufnahme des Schädels ergab eine kleine, sicher veränderte Sella turcica. Die jetzt durchgeführte Liquoruntersuchung sprach eindeutig für Lues. Die daraufhin sofort eingeleitete antiluetische Kur brachte in bezug auf die Addisonsymptome eine wesentliche Besserung. Diese Krankenbeobachtung lehrt, daß offenbar eine basilare Lues cerebri durch Übergreifen auf den Hypophysenvorderlappen die Bildung des corcitotropen Hormons vermindern und damit die Funktion der Nebennierenrinde von der Hypophyse her herabsetzen kann.

Die *Prognose der* ADDISONschen *Krankheit* wird weitgehend durch das Stadium entschieden, in dem der Kranke in sachgemäße Behandlung kommt. Prognose und Therapie jeder Organerkrankung wird mehr oder weniger durch den Allgemeinzustand des ganzen Körpers diktiert. So gilt auch für die Prognose des Morbus ADDISON als erste Forderung die genaue Beurteilung des gesamten kranken Menschen, d. h. seiner körperlichen Leistungsfähigkeit und nicht zuletzt auch seiner psychischen Beschaffenheit, seiner Energie und seines Lebenswillens.

Sergent, Launay und Racine unterscheiden drei Arten von Addisonkranken, nämlich solche, die auf Rindenhormonzufuhr ausgesprochen gut reagieren, so daß selbst das Symptom der Hautpigmentierung günstig beeinflußt wird; dann diejenigen, die für einige Wochen oder Monate zunächst günstig ansprechen, später aber gegen die Rindenhormontherapie refraktär werden; schließlich solche, bei denen überhaupt keine Heilwirkung durch Verabreichung der Rindenextrakte festgestellt werden kann. Die Erfolgsaussichten der Rindenhormontherapie bei Addisonkranken in den Endstadien sind unbefriedigend und gering. Wenn der kritische Allgemeinzustand über ein bestimmtes Maß hinaus fortgeschritten ist, kann der Erkrankte selbst mit höchsten wirksamen Extraktmengen nicht mehr gerettet werden (Thaddea, Sánchez Rodriguez und Barbudo, Rathery). Die entsprechenden Erfahrungen sind bekanntlich auch beim diabetischen Koma gemacht worden. Die Annahme liegt nahe, daß beim addisonkranken Menschen sich fortschreitend eine pluriglanduläre Insuffizienz entwickelt, so daß die Substitutionstherapie allenfalls die Nebenniereninsuffizienz, nicht aber die der übrigen bereits schwer veränderten endokrinen Drüsen beeinflußt (Grollman und Firor). Das Leben solcher Schwerkranken läßt sich durch unsere Behandlungsmaßnahmen höchstens um Wochen oder Monate verlängern; vielleicht erreicht man mit noch größeren Hormondosen auch hierbei noch mehr. In den Endstadien bleibt also ein Behandlungserfolg immer nur in einzelnen wenigen Krankheitsfällen erzielbar, und auch dieser hat seine zeitliche Befristung. Jeder Augenblickserfolg ist gewiß für den Arzt immer wieder eine Freude, aber darüber hinaus darf die Betrachtung der Kehrseite der Medaille, auf der die *Katamnese* verzeichnet ist, nicht außer acht gelassen werden. Unser ärztliches Bestreben wird darauf abzielen müssen, die Addisonsche Krankheit möglichst frühzeitig zu erkennen und damit wirkungsvoller zu behandeln. Die Frühdiagnose ist besonders dann schwierig, wenn vor dem terminalen Stadium jahrelang uncharakteristische, oft undiagnostizierbare Veränderungen und Krankheitssymptome bestehen (Weller jun.)

Es muß vorläufig dahingestellt bleiben, ob eine *Dauerheilung* des Morbus Addison je erreicht wird. Die bisherigen Beobachtungszeiten sind für die Entscheidung dieser Frage noch zu kurz. Es muß aber betont werden, daß wir vorläufig leider noch keine etwa der Insulintherapie des Diabetes mellitus gleichwertige Rindenhormonbehandlung der Addisonschen Krankheit besitzen (Thaddea, de Gennes). Der hohe Preis des Rindenhormons macht heutzutage seine Anwendung bei der großen Mehrzahl der Erkrankten vollends unmöglich. So ist bekannt, daß Schwerkranke, die sich unter der spezifischen Hormonbehandlung recht gut erholt hatten, einige Zeit später zu Hause dennoch gestorben sind, weil sie aus rein wirtschaftlichen Gründen die kostspielige Behandlung abbrechen mußten.

In dem berechtigten Bestreben, die Wichtigkeit der Rindenhormonbehandlung als Ersatztherapie für Addisonkranke möglichst zu unterstreichen, wird vielfach vergessen, daß neben der bisher besprochenen Rindenhormontherapie, deren außerordentlicher Wert außer allem Zweifel steht, dank neuerer Forschungsergebnisse in der ärztlichen Praxis noch andere, wertvolle *naturgemäße und vernünftige Unterstützungsmittel* im Kampfe gegen die Addisonsche Krankheit zur Verfügung stehen, die nicht nur von theoretischem Interesse sind, sondern vielmehr eine große praktische Bedeutung haben (Thaddea). Es gibt Kranke, die schon bei genügender Rindenhormontherapie die volle Wirkung erkennen lassen, manchmal muß man aber zu wichtigen Hilfsmaßnahmen übergehen. Welche der unten angeführten Anordnungen der Arzt im Einzelfall gibt, hängt von der Einsicht, der Kunst und dem Wissen des behandelnden Arztes ab. Hier gilt als oberster therapeutischer Grundsatz, dem Addisonkranken unter ständiger Kontrolle seines Gesamtzustandes soviel von den nachstehend angeführten Mitteln zu verabfolgen, bis die gewünschte Wirkung eintritt. Im folgenden sollen daher kurz und kritisch diejenigen therapeutischen Hilfsmaßnahmen Erwähnung finden, die sich in der Praxis mehrfach als unschädlich, dann aber auch als nützlich und erfolgreich erwiesen haben.

Zur Allgemeinbehandlung gehört zunächst die *Vermeidung körperlicher Überanstrengungen* sowie die *Verordnung strenger Ruhe in körperlicher und geistiger Beziehung*. Körperliche Überanstrengungen sind für den addisonkranken Organismus besonders schädlich, da sie offenbar mit einem vermehrten Rindenhormonumsatz einhergehen. So ist beispielsweise bekannt, daß Addisonkranke, um arbeits- und leistungsfähig zu bleiben, bei körperlichen Anstrengungen größere Hormonmengen benötigen als etwa in der Ruhe. Erwerbstätige Addisonkranke sollten daher öfter ausspannen. Durch die Einschaltung und Innehaltung einiger Ruhestunden bzw. -tage verhütet man vor allem Rückfälle in Krisen. Möglichkeiten für die Durchführung solcher Ruhe- und Erholungsmaßnahmen müssen unbedingt geschaffen werden. Der Erfolg jeder einzelnen Verordnung hängt immer von der *Einstellung des Kranken* ab. Deshalb soll das erste stets eine richtige und sorgsame Allgemeinbehandlung sein. Dazu gehört nicht nur Bettruhe und Pflege, sondern auch eine beruhigende und vertrauenerweckende, zielsichere Führung des Kranken. Die Einflüsse seelischer Einwirkungen bei Addisonkranken sind jedem Arzt durchaus geläufig, so daß diese Seite der ärztlichen Aufgabe nicht verkannt werden darf.

Diätetische Gesichtspunkte haben bisher bei der Behandlung der ADDISONschen Krankheit viel zu wenig Berücksichtigung gefunden, obwohl ihnen zweifellos eine wichtige Bedeutung zukommt. Die Diättherapie ist heute quasi ein untrennbarer Bestandteil jeder inneren Behandlung. Die Durchführung einer zweckmäßigen und nützlichen Kost bei Addisonkranken, die auf gründlicher Erfahrung beruhen muß und bis zu einem gewissen Grade ein Stück diätetisch-therapeutischer Kunst darstellt, erfordert besondere Aufmerksamkeit und küchentechnische Geschicklichkeit, da bei der langen Dauer des Leidens die Abneigung der Patienten gegen viele Speisen oft sehr groß ist. Das Einhalten der Kost bei Addisonkranken stellt an den Kranken, aber auch an Arzt, Pflege- und Küchenpersonal große Anforderungen. Die *Dauerbehandlung der* ADDISONschen *Krankheit* besteht heute vorwiegend in diätetischen Maßnahmen; Besserung der subjektiven Beschwerden, manchmal sogar der objektiven Symptome kann lediglich durch Diättherapie erreicht werden. Nur wer den Kranken wirklich versteht und richtig beurteilt, wird den Weg finden, der in der Praxis zum gewünschten Heilerfolg führt. Die Erkenntnis von der führenden Stellung der *Diät als Heilfaktor* verpflichtet uns, die Grundlagen der Diätbehandlung klar zu stellen und durch exakte wissenschaftliche Unterlagen zu untermauern.

Klinische und experimentelle Ergebnisse lehren übereinstimmend, daß bei unbehandelten Addisonkranken der Blutzuckergehalt fast regelmäßig abnimmt und parallel damit die Glykogendepots (Leber, quergestreifte Muskulatur) schwinden, Störungen, die sich durch Rindenhormonbehandlung wieder beheben lassen (THADDEA). Es ergibt sich daher die diätetische Forderung, den Mangel von Zucker im Blut bzw. von Glykogen in den Geweben möglichst schnell zur Norm zurückzuführen und auf den Normalwerten zu erhalten. Für die Praxis folgt hieraus, daß gerade von einer *kohlehydratreichen Ernährung* Ausgezeichnetes für die diätetische Behandlung der ADDISONschen Krankheit zu erwarten ist. Die diesbezüglichen therapeutischen Erfolge mit dieser unterstützenden Diätbehandlung sind recht befriedigend. Im einzelnen empfiehlt sich die Zufuhr zuckerhaltiger Flüssigkeiten (Dextroselösungen, Obstsäfte, Haferschleim, Pudding) per os oder rectal in Form des Tropfeinlaufes (5000—1000 ccm physiologische NaCl-Lösung + 5%ige Dextrose). In schweren Krisenzuständen sollte der schnelleren Wirkung wegen die hypertonische Traubenzuckerlösung (20 ccm der 40%igen Lösung) intravenös verabreicht werden, am besten gleichzeitig mit einem Rindenhormonpräparat.

Diese kohlehydratreiche Diätform, die bei gleichzeitiger Rindenhormonzufuhr zunächst vor allem die Kohlehydratverwertung fördert, hat sich darüber hinaus gerade bei der *Bekämpfung der Azidose* sehr bewährt. Die Azidose ist die Folge einer Störung des intermediären Fettstoffwechsels. Durch *Bevorzugung einer besonders kohlehydratreichen Ernährung und strenge Vermeidung fetter und eiweißhaltiger Speisen* dürfte zusammen mit der Rindenhormontherapie in erster Linie die Verbrennung der bei Addisonkranken im Blut erhöhten Ketonkörper gefördert werden (THADDEA und KÜHN, KÜHN). Es ist bekannt, daß die Acetonkörper, Acetessigsäure und β-Oxybuttersäure, immer dann in größeren Mengen auftreten, wenn der Organismus auf die Verwertung der Kohlehydrate verzichten muß, sei es, daß dieselben, wie etwa bei der Hungerazidose, in der Nahrung fehlen, sei es, daß sie, wie etwa beim Diabetes mellitus, nur noch in geringem Grade abgebaut und abgelagert werden, sei es, daß sie endlich, wie etwa beim Morbus Addison, infolge von Resorptionsstörungen im Darm überhaupt nicht gespeichert werden. Durch reichliche Kohlehydratzufuhr und entsprechende Rindenhormonbehandlung gelingt es, nicht nur eine größere Menge von Kohlehydraten zur Verwertung zu bringen, sondern auch die Störungen im Ketonkörperstoffwechsel zu beseitigen. Der endgültige Erfolg dieser diätetischen Maßnahmen ist somit zweifellos an die Verwertung des Traubenzuckers geknüpft.

Die günstige Wirkung *reichlicher Flüssigkeitszufuhr* beim Morbus Addison — sei es per os, intravenös oder als rectaler Tropfeinlauf — ist von großer praktischer Bedeutung. Da Addisonkranke in der Regel hochgradige Austrocknungserscheinungen (Bluteindickung und Oligurie) zeigen, ist ausreichende Getränkezufuhr ganz besonders angezeigt. Wertvolle Dienste leistet bei Addisonkranken ferner die zusätzliche *Alkalibehandlung*. Alkalizufuhr ist bei Schwerkranken deshalb notwendig und zweckmäßig, weil sie die stark verminderte Alkalireserve des Blutes beschleunigt wieder auffüllt (THADDEA und HILKA). Die orale Darreichung von Natrium bicarbonicum in den unbedingt erforderlichen großen Mengen scheitert meistens an der Dyspepsie, die die Azidose bzw. das Koma begleitet, und würde den Brechreiz nur steigern. Die Alkalitherapie pflegt man daher besser in Form des rectalen Tropfeinlaufes (10—20 g Natrium bicarbonicum) durchzuführen und solange fortzusetzen, bis der Urin alkalisch reagiert.

Unsere Kenntnisse über die Aufgaben der einzelnen *Vitamine* im Organismus sind in den letzten Jahren ungemein erweitert worden. Die klinische Vitaminforschung hat gezeigt, daß die isolierten Vitamine besondere Wirkungen ausüben, die ihre Einreihung unter die wirksamsten Heilstoffe, die wir besitzen, rechtfertigen. Es kann als gesichert gelten, daß manchen Vitaminen als Nahrungstoffen eine gewisse Bedeutung für die zusätzliche Behandlung der ADDISONschen Krankheit zukommt. Aus den zahlreichen Arbeiten, die sich mit diesem wichtigen Zweig der Ernährungslehre befassen, geht hervor, daß die Vitamine A und C sowie die Vitamin B-Gruppe sämtlich Wechselbeziehungen zur Nebennierenrinde aufweisen. Das Fehlen dieser Zusatzstoffe in der Nahrung oder eine fehlerhaft zusammengesetzte, vitaminarme Kost hat schwere Schäden der Nebennierenfunktion zur Folge. Nach ausgedehnten Erfahrungen am Krankenbett ist neben der spezifischen Hormontherapie vor allem auf *ausreichende Zufuhr von Vitamin C* als unterstützende Maßnahme in der Behandlung der ADDISONschen Krankheit besonderes Gewicht zu legen. Das antiskorbutische Vitamin C ist chemisch eine einheitliche Substanz und mit der l-Askorbinsäure identisch (v. SZENT-GYÖRGYI). Dieser C-Stoff, der ein sehr reaktives Kohlehydrat mit stärkster Reduktionswirkung darstellt, greift offenbar wechselseitig in die Oxydations-Reduktionsprozesse des Organismus ein und ist außerdem als Aktivator zahlreicher Fermentprozesse von entscheidender Bedeutung für den Ablauf der Lebensvorgänge (THADDEA). Die Nebennierenrinde ist bekanntlich das C-vitaminreichste Organ des menschlichen Körpers. In der äußeren Hälfte der Zona fasciculata ist das Vitamin C besonders stark angereichert (GLICK und BISKIND). Die enge Nachbarschaft zwischen dem Vitamin C und den Rindenhormonen gibt Veranlassung, an biologische Beziehungen zwischen diesen beiden Wirkstoffen zu denken. Die stark reduzierende Askorbinsäure schützt anscheinend die Rindenhormone vor oxydativem Zerfall. Daß hier tatsächlich trotz der gegenteiligen Befunde von SVIRBELY und KENDALL innige Wechselbeziehungen bestehen, beweist uns in erster Linie die Natur, wenn wir vom zugeführten Vitamin C der Nahrung gerade in der Nebennierenrinde die stärkste Anhäufung finden.

Die klinische Beobachtung lehrt, daß die häufige Appetitlosigkeit und die dadurch bedingte einseitige Ernährungsart Addisonkranker sowie die gleichzeitig bestehenden Magen-Darmerscheinungen und insbesondere die Resorptionsstörungen zur Ausbildung einer *C-Hypovitaminose* führen (SEYDERHELM). Vitaminmangel schädigt aber die endokrine Drüsenfunktion und läßt die Hormonbildung langsam erlöschen. Klinische Untersuchungen haben bei Addisonkranken sichere Störungen im C-Vitaminhaushalt aufgedeckt (THADDEA, SIWE, WILKINSON und ASHFORD). Während Normalpersonen Vitamin C regelmäßig im Harn ausscheiden, findet man bei unbehandelten Addisonkranken keine Spur von Vitamin C im Urin. Im intravenösen Askorbinsäurebelastungsversuch scheiden Gesunde einen großen Teil der zugeführten Askorbinsäure wieder im Harn aus, während bei Addisonkranken diese Steigerung ausbleibt. Unbehandelte Addisonkranke weisen somit nach einer solchen Belastung keine gesteigerte C-Vitaminausscheidung auf, d. h. der addisonkranke Organismus retiniert den größten Teil der zugeführten Askorbinsäuremenge, um die leeren C-Depots wieder aufzufüllen. Ob und unter welchen Bedingungen Skorbut als Folge einer Nebennierenschädigung vorkommen kann, ist bisher nicht geklärt (NORPOTH).

Diese innigen *Wechselbeziehungen zwischen Nebennierenfunktion und C-Vitaminstoffwechsel* führten zur zusätzlichen Behandlung des Morbus ADDISON mit C-vitaminreichen Früchten oder dem jetzt rein dargestellten Vitamin C, der Askorbinsäure. Vitamin C ist im Pflanzenreich weit verbreitet; besonders reich daran sind Citronen, Apfelsinen, Zwiebeln, Paprika, Tomaten und Hagebutten. Ohne Zweifel wirkt klinisch bei Addisonkranken Vitamin C-Zufuhr ausgesprochen günstig. Für die allgemeine Vitaminversorgung des Addisonkranken ist vor allem die Tomate wegen ihres hohen Gehaltes an den drei Vitaminen A, B und C geschätzt, die sämtlich Wechselbeziehungen zur Nebennierenrinde aufweisen. In den letzten Jahren ist die Bedeutung unzureichender Vitamin C-Zufuhr für die Entstehung verschiedenartigster Krankheiten immer mehr und mehr betont worden (SEYDERHELM). Diese verwickelten Beziehungen sind noch längst nicht alle übersehbar. Für die optimale Vitaminwirkung scheint nicht allein die absolute Menge der Vitamine, sondern darüber hinaus gerade das Verhältnis der einzelnen Ergänzungsstoffe zueinander entscheidend zu sein (THADDEA). Durch Nichtbeachtung des *Synergismus und Antagonismus der Vitamine* können gelegentlich schwere Störungen und Schäden ausgelöst werden (STEPP, LOTZE). Bedarf und Wirkung der Vitamine sind schließlich vom Gehalt der Nahrung an Eiweiß, Fett, Kohlehydraten und Mineralstoffen abhängig. Wechselbeziehungen bestehen endlich zwischen Vitaminen einerseits, zwischen Hormonen und Fermenten andererseits (AMMON und DIRSCHERL, THADDEA). Aus diesen Gesichtspunkten heraus sollte bei anatomischen und funktionellen Störungen der Nebennierenrinde ein Gemisch aller Vitamine mit der Nahrung verabreicht werden, weil offenbar zur Erhaltung der Gesundheit und Leistungsfähigkeit die Zufuhr aller Vitamine in ausreichender Menge nützlich und zweckmäßig ist.

Als wichtigstes und wirksamstes Mittel steht uns in der Behandlung der ADDISONschen Krankheit die *Kochsalzzufuhr bei gleichzeitiger kaliumarmer Ernährung* zur Verfügung, deren Einführung als Adjuvans eine wirkliche Bereicherung unserer sonstigen therapeutischen Maßnahmen darstellt (LOEB, ATCHLEY und STAHL, KAGAN und HOLCBERG, THADDEA, MALATO, GUALDI, REIFENSTEIN und REIFENSTEIN jr., SÁNCHEZ RODRIGUEZ und BARBUDO, MARAÑÓN, COLLAZO, GIMENA und BARBUDO, SIWE, RYNEARSON, SNELL und HAUSNER, WILDER und Mitarbeiter). Die Nebennierenrinde spielt in der Regulierung des Elektrolytgleichgewichtes eine bedeutende Rolle. Es ist bekannt, daß die Stoffwechselstörungen bei der ADDISONschen Krankheit sich vor allem in einer Veränderung des Mineralhaushaltes äußern. Unbehandelte Addisonkranke lassen eine charakteristische Verschiebung des K/Na-Gleichgewichts erkennen. Nebenniereninsuffizienz ruft Kochsalzverarmung hervor und umgekehrt (MALATO, GUALDI). Die Hauptwirkung des Kochsalzes dürfte aber teilweise auf der Regulierung des Kohlehydratstoffwechsels beruhen, auch der gestörte Muskelstoffwechsel wird offenbar letzten Endes durch Kochsalzzufuhr wieder normalisiert (MARAÑÓN). Erfahrungsgemäß bewirken tägliche orale Gaben von 10—15 g Kochsalz — über Wochen und Monate gegeben — eine erstaunliche Besserung des Allgemeinzustandes beim Morbus ADDISON. In der Addisonkrise versagt dagegen meistens die alleinige Kochsalzzufuhr, sofern sie nicht mit der Rindenhormonbehandlung kombiniert wird. In den krisenfreien Stadien sollte jedoch die *Kochsalztherapie* stets versucht werden, da man hiervon

Tabelle 1. Speiseplan für 5 Mahlzeiten.
(Der Kaliumgehalt der Speisen liegt innerhalb der erlaubten Grenzen von 2 g.)

Frühstück.

1. Früchte (Gruppe III), möglichst roh	100 g
2. Speck	10 g
3. Butter	10 g
4. Semmel	30 g
5. Rahm	30 g
6. Kaffee	200 g

Vormittagsbrot.

1. Ei	50 g
2. 1 Semmel	30 g
3. Butter	10 g
4. Schwacher Tee	100 g

Mittagstisch.

1. Fleisch, besonders zubereitet	75 g
2. *Kartoffel*, besonders zubereitet	100 g
3. Gemüse der Gruppe I	100 g
4. Weißbrot	30 g
5. Butter	20 g
6. Früchte der Gruppe II	100 g
7. Rahm	30 g
8. Milch	200 g

Nachmittagskaffee.

1. 1 Semmel	30 g
2. *Butter*	10 g
3. Schwacher Tee	100 g

Abendbrot.

1. Fleisch, besonders zubereitet	75 g
2. Maccaroni, gekocht	100 g
3. Gemüse der Gruppe IV, möglichst roh	100 g
4. Mayonnaise	15 g
5. Weißbrot	30 g
6. Butter	20 g
7. Früchte der Gruppe II	100 g
8. Rahm	30 g
9. Schwacher Tee	100 g

immer wieder ausgezeichnete Erfolge sieht. Die Kochsalzgaben genügen gewöhnlich, um den Kranken ohne Rindenhormonzufuhr in der Remission zu erhalten. Umgekehrt ist bei Addisonkranken die Verabreichung von Rohkost, die bekanntlich kochsalzarm und kaliumreich ist, kontraindiziert. GSELL berichtet von einem Addisonkranken, dem sein Arzt strenge Rohkost verordnet hatte. Bereits nach wenigen Tagen trat hochgradige Verschlechterung des Allgemeinzustandes mit zunehmender Adynamie und letalem Ausgang ein.

Die *Einführung der kaliumarmen, aber kochsalzreichen Ernährung* in die Therapie der ADDISONschen Krankheit stellt die wesentlichste Bereicherung unserer therapeutischen Maßnahmen dar (WILDER und Mitarbeiter, RYNEARSON und Mitarbeiter). Diese außerordentlich wichtige Ernährungsform hat in vielen Fällen die tägliche Rindenextraktzufuhr überflüssig gemacht oder doch die Menge des früher gespritzten Hormons erheblich verringert, so daß die ehemals so kostspielige Behandlung damit sozial wesentlich erleichtert ist. *Richtlinien für die Zubereitung einer kaliumarmen Diät* haben kürzlich RYNEARSON, SNELL und HAUSNER gegeben, auf deren wichtige Arbeit hier ausführlich verwiesen wird. Der Kaliumgehalt der Addisondiät soll danach in 24 Stunden nicht mehr als 2 g betragen. Die Tabellen 2—4, die ebenso wie die Speisekarte (Tabelle 1) der obenerwähnten Arbeit aus der MAYO-Klinik entnommen sind, geben den Kaliumgehalt verschiedener Frucht- und Gemüsesorten sowie die Zeitdauer für das Kochen einiger Gemüsearten in übersichtlicher Form wieder.

Der oben abgedruckte Speiseplan bietet gewisse Anhaltspunkte für die praktische Zubereitung einer kaliumarmen Kost. Der Caloriengehalt dieser Standarddiät, der etwa 2600 beträgt, kann durch Butter, die nur wenig Kalium enthält, oder durch Zucker beliebig gesteigert werden. An Getränken sind Tee und Kaffee nur in den angeführten Mengen erlaubt, da der Kaliumgehalt einer Tasse Tee bis 50 mg, der einer Tasse Kaffee sogar bis 150 mg betragen kann. Weißbrot ist gestattet, Schwarzbrot verboten. Von Gewürzen ist Salz in unbeschränktem, Pfeffer und Essig nur in beschränktem Maße erlaubt. Es ist

Tabelle 2. Kaliumgehalt einzelner Gemüsearten (ausgedrückt in Milligramm für je 100 g).

Gruppe I Durchschnitts-gehalt an Kalium 75 mg	Gruppe II Durchschnitts-gehalt an Kalium 125 mg	Gruppe III Durchschnitts-gehalt an Kalium 200 mg	Gruppe IV Durchschnitts-gehalt an Kalium 300 mg	Gruppe V Durchschnitts-gehalt an Kalium 400 mg	Gruppe VI Durchschnitts-gehalt an Kalium 500 mg
		Frisches Gemüse.			
		Artischocken	Kraut	Runkelrübe	Kartoffel
		Spargel	Rotkraut	Kohlsprosse	Spinat
		Maiskolben	Mohrrübe	Pilze	
		Maisbrei	Blumenkohl	Süße Kartoffel	
		Lauch	Sellerie	Kohlrabi	
		Zwiebel	Grünsalat		
		Rettich	Erbsen		
			Tomate		
	Kaliumgehalt des Gemüses nach besonderer Zubereitung.				
Spargel	Blumenkohl	Kohlsprossen			
Mohrrübe	Kraut	Spinat			
Zwiebel	Kohlrabi				
	Erbsen				
	Kartoffel				
	Bohnen				
	Tomate				

ratsam, täglich dem Kranken nebenbei Vitamin B zuzuführen, da die angeführte Diät relativ Vitamin-B-arm ist.

Das *Kochen von Gemüse und Fleisch* erfordert eine besondere küchentechnische Zubereitung. Zum Kochen des in kleine Stücke zerschnittenen Gemüses wird die 6—8fache Menge an Wasser gebraucht; bei dieser *Zubereitung des Gemüses* nimmt der Kaliumgehalt um 60—70% ab. Das Gemüse wird zweckmäßigerweise in Salzwasser ($1^1/_2$ Teelöffel Kochsalz für je 1 Liter Wasser) gekocht. Tomaten, Mais oder Runkelrüben werden in einem

Tabelle 3. Kaliumgehalt einzelner Fruchtsorten[1] (in Milligramm für je 100 Gramm).

Gruppe I Durchschnittsgehalt an Kalium 75 mg	Gruppe II Durchschnittsgehalt an Kalium 125 mg	Gruppe III Durchschnittsgehalt an Kalium 200 mg	Gruppe IV Durchschnittsgehalt an Kalium 300 mg	Gruppe V Durchschnittsgehalt an Kalium 400 mg
Schwarzbeere	Apfel	Kirsche	Aprikose	Banane
Preiselbeere	Citrone	Schwarzbeere	Süßmelone	Limone
Granatapfel	Birne	Stachelbeere	Johannisbeere	
Wassermelone	Erdbeere	Grapefrucht	Grüne Feige	
		Weinbeere	Maulbeere	
		Apfelsine	Ananas	
		Pfirsich	Pflaume	
		Himbeere		
		Pflaume, rot		
		Himbeere		
		Büchsenfrucht.		
Birne	Pfirsich	Grapefrucht		
	Ananas	Aprikose		

[1] Die Früchte können roh oder gekocht verabreicht werden.

Tabelle 4. Zeittafel für das Kochen einiger Gemüsearten.

Gemüse	Menge	Wasser	Zeit in Min.	Art der Zubereitung
Spargel	1 Schale	8 Schalen	10	
Kraut	1 „	8 „	10	
Blumenkohl	1 „	8 „	10	
Spinat	1 „	8 „	10	
Erbsen	1 „	6 „	20—30	
Bohnen	1 „	8 „	20—35	
Kartoffel	1 „	6 „	15—25	
Tomate	1 „	6 „	30	in Pergamentpapier
Mais	1 „	6 „	30	in Pergamentpapier
Runkelrübe	1 „	6 „	40	in Pergamentpapier

feuchten Pergamentpapiersack gekocht. Hernach wird das Gemüse dem Kochwasser entnommen, getrocknet und nach Hinzufügen von Butter mit Salz gewürzt. Durch *Kochen von Fleisch in einem Pergamentpapiersack* vermindert sich sein Kaliumgehalt bis zu einem Viertel des ursprünglichen Wertes. Das in kleine Stücke geschnittene Fleisch wird in feuchtes Pergamentpapier gehüllt, das mit Zwirn in Form eines Sackes abgebunden wird. Das Fleisch wird dann 2 Stunden lang in Salzwasser (2 Teelöffel Kochsalz für je 1 Liter Wasser) gekocht, das verdunstete Wasser muß entsprechend der Verdunstung ständig aufgefüllt werden. Das Kochwasser für Fleisch soll gewöhnlich die achtfache Menge an Wasser betragen. Der im Pergamentsack befindliche Fleischsaft kann als Fleischtunke verwendet werden.

Wichtig für die Praxis erscheint der Hinweis, daß die kaliumarme Nahrung möglichst *salzreich* zubereitet werden soll. Rynearson, Snell und Hausner empfehlen daneben die Verabreichung eines Salzgemisches in flüssiger Form; denn Kochsalzkapseln können gelegentlich ungelöst den Magen-Darmkanal passieren (Kepler). In der Mayo-Klinik erhält jeder Addisonkranke über den Tag verteilt 10 g Kochsalz und 5 g Natriumcitrat, die in einem Liter Trinkwasser gelöst und des besseren Geschmackes halber mit Fruchtsäften versetzt sind. Bei der Verwendung von eisgekühltem Wasser geht der salzartige Geschmack teilweise verloren. Diese soeben geschilderte kaliumarme, kochsalzreiche Nahrung genügt gewöhnlich, um Addisonkranke vor akuten Krisen zu schützen und in der Remission zu erhalten.

In diesem Zusammenhang verdient endlich noch die von Rivoire eingeführte *Cysteinbehandlung* besondere Beachtung, da hiermit beim unbehandelten Morbus Addison in den krisenfreien Stadien überraschend gute Ergebnisse in subjektiver und objektiver Hinsicht erzielt werden können. Das Cystein, ein Abkömmling des Alanins, kommt in den Eiweißkörpern selbst nur in der dehydrierten Form als Cystin vor. Das Cystin stellt eine schwefelhaltige Aminosäureverbindung dar und ist ein notwendiger Bestandteil sämtlicher Eiweißkörper des Organismus. Das Cystein, das zu den sog. Redoxsystemen zu rechnen ist, dürfte im Ablauf der biologischen Stoffwechselvorgänge als Stoffwechselkatalysator eine überragende Bedeutung haben. Es spricht manches dafür, daß nicht nur Hormone, Vitamine und Fermente, sondern auch reduzierende Substanzen überhaupt als „Biokatalysatoren" anzusehen sind (Mittasch). Bekanntlich gehört das Cystein, das in der Rinde der Nebenniere besonders reichlich angetroffen wird, zu den Stoffen, die eine wichtige katalytische Rolle bei den anaeroben Reduktions-Oxydationsvorgängen spielen (Lotze und Thaddea).

Klinische Untersuchungen über das Cystein liegen erst in geringer Anzahl vor. Bemerkenswert scheinen klinische Beobachtungen zu sein, die eine durchaus günstige — unterstützende — Wirkung von parenteraler Cysteinzufuhr bei Addisonkranken bewiesen haben (RIVOIRE, DE LÉOBARDY und LABESSE, THADDEA, MOMMSEN und THADDEA, BAUER, SANITON, CONTI). Die ausgezeichnete Beeinflussung der ADDISONschen Krankheit durch die parenterale Cysteintherapie ist nicht nur an der Besserung des subjektiven Befindens erkennbar, sondern kann auch durch zahlreiche objektive Funktionsprüfungen erhärtet werden (THADDEA). Die hormonähnliche Wirkung des salzsauren Cysteins beruht offenbar darauf, daß dieser Wirkstoff die aktive Form des Rindenhormons vor einer Inaktivierung durch oxydative bzw. fermentativ bedingte Vorgänge im Organismus zu schützen vermag. Wir glauben zwar nicht, daß die spezifische Hormontherapie durch das Cystein völlig verdrängt werden kann, wohl aber, daß das Cystein in der krisenfreien Zeit ein wertvolles und billiges Hilfsmittel in der Behandlung der Nebenniereninsuffizienz darstellt.

Diese therapeutischen Andeutungen und Vorschriften sollen nur als sinngemäß anzuwendende Regel, nicht aber als starres Gesetz gelten. Entsprechend diesen klinisch-experimentellen Ergebnissen hat also eine *rationelle Therapie* auf diesem Gebiete Eingang finden können. Es ist gezeigt worden, daß in der Bekämpfung der ADDISONschen Krankheit neben der Rindenhormontherapie gerade die Durchführung der im vorstehenden skizzierten diätetischen und medikamentösen zusätzlichen Behandlungsmaßnahmen besonders wichtig ist. Über die *Grundsätze der Behandlung des Morbus* ADDISON dürfte jetzt einigermaßen Klarheit herrschen. Im einzelnen wird sich die allgemeine und spezifische Behandlung nach den anamnestischen Erhebungen, den allgemein klinischen Erscheinungen und der Intensität und Schwere der Addisonsymptome zu richten haben. Aber auch die ganze Person des Kranken, seine Psyche und seine Lebensgewohnheiten müssen Berücksichtigung finden. Der besondere Wert, den diese diätetischen und medikamentösen Hilfsmaßnahmen haben, liegt darin, daß es beim Addisonkranken wohl nur mittels dieser zusätzlichen therapeutischen Anordnungen gelingt, Perioden von Rindenhormonfreiheit einzulegen. Aufgabe des Arztes wird es sein, diese im Laboratorium gewonnenen Ergebnisse nicht zu überschätzen, sondern bei der Beurteilung dieser verschiedenen Behandlungsmaßnahmen den *klinischen Gesamteindruck* in seinem Recht zu belassen.

Schließlich sei in diesem Zusammenhang betont, daß in der Bekämpfung der ADDISONschen Krankheit die *Prophylaxe* keineswegs vernachlässigt werden darf. Die Richtigkeit dieser Auffassung, die bislang wohl nicht hoch genug eingeschätzt war, geht klinisch daraus hervor, daß körperliche Überanstrengungen erfahrungsgemäß Rückfall in schwere Addisonkrisen, mitunter sogar plötzlichen Tod herbeiführen können. Der Tod solcher Patienten kann unerwartet beispielsweise während einer *Reise* erfolgen (VÉRAN). *Bäder*, die für Addisonkranke besonders anstrengend sind, werden schlecht vertragen und sind deshalb unbedingt kontraindiziert. GSELL berichtet von einem Addisonkranken, der während der *Defäkation* in einen schweren Kollaps geriet. Solange daher eine ernstere Störung der Nebennierenfunktion klinisch anzunehmen ist, muß für absolute *Ruhe in körperlicher und geistiger Beziehung* Sorge getragen werden. Bei der Durchführung einer Freiluft-Liegekur ist von der Verabreichung längerer

Sonnenbäder abzuraten, da durch stundenlange Sonnenexposition eine Addisonkrise ausgelöst werden kann (THADDEA, RYNEARSON, SNELL und HAUSNER). Addisonkranke, die gerade in der *heißen Jahreszeit* zu krisenhaften Verschlimmerungen neigen, sollten angewiesen werden, während der heißen Sommertage die Menge des Kochsalz-Natriumcitratgemisches in flüssiger Form zu erhöhen, um den vermehrten Kochsalzverlust durch Zufuhr dieses Salzgemisches wettzumachen.

Besondere Aufmerksamkeit gebührt der *Regelung der Lebensweise* des Addisonkranken, insbesondere der Art, Form und Zubereitung der Kost. Die oben skizzierten Diätanordnungen müssen streng innegehalten werden. Eingehende Belehrung des Patienten über diätetische Fragen und das Aufrechterhalten einer engen Fühlung zwischen Arzt und Krankem ist unbedingt erforderlich. Diese *erzieherischen Maßnahmen* erweisen sich bei Addisonkranken als sehr nützlich. *Genußgifte* (z. B. Alkohol, Kaffee) und *Diätfehler* sollten bei Addisonkranken möglichst vermieden werden, da letztere, sofern sie beispielsweise mit *Gelbsucht* einhergehen, sich auf das Allgemeinbefinden und auf die Stoffwechsellage ungünstig auszuwirken pflegen (THADDEA). Starker *Alkoholgenuß* kann ebenfalls eine Addisonkrise auslösen (NORRIS).

Schwangerschaften, die bei addisonkranken Frauen sehr selten beobachtet werden, sollten bei mittelschweren und schwersten Krankheitsfällen aus vitaler mütterlicher Indikation heraus unterbrochen werden, da die Gravidität im allgemeinen eine geradezu lebensbedrohende Gefahr für solche Kranken bedeutet (THADDEA). Allerdings sind jüngst Krankheitsfälle beschrieben worden, bei denen gravide Frauen mit einem leichten Morbus ADDISON die Schwangerschaft gut überstanden und ein gesundes Kind zur Welt gebracht haben. Bei bestehender Schwangerschaft wird es daher zweckmäßig sein, regelmäßig ein Rindenhormonpräparat zu verordnen (PERKINS). Die Frage, ob eine Schwangerschaftsunterbrechung angezeigt ist oder nicht, kann nicht generell beantwortet werden, sondern ergibt sich stets aus der jeweiligen Lage des entsprechenden Krankheitsfalles.

Daß *Traumen* unter Umständen beim Morbus ADDISON ätiologisch eine Rolle spielen können, wird wohl kaum bestritten werden können. So berichtet SCHEIDEL von einem Addisonkranken, bei dem ursächlich offenbar eine Schußverletzung im Rücken in Frage kam, sei es im Sinne einer direkten Nebennierenschädigung, sei es dadurch, daß die Verwundung der Nebennierengegend ein „punctum minoris resistentiae“ setzte, auf Grund dessen sich dann eine andere Nebennierenerkrankung (z. B. tuberkulöser Art) ausbildete.

Operative Eingriffe, die bekanntlich mit körpereigenem Eiweißzerfall einhergehen, werden von Addisonkranken in der Regel schlecht vertragen (THADDEA, TERBRÜGGEN). Bei besonderer Belastung durch operative Traumen kann eine schwere Kreislaufschwäche eintreten. Solche operativen Traumen führen deshalb zum Nebennierenversagen, weil in den kleinen übriggebliebenen Rindenresten keine Hormon*reserve* vorhanden ist (TERBRÜGGEN). Der Nachweis einer bestehenden latenten oder manifesten Nebenniereninsuffizienz war früher Veranlassung, selbst von einer harmlosen Operation abzusehen. Große operative Eingriffe weisen bei richtiger vor- und nachoperativer Behandlung auch heute noch wohl ein etwas größeres Gefahrenmoment auf, als dem chirurgischen Eingriff allein innewohnt. Während aber vor der Rindenhormonära praktisch jeder chirurgische Eingriff letal ausging, ist heute die Gefahr wesentlich gemindert

(Rynearson und Mitarbeiter). Bei Operationen im Bereich des Bauchraums (z. B. Nephrektomie) sollte vor allem auf eine Schonung der Nebennieren besonderer Wert gelegt werden (Wildbolz).

Schädigungen durch Röntgenstrahlen sind bei Addisonkranken gar nicht so selten.

Bei einer chronischen Osteomyelitis trat 11 Tage nach einer Sequestrotomie aus vollem Wohlbefinden heraus ein Kreislaufkollaps ein, der innerhalb von 10 Minuten zum Tode führte (Breitfellner). Autotoptisch fand sich eine schwere Zerstörung beider Nebennieren durch Amyloid. Der Anlaß zu diesem tödlichen Kollaps war offenbar eine mehrere Stunden vorher ausgeführte Röntgenaufnahme. Prophylaktisch sollte daher grundsätzlich allen Addisonkranken unmittelbar vor jeder Röntgenaufnahme Rindenhormon zugeführt werden (Breitfellner). In Übereinstimmung hiermit stehen experimentelle Untersuchungen an Kaninchen, die nach Röntgenbestrahlung histologische Veränderungen in den Nebennieren ergeben haben. In fast allen Zellen sind nach hohen Röntgenstrahlendosen (3000 r) deutliche Veränderungen von trüber Schwellung und starker Hyperämie mit wechselnden Lymphocyteninfiltrationen bis zur Nekrose zu finden (Engelstad).

Bekannt ist der deletäre Einfluß interkurrenter *Infekte* bei der Addisonschen Krankheit, der auf die mangelhafte Widerstandskraft der Addisonpatienten bzw. auf die Reduktion des lebenswichtigen Rindengewebes zu beziehen ist (Thaddea). Es leuchtet daher ein, daß die bei akuten Infekten auftretenden, morphologisch faßbaren, schweren Nebennierenveränderungen gerade bei Addisonkranken eine besonders ungünstige Wirkung entfalten müssen. Die sorgfältige Behandlung jedes Infektes, die Beseitigung chronischer infektiöser Herde, ist insofern dringend geboten, als durch jeden banalen Infekt oft der Stoffwechselzusammenbruch erfolgt (Hanssen). *Bandwurmkuren* sollten endlich bei Addisonkranken nur nach vorherigen prophylaktischen Rindenhormongaben durchgeführt werden, da einmal nach einer Bandwurmkur mit Filixextrakt plötzlicher Tod beobachtet wurde (Schotten). Die *Wichtigkeit dieser Hinweise* darf nicht gering eingeschätzt werden. Die üblichen Lehrbücher gedenken ihrer gar nicht oder zu oberflächlich. Aber der praktische Arzt ist oft auf diese einfachen Hinweise angewiesen und kann mit ihrer Hilfe prophylaktisch oder therapeutisch sicher Gutes erreichen.

b) Addisonismus.

Die hierher gehörigen, krankhaften Vorgänge bedürfen unter dem Gesichtspunkt der Bereicherung unserer wirksamen Rindenhormontherapie einer besonders sorgfältigen Beobachtung und Beurteilung. Es dürfte in klinischen Kreisen keine Meinungsverschiedenheit mehr darüber bestehen, daß *Frühdiagnose und Frühtherapie* funktioneller Störungen für ihre Beseitigung wie für den Verlauf des chronischen Grundleidens, auf dessen Boden sie sich entwickeln, von ausschlaggebender Bedeutung sind. Die rechtzeitige Feststellung beginnender Nebenniereninsuffizienz und ihre planmäßige Rindenhormonbehandlung ist nur ein Beispiel von vielen.

Die Diagnose der ausgebildeten Addisonerkrankungen ist auf Grund der oben geschilderten Symptome und diagnostischen Methoden heute relativ leicht. Bedeutend schwieriger ist es schon, die verborgenen Krankheitszustände dieses Leidens richtig zu erkennen und andere Erkrankungen auszuschließen. Unter bewußter Führung der Vorgeschichte und des Schauens sollte klinisch ganz besonderes Gewicht darauf gelegt werden, vom Volladdison gerade die leichtesten Krankheitszustände abzugrenzen und damit wirkungsvoller zu behandeln, das etwa, was EHRMANN und DINKIN als „Addisonismus" bezeichnet haben. Mit besonderer Eindringlichkeit hat G. v. BERGMANN den Standpunkt vertreten, daß die Klinik der Gegenwart diese „latenten" bzw. „larvierten" Krankheiten in den Bereich des diagnostisch Erfaßbaren zu bringen hat. Fließende Übergänge von den ausgeprägten Zeichen des Addisonleidens zum Bilde des Addisonismus sind häufiger als gemeinhin angenommen wird. Die diagnostische Schwierigkeit liegt in dem oft symptomlosen Verlauf der ersten Erscheinungen nachlassender Nebennierenfunktion und in der Unsicherheit namentlich der gröberen, dem Arzt zugänglichen Funktionsprüfungsmethoden. Sicherlich ist der subjektive Indicator für den verschleierten Beginn dieser Nebenniereninsuffizienzzustände der feinste. Erst wenn deutliche Beschwerden stärker auftreten, die den Kranken zum Arzt führen, wird der Zustand ernst genommen.

Wir sind in der Möglichkeit, die Gruppe latenter Schäden der Nebennierenleistung zu erkennen, die naturgemäß weit größer sein muß als jene der leicht zu erfassenden groben Nebennierenveränderungen, noch nicht annähernd so weit gekommen, wie z. B. für die Klinik der Herz-, Leber- und Nierenkrankheiten. Während ausgesprochene und voll ausgeprägte Addisonfälle fast ausschließlich auf einer fortschreitenden, morphologisch wohl definierten Nebennierenerkrankung (Tumor, Tuberkulose, Lues, Atrophie) beruhen, haben wir bei den larvierten oder latenten Formen der ADDISONschen Krankheit kein bestimmtes morphologisches Substrat, also keine organische Erkrankung der Nebennieren vor uns, sondern hier stehen mehr *konstitutionelle oder nur funktionelle Störungen der Nebennierenrinde* mit den entsprechenden Symptomen im Vordergrund. Man unterscheidet also zweckmäßigerweise zwischen dem *primären* (d. h. konstitutionell bedingten) und *sekundären* (nach Infekten, Vergiftungen, Unfällen) *Addisonismus.* Das klinische Bild des Addisonismus ist gegenüber der voll ausgebildeten ADDISONschen Krankheit nur durch die weniger stark ausgeprägte Symptomatologie und durch die günstige Prognose quoad vitam gekennzeichnet. Diese larvierten Formen werden heute mit Recht wegen der Ähnlichkeit mit den voll entwickelten Zustandsbildern auf Störungen der Nebennierenfunktion zurückgeführt.

Differentialdiagnostisch bietet die klassische ADDISONsche Krankheit kaum Schwierigkeiten; demgegenüber werden leichtere und rudimentäre Formen von Nebenniereninsuffizienz oft nicht erkannt, weil man nicht an sie denkt. Solche Patienten, die oft das Bild einer allgemeinen lymphatischen Hyperplasie aufweisen, sind in der Regel zart gebaute, schwache und magere Menschen. Für die objektive Diagnose Addisonismus stehen uns zur Zeit nur sehr spärliche, direkte Zeichen zur Verfügung; hingewiesen sei unter anderem auf die Magerkeit, den niedrigen Blutdruck, den kleinen und schwachen Puls, die mehr oder weniger bräunlich pigmentierte Haut, den niedrigen Blutzuckerspiegel sowie auf die Neigung zu Untertemperaturen und Pulsverlangsamung. Sehr charakteristisch scheint das Ausbleiben der Periode zu sein.

Alle bisherigen klinischen *Funktionsproben für die Erkennung latenter Nebennierenschäden* sind noch umstritten, so daß sich der praktische Arzt ihrer kaum bedienen kann. Ob die Methode der Durchführung einer salzarmen Ernährung bei gleichzeitiger Kaliumzufuhr unter täglicher blutchemischer Kontrolle des Reststickstoffes sowie des NaCl- und K-Gehaltes zur Sicherung der Diagnose einer latenten Nebenniereninsuffizienz brauchbar ist, bleibt vorerst abzuwarten. Größere Bedeutung als alle unsicheren Funktionsproben, die im übrigen oft noch zu grob sind, um eine beginnende oder geringe „Betriebsstörung“ aufzudecken, hat daher für den Praktiker der *Beschwerdekomplex* des Kranken, dem im Krankheitsgeschehen die führende Rolle zukommt. Sorgfältige Erhebung der Vorgeschichte, deren diagnostische Bedeutung von der Mehrzahl der praktischen Ärzte noch immer nicht genügend gewürdigt wird, zusammen mit richtiger Verwertung aller Angaben des Kranken wird fast immer zur richtigen Deutung der Funktionsstörungen und damit zur genauen Diagnose führen.

Die *Klagen* Kranker mit Addisonismus beziehen sich auf verminderte physische und psychische Leistungsfähigkeit, rasche Ermüdbarkeit, Apathie, dyspeptische Beschwerden in allen Graden (Appetitlosigkeit, Übelkeit, Aufstoßen, Erbrechen) sowie auf eine Gruppe anderer, unbestimmter Beschwerden (allgemeine Mattigkeit und Zerschlagenheit, Kopfdruck, Depressionen, Unlust, Schläfrigkeit oder Schlaflosigkeit). Zweifellos liegen hier in der Mehrzahl *atypische Symptome* vor. Bringt aber ein Kranker sie vor, der wiederholt von Schäden getroffen wurde, die erfahrungsgemäß die Nebennierenrinde angreifen, so werden auch diese allgemeinen Klagen uns oft mit einer gewissen Wahrscheinlichkeit zur objektiven Diagnose hinführen. Von entscheidender diagnostischer Bedeutung werden dann natürlich Befunde *objektiver Art*, wie beispielsweise extreme Magerkeit, braune Pigmentierungen der Haut und Schleimhäute, ein niedriger Blutdruck oder ein tiefer Blutzucker. Nur das Vorhandensein von mindestens zwei objektiven Symptomen sollte uns zur Annahme einer latenten Nebenniereninsuffizienz berechtigen. Bei der Aufstellung und Abgrenzung des Begriffes „Addisonismus“ und bei seiner Diagnostizierung dient in ähnlicher Weise wie beim Volladdison als wichtigstes Kennzeichen zunächst die Pigmentierung, in zweiter Linie erst die Adynamie, der niedrige Blutdruck und der tiefe Blutzucker.

Nach der *Ätiologie und dem klinischen Gesamtbilde* lassen sich mehrere Gruppen auseinanderhalten, die wohl allesamt durch den gemeinsamen, charakteristischen und soeben geschilderten Symptomenkomplex des Addisonismus miteinander verbunden sind, pathogenetisch aber offenbar doch keine Einheit darstellen. Neben genauer und sorgfältiger Erhebung des Beschwerdekomplexes ist es besonders wichtig, aus der Vorgeschichte solcher Kranker alles herauszufinden, was die Nebennierenrinde im Laufe des Lebens als *schädigendes Agens* getroffen haben kann. Als auslösendes Moment für das Auftreten von Addisonismus werden wiederholte *physikalische Einwirkungen* (Sonnenbestrahlungen, heiße Bäder, Verbrennungen und Verbrühungen, Röntgenschäden) angegeben; die hierdurch ausgelösten addisonähnlichen Symptome müssen durch Fernwirkung auf die Nebennierenrinde erklärt werden. Daraus geht hervor, daß offenbar körpereigener Eiweißzerfall, der mit Bakterientoxinen nichts zu tun hat, auf hämatogenem Wege nicht nur die Leber (G. v. BERGMANN) oder den Magen (F. KAUFFMANN), sondern gerade auch die Nebennierenrindenfunktion schädigt. Ausdrücklich sei daran erinnert, daß jeder größere *operative Eingriff* mit körpereigenem Eiweißzerfall einhergeht. Man denke vor allem daran, daß auch *Intoxikationen*, wobei wir besonders Narkosegifte (Chloroform), Kriegsgase, Schlafmittel, Germanin und das Neosalvarsan erwähnen möchten, zu

Störungen der Nebennierenfunktion führen können. Es ist also nicht ausgeschlossen, daß gewisse, therapeutisch verwendete Chemikalien Ursache der in den letzten Jahren in Europa und Amerika häufiger beobachteten nichttuberkulösen Nebennierenrindennekrosen sind in Analogie zur toxischen Leberatrophie nach Cinchophen und zur Agranulocytose nach Aminopyrin. Daß auch wiederholte bakterielle, hochfieberhafte *Infekte* die Nebennierenrinde morphologisch oder funktionell schwer schädigen können, ist durch zahllose experimentelle Untersuchungen und klinische Beobachtungen eindeutig erwiesen (THADDEA). DREYFUS, der die Möglichkeit eines lambliogen entstandenen Addisonismus diskutiert, nimmt auf Grund einer Krankenbeobachtung an, daß die zahlreichen Lambliaparasiten mehr direkt durch *Toxinausscheidung* als indirekt infolge einer durch sie verursachten *Enteritis* die Nebennieren schädigen. Klinisch kann eine oft übermäßig lang anhaltende *Rekonvaleszenz* nach hochfieberhaften Infektionskrankheiten auf Nebennierenschädigungen beruhen (THADDEA). Schließlich sollen noch diejenigen Fälle von Addisonismus Erwähnung finden, die gelegentlich bei Kranken mit *chronischer Gastroenteritis* (DEMOLE, BOHN und v. DRIGALSKI, BOHN) beobachtet und als Folgezustand einer „intestinalen Autointoxikation" aufgefaßt werden (DIEHL). Bei chronischen Störungen von seiten des Verdauungskanals sollte daher ganz allgemein die Aufmerksamkeit auf die Möglichkeit einer Störung der Nebennierenrindenfunktion gerichtet werden, die guten therapeutischen Erfolge nach Rindenhormonzufuhr bilden eine Bestätigung für die Diagnose Nebenniereninsuffizinez (DEMOLE). Bekannt sind weiterhin addisonähnliche Erscheinungen bei *Avitaminosen*, insbesondere der Pellagra, der Sprue und dem Beriberi. Klinisch sprechen endlich krankhafte *Pigmentierungen* bei Erkrankungen des Magen-Darmkanals (Achylie, Pankreasstörungen, chronische Gastroenteritis) zweifellos für das Vorliegen einer sekundären Nebennierenschädigung. Diese keineswegs erschöpfende Darstellung der ätiologischen Faktoren des Krankheitsbildes des Addisonismus zeigt, daß die Vertiefung der Anamnese weit über den Beschwerdekomplex des Kranken hinausgeht. Auf Grund zahlreicher Krankenbeobachtungen kommt ELTZE zu dem Ergebnis, daß in der *Begutachtung*, mehr als das bisher geschehen ist, auch der Entstehung und dem Verlauf leichterer Nebenniereninsuffizienz Rechnung zu tragen ist.

Es kann als bewiesen gelten, daß durch obengenannte Einwirkungen, welche die Nebennierenrinde mittelbar oder unmittelbar treffen können, vorübergehende oder dauernde addisonähnliche Symptome ausgelöst werden können. Folgerungen zur *Prophylaxe und Therapie* ergeben sich fast von selbst. Wichtigste prophylaktische Aufgabe bleibt die Fernhaltung der Noxen, welche die Nebennierenrinde zu schädigen vermögen. Liegt dagegen klinisch das typische Zustandsbild des Addisonismus vor, so lassen sich durch zielbewußte *Diät- und Rindenhormonbehandlung* bemerkenswerte subjektive und auch objektive Besserungen erreichen (THADDEA).

Aus naheliegenden Gründen sind in letzter Zeit Patienten, die das Krankheitsbild des Addisonismus boten, auch mit salzsaurem Cystein behandelt worden. Daß diese *Cysteinhydrochloridtherapie* manchmal besonders wertvolle Dienste leistet, scheint auf Grund klinischer Erfahrungen gesichert (THADDEA). Die kritische Betrachtung dieser Ausführungen lehrt, daß sich in der Behandlung des Addisonismus neben der Verabreichung einer kaliumarmen, kochsalzreichen Ernährung insbesondere die Zufuhr von Rindenhormonen, daneben gelegentlich auch die parenterale Verabreichung von salzsaurem Cystein durchaus bewährt hat. In Zukunft sollte daher gerade hierbei immer wieder auf diese diätetischen und medikamentösen Behandlungsarten besonderer Wert gelegt werden.

c) Endokrine Magersucht.

Mit der Gewinnung wirksamer Rindenhormonextrakte eröffnen sich bei einer Reihe weiterer Erkrankungen neue therapeutische Möglichkeiten. Wir denken hierbei vor allem an die therapeutische Beeinflussung von Gleichgewichtsstörungen zwischen den Funktionen der verschiedenen endokrinen Drüsen. Die Erforschung der Wechselbeziehungen zwischen der Nebennierenrinde und der ihr übergeordneten Hypophyse hat in den letzten Jahren wichtige Ergebnisse gezeitigt. Trotz dieser Bereicherung unserer Kenntnisse von den korrelativen Beziehungen der Inkretdrüsen zu- und untereinander ist das *Problem der Magersucht* noch keineswegs restlos geklärt (F. STROEBE).

Gesichert ist heute, daß bei der Mehrzahl der Magersüchtigen neben psychischen Veränderungen zweifellos ein endokrines Versagen vorliegt. Es kann aber nicht geleugnet werden, daß in vielen Fällen die Magersucht rein psychisch ausgelöst werden kann. Die Sonderstellung der geistigen und seelischen Gesamthaltung läßt sich gerade bei der Magersucht immer wieder nachweisen. Neben der Einwirkung auf Stoffwechselvorgänge ändert sich bei endokrinen Störungen meistens eine Reihe jener Situationen der Persönlichkeit mit, die jenseits chemisch-physikalischer Begriffsbestimmung liegen, d. h. das Seelische, das Triebhafte, das Intellektuelle. Die klinische Medizin kämpft daher heute nicht nur um die Anerkennung des funktions-physiologischen Begriffes, sondern darüber hinaus um die „Einführung des Subjektes in die Pathologie" (v. WEIZSÄCKER). Auch bei der Magersucht ist mit der Änderung der Stoffwechselvorgänge in der Regel eine Wandlung der Gesamtpersönlichkeit unverkennbar. Die Neigung zu Depressionen, Temperament- und Lustlosigkeit, zu veränderter Auffassungsfähigkeit, zu infantilen Zügen im Benehmen und in der Unterhaltung werden vielfach beschrieben. Zweifellos können schwerste Fälle von Magersucht Unterernährungszustände aus psychogenen Gründen sein, wie vor allem durch den gelegentlichen Erfolg der psychischen Behandlung bewiesen wird. Die Frage ist daher nicht unberechtigt, inwieweit erst fortgesetztes Abmagern endokrine Störungen hervorrufen kann. Im Gegensatz zur echten endokrinen Magersucht gelingt bei der psychogenen Magersucht durchaus eine Mästung, auch ist die spezifisch-dynamische Eiweißwirkung meistens positiv.

Während das ausgesprochene Krankheitsbild der SIMMONDSschen Kachexie sehr selten ist (BERBLINGER), werden die larvierten Formen viel häufiger angetroffen (G. v. BERGMANN, STROEBE, SCHELLONG). Die Erkennung dieser nicht voll ausgeprägten Krankheitsbilder ist manchmal nicht einfach. Die Schwierigkeit liegt klinisch in der Abgrenzung der Symptome, die direkt und konstant durch die primär gestörte Funktion einer einzigen innersekretorischen Drüse (Hypophyse) verursacht oder durch eine sekundäre Störung der übrigen korrelativ zusammengehörigen endokrinen Drüsen ausgelöst werden. Es besteht kein Zweifel, daß in vielen Zügen endokrine Magersucht, pluriglanduläre Insuffizienz, Eunuchoidismus und Morbus ADDISON einander sehr ähnlich sind.

Nach Fortnahme der Hypophyse beim Tier atrophiert die Nebennierenrinde, und zwar hauptsächlich die Zona fasciculata und die Zona reticularis. Bei gleichzeitiger Hypophysenvorderlappenextraktzufuhr zeigen hypophysenlose Tiere keinerlei morphologisch faßbare atrophische Veränderungen der Nebennierenrinde. Das im Vorderlappen der Hypophyse gebildete *corticotrope Hormon* vermag die Funktion der Nebennierenrinde in förderndem Sinne zu beeinflussen. Umgekehrt ist nach Rindenhormongaben bei jungen Ratten eine deutliche Vergrößerung des Vorderlappens der Hirnanhangdrüse mit Vermehrung der Hauptzellen nachweisbar. Das Melanophorenhormon ist ein wichtiger Faktor in den Korrelationen Nebenniere-Hypophyse (JORES).

Diese tierexperimentellen Ergebnisse haben ihren Ausgang von klinischen Erfahrungen am Krankenbett und von pathologisch-anatomischen Beobachtungen am Leichentisch genommen. Es ist bekannt, daß bei Akromegalie und Hypophysengeschwülsten die Nebennierenrinde meist hypertrophiert, während sie bei hypophysärer Kachexie (SIMMONDS) und bei endokriner Magersucht eher klein und atrophisch ist. Ob die sog. CUSHINGsche Krankheit ursächlich allein auf die Hypophysenstörung (basophiles Adenom) oder auf die Nebennierenveränderungen (Hyperplasie) zurückzuführen ist, bleibt vorläufig noch unentschieden. Aus neueren Untersuchungen (AUERSBACH, KESSEL) scheint hervorzugehen, daß man den sog. Morbus CUSHING vielmehr als ein hypophysär-interrenales Syndrom bezeichnen kann, wobei ein basophiles Adenom des Hypophysenvorderlappens bei dieser Erkrankung durchaus fehlen kann. KYLIN betont die besonders enge Beziehung zwischen Hypophyse und Nebenniere, die sich an der SIMMONDSschen und ADDISONschen Krankheit einerseits, dem Morbus CUSHING und der essentiellen Hypertonie andererseits als „funktionelle Einheit" (KYLIN) dartut.

Der Vorderlappen der Hirnanhangdrüse steht nicht allein mit der Nebennierenrinde, sondern mit fast allen Drüsen der inneren Sekretion in Wechselbeziehungen, die sich alle untereinander korrelativ — mit doppelter Pfeilrichtung — beeinflussen. Der Hypophysenvorderlappen, der ohne Zweifel als führendes inkretorisches Organ bezeichnet werden muß, ist für eine geordnete Leistung des gesamten endokrinen Systems lebensnotwendig. Es ist klar, daß eine von hier ausgehende Störung sich korrelativ am ganzen innersekretorischen Drüsenapparat auswirken muß. Im Hinblick auf die vielen Einzeltatsachen aus der Hormonforschung — KYLIN zählt zwölf verschiedene Hormonwirkungen des Hypophysenvorderlappens auf — ist es mitunter sehr schwierig, zu einer einheitlichen Auffassung im Mechanismus der gestörten Hormonwirkung oder der gestörten Hormonbeziehung der Inkretdrüsen untereinander zu kommen. Bei diesen innigen Wechselbeziehungen ist es oft unmöglich, für die Magersucht festzustellen, welche endokrine Drüse primär eigentlich erkrankt ist. Die endokrine Magersucht kann nach geltender Auffassung primär *monoglandulär* als Funktionsstörung des Vorderlappens der Hirnanhangdrüse einsetzen, in anderen Krankheitsfällen scheint sie wiederum mehr *pluriglandulär* bedingt zu sein. Man ist daher nicht berechtigt, die Magersucht zu einseitig monoglandulär zu sehen.

Die Magersucht ist eine relativ häufige Erkrankung des jugendlichen Alters, das weibliche Geschlecht wird nach allgemeiner Ansicht häufiger befallen. Den *Beschwerdekomplex* hat G. v. BERGMANN in einem Vortrage über Magerkeit und Magersucht ausführlich behandelt. Unter den *klinischen Symptomen* sind mehr oder minder vollständig vorhanden: Appetitlosigkeit, Oberbauchbeschwerden (Ulcus ventriculi bzw. duodeni oder Cholecystitis fehlen), Verstopfung, Abmagerung, niedriger Blutdruck, tiefer Blutzucker, Untertemperaturen, Oligurie, herabgesetzter Grundumsatz, negative spezifisch-dynamische Eiweißwirkung, Haarausfall, allgemeine Müdigkeit und Schwäche, flächenhafte Cyanose der Hände und Füße, Mischung infantiler Züge, Amenorrhöe sowie psychische Störungen (depressive Zustandsbilder). Die auch bei larvierten Formen der Erkrankung häufig nachweisbaren Menstruationsstörungen führen die Frauen nicht selten zuerst zum Frauenarzt (STROEBE). Wird hier die richtige Diagnose nicht gestellt, so resultieren hieraus zwangsläufig therapeutische Mißerfolge. Wichtig ist, daß es bei der Magersucht häufig eine Fülle leichterer Abarten mit unvollständiger Symptomatologie gibt, die zum mindesten auch an funktionelle Hypophysenstörungen denken lassen. Die neurale Beeinflussung, vor allem vom Zwischenhirn aus, sollte eingehende Berücksichtigung finden, daneben achte man auf gleichzeitig bestehende Funktionsstörungen in anderen endokrinen Drüsen (Schilddrüse, Nebennierenrinde und Keimdrüsen).

Die Kenntnis dieser innigen korrelativen Zusammenhänge hat sich bereits praktisch ausgewirkt und der Therapie neue und aussichtsreiche Wege gewiesen. Ist die Magersucht auf der Grundlage einer psychischen Störung zustande gekommen, so tritt die psychische Behandlung in ihr Recht. Es sind Krankheitsfälle bekannt, bei denen es gelungen ist, durch *Psychotherapie* die Magersucht schlagartig zu heilen. Beruht dagegen die Magersucht auf einer endokrinen Störung, so wird es unser Bestreben sein, neben der seelischen Behandlung insbesondere durch *Hormontherapie* eine *Umstimmung des magersüchtigen Organismus* zu erreichen. In letzter Zeit ist man daher — gerade im Hinblick auf die wichtige Beziehung des Hypophysenvorderlappens zum Krankheitsbilde der endokrinen Magersucht — mehr und mehr dazu übergegangen, Vorderlappenextrakte bei echten Formen dieser Krankheit therapeutisch anzuwenden. Das uns vorschwebende Ideal einer *funktionellen Ersatztherapie* durch Verabreichung des mangelnden Vorderlappenhormons ist gerade bei der endokrinen Magersucht vorläufig noch unerreichbar; denn leider sind die im Handel erhältlichen Vorderlappenhormonpräparate vielfach noch völlig unwirksam, in anderen Fällen wird nur durch hohe Dosierung ein gewisser Körpergewichtsanstieg und ein vorübergehendes Nachlassen der Beschwerden erzielt. Interessant ist, daß gelegentlich Vitamin-E-Präparate einen therapeutischen Erfolg bringen (B. v. BERGMANN). Die Tatsache, daß bei der Magersucht die korrelativ zugehörigen Inkretdrüsen häufig unterentwickelt bzw. atrophisch sind, rechtfertigt bei dieser therapeutisch sonst so schwer beeinflußbaren Erkrankung durchaus den Versuch einer Verabreichung von Keimdrüsen-, Nebennierenrinden- und vielleicht auch von Schilddrüsenhormon. Allerdings pflegen Ovarialpräparate allein — auch in hochdosierter Form — therapeutisch selten wirksam zu sein (STROEBE); dagegen kann eine rechtzeitig einsetzende und monatelang durchgeführte Kombinationsbehandlung mit Hypophysenvorderlappenpräparaten und Keimdrüsenhormonen (Progynon-Proluton) bisweilen erfolgreich sein (KAUFMANN). Bei Versagen der üblichen Hormontherapie sollte stets die intraperitoneale Transplantation von Kalbs- oder Hammelhypophysen (G. v. BERGMANN, E. KYLIN) vorgenommen werden, die mitunter recht befriedigende Erfolge erkennen läßt. Die Drüseneinpflanzung sollte aber nur in wirklich schweren Krankheitsfällen ausgeführt werden (STROEBE).

Erfahrungen der jüngsten Zeit haben gelehrt, daß gelegentlich auch die *Nebennierenrindenhormonbehandlung* recht gute Erfolge zeitigt (BERNHARDT, KALK, THADDEA, KRAUSE und MÜLLER, STÖRMER). Diese Behandlungserfolge, die sehr beachtenswert erscheinen, sind durchaus verständlich, da ja die endokrine Magersucht eindeutige Rindenunterfunktionszeichen (Adynamie verbunden mit verminderter körperlicher und geistiger Leistungsfähigkeit, Appetitlosigkeit,

Abmagerung, Verstopfung, niedriger Blutdruck, Schwindel, tiefer Blutzucker, Kreatinurie, Neigung zu Pigmentierungen, spärliche Achselhöhlen- und Symphysenbehaarung, Amenorrhöe) aufzuweisen pflegt. Beachtenswert erscheint der Hinweis auf die Möglichkeit, die bei der Magersucht so oft geklagten Oberbauchbeschwerden als Nebennierenschmerz zu deuten (STÖRMER). In einer Reihe solcher Krankheitsfälle, die die klassischen Symptome der Magersucht boten, ist durch kombinierte Rindenhormon-Askorbinsäurebehandlung eine erhebliche Besserung des Allgemeinzustandes erzielt worden. Die Rindenhormonpräparate stellen also gelegentlich eine *wertvolle Bereicherung unserer sonstigen Magersuchtbehandlung* dar, um so mehr, als meßbare Stoffwechselstörungen dieser Erkrankung durch Rindenhormonzufuhr sich weitgehend ausgleichen lassen. Zur Erzielung solcher Erfolge dürfte jedoch in der Regel die Durchführung einer monatelangen Behandlung erforderlich sein. Bei therapeutisch schwer ansprechbaren Fällen von endokriner Magersucht verdient vielleicht die kombinierte Zufuhr von Hypophysenvorderlappen- und Rindenhormonpräparaten mehr Beachtung als die alleinige Rindenhormonbehandlung. STRAUBE, der über das Versagen der isolierten Hypophysenvorderlappentherapie bei SIMMONDSscher Krankheit berichtet, sah fast schlagartige Kompensierung, sobald zur Gesamthypophyse zusätzlich noch Nebennierenrinde verabreicht wurde. Die Schwierigkeit der innersekretorischen Behandlung der Magersucht bringt es mit sich, daß neben eindrucksvollen Erfolgen in der Praxis Mißerfolge nicht erspart bleiben. Die geschickte Verwendung diätetischer Maßnahmen zusammen mit den uns zur Verfügung stehenden hormonalen Behandlungsmethoden, wobei hier die Rindenhormontherapie bewußt in den Vordergrund gestellt wurde, vermag aber doch in der Mehrzahl der Fälle zu einem Erfolg zu führen.

d) Morbus BASEDOW.

Bei Basedowkranken, die klinisch oft die Zeichen leichter und mittlerer Nebenniereninsuffizienz darbieten, besteht pathologisch-anatomisch häufig eine Unterentwicklung des Nebennierengewebes. Wie aus tierexperimentellen Untersuchungen von OEHME hervorgeht, scheint das Rindenhormon weitgehend die chronische Fütterungshyperthyreose des Meerschweinchens zu unterdrücken; die durch tägliche Schilddrüsenhormonverabreichung hervorgerufene Grundumsatzsteigerung bleibt bei gleichzeitiger Rindenhormonbehandlung aus oder ist gering. In eigenen Tierversuchen ist es uns selbst nicht geglückt, durch Rindenextrakteinspritzungen die gewichtsvermindernde Wirkung der Schilddrüsenzufuhr abzuschwächen bzw. das Auftreten der histologisch nachweisbaren Schilddrüsenstrukturveränderungen nach Zufuhr von thyreotropem Hormon zu vermindern. Das Rindenhormon soll im Tierversuch die durch Thyroxinzufuhr verursachte negative N-Bilanz hemmen (KOELSCHE und KENDALL). Der endgültige Beweis eines allgemeinen Antagonismus der beiden innersekretorischen Organe, Schilddrüse und Nebennierenrinde, dürfte daher noch nicht erbracht sein. Diesen widerspruchsvollen experimentellen Ergebnissen entsprechen auch Erfahrungen von klinischer Seite. Der günstige Einfluß der Rindenhormontherapie auf den Ablauf der BASEDOWschen Krankheit ist noch keineswegs sichergestellt. Vereinzelte klinische Beobachtungen lehren, daß bei Basedowkranken ausgesprochene Heilerfolge oder auch nur wesentliche Besserungen durch die Rindenhormonbehandlung sich nicht feststellen lassen. Es soll natürlich nicht geleugnet werden, daß besonders schwere Basedowfälle gelegentlich Symptome (Pigmentierungen, Kreatinurie, Adynamie) aufweisen, welche man sonst bei Addisonscher Krankheit sieht. So berichtet Hoff von einer Kranken, die nach mehrjähriger typischer Basedowscher Erkrankung schließlich unter dem klinischen Vollbild einer Nebenniereninsuffizienz mit allen Zeichen einer Addisonschen Krankheit zugrunde ging.

e) Pluriglanduläre Störungen.

Die Analyse jeder endokrinen Wirkung wird durch die enge Verkettung und das äußerst verwickelte Ineinandergreifen des gesamten innersekretorischen Organsystems erschwert. Der gesamte hormonliefernde Apparat des Organismus stellt bekanntlich eine funktionell zusammengehörige Einheit dar. Es ist daher verständlich, daß bei Ausfall oder Änderung der Funktion eines einzelnen endokrinen Organs kompensatorische Vorgänge von seiten der anderen Teile dieses Systems einsetzen, die für die klinische Symptomatologie des Zustandes bedeutungsvoll sind. Die Einzeldrüse beeinflußt somit nicht nur ihr Erfolgsorgan, sondern darüber hinaus wirkt vielfach das Erfolgsorgan auch umgekehrt auf die hormonabgebende Drüse. Es liegt in der Natur der Sache, daß diese interglandulären Beziehungen bei der Untersuchung jeder Hormonfunktion die ihnen gebührende Berücksichtigung und Wertung finden müssen.

Dankbare Angriffspunkte für die Rindenhormontherapie bieten gelegentlich Kranke mit pluriglandulären Störungen. Es ist bekannt, daß der innersekretorische Drüsenapparat funktionell ein außerordentlich kompliziertes System darstellt. Bei Erkrankung *einer* Drüse ist durch den Versuch des Ausgleichs immer auch das *Inkretsystem als Ganzes* betroffen. Man sieht infolgedessen klinisch hierbei fast immer *kombinierte Erscheinungen*. Unter pluriglandulären Störungen werden nur solche Krankheitszustände verstanden, bei denen der *gleiche* Krankheitsprozeß koordiniert mehrere Hormonorgane annähernd *gleichzeitig* befällt (Biedl, Falta, Bauer). Die klinische Erfahrung lehrt, daß man in erster Linie hierbei — entsprechend den weitgehenden Korrelationen im endokrinen System — direkte oder indirekte Gleichgewichtsstörungen zwischen den Funktionen der verschiedenen innersekretorischen Organe untereinander annehmen muß. Die eigentliche Krankheitsursache ist also letzten Endes die *Störung im Zusammenspiel zwischen den einzelnen endokrinen Drüsen.* Der Beginn der Erkrankung läßt sich meist nicht genau feststellen, unter Umständen allerdings auch oft auf ganz bestimmte *Gelegenheitsursachen* (Alkoholismus, Unterernährung, Infekte, Lues, Tuberkulose) zurückführen. Selten ist das Leiden angeboren. Angesichts der Häufigkeit dieser ätiologischen Momente und der Seltenheit pluriglandulärer Krankheitszustände erscheint es zwingend, eine *besondere Veranlagung für die Entwicklung der Drüsenatrophie* anzunehmen, um so mehr, als es sich trotz der Verschiedenheit der jeweils nachweisbaren exogenen ursächlichen Schädigungen doch stets um einen gleichartigen, *unspezifischen Krankheitsvorgang* handelt.

Die ersten Beschreiber der pluriglandulären Insuffizienz, Claude und Gougerot, haben daher schon eine *minderwertige Anlage des hormonalen Drüsenapparates* angenommen, eine Auffassung, die auch heute noch von der Mehrzahl der Kliniker (Falta, Biedl, Bauer, Curschmann) geteilt wird. Für manche Autoren (z. B. Wiesel) ist die pluriglanduläre Insuffizienz nur eine besondere Ausdrucksform des Status hypoplasticus. Solche konstitutionell minderwertigen endokrinen Organe werden naturgemäß durch die oben geschilderten exogenen Krankheitsursachen besonders schwer geschädigt.

Die Schwäche der Blutdrüsen als konstitutionelles Moment steht in innigstem Zusammenhang mit der Neigung der erkrankten Blutdrüsen zu bindegewebiger Sklerose und Atrophie. Falta hat die Blutdrüsensklerose als gemeinsames Merkmal der hierher gehörenden Krankheitsfälle zuerst hervorgehoben. Es erscheint aber vom klinischen Standpunkt aus unwesentlich, ob es sich hierbei um die echte primäre multiple Blutdrüsensklerose im Sinne Faltas, um pluriglanduläre funktionelle Krankheitserscheinungen primärer bzw. sekundärer Art oder um fließende Übergänge dieser beiden Formen handelt. Bei aller Würdigung des Strebens nach Systematik muß nämlich betont werden, daß eine so scharfe diagnostische Abgrenzung in gewissen Fällen nicht immer durchführbar ist. Morphologisch finden sich bei der multiplen Blutdrüsensklerose bzw. Blutdrüsenentzündung in der Regel deutliche Zeichen einer vorhandenen Entzündung oder entzündlichen Sklerose *gleichzeitig* in mehreren Blutdrüsen. Der augenfälligste anatomische Befund ist die Kleinheit der erkrankten Blutdrüsen, die durchschnittlich nur ein Drittel bis ein Viertel des Normalgewichtes aufweisen. In manchen Fällen wird dagegen jeglicher anatomische Befund an den Hormonorganen vermißt, so daß man berechtigt ist, die pluriglandulären Störungen mehr oder weniger als funktionelle Insuffizienz aufzufassen.

Die *klinische Symptomatologie* der pluriglandulären Störungen soll hier keine vollständige Darstellung erfahren. Es genügt der Hinweis auf die allgemeine Schwäche, Müdigkeit und Hinfälligkeit, den Verlust der Haare, die Amenorrhöe bzw. Impotenz, die Pigmentation der Haut und Schleimhäute, die Anomalien der Zähne und Nägel, den niedrigen Blutdruck, die schwerste Abmagerung sowie auf die relativ häufigen Verdauungsbeschwerden (Appetitlosigkeit, Erbrechen, Durchfälle). Soweit nicht aus ätiologischen Gründen eine *antiluetische Behandlung* in Frage kommt, bietet die *Behandlung mit Schilddrüsenpräparaten* oder die *Kombinationsbehandlung mit verschiedenen Hormonpräparaten* die günstigsten Aussichten und ist daher in allen Fällen zu versuchen. Allerdings darf man seine Erwartungen nicht zu hoch spannen. Daneben hat sich die *Rindenhormontherapie* manchmal als durchaus wirksam erwiesen (Bauke, Alwens und Bauke, Thaddea). Kranke mit pluriglandulärer Insuffizienz zeigen oft deutliche *Addisonsymptome*. Es lag daher nahe, teilweise in einem gestörten Mechanismus der Nebennierenrinde die Ursache der Funktionsstörung bei diesen Kranken zu sehen. Es ist bekannt, daß pluriglanduläre Störungen mit adynamischen Zeichen und anderen mehr oder weniger ausgeprägten Nebenniereninsuffizienzsymptomen einhergehen. Weiter steht fest, daß viele Adynamien, Schwächezustände, Asthenien, manche Appetits- und Stoffwechselstörungen sowie vor allem verzögerte Rekonvaleszenzen nach schweren Infekten larvierte Zustände von Nebenniereninsuffizienz darstellen. In der Tat lassen sich mit der parenteralen Rindenhormonbehandlung bei einer Reihe solcher Kranker beachtliche Erfolge erreichen. Als Maßstab für die Wirkung dient nicht nur eine Besserung der subjektiven Beschwerden, sondern auch eine meßbare Beeinflussung objektiver Symptome (Thaddea). Auf Grund mancher therapeutischer Erfolge kann daher als gesichert gelten, daß das Nebennierensystem bei dieser Erkrankung am Krankheitsgeschehen maßgebend beteiligt ist. Die Rindenhormontherapie der pluriglandulären Störungen stellt zweifellos eine wertvolle Bereicherung unserer sonstigen Behandlungsmaßnahmen dar.

f) Akute Infektionskrankheiten.

Das Wiederansteigen der Erkrankungsziffer an *akuten Infektionskrankheiten* und das immer erneute Auftreten bösartiger Formen (Grippe, Diphtherie) haben in den letzten Jahren die Ärzte vor neue Aufgaben gestellt und dazu geführt, das *Infektproblem* immer wieder aufzurollen und Nachuntersuchungen zu unterziehen. Trotz zahlreicher experimenteller und klinischer Arbeiten kann heute von einer auch nur einigermaßen befriedigenden Lösung oder sogar von einer einheitlichen Auffassung dieses Fragenkreises noch keine Rede sein. Die Lehre von den akuten Infektionskrankheiten — wohl immer noch mehr Problem als Ergebnis — befindet sich zweifelsohne in einer neuen Entwicklungsphase; denn selbst die bisher als gesichert geltenden Grundlagen der Pathogenese, der Immunität und der Serumbehandlung werden heute nicht mehr allgemein anerkannt. Nirgends spiegelt sich die Unsicherheit auf diesem Gebiete deutlicher wider als bei der Behandlung therapeutischer Fragen. Auf die wichtige Frage der Epidemiologie wird hier nicht näher eingegangen, da sie bereits von anderer Seite (GUNDEL, DE RUDDER) einer ausführlichen Bearbeitung unterzogen worden ist.

Für den praktischen Arzt sind die akuten Infektionskrankheiten, die einen hohen Prozentsatz aller inneren Erkrankungen ausmachen, von größter Bedeutung. Gegenüber den bisher einseitig geübten sero- bzw. chemotherapeutischen Behandlungsmethoden steht gegenwärtig vor allem die *unspezifische Allgemeinbehandlung der akuten Infektionskrankheiten* im Mittelpunkt des ärztlichen Denkens und Handelns. Diese Umwälzung in unseren Anschauungen ist die natürliche Folge neuerer, richtunggebender Gedankengänge und Befunde über die mannigfaltigen Wechselbeziehungen der Vitamine und Hormone zum Gesamtorganismus. Die Erkenntnisse über *Beeinflußbarkeit schwerer toxischer und septischer Infekte durch Darreichung askorbinsäurehaltiger Rindenhormonauszüge* sind für die moderne Infekttherapie bedeutsam geworden (THADDEA). Zahlreiche Forscher haben hierüber in den letzten Jahren ein ansehnliches Tatsachenmaterial zusammengetragen, das auch bereits in der Praxis der Infektionskrankheiten sichtbaren Niederschlag gefunden hat. Die Erörterung dieser theoretisch und praktisch gleich wichtigen Fragen erscheint gerade an dieser Stelle besonders gerechtfertigt.

Pathologisch-anatomische Untersuchungen und klinische Beobachtungen lehren mit zwingender Gewißheit, daß bei akuten Infektionskrankheiten vor allem der reticulo-endotheliale Abwehrapparat toxisch geschädigt wird. Unter den Organen des reticulo-endothelialen Systems stellen die lebenswichtigen *Nebennieren*, insbesondere deren Rinde, die an reduzierenden Substanzen (Askorbinsäure, Cystein, Glutathion) reichsten Organe des Körpers dar. Die Miterkrankung der Nebennieren bei fast allen Infektionskrankheiten, vor allem beim Scharlach und bei der Diphtherie, ist durch zahlreiche pathologisch-anatomische Untersuchungen erwiesen (VIRCHOW, BEITZKE, DIETRICH und SIEGMUND). Bei bösartiger *Malaria* findet sich vor allem eine ganz ungewöhnliche Anhäufung von Parasiten und Pigment tragenden Erythrocyten in den Präcapillaren und Capillaren der Nebenniere bei gleichzeitigen schweren Gefäßwandveränderungen im Sinne einer Endothelquellung, die von ausgesprochenen Zerstörungen des Organparenchyms degenerativer Art gefolgt sind (LOI). Die Nebennieren zeigen also bei akuten Infekten anatomische und funktionelle Veränderungen, die zu dem Schluß berechtigen, daß dieses Organ von einem bestimmten Zeitpunkt der Schädigung ab geradezu ausgeschaltet ist. *Allgemeininfektionen führen zu schweren regressiven und destruktiven Veränderungen der Nebennierenrinde*, so daß offenbar bei zahlreichen Infektionskrankheiten die eigentliche Todesursache mit in der Schädigung der lebenswichtigen Nebennierenrinde zu liegen scheint. Die bei schweren septischen und toxischen Allgemeinerkrankungen morphologisch faßbaren Veränderungen der Nebennierenrinde hat vor allem der Pathologe DIETRICH mit seinen Mitarbeitern in ihren feineren Einzelheiten („Aufsplitterung der Lipoide“, Lipoidschwund in den Rindenzellen, „wabige Degeneration“, Zellzerfall mit Kernauflösung, Hyperämie, Ödeme, schwere Blutungen bis zur totalen Infarzierung) beschrieben. Die schwersten Rindenveränderungen kommen bei Scharlach und Diphtherie vor. Bemerkenswert ist, daß diese Befunde keineswegs für eine bestimmte Infektionskrankheit pathognomonisch sind, sondern daß sie vielmehr bei allen Infektionskrankheiten mehr oder minder deutlich ausgeprägt sind.

Besondere Beachtung gewinnen diese von pathologisch-anatomischer Seite erhobenen Befunde für die ärztliche Praxis; denn die Feststellung der anatomischen oder funktionellen Schädigung der Nebennierenrinde im Verlauf schwerer Infekte führt naturgemäß sofort zu *unmittelbaren Folgerungen für praktische Probleme.* Den Ausfall der Nebennierenfunktion durch Gaben von Organextrakten therapeutisch zu beeinflussen, liegt auf der Hand. Im Besitz reiner Rindenhormonextrakte eröffnet sich nämlich jetzt die *Möglichkeit der therapeutischen Anwendung wirksamer Rindenhormonpräparate bei Infekten,* eine Folgerung, die bereits praktisch in die Tat umgesetzt worden ist.

Der *experimentellen Forschung* verdanken wir in der Frage der *funktionellen Infektbehandlung* zahlreiche neuartige und wichtige Erkenntnisse. Im Tierversuch läßt sich durch Vorbehandlung oder kombinierte Zufuhr von Rindenhormonen und gleichzeitigen hohen Askorbinsäuredosen ein großer Prozentsatz so behandelter diphtherietoxinvergifteter Meerschweinchen im Gegensatz zu den Kontrollen am Leben erhalten (HERBRAND, THADDEA, ZWEMER und JUNGEBLUT, AICHAM und BOCK, EBEL und MAUTNER, DIECKHOFF und LAURENTIUS, SCOTT und Mitarbeiter, H. SCHMIDT, DIECKHOFF und SCHULZE), während alleinige Rindenhormonzufuhr den Verlauf der Diphtherieintoxikation im allgemeinen nicht beeinflußt (THADDEA, HOFFMANN-WÜLFING). Damit ist im Gegensatz zu den Befunden von BERGER bewiesen, daß mit Diphtherietoxin tödlich vergiftete Tiere ohne einen Tropfen Serum gerettet werden können. Von wesentlicher Bedeutung scheint der in ausgedehnten experimentellen Untersuchungen am Modell der Meerschweinchen-Diphtherie-Intoxikation erbrachte Nachweis zu sein, daß auch anderen reduzierenden körpereigenen Substanzen, wie Askorbinsäure, Cystein und Glutathion, eine lebenswichtige Rolle bei der Abwehr der Diphtherievergiftung zukommt (LOTZE und THADDEA). Allerdings nimmt BAUMANN an, daß die Rindenhormon-Askorbinsäurebehandlung im Tierversuch nur dann lebensrettend wirkt, wenn sie den Tieren zusammen mit dem Diphtheriegift gespritzt wird. Bei einem Intervall von 8 Stunden ist nur noch eine lebensverlängernde Wirkung zu beobachten.

Bei der experimentellen Diphtherieintoxikation finden sich bereits makroskopisch sichtbare Nebennierenveränderungen (Rötung und Schwellung), histologisch sind in der Rindensubstanz der Nebennieren *schwere Blutungen und Nekrosen sowie ein hochgradiger Lipoidschwund* nachweisbar. Im Gegensatz hierzu beobachtet man bei mit askorbinsäurereichen Rindenhormonauszügen behandelten Tieren makroskopisch und mikroskopisch einen weitgehend normalen und einwandfreien Befund der einzelnen Zonen der Nebennierenrinde.

Unter Einwirkung der gleichzeitigen Zufuhr askorbinsäurehaltiger Rindenhormonextrakte werden auch die sonst bei experimenteller Diphtherievergiftung auftretenden *toxischen Herzmuskelschädigungen, Bronchopneumonien und Darmblutungen* viel seltener beobachtet (THADDEA, DIECKHOFF und LAURENTIUS). Im Verlauf einer Diphtherieintoxikation wird das Glykogen im Herzmuskel zum Teil erheblich vermindert gefunden; durch Behandlung mit Nebennierenrindenhormon, Askorbinsäure oder gleichzeitig mit beiden Substanzen konnte der normale Glykogengehalt des Herzens im Verlauf einer Diphtherievergiftung nicht erhalten werden (GRUNKE, SCHUMANN und BÖHM). Im letzten Stadium der Intoxikation wird bei diphtherievergifteten Tieren gelegentlich sogar eine deutliche Glykogenzunahme im Herzen festgestellt (BAMBERGER, NEVER und OELKERS). Die Askorbinsäurebehandlung übt bei der akuten Diphtherievergiftung eine gewisse Schutzwirkung auf den Oxydasegehalt der Herzmuskulatur aus; bei der subakuten Diphtherieintoxikation drückt sich der Behandlungseffekt in einer Förderung des Regenerationsprozesses aus (GUKELBERGER und KAHN). Die Vitamin-C-Therapie der Myocarditis diphtherica darf somit als unterstützende Maßnahme gewertet werden. Diese Behandlungserfolge werden von GUKELBERGER und KAHN sowohl mit der gefäßabdichtenden Wirkung als auch mit einer besonderen Schutzwirkung des C-Vitamins auf den Oxydasegehalt der Organe in Zusammenhang gebracht. Ebenso werden bei Anwendung askorbinsaurer Rindenhormonpräparate die sonst bei Kontrolltieren beobachteten *blutchemischen Veränderungen* (Anstieg des Rest-N- bzw. Absinken des NaCl-Spiegels) in der Regel nicht festgestellt (DIECKHOFF und LAURENTIUS, BAMBERGER und NEVER). Interessant sind die *Lähmungserscheinungen der glatten Muskulatur* bei diphtherisch vergifteten Meerschweinchen, die durch Zufuhr askorbinsäurehaltiger Rindenhormone behoben werden können (BAMBERGER und NEVER). Im Gegensatz zu diphtheriekranken Kontrolltieren zeigen so behandelte Meerschweinchen endlich *auf Salzsäure den normalen Kontraktionsreflex des Darmes sowie normale Motilitäts- und Sekretionsverhältnisse des Magens*. Die charakteristischen Störungen des Kohlehydrathaushaltes bei der experimentellen Diphtherieintoxikation (Kreatinurie, Schwund der Leber- und Muskelglykogendepots, Verminderung der Muskelmilchsäure bei Ruhe und Totenstarre) lassen sich gleichfalls durch kombinierte Askorbinsäure-Rindenhormonzufuhr beseitigen (THADDEA). Bei Meerschweinchen, die mit Diphtherietoxin vergiftet wurden, kann in der Nebennierenrinde eine Zunahme der Atmung und der anaeroben Glykolyse auf das Doppelte der Norm nachgewiesen werden. Das Nebennierenmark läßt ebenso wie Leber, Niere und Herzmuskel der diphtherievergifteten Tiere hinsichtlich des Sauerstoffverbrauches und der Glykolyse keine Abweichungen von den bei gesunden Tieren gefundenen Werten erkennen (BAMBERGER, NEVER und OELKERS). Eindrucksvoll ist vor allem, daß die Nebennieren diphtherietoxinvergifteter Meerschweinchen fast gar kein Vitamin C enthalten (MOURIQUAND, SÉDALLIAN und COER, THADDEA und HOFFMEISTER, HAAS), während unter entsprechender Askorbinsäure-Rindenhormonbehandlung in den Nebennieren sich Vitamin C chemisch nachweisen läßt (THADDEA und HOFFMEISTER). In weiteren Untersuchungen mit Schädigung des reticuloendothelialen Systems durch Silbersalze konnte die funktionelle Bedeutung des intakten Reticuloendothels für die Abwehr der Diphtherietoxinvergiftung besonders anschaulich erhärtet werden; selbst eine nur kurz dauernde Schädigung des Reticuloendothels durch Metalle reichte aus, um die Wirksamkeit der kombinierten Rindenhormon-Askorbinsäuretherapie zunichte zu machen (THADDEA).

Es unterliegt keinem Zweifel, daß die durch akute Infektionen hervorgerufenen oben erwähnten pathologisch-anatomischen Rindenveränderungen auch *klinisch* nachweisbar sind. Alle Beobachtungen weisen darauf hin, daß die klinisch so wechselvollen Krankheitsbilder, wie sie die verschiedenen *akuten Infektionskrankheiten* darbieten, mit einer mehr oder minder hochgradigen *Störung der Nebennierenfunktion* einhergehen. Das Krankheitsbild toxischer und septischer Infekte erinnert in vieler Hinsicht an den Zustand schwerer Nebenniereninsuffizienz (starke Blutdruckerniedrigung, Durchfälle, Abmagerung, Appetitlosigkeit, Blässe, Untertemperaturen, Adynamie). Der Nüchternblutzucker scheint ebenso wie der Na- und Cl-Wert bei Diphtheriekranken im akuten Stadium häufig erniedrigt zu sein, während die K-Werte erhöht sind (MACLEAN). Mit zunehmender Gesundung nähern sich die Werte wieder der Norm. Jeder Arzt kennt vor allem die bereits in den ersten Krankheitstagen auftretende schwere Adynamie Grippekranker, die auch lange Zeit in der Rekonvaleszenz klinisch das Krankheitsbild noch beherrscht. Diese Adynamie und Apathie — auch bei anderen Infektionskrankheiten — muß daher zum gewissen Teil als Ausdruck eines Versagens der Rindenfunktion gewertet werden. Selbstverständlich darf nicht der Fehler begangen werden, den ganzen Symptomenkomplex akuter Infektionskrankheiten auf die Unterfunktion der Nebennierenrinde zu beziehen. Immerhin kann gerade auf Grund der Ergebnisse der pathologischen Anatomie und Histologie sowie im Verein mit der klinischen Symptomatologie als feststehend gelten, daß die Nebennierenrindenfunktion im Verlauf von akuten Infekten nachweisbar geschädigt wird.

In den letzten Jahren ist also der Beweis erbracht worden, daß die *Nebennierenrinde ein lebenswichtiges Organ für die Erhaltung und Steigerung der Widerstandsfähigkeit des Körpers gerade bei Infekten* darstellt. Weiter konnte sichergestellt werden, daß für die im Verlauf akuter Infekte auftretenden Stoffwechselstörungen vor allem auch das in der Nebennierenrinde besonders reichlich und sicher nicht zufällig vorhandene *Vitamin C* eine entscheidende komplementäre oder synergistische Bedeutung hat. Die Nebennierenrinde als Inkretorgan kann ihre vielseitigen Stoffwechselwirkungen offenbar nur dann in hohem Maße ausüben, wenn zum Rindenhormon als eigentlichem Wirkungsträger, dem „Pheron", gleichsam als reduzierendes „Agon" die besonders stark reduzierende Askorbinsäure, das Vitamin C, hinzutritt.

Tierexperimentelle und klinische Untersuchungen haben ergeben, daß bei *akuten Infektionskrankheiten ein C-Vitaminmangel* vorliegt (THADDEA und HOFFMEISTER). Auf der Höhe des akuten fieberhaften Infektes liegen die C-Ausscheidungswerte im Harn sehr niedrig; unmittelbar nach der Entfieberung und Abheilung ist wiederum eine Steigerung der Askorbinsäureausscheidung nachweisbar. Bemerkenswerte Einzelheiten ergeben auch gleichzeitig durchgeführte intravenöse Askorbinsäurebelastungsversuche. Während der Gesunde, dessen C-Vitamindepots gesättigt sind, nach intravenöser Belastung die überflüssige Askorbinsäure schnell wieder ausscheidet, retiniert der infektionskranke Organismus einen großen Teil der zugeführten Askorbinsäuremenge, um die leeren C-Depots aufzufüllen (THADDEA und HOFFMEISTER). Besonders wichtig ist die Feststellung, daß bei schweren akuten Infekten regelmäßig ein tiefes Absinken der C-Werte im Liquor cerebrospinalis erfolgt, das wohl in erster Linie auf die Stoffwechselsteigerung dieser fieberhaften Erkrankungen zu beziehen ist. Nach Abklingen des Infektes zeigen die Liquor-Askorbinsäurewerte wiederum einen deutlichen Anstieg (THADDEA und HOFFMEISTER). Das Ergebnis der klinischen Beobachtungen kann also dahin *zusammengefaßt* werden, daß bei akuten Infektionskrankheiten der C-Vitamingehalt des Urins und Liquors eindeutig abnimmt. Nach intravenöser Askorbinsäurebelastung wird bei akuten Infekten die sonst bei Gesunden gesteigerte Vitamin-C-Ausscheidung stets vermißt. Wichtig ist, daß diese Veränderungen nach Abklingen des jeweiligen Infektes vollständig zurückgehen.

Diese *Ergebnisse* lassen darauf schließen, daß akute fieberhafte Infekte eine beträchtliche Erhöhung des inneren C-Vitaminverbrauchs verursachen und den Vitaminbedarf steigern. Akute Infektionskrankheiten gehen mit einem beträchtlichen Vitamin-C-Defizit einher, d. h. also, daß Infektionskranke deutliche Zeichen einer *C-Hypovitaminose* aufweisen. Diese C-Hypovitaminose Infektionskranker muß als krankhafter Zustand beseitigt werden, da ihr Fortbestehen den Verlauf von Infekten ungünstig beeinflußt. Umgekehrt steht fest, daß genügende Vitamin-C-Zufuhr den Ablauf von Infektionen verkürzt und erleichtert. Für die Praxis erweist sich reichliche C-Vitaminzufuhr bei Infekten sicher als außerordentlich zweckmäßig und nützlich, da eine solche *rationell* durchgeführte zusätzliche C-Vitamindarreichung nicht nur *subjektiv* ausgesprochen günstig wirkt, sondern auch *objektiv* die vorher niedrigen C-Werte im Harn und Liquor eindeutig erhöht (THADDEA, THADDEA und HOFFMEISTER). Die in der *Volksmedizin* überaus geschätzte Wirkung der Fruchtsäfte bei fieberhaften Erkrankungen beruht größtenteils auf deren Gehalt an Vitamin C (THADDEA und

Hoffmeister). Durch die oben geschilderten Untersuchungen über den C-Vitaminhaushalt im Infekt erhält diese Behandlungsart, die heute mehr als ein empirisches Vorgehen darstellt, eine feste Grundlage. Die wissenschaftliche Forschung hat also erst das schlichte Erfahrungsgut begründet, es verstehen und erfolgreich anzuwenden gelernt. Auf Grund dieser neuen Erkenntnisse muß bei Infektionskranken vor allem eine diätetische Behandlung, die nur auf der Verabreichung einer aus vitaminarmen Schleimsuppen bestehenden sog. Fieber- oder Schonkost basiert, streng abgelehnt werden (Thaddea und Hoffmeister). Die günstige Wirkung erhöhter Vitamin-C-Zufuhr im Infekt beruht dabei keineswegs nur in einem Wiederauffüllen der erschöpften C-Vitaminreserven, sondern darüber hinaus vermögen die Vitamine gleichsam als Katalysatoren und Aktivatoren der verschiedensten Fermentvorgänge den Organismus zu Mehrleistungen anzuregen (Thaddea). Mit der Einwirkung auf die fermentativen Prozesse in den Zellen des reticuloendothelialen Systems steht die Anregung und Steigerung der Abwehrkraft der Organismus in engem Zusammenhang (Lotze und Thaddea). Abschließend muß jedenfalls gesagt werden, daß zur wirksamen Abwehr schwerer akuter Infekte Infektionskranke in verstärktem Maße neben der Rindenhormonzufuhr vor allem genügende Mengen von Vitamin C brauchen (Mouriquand, Sédallian und Coer, Tislowitz).

Die klinisch-experimentellen Ergebnisse, die die überragende Wichtigkeit einer intakten Nebennierenrindenfunktion für die wirksame Abwehr von Infekten und Vergiftungen dartun, haben nicht nur theoretisch-wissenschaftliches Interesse, sondern auch größte praktische Bedeutung. Im Gegensatz zur bisherigen Infektbehandlung stehen hierbei weniger immunbiologische, als vielmehr gerade *physiologisch-chemische Gesichtspunkte* im Vordergrund der Betrachtungsweise. Die *klinischen Erfolge*, die zahlreiche Autoren (Bamberger und Wendt, Thaddea, Bernhardt, Messer, Bamberger und Zell, Hegler, Januschke, Rostoski) bei der Behandlung akuter Infektionskrankheiten, insbesondere der malignen Diphtherie, mit der Zufuhr askorbinsäurehaltiger Rindenhormonauszüge erzielt haben, scheinen im Hinblick auf die experimentell und klinisch gewonnenen Ergebnisse, die die Wichtigkeit einer intakten Nebennierenrindenfunktion für die wirksame Infektabwehr unterstreichen, besonders aufschlußreich zu sein. Wir denken hierbei an besonders schwere akute Infekte mit toxisch-septischen Verlaufsformen, die bei Versagen der üblichen spezifischen Therapie durch die unspezifische kombinierte Askorbinsäure-Rindenhormonbehandlung gebessert und sogar geheilt werden konnten. Die negativen Ergebnisse (beispielsweise von Werner sowie von Dieckhoff und Schüler) sind auf die viel zu geringe Dosierung zurückzuführen. Eindrucksvoll ist bei den auf diese Weise behandelten Kranken vor allem die rasch einsetzende Besserung der Allgemeinsymptome, wie z. B. der Adynamie, der Abgeschlagenheit, der Müdigkeit, der Schwäche und Hinfälligkeit, der allgemeinen Gliederschmerzen, der Appetitlosigkeit und des Erbrechens. Im Gegensatz hierzu fühlen sich Infektionskranke, die vergleichshalber lediglich mit der üblichen symptomatischen Therapie behandelt wurden, im allgemeinen schwerer krank und mitgenommener als die mit askorbinsäurereichen Rindenhormonextrakten behandelten Kranken. Bemerkenswert ist vor allem die klinische Feststellung, daß die hämorrhagische Diathese bei toxischer Diphtherie durch zusätzliche Nebennierenrindenhormon-Vitamin C-Behandlung weitgehend verhütet wird (Dieckhoff und Schüler).

Bayer und Wense werfen in diesem Zusammenhang die Frage auf, ob die bei den meisten Infektionskrankheiten im Anfangsstadium zu beobachtende Verringerung der Kochsalzausscheidung nicht auf die anfängliche Hyperaktivität der Nebennierenrinde zurückzuführen sei. Sie schlagen vor, die Rindenhormontherapie der Infektionskrankheiten durch gleichzeitige Kochsalzgaben zu erweitern. Eine wesentliche Ergänzung und Verstärkung der Wirkung der Serumtherapie kann gelegentlich auch durch zusätzliche Behandlung mit anderen reduzierenden Substanzen (wie etwa durch Zusatz von *Detoxin* und *Cebion*) erreicht werden, wie in letzter Zeit Konitzer an Hand eines klinischen Beobachtungsgutes von über 50 Fällen bei insgesamt 100 Diphtherieerkrankungen gezeigt hat. Diese Ergebnisse stimmen mit früheren Beobachtungen von Lotze durchaus überein, der den günstigen Einfluß einer unspezifischen Behandlung (Detoxin) auf den Verlauf von Infekten unter Beweis gestellt hat.

Diese *unspezifische Behandlungsart* wendet sich somit im Gegensatz zu den bisherigen einseitigen Heilmethoden, die sich unmittelbar gegen den Krankheitserreger wenden, in erster Linie immer an die Abwehrkraft des Körpers selbst und an die in ihm wohnende Selbststeuerung. Blockierungsversuche machen es wahrscheinlich, daß es sich um eine *unspezifische Allgemeinwirkung* handelt, die über das Reticuloendothel geht, also der natürlichen Resistenz entspricht, während die Serumtherapie ja die erworbene Resistenz nachahmt (Thaddea). Die spezifische oder ätiologische Infektbehandlung, die durch Vernichtung oder Abschwächung des Erregers wirkt, kann mit biologisch gewonnenen (Serotherapie) und chemisch hergestellten Mitteln (Chemotherapie) arbeiten. Seit Entdeckung und Herstellung der verschiedenen Sera hat sowohl Biologen wie Kliniker im wesentlichen nur das Toxin-Antitoxinproblem gefesselt. Ein nicht zu unterschätzender Faktor in der Behandlung schwerer akuter Infekte scheint aber auch die *Bewertung des infizierten Organismus als Mitarbeiter* zu sein.

Die Auffassung, daß *das Geschehen im Infekt Ausdruck der Reaktionsform des Organismus und der lokalen Gewebsdisposition* (G. v. Bergmann) ist, sollte endlich Allgemeingut der Ärzte werden. Das Eindringen von Erregern genügt nicht zur Auslösung einer Infektionskrankheit, vielmehr ist für die Entstehung bzw. den Verlauf einer solchen die *Reaktionslage des Kranken* oftmals von größerer Bedeutung. Für die meisten Infektionskrankheiten stellt der Erreger bekanntlich nur *eine* von vielen Bedingungen dar. Die Rolle des Bacteriums scheint lange einseitig überwertet worden zu sein.

Robert Koch ist der ursprüngliche Verkünder der Lehre von den spezifischen äußeren Krankheitsursachen. Während für Rudolf Virchow das Bacterium eine nebensächliche, höchstens sekundäre Rolle spielte, waren die Ergebnisse Robert Kochs anscheinend so eindeutig und unumstößlich, daß die Virchowsche Ansicht erschüttert wurde. Die Tatsache, daß man gesunde Tiere durch Einspritzung bestimmter Erreger spezifisch krank machen kann, wobei es lediglich auf die Menge der Keime ankommt, um einen tödlichen Verlauf der Krankheit hervorzurufen, brachte eine neue Lehre auf, wonach die Bakterien das Wesen der Krankheit ausmachen. Die Erkenntnis, daß in manchen Fällen trotz vorhandener Ansteckungsgelegenheit oder trotz Beherbergung echter ansteckungsfähiger Erreger keine Krankheit entsteht, stand dieser Lehre nicht entgegen, weil die Ergebnisse der Serologie und die darauf begründete Immunitätswissenschaft hierfür eine volle Erklärung ermöglichten. Diese Erklärung gilt aber nur für die erworbene Widerstandsfähigkeit gegenüber bestimmten akuten Infektionskrankheiten, dagegen waren bei angeborener Widerstandskraft keine Veränderungen im Blutserum nachweisbar. In diesem wichtigen Punkt vermag also die bakteriologische Seuchenlehre keine Begründung zu geben. Hier liegt das Verdienst von Pettenkofer, Gottstein und Hüppe, die gezeigt haben, daß die äußeren Schädlichkeiten von spezifischer Kraft nur einen Teil der Bedingungen zur Krankheitsentstehung darstellen, und daß die krankheitsbereiten Körperzellen und -gewebe ebenso wichtig sind.

Das Wesen einer Infektionskrankheit ist demnach nicht durch eine einzige Ursache bedingt, sondern die betreffende Krankheit unterliegt grundsätzlich verschiedenen Bedingungen. Zweifellos erleichtern *äußere Bedingungen* häufig den Ausbruch einer akuten Infektion; ob diese jedoch auftritt und wie sie abläuft, ist wesentlich von *inneren Bedingungen* (Erbanlage, Körperverfassung), d. h. von der Reaktionslage des Kranken abhängig. Für das Geschehen beim Infekt sind also, worauf G. v. Bergmann hinweist, die abweichenden Reaktionslagen des Körpers oft wichtiger als die Krankheitserreger; denn die Tatsache, daß die gleichen Erreger klinisch ganz verschiedenartige Krankheitsbilder hervorrufen, läßt sich kaum anders deuten, als daß hier *Besonderheiten der Reaktionslage* eine maßgebende Rolle spielen. Das biologische Geschehen im Verlauf eines akuten Infekts ist somit das Ergebnis eines verwickelten Gegenspiels zweier lebendiger Systeme. Jedes dieser Systeme, sowohl der menschliche Körper als auch der Krankheitserreger, ist veränderlich und ihre Einstellung zu- und aufeinander kann verschieden sein. Zweifellos hat sich also in der pathogenetischen Erkenntnis der akuten Infektionskrankheiten ein grundlegender Wandel und wesentlicher Fortschritt vollzogen, wenn nämlich heute die Infektionslehre sich von der Überwertung einzelner Umweltfaktoren freimacht und der doppelseitigen Beziehung, dem Gleichgewichtsverhältnis von Wirt und Keim, wieder gerecht wird (Höring).

Die *therapeutischen Erfolge mit askorbinsäurehaltigen Rindenhormonen* bei schweren, prognostisch infausten Infektionskrankheiten, beispielsweise bei der malignen Diphtherie, lassen noch keine endgültigen Schlüsse und kein abschließendes Urteil zu. Die Behandlungserfolge sind teilweise sehr gut; doch ist die Zahl der beobachteten Fälle noch zu gering, als daß eine abschließende Stellungnahme möglich wäre. Im Tierversuch wirkt die Rindenhormon-Askorbinsäurebehandlung nur dann lebensrettend, wenn sie den Tieren zusammen mit dem Toxin gespritzt wird. Da beim Menschen die Therapie selten oder nie so früh einsetzen kann, so ist darin teilweise der Grund für die gelegentlich berichteten Versager zu suchen (Baumann, Werner). Solange aber kein einwandfreier Beweis für die Wirkungslosigkeit dieser Behandlungsart erbracht ist, erscheint die Weiterverwendung und Prüfung geboten (Steinhardt und Türk). Unentschieden ist bisher die Frage, ob die Nebennierenschädigung bei der Diphtherie der Schädigung der übrigen Körperzellen übergeordnet ist. Die Annahme ist daher berechtigt, daß die Substitutionstherapie mit Nebennierenrinde und Vitamin C wegen allzu großer Schädigung der übrigen Körperzellen oft gar nicht mehr helfen kann (Baumann). Entscheidend für die erfolgreiche Anwendung dieser Behandlungsart ist neben *frühzeitiger Anwendung* vor allem *ausreichende Dosierung*. Je nach Schwere des vorliegenden Infektes sollte in der Dosierungsfrage streng individualisiert werden. Schwerkranke benötigen naturgemäß größere Rindenhormon- und Vitamin-C-Mengen als Leichtkranke. Erfahrungsgemäß ist die Injektionstherapie wirkungsvoller als die orale Zufuhr. In schweren Fällen, z. B. bei der malignen Diphtherie, mußten mitunter täglich 20—30 ccm Pancortex verabreicht werden, um eine therapeutische Wirkung zu erzielen (Thaddea). Diese Maßnahmen sind vor allem angezeigt, wenn es sich um eine lang dauernde und schwere Infektionskrankheit handelt oder der Kranke bei etwaigem Auftreten von Komplikationen doppelt gefährdet ist.

Zur *Kritik der Wirksamkeit dieser Therapieform ist zu sagen,* daß die genaue Beurteilung ihrer Wirksamkeit gerade bei akuten Infektionskrankheiten sehr schwierig ist. So ist bekannt, daß akute Infektionen oft spontan heilen und trotz verschiedenster Behandlungsmaßnahmen ganz plötzliche, unerwartete und unvorhersehbare Verlaufsformen — sei es in günstiger oder ungünstiger Richtung — aufweisen. Nur große Statistiken könnten uns über den positiven oder negativen Wert einer solchen Behandlungsart belehren und aufklären. Zur Beurteilung der Wirksamkeit des Diphtherieserums ist zunächst festzustellen, daß das Diphtherieheilserum im strengsten Sinne des Wortes nur ein Prophylaktikum ist. Die Erfolge der Serumtherapie, wie sie v. Behring eingeführt hat, entsprechen zweifellos nicht den hochgespannten Erwartungen, die man auf Grund der experimentellen Forschungen auf sie gesetzt hatte; denn es muß betont werden, daß es zahlreiche Diphtheriefälle — besonders im Verlauf schwerer Epidemien — gibt, bei denen das Serum trotz rechtzeitiger und ausreichender Anwendung absolut versagt, ohne daß eine befriedigende Erklärung hierfür gefunden werden könnte (Behr). Die Serumtherapie allein wird daher gerade bei der malignen Diphtherie mit ihrem foudroyanten Verlauf niemals zu befriedigenden Heilerfolgen führen. Für die klinische Forschung ergibt sich daher die zwingende Forderung, nicht etwa nur die Wirksamkeit des Serums zu steigern, sondern vor allem auch neue Wege in der Diphtheriebehandlung zu gehen. Die kombinierte Vitamin-C-Rindenhormonbehandlung läßt hier neue therapeutische Möglichkeiten und Ausblicke erhoffen, um so mehr, als nicht nur im Tierversuch, sondern auch bei der menschlichen Diphtherie ausreichende Erfahrungen über die durchaus günstige Wirkung dieser neuen Behandlungsmethode vorliegen (Thaddea). Bezüglich der malignen Diphtherie verweisen wir in diesem Zusammenhang auf die wichtige Arbeit von Bamberger und Zell, die von 40 mit askorbinsauren Rindenhormonen behandelten diphtheriekranken Kindern 63—70% retten konnten, während bei 26 nicht oder unzureichend behandelten Kindern die Letalität 100% betrug. Nach den Erfahrungen von Hegler sind die mittels dieser Behandlung erzielten Erfolge ebenfalls weit besser, als sie jemals früher bei schweren Diphtheriefällen erreicht werden konnten. Versager treten in vorgeschrittenen Krankheitsfällen ein und bei bereits vorhandenen, nicht rückbildungsfähigen Schädigungen. Immerhin bleibt festzustellen, daß *den Rindenhormonen und dem Vitamin C, zusammen mit der Serumtherapie, für die Behandlung aller schweren toxischen und septischen Infekte grundsätzliche Bedeutung* zukommt. Die zusätzliche Behandlung mit askorbinsauren Rindenhormonen ruft keinerlei Schädigungen hervor, so daß auch prophylaktische Darreichung durchaus angezeigt ist. Schwerste Diphtheriefälle sollten daher frühzeitig, d. h. vor dem Auftreten klinisch oder elektrokardiographisch nachweisbarer Herzmuskelschäden, auf die eben beschriebene Weise zusammen mit der Serumtherapie behandelt werden. Wenn andere Autoren über weniger günstige Resultate berichten, so muß demgegenüber festgestellt werden, daß ihre Dosen ausgesprochen klein waren, und daß sie auf die zusätzliche Kochsalzzufuhr verzichteten. Ferner geht aus den Angaben dieser Autoren nicht hervor, inwieweit der Herzmuskel bzw. das Reizleitungssystem bereits bei

Beginn der Behandlung geschädigt war (Bamberger). Schließlich muß auf die heute noch nicht genügend gleichmäßige Herstellung der Rindenextrakte hingewiesen werden (G. v. Bergmann). Es ist klar, daß diese Rindenhormon-Askorbinsäurebehandlung kein Allheilmittel der Diphtherie darstellt. Die Vorstellung, daß die Diphtherie nichts anderes sei als eine Kombination von akutem Addison und Skorbut, ist zweifellos falsch; denn die Regelmäßigkeit, mit der der Herzmuskel und das Reizleitungssystem geschädigt werden, kann durch die vorliegenden Befunde allein nicht erklärt werden (Bamberger). Auf Grund der guten therapeutischen Erfahrungen zahlreicher Autoren steht jedoch fest, daß die beiden Wirkstoffe, die offensichtlich eine synergistische Tätigkeit im Organismus ausüben, bezüglich ihrer Menge oder Wirkung bei Infekten verringert sind. Die Folgen dieser Verringerung, die mit der Schwere des Krankheitsbildes in engem Zusammenhang stehen, lassen sich zum mindesten teilweise durch Zufuhr beider Stoffe beseitigen.

Von besonderem praktischen Interesse ist nach unseren klinischen Beobachtungen weiterhin die günstige Einwirkung der *Askorbinsäurepinselung in der Lokalbehandlung diphtherischer und nichtdiphtherischer Mandel- und Rachenbeläge.* Unter Cebionpinselung scheinen sich die Beläge eher zu lösen und abzustoßen. Die von der Volksmedizin auf empirischem Wege erzielten ausgezeichneten Erfolge mit frischem Citronensaft bei der örtlichen Behandlung akut entzündlicher Erkrankungen der Mund- und Rachenhöhle dürften auf den gerade in frischen Citronen besonders reichlich enthaltenen C-Vitamingehalt zurückzuführen sein.

Jedem Arzt sind aus der Praxis heraus die schwer beeinflußbaren Fälle von *verzögerter Rekonvaleszenz* geläufig, die als Folgezustände von Grippe und anderen Infektionskrankheiten aufzutreten pflegen. Die Behandlung dieser Zustandsbilder mit Roborantien, Tonicis und Reizkörpertherapie befriedigt eigentlich wenig. Das hierbei häufig anzutreffende Mißverhältnis zwischen leichtem Verlauf des Infekts und langer Dauer der Rekonvaleszenz deutet eindringlich auf *Störungen der Nebennierenfunktion* hin. Die kombinierte Askorbinsäure-Rindenhormonbehandlung stellt nun bei solchen Kranken eine Methode dar, die es uns gestattet, in vielen Fällen die *Rekonvaleszenz abzukürzen* und für den Kranken *erträglicher zu gestalten.* Eindrucksvoll ist nach den übereinstimmenden Berichten der so behandelten Kranken die erstaunliche Besserung der Allgemeinsymptome, wie etwa der Schwäche, Abgeschlagenheit, Müdigkeit und Appetitlosigkeit. Es muß daher angenommen werden, daß diese Zustände verzögerter Rekonvaleszenz nach Infekten, insbesondere nach Grippe, klinisch bis zu einem gewissen Grade durch Störungen der Nebennierenfunktion bedingt sind und ebenso wie diese auf die kombinierte Askorbinsäure-Rindenhormonbehandlung besser ansprechen als auf die üblichen Roborantien und Tonika.

g) Chronische Infektionskrankheiten.

Die Infektionskrankheit, die immer noch weitaus am meisten Opfer fordert, ist die Tuberkulose. Die zahlreichen Erkenntnisse der letzten Jahre über die *Lungentuberkulose* als Behandlungsproblem haben die Therapie vielfach auf ganz neue Grundlagen gestellt; die Notwendigkeit der Anwendung gewisser diätetischer Maßnahmen oder von kombinierter Vitamin-Hormonbehandlung setzt sich im ärztlichen Denken und Handeln immer mehr durch. Daß die Nebennieren in innigem Zusammenhang mit der Tuberkulose stehen, ist eine allgemein bekannte Tatsache. Die *Lungentuberkulose* ist fraglos häufig mit *Zeichen gestörter Nebennierenfunktion* verknüpft. Ein relativ hoher Prozentsatz von Tuberkulösen, die zur Obduktion kommen, weisen nach den Ergebnissen größerer amerikanischen Statistiken amyloide Infiltrationen der Nebennieren, insbesondere der Nebennierenrinde, auf. BRONFIN und GUTTMAN betonen daher, daß bei vorgeschrittener Lungentuberkulose die infolge der amyloiden Veränderungen in der Nebennierenrinde auftretende Adynamie und die Magen-Darmsymptome zu häufig fälschlich auf die Lungentuberkulose, anstatt auf die Störungen der Nebennierenfunktion bezogen werden. Die Annahme liegt deshalb nahe, daß in der Tat manche Fälle von Lungentuberkulose mit deutlichen und klinisch faßbaren Zeichen von Nebenniereninsuffizienz (Adynamie, Appetitlosigkeit, Erbrechen, Durchfälle, niedriger Blutdruck, Kachexie) einhergehen.

Auf Grund experimenteller und klinischer Ergebnisse steht fest, daß auch zwischen dem *Vitamin-C-Stoffwechsel und der Lungentuberkulose* Beziehungen bestehen (THADDEA und HOFFMEISTER, HASSELBACH). Im Tierversuch gewährt reichliche Vitamin-C-Zufuhr eine offensichtliche Schutzwirkung gegenüber der tuberkulösen Infektion. Bei der menschlichen Lungentuberkulose zeigt der Vitamin-C-Haushalt ebenfalls offenkundige Störungen, so daß ausreichende Vitamin-C-Zufuhr praktisch hierbei angezeigt ist. Bei schwerer fieberhafter Lungentuberkulose liegen die C-Ausscheidungswerte im Harn äußerst niedrig, im Askorbinsäurebelastungsversuch lassen solche Kranke mit fieberhafter exsudativ-kavernöser Lungentuberkulose im Gegensatz zu Patienten mit vorwiegend produktiv-cirrhotischen Formen der Lungentuberkulose ein beträchtliches *Vitamin-C-Defizit* erkennen. Im Liquor cerebrospinalis finden sich gleichfalls bei allen schweren exsudativ-kavernösen Formen dieser Erkrankung niedrige C-Werte. Die wichtige Frage, ob sich ein niedriger Liquor-Vitamin-C-Gehalt durch Ascorbinsäurezufuhr erhöhen läßt, muß unbedingt bejaht werden (THADDEA und HOFFMEISTER). Im Hinblick auf diese klinisch-experimentellen Ergebnisse sollte dem C-Vitaminreichtum der Diät bei Tuberkulosekranken besondere therapeutische Bedeutung zugemessen werden, um so mehr, als gewisse Tuberkulosediäten, wie etwa die von GERSON-SAUERBRUCH-HERRMANNSDORFER, tatsächlich einen deutlichen C-Vitaminanstieg im Liquor bewirken (THADDEA und HOFFMEISTER).

In letzter Zeit ist die *kombinierte Rindenhormon-Askorbinsäurebehandlung bei gutartigen, aber auch mittelschweren Formen der Lungentuberkulose* angewandt worden, da hiermit im Rahmen der übrigen symptomatischen Maßnahmen günstige Wirkungen in bezug auf den Allgemeinzustand, wenn auch keine Heilungen, erzielt werden können (THADDEA). Die Kürze der Beobachtungs- und Behandlungszeit bei den mit askorbinsauren Rindenhormonextrakten behandelten Tuberkulosekranken läßt natürlich noch keine endgültigen Schlußfolgerungen zu. Die Bewertung eines therapeutischen Erfolges gerade bei Tuberkulösen hängt letzten Endes von der jeweiligen Art der tuberkulösen Erkrankungsform und des Krankheitsträgers ab. Trotzdem steht schon heute fest, daß es in gewissen Tuberkulosefällen durch Vitamin-C-Zufuhr (HASSELBACH, GOGGA und SCHOLZ) oder durch Askorbinsäure-Rindenhormonbehandlung (THADDEA) zu einer subjektiven und objektiven Besserung kommen kann.

h) Renaler Diabetes.

Es ist bekannt, daß nicht jede Zuckerausscheidung im Harn einen Diabetes mellitus bedeutet, d. h. auf einer Funktionsstörung des Inselapparates beruht. Der älteste Beweis für die Richtigkeit dieser Auffassung ist die Piqûre-Glykosurie CLAUDE BERNARDS. Auf die verschiedenen Ursachen der extrainsulären Glykosurie kann hier nicht näher eingegangen werden. Sicher ist die Genese nicht immer die gleiche.

Bemerkenswert erscheinen uns in diesem Zusammenhang klinische Beobachtungen über *Zuckerausscheidungen nach Hirnerkrankungen* (Tumor, Blutung, Entzündung) oder nach *Hirnverletzungen*, die von zahlreichen Stellen des Gehirns (Boden des 3. Ventrikels, Medulla oblongata, Zwischenhirn) ihren Ausgang nehmen können. Diese Glykosurie, die über das chromaffine System und den Sympathicus, also *nicht* über das Pankreas verläuft, wird somit durch *vermehrte Adrenalinreizung*, nicht durch verminderte Insulinhemmung hervorgerufen. Ebenfalls auf einer Sympathicusreizung beruhen ferner die Zuckerausscheidungen meist vorübergehender Natur, die durch verschiedene *Pharmaca und Gifte* (Adrenalin, Morphium, Strychnin, Blausäure, Mineralsäuren, Amylnitrit, Kohlenoxyd, Coffein, Nitrobenzol, Anilin und Veronal) zustande kommen können. Bekannt ist schließlich das Auftreten einer Glykosurie bei gewissen innersekretorischen Erkrankungen (Akromegalie, Morbus BASEDOW).

Besonders aufschlußreich sind Untersuchungen, die eine Zuckerausscheidung durch *Einwirkung auf die Nieren* bewiesen haben, und die infolgedessen einen Übergang zur sog. *renalen Glykosurie des Menschen* bilden. Das Phlorrhizin, dessen glykosurische Wirkung v. MERING im Jahre 1886 entdeckte, bewirkt eine Zuckerausscheidung bei normalem oder sogar subnormalem Blutzuckergehalt, d. h. eine echte Zuckersekretion der Niere (FRANK und ISAAK). Neuerdings wird die Anschauung vertreten, daß neben der Nierenwirkung auch eine Leberwirkung des Phlorrhizins im Sinne einer gesteigerten Zuckerbildung vorliegt (ROSENBERG).

Krankheitsfälle von *Zuckerausscheidungen bei dauernd normalem Blutzucker* sind auch beim Menschen mehrfach beobachtet worden. Die Zuckerausscheidung tritt bei dieser Stoffwechselstörung, für die KLEMPERER den Namen *renaler Diabetes* geprägt hat, dauernd oder vorübergehend auf. Die Kenntnis dieses Krankheitsbildes scheint sowohl wegen der diätetischen Folgerungen als auch wegen der prognostischen Beurteilung von großer Wichtigkeit zu sein. Die Hauptmerkmale dieses renalen Diabetes oder dieser extrainsulären Glykosurie sind der normale Nüchternblutzucker, die geringe Zuckerausscheidung und der von der Kohlehydratzufuhr weitgehend unabhängige Charakter der Glykosurie (paradoxe Glykosurie im Sinne NAUNYNS), der normale Verlauf der Blutzuckerkurve nach oraler oder intravenöser Zuckerbelastung, das refraktäre Verhalten der Glykosurie gegenüber Insulin, das Fehlen diabetischer Beschwerden und endlich die Gutartigkeit dieser Erkrankung. In manchen Fällen sind *Störungen innersekretorischer Drüsen* (Hypophyse, Schilddrüse, Nebenniere, Keimdrüsen) für die Glykosurie verantwortlich zu machen. Die *Differentialdiagnose* des Diabetes renalis gegenüber dem insulären Diabetes ist relativ einfach, wenn man diesen Krankheitszustand kennt und die Glykosurie bereits seit Jahren nachweislich besteht. Entscheidend für die Diagnose renaler Diabetes ist neben der Gutartigkeit des bisherigen Verlaufs und dem Fehlen diabetischer Beschwerden vor allem das *refraktäre Verhalten der Glykosurie gegenüber massiven Insulindosen*.

Die Kenntnis dieses renalen Diabetes ist deshalb von so großer praktischer Bedeutung, weil die Zuckerausscheidung bei dieser Erkrankung von der Nahrungsaufnahme ziemlich unabhängig ist. Beim renalen Diabetes bedarf es also keiner diätetischen Beschränkung, man darf solchen Patienten eine gemischte Kost reichen. Eine Insulinbehandlung ist jedenfalls überflüssig und meist auch erfolglos wegen des insulinresistenten Charakters der Zuckerausscheidung. In letzter Zeit ist festgestellt worden, daß Kranke mit renaler Glykosurie gelegentlich deutliche *Zeichen von Nebenniereninsuffizienz* darbieten. Rühl und Thaddea haben über zwei Krankheitsfälle berichtet, die sogar durch Rindenhormonzufuhr subjektiv und objektiv günstig beeinflußt werden konnten. Die dem renalen Diabetes eigentümlichen Stoffwechselstörungen können also durch Rindenhormonzufuhr gelegentlich günstig beeinflußt werden, so daß die *Rindenhormontherapie des renalen Diabetes* als wertvolle Bereicherung unserer sonstigen Behandlungsmaßnahmen anzusehen ist (Rühl und Thaddea).

i) Hyperemesis gravidarum.

Unter *Hyperemesis gravidarum* verstehen wir mit Seitz das in der Schwangerschaft auftretende Erbrechen, bei dem sich sonst keine Anzeichen einer anderen Toxikose und auch keine anderen, das Erbrechen auslösende Erkrankungen von Organen nachweisen lassen, als das durch die Schwangerschaft als solche bewirkte Erbrechen. Vor Beginn einer entsprechenden Therapie müssen natürlich alle anderen bekannten Faktoren als Ursache für das Erbrechen ausgeschaltet werden, ebenso die Simulation und Aggravation. Eine eingehende und kritische Studie über das Schwangerschaftserbrechen hat jüngst Kehrer gegeben.

Die Auffassung, daß der Hyperemesis gravidarum eine *Stoffwechselstörung* zugrunde liegt, wird heute von der Mehrzahl der Gynäkologen vertreten. Bei Hyperemesiskranken lassen sich zweifellos auch *innersekretorische Störungen* nachweisen. Mehrere Symptome sprechen zunächst für eine *Überfunktion des Vorderlappens der Hypophyse*. Die gesteigerte Ketonkörperbildung bzw. das mangelhafte Glykogenfixationsvermögen dieser Kranken lassen an eine gesteigerte Produktion des *Fettstoffwechselhormons* bzw. an die Wirkung des *Kohlehydratstoffwechselhormons des Hypophysenvorderlappens* denken. Eine Reihe weiterer klinischer Erscheinungen bei dieser Krankheit weist vor allem auf eine *Unterfunktion der Nebennierenrinde* hin. Das unstillbare Erbrechen gehört zu den Kardinalsymptomen, die Thomas Addison in der ersten Beschreibung der nach ihm benannten Erkrankung anführte. Auffallend ist, daß insbesondere die Störungen im Kohlehydratstoffwechsel der Hyperemesiskranken weitgehende Parallelen zur echten Nebenniereninsuffizienz aufweisen. Im ganzen ergeben also diese klinischen Beobachtungen sichere Störungen in der Funktion des Hypophysenvorderlappens und der Nebennierenrinde beim Schwangerschaftserbrechen.

Bei der *Behandlung des unstillbaren Schwangerschaftserbrechens* gibt die Psychotherapie oft überraschende Resultate. Die Austrocknung des Körpers sowie die gleichzeitig bestehende Azidose werden durch subcutane oder rectale Zufuhr von physiologischer Kochsalzlösung und Bicarbonatlösung sowie vor allem durch Kreislaufmittel bekämpft. Neben der intravenösen Traubenzucker- bzw. Traubenzucker-Insulintherapie (Bokelmann) lassen sich ohne Frage mit der *Rindenhormonzufuhr* beste Erfolge erzielen. Die Empfehlung der Rindenhormonbehandlung bei der Hyperemesis gravidarum setzt sich in der Praxis immer mehr und mehr durch. Es liegen bereits verschiedene Berichte über therapeutische Erfolge der Anwendung des Rindenhormons bei Schwangerschaftserbrechen vor (Kemp, Stemmer, Ferrigno, Anselmino, Herbrand, Wagner, Blanco und del Campo, Freeman und Melick, Freeman, Melick und McClusky). Voraussetzung ist, daß genügend hoch dosiert wird. Während kleine Rindenhormondosen in Verbindung mit der üblichen Therapie (Insulin-, Kochsalz- und Traubenzuckerinfusionen) meist ohne Erfolg sind, tritt auf hohe Dosen in der Regel eine schlagartige Besserung des für Mutter und Kind gefährlichen Zustandes ein (Wagner). Anselmino pflegt 2—3 Tage lang zweimal täglich je 10 ccm Pancortex intravenös oder intramuskulär zusammen mit Kochsalz zu geben. Der Erfolg soll dann jedesmal etwa 3—4 Tage anhalten. Die Kombination mit Vitamin C wird stets erwünscht sein, da bei leichteren Fällen von Schwangerschaftserbrechen auch Vitamin-C-Zufuhr allein oft günstig wirkt (Schmidt).

Für die *Erklärung der Rindcnhormonwirkung bei Schwangerschaftserbrechen* könnte zunächst die im Tierversuch und am Krankenbett festgestellte Erhöhung der Widerstandskraft herangezogen werden. Es kann als bewiesen gelten, daß die Nebennierenrinde die Resistenz gegen endogene und exogene Giftstoffe erhöht (Herbrand, Thaddea). Gestützt wird diese Behandlungsart vor allem aber durch die die Glykämie und Chlorämie fördernde Wirkung des Rindenhormons. Oberstes Ziel aller therapeutischen Versuche bei der Hyperemesis gravidarum ist und bleibt die Auffüllung der Glykogendepots der Kranken, die gerade durch die Rindenhormontherapie gewährleistet wird. Eine weitere, höchst bemerkenswerte Wirkung des Rindenhormons ist die, daß es imstande ist, in geeigneter Dosierung die ketogene Wirkung des Fettstoffwechselhormons zu kompensieren und die glykogenolytische Wirkung des Kohlehydratstoffwechselhormons weitgehend abzuschwächen (Anselmino und Mitarbeiter). Dasselbe Ergebnis hatten Versuche mit Hyperemesisserum; auch hier konnte durch Rindenhormonzufuhr die ketonkörperbildende Wirkung des Serums der Hyperemesiskranken beim Tier völlig aufgehoben und die Leberglykogenverarmung bedeutend abgeschwächt werden (Anselmino). Die Therapie der Hyperemesis mit Rindenhormon ist also theoretisch und experimentell gut fundiert.

Das ausgesprochen toxische Schwangerschaftserbrechen stellt den behandelnden Arzt häufig vor schwere Sorgen und Entscheidungen. Das Rindenhormon ist erst seit neuerer Zeit in den Behandlungsschatz der Hyperemesis aufgenommen worden. Wie aus den Angaben im Schrifttum hervorgeht, besitzen wir im Rindenhormon ein auch bei schweren Fällen von Schwangerschaftserbrechen überlegen wirkendes Heilmittel.

j) Sonstige Erkrankungen.

Weniger klar liegen die Verhältnisse bei einer Anzahl anderer Krankheitszustände, bei denen die Rindenhormontherapie vorgeschlagen oder angeblich erfolgreich angewandt wurde. Die im Tierversuch nachgewiesene *Verhinderung der Krebsentwicklung durch Rindenhormonextrakte* (Vassiliadis, Alboin und Mitarbeiter) ist für die menschliche Pathologie sicherlich ohne Bedeutung. Es kann sich bei diesen, das Krebswachstum hemmenden Stoffen um *keine* spezifische Wirkung der Nebennierenrinde handeln, da sich solche wirksamen Extrakte fast aus allen Organen herstellen lassen. Therapeutische Erfolge mit Rindenhormonauszügen bei *konstitutioneller Asthenie* sprechen für die Bedeutung der Nebennierenrinde im Rahmen dieses Krankheitsbildes (Störmer, Gordon, Sevringhaus und Stark). Ob zwischen Nebennierenrinde und *Ulcuskrankheit* Beziehungen bestehen, ist trotz einiger positiver experimenteller Arbeiten (Chahovitch und Mitarbeiter) klinisch wohl unwahrscheinlich. Die therapeutische Anwendung der Nebennierenrinde wird von Kemp beim *thymischen Syndrom* (Status lymphaticus), bei *kindlicher Diarrhöe* unbekannter Ursache und bei schweren *Verbrennungen* empfohlen. Die von v. Lucadou nachgewiesene Vergrößerung der Nebennierenrinde bei *Lebercirrhose*, *Nephritis und*

Hypertonie hat bisher keine klinische Bedeutung erlangt. ENDO hat bei zwei *Nierenkranken mit hochgradigem Hydrops* eine *diuretische Wirkung der Nebennierenrinde* beschrieben. Die Beurteilung der ENDOschen Ergebnisse wird aber dadurch erschwert, daß die Kranken gleichzeitig Vitamin B bekamen.

Bei der Sektion eklamptischer Frauen, die die typischen Veränderungen an der Leber und den Nieren vermissen lassen, findet man in einer Reihe von Krankheitsfällen eine Untergewichtigkeit der Nebennieren. Bei der mikroskopischen Untersuchung erweist sich die Lipoidspeicherung lediglich auf die schmale fasciculäre Zone beschränkt und geht nicht über den ganzen Querschnitt der Rinde. Bei der *Eklampsie*, die nach FAUVET eine hypophysäre Erkrankung darstellt, scheinen sich die schweren, unter dem Bilde einer Vergiftung einhergehenden Krankheitssymptome erst dann zu entwickeln, wenn die kompensatorische Sicherung durch die Mehrleistung der Nebennierenrinde ausbleibt. Bei Eklampsien mit schweren toxischen Verlaufsformen empfiehlt sich nach FAUVET Zufuhr von Nebennierenrindenpräparaten.

Bei Hunden mit experimentell gesetztem hohen *Darmverschluß* bewirkt Rindenhormonzufuhr in Verbindung mit Kochsalzgaben eine deutlich verlängerte Überlebensdauer. Die chemischen und physikalischen Blutuntersuchungen, die sonst weitgehend denen bei Nebenniereninsuffizienz nahekommen, sind bei den mit Rinde und Salz behandelten Tieren entsprechend geringer verändert (WOHL, BURNS und PFEIFFER). Erhalten Hunde bei hohem Darmverschluß genügend Kochsalz, so bleiben ihre Nebennieren intakt, ohne Behandlung zeigen die Nebennieren histologisch ausgesprochenen Lipoidschwund (WOHL, BURNS und CLARK). Es muß abgewartet werden, ob diese günstigen Ergebnisse der Rindenhormonbehandlung sich auch auf die verschiedenartigen ileusartigen Zustände der menschlichen Pathologie übertragen lassen. Bei experimenteller *Phosphorvergiftung* findet man schwere Rindenveränderungen (Hyperämie, Blutungen, Nekrosen und Lipoidschwund). INOUYE wirft die Frage auf, ob diese Veränderungen der Nebennierenrinde nicht mit für das klinische Bild der Phosphorvergiftung verantwortlich gemacht werden müssen.

Über das Wesen und die Beeinflussungsmöglichkeit schwerer *Verbrennungszustände* berichtet EINHAUSER. Den schweren klinischen Erscheinungen nach einer Verbrennung stehen verhältnismäßig geringe Befunde bei der Obduktion gegenüber. Die Verbrennungen ähneln hierin manchen Vergiftungen, werden auch durchweg als Eiweißzerfallsvergiftung angesehen. Der Angriffspunkt der Giftwirkung soll in den Capillaren der großen Capillargebiete liegen. Beobachtungen von pathologisch-anatomischer Seite weisen auf eine Beteiligung der Nebennieren hin. Als Hauptaufgabe der Nebennierenrinde gilt die hormonale Steuerung der Wasser- und Elektrolytverteilung zwischen Blut und Gewebe. Dem Rindenhormon wird dabei ein regelnder Einfluß auf die Durchlässigkeit der Zellwand zugeschrieben. Die Ausfallserscheinungen des Rindenhormons haben weitgehende Ähnlichkeit mit den Störungen im Anschluß an schwere Verbrennungen. In beiden Fällen kommt es zu einer Wasseranreicherung der Gewebe auf Kosten des Blutes, das Kochsalz verliert. Der Kochsalzverlust bereitet den Boden zur Azotämie. Gleichzeitige Störungen des Eiweiß- und Fettstoffwechsels führen in Verbindung mit einer Diuresehemmung zur Azidose und Urämie. Die Fähigkeit des Körpers, aus den Geweben Wasser frei zu machen, geht verloren. EINHAUSER gelang es, die Gleichartigkeit der Erscheinungen nach schwerer Verbrennung mit Zuständen akuten Ausfalls der Nebennierenrinde im Tierversuch unter Beweis zu stellen. Meerschweinchen, deren Gliedmaßen in tiefer Narkose verbrüht worden waren, wurden teils mit physiologischer Kochsalzlösung, teils gleichzeitig mit Rindenhormon und Vitamin C, teils lediglich mit einem dieser Wirkstoffe behandelt. Es ergab sich, daß der Verlauf nach dem Eingriff durch gleichzeitige Behandlung mit Rindenhormon und nicht zu große Dosen Vitamin C entscheidend beeinflußt wird. Aber auch die alleinige Zufuhr dieser beiden Wirkstoffe läßt eine günstige Wirkung erkennen, die sich am deutlichsten in der Verlängerung der Lebensdauer und in der Beeinflussung des örtlichen Wundverlaufs zeigt. Die schweren Allgemeinstörungen im Anschluß an eine schwere Verbrennung sind also nicht als primäre Folgen der Eiweißzerfallsvergiftung aufzufassen, sondern als Ausfallserscheinungen der geschädigten Nebennierenrinde anzusehen. Es empfiehlt sich deshalb die *interne Behandlung schwer verbrannter Menschen mit Rindenhormon und mittleren Mengen von Vitamin C*, zugleich mit einer kochsalzreichen und kaliumarmen Kost, die im wesentlichen eine Kohlehydratdiät sein soll (EINHAUSER).

Selten ist das Zusammentreffen eines Morbus ADDISON mit einer *Pellagra*. Die Annahme, daß bei der Pellagra (SCLARE) vielleicht ein primäres funktionelles Versagen der Nebennierenfunktion die bekannten Resorptionsstörungen bedingt, ist noch nicht allgemein anerkannt. In jüngster Zeit hat VERZÁR auf *Resorptionsstörungen durch Erkrankung der Nebennierenrinde* hingewiesen. Nachdem die Bedeutung der Nebennierenrinde für die Veresterungsprozesse im Muskel aufgeklärt war, lag es nahe, auch den Darm daraufhin zu untersuchen. Hier kommt es nach den Arbeiten der VERZÁRschen Schule infolge des Rindenhormonmangels ebenfalls zum Ausfall gewisser Veresterungsprozesse und damit zu Resorptionsstörungen. VERZÁR hält die Coeliakie und die nicht tropische Sprue für typische nebennierenbedingte Resorptionsstörungen. Mit Monojodessigsäure, die die Phosphorylierung hemmt, läßt sich an jungen Ratten das typische Bild der Coeliakie erzielen, große Rindenhormondosen vermögen die Resorptionsstörung wieder zu beheben. Die günstige Wirkung von Flavinphosphorsäure weist in dieselbe Richtung; als Teil des gelben Atmungsfermentes fördert sie die Phosphorylierungsreaktionen. Im nebennierenlosen Organismus kann die Flavinphosphorsäure nicht mehr gebildet werden, da bei Rindenausfall das Laktoflavin in der Darmschleimhaut nicht mehr zu Laktoflavinphosphorsäure verestert wird. Die Ursache dafür, ob es mehr zu einer „Sprue mit Addison" oder zu einem „Addison mit Fettstühlen" kommt, will VERZÁR darin sehen, daß einmal mehr die Rinde allein befallen ist, bei anderen die Zerstörung vom Mark auf die Rinde übergreift. So geistreich diese Hypothese VERZÁRs über den Spruesymptomenkomplex ist, so befriedigt sie in dieser Form keineswegs (HANSEN und v. STAA, RIETSCHEL, MEYER). RIETSCHEL hält unbedingt daran fest, daß eine primäre Erkrankung der Nebenniere bei der Sprue nicht in Betracht kommt, sondern daß der primäre pathologische Vorgang im Darmlumen vor sich geht und daß von ihm aus alles andere sich sekundär entwickelt. Das Ziel jeder Spruetherapie heißt Rückgang der Bakterienbesiedelung des Dünndarms und Herstellung einer normalen Bactericidie des Darms (RIETSCHEL). Daß daneben sowohl Inkretzufuhr bei hormonalen Störungen als auch Vitaminzugaben bei avitaminotischen Störungen angezeigt sind, ist selbstverständlich, aber nicht entscheidende kausale Therapie. So konnten wir selbst einen Spruekranken, der typische hormonale Störungen (Tetanie, Nebenniereninsuffizienz) bot, durch intensive *Rindenhormontherapie* zwar erheblich bessern (Gewichtszunahme um 8 kg, Rückgang der Pigmentationen und der Muskelschwäche, Anstieg des Calciumspiegels im Blute von 5,4 auf 9,4 mg-%), aber die kardinale therapeutische Forderung, die Durchfälle zu beheben, wurde nicht erfüllt.

2. Überfunktionserkrankungen der Nebennieren.

Den mehr oder minder ausgeprägten Unterfunktionszuständen der Nebennieren stehen die durch einen besonderen Symptomenkomplex gekennzeichneten *Überfunktionserkrankungen der Nebennieren* gegenüber (Tabelle 5). Zumeist handelt es sich bei diesen Erkrankungen um Geschwülste des Nebennierensystems, die, wenn auch nicht regelmäßig, so doch häufig klinisch mit Überfunktionszuständen einhergehen. In den Tumoren von Mark und Rinde haben wir eindrucksvolle Beispiele von extremer und mehr oder weniger isolierter Hyperfunktion der beiden Nebennierenbestandteile.

a) Nebennierenrindentumoren.

Hier interessieren den Arzt in erster Linie die von der *Nebennierenrinde* ausgehenden Überfunktionszustände. Im Gegensatz zur asthenischen Konstitution bei ADDISONscher Krankheit sind Patienten mit Überfunktion der Nebennierenrinde meist von pyknischer viriler Konstitution (MARAÑÓN). Als morphologisches Substrat liegt bei diesen Erkrankungen in der Regel eine Geschwulstbildung der Nebennierenrinde vor. An und für sich liegt es zunächst nahe, anzunehmen, daß die Funktion eines Organs, in dem sich ein krankhafter Prozeß abspielt, aufgehoben wird. Während beispielsweise bei entzündlichen Erkrankungen (z. B. Tuberkulose) die Organfunktion im allgemeinen leidet, sieht man bei Tumoren des endokrinen Systems, daß die Funktion dieser Organe hierdurch vielfach gesteigert wird, weil die Geschwulstzellen offenbar den biologischen und funktionellen Charakter der Zellen des Organs, von dem sie ausgehen, beibehalten und somit formbildende Einflüsse auf andere Organe oder Organsysteme ausüben. Ihre klinische Bedeutung verdanken daher die Gewächse der Nebennierenrinde vor allem der Wirkung, die sie auf das endokrine System, insbesondere auf den sexuellen Charakter, im Übermaß ausüben (H. O. NEUMANN). Diese Wirkung äußert sich im Kindesalter in sexueller Frühreife, bei Erwachsenen aber in heterosexuellen Erscheinungen, vor allem im Auftreten von Virilismus (WINKEL). Beim weiblichen Geschlecht tritt eine starke Bartbehaarung auf, die Stimme wird tiefer und die Muskelkraft nimmt zu. Beim Mann hingegen entwickelt sich eine hohe Stimme, die Körpergestalt zeigt weibliche Formgebung, die Hoden atrophieren. Auch Fälle *äußerer Genitalmißbildung* kommen bei Überfunktion der Nebennierenrinde vor (DOMENICI). Überfunktion der Nebennierenrinde stört somit die harmonische Zusammenarbeit aller übrigen inkretorischen Organe.

Im Tierversuch ist es bisher niemals gelungen, trotz Anwendung enormer Rindenhormondosen Veränderungen am Genitalsystem im Sinne einer Überfunktion zu erzeugen (PASSANISI, HOWARD und GROLLMAN). NEUMANN hat sogar durch Rindenhormonzufuhr bei geschlechtsreifen weißen Mäusen eine Verzögerung bzw. vollständige Aufhebung der Eierstocksfunktion erzielt. Die Schlußfolgerung liegt daher nahe, daß die auf die Fortpflanzungsorgane stimulierend wirkende Substanz mit der von HARROP nachgewiesenen Substanz, die auf den Salz- und Wasserstoffwechsel Einfluß hat, nicht identisch ist und auch nicht mit der gleichen Methode wie jene extrahiert werden kann (KING). Im Gegensatz hierzu soll Implantation von Rindernebennieren auf weibliche Meerschweinchen regelmäßig eine Vermännlichung der äußeren Genitalorgane hervorgerufen, die in erster Linie auf eine Hyperplasie der Zona glomerulosa der Nebennierenrinde zurückzuführen ist (HODLER). Genau wie die Implantation wirkt Rindenextraktzufuhr. Vollkommene Exstirpation der Nebennieren verhindert jede vermännlichende Wirkung der Rindenhormonauszüge (HODLER). Aus Untersuchungen von HOFFMANN geht hervor, daß die *Nebennierenrinde* einen *Wirkstoff* enthält, der eine *stimulierende Wirkung auf die weibliche Keimdrüse* besitzt; vom „Überlebenshormon" unterscheidet er sich durch seine Unlöslichkeit in lipoiden Lösungsmitteln. Bei infantilen weiblichen Ratten bewirken solche Extrakte, wie auch EHRENSTEIN und BRITTON berichten, eine deutliche Vergrößerung der Ovarien gegenüber denen der Kontrolltiere, eine Erhöhung der Zahl der reifen Follikel und einen höheren Reifegrad derselben, ferner Verdickung der Theca interna, Auftreten luteinähnlicher Zellen, Hyperämisierung des ganzen Ovars sowie Verdickung und Hyperämisierung des Uterus. Der Zusatz dieses Rindenextraktes zu Prolan verstärkt die die Rattenovarien stark vergrößernde Wirkung des Prolans bedeutend. Bei den mit Prolan und Rindenextrakt behandelten Tieren finden sich ferner eine Reihe von frischen Corpora lutea. Die unter Prolan zur Reife gebrachten Follikel werden also offenbar durch die von HOFFMANN dargestellten Rindenhormonauszügen zur Umwandlung in Corpora lutea angeregt.

Umgekehrt bestehen auch *Beziehungen zwischen männlicher Keimdrüse und Nebenniere.* Es ist bekannt, daß in der Nebenniere erwachsener männlicher Mäuse das Volumen des adrenalinhaltigen Markes geringer wird und gleichzeitig ein Zellring zwischen Rinde und Mark erscheint (DEANESLEY). Dieser ist dem Aussehen nach mit der bei virginellen weiblichen Mäusen beschriebenen X-Zone identisch, die sich mit zunehmendem Alter der Tiere allmählich zurückbildet. Injiziert man kastrierten männlichen Mäusen Testosteron, so verschwindet die X-Zone sehr schnell und das Markvolumen wächst wieder zur alten Größe an. Dieselbe Wirkung beobachtet man bei Testosteronzufuhr an junge geschlechtsreife sowie an kastrierte weibliche Mäuse. Weder mit einem Hypophysenvorderlappenhormon noch mit Sexualhormon kann diese Wirkung erzielt werden, so daß eine *direkte Wirkung des Testosterons auf die Nebenniere* angenommen werden muß. Die schnelle Bildung der X-Zone nach Kastration und ihr ebenso schnelles Verschwinden nach Testosteron muß als morphologischer Ausdruck einer funktionellen Veränderung der Nebenniere angesehen werden. Die Tatsache, daß bei weiblichen Tieren mit dem Älterwerden die X-Zone allmählich verschwindet, spricht nach Ansicht von CRAMER und HORNING für eine fortschreitende Bildung von männlichem Sexualhormon bei diesen Tieren. Durch diese experimentellen Untersuchungen wird zweifellos der *enge Zusammenhang zwischen Nebenniere und männlichem Sexualhormon* nachgewiesen.

In klinischer Hinsicht können wir zwei Gruppen von Rindentumoren unterscheiden. In die eine Gruppe gehören hauptsächlich *benigne oder maligne Geschwülste* (Cysten, Sarkome, Lymphosarkome, Carcinome, melanotische Carcinome, GRAWITZsche Tumoren). Solche Geschwülste werden manchmal klinisch irrtümlicherweise als *vergrößerte Milz* diagnostiziert (CULVER und DAVISON). Die Kombination Nebennierenrindenadenom und GRAWITZ-Tumor der Niere ist recht selten (ROSENBERG).

Die cystischen Bildungen in GRAWITZschen Tumoren werden für gewöhnlich als regressive Veränderungen aufgefaßt, desgleichen die adenomatösen Bildungen, die durch zentrale Erweichung vorgetäuscht werden (SHIMO). Das Fett in den Geschwulstzellen ist der Hauptsache nach Neutralfett; Lipoide, besonders Cholesterinester sind häufig nachweisbar, nie aber Fettsäuren (SHIMO). Sehr selten sind *knochenmarkhaltige Nebennierengeschwülste.* NAVASQUEZ berichtet über den zufälligen Sektionsbefund eines solchen 245 g schweren Tumors bei einem durch Unfall gestorbenen 39jährigen Manne, der zu Lebzeiten keinerlei Zeichen der Störung seines hämatopoetischen Systems aufwies. Hinsichtlich der *Genese dieser knochenmarkhaltigen Nebennierentumoren* macht dieser Autor darauf aufmerksam, daß die Nebenniere — wie alle Organe mesodermalen Ursprungs — im embryonalen Leben hämatopoetische Zentren aufweist, so daß zur Erklärung dieser Geschwülste es gar nicht notwendig erscheint, dieselben aus der Entwicklung versprengter embryonaler Zellen oder einer Metaplasie der Rindenzellen abzuleiten. Vielmehr erscheint die Annahme berechtigt, die Entstehung dieser „Myelolipome“ auf das Weiterbestehen der Reticuloendothelzellen zurückzuführen, die zur Blutbildung fähig bleiben, wobei aber die Ursache zu dieser Reaktion der Zellen vorerst noch unbekannt bleibt. Die Entstehungsursache von Knochenmarksgewebe in den Nebennieren ist also durchaus ungeklärt. Die Theorie, daß es sich um kompensatorische Blutbildungsstätten (DIECKMANN) handeln könnte, kann einer Kritik nicht standhalten (BARTEN). In Betracht kommt eher die Entstehung der Knochenmarksherde durch Keimversprengung (GIERKE) oder durch Wucherung der in normalen Nebennieren häufig angetroffenen Rundzellenherde (BARTEN).

Im Vergleich zu der Häufigkeit gutartiger Adenome der Nebennierenrinde sind entsprechende bösartige Neubildungen der Rindensubstanz sehr viel seltener. GERSTEL und NAGEL haben bei einer erwachsenen Frau den Symptomenkomplex eines Genitointerrenalismus bei einseitiger maligner metastasierender Rindengeschwulst beobachtet. Die überwiegende Mehrzahl der sicheren Fälle von bösartigen epithelialen Rindengeschwülsten betrifft aber das Kindesalter; häufig finden sich Lungenmetastasen, seltener Tochtergeschwülste in anderen Organen (Nieren, Eierstöcke). Neben der sehr starken *Metastasierung* fällt klinisch bei solchen malignen Rindentumoren besonders noch die Art des Fiebers, das an *Maltafieber* erinnert, auf (PUIG). Erwähnt sei schließlich noch, daß sich nach Beobachtungen von NAVRÁTIL zu den bekannten Ursachen retroperitonealer Hämatome die *Blutung aus metastatischen Nebennierentumoren* gesellt. Das Krankheitsbild beginnt plötzlich aus vollster Gesundheit heraus mit heftigsten Schmerzen nicht kolikartiger Beschaffenheit und ausgesprochener Shockwirkung. Differentialdiagnostisch wichtig ist die Bauchübersichtsaufnahme, bei der man die Niere und den Psoas durch eine intensive gleichmäßige Verschattung verdeckt sieht. Für die Behandlung kommt nur Beseitigung der Blutungsquelle nach Abklingen der Shockwirkung in Frage.

Es ist sehr beachtlich, daß ein großer Teil dieser bösartigen Rindengeschwülste oft mit *Störungen in der Ausbildung der sekundären Geschlechtsmerkmale*, aber auch mit *Störungen der Sexualfunktion* (DONALDSON und HOWARD) bzw. *Veränderungen im Geschlechtscharakter* (BOEMINGHAUS) vergesellschaftet ist. Die malignen Rindentumoren führen in wenigen Jahren, meist in früher Kindheit, zum Tode. Es ist daher verständlich, daß in solchen Fällen diese Sexualveränderungen nicht so tiefgreifend sind, daß sie aber gewöhnlich rascher sich entwickeln (PITROLFFY-SZABÓ).

Die andere Gruppe der Rindentumoren umfaßt die *Adenome der Nebennierenrinde*, die für die Lehre der inneren Sekretion von besonderem Interesse sind. Der Begriff des *Interrenalismus* ist von MATHIAS geprägt worden und deckt sich etwa mit der Benennung „Interrenal genitales Syndrom“ von SCHWARZ-BIEDL oder „Syndrome génito-surrénal“ von GALLAIS-KRAUS. Die Störungen betreffen also in erster Linie die Geschlechtssphäre. Die Analyse der zahlreichen hierher gehörigen veröffentlichten Krankheitsfälle ergibt grosso modo drei definierbare Erscheinungsformen dieses Syndroms:

1. Gleich- oder gegengeschlechtliche Frühreife.
2. Virilismus.
3. Intersexualität mit ihren verschiedenen Formen auch des männlichen und weiblichen Pseudohermaphroditismus.

Das pathologisch-anatomische Kennzeichen für alle diese Formen ist die Kombination mit Hyperplasie oder Geschwulstbildung der Nebennierenrinde. Den Anteil des Interrenalorgans am erwähnten Syndrom betrifft einzig und allein die übermäßige Menge von Rindenparenchym, das teilweise auch in versprengten, sog. MARCHANDschen Beizwischennieren vorkommen kann. Adenomknoten der Nebennierenrinde sind ein häufiger Befund; sie finden sich bei fast 33% aller Erwachsenen in jedem Alter und ohne Unterschied des Geschlechts und sind fast durchweg doppelseitig anzutreffen (DIETRICH und SIEGMUND). Im Gegensatz zu den akzessorischen Rindenknoten stehen die Adenome in einer gewissen Beziehung zur Funktion und zum Chemismus der Nebennierenrinde. Die Adenome, die gewissermaßen als *Produkte einer Fehldifferenzierung* aufzufassen sind, verhalten sich chemisch und funktionell anders als die Umgebung, sie müssen offenbar als Ausdruck einer Überfunktion gedeutet werden (DIETRICH und SIEGMUND). Im Verhältnis zur autoptischen Häufigkeit ist es auffallend, daß es bei Erwachsenen nur in einem verhältnismäßig kleinen Teil von Adenomen der Nebennierenrinde zu dem bekannten Symptomenkomplex des Hirsutismus bzw. Virilismus kommt. Erwähnenswert ist hier eine Arbeit von NEUHAUS, die bei *Hypertonikern* doppelt so häufig Rindenadenome fand wie bei Nichthypertonikern. Wichtig ist aber die Feststellung, daß ein Drittel der Adenome ohne Blutdruckerhöhung einhergeht. Gesetzmäßige Beziehungen lassen sich daher zwischen *Adenom* und Hypertonie keineswegs ableiten. Es liegt näher, die Häufung der Adenome mit LANDAU als ein vermehrtes Ausknospen von Adenomkeimen unter dem Einfluß einer Rindenhypertrophie zu deuten (NEUHAUS). Die Auffassung, daß die *Epilepsie* vielleicht mit Adenomen der Nebennierenrinde (DEREVICI und SMILOVICI, DEREVICI und STEFANESCO) in ursächlichen Zusammenhang zu bringen sei, ist wohl abzulehnen.

Klinisch unterscheiden sich die Rindentumoren, je nachdem sich die Erkrankung im kindlichen, jugendlichen oder erwachsenen Organismus abspielt, d. h. also je nach dem Zeitpunkt ihrer Manifestation. Bei *kindlichen Individuen* ist im allgemeinen die enorm beschleunigte Körperentwicklung und noch mehr die frühzeitige Geschlechtsreife mit vorzeitiger Ausbildung der sekundären Geschlechtsmerkmale und der äußeren Geschlechtsorgane hervorzuheben. Bemerkenswert ist ferner die Fettsucht, das beschleunigte Körperwachstum mit Erhaltenbleiben der kindlichen Dimensionen, die beschleunigte Ossifikation und Dentition sowie vor allem die starke Körperbehaarung, die beim Mädchen gewöhnlich virilen Typus annimmt.

MAINZER hat einen Fall von Rindentumor bei einem $8^1/_2$jährigen Knaben beschrieben, der *neben einer Pubertas praecox einen Hochdruck* von über 200 mm Hg aufwies. Bemerkenswert ist ferner, daß gelegentlich Rindencarcinome mit Hirsutismus, Fettsucht und Hypertension einhergehen (GRAEF, BUNIM und ROTTINO). Die Frage, ob möglicherweise blutdruckregulierende Faktoren nicht allein im Mark, sondern auch in der Rinde der Nebenniere vorhanden sind, ist bisher nicht geklärt. Es ist zur Zeit wohl nicht erlaubt, lediglich auf Grund des gleichzeitigen Vorkommens eines malignen Hypertoniesyndroms und eines Nebennierenrindenepithelioms (THIÉBAUT, GUILLAUMAT und PLACA) auf ursächliche Zusammenhänge zwischen maligner vasculärer Nierensklerose und Nebennierenrindentumor zu schließen.

Es ist bekannt, daß die intellektuelle Entwicklung solcher Kinder im allgemeinen hinter der körperlichen und sexuellen zurückbleibt, daß also die psychischen Funktionen auf einer durchaus kindlichen Stufe stehenbleiben. Im Vordergrund des klinischen Zustandsbildes stehen also bei überfunktionierenden Rindengeschwülsten die innigen *Beziehungen zur Sexualsphäre.* Fast immer handelt es sich um *Mädchen.* Der Genitalapparat ist nicht nur morphologisch, sondern vielfach auch funktionell vorzeitig entwickelt; solche Mädchen können menstruieren, ihr Uterus ist voll entwickelt, in den großen Ovarien finden sich echte Corpora lutea. Bei *Knaben* beobachtet man vor der Pubertät ebenfalls beschleunigtes Körperwachstum mit vorzeitiger Entwicklung der sekundären Geschlechtsmerkmale (Stimmwechsel, starke Behaarung des Gesichtes, des Rumpfes und der Genitalregion).

Differentialdiagnostisch kommen bei dieser *sexuellen Frühreife* hauptsächlich noch Hirngeschwülste (in der Gegend des 3. Ventrikels), Zirbeldrüsen- und Keimdrüsentumoren in Betracht. So berichten GRAGERT und WIESENER über Pubertas praecox partialis bei einem 4jährigen Mädchen mit *polymorphzelligem Ovarialsarkom*, das sich offenbar aus einem Granulosazelltumor entwickelt hatte; nach operativer Entfernung der Geschwulst bildete sich der Symptomenkomplex der Pubertas praecox zurück. In seltenen Fällen führen *Gliome des Zwischenhirns* zum Bilde der Pubertas praecox (SAAR). Für das Vorliegen einer *Zirbeldrüsengeschwulst* soll vor allem der Nachweis geistiger Frühreife sprechen, ferner fehlen selten Druckerscheinungen von seiten des — mitunter auch röntgenologisch sichtbaren — Tumors auf die benachbarten Hirnpartien. *Keimdrüsengewächse* verlaufen klinisch im allgemeinen ohne die Erscheinungen des Hirsutismus. Vielleicht besteht zwischen diesen drei Formen der vorzeitigen Entwicklung insofern ein inniger Zusammenhang, als gewissermaßen die Nebennierenrinde das verbindende Glied darstellt (FALTA).

Im *jugendlichen oder reifen Organismus* gehen diese Rindentumoren bei *weiblichen Personen* mit den typischen *Zeichen der Vermännlichung* (Amenorrhöe, Vergröberung und Vermännlichung des Gesichtsausdrucks, Bartwuchs, starker Haarwuchs mit männlicher Verteilung über den Körper und mit Pigmentierung, Schrumpfungsprozeß der Brüste, Veränderung der Stimme, Vergrößerung der Talgdrüsen der Haut [Acne vulgaris], allgemeine Fettsucht) einher. Bei solchen Kranken kommt es also im wesentlichen zu einer ausgesprochenen *Störung der Keimdrüsenfunktion* mit Involution des Uterus und daneben zur *Fettsucht* und zur *Hypertrichose* von bestimmter Lokalisation (Linea alba, Gesicht), die sonst nur dem virilen Typus zukommt. Die bei *Virilismus* oft beobachtete Homosexualität oder verminderte Heterosexualität soll oft nach Entfernung *einer* Nebenniere verschwinden, so daß die Nebennierenchirurgie mit der Chirurgie der anderen endokrinen Drüsen bei Überfunktionszuständen auf die gleiche Stufe zu setzen wäre (BROSTER und VINES).

In diesem Zusammenhang interessiert eine klinische Beobachtung von SAPHIR und PARKER, die bei einem 15jährigen Mädchen neben einer Fettsucht und Amenorrhöe ausgesprochenen Hirsutismus feststellten. Bei der Operation fand man Nieren und Nebennieren makroskopisch unverändert, hingegen zeigte das rechte Ovar drei stecknadelkopfgroße Cysten. Die histologische Untersuchung des exstirpierten Eierstockes ergab ein Netz von Zellen, die *Nebennierenrindenzellen* glichen. Nach der Operation setzte die Menstruation wieder ein. Auf Grund dieser klinischen Beobachtung ist die Möglichkeit naheliegend, daß die Rindenzellen Sexualhormon bilden können; hierfür spricht auch der gemeinsame Ursprung der Nebennierenrinde und der Ovarien aus dem Cölomepithel der Urogenitalfalte (SAPHIR und PARKER).

Bei Rindentumoren, die sich im *erwachsenen männlichen Organismus* entwickeln, findet man ebenfalls ausgesprochene *Rückbildung der Keimdrüsen* und typische *Verweiblichung* (SIMPSON und JOLL), wie man sie sonst nur beim Späteunuchoidismus zu sehen gewohnt ist. Von grundsätzlicher Wichtigkeit erscheint aber die Tatsache, daß normale Keimdrüsenfunktion und Virilismus sich nicht auszuschließen brauchen. Zweifellos gibt es Frauen mit vollkommen viriler Behaarung, Bartwuchs und allgemeiner Hypertrichosis, bei denen das Genitale vollständig normal entwickelt ist und auch normal funktioniert. BERBLINGER hat bei solchen Frauen mit Virilismus auffallend hohe Nebennierengewichte nachweisen können.

Nach der Geschlechtsreife zeigen Rindentumoren beim Manne gelegentlich *heterosexuelle Merkmale*. Besondere Beachtung verdient hier eine Krankenbeobachtung von HOLL, der bei einem 44jährigen Manne ausgesprochene Fettsucht, Verweiblichung der Brüste (Gynäkomastie), Schwinden der Körperbehaarung, Acne, Rückbildung der äußeren Geschlechtsorgane sowie völlige Impotenz beobachtet hat. Nach geglückter operativer Entfernung des Rindengewächses gingen alle Erscheinungen, auch die Impotenz, zurück. Ebenso berichtet REDLICH über ein hypernephroides Blastom mit deutlicher Impotenz. Bei hypernephroiden Tumoren des Eierstockes können gelegentlich bei Frauen die Zeichen der Vermännlichung fehlen, es tritt dann aber in der Regel entweder eine hochgradige Fettsucht (GRAEF, BUNIM und ROTTINO) oder Magersucht in Erscheinung (NEUMANN).

Von grundsätzlicher Bedeutung erscheinen vor allem noch Untersuchungen von MATHIAS, der den Nachweis erbracht hat, daß solche geschwulstartige Veränderungen der Nebennierenrinde auch Frühreife mit gleich- oder andersgeschlechtlichem Charakter, Pseudohermaphroditismus sowie heterosexuelle Umstimmung nach der Geschlechtsreife (vermännlichende Wirkung bei Frauen bzw. verweiblichende Wirkung bei Männern) bewirken können. DOMENICI hat eine Familie beschrieben, in welcher mehrere Fälle von Anomalie der Sexualorgane sich fanden, die mit Veränderungen der Nebennieren zusammenhingen. Unter *Intersexualität* (Zwittertum) verstehen wir bekanntlich das gleichzeitige Vorkommen oder die Interferenz von Geschlechtsmerkmalen beider Geschlechter an *einem* Individuum. Die vollkommenste Form von Zwittertum stellt natürlich der *echte Hermaphrodit* dar, bei dem also die Keimdrüsen bisexuell angelegt sind (Fälle von sog. *Ovotestis*). Neben dieser anlagemäßig bedingten *konstitutionellen Intersexualität* gibt es noch eine andere Form von *inkretorisch-hormonalem Zwittertum*, die sich bei vorher normal gebauten und sexuell differenzierten Individuen allmählich entwickeln kann. Pathogenetisch liegt in solchen Fällen entweder eine Geschwulstbildung seitens der Nebennierenrinde oder der Keimdrüsen vor. Nach Entfernung des Rinden- bzw. Keimdrüsentumors können sich diese heterosexuellen Geschlechtsmerkmale wieder völlig zurückbilden. Über eindrucksvolle Beobachtungen einer derartigen reversiblen Vermännlichung oder Verweiblichung vorher normaler erwachsener Frauen und Männer durch Ovarial-, Hoden- bzw. Nebennierenrindentumoren ist im Schrifttum wiederholt berichtet worden. Es ist aber immer noch unentschieden, ob das Eingreifen des Rindenhormons nicht nur beim hormonalen Zwitter eine Rolle spielt, sondern überhaupt bei allen Zwitterbildungen (BOSSELMANN). Die bei Säuglingen beobachtete Intersexualität mit charakteristischer Nebennierenrindenhyperplasie ist in erster Linie keimbedingt und den Gesetzen der Geschlechtsbestimmung unterworfen (WERTHEMANN). Eine hormonale Beeinflussung ist zwar möglich, braucht aber keineswegs trotz nachweisbarer Nebennierenhyperplasie weder zur Entfaltung noch zur morphogenetischen Auswirkung zu führen, wenn keine konstitutionell, d. h. anlagemäßig bedingte Veranlagung dazu besteht (WERTHEMANN).

Der Londoner Chirurg BROSTER kommt auf Grund eines umfangreichen Beobachtungsmaterials zu dem Schluß, daß es sich bei der allmählichen Rückbildung der weiblichen primären und sekundären Geschlechtsmerkmale und dem Hervortreten der männlichen Geschlechtsmerkmale nicht um eine Erkrankung, sondern um eine bestimmte Abweichung von der normalen Entwicklung der Nebennieren handelt. Das schwierige Kapitel der *adrenogenitalen Syndrome* teilt BROSTER, der auch die diesbezüglichen operativen Aussichten klar herausgearbeitet hat, klinisch in vier verschiedene Gruppen ein, nämlich in den *adrenalen Pseudohermaphroditismus* (die Veränderungen, die sich schon *während der Pubertät* zeigen, sind von *primärer Amenorrhöe* begleitet), in die *adrenale Vermännlichung* (die Veränderungen stellen sich hier erst *nach der Pubertät* ein mit *Regelstörungen oder sekundärer Amenorrhöe*), in die *schwache Vermännlichung mit anderen endokrinen Störungen nach der Pubertät* (Fetttyp!) und schließlich in die *Vermännlichung nach der Menopause.* Maskulinisierung der Frau und Virilismus scheinen bei sonst sehr ähnlichem klinischen Bilde für Nebennierenrindentumor und gegen das basophile Adenom des Hypophysenvorderlappens zu sprechen (LAWRENCE). *Zusammenfassend* bleibt also festzustellen, daß bei Erwachsenen das klinische Bild des Rindentumors gelegentlich sogar durch die charakteristische Ausbildung kontrasexueller Merkmale (Vermännlichung bzw. Verweiblichung) gekennzeichnet wird. Die Rückbildung der Symptome nach operativer Entfernung solcher Tumoren beweist, daß es sich um die Folge einer übermäßigen Rindenfunktion der Nebennieren handelt.

Die *Prognose* der Nebennierenrindengewächse kann heute nicht mehr als ganz ungünstig angesehen werden. Allerdings muß die Diagnose möglichst frühzeitig gestellt werden, bevor die Geschwülste schon Metastasen gesetzt oder sonst eine inoperable Größe erreicht haben. Die Unterscheidung zwischen basophilen Adenomen des Hypophysenvorderlappens und gewissen Ovarialtumoren kann gelegentlich sehr schwierig sein (SCHOLL). Sexuelle Frühreife beim Kind und Änderung des Geschlechtscharakters beim Erwachsenen, die Art der Fettverteilung und des Haarwuchses sprechen für Rindentumor, der bei der Frau sehr viel häufiger ist als beim Manne. Negative Befunde bezüglich Hypophyse und Ovarien sichern die Diagnose so weit, daß selbst bei negativem Lokalbefund (Palpation, Pyelogramm) eine probatorische Operation berechtigt ist (SCHOLL). Die *Therapie* kann letzten Endes nur eine *chirurgische* sein. Die gegenseitige Nebenniere ist häufig atrophisch, weshalb die Gefahr des postoperativen Shocktodes sehr groß ist (SCHOLL). Nach geglückter operativer Entfernung des Nebennierenrindentumors gehen die krankhaften Erscheinungen meist zurück, so daß durch die klinische Beobachtung am Krankenbett bewiesen wird, daß die Krankheitssymptome durch Wirkstoffe bedingt sind, die dem Gewächs entstammen. In anderen Krankheitsfällen werden die Symptome des Hirsutismus durch Zufuhr von Ovarialextrakten anscheinend gebessert (MEYLER und HOMMES).

b) Nebennierenmarktumoren.

Die hierher gehörenden *Geschwülste des Nebennierenmarks* gehören zu den seltensten Gewächsbildungen überhaupt. Ihre morphologische Einteilung erfolgt heute unter Berücksichtigung der Histogenese und des Reifungsgrades.

Dem funktionellen Synergismus von Sympathicus und Nebennierenmark entspricht auf Grund der ontogenetischen Entwicklung eine gemeinsame Anlage. Die Geschwülste der Nebenniere lassen sich einerseits von den einzelnen, zum Organ vereinigten reifen Geweben und ihren unreifen Vorstufen ableiten, andererseits gehen die gleichen Tumoren von außerhalb der Nebenniere gelegenen selbständigen Organen, sofern sie sich aus diesen Geweben aufbauen, aus. In der übersichtlichen Zusammenstellung der Tabelle 5 werden den einzelnen Geweben die entsprechenden bekannten Geschwülste gegenübergestellt. Auf die malignen *unreifen Geschwülste* mit mangelnder Gewebsdifferenzierung *(Sympathogoniom, Sympathoblastom)*, die, abgesehen von ihrer histologischen Struktur durch ihr fast ausschließliches Vorkommen bei Neugeborenen und Kleinkindern gekennzeichnet sind, soll hier nicht näher eingegangen werden. Hingegen erscheint es notwendig, in der Gruppe der Neuroblastome der Nebennierenmarksubstanz die ganz unreifen Sympathogoniome von den etwas höher entwickelten Sympathoblastomen zu trennen, die sich nach Untersuchungen von RINSCHEID durch das Verhalten ihrer Zellen und ihrer Fasersubstanz unterscheiden und zwischen denen es fließende Übergänge gibt. Ferner können unter den Sympathoblastomen neuerdings zwei Typen voneinander abgegrenzt werden, nämlich Tumoren mit typischen extracellulären, Korbgeflechte bildenden Nervenfasern, deren Ursprung aus

Tabelle 5. (Nach HEGGLIN und NABHOLZ.)

Organ	Gewebe	Geschwülste	
		unreife (maligne)	reife (benigne)
Sympathicus	Chromaffine Zellen	Phäochromoblastom	Phäochromocytom
	Nervöse Zellen	Sympathogoniom	Ganglioneurom
		Sympathoblastom	
Nebenniere	Rindenzellen	Maligne Rindengeschwülste	Rindenadenom
	Chromaffine Zellen	Phäochromoblastom	Phäochromocytom
		Sympathogoniom	Ganglioneurom
	Nervöse Zellen	Sympathoblastom	
Phäochrome Körper (Paraganglien)	Chromaffine Zellen	(Phäochromoblastom)	Phäochromocytom

den Geschwulstzellen gelegentlich sicher erkannt werden kann, und Geschwülste, in denen bei Fehlen extracellulärer Nervenfasern das Protoplasma der Geschwulstzellen von einem Geflecht feinster silberimprägnierbarer Nervenfasern ausgefüllt ist (RINSCHEID).

Die *ausgereiften*, von der Marksubstanz ausgehenden *Geschwulstformen* der Nebenniere werden vor allem durch den chromaffinen Tumor *(Paragangliom, Phäochromozytom)* bzw. das *Ganglionneurom* vertreten. Solche Tumoren können auch von den übrigen Paraganglien ausgehen (DISTEFANO, BAUER und LERICHE, SPONHOLZ, CAVAZZANI). In einzelnen Krankheitsfällen zeigen Ganglionneurome und Sympathogoniome das gleiche Syndrom, trotzdem keine chromaffinen Zellen in ihnen gefunden werden. Dieser Befund und die Kombination aller drei Zellarten in einem Tumor deuten nach HOLST auf den gemeinsamen Ursprung dieser drei Zellformen hin. Das charakteristische Kennzeichen dieser aus typischen chromaffinen Zellen bestehenden Nebennierenmarktumoren, die gewöhnlich als *Hamartome im Sinne von* E. ALBRECHT aufgefaßt werden, liegt in der Eigenschaft der Geschwulstzellen, sich mit Chromsalzen zu bräunen. Die Nebennierenmarksubstanz ist gleichsam die drüsige Erscheinungsform des Sympathicus (ZINCK). Solche Paragangliome führen — wohl infolge starker Adrenalinausschüttung — nicht selten zu plötzlichem Tod (MINOVICI und BONCIU). Morphologisch unterscheiden sich diese Tumoren von anderen der gleichen Art bisweilen durch das Fehlen der sonst typischen alveolären Anordnung (BIANCHEDI).

Biologisch und klinisch interessant werden diese *Markgeschwülste* aber erst durch klinische Beobachtungen und Veröffentlichungen, aus denen hervorgeht, daß das am Krankenbett festgestellte Krankheitsbild der *paroxysmalen Hypertension* zu einem bei der Operation oder Sektion gefundenen Tumor der Nebenniere vom typischen Bau des Phäochromozytoms in ursächliche Beziehung gesetzt werden konnte (ORTH, PAUL, KALK, BÜCHNER). Gelegentlich gehen solche Marktumoren mit *Hochdruck* und jugendlicher Arteriosklerose einher (KREMER). In anderen Fällen wiederum besteht über längere Zeit hindurch ein *Dauerhochdruck*, der dann plötzlich kardial dekompensiert und in der Dekompensation stirbt.

KAHLAU berichtet über eine solche schwere Hypertonie, bei der die Autopsie Tumoren in beiden Nebennieren, und zwar rechts ein Phäochromozytom und links ein Rindenadenom, aufdeckte. Außerdem bestand ein Adenom der Hypophyse, das wahrscheinlich seinen Ausgang vom Mittellappen genommen hatte. Der Tod war durch eine Blutung in den rechten Rindentumor herbeigeführt worden, wobei offenbar große Adrenalinmengen angeschwemmt worden waren. Merkwürdigerweise hatte weder der Rindentumor noch der Hypophysentumor innersekretorische Störungen verursacht.

Der Nachweis einer Überfunktion des Nebennierenmarks ist in vivo bisher nur schwer zu erbringen, da eine exakte klinische Methode zur Adrenalinbestimmung im strömenden Blute immer noch fehlt und die biologischen Methoden versagen können. Wir sind daher auf die klinische Analyse des Krankheitsbildes solcher Markgewächse angewiesen.

Diese Phäochromozytome machen *klinisch* nicht in allen Fällen Symptome; wo dieselben aber vorhanden sind, pflegen sie sehr charakteristisch zu sein. *Das führende Symptom ist die paroxysmale Hypertension.* Andere chromaffine Tumoren (z. B. des Glomus caroticum) gehen nicht mit paroxysmaler Hypertension einher (HOWARD und BARKER). Die Anfälle dauern wenige Minuten bis zu vielen Stunden (durchschnittlich 1—2 Stunden), treten anfangs selten, sogar in jahrelangen Intervallen, später immer häufiger, oft täglich auf. Mit Vorliebe treten die Anfälle nachts, in den frühen Morgenstunden und nach den Mahlzeiten auf (HOWARD und BARKER). Symptomatologisch bemerkenswert sind also vor allem die *anfallsweise auftretenden Zustände von Blutdruckerhöhung mit Sympathicusreizerscheinungen* (Pupillenerweiterung, Erbrechen, Tachykardie, Blutzuckeranstieg, Glykosurie, Niesen, Schweißausbrüche, Kalt- und Blauwerden der Hände und Füße, Anfälle von Blässe mit nachfolgender Hautrötung, Koma auf Grund von Hirndruck, Atemnot und Erstickungsanfälle, Shockneigung, Lungenödem, zuweilen RECKLINGHAUSENsche Krankheit (CHAMBERLAIN, DĄBROWSKI und Mitarbeiter). In der Regel ist bei diesen Kranken nicht nur ein Anstieg des systolischen, sondern auch des diastolischen Druckes festzustellen (HEGGLIN und NABHOLZ). Bemerkenswert und bisher wenig beschrieben ist das Auftreten einer Pupillenstarre auf der Höhe des Anfalls (LANDAU und Mitarbeiter). Die im schweren Anfall ausgesprochene Pupillenerweiterung zeigt keine Lichtreaktion (HEGGLIN und NABHOLZ). Besteht gleichzeitig eine *Schwangerschaft*, so können derartige Anfälle jedesmal kräftige *Uteruskontraktionen* bzw. eine *Frühgeburt* auslösen (BURGESS, WATERMAN und CUTTS). Oft kommen die Kranken in einem solchen Anfall ums Leben (Apoplexie, Lungenödem, Herzinsuffizienz). Plötzlich einsetzende *Lungenödemanfälle* dürfen als sehr charakteristisches und diagnostisch wertvolles Symptom betrachtet werden, da sie durch den Herzbefund allein nicht erklärt werden und infolgedessen einen anderen Entstehungsmechanismus annehmen lassen. Das ganze klinische Bild des Marktumors erinnert somit an einen in Schüben auftretenden Sympathicusreizzustand, d. h. also an eine *beträchtliche Adrenalinausscheidung ins Blut.* In der Tat pflegen solche Markgeschwülste auch geradezu erstaunliche Adrenalinmengen zu enthalten. So konnte in dem von KALK beschriebenen Krankheitsfalle in dem Marktumor eine Adrenalinmenge von etwa 375—500 mg nachgewiesen werden, während sonst als Durchschnittswert für den Adrenalingehalt beider Nebennieren nur 4,22 mg angegeben werden.

Jeder Arzt sollte daher die *Kreislaufstörungen* kennen, die bei Nebennierenmarkgeschwülsten *anfallsweise* auftreten (Herzklopfen, Schmerzen in der Herzgegend [besonders unter dem Brustbein], starke Blässe, Schweißausbruch über dem ganzen Körper [am Ende des Anfalles]). Während des Anfalles fühlen sich Hände und Füße trotz subjektiven Hitzegefühls seitens des Kranken kalt an, ab und zu kommt es zu Zuckungen in den Fingern, meist besteht Temperaturerhöhung während des Anfalles (bis zu 40°), die Drucksteigerung im Anfall kann über 300 mm Hg betragen. Es bleibt vorläufig ungeklärt, warum in einzelnen Fällen *rhythmische Blutdruckschwankungen* während des Anfalles (zwischen abnorm hohen und abnorm niedrigen Werten) beobachtet werden (HOWARD und BARKER). Oft beobachtet man — ähnlich der febrilen Albuminurie — im Anfall als Ausdruck einer leichten akuten Nephrose eine geringe Eisweißausscheidung im Urin, ab und zu auch Glykosurie. Positiver Urinzuckerbefund hat in den ersten Krankheitsfällen zur *klinischen Fehldiagnose* Diabetes mellitus (BIEBL und WICHELS) oder sogar Coma diabeticum (SCHRÖDER) geführt. Albuminurie und Glykosurie nach dem Anfall sind aber keineswegs die Regel. Die Schmerzen unter dem Brustbein und die hochgradigen Beklemmungsgefühle in der Brust werden durch einen Angiospasmus der Coronararterien infolge der Hyperadrenalinämie verursacht. Diese Anfälle treten zunächst vereinzelt auf und nehmen mit der Zeit an Häufigkeit und Intensität zu. Im späteren Verlauf der Erkrankung können tagsüber mehrere Anfälle auftreten, zwischendurch fühlen sich die Kranken vollkommen gesund und zeigen auch keinerlei Krankheitssymptome (SUERMONDT).

Die Kranken neigen zu *Blutungen aller Art,* besonders aber aus der Nase und im Augenhintergrund. Letztere sind der Grund für verschiedentlich auftretende Sehstörungen bis zur völligen Erblindung. Gelegentlich wird eine Retinitis albuminurica beobachtet (NAGEL-BRENNER-KONZETT). Oft klagen die Kranken über heftigste Kopfschmerzen (LAUBRY und BERNAL), über kolikartige Schmerzen im ganzen Leib (TILMANN) und über Druckschmerzhaftigkeit in der Nierengegend (PIOTROWSKI und ODY), wo sich der Tumor befindet. Diese Merkmale können *differentialdiagnostisch* von Bedeutung sein, wenn es gilt, essentielle Hypertonien auszuschalten.

Eine sehr *genaue Kreislaufuntersuchung* während der Anfälle bei einer 25jährigen Frau mit rechtsseitigem Phäochromozytom haben Burgess, Waterman und Cutts vorgenommen: im Beginn des Anfalls war der Puls regelmäßig und klein (120—140 in der Minute), der Blutdruck betrug 65/40 mm Hg. Innerhalb weniger Minuten trat unter beträchtlichem Lauterwerden der Herztöne und einer Pulsverlangsamung eine deutliche Arrhythmie auf. Der Blutdruck stieg auf 240/180 mm Hg an. Die Herzstromkurven zeigten auf der Höhe der Anfälle das Auftreten festgekuppelter „escaped beats", also ein regelmäßiges Einspringen einer atrioventrikulären Extrasystole, bei einem P-P-Abstand von 1,1 Sekunden. Als Erklärung führen die Autoren an, daß der Reiz, der während der Anfälle das gesamte sympathische Nervensystem betrifft, stärker auf den AV-Knoten wirkt als auf den Sinusknoten. Da auch an der P-Zacke manchmal Veränderungen (Negativwerden des P und Verkleinerung des Abstandes P Q) auftraten, muß offenbar ein Wandern der Reizentstehung zwischen Sinus- und AV-Knoten angenommen werden. Vor dem Röntgenschirm zeigte das Herz im Beginn kleine Pulsationen, auf der Höhe der Anfälle hingegen sehr kräftige und lebhafte Aktion mit deutlichen Extrasystolen. Hegglin und Holzmann beobachteten bei einer Patientin mit Nebennierenmarktumor folgende *EKG-Veränderungen:* Während der typischen Anfälle von paroxysmaler Hypertension kam es zu Sinusverlangsamung und -arrhythmie, Pararrhythmie durch einfache Dissoziation von Sinus- und AV-Rhythmus, alleinherrschendem AV-Rhythmus, Mobitzscher Interferenzdissoziation, abnormer Sinusreizbildung mit sinu-aurikulärem Block, Verkürzung der QT-Distanz, Abflachung der T-Wellen sowie Kammerextrasystolie. Nach schweren, mit Lungenödem verbundenen Anfällen stellten sich hochgradige, aber reversible QT-Veränderungen und zum Teil tief negative T-Wellen in mehreren Ableitungen ein. Die Veränderungen im Anschluß an schwere Anfälle dürften vorwiegend auf eine durch die abnorme Adrenalinausscheidung bedingte Stoffwechselstörung des Herzmuskels zurückzuführen sein. Die beschriebenen EKG-Veränderungen, die teils auf eine kombinierte Sympathicus- (durch das Adrenalin) und Vagusreizung (durch die Heringschen Blutdruckzügler infolge des rasch ansteigenden Blutdrucks), teils nur auf letztere allein zu beziehen sind, stehen mit den bekannten klinischen Erscheinungen im Zusammenhang und sind deshalb der Symptomatologie dieses seltenen Krankheitsbildes anzureihen (Hegglin und Holzmann).

Solche Markgewächse führen zunächst im allgemeinen bei völlig gesundem Gefäßsystem zu keiner Dauerschädigung, schließlich konmmt es aber zu *sklerotischen Gefäßwandveränderungen* (Gärtner). Selbstverständlich ist bei der Beurteilung arteriosklerotischer Veränderungen das Alter des Individuums in Betracht zu ziehen. Streng genommen, sind diese also nur bei jüngeren Individuen im Sinne einer Rückwirkung der chromaffinen Geschwulst auf den Gesamtorganismus zu verwerten (Kremer). Hervorzuheben ist, daß diese Gefäßveränderungen (Sklerose der Arterien und besonders der Arteriolen) keineswegs immer diffus ausgebildet sind, fast immer aber in der Niere und dort zum Teil ganz besonders schwer bis zur Ausbildung von Schrumpfniere verschiedenen Grades gefunden werden (Paul, Kremer, Herde, Sponholz, Hegglin und Nabholz).

Die anfallsweise auftretende Blutdrucksteigerung wird mit Sicherheit durch eine *akute Hyperadrenalinämie* ausgelöst. Wenn dieselbe Ursache für den Dauerhochdruck Geltung haben soll, so muß entweder der Übergang einer akuten in eine dauernde oder eine von Anfang an chronische vermehrte Adrenalinsekretion aus dem Tumor angenommen werden. Dieser Mechanismus ist nicht beweisbar, aber auch keineswegs auszuschließen, da der Adrenalinspiegel im Blute bis heute nicht bestimmbar ist. Es erscheint naheliegend, das Zustandekommen eines fixierten Hochdruckes auf die Nierenarteriosklerose zurückzuführen. Es ist aber zu betonen, daß Fälle von konstantem Hochdruck sicher nicht renaler Genese beobachtet wurden, und ferner, daß schwere Arteriosklerose der Nieren ohne Dauerhochdruck bestehen kann (Hegglin und Nabholz).

Das Leiden tritt im jugendlichen bis mittleren Alter auf, bei Männern gleich häufig wie bei Frauen, meist einseitig, entwickelt es sich bei schnell verlaufenden Fällen innerhalb eines Jahres, sonst beträgt in der Regel die Krankheitsdauer 5—10 Jahre. Manchmal können die Marktumoren der Nebennieren durch Palpation der Nierengegend diagnostiziert werden, durch diese Palpation kann sogar ein typischer Anfall ausgelöst werden. Außer der Leukocytose zeigen solche Kranke Abnahme der Eosinophilen und zunehmende Lymphocytose (Hegglin und Nabholz).

Röntgenaufnahmen des Bauches und Pyelogramme erleichtern die Lagebestimmung des Tumors. Häufig erweist die Operation, daß der getastete Tumor der von der Nebennierengeschwulst herabgedrängten Niere entspricht (HOWARD und BARKER). Die Operation bringt Heilung, sonst erfolgt der Tod an Apoplexie oder Herzinsuffizienz durch eine plötzliche — durch Blutung in den Tumor bedingte — übermäßige Ausschüttung von Adrenalin oder im Shock (EVANS).

Es erscheint nicht ausgeschlossen, daß sich unter den Fällen der von PAL beschriebenen sog. *Blutdruckkrisen*, die ein ähnliches klinisches Bild bieten, häufiger Tumoren des Nebennierenmarks mit dem führenden Symptom des paroxysmalen Hochdrucks verbergen. Inwieweit manche Formen von Dauerhochdruck auf einer Überfunktion der Nebennieren (PAUL) beruhen, ist noch unentschieden; für einen oder den anderen Krankheitsfall mag dies vielleicht gelten, allgemein ist dies aber trotz gewisser anatomischer Arbeiten, die bei der Hypertonie eine Vergrößerung der Nebennieren (LANDAU, FREI, v. LUCADOU) ergeben haben, klinisch wohl sicher abzulehnen (HEGGLIN und NABHOLZ).

Nach den morphologischen Untersuchungen von v. LUCADOU an 68 Nebennierenpaaren besteht ein deutlicher Gewichtsunterschied des Nebennierenmarkes zwischen den Fällen ohne chronische und mit chronischer Herzbelastung bei Mann und Frau. Sowohl bei chronischer Herzbelastung ohne Hypertonie (Klappenfehler, Emphysem) wie bei renaler und genuiner Hypertonie liegen die nach der HAMMARschen Methode untersuchten Markwerte wesentlich höher als bei chronischen Krankheiten ohne chronische Herzbelastung. Die Frage, ob beim Hochdruck der Adrenalinspiegel des Blutes erhöht ist bzw. der Hochdruck durch eine vermehrte Adrenalinausschüttung (LERICHE, HERMANN und ÉTIENNE-MARTIN) zustande kommt, kann heute dahingehend als geklärt betrachtet werden, daß dies bei keiner Form des Hochdruckes der Fall ist, mit Ausnahme des Hochdruckes bei Nebennierenmarktumoren (VOLHARD). Die Frage, ob im Blut von Hochdruckkranken Stoffe vorhanden sind, welche die Adrenalinwirkung verstärken, ist ebenfalls noch nicht hinreichend geklärt (VOLHARD).

Für die *klinische Diagnose eines Nebennierenmarktumors* ist die *Vorgeschichte* von ausschlaggebender Bedeutung. Die meisten Patienten klagen bereits seit Jahren über plötzlich auftretende *Anfälle*, die mit heftigen Kopfschmerzen, Herzklopfen, Herzunregelmäßigkeiten, Niesreiz, Brechreiz, Erbrechen, Blässe, Kribbeln in den Extremitäten, Beklemmungsgefühlen und schweren Anfällen mit Lungenödem einhergehen. Im *Anfall* ist das *wichtigste Symptom der Blutdruckanstieg*, der außerordentlich rasch einsetzt und oft Werte bis über 300 mm Hg erreicht. Die Symptome, die die Kranken im typischen Anfall bieten, müssen durch *massive Adrenalinausschüttung aus dem Marktumor* erklärt werden. Auffallend ist die *Abhängigkeit dieser Anfälle von bestimmten Bewegungen oder Körperhaltungen*, wie beispielsweise beim Gurgeln (VOLHARD), beim Kämmen, Zubettgehen und Aufstehen (HEGGLIN und NABHOLZ). In seltenen Fällen lassen sich solche Anfälle beim Einnehmen von bestimmten Körperhaltungen sogar *willkürlich* hervorrufen (LABBÉ, VIOLLE und AZÉRARD), in anderen Fällen treten sie bisweilen nach einigermaßen stärkerer Palpation des Tumors auf (KALK, HEGGLIN und NABHOLZ). Ungeklärt ist bisher die nicht seltene Abhängigkeit der Anfälle von den Tageszeiten, vielleicht ist hierfür der Wechsel der vegetativen Regulationen anzunehmen (KALK). Hervorzuheben ist, daß eine große Anzahl der chromaffinen Geschwülste Nebenbefunde bei der Obduktion darstellen, ohne daß klinisch auffallende Symptome beobachtet wurden.

Die *differentialdiagnostische Abgrenzung* der echten paroxysmellen Hypertonie von anderen Erkrankungen (PALsche Gefäßkrisen, Urämie, Meningitis, Angina pectoris, rheumatische Herzerkrankungen, Neubildungen im Mediastinum mit Druckwirkung auf den Vagus) ist gelegentlich nicht einfach (CHAMBERLAIN). Bei den PALschen Gefäßkrisen des gewöhnlichen genuinen arteriellen Hochdrucks ist gegenüber der echten paroxysmalen Blutdrucksteigerung der Druckanstieg weniger rasch, wiederholt sich nicht so gesetzmäßig und geht vor allem nicht mit den oben geschilderten subjektiven Empfindungen einher. Wichtige Zeichen sind ferner die im Anfall auftretende Pupillenerweiterung, Hyperglykämie und Leukocytose, ferner die nach dem Anfall oft zu beobachtende Polyurie (HOLST), Glykosurie, Albuminurie und die profusen Schweiße. Die Diagnose wird durch den palpatorischen Nachweis einer Resistenz in der Nierengegend (HEGGLIN und NABHOLZ) wesentlich erleichtert. In der überwiegenden Mehrzahl der Kranken mit paroxysmaler Hypertonie ist der Tastbefund aber negativ. Es ist bekannt, daß das klassische Nebennierenmarksyndrom schon durch Tumoren hervorgerufen werden kann, die nur Kirschgröße haben (BAUER und LERICHE). Eine wertvolle diagnostische Hilfe bietet gelegentlich *das Röntgenverfahren* (Bauchleeraufnahme oder besser die intravenöse oder retrograde Pyelographie), wodurch die Nierenverdrängung durch den Tumor dargestellt werden kann. Die überaus seltenen Formen von paroxysmaler Blutdrucksteigerung, wie sie beispielsweise bei Meningitis (WEBER) oder bei Vagusreizung durch einwachsende Oesophaguscarcinome oder Lymphosarkome (VILLARET) beschrieben worden sind, können durch die übrigen klinischen und röntgenologischen Befunde wohl immer ausgeschlossen werden.

Die *therapeutische Folgerung* dieser Erfahrungen ist die *operative Entfernung der Marktumoren.* Es ist versucht worden, die Anfälle *intern* mit hohen Gynergengaben, Atropin, Insulin und Traubenzucker zu beeinflussen, aber ohne jeden Erfolg. Auch die Röntgenbestrahlung erweist sich als unwirksam (ROGERS, BURGESS, WATERMAN und CUTTS, VAQUEZ), dagegen lindern bzw. hemmen *Barbitursäurepräparate* gelegentlich die Anfälle. Die einzige, bisher Erfolge aufweisende Therapie ist daher die operative. Wichtig ist, daß sich diese Geschwülste vorwiegend an der rechten Nebenniere befinden, es gibt aber auch doppelseitige Markgeschwülste (MINOVICI und BONCIU). Viele klinisch erkannte Fälle, die einer Operation unterzogen worden waren, starben bald darauf im schwersten *postoperativen Shock.* Um so bemerkenswerter sind die Beobachtungen, wo die Operation geglückt ist und wo nach Entfernung der erkrankten Nebenniere sich die ganzen Erscheinungen des paroxysmalen Hochdrucks wieder zurückgebildet haben (KELLY und Mitarbeiter, COLLER und Mitarbeiter, MCKENNA und HINES, BAUER und LERICHE, LAZARUS und EISENBERG, SUERMONDT, MAYO, SHIPLEY, KALK). Oft ist es vor der Operation nicht möglich gewesen, die richtige Seite zu lokalisieren, so daß zuerst auf der *falschen Seite operiert* wurde (BAUER und LERICHE, SHIPLEY). Die Differentialdiagnose von paroxysmalen Hypertensionen, die durch Marktumoren, durch Paraganglien oder auf reflektorischem Wege über das Vasomotorenzentrum erzeugt sind, ist oft nicht leicht. Eine *Probelaparotomie* erscheint zuweilen auch bei völlig negativem urologischen und röntgenologischen Befund zur genauen Klärung dringend empfehlenswert (BAUER und LERICHE).

Die Nebennierenresektions- und -entnervungsverfahren stehen als therapeutische Maßnahmen gegenwärtig vor allem in den Vereinigten Staaten von Amerika (DE COURCY, CRILE) und in Italien (PENDE) im Vordergrund des Interesses. Die Resektion der Splanchnici, die pericapsuläre Enervation, die Unterbindung der Gefäße, die totale bzw. partielle einseitige Nebennierenexstirpation oder partielle beiderseitige Eingriffe und schließlich die Exstirpation des Nebennierenmarkes stellen die verschiedenen Verfahren dar, die bei Überfunktionszuständen des Nebennierenmarkes chirurgische Anwendung verdienen; die Operationsmethode der Wahl dürfte die einseitige Resektion sein (DURANTE). Teilresektionen verursachen oft Infarzierungen der Drüse (CHAMBERLAIN). Die Neigung zum Shock muß bei Operationen stets berücksichtigt werden. Im Tierversuch unterdrückt die Nebennierenentnervung die reflektorische Adrenalinsekretion, läßt aber die Fähigkeit der Drüse, auf chemische Einflüsse zu reagieren, unbeeinflußt (SGROSSO). Es besteht die Hoffnung, daß die operativen Ergebnisse in Zukunft noch verbesserungsfähig sind.

Die unter dem Bilde der sog. Blutdruckkrisen verlaufenden *Angina pectoris-Anfälle* sind durchaus nicht unbedingt an das Vorhandensein tumoröser Veränderungen der Nebennieren gebunden, da solche vollkommen fehlen können. In letzter Zeit hat RAAB darauf hingewiesen, daß für diese Fälle von Blutdruckkrisen ohne besonderen morphologischen Befund an den Nebennieren offenbar eine *zeitweilig gesteigerte Adrenalinausschüttung als Ursache der akuten Blutdrucksteigerungen und der sie begleitenden Angina pectoris-Anfälle* anzunehmen ist. Für die Richtigkeit dieser Auffassung sprechen der dem Anfall in der Regel vorausgehende Beginn der Drucksteigerung, die willkürliche Hervorrufung von Angina pectoris-Anfällen sowohl bei Herzgesunden als auch besonders bei Menschen mit Coronarstenose durch Adrenalineinspritzung, das Auftreten von Angina pectoris nach Insulinzufuhr infolge reaktiver Adrenalinausschüttung aus den Nebennieren (HADORN, KUGELMANN, BÜRGER, SCHÖNBRUNNER) sowie endlich der objektive Nachweis der mittels verschiedener biologischer Methoden festgestellten Adrenalinvermehrung des Blutes im stenokardischen Anfall. Besonders auffallend ist nach RAAB der weitgehende Parallelismus jener Umstände, die nach den klassischen Untersuchungen von CANNON am Tier zu physiologischen Adrenalinausschwemmungen führen (Muskelarbeit, psychische Erregung, Kälteeinwirkung) und den bekannten typischen Anlässen (Muskelarbeit, seelische Erregung, Kälteeinwirkung), welche Angina pectoris-Anfälle auslösen (MEYTHALER und WOSSIDLO). Im Hinblick auf neuere experimentelle Untersuchungen (REIN, GOLLWITZER-MEIER, KRAMER und KRÜGER) scheinen also bereits die unter gewissen Bedingungen sich einstellenden *physiologischen „Adrenalinstöße“* zu genügen, um im minderdurchbluteten Herzmuskel das kritische Mißverhältnis zwischen Blutangebot und lokalem O_2-Verbrauch herbeizuführen und damit stenokardische Beschwerden bei Patienten mit koronarsklerotischen Veränderungen auszulösen. Nach den Erfahrungen von RAAB soll sich die *Röntgenbestrahlung der Nebennieren* (Dosierung abwechselnd rechts und links je 200 r [also im ganzen pro Nebenniere 600 r „Oberflächendosis“] durch 0,5 mm Kupfer und 1 mm Aluminium bei 180 kV und 4 mA, verteilt auf insgesamt 6 Sitzungen) zur Eindämmung der physiologischen Adrenalinausschwemmungen hierbei in den meisten Fällen als eine günstige, nachhaltige und wirksame ätiologische Therapie erwiesen haben. Als ausgesprochene Kontraindikationen gelten jeder Verdacht einer bestehenden Nebenniereninsuffizienz sowie Tuberkulose der Nieren oder des Bauchfells.

Zweifellos bedürfen diese weittragenden Vorstellungen noch der Bestätigung von anderer klinischer Seite, ehe dieses Behandlungsverfahren in der Allgemeinpraxis empfohlen werden kann. Man kann heute für die Röntgenbestrahlung der Nebennieren bei Angina pectoris-Kranken wohl Richtlinien und Anregungen geben. Das Voraussagen eines Erfolges dürfte aber bei der Kompliziertheit des Krankheitsgeschehens der Angina pectoris im einzelnen Fall vorerst zumeist nicht mit Sicherheit möglich sein. Es muß vielmehr vorläufig abgewartet werden, ob klinische Nachprüfungen an einem größeren Krankengut die Ergebnisse RAABs, gegen die immerhin gewisse Bedenken bestehen und die deshalb mit Skepsis aufzunehmen sind, bestätigen werden.

c) CUSHING-Syndrom.

Im Jahre 1932 hat HARVEY CUSHING, dessen Verdienste auf dem Gebiete der Hirnchirurgie und Hypophysenforschung einzigartig sind, als erster in meisterhafter Form das später nach ihm benannte Syndrom einer Hyperfunktion der basophilen Elemente der Hypophyse (Pituitary basophilism) beschrieben. Voll entwickelt zeigt das Krankheitsbild des basophilen Hypophysenadenoms sehr charakteristische Züge (KESSEL): Schnell auftretende, meist schmerzhafte Adipositas von virilem Typus (auf Gesicht, Hals und Stamm beschränkt mit Aussparung der Extremitäten), Osteoporose (und als deren Folge kyphotische Veränderungen und Rückenschmerzen), sexuelle Dystrophie (Amenorrhöe bzw. Impotenz), Hypertrichose, Auftreten von purpurroten Striae cutis distensae (vorwiegend am Unterbauch, an den Oberschenkeln, Brüsten und Oberarmen), Hypertonie, Polyglobulie, Hyperglykämie, Glykosurie, Zunahme des Rest-N und Cholesterins im Blute, Polyphagie, Polydipsie, Polyurie, Albuminurie, Hautpigmentierungen, psychische Veränderungen sowie besondere Anfälligkeit gegen Infektionen der Haut und Neigung zu Allgemeininfektionen (vgl. auch AUERSBACH).

Aus den Befunden von CUSHING geht hervor, daß in der überwiegenden Mehrzahl der Krankheitsfälle Adenome der Adenohypophyse beim Morbus CUSHING vorhanden sind und offenbar eine pathogenetische Rolle spielen. Neuerdings ist die Bedeutung des basophilen Adenoms als primäre Ursache des Krankheitsprozesses in Frage gestellt worden. Anscheinend können auch eosinophile Hypophysengeschwülste mit einem CUSHING-Syndrom verknüpft sein (KONSCHEGG, HORNECK). Ferner ist zu bedenken, daß ein basophiles Adenom vorliegen kann und doch der ausgeprägte Symptomenkomplex fehlen kann (HORNECK). Andererseits kann das klassische Bild ohne Adenom einhergehen, so daß der Anstoß zur Entwicklung des CUSHING-Syndroms auch von anderer Seite aus erfolgen kann (KRAUS). Wichtig ist vor allem, daß benigne (CALDER und PORRO, FRANK) und maligne (REINHERTZ und SCHULER) Geschwülste der Nebennierenrinde, der Ovarien und des Thymus mit einem CUSHING-Syndrom verbunden sein können. Die basophilen Zellen der Hypophyse können in solchen Fällen sogar vermindert sein (LUKENS, FLIPPIN und THIGPEN). Endlich sind Krankheitsfälle von *Hypernephrom einer akzessorischen Nebenniere* beschrieben worden, die klinisch unter dem Bilde eines Morbus CUSHING verlaufen waren (JOSEPHSON). Die Hauptschwierigkeit in der Analyse des CUSHING-Syndroms liegt darin, daß bei der Mehrzahl dieser Fälle mehrere Formen endokriner Überfunktion miteinander kombiniert sind. Da aber die Geschwülste der Nebennierenrinde und der Ovarien im Frühstadium chirurgisch heilbar sind, so gewinnt ohne Frage die Unterscheidung der Syndrome nach ihrer Ätiologie gesteigerte Bedeutung.

Die Diagnose des CUSHING-Syndroms ist klinisch relativ leicht. Differentialdiagnostisch schwierig, häufig sogar unmöglich ist es aber, mit einiger Aussicht auf Gewißheit ein basophiles Hypophysenadenom von überfunktionierenden

Nebennierenrindentumoren, bilateraler Nebennierenrindenhyperplasie mit oder ohne Thymusgeschwulst und von Ovarialtumoren zu unterscheiden. Die Übereinstimmung des klinischen Bildes bei primären Drüsengeschwülsten (Nebennierenrinde, Thymus, Ovarien) und in vielen Fällen von basophilem Adenom des Hypophysenvorderlappens ist derart, daß Fehldiagnosen unvermeidlich sind. Es ist unzulässig, die Bezeichnung „Morbus CUSHING" auf das klinische Bild zu stützen. Vielmehr muß betont werden, daß das Zusammenwirken von verschiedenen Störungen des endokrinen Systems, darunter vor allem der Nebennierenrinde, die Entstehung des CUSHING-Syndroms bedingt. Für die Richtigkeit dieser Auffassung spricht auch die Elektrolytverschiebung im Plasma bei „Morbus CUSHING", die gegenüber den bei ADDISONscher Krankheit gefundenen Werten volle Gegensätzlichkeit zeigt. Diese Elektrolytveränderungen müssen daher als Folge der Überfunktion der Nebennierenrinde aufgefaßt werden (MC QUARRIE, JOHNSON und ZIEGLER). Als „Morbus CUSHING" dürfen nur jene Fälle gelten, in denen basophile Hypophysenadenome mit dem charakteristischen Bild einhergehen, das unter dem Namen „*Interrenalismus*" bekannt ist. J. BAUER, der die Mehrzahl der Symptome bei der CUSHINGschen Krankheit als durch Überfunktion der Nebennierenrinde bedingt erklärt, spricht daher von sekundärem Interrenalismus gegenüber dem Bild beim eigentlichen Interrenalismus durch Rindentumoren. Dieser sekundäre Interrenalismus kommt durch vermehrte primäre Bildung und Ausscheidung des interrenotropen (corticotropen) Hormons des Hypophysenvorderlappens zustande (JORES). Es handelt sich also demnach bei der sog. CUSHINGschen Krankheit hauptsächlich um ein hypophysär-interrenales Syndrom. *Therapeutisch* werden teilweise gute Erfolge von der Röntgenbestrahlung der Hypophyse berichtet. Handelt es sich um Tumoren der Nebenniere, des Thymus und der Ovarien, so darf der Versuch chirurgischer Behandlung gewagt werden. Daneben empfiehlt sich Verabreichung von Calcium-Phosphor-Ergosterin, Höhensonne und salzfreie Kost (HILDEBRANDT). DUNN hat in letzter Zeit ausgezeichnete Erfolge mit der Progynontherapie erzielt.

V. Schluß.

Durch die vorliegende *zusammenfassende Besprechung* der wichtigsten, den Arzt wie den Forscher am meisten interessierenden Fragen des *Nebennierenproblems* hoffen wir, einen Beitrag über den augenblicklichen Stand dieses wichtigen Forschungsgebietes geliefert zu haben. Die Physiologie und Pathologie der Leistung der Nebennieren ist heute zweifellos zu einem gewissen Abschluß gelangt. Die stärkste Anregung bekam die Nebennierenforschung unbestreitbar gerade von seiten der Klinik. Fast unübersehbar ist das wissenschaftliche Ergebnis des Forscherfleißes, der an die Klärung dieses Fragenkreises gewendet wurde. Wir überblicken zwar noch längst nicht alle Aufgaben und Beziehungen der Nebennieren, die klinische Forschung hat aber eine Reihe von Symptomen und Symptomenkomplexen auf *Störungen der Nebennierenfunktion* zurückführen können und damit dem Arzt neue Heilmöglichkeiten in die Hand gegeben. Dabei hat sich wieder einmal die Richtigkeit der modernen Auffassung bestätigt, daß wir in das Verständnis der Nebennierenpathologie erst dann tiefer vordringen, wenn wir uns von der Befangenheit der Beurteilung lediglich des erkrankten Organs freimachen und die Erkrankungen der Nebennieren aus einer Funktionsstörung im Zusammenspiel der endokrinen Drüsen innerhalb der Totalität des Organismus zu verstehen versuchen. Es kann daher nicht geleugnet werden, daß sich durch diese für Klinik und Praxis so fruchtbare *funktionelle Betrachtungsweise* in dem vielfältigen Symptomenkomplex der Nebennierenfunktionsstörungen ein Wandel vollzogen hat und manche ihrer Einzelprobleme heute in einem anderen Lichte erscheinen. Bei der zusammenfassenden Darstellung dieses Wissenschaftsgebietes waren wir bemüht, die Fülle der Einzeltatsachen und die Mannigfaltigkeit des biologischen und klinischen Geschehens *synthetisch* zu einem Ganzen aufzubauen und die großen Zusammenhänge klarzulegen. Nur so wird man neben dem Wissen auch ein tieferes Verständnis der Dinge vermitteln können. Man wird vorbehaltlos anerkennen müssen, daß der Fortschritt in der Behandlung der Nebennierenerkrankungen der praktischen Medizin eine wesentliche Bereicherung unseres bisherigen Heilschatzes gebracht hat. Wenn der Arzt diese neuen Erkenntnisse der funktionellen Nebennierenpathologie in richtiger Weise anzuwenden versteht, so wird er eines der wichtigsten Gebiete der klinischen Hormonforschung praktisch nutzbar machen.

Namenverzeichnis.

Die *kursiv* gedruckten Ziffern beziehen sich auf die Literatur.

Sachverzeichnis.

Inhalt der Bände 51—54.

Ein Generalregister für die Bände 1—25 befindet sich in Band 25 und für die Bände 26—50 in Band 50.

I. Namenverzeichnis.

II. Sachverzeichnis.